YEARBOOK OF TRADITIONAL CHINESE MEDICINE OF CHINA

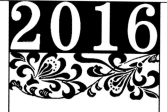

2016

国家中医药管理局　主办
中国中医药出版社　承办
《中国中医药年鉴（行政卷）》编
编　委　会

（行政卷）

中國中醫药年鑑

周各城题

中国中医药出版社
·北京·

图书在版编目（CIP）数据

2016 卷《中国中医药年鉴》. 行政卷 / 中国中医药年鉴编委会编 . —北京 : 中国中医药出版社 , 2016.12（2022.10 重印）

ISBN 978-7-5132-3721-5

Ⅰ. ①2… Ⅱ. ①中… Ⅲ. ①中国医药学－2016－年鉴 Ⅳ. ①R2-54

中国版本图书馆 CIP 数据核字（2016）第 256831 号

责任编辑：芮立新　高　欣

中国中医药出版社出版

北京经济技术开发区科创十三街 31 号院二区 8 号楼

邮政编码　100176

传真　010 64405721

三河市同力彩印有限公司印刷

各地新华书店经销

*

开本　880×1230　1/16　印张 52.5　彩插 3.5　字数 2176 千字

2016 年 12 月第 1 版　2022 年 10 月第 4 次印刷

书　号 ISBN 978-7-5132-3721-5

*

定价 398.00 元

网址　www.cptcm.com

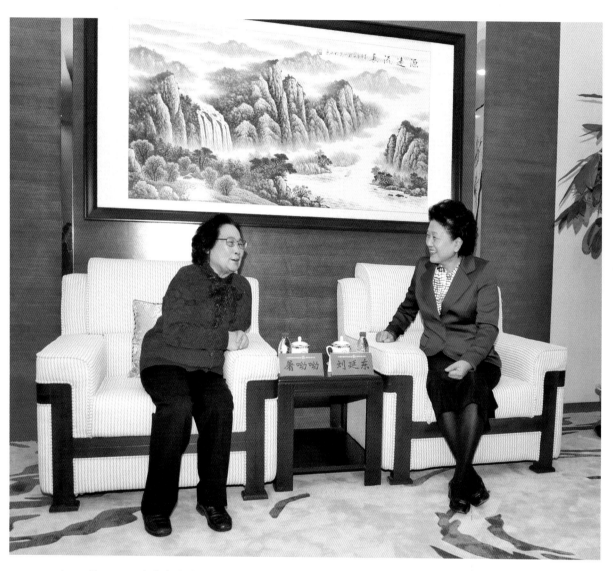

　　2015 年 12 月 22 日，中共中央政治局委员、国务院副总理刘延东祝贺屠呦呦研究员获得 2015 年诺贝尔生理学或医学奖

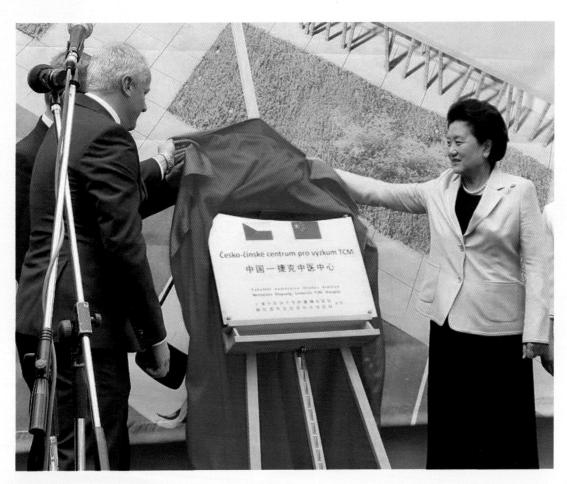

2015年6月17日，中共中央政治局委员、国务院副总理刘延东出席中国－捷克中医中心揭牌仪式

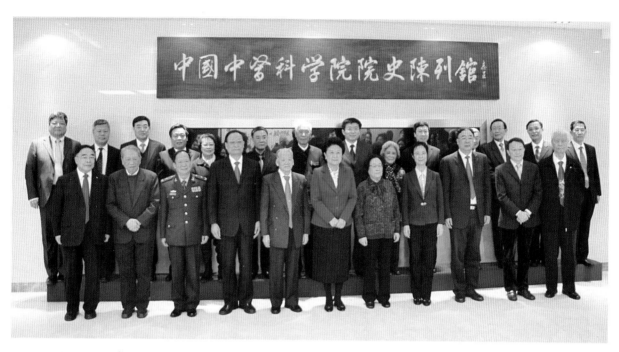

　　2015年12月22日，中共中央政治局委员、国务院副总理刘延东参加中国中医科学院成立60周年大会，并与国家中医药管理局领导及中国中医科学院领导、专家代表等合影

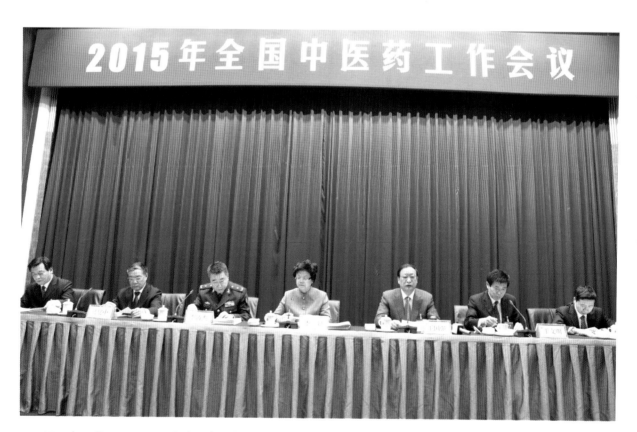

　　2015年1月11日，2015年全国中医药工作会议在北京召开

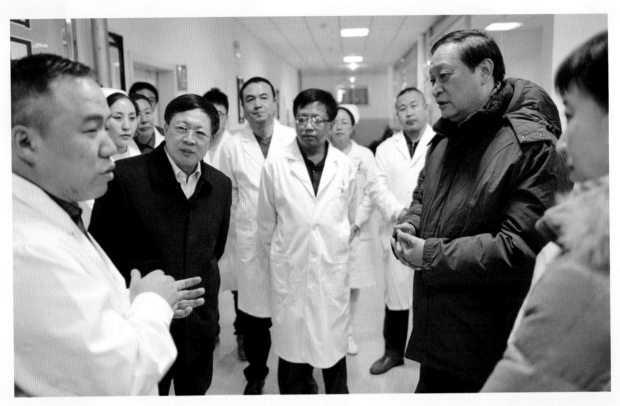

2015 年 1 月 31 日，国家卫生计生委副主任、国家中医药管理局局长王国强赴张家口市调研并慰问基层中医药人员

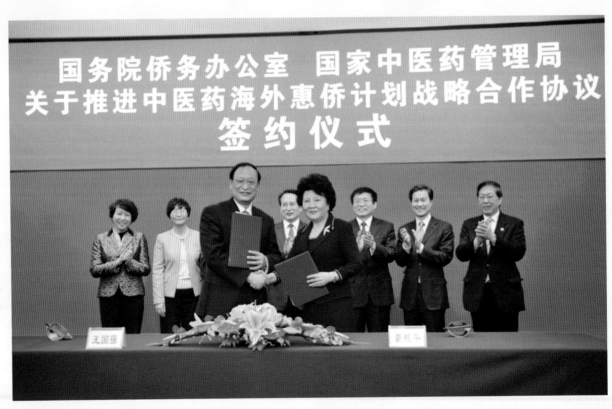

2015 年 3 月 6 日，国务院侨务办公室和国家中医药管理局在京签署《关于推进中医药海外惠侨计划战略合作协议》

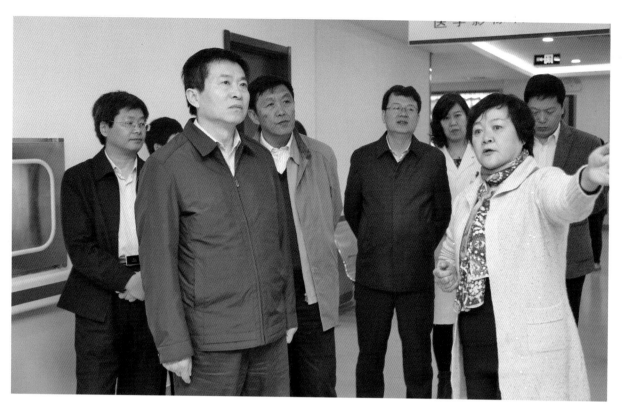

2015 年 4 月 9 日，国家中医药管理局副局长于文明一行赴太原市侯丽萍风湿骨病医院调研

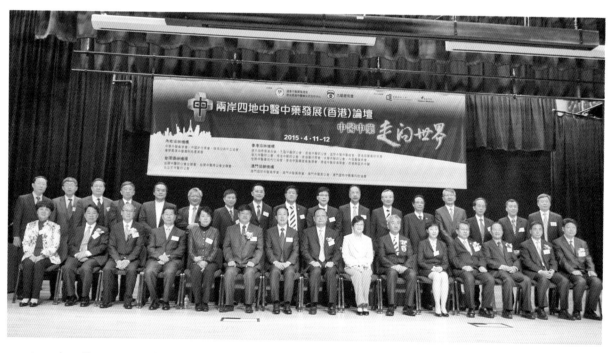

2015 年 4 月 11~12 日，由国家中医药管理局对台港澳中医药交流合作中心与香港九龙总商会、香港浸会大学中医药学院共同主办的两岸四地中医中药发展（香港）论坛在香港召开

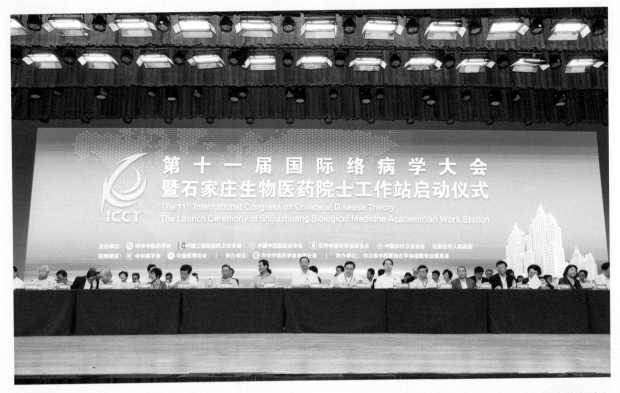

　　2015年5月30日，由中华中医药学会、中国工程院医药卫生学部、中国中西医结合学会、世界中医药学会联合会、中国农村卫生协会和石家庄市人民政府共同主办的第十一届国际络病学大会暨石家庄生物医药院士工作站启动仪式在河北石家庄举办

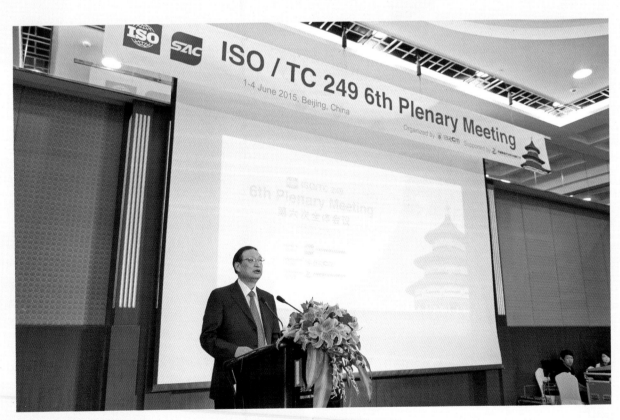

　　2015年6月1~4日，国际标准化组织中医药技术委员会（简称ISO/TC249）第六次全体会议在北京召开

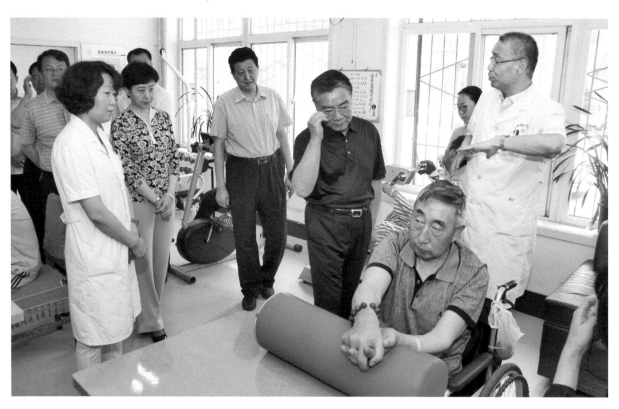

2015 年 6 月 10 日，国家中医药管理局副局长马建中一行赴山西中医学院第三中医院调研

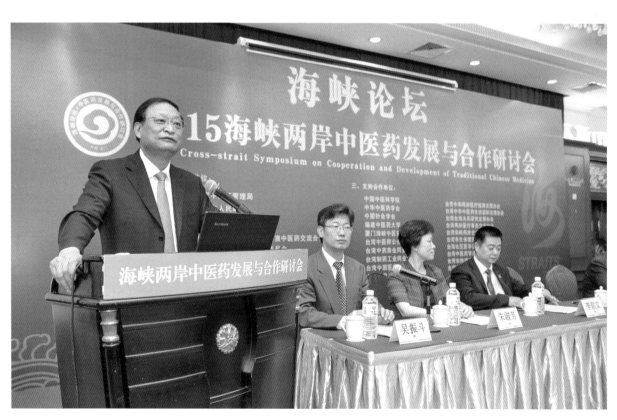

　　2015 年 6 月 12~14 日，由国家中医药管理局、厦门市人民政府主办的海峡论坛——2015 海峡两岸中医药发展与合作研讨会在福建厦门召开

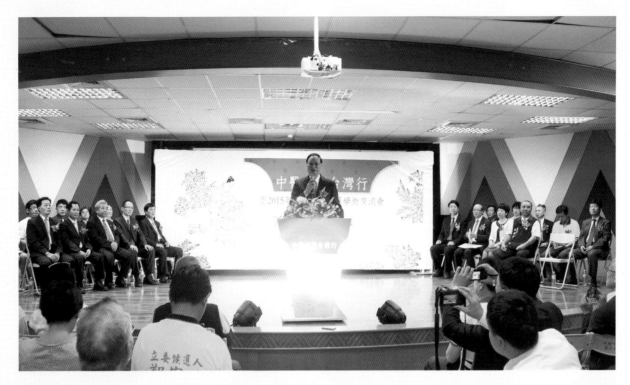

2015年7月16~22日，由国家中医药管理局对台港澳中医药交流合作中心、中华中医药学会、中国针灸学会联合台湾中药商业同业公会全联会、台北市中药商业同业公会、新北市中药商业同业公会等单位共同主办的第二届"中医中药台湾行"在台湾台北拉开序幕

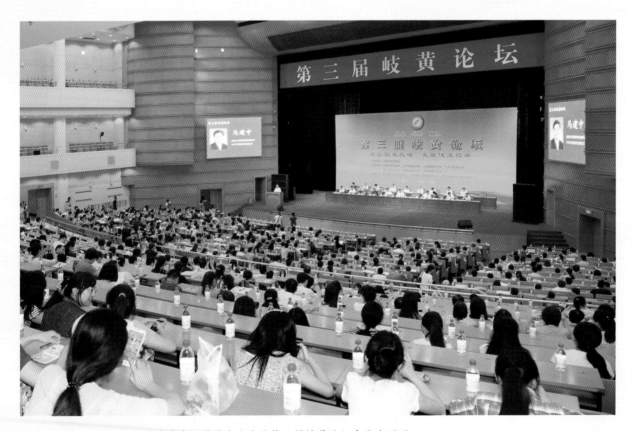

2015年7月18日，由中华中医药学会主办的第三届岐黄论坛在北京召开

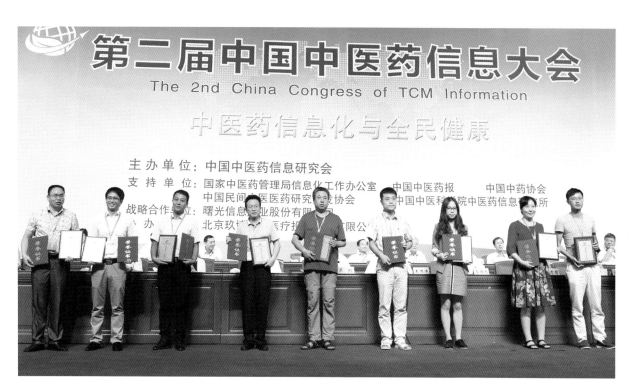

2015 年 8 月 1 日，由中国中医药信息研究会主办的第二届中国中医药信息大会在北京召开

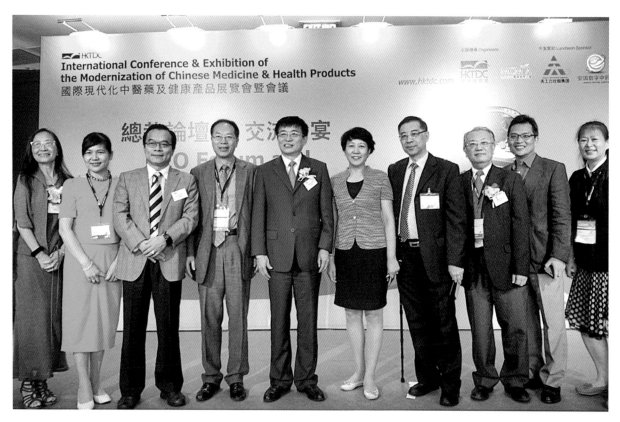

2015 年 8 月 13~15 日，由香港贸易发展局、现代化中医药国际协会主办的 2015 年第十四届国际现代化中医药及健康产品展览会暨会议在香港召开

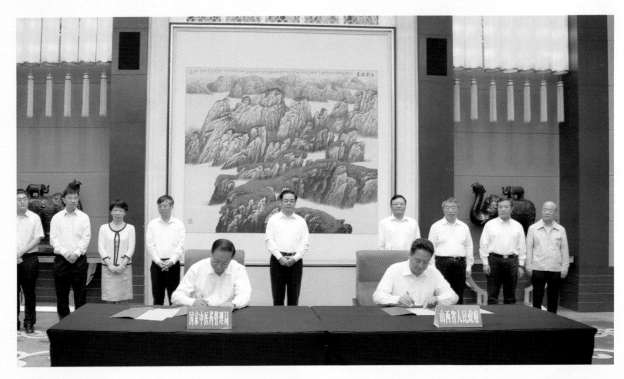

　　2015年9月11日，山西省人民政府与国家中医药管理局签订《关于省局共建山西中医学院的协议》，山西省省长李小鹏与国家卫生计生委副主任、国家中医药管理局局长王国强代表双方签字，山西省省委书记王儒林出席签字仪式

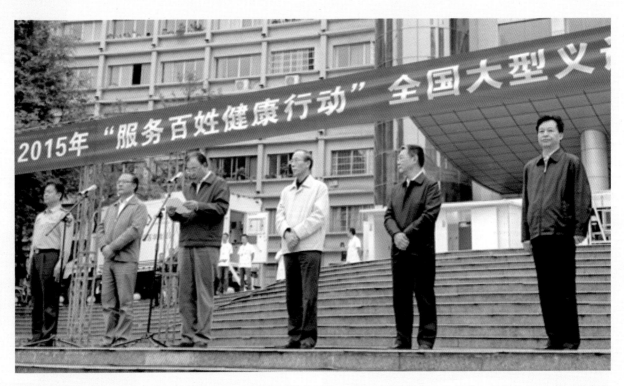

　　2015年9月13日，由国家卫生计生委、国家中医药管理局、解放军总后勤部卫生部联合组织的2015年"服务百姓健康行动"全国大型义诊活动周在贵州毕节启动

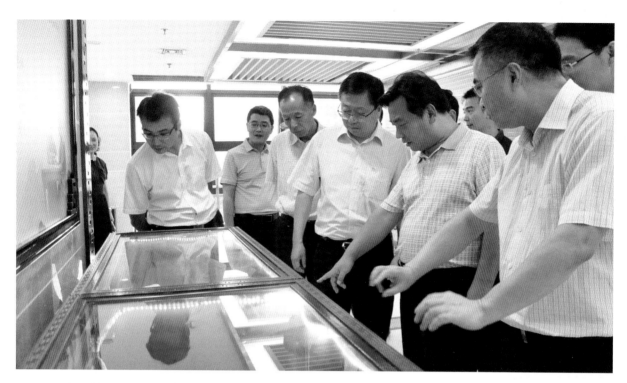

2015 年 9 月 14~16 日，国家中医药管理局副局长闫树江一行赴重庆市中医院调研

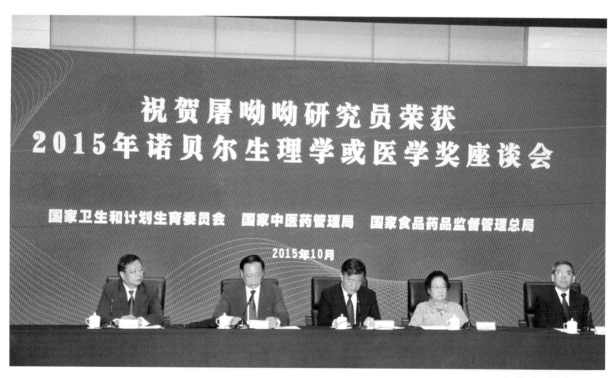

　　2015 年 10 月 8 日，国家卫生计生委、国家中医药管理局、国家食品药品监督管理总局联合召开祝贺屠呦呦研究员荣获 2015 年诺贝尔生理学或医学奖座谈会

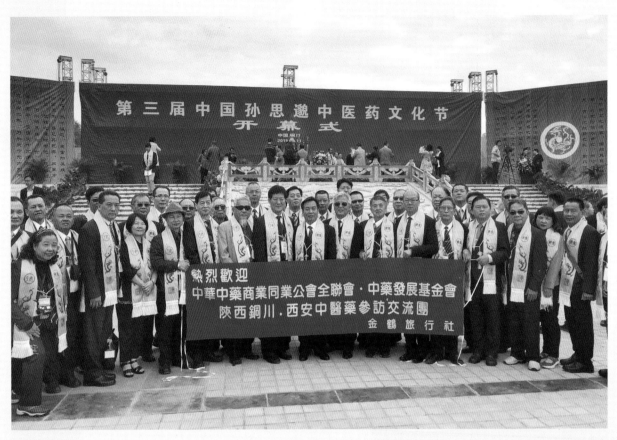

2015 年 10 月 12~14 日，由中国贸促会、国家中医药管理局、陕西省人民政府为指导单位，铜川市人民政府、陕西省卫生计生委、陕西省贸促会主办的第三届中国孙思邈中医药文化节在陕西铜川举办

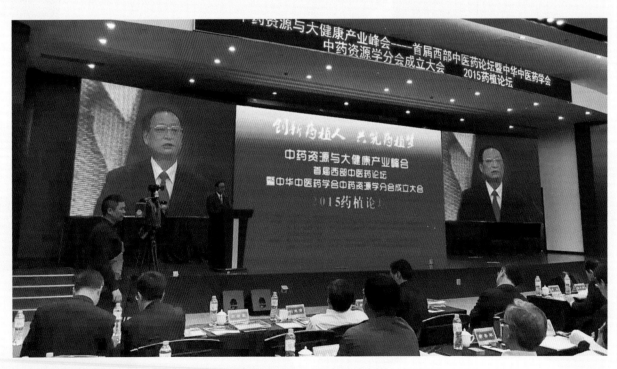

2015 年 10 月 24~26 日，由中华中医药学会、贵州省人民政府主办的中药资源与大健康产业峰会——首届西部中医药论坛暨中华中医药学会中药资源学分会成立大会在贵州贵阳举行

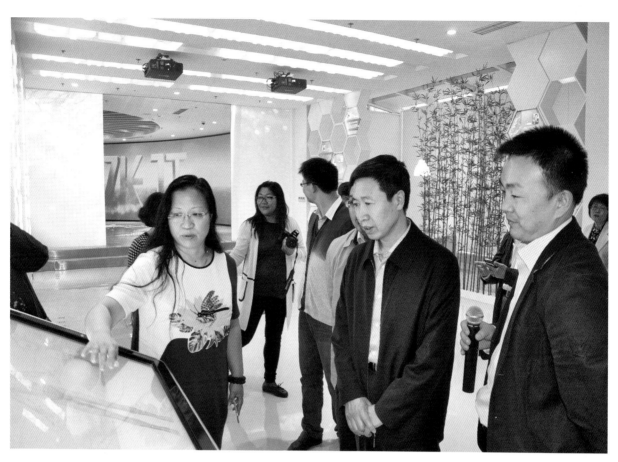

2015 年 10 月 29 日，国家中医药管理局副局长王志勇赴上海浦东科创中心调研

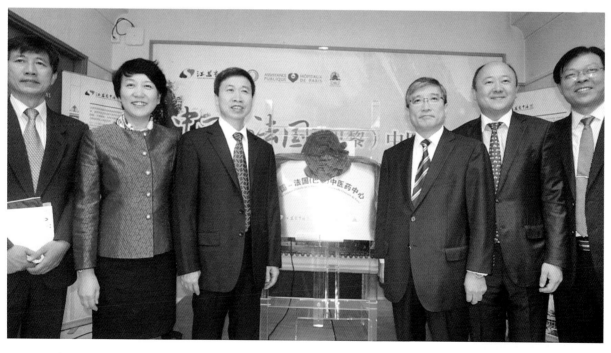

　　2015 年 11 月 9 日，中国－法国（巴黎）中医药中心在法国巴黎成立。国家中医药管理局副局长王志勇、中国驻法国使馆公使关键、中法中医药合作委员会法方主席基诺等共同为中心揭牌

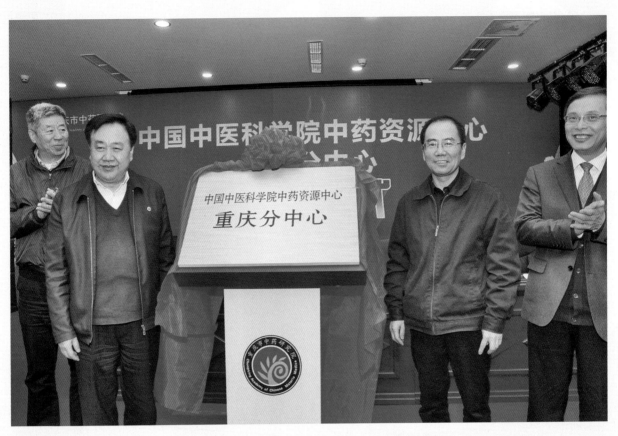

2015 年 12 月 2 日，中国中医科学院中药资源中心重庆分中心揭牌

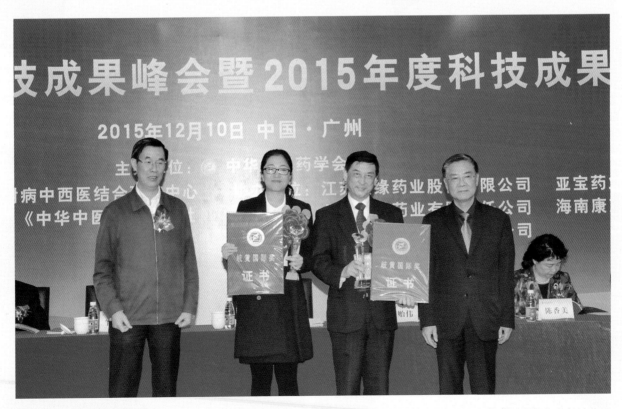

2015 年 12 月 10 日，中华中医药学会第五次科技成果峰会暨 2015 年度科技成果、优秀人才奖励大会在广东广州举行

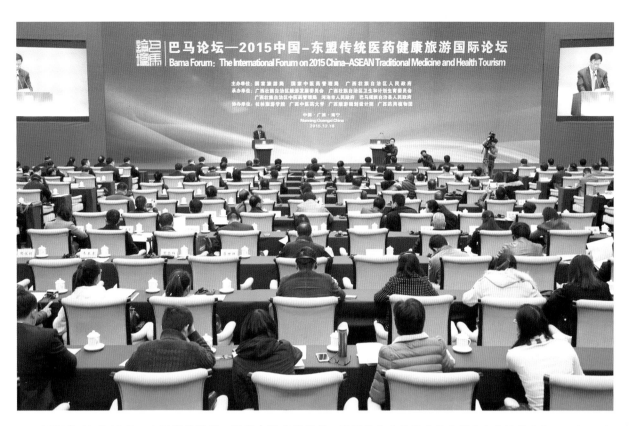

　　2015 年 12 月 18 日，由国家旅游局、国家中医药管理局、广西壮族自治区人民政府主办的巴马论坛——2015 中国－东盟传统医药健康旅游国际论坛在广西巴马举办

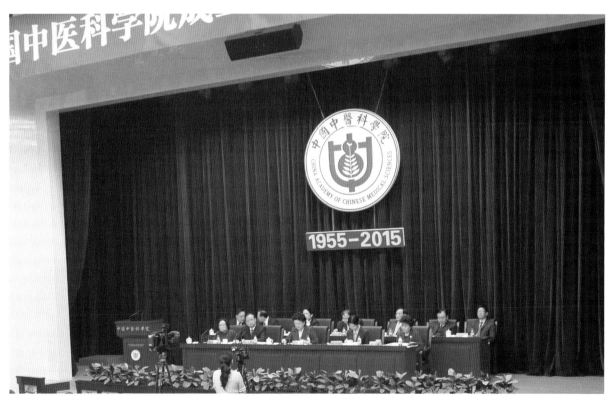

　　2015 年 12 月 22 日，中国中医科学院成立 60 周年纪念大会在北京召开

2016 卷《中国中医药年鉴（行政卷）》编委会

委员会党组成员，河北省中医药管理局分党组书记、局长

李书凯　山西省卫生和计划生育委员会巡视员

乌　兰　内蒙古自治区卫生和计划生育委员会党组成员、内蒙古自治区蒙中医药管理局局长

陈金玉　辽宁省卫生和计划生育委员会副主任、辽宁省中医药管理局局长

邱德亮　吉林省卫生和计划生育委员会副主任、吉林省中医药管理局局长

王学军　黑龙江省卫生和计划生育委员会副主任、黑龙江省中医药管理局局长

郑　锦　上海市卫生和计划生育委员会机关党委副书记

陈亦江　江苏省卫生和计划生育委员会巡视员

徐伟伟　浙江省中医药管理局局长

董明培　安徽省卫生和计划生育委员会副主任、安徽省中医药管理局副局长

阮诗玮　福建省卫生和计划生育委员会副主任、福建省计划生育协会常务专职副会长（正厅级）

程关华　江西省卫生和计划生育委员会副主任

刘绍绪　山东省卫生和计划生育委员会副巡视员

张重刚　河南省卫生和计划生育委员会副主任、河南省中医管理局局长

姚　云　湖北省卫生和计划生育委员会副主任

邵湘宁　湖南省卫生和计划生育委员会副主任、湖南省中医药管理局局长

徐庆锋　广东省卫生和计划生育委员会党组成员、广东省中医药局局长

王　勇　广西壮族自治区卫生和计划生育委员会副主任、广西壮族自治区中医药管理局局长

吴　明　海南省卫生和计划生育委员会副主任、海南省中医药管理局局长

方明金　重庆市卫生和计划生育委员会副主任、重庆市中医管理局副局长

田兴军　四川省中医药管理局党组书记、局长

杨　洪　贵州省卫生和计划生育委员会副主任、贵州省中医药管理局局长

郑　进　云南省卫生和计划生育委员会党组副书记、副主任（正厅级），云南省中医管理局局长

白玛桑布　西藏自治区卫生和计划生育委员会副主任

苏荣彪　陕西省卫生和计划生育委员会原党组成员、陕西省中医药管理局原局长

甘培尚　甘肃省卫生和计划生育委员会党组成员、巡视员

王晓勤　青海省卫生和计划生育委员会副主任

黄　涌　宁夏回族自治区卫生和计划生育委员会副主任、宁夏回族自治区中医药（回医药）管理局局长

阿不都热依木·玉苏甫　新疆维吾尔自治区卫生和计划生育委员会副主任、新疆维吾尔自治区中医民族医药管理局局长

何　红　新疆生产建设兵团卫生局副局长

2016 卷《中国中医药年鉴（行政卷）》特约编辑

罗时珍　武汉市卫生和计划生育委员会中医处处长

杨克彬　广州市卫生和计划生育委员会中医药管理处处长

赵春晓　成都市卫生和计划生育委员会中医处处长

刘智敏　西安市中医药管理局副调研员

王金玉　大连市卫生和计划生育委员会主任科员

褚小翠　宁波市卫生和计划生育委员会副调研员

朱凌靖　厦门市卫生和计划生育委员会主任科员

范存亮　青岛市卫生和计划生育委员会主任科员

武肇玲　深圳市卫生和计划生育委员会中医处副处长

编 写 说 明

　　《中国中医药年鉴》是由国家中医药管理局主办，综合反映中国中医药工作各方面情况、进展、成就的史料性工具书。《中国中医药年鉴》前身为《中医年鉴》，1989 年更名为《中国中医药年鉴》，自 1983 年起已连续出版 33 卷。2002 年起《中国中医药年鉴》分为行政和学术两卷出版。本卷《中国中医药年鉴（行政卷）》（以下简称《年鉴》）为 2016 卷（总 34 卷），收编内容截至 2015 年年底。

　　2016 卷《年鉴》共 20 个部分：①综述篇；②文献篇；③会议与活动篇；④专题篇；⑤业务篇；⑥中药篇；⑦直属单位篇；⑧地方篇；⑨医疗机构篇；⑩科研机构篇；⑪院校篇；⑫社会组织篇；⑬大事记篇；⑭数据篇；⑮荣誉篇；⑯管理干部篇；⑰机构名录篇；⑱港澳台地区篇；⑲国外篇；⑳附录篇。

　　文献篇下设 3 个专栏：①中共中央、国务院文件与党和国家领导人讲话、批示；②部门重要文件与领导讲话；③论坛。

　　会议和活动篇以时间排序（会议、活动在前，比赛和培训班在后）。

　　专题篇下设 12 个专栏：①中国中医科学院成立 60 周年；②屠呦呦荣获 2015 年诺贝尔生理学或医学奖；③"十二五"中医药事业概览；④中医药事业发展规划、政策和机制建设；⑤中医药健康服务发展；⑥国家中医药综合改革试验区（市、县）；⑦中医药参与医药卫生体制改革；⑧中医药服务贸易；⑨国家中医临床研究基地建设；⑩中医药参与重大突发事件和重大传染病防治；⑪中药材保护与发展；⑫"三严三实"专题教育。

　　业务篇下设 13 个专栏：①政策法规与监督；②医政工作；③人事与教育工作；④科技工作；⑤国际交流与合作；⑥内地与港澳台交流与合作；⑦文化建设；⑧新闻宣传工作；⑨中医药投入与预算管理工作；⑩党建工作与群团工作；⑪党风廉政建设与反腐倡廉工作；⑫综合性工作及其他。

　　医疗机构篇、科研机构篇调整了部分内容，为方便读者查阅，两篇均以表格形式收录。

　　社会组织篇下设 3 个专栏：①全国性社会组织；②总部设在中国的中医药国际组织；③地方性社会组织。

　　数据篇下设 6 个专栏：①中医资源；②中医医疗机构运营与服务；③中医教育；④中医药科研；⑤中医财政拨款；⑥中医药期刊。

　　附录篇下设 2 个专栏：① 2015 年国家中医药管理局联合印发文

件；② 2015 年国家中医药管理局印发文件。

医疗机构篇、科研机构篇统计数据由中国中医科学院信息所提供。科研机构包括中央级、省级、地市级中医、中西医、民族医科研机构；医疗机构只收录中央级、省级中医、中西医、民族医医疗机构。

数据篇数据系由国家中医药管理局发布的《中医药数据统计摘编》（不包括香港、澳门特别行政区及台湾地区数据）。

《中国中医药年鉴（行政卷）》编辑部
2016 年 10 月

目　录

（二）领导讲话

1. 国家卫生和计划生育委员会、国家中医药管理局领导讲话

三、论坛

会议与活动篇

专 题 篇

一、中国中医科学院成立 60 周年

二、屠呦呦荣获 2015 年诺贝尔生理学或医学奖

三、"十二五"中医药事业概览

四、中医药事业发展规划、政策和机制建设

五、中医药健康服务发展

业　务　篇

一、政策法规与监督

二、医政工作

三、人事与教育工作

中　药　篇
（选编）

直属单位篇

地　方　篇

医疗机构篇

科研机构篇

院　校　篇

社会组织篇

一、全国性社会组织

大事记篇

数据篇

一、中医资源

二、中医医疗机构运营与服务

三、中医教育

四、中医药科研

（一）科学研究与技术开发机构

（二）科学技术信息和文献机构

荣　誉　篇

管理干部篇

机构名录篇

港澳台地区篇

国 外 篇

附 录 篇

一、2015年国家中医药管理局联合印发文件

二、2015年国家中医药管理局印发文件

综 述 篇

【2015 年中医药工作综述】

2015 年，在中医药发展历程中是极不平凡的一年、极为重要的一年。中央领导同志多次就中医药工作作出重要指示，特别是在中国中医科学院成立 60 周年之际，习近平总书记特地发来贺信、李克强总理专门作出重要批示、刘延东副总理亲自参加会议并发表重要讲话。中医药各项工作取得了明显的成效。

一、法治建设取得新进展

《中医药法（草案）》经国务院常务会议审议通过后，全国人大常委会进行了第一次审议，进入最后立法程序。落实《中共中央关于全面推进依法治国若干重大问题的决定》，出台全面推进中医药法治建设的指导意见。开展规范性文件合法性审查和清理工作，公布 93 件现行有效的规范性文件。国家中医药管理局与国家卫生计生委等 5 部门联合发布《关于进一步加强卫生计生综合监督行政执法工作的意见》，建立中医药监督会商应对机制。印发《国家中医药管理局政府信息公开办法》，全面推进政务公开。黑龙江开展《发展中医药条例》实施情况执法检查，推动政策措施落实。

二、继承创新赢得新瞩目

中国中医科学院屠呦呦研究员获得 2015 年诺贝尔生理学或医学奖，实现我国科学家获诺奖零的突破，中医药影响力进一步扩大。国务院办公厅转发《中药材保护和发展规划（2015~2020 年）》。"中医药防治重大疾病与治未病"列入国家重点研发计划"十三五"启动专项。重大传染病中医药防治、中药关键技术攻关取得重大进展，获 2 项国家科技进步一等奖。推进国家中医临床研究基地建设，启动第二批基地科研专项。落实国务院《深化标准化工作改革方案》，发布实施 3 项国家标准和一批团体标准。组织实施中药标准化项目，建立 12 个濒危药材种苗繁育基地。古籍整理出版取得阶段性成果，已出版 200 种图书。湖南、青海等地以省政府名义印发中药材发展规划，部署中药产业发展。

三、深化改革实现新突破

完成中医药发展战略规划纲要编制并上报国务院。深化医改同步部署中医药工作，密集出台的一系列医改文件体现了促进中医药发展、发挥中医药作用的政策要求。印发《关于同步推进公立中医医院综合改革的实施意见》《关于推进社会办医发展中医药服务的通知》等文件。基本公共卫生服务项目中的中医药健康管理服务项目覆盖目标人群 40%。实施卓越医生（中医）教育培养计划，推进中医类别医师资格考试制度改革，开展高血压和糖尿病分级诊疗服务、诊疗模式创新、重大疑难疾病中西医临床协作等试点，建立中医药参与医保支付方式改革联系点制度。吉林、湖北等地着力夯实基层基础，促进构建分级诊疗制度。江苏、福建、山东等地扎实推进诊疗模式、付费方式改革。加强中医药改革发展理论与实践研究，出台《完善中医药政策体系建设规划（2015~2020 年）》。深化国家中医药综合改革试验区建设，北京东城、上海浦东、河北石家庄、重庆垫江以及甘肃等试验区探索总结了一批可复制、可推广的经验。山西设立省级中医药综合改革试验区。贵州、云南召开高规格发展中医药大会。各项改革呈现全面发力、多点突破、纵深推进的良好态势。

四、服务能力建设迈上新台阶

基层中医药服务能力提升工程完成阶段目标，服务能力、服务总量大幅提升，并与全国基层中医药工作先进单位创建相结合，共创建 229 个先进单位。强化重点专科管理，开展质量监测，提升建设水平。积极参与埃博拉、登革热等重大传染病防控，印发艾滋病 12 个常见病症中医诊疗方案。完成 39 家大型中医（中西医结合、民族医）医院巡查。开展综合医院中医药工作专项推进行动，综合医院和妇幼保健机构中医药服务能力得到提升。江西将中医药服务能力建设纳入卫生计生服务能力提升工程。上海、重庆等地推进质控精细化管理，促进中医医院发挥中医药特色优势。浙江成立

中药质量监控中心，强化中药管理和费用监控。北京、天津、河北积极推进京津冀协同发展，签署合作协议。

五、健康服务构筑新业态

国务院出台《中医药健康服务发展规划（2015~2020 年）》，对中医药健康服务发展作出全面部署。国家中医药管理局加强与国家老龄委和国家旅游局等部门协调，签署发展中医药健康养老合作协议，出台促进中医药健康旅游发展指导意见。深化中医"治未病"健康工程，制定促进中医养生保健服务发展的指导意见。加快发展中医药服务贸易，深化重点区域和骨干企业（机构）建设。安徽、广东、陕西等地制定中医药健康服务业发展规划或行动计划。

六、人才队伍建设有了新成效

加强医教协同，在教育部支持下首次独立设置中医专业学位，推动"5+3"为主体的中医临床人才培养改革，做好中医药院校省局共建，促进中医药高等教育协调发展。推进传承工作室建设、中药特色技术传承人才和护理人才培养等继承工作。实施中医住院医师规范化培训，试点开展中医医师专科规范化培养。加强管理人才队伍建设，举办中医药管理干部提升治理能力培训班、中医医院职业化管理高级研修班和中药资源管理人才研修班。

七、文化建设推出新举措

首次在全国开展公民中医养生保健素养调查和中医药知识普及率调查。推进全国中医药文化宣传教育基地建设，加强中医药非物质文化遗产传承与保护，支持创作中医药文化精品，强化中医药文化载体建设。推动中医药传统媒体与新兴媒体融合发展，提升传播能力和效果。辽宁、河南等地创新活动载体和内容，促进中医药文化科普深入基层、走进群众。

八、民族医药有了新发展

中央财政投入 2.06 亿元支持 5 省（区）81 所藏医院和 22 所全国重点民族医医院提升民族医药服务能力。加强民族医重点学科和重点专科建设。推动民族医药标准化建设，发布 14 项维吾尔医诊疗标准。内

蒙古强化基层服务能力，推进县乡村蒙中医药"五统一"管理。开展第二届名蒙医名中医评选。广西将基层医疗卫生机构中医壮瑶医科建设纳入自治区为民办实事项目。打造巴马中医药健康旅游示范区，探索医养旅游结合新路径。西藏召开首届五省（区）藏医药论坛，推动《四部医典》列入中国档案文献遗产国家级名录。宁夏成功举办中阿卫生合作论坛传统医学国际交流会议。挖掘整理回医药特色诊疗技术，出版《中国回族医药》。新疆抓紧编制《中国·新疆丝绸之路经济带核心区医疗服务中心——中医民族医药发展规划》，以区位优势服务"一带一路"建设。

九、海外发展开辟新空间

加快中医药在"一带一路"沿线国家的布局，中捷中医中心被刘延东副总理赞誉为我国实施"一带一路"战略以来首个卫生合作项目。中国–中东欧国家卫生部长论坛、中阿卫生论坛设立中医药专题，向"一带一路"沿线国家推介中医药。博鳌亚洲论坛首次设立中医药分论坛，中医药进入国家级外交平台。国际标准化组织（ISO）TC249正式定名为中医药技术委员会，并发布3项国际标准，ISO/TC215发布2项中医药国际技术规范，3个中药材品种标准纳入欧洲药典。两岸四地交流合作进一步深化。甘肃在"一带一路"沿线国家设立多个岐黄中医学院和中医诊疗中心。四川推动中医医院"走出去"，在中东欧国家设点开诊。海南着力打造中医药健康旅游国际示范区。

十、系统党建呈现新气象

深入开展"三严三实"专题教育，查摆突出问题，强化督促检查，统筹推进落实，中医药系统工作作风进一步转变，干部职工为民造福的信念更加坚定，谋划发展更加严谨，推动工作更加扎实，形成了从严从实的良好氛围。全面落实从严治党责任，制定落实党风廉政建设主体责任实施意见，并举办专题培训班。制定干部选拔任用纪实办法等制度，把从严管理干部落到实处。完成国家中医药管理局直属单位第一轮巡视工作，强化廉政教育宣传，严肃对违纪问题的责任追究，不断把党风廉政建设和反腐败斗争引向深入。

（国家中医药管理局办公室）

文献篇

一、中共中央、国务院文件与党和国家领导人讲话、批示

（一）中共中央、国务院文件

国务院办公厅关于转发工业和信息化部等部门中药材保护和发展规划（2015~2020年）的通知

国办发〔2015〕27号

各省、自治区、直辖市人民政府，国务院各部委、各直属机构：

工业和信息化部、中医药局、发展改革委、科技部、财政部、环境保护部、农业部、商务部、卫生计生委、食品药品监管总局、林业局、保监会《中药材保护和发展规划（2015~2020年）》已经国务院同意，现转发给你们，请结合实际认真贯彻执行。

国务院办公厅
2015年4月14日

附　　中药材保护和发展规划（2015~2020年）

中药材是中医药事业传承和发展的物质基础，是关系国计民生的战略性资源。保护和发展中药材，对于深化医药卫生体制改革、提高人民健康水平，对于发展战略性新兴产业、增加农民收入、促进生态文明建设，具有十分重要的意义。为加强中药材保护、促进中药产业科学发展，按照国务院决策部署，制定本规划。

一、发展形势

（一）中药材保护和发展具有扎实基础

党和国家一贯重视中药材的保护和发展。在各方面的共同努力下，中药材生产研究应用专业队伍初步建立，生产技术不断进步，标准体系逐步完善，市场监管不断加强，50余种濒危野生中药材实现了种植、养殖或替代，200余种常用大宗中药材实现了规模化种植养殖，基本满足了中医药临床用药、中药产业和健康服务业快速发展的需要。

（二）中药材保护和发展具备有利条件

随着全民健康意识不断增强，食品药品安全特别是原料质量保障问题受到全社会高度关注，中药材在中医药事业和健康服务业发展中的基础地位更加突出。大力推进生态文明建设及相关配套政策的实施，对中药材资源保护和绿色生产提出了新的更高要求。现代农业技术、生物技术、信息技术的快速发展和应用，为创新中药材生产和流通方式提供了有力的科技支撑。全面深化农村土地制度和集体林权制度改革，为中药材规模化生产、集约化经营创造了更大的发展空间。

（三）中药材保护和发展仍然面临严峻挑战

一方面，由于土地资源减少、生态环境恶化，部分野生中药材资源流失、枯竭，中药材供应短缺的问题日益突出。另一方面，中药材生产技术相对落后，重产量轻质量，滥用化肥、农药、生长调节剂现象较为普遍，导致中药材品质下降，影响中药质量和临床疗效，损害了中医药信誉。此外，中药材生产经营管理较为粗放，供需信息交流不畅，价格起伏幅度过大，也阻碍了中药产业健康发展。

二、指导思想、基本原则和发展目标

（一）指导思想

以邓小平理论、"三个代表"重要思想、科学发展观为指导，深入贯彻党的十八大和十八届二中、三中、四中全会精神，按照"四个全面"战略布局，坚持以发展促保护、以保护谋发展，依靠科技支撑，科学发展中药材种植、养殖，保护野

生中药材资源,推动生产流通现代化和信息化,努力实现中药材优质安全、供应充足、价格平稳,促进中药产业持续健康发展,满足人民群众日益增长的健康需求。

(二)基本原则

1. 坚持市场主导与政府引导相结合。以市场为导向,整合社会资源,突出企业在中药材保护和发展中的主体作用。发挥政府规划引导、政策激励和组织协调作用,营造规范有序的市场竞争环境。

2. 坚持资源保护与产业发展相结合。大力推动传统技术挖掘、科技创新和转化应用,促进中药材科学种植、养殖,切实加强中药材资源保护,减少对野生中药材资源的依赖,实现中药产业持续发展与生态环境保护相协调。

3. 坚持提高产量与提升质量相结合。强化质量优先意识,完善中药材标准体系,提高中药材生产规范化、规模化、产业化水平,确保中药材市场供应和质量。

(三)发展目标

到2020年,中药材资源保护与监测体系基本完善,濒危中药材供需矛盾有效缓解,常用中药材生产稳步发展;中药材科技水平大幅提升,质量持续提高;中药材现代生产流通体系初步建成,产品供应充足,市场价格稳定,中药材保护和发展水平显著提高。

具体指标为:

——中药材资源监测站点和技术信息服务网络覆盖80%以上的县级中药材产区;

——100种《中华人民共和国药典》收载的野生中药材实现种植、养殖;

——种植、养殖中药材产量年均增长10%;

——中药生产企业使用产地确定的中药材原料比例达到50%,百强中药生产企业主要中药材原料基地化率达到60%;

——流通环节中药材规范化集中仓储率达到70%;

——100种中药材质量标准显著提高;

——全国中药材质量监督抽检覆盖率达到100%。

三、主要任务

(一)实施野生中药材资源保护工程。

开展第四次全国中药资源普查。在全国中药资源普查试点工作基础上,开展第四次全国中药资源普查工作,摸清中药资源家底。

建立全国中药资源动态监测网络。建立覆盖全国中药材主要产区的资源监测网络,掌握资源动态变化,及时提供预警信息。

建立中药种质资源保护体系。建设濒危野生药用动植物保护区、药用动植物园、药用动植物种质资源库,保护药用种质资源及生物多样性。

专栏1 野生中药材资源保护专项

1. 第四次全国中药资源普查。推进31个省(区、市)约1000个县的中药资源普查试点工作,启动并完成第四次全国中药资源普查工作,建立国家、省(区、市)、县(市)三级中药资源普查数据库。

2. 全国中药资源动态监测网络建设。每个省(区、市)建设2~3个中药资源动态监测和信息服务站,逐步在资源集中的市(地)、县(市)建设监测和信息服务站点。

3. 全国中药种质资源保护体系建设。建设濒危野生药用动植物保护区10个,药用动植物园15个,药用动植物种质资源库3个。原生境保护药用物种5000种以上,迁地保护药用物种6500种以上,离体保存药用物种种质7000种、共10万份。

(二)实施优质中药材生产工程

建设濒危稀缺中药材种植养殖基地。重点针对资源紧缺、濒危野生中药材,按照相关物种采种规范,加快人工繁育,降低对野生资源的依赖程度。

建设大宗优质中药材生产基地。建设常用大宗中药材规范化、规模化、产业化基地,鼓励野生抚育和利用山地、林地、荒地、沙漠建设中药材种植养殖生态基地,保障中成药大品种和中药饮片的原料供应。

建设中药材良种繁育基地。推广使用优良品种,推动制定中药材种子种苗标准,在适宜产区开展标准化、规模化、产业化的种子种苗繁育,从源头保证优质中药材生产。

发展中药材产区经济。推进中药材产地初加工标准化、规模化、集约化,鼓励中药生产企业向中药材产地延伸产业链,开展趁鲜切制和精深加工。提高中药材资源综合利用水平,发展中药材绿色循环经济。突出区域特色,打造品牌中药材。

专栏2 中药材生产基地建设专项

1. 濒危稀缺中药材种植、养殖基地建设。建设100种中药材野生抚育、野生变种、养殖基地,重点建设麝香、人参、羚羊角、川贝母、穿山甲、沉香、冬虫夏草、石斛等濒危稀缺中药材基地。

2. 大宗优质中药材生产基地建设。重点建设中药基本药物、中药注射剂、创新中药、特色民族药等方面100种常用中药材规范化、规模化、产业化生产基地;结合国家林下经济示范基地建设、防沙治沙工程和天然林保护工程等,建设50种中药材生态基地。

3. 中药材良种繁育基地建设。选用优良品种,建设50种中药材种子种苗专业化、规模化繁育基。

4. 中药材产区经济发展。培育150家具有符合《中药材生产质量管理规范(试行)》(GAP)种植基地的中药材产地初加工企业,培育50家中药材产地精深加工企业。

(三)实施中药材技术创新行动

强化中药材基础研究。开展中

药材生长发育特性、药效成分形成及其与环境条件的关联性研究，深入分析中药材道地性成因，完善中药材生产的基础理论，指导中药材科学生产。

继承创新传统中药材生产技术。挖掘和继承道地中药材生产和产地加工技术，结合现代农业生物技术创新提升，形成优质中药材标准化生产和产地加工技术规范，加大在适宜地区推广应用的力度。

突破濒危稀缺中药材繁育技术。综合运用传统繁育方法与现代生物技术，突破一批濒危稀缺中药材的繁育瓶颈，支撑濒危稀缺中药材种植、养殖基地建设。

发展中药材现代化生产技术。选育优良品种，研发病虫草害绿色防治技术，发展中药材精准作业、生态种植养殖、机械化生产和现代加工等技术，提升中药材现代化生产水平。

促进中药材综合开发利用。充分发挥中药现代化科技产业基地优势，加强协同创新，积极开展中药材功效的科学内涵研究，为开发相关健康产品提供技术支撑。

专栏3　中药材技术创新重点

1. 中药材基础研究。系统掌握50种中药材生长发育特性和药效成分形成规律，以及环境和投入品使用对中药材产量和品质的影响，形成理论体系。

2. 传统中药材生产技术继承创新。建立100种道地中药材种植养殖和产地加工标准化技术规范。

3. 濒危稀缺中药材繁育技术突破。开发20种濒危稀缺中药材经济适用、品质优良的大规模繁育技术。

4. 中药材现代化生产技术发展。选育100个优良中药材品种，开发50种中药材的病虫草害绿色防治技术，突破人参、三七等中药材的连作障碍，开发50项中药材测土配方施肥、硫黄熏蒸替代、机械化生产加工技术。

（四）实施中药材生产组织创新工程

培育现代中药材生产企业。支持发达地区资本、技术、市场等资源与中药材产区自然禀赋、劳动力等优势有机结合，输入现代生产要素和经营模式，发展中药材产业化生产经营，推动现代中药材生产企业逐步成为市场供应主体。

推进中药材基地共建共享。支持中药生产流通企业、中药材生产企业强强联合，因地制宜，共建跨省（区、市）的集中连片中药材生产基地。

提高中药材生产组织化水平。推动专业大户、家庭农场、合作社发展，实现中药材从分散生产向组织化生产转变。支持中药企业和社会资本积极参与、联合发展，进一步优化组织结构，提高产业化水平。

专栏4　中药材生产组织创新专项

1. 现代中药材生产企业培育。培育发展50家年销售收入超过1亿元的现代中药材生产骨干企业，重点扶持10家年销售收入超过5亿元的现代中药材生产领军企业。

2. 中药材基地共建共享。支持建立50个跨省（区、市）的中药材规模化共建共享基地。

（五）构建中药材质量保障体系

提高和完善中药材标准。结合药品标准提高及《中华人民共和国药典》编制工作，规范中药材名称和基原，完善中药材性状、鉴别、检查、含量测定等项目，建立较完善的中药材外源性有害残留物限量标准，健全以药效为核心的中药材质量整体控制模式，提升中药材质量控制水平。

完善中药材生产、经营质量管理规范。修订《中药材生产质量管理规范（试行）》，完善相关配套措施，提升中药材生产质量管理水平。严格实施《药品经营质量管理规范》

（GSP），提高中药材经营、仓储、养护、运输等流通环节质量保障水平。

建立覆盖主要中药材品种的全过程追溯体系。建立中药材从种植养殖、加工、收购、储存、运输、销售到使用全过程追溯体系，实现来源可查、去向可追、责任可究。推动中药生产企业使用源头明确的中药材原料。

完善中药材质量检验检测体系。加强药品检验机构人才队伍、设备、设施建设，加大对中药材专业市场经销的中药材、中药生产企业使用的原料中药材、中药饮片的抽样检验力度，鼓励第三方检验检测机构发展。

专栏5　中药材质量保障体系建设专项

1. 中药材标准提高和完善。制修订120种中药材国家标准；完善农药、重金属及有害元素、真菌毒素等安全性检测方法和指标，建立中药材外源性有害物质残留数据库，建立50种药食两用中药材的安全性质量控制标准；完成10种野生变种植养殖大宗中药材的安全性和质量一致性评价。建设可供社会共享的国家中药材标准信息化管理平台。

2. 中药材全过程追溯体系建设。采用现代信息技术，建立常用大宗中药材的全过程追溯体系。

3. 中药材质量检验检测体系建设。进一步提升现有药品检验机构的中药材检验检测能力，在中药材主要产区和集散地重点支持建设20家第三方检验检测机构。

（六）构建中药材生产服务体系

建设生产技术服务网络。发挥农业技术推广体系作用，依托科研机构，构建全国性中药材生产技术服务网络，加强中药材生产先进适用技术转化和推广应用，促进中药材基地建设整体水平提高。

建设生产信息服务平台。建设全国性中药材生产信息采集网络，提供全面、准确、及时的中药材生产信息及趋势预测，促进产需有效衔接，防止生产大起大落和价格暴涨暴跌。

加强中药材供应保障。依托中药生产流通企业和中药材生产企业，完善国家中药材应急储备，确保应对重大灾情、疫情及突发事件的用药需求。

专栏6　中药材生产服务体系建设专项

1. 中药材生产技术服务网络建设。建设由1个国家级中心、50个区域中心、300个工作站组成的中药材生产技术服务网络，推进技术共享。

2. 中药材生产信息服务平台建设。建设由1000个信息站点组成的中药材生产信息服务网络。

3. 中药材供应保障。提高国家应急储备能力，建立100种常用中药材的国家储备。

（七）构建中药材现代流通体系

完善中药材流通行业规范。完善常用中药材商品规格等级，建立中药材包装、仓储、养护、运输行业标准，为中药材流通健康发展夯实基础。

建设中药材现代物流体系。规划和建设现代化中药材仓储物流中心，配套建设电子商务交易平台及现代物流配送系统，引导产销双方无缝对接，推进中药材流通体系标准化、现代化发展，初步形成从中药材种植养殖到中药材初加工、包装、仓储和运输一体化的现代物流体系。

专栏7　中药材现代流通体系建设专项

1. 完善中药材流通行业规范。健全200种常用中药材商品规格等级，建立包装、仓储、养护、运输行业标准。

2. 现代中药材仓储物流中心建设。在中药材主要产区、专业市场及重要集散地，建设25个集初加工、包装、仓储、质量检验、追溯管理、电子商务、现代物流配送于一体的中药材仓储物流中心，开展社会化服务。

四、保障措施

（一）完善相关法律、法规制度

推动完善中药材相关法律、法规，强化濒危野生中药材资源管理，规范种植、养殖中药材的生产和使用。完善药品注册管理制度，中药、天然药物注册应明确中药材原料产地，使用濒危野生中药材的，必须评估其资源保障情况；鼓励原料来源基地化，保障中药材资源可持续利用和中药质量安全。

（二）完善价格形成机制

坚持质量优先、价格合理的原则，建立反映生产经营成本、市场供求关系和资源稀缺程度的中药材价格形成机制，完善药品集中采购评价指标和办法，引导中药生产企业建设优质中药材原料生产基地。

（三）加强行业监管工作

加强中药材质量监管，规范中药材种植、养殖种源及过程管理。强化中药材生产投入品管理，严禁滥用农药、化肥、生长调节剂，严厉打击掺杂使假、染色增重等不法行为。维护中药材流通秩序，加大力度查处中药材市场的不正当竞争行为。健全交易管理和质量管理机构，加强中药材专业市场管理，严禁销售假劣中药材，建立长效追责制度。

（四）加大财政金融扶持力度

加大对中药材保护和发展的扶持力度，加强项目绩效评价，充分发挥财政资金的支持作用。将中药材生产和配套基础设施建设纳入中央和地方相关支农政策支持范围。

鼓励发展中药材生产保险，构建市场化的中药材生产风险分散和损失补偿机制。鼓励金融机构改善金融服务，在风险可控和商业可持续的前提下，加大对中药材生产的信贷投放，为集仓储、贸易于一体的中药材供应链提供金融服务。

（五）加快专业人才培养

加强基层中药材生产流通从业人员培训，提升业务素质和专业水平。培养一支强有力的中药材资源保护、种植养殖、加工、鉴定技术和信息服务队伍。加强中药材高层次和国际化专业技术人才培养，鼓励科技创业，推动中药材技术创新和成果转化。

（六）发挥行业组织作用

发挥行业组织的桥梁纽带和行业自律作用，宣传贯彻国家法律、法规、政策、规划和标准，发布行业信息，推动企业合作，促进市场稳定，按规定开展中药材生产质量管理规范基地、道地中药材基地和物流管理认证。弘扬中医药文化，提高优质中药材的社会认知度，培育中药材知名品牌，推动建立现代中药材生产经营体系和服务网络。

（七）营造良好国际环境

加强与国际社会的沟通交流，做好中药材保护和发展的宣传工作，按照国际公约主动开展和参与濒危动植物、生物多样性保护活动，合法利用药用动植物资源，促进中药材种植、养殖。进一步开展国际合作，推动建立多方认可的中药材标准，促进中药材国际贸易便利化，鼓励优势企业"走出去"建立中药材基地。

（八）加强规划组织实施

各地区、各有关部门要充分认识中药材保护和发展的重大意义，加强组织领导，完善协调机制，结合实际抓紧制定具体落实方案，确保本规划顺利实施。

国务院办公厅关于印发中医药健康服务发展规划（2015~2020 年）的通知

国办发〔2015〕32 号

各省、自治区、直辖市人民政府，国务院各部委、各直属机构：

《中医药健康服务发展规划（2015~2020 年）》已经国务院同意，现印发给你们，请认真贯彻执行。

国务院办公厅
2015 年 4 月 24 日

附　　中医药健康服务发展规划（2015~2020 年）

中医药（含民族医药）强调整体把握健康状态，注重个体化，突出"治未病"，临床疗效确切，治疗方式灵活，养生保健作用突出，是我国独具特色的健康服务资源。中医药健康服务是运用中医药理念、方法、技术维护和增进人民群众身心健康的活动，主要包括中医药养生、保健、医疗、康复服务，涉及健康养老、中医药文化、健康旅游等相关服务。充分发挥中医药特色优势，加快发展中医药健康服务，是全面发展中医药事业的必然要求，是促进健康服务业发展的重要任务，对于深化医药卫生体制改革、提升全民健康素质、转变经济发展方式具有重要意义。为贯彻落实《中共中央、国务院关于深化医药卫生体制改革的意见》《国务院关于扶持和促进中医药事业发展的若干意见》（国发〔2009〕22 号）和《国务院关于促进健康服务业发展的若干意见》（国发〔2013〕40 号），促进中医药健康服务发展，制定本规划。

一、总体要求

（一）指导思想

以邓小平理论、"三个代表"重要思想、科学发展观为指导，深入贯彻党的十八大和十八届二中、三中、四中全会精神，按照党中央、国务院决策部署，在切实保障人民群众基本医疗卫生服务需求的基础上，全面深化改革，创新服务模式，鼓励多元投资，加快市场培育，充分释放中医药健康服务潜力和活力，充分激发并满足人民群众多层次、多样化中医药健康服务需求，推动构建中国特色健康服务体系，提升中医药对国民经济和社会发展的贡献率。

（二）基本原则

以人为本，服务群众。把提升全民健康素质作为中医药健康服务发展的出发点和落脚点，区分基本和非基本中医药健康服务，实现两者协调发展，切实维护人民群众健康权益。

政府引导，市场驱动。强化政府在制度建设、政策引导及行业监管等方面的职责。发挥市场在资源配置中的决定性作用，充分调动社会力量的积极性和创造性，不断增加中医药健康服务供给，提高服务质量和效率。

中医为体，弘扬特色。坚持中医药原创思维，积极应用现代技术方法，提升中医药健康服务能力，彰显中医药特色优势。

深化改革，创新发展。加快科技转化，拓展服务范围，创新服务模式，建立可持续发展的中医药健康服务发展体制、机制。

（三）发展目标

到 2020 年，基本建立中医药健康服务体系，中医药健康服务加快发展，成为我国健康服务业的重要力量和国际竞争力的重要体现，成为推动经济社会转型发展的重要力量。

——中医药健康服务提供能力大幅提升。中医医疗和养生保健服务网络基本健全，中医药健康服务人员素质明显提高，中医药健康服务领域不断拓展，基本适应全社会中医药健康服务需求。

——中医药健康服务技术手段不断创新。以中医药学为主体，融合现代医学及其他学科的技术方法，创新中医药健康服务模式，丰富和发展服务技术。

——中医药健康服务产品种类更加丰富。中医药健康服务相关产品研发、制造与流通规模不断壮大。中药材种植业绿色发展和相关制造产业转型升级明显加快，形成一批具有国际竞争力的中医药企业和产品。

——中医药健康服务发展环境优化完善。中医药健康服务政策基本健全，行业规范与标准体系不断完善，政府监管和行业自律机制更加有效，形成全社会积极支持中医药健康服务发展的良好氛围。

二、重点任务

（一）大力发展中医养生保健服务

支持中医养生保健机构发展。支持社会力量举办规范的中医养生保健机构，培育一批技术成熟、信誉良好的知名中医养生保健服务集团或连锁机构。鼓励中医医疗机构发挥自身技术人才等资源优势，为中医养生保健机构规范发展提供支持。

规范中医养生保健服务。加快制定中医养生保健服务类规范和标准，推进各类机构根据规范和标准提供服务，形成针对不同健康状态人群的中医健康干预方案或指南（服务包）。建立中医健康状态评估方法，丰富中医健康体检服务。推广太极拳、健身气功、导引等中医传统运动，开展药膳食疗。运用云计算、移动互联网、物联网等信息技术开发智能化中医健康服务产品。为居民提供融中医健康监测、咨询评估、养生调理、跟踪管理于一体，高水平、个性化、便捷化的中医养生保健服务。

开展中医特色健康管理。将中医药优势与健康管理结合，以慢性病管理为重点，以"治未病"理念为核心，探索融健康文化、健康管理、健康保险为一体的中医健康保障模式。加强中医养生保健宣传引导，积极利用新媒体传播中医药养生保健知识，引导人民群众更全面地认识健康，自觉培养健康生活习惯和精神追求。加快制定信息共享和交换的相关规范及标准。鼓励保险公司开发中医药养生保健、"治未病"保险以及各类医疗保险、疾病保险、护理保险和失能收入损失保险等商业健康保险产品，通过中医健康风险评估、风险干预等方式，提供与商业健康保险产品相结合的疾病预防、健康维护、慢性病管理等中医特色健康管理服务。指导健康体检机构规范开展中医特色健康管理业务。

专栏1　中医养生保健服务建设项目

"治未病"服务能力建设

在中医医院及有条件的综合医院、妇幼保健院设立"治未病"中心，开展中医健康体检，提供规范的中医健康干预服务。

中医特色健康管理合作试点

建立健康管理组织与中医医疗、体检、护理等机构合作机制，在社区开展试点，形成中医特色健康管理组织、社区卫生服务中心与家庭、个人多种形式的协调互动。

中医养生保健服务规范建设

加强中医养生保健机构、人员、技术、服务、产品等规范管理，提升服务质量和水平。

（二）加快发展中医医疗服务

鼓励社会力量提供中医医疗服务。建立公立中医医疗机构为主导、非公立中医医疗机构共同发展，基层中医药服务能力突出的中医医疗服务体系。通过加强重点专科建设和人才培养、规范和推进中医师多点执业等措施，支持社会资本举办中医医院、疗养院和中医诊所。鼓励有资质的中医专业技术人员特别是名老中医开办中医诊所，允许药品经营企业举办中医坐堂医诊所。鼓励社会资本举办传统中医诊所。

创新中医医疗机构服务模式。转变中医医院服务模式，推进多种方法综合干预，推动医疗服务从注重疾病治疗转向注重健康维护，发展"治未病"、康复等服务。支持中医医院输出管理、技术、标准和服务产品，与基层医疗卫生机构组建医疗联合体，鼓励县级中医医院探索开展县乡一体化服务，力争使所有社区卫生服务机构、乡镇卫生院和70%的村卫生室具备中医药服务能力。推动中医门诊部、中医诊所和中医坐堂医诊所规范建设和连锁发展。

专栏2　中医医疗服务体系建设项目

中医专科专病防治体系建设

建立由国家、区域和基层中医专科专病诊疗中心3个层次构成的中医专科专病防治体系。优化诊疗环境，提高服务质量，开展科学研究，发挥技术辐射作用。

基层中医药服务能力建设

在乡镇卫生院、社区卫生服务中心建设中医临床科室集中设置、多种中医药方法和手段综合使用的中医药特色诊疗区，规范中医诊疗设备配备。加强基层医疗卫生机构非中医类医生、乡村医生中医药适宜技术培训。针对部分基层常见病种，推广实施中药验方，规范中药饮片的使用和管理。

非营利性民营中医医院建设

鼓励社会资本举办肛肠、骨伤、妇科、儿科等非营利性中医医院；发展中医特色突出的康复医院、老年病医院、护理院、临终关怀医院等医疗机构。

民族医药特色健康服务发展

支持发展民族医特色专科。支持具备条件的县级以上藏、蒙、维、傣、朝、壮、哈萨克等民族自治地方设置本民族医院。规范发展民族医药健康服务技术，在基层医疗卫生服务机构推广应用。

（三）支持发展中医特色康复服务

促进中医特色康复服务机构发展。各地根据康复服务资源配置需求，设立中医特色康复医院和疗养院，加强中医医院康复科建设。鼓励社会资本举办中医特色康复服务机构。

拓展中医特色康复服务能力。促进中医技术与康复医学融合，完善康复服务标准及规范。推动各级各类医疗机构开展中医特色康复医疗、训练指导、知识普及、康复护理、辅具服务。建立县级中医医院与社区康复机构双向转诊机制，在社区康复机构推广适宜中医康复技术，提升社区康复服务能力和水平，让群众就近享有规范、便捷、有效的中医特色康复服务。

专栏3　中医特色康复服务能力建设项目

中医特色康复服务能力建设

根据区域卫生规划，加强中

医特色康复医院和中医医院康复科服务能力建设。支持县级中医医院指导社区卫生服务中心、乡镇卫生院、残疾人康复中心、工伤康复中心、民政康复机构、特殊教育学校等机构，开展具有中医特色的社区康复服务。

（四）积极发展中医药健康养老服务

发展中医药特色养老机构。鼓励新建以中医药健康养老为主的护理院、疗养院。有条件的养老机构设置以老年病、慢性病防治为主的中医诊室。推动中医医院与老年护理院、康复疗养机构等开展合作。

促进中医药与养老服务结合。二级以上中医医院开设老年病科，增加老年病床数量，开展老年病、慢性病防治和康复护理，为老年人就医提供优先优惠服务。支持养老机构开展融合中医特色健康管理的老年人养生保健、医疗、康复、护理服务。有条件的中医医院开展社区和居家中医药健康养老服务，为老年人建立健康档案，建立医疗契约服务关系，开展上门诊视、健康查体、保健咨询等服务。

专栏4 中医药健康养老服务试点项目

中医药与养老服务结合试点

开展中医药与养老服务结合试点，探索形成中医药与养老服务结合的主要模式和内容。包括：发展中医药健康养老新机构，以改建转型和社会资本投入新建为主，设立以中医药健康养老为主的护理院、疗养院；探索中医医院与养老机构合作新模式，延伸提供社区和居家中医药健康养老服务；创新老年人中医特色健康管理，研究开发多元化、多层次的中医药健康管理服务包，发展养老服务新业态；培育中医药健康养老型人才，依托院校、中医医疗预防保健机构建立中医药健康养老服务实训基地，加强老年家政护理人员中医药相关技能培训。

（五）培育发展中医药文化和健康旅游产业

发展中医药文化产业。发掘中医药文化资源，优化中医药文化产业结构。创作科学准确、通俗易懂、贴近生活的中医药文化科普创意产品和文化精品。发展数字出版、移动多媒体、动漫等新兴文化业态，培育知名品牌和企业，逐步形成中医药文化产业链。依据《中国公民中医养生保健素养》开展健康教育。将中医药知识纳入基础教育。借助海外中国文化中心、中医孔子学院等平台，推动中医药文化国际传播。

发展中医药健康旅游。利用中医药文化元素突出的中医医疗机构、中药企业、名胜古迹、博物馆、中华老字号名店以及中药材种植基地、药用植物园、药膳食疗馆等资源，开发中医药特色旅游路线。建设一批中医药特色旅游城镇、度假区、文化街、主题酒店，形成一批与中药科技农业、名贵中药材种植、田园风情生态休闲旅游结合的养生体验和观赏基地。开发中医药特色旅游商品，打造中医药健康旅游品牌。支持举办代表性强、发展潜力大、符合人民群众健康需求的中医药健康服务展览和会议。

专栏5 中医药文化和健康旅游产业发展项目

中医药文化公共设施建设

加强中医药文化全媒体传播与监管评估。建设一批中医药文化科普宣传教育基地。依托现有公园设施，引入中医药健康理念，推出一批融健康养生知识普及、养生保健体验、健康娱乐于一体的中医药文化主题园区。

中医药文化大众传播工程

推进中医中药中国行活动。通过中医药科普宣传周、主题文化节、知识技能竞赛、中医药文化科普巡讲等多种形式，提高公众中医养生保健素养。建设中医药文化科普队伍，深入研究、挖掘、创作中医药文化艺术作品，开展中医药非物质文化遗产传承与传播。

中医药健康旅游示范区建设

发挥中医药健康旅游资源优势，整合区域内医疗机构、中医养生保健机构、养生保健产品生产企业等资源，引入社会力量，打造以中医养生保健服务为核心，融中药材种植、中医医疗服务、中医药健康养老服务为一体的中医药健康旅游示范区。

（六）积极促进中医药健康服务相关支撑产业发展

支持相关健康产品研发、制造和应用。鼓励研制便于操作使用、适于家庭或个人的健康检测、监测产品以及自我保健、功能康复等器械产品。通过对接研发与使用需求，加强产、学、研、医深度协作，提高国际竞争力。发展中医药健康服务产业集群，形成一批具有国际影响力的知名品牌。

促进中药资源可持续发展。大力实施中药材生产质量管理规范（GAP），扩大中药材种植和贸易。促进中药材种植业绿色发展，加快推动中药材优良品种筛选和无公害规范种植，健全中药材行业规范，加强中药资源动态监测与保护，建设中药材追溯系统，打造精品中药材。开展中药资源出口贸易状况监测与调查，保护重要中药资源和生物多样性。

大力发展第三方服务。开展第三方质量和安全检验、检测、认证、评估等服务，培育和发展第三方医疗服务认证、医疗管理服务认证等服务评价模式，建立和完善中医药检验检测体系。发展研发设计服务和成果转化服务。发挥省级药品集中采购平台作用，探索发展中医药电子商务。

专栏6 中医药健康服务相关支撑产业重点项目

协同创新能力建设

以高新技术企业为依托，建设一批中医药健康服务产品研发创新平台，促进产品的研发及转化。

中医药健康产品开发

加强中医诊疗设备、中医健身产品、中药、保健食品研发，重点研发中医健康识别系统、智能中医体检系统、经络健康辨识仪等中医健康辨识、干预设备；探索发展用于中医诊疗的便携式健康数据采集设备，与物联网、移动互联网融合，发展自动化、智能化的中医药健康信息服务。

第三方平台建设

扶持发展第三方检验、检测、认证、评估及相应的咨询服务机构，开展质量检测、服务认证、健康市场调查和咨询服务。支持中医药技术转移机构开展科技成果转化。

中药资源动态监测信息化建设

提供中药资源和中药材市场动态监测信息。

（七）大力推进中医药服务贸易

吸引境外来华消费。鼓励有条件的非公立中医医院成立国际医疗部或外宾服务部，鼓励社会资本提供多样化服务模式，为境外消费者提供高端中医疗保健服务。全面推进多层次的中医药国际教育合作，吸引更多海外留学生来华接受学历教育、非学历教育、短期培训和临床实习。整合中医药科研优势资源，为境外机构提供科研外包服务。

推动中医药健康服务走出去。扶持优秀中医药企业和医疗机构到境外开办中医医院、连锁诊所等中医药服务机构，建立和完善境外营销网络。培育一批国际市场开拓能力强的中医药服务企业或企业集团。鼓励中医药院校赴境外办学。鼓励援外项目与中医药健康服务相结合。

专栏7　中医药服务贸易重点项目

中医药服务贸易先行先试

扶持一批市场优势明显、具有发展前景的中医药服务贸易重点项目，建设一批特色突出、能够发挥引领辐射作用的中医药服务贸易骨干企业（机构），创建

若干个综合实力强、国际影响力突出的中医药服务贸易重点区域。发展中医药医疗保健、教育培训、科技研发等服务贸易，开发国际市场。

中医药参与"一带一路"建设

遴选可持续发展项目，与丝绸之路经济带、21世纪海上丝绸之路沿线国家开展中医药交流与合作，提升中医药健康服务国际影响力。

民族医药健康产业区

以丝绸之路经济带、中国－东盟（10+1）、澜沧江－湄公河对话合作机制、大湄公河次区域等区域次区域合作机制为平台，在边境地区建设民族医药产业区，提升民族医医疗、保健、健康旅游、服务贸易等服务能力，提高民族医药及相关产品研发、制造能力。

三、完善政策

（一）放宽市场准入

凡是法律、法规没有明令禁入的中医药健康服务领域，都要向社会资本开放，并不断扩大开放领域；凡是对本地资本开放的中医药健康服务领域，都要向外地资本开放。对于社会资本举办仅提供传统中医药服务的传统中医诊所、门诊部，医疗机构设置规划、区域卫生发展规划不作布局限制。允许取得乡村医生执业证书的中医药一技之长人员，在乡镇和村开办只提供经核准的传统中医诊疗服务的传统中医诊所。

（二）加强用地保障

各地依据土地利用总体规划和城乡规划，统筹考虑中医药健康服务发展需要，扩大中医药健康服务用地供给，优先保障非营利性中医药健康服务机构用地。在城镇化建设中，优先安排土地满足中医药健康服务机构的发展需求。按相关规定配置中医药健康服务场所和设施。支持利用以划拨方式取得的存量房产和原有土地兴办中医药健康服务机构，对连续经营1年以上、符合划拨用地目录的中医药健康服务项

目，可根据规定划拨土地办理用地手续；对不符合划拨用地条件的，可采取协议出让方式办理用地手续。

（三）加大投融资引导力度

政府引导、推动设立由金融和产业资本共同筹资的健康产业投资基金，统筹支持中医药健康服务项目。拓宽中医药健康服务机构及相关产业发展融资渠道，鼓励社会资本投资和运营中医药健康服务项目，新增项目优先考虑社会资本。鼓励中医药企业通过在银行间市场交易商协会注册发行非金融企业债务融资工具融资。积极支持符合条件的中医药健康服务企业上市融资和发行债券。扶持发展中医药健康服务创业投资企业，规范发展股权投资企业。加大对中医药服务贸易的外汇管理支持力度，促进海关通关便利化。鼓励各类创业投资机构和融资担保机构对中医药健康服务领域创新型新业态、小微企业开展业务。

（四）完善财税价格政策

符合条件、提供基本医疗卫生服务的非公立中医医疗机构承担公共卫生服务任务，可以按规定获得财政补助，其专科建设、设备购置、人员培训可由同级政府给予支持。加大科技支持力度，引导关键技术开发及产业化。对参加相关职业培训和职业技能鉴定的人员，符合条件的按规定给予补贴。企业、个人通过公益性社会团体或者县级以上人民政府及其部门向非营利性中医医疗机构的捐赠，按照税法及相关税收政策的规定在税前扣除。完善中医药价格形成机制，非公立中医医疗机构医疗服务价格实行市场调节价。

四、保障措施

（一）加强组织实施

各地区、各有关部门要高度重视，把发展中医药健康服务摆在重要位置，统筹协调，加大投入，创造良好的发展环境。中医药局要发挥牵头作用，制订本规划实施方案，会同各有关部门及时研究解决规划实施中的重要问题，加强规划实施监测评估。发展改革、财政、民政、人力资源社会保障、商务、文化、卫生计生、旅游等部门要各司其职，

扎实推动落实本规划。各地区要依据本规划，结合实际，制定本地区中医药健康服务发展规划，细化政策措施，认真抓好落实。

（二）发挥行业组织作用

各地区、各有关部门要支持建立中医药健康服务行业组织，通过行政授权、购买服务等方式，将适宜行业组织行使的职责委托或转移给行业组织，强化服务监管。发挥行业组织在行业咨询、标准制定、行业自律、人才培养和第三方评价等方面的重要作用。

（三）完善标准和监管

以规范服务行为、提高服务质量、提升服务水平为核心，推进中医药健康服务规范和标准制修订工作。对暂不能实行标准化的领域，制定并落实服务承诺、公约、规范。建立标准网上公告制度，发挥标准在发展中医药健康服务中的引领和支撑作用。

建立健全中医药健康服务监管机制，推行属地化管理，重点监管服务质量，严肃查处违法行为。建立不良执业记录制度，将中医药健康服务机构及其从业人员诚信经营和执业情况纳入统一信用信息平台，引导行业自律。在中医药健康服务领域引入认证制度，通过发展规范化、专业化的第三方认证，推进中医药健康服务标准应用，为政府监管提供技术保障和支撑。

专栏 8　中医药健康服务标准化项目

中医药健康服务标准制定
制定中医药健康服务机构、人员、服务、技术产品标准，完善中医药健康服务标准体系。推进中医药健康服务标准国际化进程。建立中医药健康服务标准公告制度，加强监测信息定期报告、评价和发布。

中医药健康服务标准应用推广
依托中医药机构，加强中医药健康服务标准应用推广。发挥中医药学术组织、行业协会等社会组织的作用，采取多种形式开展面向专业技术人员的中医药标准应用推广培训，推动中医药标准的有效实施

中医药服务贸易统计体系建设
制订符合中医药特点的统计方式和统计体系，完善统计信息报送和发布机制。

（四）加快人才培养

推动高校设立健康管理等中医药健康服务相关专业，拓宽中医药健康服务技术技能人才岗位设置，逐步健全中医药健康服务领域相关职业（工种）。促进校企合作办学，着力培养中医临床紧缺人才和中医养生保健等中医药技术技能人才。规范并加快培养具有中医药知识和技能的健康服务从业人员，探索培养中医药健康旅游、中医药科普宣传、中医药服务贸易等复合型人才，促进发展中医药健康服务与落实就业创业相关扶持政策紧密衔接。

改革中医药健康服务技能人员职业资格认证管理方式，推动行业协会、学会有序承接中医药健康服务水平评价类职业资格认定具体工作，建立适应中医药健康服务发展的职业技能鉴定体系。推进职业教育学历证书和职业资格证书"双证书"制度，在符合条件的职业院校设立职业技能鉴定所（站）。

专栏 9　中医药健康服务人力资源建设项目

中医药优势特色教育培训
依托现有中医药教育资源，加强中医药健康服务教育培训，培养一批中医药健康服务相关领域领军（后备）人才、骨干人才和师资。

中医药职业技能培训鉴定体系建设
拓宽中医药健康服务技术技能型人才岗位设置，制定中医药行业特有工种培训职业技能标准，加强中医药行业特有工种培训，推动行业协会、学会有序承接中医药健康服务水平评价类职业资格认定具体工作。

（五）营造良好氛围

加强舆论引导，营造全社会尊重和保护中医药传统知识、重视和促进健康的社会风气。支持广播、电视、报刊、网络等媒体开办专门的节目、栏目和版面，开展中医药文化宣传和知识普及活动。弘扬大医精诚理念，加强职业道德建设，不断提升从业人员的职业素质。开展中医药养生保健知识宣传，应当聘请中医药专业人员，遵守国家有关规定，坚持科学精神，任何组织、个人不得对中医药作虚假、夸大宣传，不得以中医药名义谋取不正当利益。依法严厉打击非法行医和虚假宣传中药、保健食品、医疗机构等违法、违规行为。

（二）党和国家领导人讲话、批示

中共中央总书记、国家主席习近平
对中国中医科学院成立 60 周年发来的贺信

（2015 年 12 月 18 日）

中国中医科学院：

值此中国中医科学院成立 60 周年之际，我代表党中央、国务院表示热烈的祝贺！向长期奋战在中医药战线的同志们致以诚挚的问候！

60 年来，中国中医科学院开拓进取、砥砺前行，在科学研究、医疗服务、人才培养、国际交流等方面取得了丰硕成果。以屠呦呦研究员为代表的一代代中医人才，辛勤耕耘，屡建功勋，为发展中医药事业、造福人类健康作出了重要贡献。

中医药学是中国古代科学的瑰宝，也是打开中华文明宝库的钥匙。当前，中医药振兴发展迎来天时、地利、人和的大好时机，希望广大中医药工作者增强民族自信，勇攀医学高峰，深入发掘中医药宝库中的精华，充分发挥中医药的独特优势，推进中医药现代化，推动中医药走向世界，切实把中医药这一祖先留给我们的宝贵财富继承好、发展好、利用好，在建设健康中国、实现中国梦的伟大征程中谱写新的篇章。

习近平
2015 年 12 月 18 日

中共中央政治局常委、国务院总理李克强
致信国家中医药管理局，对中国著名药学家屠呦呦
获得 2015 年诺贝尔生理学或医学奖表示祝贺

（2015 年 10 月 5 日）

李克强在贺信中说，长期以来，我国广大科技工作者包括医学研究人员默默耕耘、无私奉献、团结协作、勇攀高峰，取得许多高水平成果。屠呦呦获得诺贝尔生理学或医学奖，是中国科技繁荣进步的体现，是中医药对人类健康事业作出巨大贡献的体现，充分展现了我国综合国力和国际影响力的不断提升。希望广大科研人员认真实施创新驱动发展战略，积极推进大众创业、万众创新，瞄准科技前沿，奋力攻克难题，为推动我国经济社会发展和加快创新型国家建设作出新的更大贡献。

中共中央政治局常委、国务院总理李克强
对中国中医科学院成立 60 周年作出的重要批示

（2015 年 12 月 20 日）

中医药学博大精深，是中华民族灿烂文化的重要组成部分。中国中医科学院成立 60 年来，薪火相传，矢志攻关，汇聚各方力量，研发出以青蒿素为代表的一批重大成果，在中医药科研、教学、技术服务等各方面成绩斐然。以屠呦呦为代表的杰出科研人员不仅是中医药界的骄傲，而且是整个科技界的骄傲。在此向广大中医药工作者致以诚挚问候！希望进一步增强使命感，勇担中医药振兴发展重任，适应群众健康需求日益增长的趋势，坚持中西医并重，突出中医药的特色与优势，借助现代技术，推动重大新药创制、重大传染病防治等取得新进展，在深入推进医改中发挥更大作用，培养更多优秀人才，提升中医药在世界上的影响力，做到在继承中创新发展，在发展中服务人民，为丰富祖国医学宝库、增进人民健康福祉、全面建成小康社会作出新贡献。

李克强

2015 年 12 月 20 日

求真务实　传承创新
开创中医药事业发展新局面

——中共中央政治局委员、国务院副总理刘延东
在中国中医科学院成立 60 周年纪念大会上的讲话

（2015 年 12 月 22 日）

在举国上下深入学习贯彻党的十八届五中全会精神之际，我们迎来了中国中医科学院成立 60 周年。在此，我代表党中央、国务院，对中国中医科学院表示热烈的祝贺！向多年来为中医科学院发展作出贡献的老领导、老专家、老同志和社会各界表示衷心的感谢！向中医科学院全体干部职工，并向全国中医药战线的同志们，致以诚挚的问候！

在这样一个喜庆的日子里，习近平总书记发来贺信，李克强总理作出批示，充分体现了党中央、国务院对中医药事业的高度重视，对奋斗在中医药战线上的广大科技工作者、医务工作者的亲切关怀。总书记的贺信和总理的批示高屋建瓴，思想深刻，内涵丰富，要求明确，强调中医药学是中国古代科学的瑰宝，是打开中华文明宝库的钥匙，是中华民族灿烂文化的重要组成部分，全面阐述了中医药的科学地位和在促进人类健康福祉中的重要作用。贺信和批示充分肯定了中医科学院在 60 年发展历程中取得的丰硕成果，高度评价了以屠呦呦研究员为代表的一代代中医人才为造福人类健康作出的历史性贡献，从战略和全局的高度，对振兴和发展中医药事业指明了前进方向，提出了希望和要求。我们一定要认真学习领会，切实抓好贯彻落实。

今年，中医科学院可谓"双喜临门"。十几天前，屠呦呦研究员领取了 2015 年诺贝尔生理学或医学奖，是我国科学家首次在中国本土开展科学研究的成果获得诺贝尔科学奖，在国内外产生了很大反响。青蒿素是中医药为人类健康作出的重要贡献，以屠呦呦研究员为代表的优秀中医药人才是中国的骄傲、中医药的骄傲，也是中医科学院的骄傲。借此机会，向屠呦呦研究员表示祝贺和敬意！刚才，张伯礼同志回顾了中医科学院的发展历程，中国医学科学院的曹雪涛同志和屠呦呦、陈士林研究员作了发言，听后令人深受感动，倍感振奋。

此时此刻，我们不能忘记，中医科学院是由毛泽东主席亲自决定成立的。1954 年毛主席作出重要批示："即时成立中医研究机构，罗致好的中医进行研究，派好的西医学习中医，共同参加研究工作"。周恩

来总理为研究院的成立亲笔题词："发展祖国医药遗产，为社会主义建设服务"。1955年12月19日，李济深、习仲勋等国家领导人出席成立大会。在党中央、国务院的亲切关怀下，在社会各界的大力支持下，中医科学院围绕"团结、学习、求实、创新"的院训，辛勤耕耘，开拓奋进，走过了不平凡的历程。

60年来，中医科学院坚持开放包容、博采众长，成为中医人才的孵化器。中华医学百花齐放、博大精深。建院以来，中医科学院秉持开放包容、海纳百川的理念，广泛吸纳中医名家，内科大家蒲辅周、岳美中，针灸高手叶心清，"小儿王"王朴诚，中医教育家杨树千等汇集于此，成为中医药现代研究的开拓者和奠基人。多年来，中医科学院培养了大批人才，唐由之、程莘农、路志正等一批医术精湛、医德高尚的国医大师，陈可冀、王永炎、李连达、张伯礼、黄璐琦等一批中医药科技领军人才，在这片沃土上薪火相传、成长成才，打造了一支名医荟萃、专家汇聚的国家队。

60年来，中医科学院坚持特色发展、锐意探索，成为中医科研的引领者。中医文化历史悠久、源远流长。中医科学院在全面收集、整理和传承中医文化遗产的同时，努力探索，科研攻关，取得一大批科研成果，推动中医药事业更好地服务现代社会。认真做好中医古籍特别是孤善本的整理研究，利用数字化技术进行中医古籍的知识挖掘。加强药物研发，成功开发出包括青蒿素在内的一大批新药，开展临床安全性监测研究并制定规范。创新技术方法，初步构建了"真实世界"临床研究方法学框架，将卫星遥感等新技术运用到中药资源普查中，建立临床科研一体化的中医药数据采集、管理与分析系统，推动了中医药学术进步。

60年来，中医科学院坚持适应需求、扎根群众，成为中医服务的排头兵。"大医精诚"是中医价值理念的精髓。中医科学院广大医务工作者以仁心仁术行医济世，大力推

进诊疗创新，形成了针拨白内障术、小夹板骨折治疗、针刺麻醉等一批临床新技术。利用中医药治疗肿瘤、心血管疾病、糖尿病、骨关节疾病等疑难病症，取得显著疗效，深受广大患者欢迎。

这些成就的取得，凝结着几代中医科学院干部职工的艰苦奋斗和辛勤汗水。在青蒿素的研发过程中，60多家科研单位的500多名科学家在"523"办公室的统筹协调下，聚各方优势，发挥集体智慧，最终取得突破。面对乙脑、非典等重大传染病的肆虐，以及汶川大地震等自然灾害，中医科学院的医疗专家不畏艰险、迎难而上，充分发挥中医药的独特作用，屡建奇功。60年来，大家甘于奉献、锐意创新、攻坚克难、团结协作，推动中医科学院走过了一个甲子的光辉岁月，也必将在新的征程上再创辉煌！

同志们，党和国家始终高度重视中医药事业发展。中医科学院成长壮大的60年，也是新中国中医药事业发展进步的生动缩影。毛泽东同志指出，"中国医药学是一个伟大的宝库，应当努力发掘，加以提高"。1950年召开的第一届全国卫生工作会议，将"面向工农兵、预防为主、团结中西医"作为新中国卫生工作的重要方针。1978年，邓小平同志指示"要为中医创造良好的发展与提高的物质条件"。"发展现代医药和我国传统医药"还写入了1982年宪法，在国际上首次对传统医学予以法律保护。江泽民同志1991年为国际传统医药大会题词，"弘扬民族优秀文化，振兴中医中药事业"。他还指出，"中医药学不仅为中华文明的发展作出了重要贡献，而且对世界文明的进步产生了积极影响"。胡锦涛同志强调，"把生物科技发展的成果与我们民族积累的宝贵医学财富结合起来，就一定能实现新的跨越"。2007年，党的十七大首次将发展中医药事业写入报告，提出坚持"中西医并重""扶持中医药和民族医药事业发展"。十八大以来，我们党从战略和全局高度，推动中医药事业发展。习近平总书记

指出，中医药是我们的国宝，包含中华优秀传统文化，是文化走出去的一支重要力量，多年来为发展国家间友好合作关系，造福各国人民作出了重要贡献。中医药学凝聚着深邃的哲学智慧和中华民族几千年的健康养生理念及其实践经验，是中国古代科学的瑰宝，也是打开中华文明宝库的钥匙。可以说，几代领导人提出的重要论断和战略举措一脉相承，为中医药事业健康发展提供了根本遵循。

近年来，中医药事业步入了发展的快车道，形成了医疗、保健、科研、教育、产业、文化"六位一体"全面发展的新格局，取得了可喜成绩。

作为我国独特的卫生资源，中医药为探索医改的"中国式解决办法"发挥了不可或缺的作用。中医药以较低的成本获得了较高的收益，放大了医改惠民的效果。2014年全国中医医院诊疗人次达5.3亿，门诊次均费用、住院人均费用分别比综合性医院低12%和24%。近年来，我国历次突发事件卫生应急和重大传染病防治中，都有中医药工作者的大力参与。通过中医药的早期全程参与、中西医结合，有效减少了重症病例发生率和死亡率。

作为潜力巨大的经济资源，中医药为推动健康产业发展作出了积极贡献。面对群众日益多样化的健康需求，越来越多的中医药资源得到了有效开发，一大批适应市场的新产品、新业态成为健康产业新的增长点。中医药与养老、旅游等相互融合的趋势进一步凸显，养生、保健、康复等方面的潜力持续释放。"十二五"期间，中药工业总产值以每年20%以上速度递增，2014年超过7300亿元，占我国医药工业总值近三分之一。

作为具有原创优势的科技资源，中医药是我国发掘自主创新潜力的重要领域。广大中医药工作者积极探索在重大疾病防治中发挥中医药的独特作用，建设了16个国家中医临床研究基地，完善了中医药防治传染病和慢病的临床科研体系，建

立了一批国家工程（技术）研究中心、工程实验室和企业技术中心。"十二五"以来，有36项中医药成果获得国家科技奖励，这是我国具有自主知识产权的研究成果，在国际上也受到认可。

作为优秀的文化资源，中医药成为弘扬中华优秀传统文化的重要载体。"中医中药中国行"等活动深入开展，让人民群众在就医就诊的同时，加深了对中华传统文化的认识。目前，中医药已传播到183个国家和地区，我国与外国政府及国际组织签订的中医合作协议达85项，"一带一路"沿线国家中已有9个国家建立了中医药中心，越来越多的国家通过中医药认识了中国，了解了中国文化。

作为重要的生态资源，中医药在建设美丽中国中发挥了独特优势。中药材的来源离不开绿水青山，中药材的利用可以造就金山银山。越来越多的地方，特别是中西部欠发达地区以加强中药资源保护和合理利用为契机，推动中药材规范化、规模化、集约化种植，带动地方绿色经济发展和农民脱贫致富，促进了生态环境的修复。目前，全国有200多种常用大宗中药材实现规模化种植，种植面积超过3000万亩，实现了中药产业持续发展与生态环境保护的良性互动。

同志们，当前，我国正处于全面建成小康社会的决胜时期，面临着错综复杂的国际环境和艰巨繁重的国内改革发展稳定任务。全国人民正在按照"四个全面"的战略布局，为实现"两个一百年"的目标而努力奋斗。党的十八届五中全会从党和国家事业发展全局的高度，树立了创新、协调、绿色、开放、共享的发展理念，提出了"推进健康中国建设"的新目标，集中体现了我们党以人为本、执政为民的理念。五中全会还强调，"坚持中西医并重""促进中医药、民族医药发展"，为新时期中医药工作指明了方向，也对中医药事业发展提出了更高要求。一是要在满足群众多样化的健康需求方面有更大作为。随着

我国人均收入的不断提高，广大人民群众不仅要求患病后能够得到及时有效的救治，而且在日常生活中追求更加健康的生活方式。中医药具有绿色健康的理念，集养生保健和防病治病于一体，越来越多的群众希望在生命周期的不同阶段，都能享受到中医药全方位、多环节的服务。二是要在构建中国特色基本医疗卫生制度方面有更大作为。医疗卫生体制的制度选择往往基于不同的国情、不同的发展阶段和不同的历史文化，但有一个挑战是相同的，即各国都面临着人口老龄化、医疗费用快速增长的压力。我国仍处于并将长期处于社会主义初级阶段，简单复制西方国家"高投入"的医药卫生体制是走不通的。要以较低成本保障13亿人民的健康，既要"关口前移"，坚持预防为主的方针，又要在疾病诊疗过程中有效控制成本。而中医药具有注重"治未病"的理念，"简、便、验、廉"的特点，可以在我国医药卫生体制改革发展中发挥更大作用。三是要在经济转型升级、提质增效中有更大作为。中医药产业链条长，贯穿药材种植、药品研发、器械制造、健康服务等一、二、三产业，吸纳就业能力强，开展创业空间广，拉动消费作用大，在推动经济转型升级方面具有很大潜力。四是要在中华优秀传统文化"走出去"的进程中有更大作为。新中国成立伊始，中医药就在我国人文外交中发挥了独特作用，不仅给外国友人诊疗疾病，也扩大了中国文化的国际影响力。在越来越多的国家和人民认可中医的今天，中医药更有条件成为各国了解中华文明的一扇窗户。

明年是全面实施"十三五"规划的开局之年，中医药事业发展也站在了一个新的起点上。具有悠久历史的中医药，如何适应现代化的社会、对接产业化的需求、迎接国际化的挑战，是时代赋予我们的重大课题。先人的智慧、深厚的积淀，是中医药事业发展的根脉所在；面向未来、推陈出新，是中医药事业发展的动力之源。在传承中创新，

在创新中传承，是中医药生生不息、发扬光大的必然选择。

第一，增强文化自信，兼收并蓄，不断丰富中医药的思想宝库。中医药文化是我国优秀传统文化的宝贵财富。从《黄帝内经》到《伤寒论》《温热论》，从神农尝百草到李时珍的《本草纲目》，从金元四大家到明清医家流派的新学说、新理论，从西周时期的食医疾医等分工到后来的临床分科，其价值取向和发展理念在现代社会也具有历久弥新的生命力。中医药讲求"天人合一""身心合一"，强调人与自然、人与社会的和谐共处，重视自然环境和社会环境对健康与疾病的影响，这与尊重自然、顺应自然、保护自然的生态文明理念内涵相通。中医药"治未病"的预防学思想，与现代医学"以预防为中心"的主张高度契合。中医药注重因人、因时、因地制宜，强调个性化诊疗，这与现代医疗越来越重视个体差异的趋势不谋而合。中医药"大医精诚"的价值取向，与尊重生命、精益求精的新时期医疗卫生职业精神相辅相成。我们要不断发掘中医药传统文化的精髓，加以创造性丰富和创新性阐释，使其精神实质更好地与现代社会的思想理念有效融合。

第二，突出能力建设，以用为本，在与时俱进中彰显中医药的魅力。中医药是一门源于临床实践的科学。中医药几千年的发展史，就是一部在与病魔搏斗的实践中，不断传承与创新的历史。今天，疾病谱的变化给中医药理论和方法带来不少挑战，也为创新开辟了广阔空间。只有紧贴需求、找准定位，才能做好中医药传承创新这篇大文章，提高中医药服务群众需求的能力，提升中医药对经济社会的贡献度。在中医药科研方面，青蒿素的发现就是传承创新的例证。通过努力发掘文献，从"青蒿一握，以水二升渍，绞取汁，尽服之"这一前人实践经验中汲取了创新的灵感，在此基础上用科学方法提取出青蒿素，挽救了无数疟疾患者。我们要继承中医药理论技术方法，集中力量在

基础理论研究及重大疾病方面开展攻关，提升中医药防治水平。在中医药人才培养方面，既要完善中医师承制度，传承好老中医专家的学术思想和实践经验；又要遵循中医药规律，创新院校教育和实践基地培养模式，丰富中医药人才培养方式和途径。在中医药服务方面，要以临床实践为基础，围绕遇到的新问题、群众的新需求，积极推进中医药发展模式和中医医疗服务模式创新，推动中医药与养老、旅游、文化、体育、餐饮、生态、贸易等行业融合发展，培育新兴业态，做大做强做优中医药服务，在推进健康中国建设中发挥更大的作用。

第三，强化科技支撑，促进融合，为中医药发展插上现代科技的翅膀。古为今用，洋为中用。对于中医药发展而言，就是要坚持原创思维这一根本和灵魂，利用现代科技作为方法和手段。要建立健全适应中医药特点的研究和评价方法及标准体系，这是中医药发扬光大、全方位走向世界的基础和前提。循证医学的思想，现代西医的研究方法，大数据的分析手段，都提供了宝贵借鉴，但标准和体系建立的主导权必须掌握在中国人特别是中医人自己手里。要将中医药研究与生物学、物理学、化学、生命科学、材料科学、信息科学等学科研究紧密结合，强化多学科联合攻关。重点加强基础研究、临床研究、新药研发与产品技术开发等不同创新领域间的衔接与转化，提高原始创新、集成创新和引进消化吸收再创新的能力，创新开发一批中医药技术、设备、药品和保健品。中医药的传统智慧与实践经验蕴藏于民间，要大力发展"互联网＋中医药"，整合资源，优势互补，为中医药事业

发展汇集众智。要利用现代技术，加强中医古籍、传统知识和诊疗技术的保护、抢救和整理。做好中医古籍文献资源普查，加紧编撰出版《中华医藏》，全面实施中医古籍再生性保护，建立中医古籍数据库和知识库。实施中医药传承工程，做好传统制药炮制、鉴定技术的传承应用，推进中医药民间特色诊疗技术挖掘整理。要积极推进中医药科技体制改革，建立多学科、跨部门共同参与的中医药协同创新体制、机制和创新合作平台，实施一批中医药重大科技创新项目，力争有新的突破。要完善中医药领域的科技布局，形成一批代表国家水平、有国际影响力的创新成果。创新来之不易，成果贵在应用。要加快转移转化步伐，催生优质产品和新兴产业，使中医药创新成果落地生根，为经济社会发展和增进民生福祉作出贡献。

第四，扩大国际合作，互学互鉴，把中医药打造成中外人文交流的亮丽名片。中西医作为人类文明宝库的璀璨明珠，各有优长。中医药在治疗某些新发疾病、疑难杂症、慢性非传染病及预防保健、养生康复等方面具有独特优势。要促进中西医互学互鉴，鼓励中外双方以开阔的视野、包容的心态看待彼此医学理念、诊疗方式的差异，促进东方和西方、传统和现代医学优势互补，相得益彰。要进一步发挥中医药在深化人文交流中的作用，加强与"一带一路"沿线国家的合作，不仅提供诊疗服务，而且讲好中国故事，展示中华传统文化的魅力和当代中国的活力。要主动作为，加强政策对话、人员往来和科研合作，积极发展中医药服务贸易，不断提高中医药在国际传统医药领域的话语权主导权。

同志们，中医科学院是我国中医药行业的国家队，是开展中医药科学研究的生力军。希望大家以高度的责任感和使命感，认真学习领会习近平总书记贺信和李克强总理批示的深刻内涵，并切实贯彻落实到实际工作中，发扬老一辈科学家默默耕耘、无私奉献、团结协作、勇攀高峰的优良作风，加快中医药传承创新，努力推动中医药事业发展进步。希望中医科学院坚持高端引领，从中医药事业发展的存在"短板"中聚焦重大研究战略，从中医药传承创新的紧迫需求中凝练重大科学问题，通过牵头实施一批中医药科技创新的大工程、大计划、大项目，形成一批重大产品和技术成果。希望中医科学院更加贴近群众需求，着眼疑难杂症，丰富发展基础理论和技术方法，辐射和带动各级各类中医医疗机构，推动中医医疗整体服务能力和水平的不断提升。希望中医科学院锐意改革创新，推倒自身围墙、联合各方力量，在中医药科研的组织机制、评价机制、激励机制等方面加大改革力度，加快推进人才结构的战略调整，培养一批年轻的中医药科研领军人才，打造聚集国内外一流人才的高地。希望中医科学院主动拓展国际视野，开辟交流合作新渠道，深化与世界卫生组织、国家标准化组织等的合作，积极参与国际规则、标准规范的研究与制定，加快推进中医药标准的国际化进程。

同志们，六十载春华秋实，新征程前景广阔。让我们更加紧密地团结在以习近平同志为总书记的党中央周围，牢记使命，求真务实，传承创新，为开创中医药事业发展新局面，为建设健康中国、全面建成小康社会、实现中华民族伟大复兴的中国梦作出新的更大贡献！

全国人大常委会副委员长、中华医学会会长陈竺在祝贺屠呦呦研究员荣获 2015 年诺贝尔生理学或医学奖座谈会上的讲话

（2015 年 10 月 8 日）

出席今天的座谈会我感到非常荣幸。屠呦呦研究员摘得 2015 年诺贝尔生理学或医学奖桂冠，是整个中国医药学界乃至中国科技界的骄傲，是中华民族的幸事。

屠呦呦老师心系人类健康，在上世纪六七十年代，在极其困难的条件下，引领团队同事们潜心研究治疗疟疾的有效药物，百折不挠、敢为人先，终于发现了抗疟新药青蒿素。作为掌握现代医药科学技术的杰出药学家，屠老师善于从包括中医药典籍在内的人类智慧宝库中发掘有益信息，从前人有关青蒿治疗疟疾包括制备方法中获得启发，通过艰苦卓绝的探索，开创性地用现代提取方法从青蒿类植物中分离出有效成分，用严谨的实验证明了其抗疟活性，并与合作者一起从自身实验开始，获得了临床试验的成功。屠老师的工作为青蒿素治疗人类疟疾奠定了最重要的基础，得到国家和世界卫生组织的大力推广，挽救了全球范围特别是广大发展中国家数以百万计疟疾患者的生命，为人类治疗和控制这一重大寄生虫类传染病作出了革命性的贡献，也成为用科学方法促进中医药传承创新并走向世界最辉煌的范例。

屠老师获得诺奖这一科技界最高荣誉，可谓实至名归。今年恰逢中华医学会百年华诞，屠老师获诺奖也是对 50 多万中华医学会同仁的莫大鼓舞，鼓舞大家继往开来、再创辉煌。借此机会，请允许我代表中华医学会全体同仁，向屠呦呦研究员致以最热烈的祝贺和崇高的敬意！也向所有参与青蒿素研发的前辈科学家团队表示祝贺和敬意！我

在这里谈三点感受。

首先，屠老师荣获诺贝尔奖极大增强了我国科技界为建设创新型国家、实现民族伟大复兴的自信心

自信，是由多种要素构成的。屠老师是新中国培养的第一代药学家，她的工作是扎根于本土的原始创新型工作，她和团队成员所有的工作都完成于国内。科学是没有国界的，特别是与生命相关的科学技术成果，尤其是健康领域的科学技术成果，更是属于全人类。在一些发展中国家，尤其是非洲国家，从元首到卫生部门负责人、医务人员乃至老百姓，无不感谢青蒿素这一克疟的神药。在很多发展中国家，原来的药物已经产生了耐药性，这一挽救了几百万生命的重大成果，造福于全人类。在这个意义上说，屠老师的成果属于中国，也属于全人类。改革开放以来，随着我国学术界和国际学术界的交流日益加深，中国科学家的成果越来越为国际学术同仁所熟知，很多国际上的科学家（像米勒教授），谈起屠老师的贡献、中国科学界的贡献，都饱含崇敬之情。在这个意义上说，屠老师获奖是我国科技实力、综合国力和国际竞争力的标志性成果，也是与国家和人类的和平发展事业紧密相连的。屠老师获诺奖是空前的，但一定不是绝后的，获诺奖具有极大的开创性意义，是载入史册的。当今的中国科技界正处在历史发展的最好的时代，随着中华民族伟大复兴中国梦的逐步实现，相信今后会有更多中国科学家的优秀成果会得到国际学术界的认可和尊重，所以我们要增强自信心。

其次，科学家的工作都是来自

科学的好奇心与社会责任感两方面力量的驱动

在发展中国家推动创新驱动，推进自主创新，社会责任感、献身精神、团队精神更为重要。上世纪六七十年代正是文化大革命时期，我国的经济条件、科学研究条件等极其艰苦，科研机构的许多工作处于停顿状态，所以在这种条件艰苦的情况下，要坚忍不拔、长期地从事于创新性的研究，必须要有强烈的使命感和责任感。屠老师在最初获得青蒿素药物制备以后，首先在自己身上做试验，团队成员都在没有生物安全防护的条件下奋力拼搏，大家的身体都受到某些程度的影响。所以，科学成果如何评价，尤其是与健康相关的成果，论文只是一种方式，必须写在人民群众的健康上，写在祖国大地上，写在人类的史册上。另外，屠老师在发表获奖感言的时候，总是把团队的贡献放在第一位，总是强调这是多学科交叉的、多个机构参与的、多个领域协作的一个集体成果。的的确确，举国体制在当年我国困难的条件下发挥了极大的作用，今天我们也在进一步探索建立市场经济条件下的举国体制。真正的药物研创开发，要经历从选题到确立技术路线，从药材到提取化合物，做药理、毒理等临床前试验一直到临床研究漫长的过程，青蒿素的创制是几十家科研机构，几百位科学家共同奋斗的历程。但是团队精神的发扬，实际上和个人作用的发挥是紧密相连的，学术带头人、领衔科学家，尤其是在核心位置的领衔科学家，发挥的领导作用同样也是载入史册的，从一定意

义上来说，对于突破口的选择，对于重大技术方案的确定，是起到最为重要作用的，所以屠老师就成为这个群体的最为杰出的代表。我认为诺贝尔奖评奖委员会、2011年拉斯克奖委员会做出最后的决定，也是完全基于科学的、客观的事实基础。今天，我们特别要强调传承和发扬前辈的无私奉献精神和团队精神。

最后，在解决了科学的道和心的同时，还要解决评价体系的问题

屠老师和团队的同事们，从来就是淡泊名利的。2007年我到卫生部工作后去看望屠老师，时至今日已过8年。2011年，屠老师获得拉斯克奖以后，她希望青蒿素能够在别的重大疾病方面发挥作用，真是"老骥伏枥、壮心不已"。她继承了科学界优秀前辈的优良品质，就是诸葛亮曾经说过的"非淡泊无以明志，非宁静无以致远"。一个是道、一个是术、一个是心，今天我们的中青年科学家需要按照克强总理给屠老师贺信当中所要求那样，投身到大众创业、万众创新和创新驱动，实现民族伟大复兴的伟业当中，但是科学的道路从来都是不平坦的，需要我们耐得住寂寞、沉得下心，放弃那些对简单的数量指标的追逐，放弃那些所谓的光环的诱惑，扎扎实实做好学问，使得我们伟大国家成为创新型国家的日子早一点到来。

屠老师获诺奖是她自己的荣誉，也是大家的荣誉。今年是"十二五"规划收官之年，也是"十三五"规划部署之年，按照《国家中长期科技发展规划纲要（2006~2020年）》，到2020年我们要建成创新型国家，这是全面建成小康社会的决战决胜阶段。科学技术是第一生产力，第一生产力的要素是"人"，人是要有精神的，精神是要有榜样力量来鼓舞的。

最后再次祝贺屠呦呦研究员实现我国诺贝尔科学奖在本土上的零的突破。

二、部门重要文件与领导讲话

（一）重要文件

1. 联合印发文件

关于印发进一步改善医疗服务行动计划的通知

国卫医发〔2015〕2号

各省、自治区、直辖市卫生计生委、中医药管理局，新疆生产建设兵团卫生局：

经国务院同意，国家卫生计生委和国家中医药管理局决定自2015年起，在全国医疗系统开展"进一步改善医疗服务行动"。开展"进一步改善医疗服务行动"，改善人民群众看病就医体验，是深化医药卫生体制改革的必然要求，也是医疗卫生系统党的群众路线教育实践活动的重要内容，对于提高社会满意度，和谐医患关系等具有重要意义。

现将《进一步改善医疗服务行动计划》印发给你们。各级地方卫生计生行政部门和中医药管理部门要将《进一步改善医疗服务行动计划》作为2015~2017年卫生计生系统重点工作纳入议事日程，与深化医药卫生体制改革的各项重点工作统筹协调、同步推进；要根据本辖区医疗服务实际情况，制定好时间表、路线图，认真抓好组织实施；要落实工作责任制和责任追究制，加大考核评价力度，考核评价结果纳入卫生计生综合督查和医疗机构绩效考核指标体系；要积极总结和宣传各地的有效经验和先进典型，充分发挥先进典型的带动、示范作用；要确保行动计划的各项措施可落实、可操作、可执行、见成效，使人民群众切实感受到医改成效。

各地实施过程中的工作动态和意见建议，请及时报国家卫生计生委医政医管局和国家中医药局医政司。

国家卫生计生委联系人：焦雅辉、范晶

联系电话：010-68791888、68792791

国家中医药局联系人：邴媛媛、孟庆彬

联系电话：010-59957687、59957680

附件：进一步改善医疗服务行动计划

国家卫生计生委
国家中医药管理局
2015年1月12日

附 进一步改善医疗服务行动计划

医疗服务事关人民群众切身利益，事关国计民生，事关医药卫生体制改革成效。随着医改逐步深化，根据新形势下医疗服务需求变化，进一步改善医疗服务，改进医疗服务流程，创新方便人民群众看病就医的措施，对于促进医药卫生体制改革，落实群众路线教育，让人民群众切实感受到医改成效，提高社会满意度，和谐医患关系等具有重要意义。为贯彻落实党的十八大和十八届三中、四中全会精神，不断加强医疗服务管理，提高医疗服务水平，改善人民群众看病就医感受，制订本行动计划。

总体要求：弘扬"不畏艰苦、甘于奉献、救死扶伤、大爱无疆"的行业精神，坚持以病人为中心，以问题为导向，以改善人民群众看病就医感受为出发点，围绕人民群众看病就医反映比较突出的医疗服务问题，大力推进深化改革和改善服务，通过改善环境、优化流程、提升质量、保障安全、促进沟通、建立机制、科技支撑等措施，为人民群众提供安全、有效、方便、价廉的基本医疗服务。

工作目标：自2015~2017年，利用3年的时间，努力做到让人民群众便捷就医、安全就医、有效就医、明白就医，医疗服务水平明显提升，人民群众看病就医感受明显改善，社会满意度明显提高，努力构建和谐医患关系。

一、优化诊区设施布局，营造温馨就诊环境

（一）优化诊室布局。根据门急诊患者病种排序及其常规诊查流程，合理分布各专业诊室和医技检查室，分楼层设置挂号、缴费窗口，有效引导和分流患者。

（二）保持环境整洁。做好就诊区域环境卫生整治，加强卫生间等基础环境管理，保持干净、整洁、安全、舒适。严格落实公共场所禁烟要求。

（三）设置醒目标识。就诊区域设置建筑平面图、科室分布图，指示标识清晰、明了；为危险、易燃、易爆、有毒有害物品和放射源等设置醒目的安全警示。

（四）提供便民设施。完善自助预约、挂号、查询等服务，为患者提供饮水、应急电话、轮椅、纸、笔等便民设施；完善无障碍设施，放射检查时为患者提供更衣条件和符合规范的放射防护。

二、推进预约诊疗服务，有效分流就诊患者

（五）扩大预约比例。三级医院逐步增加用于预约的门诊号源，至2017年底，三级医院预约诊疗率≥50%，复诊预约率≥80%，口腔、产前检查复诊预约率≥90%。

（六）推进双向转诊。推进分级诊疗，支持双向转诊，二级以上医院为基层医疗机构预留足够的号源用于转诊。通过网络、电话、窗口、诊间、社区等多种方式、多种途径，提供预约诊疗服务，方便患者预约。实行"预约优先"，对预约患者和预约转诊患者优先安排就诊。

（七）实现分时预约。全面推行分时段预约，合理安排患者就诊、检查时间，尽量缩短在医院候诊时间。至2017年年底，住院患者分时段预约检查比例达到100%，门诊患者分时段预约就诊率不低于预约就诊患者的50%。

三、合理调配诊疗资源，畅通急诊绿色通道

（八）合理调配资源。根据门急诊就诊患者病种排序，科学安排各专业出诊医师数量，保证医师有足够的诊查时间。合理安排检验检查设备和人力资源，逐步缩短检查等候时间和出具检查报告时间，力争做到预约诊疗患者及时检查。中医医疗机构要根据中医诊疗特点优化服务流程，缩短患者取药等候时间。

（九）推行日间手术。医院在具备微创外科和麻醉支持的条件下，选择既往需要住院治疗的诊断明确、临床路径清晰、风险可控的中、小型择期手术，逐步推行日间手术，提高床位周转率，缩短住院患者等候时间。

（十）实施急慢分治。三级医院逐步转诊高血压、糖尿病、心脑血管疾病、呼吸系统疾病、肿瘤、慢性肾病等诊断明确、病情稳定的慢性病患者，由基层医疗机构实施治疗、康复、护理、复查、随访，缓解三级医院就诊压力。合理确定基层医疗卫生机构配备使用药品数量和种类，加强二级以上医院与基层医疗卫生机构用药目录的衔接，满足患者需求。

（十一）加强急诊力量。加强急诊与院前急救的医疗信息共享与医疗服务衔接，不推诿、拒诊急诊患者。根据急诊需求变化规律，合理调配急诊力量，在急诊量大的夏季和冬季，配备急诊加强班。落实应急救助制度，对于需要紧急救治，但无法查明身份或身份明确无力缴费的患者，要及时救治，不得以任何理由拒绝、推诿或拖延救治，防止发生突破道德底线情况。

（十二）及时救治重患。实行急诊患者按病情轻重分级分类处置，对急性心脑血管疾病、严重创伤、急危重孕产妇、急危重老年患者、急危重儿科患者，开通绿色通道，先救治、后缴费。加强急诊与临床科室间的衔接，需住院患者及时收入院治疗。

四、发挥信息技术优势，改善患者就医体验

（十三）加强信息引导。通过新媒体、微平台等途径告知医院就诊时段分布信息，引导患者错峰就诊。对门诊等候、预约诊疗、特殊检查、特殊治疗和手术前后的患者，通过新媒体、微平台、告知单等多种形式提供提示服务。通过诊室内记账、诊间结算、手机等移动设备支付，减少患者排队次数，缩短挂号、缴费、取药排队时间。

（十四）加强信息管理。加强医院信息化建设，通过信息化手段改善医疗服务。推行电子病历，建立互联互通的大数据信息库，提供诊疗信息、费用结算、信息查询等服务，有条件的药房推行自动化设备降低用药错误。

（十五）提供信息查询。在保障患者隐私的前提下，提供自助打印、手机信息、电话告知、网络查询等多种形式的检查检验结果查询服务。

五、改善住院服务流程，实现住院全程服务

（十六）完善入、出、转院服务流程。做好入、出院患者指引，入、出院事项实行门诊告知或者床边告知。做好入、出院手续办理及结算时间预约安排，减少患者等候。加强转院（科）患者的交接，及时传递患者相关信息，提供连续医疗服务，逐步实现转院（科）医疗服务无缝衔接。

（十七）改善住院条件。加强病区规范化建设与管理，严格执行探视和陪护制度，为住院患者创造安静、整洁、安全的住院环境。设立住院服务中心，为行动不便的住院患者提供陪检等服务。改善患者膳食质量，提供临床营养服务。

（十八）开展患者随访。加强出院患者健康教育和重要患者随访，利用电话、电子邮件、信函和必要的面谈等多种形式开展随访。根据患者随访结果，及时改进住院服务。借鉴银行满意度测评的做法和经验，在门诊窗口或者办理出院手续时开展即时满意度评价。

六、持续改进护理服务，落实优质护理要求

（十九）加强护理力量。按照责任制整体护理的要求配备护士，临床护理岗位护士占全院护士比例不低于95%。普通病房实际护床比不低于0.4∶1，重症监护病房护患比为2.5~3∶1，新生儿监护病房护患比为1.5~1.8∶1。门（急）诊、手术室等部门根据门（急）诊量、治疗量、手术量等综合因素合理配置护士。

（二十）落实优质护理。继续扩大优质护理服务覆盖面，至2015年底，三级医院所有病房开展优质护理服务，二级医院中，至少80%的地市级医院和至少40%的县级医院有60%的病房开展优质护理服务。优质护理服务结合科室实际，充分体现专科特色，有条件的医院在门（急）诊、手术室、血液透析室等部门开展优质护理服务。有条件的医院为患者提供延续性护理服务。责任护士全面履行护理职责，根据所负责患者的疾病特点和生理、心理、社会需求，对患者实施身心整体护理。

七、规范诊疗行为，保障医疗安全

（二十一）落实患者安全措施。提高患者识别准确性，有效改进医务人员之间沟通。术前标记手术部位，执行术前核查程序，确保手术部位正确、操作正确、患者正确。加强手卫生，减少医疗相关感染风险。建立相关评估制度，设置防滑、防跌倒设施，降低患者跌倒风险。

（二十二）推广临床路径。大力推行临床路径，至2017年底，所有三级医院和80%的二级医院实行临床路径管理，三级医院50%的出院患者和二级医院70%的出院患者按照临床路径管理，提高诊疗行为透明度，实现患者明明白白就诊。

（二十三）加强合理用药。运用处方负面清单管理、处方点评等形式控制抗菌药物不合理应用。至2017年底前综合医院住院患者抗菌药物使用率不超过60%，抗菌药物使用强度控制在每百人天40DDDs以下，其他类别医院达到抗菌药物临床应用专项整治指标。规范激素类药物、抗肿瘤药物、辅助用药临床应用，加强临床使用干预，推行个体化用药，降低患者用药损害。

（二十四）检查结果互认。在加强医疗质量控制的基础上，大力推进医联体内医疗机构检查、检验结果互认和同城同级医疗机构检查、检验结果互认工作。鼓励设置独立的检验、病理诊断、影像检查机构，利用远程医疗手段为基层医疗机构和就诊患者提供检查检验服务。

（二十五）诚信诊疗收费。在门诊大厅、住院部大厅等醒目位置公示诊疗项目、药品及价格，缴费单据的收费项目和收取金额详细、清晰，利用手机等移动设备或者其他信息化手段，为患者提供就诊项目、药品、单价、总费用等查询服务，实现明白、合理收费。逐步扩大实施单病种支付范围，降低患者费用负担。

八、注重医学人文关怀，促进社工志愿服务

（二十六）体现良好风貌。医院工作人员（包括实习、进修人员）着装整洁、规范，佩戴胸卡，易于患者识别。医务人员语言通俗易懂，态度和蔼热情，尊重患者，体现良好医德医风。

（二十七）注重心理疏导。加强医务人员人文教育和培训，提高沟通能力和服务意识。各项诊疗服务要有爱心、耐心、责任心，及时了解患者心理需求和变化，做好宣教、解释和沟通。对手术或重症患者提供心理疏导，有效缓解患者不安情绪。实施有创诊疗操作时采取措施舒缓患者情绪。

（二十八）保护患者隐私。执行"一室一医一患"诊查制度，在门诊诊室、治疗室、多人病房设置私密性保护设施，不在住院患者床头卡写入院诊断。

（二十九）加强社工和志愿者服务。加强医院社工和志愿者队伍专业化建设，逐步完善社工和志愿者服务。三级医院应积极开展社工和志愿者服务，优先为老幼残孕患者提供引路导诊、维持秩序、心理疏导、健康指导、康复陪伴等服务。儿童医院、艾滋病定点医院等专科医院可以与儿童、艾滋病患者关爱组织等合作，提供体现专科特色的志愿者服务。充分发挥社工在医患沟通中的桥梁和纽带作用。

九、妥善化解医疗纠纷，构建

和谐医患关系。

（三十）推进三调解一保险机制建设。公开医疗纠纷的解决途径和流程，积极引导患者依法维权，通过调解、诉讼等途径妥善解决纠纷。大力推进医疗纠纷人民调解工作，建立以医疗纠纷人民调解为主体，医疗纠纷院内调解、人民调解、司法调解与医疗责任风险分担机制相衔接的医疗纠纷处理体系。完善医疗纠纷人民调解组织保障机制，提高人民调解成功率。至 2017 年底，医疗纠纷人民调解工作覆盖 90% 以上的县。完善医疗责任保险有关制度，提高医疗责任保险覆盖面。积极建立以医疗责任保险为主、医疗风险互助金、医疗意外险等为补充的医疗责任风险分担形式，至 2017 年底，全国二级以上医院医疗责任保险和医疗风险互助金参保率达到 90% 以上。

（三十一）规范院内投诉管理。提供有效途径方便患者投诉，有统一的专门部门和专门人员负责患者投诉处理和反馈，对于患者反映强烈的问题及时处理并反馈，对于患者集中反应的问题有督促整改、持续改进。

十、落实政府管理责任，营造良好工作环境

（三十二）认真组织落实。各级地方卫生计生行政部门和中医药管理部门要根据本辖区医疗服务实际情况，组织医疗机构采取措施切实落实改善医疗服务行动计划，要有时间表、路线图，落实责任。鼓励各地区、各医院结合实际进一步创新、完善改善医疗服务措施，确保各项措施可落实、可操作、可执行、见成效。要定期开展效果评价，公布评价结果，将患者评价作为检验成效的重要依据，根据评价结果不断调整、完善改善医疗服务内容和措施，将评价结果纳入医疗机构绩效考核指标体系。要调动医务人员积极性，通过提高医务人员满意度更好地为患者服务。

（三十三）助力深化改革。各级地方卫生计生行政部门和中医药管理部门要将改善医疗服务行动计划与深化公立医院改革同步推进，通过落实行动计划让人民群众切实感受到医改成效。要通过深化公立医院改革、推进分级诊疗等各项改革

措施，为医疗机构落实行动计划、改善医疗服务创造条件，确保改善服务与深化改革互相助力、互相促进。

（三十四）发挥典型示范作用。各级地方卫生计生行政部门和中医药管理部门要发掘、树立先进典型作为示范医院，通过典型带动、示范先行，逐步带动辖区各级各类医疗机构落实"以病人为中心"服务理念和改善医疗服务各项措施，进而提升整体医疗服务水平。国家卫生计生委和国家中医药管理局将根据各地推荐的示范医院，遴选出一批全国示范医院组织系列宣传报道，供各地交流学习。

（三十五）加强宣传指导。各级地方卫生计生行政部门和中医药管理部门要加强改善医疗服务行动计划和工作成效的宣传，营造良好舆论氛围。要加强对医疗机构落实行动计划的监督与指导，通过社会评价检验工作成效，为医疗机构落实行动计划创造良好的政策环境，提供相应的工作基础。对于因拖延相关工作、落实工作不力而发生严重问题、造成不良社会影响的医疗机构，要严肃处理、追查到底。

关于印发肿瘤登记管理办法的通知

国卫疾控发〔2015〕6 号

各省、自治区、直辖市卫生计生委、中医药管理局，新疆生产建设兵团卫生局，中国疾控中心、国家癌症中心：

为建立完善全国肿瘤登记制度，

动态掌握我国癌症流行状况和发展趋势，国家卫生计生委和国家中医药管理局制定了《肿瘤登记管理办法》（可从国家卫生计生委网站 www.nhfpc.gov.cn 下载）。现印发给你

们，请遵照执行。

国家卫生计生委
国家中医药管理局
2015 年 1 月 27 日

附

肿瘤登记管理办法

第一章　总　则

第一条　为建立肿瘤登记报告制度，加强肿瘤登记工作规范化管理，健全我国肿瘤登记信息系统，掌握我国恶性肿瘤的流行状况与疾病负担，制定本办法。

第二条　本办法适用于卫生计生行政部门、中医药管理部门、医疗卫生机构开展的肿瘤登记管理工作。

第三条　肿瘤登记是经常性地收集人群癌症数据的系统工作，收集的信息包括癌症患者个人信息、诊断信息、治疗和随访信息。

第四条　肿瘤登记的目的是监测人群癌症负担以及发展趋势，为病因学研究提供原始资料，有效评价癌症防治措施的效果，为制定癌症防控策略提供依据。

第五条　按照"统一领导、分工协作、分级负责、共同参与"的工作原则，各级卫生计生行政部门、中医药管理部门应当加强肿瘤登记工作的组织和监督管理；各级各类医疗卫生机构要认真组织落实，做好肿瘤登记工作。

第二章　组织机构和职责

第六条　国家卫生计生委、国家中医药管理局负责指导全国肿瘤登记体系建设，组织协调和监督管理全国肿瘤登记工作，指定国家癌症中心承担全国肿瘤登记具体工作。

各省、自治区、直辖市卫生计生行政部门、中医药管理部门负责建立健全本辖区肿瘤登记体系，组织协调和监督管理本辖区肿瘤登记工作，指定省级癌症中心（肿瘤防治研究办公室）或疾控中心，作为省级肿瘤登记中心，承担全省（区、市）肿瘤登记具体工作。

设区的市级、县级卫生计生行政部门、中医药管理部门组织协调和监督管理本辖区肿瘤登记工作，可根据当地肿瘤流行情况指定当地医疗保健机构或疾控中心设立肿瘤登记处。

第七条　国家癌症中心负责制订全国肿瘤登记工作计划、实施方案、质量控制和评价标准；建立全国肿瘤登记信息系统和跨区域肿瘤登记病例数据交换制度，组织开展技术培训，督导检查，考核评估；负责肿瘤登记信息的数据收集、质量控制和统计分析。

省级肿瘤登记中心负责实施全省（区、市）肿瘤登记工作，制订实施方案，建立肿瘤登记数据库，开展技术指导、人员培训、质量控制和考核评价工作。

肿瘤登记处负责开展病例收集、核实、反馈、随访和上报工作，建立肿瘤登记数据库。

第八条　各级各类医疗卫生机构履行肿瘤登记报告职责，疾病预防控制中心负责提供居民死亡原因监测数据。

第三章　肿瘤登记内容和工作流程

第九条　肿瘤登记病例的报告范围是全部恶性肿瘤和中枢神经系统良性肿瘤，所有发病和死亡个案均为登记报告对象。

第十条　肿瘤登记处所在辖区内所有医疗机构对诊治的肿瘤病例，通过医院信息系统提取肿瘤病例信息，未建医院信息系统的，由医务人员填写肿瘤登记报告卡，按季度统一报送至辖区肿瘤登记处。

第十一条　肿瘤登记处对所在辖区工作进行指导、检查及培训，及时收集辖区内肿瘤新发病例、死亡病例、生存状态和相关人口资料。对数据进行建档、编码、补漏、剔重、核对、分析，定期开展病例随访，按时将数据和工作总结逐级上报省级肿瘤登记中心。

第十二条　省级肿瘤登记中心开展全省（区、市）肿瘤登记报告资料的收集汇总、质量控制和统计分析，按时将数据和工作总结上报

国家癌症中心。

第十三条　国家癌症中心定期汇总和分析登记资料、编制各种报表，形成年度肿瘤登记报告，当年年底上报国家卫生计生委审核后发布。

第四章　质量控制与考核评价

第十四条　国家癌症中心建立全国肿瘤登记评价机制，制订实施监测指标体系。建立实施进度、效果考核评价和监测通报制度，加强质量控制和监督检查。

第十五条　国家卫生计生委、国家中医药管理局组织开展督导检查和考核评价。

省级卫生计生行政部门、中医药管理部门每年对本省（区、市）的肿瘤登记工作进行全面考核。

设区的市级、县级卫生计生行政部门、中医药管理部门对辖区内的责任报告单位进行工作考核。

第五章　保障措施

第十六条　各级卫生计生行政部门、中医药管理部门加强组织领导，建立目标责任制，实行绩效管理，提供政策、人员和经费保障，全面推进肿瘤登记工作实施。

第十七条　各级卫生计生行政部门、中医药管理部门负责协调公安、民政、统计等相关部门，核实相关信息，并提供人口等相关资料。

第十八条　加强专业人才培训，提高工作能力，建设一支肿瘤登记人才队伍。

第十九条　各肿瘤报告单位及有关研究机构在利用肿瘤登记报告信息时，应当遵从国家法律法规和有关规定、伦理学准则、知识产权准则和保密原则，对个案肿瘤病例信息采取管理和技术上的安全措施，保护患者隐私和信息安全。

第六章　附　则

第二十条　本办法自印发之日起施行。

关于印发国家基本药物目录管理办法的通知

国卫药政发〔2015〕52 号

各省、自治区、直辖市及新疆生产建设兵团卫生计生委（卫生局）、发展改革委、物价局、工业和信息化主管部门、财政厅（局）、人力资源社会保障厅（局）、商务厅（局）、食品药品监管局、中医药局：

为巩固完善基本药物制度，建立健全国家基本药物目录遴选调整管理机制，国家卫生计生委、国家发展改革委、工业和信息化部、财政部、人力资源社会保障部、商务部、食品药品监管总局、中医药局、总后勤部卫生部对《国家基本药物目录管理办法（暂行）》（卫药政发〔2009〕79 号）进行了修订，形成了《国家基本药物目录管理办法》（可从国家卫生计生委网站"药政管理"栏目下载）。现印发给你们，请遵照执行。

国家卫生计生委
国家发展改革委
工业和信息化部
财政部
人力资源社会保障部
商务部
食品药品监管总局
国家中医药管理局
总后勤部卫生部
2015 年 2 月 13 日

附

国家基本药物目录管理办法

根据《中共中央、国务院关于深化医药卫生体制改革的意见》精神，为巩固完善基本药物制度，建立健全国家基本药物目录遴选调整管理机制，制定本办法。

第一条 基本药物是适应基本医疗卫生需求，剂型适宜，价格合理，能够保障供应，公众可公平获得的药品。政府举办的基层医疗卫生机构全部配备和使用基本药物，其他各类医疗机构也都必须按规定使用基本药物。

第二条 国家基本药物目录中的药品包括化学药品、生物制品、中成药和中药饮片。化学药品和生物制品主要依据临床药理学分类，中成药主要依据功能分类。

第三条 国家基本药物工作委员会负责协调解决制定和实施国家基本药物制度过程中各个环节的相关政策问题，确定国家基本药物制度框架，确定国家基本药物目录遴选和调整的原则、范围、程序和工作方案，审核国家基本药物目录，各有关部门在职责范围内做好国家基本药物遴选调整工作。委员会由国家卫生计生委、国家发展改革委、工业和信息化部、财政部、人力资源社会保障部、商务部、国家食品药品监管总局、国家中医药管理局、总后勤部卫生部组成。办公室设在国家卫生计生委，承担国家基本药物工作委员会的日常工作。

第四条 国家基本药物遴选应当按照防治必需、安全有效、价格合理、使用方便、中西药并重、基本保障、临床首选和基层能够配备的原则，结合我国用药特点，参照国际经验，合理确定品种（剂型）和数量。

国家基本药物目录的制定应当与基本公共卫生服务体系、基本医疗服务体系、基本医疗保障体系相衔接。

第五条 国家基本药物目录中的化学药品、生物制品、中成药，应当是《中华人民共和国药典》收载的，国家食品药品监管部门、原卫生部公布药品标准的品种。除急救、抢救用药外，独家生产品种纳入国家基本药物目录应当经过单独论证。

化学药品和生物制品名称采用中文通用名称和英文国际非专利药名中表达的化学成分的部分，剂型单列；中成药采用药品通用名称。

第六条 下列药品不纳入国家基本药物目录遴选范围：

（一）含有国家濒危野生动植物药材的；

（二）主要用于滋补保健作用，易滥用的；

（三）非临床治疗首选的；

（四）因严重不良反应，国家食品药品监管部门明确规定暂停生产、销售或使用的；

（五）违背国家法律、法规，或不符合伦理要求的；

（六）国家基本药物工作委员会规定的其他情况。

第七条 按照国家基本药物工作委员会确定的原则，国家卫生计生委负责组织建立国家基本药物专家库，报国家基本药物工作委员会审核。专家库主要由医学、药学、药物经济学、药品监管、药品生产供应管理、医疗保险管理、卫生管理和价格管理等方面专家组成，负责国家基本药物的咨询和评审工作。

第八条 国家卫生计生委会同有关部门起草国家基本药物目录遴

选工作方案和具体的遴选原则，经国家基本药物工作委员会审核后组织实施。制定国家基本药物目录的程序：

（一）从国家基本药物专家库中，随机抽取专家成立目录咨询专家组和目录评审专家组，咨询专家不参加目录评审工作，评审专家不参加目录制定的咨询工作；

（二）咨询专家组根据循证医学、药物经济学对纳入遴选范围的药品进行技术评价，提出遴选意见，形成备选目录；

（三）评审专家组对备选目录进行审核投票，形成目录初稿；

（四）将目录初稿征求有关部门意见，修改完善后形成送审稿；

（五）送审稿经国家基本药物工作委员会审核后，授权国家卫生计生委发布。

第九条　国家基本药物目录在保持数量相对稳定的基础上，实行动态管理，原则上 3 年调整一次。必要时，经国家基本药物工作委员会审核同意，可适时组织调整。调整的品种和数量应当根据以下因素确定：

（一）我国基本医疗卫生需求和基本医疗保障水平变化；

（二）我国疾病谱变化；

（三）药品不良反应监测评价；

（四）国家基本药物应用情况监测和评估；

（五）已上市药品循证医学、药物经济学评价；

（六）国家基本药物工作委员会规定的其他情况。

第十条　属于下列情形之一的品种，应当从国家基本药物目录中调出：

（一）药品标准被取消的；

（二）国家食品药品监管部门撤销其药品批准证明文件的；

（三）发生严重不良反应，经评估不宜再作为国家基本药物使用的；

（四）根据药物经济学评价，可被风险效益比或成本效益比更优的品种所替代的；

（五）国家基本药物工作委员会认为应当调出的其他情形。

第十一条　国家基本药物目录的调整应当遵循本办法第四条、第五条、第六条、第九条的规定，并按照本办法第八条规定的程序进行。属于第十条规定情形的品种，经国家基本药物工作委员会审核，调出目录。

第十二条　国家基本药物目录遴选调整应当坚持科学、公正、公开、透明。建立健全循证医学、药物经济学评价标准和工作机制，科学合理地制定目录。广泛听取社会各界的意见和建议，接受社会监督。

第十三条　中药饮片的基本药物管理暂按国务院有关部门关于中药饮片定价、采购、配送、使用和基本医疗保险给付等政策规定执行。

第十四条　鼓励科研机构、医药企业、社会团体等开展国家基本药物循证医学、药物经济学评价工作。

第十五条　本办法由国家卫生计生委负责解释。

第十六条　本办法自发布之日起施行。

关于进一步深化优质护理、改善护理服务的通知

国卫办医发〔2015〕15 号

各省、自治区、直辖市卫生计生委、中医药管理局，新疆生产建设兵团卫生局：

深入持续推进优质护理、改善护理服务是"进一步改善医疗服务行动计划"的重要内容，对于提高护理质量、满足人民群众健康需求具有重要意义。为进一步强化护理服务意识，提高护理服务水平，惠及更多患者，现就有关工作要求如下：

一、继续扩大优质护理服务覆盖面，惠及更多患者

扩增开展优质护理服务的县级医院，已经开展的医院要扩大覆盖病房数量。到 2015 年底，全国三级医院的各个病房都要开展优质护理服务；二级医院中，开展优质护理服务占 60% 病房的地市级医院的比例不低于 80%，县级医院不低于 40%。同时，有条件的医院要积极在门（急）诊、手术室等非住院部门开展优质护理服务。

二、采取有效措施，进一步改善医院护理服务

（一）明确门（急）诊护理服务职责，创新服务形式。医院要建立门（急）诊护理岗位责任制，明确并落实护理服务职责。优先安排临床护理经验丰富、专业能力强的护士承担分诊工作，做好分诊、咨询、解释和答疑。对急、危重症患者要实行优先诊治及护送入院。对候诊、就诊患者要加强巡视，密切观察患者病情变化，给予及时、有效处置。要采取各种措施加强候诊、输液、换药、留观等期间的患者健康教育。

（二）规范病房患者入、出院护理流程，改善服务面貌。医院要健全并严格落实患者入、出院护理服务工作制度和服务流程。责任护士应当按照要求为患者提供入、出院护理服务，不得交由进修护士和实习护生代替完成。有条件的医院，应当明确专（兼）职人员为出院患者提供有针对性的延续性护理服务，保证护理服务连续性，满足患者需求。医院患者入、出院护理工作制度及服务流程见附件。

（三）落实病房责任制整体护理，规范护理行为。责任护士要进一步落实责任制整体护理，根据患者的疾病特点，生理、心理和社会需求，规范提供身心整体护理。要严格落实护理分级制度，重点对患者实施全面评估，根据评估情况予以必要的专业照护。按照有关要求定时巡视患者，及时观察病情变化、用药及治疗后反应，发现问题及时与医师沟通，并采取有效措施。要对患者实施个性化的健康教育，注重用药、检查、手术前后注意事项及疾病相关知识等指导，并能体现专科特色。中医类医院要广泛应用中医特色护理技术，优化中医护理方案，创新中医护理服务模式，增强中医护理服务能力，充分体现中医护理特色优势。

（四）强化人文关怀意识，加强护患沟通。护士要增强主动服务和人文关怀意识，深化"以病人为中心"的理念，尊重和保护患者隐私，给予患者悉心照护、关爱、心理支持和人文关怀。要加强与患者的沟通交流，关注患者的不适和诉求，并及时帮助解决。持续改善护理服务态度，杜绝态度不热情、解释没耐心、服务不到位等现象。

三、加大工作力度，确保取得实效

（一）加强护理工作领导，加大支持保障力度。医院要充分认识改善护理服务对于提高医疗服务质量和医院运行效率、促进医院健康可持续发展的重要意义。要切实加强对护理工作的领导，三级医院应当逐步设立护理副院长，建立并落实岗位责任制。要建立人事、财务、医务、护理、后勤、药学等多部门联动机制，形成合力，采取有效措施提高护士福利待遇，改善护士工作条件，建立医护合作机制，健全临床支持系统，规范临床用药行为，减少护士从事非护理工作等，加大支持保障力度。

（二）加强护理人力配备，满足临床护理服务需求。医院要高度重视护士人力资源的配备，不得随意减少护士编制和数量。要优先保证临床护理岗位护士数量，并根据科室疾病特点和护理工作量，合理配置护士。医院可以聘用并合理配备一定数量、经过规范培训并取得相应资质的护理员，在责任护士的指导和监督下，对患者提供简单生活护理等。医院要对护理员实施规范管理，严禁护理员代替护士从事治疗性护理专业技术工作，保证护理质量和医疗安全。

（三）加强护士规范培训，提升护理服务能力。医院要加强护士岗位规范化培训，完善以岗位需求为导向、以岗位胜任力为核心的护士规范培训机制，结合责任制整体护理要求，制订有针对性的培训内容，提高护士对患者的评估、病情观察、康复指导和护患沟通等能力。

（四）加强护理科学管理，充分调动护士工作积极性。医院要按照开展护士岗位管理的有关要求，结合实际情况，科学设置护理岗位，明确护理岗位任职条件和工作职责；根据护理岗位的工作量、技术难度、专业要求和工作风险等，合理配置和调整护士人力，体现人岗匹配。对护士进行合理分层，实现能级对应。建立护士科学绩效考核和薪酬分配制度，逐步调动护士工作积极性。

各级卫生计生行政部门、中医药管理部门和医院要深刻认识推进优质护理、改善护理服务的重要性，将该项工作作为切实改善民生、树立卫生行业良好形象、满足人民群众健康需求的重要工作，认真组织实施，加大推进力度，细化并创新改善护理服务措施，定期开展第三方评价，及时发现问题，不断改进，确保取得实效。要加大宣传力度，积极通过网络、报刊、新媒体等形式，展现改善护理服务的新做法、新面貌，树立先进典型，发挥示范效应，以点带面，逐步推广，在全社会营造持续推进优质护理、群众共享医改成果的良好氛围。

附件：医院患者入、出院护理工作制度及服务流程

国家卫生计生委办公厅
国家中医药管理局办公室
2015 年 3 月 12 日

附　医院患者入、出院护理工作制度及服务流程

一、医院患者入院护理工作制度及服务流程

（一）医院病房应当建立并落实责任护士对新入院患者全面负责的工作责任制。

（二）病房接到入院患者通知后，应当明确专人及时接待入院患者，主动热情、态度和蔼、认真耐心。要尽快通知负责医师和责任护士等，妥善合理安排患者，避免等待时间过长。

（三）责任护士要向患者主动自我介绍，并认真核查新入院患者的住院信息，做好入院介绍。包括：病房环境、设施，责任医师及护士，作息时间、膳食服务、探视陪伴、安全管理等规章制度。同时，了解患者住院期间的需求，积极解答患者疑问，并给予帮助。

（四）责任护士负责测量新入院患者的生命体征，对新入院患者进行入院护理评估，并及时记录。评估内容包括患者生命体征、意识状态、自理能力、皮肤、饮食、睡眠、清洁情况、潜在护理风险及心理、社会状况等。

（五）要根据评估情况为患者提供必要的清洁、照护和心理支持等护理措施。同时，及时与医师沟通患者有关情况。

（六）要遵照医嘱有计划地及时完成入院患者的标本采集工作，帮助患者预约检查，并协助医师为

入院患者实施及时、有效的治疗性措施。

（七）新生儿、急危重症及特殊患者的入院护理服务在遵循上述工作制度的基础上，根据患者病情和实际情况，予以细化。

二、医院患者出院护理工作制度及服务流程

（一）医院病房应当建立并落实责任护士对出院患者全面负责的工作责任制。

（二）应当根据出院医嘱，提前通知患者及家属，并详细指导其做好出院准备工作，告知出院流程及注意事项。

（三）要结合出院患者的健康情况和个体化需求，做好出院指导和健康教育工作，健康教育主要内容包括：饮食、用药指导，运动和康复锻炼，复诊时间及流程，居家自我护理及注意事项等，必要时提供书面健康教育材料。

（四）要为出院患者提供必要的帮助和支持，确保患者安全离院。

（五）有条件的医院应当为出院患者提供延续性护理服务，通过电话、短信、上门服务等多种形式提供随访服务。

（六）完成出院患者床单位的清洁消毒等工作。

国家卫生计生委办公厅、国家中医药管理局办公室关于中医类别医师从事精神障碍疾病诊断与治疗有关问题的通知

国中医药办医政发〔2015〕9号

各省、自治区、直辖市卫生计生委、中医药管理局，新疆生产建设兵团卫生局：

为贯彻落实《精神卫生法》，规范中医类别医师从事精神障碍疾病诊断与治疗的执业管理，根据《执业医师法》和《医师执业注册暂行办法》等有关规定，现就中医类别医师从事精神障碍疾病诊断与治疗有关事项通知如下：

中医类别执业医师符合以下情形之一者，属于精神科执业医师，可从事精神障碍疾病的诊断与治疗：

一、2013年5月1日前在精神专科医院、设精神科病房的综合医院精神科或设独立精神病院区的中医医院（含中西医结合医院和民族医医院，下同）从事精神障碍疾病诊断与治疗满2年。

二、2013年5月1日前在中医医院的神志病科、中医心理科、心身医学科等精神类临床科室从业满5年，经省级以上卫生计生行政部门指定的业务考核机构考核合格。

三、2013年5月1日前，在精神专科医院、设精神科病房的综合医院精神科或设独立精神病院区的中医医院从事精神障碍疾病诊断与治疗不满2年，或在中医医院的神志病科、中医心理科、心身医学科等精神类临床科室从业不满5年，或在基层医疗机构从事精神障碍疾病诊断与治疗工作的，应在三级精神专科医院或设精神科病房的三级甲等综合医院或省级卫生计生行政部门指定的省级精神专科医院从业、培训或进修满1年（培训或进修可以累计，由省级卫生计生行政部门认定），经省级以上卫生计生行政部门指定的业务考核机构考核合格。

四、2013年5月1日后从事精神障碍疾病诊断与治疗的，在三级精神专科医院或设精神科病房的三级甲等综合医院或省级卫生计生行政部门指定的省级精神专科医院从业、培训或进修满2年（培训或进修可以累计，由省级卫生计生行政部门认定），经省级以上卫生计生行政部门指定的业务考核机构考核合格。

符合以上情形的，按照《执业医师法》和《医师执业注册暂行办法》等有关规定，由批准其所在机构执业的卫生计生行政部门在医师执业证书"执业范围"相应专业后加注"（精神）"字样。同时，对符合条件的可从事精神障碍疾病诊断与治疗的中医类别执业医师，省级卫生计生行政部门和中医药管理部门应当进行备案。

国家卫生计生委办公厅
国家中医药管理局办公室
2015年3月17日

教育部、国家中医药管理局关于批准卓越医生（中医）教育培养计划改革试点高校的通知

教高函〔2015〕3 号

各省、自治区、直辖市教育厅（教委）、卫生计生委（卫生厅局）、中医药管理局，新疆生产建设兵团教育局、卫生局，北京中医药大学、暨南大学：

为加快推进中医学（含民族医学，下同）人才培养综合改革工作，做好中医学专业院校教育与住院医师规范化培训的有效衔接，促进中医教育更好服务于中医药事业发展需要，根据《教育部等六部门关于医教协同深化临床医学人才培养改革的意见》《国家卫生计生委等七部门关于建立住院医师规范化培训制度的指导意见》精神，教育部、国家中医药管理局共同组织实施了卓越医生（中医）教育培养计划。

有关高校根据《教育部办公厅、国家中医药管理局办公室关于开展卓越医生（中医）教育培养计划改革试点申报工作的通知》（教高厅函〔2014〕38 号）的要求提出了改革试点申请，并递交了项目申报书。根据地方教育、中医药行政管理部门的初审推荐意见，教育部、国家中医药管理局共同组织专家对提交的项目实施方案进行审核，确定了卓越医生（中医）教育培养计划改革试点高校 42 所、改革试点项目 82 项，其中中医拔尖创新人才培养模式改革试点项目 19 项、五年制本科人才培养模式改革试点项目 42 项、面向基层的中医全科医学人才培养模式改革试点项目 21 项（具体名单见附件）。

请有关高校按照相关政策要求和本校项目实施方案，加强对改革试点项目的统筹规划，扎实做好计划的实施工作，进一步深化改革，不断提高人才培养质量。教育部、国家中医药管理局将适时组织改革试点的交流和总结工作。

附件：卓越医生（中医）教育培养计划改革试点高校及试点项目名单

教育部
国家中医药管理局
2015 年 4 月 7 日

附　卓越医生（中医）教育培养计划改革试点高校及试点项目名单

序号	省份	高校名称	试点项目	专业
1	北京	北京中医药大学	中医拔尖创新人才培养模式改革（9年制）	中医学
2			中医拔尖创新人才培养模式改革（"5+3"一体化）	中医学
3			五年制本科人才培养模式改革	中医学
4		首都医科大学	五年制本科人才培养模式改革	中医学
5			面向基层的中医全科医学人才培养模式改革	中医学
6	天津	天津中医药大学	中医拔尖创新人才培养模式改革（9年制）	中医学
7			中医拔尖创新人才培养模式改革（"5+3"一体化）	中医学
8			五年制本科人才培养模式改革	中医学
9	河北	河北中医学院	五年制本科人才培养模式改革	中医学
10			面向基层的中医全科医学人才培养模式改革	中医学
11		承德医学院	五年制本科人才培养模式改革	中医学
12	山西	山西中医学院	五年制本科人才培养模式改革	中医学

（续表）

序号	省份	高校名称	试点项目	专业
13	内蒙古	内蒙古医科大学	五年制本科人才培养模式改革	中医学
14		内蒙古民族大学	五年制本科人才培养模式改革	蒙医学
15	辽宁	辽宁中医药大学	中医拔尖创新人才培养模式改革（"5+3"一体化）	中医学
16			五年制本科人才培养模式改革	中医学
17	吉林	长春中医药大学	五年制本科人才培养模式改革	中医学
18		延边大学	面向基层的中医全科医学人才培养模式改革	中医学
19	黑龙江	黑龙江中医药大学	中医拔尖创新人才培养模式改革（"5+3"一体化）	中医学
20			五年制本科人才培养模式改革	中医学
21			面向基层的中医全科医学人才培养模式改革	中医学
22	上海	上海中医药大学	中医拔尖创新人才培养模式改革（9 年制）	中医学
23			中医拔尖创新人才培养模式改革（"5+3"一体化）	中医学
24			五年制本科人才培养模式改革	中医学
25	江苏	南京中医药大学	中医拔尖创新人才培养模式改革（9 年制）	中医学
26			中医拔尖创新人才培养模式改革（"5+3"一体化）	中医学
27			五年制本科人才培养模式改革	中医学
28	浙江	浙江中医药大学	中医拔尖创新人才培养模式改革（"5+3"一体化）	中医学
29			五年制本科人才培养模式改革	中医学
30			面向基层的中医全科医学人才培养模式改革	中医学
31		温州医科大学	五年制本科人才培养模式改革	中医学
32			面向基层的中医全科医学人才培养模式改革	中医学
33	安徽	安徽中医药大学	五年制本科人才培养模式改革	中医学
34			面向基层的中医全科医学人才培养模式改革	中医学
35	福建	福建中医药大学	中医拔尖创新人才培养模式改革（"5+3"一体化）	中医学
36			五年制本科人才培养模式改革	中医学
37	江西	江西中医药大学	五年制本科人才培养模式改革	中医学
38			面向基层的中医全科医学人才培养模式改革	中医学
39		井冈山大学	五年制本科人才培养模式改革	中医学
40			面向基层的中医全科医学人才培养模式改革	中医学
41	山东	山东中医药大学	中医拔尖创新人才培养模式改革（"5+3"一体化）	中医学
42			五年制本科人才培养模式改革	中医学
43			面向基层的中医全科医学人才培养模式改革	中医学
44		滨州医学院	五年制本科人才培养模式改革	中医学
45	河南	河南中医学院	五年制本科人才培养模式改革	中医学
46			面向基层的中医全科医学人才培养模式改革	中医学

（续表）

序号	省份	高校名称	试点项目	专业
47	湖北	湖北中医药大学	中医拔尖创新人才培养模式改革（"5+3"一体化）	中医学
48			五年制本科人才培养模式改革	中医学
49			面向基层的中医全科医学人才培养模式改革	中医学
50		湖北民族学院	五年制本科人才培养模式改革	中医学
51	湖南	湖南中医药大学	中医拔尖创新人才培养模式改革（"5+3"一体化）	中医学
52			五年制本科人才培养模式改革	中医学
53			面向基层的中医全科医学人才培养模式改革	中医学
54	广东	广州中医药大学	中医拔尖创新人才培养模式改革（9年制）	中医学
55			中医拔尖创新人才培养模式改革（"5+3"一体化）	中医学
56			五年制本科人才培养模式改革	中医学
57		南方医科大学	五年制本科人才培养模式改革	中医学
58			面向基层的中医全科医学人才培养模式改革	中医学
59		暨南大学	五年制本科人才培养模式改革	中医学
60	广西	广西中医药大学	五年制本科人才培养模式改革	中医学
61			面向基层的中医全科医学人才培养模式改革	中医学
62	海南	海南医学院	五年制本科人才培养模式改革	中医学
63			面向基层的中医全科医学人才培养模式改革	中医学
64	重庆	重庆医科大学	五年制本科人才培养模式改革	中医学
65			面向基层的中医全科医学人才培养模式改革	中医学
66	四川	成都中医药大学	中医拔尖创新人才培养模式改革（9年制）	中医学
67			中医拔尖创新人才培养模式改革（"5+3"一体化）	中医学
68			五年制本科人才培养模式改革	中医学
69		四川医科大学	五年制本科人才培养模式改革	中医学
70		成都体育学院	五年制本科人才培养模式改革	中医学
71	贵州	贵阳中医学院	五年制本科人才培养模式改革	中医学
72	云南	云南中医学院	五年制本科人才培养模式改革	中医学
73	陕西	陕西中医药大学	五年制本科人才培养模式改革	中医学
74			面向基层的中医全科医学人才培养模式改革	中医学
75	甘肃	甘肃中医药大学	五年制本科人才培养模式改革	中医学
76			面向基层的中医全科医学人才培养模式改革	中医学
77	青海	青海大学	五年制本科人才培养模式改革	藏医学
78			面向基层的中医全科医学人才培养模式改革	中医学
79	宁夏	宁夏医科大学	五年制本科人才培养模式改革	中医学
80			面向基层的中医全科医学人才培养模式改革	中医学
81	新疆	新疆医科大学	五年制本科人才培养模式改革	中医学
82			五年制本科人才培养模式改革	维医学

关于印发《中医药工作国家秘密范围的规定》的通知

国中医药办发〔2015〕15 号

各省、自治区、直辖市卫生计生委、中医药管理局、保密局，新疆生产建设兵团卫生局、保密局，国家中医药管理局局机关各部门、局各直属单位：

现将《中医药工作国家秘密范围的规定》印发给你们，请结合实际，认真遵照执行。

附件：中医药工作国家秘密目录

国家中医药管理局
国家保密局
2015 年 5 月 21 日

附　　　　中医药工作国家秘密范围的规定

第一条　根据《中华人民共和国保守国家秘密法》有关规定，制定本规定。

第二条　中医药工作国家秘密范围包括：

（一）机密级

1. 泄露后会对国家中药储备工作和科技发展造成严重损害的；

2. 泄露后会对中医药行业竞争力造成严重损害的。

（二）秘密级

1. 泄露后会对中医药资源和科研管理造成损害的；

2. 泄露后会对中医药工作对外合作造成损害的。

第三条　中医药工作中涉及其他部门或者行业的国家秘密，应当按照相关国家秘密范围的规定定密。

第四条　本规定由国家中医药管理局和国家保密局负责解释。

第五条　本规定自印发之日起施行。1990 年 5 月 17 日国家中医药管理局、国家保密局印发的《中医药行业中国家秘密及其密级具体范围的规定》（〔1990〕国中医药办第 15 号），1992 年 7 月 6 日国家中医药管理局印发的《关于〈中医药行业国家秘密及其密级具体范围的规定〉的说明》（国中医药办〔1992〕17 号）同时废止。

附件　　　　中医药工作国家秘密目录

序号	国家秘密事项名称	密级	保密期限	知悉范围
1	国家军需、战备、重大疫情以及应急用中药的储备总体布局、实际储备量及相关情况	机密	20 年	有关部门领导及相关工作人员
2	涉及国家重点高技术或特殊用途的中医药科研项目计划和具体实施情况	机密	公布前	有关部门领导及相关工作人员
3	濒危动植物中药材人工合成品的配方、用量、生产工艺及相关技术	机密	20 年	有关部门领导及相关工作人员
4	涉及国家重点中医药科研的中长期规划、年度计划	秘密	公布前	有关部门领导及相关工作人员
5	传统中成药的特殊生产工艺和中药饮片炮制的关键技术	秘密	长期	有关部门领导及相关工作人员
6	特殊渠道获取的涉及中医药的有关资源及成果在国内使用情况	秘密	长期	有关部门领导及相关工作人员
7	中医药涉外合作项目的内部考虑、谈判对策及底线等	秘密	10 年	有关部门领导及相关工作人员

关于印发进一步改善医疗服务行动计划实施方案（2015~2017年）的通知

国卫办医发〔2015〕33号

各省、自治区、直辖市卫生计生委、中医药局，新疆生产建设兵团卫生局：

为指导地方做好《进一步改善医疗服务行动计划》的组织实施工作，确保取得预期效果，我们制订了《〈进一步改善医疗服务行动计划〉实施方案（2015~2017年）》。现印发给你们，请遵照执行。

国家卫生计生委办公厅
国家中医药管理局办公室
2015年5月29日

附 《进一步改善医疗服务行动计划》实施方案（2015~2017年）

为确保《进一步改善医疗服务行动计划》（以下简称《行动计划》）取得实际效果，有效改善人民群众看病就医体验，制订本订实施方案。

一、基本原则

（一）以《行动计划》为纲领

按照《行动计划》要求，各级卫生计生行政部门（含中医药管理部门，下同）进一步细化实施方案，医疗机构落实和创新各项措施。

（二）以问题为导向

根据当地医疗服务薄弱环节和人民群众反映强烈问题，有针对性地确定年度改善医疗服务主题和重点工作，同时统筹落实其他各项行动计划。

（三）以医务人员积极性与人民群众满意度为评判标准

充分发挥医务人员主观能动性，为改善医疗服务建言献策，调动医务人员积极性，更好地服务于患者，提升人民群众对医疗服务的满意度。

（四）以改善人民群众看病就医感受为目标

围绕便捷就医、安全就医、有效就医、明白就医，不断提升医疗服务水平，使人民群众看病就医感受明显改善，医患关系更加和谐。

二、职责分工

（一）省级卫生计生行政部门

负责本辖区落实《行动计划》组织实施工作；成立领导机构，确定责任部门；根据《行动计划》制订符合当地实际情况的实施方案，确定年度主题和重点工作，指导医疗机构统筹推进落实《行动计划》相关工作；发现先进典型，及时报送信息，协调新闻媒体宣传报道。

（二）三级医院

根据国家和省级卫生计生行政部门有关方案和要求，具体落实《行动计划》各项措施；根据本院实际情况和就诊患者服务需求，创新改善医疗服务措施。各三级医院每年必须落实《行动计划》第1、3、5、6、7、9项，3年内逐步落实《行动计划》第2、4、8项。

（三）其他各级各类医疗机构

根据国家和省级卫生计生行政部门有关方案和要求，结合本机构实际情况和就诊患者服务需求，有针对性地落实改善医疗服务各项措施。

三、时间安排

（一）2015年工作安排

1. 2015年1月，印发《进一步改善医疗服务行动计划》，召开全国会议部署工作。

2. 2015年2月~3月，组织集中宣传报道，形成良好舆论氛围。各省级卫生计生行政部门部署落实工作。

3. 2015年4月~5月，印发《改善医疗服务行动计划实施方案》。医疗机构部署落实改善医疗服务工作。

4. 2015年6月~12月，医疗机构落实改善医疗服务工作。国家卫生计生委、国家中医药管理局组织督导检查，推进落实改善医疗服务工作。国家和省级卫生计生行政部门组织发现先进典型，开展"优质服务示范医院（科室、岗位、个人）"创建活动。国家和省级卫生计生行政部门组织对"优质服务示范医院（科室、岗位、个人）"宣传报道。

（二）2016年工作安排

1. 2016年1月，总结2015年度《行动计划》落实情况。

2. 2016年2月，国家卫生计生委和国家中医药管理局召开会议通报2015年度情况，部署2016年工作。对2015年度"优质服务示范医院（科室、岗位、个人）"进行表扬，在全国会议上进行情况交流。

3. 2016年3月~12月，医疗机构落实《行动计划》。国家和省级卫生计生行政部门组织多种形式的同行评价、社会评价，组织督导检查，对《行动计划》实施效果进行评估。继续开展年度"优质服务示范医院（科室、岗位、个人）"创建活动，发现先进典型，组织宣传报道。

（三）2017年度工作安排

1. 2017年1月，总结2016年度《行动计划》落实情况。

2. 2017年2月，国家卫生计

生委和国家中医药管理局召开会议通报2016年度情况,部署2017年工作。对2016年度"优质服务示范医院(科室、岗位、个人)"进行表扬,在全国会议上进行情况交流。

3. 2017年3月~12月,医疗机构落实《行动计划》。国家和省级卫生计生行政部门组织同行评价、社会评价,组织督导检查,对《行动计划》实施效果进行评估。继续开展年度"优质服务示范医院(科室、岗位、个人)"创建活动,发现先进典型,组织宣传报道。

4. 2017年10月~12月,国家和省级卫生计生行政部门对《行动计划》3年实施情况进行总结。国家卫生计生委和国家中医药管理局召开总结会议,推广先进经验和先进典型,对3年中表现突出的"优质服务示范医院(科室、岗位、个人)"进行表扬,部署改善医疗服务工作常态化。

四、工作要求

(一)各级地方卫生计生行政部门和医疗机构要加强对落实《行动计划》的组织领导,做到机构落实、人员落实、职责落实;要按照《行动计划》要求和本实施方案安排,结合当地和本机构实际情况,制订有针对性的实施方案,明确年度主题、年度目标和年度计划,建立考核评价机制,抓好各项任务措施的贯彻落实。

(二)要根据人民群众反映最强烈的问题、医疗服务最薄弱的环节,确定改善医疗服务优先领域,明确落实《行动计划》重点内容,做到提出一项、落实一项。对尚不具备开展条件的《行动计划》内容,要纳入中长期工作安排,逐步努力达到《行动计划》要求。鼓励各级地方卫生计生行政部门和医疗机构,创新思路、创新举措,在改善医疗服务和人民群众看病就医感受方面提供可复制、可推广的先进做法和先进经验。

(三)地方各级卫生计生行政部门要及时了解和跟进医疗机构落实《行动计划》有关情况,善于发现好经验、好典型,组织宣传推广,发挥典型示范带动作用,提升整体医疗服务水平,同时增进社会各界对医疗卫生工作的尊重、理解和支持。

(四)地方各级卫生计生行政部门和医疗机构要在落实《行动计划》过程中,不断巩固成果,同时积极借鉴其他地区和单位的好做法、好经验,持续改进医疗服务。要根据医务人员、人民群众评价结果,不断调整和完善有关措施,持续提高医疗服务水平,形成改善医疗服务常态化、常规化。

关于在医师资格证书和医师执业证书编码中增加哈萨克医识别码的通知

国中医药办医政发〔2015〕29号

各省、自治区、直辖市卫生计生委、中医药管理局,新疆生产建设兵团卫生局:

为进一步做好医师资格证书和医师执业证书发放工作,根据《国家卫生计生委医师资格考试委员会关于同意开展中医类别哈萨克医专业医师资格考试试点工作的复函》(国卫医考委发〔2013〕9号),国家卫生计生委和国家中医药管理局决定在医师资格证书和医师执业证书编码中增加哈萨克医识别码,具体内容如下:

一、《医师资格证书》编码的第8~9位为医师类别编码,在原有医师类别编码基础上增加49,表示持有此类《医师资格证书》的医师为哈萨克医。

二、《医师执业证书》编码的第2~3位为医师类别编码,在原有医师类别编码基础上增加49,表示持有此类《医师执业证书》的医师为哈萨克医。

请据此做好相关人员《医师资格证书》和《医师执业证书》的发放工作。

国家卫生计生委办公厅
国家中医药管理局办公室
2015年7月30日

关于印发《国家中医药管理局和全国老龄工作委员会办公室关于推进中医药健康养老服务发展的合作协议》的通知

国中医药办医政发〔2015〕34号

各省、自治区、直辖市卫生计生委、中医药管理局、老龄办，新疆生产建设兵团卫生局、老龄办：

为贯彻落实《国务院关于加快发展养老服务业的若干意见》（国发〔2013〕35号）、《国务院关于加快促进健康服务业发展的若干意见》（国发〔2013〕40号）和《国务院办公厅关于印发中医药健康服务发展规划（2015~2020年）的通知》（国办发〔2015〕32号）精神，推动养老服务业与中医药健康服务的深度融合，同时加强中医药老年人才资源保护传承，国家中医药管理局与全国老龄工作委员会办公室签署了《国家中医药管理局和全国老龄工作委员会办公室关于推进中医药健康养老服务发展的合作协议》。现印发给你们，请结合实际，认真贯彻落实。

国家中医药管理局办公室
全国老龄办综合部
2015年10月27日

附　国家中医药管理局和全国老龄工作委员会办公室关于推进中医药健康养老服务发展的合作协议

为贯彻落实《国务院关于加快发展养老服务业的若干意见》（国发〔2013〕35号）、《国务院关于加快促进健康服务业发展的若干意见》（国发〔2013〕40号）和《国务院办公厅关于印发中医药健康服务发展规划（2015~2020年）的通知》（国办发〔2015〕32号），推动养老服务业与中医药健康服务的深度融合，同时加强中医药老年人才资源保护传承，国家中医药管理局（以下简称"国家中医药局"）与全国老龄工作委员会办公室（以下简称"全国老龄办"）协商，秉承优势互补、共同发展原则，就合作推进中医药健康养老服务发展，达成如下协议：

一、合作目标

第一条　双方共同致力于提升城乡老年人健康水平，将发展中医药健康养老服务纳入各自部门专项规划和重点工作，发挥中医药在健康养老中的作用，保护和发挥老年中医药人才资源优势，培育和发展中医药健康养老产业，推动中医药健康养老服务科学发展，使中医药健康养老服务成为保障老年人健康水平、提升生命生活质量的重要力量。

二、合作机制

第二条　建立国家中医药局与全国老龄办之间的部际协调机制，鼓励和支持各地中医药管理部门和老龄工作机构之间、相关社会组织之间以及有关企业与中医健康养老机构之间，依法依规建立中医药健康养老服务的良性互动机制，形成共同领域的更紧密合作。

第三条　双方视工作需要，就推进中医药健康养老服务发展的工作进行研究和磋商，协调制定相关政策，争取相关项目资金支持，研究部署重大活动和工作措施。

第四条　双方一致同意建立协调工作小组，由双方主要负责同志共同担任组长。

国家中医药局医政司和全国老龄办事业发展部分别作为各自联络机构，负责组织开展日常工作，进行工作会晤、联合调研、经验和技术交流、人员交流，举办研讨会、部际协调会等，开展相关业务培训，促进信息共享，加强对相关企业、社会组织及公众的宣导。

第五条　双方在各自职能范围内加强对中医药健康养老服务的支持和工作力度。

三、合作措施

双方同意加强部际交流与合作，联合相关部门共同制定《关于促进中医药健康养老服务发展的指导意见》，更好地服务城乡老年人健康。双方采取包括但不限于以下措施：

第六条　双方共同在乐龄工程开展中医药相关活动，充分发挥中医药在健康养老中的优势和作用。依托养老机构及基层老年协会等老年群众组织，充分发挥基层医疗卫生机构和各级各类中医医院的作用，以"治未病"理念为核心，以慢性病管理为重点，加强中医药健康养生养老文化宣传，开展中医健康体检、健康评估、健康干预以及中医药、"治未病"、药膳食疗科普等活动，推广太极拳、健身气功、导引等中医传统运动，引导全民强化健康老龄化观念，自觉培养健康科学文明的生活方式。

第七条　共同开发中医药健康

养老服务包。针对老年人慢病防治、养生保健、饮食起居、临床诊疗、康复护理、心理干预等需求，加快研发相关产品、技术和服务。在全国范围内征集评审可供机构和个人应用的中医药健康养老服务推荐项目，开发中医健康管理服务包、中医康复护理服务包、中医家庭养生保健服务包，经试点后逐步推广。支持运用云计算、互联网、物联网等信息技术开发智能化中医药健康养老服务包，为更多老年人提供融中医健康监测、咨询评估、养生调理、跟踪管理为一体的服务。

第八条 共同保护和开发老年中医药人才资源。建立老年中医药人才资源库，保护老年中医药人才资源，创新老年人力资源开发模式，打造老年人力资源开发品牌。结合银龄行动、乐龄工程，总结中医药师承教育经验，探索不同层次、不同类型的师承教育模式。允许离退休中医药人员在公立医院注册执业的同时，开办只提供传统中医药服务的中医诊所。允许取得《乡村医生执业证书》的老年中医药一技之长人员，在乡镇和村开办只提供经考核合格的传统中医诊疗服务的中医一技之长诊所，或在乡镇和村设置的中医门诊部和中医诊所执业，只提供经考核合格的传统中医诊疗方法。

第九条 共同促进中医药健康养老服务产业发展。支持具有中医药特色的老年保健用品、康复辅助器具研发生产。支持针对老年病、慢性病的中药新药和中医诊疗仪器、设备的研发推广。积极推动中药材生产基地、生产企业、中医药文化基地等中医药资源有效融入养老服务业。

第十条 共同支持中医药健康养老型人才培养。支持中医药院校、中医医疗预防保健机构建设一批中医药健康养老服务实训基地，制定相关培训标准及教材，加强老年家政护理人员中医药相关技能培训。制定中医养老服务标准，包括人员结构、设施、技术方法、环境条件、服务体系建设、服务项目等。根据标准对涉老机构的中医养老服务能力进行认证、分级。

第十一条 共同致力规范中医药养老服务市场。指导各级中医药管理部门、老龄工作机构加强合作，建立健全中医药健康养老服务监管机制，落实属地管理责任，建立监管指标体系和监管评级制度，规范中医药养老服务市场，加强中医药健康养老服务机构、从业人员监管，严厉打击假冒中医名义非法行医、

发布虚假违法中医中药广告以及制售假冒伪劣中药行为，严肃查处侵犯老年人合法权益的违法行为。支持优秀中医药健康养老服务机构参与"全国敬老文明号"评比，引导企业、相关从业人员切实增强诚信意识，自觉开展诚信服务。

第十二条 共同开展中医药健康养老服务试点示范。遴选部分地区开展中医药与养老服务结合试点工作，探索中医药与健康养老深入融合发展模式。遴选部分中医药健康养老机构（以中医药健康养老服务为主要特色的养老机构、康复机构、护理机构、疗养机构、临终关怀机构等），建设中医药特色健康养老服务示范基地，为进一步优化提升中医药健康养老服务提供样板、总结经验。

四、其他

第十三条 双方应积极推进协商同意的合作事项。本协议未尽事宜，由双方联络机构协调相关部门尽速协商解决。

第十四条 因工作需要，合作协议需变更，应经双方协商同意，并以书面形式确认。

第十五条 本合作协议一式四份，双方各执两份。协议自签署日起生效。

关于促进中医药健康旅游发展的指导意见

旅发〔2015〕244号

各省、自治区、直辖市旅游委、局，中医药管理局：

为深入贯彻《国务院关于扶持和促进中医药事业发展的若干意见》《国务院关于促进健康服务业发展的若干意见》《国务院关于促进旅游业改革发展的若干意见》《中医药健康服务发展规划（2015~2020年）》等，推动旅游与中医药的融合，更好地促进中医药健康旅游的发展，现提出如下意见：

一、发展中医药健康旅游的重

要意义

（一）发展中医药健康旅游是满足人民群众日益增长健康服务需求的重要途径

随着我国生活水平的逐步提高，人民群众对健康服务的需求极为迫切。利用丰富的旅游资源和中医药资源，发展中医药健康旅游，是中医药服务业的延伸和旅游业的扩展，体现了生态健康的内涵，满足了人民群众日益增长的健康服务需求，对提升全民健康素质具有重要

的意义。

（二）发展中医药健康旅游是加快中医药发展和全面建成小康社会的重要任务

中医药作为我国特色医药卫生事业的重要组成部分，是深化医药卫生体制的重要内容，对全面建设小康社会、构建社会主义和谐社会和社会主义现代化建设具有重要意义。发展中医药健康旅游，有利于宣传中医药健康知识、发挥中医药的特色优势，扩大中医药服务范围，

在维护和增强人民健康中发挥更大作用。

（三）发展中医药健康旅游是促进旅游业转型升级的重要推手

目前我国旅游业正处于转型升级期，中医药健康旅游作为旅游与中医药融合发展的新兴旅游业态，对整合旅游资源、丰富旅游产品、优化旅游产业结构、提高我国旅游经济效益具有重要意义，将成为我国旅游业转型升级的重要推手。

（四）发展中医药健康旅游是弘扬中华传统文化的重要载体

中医药临床疗效确切、养生作用独特、治疗方式灵活，消费群众极为广泛，特别是随着健康观念变化，中医药越来越显示出独特优势。中医药文化作为中华民族优秀传统文化的重要组成部分，是我国文化软实力的重要体现。促进中医药健康旅游发展，有利于游客深入体验中医药文化，是中医药文化推广与资源展示的最有效的方式之一，对于普及中医药知识，弘扬中华传统文化具有重要意义。

二、指导思想、基本原则和发展目标

（一）指导思想

以邓小平理论、"三个代表"重要思想、科学发展观和习近平总书记系列重要讲话精神为指导，深入贯彻落实党的十八大和十八届三中、四中全会精神，按照"突出特色、市场主导、多元发展、管理规范"的总体要求，发挥我国中医药旅游资源的优势，倡导中医药健康旅游新观念，推进旅游与中医药的融合发展，开创中医药健康旅游发展新模式，构建我国中医药健康旅游产业体系，传承我国悠久的中医药文化，打造我国中医药健康旅游品牌，促进中医药健康旅游快速发展，推进我国旅游业的转型升级，提升旅游和中医药对国民经济和社会发展的贡献率，满足人民群众多层次、多样化中医药健康服务需求，为全面建成小康社会作贡献。

（二）基本原则

以人为本，服务群众，满足人民群众个性化、多元化中医药健康服务需求。各地要以满足人民群众日益增长的健康服务需求为宗旨，把提升人民健康素质作为中医药健康旅游发展的根本出发点和落脚点，加快发展中医药健康旅游，逐步完善中医药健康旅游配套设施，提高中医药健康旅游服务水平。

市场主导，政府扶持，促进中医药健康旅游朝市场化、产业化方向发展。各地要发挥市场在资源配置中的决定性作用，加大政府在发展中医药健康旅游上的扶持力度，出台相关政策和措施推进中医药健康旅游的发展，激发社会活力，不断增加中医药健康旅游产品的供给，大力培育中医药健康旅游产业，构建我国中医药健康旅游产业体系。

突出特色，打造品牌，推进中医药健康旅游产品和项目的特色化、品牌化。各地要结合本地区中医药资源特色和我国中医药传统文化，开发具有地域特色的中医药健康旅游产品和项目，加大中医药健康旅游宣传推广和市场开拓，扩大我国中医药健康旅游在国际上的影响力和知名度，打造中医药健康旅游品牌。

加强管理，规范发展，提升我国中医药健康旅游服务专业化、国际化水平。各地要加强中医药健康旅游市场管理和监督，加大执法力度，建立我国中医药健康旅游标准化体系，推进中医药健康旅游服务标准化和专业化；加强与国际相关机构和组织的合作和交流，学习国际先进的健康旅游理念和方法，推动中医药健康旅游服务与国际接轨，提升我国中医药健康旅游服务国际化水平。

（三）发展目标

到2020年，初步形成中医药健康旅游产品体系，中医药健康旅游基础设施和配套服务设施不断完善，中医药健康旅游发展环境进一步优化，初步构建起我国中医药健康旅游产业体系。到2020年，中医药健康旅游人数达到旅游总人数的3%，中医药健康旅游收入达3000亿元；在全国建成30个中医药健康旅游示

范区、200个中医药健康旅游示范企业（基地）、中医药健康旅游综合体，培育出一些具有国际知名度和市场竞争力的中医药健康旅游服务企业和知名品牌。

到2025年，形成类型丰富的中医药健康旅游产品体系，中医药健康旅游基础设施和配套服务设施基本完备，形成我国中医药健康旅游产业体系。到2025年，中医药健康旅游人数达到旅游总人数的5%，中医药健康旅游收入达5000亿元；在全国建成50个中医药健康旅游示范区、500个中医药健康旅游示范企业（基地）、中医药健康旅游综合体，培育打造一批具有国际知名度和市场竞争力的中医药健康旅游服务企业和知名品牌。

三、重点任务

（一）开发中医药健康旅游产品

发挥中医药优势，使旅游资源与中医药资源有效结合，形成体验性强、参与度广的中医药健康旅游产品体系。针对不同游客的需求，大力开发中医药观光旅游、中医药文化体验旅游、中医药养生体验旅游、中医药特色医疗旅游、中医药疗养康复旅游、中医药美容保健旅游、中医药会展节庆旅游、中医药购物旅游、传统医疗体育旅游及中医药科普教育等旅游产品。面向国际市场，大力开发以提供高端中医医疗服务为主要内容的中医药医疗旅游产品。鼓励旅行社积极发展中医药健康旅游及推出中医药健康旅游主题线路。

（二）打造中医药健康旅游品牌

发挥中医药健康旅游资源优势，整合各级医疗机构、中医养生保健机构、养生保健产品生产企业等资源，引入社会力量，打造一批以中医养生保健服务为核心，融中药材种植、中医医疗服务、中医药健康养老服务为一体的国家级中医药健康旅游示范区。发掘我国传统中医药文化内涵，提升中医药健康节庆文化品质，培育一批参与度高、影响力大、社会效益和经济效益好的节庆品牌，举办中国中医药健康旅游年，支持举办国际性的中医药健

康旅游展览、会议和论坛。加强品牌建设，提升服务质量，形成一批集健康体检、中医高端医疗和中医养生于一体，具有国际知名度和市场竞争力的中医药健康旅游品牌。

（三）壮大中医药健康旅游产业

利用中医药文化元素突出的中医医疗机构、中医养生保健机构、养生保健产品生产企业、中药材种植基地、药用植物园、中华老字号名店以及名胜古迹、温矿泉、博物馆等，打造一批特色鲜明、优势明显的中医药健康旅游企业（基地）、中医药健康旅游综合体。加快中医药健康餐饮开发，打造一批中医药药膳餐饮连锁企业。促进住宿与中医药健康服务项目的结合，打造一批中医药健康旅游度假酒店。加快开发中医药健康旅游商品，积极做好中医药保健品、中医药文化旅游商品、中医保健器械等旅游商品的开发生产，打造一批中医药健康旅游商品生产基地。延伸中医药健康旅游产业链，建设中医药产业园和中医药产业集聚区，支持中医诊疗设备、中医健身产品等相关中医药健康产品研发、制造和应用，提升中医药健康服务水平。

（四）开拓中医药健康旅游市场

加强中医药健康旅游市场宣传推广，旅游部门发挥市场推广优势，将反映我国中医药健康旅游特色的产品纳入国内外旅游项目推广计划，积极拓展国内外旅游市场。在我国与其他国家举办的文化年或其他主题文化活动中增设中医药健康旅游产品和项目展示，增强宣传效果，扩大国际影响力。依托国际性的中医药会议、论坛、展览，加大对中医药健康旅游的宣传和推广力度。加大中医药健康旅游的市场培育力度，普及中医药健康知识，夯实中医药健康旅游的群众基础。

（五）创新中医药健康旅游发展模式

加快探索旅游业与中医药健康服务业融合发展的新理念和新模式，不断完善政策措施，创新发展体制、机制，推动旅游业和中医药健康服务业深度融合。创新中医药健康旅游服务模式，推进多种方法综合干预，将中医药优势与健康管理结合，以慢性病管理为重点，以"治未病"理念为核心，推动中医药健康服务从注重疾病治疗转向注重健康维护，提高中医药健康旅游吸引力。积极推动各级旅游机构与中医药机构的全面合作，建立合作机制，开展紧密协作，共同推进中医药健康旅游发展，引导中医药健康服务的规范化。

（六）培养中医药健康旅游人才队伍

大力加强中医药健康旅游专业人才的培育，鼓励旅游院校与中医药院校之间的合作，联合办学，设立相关专业。建立中医药健康旅游专业人才激励机制，培育良好的人才成长环境。积极利用现有的中医机构和旅游人才培训中心，加强对中医药健康旅游服务从业人员的外语、旅游、中医药基础知识及相关技能的培训，加强中医药健康旅游企业和实用人才培训，联合开展导游和讲解员培训，培养涉外经验丰富的中医药健康旅游管理、营销、策划、创意人才，培育高素质、专业化的中医药健康旅游人才队伍。

（七）完善中医药健康旅游公共服务

加快中医药健康旅游公共服务和基础设施建设，提升旅游公共服务水平。推进中医药健康旅游信息化发展，建立包括档案信息、医疗保险、旅游保险、多语种咨询解答、预约管理等功能在内的中医药健康旅游综合服务平台，把所有资源单位、旅行社纳入统一管理，加强对游客的后续跟踪服务，完善旅游服务功能，满足游客需求。

（八）促进中医药健康旅游可持续发展

加强中医药健康旅游资源的保护和合理开发利用，加强对自然生态环境、中医药相关植物的保护，加强对民间中医诊疗方法、特色诊疗手段的传承与发展，加大对具有时代特征、地域特色的中医药人文景观的保护力度。积极探索促进中医药文化传承的途径，推进中医药申报世界非物质文化遗产工作，建立中医药非物质文化遗产传承人的培养机制，促进中医药文化的传承和中医药健康旅游的可持续发展。

四、保障措施

（一）加强组织领导

建立旅游部门与中医药管理部门合作协调机制，统一思想，提高认识，加强组织领导，推进旅游与中医药的融合发展。各地区要高度重视，主动加强各部门沟通协调，跨地区、跨部门协作，确保各项任务措施落到实处。各地区结合实际，将中医药健康旅游纳入本地区旅游业发展的整体布局中，促进中医药健康旅游产业健康、有序发展。

（二）加大政策扶持

制定中医药健康旅游引导政策，出台有利于中医药健康旅游发展的财政、金融、投融资、税收、土地等政策。逐步增加中医药健康旅游服务设施建设的资金投入，扶持企业、社会资本等多元投资。各地要深入研究，制定出台相关优惠政策，促进中医药健康旅游产业又好又快发展。

（三）规范行业管理

加强中医药健康旅游的规范管理，建立中医药健康旅游市场的监督机制，规范中医药健康旅游市场秩序，维护消费者利益，引导市场公平竞争。研究制定中医药健康旅游服务的行业标准，推进中医药健康旅游标准化建设，提高服务质量和服务水平。

国家旅游局
国家中医药管理局
2015年11月17日

财政部、国家卫生计生委、国家中医药管理局
关于公立医院补助资金管理暂行办法

财社〔2015〕256 号

第一条 为规范和加强中央财政公立医院补助资金（以下简称补助资金）管理，提高资金使用的安全性和有效性，根据有关法律、法规和财政部专项资金管理规定，制定本办法。

第二条 本办法所称补助资金，是指中央财政通过专项转移支付方式安排，用于支持公立医院改革和发展方面的资金。

第三条 补助资金管理遵循以下原则：

（一）合理规划，科学论证。要按照医改工作要求及相关规划，合理确定补助资金使用方向，并对补助资金支持项目的必要性、可行性等进行科学论证。

（二）统筹分配，保障重点。要统筹考虑公立医院改革工作需要，合理安排补助资金预算，切实保障医改重点项目的资金需求。

（三）强化管理，注重实效。要加强对补助资金分配、使用过程管理，规范各个环节的管理要求，明确相关主体的权利责任，保障补助资金安全、高效使用。

（四）绩效评价，量效挂钩。要强化对补助资金使用情况的绩效管理，并建立绩效评价情况与资金安排挂钩机制，提高补助资金使用效益。

第四条 补助资金由财政部会同国家卫生计生委、国家中医药局等相关部门根据国务院医改工作部署和公立医院改革工作重点安排使用。现阶段重点支持公立医院综合改革、住院医师规范化培训、国家临床重点专科建设等工作。

（一）用于公立医院综合改革方面的补助资金主要支持推进城市和县级公立医院综合改革相关工作。

补助资金实行因素法分配，主要按照试点地区数量、补助标准以及评价结果等因素分配，采用"当年全额预拨、次年考核结算"的方式下达。

（二）用于住院医师规范化培训方面的补助资金主要支持各地按规划开展住院医师规范化培训工作，主要包括对按规划建设设置的培训基地的设备购置、教学实践活动以及面向社会招收和单位委派培训对象的生活学习等支出的补助。补助资金实行因素法分配，主要按照培训基地和培训对象数量、补助标准以及评价结果等因素分配，采用"当年全额预拨、次年考核结算"的方式下达。

（三）用于国家临床重点专科建设方面的补助资金主要支持全国包括民营医院在内的三级医院开展国家临床重点专科建设，主要包括对完成临床重点专科建设项目所需的设备购置、人才队伍建设、适宜技术推广等支出的补助。补助资金实行项目法分配，对于经过评审产生的国家临床重点专科建设项目采取"先期按比例预拨、项目结束后考核结算"的方式下达。国家临床重点专科建设补助资金项目申报指南由国家卫生计生委、国家中医药局和财政部另行发布。

（四）用于其他医改方面的补助资金主要支持根据医改工作安排除上述支出以外、与公立医院改革和发展相关的其他工作。具体补助内容和方式由财政部会同国家卫生计生委、国家中医药局等相关部门，根据国务院有关要求、医改相关规划以及年度医改重点工作安排研究确定。

第五条 按照《财政部关于印发〈中央对地方专项转移支付绩效目标管理暂行办法〉的通知》（财预〔2015〕163 号）要求，做好补助资金绩效目标的设立、审核、下达工作。

第六条 国家卫生计生委、国家中医药局等相关部门提出预算安排建议，财政部根据中央财政专项转移支付资金管理相关规定会同相关部门研究确定具体预算金额。

第七条 中央财政按照《预算法》和预算管理有关规定，于每年9月30日前将下一年度补助资金预计数提前下达地方，并在全国人大批准预算后90日内正式下达补助资金。省级财政部门在收到中央财政补助资金后，应当在30日内正式下达到本行政区域县级以上各级财政部门，并抄送财政部驻当地财政监察专员办事处。

补助资金支付按照国库集中支付制度有关规定执行。资金使用过程中，涉及政府采购的，应当按照政府采购有关法律、法规及制度执行。

第八条 具体使用单位收到补助资金后，要按预算和国库管理有关规定，建立健全内部管理机制，制定资金管理办法，加快预算执行。

第九条 补助资金要专款专用，各级财政、卫生计生、中医药等部门要按照项目有关规定安排使用补助资金，不得擅自扩大支出范围，改变支出用途，不得以任何形式挤占、挪用、截留和滞留。年度未支出的补助资金，按财政部对结转结余资金管理的有关规定进行管理。

第十条 各级卫生计生、中医药等部门负责业务指导和项目管理，会同财政部门建立健全绩效评价机制，并对相关工作进展情况开展绩效评价，绩效评价结果与补助资金分配挂钩。

第十一条　各级财政、卫生计生、中医药等部门要加强对资金使用情况的监督管理，认真开展补助资金管理和使用情况监督检查，及时发现和纠正有关问题。财政部驻当地财政监察专员办事处按有关要求对补助资金实施全面预算监管。

第十二条　本办法由财政部会同国家卫生计生委、国家中医药局负责解释。各省级财政部门会同卫生计生、中医药部门根据本办法，结合本地实际，制定实施细则，抄送财政部驻当地财政监察专员办事处。

第十三条　本办法自印发之日起施行，《国家临床重点专科建设项目资金管理暂行办法》（财社〔2013〕245号）同时废止。

关于推进社会办医发展中医药服务的通知

国中医药医政发〔2015〕32号

各省、自治区、直辖市卫生计生委、中医药管理局，新疆生产建设兵团卫生局：

为深入贯彻落实《国务院办公厅关于印发中医药健康服务发展规划（2015~2020年）的通知》（国办发〔2015〕32号）和《国务院办公厅印发关于促进社会办医加快发展若干政策措施的通知》（国办发〔2015〕45号），在推进社会办医中发展中医药服务，更好地满足人民群众日益多元化、多层次的中医药服务需求，现就有关问题通知如下：

一、高度重视，切实推进社会办医发展中医药服务

在推进社会办医中发展中医药服务是完善中医药服务体系、促进中医药健康服务发展的重要举措，是加快发展社会办医的重要内容，是增加中医药资源供给，满足人民群众多样化、多层次中医药服务需求的重要途径。各级卫生计生、中医药行政管理部门要高度重视在推进社会办医中发展中医药服务，认真贯彻落实《国务院办公厅关于印发中医药健康服务发展规划（2015~2020年）的通知》和《国务院办公厅印发关于促进社会办医加快发展若干政策措施的通知》，切实转变政府职能，认真履行部门职责，强化行业指导和管理，将在社会办医中发展中医药服务纳入中医药事业发展总体布局中统筹推进。

二、鼓励发展，确定社会力量举办中医医疗机构优先领域

鼓励社会力量优先举办妇科、儿科、骨伤、肛肠等非营利性中医专科医院，发展中医特色的康复医院、护理院，支持提供中医特色的老年病等服务。区域卫生规划和医疗机构设置规划要留出足够的资源配置空间。

鼓励举办只提供传统中医药服务（本通知中所称传统中医药服务，是指运用中医药理论进行辨证论治、开展中药治疗服务，针灸、拔罐、推拿等非药物疗法服务，以及中药调剂、中药汤剂煎煮等中药药事服务，下同）的中医门诊部和中医诊所，引导向规模化、多层次方向发展。区域卫生规划和医疗机构设置规划对只提供传统中医药服务的中医门诊部和中医诊所不作布局限制，取消具体数量和地点限制，同等条件下优先审批。各地可以通过试点的形式探索将申请举办只提供传统中医药服务的中医诊所的中医类别执业医师在医疗、预防、保健机构中执业年限要求由满5年调整为满3年。允许离退休名老中医在公立医院注册执业的同时，按照医师多点执业有关规定，开办只提供传统中医药服务的中医诊所。允许取得《乡村医生执业证书》的中医药一技之长人员，在乡镇和村开办只提供经考核合格的传统中医诊疗服务的中医一技之长诊所，或在乡镇和村设置的中医门诊部和中医诊所执业，只提供经考核合格的传统中医诊疗方法。有条件的地区可相对集中设置只提供传统中医药服务的中医门诊部和中医诊所，打造中医药文化氛围浓郁的中医药服务区域，并推动从只注重疾病治疗转向同时注重健康维护、发展"治未病"和康复等多元化服务。

三、简化程序，加大对社会办中医医疗机构的支持力度

各级卫生计生、中医药行政管理部门要根据《国务院办公厅关于印发中医药健康服务发展规划（2015~2020年）的通知》和《国务院办公厅印发关于促进社会办医加快发展若干政策措施的通知》，按照"非禁即入"的原则，及时制定或完善相关配套政策措施，加大政策措施落实力度，建立公开、透明、平等、规范的准入制度，凡是法律、法规没有明令禁入的领域，都要向社会力量开放。要明确并向社会公开公布举办中医医疗机构审批程序、审批主体和审批时限，鼓励为申办医疗机构相关手续提供一站式服务，加快办理审批手续、简化审批流程、提高审批效率，真正破解不同程度的"玻璃门""弹簧门"现象。优化大型设备配置使用程序，简化流程。发挥社会办中医医疗机构在提供基本公共卫生和基本医疗服务中的作用，通过政府购买服务方式，支持符合条件的社会办中医医疗机构承接当地公共卫生、基本医疗服务和优先配备使用基本药物，以及政府下达的相关任务，按与公立中医医疗机构同等待遇获得政府补偿。

四、多措并举，提升社会办中医医疗机构服务能力

各级中医药管理部门要将社会

办中医医疗机构与公立中医医疗机构一并纳入能力提升支持范围，在相关项目评审等方面给予同等对待；在引进高层次人才以及开展中医药继续教育、中医类别全科医生培养、中医住院医师规范化培训、技术技能培训、职称评审等方面一视同仁。在临床重点专科建设、人才培养等方面，执行与公立中医医疗机构同等补助政策。落实医师多点执业政策，推进和规范中医类别医师多点执业。鼓励探索中医类别医师区域注册和多点执业备案管理试点。协调支持将具备较高管理能力和专业技术水平的非营利性中医医院纳入中医药高等院校临床教学基地、中医住院医师规范化培训基地和医师定期考核机构范围。鼓励探索公立中医医院与社会办中医医疗机构加强业务合作的有效形式和具体途径，并探索开展多种形式的人才交流与技术合作。各中医药行业协会、学术组织和医疗机构评审委员会要平等吸纳社会办中医医疗机构人员参与、扩大社会办中医医疗机构人员所占的比例。

五、加强监管，规范社会办中医医疗机构执业行为

各级卫生计生、中医药行政管理部门要切实履行政府监管职责，按照有关法律、法规和标准规范，以规范社会办中医医疗机构的服务行为、提高服务质量和提升服务水平为核心，将社会办中医医疗机构纳入统一的医疗质量控制与评价范围，建立统一立体的监管体系，实现对社会办中医医疗机构监管的制度化、常态化，保证医疗质量和医疗安全。严厉打击各类违法、违规行为，杜绝虚假违法中医医疗广告，建立"黑名单"制度。

要推动行业自律和医德医风建设。支持和鼓励有关协会、学会在职责范围内对社会办中医医疗机构进行行业指导，加强行业自律，维护法人权益。社会办中医医疗机构要增强社会责任意识，坚持以病人为中心，弘扬大医精诚的医德医风，弘扬救死扶伤精神，努力构建和谐医患关系。

各地要坚持从实际出发，因地制宜，以多种形式开展试点工作，以点带面推动全面发展，使社会办中医医疗机构成为中医医疗服务体系特别是基层中医药服务网络的重要组成部分。国家中医药管理局将选择部分地区，以上述政策措施为主要内容，开展社会办中医试点工作，进一步加快推进步伐，加大推进力度，力争在理念、管理和政策上有所创新和突破；支持各地开展中医类专科医院和只提供传统中医药服务的中医门诊部标准化建设、能力提升建设和服务模式创新试点，打造一批中医药文化氛围突出、提供中医医疗、养生、康复、预防保健服务为主的社会办中医医疗机构。

国家卫生计生委
国家中医药管理局
2015 年 11 月 19 日

关于同步推进公立中医医院综合改革的实施意见

国中医药医政发〔2015〕33 号

各省、自治区、直辖市卫生计生委、中医药管理局，新疆生产建设兵团卫生局：

公立中医医院（含中医、中西医结合、民族医医院，下同）是公立医院的重要组成部分，承担了大量的医疗保健任务，是人民群众看病就医的重要选择，为保障人民群众健康发挥了重要作用。各级卫生计生行政部门和中医药管理部门要把同步深化公立中医医院改革作为保障和改善民生的重要举措，将公立中医医院综合改革同步纳入公立医院综合改革总体部署，统筹安排，整体推进，全面推开县级公立中医医院综合改革，加快推进城市公立中医医院综合改革试点。

为深入贯彻落实《国务院办公厅关于全面推开县级公立医院综合改革的实施意见》（国办发〔2015〕33 号）、《国务院办公厅关于城市公立医院综合改革试点的指导意见》（国办发〔2015〕38 号）、《国务院办公厅关于推进分级诊疗制度建设的指导意见》（国办发〔2015〕70 号）和各个医改文件对公立中医医院综合改革政策要求，同步做好公立中医医院综合改革，充分发挥中医药（含民族医药，下同）特色优势，更好地服务百姓健康，现提出以下实施意见：

一、总体要求

（一）明确公立中医医院改革的总体要求

各地卫生计生行政部门和中医药管理部门要将公平可及、群众受益作为改革出发点和立足点，同步加快推进公立中医医院综合改革。坚持公立中医医院公益性的基本定位和以中医为主的办院方向，落实政府对公立中医医院的领导责任、保障责任、管理责任、监督责任，建立起维护公益性、调动积极性、保障可持续、发挥中医药特色优势的公立中医医院运行机制。坚持中医特色，在管理体制、运行机制、服务价格调整、医保支付、人事管理、收入分配、医疗监管等体制机制改革中，充分考虑中医医院和中医药服务特点，实行差别化的中医药改革政策措施，扶持和促进中医药事业发展。坚持探索创新，在国家确定的改革方向和原则下，鼓励地方发扬首创精神，大胆探索、锐意创新，突破制约中医药特色优势发挥的政策障碍，建立符合中医药发展规律和学术特点的体制、机制。

二、优化中医医疗资源配置

（二）明确公立中医医院功能定位

公立中医医院是我国医疗服务体系的主体之一，应当坚持维护公益性，充分发挥其在基本医疗服务提供、急危重症和疑难复杂疾病诊疗等方面的骨干作用，承担医疗卫生机构人才培养、医学科研、医疗教学等任务，承担法定和政府指定的公共卫生服务、突发事件紧急医疗救援、援外、国防卫生动员、支农、支边和支援社区等任务。三级中医医院主要是充分利用中医药技术方法和现代科学技术，提供急危重症、疑难复杂疾病的中医诊疗服务和中医优势病种的中医门诊诊疗服务。二级中医医院主要是充分利用中医药技术方法和现代科学技术，提供区域内常见病、多发病、慢性病的中医诊疗，急危重症患者的抢救，疑难复杂疾病向上转诊服务。

（三）做好中医医疗资源配置

各级卫生计生行政部门和中医药管理部门要根据《国务院办公厅关于印发全国医疗卫生服务体系规划纲要（2015~2020年）的通知》（国办发〔2015〕14号），按照中西医并重的原则，制定本地区区域卫生规划和医疗机构设置规划，根据人民群众日益增长的中医药服务需求，建立布局合理、规模适当、结构优化、层次分明、功能完善、运转高效的中医医疗服务体系。原则上，每个地市级区域至少设置1个市办中医医院，每个县级区域设置1个县办中医医院。暂不具备条件的，可在市办、县办综合医院设置中医类科室。公立中医医院床位数可以按照每千常住人口0.55张配置，各地要结合本地区实际情况，合理确定床位数配置标准。

（四）大力推进社会办中医

鼓励社会力量优先举办妇科、儿科、骨伤、肛肠等非营利性中医专科医院，发展中医特色的康复医院、护理院，支持提供中医特色的老年病等服务，引导其向规模化、多层次方向发展，满足人民群众多元化的中医药服务需求。鼓励举办只提供传统中医药服务的中医门诊部和中医诊所，根据《国务院办公厅关于印发中医药健康服务发展规划（2015~2020年）的通知》（国办发〔2015〕32号），医疗机构设置规划和区域卫生发展规划对这两类机构不作布局限制，取消具体数量和地点限制。支持社会办中医医疗机构提升服务能力，鼓励探索公立中医医院与社会办中医医疗机构加强业务合作的有效形式和具体途径，并探索开展多种形式的人才交流与技术合作。

三、建立公立中医医院运行新机制

（五）改变和优化公立中医医院收入结构

在改革以药补医机制中积极探索多种有效方式鼓励中医药服务提供和使用，严格落实药品集中采购和配备使用政策，按照总量控制、结构调整的办法，提高业务收入中中医药技术劳务性收入的比例，确保公立中医医院良性运行和发展。

（六）鼓励和规范中药饮片使用

切实落实取消药品加成（不含中药饮片）、控制药占比（不含中药饮片）等政策。规范中药饮片采购，确保中药饮片质量和采购公开透明。加强中药饮片合理应用监管，采取加强中药饮片处方质量管理、建立专项点评制度等措施严格控制中药饮片的不合理使用，防止医疗费用不合理增长和中药材资源浪费。

（七）加快理顺中医医疗服务价格

全面实施《全国医疗服务价格项目规范（2012年版）》。结合取消药品加成、财政补偿和医保支付水平的具体情况，合理提高中医医疗服务价格，充分体现中医和中医药人员技术劳务价值。改革中医医疗服务价格形成机制，积极探索按病种、按服务单元定价，引导医疗机构和医务人员发挥中医药特色优势。探索建立中医医疗服务价格动态调整机制。进一步理顺不同级别医疗机构间和医疗服务项目的比价关系。各地制订出台公立医院医疗服务价格改革方案时要将中医医疗服务价格调整作为重点之一，确保调整到位。

（八）切实落实政府投入责任

各级卫生计生行政部门和中医药管理部门积极协调财政等有关部门，在全面落实政府对符合规划的公立中医医院基本建设和设备购置、重点学科发展、人才培养、符合国家规定的离退休人员费用、政策性亏损，以及承担公共卫生任务和紧急救治、支农、支边公共服务等投入政策的基础上，进一步细化落实政府对公立中医医院的投入倾斜政策，研究制定有利于公立中医医院发挥中医药特色优势的具体补助办法。有条件的地区，可以积极协调有关部门探索开展针灸、治疗性推拿等中医非药物疗法财政补贴试点工作，对中医药服务人次、中医药住院床日、中药饮片处方进行补助。

四、落实医保对中医药服务的鼓励政策

（九）逐步扩大中医药报销范围

各级卫生计生行政部门和中医药管理部门要积极协调医保部门，切实落实国家基本医疗保险的有关政策规定，在规范中医非药物诊疗技术的基础上，逐步扩大纳入医保支付的医疗机构中药制剂、针灸、治疗性推拿等中医非药物诊疗技术范围，鼓励提供和使用适宜的中医药服务。适当提高新农合中医药报销比例。

（十）探索鼓励中医药特色优势发挥的医保支付政策

根据国家卫生计生委、国家发展改革委、财政部、人力资源社会保障部和国家中医药管理局《关于在县级公立医院综合改革试点工作中充分发挥中医药特色优势的通知》（卫计生发〔2013〕21号），在支付方式改革中，各地要充分考虑中医药和中医医院特点和实际情况，通过区分中医医院类型、级别、服务特色以及承担的基本医疗服务量等，积极协调医保部门合理确定医保付费总额控制指标和中医医院医

疗服务支付标准，尤其是在住院治疗中引导运用成本相对较低、疗效较好的中医诊疗项目。在确定单病种付费标准时，探索按区域内中、西医各病种综合平均成本测算，实现"同区域、同级别（医院）、同病种、同费用"。鼓励各地探索符合中医药和中医医院特点和实际情况的医保支付政策和措施，引导中医医院和医务人员充分发挥中医药特色和优势。

五、统筹推进管理体制、人事薪酬等改革

（十一）改革公立中医医院管理体制

落实公立中医医院人事管理、内部分配、运营管理等自主权。健全公立中医医院院长选拔任用制度，突出专业化管理能力，推进职业化建设。建立以公益性为导向、以中医药特色优势为关键指标的考核评价机制。国家中医药管理局在公立医疗卫生绩效评价体系和总体框架下建立公立中医医院绩效评价指标体系，组建绩效评价专家库，加强人员培训，对国家中医药管理局直属直管医院实施绩效评价。各地中医药管理部门会同有关部门在国家指标体系基础上，适当调整具体指标，建立完善本地区绩效评价指标体系。强化公立中医医院精细化管理，全面开展便民惠民服务，加强预约和分诊管理，创新中医诊疗服务模式，整合资源，优化医疗服务流程，改善患者就医环境和就医体验。深入开展优质护理服务。

（十二）建立符合中医药行业特点的人事薪酬制度

同步深化公立中医医院编制人事制度改革。落实公立中医医院用人自主权，对医院紧缺、高层次人才，可按规定由医院采取考察的方式予以招聘，结果公开。同步开展人事薪酬制度改革试点，完善绩效工资制度，合理确定中医药人员薪酬水平，着力体现中医药人员技术劳务价值，做到多劳多得、优绩优酬，并建立动态调整机制。

六、加强公立中医医院服务能力建设，推动建立分级诊疗制度

（十三）加强中医服务能力建设

建立由国家、区域中医诊疗中心（重点专科）和基层中医专科专病3个层次构成的中医专科专病防治体系，进一步强化临床诊疗中医思维，大力提升公立中医医院急危重症和疑难复杂疾病中医药诊疗能力，发挥中医药在急慢分治中的作用。按照"填平补齐"原则，进一步加强县级中医医院标准化建设，不断优化诊疗环境，大力推广实施中医医疗技术，引进现代科学技术，配备必要的诊疗设备，重点加强内科、外科、妇科、儿科、骨伤科、肛肠科、肿瘤科以及针灸、推拿等中医特色专科和临床薄弱专科、医技科室建设，提高中医优势病种诊疗能力和综合服务能力，为大病不出县发挥中医药作用。鼓励和引导中医优质医疗资源下沉基层，鼓励通过组建中医医联体、城乡对口支援或帮扶、推进中医类别医师多点

执业等多种措施，提高基层常见病、多发病和慢性病中医诊疗水平，提升急危重症的救治能力。加强基层医疗卫生机构中医药特色诊疗区建设，推广中医药综合服务模式，充分发挥中医药在常见病、多发病和慢性病防治中的作用。同步开展公立中医医院信息化建设，纳入区域性医疗卫生信息平台，实现电子健康档案、电子病历的连续记录和不同级别医疗卫生机构之间的信息共享，确保转诊信息畅通。

（十四）积极推动公立中医医院参与建立分级诊疗制度

初步实现三级中医医院优质医疗资源下沉，与基层医疗卫生机构建立分工协作机制，形成科学合理就医秩序。根据《国务院办公厅关于推进分级诊疗制度建设的指导意见》，充分发挥中医药的作用，对基层中医药服务体系不健全、能力较弱的地区，要区别对待中医医院，将中医医院中医门诊诊疗服务纳入首诊范围，充分发挥中医医院的服务能力，满足人民群众首诊看中医的需求。以高血压、糖尿病、肿瘤、心脑血管疾病等慢性病为突破口，同步开展中医药诊疗慢性病分级诊疗试点工作。鼓励中医类别医师积极参加签约医生团队，开展中医药健康教育和健康管理、危险因素干预和疾病防治。

国家卫生计生委
国家中医药管理局
2015 年 11 月 24 日

2. 国家中医药管理局印发文件

国家中医药管理局关于进一步加强督促检查工作的实施意见

国中医药办发〔2015〕2 号

各省、自治区、直辖市中医药管理局，新疆生产建设兵团卫生局，局各直属单位，局机关各部门：

根据《国务院办公厅关于进一步加强政府督促检查工作的意见》，结合中医药工作实际，现就进一步

加强督促检查工作提出如下实施意见。

一、进一步提高对加强督促检查工作的认识

督促检查工作是中医药工作的重要组成部分，是全面履行职责的重要环节，是落实重大决策部署的重要保障。长期以来，我局高度重视督促检查工作，制定印发了《国家中医药管理局督促检查工作制度》，各地、各部门不断加大督促检查力度，为各项重大决策部署落地生根、抓生实效发挥了重要作用。但也必须看到，一些地方和部门、单位对抓落实的认识不到位，对制度的执行不够自觉，工作作风不够扎实，既存在"中梗阻""最后一公里"落实不到位的问题，也存在选择性执行、象征性落实的现象。各地、各单位要从转作风、通政令的高度，进一步提高对督促检查工作意义的认识，做到件件有落实、事事有回音，确保中央决策部署贯彻落实，确保中医药重大任务重点项目执行实施。

二、进一步明确督促检查工作主要范围

（一）党中央国务院和国家卫生计生委重大决策和重要部署贯彻落实情况，重点是党中央国务院和国家卫生计生委文件、重要会议中明确规定需要贯彻落实事项和关于中医药工作的决策部署办理落实情况。

（二）党和国家领导人、国家卫生计生委负责同志重要批示指示办理落实情况。

（三）全国人大、全国政协要求我局及各级中医药管理部门办理的重大事项落实情况。

（四）党中央国务院各部门要求我局及各级中医药管理部门办理的重大事项的落实情况。

（五）全国中医药工作会议和全国性中医药专题专项会议决定、议定事项的落实情况，年度工作要点和重点工作任务执行情况，重大工程和重点项目等实施情况。

（六）局党组会议、局长会议、局长办公会等重要会议决定、议定事项的落实情况，局领导重要批示指示办理落实情况。

（七）其他需要向上级或领导同志报送办理结果事项的落实情况。

三、进一步强化督促检查工作责任

（一）分级负责。局主要负责人负总责，分管局办公室的局领导具体负责，局机关各部门、局各直属单位和各级中医药管理部门主要负责人负责对本部门、本单位和本地区的督促检查。

（二）分工负责。党中央国务院和国家卫生计生委重大决策和重要部署贯彻落实，领导同志重要批示指示办理落实，全国中医药工作会议和局党组会议、局长会议、局长办公会等重要会议决定议定事项落实，年度工作要点和重点工作任务执行等的督促检查，主要由局办公室负责。党中央国务院各部门要求我局及各级中医药管理部门办理的重大事项落实，全国性中医药专题专项会议决定、议定事项落实，年度重点工作任务执行，重大工程和重点项目实施等的督促检查，主要由局机关各部门根据职责分工分别负责。

（三）统筹配合。局办公室负责综合协调，局机关各部门、局各直属单位和各级中医药管理部门负责组织实施。围绕具体承办事项，局办公室研究提出督促检查工作计划，确定承办部门。局办公室对决策事项落实涉及几个职能部门的，要协调确定牵头或主办单位。各承办部门、单位负责督促检查工作的组织实施并按时反馈办理情况。局办公室要通过提高政务信息化管理水平，从而进一步加强督促检查工作的要求。

四、进一步完善督促检查工作制度

（一）限期报告制度。各承办部门要按照要求，认真办理党和国家领导人、国家卫生计生委负责同志重要批示指示，并及时主动报送办理情况。

对有明确时限要求的事项，承办部门要按规定时限反馈结果。无明确时限要求的，特急件要在3个工作日内反馈结果，急件要在5个工作日内反馈结果，普通件要在7个工作日内反馈结果；需要调查研究并起草有关文件的，一般应当在1个月内反馈结果。确因情况复杂等原因，难以在规定时限办结或反馈的，各承办部门要及时主动向局办公室秘书一处说明情况。

全国中医药工作会议、全国性中医药专题专项会议决定、议定事项，年度工作要点和重点工作任务、重大工程和重点项目等，除有明确的办理时限外，各承办部门要于每个季度末将承办任务进展情况进行汇总，向局办公室秘书一处书面反馈情况。

局党组会议、局长会议和局长办公会等重要会议决定、议定事项，除会议明确提出办理时限要求外，各承办部门原则上要在会议纪要印发后20个工作日内办理完成，并将结果反馈局办公室秘书一处。有特殊原因不能办结的，要书面说明原因和预计完成时间。

（二）调查复核制度。对各级中医药管理部门报告的关于中医药重大决策部署、重大工程和重点项目落实情况，局机关各部门要根据职责分工定期督促检查，并选择社会关注度高、影响面大的事项进行实地调查复核。对重点督查事项，视情况开展"回头看""再督查"，以切实增强督查实效。

（三）情况通报制度。局办公室每月将各部门办理的党和国家领导人、国家卫生计生委负责同志重要批示指示，落实局党组会议、局长会议、局长办公会等重要会议决定、议定事项的督查工作情况进行汇总，编印《督查工作专报》，印送各位局领导和局机关各部门，并视情况印送其他承办部门。局办公室要定期总结抓落实工作成效明显部门的工作经验，交流推广；对工作进展缓慢、落实不力的部门，要责成其报告原因，提出改进意见。

（四）责任追究制度。局机关各部门、局各直属单位和各级中医药管理部门主要负责人是本部门、本单位督促检查工作的第一责任人。对出现逾期办理党和国家领导人、

国家卫生计生委负责同志重要批示指示，或办理不符合要求（含上报文件质量），或出现工作进展缓慢、任务落实不到位的情形，要根据有关规定追究相关部门主要负责人和经办人的责任。

（五）督查调研制度。对党中央、国务院关于中医药工作的重大决策部署，以及局党组会议、局长会议做出的重大决策部署的贯彻落实情况，局办公室要结合局机关综合调研督导计划适时组织力量，会

同相关部门，深入地方开展督查调研，及时发现问题，并提出督促检查工作的改进建议。

国家中医药管理局
2015 年 1 月 14 日

关于印发《国家中医药管理局政府信息公开办法》的通知

国中医药办发〔2015〕4 号

局各直属单位、局机关各部门：

为推进和规范国家中医药管理局政府信息公开工作，保障公民、法人和其他组织对中医药工作的知情权、参与权和监督权，提高依法

行政水平，根据《中华人民共和国政府信息公开条例》和相关法律、法规，结合中医药工作实际，我局研究制定了《国家中医药管理局政府信息公开办法》，现印发

实施。

国家中医药管理局
2015 年 1 月 21 日

附　　　　国家中医药管理局政府信息公开办法

第一章 总 则

第一条 为推进和规范国家中医药管理局政府信息公开工作，保障公民、法人和其他组织对中医药工作的知情权、参与权和监督权，提高依法行政水平，根据《中华人民共和国政府信息公开条例》和相关法律、法规，制定本办法。

第二条 本办法所称政府信息，是指国家中医药管理局在依法履行职责过程中制作或者获取的，以一定形式记录、保存的信息。

第三条 国家中医药管理局政务公开工作领导小组负责指导、协调、监督局机关政府信息公开工作，研究决定政府信息公开工作中的重大问题。

第四条 国家中医药管理局政务公开工作领导小组下设办公室（以下简称领导小组办公室），主要职责是：

（一）组织局机关落实政府信息公开的法律、法规、规章和有关文件精神；

（二）研究制定局机关政府信息

公开相关制度和工作计划；

（三）组织编制局机关政府信息公开指南、公开目录；

（四）组织协调局机关政府信息公开保密审查等各项工作，督促检查及考核局机关政府信息公开工作；

（五）统一受理和协调办理公民、法人或者其他组织依法向国家中医药管理局提出的政府信息公开申请，对各相关责任部门的办理和答复工作进行督查、督办，审核和送达依申请公开政府信息的答复；

（六）承担与政府信息公开有关的其他工作。

领导小组办公室的日常工作由局办公室承担。

第五条 局机关各部门负责职责范围内的政府信息公开工作，对公开的政府信息进行保密审查。各部门主要负责人为本部门政府信息公开工作的第一责任人。

第六条 政府信息公开工作应当遵循为民服务、依法依规、公开透明、同步部署、善用媒体的工作原则。

第七条 政府信息公开应当及

时、准确。对影响或者可能影响社会稳定、虚假或者不完整的信息，局机关相关部门应主动或在领导小组办公室指导下，在职责范围内发布准确的政府信息予以澄清。

第八条 公开的政府信息，不得损害国家利益、公共利益和他人的合法权益。

第二章 公开的范围

第九条 符合下列要求之一的政府信息，应当主动向社会公开：

（一）机构职能，包括国家中医药管理局及内设机构、直属和联系单位等的机构设置、主要职责、领导简介以及办事指南等；

（二）政策法规，包括国家中医药管理局出台的政策文件和规范性文件及相关解读；

（三）规划计划，包括中医药事业中长期发展规划、中医药工作专项规划、年度中医药工作要点、中医药专项工作方案等；

（四）部门预算、决算以及审计情况，中医药专项等项目招标、实施、验收等情况；

（五）中医药行业标准，包括由国家中医药管理局批准发布的各类技术标准；

（六）全国中医药事业发展统计信息；

（七）中医药重大或突发公共事件的发布及应急预案、应对措施等情况；

（八）考试录用公务员干部的条件、程序、结果等情况；

（九）中医类别执业医师（助理医师）资格、专业技术资格等考试、注册等情况，中医药行业特有工种职业技能鉴定有关政策、规定和办法等；

（十）信访、投诉、举报受理部门联系方式；

（十一）国家法律、法规及有关规定应当主动公开的其他政务信息。涉及公民、法人或者其他组织切身利益的，或需要社会公众广泛知晓或参与的其他信息。

第十条　制定与群众利益密切相关的规范性文件和标准，原则上要公布草案，向社会征求意见。

第十一条　下列政府信息不予公开：

（一）涉及国家秘密的；

（二）涉及商业秘密的；

（三）涉及个人隐私或者公开后可能对个人隐私权造成不当侵害的；

（四）内部管理信息以及正在调查、讨论、审议、处理过程中的政府信息；

（五）法律、法规规定不予公开的其他情形。

第十二条　局机关各部门应当依照《中华人民共和国保守国家秘密法》《国务院办公厅关于进一步做好政府信息公开保密审查工作的通知》、国家中医药管理局保密工作的有关规定以及其他法律、法规，对拟公开的政府信息进行保密审查。

第三章　主动公开的程序和方式

第十三条　局机关各部门应当按照本办法第九条、第十条确定的主动公开范围，在各自职责范围内，按照规定程序，及时主动地向社会公开。

在主动公开范围内，各部门认为不宜公开的事项，应当提出书面理由，经本部门主要负责人核签后，报领导小组办公室审核。

第十四条　属于主动公开范围的政府信息，应当自形成或者变更之日起20个工作日内予以公开。法律、法规对政府信息公开期限另有规定的，从其规定。

第十五条　凡主动公开重大政策、重要文件、涉及敏感问题和热点问题的专项工作等，具体承办部门须提供相应的政策解读文件，与主动公开信息同步发布。

第十六条　主动公开的信息，应当通过国家中医药管理局网站（网址为 www.satcm.gov.cn）发布，同时可以采取新闻发布会、报刊、广播、电视、官方微博、官方微信等辅助性公开形式。

第四章　依申请公开的程序和方式

第十七条　除本办法第九条、第十条规定主动公开的政府信息外，公民、法人或者其他组织还可以根据自身生产、生活、科研等特殊需要，向国家中医药管理局提出政务信息公开申请。申请应当采用书面形式（包括数据电文形式，可从国家中医药管理局政府网站下载申请表）。

政府信息公开申请应当包括下列内容：

（一）申请人的姓名或者机构名称、联系方式；

（二）申请公开的政府信息的理由、内容描述；

（三）申请公开的政府信息的形式要求。

第十八条　领导小组办公室归口管理依申请公开政府信息工作，负责依申请公开政府信息工作的组织落实。

各部门负责依申请公开政府信息的保密审查、政策把关和答复告知书的拟定。

第十九条　收到政府信息公开申请应当在收到申请之日起15个工作日内予以答复；如需延长答复期限的，应当经领导小组办公室同意，并告知申请人，延长答复的期限最长不得超过15个工作日。

第二十条　承办部门或领导小组办公室认为申请公开的政府信息涉及重大和敏感事项的，可报请分管局领导审定。对涉及公民、法人和其他组织重大利益，或者可能引起重大社会影响的重要政府信息，除履行以上程序外，须报请局政务公开工作领导小组主要负责人审定。

第二十一条　承办部门对依申请公开的政府信息不能确定是否可以公开时，应当依照法律、法规和有关规定，报有关主管部门确定。

第二十二条　承办部门认为申请公开的政府信息涉及第三方商业秘密、个人隐私的，应当书面征求第三方意见，第三方不同意公开的，一般不得公开；但承办部门认为不公开可能对公共利益造成重大影响的，应当经领导小组办公室批准后予以公开，并将决定公开的政府信息内容和理由书面通知第三方。

征求第三方意见所需时间不计算在本办法第十九条规定的期限内。

第二十三条　对公开政府信息的申请，根据下列情况分别作出答复：

（一）属于已公开范围的，应当告知申请人获取该政府信息的方式和途径；

（二）属于不予公开范围的，应当告知申请人并说明理由；

（三）依法不属于国家中医药管理局或者该信息不存在的，应当告知申请人。对能够确定该信息的公开机关的，应当告知申请人该行政机关的名称、联系方式；

（四）申请内容描述及公开形式要求等不明确的，应当告知申请人作出更改、补充。

第二十四条　依申请公开政府信息，应当按照申请人要求的形式予以提供；无法按照申请人要求形式提供的，可以通过安排申请人查阅相关资料、提供复制件或者其他适当形式提供。

第二十五条　依申请提供政府

信息，除可以收取检索、复制、邮寄等成本费用外，不得收取其他费用。不得通过其他组织、个人以有偿服务方式提供政府信息。

第五章 监督和保障

第二十六条 政府信息公开工作所需经费纳入部门年度预算。

第二十七条 将政府信息公开工作纳入机关绩效考核和党风廉政建设责任制考核。

第二十八条 领导小组办公室定期对各部门政府信息公开工作情况进行督促检查，发现问题及时纠正。

第二十九条 国家中医药管理局政务公开工作领导小组每年对各部门政府信息公开工作进行考核，对成绩优异的予以表彰；对工作不力的，按规定予以处理。考核的主要内容是：

（一）主动公开的政府信息是否及时公开；

（二）依申请公开的政府信息是否及时答复；

（三）对申请人依法可以获得的政府信息是否及时提供；

（四）对主动公开和依申请公开的政府信息是否进行保密审查；

（五）对群众举报或投诉的问题，是否及时进行整改。

第三十条 每年3月31日前公布上一年度政府信息公开工作年度报告。年度报告应当包括下列内容：

（一）主动公开政府信息的情况；

（二）依申请公开政府信息和不予公开政府信息的情况；

（三）政府信息公开的收费及减免情况；

（四）因政府信息公开申请行政复议、提起行政诉讼的情况；

（五）政府信息公开工作存在的主要问题及改进情况；

（六）其他需要报告的事项。

第三十一条 对违反本办法，给政府信息公开工作带来不利影响、造成不良后果的，对有关部门予以批评教育和限期整改，情节严重的，依据有关规定给予处理。

第六章 附 则

第三十二条 国家中医药管理局直属单位的信息公开工作参照本办法。

第三十三条 本办法自印发之日起施行。

关于印发《国家中医药优势特色教育培训基地管理办法（试行）》的通知

国中医药人教发〔2015〕5号

各省、自治区、直辖市卫生计生委、中医药管理局，中国中医科学院，北京中医药大学：

为规范和加强对国家中医药优势特色教育培训基地运行管理，提高国家中医药优势特色教育培训基地的管理能力和服务水平，现将我局制定的《国家中医药优势特色教育培训基地项目管理办法（试行）》印发给你们，请认真贯彻执行。在执行过程中有何意见和建议，请及时与我局人事教育司师承继教处联系。

联系人：曾兴水
联系电话：010-59957647（传真）
邮 箱：scjjc@satcm.gov.cn

国家中医药管理局
2015年1月21日

附 **国家中医药优势特色教育培训基地管理办法（试行）**

第一章 总 则

第一条 根据《医药卫生中长期人才发展规划（2011~2020年）》，为保障中医药传承与创新人才工程实施，规范和加强国家中医药优势特色教育培训基地运行管理，推动中医药人才培养体系建设，特制定本办法。

第二条 国家中医药优势特色教育培训基地（以下简称国家优势特色基地）是指经国家中医药管理局认定，以传承中医药优势特色、提高中医药服务能力为基本内容开展教育培训的中医药机构，是传承中医药优势特色、培养掌握运用中医药优势特色骨干人才的服务平台。

第三条 国家优势特色基地根据地域和各专业领域发展需要，按照"优化布局、突出特色、资源共享、注重实效"的原则，实行分期分批建设、分级分类管理、动态评估调整。

第二章 管理职责

第四条 国家优势特色基地由国家中医药管理局和各省级中医药管理部门组织实施和监督管理。

第五条 国家中医药管理局根据需要组建专家委员会指导国家优势特色基地开展管理和建设工作，主要职责是：

（一）根据培训需求及各地的培

训能力，统筹规划国家优势特色基地的数量和分布。负责国家优势特色基地的设立、调整和撤销。

（二）组织制定国家优势特色基地建设、管理和发展的相关政策、规章和计划。

（三）指导国家优势特色基地的建设与发展，并在政策上予以扶持。

（四）组织对国家优势特色基地进行评估、考核和监督。

（五）组织国家优势特色基地开展交流，组建国家优势特色基地数据库，实现资源共享。

第六条　省级中医药管理部门负责国家优势特色基地的组织实施和管理监督，主要职责是：

（一）负责国家优势特色基地的申报审核和推荐工作。

（二）组织制定国家优势特色基地的年度发展规划和培养计划。

（三）指导、监督国家优势特色基地的建设与管理。

（四）对国家优势特色基地承担的工作任务开展督导检查。

（五）对国家优势特色基地进行年度评估与考核，并将结果报国家中医药管理局。

第七条　获准设立国家优势特色基地的中医药医疗、教育、科研及其他机构是国家优势特色基地的建设单位，主要职责是：

（一）负责建立健全基地管理机构，配备专门人员，制定本基地的运行管理办法。

（二）凝练中医药优势特色，制订培养计划和培养方案。负责培养对象的招录、培训、考核、长期指导等中医药人才培养的具体实施工作。

（三）承担本基地运行管理的各种具体事宜。

第三章　基地设立

第八条　国家优势特色基地主要设为中医临床、中药、管理、健康服务业、中医护理等类别。

第九条　设立国家优势特色基地的单位应具有突出的中医药优势特色、丰富的培训经验，在本地区和本行业具有一定影响，并具备以

下基本条件：

（一）中医药优势特色突出且较大规模的中医药医疗、教育、科研、医药企业等机构。

（二）能为基地基本建设和日常工作提供配套经费保障。具备相对独立的能够满足培训需求的教学场所等相应的硬件设施。

（三）具有一批全国知名的学术、学科带头人和结构合理、相对稳定的师资队伍。

（四）有专（兼）职管理人员。有健全的组织管理、考核管理、培训登记管理、培训经费管理、后勤保障管理以及规范的培训效果评估、跟踪反馈等管理制度。

第十条　国家优势特色基地分期分批进行申报及评定。

（一）遵循自愿原则，具备条件的单位自愿申报。

（二）省级中医药管理部门根据区域卫生规划及中医药服务需求等现状，对申报单位的申报材料审核后提出推荐意见，报国家中医药管理局。

（三）国家中医药管理局组成专家评审委员会，对申报材料进行审核、论证和评审，并对通过评审的机构予以认定。

第十一条　经认定的国家优势特色基地由国家中医药管理局统一公布，并授予国家中医药优势特色教育培训基地（××）匾牌。

第四章　基地任务

第十二条　国家优势特色基地为培训人员提供优质高效的培训服务，注重传承中医药优势特色，并结合新理论和新技术，增强培训人员的中医药思维能力、服务能力和创新能力。

第十三条　根据自身的特色优势确定培养内容，承接国家中医药管理局交办的国家级中医药人才培养项目，重点培养中医药领军人才、骨干师资、相关领域骨干人才等。

第十四条　总结凝练中医药优势特色，利用优质师资资源，录制系列中医药优势特色教育培训精品视频共享课程，构建培训资源共享

平台，促进中医药优势特色的广泛传承和发扬。

第十五条　承担各级中医药管理部门交办的人才培养项目。

第十六条　围绕特色优势积极开展中医药继续教育活动，每年至少举办2项国家级中医药继续教育项目。

第十七条　鼓励国家优势特色基地充分利用自身资源优势，在保障政府人才培训任务的基础上，主动为社会上各类单位和专业技术人员提供业务培训、岗位进修、能力提升等服务。

第十八条　结合所承担的教育培养任务，开展不同类型、不同层次的中医药人员培养标准和教学模式研究，健全完善中医药人才培养体系。

第五章　基地运行

第十九条　国家优势特色基地制订科学、严谨的培训方案，建立严格的培训管理制度并规范化地实施，强化全过程监管和培训效果考核。

第二十条　国家优势特色基地在各级中医药管理部门的指导下，根据自身的特色优势和培训能力，确定培训内容和制订年度培训计划，并及时将培训内容、培训计划、报名条件、招收程序等信息通过网络或其他适宜形式予以公布。

第二十一条　国家优势特色基地做好培训对象的管理工作，负责为培训对象创造良好的学习和生活条件。

第二十二条　国家优势特色基地建立科学规范、切合实际、行之有效的培训考核机制，确保培训质量。

第六章　监督管理

第二十三条　国家中医药管理局对国家优势特色基地实行动态管理，坚持合理布局、总量控制、定期评估、优胜劣汰的原则，进行定期检查评估和不定期抽查，并将有关结果予以公布。检查评估或抽查结果作为调整、撤销国家优势特

色基地及下一阶段任务分配的重要依据。

第二十四条 省级中医药管理部门定期检查考核国家优势特色基地的师资队伍建设情况、经费使用情况、设施配套情况、制度执行情况、教育培训任务完成情况、培训效果及后续跟踪情况等主要内容，每年12月31日前对基地作出优秀、合格、不合格的评价结果。

第二十五条 国家优势特色基地根据培训需求制订年度任务计划，并于每年12月31日前，将年度计划执行情况总结和下一年度计划报经所在省（区、市）中医药管理部门审核后，报国家中医药管理局备案。

第二十六条 国家优势特色基地周期一般为5年，周期结束后，需重新申报认定。

第七章　保障措施

第二十七条 国家中医药管理局为国家优势特色基地建设提供政策和项目支持，支持国家优势特色基地承办中医药人才培养项目和举办国家级中医药继续教育项目。

第二十八条 省级中医药管理部门应在政策扶持、项目支持、师资队伍建设、资源整合、培训宣传等多方面为国家优势特色基地提供支持。

第二十九条 国家优势特色基地的建设单位应为基地的基础建设和日常工作提供配套经费。国家优势特色基地为社会提供中医药优势特色教育培训服务时，可按照有关规定适当收取培训费用。收取的相关费用优先用于保障基地的建设和发展。

第三十条 支持国家优势特色基地加强与企业、高校和科研院所的合作，促进中医药优势特色成果转化，并根据需要组织开展经验交流和成果推广等活动。

第八章　附　则

第三十一条 本办法由国家中医药管理局负责解释。

第三十二条 本管理办法自发布之日起施行。

关于印发《国家中医药管理局行政复议与行政应诉管理办法》的通知

各省、自治区、直辖市卫生计生委、中医药管理局，局机关各部门，局各直属单位：

为加强我局行政复议与行政应诉工作的管理，依法办理行政复议和行政应诉事项，切实保护公民、法人和其他组织的合法权益，我局依据有关法律、法规，起草制定了《国家中医药管理局行政复议与行政应诉管理办法》。现印发给你们，请遵照执行。

国家中医药管理局
2015 年 3 月 24 日

附　　国家中医药管理局行政复议与行政应诉管理办法

第一章　总　则

第一条 为规范国家中医药管理局的行政复议和行政应诉工作，依法办理行政复议和行政应诉事项，切实保护公民、法人和其他组织的合法权益，根据《中华人民共和国行政复议法》及其实施条例、《中华人民共和国行政诉讼法》等法律、法规，结合工作实际制定本办法。

第二条 国家中医药管理局办理行政复议和行政应诉案件，适用本办法。

涉及纪检、监察、审计、信访等事项，根据有关规定处理和申诉，不适用本办法。

第三条 本办法所称行政复议机关是指国家中医药管理局，行政复议机构是指国家中医药管理局行政复议办公室。

行政复议办公室日常工作由国家中医药管理局法制工作部门具体负责，履行下列职责：

（一）审查向国家中医药管理局提出的行政复议申请是否符合法定条件和程序；

（二）向有关组织和人员调查取证，查阅文件和资料，组织复议听证；

（三）组织审理由国家中医药管理局受理的行政复议案件，提出处理建议，拟订行政复议决定；

（四）处理或者转送行政复议法第七条所列有关规定的审查申请；

（五）承办国务院行政复议裁决案件中要求国家中医药管理局办理的事项；

（六）依职责权限，督促省、自治区、直辖市中医药管理部门受理行政复议申请和履行行政复议决定；

（七）办理行政复议法第二十九条规定的行政赔偿等事项；

（八）对有关行政机关违反行政复议法规定的行为依照规定的权限和程序提出处理意见；

（九）研究行政复议工作中发现的问题，及时向有关机关或部门提出意见和建议；

（十）组织办理涉及国家中医药管理局的行政应诉事项；

（十一）指导和监督省、自治区、直辖市中医药管理部门的行政复议和行政应诉工作；

（十二）办理行政复议、行政应诉案件统计和重大行政复议决定备案事项；

（十三）开展中医药行业行政复议相关法律、法规宣传、培训等工作；

（十四）负责国家中医药管理局行政复议及行政应诉其他相关事宜。

第四条　局机关各部门负责其主管业务范围内的行政复议和行政应诉工作，并明确一位部门领导分管，其主要职责是：

（一）对由本部门以国家中医药管理局名义直接作出的具体行政行为而发生的行政复议案件，以及依据行政复议法第七条所提出的有关规定的审查申请，提出书面答复并提供相关证据、依据等材料；

（二）协助行政复议办公室审理本部门主管业务范围内的、因省、自治区、直辖市中医药管理部门的具体行政行为而发生的行政复议案件，并提出书面处理意见；

（三）负责由本部门以国家中医药管理局名义作出的具体行政行为而发生的行政诉讼案件的应诉工作，并确定人员作为我局诉讼代理人出庭应诉；

（四）负责因行政复议申请人不服复议决定而发生涉及本部门以国家中医药管理局名义直接作出的具体行政行为的行政诉讼案件的应诉工作，并确定人员作为我局诉讼代理人出庭应诉；

（五）协同行政复议办公室承办其他与本部门主管业务范围有关的行政复议和行政诉讼工作；

（六）及时履行行政复议决定。

第五条　审理行政复议案件，应当由 2 名以上行政复议工作人员参加，并配备必需的办案设施、设备。

第二章　行政复议

第六条　国家中医药管理局行政复议的管辖范围是：

（一）对国家中医药管理局直接作出的具体行政行为不服而申请的；

（二）对国家中医药管理局直接委托的其他组织作出的具体行政行为不服而申请的；

（三）对省、自治区、直辖市中医药管理部门或其委托的其他组织所作出的具体行政行为不服而申请的；

（四）国务院指定管辖的行政复议案件；

（五）法律、法规规定的其他应当由国家中医药管理局受理的行政复议案件。

公民、法人或者其他组织认为国家中医药管理局和省、自治区、直辖市中医药管理部门的具体行政行为所依据的除法律、法规、规章和国务院文件以外的规定不合法的，可以依照行政复议法第七条的规定，在对具体行政行为申请行政复议时，一并向国家中医药管理局提出对该规定的审查申请。

第七条　向国家中医药管理局提起行政复议的，由行政复议办公室统一受理。行政复议办公室应当对收到的行政复议申请进行登记。

申请人书面申请行政复议的，可以采取当面递交、邮寄、传真的形式提出。申请人口头申请行政复议的，行政复议办公室工作人员应当制作行政复议申请记录，并由申请人签字确认。

局机关其他部门收到书面行政复议申请的，应于当日即时转送行政复议办公室。

第八条　行政复议办公室在收到行政复议申请后，应当主要审查下列事项：

（一）是否符合法定申请期限；

（二）是否有明确的申请人和符合规定的被申请人，或是否符合行政复议法第十条规定的情形；

（三）是否有明确的行政复议请求和理由；

（四）是否属于法定的行政复议范围和行政复议管辖范围；

（五）是否已向人民法院提起行政诉讼，或已向其他行政机关申请行政复议。

行政复议办公室应当在收到行政复议申请之日起 5 日内，对复议申请进行审查，并依法处理。

第九条　行政复议办公室应当在受理行政复议申请之日起 7 日内将复议申请书副本或者行政复议申请笔录复印件发送被申请人。

被申请人应当在收到复议申请书副本或者行政复议申请笔录复印件之日起 10 日内向行政复议办公室提出书面答复，并提交当初作出具体行政行为的证据、依据和其他材料。

具体行政行为由局两个以上部门共同作出的，共同作出具体行政行为的部门应当协商一致后，按规定提出书面答复；协商不成的，由局领导指定其中一个部门，按规定提出书面答复。

第十条　行政复议答复书应当载明下列事项，并加盖被申请人印章或局有关部门印章：

（一）被申请人的名称、地址、法定代表人的姓名、职务，委托代理人的姓名、工作部门；

（二）作出具体行政行为的事实依据及有关的证据材料；

（三）作出具体行政行为所依据的法律、法规、规章和规范性文件的具体条款；

（四）对申请人具体复议请求的意见和理由；

（五）作出答复的日期。

提交的证据材料应当分类编号，并简要说明证据材料的来源、证明对象和内容。

第十一条　行政复议原则上采取书面审查的办法。对重大、复杂的案件，申请人提出要求或者行政复议办公室认为必要时，可以采取实地调查、听证等其他方式审理。

重大、复杂的行政复议案件应当提交局长会议讨论决定。

第十二条 行政复议办公室决定举行听证或需要实地调查的，被申请人或局有关部门应当配合，并派人参加。

第十三条 行政复议办公室在必要时可以委托下级中医药管理部门或组织进行调查。

委托调查，必须提出明确的内容和要求。受委托机关或组织可以主动补充调查，并按要求的期限完成调查。因故不能完成的，应当在要求的期限内向行政复议办公室主动说明情况。

第十四条 行政复议申请人一并提出对被申请人作出的具体行政行为所依据的规定进行审查的，应当根据情况作出以下处理：

（一）该规定是由国家中医药管理局制定的，应当在 30 日内依法作出处理结论；

（二）该规定是其他行政机关制定的，应当在 7 日内将有关材料转送制定该规定的行政机关依法处理。处理期间，国家中医药管理局中止对具体行政行为的审查。

第十五条 依法中止的行政复议案件，中止的情形消除后，应当在 5 日内恢复审理，并书面通知当事人。

第十六条 行政复议办公室按照自愿、合法的原则，可以组织对行政复议案件进行调解。

第十七条 行政复议决定做出前，申请人要求撤回行政复议申请的，经说明理由，可以撤回；撤回行政复议申请的，行政复议终止。

第十八条 行政复议办公室根据审理情况，向局领导提出复议决定建议：

（一）被申请人作出的具体行政行为认定事实清楚、证据确凿、适用依据正确、程序合法、内容适当的，予以维持；

（二）被申请人不履行职责的，责令其在一定期限内履行；

（三）被申请人作出的具体行政行为主要事实不清、证据不足、适用法律依据错误或不当、违反法定程序、超越或者滥用职权以及明显不当的，建议撤销、变更或者确认该具体行政行为违法。撤销或者确认具体行政行为违法的，可以责令被申请人在一定期限内重新作出具体行政行为；

（四）被申请人不按规定提出书面答复、提交当初其作出具体行政行为的证据、依据和其他材料的，视为该具体行政行为没有证据、依据，撤销该具体行政行为；

（五）申请人认为行政机关不履行法定职责申请行政复议的，行政复议办公室受理后发现该行政机关没有相应法定职责，或者在受理前已经履行法定职责的；或者受理后发现该行政复议申请不符合受理条件的，驳回行政复议申请。

第十九条 申请人在申请行政复议时可以一并提出行政赔偿请求，对符合国家赔偿法有关规定应当给予赔偿的，行政复议办公室在建议撤销、变更具体行政行为或者确认具体行政行为违法时，应当同时提出被申请人依法给予赔偿的建议。

第二十条 行政复议不予受理、维持、撤销、变更、确认违法、驳回和终止的决定，由局领导签发，加盖局印章并依法送达。

第二十一条 行政复议案件办结后，行政复议办公室应当将案件文书立卷归档。

第三章 行政应诉

第二十二条 人民法院送达的行政起诉状副本由行政复议办公室统一接收。公文收发部门或者其他部门收到人民法院送达的行政起诉状副本的，应当于当日即时转送行政复议办公室。

第二十三条 行政复议办公室对行政起诉状副本进行登记后，交由作出原具体行政行为的局有关部门办理。

第二十四条 局有关部门应当在收到行政起诉状副本之日起 5 日内拟出答辩状，并将作出具体行政行为的证据和材料原件一并送行政复议办公室。

答辩状及有关材料经行政复议办公室审核后，报请局领导审定，并按法定期限报送人民法院。

第二十五条 局有关部门确定一名诉讼代理人，经行政复议办公室推荐，报局领导决定。必要时，可以委托律师担任诉讼代理人。

行政复议办公室根据局领导决定，办理授权委托书等材料。

行政复议办公室负责为诉讼代理人办理授权委托书等材料。

第二十六条 行政诉讼案件结案后，诉讼代理人应当将案件文书在案件审理完毕后 10 日内交行政复议办公室立卷归档。

第二十七条 人民检察院的检察建议书和人民法院的司法建议书，由行政复议办公室统一接收。经登记后交由局有关部门办理。

局有关部门应当在收到检察建议书、司法建议书之日起 10 日内拟出答复意见，经行政复议办公室审核后，报请局领导审定，并按法定期限报送人民检察院、人民法院。

第四章 指导和监督

第二十八条 省、自治区、直辖市中医药管理部门无正当理由不予受理公民、法人或者其他组织依法提出行政复议申请的，行政复议办公室应当依法提出处理意见，报局领导批准后，督促其受理；经督促仍不受理的，应当责令其限期受理，必要时也可以直接受理。

第二十九条 被申请人不履行或无正当理由拖延履行行政复议决定的，由行政复议办公室提出处理意见，经局领导批准后，责令被申请人限期履行。

被申请人应当及时将履行情况报送国家中医药管理局。

第三十条 行政复议办公室在行政复议过程中发现下级部门相关行政行为违法或者需要做好善后工作的，可以提出处理意见，制作行政复议意见书送达有关部门。有关部门应当认真研究处理，并在 60 日内将处理结果报行政复议办公室。

行政复议办公室在行政复议过程中，发现法律、法规、规章实施中带有普遍性的问题，可以提出行政复议建议，制作行政复议建议书，向有关机关提出完善制度和改进行政执法的建议。

第三十一条　有下列情形之一的，国家中医药管理局可以直接或者责成有关部门对直接负责的主管人员和其他直接责任人员给予批评，直至行政处分：

（一）拒绝履行复议决定的；

（二）逾期不提供有关材料、证据和答辩状的；

（三）不接受委托出庭或者严重失职的。

第五章　附　则

第三十二条　国家中医药管理局行政复议和行政应诉工作经费由国家中医药管理局专项列支，不得向当事人收取任何费用。

本办法有关"5日""7日"的规定是指工作日，不含节假日。

第三十三条　本办法自发布之日起施行。

国家中医药管理局关于全面推进中医药法治建设的指导意见

国中医药法监发〔2015〕9号

各省、自治区、直辖市中医药管理局、中医处，新疆生产建设兵团卫生局，局各直属单位，局机关各部门：

为深入贯彻党的十八大、十八届三中、四中全会精神和习近平总书记系列重要讲话精神，全面落实《中共中央关于全面推进依法治国若干重大问题的决定》（以下简称《决定》），推动中医药事业改革发展，现就全面推进中医药行业法治建设提出如下意见。

一、深刻认识全面推进中医药法治建设的重要意义

全面推进中医药法治建设，是贯彻依法治国基本方略在中医药行业的具体实践，是全面建成法治政府、建设法治中国宏伟目标的重要组成部分。贯彻落实《决定》精神，加强中医药行业法治建设，对于促进中医药治理体系和治理能力现代化，推进中医药事业改革发展，进一步发挥好中医药的"五种资源"优势，服务经济社会发展，维护和增进人民群众健康有着重要而深远的意义。当前，中医药事业发展步入法制化轨道，中医药管理部门依法行政意识和能力不断增强，广大党员干部守法意识不断提高，人民群众健康权益得到有效维护，法治建设取得显著进步。但也必须清醒地看到，同全面推进依法治国的要求相比，中医药行业法治建设还面临许多问题和挑战，主要表现在：

中医药相关的法律制度体系建设存在滞后与不足，还不能适应中医药改革发展需要；中医药执法监督体系尚不完善，监督执法能力不足，还存在监督不到位的现象；部分党员干部包括一些领导干部依法办事观念不强、能力不足，法治意识还有待进一步提高。中医药管理部门和广大党员干部要自觉把思想和行动统一到党的十八届四中全会精神上来，全面贯彻落实《决定》的部署和要求，以强烈的使命感、紧迫感，在新的历史起点上全面推进中医药法治建设。

二、全面推进中医药法治建设的总体目标和基本要求

（一）总体目标

贯彻落实党的十八届四中全会精神，走中国特色社会主义法治道路，坚持立法先行，发挥立法引领和推动作用，力争到2020年形成有中医药特点、相对系统完整、与中医药发展相适应的中医药法律体系。中医药法律、法规得到全面正确实施，党员干部法治思维和依法办事能力明显增强，中医药治理体系和治理能力基本实现现代化，为中医药事业科学发展提供有力法治保障。

（二）基本要求

1. 坚持党对法治建设的领导。落实依法治国基本方略，建设法治政府，必须充分发挥党总揽全局、协调各方的作用，加强党对立法、执法、普法、守法各项工作领导。

2. 坚持中医药行业依法治理和全面深化改革统筹推进。谋划中医药事业重大改革，主动把法律因素考虑进来，做到重大改革于法有据。立法主动适应中医药改革发展，通过立法搞好顶层设计，引领和推动事业发展。

3. 坚持依法全面履行政府职能。坚持法定职责必须为、法无授权不可为，健全依法决策机制，深化职能转变，将职能更多转到制定法律法规，提供优质中医药服务和严格事中事后监管上来。

4. 坚持从实际出发，坚持改革方向、问题导向，主动认识、适应、引领中医药发展新常态，努力推动中医药法治建设理论和实践创新。

三、突出重点，明确任务，全面落实依法治国基本方略

（一）加强宪法法律实施，维护宪法法律权威

中医药行业必须以宪法为根本活动准则，坚决维护宪法法律尊严，坚持不懈抓好宪法法律实施。认真组织"12·4"国家宪法日活动，在中医药行业普遍开展宪法教育，弘扬宪法精神。中医药行业广大党员干部特别是领导干部要带头尊崇、带头学习、带头遵守宪法和法律，不断提高法治素养，做尊法、学法、守法、用法的模范。

（二）加快中医药立法进程，完善中医药法律体系

加快推进《中医药法》的立法

进程，深入开展影响和制约中医药发展关键问题的系统研究，配合有关部门做好法律草案审议的准备工作，形成对《中医药法》制定工作的有力支撑。做好《中医药法》实施前准备工作，开展《中医药法》相关配套文件的研究起草。落实全面深化改革和全面推进依法治国精神，加强顶层设计和体系研究，形成以宪法为基本依据、中医药专门法律为核心、相关法律和行政法规为重点、规章和规范性文件为基础、地方性法规为支撑的层次清晰、结构合理、系统完善的中医药法律体系。

（三）积极参与中医药相关法律、法规制修订

建立协调工作机制，主动参与《执业医师法》《药品管理法》《医疗机构管理条例》《野生药材资源保护管理条例》等相关法律、行政法规的修订完善。围绕传统中医师、传统中医诊所、中医药传统知识保护、传统中药制剂管理等亟须法律、规制的重点领域，从中医药特点和工作实际出发，提出意见建议，协调推动有关部门研究制定相关法律、法规。

（四）加强地方中医药立法工作

加强地方中医药法治工作，建立省级中医药管理部门与相关部门的立法工作协作机制，主动适应地方中医药事业发展和依法治理的新要求，修订完善现行中医药地方性法规。建立完善体现地方特点的中医药管理制度，地方中医药管理部门要积极协调出台配套的地方政府规章和规范性文件，民族地区负责民族医药管理的部门要结合民族医药发展需求和本地实际，协调有关部门起草制定体现民族医药特点的地方性法规。

（五）强化部门规章和规范性文件的起草制定

加强部门规章研究起草，重视部门规章层面的立法工作，着力将中医药相关法律、法规的规定细化实化。按照规章制定程序，提高起草质量，完善与国家卫生计生委在规章制定和执行方面的工作协调机制，加强与相关部委共同制定发布规章，通过跨部门的充分有效协调，形成遵循中医药发展规律和符合实际需求的依法管理制度体系。

加强规范性文件的起草制定和管理，严格依法制定规范性文件，各类规范性文件不得设定行政许可、行政处罚等事项，不得违法增加公民、法人和其他组织的义务。建立规范性文件合法性审查制度，加强规范性文件的合法性审查工作。建立规范性文件定期清理制度，清理结果向社会公布。

四、深入推进依法行政，加快建设法治政府

（一）依法全面履行职能

各级中医药管理部门必须坚持法定职责必须为、法无授权不可为，推进机构、职能、权限、程序、责任法定化。明确界定职权行使边界，制定权力清单，明确权力行使依据、承办机构、公开形式、公开内容、风险级别，并依据权力清单，向社会全面公开部门职能、法律依据、职责权限、管理流程、监督方式等事项，坚决消除权力设租寻租空间，坚决纠正不作为、乱作为，坚决克服懒政、怠政，坚决惩处失职、渎职。

（二）健全依法决策机制

完善依法决策机制，建立重大行政决策公众参与、专家论证、风险评估、合法性审查、集体讨论决定的法定程序，建立行政机关内部重大决策合法性审查机制，未经合法性审查或经审查不合法的，不得提交会议讨论。推行政府法律顾问制度，吸收相关专家、学者和律师充实法律顾问队伍，发挥法律顾问在参与决策论证、提供法律意见、促进依法办事、防范法律风险方面的作用。

（三）深化行政审批制度改革

认真执行《行政许可法》，深化行政审批制度改革，严格按照卫生法律、法规，中医药法律、法规以及国务院关于取消和调整行政审批事项的有关决定，进一步规范行政审批行为，加强对已下放的行政审批事项的监管。推行中医药行业行政审批事项清单制度并向社会公示，不得擅自增加行政审批事项或具有审批性质的管理事项。进一步简化和规范审批程序，创新服务方式，推行网上电子审批。

（四）强化对行政权力的制约和监督

自觉接受党内监督、人大监督、民主监督、行政监督、司法监督、审计监督、社会监督、舆论监督。健全行政复议和行政应诉制度，充分发挥行政复议在政府内部监督中的作用，坚决纠正违法或不当行政行为。完善中医药管理部门内部层级监督和专门监督，建立健全对下级中医药管理部门依法行政的监督检查制度。积极配合和支持司法机关对涉及中医药管理部门的行政诉讼案件的立案和审理工作，尊重并执行法院的相关生效裁判。

（五）全面推行政务公开

按照《政府信息公开条例》的规定，依法主动向社会发布信息，增强信息发布的权威性和及时性。凡涉及公民、法人或其他组织权利和义务的规范性文件，一律向社会公开。完善信息公开方式和程序，健全政府信息公开申请的受理和处置机制。拓展政府信息公开渠道和查阅场所，加强电子政务建设，发挥政府网站及政务微博、微信等新兴信息发布平台作用。全面推进办事公开，规范和监督中医药服务单位的办事公开工作，依法公开办事依据、条件、要求、过程和结果，充分告知办事项目有关信息，重点公开岗位职责、服务承诺、工作规范、办事纪律、监督渠道等内容。

（六）加强中医药执法监督工作

1. 完善中医药监督执法体制、机制。推进在卫生计生行政执法体系下中医药监督体制、机制建设，合理界定中医药执法权限，明确中医药执法责任，促进中医药监督执法与卫生计生综合监督执法相结合。建立健全中医药监督会商应对机制，加强与卫生计生委等相关部门的沟通协作，完善中医药监督相关突发事件的应急处置，推动重点、难点案件办理。

2. 加强中医药监督执法能力建设。加强对从事中医药监督工作行政执法人员政治素质、职业道德和法律知识教育，全面提高其专业知识水平和业务工作能力。完善中医药监管手段，建立全面监督检查、重点监督检查、专项监督检查和日常监督检查相结合的监管制度。加强中医药监督执法信息化建设，推行执法流程网上管理，提高执法效率和规范化水平。

3. 推进严格规范公正文明执法。围绕群众关心的中医药服务问题，严厉查处非法行医、虚假违法广告以及其他危害人民群众健康、损害中医药声誉的违法行为。强化行政执法程序意识，严格按程序执法，保障程序公正。坚持文明执法，充分展现从事中医药监督工作的行政执法人员良好形象。

（七）健全化解医疗纠纷和依法维权机制

各级中医药管理部门要充分发挥行政机关在化解医疗纠纷中的作用，加强对中医医疗机构投诉管理的监督指导。中医医疗机构要建立畅通便捷的投诉渠道，规范投诉处理程序，及时反馈、妥善处理医疗纠纷。推进以人民调解为主体，院内调解、人民调解、司法调解、医疗风险分担机制有机结合的医疗纠纷预防与处理制度建设。积极与有关部门配合，大力推进医疗纠纷第三方调节和医疗责任保险制度的建立和完善。强化法律在维护群众健康权益、化解医疗纠纷中的权威地位，引导群众理性表达诉求、依法维护健康权益。

五、深入持久开展法治宣传教育，增强全系统法治观念

（一）推动领导干部带头尊法、学法、守法、用法

坚持把领导干部带头学法、模范守法作为加强中医药法治建设的关键。建立完善中医药管理部门领导干部学法长效机制，创新领导干部学法形式，推进领导干部学法常态化、系统化、制度化。重点学习新公布的法律、法规，党内法规与中医药工作密切相关的法律、法规等，牢固树立社会主义法治理念，不断提高运用法治思维和法治方式深化改革、推动发展、化解矛盾的能力。

（二）健全中医药管理部门工作人员学法制度

开展公务员法律、法规培训，把通用法律知识，新颁布法律、法规，履行职务相关的专门法律知识列入干部培训的重要内容。把依法决策、依法管理、依法办事能力和个人遵守党纪国法的情况纳入干部年终综合考评的重要内容，形成"德、能、勤、绩、廉、法"六位一体的考评机制。

（三）健全行业法治宣传教育机制

健全中医药行业媒体公益普法制度，强化媒体落实法治宣传教育的社会责任。落实"谁执法谁普法"的普法责任制，深入开展法律进中医药医疗机构活动，进一步增强中医药从业人员的法律素养，切实做到恪守职业道德，依法执业。将法律知识纳入中医药从业人员资格准

入、在职培训和年度考核，比例不低于10%。

六、切实加强组织领导，推动任务落实

（一）健全领导机制

健全中医药管理部门领导法治建设的制度和工作机制。各级中医药管理部门主要领导要亲自抓，切实履行推进法治建设第一责任人职责，主持制订具体实施方案。设立全面推进法治建设领导机构，加强对法治工作的统一领导、统一部署、统筹协调。定期研究解决法治建设的重大问题，切实保障工作经费和条件。

（二）细化任务落实

健全统一领导和各方分工负责、齐抓共管的责任落实机制，将贯彻落实《决定》和本指导意见、推进中医药法治建设工作列入中医药事业中长期发展规划和年度工作计划，明确领导责任，分解工作任务，做到有布置、有督促、有检查，将各项任务落到实处。

（三）强化考核评估

各级中医药管理部门应当将法治工作与业务工作紧密结合起来，将依法行政情况纳入中医药目标责任考核，把法治建设成效作为衡量各级领导班子和领导干部工作实绩的重要内容。把能不能遵守法律、依法办事作为考察干部的重要内容，将考核结果作为干部职务任免、升降、奖惩的重要依据。

国家中医药管理局

2015 年 4 月 22 日

国家中医药管理局关于学习贯彻落实《中药材保护和发展规划（2015~2020 年）》和《中医药健康服务发展规划（2015~2020 年）》的通知

国中医药办发〔2015〕13 号

各省、自治区、直辖市卫生计生委、中医药管理局，新疆生产建设兵团卫生局：

2015 年 4 月 14 日，国务院办公厅转发了工业和信息化部、国家中医药管理局等12部门编制的《中

药材保护和发展规划（2015~2020年）》（国办发〔2015〕27号）。4月24日，国务院办公厅印发了《中医药健康服务发展规划（2015~2020年）》（国办发〔2015〕32号）。《中药材保护和发展规划（2015~2020年）》和《中医药健康服务发展规划（2015~2020年）》分别是我国第一个关于中药材保护发展和中医药健康服务发展的国家级规划，充分体现了党中央、国务院对中医药工作的高度重视和大力支持，必将对中医药事业全面协调发展产生积极而深远的影响。为切实做好学习宣传和贯彻落实工作，现就有关事项通知如下：

一、抓好学习宣传，统筹推进贯彻落实

各地中医药管理部门要高度重视，把学习宣传、贯彻落实两个《规划》作为当前和今后一个时期的主要任务切实抓紧抓好。要与贯彻落实党中央、国务院对中医药事业发展的战略部署和一系列指示结合起来，统筹推进，抓好落实。要全面把握《规划》的内容和要求，深刻认识《规划》实施对于深化医药卫生体制改革、提升全民健康素质和水平、转变经济发展方式和促进生态文明建设的重要意义，切实增强做好《规划》实施工作的责任感和使命感。要密切结合本地中医药工作实际，进一步理清思路，突出

重点，明确目标，分解任务，落实责任，确保《规划》提出的各项任务真正落到实处。

二、采取有力措施，全面完成目标任务

一是各地中医药管理部门要按照《规划》要求，积极争取当地党委和政府支持，加强组织领导，推动形成有关部门密切配合、社会力量广泛参与的工作格局，为《规划》实施提供组织保障。要积极协调有关部门结合本地区实际，做好与本地经济社会发展规划和相关政策的衔接。

二是各地中医药管理部门要根据《规划》精神和部门职责分工，会同有关部门抓紧研究制订本地区贯彻落实《规划》的实施方案，将《规划》确定的总体目标、主要任务、重点工程逐级逐项分解细化，明晰责任主体和工作要求，明确目标任务、分工进度和保障条件，确保《规划》各项目标任务取得实效。

三是各地中医药管理部门要积极探索，创造性开展工作。要根据《规划》确定的指导思想、基本原则和任务要求，在实践中深入探索推动解决中药材保护发展和中医药健康服务发展重点、难点问题的途径和方法，不断完善落实《规划》的组织领导、规划统筹、沟通协调机制。

四是各地中医药管理部门要认真做好《规划》宣传工作，积极引

导媒体宣传报道，不断总结和推广各地贯彻落实《规划》的经验和做法，及时宣传《规划》实施取得的进展和成效，争取社会各界的重视和支持，为《规划》实施营造良好的舆论氛围。

三、加强监督检查，保障规划实施效果

要建立健全实施《规划》的监督检查机制，加强对《规划》实施的监督、检查和评估。国家中医药管理局和各地中医药管理部门要加大督查力度，突出督查重点，创新督查方式，丰富督查手段，加强对《规划》实施效果的评估和跟踪分析。

各地要积极争取当地分管省领导和卫生计生委的领导和支持，主动汇报贯彻落实意见和措施，积极协调和争取各相关部门的支持，努力争取将《规划》中的有关指标和主要任务列入当地年度工作计划和政府绩效考核体系。要认真总结经验，发现和研究解决《规划》实施中的问题，保证《规划》部署的各项工作落到实处，并及时将贯彻落实情况报告国家中医药管理局。

国家中医药管理局将联合有关部门对《规划》贯彻落实情况进行督促检查和评估，通报有关情况，将重要进展向国务院报告。

国家中医药管理局
2015年5月11日

国家中医药管理局关于贯彻落实《中药材保护和发展规划（2015~2020年）》和《中医药健康服务发展规划（2015~2020年）》的通知

国中医药办发〔2015〕14号

局各直属单位、局机关各部门：

2015年4月14日，国务院办公厅转发了工业和信息化部、国家中医药管理局等12部门编制的《中药材保护和发展规划（2015~2020年）》（国办发〔2015〕27号）。4月

24日，国务院办公厅印发了《中医药健康服务发展规划（2015~2020年）》（国办发〔2015〕32号）。《中药材保护和发展规划（2015~2020年）》和《中医药健康服务发展规划（2015~2020年）》分别是我国第一

个关于中药材保护发展和中医药健康服务发展的国家级规划，充分体现了党中央、国务院对中医药工作的高度重视和大力支持，必将对中医药事业全面协调发展产生积极而深远的影响。为切实做好学习宣传

和贯彻落实工作，现就有关事项通知如下：

一、充分认识重要意义，高度重视规划实施

各单位、各部门要充分认识《规划》实施对于深化医药卫生体制改革、提升全民健康质质和水平、转变经济发展方式和促进生态文明建设的重要意义，切实增强做好《规划》实施工作的责任感和使命感。要高度重视《规划》实施工作，把学习宣传、贯彻落实两个《规划》作为当前和今后一个时期的主要任务抓紧抓好。要深刻领会《规划》精神，把思想统一到中央的重大部署上来，把力量凝聚到落实《规划》提出的各项任务上来，紧密结合中医药工作实际，切实抓好贯彻落实。

二、全面把握内容要求，统筹推进贯彻落实

各单位、各部门要认真组织学习《规划》内容，并与当前深化医药卫生体制改革有关文件的学习紧密结合起来，全面把握《规划》的内容和要求，切实提高贯彻落实《规划》的自觉性、主动性和创造性。要把推进《规划》实施与贯彻落实党中央、国务院对中医药事业发展的战略部署和一系列指示精神结合起来，统筹做好与中医药发展各专项规划的衔接，统筹做好与我局重点工作任务分工的衔接，进一步理清思路，突出重点，明确目标，分解任务，落实责任，确保《规划》提出的各项任务真正落到实处。

三、主动协调明确分工，确保完成目标任务

各单位、各部门要根据《规划》精神和部门职责分工，主动协调有关部门抓紧研究制订贯彻落实《规划》的实施方案，将《规划》确定的总体目标、主要任务、重点工程逐级逐项分解细化，明晰责任主体和工作要求，明确目标任务、分工进度和保障措施。各单位、各部门主要负责同志是贯彻落实《规划》第一责任人，要切实负起责任，加强组织领导，研究制订贯彻落实的具体可行工作计划，明确工作进度和完成时限，职责落实到具体人员，层层抓好落实，确保组织到位、措施到位、落实到位，保证《规划》

各项目标任务取得实效。

四、积极探索完善机制，推动重点、难点问题解决

各单位、各部门要积极探索，创造性开展工作。要根据《规划》确定的指导思想、基本原则和任务要求，在实践中深入探索推动解决中药材保护发展和中医药健康服务发展重点、难点问题的途径和方法，不断完善落实《规划》的组织领导、规划统筹、沟通协调机制。

五、加强监督检查评估，确保规划实施效果

各单位、各部门要建立健全实施《规划》的监督检查机制，加大督查力度，突出督查重点，创新督查方式，丰富督查手段，加强对《规划》实施效果的评估和跟踪分析，并定期将贯彻落实进展情况告知局办公室。局办公室和局相关部门要切实履行督办职责，及时了解工作进度，根据各部门的工作计划进行督促检查，并将进展情况报告局领导。

国家中医药管理局
2015 年 5 月 11 日

关于印发《国家中医药管理局规范性文件合法性审查规定》的通知

国中医药法监发〔2015〕19 号

局机关各部门、局各直属单位：

为全面加强法治政府建设，进一步完善我局规范性文件的合法性审查机制，提高制度建设质量，确保依法行政，我局制定了《国家中医药管理局规范性文件合法性审查规定》。该规定已经 2015 年 6 月 24 日局长会议审议通过，现印发你们，请遵照执行。

附件：国家中医药管理局规范性文件合法性审查规定

国家中医药管理局
2015 年 6 月 25 日

附   **国家中医药管理局规范性文件合法性审查规定**

第一条 为深入贯彻落实党的十八届四中全会精神，全面加强法治政府建设，推进依法行政工作，完善中医药管理方面规范性文件的合法性审查机制，提高国家中医药管理局制度建设质量，根据相关文件精神，制定本规定。

第二条 国家中医药管理局机关各部门制定的规范性文件，或与国务院其他部门联合制定的规范性文件，应当依照本规定进行合法性审查。

第三条　国家中医药管理局政策法规与监督司（以下简称法监司）负责对规范性文件进行合法性审查。

国家中医药管理局办公室负责对提交局长会议审议和报送局领导签发的规范性文件进行审核，未进行合法性审查的规范性文件，不得提交局长会议审议，不得报送局领导签发。

第四条　规范性文件合法性审查，应当遵循合法合理、权责一致、诚实信用、高效快捷和协调配合的原则。

第五条　规范性文件起草部门在完成起草工作后，应当填写《规范性文件合法性审查申请表》，并将规范性文件送审稿及相关材料报送法监司进行合法性审查。

第六条　报送法监司进行合法性审查的规范性文件，应当由起草部门主要负责人签署；几个部门共同起草的，应当由主办部门主要负责人签署，会办部门主要负责人会签。

第七条　报送法监司进行合法性审查的规范性文件，起草部门应当提交以下材料：

（一）规范性文件送审稿；

（二）规范性文件起草说明，应当包括规范性文件的制定目的、制定依据、确立的主要制度和措施、起草过程、对送审稿主要问题的协调情况和其他需要说明的事项等；

（三）制定规范性文件所依据的法律、法规、规章；

（四）征求的主要修改意见建议及采纳情况；

（五）其他相关材料，包括调研报告，国内外有关法律、法规等。

第八条　法监司应当自收到规范性文件送审稿及相关材料之日起10个工作日内完成规范性文件的合法性审查工作。需要进一步调查研究或者征求意见的，经法监司主要负责人批准，可以延长至20个工作日。

第九条　法监司应当从以下几个方面对规范性文件送审稿进行合法性审查：

（一）是否符合法律、行政法规、国务院决定和命令以及部门规章的规定；

（二）规定的事项是否属于国家中医药管理局的职责范围；

（三）是否设置了行政处罚、行政许可、行政强制、行政事业性收费等事项；

（四）起草程序是否规范，包括是否列入当年的规范性文件制订计划；

（五）是否与其他现行有效规范性文件相协调、衔接；

（六）是否就重大问题征求相关方面的意见并协调一致；

（七）是否符合起草规范性文件基本结构及有关技术要求；

（八）其他需要审查的内容。

规范性文件送审稿符合上述审查内容要求的，局法监司应当作出合法性审查通过的意见，出具《规范性文件合法性审查意见表》。

第十条　有下列情形之一的，法监司应当作出合法性审查不通过的意见并附相关理由，将送审稿退回起草部门进行修改、补充。

（一）与法律、法规、规章和上级机关制定的规范性文件相抵触的；

（二）超越国家中医药管理局法定职权范围的；

（三）设定行政处罚、行政许可、行政强制、行政事业性收费等以及其他不得由规范性文件设定的事项；

（四）有关方面对送审稿的内容有较大争议且理由较为充分的；

（五）与已有规范性文件不衔接、不协调或者存在严重冲突，又未提出处理意见的；

（六）其他需要进行较大修改的情形。

起草部门对规范性文件送审稿进行修改后，应当重新进行合法性审查。

第十一条　没有必要制定规范性文件或者制定规范性文件的条件尚不成熟的，法监司可以作出停止制定规范性文件的审查意见。

第十二条　规范性文件送审稿存在可以直接修改的错误，或者个别文字表述与法律、法规、规章的规定不一致的，法监司可以对规范性文件送审稿直接修改。

修改涉及具体业务管理工作的，应当征求起草部门的意见。

第十三条　规范性文件送审稿内容涉及重大事项或重大问题的，经请示局领导，法监司可以组织有关部门或者专家召开座谈会、论证会，进一步听取意见。

第十四条　有关部门对规范性文件送审稿内容有不同意见的，法监司应当进行协调，力求达成一致意见；未能达成一致意见的，应当在提请局长会议审议时作出说明。

第十五条　起草部门对法监司作出的合法性审查意见有异议的，应当与法监司进行协商；经协商不能达成一致意见的，可以提交局长办公会议决定。

第十六条　本规定自发布之日起施行。

附件：1.国家中医药管理局规范性文件合法性审查申请表（略）

2.国家中医药管理局规范性文件合法性审查意见表（略）

国家中医药管理局关于印发贯彻落实中医药健康服务发展规划（2015~2020 年）重点工作分工实施方案的通知

国中医药规财发〔2015〕22 号

国家发展改革委、教育部、科技部、工业和信息化部、国家民委、民政部、财政部、人力资源社会保障部、农业部、商务部、文化部、国家卫生计生委、海关总署、工商总局、质检总局、体育总局、食品药品监管总局、国家旅游局、中国保监会：

根据国务院办公厅《关于印发中医药健康服务发展规划（2015~2020 年）的通知》（国办发〔2015〕32 号）要求，为切实抓好《中医药健康服务发展规划（2015~2020 年）》各项重点工作落实，全面推进中医药健康服务发展，经商各有关部门同意，现将《贯彻落实中医药健康服务发展规划（2015~2020 年）重点工作分工实施方案》印发给你们。

请各牵头部门对所牵头负责的重点工作进一步分解细化，抓紧制订工作计划，明确时间表、路线图和成果形式，并于 2015 年 8 月 30 日前将工作计划送我局规划财务司。

各相关参与部门积极配合，各司其职，协同推进工作开展。我局将按照有关要求，会同各有关部门及时研究解决规划实施中的重要问题，加强规划实施监测评估。

联系人：国家中医药管理局规划财务司 刘群峰、孙晓明

联系电话：010-59957659、
59957654（传真）

国家中医药管理局
2015 年 7 月 29 日

附 贯彻落实《中医药健康服务发展规划（2015~2020 年）》重点工作分工实施方案

一、大力发展中医药养生保健服务

（一）鼓励中医医疗机构发挥自身技术人才等资源优势，为中医养生保健机构规范发展提供支持。培育一批技术成熟、信誉良好的知名中医养生保健服务集团或连锁机构。（中医药局、卫生计生委、工商总局负责。列第一位者为牵头部门，分别负责为各部门按职责分别牵头，下同）

（二）加强"治未病"服务能力建设，在中医医院及有条件的综合医院、妇幼保健院设立"治未病"中心，开展中医健康体检，提供规范的中医健康干预服务。（中医药局、卫生计生委负责）

（三）鼓励保险公司开发中医药养生保健、"治未病"保险以及各类医疗保险、疾病保险、护理保险和失能收入损失保险等商业健康保险产品。（保监会、中医药局负责）

（四）开展中医特色健康管理合作试点，在社区建立健康管理组织与中医医疗、体检、护理等机构合作机制，提供与商业健康保险产品相结合的疾病预防、健康维护、慢性病管理等中医特色健康管理服务，探索融健康文化、健康管理、健康保险为一体的中医健康保障模式。（中医药局、保监会负责）

（五）制定中医养生保健机构、人员、技术、服务、产品等规范和标准，形成针对不同健康状态人群的中医健康干预方案或指南（服务包），加强养生保健服务规范建设。（中医药局、质检总局分别负责）

（六）推广太极拳、健身气功、导引等中医传统运动，开展药膳食疗。（体育总局、中医药局分别负责）

二、加快发展中医医疗服务

（一）建立公立中医医疗机构为主导、非公立中医医疗机构共同发展，基层中医药服务能力突出的中医医疗服务体系。（中医药局、发展改革委、卫生计生委负责）

（二）建立由国家、区域和基层中医专科专病诊疗中心 3 个层次构成的中医专科专病防治体系。（中医药局、财政部、卫生计生委负责）

（三）支持中医医院输出管理、技术、标准和服务产品，与基层医疗卫生机构组建医疗联合体，鼓励县级中医医院探索开展县乡一体化服务，力争使所有社区卫生服务机构、乡镇卫生院和70% 的村卫生室具备中医药服务能力。（中医药局、卫生计生委负责）

（四）在乡镇卫生院、社区卫生服务中心建设中医临床科室集中设置、多种中医药方法和手段综合使用的中医药特色诊疗区，规范中医诊疗设备配备。加强基层医疗卫生机构非中医类医生、乡村医生中医药适宜技术培训。针对部分基层常见病种，推广实施中药验方，规范中药饮片的使用和管理。（中医药局、卫生计生委负责）

（五）鼓励社会资本举办肛肠、骨伤、妇科、儿科等非营利性中医医院；发展中医特色突出的康复医院、老年病医院、护理院、临终关怀医院等医疗机构。鼓励有资质的中医专业技术人员特别是名老中医开办中医诊所，允许药品经营企业举办中医坐堂医诊所。鼓励社会资本举办传统中医诊所。（中医药局、卫生计生委、发展改革委负责）

（六）支持具备条件的县级以上藏、蒙、维、傣、朝、壮、哈萨克等民族自治地方设置本民族医医院。（中医药局、发展改革委负责）

（七）支持发展民族医特色专科。规范发展民族医药健康服务技术，在基层医疗卫生服务机构推广应用。（中医药局、财政部、卫生计生委负责）

三、支持发展中医特色康复服务

（一）各地根据康复服务资源配置需求，设立中医特色康复医院和疗养院。加强中医特色康复医院和中医医院康复科服务能力建设。鼓励社会资本举办中医特色康复服务机构。（中医药局、卫生计生委负责）

（二）促进中医技术与康复医学融合，完善康复服务标准及规范。（卫生计生委、中医药局负责）

（三）推动各级各类医疗机构开展中医特色康复医疗、训练指导、知识普及、康复护理、辅具服务。（卫生计生委、中医药局负责）

（四）建立县级中医医院与社区康复机构双向转诊机制，在社区康复机构推广适宜中医康复技术，开展具有中医特色的社区康复服务，提升社区康复服务能力和水平。（中医药局、卫生计生委、民政部负责）

四、积极发展中医药健康养老服务

（一）鼓励有条件的养老机构设置以老年病、慢性病防治为主的中医诊室。（中医药局、民政部负责）

（二）发展中医药健康养老新机构，以改建转型和社会资本投入新建为主，设立以中医药健康养老为主的护理院、疗养院。（中医药局、

卫生计生委、民政部分别负责）

（三）推动中医医院与老年护理院、康复疗养机构等开展合作。二级以上中医医院开设老年病科，增加老年病床数量，开展老年病、慢性病防治和康复护理，为老年人就医提供优先优惠服务。（中医药局、卫生计生委负责）

（四）探索中医医院与养老机构合作新模式，延伸提供社区和居家中医药健康养老服务；创新老年人中医特色健康管理，研究开发多元化、多层次的中医药健康管理服务包，发展养老服务新业态。（中医药局、民政部负责）

（五）培育中医药健康养老型人才，依托院校、中医医疗预防保健机构建立中医药健康养老服务实训基地，加强老年家政护理人员中医药相关技能培训。（中医药局、民政部负责）

五、培育发展中医药文化和健康旅游产业

（一）将中医药知识纳入基础教育。（教育部、中医药局负责）

（二）依据《中国公民中医养生保健素养》开展健康教育。（卫生计生委、中医药局负责）

（三）加强中医养生保健宣传引导，利用新媒体传播中医药养生保健知识，引导人民群众更全面地认识健康，自觉培养健康生活习惯和精神追求。（中医药局负责）

（四）推进中医中药中国行活动。建设中医药文化科普宣传教育基地。建设中医药文化科普队伍，深入研究、挖掘、创作中医药文化艺术作品。（中医药局负责）

（五）借助海外中国文化中心、中医孔子学院等平台，推动中医药文化国际传播。（文化部、教育部分别负责）

（六）建设一批中医药特色旅游城镇、度假区、文化街、主题酒店，形成一批与中药科技农业、名贵中药材种植、田园风情生态休闲旅游结合的养生体验和观赏基地。（旅游局、中医药局负责）

（七）整合区域内医疗机构、中医养生保健机构、养生保健产品生

产企业等资源，引入社会力量，打造中医药健康旅游示范区。（中医药局、旅游局分别负责）

六、积极促进中医药健康服务相关支撑产业发展

（一）鼓励研制便于操作使用、适于家庭或个人的健康检测、监测产品以及自我保健、功能康复等器械产品，重点研发中医健康识别系统、智能中医体检系统、经络健康辨识仪等中医健康辨识、干预设备。（科技部、中医药局负责）

（二）以高新技术企业为依托，建设一批中医药健康服务产品研发创新平台，促进产品的研发及转化。（科技部、中医药局负责）

（三）探索发展用于中医诊疗的便携式健康数据采集设备，与物联网、移动互联网融合，发展自动化、智能化的中医药健康信息服务。（科技部、中医药局负责）

（四）实施中药材生产质量管理规范（GAP），扩大中药材种植和贸易。（食品药品监管总局、农业部、工业和信息化部、中医药局、科技部、质检总局、商务部负责）

（五）加强中药资源动态监测与保护。（中医药局负责）

（六）开展中药资源出口贸易状况监测与调查。（商务部、海关总署负责）

（七）扶持发展第三方平台建设，培育和发展第三方医疗服务认证、医疗管理服务认证等服务评价模式，建立和完善中医药检验检测体系。（质检总局、中医药局负责）

（八）发挥省级药品集中采购平台作用，探索发展中医药电子商务。（卫生计生委负责）

七、大力推进中医药服务贸易

（一）鼓励有条件的非公立中医医院成立国际医疗部或外宾服务部，鼓励社会资本提供多样化服务模式，为境外消费者提供高端中医医疗保健服务。（商务部、中医药局、卫生计生委负责）

（二）全面推进多层次的中医药国际教育合作，吸引更多海外留学生来华接受学历教育、非学历教育、

短期培训和临床实习，鼓励中医药院校赴境外办学。（教育部、商务部、中医药局分别负责）

（三）扶持优秀中医药企业和医疗机构到境外开办中医医院、连锁诊所等中医药服务机构，建立和完善境外营销网络。培育一批国际市场开拓能力强的中医药服务企业或企业集团。（商务部、中医药局负责）

（四）遴选中医药可持续发展项目参与"一带一路"建设，开展中医药服务贸易先行先试。（商务部、中医药局负责）

（五）以丝绸之路经济带、中国－东盟（10+1）、澜沧江－湄公河对话合作机制、大湄公河次区域等区域、次区域合作机制为平台，提升民族医疗、养生保健、健康旅游、服务贸易等服务能力，提高民族医药及相关产品研发、制造能力，建设民族医药产业区。（中医药局、商务部、国家民委、旅游局负责）

八、保障措施

（一）制定中医药健康服务机构、人员、服务、技术产品标准，完善中医药健康服务标准体系。建立中医药健康服务标准公告制度，加强监测信息定期报告、评价和发布。（中医药局、质检总局、商务部负责）

（二）在中医药健康服务领域引入认证制度，通过发展规范化、专业化的第三方认证，推进中医药健康服务标准应用，为政府监管提供技术保障和支撑。（质检总局、中医药局、商务部负责）

（三）制订中医药服务贸易统计方式和统计体系，完善统计信息报送和发布机制。（商务部、中医药局负责）

（四）拓宽中医药健康服务技术技能人才岗位设置，逐步健全中医药健康服务领域相关职业（工种）。（中医药局、人力资源社会保障部负责）

（五）支持建立中医药健康服务行业组织，通过行政授权、购买服务等方式，将适宜行业组织行使的职责委托或转移给行业组织，强化服务监管。（中医药局负责）

（六）政府引导、推动设立由金融和产业资本共同筹资的健康产业投资基金，统筹支持中医药健康服务项目。（发展改革委、财政部、中医药局负责）

（七）建立健全中医药健康服务监管机制，推行属地化管理，重点监管服务质量，依法严厉打击非法行医和虚假宣传中药、保健食品、医疗机构等违法违规行为。（卫生计生委、食品药品监管总局、中医药局负责）。

关于印发《国家中医药管理局中医药国际合作专项项目评估评审准则与督查办法（试行）》的通知

国中医药国际发〔2015〕23号

各相关省级中医药管理部门、中医药国际合作专项建设单位：

《国家中医药管理局中医药国际合作专项项目评估评审准则与督查办法（试行）》已经国家中医药管理局局长会议审议同意。现印发给你们，请遵照执行。

国家中医药管理局
2015年8月18日

附   # 国家中医药管理局中医药国际合作专项项目评估评审准则与督查办法（试行）

第一条 为加强对中医药国际合作专项项目（以下简称"项目"）的评估评审与督导检查，规范项目评估评审过程中有关单位和个人的行为，保证项目评估评审工作廉洁高效依法进行，制定本办法。

第二条 项目评估，是指国家中医药管理局按照公开、公平和竞争的原则，择优遴选具有评估能力的评估机构或个人，按照规定的程序、办法和标准，对项目进行的专业化咨询和评判活动。

项目评审，是指国家中医药管理局组织或者委托有关单位组织中医药、外交、经济、管理等方面的专家，按照规定的程序、办法和标准，对项目进行的咨询和评判活动。

第三条 本办法适用于在项目立项、项目检查、项目验收等过程中组织或参与评估、评审活动的单位和个人，包括项目评估评审活动的组织者、承担者，项目评估人员和评审专家以及项目推荐者和项目申报者。

第四条 国家中医药管理局负责项目评估评审活动的督导检查工作。

第五条　项目评估或评审活动要按照国家有关法律、法规、规章和政策的要求，坚持独立、客观、公正的原则，并自觉接受有关方面的监督。

评估机构的项目评估报告或者评审专家的项目评审意见是国家中医药管理局项目管理决策的重要参考依据。

第六条　项目评估评审组织者，即国家中医药管理局及其相关人员、受委托组织项目评估评审活动的直属事业单位和有关单位及其相关人员，应当严格执行项目立项、检查、验收中评估评审的各项规则、程序和办法，正确履行对项目评估评审的管理、指导和监督职能，忠于职守、依法行政、廉洁自律。

项目评估评审组织者在组织评估评审活动中应当遵守下列规定：

（一）不得直接从事、参与或干预项目评估评审活动，不得向评估机构、评估人员或者评审专家施加倾向性影响；

（二）不得利用组织项目评估评审活动之便谋取不正当利益；

（三）不得委托不具备规定条件的评估机构或者聘请不具备规定条件的评审专家承担项目评估评审活动；

（四）不得聘请按规定应当回避或者在以往评估评审工作中有不良记录的评估机构或者评审专家；

（五）不得违反保密规定，擅自泄露评估评审资料、评估人员或者评审专家名单、项目评估报告、评审专家意见或者其他应当保密的评估评审情况；

（六）不得隐瞒、歪曲或者不如实反映评估机构或者评审专家提出的明确意见；

（七）严格按照规定的程序、办法处理与评估评审工作相关的质询、异议和举报；

（八）不得串通某一项目申请者以排斥其他项目申请者；

（九）不得领取评估评审费、劳务费，不得索取或者接受评估评审对象以及相关人员的礼品、礼金、有价证券、支付凭证、可能影响公正性的宴请或其他好处。

第七条　项目评估评审活动承担者，即受委托承担评估评审活动的评估机构、评审组织及相关人员，应当严格遵守项目评估评审有关规则、程序和办法，在受委托的范围内开展项目评估评审活动。

项目评估评审活动承担者应当遵守下列规定：

（一）不得利用承担项目评估评审活动之便谋取不正当利益；

（二）不得违反项目评估评审工作方案和预算的规定；

（三）不得在规定程序以外向评审专家施加倾向性影响，损害国家利益或者其他项目申请者合法权益；

（四）不得为评估评审对象编写立项可行性报告，或者检查、验收工作中要求提供的材料；

（五）不得违反保密规定，擅自泄露评估评审资料、评估人员或者评审专家名单、项目评估报告、评审专家意见或者其他应当保密的评估评审情况；

（六）不得索取或者接受评估评审对象以及相关人员的礼品、礼金、有价证券、支付凭证、可能影响公正性的宴请或其他好处。

第八条　项目评估人员和评审专家应当以科学的态度和方法，严格依照项目评估评审工作的有关规定、程序和办法，实事求是，独立、客观、公正地对项目作出评价或者提出意见。

项目评估人员或评审专家在项目评估评审活动中应当遵守下列规定：

（一）发现与项目或项目申请者存在利益关系或其他可能影响公正性的关系的，应当主动向项目评估评审组织者申明并回避；

（二）不得利用评估人员或评审专家的特殊身份和影响力，或者与评估评审对象及相关人员串通，为有利益关系者获得项目立项或者通过检查、验收提供便利；

（三）不得压制不同学术观点和其他专家意见；

（四）不得为得出主观期望的结论，投机取巧、断章取义、片面作

出与客观事实不符的评价；

（五）不得擅自披露、使用或许可使用被评估评审对象的商业秘密；

（六）严格遵守保密规定。未经允许，不得单独与评估评审对象及相关人员接触、不得复制保留或者向他人扩散评估评审资料，泄露保密信息；

（七）不得索取或者接受评估评审对象以及相关人员的礼品、礼金、有价证券、支付凭证、可能影响公正性的宴请或其他好处。

第九条　项目推荐者，即各级中医药行政管理部门、有关单位及相关人员，应当对推荐申请立项或者检查、验收的项目进行必要的考察、论证，如实反映所推荐项目和项目申请者情况，以及与项目申请者的关系、对项目申请者的了解程度。

项目推荐者应当遵守下列规定：

（一）不得歧视潜在项目申请者，故意不推荐符合申请条件的项目；

（二）不得与项目申请者串通，在项目立项申请材料或者检查、验收申请材料中弄虚作假；

（三）不得为项目申请者拉关系，干扰项目评估评审工作；

（四）不得索取或者接受项目申请者以及相关人员的礼品、礼金、有价证券、支付凭证、可能影响公正性的宴请或其他好处。

第十条　项目申请者在项目的立项、检查、验收过程中，有义务接受并配合评估机构的评估或者管理部门组织的评审，按要求提供与项目有关的全部资料和信息，确保所提供资料和信息真实、有效。

项目申请者应当遵守下列规定：

（一）不得弄虚作假，故意在项目评估评审活动中提供虚假资料、信息；

（二）对同一项目（包括内容相同或者相近的项目）不得重复申请立项；

（三）不得相互串通或者与国际合作项目管理人员、评估人员、评审专家串通，以不正当手段获取有关项目的评估评审信息；

（四）不得向项目评估评审组织

者、项目评估评审活动承担者、项目推荐者、项目评估人员和评审专家馈赠或者许诺馈赠钱物或给予其他好处;

(五)不得进行其他妨碍项目评估评审活动独立、客观、公正开展的行为。

第十一条 评估评审活动的督查工作可以采取经常性督查和专项性督查的形式。经常性督查是指对项目评估评审活动进行全过程的监督检查;专项性督查是指对项目评估评审某个环节或某类项目进行监督检查。对于重大项目的评估评审活动应当采取专项性督查方式进行重点督查。

第十二条 评估评审活动的督查工作,可以采取下列方式:

(一)现场考察;

(二)听取评估评审活动的各方当事人的汇报;

(三)查阅与评估评审有关的文件、合同、材料等;

(四)参加与评估评审事项有关的会议;

(五)向有关单位和个人调查核实;

(六)其他适当方式。

第十三条 主管部门及其相关人员有下列行为之一的,可视问题严重程度,对主要负责人或直接责任人给予纪律处分;构成犯罪的,依法移送司法机关追究刑事责任。

(一)对评估评审的重大情况隐匿不报,严重失职的;

(二)与评估评审活动的承担者、申请者、推荐者或评估人员、评审专家串通、编造虚假报告的;

(三)干预正常的评估评审活动,造成不良后果的;

(四)索取或收受贿赂的;

(五)其他玩忽职守,徇私舞弊以及妨碍项目评估评审活动正常进行的;

(六)违反本办法第六条规定之一的。

第十四条 受委托组织项目评估评审活动者或者评估评审活动承担者有下列情况之一的,国家中医药管理局可以分别情况责令改正,给予警告、通报批评或者终止评估或评审委托;非法收受财物的,按国家有关规定没收所收受的财物;构成违纪的,建议有关部门给予纪律处分;构成犯罪的,依法移送司法机关追究刑事责任。

(一)弄虚作假,与项目执行单位串通编造虚假报告,或者对重大问题隐匿不报的;

(二)徇私舞弊、滥用职权或者玩忽职守的;

(三)违反本办法第六条、第七条规定之一的。

第十五条 项目评估人员和评审专家有下列情况之一的,国家中医药管理局可以分别情况责令改正,记录不良信用、给予警告、通报批评、宣布评估评审意见无效直至取消其参加评估评审活动的资格;构成违纪的,建议有关部门给予纪律处分;构成犯罪的,依法移送司法机关追究刑事责任。

(一)弄虚作假,致使相关项目通过评估评审的;

(二)徇私舞弊,违背科学道德、有失公允的;

(三)违反本办法第八条规定之一的。

第十六条 项目推荐者和项目申请者有下列情况之一的,国家中医药管理局可以分别情况责令改正,给予警告、通报批评、取消项目立项资格、终止项目合同,追回已拨经费、直至一定时限内取消相关人员或者单位推荐项目或者承担国家中医药管理局项目的资格;构成违纪的,建议有关部门给予纪律处分;构成犯罪的,依法移送司法机关追究刑事责任。

(一)弄虚作假,骗取项目立项的;

(二)玩忽职守,徇私舞弊以及妨碍项目评估评审活动正常进行的;

(三)违反本办法第九条、第十条规定之一的。

第十七条 任何单位和个人发现中医药国际合作专项评估评审活动存在问题的,可以向国家中医药管理局进行举报和投诉。

(一)对署名举报的,应当对举报人及举报内容保密。在对反映的问题调查核实、做出处理后,将核实、处理结果告知举报人并听取意见。对捏造事实,进行诬告陷害的,要依据有关规定严肃处理。

(二)对匿名举报的材料,有具体事实的,应当进行初步核实,并确定处理办法。对重要问题的处理结果,要在适当范围内通报;没有具体事实的,可登记留存。

(三)对投诉人的投诉,应当严格按照信访工作的有关规定及时办理。

第十八条 本办法由国家中医药管理局负责解释。

第十九条 本办法自发布之日起施行。

关于印发《国家中医药管理局中医药国际合作专项管理办法（试行）》的通知

国中医药国际发〔2015〕24 号

各相关省级中医药管理部门、中医药国际合作专项建设单位：

《国家中医药管理局中医药国际合作专项管理办法（试行）》已经国家中医药管理局局长会议审议同意。现印发给你们，请遵照执行。

附件：1.《国家中医药管理局中医药国际合作专项项目任务书》（略）

2.《国家中医药管理局中医药国际合作专项项目申报书》（略）

国家中医药管理局
2015 年 8 月 18 日

附　　国家中医药管理局中医药国际合作专项管理办法（试行）

第一章　总　则

第一条　为规范和加强国家中医药管理局中医药国际合作专项管理，提高中医药国际合作专项管理效率和实施质量，推动中医药海外发展，根据国家相关管理规定，制定本办法。

第二条　国家中医药管理局中医药国际合作专项是指依据中医药事业发展规划安排实施，由相关单位或个人承担，在一定时间周期内进行的中医药对外交流与合作项目。

第三条　国家中医药管理局中医药国际合作专项建设的总体目标是：通过引导性经费投入，创新完善中医药"走出去"运行模式及机制，提升中医药对外交流合作能力，扩大中医药国际交流与合作工作的社会效应及国际影响力，促进中医药事业发展，推动中医药的海外传播。

第四条　国家中医药管理局遵循依法管理、明确职责、科学规范、公开、公平、公正的原则对项目实施管理。

第五条　本办法适用于国家中医药管理局立项并组织实施的中医药国际合作专项项目（以下简称"项目"）。

第二章　职　责

第六条　国家中医药管理局负责项目管理工作，可以授权或委托省级中医药管理部门负责本地区项目的实施管理工作。

第七条　国家中医药管理局的职责：

（一）建立专家库，组织专家参与项目管理；

（二）建立项目后备库，组织专家对在库项目进行论证；

（三）发布项目申报指南，组织专家对申报的项目进行评审，确定项目及其承担单位，与项目承担单位签订《国家中医药管理局中医药国际合作专项项目任务书》（以下简称《任务书》，见附件 1）；

（四）划拨《任务书》确定的经费，审核项目经费使用情况；

（五）组织项目执行情况的检查、评估，协调解决项目实施中的重大问题；

（六）审定项目的调整和撤销；

（七）组织项目中期检查、验收或鉴定。

第八条　省级中医药管理部门的职责：

（一）负责本地区项目的实施管理；

（二）协同国家中医药管理局检查或评估项目执行情况；

（三）按项目经费管理的相关规定，监督经费的使用；

（四）协调、处理项目实施中出现的问题，随时报告相关重大事项，提出项目调整、撤销的建议；

（五）协助国家中医药管理局进行项目的验收或鉴定。

第九条　项目承担单位的职责：

（一）负责项目的日常管理；

（二）提供项目实施所需的硬件条件、人力资源及商定的匹配经费，负责项目经费的管理，项目经费需要单独列支；

（三）组织项目负责人编制《任务书》；

（四）建立项目档案，检查并报告项目实施情况；

（五）建立知识产权管理制度，对国际合作成果及时采取知识产权保护措施，并予以有效管理和充分使用。

第十条　项目负责人的职责：

（一）严格执行项目《任务书》，完成约定的目标任务；

（二）负责经费的合理使用；

（三）按规定报告项目年度执行情况；

（四）及时报告项目执行中出现的重大事项和知识产权管理情况；

（五）验收时提供完整准确的研

究报告和数据资料。

第三章 专家咨询

第十一条 国家中医药管理局设立专家库，根据需要遴选专家参与项目管理的咨询、督导、评审、评估工作。专家意见作为项目管理决策的重要参考依据。

第十二条 国家中医药管理局负责国际交流合作的职能部门在组织项目咨询、评审、评估工作时，与专家签署保密协议，对专家的具体意见负有保密责任。

第十三条 专家根据任务分工不同，主要履行以下工作职责：

（一）对中医药国际合作专项申报、评估、业务建设等工作提供指导和咨询；

（二）对中医药国际合作专项建设单位进行督导、评估和调研，指导各单位完善和落实建设方案，提出相关意见和建议；

（三）受国家中医药管理局委托承担其他相关工作。

第十四条 专家在参与项目咨询、督导、评审、评估活动时应当遵守以下规范：

（一）坚持实事求是原则，客观、公正地提出意见；

（二）坚持保密原则，妥善保存相关材料，不复制、不扩散相关内容；

（三）坚持回避原则，在涉及自身（或所在单位）利益时，必须主动向组织者申明并回避；

（四）不接触可能影响公正性的人员，不收取可能影响公正性的财物，不参加可能影响公正性的活动。

第十五条 建立专家信誉评估制度。组织者对专家在项目咨询、督导、评审、评估等活动中的信誉进行评估，作为遴选专家的依据。

第四章 立 项

第十六条 立项一般包括申报（建议）、评审（论证）、审批、签订任务书4个基本程序。

第十七条 立项项目一般通过发布申报指南，公开申报，公平竞争，择优立项；国家中医药管理局也可以根据需要直接委托有关单位申报项目。

第十八条 根据项目成熟程度、重要程度和专家意见，经国家中医药管理局审定，确定立项项目。立项项目划分为重点支持项目、支持项目和培育项目。项目可以下设子课题，子课题管理等同于项目管理。

第十九条 国家中医药管理局授予项目实施单位"中医药国际合作专项建设单位"的标牌，开展建设工作，形成示范效应。

第二十条 国家中医药管理局建立项目后备库。单位、个人可以根据中医药发展规划，结合国际国内需求，服务于中医药事业发展的需要，向国家中医药管理局提出项目申报，经评估后纳入项目后备库。国家中医药管理局组织专家对在库项目进行可行性论证，通过后适时组织实施。

第二十一条 项目申报者（包括单位或个人）应当符合以下基本条件：

（一）符合项目对申报者的主体资格（包括法人性质、经济性质）等方面的要求；

（二）具有完成项目所必备的人才、技术、设备等基本条件以及健全的项目管理、财务管理制度；

（三）具有完成项目所需的组织管理和协调能力；

（四）具有与项目相关的工作经历和工作基础。

第二十二条 申请项目应当符合下列要求：

（一）符合国家中医药管理局发布的项目申报指南所确定的支持方向和要求；

（二）立项依据充分，有明确的项目目标，合理的实施方案；

（三）具有坚实的前期工作基础，在规定的时间周期内可取得突出成效；

（四）项目经费预算合理；

（五）知识产权归属明确。

第二十三条 申报者应填写《国家中医药管理局中医药国际合作专项项目申报书》（以下简称《申报书》，见附件2）。《申报书》由项目申请单位经所在地省级中医药主管部门审核后，报送国家中医药管理局。

第二十四条 项目承担单位应组织项目负责人制定《申报书》，明确建设目标、考核指标、组织管理和保障机制，并与国家中医药管理局国际合作司签订《任务书》。

第五章 实 施

第二十五条 实行年度执行情况报告制度。

（一）项目承担单位应当向省级中医药管理部门提交年度执行情况报告，填写《国家中医药管理局中医药国际合作专项项目完成情况报告表》；省级中医药管理部门审核、汇总后报送国家中医药管理局。

（二）国家中医药管理局组织专家对年度执行情况进行评估，并根据情况进行实地检查。

第二十六条 项目实行档案管理制度。项目承担单位对项目形成的档案材料进行整理、立卷、归案，确保档案的真实、准确、完整、系统。

第二十七条 项目实施过程中，凡重大变更，如实施计划变更、项目负责人变更、经费变更等，必须由承担单位提出书面意见，经省级中医药管理部门审核，报国家中医药管理局批准后执行。

第二十八条 项目负责人应保持稳定，如有变更，按下列规定报批或备案：

（一）项目负责人工作调动，经调出、调入单位协商同意的，可以继续担任项目负责人，由项目负责人提出申请，经省级中医药管理部门同意，报国家中医药管理局备案。

（二）项目负责人遇有特殊情况（如病休、出国等）离开研究岗位半年以上一年以下的，所在单位必须及时安排合适人选代理，并报省级中医药管理部门备案；离岗超过一年以上，必须及时更换合适的项目负责人，由承担单位报省级中医药管理部门审核，并报国家中医药管理局审批。

第二十九条 有下列情况之一

的，国家中医药管理局有权决定终止或撤销项目：

（一）实施方案已不可行；

（二）不能按期完成项目任务；

（三）匹配经费、自筹经费或其他保障条件不能落实，或违反规定使用项目经费，影响项目正常实施；

（四）由于组织管理不力或其他原因，致使项目不能正常进行。

第三十条 决定终止或撤销的项目，由国家中医药管理局发文确认。项目承担单位应就终止或撤销项目对已做工作、经费使用、阶段性成果、知识产权等情况做出书面总结，由省级中医药管理部门核查后，报国家中医药管理局备案。

第六章 验 收

第三十一条 项目承担单位应在《任务书》规定期限内完成项目任务，通过省级中医药管理部门向国家中医药管理局提出验收申请。项目申请验收时应当提供以下资料：

（一）《国家中医药管理局中医药国际合作专项项目完成情况报告表》；

（二）《国家中医药管理局中医药国际合作专项项目验收信息表》；

（三）《项目审计报告》；

（四）《绩效考核报告》。

第三十二条 国家中医药管理局在收到验收申请的3个月内组织验收工作。项目验收包括会议、现场考察、书面审核等形式。

第三十三条 项目的验收由国家中医药管理局负责国际合作的职能部门组织或主持，也可以委托省级中医药管理部门或有关单位主持。主持验收部门应当在验收工作开始10个工作日前通知项目承担单位。

第三十四条 项目验收应当成立验收专家组，专家组由5至11位专家组成，由国家中医药管理局国际合作司聘任。验收专家组应当在书面验收意见中明确做出"通过验收""需要复议"或"不通过验收"的结论。

第三十五条 目标和任务已按要求完成，经费使用合理，为通过验收。

第三十六条 验收项目有下列情况之一，需要复议：

（一）目标和任务完成不足90%的；

（二）提供的资料不详难以判断的；

（三）经费使用不符合有关规定的。

第三十七条 验收项目有下列情况之一者，不通过验收：

（一）完成任务不到85%的；

（二）提供的资料、数据不真实的；

（三）擅自修改《任务书》考核目标、内容的；

（四）存在知识产权纠纷的；

（五）超过《任务书》约定的执行年限半年以上未完成任务，事先未得到审批的；

（六）经费使用违反《国家中医药管理局中医药国际合作专项经费管理办法》的。

第三十八条 需要复议的和未通过验收的项目，由承担单位针对存在的问题进行整改，在半年内再次提出验收申请，如仍未通过验收，由国家中医药管理局对项目承担单位和项目负责人给予通报批评，项目负责人3年内不得申请国家中医药管理局设立的任何项目。

第三十九条 因不可抗力造成项目工作无法继续开展的，项目承担单位经所在地省级中医药管理部门审核，经专家组讨论通过后报国家中医药管理局批准后结题。

第四十条 项目所产生的成果及其形成的知识产权，原则归项目承担单位所有。涉及国家安全、国家重大利益和重大社会公共利益的，国家中医药管理局有权组织保护、开发和应用。

第四十一条 项目成果在发表论文、出版专著、申报奖励时，均应当标明"国家中医药管理局中医药国际合作专项"和项目编号。

第七章 经 费

第四十二条 项目经费由国家中医药管理局国际合作专项经费拨款、地方和承担单位配套等多渠道构成，鼓励引导社会资金投入。

第四十三条 项目经费的管理与使用应当严格遵守国家专款经费使用与管理的有关规定。

第四十四条 国家中医药管理局根据项目《任务书》拨付专项经费。

第四十五条 项目经费由承担单位财务部门统一管理，严格按照《任务书》的经费预算使用，单独核算，专款专用，不得挪用、截留或挤占。项目完成后30天内进行审计，形成报告。

第四十六条 对违反经费使用规定的，国家中医药管理局有权停止拨款、撤销项目直至追回已拨经费。

第四十七条 撤销项目的承担单位应及时清理账目，上报经费决算情况和审计报告，同时退回剩余经费。

第四十八条 经费使用未尽条款，依照《国家中医药管理局中医药国际合作专项经费管理办法》执行。

第八章 附 则

第四十九条 本办法中涉及的《项目验收信息表》《项目完成情况报告表》《项目审计报告》等表格、绩效考核报告另行制定。

第五十条 本办法由国家中医药管理局负责解释。

第五十一条 本办法自发布之日起施行。

关于印发《国家中医药管理局中医药国际合作专项经费管理办法（试行）》的通知

国中医药国际发〔2015〕25号

各相关省级中医药管理部门、中医药国际合作专项建设单位：

《国家中医药管理局中医药国际合作专项经费管理办法（试行）》已经国家中医药管理局局长会议审议同意。现印发给你们，请遵照执行。

附件：1. 项目支出绩效目标申报表（略）

2. 项目支出绩效自评表（略）

国家中医药管理局
2015 年 8 月 18 日

附 国家中医药管理局中医药国际合作专项经费管理办法（试行）

第一章 总 则

第一条 为规范和加强中医药国际合作专项经费（以下简称"专项经费"）的管理，提高资金使用效率，根据国家财务管理有关制度，结合工作实际，制定本办法。

第二条 专项经费来源于中央财政拨款，用于组织实施中医药对外交流与合作，重点开展专项攻关，本经费属于中医药事业类项目经费。

第三条 专项经费由国家中医药管理局归口管理，并充分发挥中医药国际交流合作专家咨询委员会在决策管理过程中的指导、评议和咨询作用。

第四条 专项经费管理和使用原则：

（一）集中财力，突出重点。专项经费要集中执行中医药国际合作与交流项目任务，防止分散使用和腾挪使用；

（二）科学安排，合理配置。专项经费的立项必须以中医药国际合作专项计划和中、长期规划为依据，根据规划目标、战略重点、实施步骤，有针对性地提出专项经费项目计划，科学合理地编制和安排预算，杜绝随意性；

（三）单独核算，专款专用。项目和项目经费应当纳入单位财务统一管理，单独核算，确保专款专用。专项经费管理和使用要建立面向结果的追踪问责机制。

第二章 经费管理与预算

第五条 专项经费预算的申报审批程序：

（一）符合条件承担项目的单位按照中医药国际合作专项项目申报书的统一要求编制项目经费预算，与申报书一起向国家中医药管理局申报；

（二）国家中医药管理局组织专家对评审入选项目的经费预算进行审议；

（三）国家中医药管理局将入选项目的经费预算和专项经费的年度总预算报财政部审批。

第六条 专项经费管理的各方职责与权限：

（一）国家中医药管理局

1. 负责编制年度经费总预算；

2. 负责建立 3 年滚动项目库；

3. 初步审核纳入项目库的项目单位和项目经费预算，开展项目评审；

4. 负责审核预算绩效目标；

5. 负责管理专项经费；

6. 检查、监督专项经费的管理和使用情况；

7. 有效开展项目绩效考评。

（二）项目承担单位

1. 组织项目申请人编制项目经费预算及预算绩效目标（见附件1）；

2. 负责项目经费的财务管理和会计核算；

3. 编制项目经费决算；

4. 监督项目执行人在其审批权限内的各项支出；

5. 接受上级有关部门的监督、检查；

6. 组织项目负责人进行项目的自评、审计和绩效考核。

（三）项目负责人

1. 配合项目承担单位编制项目经费预算及预算绩效目标；

2. 负责执行审批权限内的各项项目经费的支出；

3. 协助承担单位编制项目经费决算；

4. 接受上级有关部门和承担单位的监督、检查；

5. 按国家中医药管理局要求，配合项目承担单位进行项目的自评、审计和绩效考核。

第七条 项目经费是指在项目组织实施过程中与研究开发活动直接相关的、由专项经费支付的各项费用。

第八条 原则上按照财政部公布的《政府收支分类科目》经济分类支出科目执行预算支出。

专项经费的开支范围一般包括：办公费、印刷费、咨询费、差旅费、租赁费、培训费、专用材料费、劳务费、委托业务费、其他商品和服务支出等。

（一）办公费：项目执行过程中产生的按财务会计制度规定不符合固定资产确认标准的日常办公用品、书报杂志等支出。

（二）印刷费：项目执行过程中产生的印刷费用支出。

（三）咨询费：项目执行过程中支付给临时聘请的咨询专家的费用。专家咨询费不得支付给参与项目参与人员、项目管理相关的工作人员。咨询费的开支标准参照国家有关标准执行。

（四）差旅费：项目执行过程中参加有关会议、业务调研、学术交流等所发生的外埠差旅费、市内交通费用等。差旅费的开支标准参照《中央和国家机关差旅费管理办法》执行。

（五）租赁费：项目执行过程中租赁办公用房、宿舍、专用通讯网以及其他设备等方面的费用。

（六）培训费：项目执行过程中开展相关培训直接发生的各项费用。包括住宿费、伙食费、培训场地费、讲课费、培训资料费、交通费、其他费用。项目承担单位应当按照国家有关规定，严格控制培训规模以及各项费用支出。培训费实行综合定额标准，分项核定、总额控制。培训费的开支标准参照《中央和国家机关培训费管理办法》执行。

（七）专用材料费：项目执行过程中产生的实验室用品，专用服装，专用工具和仪器等方面的支出。

（八）劳务费：项目执行过程中支付给项目组成员中没有工资性收入的相关人员（如在校研究生）和项目组临时聘用人员等的劳务性费用。没有工资性收入的相关人员和临时聘用人员劳务费应低于专家咨询费标准。

（九）委托业务费：项目执行过程中委托第三方单位开展的业务费用。

（十）其他商品和服务支出：项目执行过程中上述科目中未列出的与项目执行密切相关的支出。

第九条 项目在执行过程中发生的除上述费用之外的其他必要支出，应当在申请预算时单独列示，单独核定。

第十条 经批准的经费预算原则上严格执行，一般不做调整，确有必要调整时，应按规定程序重新上报审批。

第十一条 根据确定的项目经费预算、用款计划、本年度工作进度及往年度专项经费余额情况核定本年度专项经费拨款额，及时拨给承担单位。

第十二条 对未按项目任务书执行的项目将终止拨款并收回已拨款项。对确需调整合同计划的项目，应在调整计划得到正式批准后，才能恢复拨款。

第十三条 未完项目的年度结转经费，结转下一年度继续使用。已完成并通过验收项目的结余经费，按财政部相关规定，由国家中医药管理局核定后，统筹安排。

第三章 预算编制与审批

第十四条 国家中医药管理局在对征集项目进行筛选、凝练、整合时，应当同时形成项目概算。

第十五条 国家中医药管理局结合项目的综合咨询，对项目概算进行独立的咨询评议。咨询评议结果作为项目立项决策和控制项目总预算的重要依据，并报财政部备案。

第十六条 确定立项的项目，项目承担单位组织可行性研究，编写项目可行性研究报告时，应当包含项目概算及其分解情况等内容。国家中医药管理局结合项目可行性论证，对项目概算及其分解情况等内容进行独立论证，作为组织编制项目预算的依据。

第十七条 项目承担单位应当合理组织编制项目预算。项目预算的编制要求：

（一）项目预算的编制应当根据项目研究的合理需要，坚持目标相关性、政策相符性和经济合理性原则。

（二）项目预算编制时应当编制来源预算与支出预算。

来源预算除申请专项经费外，有自筹经费来源的，应当提供出资证明及其他相关财务资料。自筹经费包括单位的自有货币资金、专项用于该项目的其他货币资金等。

支出预算应当按照经费开支范围确定的支出科目和不同经费来源编列，支出预算应当对各项支出的主要用途和测算理由等进行详细说明。

（三）有多个单位共同承担一个项目的，应当同时编列各单位承担的主要任务、经费预算等。

（四）项目预算书应当由项目负责人协助项目承担单位财务部门共同编制。

（五）编制项目预算时，应当同时申明项目承担单位的现有组织实施条件和资源，以及从单位外部可能获得的共享服务。

第十八条 项目预算由项目承担单位主管部门审核汇总后报送国家中医药管理局。

第十九条 国家中医药管理局组织专家或委托机构对项目预算进行评审。建立预算评审机制，完善预算管理流程。根据项目立项和管埋的要求，审核项目预算绩效目标，严把项目入库关，切实提高入库项目质量，尽快形成较为健全的预算评审机制，将预算评审实质性嵌入预算管理流程。

第二十条 国家中医药管理局对预算评审或评估结果进行审核。对于项目预算存在重大异议的，应当按照程序进行复议。

第二十一条 国家中医药管理局提出项目预算安排建议报经财政部批复后，下达项目预算。

第二十二条 国家中医药管理局根据预算批复，与项目组织单位、项目承担单位签订项目任务书。项目任务书是预算执行、监督检查和财务验收的重要依据。

第二十三条 项目年度预算由

国家中医药管理局按照要求报送财政部。

第四章　预算执行

第二十四条　专项资金的拨付，按照财政资金支付管理的有关规定执行。经费使用中涉及政府采购的，按照政府采购有关规定执行。

第二十五条　项目承担单位应当严格按照下达的项目预算执行，一般不予调整，确有必要调整时，应当由国家中医药管理局报财政部批准。

第二十六条　项目承担单位应当严格按照本办法的规定，制定内部管理办法，建立健全内部控制制度，加强对专项经费的监督和管理，对专项经费及其自筹经费分别进行单独核算。

第二十七条　项目承担单位应当严格按照本办法规定的项目经费开支范围和标准办理支出。严禁使用项目经费支付各种罚款、捐款、赞助、投资等，严禁以任何方式变相谋取私利。

第二十八条　项目承担单位应当按照规定编制项目经费年度财务决算报告。项目决算报告由项目承担单位财务部门会同项目负责人编制。项目决算报告由项目组织单位审核汇总后，报送国家中医药管理局。

第二十九条　预算执行过程中实行重大事项报告制度。在项目实施期间出现项目计划任务调整、项目负责人变更或调动单位、项目承担单位变更等影响经费预算执行的重大事项，项目负责人、项目承担单位主管部门应当及时报国家中医药管理局批准。

第三十条　专项经费形成的固定资产属国有资产，一般由项目承担单位进行管理和使用，国家有权调配。专项经费形成的知识产权等无形资产的管理，按照国家有关规定执行。

第五章　监督检查

第三十一条　国家中医药管理局负责对专项经费拨付使用的情况进行监督检查，组织专家或委托机构对专项经费的使用和管理进行专项预算执行检查或财务检查。预算执行检查或财务检查结果，将作为调整项目或项目预算安排、按进度核拨经费的重要依据，同时作为业务验收的主要参考依据

第三十二条　项目完成后，项目承担单位应当及时向国家中医药管理局提出财务验收申请，财务验收是进行项目和项目验收的前提。国家中医药管理局负责组织对项目进行财务审计与财务验收，财务审计是财务验收的重要依据。

第三十三条　存在下列行为之一的，不得通过财务验收：

（一）编报虚假预算，套取国家财政资金；

（二）未对专项经费进行单独核算；

（三）截留、挤占、挪用专项经费；

（四）违反规定转拨、转移专项经费；

（五）提供虚假财务会计资料；

（六）未按规定执行和调整预算；

（七）虚假承诺、自筹经费不到位；

（八）其他违反国家财经纪律的行为。

第三十四条　项目通过验收后，各项目承担单位应当在一个月内及时办理财务结账手续。项目经费如有结余，结余经费收回原渠道，并按照财政部关于结余资金管理的有关规定执行。

第三十五条　国家中医药管理局应当结合财务审计和财务验收，逐步建立项目经费的绩效评价制度。按照入选项目批复的绩效目标开展绩效监控、绩效自评和绩效评价。

（一）绩效监控。预算执行中，国家中医药管理局及项目承担单位应对资金运行状况和绩效目标预期实现程度开展绩效监控，及时发现并纠正绩效运行中存在的问题，力保绩效目标如期实现。

（二）绩效自评。预算执行结束后，项目承担单位应对照确定的绩效目标开展绩效自评，填写"项目支出绩效自评表"（见附件2），形成相应的自评结果，作为绩效考核重要依据。

（三）绩效评价。国家中医药管理局在项目承担单位绩效自评的基础上，开展项目支出绩效评价。

第三十六条　专项经费管理建立承诺机制。项目承担单位法定代表人、项目负责人在编报预算时应当共同签署承诺书，保证所提供信息的真实性，并对信息虚假导致的后果承担责任。

第三十七条　专项经费管理建立信用管理机制。国家中医药管理局对项目承担单位、项目负责人、相关机构和评审评议专家在专项经费管理方面的信誉度进行评价和记录。

第三十八条　对于预算执行过程中，不按规定管理和使用专项经费、不及时编报决算、不按规定进行会计核算的单位，国家中医药管理局将会同财政部予以停拨经费或通报批评，情节严重的可以终止项目。对于未通过财务验收，存在弄虚作假、截留、挪用、挤占专项经费等违反财经纪律的行为，取消有关单位或个人今后3年内申请国家项目的资格，并向社会公告。同时建议有关部门给予纪律处分。构成犯罪的，依法移送司法机关追究刑事责任。

第六章　附　则

第三十九条　本办法由国家中医药管理局负责解释。

第四十条　本办法自发布之日起施行。

国家中医药管理局关于贯彻落实李克强总理重要批示精神和向屠呦呦同志学习的通知

国中医药办发〔2015〕27 号

各省、自治区、直辖市卫生计生委、中医药管理局，新疆生产建设兵团卫生局，局各直属单位、局机关各部门：

2015 年 10 月 5 日，中国中医科学院屠呦呦研究员荣获 2015 年诺贝尔生理学或医学奖。李克强总理第一时间致信国家中医药管理局，对屠呦呦获奖表示祝贺。中医药系统广大干部职工欢欣鼓舞、反响热烈，迅速掀起学习宣传贯彻落实热潮。为全面贯彻落实李克强总理的重要批示精神和深入推进中医药系统广大干部职工向屠呦呦同志学习，现将有关事项通知如下：

一、认真学习贯彻落实李克强总理的重要批示

李克强总理在贺信中指出，长期以来，我国广大科技工作者包括医学研究人员默默耕耘、无私奉献、团结协作、勇攀高峰，取得许多高水平成果。屠呦呦获得诺贝尔生理学或医学奖，是中国科技繁荣进步的体现，是中医药对人类健康事业作出巨大贡献的体现，充分展现了我国综合国力和国际影响力的不断提升。希望广大科研人员认真实施创新驱动发展战略，积极推进大众创业、万众创新，瞄准科技前沿，奋力攻克难题，为推动我国经济社会发展和加快创新型国家建设作出新的更大贡献。李克强总理的重要批示，高度赞扬了广大科技工作者包括中医药科技工作者的崇高精神和工作成绩，充分肯定了中医药对维护人类健康的重要作用，深情表达了对广大科技工作者的殷切希望。李克强总理的重要批示，充分体现了党中央、国务院对中医药工作的高度重视和对中医药工作者的深切关怀，极大振奋了广大中医药工作者的精气神，更加坚定了中医药系统创新发展中医药事业、服务经济社会发展的信心和决心。中医药系统广大干部职工，要进一步深刻领会重要批示的精神实质，进一步深化对中医药是具有原创优势的科技资源的认识，进一步落实创新驱动发展战略，瞄准科技前沿，坚持问题导向，奉献更多成果，为人类健康作出新贡献。

二、深刻学习大力弘扬屠呦呦同志的崇高精神

屠呦呦，女，1930 年 12 月生，中国中医科学院终身研究员、首席研究员，青蒿素研究中心主任。40 多年来，屠呦呦同志全身心投入严重危害人类健康的世界性流行病——疟疾的防治研究，从中医药这一伟大宝库中寻找创新源泉，从浩瀚的古代医籍中汲取创新灵感，从现代科学技术中吸收创新手段，她和她的研究团队成功地从中草药青蒿中提取出青蒿素，对于研制系列青蒿素类药品发挥了关键作用。这一成就，挽救了全球特别是发展中国家数百万人的生命。屠呦呦同志是我国中医药科技工作者的优秀代表，是践行"救死扶伤"精神和"大医精诚"精神的光辉典范。学习屠呦呦同志，就是要学习她孜孜追求、锲而不舍，为祖国医药卫生事业鞠躬尽瘁、奋斗终生的奉献精神；学习她不计名利得失，耐得住寂寞、守得住清贫，在本职岗位上默默耕耘、团结协作的崇高品质；学习她勤于探索、善于继承、敢于创新，在科学研究中攻坚克难、勇攀高峰的创新精神。

三、结合实际务求实效把学习宣传贯彻落实引向深入

各地中医药管理部门要高度重视贯彻落实李克强总理重要批示精神和开展向屠呦呦同志学习宣传活动，充分认识贯彻落实批示精神和大力弘扬屠呦呦同志崇高品质的重要意义，紧密结合中医药工作实际，紧密结合"三严三实"专题教育活动的开展，紧密结合党中央、国务院对中医药事业发展的战略部署和一系列指示要求的贯彻落实，多途径、多形式开展有深度、有实效的系列活动，切实增强广大干部职工责任感和使命感，坚定信心、发展中医药，坚持原创、继承中医药，包容合作、创新中医药，弘扬精神、振兴中医药，服务大局、贡献中医药，不断推动中医药事业发展政策和机制的完善，大力提升中医药科技创新能力，努力提高中医药服务水平，让广大人民群众实实在在享受到中医药改革发展的成果，让中医药为人类健康事业作出新的更大的贡献。

国家中医药管理局
2015 年 10 月 14 日

国家中医药管理局关于进一步加强中药饮片处方质量管理强化合理使用的通知

国中医药医政发〔2015〕29号

各省、自治区、直辖市卫生计生委、中医药管理局，新疆生产建设兵团卫生局，中国中医科学院，北京中医药大学：

中药饮片是中医临床辨证施治的重要物质基础。国家鼓励使用中药饮片，明确规定取消药品加成不包括中药饮片、计算药占比不包括中药饮片，并根据中药饮片的特点规定中药饮片不纳入药品集中招标采购范围。为进一步强化中药饮片合理使用，不断提升中药饮片处方质量，促进合理用药，防止中药材资源浪费和中药饮片费用不合理增长，切实保障患者权益和用药安全，现就加强中药饮片处方质量管理有关问题通知如下：

一、高度重视中药饮片处方质量管理

（一）各级中医药管理部门要高度重视中药饮片处方质量，在认真贯彻落实中药饮片各项政策的基础上，根据本地区实际情况和本《通知》要求，以建立中药饮片处方专项点评制度为核心，制定加强各级各类医疗机构中药饮片处方质量管理的具体政策和措施，进一步强化中药饮片合理使用；加强对各级各类医疗机构特别是基层医疗卫生机构和社会办中医医疗机构医务人员技术培训和业务指导，不断提高中药饮片应用能力，促进合理用药。

（二）各级各类医疗机构要以建立和完善中药饮片专项点评制度为核心，切实加强中药饮片临床应用管理，规范医师中药饮片处方行为，落实处方审核、发药、核对与用药交代等相关规定；定期对医务人员进行中药饮片合理用药知识培训；制定并落实持续质量改进措施。

二、建立中药饮片处方专项点评制度

（一）处方点评是医疗机构持续医疗质量改进和药品临床应用管理的重要组成部分，是提高临床药物治疗水平的重要手段。各级中医药管理部门要根据《医院处方点评管理规范（试行）》（卫医管发〔2010〕28号）和《中药处方格式及书写规范》（国中医药医政发〔2010〕57号）有关要求，建立健全系统化、标准化和持续改进的中药饮片处方专项点评制度，定期和不定期对中药饮片处方书写的规范性、药物使用的适宜性（辨证论治、药物名称、配伍禁忌、用量用法等）、每剂味数和费用进行评价，发现存在或潜在的问题，制定并实施干预和改进措施，促进中药饮片合理应用。

（二）二级及以上公立中医医院（含中医、中西医结合、民族医医院，下同）中药饮片处方点评工作由医院组织实施，各级中医药管理部门定期和不定期组织抽查。二级及以上公立中医医院每月至少开展一次中药饮片处方点评，根据医院诊疗科目设置、科室设置、技术水平、诊疗量等实际情况，确定具体抽查方法和抽查率。门急诊中药饮片处方的抽查率应不少于中药饮片总处方量的0.5%，每月点评处方绝对数不少于100张，不足100张的全部点评；病房（区）中药饮片处方抽查率（按出院病历数计）不少于5%，且每月点评出院病历绝对数应不少于30份，不足30份的全部点评。处方点评工作要有完整、准确的书面记录。

（三）其他各级各类医疗机构中药饮片处方点评由省级中医药管理部门负责组织，按照全行业管理和属地化原则，定期和不定期组织专家或委托行业协会、学术组织进行处方点评和业务指导。具体抽查方法和抽查率，根据各级各类医疗机构诊疗科目设置、科室设置、技术水平、诊疗量等实际情况分别确定，重点点评味数过多或费用过高的中药饮片处方。省级中医药管理部门应建立中药饮片处方质量飞行检查制度、不合理中药饮片处方群众举报点评制度等多种措施，不断完善中药饮片处方质量全方位的监管机制。

（四）强化中药饮片处方点评结果应用。各级中医药管理部门要对长期开具不合理中药饮片处方的医疗机构通报批评；对长期开具不合理中药饮片处方的医师，按照《处方管理办法》（原卫生部令53号）的规定予以处理，一个考核周期内5次以上开具不合理处方的医师，应当认定为医师定期考核不合格，离岗参加培训。省级中医药管理部门要根据中药饮片处方点评情况，按地区、按医疗机构类别进行排序，并在一定范围内公开。

二级及以上公立中医医院要将中药饮片合理应用作为对医师绩效考核评价的重要内容，与医务人员评优、评先、晋升、聘用、绩效工资分配等挂钩，并纳入医疗服务信息化监管体系一监管。

三、进一步规范中药饮片处方开具和审核

开具中药饮片处方应以中医理论为指导，遵循辨证论治和方剂配伍原则。中药饮片处方要符合《中华人民共和国药典》和各地区有关中药饮片炮制规范要求，按照《处方管理办法》和《中药处方格式及书写规范》进行开具和书写。二级

以上医院中药饮片处方应由主管中药师以上专业技术人员负责处方审核、核对、发药以及安全用药指导；其他医疗机构应由中药师以上专业技术人员负责。有条件的地区应积极开展中药饮片的临床药学研究，加强对中药饮片处方及使用的审核和评估。各省级中医药管理部门可结合本地区用药习惯和专业特点等实际情况，探索规范中药饮片处方每剂味数的合理区间；根据中药材价格波动等情况探索规范中药饮片处方每剂费用的合理区间，并建立动态调整机制。

四、切实加强医疗机构中药饮片全过程质量管理

各级各类医疗机构要严格按照《医院中药饮片管理规范》（国中医药医政发〔2007〕11号）、《医疗机构中药煎药室管理规范》（国中医药发〔2009〕3号）、《国家中医药管理局办公室关于进一步加强中药饮片管理保证用药安全的通知》（国中医药办医政发〔2012〕22号）等有关文件要求，切实加强中药饮片采购、验收、保管、调剂、临方炮制、煎煮等全过程质量管理，保证中药饮片质量。加强中药饮片调配管理，确保中药饮片使用的质量和安全。

国家中医药管理局
2015 年 10 月 20 日

国家中医药管理局关于印发《完善中医药政策体系建设规划（2015~2020 年）》的通知

国中医药法监发〔2015〕30 号

各省、自治区、直辖市卫生计生委、中医药管理局，新疆生产建设兵团卫生局，局各直属单位，局机关各部门：

为全面贯彻落实党的十八届三中全会提出的"完善中医药事业发展政策和机制"有关要求，加快完善中医药政策体系建设，我局组织制定了《完善中医药政策体系建设规划（2015~2020 年）》，现印发给你们。请结合本地实际，认真贯彻落实，加强中医药政策研究，提升研究水平和能力，为完善中医药事业发展政策和机制提供支撑。

国家中医药管理局
2015 年 11 月 5 日

附 完善中医药政策体系建设规划（2015~2020 年）

中医药政策是中医药事业发展的重要保障，进一步完善中医药政策体系是实现中医药治理能力和治理体系现代化的重要基础性工作之一。新中国成立特别是改革开放以来，党中央、国务院高度重视中医药工作，围绕影响和制约中医药事业发展的若干重大问题，制定了一系列扶持和促进中医药事业发展的政策措施，为中医药事业发展提供了强有力的政策机制保障。同时，我们也应看到，中医药政策体系还未全面形成，政策框架尚未建立，相关政策还不完善，政策研究缺乏统筹规划，投入力度不够，研究力量匮乏，研究水平不高，还不能适应事业发展的要求。当前，中医药事业发展处于难得的战略机遇期，中医药工作面临着许多新形势、新任务和新问题，对中医药行业管理工作提出了新的更高要求。为全面贯彻落实党的十八届三中全会提出的"完善中医药事业发展政策和机制"有关要求，加快完善中医药政策体系建设，为中医药事业发展提供政策支撑，制定本规划。

一、总体思路

（一）指导思想

以邓小平理论、"三个代表"重要思想、科学发展观为指导，全面贯彻十八届三中、四中、五中全会精神和习近平总书记系列重要讲话精神，紧紧围绕完善中医药事业发展政策和机制的总体要求，以研究解决中医药事业发展中的重大理论和实践问题为着眼点，以夯实中医药政策研究基础工作为着力点，以改革的精神、创新的思维，坚持问题导向，推动政策研究体制、机制建设和项目实施，逐步构建体现中医药特点规律、符合中医药发展要求的政策体系，不断适应和引领中医药发展新常态，促进中医药治理能力和治理体系现代化发展。

（二）基本原则

注重统筹现实性与前瞻性。立足落实《国务院关于扶持和促进中医药事业发展的若干意见》《中医药健康服务发展规划（2015~2020 年）》《中药材保护和发展规划（2015~2020 年）》以及深化医改等一系列政策措施的基本现实，在强化具体实践问题研究的同时，进一步加强相关领域的战略研究，做好长远谋划和战略储备。

注重兼顾全局性与系统性。以政策体系的构建统领研究专题，以政策系统的整体优化统领总体目标，充分发挥政策研究时效性强的特点，科学合理地组织、协调、安排研究任务。

注重突出重点与问题导向。以解决制约中医药事业发展的瓶颈、难点问题为重点，从中医药事业发展实际情况出发，坚持问题导向，在重大政策机制方面力争取得显著进展。

注重学术支撑与成果转化。充分发挥相关专业领域学术进展对政策研究的支撑作用，进一步促进政策研究的成果转化，使政策研究成果能够转化为实实在在的政策措施，为行政管理和科学决策提供坚实基础。

（三）总体目标

围绕建立健全中医药政策体系、不断完善中医药事业发展政策和机制的目标，通过组织实施一批政策研究项目，形成一批具有较高水平的研究成果，进一步提高转化应用水平，建设一支中医药政策研究骨干队伍和一批研究基地，搭建中医药政策交流传播平台，构建良好的协调运行机制。

二、主要任务和研究项目

（一）深化中医药政策基础研究

准确把握中医药自身发展规律，深入挖掘中医药特色优势的内涵，明确中医药在国家经济社会发展中的地位和作用，全面系统研究分析中医药发展面临的新形势、新任务，围绕中医药发展中的重大问题、难点问题，对中医药发展方式、模式以及中医药发展的指标体系等开展深入研究，提出中医药政策体系框架，力争在相关理论和实践问题的研究方面取得显著进展。

工程一：中医药政策基础研究

1. 中医药政策体系框架研究。开展中医药政策回顾、分析研究，明确中医药政策涉及的主要领域及其包含的主要专题，以及各专题所涉及的主要理论问题和实践问题，梳理各个问题之间的逻辑关系，搭建中医药政策体系框架。

2. 中医药发展规律研究。系统梳理相关文献，对中国医学史进行再研究，努力揭示中医药自身发展规律以及中医药的本质特征。

3. 中医药特色优势研究。从中医药文化、人才培养、重点专科、诊疗技术、养生保健、中药产业等各个方面，深入挖掘中医药特色优势的内涵，并提出相关政策建议。

4. 中医药在全面建成小康社会中的地位作用研究。全面研究分析在经济社会发展新常态下，在"十三五"全面建成小康社会的历史进程中，中医药作为卫生、经济、科技、文化、生态"五种资源"，面临的新形势、新任务和相关制约因素，对在保障和改善人民群众身体健康、促进国家经济社会发展等方面如何发挥作用提出相关政策建议。

5. 中医药发展内涵及其主要指标研究。从医疗、保健、科研、教育、产业、文化等方面，立足于中医医疗预防保健服务体系、人才培养体系、继承创新体系、中医药资源保护体系以及文化传承和传播体系建设，对中医药发展方式、发展模式以及中医药发展的指标体系等开展研究。

（二）中医药健康服务政策

以保持发挥中医药特色优势、提高中医临床疗效为核心，以提升中医药服务能力，满足人民群众多样化、多层次的健康需求为目标，加强中医药资源的合理配置和优化，充分发挥中医药在医改中的作用，鼓励在医改中提供与利用中医药服务，探索创新中医药健康服务模式，充分发挥中医药在慢病管理中的优势，大力发展中医药养生保健服务，推进医养结合及健康旅游，鼓励社会力量办中医，促进中医医疗器械和健康器材产业发展，进一步拓宽中医药健康服务领域，充实中医药健康服务内涵，提升中医药健康服务能力，优化中医药健康服务发展环境。

工程二：中医药健康服务政策研究

1. 中医医疗服务体系研究。深入开展合理规划配置中医医疗资源、构建完善中医医疗服务体系政策研究和重大疾病中医药防治体系等方面的政策研究，以及在健全基层医疗卫生服务体系中提高基层中医药服务覆盖面、改善服务条件、提升服务能力的相关政策研究。

2. 中医医疗服务模式研究。通过对多专业一体化诊疗和多种方法并用的中医综合治疗以及远程医疗、移动医疗、智慧医疗等的实践探索，深入开展中医医院办院模式、中医医疗服务模式政策研究，以及中医医疗机构评价体系、中医医疗技术管理与评价和中医护理内涵与服务模式政策研究。

3. 在医改中鼓励提供与利用中医药服务研究。重点是在公立医院改革和医药价格调整政策中鼓励提供和利用中医药服务政策研究，中医分级诊疗相关政策研究，中医优势病种筛选、中医临床路径推广应用以及中医优势病种和重大疾病中医药治疗成本效果评价政策研究。

4. 医疗机构开展"治未病"服务研究。明确各级各类医疗机构在中医预防保健服务体系中的功能定位及业务划分，开展在医疗机构类别中设置"中医预防保健机构"、在卫生技术人员中增加中医技师序列的可行性研究，推动将医疗机构开展的中医"治未病"服务纳入基本公共卫生服务范围以及医疗机构收费项目和医疗保险支付范围。

5. 非医疗机构性质养生保健机构提供中医养生保健服务研

究。研究制定促进中医养生保健服务健康发展的指导意见和中医养生保健机构提供保健咨询和调理等服务的管理办法，开展中医养生保健服务技术、产品的规范、标准及评价研究，探索中医养生保健服务监督管理的有效途径和方法。

6. 中医养生保健服务模式研究。开展中医医疗、养生保健与养老、旅游、文化、健康管理、健康保险有机融合政策研究，鼓励开办中医特色的康复医院、老年病医院、护理院、临终关怀医院等医疗机构，推广中医养生保健适宜技术，研究中医药健康产品开发、审评、管理和有序发展的政策措施，开展中医药医养结合、健康旅游相关政策研究。

7. 中医养生保健人才队伍建设研究。重点研究在中医药院校设置中医养生保健相关专业、鼓励社会资本举办中医药职业院校、中医药养生保健职业技能人才培养等政策措施，加大中医养生保健人才培养和培训力度，完善中医养生保健职业技能人员分类等系列标准规范、管理办法等政策措施。

8. 慢性病中医药管理研究。重点研究在建立健全慢性病综合防治体系、工作机制、监测与信息管理制度中充分发挥中医药作用的政策措施，明确中医药优势领域，建立科学评价体系，促进开展慢性病中医药社区干预工作。

9. 社会力量办中医研究。重点是鼓励社会力量办中医、社会办中医模式以及监管方式等相关政策研究。

10. 中医医疗器械和健康器材产业发展研究。开展中医医疗器械和健康器材的产业体系、产业模式、市场需求及监管方式研究，研究中医医疗器械管理办法，促进相关产业发展。

（三）中西医结合与民族医药政策

大力推进中西医结合与民族医药事业发展，深入开展中西医结合与民族医药发展及服务模式、管理政策和人才培养等相关政策研究。

工程三：中西医结合与民族医药政策研究

1. 中西医结合相关政策研究。开展中西医结合内涵外延研究，探索中西医结合医院的功能定位、办院模式、服务模式，研究中西医临床协作、中西医结合人才定位及培养模式等相关政策。

2. 民族医药相关政策研究。开展民族医医院发展模式和服务模式研究，制定民族医医疗技术应用及管理政策，深入研究高层次民族医药人才培养和基层民族医药人才队伍建设问题以及未纳入国家医师资格考试体系的民族医从业人员和民间民族医从业人员合法执业政策，研究制定非民族地区设立和发展民族医医疗机构的标准及监管政策，开展民族医药相关产业政策研究。

（四）中医药继承创新政策

坚持中医药原创思维，深入探索中医药学术继承创新基本规律，开展中医药科技创新现状及创新体系建设需求分析，在中医药科技创新体系、学术传承体系、科研模式和运行机制等方面进行广泛而深入的研究，建立完善中医药学术传承工作机制，大力促进中医药理论与技术创新，不断提升中医药学术水平，推动中医药创新驱动发展。

工程四：中医药继承创新政策研究

1. 中医药科技创新研究。开展中医药科技创新现状及创新体系建设需求分析，研究中医药协同创新机制建设、中医药科技平台建设与资源优化配置相关政策，围绕完善中医药科技创新体制机制开展中医药科技人才引进、培养、评价和激励机制、多学科融合创新机制、中医药国际科技合作机制、区域中医药创新发展机

制、中医药科技管理体制机制、中医药科技成果评价与成果转化应用机制等问题开展政策研究，进一步完善中医药科技创新激励与扶持政策。

2. 中医药学术传承研究。重点研究中医药学术传承思路、方法与模式等问题，建立中医药古籍资源库、知识库和名医名家医案知识库，推动名老中医学术思想、临证经验和技术专长传承工作持续深入开展，对传统中药鉴别、炮制、加工等技术和经验规范化以及民间特色诊疗技术和方药的挖掘整理总结并推广应用开展政策研究。

3. 中医药大健康信息化研究。开展国家中医药数据中心建设可行性研究，搭建全国中医药综合统计网络直报平台，加快推动中医药大健康数据库建设和应用，实现中医药医疗保障、医疗服务、健康管理等综合信息共享。

4. "互联网+"中医药相关研究。利用互联网、大数据、云计算、物联网等现代信息技术和生物技术，开展"互联网+"中医医疗、"互联网+"中医药养生保健平台建设、技术应用以及服务提供等相关政策研究，促进疾病和健康管理从院内向院前、院后延伸。

5. 中医药传统知识保护研究。重点是中医药传统知识保护的主体、客体、内容和方式及加强保护的相关政策研究。

（五）中医药人才队伍建设政策

遵循中医药人才成长规律，加强中医药人才资源配置和分类管理，培养一支规模适宜、素质优良、结构合理的中医药人才队伍，努力满足中医药事业发展人才需求，逐步完善中医药人才培养模式和评价体系、激励机制。

工程五：中医药人才队伍建设政策研究

1. 中医药人才培养模式研究。重点开展中医药院校教育、毕业

后教育、继续教育三阶段有机衔接、师承教育贯穿始终的人才培养模式政策研究以及中医药职业技术培训体系基本构建政策研究。

2. 中医药人才资源配置研究。对中医药人才数量规模、素质提升、结构分布等方面的问题以及中医药人才供需平衡机制开展政策研究，加强对中医药高层次人才、基层人才、特色紧缺人才培养，引导中医药人才资源向基层有序流动。

3. 中医药人才评价和激励研究。重点开展符合中医药行业特点、适应行业发展需求的中医药专业技术人员岗位设置、考核评价、晋升评审等方面的政策研究，制定各级各类中医药人才激励政策。

4. 中医药从业人员分类管理制度研究。开展中医类别医师执业范围、执业资格以及中医药职业技术技能人员准入、使用、管理等相关政策研究，深入研究现代中医师和传统中医师执业范围、执业资格、执业管理等问题，建立完善符合中医药特点的中医人员资格准入和执业管理制度。

（六）中医药文化传承和传播政策

以发挥中医药文化在事业发展中的引领作用，弘扬中华传统文化、提升人民群众健康素养，培育和践行社会主义核心价值观为目标，开展中医药文化传承和传播、中医药文化知识普及以及中医药文化产业等相关政策研究，进一步加强中医药文化遗产保护与传承，确立中医药文化核心价值观，构建中医药文化传播体系，逐步形成更加成熟的中医药舆论导向体制、机制。

工程六：中医药文化传承和传播政策研究

1. 中医药文化传播体系研究。重点是完善中医药文化传播体系、提升中医药文化传播能力以及

中医药文化人才队伍建设、中医药文化宣传教育基地建设和中医药文化消费市场培育等相关政策研究。

2. 中医药文化遗产保护与传承研究。重点是中医药文化传承体系构建、中医药文化遗产保护与传承的激励和保障机制等相关政策研究。

3. 中医药文化核心价值观研究。开展中医药文化核心价值、行为规范、环境形象等方面的研究，构建富有时代特征的中医药核心价值体系，发挥中医药文化在事业发展中的引领作用。

4. 中医药舆论导向体制机制研究。深入研究探索中医药新闻宣传和科普模式，进一步拓宽中医药文化传播渠道，推动中医药新闻发布制度化。

5. 中医药文化产业研究。重点研究中医药文化业态、中医药文化资源开发利用、社会资本投资中医药文化产业、中医药文化品牌创建等政策措施。

（七）中药产业发展政策

以调整我国经济结构、促进就业、改善民生，保障中医药事业可持续发展为目标，深入开展中药资源保护、中药农业、现代中药产业体系、商业流通体系等相关政策研究，促进中药产业健康发展。

工程七：中药产业发展政策研究

1. 中药资源保护、开发利用研究。开展中药资源保护与开发利用、道地药材保护发展政策研究，推动中药资源保障体系建设，修订《野生药材资源保护管理条例》，实行野生中药材物种分级保护制度，开展中药资源动态监测体系、信息采集网络和中药资源预警系统建设，建立野生中药材保护区、资源培育基地、种子库、基因库。

2. 中药农业发展研究。重点研究促进中药材种植产业规范化

标准化发展、加强道地药材良种繁育基地和规范化种养殖基地建设、实行道地药材专用标志制度以及中药材种植鼓励措施等方面的政策措施。

3. 中药工业产业发展研究。围绕中药剂型和品种创新、鼓励培育中药大品种以及中药饮片加工业、中成药工业、中药保健品产业发展等问题，开展政策研究，推动建立完善中药质量标准体系。

4. 现代中药商业发展研究。开展以电子商务和现代仓储物流体系为特征的规范化、现代化中药材流通体系建设相关政策研究，探索中药材期货交易等现代金融交易手段，研究建立中药材质量可追溯制度、中药材价格动态监测以及大品种中药材及饮片国家储备制度等方面的政策措施。

（八）中医药国际交流与合作政策

适应经济全球化发展新形势和国家全面对外开放的新需要，本着立足国内、以外促内、因地制宜、合作共赢的原则，坚持服从服务于国家外交大局、坚持服从服务于中医药事业发展大局，重点加强中医药国际交流与合作、"一带一路"中医药发展、中医药服务贸易和国际标准化体系建设等相关政策研究。

工程八：中医药国际交流与合作政策研究

1. 中医药"一带一路"建设研究。配合国家"一带一路"总体战略部署，重点研究发挥中医药在对"一带一路"区域国家外交、经济等方面作用的政策措施，加快在沿线国家建设中医药中心，推动中医药沿"一带一路"国家走出去。

2. 多双边交流与合作及国际标准化研究。重点是建立政府间稳定的交流合作对话机制，深化与世界卫生组织、国际标准化组织、联合国教科文组织等国际组

织的合作，积极参与国际组织发展战略、运行规则、政策动态和标准规范的研究与制定。

3. 中医药服务贸易研究。重点是完善细化促进中医药服务贸易发展的相关政策，大力吸引境外消费者来华接受中医医疗、教育培训，整合中医药科研优势资源，为境外机构提供科研外包服务，扶持有实力的中医药机构到境外投资提供中医药服务。

（九）中医药法治体系建设政策

以推动依法治国，提升中医药行业治理能力为目标，加快中医药立法进程，完善中医药法治体系建设，加强《中医药法》配套法规、规章以及中医药标准体系建设、中医药监督体系建设等相关政策研究。

工程九：中医药法治体系建设政策研究

1. 中医药法律体系建设研究。深入研究《中医药法》相关配套法规和规章，建立系统完整的、与中医药发展相适应的法律体系。

2. 中医药标准化、信息化建设研究。重点是中医药标准体系建设、中医药标准化支撑体系建设、中医药标准应用推广与绩效评估、中医药国际标准以及中医药信息化建设相关政策研究。

3. 中医药服务监督管理机制研究。开展中医药服务监管方式、手段、能力、领域等相关政策研究，进一步健全中医药健康服务监督管理机制。

（十）中医药事业发展保障政策

以充分发挥中医药在维护人民群众健康中的独特作用和优势，保障中医药事业全面协调可持续发展为目标，深入开展中医药行业治理能力和治理体系现代化建设以及发展投入保障机制、投融资政策、财税价格等政策研究。

工程十：中医药事业发展保障政策研究

1. 中医药行业治理能力和治理体系现代化研究。重点加强中医药治理主体、治理手段、治理效果研究，推进中医药治理体系规范化、科学化、程序化建设。

2. 中医药政府投入保障机制研究。研究各级政府对中医药发展建立稳定的经费投入机制、财政补偿机制、各级财政对中医药的支出占卫生支出或总支出比例的相关政策措施。

3. 鼓励中医药服务提供与利用的医保政策。研究提出将各类中医服务项目逐步纳入基本医疗保险支付范围、降低中医药报销起付线以及提高中医药报销比例的政策措施。

4. 中医药投融资研究。研究在政府引导下，引进战略投资、拓宽融资渠道、打造金融平台等促进中医药健康服务发展的相关投融资政策。

5. 完善中医药财税价格政策。重点是对中医医疗机构建设、促进社会办中医、中医药价格形成机制、医保付费方式等相关财税优惠政策研究。

6. 中医药健康服务用地保障政策。重点开展中医药健康服务用地供需、审批及相关优惠措施等政策研究。

（十一）中医药政策研究支撑建设

以提高中医药政策研究能力和研究水平为核心，切实加强中医药政策研究队伍建设，搭建中医药政策研究交流平台，构建中医药政策研究运行机制，强化对中医药政策执行情况的监督评估，推动中医药政策贯彻落实，为中医药政策体系建设提供有力支撑。

工程十一：中医药政策研究支撑建设

1. 中医药政策研究运行机制建设。制定中医药政策研究项目

管理办法，进一步强化项目管理，提高政策研究的时效性和能力水平，推进研究成果的应用转化，将研究报告及时报送有关领导和相关部门作决策参考。

2. 中医药政策研究队伍建设。积极探索各种有效渠道和方式方法，不断加大培养培训力度，努力打造一支高素质、高水平的政策研究骨干队伍，完善中医药政策研究专家咨询机制，建立中医药政策研究首席专家和特约研究员制度，加强中医药政策研究专家库建设。

3. 中医药政策研究交流平台建设。建设20个左右中医药政策研究基地，在中华中医药学会设立"中医药政策研究专业委员会"，开展中医药政策研究成果评选，在《中国中医药报》《中医药管理杂志》及《卫生政策研究》等报刊开设中医药政策研究专栏，促进中医药政策研究成果交流推广、学习借鉴。

4. 重大政策实施监督评估。研究制定中医药政策贯彻落实及实施效果评价指标体系，定期开展监督评估工作，建立完善政策执行情况的督查机制。

5. 重大项目实施绩效评估。研究制定中医药重大项目实施效果评价指标体系，定期开展实施绩效评估工作，建立完善项目实施情况的督查机制。

6. 强化行业组织职能。梳理、加快政府向行业组织转移职能的范围、步伐和力度，引导行业组织转变职能、创新服务。

三、组织实施与保障措施

（一）加强规划实施组织领导

中医药政策体系建设是中医药工作的重要组成部分，通过有效统筹、有序推进，切实保障本规划的完成。本规划由国家中医药管理局组织实施，政策法规与监督司牵头，局机关各部门和有关直属单位承担相应任务，动员各省（区、市）中医药管理部门、高等中医药院校和

科研院所、中医医院以及社会各界广泛参与。

（二）加强规划实施经费保障

国家中医药管理局在全国性中医药事业经费中设立中医药政策研究专项，加强经费管理，提高使用效率。同时整合有关研究经费，积极支持相关单位和专家、学者向有关方面申请相关课题（如科技部的软科学研究课题、自然科学基金的相关课题、地方政府及其相关部门设立的课题等），并加强与相关部门以及企业等的沟通合作，拓宽筹资渠道。

（三）加强规划实施监督检查

建立健全规划实施目标管理责任制和监督检查机制，确保规划各项任务和重点项目落到实处。政策法规与监督司作为牵头部门，要切实履行职责，加强组织协调，制订年度工作计划，明确完成相关工作任务的时间节点和进度安排，并定期及时向局领导报告规划实施情况。

国家中医药管理局关于确定重庆市药物种植研究所、重庆市北碚区中医院为全国中医药文化宣传教育基地的通知

国中医药办函〔2015〕78号

重庆市中医管理局：

你局关于推荐申报全国中医药文化宣传教育基地的请示收悉。我局组织专家依据《"十二五"中医药文化宣传教育基地建设工作方案》和《全国中医药文化宣传教育基地建设标准》，对重庆市药物种植研究所、重庆市北碚区中医院进行了评估。

重庆市药物种植研究所坚持将自身发展与中医药文化建设相结合，按照中医药文化宣传教育基地建设标准，打造时珍长廊、思邈广场等中医药文化承载体，建立药膳馆等中医药文化体验区，扩建植物标本园等特色药用植物展示区，积极宣传展示中医药文化科普知识。

重庆市北碚区中医院按照"文化铸魂，品牌立院，发挥特色，群众满意"的宗旨，积极推行中医药文化建设，先后建成"中医药文化展馆""中医药养生体验馆""中医药文化庭院广场"，并开设了"杏林讲堂""问道岐黄"网络论坛，通过文字图画、典籍文献、影像视频、典故轶闻、现场体验，以及现代技术，使参观者了解中医药文化理念，掌握简、便、验、廉的中医养生保健技能。

经研究，我局同意确定重庆市药物种植研究所、重庆市北碚区中医院为全国中医药文化宣传教育基地。希望你局继续加强对两家单位有关工作的指导，开展形式多样的中医药文化科普宣传活动，充分发挥中医药文化宣传教育基地在弘扬中医药文化方面的作用，让中医药更好地惠及百姓健康。

国家中医药管理局
2015年6月1日

国家中医药管理局关于成立推进职能转变领导小组及其办公室的通知

国中医药办函〔2015〕84号

局机关各部门，局各直属单位：

根据国务院关于推进职能转变决策部署，为深入推进中医药简政放权放管结合职能转变，经研究，决定成立国家中医药管理局推进职能转变领导小组及国家中医药管理局推进职能转变领导小组办公室，现将有关事项通知如下。

一、领导小组组成人员及主要职能

（一）组成人员

组　长：王国强　国家卫生计生委副主任、国家中医药管理局局长

副组长：于文明　国家中医药管理局副局长

马建中　国家中医药管理局副局长

成　员：查德忠　办公室主任

卢国慧　人教司司长

苏钢强　规财司司长

桑滨生　法监司司长

蒋　健　医政司司长

曹洪欣　科技司司长

王笑频　国合司司长

张为佳　机关党委常务副书记

（二）主要职责

1. 贯彻落实国务院关于职能转变的决策部署；

2. 统筹研究国家中医药管理局职能转变的重大改革措施；

3. 协调推动解决职能转变中遇到的困难和重点、难点问题；

4. 指导督促局机关各部门、各直属单位落实职能转变改革措施。

二、领导小组办公室组成人员及主要职责

（一）组成人员

主　任：马建中（兼）国家中医药管理局副局长

副主任：查德忠（兼）办公室主任

桑滨生（兼）法监司司长

成　员：余海洋　办公室副主任

金二澄　人教司副司长

武　东　规财司副司长

麻　颖　法监司副司长

陆建伟　医政司副司长

李　昱　科技司副司长

吴振斗　国合司副司长

陈梦生　机关党委副巡视员兼办公室主任

联络员：陈俊峰　办公室秘书二处处长

周景玉　人教司综合协调处副处长

刘群峰　规财司规划投资处处长

侯卫伟　法监司法规标准处处长

严华国　医政司综合处副处长

陈丽娜　科技司综合处副处长

魏春宇　国合司港澳台处副处长

刘　灿　机关团委书记

（二）主要职责

1. 加强与国务院推进职能转变协调小组有关专题组、功能组以及国家卫生计生委推进职能转变工作机制的联系协调，落实有关工作要求；

2. 研究拟提请领导小组决策的推进职能转变的重要事项；

3. 推动落实《国家中医药管理局关于推进简政放权放管结合职能转变工作的落实方案》；

4. 加强调查研究和督促检查，及时向领导小组报告有关工作情况。

局机关各部门、局各直属单位要进一步增强大局意识、责任意识和紧迫意识，认真落实国务院、国家卫生计生委和国家中医药管理局关于推进职能转变工作部署，主要负责同志要切实负起责任，亲自抓好部署、协调和落实。要将推进职能转变与深化中医药改革有机结合起来，加强统筹协调，共同推进。

国家中医药管理局

2015 年 6 月 30 日

国家中医药管理局关于确定云南中医药民族医药博物馆为全国中医药文化宣传教育基地的通知

国中医药办函〔2015〕87 号

云南省卫生和计划生育委员会：

你委关于推荐申报全国中医药文化宣传教育基地的请示收悉。我局组织专家依据《"十二五"中医药文化宣传教育基地建设工作方案》和《全国中医药文化宣传教育基地建设标准》，对云南中医药民族医药博物馆进行了评估。

云南中医药民族医药博物馆隶属于云南中医学院，馆内设有院史展室、民族医药展室、中药标本展室等，收集展示了大量的中医药、民族医药的文物、著作、标本、照片。博物馆利用馆藏资源，积极开展中医药文化科普活动，编制宣传科普资料，已成为宣传展示云南中医药、民族医药文化的平台和窗口。

经研究，我局同意确定云南中医药民族医药博物馆为全国中医药文化宣传教育基地。希望你委继续加强指导，开展形式多样的中医药文化科普宣传活动，充分发挥中医药文化宣传教育基地在弘扬中医药文化方面的作用，让中医药更好地惠及百姓健康。

国家中医药管理局

2015 年 7 月 2 日

国家中医药管理局关于确定河南中医学院、大宋中医药博物馆为全国中医药文化宣传教育基地的通知

国中医药办函〔2015〕167号

河南省中医管理局：

你局《关于申报全国中医药文化宣传教育基地的请示》（豫中医〔2015〕9号）收悉。我局组织专家依据《"十二五"中医药文化宣传教育基地建设工作方案》和《全国中医药文化宣传教育基地建设标准》，对申报单位进行了评估。

河南中医学院通过河南中医药博物馆、医德馆、水浸标本馆、中医源、仲景文化广场、时珍生态长廊、神农山、天一湖、河南中药植物园、廊道文化等中医药文化场馆

建设，以及校园展示、专家宣讲、学术报告、著作论述、专题网页、文化产品等形式，积极展示中原地区中医药文化的悠久历史和当地丰富的中药资源，提升中医药文化传承能力与水平。大宋中医药文化博物馆以宋代中医药文化的形成、发展与成就为主线，重点宣传了专设机构、《针灸大成》、分科论病、儒医辈出、济世惠民、辉煌成就等六部分内容，利用馆藏资源，积极开展中医药文化科普活动，编制宣传科普资料，已成为宣传展示宋代中

医药历史文化的平台和窗口。

经研究，我局同意确定河南中医学院、大宋中医药文化博物馆为全国中医药文化宣传教育基地。希望你局继续加强指导，开展形式多样的中医药文化科普宣传活动，充分发挥中医药文化宣传教育基地在弘扬中医药文化方面的作用，让中医药更好地惠及百姓健康。

国家中医药管理局
2015年9月18日

国家中医药管理局关于公布2015年全国基层名老中医药专家传承工作室建设项目专家名单的通知

国中医药人教函〔2015〕174号

各省、自治区、直辖市中医药管理局：

根据《国家中医药管理局办公室关于印发2015年全国基层名老中医药专家传承工作室建设项目实施方案的通知》（国中医药办人教发〔2015〕25号）精神，我局组织

开展了2015年全国基层名老中医药专家传承工作室建设项目。在各省（区、市）遴选推荐的基础上，经我局审核，确定于增瑞等200人为2015年全国基层名老中医药专家传承工作室建设项目专家。现予公布。

附件：2015年全国基层名老中医药专家传承工作室建设项目专家名单

国家中医药管理局
2015年9月30日

附   2015年全国基层名老中医药专家传承工作室建设项目专家名单

北京市（4人）

于增瑞　平谷区中医医院
王　珂　通州区中医医院
崔德成　北京中医医院顺义
　　　　医院
王明福　密云县中医医院

天津市（4人）

陈宝贵　武清区中医医院
任仲传　和平区中医医院
高克俭　北辰区中医医院
张润民　北辰区中医医院

河北省（8人）

武小妮　井陉县中医医院
张洪洲　馆陶县中医医院
刘建设　魏县中医医院
赵瑞起　饶阳县中医医院
刘金女　霸州市中医医院

黄　明　迁安市中医医院
李孝华　玉田县中医医院
梁树俊　清河县中医院

山西省（8人）
田雨河　孝义市中医院
王金亮　平遥县中医院
宋开夏　介休市中医院
张伯刚　翼城县中医院
曹华维　垣曲县中医院
刘康宏　洪洞县中医院
任洪胜　安泽县中医院
何绍文　繁峙县中医院

内蒙古自治区（6人）
金广辉　阿鲁科尔沁旗中医医院
包音牧仁　达茂旗蒙医医院
巴雅尔图　西乌旗蒙医医院
胡云峰　科尔沁右翼中旗蒙医
　　　　医院
许建邦　乌拉特前旗中蒙医院
梁高娃　库伦旗蒙医院

辽宁省（6人）
朱海峰　建昌县中医院
苏继承　海城市正骨医院
谢东复　本溪满族自治县中医院
申明第　彰武县中医医院
周克义　庄河市中医院
吴克贤　义县中医院

吉林省（6人）
刘　琛　敦化市中医医院
崔国强　洮南市中医医院
米金铎　前郭县中医院
魏春光　靖宇县中医院
刘　财　伊通满族自治县民族
　　　　医院
王孝林　通化县中医院

黑龙江省（8人）
张景惠　依兰县中医医院
朱明朗　龙江县中医医院
颜淑娥　富锦市中医院
张丽君　杜蒙县中医院
彭淑华　饶河县中医院
马广会　鸡东县中医医院
胡淑坤　萝北县中医院
董良杰　肇东市中医医院

上海市（4人）
周锦明　金山区中医医院
王扣珍　青浦区中医院
陈建华　黄浦区香山中医医院
黄兆政　奉贤区中医医院

江苏省（9人）
王家来　新沂市中医院
陈幼清　如东县中医院
袁士良　江阴市中医院
顾中欣　仪征市中医院
张献文　射阳县中医院
贺　玥　丹阳市中医院
左维民　兴化市中医院
嵇明亚　灌南县中医院
熊秀萍　常熟市中医院

浙江省（10人）
赵国仁　奉化市中医医院
杨友发　安吉县中医院
许子春　桐庐县中医院
严有林　淳安县中医院
张兆和　青田县中医医院
郑润杰　瑞安市中医院
陈　慧　义乌市中医院
金普放　诸暨市中医院
沈之嶒　桐乡市中医院
徐宝秋　常山县中医院

安徽省（8人）
王启典　太和县中医院
姚俊彪　芜湖县中医院
芮　琼　当涂县中医院
汤万武　怀远县中医院
何　镔　天长市中医院
高国权　望江县中医院
谢绍武　青阳县中医院
徐启彦　萧县中医院

福建省（6人）
周来兴　永春县中医院
汤万团　周宁县中医院
黄庚仁　闽清县中医院
曾进德　德化县中医院
胡伏存　霞浦县中医院
周治忠　尤溪县中医院

江西省（7人）
钟吉富　修水县中医院
聂道仙　玉山县中医院
刘　勤　武宁县中医院
刘　明　信丰县中医院
郭晓蒙　万安县中医院
俞菊芳　广丰县中医院
刘　谦　东乡县中医院

山东省（5人）
王　锋　章丘市中医院
谭　波　临朐县中医院
阚士宇　平邑县中医院
杨淑婷　莱州市中医院

王洪京　滕州市中医医院

河南省（8人）
王顺治　登封市中医院
云孝琴　杞县中医院
史学军　汤阴县中西医结合医院
许立贤　濮阳县中医院
张反修　睢县中医院
林　涛　潢川县中医院
曹子成　郸城县中医院
郭长河　上蔡县中医院

湖北省（7人）
黄明忠　广水市中医医院
朱崇义　仙桃市中医医院
程为玉　天门市中医院
陈世雄　公安县中医院
周祖山　洪湖市中医医院
唐光珏　钟祥市中医医院
王先俊　应城市中医院

湖南省（7人）
张良圣　沅陵县中医医院
肖运生　常宁市中医医院
任开益　金侨医院
刘德鹏　岳阳县中医院
李扬声　南县中医院
谢国胜　花垣县中医院
何进阶　道县中医院

广东省（6人）
吴土康　惠东县中医院
张福顺　台山市中医院
谢煜焜　德庆县中医院
曾　宽　兴宁市中医医院
杨吉水　开平市中医院
神油泽　徐闻县中医院

广西壮族自治区（6人）
韦月梅　武鸣县中医医院
李兴云　兴安界首中西医结合
　　　　医院
邹世昌　柳城县中医院
曹国香　灵山县中医院
杨锡芬　桂平市中医院
冯时俟　浦北县中医院

海南省（2人）
郑心潮　文昌市中医院
麦贻钦　昌江县中西医结合医院

重庆市（4人）
杨德钱　垫江县中医院
张树本　开县中医院
张光复　石柱县中医院
王端成　云阳县中医院

四川省（8人）
陈怀炯　天全县中医医院
冉连辉　江油市中医院
雷　勇　若尔盖县藏医院
胡学芳　都江堰市中医医院
马卫平　阆中市中医医院
母泽贵　苍溪县中医医院
管　捷　射洪县中医院
刘　罡　绵竹市中医医院
贵州省（8人）
周春芳　清镇市中医医院
龚自强　湄潭县中西医结合医院
徐永德　平坝县中医院
杨秀华　思南县民族中医院
王瑞国　纳雍县中医院
赵明智　福泉市中医院
吴光玉　贞丰县民族中医院
朱文亮　金沙县中医院
云南省（8人）
李伯藩　宾川县中医医院
杨炳洪　云县中医医院
李　捷　宁洱县中医医院
何玉玲　禄劝县中医医院
周海东　建水县中医医院
李祥平　峨山县中医医院

向太敏　镇雄县中医医院
龙天贵　宣威市中医医院
西藏自治区（6人）
国　吉　江孜县藏医院
群　角　波密县藏医院
四朗次仁　贡觉县藏医院
阿旺群培　扎达县人民医院
索郎巴珠　嘉黎县藏医院
丹　增　萨迦县藏医院
陕西省（9人）
陈忠前　汉阴县中医医院
王熙国　镇巴县中医医院
程如印　平利县中医医院
陈继新　略阳县天津中医医院
田裕红　绥德县中医医院
崔超望　户县中医医院
包学江　富县中医医院
王慧明　麟游县中医医院
李晓强　三原县中医医院
甘肃省（7人）
赵　斌　成县中医医院
韩忠义　华亭县中医医院
卓　玛　碌曲县藏医院
杨维平　陇西县中医医院
李　政　陇西县中医医院

金玉盛　礼县中医医院
聂芳娥　庄浪县中医医院
青海省（5人）
韩晓平　化隆县中医院
孔明云　平安县中医院
索　巴　同德县藏医院
格　章　称多县藏医院
新　海　都兰县蒙藏医院
宁夏回族自治区（2人）
刘仁庆　灵武市中医医院
邓存国　青铜峡市中医医院
新疆维吾尔自治区（8人）
艾拜都拉·依米提　库车县维
　　　　　　吾尔医医院
邓　龙　新源县中医医院
阿布都克日木·吾休尔　墨玉
　　　　　县维吾尔医医院
丁四明　霍城县中医医院
阿哈提·萨旦　托里县哈医医院
喀迪尔·艾木泽　英吉沙县维吾
　　　　　尔医医院
张起辉　奇台县中医医院
阿不力米提·胡丁白地　洛浦
　　　　　县维吾尔医医院

国家中医药管理局关于成立纠正行业
不正之风工作领导小组的通知

国中医药医政函〔2015〕235号

各省、自治区、直辖市卫生计生委、中医药管理局，新疆生产建设兵团卫生局，局机关各部门、局直属各单位，北京中医药大学：

为落实中医药管理部门行风建设责任，在国家卫生计生委的领导下抓好中医药系统纠正行业不正之风工作，国家中医药管理局决定成立纠正行业不正之风工作领导小组（简称纠风工作领导小组），下设办公室（简称纠风办），设在医政司。

一、纠风工作领导小组组成及主要职责

组　长：王国强　国家卫生计生委副主任、局长

副组长：马建中　副局长

成　员：查德忠　办公室主任
卢国慧　人事教育司司长、机关纪委书记
苏钢强　规划财务司司长
桑滨生　政策法规与监督司司长
蒋　健　医政司司长
曹洪欣　科技司司长
张为佳　机关党委常务副书记

主要职责：贯彻落实党中央、国务院、中央纪委和国家卫生计生委关于纠风工作的决策部署，分析研究中医药系统纠风工作的形势任务，对纠风工作重大事项进行决策

部署，指导查处中医药系统行业不正之风工作重大案件。

二、纠风办组成及主要职责

主　任：蒋　健　医政司司长

副主任：麻　颖　政策法规与监督司副司长（副局级）
陆建伟　医政司副司长
朱　桂　机关党委副巡视员、机关纪委副书记

联络员：欧阳波　办公室新闻办公室主任
张欣霞　人事教育司师承继教处处长
王振宇　规划财务司预算财务处处长

张峘宇　政策法规与监督司监督处调研员

孟庆彬　医政司医疗管理处调研员

陈丽娜　科技司综合处副处长

刘　灿　机关团委书记

庄　严　机关纪委调研员

主要职责：承担纠风工作领导小组的日常事务性工作，负责督查纠风工作领导小组决策部署的贯彻落实，与国家卫生计生委纠风办、各省（区、市）中医药管理部门、局各直属和联系单位加强沟通协调，组织落实纠风工作专项活动有关任务。

三、纠风工作领导小组及纠风办工作规则

（一）纠风工作领导小组每年至少召开一次会议，总结工作，部署任务，并向国家卫生计生委和局长会议汇报工作。

（二）纠风办每年至少召开两次会议，拟定工作计划，总结和部署工作任务，研究有关事项和问题，提出意见和建议，并向纠风工作领导小组汇报工作。

（三）根据工作需要，可不定期召开纠风工作领导小组会议和纠风办会议。

国家中医药管理局

2015 年 12 月 11 日

国家中医药管理局办公室关于进一步加强对中医养生类节目指导的通知

国中医药办新发〔2015〕2 号

各省、自治区、直辖市中医药管理局，新疆生产建设兵团卫生局，局各直属单位：

为更好地向群众传播科学、准确、权威的中医药文化科普知识，贯彻新闻出版广电总局《关于做好养生类节目制作播出工作的通知》精神，做好中医药科普宣传工作，现将有关事项通知如下。

一、提高对规范中医养生类节目工作重要性的认识

随着生活水平的提高，社会对养生保健关注度日益提升，各级电视台开办了不同类型的养生类节目，向公众传播疾病预防及养生保健等科普知识，深受观众欢迎。但部分养生类节目含有缺乏甚至违反医学常识的养生内容，或是进行虚假宣传，变相推销药品、保健品、器械，严重误导消费者。规范中医养生类节目，对维护人民群众生命财产安全，树立中医药良好形象意义重大，中医药管理部门要予以高度重视，正确引导广大群众了解中医养生理念与技术。

二、配合相关部门加强对中医养生类节目的指导

各地中医药管理部门要主动向本地区广播、电视等媒体提供中医药文化与科普专家资源，加强与中医养生类节目制作机构的沟通交流，配合新闻出版广电部门，做好中医养生类节目和出版物审核和监管，推动建立中医养生类节目审查机制。中华中医药学会和各地中医药学会可根据中医养生类节目需求，推荐行业内认可的中医药文化与科普专家，并协助进行有关专家资质和节目内容审核，发现问题及时改正。

三、禁止医疗机构变相发布中医医疗广告

做好本地区中医医疗广告审批和监督工作，规范医疗机构行为。严禁医疗机构在中医养生类节目中以介绍养生保健常识、接受患者咨询为名，以推荐自身产品或服务为目的的变相发布中医医疗广告。

国家中医药管理局办公室

2015 年 2 月 13 日

国家中医药管理局办公室关于 2014 年全国基层中医药工作先进单位复审结果的通报

国中医药办医政发〔2015〕6 号

各省、自治区、直辖市中医药管理局，新疆生产建设兵团卫生局：

2014 年，根据《全国基层中医药工作先进单位评审命名管理办法》和《关于做好 2014 年全国基层中医药工作先进单位申报评审工作的通知》要求，除申请延缓复审的安徽、江西、湖北、湖南、广东、西藏和陕西外，北京、河北等 24 个省（区、市）中医药管理部门受我局委托，对辖区内命名满 5 年的 77 个全国基层中医药工作先进单位（含原全国农村中医工作先进县和原全国中医药特色社区卫生服务示范区，以下简称"先进单位"）进行了复审，并申请对复审结果予以确认。

我局组织专家对复审材料和结果进行审核，并对江苏、湖北、广西3个省（区）的复审工作进行抽查，认为77个县（市、区）的复审材料齐全，复审程序符合要求，其中76个县（市、区）达到了合格要求（广东省从化市为整改后复查）。现将有关情况通报如下：

（一）确认北京市海淀区等76个县（市、区）继续为先进单位（名单见附件），2018年再次接受复审。

（二）山东省莱芜市莱城区、海南省海口市美兰区未提出复审申请，根据《全国基层中医药工作先进单位评审命名管理办法》"无特殊原因不参加复审的地区，撤销先进单位荣誉称号"的规定，撤销其先进单位荣誉称号。

（三）暂缓确认广东省从化市为先进单位。从化市要按照《全国基层中医药工作先进单位建设标准》要求查找差距，扎实改进，6个月内由广东省中医药局组织再次复审，视复审结果决定是否予以确认。

各省（区、市）中医药管理局要加强对所辖先进单位的日常监督和检查，巩固建设成果，不断总结经验，发挥示范引领作用，推动先进单位创建工作健康有序发展。

附件：2014年度复审确认全国基层中医药工作先进单位名单

国家中医药管理局办公室
2015年3月23日

附　2014年度复审确认全国基层中医药工作先进单位名单

北京市（1个）：海淀区

河北省（4个）：唐山市丰润区、曲周县、邯郸市丛台区、石家庄市桥东区

山西省（1个）：曲沃县

辽宁省（8个）：建昌县、新民市、庄河市、苏家屯区、海城市、北镇市、沈阳市皇姑区、沈阳市和平区

吉林省（1个）：长春市南关区

上海市（3个）：徐汇区、长宁区、虹口区

江苏省（5个）：泰兴市、昆山市、丹阳市、徐州市云龙区、泰州市海陵区

浙江省（6个）：江山市、开化县、台州市黄岩区、湖州市吴兴区、杭州市拱墅区、宁波市海曙区

山东省（2个）：青岛市李沧区、淄博市张店区

河南省（3个）：邓州市、温县、武陟县

湖北省（3个）：竹溪县、武汉市洪山区、武汉市青山区

湖南省（2个）：浏阳市、耒阳市

广东省（3个）：广州市番禺区、增城市、深圳市盐田区

广西壮族自治区（5个）：桂平市、北海市海城区、南宁市青秀区、桂林市七星区、鹿寨县

海南省（2个）：三亚市、文昌市

四川省（7个）：洪雅县、武胜县、达川区、双流县、顺庆区、大竹县、名山县

重庆市（1个）：渝中区

贵州省（1个）：余庆县

云南省（3个）：威信县、泸西县、马关县

陕西省（3个）：蓝田县、户县、府谷县

甘肃省（6个）：秦安县、民勤县、张掖市甘州区、敦煌市、酒泉市肃州区、天水市秦州区

青海省（2个）：平安县、西宁市城北区

宁夏回族自治区（1个）：银川市兴庆区

新疆维吾尔自治区（3个）：乌鲁木齐市米东区、乌鲁木齐市新市区、乌鲁木齐市水磨沟区

国家中医药管理局办公室关于成立国家中医药管理局价格改革协调小组的通知

国中医药办规财发〔2015〕7号

各省、自治区、直辖市中医药管理局，新疆生产建设兵团卫生局，局各直属（管）单位，局机关各部门，北京中医药大学：

根据医药价格改革工作总体部署和局领导有关指示精神，为进一步加强我局医疗服务和药品价格改革工作的组织领导，全面推进中医药行业医疗服务和药品价格改革各项工作，我局决定成立国家中医药管理局价格改革协调小组（组成人员及职责见附件），协调小组下设办公室，办公室日常工作由规划财务司承担。

附件：1. 国家中医药管理局价格改革协调小组及其办公室人员名单

2. 国家中医药管理局价格改革协调小组及其办公室主要职责和工作制度

国家中医药管理局办公室
2015 年 3 月 30 日

附件 1 国家中医药管理局价格改革协调小组及其办公室人员名单

一、国家中医药管理局价格改革协调小组

组　长：

闫树江　国家中医药管理局副局长

副组长：

苏钢强　国家中医药管理局规划财务司司长

蒋　健　国家中医药管理局医政司司长

成　员：

武　东　国家中医药管理局规划财务司副司长

陆建伟　国家中医药管理局医政司副司长

李　昱　国家中医药管理局科技司副司长

王　瑛　中国中药协会副会长

陈珞珈　中国中医科学院教授

范吉平　中国中医科学院副院长

二、国家中医药管理局价格改革协调小组办公室

主　任：

苏钢强　国家中医药管理局规划财务司司长

副主任：

武　东　国家中医药管理局规划财务司副司长

陆建伟　国家中医药管理局医政司副司长

成　员：

刘群峰　国家中医药管理局规划财务司规划投资处处长

王振宇　国家中医药管理局规划财务司预算财务处处长

严华国　国家中医药管理局医政司综合处副处长

孙丽英　国家中医药管理局科技司中药科技处处长

三、国家中医药管理局价格改革咨询研究组

组　长：

陈珞珈　中国中医科学院教授

成　员：

程　薇　北京中医药大学教授

王志伟　北京中医药大学教授

樊俊芝　中国中医科学院广安门医院总会计师

孔祥平　江苏省物价局副局长

程海波　南京中医药大学副校长

申俊龙　南京中医药大学经贸管理学院教授

邱映贵　湖北中医药大学管理学院副教授

附件 2 国家中医药管理局价格改革协调小组及其办公室主要职责和工作制度

一、国家中医药管理局价格改革协调小组主要职责

1. 审议涉及中医药行业医疗服务和药品价格改革的重要政策、措施。

2. 组织推动局内价格改革相关重点工作。

二、国家中医药管理局价格改革协调小组办公室主要职责

1. 承担协调小组的日常工作。

2. 研究提出医疗服务和药品价格改革重要政策、措施的建议。

3. 落实协调小组会议议定事项。

4. 协调推动医疗服务和药品价格改革重点工作。

5. 承办协调小组议定的其他事项。

三、国家中医药管理局价格改革协调小组及其办公室工作制度

1. 协调小组召开全体或专题会议。全体会议由组长召集和主持，副组长和成员参加，办公室成员和联络员列席，主要研究决定价格改革重要事项，部署有关重点工作。可根据情况召开专题会议，由组长或副组长召集和主持，相关成员参加。

2. 办公室召开专题会议。会议由办公室主任或副主任召集和主持，相关人员参加，主要任务是协调解决价格改革重要问题。

国家中医药管理局办公室关于进一步做好中医药健康管理服务项目实施工作的通知

国中医药办医政发〔2015〕20号

各省、自治区、直辖市中医药管理局，新疆生产建设兵团卫生局：

为贯彻落实中医药基本公共卫生服务项目推进工作会议精神和国家卫生计生委、财政部、国家中医药管理局《关于做好2015年国家基本公共卫生服务项目工作的通知》（国卫基层发〔2015〕67号）要求，进一步做好中医药健康管理服务项目实施工作，现将有关事宜通知如下：

一、进一步提高认识，加强组织领导。中医药健康管理服务作为国家基本公共卫生服务项目，是贯彻落实医药卫生体制改革"保基本、强基层、建机制"的重要内容，是实施基本公共卫生服务逐步均等化的重要举措，是国家关爱民生、彰显政府责任的重要体现。开展中医药健康管理服务，充分发挥中医药在基本公共卫生服务中的优势和作用，是促进基层中医药服务体系建设，提升基层中医药服务能力，普及中医药知识，推动中医药进农村、进社区、进家庭的有效途径，对于深化医药卫生体制改革，提高人民健康水平，促进中医药事业发展都具有十分重要意义。各级中医药管理部门要进一步提高对项目实施工作的认识，切实加强对这项工作的组织领导，要将中医药公共卫生服务工作与中医医疗工作摆在同等重要位置，统筹协调，同步推进，做到守土有责、守土尽责。

二、进一步加强协调配合，建立工作机制。各级中医药管理部门，尤其是各市、县中医药管理部门要主动与公共卫生主管部门加强沟通协调，做到中医药项目与其他国家基本公共卫生服务项目同部署、同落实、同检查、同考核，建立既分工明确又紧密合作的项目管理长效机制。要将中医药项目服务规范和技术规范等文件印发到辖区内参与项目实施的中医医院、综合医院、妇幼保健院等机构，组织这些机构与基层医疗卫生机构建立稳定的协作支援关系，发挥其对基层医疗卫生机构的指导培训和考核评估作用。

三、大力推行信息技术应用，提高服务效率。各地要充分利用信息化手段组织开展中医药项目的实施工作，省级中医药管理部门要积极建立全省统一的中医药健康管理信息化系统或模块，并努力推动纳入到本省基本公共卫生信息系统中去，使中医药健康管理服务项目与其他基本公共卫生服务项目的实施在同一操作平台上。暂不具备条件的地区，要将中医药健康管理服务规范和技术规范编辑为电子版配备到基层医疗卫生机构，进一步提高工作效率。

四、进一步强化人员培训，提高服务能力。各级中医药管理部门，特别是县级中医药管理部门要认真组织基层医疗卫生机构开展针对中医药项目的培训，积极协调将中医药项目培训纳入现有基本公共卫生服务培训计划，按照《国家基本公共卫生服务中医药服务项目培训指导方案》（国中医药办医政发〔2013〕25号）的要求，组织对基层医疗卫生机构管理人员和基层中医药服务团队进行专题培训，强化实践技能，注重培训效果，实现辖区内基层医疗卫生机构培训的全覆盖。

五、进一步加大宣传力度，提高群众知晓率。各地要以中医药项目为重点，结合健康教育开展多形式、多层次的宣传活动。要通过制作宣传栏、发放宣传材料、开展健康讲座、播放音像资料等形式，宣传老年人中医体质辨识和儿童中医调养知识，进一步提高群众对中医药项目的知晓率。同时，要督促基层医疗卫生机构制作中医药基本公共卫生服务流程图在醒目位置张贴，公示服务内容和流程，宣传免费政策。

六、进一步加强督导考核，做好信息报送。各省级中医药管理部门要按照国家卫生计生委、财政部和我局《关于印发国家基本公共卫生服务项目绩效考核指导方案的通知》（国卫办基层发〔2015〕35号）要求，结合工作实际，研究制定本地区中医药项目的考核指标和方案，加强督促检查和绩效考核，进一步推动项目任务落实，提高服务水平。同时，要按照医改进展监测和医改信息报送工作的有关要求，指导基层医疗卫生机构做好中医药项目实施情况的收集、核实和上报等工作。

七、制定民族医药服务规范，同步推进项目实施。在只提供民族医药服务的地区，省级中医药管理部门要会同公共卫生主管部门组织制定民族医药健康管理服务规范、技术规范等文件，指导基层医疗卫生机构同步开展民族医药健康管理服务。同时强化人员培训，加强督导考核，发挥辖区内民族医疗机构对基层医疗卫生机构的指导作用，进一步提高民族医药健康管理服务能力，确保完成年度目标任务。

八、认真总结经验，积极探索创新。各级中医药管理部门在抓好项目任务落实、完成国家规定工作目标的前提下，要在健全项目管理制度、创新优化服务模式、加强服务能力建设、开展绩效考核以及项目宣传动员和信息监测评估等方面进行探索创新，并注重发现基层好的经验和做法，及时总结可复制、可推广的项目管理模式和服务模式。

国家中医药管理局办公室
2015 年 7 月 1 日

国家中医药管理局办公室关于印发《中医骨伤医院基本标准（试行）》和《中医肛肠医院基本标准（试行）》的通知

国中医药办医政发〔2015〕23 号

各省、自治区、直辖市卫生计生委，中医药管理局、新疆生产建设兵团卫生局：

为进一步加强中医专科医院的建设与管理，促进中医专科医院发挥中医药特色优势，我局组织制定了《中医骨伤医院基本标准（试行）》和《中医肛肠医院基本标准（试行）》（以下简称《标准》），现印发给你们，请遵照执行。

《标准》电子版可在国家中医药管理局政府网站下载。

附件：1. 中医骨伤医院基本标准（试行）

2. 中医肛肠医院基本标准（试行）

国家中医药管理局办公室
2015 年 7 月 10 日

附件 1

中医骨伤医院基本标准（试行）
二级中医骨伤医院

一、床位

住院床位总数 100 张以上，其中骨伤科床位占 60% 以上。

二、科室设置

（一）临床科室。

至少设置正骨科、筋伤科、创伤科、骨关节科、脊柱科、小儿骨科、骨病科中的 3 个科室以及内科、外科、急诊科、重症监护室、麻醉科、康复科。

（二）医技科室。

至少设置药剂科（中药房设置应达到《医院中药房基本标准》要求）、检验科、血库、医学影像科、手术室、消毒供应室。

（三）职能科室。

至少设置医疗质量管理部门、护理部、医院感染管理科、器械（设备）科、病案（统计）室、信息科。

三、人员

（一）每床至少配备 1.2 名卫生技术人员。

（二）中医类别执业医师（含执业助理医师）占执业医师比例不低于 60%，中药专业技术人员占药学专业技术人员比例不低于 60%。

（三）病区实际每床至少配备 0.4 名护士。

（四）各临床科室至少有 1 名本专业中级专业技术职务任职资格的执业医师，全院 50% 以上的临床科室应有副高及以上专业技术职务任职资格的执业医师。

（五）各科室医师结构合理，并能够满足三级医师责任制等核心制度要求。

（六）药学、检验、医学影像等技术人员具有相应资质，人员配备满足工作需求，医学影像科医师不少于 3 名。

四、房屋

（一）每床建筑面积不少于 60 平方米。

（二）病房每床净使用面积不少于 7 平方米。

（三）设有整复室。

五、设备

（一）中医诊疗设备。

至少配备小夹板设备、小针刀设备、骨科牵引床、颈椎牵引设备、腰椎牵引设备、针疗设备（如针灸针、电针治疗仪）、中药熏蒸熏洗设备（如中药熏蒸机、中药熏洗仪）、超声治疗设备（如超声治疗仪、超声雾化治疗仪）、中医光疗设备（如红外光疗仪、激光治疗仪）、中医电疗设备（如微波治疗仪、中频治疗仪）、中医磁疗设备（如磁振热治疗仪、特定电磁波治疗仪）、灸疗设备（如温灸器、艾灸仪）、罐疗设备（如火罐）、推拿设备（如推拿治疗仪、手法治疗床）、针灸（推拿）治疗床、中药饮片柜、中药煎药设备。

（二）其他设备。

至少配备诊桌、诊椅、治疗车、西药药品柜、石膏剪、石膏锯、手术器械及器械车、功能康复器械、计算机 X 线断层摄影机（CT）、C 形臂X线机、X光机、移动X线机、B超机、心电图机、心电监护仪、显微镜、离心机、分光光度计、分析天平、电解质分析仪、培养箱、干燥箱、全自动生化仪、血球计数仪、尿分析仪、血凝仪、全自动酶标仪、恒温箱、冷冻切片机、石蜡切片机、多功能抢救床、心脏除颤仪、呼吸球囊、呼吸机、抢救车、急救箱、牵引手术床、高频电刀、必备手术刀包、各类针具、敷料柜、器械柜、麻醉机、麻醉监护仪、紫外线灯、给氧装置、电动吸引器、下收下送密闭车、高压灭菌设备、常水热水净化过滤系统、通风降温烘干设备、冰箱。

消毒供应、医学检验或病理检查与其他合法机构签订相关服务合同，并由其提供服务的，在满足急诊工作需要的基础上可不配备消毒、检验或病理检查设备。

（三）信息化设备。

在住院部、信息科等部门配置自动化办公设备，保证医院信息的统计和上报。

（四）病房每床单元装备同二级中医医院。

（五）有与开展的诊疗业务相应的其他设备。

（六）患者活动区域内有无障碍设施。

六、制定各项规章制度、人员岗位责任制，有国家制定或认可的诊疗指南和临床、护理技术操作规程，并成册可用

七、注册资金到位，数额由各省、自治区、直辖市中医药管理部门确定

三级中医骨伤医院

一、床位

住院床位总数至少300张以上，其中骨伤科床位占60%以上。

二、科室设置

（一）临床科室。

至少设置正骨科、筋伤科、创伤科、骨关节科、脊柱科、小儿骨（伤）科、骨病科中的5个科室以及内科、外科、急诊科、重症监护室、麻醉科、康复科。

（二）医技科室。

至少设置药剂科（中药房设置应达到《医院中药房基本标准》要求）、检验科、输血科、医学影像科、电生理检查科（室）、手术室、病理科、消毒供应室、营养科。

（三）职能科室。

至少设置医疗质量管理部门、护理部、医院感染管理科、器械（设备）科、病案（统计）室、信息科。

三、人员

（一）每床至少配备1.3名卫生技术人员。

（二）中医类别执业医师（含执业助理医师）占执业医师比例不低于60%，中药专业技术人员占药学专业技术人员比例不低于60%。

（三）病区实际每床至少配备0.4名护士。

（四）各临床科室至少有1名本专业副高专业技术职务任职资格的执业医师，各临床科室的主任应具备中医（或经过系统中医理论培训）副高及以上专业技术职务任职资格。

（五）各科室医师结构合理，并能够满足三级医师责任制等核心制度要求。

（六）药学、检验、医学影像、电生理检查科（室）等技术人员具有相应资质，人员配备满足工作需求，其中临床药师不少于2名（至少有1名具备副高及以上专业技术职务任职资格的中药师），医学影像科医师不少于5名。

四、房屋

（一）每床建筑面积不少于80平方米。

（二）病房每床净使用面积不少于7平方米。

（三）设有整复室。

五、设备

（一）中医诊疗设备。

至少配备小夹板设备、小针刀设备、骨科牵引床、颈椎牵引设备、腰椎牵引设备、针疗设备（如针灸针、电针治疗仪）、中药熏蒸熏洗设备（如中药熏蒸机、中药熏洗仪）、超声治疗设备（如超声治疗仪、超声雾化治疗仪）、中医光疗设备（如红外光疗仪、激光治疗仪）、中医电疗设备（如微波治疗仪、中频治疗仪）、中医磁疗设备（如磁振热治疗仪、特定电磁波治疗仪）、灸疗设备（如温灸器、艾灸仪）、罐疗设备（如火罐）、推拿设备（如推拿治疗仪、手法治疗床）、针灸（推拿）治疗床、中药饮片柜、中药煎药设备。

（二）其他设备。

至少配备诊桌、诊椅、治疗车、西药药品柜、石膏剪、石膏锯、功能康复器械、牵引手术床、手术器械及器械车、手术显微镜、关节镜、骨密度检测仪、肌电图机、计算机X线断层摄影机（CT）、核磁共振（MRI）、X光机、移动X光机、C型臂X线机、血液回收机、B超机、心电图机、多参数心电监护仪、多通道心电监护仪、显微镜、离心机、分光光度计、分析天平、电解质分析仪、培养箱、净化台、干燥箱、全自动生化仪、血球计数仪、尿分析仪、血凝仪、全自动酶标仪、恒温箱、冷冻切片机、石蜡切片机、多功能抢救床、心脏除颤仪、呼吸球囊、呼吸机、抢救车、急救箱、万能手术床、高频电刀、必备手术刀包、各类针具、敷料柜、器械柜、麻醉机、麻醉监护仪、紫外线灯、给氧装置、电动吸引器、下收下送密闭车、高压灭菌设备、常水热水净化过滤系统、通风降温烘干设备、冰箱。

消毒供应、医学检验或病理检查与其他合法机构签订相关服务合同，并由其提供服务的，在满足急诊工作需要的基础上可不配备消毒供应和部分检验、病理检查设备。

（三）信息化设备。

在住院部、信息科等部门配置自动化办公设备，保证医院信息的统计和上报。

（四）病房每床单元基本装备同三级中医医院。

（五）有与开展的诊疗科目相应的其他诊疗设备。

（六）患者活动区域内有无障碍设施。

六、制定各项规章制度、人员岗位责任制，有国家制定或认可的医疗、护理技术操作规程，并成册可用

七、注册资金到位，数额由各省、自治区、直辖市中医药管理部门确定

附件2　中医肛肠医院基本标准（试行）
二级中医肛肠医院

一、床位

住院床位总数至少80张以上，其中肛肠科床位占60%以上。

二、科室设置

（一）临床科室。

至少设置痔瘘科、大肠内科、便秘科3个科室以及内科、外科、麻醉科。

（二）医技科室。

至少设置药剂科（中药房设置应达到《医院中药房基本标准》要求）、检验科、医学影像科和手术室。

（三）职能科室。

至少设置医疗质量管理部门、护理部、医院感染管理科、器械（设备）科、病案（统计）室、信息科。

三、人员

（一）每床至少配备0.7名卫生技术人员。

（二）中医类别执业医师（含执业助理医师）占执业医师比例不低于60%，中药专业技术人员占药学专业技术人员比例不低于60%。

（三）病区实际每床至少配备0.3名护士。

（四）各临床科室至少有1名本专业中级专业技术职务任务资格的执业医师，全院40%以上的临床科室应有副高及以上专业技术职务任职资格的执业医师。

（五）各科室医师结构合理，并能够满足三级医师责任制等核心制度要求。

（六）药学、检验、医学影像等技术人员具有相应资质，人员配备满足工作需求。

四、房屋

（一）每床建筑面积：每床位不少于50平方米。

（二）病房每床净使用面积不少于5平方米。

（三）设有换药室、中医综合治疗室。

五、设备

（一）中医诊疗设备。

至少配备中药熏蒸熏洗设备（如中药熏蒸机、中药熏洗仪）、肠道灌洗设备、针疗设备（如针灸针、电针治疗仪）、灸疗设备（如温灸器、艾灸仪）、罐疗设备（如火罐）、中医电疗设备（如微波治疗仪、中频治疗仪）、中医光疗设备（如红外光疗仪、激光治疗仪）、中药煎药设备、中药饮片柜。

（二）其他设备。

至少配备检查床、诊桌、诊椅、肛门镜、电子直（乙）肠镜、手术床、无影灯、高频电刀、电动吸引器、各类针具、器械柜、低温灭菌器、麻醉机、麻醉监护仪、高压灭菌设备、给氧装置、紫外线杀菌灯、西药药品柜、X线拍片机（CR或DR）、X线透视机、胶片处理系统、心电图机、心电监护仪、彩色多普勒超声、显微镜、离心机、分光光度计、分析天平、电解质分析仪、培养箱、干燥箱、全自动生化仪、血球计数仪、尿分析仪、血凝仪、全自动酶标仪、恒温箱、冷冻切片机、石蜡切片机、多功能抢救床、抢救车、急救箱、多功能急救床、心脏除颤仪、呼吸球囊、呼吸机、气管插管器械、气管切开器械、恒温箱、电冰箱、洗衣机。

消毒供应、医学检验或病理检查与其他合法机构签订相关服务合同，并由其提供服务的，在满足急诊工作需要的基础上可不配备消毒、检验或病理检查设备。

（三）信息化设备。

在住院部、信息科等部门配置自动化办公设备，保证医院信息的统计和上报。

（四）病房每床单元设备同二级中医医院。

（五）有与开展的诊疗科目相应的其他设备。

（六）患者活动区域内有无障碍设施。

六、制定各项规章制度、人员岗位责任制，有国家制定或认可的医疗诊疗指南和临床、护理技术操作规程，并成册可用

七、注册资金到位，数额由各省、自治区、直辖市中医药管理部门确定

三级中医肛肠医院

一、床位

住院床位总数至少300张以上，其中肛肠科床位占60%以上。

二、科室设置

（一）临床科室。

至少设置痔瘘科、大肠内科、大肠外科、便秘科、小儿肛肠病科等五个科室以及内科、外科、急诊科、麻醉科。

（二）医技科室。

至少设置药剂科（中药房设置应达到《医院中药房基本标准》要求）、检验科、输血科或血库、医学影像科、电生理检查科（室）、手术室、病理科、消毒供应室、营养科。

（三）职能科室。

至少设置医疗质量管理部门、护理部、医院感染管理科、器械（设备）科、病案（统计）室、信息科。

三、人员

（一）每床至少配有0.7名卫生技术人员。

（二）中医类别执业医师（含执业助理医师）占执业医师比例不低于60%，中药专业技术人员占药学专业技术人员比例不低于60%。

（三）各临床科室至少有1名具备本专业副高及以上专业技术职务任职资格的执业医师。各临床科室的主任应具备中医（或经过系统中医理论培训）副高及以上专业技术职务任职资格。

（四）各科室医师人员结构合理，并能够满足三级医师责任制等核心制度要求。

（五）病区实际每床至少配备0.4名护士。

（六）药学、检验、放射、电生理检查科（室）等技术人员具有相应资质，人员配备满足工作需求。其中具有中药学职称的临床药师不少于1名。

四、房屋

（一）每床建筑面积不少于50平方米。

（二）病房每床净使用面积不少于5平方米。

（三）设置换药室、中医综合治疗室。

五、设备

（一）中医诊疗设备。

至少配备中药熏蒸熏洗设备（如中药熏蒸机、中药熏洗仪）、肠道灌洗设备、肛肠综合治疗仪、针疗设备（如针灸针、电针治疗仪）、灸疗设备（如温灸器、艾灸仪）、罐疗设备（如火罐）、中医电疗设备（如微波治疗仪、中频治疗仪）、中医光疗设备（如红外光疗仪、激光治疗仪）、中药煎药设备、中药饮片柜。

（二）其他设备。

至少配备检查床、肛管直肠压力测定设备、肛门镜、电子直（乙）肠镜、生物反馈治疗仪、电子结肠镜、西药药品柜、X线拍片机（CR或DR）、X线透视机、胶片处理系统、麻醉机、麻醉监护仪、心电图机、多参数心电监护仪、多通道心电监护仪、彩色多普勒超声、显微镜、离心机、分光光度计、分析天平、电解质分析仪、培养箱、干燥箱、恒温箱、全自动生化仪、血球计数仪、血凝仪、全自动尿分析仪、冷冻切片机、石蜡切片机、硬质组织切片机、组织脱水机、多功能急救床、手术床、高频电刀、电动吸引器、无影灯、必备手术刀包、各类针具、敷料柜、器械柜、紫外线灯、给氧装置、电动吸引器、低温灭菌器、高压灭菌设备、心脏除颤仪、呼吸球囊、呼吸机、气管插管器械、气管切开器械、抢救车、急救箱、救护车、电冰箱、洗衣机。

消毒供应、医学检验或病理检查与其他合法机构签订相关服务合同，并由其提供服务的，在满足急诊工作需要的基础上可不配备消毒、检验或病理检查设备。

（三）信息化设备。

在住院部、信息科等部门配置自动化办公设备，保证医院信息的统计和上报。

（四）病房每床单元基本装备同三级中医医院。

（五）有与开展的诊疗科目相应的其他设备。

（六）患者活动区域内有无障碍设施。

六、制定各项规章制度、人员岗位责任制，有国家制定或认可的医疗诊疗指南和临床、护理技术操作规程，并成册可用

七、注册资金到位，数额由各省、自治区、直辖市中医药管理部门确定

国家中医药管理局办公室关于印发城市三级中医医院对口支援县中医医院考核指标体系的通知

国中医药办医政发〔2015〕30号

各省、自治区、直辖市卫生计生委、中医药管理局，新疆生产建设兵团卫生局：

为贯彻落实国家卫生计生委、国家中医药管理局《关于进一步深化城乡对口支援工作的意见》（国卫医发〔2014〕7号）有关要求，加强中医医院（含中西医结合医院、民族医医院）对口支援工作考核，我局制定了《城市三级中医医院对口支援县中医医院考核指标体系》（简称《指标体系》，可从国家中医药管理局政府网站下载），现印发给你们，请认真遵照执行。

一、本《指标体系》用于考核省级中医药管理部门安排的城市三级中医医院对口支援县（含县级市）中医医院，考核对口支援城市的区级中医医院时可参考使用。

二、省级中医药管理部门要依据本《指标体系》制定考核评估办法和细则，在保证有效考核对口支援目标任务完成情况的前提下，可结合实际对部分指标进行调整，并报我局备案。

三、省级中医药管理部门要按年度对区域内执行对口支援工作任务的双方医院实施考核，并形成工作报告，于每年11月30日前报送我局医政司。我局将适时在相关督查工作中安排复核。

具体事宜与我局医政司医疗管理处联系。

联系人：孟庆彬、邝媛媛

联系电话：010-59957680、59957687

电子邮箱：yizhengsiyichu@126.com

国家中医药管理局办公室

2015年9月7日

附 城市三级中医医院对口支援县中医医院考核指标体系

城市三级中医医院（含中西医结合医院、民族医医院、中医专科医院，下同）对口支援县中医医院是加强农村卫生工作、保障农村居民大病不出县、维护人民群众健康的重要举措。明确任务指标、落实工作任务、组织督导检查，需要建立明晰的考核指标体系。考核指标分为三类，一类指标：考核双方医院各自工作情况；二类指标：考核双方医院共同工作效果；三类指标：通过新农合数据，考核县域内患者就诊选择的变化和有关医疗技术、病种费用情况，具体如下：

一、一类指标

（一）支援医院工作情况考核指标

1. 组织领导

（1）成立领导小组和办事机构，院长负责对口支援工作。

（2）年度党政领导班子专题研究对口支援工作，分析解决实际困难和问题。定期召开领导小组专题会议，研究制订本年度城乡医院对口支援工作计划并组织实施。行政部门、临床和医技科室根据受援医院情况有针对性地制订年度工作计划并组织实施。

（3）医院领导、医院行政部门主要负责人赴受援医院调研、督导，每年至少1次，半年形成工作意见，年度形成工作报告。

（4）开展对口支援的临床、医技科室主任赴受援医院，对相应科室进行调研、督导，每半年至少1次，并形成工作报告。

2. 派驻人员管理及工作要求

（1）医师在晋升中级职称和高级职称前，应当分别到受援医院连续服务满半年。

（2）临床科室、医技科室、行政部门根据双方年度计划及帮扶日标派驻支援人员。2015~2017年优先派驻国家中医重点专科或受援医院急需、中医特色突出的临床科室相关专业的医师，并符合省级中医药管理部门的规定。

（3）派驻人员资质、派驻时间符合国家和省级中医药管理部门规定。

（4）有派驻人员管理的规章制度，并严格落实。

（5）实施派驻人员目标管理。每名派驻人员有明确的对口支援工作目标，须有时间表和量化的任务项。对口支援工作期满，派驻人员经支援医院对口支援管理部门按照工作目标考核合格。

（6）派驻人员在对口支援期间工资、津贴、奖金等各项福利待遇不变，并给予一定生活、交通补贴。

（7）建立派驻人员离岗请假制度。派驻人员连续工作期间内没有擅自离岗情况。确有需要离岗的，须向双方医院对口支援管理部门书面请假。紧急情况离岗的，需要电话向双方医院对口支援管理部门报告。对口支援期间发生擅自离岗1次以上，或者请假累计超过2周，重新计算对口支援时间。

（8）对口支援考核结果纳入科室和个人的绩效考核。对口支援表现突出者，在职称申报和聘任、岗位聘用、提拔任用、各项评优评先时优先考虑的要求得到落实。

（9）在1个对口支援周期内（3年），获得1~3个国家中医重点专科建设项目的支援医院，原则上帮助受援医院建成1个地市级中医重点专科；获得3个以上国家中医重点专科建设项目的支援医院，原则上帮助受援医院建成2个地市级中医重点专科。

3. 接收受援医院人员来医院培训

（1）支援医院接收受援医院的行政管理和专业技术人员培训，每年至少接收3人。鼓励以师承方式培训受援医院相关人员。

（2）有专人负责受援医院人员培训工作。培训全过程及培训、考核重点环节均有专人负责。

（3）实施培训人员目标管理。每名培训人员均有明确培养计划和目标，包括需要掌握的知识、技术、操作技能。培训期间学习内容有记录。培训结束后，按照培训目标经支援医院考核合格。

4. 信息报送与宣传

（1）按照规定进行信息直报，责任到人。确保填报的对口支援关系、派驻人员情况、开展工作信息真实、及时、准确、完整。

（2）利用电视、平面媒体、网络等多种媒体形式开展相关宣传工作。

（3）树立对口支援先进典型，有省级以上媒体报道。

（二）受援医院工作情况考核指标

1. 组织领导

（1）成立领导小组，院长负责对口支援工作，并安排人员负责对

口支援具体工作。

（2）年度党政领导班子专题研究对口支援工作，分析解决实际困难和问题。定期召开领导小组专题会议，研究制订当年度对口支援工作计划并组织实施。

（3）制定针对制约医院中医内涵和综合能力提升薄弱环节的发展规划，规划重点包括中医药特色优势发展、临床专科建设、人才培养、管理能力提升等内容，并提出具体、量化的发展目标。

2. 派出培训人员管理及学习要求

（1）与国家县级中医临床技术骨干培训等项目相结合。

（2）有人员派出培训计划，有步骤地派出骨干人员到支援医院接受培训，每年派出至少3人。

（3）派出培训人员主要为临床科室、医技科室或行政管理部门的骨干，特别是重点帮扶的管理或临床科室。

（4）派出培训的专业技术骨干是中级以上职称或3年以上初级职称的医师、药师、护理、医技人员，骨干医师培训为1年脱产学习，其他人员累计学习至少3个月。2015~2017年优先派出国家中医重点专科或受援医院急需、中医特色突出的临床科室相关专业的医师。确实派出人员困难的，经省级中医药管理部门同意，可利用远程医疗系统开展人员培训。

（5）医院领导班子、行政管理部门、临床科室和医技科室负责人到支援医院接受轮训，并有轮训记录。

（6）有派出培训人员管理的规章制度，并严格落实。

（7）派出人员在培训期间工资、津贴、奖金等各项福利待遇不变，并给予一定生活、交通补贴。

（8）派出人员参加培训期间原则上不回派出医院执行任务。

（9）有派出人员离岗请假制度。派出人员培训期间没有擅自离岗情况。确有需要离岗的，须向双方医院对口支援管理部门书面请假。紧急情况离岗的，需要电话向双方医

院对口支援管理部门报告。

（10）派出人员考核纳入个人绩效考核，表现突出者，在职称申报和聘任、岗位聘用、提拔任用、各项评优评先时优先考虑的要求得到落实。

（11）管理人员要学习现代医院管理知识并与中医医院的管理相结合，使法制化、科学化、规范化、精细化、信息化管理意识和能力得到提高，医院相关管理及中医内涵水平得到提升。学习结束后在全院介绍学习心得，提交学习报告。

（12）专业技术人员参与相应科室的业务工作，包括管理病人、开展手术、参加病例讨论等，并学习科室内部管理制度。

3. 建立并落实支援医院派驻人员工作保障机制

（1）受援医院为派驻人员提供必要的生活保障。

（2）派驻人员工作情况纳入本院人员考核范围，统一开展考核，考核结果反馈支援医院。

4. 受援医院管理水平提升

（1）严格依法执业，医院管理实现法制化。落实《执业医师法》《侵权责任法》《中医药条例》《医疗机构管理条例》《护士条例》《医疗事故处理条例》《医院感染管理办法》《医疗机构药事管理规定》《医院中药饮片管理规范》《处方管理办法》《抗菌药物临床应用管理办法》等法律、法规和规章规范。

（2）规章制度逐步完善，医院管理实现规范化。完善医疗、院感、药事、护理、医技等规章制度，责任到人。

（3）医疗质量管理得到加强，中医内涵得到提升，医疗管理核心制度严格落实。开展工作包括：建立医疗质量管理体系，有明确的医疗质量和安全的管理领导组织和主管部门，并充分发挥作用；院科两级定期开展医疗质量控制、评估和监测，实施医疗服务全过程质量管理与持续改进；临床科室认真落实首诊负责、三级医师查房、分级护理、会诊、值班和交接班、疑难病例讨论、急危重症患者抢救、术前

讨论、死亡病例讨论、查对、手术安全核查、手术分级管理、危急值报告、中医病历书写与病历管理、抗菌药物分级管理、临床用血审核等医疗质量管理核心制度。

（4）中药药事管理水平不断提升。严格执行中药饮片、中成药、中药制剂管理有关规范，对临床使用中药进行监督、评价和指导。

（5）医疗安全风险管理不断加强。建立医疗风险管理与防范机制，落实患者安全目标。

5. 发挥县级区域中医医疗中心的龙头作用

（1）与乡镇卫生院之间建立双向转诊机制，实施双向转诊。

（2）定期开展农村基层医务人员中医药专业技术培训。

6. 信息报送与宣传

（1）按照规定进行信息直报，有专人负责。确保填报的对口支援关系、派驻人员情况、开展工作信息真实、及时、准确、完整。

（2）向群众宣传公示支援医师、专业、工作情况。利用电视、平面媒体、网络等多种媒体形式开展相关宣传工作。

（3）树立对口支援先进典型，有县级、市级或省级以上媒体报道。

二、二类指标

（一）双方对口支援协议合理

1. 协议中有明确、量化的年度和中长期目标、任务内容、支援方式、双方权利和义务。

2. 有明确科室对科室的支援目标，人员培养有具体的合格标准。

3. 对口支援协议得到落实。

（二）双方建立并落实了会商机制

双方医院、科室间建立会商机制，共同研究确定协议内容、派驻（出）人员等对口支援工作，并通过会商机制通报人员工作情况和考核结果，根据实际情况及时调整对口支援工作安排。

（三）支援医院派驻人员作用得到充分发挥

1. 有派驻人员担任医院领导班子成员，同时有派驻人员担任临床科室、医技科室或行政部门负责人

2. 派驻医师开展以下工作

（1）出门诊，每周至少2个半天。

（2）管病床，参与或单独管理病人。

（3）开展中医医疗技术；做手术，指导、参与和单独开展手术（民族医医院可根据实际做相应调整）。

（4）带教学，每周组织1次教学查房，每2周组织1次科内临床教学，介绍专业相关的诊疗规范、操作技术指南、知识进展等内容，重点介绍中医相关内容。

（5）指导科室完善管理制度。

（四）受援医院人才培养得到加强

支援医院每年为受援医院培训一定数量、经支援医院考核合格的专业技术人员和管理人员。

（五）受援医院医疗服务能力提升

1. 临床专科建设得到加强

1个对口支援周期，获得1~3个国家中医重点专科建设项目的支援医院，原则上帮助受援医院建成1个地市级中医重点专科；获得3个以上国家中医重点专科建设项目的支援医院，原则上帮助受援医院建成2个地市级中医重点专科。

（1）诊疗科目完整，至少开设了下列科室：

内科、外科、妇科、儿科、针灸科、推拿科、急诊科、麻醉科、医学检验科、医学影像科、消毒供应中心（民族医医院可根据实际做相应调整）。

（2）在以上诊疗科目的基础上，针对县域内常见病、多发病和近三年县外转诊率排名前5位的病种，重点开设下列中医特色科室，至少增加1个中医特色科室：

骨伤科、肛肠科、脾胃病科、脑病科、肾病科、心血管科、呼吸科、内分泌科、普通外科（民族医医院可根据实际做相应调整）。

2. 医疗技术水平提升

（1）支援医院每年帮助受援医院至少新增1个服务项目。

（2）一个对口支援周期内，每个受援科室在支援科室帮助下至少新增2项中医医疗技术。

（3）能够独立开展的手术增加（由受援医院上报，请相应专业专家评判。民族医医院除外）。

（4）受援医院开展的中医医疗技术数量增加。

（5）受援医院能够承担农村常见重症患者的救治任务。

（6）受援医院急诊急救能力满足农村常见病多发病、创伤、中毒等危急重症抢救需要，应对突发公共卫生事件医疗救治反应迅速。

3. 可诊疗病种

（1）可诊疗病种数量较上一年度增加。

（2）能够独立诊断和治疗的疑难病和危重症较上一年度增加（由受援医院上报，请相应专业专家评判）。

4. 工作负荷

（1）年门急诊人次较上一年度增加。

（2）年出院人次较上一年度增加。

（3）年住院手术人次较上一年度增加（民族医医院除外）。

（4）年住院手术人次占出院人次比例较上一年度上升（民族医医院除外）。

（5）中药处方占处方总数比例、中医非药物治疗比例增加。

5. 工作效率

（1）平均住院日较上一年度下降。

（2）平均住院日区间：小于8天；8~9天；9~10天；大于10天。

（3）手术前平均住院日区间：0~2天；2~3天；3~4天；大于4天。

6. 服务质量

（1）入出院诊断符合率较上一年度提高。

（2）危重患者抢救成功率较上一年度提高。

（3）辨证论治准确率较上一年度提高。

（4）患者满意度较上一年度提高。

（六）受援医院管理能力提升

1. 达到二级甲等中医医院评审

标准要求。有健全的管理体系，有相应的组织机构、人员、制度、措施、实施方案及其考核与评价办法。

2. 按照《电子病历系统功能应用水平分级评价方法及标准》，电子病历系统功能应用水平达到2级以上。

（七）双方利用远程医疗服务开展对口支援

1. 对口支援双方医院建立远程医疗服务信息系统。

2. 开展远程医疗服务包括：疑难危重病例会诊、远程视频门诊、病理诊断、远程心电诊断、远程监护、远程影像诊断、远程手术指导、远程继续教育以及其他远程医疗服务（民族医医院可根据实际做相应调整）。

三、三类指标

1. 新农合患者县域外就诊率较上一年度下降

2. 新农合患者赴县域外就诊率区间：小于10%；10%~20%；20%~30%；大于30%。

3. 县中医医院部分常见病种住院病人的人均医药费和新农合报销比例情况。

病种（按照ICD-10编码）主要包括：中风病、病毒性肝炎、急性心肌梗死、细菌性肺炎、股骨骨折、2型糖尿病（非胰岛素依赖型糖尿病）、结节性甲状腺肿、肛瘘、混合痔伴血栓形成、急性阑尾炎、腹股沟疝、前列腺增生、腰椎间盘突出、颈椎病、儿童支气管肺炎、子宫平滑肌瘤、剖宫产、水肿病、泌尿系统结石、肾积水、慢性肾衰竭、慢性膀胱炎、鼻中隔偏曲（民族医医院可根据实际做相应调整）。

新农合已与其他基本医疗保险合并的，使用相应基本医疗保险数据。

国家中医药管理局办公室关于2015年全国基层中医药工作先进单位复审结果的通报

国中医药办医政发〔2015〕39号

各有关省、自治区、直辖市中医药管理局：

根据《全国基层中医药工作先进单位评审命名管理办法》和《关于做好2015年全国基层中医药工作先进单位复审工作的通知》要求，北京、天津等21个省（区、市）中医药管理部门受我局委托，对辖区内命名满5年的76个全国基层中医药工作先进单位（含原全国农村中医工作先进县和原全国中医药特色社区卫生服务示范区，以下简称"先进单位"）进行了复审，并申请对复审结果予以确认。

我局组织专家对各地报送的复审材料和结果进行了审核，认为北京市东城区等72个县（市、区）的复审材料齐全，复审程序符合要求，达到了合格标准。现将有关情况通报如下：

（一）确认北京市东城区等72个县（市、区）继续为先进单位（名单见附件），2019年再次接受复审。

（二）贵州省贵阳市小河区因行政区划撤销，新疆维吾尔自治区巴音郭楞蒙古自治州库尔勒市、山西省广灵县、太原市杏花岭区因未按期复审，根据《全国基层中医药工作先进单位评审命名管理办法》的规定，取消其先进单位荣誉称号。

各省（区、市）中医药管理局要加强对所辖先进单位的日常监督和检查，继续巩固建设成果，不断总结经验做法，充分发挥示范引领作用，推动先进单位创建工作健康有序发展。

附件：2015年度复审确认全国基层中医药工作先进单位名单

国家中医药管理局办公室
2015年12月29日

附　2015年度复审确认全国基层中医药工作先进单位名单

北京市（2个）：东城区、朝阳区

天津市（1个）：红桥区

河北省（3个）：沧州市运河区、涉县、献县

山西省（2个）：太原市尖草坪区、寿阳县

辽宁省（2个）：沈阳市大东区、沈阳市铁西区

上海市（4个）：静安区、普陀区、宝山区、浦东新区

江苏省（3个）：南京市秦淮区、苏州市相城区、东台市

浙江省（5个）：平湖市、杭州市下城区、杭州市西湖区、杭州市滨江区、宁波市江东区

安徽省（3个）：潜山县、祁门县、庐江县

福建省（2个）：漳浦县、泉州市鲤城区

江西省（20个）：九江市浔阳

区、宁都县、修水县、金溪县、高安市、瑞金市、吉安县、都昌县、南丰县、南昌县、新建县、赣州市南康区、万载县、婺源县、宜丰县、樟树市、于都县、万安县、南昌市西湖区、景德镇市珠山区

山东省（6个）：泰安市泰山区、龙口市、莱阳市、招远市、海阳市、肥城市

河南省（1个）：郑州市金水区

湖北省（1个）：天门市

湖南省（2个）：华容县、安化县

广东省（3个）：广州市越秀区、广州市黄埔区、广州市从化区

重庆市（1个）：江北区

贵州省（2个）：仁怀市、思南县

云南省（2个）：腾冲市、弥渡县

西藏自治区（1个）：达孜县

陕西省（4个）：麟游县、旬阳县、西乡县、西安市莲湖区

宁夏回族自治区（1个）：吴忠市利通区

新疆维吾尔自治区（1个）：乌鲁木齐市天山区

（二）领导讲话

1. 国家卫生和计划生育委员会、国家中医药管理局领导讲话

国家卫生计生委主任李斌
在 2015 年全国中医药工作会议上的讲话

（2015 年 1 月 11 日）

中医药是民族原创的医学科学，是中国特色卫生计生事业的显著特征和重要组成部分。党中央、国务院高度重视中医药工作，习近平总书记把中医药事业放在全面深化改革、进一步扩大对外开放的战略高度，放在实现"两个百年"、全面建成小康社会、实现中华民族伟大复兴的目标之中，多次对中医药改革发展作出重要批示和指示，多次在重要讲话中运用中医药的理念和术语来阐述治国理政的思想观点。李克强总理在主持卫生工作时，出台了扶持和促进中医药发展的若干意见，强调要突出中医药在防病诊病治病中的优势，维护和增进群众健康。刘延东副总理多次亲自协调解决事关中医药改革发展的关键问题，亲自出席中医药重要会议和活动，要求我们不断完善中医药事业发展政策机制，加快促进中医药治理体系和治理能力现代化。这次会议前，李克强总理、刘延东副总理作出重要批示，充分肯定一年来的工作成绩，对做好当前和今后一个时期的卫生计生工作以及中医药工作提出

了明确要求。中央领导同志的重要指示批示，为中医药工作指明了方向，我们要深入学习领会，认真贯彻落实。

刚才，国强同志作了一个很好的工作报告，总结一年来的中医药工作成绩实事求是，分析中医药改革发展面临的形势全面深刻，部署任务重点突出，工作要求清晰明确，是一个求真务实的好报告。我完全赞同。

国家卫生计生委组建以来，委党组高度重视中医药事业改革发展和国家中医药局的工作，坚持中西医并重，各项工作同部署、同推进、同落实。我到委工作近两年来，与中医药系统的同志有了更多接触，对中医药工作的认识不断深化，感到中医药工作有几个鲜明特点。

一是工作思路清晰。国家中医药局认真贯彻落实党中央、国务院的决策部署，坚持将中医药工作主动融入经济社会发展大局和卫生计生改革发展全局，从战略高度研究、谋划和推动中医药改革发展。坚持以习近平总书记系列重要讲话精神

为指导，深刻领会刘延东副总理关于中医药"五种资源"的重要指示，提出并践行"整体思维、系统运行、三观互动、六位一体，统筹协调、科学发展"的工作理念和方法，充分体现了中医药工作服务全局的大局意识、开拓创新的攻坚意识和勇于担当的责任意识，进一步振奋了广大中医药工作者的精神，凝聚了共识，激发了活力。

二是工作重点突出。坚持以全面深化改革为动力，以促进中医药治理体系和治理能力现代化为目标，深化理论和实践研究，加强整体谋划，优化顶层设计，在推动解决一些长期影响和制约中医药发展的关键问题方面取得了阶段性成效。中医药立法进程加快，中医药健康服务规划、中药材保护与发展规划、"十三五"规划等研究编制工作扎实推进，国家中医药综合改革试验区建设成效初显，为全国普遍推广提供了借鉴，积累了经验。

三是协调配合有力。认真贯彻《关于在卫生计生工作中进一步加强中医药工作的意见》，完善中

医药工作机制。落实委局工作关系细则，紧密融合、协同推进中医药工作。充分发挥联席会议机制作用，加强国家局与各省工作协调，推动各部门、各地将中医药放在全局工作更重要的位置，全国一盘棋推动中医药改革发展的良好工作格局初步形成。

四是工作成效显著。坚持把抓落实作为一项纪律，千方百计推动中医药各项政策措施落地生根。推进公立中医医院综合改革试点，启动中医诊疗服务模式创新试点，大力提升基层中医药服务能力。高度重视人才培养，加强中医药传承与创新。开展评选表彰第二届国医大师活动，在社会引起良好反响。积极推进中医药服务贸易、中医药健康旅游业发展。中药资源普查试点取得积极成效。务实谋划中医药海外发展，国际标准化组织发布第一批中医药国际标准，第67届世界卫生大会通过了我国提出的传统医学决议，中医药国际影响力继续提升，成为中国文化的鲜明符号。

这些成绩的取得，是党中央、国务院坚强领导的结果，是中医药局党组团结和带领广大中医药工作者扎实奋斗、辛勤付出的结果。实践证明，中医药工作者队伍是一支善于继承、勇于创新、敢于担当、甘于奉献、人民群众完全可以信赖的队伍。这里，我代表国家卫生计生委，向全国中医药系统的同志们表示诚挚的感谢！

2015年是全面深化改革的关键一年，是全面推进依法治国的开局之年，是全面完成"十二五"规划的收官之年，也是推动卫生计生事业改革发展的重要一年。广大卫生计生和中医药工作者要按照党中央、国务院的决策部署，坚持以改革理念和法治思维，在推动中医药科学发展、转变发展方式、破解深层次矛盾方面奋发有为，力争取得显著成效。

关于2015年的中医药工作，我再强调几点。

第一，中医药工作要坚持为医改大局服务，进一步发挥特色优势。深化医改既对中医药工作提出了新要求，也为事业加快发展提供了新舞台，要大力探索，主动作为，全力把中医药改革推向纵深，特别要指导抓好全国县级和试点城市公立中医医院综合改革，积极参与江苏、安徽、福建、青海四省改革试点，紧紧抓在手上，紧跟全国医改步伐同步向前推进。坚持问题导向，不断完善中医药事业发展政策和机制，在完成好医改各项重点任务"规定动作"的同时，积极探索体现中医药特色优势的"自选动作"。比如，推动构建符合我国国情的分级诊疗制度，引导工作重心下移、资源下沉，方便群众就近得到医疗卫生服务；探索改革价格形成机制和医保付费方式，降低群众看病就医负担；进一步改善中医药服务，让群众感受医改带来的显著变化；支持社会办医，推进医师到基层多点执业等。这些方面，中医药都天地广阔，大有可为。希望中医药工作者积极落实李克强总理"进取有为"的指示精神，积极试点，深入总结，形成可复制、可推广的改革模式，为全国医改提供借鉴。

第二，中医药工作要坚持为人民健康服务，进一步提升服务能力。加大中医药服务体系建设力度，全面实施基层中医药服务能力提升工程。加强县级中医院重点专科建设，注重发挥中医药简、便、验、廉的优势，为群众提供优质、贴心的服务。要突出中医药在防病、诊病、治病中的特色，在防治结合方面下工夫，以心脑血管病、糖尿病等常见慢性病防治为突破口，创新服务模式。同时，加强重大、疑难、传染病以及中医优势病种诊疗技术的研究和药物研发，切实提升中医药治疗效果。探索建立完善符合中医药行业特点的评价和激励机制，包括中医药行业人事薪酬制度等等，为中医药工作者全身心投入服务群众健康创造良好环境。

第三，中医药工作要坚持为经济社会发展服务，进一步拓展服务领域。继续加强中医药综合改革试验区建设，推进全国中药资源普查工作，加快中医药养生保健、医疗康复及健康旅游等健康服务业发展。加快构建政产、学、研、用协同创新机制，推动企业成为技术创新的主体，引导创新要素向企业和医疗机构集聚，大力促进科技成果转移转化。积极实施海外发展战略，加快推动中医药走出去，把中医药故事讲得更加精彩，提高国际社会的认同度，提升国家软实力。

第四，中医药工作要为构建中国特色医药卫生体系服务，进一步提供事业发展的强大支撑。一是建立健全中医药法治体系。认真贯彻落实十八届四中全会精神，把中医药法作为重中之重，集中精力协调推进。提速中医药立法进程。注重集中系统内外智慧，广泛吸收各界意见，全面把握影响立法的关键问题，最大限度凝聚共识。同时，深入总结中医药深化改革取得的经验，把各方面认识基本一致、实践证明行之有效的制度规定、政策措施以法律法规的形式固定下来，不断提升中医药管理法治化水平。二是完善中医药事业发展政策机制和规划体系。开展"十二五"中医药发展规划实施评估，在此基础上，加强研究论证，编制好"十三五"规划，谋划好发展目标、重点任务以及重大工程、重大项目等。编制好中医药发展战略规划，推动出台并实施好中医药健康服务规划等。充分发挥中医药工作部际联席会议机制作用，进一步完善跨部门协调机制，健全工作规则和细则，统筹协调推进中医药工作。三是构建中医药人才培养体系。人才是中医药发展的命脉，人才辈出才能代代相传，要紧抓人才培养这个百年大计，加快中医药院校教育教学改革，加强医教协同，实施中医药传承与创新人才工程，采用院校教育、师承教育、继续教育等多种形式培养人才，增强事业发展后劲。四是构建中医药文化体系。深化"中医中药中国行"活动，研究推动中医药知识和文化进校园、进课堂的措施，不断巩固和扩大中医药发展的群众基础。引导和激励广大中医药工作者，成为中医药文化传承者、推广者，忠诚践行社会主义核心价值观，以国医大师为榜样，加强医德医风建设，继承祖国传统医学"大医精诚"的优良传统，弘扬"不畏艰苦、甘于奉献、救死扶伤、大爱无疆"的职业精神，落实行风建设"九不准"，爱岗敬业、真诚服务，努力创造新的业绩。同时，要加强中医药宣传。

大力宣传中医药改革发展成绩、中医"治未病"理念和中医药养生保健医疗知识，加强对国医大师和优秀中医药工作者等先进典型的宣传，以正面的声音占领宣传阵地和舆论平台。

同志们，加快推进中医药事业发展，任务艰巨，使命光荣，不仅是中医药部门的事情，也是卫生计生系统的重要职责。各级卫生计生行政部门、中医药部门要进一步增强大局意识、攻坚意识、责任意识，始终坚持中西医并重的方针，全力支持中医药事业改革发展，共同把这一造福人民的伟大事业不断推向前进，让曾经为民族繁衍昌盛作出过巨大历史贡献的中医药，在全面建成小康社会新征程中，为提高人民健康水平、促进经济社会发展作出新的贡献！

全面深化改革　完善政策机制
不断提高中医药治理体系和治理能力现代化水平

——国家卫生计生委副主任、国家中医药管理局局长王国强在2015年全国中医药工作会议上的讲话

（2015年1月11日）

2015年全国中医药工作会议的主要任务是：认真贯彻党的十八大及十八届三中、四中全会和习近平总书记系列重要讲话精神，全面落实刘延东副总理在国医大师座谈会上的重要讲话和对本次会议的重要批示，总结2014年工作，部署2015年重点工作，分析中医药改革发展面临的形势和任务，以改革理念、法治思维和钉钉子的精神，全面完成"十二五"规划，为"十三五"改革发展打基础、布好局，全力推进中医药事业科学发展。

一、服务大局，开拓创新，推动2014年中医药工作取得新进展

（一）认真贯彻落实中央决策部署，推动中医药服务经济社会发展大局呈现新气象

深入学习领会党的十八大及十八届三中、四中全会和习近平总书记系列重要讲话精神，深刻把握重大意义、科学内涵、精神实质和实践要求，自觉将中央决策部署贯彻落实到中医药工作实际之中。全面贯彻刘延东副总理重要批示和讲话精神，按照"五种资源"新定位，注重将中医药纳入中国特色社会主义"五位一体"总布局，从国家战略高度研究、谋划、推动中医药发展。落实政府工作报告和稳增长、促改革、调结构、惠民生有关政策措施，整体谋划中医药健康服务，加快推进相关产业发展，得到国务院督查组肯定。认真抓好党的群众路线教育实践活动整改落实，精心指导中医药行业第二批教育实践活动开展。牢牢抓住"五型机关"建设这个载体，推动机关作风转变取得新成效，国家中医药局机关荣获中央国家机关工委第二届"创建文明机关 争做人民满意公务员"活动先进集体荣誉称号。深入开展中医药服务百姓健康推进行动和"三好一满意"活动，促进了在转作风中惠民生，受到群众欢迎。

（二）全面启动深化改革，推动中医药事业发展政策和机制建设取得新成效

加强中医药深化改革顶层设计和研究，成立深化改革组织机构，确定中医药深化改革总体思路和2014年工作方案，组织开展完善中医药事业发展政策和机制研究、中医药政策体系规划研究等，推动中医药改革发展政策体系建设。辽宁、陕西组织了全省中医药产业发展现状调查，江西开展了中医药强省战略课题研究，为党委、政府决策提供参考。进一步健全中医药工作部际联席会议机制，协调新增环保部和国家旅游局2家单位，完善工作规则。制定《国家卫生计生委和国家中医药管理局工作关系细则》，进一步明确委局工作关系。会同卫生计生委印发《关于在卫生计生工作中进一步加强中医药工作的意见》，形成中医药工作委员会协同推进机制。很多地方制定了实施意见，在机构改革中加强中医药工作，河北、安徽、江苏、湖南、重庆、广西、贵州、青岛等地中医药局实现升格或增加处室，吉林、黑龙江各地市均设立独立的中医科（处）。推动国家中医药综合改革试验区建设取得阶段性新进展，印发进一步推进试验区工作的指导意见，试验区建设注重主题统筹、区域统筹、职责统筹、工作统筹的做法被中央全面深化改革领导小组办公室《改革情况交流》刊载，得到刘延东副总理肯定。加

快转变政府职能，中华中医药学会成为中国科协首批承接政府转移职能试点单位之一，受到肯定。

（三）积极推进依法行政，推动中医药法治建设进入新阶段

加快推进中医药法立法进程，国务院法制办已通过中医药法草案，即将提交国务院常务会议审议。建立依法决策机制，成立中医药改革发展专家咨询委员会，出台管理办法，并就中医药发展战略规划进行专题咨询，探索建立重大决策专家咨询论证机制。开展《中医药条例》贯彻落实情况监督检查，进一步推动各地依法依规履行中医药工作职责，内蒙古、山西、浙江还开展了本省（区）中（蒙）医药条例监督检查。加强规范性文件管理，印发规范性文件管理办法，建立规范性文件定期清理机制。加强中医药监督工作，建立中医药监督会商工作机制，深入开展打击非法行医、整治互联网重点领域广告等专项行动。出台《国家中医药管理局政府信息公开办法》，切实做到信息公开，回应社会关切。

（四）切实加强宏观设计，推动中医药相关规划编制取得新成果

落实国务院关于促进健康服务业发展的意见，完成《中医药健康服务规划（2015~2020年）》编制并上报国务院，浙江、山东、河南、四川等地出台健康服务发展意见或规划。落实刘延东副总理指示精神和2014年深化医改重点任务分工，组织了中医药发展战略规划研究制定，正在广泛征求各方面意见。配合完成《全国医疗卫生服务体系规划纲要（2015~2020年）》，提出了中医医疗服务体系建设的目标原则、重点任务。与工信部共同完成《中药材保护与发展规划（2014~2020年）》，并上报国务院。启动中医药事业发展"十三五"规划编制，研究提出"十三五"规划思路并报送国家发改委。上海、广东、云南、深圳等地以政府或政府办名义印发了中医药事业发展中长期规划。

（五）持续参与深化医改，推动中医药服务百姓作出新贡献

同步推进公立中医医院改革，与相关部门共同形成《关于推进县级公立医院综合改革的意见》《城市公立医院综合改革试点的指导意见》，充分体现中医药特点和实际。与卫生计生委联合开展县级医院综合能力提升试点，推进县级中医医院综合服务能力建设。加强县级公立医院综合改革培训，分24期对1011个试点县有关负责人进行了深化医改中医药政策集中培训。陕西将中医医院基本工资全额纳入财政预算，吉林、黑龙江、广西、甘肃等地大幅度提高中医诊疗服务价格。深入实施基层中医药服务能力提升工程取得明显成效，安排专项资金40.91亿元，支持全国258所县级中医医院建设，力度前所未有。召开基层中医药服务能力提升工程推进工作视频会，开展提升工程督查评估，推动提升工程完成阶段性目标。多地将提升工程纳入政府重点工作任务，天津加强国医堂内涵建设，湖北加快推进"三堂一室"建设，新疆将中医药民族医药服务能力建设纳入全区乡镇卫生院和村卫生室标准化建设整体规划。全面实施中医药基本公共卫生服务项目，完成4076万65岁以上老年人和1474万0~36个月儿童中医药健康管理，目标人群覆盖率分别为32.96%和30.47%。探索创新中医药服务模式，启动中医诊疗服务模式研究和探索建立中西医协作机制并开展试点。召开第三届国家中医药改革发展上海论坛，就面向未来的中医药服务模式创新及其制度安排进行研讨和推动。加强中医重点专科建设，联合卫生计生委和总后卫生部开展综合医院中医药工作专项推进行动，加强综合医院和妇幼保健机构中医临床科室和中药房建设，对妇幼保健机构使用中医技术和中成药加强指导。推动支付方式改革，在对山东、甘肃等地相关探索总结基础上，提出了中医优势病种定价和支付改革试点方案。推动社会办中医，与卫生计生委联合出台《关于加快发展社会办医的若干意见》，明确了社会办中医优先领域，提出了鼓励举

办只提供传统中医药服务的中医门诊部和诊所试点工作方案。召开深化医改中医药工作会议，对医改5年来中医药发挥作用情况进行全面总结和评估，总体看，中医药服务可及性和可获得性明显提升，基层中医药服务能力显著提高，李克强总理在给全国卫生计生工作会的批示信中对此给予了充分肯定，中医药以较少资源总量提供了较多服务份额，放大了医改惠民效果，为探索医改"中国式办法"发挥了独特作用。

（六）加快发展健康服务，推动中医药服务领域得到新拓展

深入实施"治未病"健康工程，进一步健全"治未病"健康服务体系，加强中医预防保健服务管理。促进中医药健康旅游发展，与国家旅游局签署推进中医药健康旅游发展合作协议，广西、甘肃探索旅游与中医药养生保健等有机结合，海南加快推进海口、三亚中医疗养国际旅游示范区建设。推动中医药与养老服务结合，江苏多地积极探索不同形式中医养老服务模式，河北曲周县中医院医疗托老工作受到刘延东副总理肯定。加快中医药服务贸易发展，联合启动中医药服务贸易建设试点，确定了8个中医药服务贸易重点区域和19个骨干企业（机构），中医药服务贸易额快速增长，第三届京交会服务贸易签约额达到2.8亿元。

（七）着力健全人才培养体系，推动中医药人才队伍建设有了新进展

联合人力资源社会保障部、卫生计生委评选表彰了第二届30位国医大师，刘延东副总理对这项工作高度重视，亲切接见国医大师代表并座谈，发表了重要讲话，在行业内外产生重要而深远的影响。北京、吉林、山东、安徽、浙江、湖北、湖南、四川、西藏等地也组织开展了省级名中（藏）医评选表彰，广东评选出首届邓铁涛中医医学奖。构建毕业后教育体系，印发《中医住院医师规范化培训实施办法》和相关标准，积极争取在国家住院医师规范化培训专项中培训中医住院

医师 5000 人，推进中医全科医学师资培训和中医类别全科医生转岗培训。促进中医药院校教育教学改革，联合教育部、卫生计生委印发《关于医教协同深化临床医学人才培养改革的意见》，推进标准化、规范化临床医学人才培养体系建设。启动卓越医生（中医）教育培养计划，推动中医药院校省部局共建。稳步推进师承教育和继续教育，深入实施中医药传承与创新人才工程，启动中药特色技术传承人才和中医护理骨干人才培训项目，加强基层中医药人才培养和人才胜任能力建设。做好第五批全国老中医药专家学术经验继承工作和第三批全国优秀中医临床人才研修项目，推进名老中医药专家传承工作室和中医学术流派传承工作室建设。加强管理人才培训，完成第二期中医医院职业化管理高级研修班，两期共培训 160 余名院长。

（八）稳步实施创新驱动，推动中医药协同创新构建新体系

深化国家中医临床研究基地建设，进一步明确重点病种研究方向，完善临床科研模式，加强临床科研平台建设，健全基地运行机制。加强重大疾病防治攻关，组织开展中医药治疗艾滋病临床科研协作网络和技术平台建设，会同卫生计生委召开艾滋病防治工作会议，对中医药治疗艾滋病进行全面总结和部署。印发《人感染 H7N9 禽流感中医医疗救治专家共识（2014 年版）》《登革热中医药辨证论治方案》和《中医药治疗埃博拉出血热专家指导意见》。探索构建中医药科技"大数据"，启动国家中医药数据中心关键技术研究，加快建立中医临床数据中心与数据分中心。推动建立产学研协同创新机制，推进科研项目和资金管理改革，做好各类科技计划中医药项目统筹管理，加快推进企业重点实验室建设。开展中医药科技成果登记，促进中医药科技成果转化推广。推进中药资源普查试点，试点工作已覆盖全国 31 个省份，汇总近 12000 种药用资源信息，建成19 个中药资源动态监测信息和服务监测站，建设 16 个中药材种子种苗繁育基地和 2 个种质资源库。开展中医药传统知识调查，建立传统知识档案。加强中医药传承，开展名老中医传承研究项目，完成"中医药古籍保护与利用能力建设"项目400 种古籍整理研究。在刚刚召开的2014 年度国家科学技术奖励大会上，中医药类项目共获得国家科技进步奖励 8 项，其中一等奖 2 项，二等奖 6 项。

（九）努力构建中医药文化传播体系，推动中医药文化建设形成新载体

深入开展"中医中药中国行——进乡村·进社区·进家庭"活动，结合指导开展第二批教育实践活动，推动中医药文化和科普知识惠及基层群众，组织开展中医药文化科普巡讲。北京东城大力推进中医药文化进校园，天津组织拍摄 4 部中医科普宣传片在基层医疗卫生机构播放，上海拍摄 12 集中药文化系列片《药里乾坤》，广东拍摄 12 集纪录片《岭南中医药》。搭建新媒体传播平台，开通官方微信"中国中医"，与中国网合作开通"中国中医"频道，创办《中医健康养生》杂志，拓宽了受众群体，广东、云南等地也开通了官方微信平台。加快中医药文化科普宣传教育基地建设，新增全国中医药文化科普宣传教育基地 7个，总数达 29 个。实施中医健康素养促进项目，印发《中国公民中医养生保健素养》《健康教育中医药基本内容》，启动百姓中医药科普需求调查，组织开展中医健康素养普及率调查，探索建立中医药科普知识群众需求征集和反馈机制。加强舆论引导，做好中医药重大政策、重要活动宣传报道，妥善应对和正确引导热点、敏感事件，及时回应社会关切。

（十）扎实推动对外交流合作，中医药走向世界迈出新步伐

服务国家"一带一路"建设，组织召开"一带一路"中医药发展研讨会，谋划中医药海外发展战略，推动甘肃在吉尔吉斯斯坦合作建立中医医疗机构，支持有关企业在俄罗斯合作举办中医医疗机构，加强与沿线国家的交流活动，推动中医药走出去。努力构建中医药国际话语权，积极参与世界卫生组织传统医学全球战略制定和实施，第 67 届世界卫生大会通过我国提出的传统医学决议。推进中医药国际标准化工作，国际标准化组织发布《一次性使用无菌针灸针》《人参种子种苗》等第一批中医药标准。进一步扩大和深化双边合作，在习近平主席和李克强总理见证下，分别与澳大利亚、匈牙利等签订新的合作协议，深化与重点国家的中医药合作。密切两岸四地交流合作，举办"两岸四地中医药创新与发展论坛"，成功举办"中医中药台湾行"活动，在岛内产生了积极反响。

以上成绩的取得，是党中央、国务院和卫生计生委正确领导的结果，是相关部门和社会各界大力支持的结果，是广大卫生计生和中医药工作者辛勤努力的结果。在此，我代表国家中医药局，向关心支持中医药事业发展的各位领导、相关部门、社会各界人士，向广大卫生计生和中医药工作者表示衷心的感谢！

回顾一年来的工作，有以下 6个鲜明特点。一是更加注重服务大局。科学研判中医药事业面临的形势，牢牢把握经济社会发展对中医药的重大需求，坚持将中医药融入经济社会发展大局和卫生计生改革发展全局，积极参与，主动作为。二是更加注重改革创新。将深化改革作为加快事业发展的新机遇、新动力，坚持问题导向，全面启动和推进深化改革，着力破解影响和制约中医药发展的关键问题。三是更加注重规划引领。向前展望、超前思维、提前谋局，切实加强战略研究、统筹谋划和顶层设计，认真做好中医药发展一揽子规划制定。四是更加注重机制建设。尊重基层首创精神，加强总结提炼，及时把好的做法和经验用制度固定下来，用机制运转起来，使之可运用、可复制、可推广。五是更加注重突出重点。区分轻重缓急，抓住主要矛盾

和矛盾的主要方面，持续发力，实现重点突破。六是更加注重推动落实。将抓督促落实放在更加突出的位置，努力做到凡事都有人去管去盯去促去干，落细落小落实。

这六个特点也是六条宝贵经验和真切体会，要继续坚持和发扬。

二、深化改革，完善制度，促进中医药治理体系和治理能力现代化

（一）科学研判中医药事业发展面临的形势

当前，随着经济全球化、文化多元化深入发展，全面建成小康社会、全面深化改革、全面依法治国、全面从严治党"四个全面"重大战略的提出和实施，我国经济社会发展也进入到一个新的阶段。

从经济社会发展对中医药工作要求看。一是经济发展进入新常态，转方式、调结构将会放在更加重要的位置。要求我们把中医药这一潜力巨大的经济资源利用好，成为推动我国经济发展方式转变的重要抓手。二是创新驱动发展全面提速，创新对我国发展的引领支撑作用将更加突显。要求我们把中医药这一具有原创优势的科技资源挖掘好，增强我国医疗卫生领域的科技竞争力。三是社会事业加快发展，国家持续加大改善民生力度，特别是医改已进入深水区，深层次矛盾和问题更加突出，与此同时，医学目的调整、医学模式转变，也对医药卫生改革发展提出了新要求。要求我们把中医药这一独特的卫生资源发展好，为加快探索"中国式办法"解决医改这个世界性难题作贡献。四是文化建设提升到新高度，文化强国建设加快推进，对弘扬中华优秀传统文化提出了新的更高要求。要求我们把中医药这一优秀的文化资源弘扬好，助力提高人民群众的文化素养、传承中华文化的优秀基因、增强中华民族的凝聚力和向心力。五是绿色发展成为主流，深入推进绿色循环低碳的生产方式，倡导节约健康环保的生活方式，促进资源节约和可持续利用，更为紧迫和重要。要求我们把中医药这一重要的生态资源维护好，促进生态

维护和修复，维护生物多样性。六是我国提出的"一带一路"倡议，是全方位对外开放的重大战略决策。要求我们把中医药这一宝贵的对外交流合作资源规划好、部署好，为我国公共外交、经济外交服务。

从党中央、国务院对中医药工作要求看。党中央、国务院高度重视中医药工作。习近平总书记高度关注中医药发展，多次对中医药工作作出重要指示，十分重视发挥中医药在我国对外交流合作中的独特作用。李克强总理也多次对中医药工作作出重要批示提出要求，见证与外国政府中医药领域合作协议的签署。刘延东副总理对中医药工作多次作出重要批示，亲临中医药活动，给予具体指导。特别是去年与国医大师代表座谈并发表重要讲话，对中医药"五种资源"的定位和作用作了深刻阐述，对当前和今后一个时期的工作提出了明确要求。中央领导同志重要指示批示为中医药工作指明了方向，我们必须认真学习，深刻领会，深入贯彻。

可以说，经济社会发展的大势和党中央、国务院对中医药工作的要求，既为中医药工作融入大局、参与大局、服务大局，提高贡献率和显示度提供了前所未有的重大机遇，也对中医药深化改革、完善制度，加快推进中医药治理体系和治理能力现代化提出了新课题，启动了倒计时。

（二）深刻认识促进中医药治理体系和治理能力现代化的重要性和紧迫性

完善和发展中国特色社会主义制度，推进国家治理体系和治理能力现代化这一全面深化改革总目标的提出，充分反映了新形势下我们党对治国理政理念和方式规律性认识的深化，是重大理论和实践创新的结晶，进一步明确了我国社会主义现代化事业发展的方向和要求，具有重大理论和现实意义。

习近平总书记指出，国家治理体系和治理能力是一个国家制度和制度执行能力的集中体现。国家治理体系是在党领导下管理国家的

制度体系，包括经济、政治、文化、社会、生态文明和党的建设等各领域体制机制、法律法规安排，也就是一整套紧密相连、相互协调的国家制度；国家治理能力则是运用国家制度管理社会各方面事务的能力，包括改革发展稳定、内政外交国防、治党治国治军等各个方面。这一重要论述，明确指出了我国国家治理体系和治理能力的科学内涵和发展方向，为我们推进中医药治理体系和治理能力现代化提供了根本遵循。刘延东副总理在给本次会议的批示中，也明确要求加快促进中医药治理能力和治理能力现代化。

我们要清醒地认识到，中医药治理体系和治理能力与现代化的要求相比还不相适应。一是从制度体系看，相对独立的中医药法律法规体系还未建立，现行卫生政策法规等相关制度与中医药特点规律还不相适应，有利于发挥中医药特色优势的制度保障尚需进一步健全。中医药管理体系不健全，管理职能分散分割，监管力量薄弱，相关方面协调配合机制需要进一步完善。二是从运用制度管理中医药事务的能力看，不仅存在继承能力不足，对中医药发展规律性总结不够、把握不到位，也存在创新能力不强，不善于解放思想、大胆探索，及时把地方首创经验上升为国家制度；不仅存在宏观把控、统筹规划能力不足，对中医药发展重大问题、前沿问题研究不深，缺少具有战略性、前瞻性的顶层设计，也存在落实不力，"最后一公里"问题突出；不仅存在管理缺位、不到位，一些群众反映强烈的问题还没得到有效解决，也存在管理错位甚至越位，事权划分不明晰，敷衍诿责现象不同程度存在。三是从治理方式看，治理主体单一，行业组织的作用发挥不够，还不能形成多元主体共治的合力；治理方式方法还不能适应时代要求，刚性管理多、柔性疏导少，事后处理多、事前防范少，等等。推进中医药治理体系和治理能力现代化任务十分紧迫，任重道远。

（三）加快促进中医药治理体系和治理能力现代化

促进中医药治理体系和治理能力现代化，是当前和今后一个时期中医药系统重大而紧迫的历史使命。要以党的十八大、十八届三中、四中全会精神为指导，进一步理清思路，找准方向，明确目标，把握重点，全力推进。

一是必须解放思想，牢固树立改革创新思维和法治思维。促进中医药治理体系和治理能力现代化，要真正在思想上实现从"管理"向"治理"的转变；要坚持问题导向，通过改革创新，探索出推进路径和方法；要把法治作为重要依托，在法治轨道上解决各种问题，协调各种利益关系，推动中医药事业发展。

二是必须着力推动完善中医药制度体系。制度化、规范化、程序化是国家治理体系建设的基本要求。要站在国家层面，对中医药发展进行总体统筹规划和制度设计，进一步突出战略性、全局性、前瞻性；要紧紧围绕中医药法，加强相关配套制度的研究制定；要及时跟进并主动参与相关法律法规的制修订，充分反映中医药特点，体现中医药内容，推动建立健全紧密相连、相互协调的中医药制度体系。

三是必须着力提高中医药系统的治理能力。提高治理能力，是一项系统工程，当前要针对中医药系统治理能力中的短板，着力"填平补齐"。要提高战略把控能力，就是高瞻远瞩、统揽全局，善于把握事物发展总体趋势和方向的能力，始终从战略和全局高度看待中医药改革与发展，使中医药发展顶层设计围绕大局、服务大局；要提高统筹谋划能力，就是统筹中医药城乡、区域、全面与局部，统筹中医药与民族医药、中西医结合，统筹中医与中药，统筹中医药医疗、保健、科研、教育、产业、文化，统筹国内与国外发展的能力，协调好中医药继承与创新、改革与发展关系的能力，使中医药持续稳步健康发展；要提高开拓创新能力，就是破除迷信、超越过时的陈规，善于因时制宜、知难而进、开拓创新的能力，始终从经济社会发展趋势和人民群众需求出发推动中医药管理和服务创新；要提高行政决策能力，就是通过调查研究把握客观事物本质和规律、善于倾听群众意见、发现基层经验以及依靠专家决策咨询的能力，使我们的各项决策更加科学民主、符合实际；要提高执行落实能力，就是有效利用资源、保质保量达成目标的能力，始终坚持目标导向，以踏石留印、抓铁有痕的劲头，确保中医药发展政策措施、法律法规得到有效执行、落到实处。

四是必须建立健全协调合作机制。促进中医药治理体系和治理能力现代化，要推动建立政府、市场、社会各司其职、相互合作的治理模式。要进一步转变政府职能，将更多的微观事务管理交给市场和社会，充分发挥市场在资源配置中的决定性作用，充分发挥中医药社团在行业自律等方面的作用，实现自我治理。要推动中医药工作部门间的统筹协调，形成齐抓共治、共同促进事业发展的合力。要加强中央与地方中医药管理部门的联动，真正形成既有从上到下、也有自下而上的治理方式，努力克服"综而未合""联而未动"的现象和问题。

五是要善于运用中医药的理念方法促进中医药治理体系和治理能力现代化。习近平总书记强调要重视中华传统文化研究，继承和发扬中华优秀传统文化，并多次在重要讲话中运用中医药的理念和术语来阐述治国理政的思想和观点，准确而到位，深刻而形象，巧妙而传神，既充分体现了对中医药的哲学理念和文化内涵有着深刻的理解和把握，又充分说明中医药理论和实践体系蕴含着大量治国理政的智慧和方法。这些年来我局提出并实践的"三观互动"的理念和方法，就是体现和运用了中医药整体观、系统论、辨证论治等核心思想，我们要在借鉴现代治理理论和实践经验的同时，不断坚持、不断完善，使之在推进中医药治理体系和治理能力现代化中发挥更大效能。

三、求真务实，以钉钉子的精神落实好 2015 年各项重点任务

2015 年是全面深化改革的关键之年，全面推进依法治国的开局之年，"十二五"规划的收官之年，是刘延东副总理重要讲话精神贯彻落实年。2015 年中医药工作的总体要求是：深入贯彻党的十八大、十八届三中、四中全会和中央经济工作会议精神，围绕抓改革，全力推动中医药事业发展政策和机制的完善；围绕抓发展，全力推动中医药发展一揽子规划的编制和实施；围绕抓法治，全力推动法律制度建设、深入推进依法行政，解放思想、改革创新，求真务实、奋发有为，全面推进中医药事业科学发展。

关于今年工作的各项任务，我局已拟定《2015 年中医药工作要点（讨论稿）》提交会议讨论。这里，我着重围绕做好重点工作任务，谈谈基本思路和总体要求。

（一）以全面完成"十二五"规划任务为基础，全力谋划中医药"十三五"发展

今年是"十二五"规划实施的最后一年，也是科学谋划中医药"十三五"发展的关键之年，具有承上启下的重大意义。一要全力保障"十二五"规划任务的全面收官。认真总结经验、查找不足，为"十三五"规划实施打下基础、提供借鉴。二要全力做好"十三五"规划的编制。规划编制要在充分认识中医药发展面临的形势、所处历史方位、未来发展趋势的基础上，坚持需求导向、问题导向，提出中医药发展的目标指标和重大工程、重大项目、重大政策，做到可实施、可量化、可评估，既要与"十二五"规划相衔接，又要适度超前谋划。三要全力做好"十三五"规划的实施准备。一方面，要根据规划确定的重点任务做好实施方案，排出时间表、画好施工图。另一方面，要对一些基础较好、持续推进的重点任务，边规划、边推进。

（二）以完善政策和机制为关键，全力推进中医药深化改革

实践证明，科学完备的政策和

机制是促进中医药事业发展的基本保障，完善政策和机制，关键在于改革。中医药深化改革要按照我们确定的总体思路和路线图持续推进。一要深化中医药改革发展重大理论和实践问题研究，提出中医药政策体系框架，推动中医药改革发展政策体系建设。二要着力推进中医药工作机制的建立健全和有效运行，充分利用好中医药工作跨部门协调机制，切实落实好委局工作关系细则，建立更加密切的局省工作联动机制。三要深入推进中医药综合改革试验区建设。一方面，要加强对现有5个试验区建设工作的督促和指导，聚焦主题、精准发力，尽快探索和总结出更多可复制、可操作的改革成果，并加以推广。另一方面，要加强统筹规划，遴选和培育新的试验区，扩大试点范围和新的试点内容。

（三）以推进依法行政为核心，全力促进中医药法治体系建设

"深入推进依法行政，加快建设法治政府"是党的十八届四中全会为全面推进依法治国做出的重大战略部署。推进依法行政，促进中医药法治体系建设是一个系统工程，对于推进中医药治理体系和治理能力现代化意义重大，需要付出长期艰苦努力。一要围绕推进中医药法立法进程，提出中医药法律法规体系框架，推动中医药法律制度体系建设。二要围绕依法全面履行政府职能，建立和完善权力清单制度，研究中央和地方政府有关中医药工作事权划分，明确各级政府职责。三要围绕健全依法决策机制，进一步完善重大行政决策的规则、程序和责任，建立重大决策和规范性文件合法性审查制度。四要围绕深化行政执法体制改革，探索建立中医药健康服务监督体制机制，加强大型中医医院巡查，提高地方中医监管、执法和服务水平。五要全面推进政务公开，综合运用多种监督方式并形成制度，加强对权力的制约和监督。六要加快标准化、规范化建设，着力加强管理标准建设，推进国内标准向国际标准转化。

（四）以深化公立中医医院改革和提升工程为重点，全力推动中医药在医改中发挥更大作用

当前医改已进入向纵深推进的关键阶段，要全面贯彻落实党中央、国务院关于医改的决策部署、相关文件精神以及卫生计生委的规划要求。公立中医医院在中医药服务体系中处于重要而关键的位置，深化县级和城市公立中医医院改革，积极主动参与江苏、安徽、福建、青海四省深化医改试点，是推动中医药在深化医改中发挥更大作用的重要突破口。一要通过医保支付、价格形成、绩效考评等改革，进一步完善中医药服务提供和利用的鼓励政策。二要通过推动建立适合中医药行业特点的人事薪酬制度，进一步提高中医药人员积极性。三要通过支持社会办中医，推进中医医师多点执业，进一步丰富中医药服务资源。落实好全国医疗卫生服务体系规划纲要，促进中医药资源合理布局与增长。四要探索中医药如何在推动分级诊疗制度构建中更好发挥积极作用，进一步促进基层医药卫生服务机构和中医医院的分工合作、提升能力、突出特色、协调发展。五要在做好基本公共卫生服务中医药健康管理服务项目基础上，协调扩大目标覆盖人群和新增国家基本公共卫生服务项目中医药内容。六要提升中医药服务能力，做好基层中医药服务能力提升工程总结工作，全面完成国务院"十二五"医改规划对中医药提出的4项指标。开展重大疑难疾病中西医临床协作试点，启动国家中医医疗中心和区域中医医疗中心筛选，建立完善中医医院监管评价体系。

（五）以落实规划为抓手，全力打造中医药新型健康服务体系

随着我国经济发展进入新常态，需要积极发现和培育新的增长点。要将中医药资源优势转化为产业优势，使其成为我国健康产业发展的中坚力量，满足多层次、多样化健康服务需求，释放巨大的经济潜力。一要拓宽服务领域，重点是树立大健康理念，推进大健康服务体系建设。要紧紧围绕中医药健康服务规划的落实，在深入实施中医"治未病"健康工程基础上，推动中医药健康旅游、中医药健康养老、中医药服务贸易发展，加快构建中医药健康服务新业态。二要创新服务模式，以维护健康为目标，以医疗服务模式创新为突破口，牢牢把握消费需求新常态，探索建立覆盖全生命周期、融健康管理与健康服务为一体的新型服务模式。三要研发服务产品，做好服务项目设计、服务技术开发、服务产品创新，特别是要加快中医特色诊疗仪器设备研发，提高国产医疗保健器械行业发展水平。四要打造服务品牌，坚持高起点、规范化、重实效，强化服务监管，打造一批中医药健康服务知名品牌，推动形成产业集群。

（六）以加快中医药院校教育教学改革为突破口，全力提升中医药人才培养质量

近年来，中医药人才供给与需求脱节的矛盾一直未能得到根本解决，既存在乏人乏术，尤其是基层和部分技能型人才缺乏，也存在大量中医药专业毕业生流失，还存在中医药专业特别是临床专业知识结构不合理、专业思想不牢固等问题，需要加快推动解决。一要加快中医药教育教学改革，尽快协调相关部门出台促进中医药教育教学改革的文件，强化传统文化素养和临床实践能力培养，促进医教协同深化临床人才培养。二要创新基层引才制度，鼓励中医药专业人员到基层服务，创造更好的工作生活环境，使他们留得下、用得上，更好地实现价值。三要建立中医药人才激励机制，健全国医大师评选表彰制度，探索建立符合中医药行业特点、不同层级衔接、政府表彰和社会褒奖相结合的激励机制，促进优秀人才脱颖而出。四要健全中医药毕业后教育、继续教育制度，改革和完善中医执业医师评价标准和考核机制，注重发挥师承教育优势，重点加强中医药基本知识和技能培养培训，突出实践能力、工作绩效和职业素养的评价。

（七）以实现创新驱动发展为目标，全力构建中医药协同创新体系

科技创新是提高社会生产力和综合国力的战略支撑，也是驱动中医药发展的必由之路。一要转变政府科技管理职能，加快科技规划、项目和规划的统筹，着力解决"碎片化"问题，将政府投入更多用于基础前沿研究、共性关键技术研究和科研平台建设。二要坚持制度创新与技术创新双轮驱动，通过制度创新把中医药创新潜能和创造活力激发出来，通过技术创新促进产品创新、产业组织创新和商业模式创新。三要加快构建产学研用深度融合的协同创新机制，优化中医药各类创新基地和研究力量布局，鼓励高校、科研院所、医疗机构、企业、金融机构等不同主体之间开展深度合作，建立技术创新联盟以及区域特色产业创新集群。四要推动企业成为创新主体，促进建立主要由市场决定技术创新项目、研发方向和路线选择、成果评价和传导扩散的新机制，鼓励企业设立技术研发机构，引导创新要素向企业集聚，加快中医药科研成果转移转化。五要围绕解决中药资源可持续发展、中药生产关键技术等重大问题，促进中药健康产品开发，着力推动中医中药协调发展。

（八）以实施中医药健康文化推进行动为载体，全力扩大事业发展群众基础

当今世界，文化在综合国力竞争中的地位和作用越来越突出，越来越成为民族凝聚力和创造力的重要源泉，越来越成为综合国力竞争的重要因素和综合国力的重要标志。中医药是中华优秀传统文化的杰出代表，加快中医药文化传承传播意义重大。一要着力打造中医药科普文化宣传活动升级版，在深入总结好"中医中药中国行"活动经验、利用好活动品牌基础上，开展中医药健康文化推进行动，进一步推动中医药植根于广大人民群众日常生活。二要深入挖掘中医药文化内涵，凝练中医药核心价值理念，结合时代条件加以继承和发扬，推陈出新，赋予其新的含义。三要提高中医药文化传播能力，促进传统媒体与新兴媒体融合发展，构建现代传播体系，丰富传播手段，创新传播方式。四要研究推动中医药优秀文化和知识进学校、进课堂措施，让孩子们从小就了解中医药，培养对中医药的感情。

（九）以服务"一带一路"建设为契机，全力推动中医药海外发展

"一带一路"建设是国家实施全方位对外开放的总抓手和新引擎，也是中医药走出去的重大机遇。一要做好中医药海外发展统筹规划，坚持正确义利观，针对不同区域合理布局，制定差异化发展策略，优化资源配置，发挥中医药在对外贸易、文化交流和服务外交等方面的独有作用。二要加强中医药文化海外传播，针对国外受众心理和接受习惯，加强分众传播内容建设，充分利用孔子学院和海外文化中心等平台，创新交流传播方式，讲好"中医药故事"。三要推动中医药对外话语体系建设，充分利用世界卫生组织、国际标准化组织等平台，健全双边多边交流合作机制，积极参与相关标准规范制定，在国际传统医药领域更好发挥作用。四要强化中医药对外交流合作能力建设，发挥重点项目示范效应，通过实施国际合作专项，培养一批复合型人才，培育一批品牌企业，形成一批有影响的合作项目，探索建立有效合作机制，推动解决影响制约中医药海外发展的关键问题。

（十）以巩固教育实践活动成果为着力点，全力强化行业作风建设

作风建设没有休止符，永远在路上，必须以锲而不舍、驰而不息的决心和毅力，使作风建设要求真正落地生根。一要巩固扩大教育实践活动成果，认真落实中央"八项规定"和"三严三实"要求，持续抓好"两方案一计划"整改落实，深入开展专项整治，切实加强建章立制，建立作风建设长效机制。二要大力弘扬新时期职业精神，树立行业良好风气和形象，引导广大中医药工作者以培育高尚医德、练就过硬本领为己任，把爱岗敬业、大医精诚、真诚服务融入到行为准则中，落实好"九不准"要求。三要深入开展"五型机关"创建活动，进一步创新活动载体，丰富活动内容，把各级中医药管理部门真正建设成为民务实清廉的政府机关。四要改进完善综合调研机制，围绕中医药发展关键领域、制约瓶颈，开展针对性调查研究，及时提出可操作、可落实的政策措施，使中医药改革发展决策更加"接地气"。

国家卫生计生委副主任、国家中医药管理局局长王国强在2015年全国中医药工作会议上的总结讲话

（2015年1月12日）

2015年全国中医药工作会议在大家共同努力下，圆满完成了各项议程，就要结束了。这次会议是在"十二五"规划即将收官、"十三五"规划正在谋篇布局的关键时期召开的一次重要会议。领导同志对中医药工作和这次会议十分重视，李克强总理在给全国卫生计生工作会议的批示信中特别提到提升中医药服务能力取得的成绩，刘延东副总理专门对本次会议作出重要批示，李斌主任出席会议并发表重要讲话，

对中医药工作给予了充分肯定，对下一步工作提出了"四个服务"的明确要求，使我们深受鼓舞，倍感振奋。我在会上作了《全面深化改革，完善政策机制，不断提高中医药治理体系和治理能力现代化水平》的工作报告，于文明、马建中同志分别围绕中医药走出去和中医药参与深化医改作了专题报告，7个地方的同志作了大会经验交流，8个单位作了书面交流。与会代表还围绕贯彻落实领导同志重要批示、讲话和相关主题进行了专题研讨。大家一致认为，这次会议领导重视、内容丰富、信息量大、安排紧凑、形式创新、会风务实，既是一次工作会，又是一次培训会，很有收获。

一是进一步增强了对中医药发展的信心。大家认为，近年来中医药发展更加受到国家重视、社会支持、国际关注，中医药工作更加主动融入经济社会发展大局和卫生计生改革发展全局，认真落实刘延东副总理关于中医药"五种资源"的重要指示，注重将中医药纳入中国特色社会主义"五位一体"总布局，加强统筹谋划，全面深化改革，狠抓各项工作落实，取得了显著成绩，在经济社会发展和卫生计生改革发展中的地位和作用进一步提升，更加受到了群众欢迎，得到了中央领导同志和国家卫生计生委的充分肯定。实践证明，近年来中医药工作坚持"三观互动"的理念和方法，更加注重服务大局、改革创新、规划引领、机制建设、突出重点、推动落实的经验是行之有效的。这些都使我们进一步坚定了自信、自尊、自觉、自强，要继续坚持和发扬。

二是进一步把握了中医药发展面临的形势。察大势、观大局，是谋划和推动工作的基础。现阶段，国家发展的重大战略是"四个全面"的提出和实施，重要阶段性特征是经济发展进入新常态。在去年底召开的中央经济工作会议上，习近平总书记深入分析了经济发展新常态下的三个基本特点和九个趋势性变化，强调这是当前和今后一个时期我国经济发展的大逻辑。这个大逻辑，既是谋划经济发展的总指导，也是做好中医药工作的总坐标。通过讨论，大家认识到，随着经济社会快速发展、医改向纵深推进、人们生活水平提高、健康意识增强、医学目的调整、医学模式转变，以及中医药自身正处在能力提升关键期、健康服务拓展期、深化医改攻坚期、政策机制完善期，中医药发展也进入了新常态。从消费需求看，人们对中医药服务无论是量和质都产生了井喷式的需求，多元化、个性化特征日益明显；从服务领域看，中医药服务正由主要提供医疗服务向提供融医疗、预防、保健、养生、康复于一体、全链条服务的方向发展；从服务供给看，中医药服务正从主要由政府举办向由政府和市场共同举办发展；从服务模式看，中医药服务正由以疾病为中心向以健康为中心发展；从服务产品来看，中医养生产品、小型保健理疗设备等正越来越多地进入家庭；从国际来看，越来越多的国家和地区重视开发和利用中医药，对国内发展形成倒逼；等等。要认识中医药发展新常态、适应新常态、引领新常态，迫切需要解放思想、创新发展思路、转变发展方式，迫切需要通过全面深化改革，完善政策机制，推动事业持续稳定健康发展。

三是进一步明确了中医药发展的主要任务。今年是全面深化改革的关键之年，全面推进依法治国的开局之年，全面完成"十二五"规划的收官之年，"十三五"规划的谋篇布局之年，是刘延东副总理重要讲话精神贯彻落实年，党中央国务院高度重视、经济社会改革发展以及卫生计生改革发展都对中医药提出了新的更高要求，也为中医药改革发展带来了新的机遇。大家一致认为，今年的工作任务十分繁重，必须牢固树立责任意识、问题意识、攻坚意识，遵循主线、突出重点，围绕"三个抓"，做好"三个全力"，那就是：围绕抓改革，全力推动中医药事业发展政策和机制的完善；围绕抓发展，全力推动中医药发展一揽子规划的编制和实施；围绕抓法治，全力推动法律制度建设、深入推进依法行政，使各项重点工作落到实处。

四是进一步学习借鉴了各地的经验做法。这次大会交流的单位，都是近年来深化改革、推进创新的典型代表。比如北京大力发展中医药健康服务业、上海医教协同推进中医临床医学人才培养改革、山东在深化医改中创新中医药政策和机制、河南完善中医医政管理制度、广西以中药资源普查试点带动面上工作、江苏镇江和西藏提升基层中医药民族医药服务能力，以及北京东城、上海浦东新区、甘肃、河北石家庄、重庆垫江五个国家中医药综合改革试验区的探索，等等，都给我们以深刻的启示。他们的共同特点，就是立足实际，坚持目标导向、问题导向，明确主攻方向，以创新的思路、改革的办法，持续发力，取得成效，我们要认真学习和借鉴。

总之，这次会议统一了思想，明确了目标，交流了经验，鼓足了干劲，振奋了精神，开得很好、很成功，达到了预期目的。

大家在研讨和刚才的分组汇报中都对中医药工作提出了很多很好的意见和建议，我们将认真研究，吸纳到今年的工作中去。大家也都表示，将认真学习领会这次会议精神，谋划和推动落实好今年本地区的中医药工作。希望大家回去后，尽快向党委、政府以及卫生计生委党组汇报好这次会议精神，争取重视和支持。要向省级中医药工作领导协调小组成员单位通报会议精神，争取协助和配合。也要尽早召开本地区中医药工作会议，落实好这次会议精神，部署好全年工作任务。在谋划和部署工作时，还要注意几点：一是全力推进中医药立法。中医药立法是当前中医药工作中的头等大事，我们不能起个大早，赶个晚集。要按照李斌主任要求，集中精力加快推进。一方面，国家局要加大协调力度，配合国务院法制办尽快将中医药法草案提交国务院常务会议审议，全面把握影响立法的关键问题，最大限度凝聚共识。另一方面，各地要进一步统一思想，以中医药整体利益为重，积极配合做好立法进程中的相关工作，共同加快推进，使国粹早日实现国法保障。二是全力推进深化医改。当前深化医改的重点任务是公立医院改革。按照全国卫生计生工作会议的部署，今年县级公立医院综合改革将扩大到所有的县，城市公立医院综合改革试点将进一步扩大范围。江苏、安徽、福建、青海四省还将启动深化医改综合试点工作。所有参与改革的公立医院要破除以药补医，取消药品加成政策，合理调整医疗服务价格，逐步建立起维护公益性、调动积极性、保障可持续的运行新机制，完善法人治理结构，深化人事分配制度改革，完善医院绩效考核评价办法，等等。一方面，国家局将在相关改革文件中充分体现中医药内容，另一方面，各地要密切关注改革动态，就中医医院如何参与，更好地体现特点和实际加强研究，拿出切实可行的办法。同时，各地也要关注并积极配合做好医疗服务和药品价格改革相关工作。三是全力提升基层中医药服务能力。近年来我们通过实施基层中医药服务能力提升工程，基层中医药服务能力和服务的可及性明显提升，为强基层作出了重要贡献。今年卫生计生委将大力推进分级诊疗，特别将以高血压、糖尿病等慢性病和结核病防治管理为突破口，探索按病种打包、上下联动的办法，推动建立基层首诊、双向转诊、急慢分治、上下联动的分级诊疗模式。我们要抓住机遇，继续深入实施好提升工程，着力加强基层中医药服务体系建设，着力加强基层医务人员中医药培训，着力加强中医药适宜技术推广，全面完成4项指标，更好地发挥中医药在基层医疗卫生服务和促进分级诊疗中的作用。四是关于中医药信息化。信息化是中医药加快发展、迎头赶上的重要推动力量。今年要组织实施全民健康保障信息化工程中医药子项目等中医药信息化建设项目。各地要积极配合国家

局完成中医医院信息化建设与发展现状调查，研究提出加快中医药信息化建设的意见建议以及重大工程和项目，积极争取专项资金。五是关于国家中医临床研究基地建设。几年来，16个基地按照要求，加强临床科研攻关，重点病种研究取得了阶段性成果。要进一步聚焦研究方向，加大支持保障力度，加强协同攻关，抓紧形成若干标志性、有显示度的科研成果，并运用推广到防病治病实践中去。要进一步健全基地运行机制，积极承接新的科研任务。六是关于"十二五"中医药项目实施。要加强"十二五"中医药重大项目执行情况督导检查，使项目执行符合相关规定和要求，发挥好示范带动作用。在此基础上，谋划好"十三五"中医药重大工程和重大项目。七是关于"一带一路"战略实施。习近平总书记在中央经济工作会议上再次强调要实施好"一带一路"重大战略。中央和各省（区、市）高度重视，沿线国家对中医药的需求不断增长，为中医药提供了重要的战略机遇。各地要高度重视，解放思想，密切关注，认真谋划，拿出中医药相关规划，推动纳入党委、政府中心工作，主动融入"一带一路"战略，进一步提升中医药工作的显示度。

下面，我就做好今年的工作再提几点要求。

一是要潜心研究问题。无论是全面深化改革，还是深化医改，已经进入了利益调整的"深水区"，深层次的体制性、机制性、结构性矛盾越来越集中，改革面临的阻力和压力也越来越大。中医药改革与发展同样如此。如何在长期影响和制约事业发展的关键问题上取得进展和突破，考验着我们的勇气和智慧。与此同时，认真落实好中央领导同志指示精神，从经济社会改革发展的大势出发，做好中医药事业发展的中长期规划，完善中医药事业发展政策和制度，充分发挥好中医药"五种资源"的优势，都需要我们心无旁骛、潜心研究、交出合格答卷。这次会议给大家印发了中央文献研

究室韩洪洪研究员的《毛泽东：把中医药提到对全世界有贡献的高度》一文。毛泽东同志对中医药工作的重要论述和指示现在读来仍然具有重要指导意义。大家要认真学习这篇文章，结合深入学习领会习近平总书记等中央领导同志对中医药工作的指示精神，进一步加强对中医药改革与发展重大问题的研究，真正理清发展思路，明确发展方向。可以说，中医药事业发展中的"破"和"立"，都要做好基础研究、前瞻研究、战略研究，对此我们责无旁贷。

二是要深化改革。去年，我们部署了六大改革任务，按照年内完成、启动、研究三个层次，确定了55项重点工作。应该说，绝大多数重点工作都得到了较好推进。同时也要看到，各项改革任务进展还不平衡，地方中医药改革进展还不快。从各地的工作总结中也可以看出推动力度还不大，改革亮点还不多。今年要把改革作为重要工作理念和工作任务，认真总结经验、找出不足、摸索规律。一方面国家局要抓好改革任务统筹协调，更加注重改革的系统性、整体性、协同性，重点提出一些起标志性、关联性作用的改革举措，坚持速度服从质量；另一方面各地也要不等不靠，抓紧动起来，针对影响制约本地中医药发展的关键问题，创新思路，深入实际，切实抓好政策统筹、方案统筹、力量统筹、进度统筹，拿出改革的措施和办法。要注重试点先行，尊重基层首创精神，加强咨询指导。要通过横向协调、上下联动，形成深化改革的合力。

三是要加强学习。要牢固树立学习意识，努力克服知识恐慌、本领恐慌的问题。当今时代，知识更新速度快，不进则退。要深入学习中国特色社会主义理论以及党的十八大、十八届三中、四中全会和习近平总书记系列重要讲话精神，深入学习中医药事业发展所需要的现代科技知识和其他知识，坚持理论联系实际，不断增强理论素养和政策水平。当前特别要按照四中全会要求，强化普法教育，采取集中

培训、专家辅导等方式，开展宪法教育，弘扬宪法精神，加强对行政法律法规的学习，加强对有关中医药依法行政的学习，不断提高中医药系统特别是各级领导干部的法治思维和依法办事能力，加快推动中医药工作在法治轨道上运行。我们也将研究加强省级中医药管理人员培训问题，希望大家积极提出培训需求和意见建议，并组织开展本地中医药管理人员培训。

四是要掌握科学方法。中医药系统人手少、任务重，抓工作要学会弹钢琴，做到统筹兼顾，讲究科学方法。要注重从全局视野、长远眼光看问题，从整体上把握事物发展趋向，处理好全局与局部的关系；注重一分为二看问题，抓主要矛盾和矛盾的主要方面；注重以联系的、发展的观点看问题，综合考虑各方面因素，把握问题的关联性、整体

性；注重以新思路、新视角观察问题，继承中有创新，坚持中有发展；注重运用底线思维来分析问题，凡事从坏处准备，努力争取最好的结果。近年来国家局集中全系统智慧提出并实践的"三观互动"的理念和方法，是在科学发展观指导下，运用中医药整体观、系统论、辨证论治的理念而形成的科学的工作方法，要继续坚持和发扬，并根据新的要求不断发展完善。

五是要狠抓落实。抓好落实既是提升政府公信力的关键环节，也是衡量政府执行力的重要标准。习近平总书记反复强调崇尚实干、狠抓落实，指出如果不沉下心来抓落实，再好的目标、再好的蓝图，也只是镜中花、水中月。在中央经济工作会议总结讲话中，李克强总理重点讲了抓落实问题，他指出，中国的发展成就是靠实干苦干干出来

的。千条万条，不抓落实就是"白条"；千招万招，不抓落实也是"空招"。我们要认真学习领会总书记、总理重要指示精神，把抓落实作为一项硬任务和一门科学来对待，既要强化硬的约束，又要研究客观规律，创新方式方法。要以更全面的视角谋划抓落实，以更有效的方式组织抓落实，以更严格的考核督促抓落实，以更完善的制度保障抓落实，以更过硬的作风推进抓落实，切实祛除"中梗阻"，打通"经脉"，确保中医药各项政策措施落地落实。

同志们，中医药事业发展航向已经锁定，进军号角已经吹响。让我们抓住机遇，提振精气神，传递正能量，以改革创新的思路、为民奉献的作风、钉钉子的精神，认真做好中医药改革与发展各项工作，让中医药为维护人民健康、促进经济社会发展作出新的更大贡献！

国家卫生计生委党组成员、副主任，国家中医药管理局党组书记、局长王国强在国家中医药管理局机关及直属单位纪检工作会议上的讲话

（2015年2月28日）

刚才，树江同志全面回顾了2014年局直属机关纪检监察工作，对2015年工作作出了部署，瑞萍同志从卫生计生系统党风廉政建设和反腐败工作的总体要求出发，对中医药直属机关纪检工作作出重要指示，我完全赞成。扎实推进中医药系统反腐倡廉各项工作是中医药事业改革发展的坚强保证，具有重大意义，必须全力以赴做好。下面，我就认真学习贯彻十八届中央纪委五次全会、国务院第三次廉政工作会议精神，落实全国卫生计生系统纪检监察工作会议部署，进一步推动中医药系统党风廉政建设和反腐败工作讲几点意见。

一、深入学习领会中央纪委五次全会和国务院第三次廉政工作会

议精神，坚定不移推进党风廉政建设和反腐败斗争

党的十八大以来，以习近平同志为总书记的党中央从关系党和国家生死存亡的高度，坚持党要管党、从严治党，根据党的建设中存在的突出问题、面临的严峻形势和人民群众的强烈要求，作出深入开展党风廉政建设和反腐败斗争的重大决策，并作为中央重点抓的一项重大政治任务。习近平总书记总揽全局，亲自部署，作出一系列重要论述和指示，深刻阐释了党风廉政建设和反腐败斗争中的许多重大理论和实践问题，为新形势下深入推进党风廉政建设和反腐败斗争提供了思想武器和行动指南。李克强总理在国务院第三次廉政工作会议上强调，

各级政府和部门要认真贯彻落实习近平总书记在十八届中央纪委五次全会上的重要讲话精神，深化改革，依法行政，正风肃纪，廉政勤政，持续推进党风廉政建设和反腐败工作，促进经济平稳健康发展和社会和谐稳定。学习领会十八届中央纪委五次全会特别是习近平总书记重要讲话精神，关键是要深刻把握思想精髓，不折不扣抓好贯彻落实。

一是深刻认识党风廉政建设和反腐败斗争取得的阶段性成果来之不易。一年来，我们党从关系党和国家生存死亡的高度，以强烈的历史责任感、深沉的使命忧患意识、顽强的意志品质，坚定不移地推进党风廉政建设和反腐败斗争，坚持无禁区、全覆盖、零容忍，严肃查

处腐败分子，着力营造不敢腐、不能腐、不想腐的政治氛围，"四风"问题和腐败蔓延势头得到一定程度遏制。这些成绩来之不易，深得党心民心，而且向世人证明中国共产党敢于直面问题、纠正错误，勇于从严治党、捍卫党纪，善于自我净化、自我革新。我们党进入重塑政治生态的历史新时期，中国社会迎来清气上扬、浊气下降的发展新境界。我们要倍加珍惜，不断增强打赢党风廉政建设和反腐败斗争攻坚战、持久战的信心和决心。

二是深刻认识反腐败斗争面临的严峻复杂形势和重点任务。从这两年查处的案件和巡视发现的问题看，反腐败斗争形势依然严峻复杂，主要是在实现不敢腐、不能腐、不想腐方面还没有取得压倒性胜利，腐败活动减少了但并没有绝迹，反腐败体制机制建立了但还不够完善，思想教育加强了但思想防线还没有筑牢，减少遏制腐败的工作艰巨繁重。要严肃责任追究，强化党风廉政建设主体责任，各级党委（党组）要切实把党风廉政建设当做分内之事、应尽之责，进一步健全制度、细化责任、以上率下。要横下一条心纠正"四风"，常抓抓出习惯、抓出长效，在坚持中见常态，向制度建设要长效，强化执纪监督，把顶风违纪搞"四风"列为纪律审查的重点。要保持高压态势不放松，查处腐败问题必须坚持零容忍的态度不变、猛药去疴的决心不减、刮骨疗毒的勇气不泄、严厉惩处的尺度不松，发现一起查处一起，发现多少查处多少，把反腐利剑举起来，形成强大震慑。要深化党的纪律检查体制改革，加强制度创新，强化上级纪委对下级党委和纪委的监督，推动纪委双重领导体制落到实处。

三是深刻认识加强纪律建设，守纪律讲规矩的极端重要性。习近平总书记强调，要加强纪律建设，把守纪律讲规矩摆在更加重要的位置。党章、党纪、国法，还有党的优良传统，这些都是全党必须遵守的规矩，是不可逾越的底线、不能触碰的红线。讲规矩是对党员、干部党性的重要考验，是对党员、干部对党忠诚度的重要检验，懂得并自觉遵守这些规矩，个人才能不触雷、不踩线，党才更有凝聚力、战斗力。当前在遵守和维护政治纪律方面，存在的问题确实不少。习近平总书记将这些问题集中概括为"七个有之"：搞任人唯亲、排斥异己的有之，搞团团伙伙、拉帮结派的有之，搞匿名诬告、制造谣言的有之，搞收买人心、拉动选票的有之，搞封官许愿、弹冠相庆的有之，搞自行其是、阳奉阴违的有之，搞尾大不掉、妄议中央的也有之，如此等等。这些错误行为不仅大大削弱了党的凝聚力和战斗力，而且大大削弱党的领导能力和执政能力。必须严明党的政治纪律和政治规矩，加强监督检查，对不守纪律的行为要严肃处理。必须牢固树立纪律和规矩意识，坚决遵守政治纪律和政治规矩，努力在全党营造守纪律、讲规矩的氛围。

四是深刻认识推进制度创新，加强制度建设的主要内容。信任不能代替监督，管长远要靠制度。从现实情况看，产生腐败问题的一个重要原因，是反腐败体制机制建立了但还不够完善，一些体制机制仍存在漏洞。要做好"破"和"立"这两篇文章，切实加强制度建设、强化党内监督。要着力健全党内监督制度，着手修订党员领导干部廉洁从政若干准则、中国共产党纪律处分条例、巡视工作条例，突出重点、针对时弊。要着力健全选人用人管人制度，加强领导干部监督和管理，敦促领导干部按本色做人、按角色办事。要着力深化体制机制改革，最大限度减少对微观事务的管理，推行权力清单制度，公开审批流程，强化内部流程控制，防止权力滥用。要着力完善国有和公共资源的监管制度。要坚持问题导向，查漏补缺，通过改革创新完善体制机制，有什么漏洞堵什么漏洞，有什么问题解决什么问题，不断把制度笼子织密织牢，把制度落到实处、让监督如影随形。

学习贯彻中央纪委五次全会特别是习近平总书记重要讲话精神，是当前一项重要政治任务。我们要结合深入贯彻国务院第三次廉政工作会议精神，把自己摆进去，联系实际学，带着问题学，把握精神实质，强化行动自觉。要制定落实方案，细化工作措施，落实责任，真抓实干，务求实效，不断推进党风廉政建设和反腐败斗争取得新胜利。

二、准确把握当前中医药纪检监察工作面临的形势和问题

党的十八大以来，按照中央、中央纪委和委党组统一部署，局党组认真履行《党章》赋予的职责，以落实主体责任、构建惩防体系和廉政风险防控机制为重点，切实推进党风廉政建设和反腐败工作，组织开展了一系列的党风廉政建设活动，取得了显著成绩，刚才树江同志进行了全面总结，这里不再重复。但同时，我们还必须看到，中医药系统、机关和直属单位还存在一些不容忽视的问题。

一是"四风"问题还未根除，违反八项规定的苗头现象依然存在。在高压态势下，直属机关一些"四风"问题得到解决，但病原体还没有根除，仅仅停留在"不敢"上，"不想"的自觉尚未完全形成；个别领导干部在清理办公用房、公务用车，规范生活待遇等方面，不能及时按照规定加以整改；一些单位在因公出国（境）管理上未按照规定进行报批，在行程安排上公务活动占比小，涉嫌公费旅游；有些干部违反工作纪律，工作日午间饮酒；个别人出差不履行审批手续，不执行中央和局公务接待相关规定等。

二是一些部门和单位遵守政治纪律和政治规矩还不够自觉。个别单位领导干部对执行重大事项请示报告、个人重要事项报告、离京请假报告制度不认真，主动惩戒问责的力度不够大；对意识形态领域斗争的尖锐性以及出现的一些错误动向，认识不够深化、批判不够及时有力；有的在微信微博中对党的路线方针政策发表或转发一些不当言论；有的对党组的决策、班子的决定想执行就执行，不想执行就不执行，"中梗阻""肠梗阻"现象不同程度存在；还有的身在岗位不作为，该负的责任不负，该干的事情不干。

三是医药购销和医疗服务中的不正之风仍然时有发生。经过多年反复治理，医疗卫生领域损害群众利益的现象仍屡禁不止，医疗卫生单位违法违纪案件仍有发生，也还存在收受回扣、收受红包、部分医疗卫生机构领导的亲属子女搞同业经营、过度治疗、服务简单粗暴、违规收费等现象。

四是中医药纪检监察队伍自身建设有待加强。对一些违反廉洁自律规定的问题监督检查和惩处力度不够；发现问题的手段和渠道有限，对直属机关落实党风廉政建设责任制考核办法还比较单一，对直属单位巡视工作还没有开展起来。一些单位纪检监察机构建设不到位，一些纪检监察干部还存在着不敢管、不想管、不会管的问题。

究其原因，从外部环境看，整治"四风"问题在面上有所好转，但树倒根还在，重压之下花样翻新，防止反弹和"回潮"任务艰巨；腐败形式更加隐蔽，查处难度加大。医疗卫生服务领域公益事业项目多、资金多，廉政风险点多面广，管理体制机制不健全，从业人员存在职业道德缺失等问题。从系统内部看，一是一些同志对反腐倡廉和作风建设在思想上还存在一些模糊认识，认为中医药系统职能有限，权力不大，不具备滋生腐败的条件和土壤，与其他部门相比风险小得多。二是有的党组织对党风廉政建设主体责任认识还不到位，少数单位领导对反腐倡廉工作重视不够，抓工作落实缺乏主动性和连续性，对构建惩防体系工作措施不够有力，进展不平衡。三是有些制度规定和政策措施还不够健全完善，顶层设计还不严密，制度创新有待进一步加强，已经有的一些制度规定还未得到有效落实，机关权力运行程序化和公开透明不够。四是中医药系统纪检监察机构"三转"工作仍不到位，纪检监察机构职责不清，缺乏对重点领域的有效监管；廉政教育针对

性不强，措施不够完善，注重做好规定动作多，自选动作比较少；纪检监察干部新老交替频繁，不少部门、单位的纪检专（兼）职干部是新任职人员，对纪检工作业务不够熟悉，对反腐倡廉工作的特点、规律缺乏深入研究和把握。

从以上情况看，我们反腐倡廉的任务比以往任何时候都要艰巨和繁重，必须不断提高认识，坚持不懈，以"踏石留印、抓铁有痕"的精神，推进反腐倡廉建设各项工作有效落实。

三、下一阶段主要任务

2015年是全面深化改革、全面推进依法治国、全面从严治党的重要一年。按照中央的要求和全国卫生计生系统纪检监察工作会议的部署，我们要持续推进党风廉政建设和反腐败工作，为中医药事业改革发展提供坚强保证。

第一，坚持加强学习，切实把思想和行动统一到中央的部署要求上来。各部门各单位要认真组织学习十八届中央纪委五次全会和国务院第三次廉政工作会议精神，深刻领会习近平总书记重要讲话精神和李克强总理作出的总体部署。要将《习近平总书记关于党风廉政建设和反腐败斗争论述摘编》列为局直属机关党员教育的重要内容，开展守纪律讲规矩专项学习教育活动，加强对会议精神落实情况的监督检查。

第二，严格落实党风廉政建设主体责任。党风廉政建设责任能不能担当起来，关键在主体责任这个"牛鼻子"抓没抓住。中央要求各级党委（党组）要切实把党风廉政建设当做分内之事、应尽之责，真正把担子担起来。一是要抓紧出台《国家中医药管理局党组关于落实党风廉政建设主体责任的实施意见》，建立健全我局落实主体责任的责任体系和工作机制，坚持用制度管人管事，做到问题早发现、早提醒、早查处、早解决。二是完善党风廉政建设制度和机制，落实好《监督责任实施意见》，进一步落实"一岗双责"，建立健全党风廉政建设检查考核机制，把落实党风廉政建设责

任制情况纳入各级领导干部考核评价的重要内容。三是坚持以上率下，局领导和机关各部门、各直属单位领导要靠前指挥，及时了解、掌握分管部门、单位反腐倡廉工作情况，抓好抓实分管部门、单位的党风廉政建设工作。四是强化问责，坚持"一案双查"，对违反政治纪律和政治规矩、组织纪律，"四风"问题突出、发生顶风违纪问题，出现区域性、系统性腐败案件的部门和单位，既要追究主体责任、监督责任，又要严肃追究领导责任。应该发现问题没有发现就是失职，发现了不报告、不处置就是渎职！

第三，加强纪律建设，严明党的政治纪律和政治规矩。把守纪律讲规矩摆在更加重要的位置，决不允许有令不行、有禁不止，决不允许各自为政、阳奉阴违，任何时候任何情况下在思想上政治上行动上同党中央保持高度一致。一是各级党组织要认真组织广大党员学习党章、其他党内法规和党的优良传统、工作惯例，清醒地认识到政治纪律和政治规矩这根弦不能松，干部在政治上出问题，对党的危害不亚于腐败问题，有的甚至比腐败问题更严重，在政治问题上，任何人都不能越过红线，越过了就要严肃追究政治责任，从而牢固树立纪律和规矩意识，在守纪律、讲规矩上作表率。二是要加强纪律和规矩执行，认真落实党的政治纪律、干部纪律和组织纪律，严格遵守组织制度，加强组织管理。三是要加强监督检查，特别要注意防范团团伙伙、拉帮结派，乱评乱议、口无遮拦，脱岗离岗，个人重大问题不报告等不守纪律、不守规矩的现象和问题，严肃查处欺骗组织、对抗组织的行为。

第四，坚决纠正"四风"，着力完善制度和机制。改进作风没有止境，作风建设永远在路上。一是要切实巩固好教育实践活动成果，严格执行中央八项规定和我局实施意见，以锲而不舍、驰而不息的决心和毅力，继续抓紧抓好抓实，坚决防止反弹回潮，切实把作风建设不断引向深入，使作风建设要求真正

落地生根。二是要加强制度建设和机制创新，重点做好选人用人管人制度建设，继续深化干部人事制度改革，坚持好干部标准，加强领导干部管理和监督，敦促领导干部按本色做人、按角色办事。三是要着力推进依法行政，深化体制机制改革，最大限度减少对微观事务的管理，推行权力清单制度，公开审批流程，强化内部流程控制，防止权力滥用，坚决打掉寻租空间。四是要严管公帑，确保资金安全运行。所有公共资金一律接受审计监督，牢牢守住资金安全的"底线"和防腐败的"红线"，向干部群众交出一本能看得懂的"明白账"。五是要健全完善"九不准"配套制度。"九不准"是行业作风建设的底线，要真正落到实处，还需要相关配套制度支撑。要结合实际抓紧制定违反"九不准"行为惩戒制度，落实全国卫生计生系统纪检监察工作会议的要求，加强执行情况调研，推动形成科学规范、简明易懂、务实管用的行风建设制度体系。六是要扎实开展反腐倡廉教育，积极运用中医"治未病"理念，预防为主、教育在先、关口前移、加强自律，防患于未然，创新党风廉政建设的思路和方

法，大力推进中医药廉政文化建设，达到内化于心，外化于行的效果。

第五，持续保持高压态势，标本兼治，加大对群众身边不正之风和腐败问题查处力度。要遵章守纪，大力倡俭治奢，持续推进政风作风转变。惩防并举肃贪腐，始终保持高压态势，对腐败分子零容忍、严惩戒。加大信访工作力度，规范信访处理程序，加强信访督办工作，拓宽问题线索反映渠道；认真梳理问题线索，按照分类标准，及时对问题线索进行研判、清理和处置，对问题比较集中的部门开展约谈；配合中纪委和驻委组局，加大案件查办力度。局党组已经决定，从今年起，启动对局直属（直管）单位的巡视工作，要制定出切实可行的工作计划，围绕"四个着力"，聚焦突出问题，推动问题整改。

第六，加强纪检监察队伍建设，落实监督责任。一是各部门各单位要高度重视和全力支持专、兼职纪检监察干部选配工作，将讲政治、守纪律、能力强、有担当的同志安排在纪检监察岗位，尽快完成并做到无死角全覆盖。二是要切实支持纪检监察部门明确职能、突出主业，强化执纪监督力度。三是定期听取

纪检监察干部意见和建议，对提出的问题要高度重视，认真落实，不拖不延。四是要加强本单位纪检监察宣传、知识培训，加强纪检监察人员培养培训和相关条件支持，以保证纪检监察工作的顺利开展，确保贯彻落实好局党组、直属机关党纪委的工作部署。同时，纪检监察部门也要加强自身队伍建设，坚持"正人先正己、打铁自身硬"的队伍建设理念，着力提高纪检监察干部的政治理论水平、职业道德素养和依法执纪的能力，以实际行动贯彻落实习近平总书记关于"三严三实"的要求，努力打造一支敢于担当、敢于监督、敢于负责、忠诚、干净、担当的纪检监察队伍。

同志们，党风廉政建设和反腐败斗争是一项长期、复杂、艰巨的重大任务。让我们紧密团结在以习近平同志为总书记的党中央周围，切实增强忧患意识和责任感、使命感，坚持一手抓改革发展，一手抓反腐倡廉，以更坚定的决心和更有力的举措，毫不松懈地将党风廉政建设和反腐败工作推向深入，为中医药改革发展保驾护航，让中医药为维护人民健康、促进经济社会发展作出新的更大贡献。

国家卫生计生委副主任、国家中医药管理局局长王国强在 2015 年全国中医医政工作会议上的讲话

（2015 年 3 月 26 日）

这次全国中医医政工作会议，是在深入贯彻党的十八届三中、四中全会精神和习近平总书记系列重要讲话，全力推进落实刚刚结束的全国"两会"精神和"四个全面"战略布局之际召开的一次重要会议，也是全面落实刘延东副总理与国医大师座谈时的重要讲话和全国卫生计生工作会议、全国中医药工作会议精神的一项重要举措。国家中医药管理局党组对这次会议高度重视，会前对如何开好这次会议、做好中

医医政工作进行了专题研究，提出了明确要求。刚才蒋健同志总结了2014 年中医医政主要工作进展，部署了 2015 年重点工作任务。我完全同意，希望大家抓好落实。

2014 年的中医医政工作，在大家的共同努力下，取得了显著成绩。我认为有以下几个鲜明特点。

一是坚持服务全局。以习近平总书记系列重要讲话精神为指导，认真贯彻落实党中央、国务院和国家卫生计生委、国家中医药理局

的决策部署，按照"整体思维、系统运行、三观互动、六位一体、统筹协调、科学发展"的工作理念和方法，始终坚持把中医医政工作放到经济社会发展大局和卫生计生、中医药事业发展全局中去思考、去谋划、去推动、去落实，充分体现了围绕大局、服务全局的意识。

二是坚持服务群众。始终将服务群众健康、满足基层需求作为工作出发点和落脚点，深入开展党的群众路线教育实践活动，通过基

层中医药服务能力提升工程、中医"治未病"健康工程、"服务百姓健康推进行动"大型义诊活动周等有效载体，使基层中医药服务可及性明显提高，中医养生保健更加受到欢迎，中医医院服务百姓健康的能力和水平不断提升，为构建分级诊疗制度做出了贡献，得到了李克强总理的肯定。在昆山爆炸事故、云南鲁甸地震卫生应急以及人感染H7N9禽流感和艾滋病等重大疾病防治工作中，中医药系统以高度的责任感、迅速的行动力、显著的疗效，发挥了积极作用，受到了广泛好评。

三是坚持攻坚克难。充分利用医改协调机制，抓住机遇、主动作为，推动中医药全面参与医改，确保中医药在医改中"跟得上""齐步走"。加强对长期制约中医药特色优势发挥和事业发展关键问题的研究，全面参与医改文件起草，特别是在《全国医疗卫生服务体系规划纲要（2015~2020年）》中明确每个地市和每个县均设置1个中医类医院，积极推动开展鼓励举办只提供传统中医药服务的中医门诊部和中医诊所、中医优势病种定价方式改革、中医药与养老服务结合等试点工作，在医改中充分体现了中医药内容和特色。

四是坚持改革创新。突出问题导向，抓好中医医政改革创新，不断推动中医医政工作方式方法转变，助推中医临床疗效提升和特色优势发挥。着力创新中医诊疗模式，不断整合资源、优化服务流程、发挥特色优势、改善群众就医感受；创新中医医院监管评价机制，探索建立大型中医医院巡查制度；创新中西医临床协作机制，组建中西医临床协作组开展中西医联合攻关；创新中医重点专科管理思路，强化临床诊疗中医思维；创新中医应急管理，开展中医应急演练，建设中医应急"国家队"。各地也加强探索，创造了很多好经验，如江苏拓展中医药服务领域，探索开展中医药健康养老服务试点；山东改革中医定价方式，开展中医优势病种付费方式改革试点；安徽落实投入倾斜政

策，开展中医药服务分类补偿改革试点；浙江控制中药费用不合理增长，对中药饮片实行"双控"政策；甘肃运用中药理论将西药分出寒热温凉，辨证使用，提高临床疗效。

一年来的中医医政工作，通过加强协调，完善政策机制，营造了有利于中医药特色发挥的政策环境；通过防治并重，全面加强中医药服务能力建设，提升了中医药服务可及性；通过整合资源，建立中西医协作机制，开创了中西医结合工作新局面；通过平战结合，协同推进中医药应急和重大传染病防控，提高了中医药贡献度；通过深化改革，创新理念方法，顺应了社会对健康服务的新期待；通过多种措施改善服务，放大了中医药服务惠民效果。

这些成绩的取得，与党中央、国务院对中医药工作的高度重视分不开，与地方各级党委、政府和相关部门的大力支持分不开，更与广大中医医政工作者的开拓进取、扎实工作和不懈努力分不开，同样也与国家卫生计生委相关司局的大力支持、国家中医药管理局各司办的共同努力和协作分不开。在此，我代表国家卫生计生委和国家中医药管理局，向大家表示衷心的感谢并致以崇高的敬意！

当前，中医药事业发展正面临良好的机遇。党中央、国务院高度重视中医药工作。习近平总书记高度关注中医药发展，多次对中医药工作作出重要指示，今年春节前在陕西考察时指出，中医药副作用小、疗效好、价格相对便宜，很多患者都喜欢。李克强总理在今年的政府工作报告中明确指出，要不断提高医疗卫生水平，打造健康中国，要求积极发展中医药和民族医药事业。张德江委员长在全国人大常委会工作报告中强调，要推进包括中医药法在内的重点领域立法，为实现国粹有国法保障奏响了最强音。刘延东副总理对中医药工作多次作出重要批示指示，亲临中医药活动，给予具体指导。特别是去年与国医大师代表座谈并发表重要讲话，对中医药"五种资源"的定位和作用作

了深刻阐述，对当前和今后一个时期的工作提出了明确要求。中央领导同志这一系列重要指示和论述，指明了中医药事业发展的方向，进一步坚定了我们加快事业发展的信心，也为我们做好中医医政工作创造了良好的外部环境。我们要认真学习领会，深入贯彻落实，使中医药为维护人民健康、促进经济社会发展作出更大贡献。

同时，我们也要清醒地看到，中医医政工作也面临新的要求和任务。一方面，中医药具有简便验廉的特色优势，对于实现保基本、强基层、建机制目标，缓解看病难、看病贵问题发挥了独特作用，越来越受到普遍认可和重视。随着医改进入攻坚期、深水区，面临更加复杂的利益格局调整和更为激烈的思想观念交锋，工作难度进一步加大；医学目的调整和医学模式转变，也对医药卫生改革发展提出了新要求。这些都要求中医药更加积极主动地参与深化医改，更好发挥中医药这一独特卫生资源的优势和作用，不断丰富中国特色医药卫生体制内涵，为加快探索解决医改这个世界性难题的"中国式办法"做贡献。另一方面，随着经济社会快速发展、人民生活水平不断提高、健康意识显著增强，群众对中医药服务无论是量还是质都产生了井喷式需求，从主要寻求医疗服务转向寻求医疗、预防、保健、养生、康复等全链条服务，多元化、个性化特征日益明显。但与需求相比，中医药资源相对不足，5%的地市和9.3%的县市没有设置公立中医类医院，9.1%的社区卫生服务中心、18.1%的乡镇卫生院、25.3%的社区卫生服务站、37.6%的村卫生室不能提供中医药服务，每千常住人口公立中医类医院床位数距离0.55张的配置标准还有很大差距，中医药基础设施条件还需要进一步改善，服务能力和水平还有待进一步提高。深化医改的推进和人民群众的需求对中医医政工作形成了"倒逼"，迫切需要我们适应新要求，创新理念，拿出新举措，将工作"提档升级"，全面提升

中医医政工作能力和水平。

关于2015年中医医政工作，蒋健同志已作出了明确部署，这里我再强调几点。

一、深入实施基层中医药服务能力提升工程，更好的服务群众健康

习近平总书记在陕西考察时对基层中医馆的肯定，充分体现了我们在医改中坚持服务基层、大力实施基层中医药服务能力提升工程取得的成绩，充分显示了中医药简便验廉特色在基层卫生服务中的优势，充分说明了加强基层中医药工作的重要性和必要性。提升工程实施几年来，已经有90.9%的社区卫生服务中心、74.7%的社区卫生服务站、81.9%的乡镇卫生院、62.4%的村卫生室能够提供中医药服务，67.2%的社区卫生服务中心和54.2%的乡镇卫生院设置了中医药文化氛围浓郁的中医馆、国医堂，推动基层医疗卫生机构实现了门诊量、业务总收入、医务人员绩效工资、居民对中医药接受度和知晓率、服务满意度上升，药占比、次均费用、医保基金支付等下降或稳中有降。我们也要看到，现在距离"十二五"结束只有不到一年时间，完成既定目标任务十分紧迫而艰巨。少数省份与"十二五"医改规划4项主要指标要求相比还有较大差距，部分地区基层中医药服务网络不健全、基础设施条件差等问题还比较突出；基层中医药人员数量不足、素质不高、青黄不接、队伍不稳等问题成为主要制约瓶颈。"行百里者半九十"，各地要再紧紧"发条"，咬住目标不放松，切实加大推进力度。一要在履行好卫生计生、中医药部门主体责任的同时，进一步加强政府主导和部门联动，强化已有政策措施贯彻落实，抓好关键领域和薄弱环节。二要以国医堂、国医馆建设为着力点，不断强化基层中医药服务条件、特色优势和人才队伍建设。三要将实施提升工程与探索建立分级诊疗制度结合起来，充分发挥中医药简便验廉的作用，将患者"留"在基层。

今年基本公共卫生服务中医药健康管理项目覆盖率有可能从30%提高40%。这既是利好也是压力。各地要加大对基层医疗卫生机构现有人员的培训力度，扩大培训覆盖面，提升服务能力，确保任务落实到位。各地也要继续大力推进中医"治未病"健康工程，加强对中医养生保健服务机构的规范引导和健康发展，探索将更多中医药内容纳入国家和地方公共卫生服务项目，满足人民群众日益多元化的中医药服务需求。

二、切实做好深化医改中医药工作，完善中医药政策机制

今年是全面实施"十二五"医改规划的收官之年，深化医改任务十分繁重，将全面推开县级公立医院综合改革，在100个以上地级以上城市公立医院进行改革试点，大力发展社会办医，完善药品供应保障机制，深化基层医疗卫生机构综合改革，加强全科医生制度建设，完善分级诊疗体系；同时在江苏、安徽、福建、青海4省开展综合医改试点，省、市、县三级联动，推进医改向纵深发展。目前相关文件制定已充分体现中医药内容，能否取得实效，关键在于抓落实。我们要紧抓机遇，把医改作为当前中医药工作的重中之重，主动作为。要积极协调相关部门，从省级层面制度设计上将中医药作为深化医改的重要内容统一规划、共同部署，把已经明确的政策纳入本地相关医改文件中，避免"中梗阻"。要主动协调争取各地市、各县市区党委、政府和相关部门对中医药工作的理解和支持，确保各项政策措施和工作要求真正"落地"，打通政策落实"最后一公里"。要学习借鉴兄弟省份有益经验和做法，对于已经看得准、有广泛共识的改革措施，要坚决推进，早日见到成效；对于还有不同看法、尚未达成共识的，可以试点先行，取得经验后再面上推广。一要实施好《全国医疗卫生服务体系规划纲要（2015~2020年）》，优化中医医疗服务资源配置，加快完善中医医疗服务体系。特别要做好县级中医医院综合能力提升建设工作。二要同步推进公立中医医院综合改革，探索通过改革中医药价格形成机制和付费方式，完善中医药服务提供和利用的鼓励政策，提高中医药人员积极性，降低群众看病就医负担。三要切实支持社会办中医，鼓励举办中医类专科医院和只提供传统中医药服务的中医门诊部和中医诊所，推进中医类别医师多点执业，盘活中医药服务资源。四要积极发展民族医药，协调解决好民族医药工作中的困难和问题，为医改注入新内容和新活力。

三、扎实推进改善医疗服务行动计划，改善群众就医感受

根据中央领导同志指示精神，国家卫生计生委和我局决定自2015年起，利用3年时间在全国组织实施"进一步改善医疗服务行动计划"，通过加强医疗管理，改善服务流程，创新方便群众就医的措施，让群众切实感受到医改成效，改善群众看病就医感受。目前，医疗服务领域群众感受最强烈的问题主要集中在就诊环境、医院标识、服务态度、服务流程、隐私保护、信息透明、急诊服务、纠纷投诉等领域。实施"行动计划"，就是针对突出问题"辨证论治、对症下药"，这既是深化医改的重要内容和维护医疗卫生事业公益性质的必然要求，也是包括中医药行业在内的医疗卫生系统践行党的群众路线的具体体现。春节前，李斌主任亲自做了部署，国家卫生计生委和我局还将成立领导小组，制定实施细则，指导各地实施"行动计划"。

省级中医药管理部门要主动与卫生计生部门沟通，共同细化工作任务，切实做好"行动计划"的贯彻落实。要坚持以病人为中心，以问题为导向，对本地区中医药系统在服务方面存在的问题，逐个分析原因，采取有效措施予以解决。要严格落实"九不准"规定，对群众反映强烈的问题，要坚决纠正。要依靠科技进步，充分发挥信息化手段的作用，提高医生单位时间内的劳务价值，为群众提供更便捷高效的服务；注重人文关怀，为就医群众提供优质服务的同时，关心爱护医务人员，让医务人员安心、放心、舒心地工作，以高尚的医德和高超的医术赢得群众的信任和社会的尊重；依法维护医疗秩序，努力构建和谐医患关系。要及时总结有效做法和好的经验，加强舆论引导，积极宣传中医药系统落实"行动计划"的新进展、新成果、新经验、新典型。

需要强调的是，中医医院根据中医诊疗特点，利用先进管理理念和手段，整合资源，优化和创新医疗服务流程和医疗服务模式，也是"行动计划"的重要内容。基于现行中医医疗服务模式存在的弊端，我在去年中医医政工作会议上提出了探索建立融医疗、预防、保健、养生、康复于一体、全链条的医院发展模式，涵盖医院、社区、家庭的延伸服务模式，多专业联合诊疗服务模式，多种方法并用的综合治疗模式和大医精诚的中医药文化弘扬模式等五种模式之后，我局在各地探索实践基础上启动了中医诊疗模式创新试点工作。但总体上看，各地对服务模式创新工作的研究不够、实践不多、认识不统一，工作进展也不平衡。各地要充分认识中医药服务模式创新的重要性和必要性，坚持中医药服务模式创新的方向不动摇，加强中医药服务模式创新研究；以中医诊疗模式创新试点为切入点，加强中医药服务模式创新实践探索；发挥市场作用，激发中医药服务模式创新的动力；同时，要在加强中医医疗服务价格、医保等研究的基础上创新制度机制，提供政策保障。

四、全面实施大型中医医院巡查工作，建立中医医院监管新机制

中医药特色优势是中医医院的立院之本、发展之魂，也是加强中医医院建设与管理永恒的主题。近年来，中医医院中医药特色优势建设取得了明显成效，但部分中医医院中医药特色优势弱化、淡化的问题还没有得到根本解决。有的中医医院中医药特色优势建设甚至有"停滞"和"滑坡"的苗头。有的中医医院在扩大规模的同时忽略了内涵建设，有的科室中医疗效不明显，有的医师中医诊疗思维不牢固，这都阻碍了中医药特色优势的进一步发挥。对此，国家中医药管理局的态度始终是鲜明的、一贯的，"不达目的不罢休，不见成效不收兵"。今年我局将组织实施大型中医医院巡查工作并探索建立巡查制度，与医院评审制度、中医医院持续改进活动相互补充，共同促进中医医院内涵建设和中医药特色优势发挥，坚持中医为主的办院方向，探索适合中医医院的管理模式，使大型公立中医医院坚持公益性。各地要按照我局的要求，做好宣传发动和组织实施，有方案、有重点、有措施，结合实际细化实化巡查内容，把巡查工作和深化医改、党风廉政、专项检查等重点工作有机结合，统筹部署，共同推进，不走过场，务求实效。通过巡查工作，认真总结分析中医医院发展存在的困难和问题，研究改进措施；不断总结完善巡查工作方式、方法和内容，推动形成巡查长效常态机制。

同时，省级中医药管理部门也要积极协调卫生计生部门开展好综合医院中医药工作专项推进活动；推动妇幼保健机构设置中医妇科和儿科，推广妇科和儿科中医技术；充分发挥中医药在重大疾病和突发新发传染病防治中的作用。

习近平总书记反复强调，一分部署，九分落实。2015年中医医政工作的方向和重点任务已经明确，需要我们凝心聚力，狠抓落实。一要保持良好的精神状态，珍惜和巩固当前来之不易的大好局面，进一步提振中医药人的精气神，不断激发我们自身的智慧和潜能，以踏石留印、抓铁有痕的精神，进一步坚定信念、敢于担当，攻坚克难、迎难而上，咬定目标、履职尽责，真抓实干、务求成效。二要讲求科学的工作方法，坚持和运用好"三观互动"这个实践证明行之有效的中医药工作机制和方法，来把握形势、研究问题、明确思路、推进工作。在制定文件时，把政策措施落实、落小、落细；在部署工作时，提出明确目标指标；在管理中，强化结果导向，加强分类指导、督促检查；在协调中，注重发挥中医药工作协调机制作用，主动争取相关部门的了解、理解、认同，凝聚共识，推动工作。三要坚持务实的工作作风，思想认识要"唯实"，坚持用全面的观点来认识中医药工作现状，用全局的观点来认识中医医政工作的职责，用与时俱进的观点来思考中医药事业发展，统筹兼顾，开拓创新，力戒僵化思维；制定政策要"求实"，坚持以实践为第一标准。具体工作要"务实"，坚持察实情、说实话、办实事、求实效，坚决反对主观主义和形式主义；注重调研，把调研作为发现实情、了解工作落实情况、寻找解决问题答案的有效方法；要帮助基层特别是艰苦、贫困、边远、民族等地区解决制约发展的困难和问题，使各项政策和工作部署更加符合客观实际，更能体现群众意愿；要注意发现、总结、培育、宣传本地区中医医政工作好的经验和典型，并不断推广。要注意争取党政领导的重视，把握党政工作要点，努力将中医药工作上升为党政重点工作，把区域中医药工作经验上升为全国经验、全国亮点；要注意争取卫生计生委主要领导的重视，把中医药工作融入大卫生、依靠大卫生，上升为卫生计生重点工作，发挥应有作用。

同志们，中医医政作为医改中医药工作的主阵地，直接关系到人民群众看病就医，任务光荣而艰巨。面对新形势、新任务、新要求，我们要凝心聚力、真抓实干，全面完成2015年各项工作任务，开创中医医政工作新局面，为维护人民健康、促进经济社会发展作出新的更大的贡献！

国家卫生计生委副主任、国家中医药管理局局长王国强
在全国中医药规划财务工作会议上的讲话

（2015年4月24日）

这次全国中医药规划财务工作会议，是在全国中医药系统深入贯彻落实党的十八大、十八届三中、四中全会精神和习近平总书记系列重要讲话精神，按照"四个全面"战略总体部署，全力推进中医药事业科学发展的关键时期召开的一次重要会议，也是我局规划财务司2009年成立以来召开的第一次全国性会议。刚才，树江同志作了一个很好的报告，系统总结了近年来规划财务工作取得的成绩，全面部署了2015年规划财务重点任务，并对做好规划财务工作提出了明确要求，我完全赞同。请大家认真落实。河北、福建、江苏、陕西四省中医药管理局和中国中医科学院广安门医院等5家单位分别作了经验交流，听后很受启发和鼓舞，这些经验都值得各地学习和借鉴。下面，我讲三点意见。

一、充分肯定规划财务工作

中医药规划财务工作全力推动事业发展成效显著。近年来，中医药规划财务部门坚持"整体思维、系统运行、三观互动、六位一体、统筹协调、科学发展"的工作理念和方法，服务大局，探索创新，上下联动，真抓实干，规划财务各项工作取得了新成效。

一是规划对事业发展引领作用日益显现。在政策导向上，国务院2009年出台《关于扶持和促进中医药事业发展的若干意见》，第一次从国家层面明确了中医药医疗、保健、教育、科研、文化、产业"六位一体"全面发展的目标。在专项建设上，我局第一次将县级中医医院建设纳入卫生服务体系统一规划，并将该规划延续至今；贯彻落实国家"十一五"规划，2008年与国家发改委制定《重点中医医院建设与发展规划》，这是新中国成立以来国家制定的第一个中医医院专项规划，中央财政安排45.3亿元，组织实施了在中医药行业有重大意义和深远影响的16所国家中医临床研究基地和313所地市级以上中医医院建设项目。在行业统筹上，全面实施《中医药事业发展"十二五"规划》，规划明确的56个重点项目全部得到执行并取得成果，基本实现中医药医疗、保健、教育、科研、文化、产业"六位一体"全面协调发展；《全国医疗卫生服务体系规划纲要（2015~2020年）》作为新中国成立以来第一个全国性的医疗卫生服务体系规划，确定了公立中医类医院机构设置和床位配置标准等重要指标内容，为进一步合理配置中医药资源、完善中医医疗服务体系奠定了坚实基础。在领域拓展上，报送国务院的《中医药健康服务发展规划（2015~2020年）》，首次明确了中医药医疗、保健、养生三大健康服务领域，提出促进中医药与健康养老、健康旅游、健康文化及相关健康服务等有机融合，将为促进中医药健康服务业发展壮大指明方向；国务院刚刚批准的《中药材保护与发展规划（2015~2020年）》，是新中国成立以来第一个中药材国家专项规划，必将推动中药材持续健康发展，掀起中药产业发展的高潮。实践充分表明，有效的规划为中医药发展插上了腾飞的"翅膀"，起到了引领事业发展的重要作用。

二是投资预算对事业发展的助推作用不断增强。2007年以来，中央财政对中医药投资不断增加，投资额度由2007年的8亿元持续增加到2014年的63亿元。国家根据中医药事业发展需要相继组织实施了一系列重大项目和工程，为中医药事业发展注入了强劲动力。基础设施方面，2007年以来中央财政安排专项经费约200亿元，分别实施了国家中医临床研究基地、地市级以上中医医院建设项目、县级中医医院建设项目，以及将符合条件的中医医院纳入全科医生临床培养基地、儿童医疗服务体系、地市级医院建设项目中予以支持。目前，全国超过一半的公立中医医院得到了国家重点支持建设，许多中医院因此摘掉了"基础差、底子薄"的帽子。能力建设方面，围绕促进"六位一体"全面发展，以保持和发挥中医药特色优势为核心，2007年以来中央财政安排专项经费约140亿元，支持实施了超过30个重点建设项目，包括中医重点专科（专病）建设、中医医院中药制剂能力建设、基层中医药适宜技术服务能力建设、中医"治未病"与防治重大疑难疾病能力建设、名老中医传承工作室、中医学术流派工作室、中专学历教育、全科医师岗位培训、重点学科、古籍保护与利用等，特别是2010年中央财政一次性安排专项经费42亿元支持开展地市级县级中医民族医能力建设，是新中国成立以来中医药行业最大的转移支付项目，惠及全国中西部及部分东部地区。这些项目的实施，有力提升了中医药服务能力与水平。

三是规划财务能力和水平显著提升。国家中医药管理局2009年成立规划财务司以来，逐步建立起规划与投资、预算与财务良性互动的工作机制，基本实现了规划引领、项目实施、绩效评估管理"一条龙"工作模式。为适应公立中医

医院改革需要，根据新的医院会计、财务制度要求，2011年我局启动了中国中医科学院广安门医院总会计师改革试点工作，引导和推动各地中医院重视总会计师的地位和作用，充分发挥总会计师在医院的决策参谋作用。举办首个行业会计领军人才班，面向全国公开选拔领军人才，目前已开办二期共计75名学员参加。实施财务骨干培训项目，以"全国中医院财务骨干人员培训"为抓手，"十二五"期间累计培训中医院财务管理骨干人才20786人次，全面提高中医院会计队伍整体素质。去年，中医药信息化职责也划转到规划财务司。各地中医药管理部门也加强了规划财务工作，有的省市还成立了规划财务处室，制定出台规划、基建、预算、财务等相关工作制度和建设规范，组织开展规划财务相关重大问题研究，加强规划财务人员培训，提升了工作能力和水平。

应该说，在规划财务管理部门不健全、人手严重不足的情况下，能够取得今天这样的成绩实属不易，充分体现了规划财务队伍胸怀全局、敢打硬仗、甘于奉献的工作作风，充分体现了国家发改委、财政部、卫生计生委等有关部门对中医药事业的充分理解、关心和支持。这里，我代表国家中医药管理局，向所有从事中医药规划财务工作的同志们表示衷心的感谢和崇高的敬意！向一直以来关心和支持中医药工作的国家发改委、财政部、卫生计生委等有关部门的负责同志表示衷心的感谢！

二、准确把握规划财务工作面临的新形势和新要求

当前，随着全面建成小康社会、全面深化改革、全面依法治国、全面从严治党"四个全面"战略的实施，中医药发展进入新的阶段，中医药规划财务工作也面临新的形势和要求。

从政府职能来看。党的十八大以来，政府职能在加快转变，仅2014年国务院各部门就取消和下放246项行政审批事项，力度还将进一步加大。近一年多来，中央大力推进全面深化改革，各个领域的改革全面启动和深化，出台的改革方案和改革举措令人目不暇接。全面推进依法治国与全面深化改革一体部署，协调推进，如同鸟之两翼、车之双轮。认真落实"市场在资源配置中起决定性作用和更好发挥政府作用"的要求，坚持法定职责必须为、法无授权不可为，这些都对我们机关工作提出了新的更高要求。制定规划、制定政策、制定规则、加强监管等都是政府部门的重要职能。简政放权后，进一步突出规划引领作用，加强预算管理和执行，提高财政资金使用效益，在行政机关显得尤为重要和紧迫。

从规划财务工作来看。在新的形势下，规划作为推进国家治理体系和治理能力现代化的重要手段，健全宏观调控体系的重要内容，要求更加准确把握经济社会发展态势，更加注重战略性和前瞻性，更加注重科学性和可行性，切实找准制约发展的主要矛盾和关键问题，提出切实可行的重大政策、重大项目、重大工程。信息化对提升服务水平、创新服务模式、突破瓶颈制约、健全管理机制的技术支撑作用也更加突出。同时，随着新预算法实施、全面推进预决算公开、推进中期财政规划管理、合理划分中央和地方事权和支出责任、推进政府购买服务等财税体制改革，财务监管的压力越来越大。相比较而言，中医药规划财务工作基础仍然还有欠缺，需要进一步加强学习，改革创新，不断提高工作水平。

从中医药工作来看。随着经济社会快速发展、医改向纵深推进、人们生活水平提高、健康意识增强、医学目的调整、医学模式转变，以及中医药自身正处在能力提升关键期、健康服务拓展期、深化医改攻坚期、政策机制完善期，中医药发展也进入了新常态。同时，中医药也越来越受到党和国家的重视，越来越受到人民群众的欢迎。就在今年两会上，李克强总理在政府工作报告中指出要积极发展中医药和民族医药事业，张德江委员长在全国人大常委会工作报告中强调要推进包括中医药法在内的重点领域立法，为中医药发展带来了新的机遇。在中医药现有发展基础上，以创新的思路，改革的视角，从"五种资源"出发，科学谋划中医药未来发展，破解制约瓶颈，不断提升中医药服务能力和继承创新能力，努力提高中医药对经济社会发展的贡献率，是对中医药规划财务工作提出的新课题。

三、科学做好2015年规划财务工作

今年是全面深化改革的关键之年，全面推进依法治国的开局之年，全面完成"十二五"规划的收官之年，"十三五"规划的谋篇布局之年，是刘延东副总理重要讲话精神贯彻落实年，做好规划财务工作显得尤为重要。一定要精心安排，科学设计，突出重点，开拓创新，扎实工作，确保完成规定的各项任务。为此，我强调三点：

一是要坚持为中医药事业发展全局服务，强化规划引领和财政保障作用。实践证明，设立规划财务司对促进中医药事业发展的作用显著，是非常必要的。要坚持中医药规划财务工作服务中医药事业发展这个核心任务不动摇，大力探索，主动作为，集中精力做好规划编制实施，千方百计加大中医药投入力度，不断强化规划引领和财政保障，充分体现规划财务服务事业发展的主体作用，以更好发挥中医药"五种资源"的优势，着力推进中医药医疗、保健、教育、科研、产业、文化"六位一体"全面协调发展。

二是要善于统筹协调，全力做好规划各项工作。今年中医药规划工作任务压力空前。要按照国家有关部署和要求，编制完成或出台《中医药健康服务发展规划（2015~2020年）》《中药材保护与发展规划（2015~2020年）》《中医药事业发展"十三五"规划》《中医药信息化建设与发展"十三五"规划》等4个规划，全面完成中医药事业发展"十二五"规划，开展"十二五"规划终期评估。与此同时，还要做好《全国医疗卫生服务体系规划纲要（2015~2020年）》贯彻落实。要充分运用"三观互动"的工作方法，做好统筹协调，合理配置工作资源，做到统一部署，逐一落实。每项任务要制定翔实的工作方案，安排专门人员负责，建立起各项任务之间的横向沟通机制，发挥好互相补充作用。各省级中医药管理部门要积极参与规划各项工作，努力推动中医药规划财务列入地方政府及相关部门发展规划中，

深度融合、上下联动，共同完成今年规划任务。

三是要善于调动各方面积极性，推动投资预算和信息化工作迈上新台阶。当前，随着中医药投资和预算效益不断显现，行业对投资和预算的期望值进一步提升；随着信息化新技术不断涌现和人口健康信息化快速发展，中医药信息化"倒逼机制"已经形成。要顺应行业期盼，善于组织调动各方面积极性。既要积极协调局机关各业务部门，加强需求调研，共同做好项目设计和工作部署，又要积极协调国家发展改

革委、财政部、卫生计生委等各相关部门，争取项目和资金支持；既要组织各地中医药管理部门，上下联动，工作协同，使建设任务和相关项目资金得以"落地"，又要充分借用"外脑"，发挥专业机构或专家作用，提升工作质量和水平。要通过有效工作，力争2015年中央财政对中医药投入力度不减并有一定程度增加，在实施信息化建设重大项目和工程上取得突破。同时要在争取国家设立中医药建设专项方面取得实质性进展，为"十三五"打下坚实基础。

深入践行"三严三实"
为中医药事业改革发展提供坚强保障

——国家卫生计生委党组成员、副主任，国家中医药管理局党组书记、局长王国强在局"三严三实"专题教育党课暨动员部署会上的讲话

（2015年5月）

为了深入贯彻落实全面从严治党要求，巩固和拓展党的群众路线教育实践活动成果，持续深入推进党的思想政治建设和作风建设，中央决定，今年在县处级以上领导干部中开展"三严三实"专题教育，中共中央办公厅专门印发了《关于在县处级以上领导干部中开展"三严三实"专题教育方案》。4月21日，中央在京召开专题教育工作座谈会，刘云山、赵乐际同志出席会议并讲话，强调要深入学习贯彻习近平总书记系列重要讲话精神，认真落实党中央部署，确保专题教育取得实实在在的成果。局党组及时传达学习了中央座谈会精神，制定印发了《关于在局直属机关处级以上领导干部中开展"三严三实"专题教育实施方案》。按照方案要求，今天由我来主讲党课，启动我局专题教育开局，既是与大家交流学习体会，也是对我局开展专题教育进行动员部署。

一、充分认识开展"三严三实"专题教育的重要意义

习近平总书记提出的"三严三实"，言简意赅、内涵深刻。"三严"是我们党的核心价值、独特优势、优良传统。我们党是靠革命理想和铁的纪律组织起来的马克思主义政党，必须讲党性、讲纪律、讲规矩。我们作为有8700多万党员、436万基层党组织的党，作用发挥好了，就坚不可摧。如果没有严密的组织、严明的纪律、严格的规矩，就会成为"一盘散沙"。"严是爱、宽是害"，对党员干部是这样，对整个党也是这样。"三实"体现了我们党的思想路线，体现了党始终坚持的"理论与实践相统一"这一马克思主义基本原则。实事求是，一切从实际出发，在实践中总结经验、推动事业，在实践中检验真理、发展真理，是我们党想问题、办事情的根本立足点。中国共产党成立94年、执政66年的历史告诉我们，什么时

候做到了严和实，党就坚强有力、坚如磐石，从胜利走向胜利；离开了严和实，党员干部就会出问题，党的事业就会遭受挫折。

"三严三实"思想贯穿着马克思主义政党建设的基本原则和内在要求，体现着共产党人的价值追求和政治品格，丰富和发展了党的建设理论，明确了领导干部的修身之本、为政之道、成事之要，为加强新形势下党的思想政治建设和作风建设提供了重要遵循，是推进"四个全面"战略布局的重要保证。在局直属机关处级以上领导干部中开展"三严三实"专题教育，具有十分重要的意义。

（一）开展"三严三实"专题教育，是巩固教育实践活动成果、深化作风建设的必然要求

"三严三实"是着眼于解决作风方面的突出问题提出来的，具有很强的现实针对性。经过党的群众路线教育实践活动，"四风"蔓延势

头得到了有效遏制，党风政风呈现出许多新变化新气象。但是，我们也必须清醒地看到，"四风"问题的病原体还没有根除，顶风违规违纪现象时有发生，许多深层次问题还需要进一步解决。对于不少党员干部来说，解决"四风"问题仍停留在"不敢"的层次上，"不想"的自觉尚未形成。可以说，转作风、树正风正处在一个关键点、节骨眼上。乘势而上、持续用力，就能巩固和扩大成果；稍有放松、稍有懈怠，就可能故态复萌、前功尽弃。干部群众担心的是一阵风刮过后，已经纠正的不良作风又可能"卷土重来"，期盼有常抓不懈的具体举措和行动。开展"三严三实"专题教育，作为党的群众路线教育实践活动的延展深化，就是要在已有基础上，继续努力不放松，巩固和扩大成果，把作风建设良好态势保持和发展下去，使好的作风成为党员干部的思想自觉和行动自觉。

（二）开展"三严三实"专题教育，是持续深入推进党的思想政治建设和作风建设、锻造过硬队伍的重要举措

事业成败，关键在人。当前我国经济发展进入新常态，态势总体向好向上，但经济下行压力也比较大，稳增长、促改革、调结构、惠民生、防风险的任务艰巨繁重，改革发展稳定任务之重前所未有，矛盾风险挑战之多前所未有，对治党治国理政的考验之大前所未有。我们的目标越宏伟、使命越艰巨，就越需要我们进一步增强党的号召力，就越需要有一支思想上、政治上、作风上全面过硬的执政骨干队伍，就越需要各级领导干部保持奋发有为、敢于担当的精气神。党组织软弱无力，精气神上不去，就解决不了难题，应对不了挑战，也就谈不上适应和引领新常态。只有大力弘扬从严从实的思想和精神，造就"三严三实"的干部队伍，才能凝聚起团结奋进、攻坚克难的强大力量，推动事业改革发展，为顺利实现"两个一百年"奋斗目标和中华民族伟大复兴的中国梦作出贡献。

（三）开展"三严三实"专题教育，是守纪律讲规矩、营造良好政治生态的有力举措

党的纪律关系党的团结统一，关系党的肌体健康，关系党的创造力、凝聚力和战斗力。当前，一些党员干部不守纪律、不讲规矩的现象，一些地方政治生态不好的问题比较突出。比如，对党不忠诚、不讲政治、自行其是的问题，有令不行、有禁不止、阳奉阴违的问题，组织涣散、纪律松弛、我行我素的问题，团团伙伙、亲亲疏疏、搞小圈子的问题，公器私用、设租寻租、以权谋私的问题，等等。分析这些问题，一个重要原因就是言行上失规失矩，管理上过宽过软。解决这些问题，也要从"严"上入手、从"实"处着力。开展"三严三实"专题教育，是严肃党内政治生活、严明党的政治纪律和政治规矩的重要抓手，要通过开展"三严三实"专题教育，进一步加强思想政治建设、严肃党内政治生活，进一步明规矩、严纪律、强约束，形成从严从实的氛围，营造风清气正的政治生态。

（四）开展"三严三实"专题教育是推动解决中医药领域突出问题、建设人民满意中医药事业的必然要求

经过党的群众路线教育实践活动，广大中医药系统党员干部的理想信念进一步坚定，宗旨意识和群众观点明显增强。但是，一些"四风"问题的整改还没有完全到位，一些政策措施在落实的"最后一公里"上还存在"梗阻"现象，有的惠民利民政策群众获得感还不明显，群众看病就医难题还没有根本解决，中医药治理体系和治理能力与现代化的要求相比还不相适应，队伍的素质、能力和作风等还不完全适应新形势新要求，个别领导干部组织纪律观念松弛，个人事项报告执行不严格，个别同志懒政、散漫、低效，等等，这些都影响了中医药事业改革发展进程。开展"三严三实"专题教育，进一步改进工作作风，推动解决阻碍中医药改革发展的体制机制问题和群众反映强烈的突出问题，必将有力促进中医药事业更好地服务人民健康和经济社会发展。

总之，"三严三实"专题教育有的放矢、指向性强，是具有全局意义的重大部署，充分表明了党中央全面从严治党的鲜明态度、持之以恒加强作风建设的坚定决心。"三严三实"专题教育作为集中教育与经常性思想政治建设相结合、思想建党与制度治党相结合的重要探索，局直属机关各级党组织一定要高度重视，深刻认识开展"三严三实"专题教育的重要意义，认真学习、坚决贯彻中央决策部署，把思想和行动统一到中央要求上来，切实增强责任感使命感，按照党组工作安排，以饱满的热情和有力的举措做好各项工作，把中央要求不折不扣落实好。

二、深刻理解并正确把握好"三严三实"的深刻内涵

作风问题根本上是党性问题，必须从党性的深度和高度深刻领会"三严三实"。"三严三实"不是一般意义上的准则规范，而是党员干部做人做事的行动准则，它既涵盖了领导干部工作生活的各个层面，也对每一层面提出了明确要求。"三严三实"就是从作风入手，固本培元，坚守和巩固共产党的性质和根本。因此，我们只有深刻理解并把握"三严三实"的内涵，加强作风建设，才能取信于民、凝聚民心，才能经得起实践、人民、历史的检验。

（一）"三严三实"的正式提出

2014年3月9日，全国"两会"期间，习近平总书记在参加安徽代表团审议时，专门就加强作风建设发表重要讲话，第一次提出了"三严三实"要求。在全国第二批党的群众路线教育实践活动中，"三严三实"一直贯穿其中，并作为党员领导干部基本要求，不断得到推进落实。一年多来，习近平总书记多次强调，党员干部特别是各级领导干部要强化使命担当，自觉践行"三严三实"要求。

（二）"三严三实"的具体内涵

开展"三严三实"专题教育的目的，是让"三严三实"真正成为

每个领导干部的一种信念、一种习惯、一种自觉。

严以修身：就是要求党员干部必须加强党性修养，坚定理想信念，提升道德境界，追求高尚情操，自觉远离低级趣味，自觉抵制歪风邪气。古人讲"修身、齐家、治国、平天下"，其中，"修身"是人生的基点，成长的必修课，也是做好工作、干好事业的基础。严以修身是践行"三严"之基，关键要加强党性修养，坚定理想信念，把牢思想和行动的"总开关"。根本是要提高党性修养，扎深理想信念之根，更加自觉接受严格的党内生活锻炼，党员干部要时刻检点自己生活的方方面面，始终做到心中有党、心中有民、心中有责、心中有戒，以此作为终生坚守的价值坐标，始终保持政治本色。

严以用权：就是要求党员干部必须始终坚持用权为民，按规则、按制度行使权力，把权力关进制度的笼子里，任何时候都不搞特权、不以权谋私。严以用权是践行"三严"之要。要树立正确权力观，处理好公与私的关系，时刻对手中的权力心有所畏、言有所戒、行有所止，真正做到为民用权。要建章立制，扎紧制度笼子，建立健全可监督、可检查、可追究、可问责的制度。领导干部要做尊法学法守法用法的模范，时刻牢记职权法定，依法合规行使公权力，做到法定职责必须为、法无授权不可为。

严于律己：就是要求党员干部时时刻刻心存敬畏、手握戒尺，慎独慎微、勤于自省，遵守党纪国法，做到为政清廉。严于律己是践行"三严"之本。胜人者力，自胜者强，自律是一种领导素质，也是一种领导能力。首先是严格遵守党章，党章是党的根本大法，是必须遵循的总规矩，党员干部要时刻对照、严格遵守。重中之重是严守党纪党规，尤其是党的政治纪律和政治规矩。政治纪律是最重要、最根本、最关键的纪律，政治规矩是不成文的纪律，是党在长期实践中形成的优良传统和工作惯例。党员领导干部必须无条件遵守党的各项纪律和规矩，特别是政治纪律和政治规矩。最核心的是始终坚持党的领导，在思想上政治上行动上同以习近平同志为总书记的党中央保持高度一致，自觉维护中央权威。最重要的是始终牢记习近平总书记"五个必须"要求。尤其是年轻干部，从进入干部队伍的那一刻起，就要知道守纪律、讲规矩的重要性，始终保持清醒头脑，绝不逾越。

谋事要实：就是要求党员干部从实际出发谋划事业和工作，使点子、政策、方案符合实际情况、符合客观规律、符合科学精神，不好高骛远，不脱离实际。一切从实际出发，实事求是，是我们党的根本工作方法，也是我们克服各种困难、不断从胜利走向胜利的思想法宝。党员干部只有深入实际调查研究，从群众中汲取智慧，把要做的事谋划得更实些，相信和依靠群众，才能发挥好群众的创造力，把各项为民的实事好事办实办好，真正解决好"最后一公里"问题。

创业要实：就是敢于担当，真抓实干。敢于担当是共产党人的真品格，真抓实干是共产党人的行动纲领。党员干部干事创业，事不在大小，关键要做实，真正把事关群众切身利益的事情做好、做到位。要重点解决"为官不为"的问题，以敢负责敢担当为荣，着力解决庸懒散拖不作为的问题，着力解决推诿扯皮不负责的问题，着力强化敢于担当、攻坚克难的用人导向。党员干部只有脚踏实地、真抓实干，敢于担当责任，勇于直面矛盾，善于解决问题，才能创造出经得起实践、人民、历史检验的实绩。

做人要实：就是要求党员干部对党、对组织、对人民、对同志忠诚老实，做老实人、说老实话、干老实事。党员领导干部，应当是实实在在做人的楷模。一个部门、一个单位，领导班子特别是一把手自己本身老实、襟怀坦白、公道正派，就会带动大家用老实人、学老实人、争做老实人，形成尊敬老实人、用老实人的氛围，不让老实人吃亏。

（三）关键是要紧扣"严"和"实"

"三严三实"内涵丰富、辩证统一。对于我们党员领导干部来说："严"是内在要求，指向每个人的主观世界改造；"实"是一种行为取向，指向客观世界改造。"严"是做人准则，是对权力法纪的敬畏，是坚持党性的一种自觉。党员领导干部只有"严"字当头，才能敢于担当，履职尽责。"实"是脚踏实地、真抓实干，是从实际出发，制订的方案、实施的政策符合实际情况、符合客观规律，实实在在为基层和群众办实事、谋福利。党员领导干部只有紧扣"严"和"实"，把"三严三实"作为净化思想的武器、对照检查的准绳、整风整改的标准，从自身做起，才能达到"三严三实"专题教育的目的，取得作风建设的新成效。

（四）"三严三实"的核心要义：忠诚、干净、担当

党员干部践行好"三严三实"，就必须聚焦到忠诚、干净、担当。

忠诚是我们共产党人的价值底色，做到对党忠诚，必须严以修身、做人要实。每个共产党员都要时刻牢记入党时立下的誓言，要把对共产主义的崇高信仰、对中国特色社会主义的坚定信念作为毕生追求，使道路自信、理论自信、制度自信真正刻骨铭心；要始终把党放在心中最高位置，严守政治纪律和政治规矩，始终在思想上政治上行动上与党中央保持高度一致；要牢固树立党的群众观念，严格执行直接联系服务群众各项制度，倾心竭力为群众谋利造福。

干净是我们共产党人的政治操守，做到个人干净，必须严于律己、严以用权。每个党员干部要对权力常怀敬畏之心，时刻做到大公无私、公私分明、先公后私、公而忘私；坚持法定职责必须为、法无授权不可为，要严格执行领导干部廉洁自律各项规定，时时刻刻做到慎独、慎初、慎微，一身正气、两袖清风、堂堂正正做人、干干净净用权。

担当是共产党人的优秀品格，

做到敢于担当，必须谋事要实、创业要实。每个党员干部都要敢于担负政治责任，面对大是大非敢于大胆站出来说话，亮明身份，给予有理有据的正面回应；要自觉担起领导改革发展的历史责任，坚持积极主动作为，着力破解事业发展难题，多做打基础、管长远、惠民生的工作；要认真履行党风廉政建设主体责任，自觉担负带班子、带队伍的职责，严抓严管，真抓真管；勇于承担急难险重任务，关键时候能豁得出、顶得上、担得起、拿得下。

"三严三实"使好干部的标准在内容上更加丰富、衡量上更加精准、品质上更加提升，体现了做人做事做官的高度统一。每个党员领导干部必须把"三严三实"作为强化自身建设的准则，不断加强自身修养，要时刻做到正心修身，锤炼"三严三实"的精神特质；做到正道善为，遵循"三严三实"的行动指南；做到正风肃纪，落实"三严三实"的作风要求；做到正己化人，恪守"三严三实"的为政基准。

（五）践行"三严三实"，贵在经常，重在认真

贯彻"三严三实"要内化于心、外化于行，广大党员干部，特别是党员领导干部要以身作则、率先垂范，以"三严三实"为标杆，切实在践行"三严三实"中发挥示范带头作用，在践行"三严三实"中作表率。

三、局直属机关党员干部要在践行"三严三实"上走在前、做表率

当前，中医药事业改革发展任务十分艰巨。我局作为中医药系统"司令部"，肩负着管理和指导全国中医药工作的重要使命。局直属机关有近4000名党员，近200个基层党组织，处级以上干部有530人以上，其中在职的有330人以上。开展好"三严三实"专题教育，形成从严从实的氛围，营造风清气正的政治生态，提高党员领导干部的思想觉悟、理论水平和履职能力，全面加强局直属机关党的建设，不断增强各级党组织凝聚力、战斗力，

发挥党员模范作用，对发挥我局在全国中医药系统引领和示范作用，提高中医药系统治理能力和水平，具有十分重要的意义。

前不久，按照局党组的要求，机关党委组织召开了座谈会，听取各部门各单位对当前局机关存在的"不严不实"问题的反映，初步查摆梳理了以下"不严不实"的现象和问题。

一是个别党员理想信念动摇，脱离群众，宗旨意识淡薄，工作上不负责任、不敢担当。有的顶风违纪搞"四风"，不收敛不收手。有的党性修养缺失、不讲原则，口无遮拦，随心转发传播小道消息等。

二是有些干部不注重加强自身理论学习，学风不浓，理论素养不高，学习目的不明确，缺乏钻研精神；有的陷于事务性工作，忙于开会、出差，不能沉下心来研究工作。

三是有些工作抓而不紧、抓而不实，有虎头蛇尾之嫌，工作质量需要进一步提升，工作效率需要进一步提高。一些重点项目追踪评估不够，对后续工作关注不够。

四是有的存在官僚主义思想，不深入调查研究，不了解基层情况，不科学论证，不顾客观实际，文件和要求脱离实际，急功近利，只顾眼前不顾长远，花拳绣腿。

五是有的自身要求不严，要求别人做的，自己做不到；有的怕吃苦，缺乏苦干实干拼命干的精神，讲起话来滔滔不绝，漫无边际，工作缺乏思路，缺乏条理，虚功多，实功少，效果差，没有摆正自己位置。

六是有的老于世故，热衷于经营人脉和关系网，缺乏纪律意识，组织观念淡薄，不服从组织安排，不请示不报告，不认真执行民主集中制，各自为政，不求有功、但求无过。

七是有的思想观念陈旧，缺乏创新意识。过分谨小慎微，胆小怕事，前怕狼后怕虎，不善于创造性开展工作，调研报告缺少深入思考，提不出创新性、前瞻性的措施。

八是有的缺乏激情干事，缺乏

担当，想当太平官，不想干事，办事拖沓、效能低下。

以上这些现象和问题都是作风不正的表现，是违背"三严三实"要求的表现。随着专题教育的深入开展，要继续深入查摆问题。要充分认识"不严不实"现象和问题的严重危害，坚决按照中央部署要求，通过开展"三严三实"专题教育，切实加以解决。

这里，我就开展好我局"三严三实"专题教育提几点要求。

（一）深刻把握"三严三实"专题教育的总体要求

深入学习贯彻党的十八大、十八届三中、四中全会精神和习近平总书记系列重要讲话精神，紧紧围绕协调推进"四个全面"战略布局，对照"三严三实"的要求，聚焦对党忠诚、个人干净、敢于担当，把思想教育、党性分析、整改落实、立规执纪结合起来，教育引导各级领导干部加强党性修养，坚持实事求是，改进工作作风，着力解决"不严不实"问题，切实增强践行"三严三实"要求的思想自觉和行动自觉，做到心中有党不忘恩、心中有民不忘本、心中有责不懈怠、心中有戒不妄为，努力在深化"四风"整治、巩固和拓展党的群众路线教育实践活动成果上见实效，在守纪律讲规矩、营造良好政治生态上见实效，在真抓实干、推动改革发展稳定上见实效。

一要把握主题要求。这次专题教育的主题就是学习"三严三实"、践行"三严三实"。要聚焦对党忠诚、个人干净、敢于担当，推动局直属机关处以上领导干部把"三严三实"作为修身做人用权律己的基本遵循、干事创业的行为准则，争做"三严三实"的好干部，在全国中医药行业起模范带头作用。

二要深化学习教育。要坚持把深化学习教育放在首位。要深入学习党的十八大和十八届三中、四中全会精神，深入学习习近平总书记系列重要讲话精神，深入学习党章和党的纪律规定。要把深入学习习近平总书记系列重要讲话作为学习

教育的重中之重，领会核心要义，掌握精神实质，把握贯穿其中的立场、观点、方法，做到学而信、学而用、学而行，做政治上的"明白人"。

三要突出问题导向。要把问题意识、问题导向贯穿专题教育的全过程，紧紧盯住"不严不实"的问题和具体表现，认真梳理分析，从具体事情抓起改起，彻底解决问题。

四要贯彻从严要求。这次专题教育不分批次，不划阶段，不设环节，不是一次活动，而是要把专题教育融入到经常性学习教育之中。要结合各自部门和单位工作实际，认真谋划、精心实施，把专题教育与党委（党总支、党支部）中心组学习、"三会一课"、年度民主生活会等结合起来，扎实做好各项工作。

五要坚持以上率下。各级领导干部要以身作则，当标杆、作示范。局党组成员要以上率下，带头作示范作表率。各级党组织主要负责人要履行责任，层层落实，带动专题教育有效开展。

（二）做好"三严三实"专题教育的关键动作

开展"三严三实"专题教育的方法措施，包括专题党课、专题学习研讨、专题民主生活会和组织生活会、整改落实和立规执纪4个关键动作。

一是高质量讲好专题党课。这次专题教育，以领导干部讲党课启动开局。各级党组织负责人特别是书记要紧扣"三严三实"要求，联系本部门本单位实际，联系党员、干部的思想、工作、生活和作风实际，带头讲一次党课，班子其他成员也要在适当范围讲党课。要讲清楚"三严三实"的重要意义和丰富内涵，讲清楚"不严不实"的具体表现和严重危害，讲清楚落实"三严三实"的实践要求，发挥带学促学作用。

二是高质量组织开展好专题学习研讨。各部门各单位处级以上领导干部要深入学习习近平总书记系列重要讲话精神，学习党章和党的纪律规定，重点研读《习近平谈治国理政》《习近平关于党风廉政建设和反腐败斗争论述摘编》。认真学习焦裕禄、杨善洲、沈浩等先进典型事迹，从周永康、徐才厚、令计划、苏荣等严重违纪违法案件中吸取教训。在个人自学基础上，重点分3个专题学习研讨，大体上每两个月1个专题。专题一：严以修身，加强党性修养，坚定理想信念，把牢思想和行动的"总开关"。专题二：严于律己，严守党的政治纪律和政治规矩，自觉做政治上的"明白人"。专题三：严以用权，真抓实干，实实在在谋事创业做人，树立忠诚、干净、担当的新形象。

三是高质量召开专题民主生活会和组织生活会。今年底，各级党组织要以践行"三严三实"为主题召开处级以上党员领导干部年度民主生活会和组织生活会。每名处级以上党员领导干部要对照党章等党内规章制度、党的纪律、国家法律、党的优良传统和工作惯例，对照正反两方面典型，联系个人思想、工作、生活和作风实际，联系个人成长进步经历，联系教育实践活动中个人整改措施落实情况（"两对照三联系"），深入查摆"不严不实"问题，进行党性分析，严肃认真开展批评和自我批评。

四是高质量抓好整改落实和立规执纪。各部门各单位主要领导干部带头，列出问题清单，一项一项整改，进行专项整治，严格正风肃纪。对存在"不严不实"问题的领导干部，要立足于教育提高，促其改进；对群众意见大、不能认真查摆问题、没有明显改进的，要进行组织调整。针对"不严不实"问题，要建制度、立规矩，强化立刚性执行，推动践行"三严三实"要求制度化、常态化、长效化。

（三）按照要求认真组织实施

各部门各单位要把深入开展"三严三实"专题教育作为当前一项重大政治任务，切实加强领导，统筹推进落实，强化督促检查，注重舆论宣传，确保取得实效。

一要加强组织领导。各级党组织是本部门本单位专题教育的责任主体，主要负责同志要高度重视，切实履行第一责任人责任。要把抓好专题教育作为履行党建主体责任的重要任务，纳入2015年领导班子和领导干部考核内容，纳入领导干部述职述廉内容，作为干部选拔任用的重要依据。党组带头开展专题教育，并负责领导和指导局直属机关处以上党员领导干部开展专题教育，我承担第一责任人的责任，组成工作小组，闫树江同志任组长，机关党委牵头，办公室、人事教育司等要协助做好工作，做好分类指导，加强统筹协调，把握进度节奏。各部门各单位也要加强专题教育的组织领导。

二要探索有效途径。各部门各单位要在遵循中央统一原则要求的基础上，根据党组工作部署，结合各自实际情况开展好专题教育，充分发挥好主观能动性，积极探索有效途径。要加强与局机关党委、人事教育司的联系沟通，及时报送开展"三严三实"专题教育有关情况。

三要强化宣传引导。要充分发挥新闻媒体作用，充分运用报刊、简报、政府网站等媒体，大力宣传中央以及局党组决策部署；大力宣传深入开展专题教育的重要意义、目标任务、工作成效，为专题教育健康有序开展营造良好舆论氛围，促进专题教育深入开展。要加强对各部门各单位专题教育的督促和指导，及时发现和解决问题，层层传导压力，推动专题教育深入开展。

四要突出两手抓两促进。要把开展专题教育与适应经济发展新常态、贯彻落实年初工作任务等结合起来，与落实"全面从严治党"结合起来，与推进中医药治理体系和治理能力现代化结合起来，与我局正在开展的创建"五型"机关和精神文明机关结合起来，进一步巩固拓展党的群众路线教育实践活动成果，把"三严三实"作为重要标尺，克服畏难思想、厌倦情绪，统筹兼顾，有序推进，推动作风建设常态化长效化。

国家卫生计生委副主任、国家中医药管理局局长王国强 在2015年暑期办公会议上的讲话

（2015年7月14日）

今天我们用一天的时间，回顾半年工作，深入研究中医药改革发展重点问题，部署下半年重点工作。三位司长分别就中医药教育教学改革、"十三五"中医药专项建设规划初步设想和2016年部门预算编制以及国家科技体制改革中医药有关情况等专题，做了很全面、有启发意义的报告。同志们围绕贯彻落实中医药健康服务发展规划作了很好的发言，各位局领导提出了很好的思路和要求，我完全赞成。我们今天的会议主题突出，务实与务虚结合，围绕重点问题深入讨论，进一步提高了认识、统一了思想、转变了观念、达成了共识、细化了落实规划的措施，达到了预期目的。但也还存在不足，有待于深入学习规划内容，提振精气神，进一步解放思想，开阔视野，完善政策措施，细化实化规划落实方案。下面我讲几点意见。

今年以来，局机关各部门、各直属单位紧紧围绕局中心工作，加强统筹协调，大力改革创新，狠抓工作落实，推动各项工作任务取得了重要的阶段性成果，在大家的工作总结中已经作了全面的展示。上半年的工作之所以有进展、有成效，我认为有以下几个鲜明特点或经验。

一是抓规划引领。"十三五"是实施"四个全面"战略的决战时期，也是中医药事业改革发展的关键时期。立足于中医药"五种资源"的定位，从经济社会发展的战略高度出发，研究提出"十三五"时期中医药相关领域发展的规划，具有十分重要的意义。我们将规划编制作为转变政府职能、加强顶层设计的重要内容，紧紧抓住不放。经过积极争取，反复协调，今年4月，国务院办公厅先后转发和印发了工信部、国家中医药局等12部门颁布的《中药材保护和发展规划（2015~2020年）》和《中医药健康服务发展规划（2015~2020年）》。这两个规划分别是我国第一个关于中药材保护发展和中医药健康服务发展的国家级规划，也是近年来我局大力推进中医药改革发展的重要成果，必将对促进中医药事业全面协调可持续发展产生重要而深远的影响。继续推进中医药发展战略规划编制工作，进一步征求意见，修改完善。着手编制中医药事业发展"十三五"规划。

二是抓深化改革。将深化改革作为推动事业发展机遇和动力，不断创新理念、思路和方法，以深化改革解决制约发展的障碍因素，推动完善中医药事业发展政策和机制。认真贯彻落实全国推进简政放权放管结合职能转变工作电视电话会议精神，建立了推进职能转变工作机制，印发了我局落实方案，明确了推进政府管理创新、创造更好更优的创新创业环境和条件、优化服务等方面的近期重点任务。着力推进中医药改革发展理论与实践研究，局深化改革领导小组会议审议通过了《国家中医药管理局关于加强中医药改革发展研究的意见（稿）》，全面提出了加强中医药改革发展研究的重大意义、总体思路、重点领域、能力建设和保障措施。全面参与医改各项工作，在国务院办公厅印发的《关于促进社会办医加快发展的若干政策措施》《全国医疗卫生服务体系规划纲要（2015~2020年）》《关于全面推开县级公立医院综合改革的实施意见》《关于城市公立医院综合改革试点的指导意见》等文件中充分体现中医药内容，明确中医药关键政策，稳步推进公立中医医院改革、分级诊疗制度建设等重点工作。加强部门协同，加快推动中医药科技体制改革和教育教学改革。

三是抓示范试点。注重发挥具有全局性、标志性意义的重要举措和重要试点的示范、突破、带动作用，促进全面工作的开展。加快推动中医药参与"一带一路"建设，中医药成为中国－中东欧卫生合作亮点，刘延东副总理亲自为中捷中医中心揭牌，评价其为中国医疗界实施"一带一路"战略的第一个合作项目。搭建新的国际交流平台，首次在博鳌亚洲论坛年会上设立分论坛，传递中医药声音。成功解决ISO/TC249悬置多年的名称问题，TCM被确定为中医药技术委员会永久名称。推进中医药海外惠侨，与国务院侨办签署《关于推进中医药海外惠侨计划的战略合作协议》并启动第一批活动，受到所到国家欢迎。深化国家中医药综合改革试验区建设，开展卓越医生（中医）教育培养计划改革试点、中医药服务模式创新试点、中西医临床协作攻关试点，加强经验总结互鉴。

四是抓督促落实。将督促检查、促进落实作为推动工作的重要抓手，建立健全抓落实的工作机制。我局专门下发了《关于进一步加强督促检查工作的实施意见》，强化了抓落实的工作制度。制定了局领导综合调研督导工作计划，局领导带头示范，深入各联系地区深入调查研究，推动解决问题，督导重点工作落实。印发了局机关各部门工作要点和重点工作任务分工，明确了重要会议、重大活动、重要文件、重大项目、

重大政策的任务分解图和落实的时间表，并加强督办。各部门、各单位对照重点任务，推动各地落实工作要求，大型中医医院巡查、"进一步改善医疗服务行动"等工作有序展开。

五是抓自身建设。始终将打造一支高素质的中医药干部队伍作为推动事业改革发展的重要保障，不断促进中医药系统治理能力现代化。按照中央统一部署，启动"三严三实"专题教育，切实加强领导，扎实做好"关键动作"，领导带头示范，高质量讲好党课，认真查摆"不严不实"的突出问题，强化督促检查，统筹推进落实，进一步增强了忠诚、干净、担当的意识，巩固了教育实践活动成果，促进了作风转变和长效机制建设。切实加强反腐倡廉建设，着眼于未病先防，制定2015年巡视工作计划并完成第一轮巡视工作。联合中央直属机关党校举办中医药管理干部提升治理能力培训班，深入学习中央有关中医药的决策部署和科学的思想方法、工作方法，着力提高中医药管理干部综合素质和治理能力，受到全系统普遍好评。

这些经验弥足珍贵，希望大家继续深入总结，不断坚持和发扬。

第三季度是全年工作的全面推进阶段，期间还有国家重大活动安排和暑期休假，时间紧、任务重。希望大家继续紧紧围绕贯彻落实刘延东副总理重要讲话精神和全年重点工作，加强统筹协调，细化实施方案，明确关键举措，抓好工作落实。

一是加快推动各项规划编制和落实。当前的首要任务是抓紧研究制定、推动出台中药材保护发展规划和中医药健康服务发展规划的落实工作方案。今天大家也提出了一些工作设想，要坚持需求导向和问题导向，着眼于可操作、能落实，进一步深入研究，提出需要解决的具体问题、需要出台的具体政策、需要实施的具体项目、需要启动的具体试点，不断充实完善方案。要发挥好中医药工作部际联席会议机制的作用，加强工作统筹和部门协调，和各相关部门尽快就落实方案达成一致，促进两个规划早日实施。同时，加快中医药发展战略规划编制进程，按期于9月份提交国务院深化医改领导小组会议审议。按计划推进中医药事业发展"十三五"规划以及各专项规划的编制工作。

二是推进中医药法治建设。加强部门协调配合，加快推进中医药立法进程，推动中医药法草案尽快出国务院，提交全国人大审议，并着手研究提出中医药法律法规体系框架。制定我局权力清单和责任清单，研究中央和地方政府有关中医药工作事权划分。探索建立中医药健康服务监管制度，加强事中事后监管。

三是进一步深化改革。发挥局推进职能转变工作机制作用，贯彻落实国务院有关决策部署和我局关于推进简政放权放管结合职能转变工作的落实方案，推动政府管理创新、创造更好更优的创新创业环境和条件、优化服务。出台并落实《关于加强中医药改革发展研究的意见》，加强中医药改革发展研究平台和队伍建设，强化改革试点经验总结推广。提出试验区建设评估指标体系，建立试验区动态管理机制，推进新试验区遴选布局。

四是认真做好深化医改中医药工作。深入落实国务院办公厅印发的深化医改系列文件，提出具体落实举措，用足用好中医药倾斜政策。深化实施基层中医药服务能力提升工程，全面完成"十二五"4项指标任务。扎实推进城市公立中医医院综合改革试点和县级公立中医医院综合改革，促进社会办中医发展，在投入机制、医保支付、价格形成、绩效考评、人事薪酬、分级诊疗等方面加强探索，形成政策和机制。深入开展大型中医医院巡查，推进中医诊疗模式创新试点和县级中医医院综合服务能力提升试点工作。

五是深入推进中医药继承与创新。落实创新驱动发展战略要求，出台加强中医药科技创新体系建设的指导意见，做好中央财政科技计划改革中医药工作。深化国家中医临床研究基地建设，着手实施中药标准化行动计划。会同教育部出台《关于促进中医药教育改革与发展的指导意见》，着力推进中医药院校教育综合改革，做好卓越医生（中医）教育培养计划改革试点和中医住院医师规范化培训工作。

六是加快构建中医药文化传承传播体系。在巩固中医中药中国行品牌基础上，启动中医药健康文化推进行动，掀起新一轮中医药文化传播热潮，提升公民中医养生保健素养。推动中医药传统媒体与新兴媒体融合发展，充分借助社会力量创作中医药文化精品，探索讲好中医药故事的新途径、新方式。组织开展面向中小学生的中医药文化知识教育，研究提出中医药文化进校园、进课堂的措施。

七是不断扩大中医药对外交流与合作。抓紧编制中医药海外发展暨"一带一路"战略规划，全面提出中医药走向世界的总体思路、重点任务和保障措施。加强与重点国家和国际组织的合作，加快中医药在"一带一路"沿线国家的战略布局。积极参与国际传统医学大会，充分展示我传统医药大国的良好形象。

八是全面推进从严治党各项工作。深入开展"三严三实"专题教育，扎实做好"关键动作"。深入落实《国家中医药管理局党组关于落实党风廉政建设主体责任的实施意见（试行）》，层层传导压力，促进履职尽责。做好巡视工作总结，加强结果运用。深入开展"五型机关"建设，营造风清气正的工作环境。

同志们：当前，经济社会发展的关键词，是全面深化改革。从群众最期盼的领域改起，从制约经济社会发展最突出的问题改起，才能使改革的能量不断聚合、成效不断彰显，带给群众更多的获得感。今年以来，中央全面深化改革领导小组已召开六次会议，一项项重大改革方案陆续出台。在7月1日召开的中央全面深化改革领导小组第十四次会议上，习近平总书记强调，领导干部是否做到严以修身、严以用权、严于律己，谋事要实、创业要实、做人要实，全面深化改革是一个重要检验。要把"三严三实"要求贯穿改革全过程，引导广大党员、干部特别是领导干部大力弘扬实事求是、求真务实精神，理解改革要实，谋划改革要实，落实改革也要实，既当改革的促进派，又当改革的实干家。可以说，协调推进"四个全面"战略布局，全面深化改革是强大动力；深入践行"三严三实"要求，全面深化改革是重要标尺；释放中医药"五种资源"的活力潜力，突破制约中医药发展的瓶颈障碍，全面深化改革是重要途径。当前中医药改革发展的大潮，要求我们想改革、谋改革、善改革，当好中医药"改革促进派""改革实干家"，切实肩起责任、担起使命，大刀阔斧、砥柱中流，认真做好中医药改革发展顶层设计，让各项改革举措在实践中落地生根，在不断解决制约发展的关键问题中推进事业向前发展。

第一，理解改革要实。改革越是向纵深发展，越是要重视思想认识问题。当前，随着"四个全面"战略布局的实施，改革成为贯穿经济社会发展各领域、各环节的一条主线。适应新常态、把握新常态、引领新常态，是当前和今后一个时期我国经济发展的大逻辑。十八届三中全会强调，经济体制改革的核心问题是处理好政府和市场的关系，使市场在资源配置中起决定性作用和更好发挥政府作用。本届政府将简政放权、放管结合、转变职能作为实现"双中高"目标，顶住经济下行压力，构建开放型经济新体制，着力打造大众创业、万众创新和增加公共产品、公共服务"双引擎"的"先手棋"。随着经济社会快速发展、医改向纵深推进、人们生活水平提高、健康意识增强、医学目的

调整、医学模式转变，以及中医药自身正处在能力提升关键期、健康服务拓展期、深化医改攻坚期、政策机制完善期，中医药发展也进入了新常态。无论是落实党中央、国务院决策部署，促进中医药融入"四个全面"战略布局，还是结合经济社会发展新形势，认识、适应、引领中医药发展新常态，都需要进一步解放思想、创新发展思路、转变发展方式，进一步全面深化改革，完善中医药事业发展政策和机制，不断提高中医药治理体系与治理能力现代化水平。因此，我们要坚定抓改革的意识，自觉用"四个全面"战略布局统一思想，深刻认识全面深化改革的重大意义，自觉站在改革全局的高度，正确看待利益关系调整，只要对全局改革有利、对党和国家事业发展有利、对本系统本领域形成完善的体制机制有利，都要自觉服从改革大局、服务改革大局，形成推动改革的思想自觉和行动自觉，共同把全面深化改革这篇大文章做好。

第二，谋划改革要实。一是要加强改革发展研究。理论创新对实践创新具有重大先导作用，全面深化改革必须以理论创新为先导。当前，中医药改革发展研究总体上还比较薄弱，不仅要加强对影响制约中医药发展关键问题的研究和重大政策措施评估的研究，也要加强对中医药改革发展基础性、相关性问题的研究。二是要加强改革发展顶层设计。全面深化中医药改革是一项复杂的系统工程，需要加强顶层设计和整体策划，加强各项改革关联性、系统性、可行性研究。要在确定主要改革举措的基础上，深入研究各领域改革关联性和各项改革举措耦合性，深入论证改革举措可行性，使各项改革举措在政策取向上相互配合、在实施过程中相互促进、在实际成效上相得益彰。三是

要加强改革试点探索。试点是改革的重要任务，更是改革的重要方法。试点能否迈开步子、蹚出路子，直接关系改革成效。试点作为改革方案的"试验田"，各项试点以点带面、见微知著，为解决全局性的共性问题提供标本；作为改革风险的"缓冲区"，试点有效避免盲目抢跑，把改革风险降到最低；作为改革方向的"导航仪"，成功的试点可以提供可复制、可推广的改革经验。要充分发挥国家中医药综合改革试验区、医改试点联系省等改革试点地区的示范、突破、带动作用，更好地为改革积累经验。

第三，落实改革要实。时间不等人，形势不等人，无为懈怠，丧失的是宝贵的发展机遇；轻飘虚浮，到头来必将大业难成，我们一定要有"落到实处"的紧迫感。每个部门和单位都要积极作为，拿出只争朝夕的不懈干劲、马上就办的雷厉风行，每一项出台的改革措施都要铆足了劲往前推，做到事事有着落，招招见实效，才能赢得主动。一是要落实抓改革的主体责任，主要负责同志要将抓改革的责任记在心上、抓在手上、扛在肩上，每一项工作都要有人去管、去盯、去促、去干。二是要进一步健全抓落实的工作机制，特别是要健全人人负责、层层负责、环环相扣、科学合理、行之有效的工作责任制。要科学进行责任分解，把目标任务分解到部门、具体到项目、落实到岗位、量化到个人，以责任制促落实、以责任制保成效，形成一级抓一级、层层抓落实的工作局面。三是要进一步完善督查制度、信息反馈制度、情况通报制度、责任追究制度，及时掌握工作进展情况，及时发现带有苗头性、倾向性的问题，及时找出薄弱环节，及时采取有针对性的措施，及时排除工作中的障碍和困难，使各项改革要求落地生根。

国家卫生计生委副主任、国家中医药管理局局长王国强在2015年全国中医药工作厅局长座谈会闭幕会上的讲话

（2015 年 7 月 30 日）

这次全国中医药工作厅局长座谈会开得很好。上午在总结半年来中医药工作基础上，紧紧围绕贯彻落实中医药健康服务发展规划，国家中医药管理局规划财务司司长苏钢强介绍了落实中医药健康服务发展规划实施方案的总体思路、具体举措，北京、河北、上海、浙江、安徽、广东等省市的同志就发展中医药健康服务的一些创新做法交流了经验，刚才大家在讨论中对发展中医药健康服务提出了很多很好的意见，明天上午我们还将实地考察"以岭健康城"，从实践层面深化对中医药健康服务发展的认识。

这次会议的主题就是研究部署贯彻落实《中药材保护和发展规划（2015~2020年）》和《中医药健康服务发展规划（2015~2020年）》（以下简称"两个规划"）。通过这一天的会议，我和大家感受一样，这次会议主题突出，是贯彻落实两个规划的思想认识的提升会、加快发展的鼓劲会、重点任务的部署会，进一步增强了发展好中医药健康服务的信心和决心，达到了预期目的。一是深化了对发展中医药健康服务的认识。发展中医药健康服务，不仅是满足人民群众中医药健康服务需求的重要途径，也是转变经济发展方式、优化经济结构的重要内容，是应对经济下行压力的重要举措，有利于将中医药的知识优势、资源优势转化为产业优势，为经济增长增添新的动力，提高中医药对经济社会发展的贡献率。二是学习借鉴了发展中医药健康服务的好做法。各地交流的经验中既有基层创造的好做法、好经验和市场主体的创新举措，又有结合实际提出的放宽准入的政策措施和加强事中事后监管

的积极探索，体现了使市场在资源配置中起决定性作用和更好发挥政府作用的结合，是中医药为经济建设服务的有益尝试。三是明确了发展中医药健康服务的重点领域。特别是当前，要加快构建中医药健康服务体系，积极发展中医药健康服务新业态，大力促进中医药健康服务支撑体系发展，进一步简政放权、放管结合、转变职能、加强监管、优化服务，为大众创业万众创新清障搭台。

同志们，贯彻好、落实好两个规划，是落实中央重大工作部署的具体行动，是严格政治纪律、严守政治规矩的具体体现。如何贯彻落实好两个规划，尤其是中医药健康服务发展规划，结合大家发言，我谈几点想法。

一是要解放思想，更新观念。解放思想永无止境。贯彻落实好两个规划，推动中医药事业发展，必须进一步解放思想，核心在于转变观念、更新思路，要用新思维、新理念来审视、谋划和推动两个规划，把解放思想、更新观念转化为克难攻坚的实际行动，在解放思想中真抓实干，在转变观念中破解难题，不断形成新认识、开辟新境界、打开新局面。

二是要倒逼思维，珍惜机遇。两个规划的印发实施，充分体现了党中央国务院对中医药工作的高度重视和大力支持。实践证明，只有正确认识、及时把握机遇，才能推动事业加快发展。近年来，我们一方面大力推进《国务院关于扶持和促进中医药事业若干意见》的贯彻落实，另一方面充分发挥中医药在深化医药卫生体制改革中的独特作用，乘势而为、攻坚克难，解决了

一些难点问题，形成了中医药快速发展的良好态势。同时也要看到，人民群众日益增长的中医药服务需求，党中央国务院对中医药事业的高度重视，国际上对中医药的广泛关注，已对我们的中医药工作形成倒逼机制。我们要主动适应经济社会发展新常态，紧紧围绕"稳增长、促改革、调结构、惠民生、防风险"，切实增强危机感、紧迫感和责任感，抢抓历史机遇，推动各项工作取得扎扎实实在在的进展。

三是要敢于担当，主动作为。习近平总书记指出，"是否具有担当精神，是否能够忠诚履责、尽心尽责、勇于担责，是检验每一个领导干部身上是否真正体现了共产党人先进性和纯洁性的重要方面"。加快贯彻落实两个规划，推动中医药事业发展，迫切需要我们中医药系统的广大党员干部做到勇于担当和能够担当，坚持问题导向和需求导向，把握时代脉搏和历史重任，努力创造经得住实践、人民和历史检验的工作业绩。同时，国家中医药管理局作为落实中医药健康服务发展规划的牵头部门，要充分调动各相关部门的积极性，争取更广泛的支持，同向发力，同时用劲，共同写好落实规划这篇大文章。

四是要加强学习，提升能力。能够把两个规划落到实处，前提是要有着眼大局的视野，有创造性地解决问题的能力。这就要求我们必须不断学习，把学习作为一种政治责任、一种精神追求和一种生活方式，树立先进的学习理念，培育浓厚的学习兴趣，努力做到工作学习化、学习工作化，学以立德、学以增智、学以创新，不断提升驾驭全局、统筹协调的能力，解决问题、

推动发展的能力，开拓创新、狠抓落实的能力。当前，特别要重点加强对两个规划的学习，原原本本、原汁原味学好文件，深刻学习两个规划的重大意义，准确理解两个规划的总体要求，全面把握两个规划的基本任务。

五是要创新服务，惠及民生。我们推动中医药事业发展的过程和目的，都必须始终围绕满足人民群众多层次多样化中医药健康服务需求。两个规划的落实，要以创新服务、惠及民生为出发点和落脚点，要把规划落实的过程转化为健康服务模式创新、技术创新、产品创新、机制创新的过程，形成一大批老百姓看得见、摸得着、用得上的健康产品，让老百姓享受到改革发展的成果。

六是要深化改革，完善机制。"完善中医药事业发展的政策和机制"是党的十八届三中全会作出的重要部署。破除制约中医药事业发展的体制机制障碍，实现中医药事业全面协调可持续发展，离不开全面深化改革。要以改革的精神和法治的思维，推进两个规划的落实，一个一个地克服困难，一个一个地解决问题，既敢于出招又善于应招，要将实践证明行之有效的成功做法和经验及时用制度的形式固定下来、坚持下去，建立起配套的完善的推动规划落实的机制。

同志们，中央提出实施"全面建成小康社会、全面深化改革、全面依法治国、全面从严治党"的"四个全面"战略布局，抓住了改革发展稳定的关键，是统领中国发展的总纲，确立了新形势下党和国家各项工作的战略方向、重点领域和主攻目标。在此大背景下，中央领导同志对发展中医药事业做出了一系列重要指示。今年春节前，习近平总书记在陕西西安调研社区工作时，充分肯定了基层中医药工作，指出中医药副作用小、疗效好、价格相对便宜，很多患者都喜欢。李克强总理在今年政府工作报告中指出要积极发展中医药和民族医药事业。张德江委员长在全国人大常委

会工作报告中强调要推进包括中医药法在内的重点领域立法。刘延东副总理不仅全面阐述了中医药"五种资源"的定位，为充分发挥中医药"五种资源"作用，激发和释放中医药发展的活力潜力指明了方向，还多次对中医药工作作出指示和批示，给予具体指导。最近，刘延东副总理还批示指出，中医药在缓解"看病难、看病贵"上有独特优势，应结合深化医改，坚持问题导向，强化扶持改革，打牢人才基础，切实提升基层中医药服务能力，做好中医惠民好文章。中央领导同志的重要指示为中医药全面融入"四个全面"战略布局指明了方向。今年4月国办连续出台两个规划，为加快推进中医药改革发展带来了全新的机遇。我们要认真学习、深刻领会党中央、国务院关于发展中医药的决策部署，抓好中医药各项工作的谋划与落实，不断提高中医药服务经济社会发展的贡献率。

今年时间已经过半，下半年我们要继续按照年初工作部署，以加快落实两个规划为重点，全面推进各项重点任务落到实处。

第一要加快推动规划的编制和贯彻落实。一方面，国家中医药管理局要抓紧研究制定、推动出台中药材保护发展规划和中医药健康服务发展规划的实施方案。要进一步深入研究，广泛听取意见，不断充实完善实施方案。要发挥好中医药工作部际联席会议机制的作用，加强工作统筹和部门协调，和各相关部门尽快就实施方案达成一致，促进两个规划早日全面实施。另一方面，各地要深入学习两个规划精神，发挥好省级中医药工作协调机制作用，结合实际推动出台本省（区、市）贯彻落实的文件和方案，形成共同推动中药材保护发展和中医药健康服务发展的合力。在此过程中，要注意处理好几个关系，一是政府与市场的关系，要按照使市场在资源配置中起决定性作用的要求，实行"非禁即入"，放宽市场准入，使社会力量成为发展中医药健康服务的主要力量。政府要转变职能，加

强制度建设、规划和政策引导，加强事中事后监管，营造良好市场环境。二是管理与服务的关系，特别是在发展刚刚起步的阶段，政府要更加注重提供服务，加快出台并落实扶持发展的政策，突出引导和促进，寓管理于服务之中。三是要处理好政策制定与项目设计的关系，要加强调查研究，做好促进中医药健康服务发展政策的顶层设计，在此基础上设计具体的引导、促进项目。四是要处理好中医药健康服务业与相关支撑产业的关系，整体规划，统筹部署，共同推进，使之相互促进，相得益彰，使产业链条更加完善。同时，各地也要着手编制本省（区、市）中医药事业发展"十三五"规划，做好规划编制各项前期工作，并积极争取在当地经济社会发展"十三五"规划中充分体现中医药内容。

第二要深入落实深化医改各项重点任务。今年以来，国务院办公厅印发了一系列深化医改的文件，充分体现了对中医药的重视和倾斜，要把这些来之不易的政策用好、落到实处。一是要扎实推进城市公立中医医院综合改革试点和县级公立中医医院综合改革。按照国家卫生计生委要求，今年10月底前，全国所有县（市）的县级公立医院必须全面推开综合改革；12月底前，100个试点城市必须全面推开公立医院综合改革。要以破除以药补医的逐利机制为核心任务，统筹推进管理体制、运行机制、服务价格调整、医保支付、人事管理、收入分配等综合改革，着力建立起维护公益性、调动积极性、保障可持续的运行新机制。二是充分发挥基层中医药服务能力提升工程在构建分级诊疗制度中的作用，加强督导，确保全面完成"十二五"4项指标，并积极探索按病种打包、上下联动的办法，助力推动实现分级诊疗。三是促进社会办中医的发展。对只提供传统中医药服务的中医门诊部、中医诊所及坐堂医诊所，医疗机构设置规划、区域卫生发展规划不作布局限制；对举办中医诊所的

主体的要求由取得医师执业资格证书满五年放宽到满三年；允许取得乡村医生执业证书的中医药一技之长人员，在乡镇和村开办提供经考核批准的传统中医诊疗技术诊所，并进一步研究提出放宽准入的政策措施。四是深入开展大型中医医院巡查，及时总结，不断完善方式方法，确保实现预期目标。五是推进中医诊疗模式创新试点，为探索建立覆盖全生命周期、融健康管理与健康服务为一体的新型服务模式积累经验。

第三要积极推进中医药法治建设。按照工作计划，中医药法草案将于今年9月提交全国人大审议。一方面，国家局要加大协调力度，配合国务院法制办做好中医药法草案提交全国人大审议各项准备工作。另一方面，各地要进一步统一思想，凝聚共识，配合做好立法调研等工作。同时，要根据中医药健康服务业加快发展、新业态不断出现、新模式不断创造的新情况，积极探索建立中医药健康服务监管制度和机制，加强事中事后监管，促进中医药健康服务规范有序发展。

第四要全面深化中医药改革。一是要自我改革，按照国务院决策部署推进简政放权放管结合职能转变，为发展中医药健康服务和中医药产业创造更好更优的环境和条件。二是要加强改革研究，国家中医药管理局即将印发《关于加强中医药改革发展理论与实践研究的意见》，各地要按要求加强中医药改革发展研究平台和队伍建设，深化中医药改革发展关键问题研究，为深化改革提供决策支撑，做好深化改革顶层设计。三是要加强试点探索，积极创建并充分发挥国家中医药综合改革试验区、医改试点联系省等改革试点地区的示范、突破、带动作用，总结可复制、可推广的改革经验，加强经验互鉴推广。

第五要着力构建中医药创新体系。当前，中央正在深化科技体制机制改革，加快推进创新驱动发展战略。改革的一个关键点，就是国家科技规划要聚焦战略需求，重点

部署市场不能有效配置资源的关键领域研究，更多用于基础前沿研究、共性关键技术研究和科研平台建设，竞争类产业技术创新的研发方向、技术路线和要素配置模式由企业依据市场需求自主决策，势必对中医药科技创新产生重大影响。一是要抓紧出台加强中医药科技创新体系建设的指导意见，就财政支持中医药研究项目重点领域、中医药技术创新优先方向、中医药科研体系优化布局、产学研用金协同创新平台建设、中医药科研成果转化、培养用好吸引人才机制等作出全面部署。二是要深化国家中医临床研究基地建设，建立健全有效管用的临床科研相结合的创新机制，力争实现新的突破。三是要着手实施中药标准化行动计划，推动开展第四次全国中药资源普查。这些工作都需要各地深入研究，加强协作，共同做好。

第六要切实提高中医药人才培养质量。要坚持问题导向和需求导向，更加突出实践技能培养。一是要推进中医药院校教育综合改革，会同教育部出台《关于促进中医药教育改革与发展的指导意见》，强化传统文化素养和临床实践能力培养，促进医教协同深化临床人才培养，做好卓越医生（中医）教育培养计划改革试点和中医住院医师规范化培训工作。二是要推动中医药院校设立中医药健康服务相关专业，推进产教融合与校企合作办学。三是要拓宽中医药技术服务技术技能人才岗位设置，逐步健全中医药健康服务领域相关职业（工种），建立适应中医药健康服务发展需要的职业技能鉴定体系。四是要加强基层中医药人员培训，启动基层名中医传承工作室建设，着力培养基层中医药骨干队伍。

第七要积极探索中医药文化传承传播新途径。一是要整合中医药文化传播资源，加强整体谋划，启动中医药健康文化推进行动，打造中医中药中国行活动升级版，形成中医药文化传播新优势。二是要加强与教育部门的协调，组织开展面

向中小学生的中医药文化知识教育，推动中医药知识和文化进校园、进课堂。三是要加快推动中医药新兴媒体建设，中国中医药网已经上线，各地也要结合实际，加快推进本地中医药新媒体平台建设。四是要结合落实健康服务发展规划，研究提出促进中医药文化产业发展的政策措施，充分发挥社会力量的作用，创作贴近群众、满足需要的中医药文化精品。

第八要认真做好中医药对外交流与合作战略布局。国家"一带一路"战略已经全面实施，取得了重要的阶段性成果，中医药要在其中发挥应有的服务外交、经济贸易、文化传播等方面的作用。一方面，国家中医药管理局要抓紧编制中医药海外发展暨"一带一路"战略规划，全面提出中医药服务"一带一路"战略的总体思路、重点任务和保障措施，并加快中医药在"一带一路"沿线国家的战略布局。另一方面，各省（区、市）也要加强与本地参与"一带一路"战略的对接，积极争取将中医药纳入相关规划和项目中。在此过程中，各地要增强全局意识，加强信息沟通和统筹协调，形成中医药走出去"一盘棋"，避免单兵作战和各自为战。

同时，要认真贯彻落实中央部署要求，深入开展好"三严三实"专题教育，进一步增强中医药系统党员领导干部忠诚、干净、担当的意识，巩固教育实践活动成果，形成作风建设长效机制。要深入落实全面从严治党主体责任，切实加强反腐倡廉建设，继续开展巡视工作并加强结果运用。

同志们，面对经济社会加快改革发展的时代背景和发展中医药事业的光荣使命、繁重任务，我们要进一步增强改革意识，掌握科学方法，以钉钉子的精神抓落实，才能不负期望、不辱使命，推动中医药工作再上新台阶。

首先要进一步增强改革意识。当前经济社会发展的关键词是全面深化改革。从群众最期盼的领域改起，从制约经济社会发展最突出的

问题改起，才能使改革的能量不断聚合、成效不断彰显，带给群众更多获得感。深化改革不仅是突破制约中医药发展瓶颈的强大动力，也是深入践行"三严三实"要求的重要标尺。无论是落实好两个规划、深化医改，还是中医药科技体制改革、教育教学改革，等等，都需要紧跟时代潮流，敢于直面问题，勇于自我革命。我们要想改革、谋改革、善改革，当好中医药"改革促进派""改革实干家"。要深入学习习近平总书记关于全面深化改革的系列重要论述，深刻认识深化改革对于完善中医药事业发展政策和机制、激发释放中医药"五种资源"的潜力活力的重大意义，自觉服从改革大局、服务改革大局，认真贯彻落实党中央、国务院关于中医药工作的决策部署，坚定改革决心和信心，形成推动改革的思想自觉和行动自觉，不断适应和引领经济发展新常态，把握和顺应深化改革新进程，推动中医药在"四个全面"战略布局中作出应有贡献。

其次要掌握科学方法。科学思想方法和工作方法，是我们认识问题、分析问题、解决问题的有效"钥匙"和路径。习近平总书记在主持学习中央政治局第二十次集体学习时强调，辩证唯物主义是中国共产党人的世界观和方法论，我们党要团结带领人民协调推进全面建成小康社会、全面深化改革、全面依法治国、全面从严治党，实现中华民族伟大复兴的中国梦，必须不断接受马克思主义哲学智慧的滋养，增强辩证思维、战略思维能力，努力提高解决我国改革发展基本问题的本领。我们要坚持学习，不断接受马克思主义哲学智慧的滋养，自觉坚持和运用辩证唯物主义世界观和方法论，广泛学习各方面知识，善于把握中医药整体观、系统论、辩证论治的精髓，不断完善"三观互动"的理念和方法，着力提高战略把控能力、统筹谋划能力、开拓创新能力、行政决策能力、执行落实能力和廉洁自律能力，不断提升领导事业科学发展的能力和治理能力现代化水平。

第三要以"三严三实"的作风抓落实。一分部署，九分落实。要将抓落实摆到更重要的位置，作为一项硬任务，作为一项纪律。当前中医药改革发展时不我待、任务千头万绪，无为懈怠、轻飘虚浮，都将贻误战机。特别是两个规划出台后，如果不能及时以完善的方案、有力的举措推动抓好落实，将丧失加快中医药发展的宝贵机遇。我们要以"三严三实"为修身之本、为政之道、成事之要，进一步改进作风，将抓落实作为践行"三严三实"的重要体现，认真贯彻落实中央决策部署，从实际出发谋划好中医药改革发展各项工作，脚踏实地、真抓实干。要落实主要负责同志抓改革、抓落实的主体责任，进一步健全抓落实的工作机制，一级抓一级、层层抓落实，使每一项出台的改革措施都能铆足了劲往前推，做到事事有着落，招招见实效。

沧海横流方显英雄本色。在激荡的改革发展大潮中，唯有改革先行者才能勇立潮头。让我们深入贯彻落实中央决策部署，抓住机遇，改革创新，团结和谐，真抓实干，全面推进中医药改革与发展，让中医药为维护人民健康、促进经济社会发展做出新的更大贡献！

国家卫生计生委副主任、国家中医药管理局局长王国强在 2015 年度联系推进国家综合医改试点省中医药改革工作研讨会上的讲话

（2015 年 9 月 6 日）

这次会议十分重要。国务院医改领导小组决定在江苏等 4 省开展省级综合医改试点工作，对于加大改革力度，积累改革经验，加快形成可复制、可推广的改革模式，促进建立具有中国特色的基本医疗卫生制度具有重要意义。国家卫生计生委建立了委领导联系推进机制，由李斌主任和孙志刚副主任直接联系四省综合医改试点工作。国家中医药管理局也建立了局领导联系推进国家综合医改试点省中医药改革工作制度，着力探索形成可复制、可推广的中医药政策和经验。这次会议就是国家中医药管理局研究医改工作，推进中医药更好融入医改大局，乘势而上，主动作为，探索符合中国国情、具有中国特色医改之路的重要举措。这次会议既是研讨会，又是交流会，还是推进医改中医药工作的再动员、再部署会议。今天上午，大家参观考察了江苏省深化医改中医药工作，从不同角度、不同层面了解了江苏省及有关地市在综合医改试点中协调出台中医药政策措施情况。刚才，安徽、福建、青海 3 省中医药管理部门主要负责同志介绍了本省在综合医改试点中推进中医药改革工作情况。国家中医药管理局联系各司分别结合局领导调研督导情况进行了点评。大家的发言信息量大，可操作性强，亮点和创新点多，很好地反映了各地的做法、经验，更实事求是地反映了存在困难和问题，对下一步工作也提出了许多建设性的意见。我听

了以后很受鼓舞，也很受启发。下面，我讲几点意见。

一、充分肯定四省中医药改革工作取得的积极进展

今年1月，国务院医改领导小组决定在江苏、安徽、福建、青海省开展综合医改试点。四省迅速启动试点工作，强化组织实施，完善政策措施，狠抓工作落实，不断增强改革的系统性、整体性和协同性，扎实有序地推进综合医改试点工作。四省中医药管理部门紧紧抓住这一促进中医药改革发展难得的机遇，自觉融入医改大局，积极进取，不等不靠，主动作为，先行先试，在很多方面取得了重要阶段性进展，为全国在医改中推进中医药改革积累了很好的经验、探索了有益的路子。

一是完善顶层设计，增强中医药改革的整体性、系统性和协同性。四省均把中医药改革作为综合医改试点的重要内容，结合本地区实际，切实加大协调力度，在省级工作方案和相关配套文件中体现中医药改革思路，充实中医药改革内容，明确中医药改革政策，着力做好中医药改革的顶层设计。江苏省从八个方面提出了创新与突破。福建省省长苏树林提出了中医药改革发展"七个抓"，福建正在制定《加快福建省中医药发展意见》和《中医药特色优势提升发展规划（2015~2020年)》，提出从五个方面提升福建省中医药特色优势，十个方面三十条措施加快中医药发展。青海正在制定《公立中藏医医院综合改革实施方案》，明确在城乡基本医疗保险中鼓励使用中藏医药服务的政策，并鼓励在中藏医医院使用院内制剂。江苏、安徽将中医药改革要求纳入省政府与各地市政府签订的深化医改工作目标责任书中，强化政府责任落实。

二是突出关键环节，着力解决制约中医药事业发展的重大问题。在服务体系建设方面，四省均强调完善中医药服务体系，创新中医药诊疗模式，提升中医药服务能力。江苏强调各地市政府要办好1所三级中医类医院，各县市政府要办好1所县级中医医院，到2017年提供中医药服务的社区卫生服务中心和乡镇卫生院达95%、社区卫生服务站和村卫生室达90%。在医保支付方式改革方面，江苏在即将开展的医保支付方式改革中，将中医院病种比照综合医院病种费用进行打包定价，实行同级别医院同价、同病种同等付费；安徽制订实施了100个中医临床路径，列入单病种付费项目并与医保支付挂钩。在价格调整方面，江苏将2012年版《全国医疗服务价格项目规范》所列337项中医医疗服务项目全部纳入收费项目，并新增5个项目。安徽在2013年调整67项中医医疗服务项目价格的基础上今年再次调整提高70项，中医外治、中医骨伤、中医肛肠和中医特殊疗法服务价格分别提高20%。青海在海西州开展医疗服务价格改革试点，部分中藏医服务价格平均上调30%以内，民族医疗服务项目由76项增加到327项。在补偿机制方面，安徽开展了"有利于中医药特色优势发挥的中医药服务补偿机制"专项课题研究，选择芜湖和马鞍山市开展探索中医药服务分类补偿试点，通过改革财政投入方式和医保支付方式，按照中医药服务的质量、数量和满意度进行补偿，引导中医医院发挥中医药特色优势。在分级诊疗制度建设方面，四省均组建多种形式的中医医疗联合体、中医医疗集团，开展县乡中医药服务一体化管理，积极参与分级诊疗体系建设。江苏以高血压、糖尿病等慢性病的中医药防治结合为重点，探索建立中医医院与基层医疗卫生机构、疾病预防控制机构分工合作的慢性病综合防治体系。福建积极探索构建具有中医特色的三级康复服务体系建设。青海鼓励各级医疗机构将中藏医治疗有优势的疾病患者转至中藏医医疗机构就诊，规定统筹区域内没有二级中藏医定点医疗机构的，可选择统筹区域外的二级和三级中藏医定点医疗机构就医；西宁市规定城乡参保居民可直接到市、区、县一、二级中医医疗机构就近就诊，不再开具转诊证明等。

三是加强督导协调，同步开展公立中医医院综合改革。四省46个地市215县市，共12个省级中医医院、47个地市级中医医院和193个县级中医医院，均同步或即将同步开展公立医院综合改革。46个地市中，95.7%落实了中药饮片保留加成政策，47.8%落实了中药饮片不纳入药占比计算政策，82.6%调整了中医医疗服务价格，100%将中药（含中药饮片、中成药、中药制剂）和符合规定的治疗性中医诊疗项目纳入基本医疗保险基金支付范围，89.1%细化了对中医医院投入倾斜政策。目前，四省公立中医医院改革整体运行平稳。江苏取得了"两增两减两满意一提升"的改革成效，病人服务量和医疗服务收入增加；药品费用及药费占比降低，均次费用增长率降低；群众和医务人员对改革实际效果总体满意；中医药特色显著提升。安徽通过改革使中医医院就诊均次费用降低、收入结构优化、就诊秩序趋于合理，群众满意度明显提高。

总的看，四省的改革各有特色、亮点纷呈，有些政策已经见到了初步成效，为全面推进改革奠定了良好的基础。

二、客观分析四省推进中医药改革存在的主要问题

虽然四省中医药改革都取得了积极进展，但也存在一些问题。这些问题既有老问题，也有新问题；既有全国共性问题，也有本省个性问题；既有思想认识方面的问题，也有推动落实方面的问题。主要表现在：

一是差别化的中医药改革政策还有待于进一步明确。国家已经明确提出对中医医院投入予以倾斜、医保鼓励中医药服务提供和使用、根据不同类型的公立医院实行差别化改革政策，但怎么倾斜、怎么鼓励、怎么体现分类指导实行差别化的改革政策，还需要地方进一步发扬首创精神，结合实际大胆探索创新。

二是有些关键问题还没有取得

实质性进展。如大家都认为中医收费项目少、价格低是影响特色优势发挥的关键所在，深化医改启动以来，涉及价格的改革文件也都提出要提高中医医疗服务项目价格。但各地中医医疗服务项目和价格调整工作进展比较缓慢，四省中只有江苏将2012年版《全国医疗服务项目规范》全部337项中医医疗服务项目纳入收费项目；部分已经调整价格的地区，由于基数过低，中医医疗服务价格仍不能反映中医药人员技术劳务价值。

三是中医药服务体系不完善、能力不强的问题还突出存在，距离建立分级诊疗制度的要求还有很大差距。四省46个地市中还有5个地市没有设置地市办中医类医院，还有9.4%的县市没有设置县办中医类医院。安徽、福建、青海距离千人口0.55张公立中医类医院床位数配置都还有很大差距。很多中医院特别是县级中医医院基本条件差、设施设备陈旧、服务能力不强；基层医疗卫生机构普遍存在中医科室条件差、中医诊疗设备配备严重不足、中医药服务能力薄弱的问题。

从局医改办对四省各地市医改中医药政策执行情况调查看，各地还有进展不平衡的问题。有的地方进展较快，不仅国家制定的各项中医药政策措施落实较好，还能够创造性地提出新举措；有的地方则进展缓慢，对国家已经出台的中医药政策学习不够、研究不深，还在等待观望甚至置之度外，推动落实不力，如部分地区还没有及时纠正取消中药饮片加成的做法；又如中药饮片不纳入药占比计算的政策，46个地市中还有一半以上没有落实。这些问题都需要我们进一步加强督促协调、切实强化政策落实、努力加强探索创新来加以研究解决。

三、准确把握中医药改革重点工作任务

今年上半年，医改的重点文件密集出台，重大改革措施相继推出，改革的力度、广度、深度都不断加大。下半年，还有几项硬性任务要完成，概括起来，就是"两个全面推开，两个全面实施"，在全国全面推开县级公立医院综合改革，在100个试点城市全面推开城市公立医院综合改革，全面实施城乡居民大病保险，全面实施新一轮药品招标采购。在7月底召开的2015年公立医院综合改革专题研讨班上，李斌主任要求各地要加快制定配套实施方案，做好贯彻落实和督促指导，一级一级传导压力，压实责任，确保各项政策措施得到全面落实。

在党中央、国务院的高度重视下，在国务院医改办和国家卫生计生委等部门大力支持下，经过国家中医药管理局的深入研究和积极协调，目前出台的和即将出台的各项改革政策基本体现了中医药改革的思路和要求，接下来的工作就是抓落实、抓细化和抓实效。希望四省以公立中医医院改革这一"重头戏"为主要着力点，敢于实践，善于总结，勇于突破，在管理体制、运行机制、服务价格调整、医保支付、人事管理、收入分配、医疗监管等体制机制改革中，探索实行差别化的中医药改革政策措施，力争突破制约中医药特色优势发挥的政策藩篱，建立起维护公益性、调动积极性、保障可持续、发挥中医药特色优势的公立中医医院运行机制。

深化医改是一项错综复杂的系统工程，中医药改革也是如此。各项具体改革之间存在千丝万缕的联系，涉及多个部门和单位，任何部门都不可能包打天下，更不能用"头痛医头、脚痛医脚"的办法推进改革。"单兵突进"、友邻部队不靠拢的改革都是不可持续的。必须深刻认识改革的综合性、复杂性和艰巨性，坚持从系统、整体和大局着眼，深刻把握中医药改革规律和内在逻辑，积极协调并会同相关部门最大程度凝聚共识，分清寒热表里，坚持辨证论治，推出综合性的配套改革措施，形成政策叠加效应。

第一，合理规划布局中医药资源。根据公立医院综合改革的要求，各地要按照《全国医疗卫生服务体系规划纲要（2015~2020年）》要求以及本省卫生资源配置标准，并结合服务人口与服务半径、城镇化发展水平和群众医疗需求变化，制定并实施好区域卫生规划和医疗机构设置规划。四省中医药管理部门要积极参与本省规划的制定，根据《全国医疗卫生服务体系规划纲要（2015~2020年）》中医药资源配置要求，充分考虑人民群众日益增长的中医药服务需求，加快建立完善布局合理、规模适当、结构优化、层次分明、功能完善、运转高效的中医医疗服务体系。切实落实每个地市级区域至少设置1个市办中医类医院，每个县级区域设置1个县办中医类医院，按照每千常住人口0.55张配置中医类医院床位数。要根据《中共中央 国务院关于深化医药卫生体制改革的意见》（中发〔2009〕6号）提出的"对中医院（民族医院）、传染病院、精神病院、职业病防治院、妇产医院和儿童医院等在投入政策上予以倾斜"的要求，进一步细化落实政府对中医医院投入倾斜政策。这些机构都是政府应该重点投入予以保障的。各地要积极协调各级政府按照规划设置办好公立中医类医院，确保基本医疗服务的有效供给和相关公共卫生任务的得到落实。最近，国务院医改办正在研究制定引导和规范政府办公立医院改制的相关政策，各地也要结合本省情况加强研究，同时，抓好国家政策的贯彻落实。

第二，加快理顺中医医疗服务价格。城市公立医院综合改革试点城市要在2015年制订出台公立医院医疗服务价格改革方案，在保证公立医院良性运行、医保基金可承受、群众整体负担不增加的前提下，降低药品、医用耗材费用和取消药品加成，降低大型医用设备检查治疗价格，合理调整提升体现医务人员技术劳务价值的医疗服务价格。省级中医药管理部门要紧紧抓住价格调整这个"牛鼻子"。一方面，全面实施2012年版《全国医疗服务价格项目规范》，增加和规范中医医疗服务价格项目；另一方面，按照"总量控制、结构调整"的原则，结合取消药品加成、财政补偿和医保支付水平的具体情况，合理提高中医医疗服务价格，充分体现中医和中医药人员技术劳务价值。调整价格时，要精细测算，既要防止就"加成"补"加成"，使价格调整不到位，仍不能充分体现中医药人员的技术劳务价值；也不能出现价格调幅过大，导致医院"不敢收"、群众"不愿看"的现象。

第三，探索有利于中医药特色优势发挥的医保支付政策。"三医联动"，医保是基础。2015年医保支付方式改革要覆盖四省所有公立医院，建立以按病种付费为主，按人头付费、按服务单元付费等复合型付费方式，逐步减少按项目付费，鼓励推行按疾病诊断相关组（DRGs）付费方式。省级中医药管理部门要积极协调医保部门，在切实落实国家基本医疗保险的有关政策规定的基础上，探索符合中医药和中医医院特点和实际情况、鼓励中医药特色优势发挥的医保支付政策。一是合理确定中医医院医保付费总额控制指标和医疗服务支付标准，尤其是在住院治疗中引导运用成本相对较低、疗效相对较好的中医诊疗项目，充分发挥中医药特色和优势。二是探索在确定单病种付费标准时，按区域内中、西医各病种综合平均成本测算，实现"同区域、同级别（医院）、同病种、同费用"。在这方面江苏等地区已经开始探索，希望能够不断总结、不断评估、不断完善。三是加快推进公立中医医院临床路径管理，大力推广实施中医优势病种中医临床路径。国家中医药管理局正在组织专家抓紧修订中医临床路径，使之更加符合中医药自身规律、诊疗特点和临床实际。

第四，探索完善中医药参与分级诊疗的政策。《国务院办公厅关于推进分级诊疗制度建设的指导意见》（国办发〔2015〕70号）明确提出，到2020年分级诊疗服务能力全面提升，保障机制逐步健全，布局合理、规模适当、层级优化、职责明晰、功能完善、富有效率的医疗服务体系基本构建，基层首诊、双向转诊、急慢分治、上下联动的分级诊疗模式逐步形成，基本建立符合国情的分级诊疗制度。前期，我局就如何发挥中医药作用促进分级诊疗制度建设做了深入调研和政策研究。经过积极协调，《指导意见》在各级医疗卫生机构功能定位、能力提升、资源配置等方面都明确了有利于中医药特色优势发挥的具体要求。四省中医药管理部门要积极参与分级诊疗这个事关全局的制度设计，一是要明确公立中医医院功能定位。三级中医医院主要是充分利用中医药技术方法和现代科学技术，提供急危重症、疑难复杂疾病的中医诊疗服务和中医优势病种的中医门诊诊疗服务；二级中医医院主要是充分利用中医药技术方法和现代科学技术，提供区域内常见病、多发病、慢性病的中医诊疗，急危重症患者的抢救，疑难复杂疾病向上转诊服务。各地要根据功能定位，针对性开展条件建设和能力建设。二是要制定有利于中医药作用发挥的政策措施。在制定相关细化配套政策时，要充分考虑门诊诊疗是中医的主要服务形式，"大门诊"是中医类医院的特点，中医门诊对很多常见病、多发病和慢性病有优势，还能诊疗很多疑难复杂疾病，并且费用相对低廉，对于降低门诊均次费用拉动作用明显；中医的复诊也不是简单地"抄方抓药"，而是对疾病不同阶段的再次辨证论治、调整用药，积极协调有关部门探索区别对待中医医院门诊中医诊疗服务的医保支付政策。在制定和分解降低普通门诊比重指标时，中医医院也不宜按综合医院的标准简单地提出硬性指标来要求。对基层中医药服务体系不健全、能力较弱的地区，应充分发挥中医医院的服务能力，更要区别对待中医医院的门诊服务，满足人民群众对中医药服务的需求。

第五，切实用好中药饮片相关政策。中药饮片是中医临床辨证论治的物质基础。经过大力协调，上半年国务院办公厅出台的公立医院改革文件中先后明确规定中药饮片不取消药品加成、不纳入药占比计算、不纳入药品集中招标采购范围。各地在切实落实好这些政策的同时，也要加强对中药饮片合理应用的监管，建立中药饮片处方专项点评制度等措施严格控制中药饮片的不合理使用，防止费用的不合理增长，同时也避免中药材的浪费。要加强对各级各类医疗机构特别是基层医疗卫生机构和社会办中医医疗机构医务人员的培训和指导，不断提高中药饮片合理使用水平。同时，也要按照规定切实加强中药饮片采购、验收、保管、调剂、临方炮制、煎煮等全过程质量管理，保证中药饮片质量，坚决杜绝假冒伪劣中药饮片进入医疗机构。要加强中药饮片调配管理，确保中药饮片使用"最后一公里"的质量和安全。

第六，加快提升基层中医药服务能力。基层中医药服务能力提升对于夯实分级诊疗基础、将病人留在基层的作用越来越明显。中央全面深化改革领导小组办公室《改革情况交流》第123期专门刊登了《提升基层中医药服务能力 夯实分级诊疗基础》，对基层中医药服务能力提升工程给予了高度肯定。希望四省继续统筹推进基层服务能力提升各项工作，加快实施进度，为分级诊疗打好网络基础。一是要以基层国医堂、国医馆建设为抓手，加强中医药特色诊疗区建设，推广中医药综合服务模式，不断提升基层医疗卫生机构中医药服务能力；二是通过组建中医医联体、城乡对口支援或帮扶、推进中医师多点执业等多种措施，鼓励和引导中医优质医疗资源和人才资源双下沉基层，帮助提高基层常见病、多发病和慢性病中医诊疗水平。三是做好基本公共卫生服务中医药健康管理项目实施工作，加大对基层医疗卫生机构现有人员的培训力度，在确保目标人员40%覆盖率的目标任务落实到位的同时，力争探索新的中医药服务项目并纳入国家基本公共卫生服务项目。

第七，扎实推进中医医院服务模式创新。要充分认识中医药服务模式创新的重要性和必要性。中医医院根据和利用先进管理理念和手段，整合资源，优化服务流程和服务模式，不仅是国家卫生计生委和国家中医药管理局正在组织实施的"进一步改善医疗服务行动计划"的具体要求，更是公立中医医院改革的重要内容和亮点，能够进一步符合和体现中医药自身规律和诊疗特点，能够进一步提升中医临床疗效和患者就医体验。江苏省在这方面已经做出了很多探索，取得了不少有益经验。各地要切实加强中医药服务模式创新的研究，在不同地区、不同层面上探索推广实施融医疗、预防、保健、养生、康复于一体、全链条的医院发展模式，涵盖医院、社区、家庭的延伸服务模式，多专业联合诊疗服务模式，多种方法并用的综合治疗模式和大医精诚的中医药文化弘扬模式等五种模式。要注重发挥市场作用，激发中医药服务模式创新的动力；同时，在加强中医医疗服务价格、医保等研究的基础上创新制度机制，积极争取政策保障。

第八，大力发展社会办中医医疗机构。社会办医是医疗卫生服务体系不可或缺的重要组成部分，是满足人民群众多层次、多元化医疗服务需求的有效途径，可以提供基本医疗服务，作为公立医院的补充，也可以提供高端康复、护理等服务，满足非基本需求。国家十分重视推进社会办医，国务院办公厅刚刚印发《关于促进社会办医加快发展的若干政策措施》，再度为社会办医"松绑"，进一步降低社会办医"门槛"，以满足群众多样化健康服务需求。大力发展社会办中医医疗机构，是完善中医药服务体系、促进中医药健康服务发展的重要举措，是加快发展社会办医的重要内容，是增加中医药资源供给、满足人民群众多样化多层次中医药服务需求的重要途径。要鼓励社会力量优先举办妇科、儿科、肛肠、骨伤等非营利性中医专科医院，发展中医特色突出的康复医院、老年病医院、护理院、临终关怀医院等医疗机构。要鼓励社会力量举办只提供传统中医药服务的中医门诊部和中医诊所，

区域卫生规划和医疗机构设置规划不作布局限制，取消具体数量和地点限制，同等条件下优先审批。允许取得《乡村医生执业证书》的中医药一技之长人员，在乡镇和村开办只提供经考核合格的传统中医诊疗服务的中医一技之长诊所，或在乡镇和村设置的中医门诊部和中医诊所执业，只提供经考核合格的传统中医诊疗方法。有条件的地区还可以相对集中设置只提供传统中医药服务的中医门诊部和中医诊所，打造中医药文化氛围浓郁的中医药服务区域，推动从注重疾病治疗转向同时注重健康维护、发展中医"治未病"和康复等多元化服务。

第九，统筹推进公立中医医院管理体制、人事薪酬等改革。建立公立医院运行新机制不仅仅是取消药品加成，而是系统的综合改革。要同步落实公立中医医院人事管理、内部分配、运营管理等自主权。健全公立中医医院院长选拔任用制度，突出专业化管理能力，推进职业化建设。要建立以公益性为导向、以中医药特色优势为关键指标的考核评价机制。强化公立中医医院精细化管理，全面开展便民惠民服务，加强预约和分诊管理，改善患者就医环境和就医体验。深入开展优质护理服务。同步深化公立中医医院编制人事制度改革和薪酬制度改革，完善绩效工资制度，合理确定中医药人员薪酬水平，体现中医药人员技术劳务价值。

四、切实抓好中医药改革工作任务落实

坐而论道，不如起而行之。近期，党中央作出了开展"三严三实"专题教育的部署。践行"三严三实"的关键是要抓落实。我们要认真学习贯彻习近平总书记关于"三严三实"的要求，把专题教育与推进中医药改革紧密结合起来，内化于心，外化于行，切实抓好中医药改革各项工作任务落实。

一要强化思想认识，力争当好示范。选择四省开展综合医改试点是深化医改的重要战略部署。四省经济社会发展水平不一，卫生和中

医药发展也各有特点。四省中医药管理部门都要有勇于争先、敢于创新的事业激情和豪气，将目标放在为全国提供经验、当好示范、探索路子上来，把推进中医药改革时刻想在心中抓在手上，不断提高思想认识，强化责任意识、担当意识、问题意识、攻坚意识，把各项改革任务部署好、推进好、落实好。要立足本地区实际，根据深化医改的总体要求，加强顶层设计，因地制宜地探索建立不同经济社会发展水平下的不同中医药改革发展特色之路，为全国提供借鉴和示范。

二要讲求工作方法，力争形成合力。要把中医药改革放到整个综合医改试点中，坚持运用"三观互动"这个实践证明行之有效的中医药工作机制和方法，把各项工作细化分解成宏观、中观、微观任务予以统筹、协调、配合和推进。要主动深入地学习医改文件，理解和把握已经出台的各项中医药政策精神实质。要善于协调，注重发挥中医药工作协调机制作用，主动和经常地向党委和政府汇报，到相关部门沟通，积极争取他们的理解和支持，在省级文件和政策中充实中医药内容、明确中医药政策；更要积极指导各地市、各县市的政策制定，争取各级党委、政府和相关部门对中医药改革工作的理解和支持，帮助他们进一步了解中医药相关政策，更好地把握中医药改革任务要求，完善医改实施方案，做到中医药政策落实"无死角"。只有这样，上下左右才能形成强有力的推动合力，才能真正推动中医药改革工作。

三要狠抓责任落实，力争取得实效。有责任，有监督，才能有落实。江苏、安徽两省将中医药改革要求纳入省政府与各地市政府签订的深化医改工作目标责任书中的做法非常值得借鉴。要紧咬改革目标，细化工作方案，把责任分解到各级政府、各有关部门，明确时间表和路线图，确保改革见到实效。要强化督查和问责，定期通报各项工作进展情况，对工作不力或进展缓慢

的，要加大督促和指导力度，帮助其分析原因，及时解决问题，保证各项改革工作顺利推进，各项政策措施落地生根。国家中医药管理局今年将以公立中医医院改革为重点，建立医改中医药工作监测制度，每季度通报医改中医药工作进展情况；继续编印深化医改中医药信息交流，把四省好的做法、好的经验、好的政策编发全国学习借鉴。

四要加强研究探索，力争取得新经验。下半年，国家将加快制定公立中医医院综合改革效果评价、医疗卫生机构绩效评价、深化医保支付方式改革、控制医疗费用不合理增长、分级诊疗制度等配套文件，协调推动制订公立医院薪酬制度改革、药品流通领域改革、医疗服务价格形成机制改革。这些文件涉及

的改革都十分重要也十分关键。四省和各联系司要抓紧研究，结合实际提出有针对性的中医药政策措施，充实中医药改革内容，反映中医药行业特点。对于已经看得准、有广泛共识的改革措施，下决心坚决推进，争取早日见到成效；对于有不同看法、尚未达成共识的，可以通过试点先行，取得成效后再面上推广。我们还要进一步加强调研力度，深入总结基层经验，"智慧来自地方、经验来自基层"，要帮助地方把行之有效的做法上升到政策措施层面，凝练成为大多数地方可学而致、可习而能的工作模式。

五要完善管理体系，力争取得突破。要紧紧抓住卫生计生机构改革的重大机遇，力争在加强中医药管理体系建设方面取得突破性进展，

实现每个地市都有中医科，每个县市都有专人管。

医改是公认的世界性难题，中医药改革更是没有任何的国内外实践经验可以借鉴。但只要我们以强烈的事业心和高度的责任心，以时不我待、奋勇争先的紧迫感和使命感，以饱满的激情、理性的思维、务实的态度，下决心认真去推进，就一定能够取得成效。希望四省继续大胆探索，蹚出路子，为全国推进中医药改革创造更多宝贵的经验。国家中医药管理局将继续坚持和完善局领导联系推进国家综合医改试点省中医药改革制度，继续跟踪四省改革进展情况，及时总结推广好经验、好做法，与大家一道推进中医药改革发展，共同做好中国式医改和中医惠民这篇大文章。

国家卫生计生委副主任、国家中医药管理局局长王国强在祝贺屠呦呦研究员荣获 2015 年诺贝尔生理学或医学奖座谈会上的讲话

（2015 年 10 月 8 日）

金秋十月，是一个丰收的季节，在全国上下沉浸在欢度中华人民共和国成立 66 周年的喜庆口子里，我们又欣闻一条十分振奋人心的好消息，北京时间 2015 年 10 月 5 日 17 时 30 分，瑞典卡罗琳医学院在斯德哥尔摩宣布将 2015 年诺贝尔生理学或医学奖授予中国女药学家屠呦呦，以及另外两名科学家威廉·坎贝尔和大村智，表彰他们在寄生虫疾病治疗研究方面取得的成就。这是中国科学家首次因在中国本土进行科学研究而获得诺贝尔科学奖，是中国医学界迄今为止获得的最高奖项，也是中医药成果获得的最高奖项。

闻之佳音，李克强总理第一时间致信国家中医药管理局，对屠呦呦的获奖表示祝贺。李克强总理在贺信中指出，长期以来，我国广大科技工作者包括医学研究人员默默

耕耘、无私奉献、团结协作、勇攀高峰，取得许多高水平的成果。屠呦呦获得诺贝尔生理学或医学奖，是中国科技繁荣进步的体现，是中医药对人类健康事业作出巨大贡献的体现，充分展现了我国综合国力和国际影响力的不断提升。希望广大科研人员认真实施创新驱动发展战略，积极推进大众创业、万众创新，瞄准科技前沿，奋力攻克难题。为推动我国经济社会发展和加快创新型国家建设作出新的更大的贡献。刘延东副总理、陈竺副委员长委托我和中国科协党组书记尚勇同志当晚去看望屠呦呦研究员并向她表示祝贺和慰问。李斌主任在非洲出访，也在第一时间打来电话让我转达对屠呦呦的祝贺和致意。国家食品药品监督管理总局毕井泉局长也让吴浈副局长转达他的祝贺。国家卫生

计生委、国家中医药管理局就屠呦呦获奖发表了贺词。从我们的舆情监测看，屠呦呦获奖和李克强总理致信表示祝贺的消息传播迅速、反映强烈，极大地激发了国民的爱国热情和民族自豪感，极大地振奋了广大科技工作者和医药工作者的精气神，海内外华人特别是广大知识分子也都欢欣鼓舞、奔走相告。

40 多年来，中国中医科学院中药研究所研究员屠呦呦，全身心投入严重危害人类健康的世界性流行病疟疾的防治研究，从中医药这一伟大的宝库中寻找创新源泉，从浩瀚的古代医籍中汲取创新灵感，从现代科学技术中吸收创新手段，与她领导的研究团队坚持不懈、攻坚克难、团结协作、联合攻关，成功地从中草药青蒿中提取出青蒿素，对于研制系列的青蒿素类药品发挥

了关键作用。这一成就，挽救了全球特别是发展中国家数百万人的生命，有力地推动了国际抗疟事业的发展，在世界抗疟史上具有里程碑意义。就像屠呦呦本人所说，青蒿素的发现是中国传统医学送给人类的一份礼物。屠呦呦这次获奖，是继荣获2011年度拉斯克临床医学研究奖后，又一次得到世界的高度认同，成为中国大陆首位获得诺贝尔奖的科学家，表明了国际医学界对中国医学研究的深切关注，证明了中医药对维护人类健康的深刻意义，展现了中国科学家的学术精神和创新能力，是中国科技繁荣进步的体现，是中医药对人类健康事业作出巨大贡献的体现，是我国综合国力和国际影响力不断提升的体现。这不仅仅是屠呦呦研究员本人的光荣和骄傲，也是我们伟大祖国的光荣和骄傲，是中国科技界、医药卫生界、中医药人的光荣和骄傲。让我们以热烈的掌声向屠呦呦研究员表示热烈祝贺并致以崇高敬意！

今天，国家卫生计生委、国家中医药管理局、国家食品药品监督管理总局三家联合在这里召开座谈会，热烈祝贺屠呦呦获得世界瞩目的殊荣，认真落实李克强总理的重要指示精神，回顾总结发现青蒿素这个过程，总结凝练医药卫生领域科技创新的规律，启迪理清加快促进我国医药卫生科技进步的基本思路、方向目标，推动包括中医药在内的医药卫生创新驱动发展。

刚才，诺贝尔奖获得者屠呦呦发表了获奖感言，陈竺副委员长、刘谦副主任、孙咸泽副局长作了重要讲话，都讲得非常好，很受启发，很受鼓舞。再有来自不同学科专业的专家学者从不同的角度作了发言，对屠呦呦研究员获得诺奖既表示了祝贺，也进行了深入的思考，有很多的启迪和体会，并提出了很好的意见和建议。这些都是我们对屠呦呦研究员获奖祝贺的最好体现。同时，这几天我们连续收到来自各省卫生计生委和中医药管理局发来的贺电贺信，祝贺屠呦呦研究员获奖，这些对我们都是很好的激励。

下面我想就认真贯彻落实李克强总理重要指示精神，加快推进中医药创新驱动发展谈三点意见。

一、认真思考发现青蒿素对中医药传承创新发展的启示

纵观青蒿素发现的过程，有许多值得我们认真思考、好好总结。我认为可以归纳为"三个坚持"和"三个善于"。"三个坚持"就是，坚持目标需求导向，把研究方向聚焦在严重威胁人类健康乃至生命的重大疾病、传染病的防治上，把目标瞄准在提高药物的临床疗效上，大计划部署、大团队合作、举全国之力，聚多学科优势，这为青蒿素的发现提供了有效的机制保障和平台。坚持不懈努力，190次失败，1次成功，对于大多数人来说，意味着放弃，屠呦呦凭着她自信和勇气，执著和坚持，最终取得了成功，这也是当今中医药科技工作者应该坚守的精神。坚持基础和临床结合，发现青蒿素仅仅是成功的开始，在此基础上创制药物、运用到病人身上才是最后的成功，屠呦呦团队一步一个脚印，攻克了这个难题。"三个善于"就是，善于从中医药这一伟大宝库中寻找创新源泉，毛主席说，中国医药学是一个伟大的宝库，应当努力发掘，加以提高。屠呦呦团队遨游在这个宝库中努力探索、认真实践，最终找到了创新的源泉，从2000种中药中聚焦到青蒿这个中草药，这并非偶然，既得益于先哲的发现，也得益于屠呦呦对中医药理论知识的娴熟掌握。善于从传统技术方法上汲取创新灵感。葛洪的《肘后备急方》"青蒿一握，以水二升渍，绞取汁，尽服之"，区区15个字，给了屠呦呦新的灵感，转向低温提取，从而解决了提取物活性问题，这对我们如何继承是一个很好的启示。善于从现代科学技术中吸收创新的手段。用乙醚提取法从青蒿中提取青蒿素，就是很好地运用了现代科学技术，青蒿素的发现和提取，是在继承中创新，传统与现代科学技术结合的典型范例。我们要进一步对这个范例进行剖析，探索总结出中医药创新发展的规律。

二、深化对中医药原创优势的认识

刘延东副总理指出，中医药是我国独特的卫生资源、潜力巨大的经济资源、具有原创优势的科技资源、优秀的文化资源和重要的生态资源。屠呦呦因发现青蒿素而获诺贝尔奖，进一步深化了我们对中医药是"具有原创优势的科技资源"的认识。中医药在理论上具有独特的生理观、病理观、疾病防治观，注重社会环境、心理因素对人体健康状况及疾病发生发展的影响，注重从人的整体功能状态来判断健康状况和疾病的发生发展，注重实施个体化辨证论治，注重"以人为本"而选择人性化的治疗方式，注重以"治未病"理念为核心、防患于未然而强调个人的养生保健，并贯穿于疾病发生、发展、变化的全过程，这些都与转变了的医学模式相吻合，与调整了的医学目的相一致，完全符合当今医学的发展方向。中医药还具有临床疗效确切、用药相对安全、服务方式灵活、费用比较低廉、创新潜力巨大、发展空间广阔等方面的优势。可以说，中医药是我国具有自主知识产权的主要领域，蕴含着巨大的创新潜力。面对当前世界性的医学难题，医学界和生物医药界纷纷将目光投向传统医药领域，中医药与现代科学理论、技术和方法的渗透结合，很可能为生命科学和医疗卫生的突破作出更大贡献。大力推动中医药的科技创新，将资源优势、知识优势转化为技术优势、经济优势，促进健康产业的发展，可以为实施创新驱动发展战略、转变经济发展方式作出更大的贡献。屠呦呦获奖也告诉我们，中医药在维护人类健康方面应该大有可为，我们要进一步提振精气神，坚定发展中医药的信心。

三、抓住机遇，加快推进中医药创新驱动发展

第一，把握中医药科技创新的方向和目标。要始终坚持问题和需求为导向，紧密结合经济社会发展对中医药的重大需求，紧密结合中医药发展遇到的瓶颈制约，瞄准中医药科技创新的难题，明确中医药科技创新的主攻方向。要坚持中医药学的原创思维作为理论和技术创新的逻辑起点，原创思维是任何一门科学创新发展的根本和前提，要把自身的原创思维作为中医药理论创新和技术创新的基础和前提，不断的取得原创性的成果，形成原创性的优势。

第二，瞄准中医药科技创新的前沿和重点。中医药创新根本上是方法学的创新，如何把握精髓，构建符合中医药规律的方法学体系，是当前中医药科技创新的瓶颈问题。要根据中医药的历史积累、实践经验，集成生物医学、系统科学、复杂科学等研究方法，丰富和发展生命科学的认识论和方法论，指导中医药的各类科学实践，进而阐明中医药理论的科学内涵，创新发展中医药理论和技术，完善医疗保健模式，解决临床防病治病的实际问题。

第三，探索中医药科技创新的路径和方法。历史证明，中医药发展始终是不断吸收和融合各个时期先进的科学技术和人文思想，不断创新发展的。在现代科学技术日新月异的今天，既要善于从古代经典

医籍中寻找创新的灵感，也要善于学习借鉴先进的科学技术汲取营养、为我所用，将中医药原创思维和快速发展的信息、生物、新材料等新技术以及不断涌现的新方法有机结合起来，从中寻找创新路径和手段。要充分发挥中西医各自优势，从提高临床疗效入手，探索现代医学与中医药学共融发展的切入点，促进中医、西医两种医学在疾病诊疗过程中的优势互补与融合，更好地服务人类健康。

第四，健全中医药科技创新的机制和平台。一是加强科技规划、项目和规划的统筹，着力解决当前在科技界、医疗界面临的"碎片化"问题，"碎片化"既不利于形成团队精神，也不利于出大成果，更不利于提高疾病疗效，在创新科技体制机制方面，对于"碎片化"问题要高度重视。将政府投入更多用于基础前沿研究、共性关键技术研究和科研平台的建设。二是打破壁垒，创建战略联合体。鼓励高等院校、科研院所、医疗机构、企业、金融机构等不同主体之间开展深度合作，推动建立各类科研计划攻关，技术创新服务平台、技术创新联盟以及

区域特色产业创新集群，真正形成利益共同体。三是充分发挥市场的作用。瞄准生产和临床运用以及市场需求开展科研活动，把技术需求、服务需求和创新攻关结合起来，把市场拉动和技术驱动的作用协调起来，提高科技资源的使用效率，将科研的成果更多、更好地转化为促进经济发展的生产力和造福于人民健康的服务。四是大力推进大型科学仪器设备、科技文献、科学数据等科技基础条件平台建设，加快建立健全开放共享的运行服务管理模式和支持方式。

第五，弘扬中医药科技创新的精神和品质。我们向屠呦呦研究员和她的团队学习，要学习他们始终坚持中国特色的社会主义核心价值观，发扬中华优秀传统文化以及它的哲学思想和人文精神。始终坚持热爱祖国、不畏艰险、攻坚克难、包容开放、团结协作、潜心研究、扎实做事、默默耕耘、无私奉献、大医精诚、勇攀高峰，把祖国和人民永远放在心中，把事业和责任永远扛在肩上。始终坚持中医药人对发展中医药事业的自信、自尊、自觉、自强的精神和品质。

基层中医药服务能力提升工程领导小组常务副组长、国家卫生计生委副主任、国家中医药管理局局长王国强在基层中医药服务能力提升工程领导小组办公室会议上的讲话

（2015 年 10 月 23 日）

为贯彻落实国务院《"十二五"期间深化医药卫生体制改革规划暨实施方案》和《关于扶持和促进中医药事业发展的若干意见》等对中医药工作的要求，2012 年 9 月，国家中医药管理局、原卫生部、人力资源社会保障部、原国家食品药品监管局、总后卫生部共同启动实施了基层中医药服务能力提升工程。提升工程实施三年多来，已取得了明显进展和成效。今天，我们在这

里召开提升工程领导小组办公室会议，主要是向大家通报提升工程实施进展情况，并研究部署下一阶段的工作。刚才，蒋健司长代表提升工程领导小组办公室作了提升工程实施情况的报告，各部门负责同志结合各自工作职责，介绍了本部门推进提升工程实施的主要举措和成效，对持续提升基层中医药服务能力提出了意见和建议，我代表提升工程领导小组，对各部门对于提升

工程实施工作的支持表示感谢！下面，我讲两方面的意见。

一、系统总结，充分肯定实施提升工程取得的进展和成效

提升工程启动实施以来，各部门、各地注重统筹规划，推动政策落实，加大投入力度，强化能力建设，彰显特色优势，各项工作都取得了积极进展。2014 年 7 月，五部门又联合召开提升工程推进会议，并组织各地开展了督查评估，推动

了各项主要目标任务的落实。

（一）基层中医药服务体系逐步健全

在中央财政大力支持下，县级中医医院基础设施条件明显改善，基层医疗卫生机构中医药科室设置、内涵建设、设备配备得到加强。"十二五"期间，1191所县级中医医院进行了改扩建或新建，65.9%的县级中医医院达到二级甲等标准，树起了龙头；89.9%的社区卫生服务中心和81.6%的乡镇卫生院设置了中医科中药房，强化了枢纽；中央财政支持为10万多个村卫生室、社区卫生服务站配备简易中医诊疗设备，夯实了网底。

（二）基层中医药队伍建设成果显著

各地高度重视解决中医药人才短缺这一制约基层中医药的瓶颈问题，多措并举提升现有人员素质，千方百计充实增加人员数量。一是培训工作"常态化"，通过对基层中西医人员开展中医类别全科医生规范化培训和转岗（岗位）培训、县级中医临床技术骨干培训、中医药知识与技能培训等，提升了现有基层医务人员的中医药素养和能力；二是大力引进中医药人才，各地通过订单培养、定向招录、中医药人员引进"绿色通道"、农村中医药一技之长人员纳入乡村医生管理等政策措施，壮大了基层中医药人员队伍。北京、天津等10省（区、市）的社区卫生服务中心，内蒙古、重庆等6省（区、市）的乡镇卫生院中医类别医师占本类机构医师总数比例已达20%以上。

（三）基层中医药服务能力有效提升

基层医疗卫生机构中医药服务量大幅提升，中医药服务内涵不断丰富。一是基层医疗卫生机构中能够提供中医药服务的比例大幅提升，广大群众可以就近、方便地看中医、用中药；二是基层医疗卫生机构中医诊疗量占同类机构诊疗总量也明显增加，越来越多的基层医疗卫生机构选择使用中医药技术方法治疗基层常见病、多发病；三是通过一千多个推广基地面向基层中西医人员推广中医药适宜技术，在基层常见病和多发病诊疗中得到广泛推广和应用，四川、重庆等省（区、市）的乡镇卫生院、社区卫生服务中心能提供10项以上中医药适宜技术，村卫生室和社区卫生服务站则能够提供4项以上。

（四）基层中医药特色优势明显发挥

全国社区卫生服务中心和乡镇卫生院中设有"中医馆"或"国医堂"式的中医药综合服务区2万多个，占同类机构总数的45%。"中医馆"的广泛设置，已成为基层卫生工作中的亮点和特色之一，并且使基层医疗卫生机构在综合改革中实现了"五升五降"，调动了基层医疗卫生机构鼓励提供中医药服务的积极性，彰显了中医药在基层的生命力，促进了中医药特色优势的发挥。

（五）基层中医药惠民效果日益彰显

中医药综合服务受到欢迎，中医药基本公共卫生服务惠及更多人群，中医药养生保健理念得到普及，"首诊选中医"已经成为越来越多群众的共识。一是在乡镇卫生院和社区卫生服务中心，将中医药临床科室集中设置、综合使用多种中医药方法和手段服务群众，方便了百姓看病就医；二是普遍提供中医药基本公共卫生服务，2014年全国共完成了5920万65岁以上老年人中医体质辨识服务、2146万0~36个月儿童中医调养服务。许多地区还在孕产妇等重点人群以及高血压、糖尿病患者等健康管理服务过程中探索使用中医药技术方法，取得了良好效果。三是基层"中医馆"营造了浓郁的中医药文化氛围、普遍开展了中医药健康教育宣传，中医养生保健方法和理念得到越来越多百姓的认同，提高了群众的养生保健意识，促进了"不生病、少生病、晚生病"目标的实现；"中医中药中国行——进乡村，进社区，进家庭，进军营"活动持续深入开展，"中医药文化科普宣传周"在基层已经形成品牌，平均每年举办科普讲座、义诊活动2500余场，现场受益群众180多万人，中医药服务和科普文化知识走进了千家万户。

可以说，经过大家的不懈努力，提升工程取得了重要的阶段性成果，基层中医药服务和城乡居民、广大官兵看中医更可及、更方便、更有效，医改的惠民效果得到放大，中国特色基本医疗卫生制度的优越性和生命力进一步彰显。以上成绩的取得，是地方各级政府高度重视和有力扶持的结果，也是提升工程领导小组各成员单位密切配合和积极推进的结果：国家卫生计生委大力推动基层医疗卫生机构落实中医药科室建设和中医药新农合报销政策；人力资源和社会保障部支持将更多的中药制剂、中医非药物疗法等纳入医保报销范围；国家食品药品监督管理总局强化药材市场监管，把好中药生产流通质量关，把好基层监管；总后卫生部专门出台了加强全军基层部队中医药服务能力建设的意见，以及国家发改委、财政部等加大了对基层中医药发展的投入力度，支持县级中医医院标准化建设和基层"中医馆"建设。借此机会，我代表提升工程领导小组，向各成员单位、相关部委表示衷心的感谢！

回顾3年来的工作，各地、各部门实施提升工程有四个方面的做法值得总结、复制和推广：一是部门联动，建立协同机制，同步推进各项基层中医药政策措施落实，强化政府领导、履行部门职责，为基层中医药发展提供坚强的组织保障；二是融入医改大局，发挥特色优势，强化基层中医药服务条件和人才队伍建设，发展中医药综合服务，为分级诊疗制度建立等医改重要举措打下坚实的工作基础；三是完善政策机制，推动工作结合，将创建基层中医药工作先进单位与实施提升工程同步推进，充分调动地方政府发展中医药事业的积极性，强化既有政策的贯彻落实，发挥典型引路和示范带动作用，为基层中医药发展创造良好的政策环境和社会氛围；四是坚持利民惠民宗旨，顺应百姓就近、公平看中医、用中药的期盼，满足百姓对中医医疗和预防保健服务的根本需求，为基层中医药发展注入强大的生命活力。

在肯定成绩的同时，我们也清醒地看到，实施提升工程还存在许多困难和问题，比如基层中医药政策落实不到位，地区之间发展不平衡，基层中医药人员数量不足，基层中医药服务体系和管理体系不完善、不健全等，距离深化医改的目标和人民群众的需求还有很大差距。这些问题和困难，都需要我们加倍努力，不等不靠，攻坚克难，在持续提升基层中医药服务能力的实践中认真解决、不断改进。

二、密切配合，持续推动基层中医药服务能力提升

党中央、国务院高度重视中医药事业发展，今年2月15日，习近平总书记到西安市二〇五所社区"中医馆"考察，充分肯定了基层中医药的综合服务形式。刘延东副总理也多次就基层中医药工作作出重要批示，要求我们要"结合深化医改，坚持问题导向，强化扶持政策，打牢人才基础，切实提升基层中医药服务能力，做好中医惠民的好文章"。国务院印发的《关于促进健康服务业发展的若干意见》和《中医药健康服务发展规划（2015~2020）年》中，又明确提出了"到2020年，力争使所有社区卫生服务机构、乡镇卫生院和70%的村卫生室具备中医药服务能力"的要求。因此，我们要延续目前提升工程实施的好机制、好势头，继续真抓实干、主动作为，持续推动基层提升中医药服务能力和水平。

（一）提高认识，更加重视加强基层中医药服务能力工作

现在我们大家都强调"惠民"，让老百姓感受到国家的政策好处，我认为提升工程这项工作，是真正体现了让老百姓感受到政策好处的一项好措施，因此我们要坚定持续地把它做好。一是要加强对中医药在基层应用重要性、必要性的认识。在基层调研期间，我们深刻感受到，医改工作如果不能有效控制医疗费用，有效降低百姓的看病花费，不能够把大量的患者吸引到基层，成效可能会打折扣。如何用较少的费用来解决看病就医问题，这是我们应该下工夫研究的。在基层不断提升中医药服务能力，完全符合医改的目标要求。二是要在分级诊疗制度建立过程中充分发挥中医药的作用。分级诊疗制度的建立，不能仅靠提高报销比例吸引群众在基层就诊，关键在于能力，在于疗效，在于有效地解决病人的问题。中医药对分级诊疗起了重要作用，表现在把大量患者吸引到基层，尤其是常见病、慢性病以及老年病、康复病人。现在强调90%的病人不出县，那就一定要提高基层服务能力，减轻上级医院的压力。

（二）强化体系建设，继续抓好"强基层、建机制"

要把切实提高基层中医药服务能力与分级诊疗制度建设结合起来，把基层中医药服务体系建设和人才队伍建设放在突出重要的位置上，充分发挥中医药特色优势，使更多的患者主动"留"在基层。一是加强基础条件建设，为基层中医药服务提供夯实网络基础。继续争取中央财政支持，加强县级中医医院标准化建设，实施好基层医疗卫生机构中医药特色诊疗区"中医馆"建设，并将其作为体系建设的重中之重，力争到2020年实现85%的县建有中医院，所有乡镇卫生院、社区卫生服务中心都建有"中医馆"；结合地方实际和需求，"十三五"期间继续谋划实施更多提升基层中医药服务能力的转移支付项目，不断改善基层中医药服务条件。二是加强人才队伍建设，为基层中医药发展提供人才保障。通过继续实施农村订单定向免费医学生培养、开展农村具有中医药一技之长人员纳入乡村医生管理工作，进一步充实基层中医药人才队伍；加强现有基层中医药人员的在职培训和学历教育，提高基层中医药服务水平；在深化县级公立中医医院改革和基层医疗卫生机构编制、人事、收入分配制度改革中，探索制定、完善吸引和稳定基层中医药人员的政策，在职称评聘、工资待遇上向基层中医药人员倾斜，促进中医药人员放心到基层工作、安心在基层工作，为"双向转诊"提供人才储备和技术支撑。

（三）多部门联合，协同提升基层中医药服务能力

多部门联合实施提升工程的成绩和经验说明，这是一个齐抓共管的协作平台，也是一个通力合作的良好机制。三年来基层中医药工作受到前所未有的重视，国务院连续将其纳入2013~2015年医改主要工作安排，列为医改相关配套文件和基层医改政策督查的重要内容，20多个省以政府名义召开启动会议，省市县层层签订目标承诺书，中央和地方财政重点倾斜加大投入，有力推动了基层中医药事业发展。"十二五"提升工程即将进入总结收官阶段，需要各部门积极协作，共同做好总结工作，全面收集、深入整理提升工程实施的成果，多角度反映提升工程带给群众的实实在在的感受，用群众口碑说话；挖掘整理、凝练总结提升工程实施的成功经验、涌现出的先进典型，充分尊重基层首创，促进相互交流学习，进一步推动基层中医药服务实践探索和模式创新。"十三五"期间，我们要继续用好多部门协作这个抓手，充分发挥这个平台的作用，加强沟通协调，促进部门联动，及时研究解决重要事项和重大问题，继续提升基层中医药服务能力和水平，不断满足人民群众日益增长的中医药服务需求，协同一致完成国务院提出的目标任务。

（四）完善政策措施，全面推进目标任务的完成

"十三五"基层中医药服务能力提升的目标已经明确，这一目标的实现需要相关政策措施的有力保障，希望各有关部门结合各自工作职责，继续支持基层中医药能力提升工作。希望国家卫生计生委在医师多点执业、对口支援、远程医疗以及推进分级诊疗制度建立过程中注意统筹，兼顾中医药的特点，发挥中医药的特色优势和作用，促进中医药优质资源下沉；要注意总结基层中医药发展的好经验，在深化医改和"健康中国"建设中扎实推进中医药工作。人力资源和社会保障部在健全全民医保体系和巩固完善基层运行新机制中，继续落实鼓励中医药服务提供与利用的医保政策，将更多的中医药院内制剂和非药物疗法纳入医保报销范围，继续探索建立科学的医疗绩效评价机制和适应行业特点的人事薪酬制度。国家食品药品监督管理总局在继续强化流通领域中药监管过程中，探索鼓励"县乡一体化""医联体"等模式中院内制剂的流通使用，提升基层医疗机构中医药服务能力。总后卫生部在推进全军卫生工作中，继续提升基层部队中医药服务能力，不断满足部队官兵基本医疗和预防保健服务需求。希望各成员单位尽快将本次会议精神向有关领导进行汇报，进一步强化组织领导，提升工作质量。国家中医药管理局各司办要主动作为，尽职尽责，协调配合，做好提升工程"十二五"总结工作，并结合"十三五"中医药事业发展规划制定，积极谋划"十三五"基层中医药工作的思路举措，持续提升基层中医药服务能力和水平。

国家卫生计生委副主任，国家中医药管理局局长、局专家咨询委员会主任委员王国强在国家中医药管理局中医药改革发展专家咨询委员会第二次全体会议上的讲话

（2015 年 12 月 5 日）

今天，我们这个会议开得很好，大家都充分发表了意见，这些真知灼见对我们做好"十三五"规划有非常大的帮助，在这里向大家表示衷心的感谢！下面我就讲几点意见。

一、专家咨询委员会为中医药改革发展提供了智力支撑

专家咨询委员会成立一年来，各位专家为中医药改革发展提供了有力的智力支撑，同时也让我们深切感受到了大家高度的责任意识和担当精神，你们的专业素养和能力水平令人十分敬佩。

一年来，专家们为编制中医药重大规划出谋划策发挥作用。我们就《中医药发展战略规划纲要（2015~2030 年）》的编制，向专家咨询委员会进行了专题咨询，部分专家委员承担了项目研究，不少专家委员还对规划草案进行认真修改。目前规划纲要编制工作已基本完成，即将提交国务院常务会议审议。这个规划纲要承载着大家的辛勤劳动，凝聚着你们的智慧结晶，专家咨询委员会对规划纲要编制工作的顺利完成发挥了重要作用。

一年来，专家们为完善中医药事业发展政策机制建言献策贡献智慧。专家们通过各种渠道、利用各种机会为中医药改革发展建言献策，有的专家委员利用自己为人大代表、政协委员的身份，在"两会"期间提出建议、提案；有的专家委员利用论坛、研讨会、学术活动等机会，提出促进中医药改革发展的政策建议；有的专家委员利用报刊、杂志乃至新媒体等平台，提出推动中医药工作的真知灼见。这次，我们在各位专家的帮助下，对专家委员去年以来谈中医药改革发展的论述、观点进行收集，汇编成册，是想把大家的意见留下来，一方面证明我们专家委员做了大量的工作，另一方面也让我们时时记着，时时翻一翻看一看大家的意见建议，是否得到很好的采纳。由于时间仓促，难免挂一漏万，还请各位理解和支持。

一年来，专家们为推动中医药改革发展履职尽责指导帮助。不少专家委员亲临中医药机构，对中医药改革发展进行深入调研，并对相关工作给予具体指导。有的中医药系统外专家委员牵头组织有关机构、有关专家开展相关中医药政策研究，为中医药改革发展提供理论支撑和实践指导。应当说，中医药事业发展取得的新进展、新成效，离不开大家的关心支持和鼎力帮助。这里，我代表国家中医药管理局向各位专家委员表示衷心的感谢和诚挚的敬意！

二、关于"十二五"中医药改革发展有关情况

"十二五"中医药事业发展的评估报告已印发给了大家，里面的内容我就不重复了。"十二五"时期是中医药发展的非常关键的时期，由于规划制定切合实际，出台了许多重要文件、重要政策，为中医药的发展营造了良好的环境，确立的很多指标都如期实现，非常难得。我认为"十二五"规划得到很好的落实，主要有以下几个特点。

第一，更加注重更新发展理念。深刻把握中医药所处的历史阶段和面临的发展环境，主动对照"四个全面"战略布局、适应经济社会发展新常态，更新发展理念，把满足人民群众对中医药服务的需求作为中医药工作的出发点和落脚点。创新发展方法，坚持改革创新、大胆探索，形成了"整体思维、系统运行，三观互动、六位一体，统筹协调、科学发展"的中医药工作新机制。转变发展方式，更加注重内涵建设，更加注重特色优势的发挥，更加注重推进临床疗效的提高。

第二，更加注重顶层设计。我们把强化战略研究、加强规划引领作为转变政府职能的重要举措。推动国办印发和转发《中医药健康服务发展规划（2015~2020年）》和《中药材保护和发展规划（2015~2020年）》，其中，《中医药健康服务发展规划（2015~2020年）》是第一个国务院印发的中医药发展规划。积极推进《中医药发展战略规划纲要（2015~2030年）》编制，并已上报国务院。中医药海外发展战略规划也在抓紧研究制定中，将形成引领和促进中医药事业发展的一揽子规划体系，推动中医药发展上升为国家战略。

第三，更加注重改革创新。一是着力做好深化医改中医药工作，同步推进公立中医医院改革，做好基本公共卫生服务中医药项目，落实基本药物制度和医保的中医药鼓励政策，探索中医药服务补偿机制，以费用相对低廉的优势和较高的服务份额，在医改中发挥了重要作用。二是推动国家中医药综合改革试验区建设。5家试验区积极探索，初步形成了可复制、可推广的经验成果，得到了中央领导同志的充分肯定。三是推进供给侧改革。发展中医药健康服务，扩大服务内容，引导消费；实施基层中医药服务能力提升工程，保障多层次服务供给；推进社会办中医，提供多元服务供给。四是创新服务模式。推动中医药单一的疾病治疗模式向既重视疾病治疗，又重视预防保健、养生康复的综合防治模式转变，探索建立覆盖全生命周期、融健康管理与健康服务为一体的新型服务模式。

第四，更加注重协调推进。主要体现在两个方面，一方面，大力推进中医药医疗、保健、科研、教育、产业、文化全面协调发展，构建了"六位一体"发展的新格局。另一方面，加强与有关部门的协调，共同推进中医药工作，近年来与相关部门共同出台了一系列政策文件和规划，涉及中医药旅游、医养结合、中医药服务贸易、中医药教育教学改革、中药材保护与发展、中

药标准化行动，等等。

第五，更加注重开放合作。推动中医药海外发展，服务国家"一带一路"战略，与捷克政府共同支持建立的中捷中医药中心是我国"一带一路"第一个卫生合作项目。构建中医药在国际上的话语权、主导权，推动世界卫生组织通过由我国提出的《传统医学决议》，推动国际标准化组织成立中医药技术委员会，发布了一批中医药国际标准。中医药已传播到173个国家和地区，与83个国家签订中医药合作协议，中医药正成为服务国家外交战略的重要资源。

同时，我们在中医药申遗方面取得重要进展，中医针灸申遗成功，《黄帝内经》和《本草纲目》又申请世界记忆目录取得了成功。这些都是在"十二五"期间所完成，既是我们的成绩，更是我们应该总结的经验，对我们做好"十三五"规划编制，以及推动"十三五"规划的落实有很好的借鉴意义。

三、关于"十三五"规划的发展理念

刚才，我们规财司的同志向大家报告了"十三五"中医药事业发展规划编制的一些情况和规划的具体内容。我想重点讲的就是用什么统领"十三五"规划。大家都知道，十八届五中全会作出了理论创新和实践创新，提出了创新、协调、绿色、开放、共享五个发展的理念。习近平总书记在五中全会上强调，五大发展理念是关系我国发展全局的一场深刻变革，这五大发展理念相互贯通、相互促进，是具有内在联系的集合体，要统一贯彻，不能顾此失彼，也不能相互替代。还指出，这五大发展理念不是凭空得来的，而是我们在深刻总结国内外经验教训、深刻分析国内外发展大势的基础上形成的，集中反映我们党对经济社会发展规律认识的深化，也是针对我国发展中的突出矛盾和问题提出来的。我认为，在制定中医药事业发展"十三五"规划的时候，要用这五个理念来统领我们的规划。

一要坚持继承创新。中医药需要继承创新发展，没有继承就不可能创新。现在面临很大的任务是要做好继承，把中医的精髓、中医浩瀚医典里面宝贵的东西，保留下来并开发好。因此，要按照五中全会要求，加强中医古籍文献保护、抢救和整理，推进中华医藏编撰；大力促进中医药协同创新，建立符合中医药发展规律的科技创新体系。

二要坚持统筹协调发展。"十二五"期间我们坚持提出了六位一体的协调发展，医疗、保健、教育、科研、产业、文化六位一体发展，应该说取得了很明显的成效。在"十三五"期间，一定要继续地贯彻落实协调发展的理念，继续完善覆盖城乡的中医医疗服务体系，提高中医药重大疾病防治水平，促进民族医药和中西医结合发展，发展中医养生保健服务，加强中医药科学研究和人才队伍建设，促进中药产业转型发展，繁荣中医药文化，全面推进中医药医疗、保健、科研、教育、产业、文化协调发展。

三要坚持生态绿色发展。中医药发展高度契合绿色发展理念，中医药强调"天地一体、天人合一、天地人和、和而不同"的思想，强调人体与外部环境的统一行，人与自然环境的和谐共生，与生态文明的理念高度一致。要加强中药资源保护利用，推进中药材规范化种植养殖，促进中药资源可持续利用。大力发展非药物疗法。

四要坚持包容开放发展。要坚持包容理念，多学科合作，开放更多的平台吸引大家过来。要创新对外交流与合作机制，推动中医药"一带一路"发展，扩大中医药国际贸易，加强与世界各国中医药领域交流合作。

五要坚持人民共享发展。"十三五"规划编制，关键在于落实，而其检验标准是看老百姓是不是真正享受到了中医药改革发展带来的成果。要继续推进基层服务能力提升工程，促进互联网＋中医，深化中医中药中国行活动，切实满足人民群众的健康需求。

四、把专家咨询委员会建设推动中医药改革发展的高端智库

当前，中医药正处于一个新的发展历史起点上，整体上保持快速发展的良好势头，但发展的任务还很艰巨、也很重。特别是党的十八届五中全会作出的"推进健康中国建设""坚持中西医并重，促进中医药、民族医药发展"等重大部署，为中医药带来新的使命、提出新的要求。促进中医药发展、统筹解决发展中的难题，必须充分借助专家咨询委员的"外脑"，充分发挥专家咨询委员会"智囊团"和"思想库"的作用，打造推进中医药改革发展的高端智库，为中医药改革发展提供决策咨询。

第一，多加强改革研究，推动形成解决突出问题的新对策。近年来，我们十分重视改革发展研究工作，紧紧围绕影响和制约中医药事业发展的关键问题，组织开展了一系列重大课题研究和实践探索，但研究基础总体上还很薄弱。面对更加艰巨的改革发展任务，需进一步夯实研究基础、加强研究工作。今年，我们制定《关于加强中医药改革发展研究的意见》和《中医药政策体系建设规划（2015~2020年）》，明确了中医药改革发展研究和政策体系建设的重点。希望各位专家委员结合各自专业特长，加强对中医药改革理论与实践和中医药政策体系的研究，通过研究进一步帮助我们把握形势，找准问题，明确路径，搞好各项改革工作的顶层设计，使中医药改革发展更具前瞻性、针对性和操作性。

第二，多参与相关活动，加强对中医药工作的具体指导。希望局机关各部门、省中医药管理部门多邀请专家委员参与我们的中医药活动，如综合调研、工作督导就可以请我们专家委员参加，使专家委员对我们的工作有更多的了解，对中医药发展中存在的困难问题有更深的把握。中医药系统的专家委员要多主动与其他专家委员交流，向他们多学习多请教，也可以向他们传播一些中医药知识。我局正推进国家中医药综合改革试验区建设，这里我提个建议，请有兴趣的专家委员提出来，我们组织有关司办陪同你们到综合改革试验区调研考察，帮助我们发现试验亮点，总结可复制可推广的成功经验，同时也欢迎将综合改革试验区作为开展实证研究的"试验田"。

第三，多强化沟通联系，健全专家咨询决策相关工作机制。去年，我们就中医药发展战略规划纲要听取大家的意见，收到了很好的效果。刚才，我们就中医药事业发展"十三五"规划编制进行专题咨询。这种形式很好，很有意义，必须坚持。我强调一下，今后，凡是要出台的重大规划、重要文件、重大政策，都要邀请专家进行咨询论证，充分听取专家的意见和建议，经过咨询论证后再出台、再实施。要健全决策咨询工作制度，建立专家广泛参与的长效机制，完善日常协调和信息沟通制度，抓好咨询成果利用转化，定期为专家送阅我局有关文件、简报，做好协调、沟通和服务工作。局机关各部门、省级中医药管理部门要为专家委员开展调查研究、了解情况、查阅资料提供便利，邀请有关专家参加重要业务工作会议或决策会议，提高决策科学化水平。对于做出突出贡献的专家，要通过多种形式给予表扬和鼓励。

各位专家都是热心和支持中医药事业的领导、业内的翘楚，工作都很忙。希望各位专家一如既往地关注和支持中医药事业的发展，充分发挥自己的聪明才智，不断创造创新，积极建言献策，为加快中医药事业发展、服务健康中国建设作出新的更大的贡献！

国家卫生计生委副主任、国家中医药管理局局长王国强在国家中医药综合改革试验区建设工作座谈会上的讲话

（2015 年 12 月 6 日）

召开一年一次的国家中医药综合改革试验区建设工作座谈会很有必要，对于进一步总结工作、深化认识、推广经验具有很好的推动作用。这次会议的主要任务：传达贯彻中央领导同志对试验区建设的重要批示精神，总结工作，交流经验，对下一步做好试验区建设工作作出部署。

刚才，5个试验区的领导同志围绕确定的试验主题作了很好的交流发言，局机关联系部门的负责同志也一对一地进行了点评，肯定了成绩，指出了不足，我都赞同。借此机会，我谈三点意见。

一、过去一年试验区建设取得了显著成绩

一年来，5个试验区紧紧围绕确定的试验主题，坚持问题导向，大胆探索，勇于实践，形成了一批可复制、可推广的改革经验，总体进展顺利、推进有力，取得较好成效。

第一，得到了中央领导同志的高度肯定。继去年中央政治局委员、刘延东副总理对试验区建设作出重要批示后，今年四月，刘延东副总理再次作出重要批示：这几年中医药综合改革取得积极成效。望巩固成果，扩大推广，推动中医药事业创新发展，更好造福人民健康事业。中央政治局委员、重庆市委书记孙政才深入垫江调研时强调，要认真总结经验、发挥自身优势，加快国

家中医药综合改革试验县建设。中央改革办《改革情况交流》刊发了2期有关中医药的专刊，均涉及中医药综合改革试验区建设。重庆政务交流还专门编发1期简报总结推广垫江经验。中央领导同志的这些重要批示指示精神，既是对试验区建设的肯定与鼓励，更是鞭策与要求。我们要认真学习、贯彻落实。

第二，初步形成了可复制、可推广的经验成果。借鉴上海自贸区推广可复制改革试点经验的做法，我们认为以下五个经验较为成熟，具有较强的示范和借鉴意义，经试验区进一步总结、完善和提炼后，可以在其他地区进行推广。一是河北石家庄加强城市社区和乡村国医堂、国医馆建设的改革经验，筑牢了基层卫生和中医药服务网底，将大量病人留在了基层，为构建中医药分级诊疗机制作出了探索；二是重庆垫江探索"县编乡用"加强基层人才队伍建设的改革经验，既保证中医药人才下得去、用得上、上得来，又能推动基层人才有序流动、相对稳定；三是北京东城探索推进中医药文化知识进校园、进课堂的改革经验，形成了"一经、一书、一园、一操、一网、一班"的工作模式和路径。四是甘肃探索的建立中医药事业发展统筹协调机制的改革经验，初步形成了中医药发展政策体系和有效落实机制。五是上海浦东新区探索的加强中医药科技创新平台建设的改革经验，畅通中医药成果转化渠道。

第三，领导有力、推进有序。各试验区建立了由当地政府主要领导任组长的领导机构和相应的工作机制，把试验区纳入当地经济社会的发展全局中来谋划和推进。比如，甘肃深化试验区建设，在现有的工作基础上，提出了创建国家中医药产业综合试验区的设想，制定了相关的总体方案，并请陈竺副委员长等领导和专家进行论证。河北石家庄坚持规划引领，把试验区建设放在深化医药卫生体制改革的全局中来谋划，制定了《国家中医药综合改革试验市建设规划（2016~2020

年）》。同时，局领导、局机关联系部门和省级中医药管理部门也高度重视试验区建设，多次深入试验区进行调研指导，帮助解决试验区建设存在的困难和问题，推动工作。

二、不断深化对中医药综合改革试验区的认识

今年六月，习近平总书记主持召开中央全面深化改革领导小组第十三次会议，从搞好改革试点的基本原则、范围层级、主攻方向、风险防控、统筹督察、责任归属等不同方面，提出了明确要求。深入领会、准确把握习近平总书记的这一重要论述的核心要义和精神实质，是我们做好中医药综合改革试验区建设的重要保障。我们要切实提高认识，进一步增强推进试验区建设的责任感和使命感。

（一）坚持把激发活力促进发展作为试验区建设的主要目的

发展遇到问题，改革给出答案。当前，中医药事业发展中面临的困难和问题仍然很多，既有多年积累的老问题，也有发展中遇到的新问题，还有相当一部分是由于体制不顺机制不畅造成的，迫切需要通过深化改革，加大探索去破题。推进中医药综合改革试验区建设，不是为了改革而改革，而是要从中医药事业发展的需求出发，以强烈的问题导向意识，抓住事关中医药事业发展的关键问题和难点问题，通过体制机制创新进一步释放活力潜力，为中医药全面深化改革蹚出路子、做出示范，促进事业全面发展。

（二）坚持把创新体制机制作为试验区建设的核心任务

必须明确体制改革、制度创新是试验区建设的核心，主题选择、方案制定、措施安排、年度计划、预期成效都要围绕和服从这个核心，妥善处理好"三个关系"。一是全面推进和重点突破的关系。中医药改革发展遇到的问题很多，绝不可能用一剂药、一根针就解除所有"病痛"。因此，我们在统筹设立试验区时，考虑通过不同区域、不同层级、不同主题来进行改革探索。为此，我们更着重于重点突破，抓

住牵一发而动全身的关键问题、重点问题，突破体制机制障碍，这样力量更集中、改革更有效、经验更鲜明。打个比方，全面推进是建设一栋楼，要靠各种工艺、各种材料及施工组织来完成。我们希望楼盖得结实又漂亮，但更看重建筑过程中的工艺创新、材料创新和组织模式创新，以点的创新为面的突破提供示范。二是全程谋划和阶段推进的关系。一方面，要坚持规划引领，立足当地实际，对试验区的主题、目标、内容、进度，做出全盘系统的考虑和安排；另一方面又要根据发展环境和发展阶段，科学合理地安排好年度的重点工作。既不能急于求成，盲目赶进度，也不能一年一个调，随意改方向。试验区的建设要做到时间服从进度、进度服从质量，积极而稳妥。三是政策支撑和自主走路的关系。起步之初，给予一定的政策支持，对试验区顺利开展工作很有必要，但光靠经费强力保障、政府多方动员、政策集中轰炸，试验区建设不会长久、也不现实。各个试验区的建设主题不同，又没有现成的模式可循，要把主要精力放在先行先试上，大胆试、勇敢闯，一切有利于试验区建设的工作都要全力以赴，一切有利于机制体制创新的改革都要积极推进，不能把工作的重心放到争取政策支持上。

（三）坚持把经验总结推广作为试验区建设的衡量标准

正因为我们对试验区建设并没有特别的优惠政策，充分尊重基层首创的做法，试验区的经验才更具普遍性和示范性，才具有在更大范围乃至全国复制推广的价值。为此，必须明确试验区建设不是自娱自乐，一个人唱"独角戏"，要观照全局、大胆探索、积极作为，更多地思考探索出的经验对中医药全局性的改革有什么示范效应、突破价值和带动作用，这是衡量试验区建设成效的重要标准。同时，还要注意由于各地的工作基础、发展环境不尽相同，一方面要在经验的总结时把解决的问题讲清楚、把突破的制度条规讲清楚、把具体的操作环节讲清

楚、把体制机制创新的内涵讲清楚；另一方面在推广时要充分结合当地的实际，不搞简单的复制，要搞有机的嫁接，分清楚哪些可以拿来就用、哪些需要继续探索、哪些需要慎重推进，真正让改革成果成为中医药改革克难关、解难题的利器。

三、关于试验区下一阶段的重点工作

总体上看，我局改革试点工作见势比较早，2009年以来持续推进，并取得了阶段性成果，但也存在顶层设计不足、加强指导不够、经验总结不充分等问题。我们要以中央领导同志重要指示精神统一思想和行动，进一步理清思路，扩大视野，聚焦方向，加强研究指导、总结评估和交流推广，不断提高试验区的建设质量。为此，下一步要重点做好以下几个方面的工作：

第一，健全工作机制。局改革办、机关各部门要会同省级中医药管理部门切实加强同试验区的联系和沟通，按照《关于进一步推进国家中医药综合改革试验区工作的指导意见》的有关部署，进一步细化相关工作机制，明确责任分工，加强指导协调，实施考核评估，充分调动试验区所在地人民政府推进试验区建设的积极性，形成上下齐心、良性互动的试验区建设局面。

第二，加强评估考核。要建立健全科学合理、导向明确的试验区督查考核制度体系，制定考核评价办法，探索建立激励约束和退出机制，组织实施好考评工作，坚持标准，宁缺毋滥，动态调整。要坚持定量和定性结合，分类设置考核内容和指标，凡能量化的必须量化，不能量化的要作出明确具体的定性要求，把"软指标"变成"硬杠杠"。一方面要通过评估考核及时总结出规律性的东西，为深化改革决策提供依据；另一方面要帮助试验区发现和解决遇到的问题和风险。要通过评估考核体系的建立实现试验区建设全程跟踪管理，做到年初报方案、年度做总结、过程有监测、成果要上报。

第三，推进布点布局。各地推进中医药改革的积极性很高，探索试验的要求也很强烈，这种精神值得肯定和鼓励。要引导各地围绕中医药深化改革的总体部署，立足不同的资源禀赋、发展基础和发展条件，坚持突出特色，避免大而全、缺乏重点、面面俱到，选准选好试验区建设的主题，找准先行先试的突破口。要按照"成熟一个、审批一个"的原则，坚持数量要精、质量要高，突出代表性和典型性，既不搞地区平衡，也不搞集中布点，严格程序、统筹安排试验区的布点布局。拟申报试验区的地方，要重点围绕一个试验主题，确定重点项目，突出关键内容，实现重点突破。

第四，凝练总结经验。经过几年的建设，各试验区都已经形成一批较为成熟的经验和做法，有效破解了本地区中医药发展的难题。但从调研的结果看，机制创新仍是薄弱环节，难以发挥示范作用。下一步，各试验区要继续增强工作主动性，围绕政策创新、机制改革、难题破解开展先行先试，特别是要在中医药服务的管理、中医药服务提供与利用的激励、中医药事业发展的筹资、中医药产业发展的促进等政策方面有所突破，在中医药工作组织领导、规划统筹、沟通协调等机制方面有所创新。同时，局机关各部门要会同省级中医药管理部门要主动跟进，加强指导，把试验区的成功改革经验及时上升为本地区乃至全国推动改革发展的政策措施，从而推动中医药全局性的改革。各地也要重视发挥中医药改革发展专家咨询委员的智库作用，协调联系专家委员到试验区进行考察指导，给试验区把脉会诊、辨证处方。

国家卫生计生委副主任、国家中医药管理局局长王国强在中国中医科学院成立60周年纪念大会上的讲话

（2015年12月22日）

今天，我们成功举办了中国中医科学院成立60周年的纪念大会。这是一个盛况空前的大会，党中央、国务院高度重视这次会议，习近平总书记专门发来贺信，李克强总理做出重要批示，刘延东副总理亲临纪念大会并发表了重要讲话。这是一个求真务实的大会，虽然会议的规格很高，但我们的会风简朴，内容务实，秉承了中国中医科学院艰苦朴素的办院历程，秉承了我们一代又一代中医药人求真务实的职业精神。这是一个继往开来的大会，我们不但认真回顾历史，更把过去取得的成绩作为未来发展的新起点、新动力，把眼光放在中医药的振兴发展，把视野放在为建设健康中国、实现中国梦作出更大贡献。历史将永远记住这一天！在此，我谨代表国家卫生计生委、国家中医药管理局，向中国中医科学院表示热烈的祝贺！向中国中医科学院全体职工表示诚挚的慰问！向参加大会的国内外嘉宾表示衷心的感谢！

中国中医科学院，是在毛泽东、周恩来等老一辈无产阶级革命家亲切关怀下成立的，她伴随着新中国的成长而壮大，饱含着党中央三代领导集体的重视关怀，承载着社会各界的大力支持，凝聚着一代又一代中医药人的默默奉献。

中国中医科学院60年的风雨历程，春华秋实。你们锐意进取、攻

坚克难、团结协作，艰苦卓绝地走过了一甲子，取得了令人瞩目的成就。习近平总书记贺信中指出，60年来，中国中医科学院开拓进取、砥砺前行，在科学研究、医疗服务、人才培养、国际交流等方面取得了丰硕成果。以屠呦呦研究员为代表的一代代中医人才，辛勤耕耘，屡建功勋，为发展中医药事业、造福人类健康作出了重要贡献。李克强总理重要批示中指出，中国中医科学院成立60年来，薪火相传，矢志攻关，汇聚各方力量，研发出以青蒿素为代表的一批重大成果，在中医药科研、教学、技术服务等方面成绩斐然。刘延东副总理在重要讲话中说，中国中医科学院坚持开放包容、博采众长，成为中医人才的孵化器；坚持特色发展、传承创新，成为中医科研的引领者；坚持适应需求、扎根群众，成为中医服务的排头兵。这既是对中国中医科学60年成绩的充分肯定，也是对每一位中医药人的最大鼓舞，更是对我们未来发展的极大鞭策。

中国中医科学院60的砥砺前行，成就辉煌。你们坚持高起点、高要求，走在了事业发展的前列，创下了许多第一，成为了当之无愧的国家队。众所周知，第一个中国本土科学家诺贝尔奖获得者来自我们中国中医科学院；拥有院士5名、国医大师6名，数量排在全国中医药机构的第一；获得国家科技进步奖22项，数量排在全国中医药机构的第一，特别是中医药第一个国家科技进步一等奖也出自我们中国中医科学院；是第一个开展师带徒班、举办西学中班的机构；也是第一批招收中医研究生的机构；还是向国外派出保健专家的第一批机构，等等，作为第一还可以列举很多。应当说，无论是在科学研究、医疗服务、人才培养、对外交流合作等方面，还是在应对新发突发传染病防治、抗震救灾中等突发公共事件面前，中国中医科学院都敢于担当，勇挑重任，走在前面，履行了中医药国家队的职责、发挥了主力军的作用，展现了中医药人的精气神，

树立了中医药行业的良好形象。

中国中医科学院60年的艰苦探索，经验可循。我们在60年的探索实践中收获成绩的同时，更积累了许多有益的经验。一是坚持围绕发展大局，服务中心工作。60年来，中国中医科学院始终坚持面向党和国家发展战略需要，始终坚持服务于卫生事业发展的大局，始终投身于中医药事业发展的前沿阵地，辛勤耕耘，默默奉献。二是坚持立足健康需求，发挥特色优势。60年来，中国中医科学院始终牢记为人民服务的宗旨理念，把维护和增进人民健康水平作为一切工作的出发点和立足点，努力发挥中医药的特色优势，不断提高临床疗效，成为了新时期"大医精诚"的践行者。三是坚持依靠继承创新，推动学术进步。60年来，中国中医科学院始终坚持中医药的原创思维，积极学习借鉴、消化吸收现代科学技术，在继承中不断创新发展中医药理论和实践，推动了中医药学术进步。四是坚持瞄准关键问题，勇攀医学高峰。60年来，中国中医科学院始终坚持问题导向，把基础研究、临床研究、药物研发的视野聚焦在严重威胁人类健康的重大疾病上，瞄准关键环节，许多方面走在了医学的前沿。这些经验来之不易，弥足珍贵，值得我们认真总结，努力坚持并不断发扬光大。

60年的光辉历程，成绩可喜可贺，发展令人鼓舞，这是党中央、国务院正确领导、科学决策的结果，是社会各界关心支持的结果，也是全院各院所各相关部门努力工作的结果，更是全体干部职工60年团结奋进、艰苦努力的结果。在此，请允许我代表国家中医药管理局，向与会的同志并通过你们向全院干部职工表示衷心的感谢，并致以崇高的敬意！

回顾总结过去60年的成就和经验，是为了更好地着眼未来。规划未来，必须准确把握中医药事业发展面临的形势和任务，必须准确把握中医药事业发展所处的历史方位和阶段性特征。从国家发展的大

环境看。我国已经进入全面建设小康社会的决胜阶段，对于坚持和发展中国特色社会主义，实现"两个一百年"奋斗目标、实现中华民族伟大复兴的中国梦，具有十分重要的现实意义和深远的历史意义。党的十八届五中全会明确指出，我国仍处于可以大有作为的重要战略机遇期，并要求我们准确把握战略机遇期内涵的深刻变化。从中医药事业发展的形势看。习近平总书记在贺信中深刻指出，中医药振兴发展迎来天时、地利、人和的大好时机。这是对中医药发展形势的重要判断，意义深远，需要我们认真思考，深刻领会，抓住机遇，顺势而为。经过初步学习，谈点认识，与大家讨论。我认为，"天时、地利、人和"具体体现在，第一，全国人民正在中国共产党领导下为中华民族的伟大复兴"中国梦"努力奋斗，中华民族的伟大复兴需要中医药这个中华民族瑰宝的同步振兴；深化医药卫生体制改革，推进健康中国建设，也需要中医药发挥独特作用；第二，随着经济社会的发展，以及疾病谱的改变和老龄化社会的到来，医学模式正在发生转变，医学目的也做出了调整，中医药注重整体观、追求"天人合一"、重视"治未病"、讲究辨证论治，这与转变了的医学模式相吻合，与调整了的医学目的相一致，符合当今医学发展的方向。同时，现代科学技术快速发展，为中医药的创新发展提供了新的途径和新的方法。第三，中医药有着深厚的群众基础，就像刘延东副总理所指出的，中医药具有绿色健康的理念，集养生保健、防病治病于一体，越来越多的群众希望在生命周期的不同阶段，都能享受到中医药全方位、多环节的服务。第四，中医药系统内部的同仁们更加团结和谐、奋发有为，行业外各界也越来越协调配合、支持帮助，中医药事业发展有了更加良好的氛围。第五，中医药得到越来越多国家和地区的重视，成为世界认识中华文化的主要载体，中医药走向世界的步伐加快，特别是我国推进"一带

"一路"建设，中医药将会成为中国与包括"一带一路"沿线国家人文交流、民心互通的一张名片，在更多国家落地生根，为中医药发展拓展了新空间。当然，这些认识只是初步的，不一定准确，更不一定全面，要通过更深入的学习思考，进一步领会精神实质。刘延东副总理的重要讲话也特别提到，中医药事业步入了发展的快车道，形成了医疗、保健、科研、教育、产业、文化"六位一体"全面发展的新格局。这是对中医药发展所处阶段、发展特征的重要论述。同时，我们也要深刻认识到，中医药发展还面临着许多挑战，以及困难和问题，究其原因，既有能力上的不足，也有方法上的问题，更有体制机制上的障碍。如中医科学院作为中医药科研机构，如何把中医药这个我国最具原创优势的科技资源转化为知识优势、技术优势和产业优势，是摆在我们面前一个重大课题。综合判断，中医药事业发展与国家经济社会发展一样，仍处于大有可为的重要战略机遇期，我们要继续集中力量把未来发展谋划好、落实好，不断开拓发展新境界。

一要认真学习领会、贯彻落实好中央领导的重要指示精神。习近平总书记的贺信、李克强总理的重要批示、刘延东副总理的重要讲话，为中医药事业发展指明了方向、明确了目标、提供了方法。会后，国家局将组织专题学习，深刻领会精神，研究部署落实方案，希望中国

中医科学院在会后及时组织传达学习，提出落实举措。

二要科学谋划中国中医科学院未来发展。做好中国中医科学院发展规划，重点要把握好三点，首先，要找准中国中医科学院在中医药事业发展中的角色定位，站位要高，要立足于服务国家战略需求、服务行业发展大局。其次，要在充分认识中医药发展面临的形势、未来发展趋势的基础上，理清中国中医科学院发展的机遇和挑战，坚持需求导向、问题导向，牢固树立"创新、协调、绿色、开放、共享"的发展理念，理清发展思路，提出发展的目标任务。再有，规划编制要做到可实施、可量化、可评估，既要与"十二五"规划相衔接，又要适度超前谋划。

三要切实发挥好国家队的作用。一方面，要在中医药事业发展的各个领域做领头羊、当排头兵。中国中医科学院在许多方面已经走在了全国的前列，发挥了很好的示范带动作用，但也要看到自己的不足和短处，要扬长补短，把长处发扬光大，把短处补齐做长。另一方面，要组织和带动全国中医药机构共同发展。一枝独秀不是春，作为国家队有责任、有义务组织大家、带领行业共同发展，要加强对各地中医药学术发展的指导，发挥中医药人才孵化器的作用，为全国培养和输送高层次人才。

四要着力推动中医药传承创新发展。要高度重视中医药传承工作，

积极探索新时期中医药传承工作的新机制、新途径、新措施，以建院初期的用人魄力、工作创举，再为全国的中医药传承工作做出示范。要加强中医药科技创新体系建设，努力拓展发展空间，开辟创新天地，推倒围墙实现大联合、搭建大平台，使中国中医科学院成为中医药科技创新的引领者、重大项目的组织者和重大决策的思想库，成为中医药创新发展平台、成果转化应用平台，并为世界各国传统医学的交流与合作搭建起高水平的研究平台。要围绕制约中医药创新发展的科技体制机制瓶颈问题，大胆探索改革途径、措施，开放科技资源、释放科技人员的创新活力与动力，为中医药创新发展建立良好的支撑条件和创新氛围。要积极组织全国的中医药科技力量，创新大思路，凝练大项目，实施大工程，助推中医药各领域的创新发展。

中国中医科学院60年，风雨兼程、成就辉煌；在新的征程上，使命光荣、前景广阔。希望以60周年纪念大会为契机，以中央领导同志的贺信、指示、讲话为强大动力，推动中国中医科学院在新的历史时期有新的更大发展。

同志们，回顾过去，我们充满荣耀，面向未来，我们充满信心！让我们更加紧密地团结在以习近平同志为总书记的党中央周围，开拓创新，锐意进取，为建设健康中国、全面建成小康社会、实现中华民族伟大复兴的中国梦作出新的更大贡献！

国家卫生计生委副主任刘谦在祝贺屠呦呦研究员荣获2015年诺贝尔生理学或医学奖座谈会上的讲话

（2015年10月8日）

非常高兴今天参加这个座谈会。在举国欢庆伟大祖国66周年华诞的喜庆日子里，又传来了令人振奋的

喜讯，屠呦呦研究员获得了2015年诺贝尔生理学或医学奖，这不仅是屠老师本人和研究团队的荣誉，也

是整个中国医学界、科技界乃至伟大祖国的荣誉。中央政治局常委、国务院总理李克强同志专门发来贺

信；刘延东副总理特别委托王国强局长和尚勇书记专程看望屠老师并表示祝贺；陈竺副委员长也专门向屠老师表示祝贺。李斌主任在南非参加中非卫生部长论坛时，许多国家的领导和卫生部长都向她表示祝贺，她第一时间打来电话要我们专门向屠老师表示祝贺，同时要求认真学习领会和贯彻克强总理的批示。总之，大家的心情都是一样的，欢欣鼓舞，也倍感振奋。在此，我和王国强副主任一起受李斌主任委托，代表国家卫生计生委对屠呦呦研究员获此殊荣表示热烈的祝贺和崇高的敬意！

陈竺副委员长的讲话，引人深思，催人奋进。他从一个科学家的角度谈了很多观点，不仅充分肯定了屠老师和她的团队所取得的成就，也为我们下一步实施创新驱动战略提出了要求。屠呦呦研究员作了非常简短的讲话，使我们感受到科学家淡泊名利、宁静致远、为科学献身、注重培养下一代的伟大情怀和高贵品质。

参加这次座谈会确实很受教育，今天我们欢聚一堂，不仅仅是向屠老师获奖表示祝贺、分享获此殊荣的喜悦，更重要的是要深入贯彻克强总理批示精神，学习屠呦呦研究员默默耕耘、无私奉献、团结协作、勇攀高峰的科学精神，传承和弘扬

老一辈科学家不懈追求、甘于寂寞、刻苦钻研、严谨求真的敬业精神和高贵品质，以国家需求为己任，敢于创新，勇攀高峰，执著进取，务求实效，努力为我国经济社会发展、建设创新型国家和保障人民健康做出贡献！

青蒿素项目的重大科技成就，就是以问题和需求为导向，多学科协同创新，传统医学和现代科技紧密结合，基础研究和应用转化包括临床验证的紧密衔接，是一个非常成功的范例。这个项目的特点概括起来说，一是需求导向，抓住了疾病防控的需求。二是系统集成，多学科、多机构、多领域的优势集成，协同创新。三是扎实积累，从最早的发现到临床前研究、临床验证、服务患者以及产业化，直到现在还在进一步挖掘青蒿素的机理，不断进取，再次证明重大的成就无一不是坚实的、平凡的工作的积累。四是成效显著，它挽救了几百万人的生命，使全世界数亿人受益。李斌主任说它不仅有科学价值，还有生命价值，这就是科技工作者的宗旨和追求。这些都应该引起我们深思，在新形势下把以后的工作做得更好。

当前，国家卫生计生委按照国家科技体制改革的总体部署，正在会同相关部门深化对重大科技项目

管理体制机制的改革，包括正在实施的国家重大新药创制科技重大专项的管理改革。在药物研发领域，这是历史上国家最大力度的财政投入，党中央和国务院对于科技创新工作寄予厚望，对科技工作者寄予厚望。我们应该利用屠老师获诺贝尔奖这一契机，思考问题，改进工作，进一步强化需求导向。重大科技项目的组织方式一般为两种，一种是"自下而上"的，就是科学家的兴趣、知识的探索；另外一种就是"自上而下"的，服务于国家需求，包括现实需求和战略需求。青蒿素这个项目就是满足国家需求"自上而下"组织实施的。

在新形势下，要创新项目组织机制，探索在市场经济条件下发挥体制和制度优势，系统集成，联合攻关，协同创新。要优化政策环境，为科学家勇攀高峰创造更好条件。要改进科技评价机制，评价是指挥棒，是导向。屠呦呦研究员本次获奖就是基于时间和实践的考验，基于成效的评价。屠老师这次获得诺奖，必将进一步激发科技人员创新创业的积极性，进一步促进传承创新和转化的结合。我们要以机制体制的创新，来推动科学技术的创新，切实把党中央、国务院实施创新驱动的发展战略落实好。

国家中医药管理局副局长于文明在国际现代化中医药及健康产品展览会暨学术会议开幕式上的致辞

（2015 年 8 月 13 日）

很高兴能应邀出席国际现代化中医药及健康产品展览会暨会议。首先，我代表国家中医药管理局对本届会议的顺利召开表示热烈祝贺！向长期以来关心中医药事业发展的各位来宾和同仁表示亲切的问候！向会议承办方付出的辛劳表示由衷的感谢！

中医药是中华民族优秀文化瑰宝，是中华各族人民在几千年生产

生活实践和与疾病作斗争中逐步形成并不断丰富发展的医学科学，为中华民族繁衍昌盛做出了巨大贡献。中医药作为我国重要的卫生资源、经济资源、科技资源、文化资源和生态资源，在经济社会发展和人民群众健康事业中发挥着独特的作用。近年来，党和国家高度重视中医药事业发展，出台一系列促进中医药事业发展的政策。2009 年，

国务院出台《关于扶持和促进中医药事业发展的若干意见》，强调要进一步促进中医药发展，提升人民健康水平。2013 年，国务院颁布了《关于促进健康服务业发展的若干意见》，明确提出要"全面发展中医药医疗保健服务，提升中医健康服务能力，推广科学规范的中医保健知识及产品"。今年 4 月份，国务院公布了《中医药健康服务发展规

划（2015~2020年）》，成为第一个关于中医药健康服务发展的国家级规划，中医药健康服务成为我国健康服务业的重要力量和国家竞争力的重要体现，成为推动经济社会转型的重要力量。在中药方面，今年国家出台了《中药材保护和发展规划（2015~2020年）》，作为我国第一个关于中药材保护和发展的国家级专项规划，对中药材产业和中医药事业的健康可持续发展，深化医药卫生体制改革、保障人民用药安全、提高人民健康水平，促进农民增收和生态文明建设，具有十分重要的意义。

中医药作为中华文化的优秀载体，日益受到国际社会的重视和欢迎，我国也在国家层面予以统筹推动。一是随着健康观念与医疗模式的转变，中医在慢性病、重大疾病和新发传染病领域为国际社会提供了可资借鉴的经验。国外对中医药的认同性、需求量都在不断增加。截至目前，中医已传播到世界上171个国家和地区，我国已与外国政府、地区组织签订了83个专门的中医药合作协议。据世界卫生组织统计，中医已先后在澳大利亚、加拿大、奥地利、新加坡、越南、泰国、阿联酋、南非等29个国家和地区以政府立法形式得到承认，18个国家和地区将中医药纳入医疗保险，30多个国家和地区开办了数百所中医院校，专门用于培训中医人才。目前，我国在42个国家开展中医援外服务。2003年，世界卫生组织高度认可中医药治疗"非典"的临床研究，建议推广中西医结合治疗方案。在非洲科摩罗开展的青蒿素复方快速控制疟疾项目，实现了疟疾零死亡率等。二是随着2015年3月《推动共建丝绸之路经济带和21世纪海上丝绸之路的愿景与行动》发布，提出"扩大在传统医药领域的合作"，为中医药行业带来盎然春意。我局高度重视中医药服务"一带一路"国家宏观战略。去年11月在新疆召开了战略研讨会，进一步研究推动中医药参与"一带一路"战略和中医药"走出去"国家战略规划研究，

并且在财政部支持下，设立了专项资金支持医、教、研、产等领域合作，今年6月召开首批国际合作专项启动会，推动实施首批中医药国际合作专项，推进落实"一带一路"战略。三是中医药标准化工作取得突破性进展。今年6月在ISO/TC249第六次全体会议上，经过与会代表的投票，以中医药作为技术委员会名称列入会议决议，最终结果还需报ISO管理局批准才能正式确定。至此，悬置6年的名称问题取得重要进展。今年7月21日，ISO 18664：2015《中医药——中草药重金属限量》由ISO正式发布。这是继《中医药——人参种子种苗——第一部分：亚洲人参》后，中药领域第二个国际标准，也是国际标准化组织/中医药技术委员会（ISO/TC249）发布的第三个中医药国际标准。该国际标准为中药材重金属含量标准化的检测方法和危险评价提供参考。

香港作为东西方文化交汇之地，香港中医药发展具有很强的国际示范效应，在促进中医药学术交流、推动中医药国际交流与合作方面具有无可比拟的优势。在特区政府的领导和支持下，在香港中医药界同仁的努力下，香港中医药事业取得了长足进步，呈现出良好的发展态势。2013年10月，国家中医药管理局与香港食物及卫生局共同签署了新一轮中医药合作协议，为发展香港中医药事业、拓展中医药服务模式提供了强有力的支持与保障。今年4月份，国家卫生计生委副主任、国家中医药管理局局长王国强拜会了特首梁振英，就内地与香港在中医药合作达成诸多共识。

国际现代化中医药及健康产品展览会暨会议已经召开了多届。去年吸引超过132家企业参展，受到国际中医药界同仁的欢迎，取得良好的反响。今年展览会将展示中药材、保健产品、功能食品和产品、健康护理及疗法以及中医药服务等科研和开发，为全球中医药产业搭建展示与交流的平台，在会议同期

举行的"防治心血管疾病中药的研究及商机"将对心血管疾病的最新研究展开交流合作，促进学科发展。借此机会，我谈3点建议：

第一，加强继承创新，推动中药双轮驱动发展。

新世纪以来，中药在探索研发、生产技术等方面积极与世界接轨，中药研究水平不断提高，中药产业不断扩大，中药国际化进程不断加深，其中一个很重要的经验就是包容和开放，"继承不泥古，发展不离宗"。坚持借助用中医丰富的理论和良好疗效的临床基础，坚持中西医结合、多学科合作、产学研合作发展，中医药发展取得长足进步。在国家深化科技体制改革，实施创新驱动发展战略的新形势下，把握中医药健康服务业发展的机遇，有效构建政府、企业、高校及科研机构等相结合的创新体系，加强国际合作，推动中药创新发展。

第二，借助标准化，引领香港中医药事业发展。

中医药标准是衡量中医药学科成熟度、体现中医药学术发展和技术水平的重要标志，并且在促进学术进步，推动创新发展方面发挥了积极作用。香港目前在推动中药材标准方面做了大量建设性工作。《香港中药材标准》已出版一至六册，涵盖大约200种常用中药材的安全和质量参考标准。要加强内地与香港在"港标"上的合作，推动香港中药材标准成为权威性的国际标准，促进香港中医药发展。

第三，发挥香港优势，促进中医药海外发展。

香港具有地域优势、资金和管理优势，内地拥有完善的中医药医疗服务体系和丰富的中医药人才库。内地与香港要加强学习借鉴，优势互补，实现互利共赢。在国家"一带一路"战略的大背景下，香港要发挥桥头堡作用，抓住机遇，乘势而上，把握商机，在中医药继承创新、中医药养老服务、健康管理等领域积极拓展合作，推动中医药走向世界。

国家中医药管理局副局长马建中
在中医药基本公共卫生服务项目推进工作视频会议上的讲话

（2015 年 2 月 5 日）

今天，我们召开中医药基本公共卫生服务项目推进工作视频会议。这次会议的主要任务是：总结中医药基本公共卫生服务项目实施工作，交流各地实施过程中好的经验和做法，分析工作中存在的问题和不足，进一步推动各地做好中医药基本公共卫生服务项目实施工作。刚才，上海、四川、湖南、石家庄中医药管理部门做了很好的发言，汇报了他们的工作进展，介绍了他们的经验，希望各地认真吸收借鉴他们的经验做法。王国强副主任、局长高度重视中医药基本公共卫生服务项目的推进工作，多次听取医政司的相关工作汇报。会前，对开好这次会议又专门作出指示，要求各地高度重视，加大工作力度，切实让中医药服务惠及群众。下面，我就做好中医药基本公共卫生服务项目实施工作，讲 3 点意见。

一、充分肯定中医药项目实施工作取得的进展和成效

为了发挥中医药在基本公共卫生服务中的作用，2013 年 6 月国家卫生计生委、财政部和我局联合印发了《关于做好 2013 年国家基本公共卫生服务项目工作的通知》，正式将中医药健康管理服务作为单独一类纳入基本公共卫生服务，开展老年人中医体质辨识和儿童中医调养服务，实现了中医药在国家基本公共卫生服务项目中的首次进入。大家知道，中医提倡"治未病"，但更重要的是让群众感受到实实在在的服务。经过这些年大家的调研、试点和论证，终于将中医药健康管理项目纳入了国家基本公共卫生服务范围，把"治未病"这个先进理念变成了一个具体的服务项目。为实施好这个项目，我局与国家卫生计生委联合印发了中医药健康管理服务规范和技术规范，并下发了通知，就如何做好这项工作提出了具体的意见。各地认真组织实施，制订工作方案、建立工作机制、加强人员培训、开展社会宣传、优化服务提供、加强督导考核，使这项中医药领域的新工作取得了积极进展。

（一）建立工作机制，推动项目实施

各级中医药管理部门通过积极沟通协调，在明确分工的基础上，建立了与卫生计生部门的工作协调机制，将中医药项目的实施工作融入到整个基本公共卫生工作中，基本做到了中医药项目与其他公卫项目的同部署、同落实、同检查、同考核。同时，注重发挥了中医医院等相关机构在指导、培训、督导、考核基层医疗卫生机构工作中的作用。湖南省中医药局与省卫生计生、财政等部门联合发文，在经费分配和发挥中医医疗机构作用上提出了具体的指导意见；重庆、云南分别确定了针灸学会和中医中药研究院作为指导机构，明确了其工作内容和责任。

（二）开展人员培训，提高服务能力

各省级中医药管理部门根据我局印发的培训指导方案要求，认真组织人员培训，一是在层级上，首先做好县级师资培训，同时指导、督促县级相关部门开展了基层管理人员和专业技术人员的培训。二是在方法上普遍将中医药项目培训纳入了现有培训工作计划，强化实践技能，注重培训效果，使基层医疗卫生技术人员掌握服务技能。黑龙江、河北实行分期、分片培训，省级培训直接覆盖到基层医疗卫生机构；江西、云南、四川、重庆争取了专门的培训经费，组织开展专题培训；山东、浙江将中医药培训项目纳入卫生计生部门的基本公共卫生服务培训，开设中医药专题。通过开展人员培训，一定程度上解决了基层中医药人员缺乏的问题，提高了基层中医药基本公共卫生服务能力，同时也规范了中医药项目服务的提供。据初步统计，截止到 2014 年底，全国共计培训县级师资 1 万余人，培训基层医疗卫生机构人员 115 万余人次。

（三）广泛开展宣传，提高居民知晓率

各地结合工作实际，通过广播、电视、报刊、网络等媒体，以及发放宣传材料、制作板报墙报、发送手机短信等形式，广泛开展宣传活动，使城乡居民了解中医药项目的服务对象、服务内容、服务方式和免费政策。一是由中医药管理部门录制统一的宣传片，开展专题宣传。北京组织专家拍摄了老年人和儿童的宣传片，在北京电视台播出；辽宁、上海制作了儿童中医调养服务光盘，通过基层医疗卫生机构向居民免费发放。二是基层医疗卫生机构结合日常医疗和健康教育等工作，主动向居民进行宣传。有的基层医疗卫生机构制作了统一的中医药服务流程图，向居民公示免费享受的服务内容和程序，同时接受社会和群众的监督；还有的将中医药健康管理项目实施与日常诊疗、慢病管理、免疫接种、"治未病"服务等工作相结合，动员辖区内居民积极参与，取得了良好效果。

（四）探索服务模式，提高服务水平

为做好中医药项目实施工作，

提高服务质量和水平，不少地区积极开展了服务模式探索。上海把中医药项目融入到其他基本公共卫生服务项目中，制定了全市统一的中西结合基本公共卫生服务规范，探索中西医项目一体化服务模式。四川将中医药项目实施和现有"家庭医生团队"工作相结合，在家庭医生团队中增加中医类别医师，向社区居民提供团队式基本公共卫生服务。浙江、湖南建立了全省统一的中医药服务信息操作系统，并与现有公共卫生信息系统进行融合，既提高了服务效率、规范了服务提供，又保证了服务质量。

（五）实施督导考核，落实目标任务

截止到2014年年底，已经有24个省对中医药项目年度实施情况进行了督导考核。一是通过对项目的组织管理、制度建设以及服务提供数量、质量和居民满意度等进行督促检查，促进了项目在基层的落实；二是采取考核后拨付经费的办法。河北省石家庄市除年终绩效评价外，还联合财政局每半年组织一次抽查，抽查结果与经费拨付直接挂钩。

2013年，根据各省（区、市）上报数据统计，全国完成了65岁以上老年人中医体质辨识服务4076万人，目标人群覆盖率达33%；完成0~36个月儿童中医调养服务1474万人，目标人群覆盖率达31%，均超额完成了2013年30%的目标。2014年，根据对24个省（区、市）的数据统计，已经完成65岁及以上老年人中医体质辨识服务4243万人，覆盖率达43%；0~36个月儿童中医调养服务1853万人，覆盖率达45%。

二、认真对待中医药项目实施工作中存在的突出问题

在肯定成绩的同时，我们也应该清醒地看到，中医药项目的实施中还存在一些困难和问题，主要表现在：多数基层医疗卫生机构都不同程度地存在服务能力不强、服务不规范、服务效率低、服务效果有待于验证等现象；城乡居民对项目

的知晓率和接受度有待于提高；特别是有11个省（区、市）未完成2013年30%的目标。具体来说，主要有以下几个方面的问题：

（一）部分地区对中医药健康管理工作认识不到位，重视不够

一些地区的中医药管理部门没有将这项工作作为重点工作进行研究推进，没有像抓中医医疗工作一样抓中医药基本公共卫生服务工作，重医疗轻预防的思想在一定程度上影响了中医药项目的实施。突出问题：一是少数中医药管理部门负责人员不熟悉公共卫生知识，又不了解中医药项目经费的具体测算方法，无法在当地公共卫生经费预拨分配中坚持中医药项目应占的份额；二是不熟悉中医药项目服务规范和技术规范，无法正确指导各基层医疗卫生机构服务提供。

（二）中医药管理部门与公共卫生主管部门协调机制尚未完全建立，管理脱节

突出问题：一是部分市、县卫生计生部门的中医科（股）没有与公共卫生主管科室进行良好的沟通协调，未能将中医药项目的培训、指导和考核等工作与其他公卫项目同步实施，使中医药项目被边缘化；二是未能主动参与到本地区公共卫生信息系统升级、信息化管理等工作中去，使中医药项目在工作形式、流程上与其他项目相比差距明显；三是由于大多数县级卫生计生机构没有专门的中医药管理部门和人员，中医药项目实施工作无人盯、落实差的现状比较严重。

（三）基层医疗卫生机构培训力度不够，培训效果不佳

突出问题：一是培训覆盖面不够，有的地区仅面向乡镇卫生院、社区卫生服务中心进行培训，没有覆盖到村卫生室、社区卫生服务站；二是培训人员不足，有的地区仅对公共卫生人员进行培训，没有覆盖到医疗、护理、管理人员和乡村医生；三是一些培训只注重理论知识，忽视实践操作，影响了培训效果，培训结束后也不组织考核，培训工作流于形式。

（四）未充分发挥信息化手段的作用

目前，全国只有14个省运用信息软件开展老年人中医体质辨识服务，大部分地区主要依靠纸质表格和人工算分，既降低了工作效率，耗费了时间，又容易出现服务不规范和判定结果不准确等问题；在已探索运用信息化手段的地区，也还存在着中医药项目软件与公共卫生系统互不衔接等问题。

（五）部分地区宣传不到位

突出问题：一是各地在面向群众发放的基本公共卫生政策宣传材料中没有中医药项目的内容，在基层医疗卫生机构公示的流程图和宣传栏中也没有中医药项目内容。二是各地宣传方式单一，覆盖面不高，基层医疗卫生机构内部医务人员尚不能全部了解中医药项目的具体内容，群众的知晓率和接受程度更有待提高。

（六）与医疗服务结合不紧密

突出问题：一是部分地区未能将基本公共卫生服务与日常的诊疗活动紧密结合，基层中医类别执业医师只提供中医医疗服务不参与公共卫生，导致基本公共卫生服务与基本医疗服务相割裂。二是没有很好地利用日常就诊、预防接种等时间提供中医药基本公共卫生服务，而是另选时间通知辖区内群众定点接受服务，一定程度上影响了群众对中医药项目的接受度和依从性。

（七）中医医疗机构对基层医疗卫生机构的指导作用未得到充分发挥

部分地区中医药基本公共卫生服务的运行机制尚未完全理顺，实际工作中由县级卫生计生部门统一安排部署工作，基层医疗卫生机构负责具体实施，对于中医医疗机构的职能没有明确，未能很好地发挥中医医疗机构在中医药项目上的培训、技术指导、考核和评估作用。

对于项目实施工作中出现的突出问题，我们一定要高度重视，认真对待，在今后的工作中切实加以解决。

三、以问题为导向积极推进中医药项目实施工作落到实处

中医药基本公共卫生服务是一项开创性的工作，对于中医药工作来说，也是一个全新的领域。在2015年国家卫生计生委、财政部和国家中医药管理局的项目考核工作中，中医药项目将作为考核重点，各地要高度重视，一定要增强责任感和紧迫感，积极推进项目实施和目标任务的落实。

（一）要进一步提高认识，加强组织领导

开展中医药健康管理服务，充分发挥中医药在基本公共卫生服务中的优势和作用，是促进基层中医药服务体系建设，提升基层中医药服务能力，普及中医药知识，推动中医药进农村、进社区、进家庭的有效途径，对于深化医药卫生体制改革，提高人民健康水平，促进中医药事业发展都具有十分重要的意义。各级中医药管理部门要进一步提高对项目实施工作的认识，切实加强对这项工作的组织领导，要将中医药公共卫生服务工作与中医医疗工作摆在同等重要位置，统筹协调，同步推进，做到守土有责、守土尽责。

（二）要进一步加强协调配合，建立工作机制

各级中医药管理部门，尤其是各市、县卫生计生委中医药科室要主动与公共卫生主管科室加强沟通协调。王国强副主任、局长多次谈到，我们要大力拓展中医药在疾控、妇幼工作中的应用领域，使人民群众能够更多、更及时地获得中医药服务，这是我们的责任。希望各级中医药管理部门和疾控、妇幼、基层等部门多沟通，多协调，一是要将中医药项目纳入到本地区基本公共卫生服务工作中去，做到中医药项目与其他公卫项目同部署、同落实、同检查、同考核，建立既分工明确又紧密合作的项目管理长效机制；二是要将中医药项目服务规范和技术规范等文件印发到辖区内参与项目实施的中医医院、综合医院、妇幼保健院等机构，组织这些机构与基层医疗卫生机构建立稳定的协作支援关系，发挥其对基层医疗卫生机构的指导培训和考核评估作用。

（三）要大力推进信息技术应用，提高服务效率

各地要充分利用信息化手段组织开展中医药项目的实施工作，省级中医药管理部门要积极建立全省统一的中医药健康管理信息化系统，并努力推动纳入到本省基本公共卫生信息系统中去，使中医药健康管理服务项目与其他公卫项目的实施在同一操作平台上；暂不具备条件的地区，要将中医药健康管理服务规范和技术规范编辑为电子版配备到基层医疗卫生机构，进一步提高工作效率。

（四）要进一步强化人员培训，提高服务能力

各级中医药管理部门，特别是县级中医药管理部门要认真组织基层医疗卫生机构开展针对中医药项目的培训，积极协调将中医药项目培训纳入到现有基本公共卫生服务培训计划，组织对基层医疗卫生机构管理人员和基层中医药服务团队进行专题培训，强化实践技能，注重培训效果，实现辖区内基层医疗卫生机构培训的全覆盖。

（五）要进一步加大宣传力度，提高群众知晓率

各地要以中医药项目为重点，结合健康教育开展多形式、多途径、多层次的宣传活动。一方面，要通过制作宣传栏、发放宣传材料、开展健康讲座、播放音像资料等形式，宣传老年人中医体质辨识和儿童中医调养知识，进一步提高群众对中医药项目的知晓率；另一方面，要督促基层医疗卫生机构制作中医药基本公共卫生服务流程图在醒目位置张贴，公示服务内容和流程、宣传免费政策。

（六）要进一步加强督导考核，做好信息报送

各省级中医药管理部门要结合工作实际，研究制定本地区中医药项目的考核指标和方案，加强督促检查和绩效考核，进一步推动项目任务落实，提高服务水平；同时，要按照医改进展监测和医改信息报送工作的有关要求，指导基层医疗卫生机构做好中医药项目实施情况的收集、核实和上报等工作。今年，我局将会同国家卫生计生委、财政部制定中医药项目绩效考核指标，加强对项目实施的督查与考核，对项目实施进展情况开展信息监测和服务效果评价。

（七）要认真总结经验，积极探索创新

各级中医药管理部门在抓好项目任务落实、完成国家规定工作目标的同时，要注重发现基层好的经验和做法，要在健全项目管理制度、创新优化服务模式、加强服务能力建设、开展绩效考核以及项目宣传动员和信息监测评估等方面进行探索创新，及时总结可复制、可推广的项目管理模式和服务模式。下一步，我局将在全国范围内选择部分工作基础好、改革创新意识强、具有代表性意义的地区作为项目联系点，开展项目管理模式和服务模式的探索，为中医药健康管理项目的实施提供先进可行的工作经验和模式。

中医药健康管理服务纳入国家基本公共卫生服务项目，是我国公共卫生领域中一项长期的、基础性的制度安排，是促进基本公共卫生均等化的重要内容，也是国家关爱民生、彰显政府责任的重要体现。实施好中医药基本公共卫生服务项目，使命光荣，责任重大。让我们共同努力，真抓实干，主动作为，全面推动项目任务落实，为深化医药卫生体制改革和维护人民群众身心健康作出新的贡献！

国家中医药管理局副局长马建中
在 2015 年全国中医医政工作会议上的讲话

（2015 年 3 月 26 日）

王主任的讲话充分肯定了 2014 年全国中医医政工作取得的成绩，客观分析了中医医政工作面临的机遇挑战和形势任务，对更好地服务基层群众健康、全力抓好医改中医药工作、切实改善群众就医体验、进一步加强中医药特色优势建设等四个方面工作进行了重点部署，希望大家保持良好的精神状态、讲求科学的工作方法、坚持务实的工作作风。王主任的讲话充分体现了局党组对中医医政工作的高度重视和期望，对于我们做好 2015 年工作具有很强的指导意义，会后我局将以政务通报形式正式印发王主任讲话，希望大家认真学习、深刻领会并抓好落实。各地要在学深学透会议精神和任务要求的基础上，尽快将本次会议精神向省、自治区、直辖市卫生计生委、中医药管理局主要领导汇报，向各级中医药管理部门和各级各类中医、中西医结合、民族医医院传达。

关于 2015 年工作，我再强调 3 点：

第一，统筹谋划。各地要根据"整体思维、系统运行，三观互动、六位一体，统筹协调、科学发展"这一中医药工作理念和思想方法，结合《2015 年全国中医医政工作要点》，制订本地区和本单位 2014 年工作计划和实施方案，细化路线图和时间表，量化指标，责任到人。特别是王国强副主任提出的重点工作任务和要求，要重点推动、重点督导、重点考核，确保落实到位。

第二，善作善成。要处理好部署和落实的关系。习近平总书记曾经说过，"善作者还需善成，善始者还要善终，千万不要有作无成，有始无终。无论是贯彻上级的决策，还是抓好本级的部署，都要做到既抓部署、又抓落实，在部署中出实招，在落实中求实效。"王主任刚才的讲话为我们更好地推进中医医政工作明确了工作目标、思路和方法，接下来，我们必须要把"抓落实"作为中医医政工作的最基本要求，以"钉钉子"的精神，找好着力点，锲而不舍，一锤接着一锤敲，把钉子钉实钉牢，力求中医医

政各项工作任务落到实处，惠及民生。

第三，改进作风。要经常深入基层，以问题为导向，围绕中医医政工作的难点问题、关键问题，开展多层次、多方位、多渠道的调查研究，倾听群众的意见，一定要掌握基层实情、基层愿望，使各项政策和工作部署更加符合客观实际，更加遵循中医药规律和特点，更加有利于中医药特色优势发挥，更能体现群众意愿。要尊重基层首创精神，了解中医医政工作基本规律、基本方法和基本要求，善于发现和总结基层在实践中创造的好经验好做法，从中发现规律、提出政策措施；同时，也要把我们好的思路、好的做法选择部分有基础的地区开展试点探索，树立可复制、可推广的样板，不断完善后由点到面逐步推开，让中医药服务切实惠及民生。要不断强化学习能力，增强理论素质、政治素质和业务素质，提振中医人的精气神，敢为人先，敢于担当，不断提升推进中医医政工作开展的能力和水平。

国家中医药管理局副局长马建中
在部署 2015 年"两会"建议提案办理工作会议上的讲话

（2015 年 4 月 27 日）

十二届全国人大三次会议、全国政协十二届三次会议于今年 3 月份落下帷幕，根据中共中央办公厅、国务院办公厅、全国人大常委会办公厅以及政协全国委员会办公厅的

部署和要求，今年"两会"代表委员建议提案办理工作即将展开。今天，我们召开局长办公会议的主要议题是：认真总结 2014 年"两会"代表委员建议提案办理情况，研究

部署 2015 年"两会"代表委员建议提案办理工作。

一、2014 年"两会"代表委员建议提案办理工作回顾

我局认真贯彻落实李克强总理

在2014年2月7日国务院常务会议上的重要指示，按照全国人大常委会办公厅《关于交办十二届全国人大二次会议代表建议的通知》、政协全国委员会办公厅《关于办理全国政协十二届二次会议提案的实施意见》要求，明确责任、规范程序、狠抓落实，完成2014年建议提案的答复工作。

（一）工作基本情况

2014年我局承办十二届全国人大二次会议代表建议65件，承办全国政协十二届二次会议委员提案49件。建议提案的内容涉及中医药事业发展战略、中医药产业综合试验区建设、中医药健康服务业、中医药海外发展等多个方面。经过局办公室、人事教育司、规划财务司、政策法规与监督司、医政司、科技司以及国际合作司等多个部门协作配合，我局在规定时间内完成了建议提案的办理工作。从全国人大常委会办公厅以及全国政协提案委员会反馈的情况看，代表委员们的满意率在99%以上。

（二）主要做法

明确分工，完善制度。局办公室作为建议提案办理组织和协调部门，印发了《国家中医药管理局办公室关于办理全国人大代表建议和全国政协委员提案有关要求的通知》，对代表委员建议提案办理的各个环节提出明确要求。各承办部门按照要求，建立健全办理责任制度，实行主管领导和具体承办人员分级负责制，明确工作任务，严格办理程序，提高办理质量。

建立台账，开展督办。建立工作台账，将建议提案办理工作落实到具体承办人，所有复文都由部门主要负责同志审签并由主管局领导签发，有效保证了建议提案答复的质量。根据各阶段工作开展的不同情况，采取有效措施，对各承办部门的办理工作进行督促。一是明确协办件、主办件的办理答复时限；二是了解主办件办理进度，协调协办单位和部门及时提交协办意见；三是在答复时限临近时，通过电话、下发催办单等形式对各承办部门进行督办，确保办理进度。

加强沟通，主动公开。各承办部门在答复过程中通过电话、信函、调研、走访和召开座谈会等方式，与代表委员沟通，了解代表委员想法，充分交换意见。对代表委员提出的问题，进行深入细致地分析，找出原因，做好沟通协调工作，使建议提案得到全面、准确的答复。按照全国人大常委会办公厅、政协全国委员会办公厅的要求，我局认真开展建议提案复文的主动公开工作，完成建议复文公开24件，提案复文公开20件。组织编印了《政协第十二届全国委员会第二次会议有关卫生计生与中医药内容的发言摘编》，供各相关部门参考。

积极协调，扩大影响。在建议提案办理过程中，注重与各相关承办单位的沟通，争取相关承办单位的支持，有效地扩大了中医药的影响，有力地推动了中医药工作的开展。如：在办理重点建议"关于将甘肃列为国家中医药产业发展综合试验区的建议"（第2934号）过程中，我局多次召开专题研究会议，会同国家发展改革委、科技部、工业和信息化部、商务部和国家食品药品监管总局等协办单位制订工作方案，成立协调小组，建立协商机制。会同全国人大常委会办公厅、全国人大教科文卫委员会和各协办单位，赴甘肃就中医药产业发展开展调查研究。调研组对甘肃省确立的中医药特色的医改道路、稳步推进甘肃中医医疗、保健、教育、科研、产业、文化"六位一体"协调发展给予充分肯定。全国人大常委会陈竺副委员长给予了充分肯定，他说：甘肃省建设中医药产业发展综合试验区符合国家发展需要，是国家"一路一带"建设、向西开放开发战略的重要任务和重要抓手之一，愿景很好，条件突出，优势明显，希望各相关部门进一步加大扶持力度，加快推进试验区建设。

尽管2014年建议提案办理工作，在局机关有关部门的积极努力、全力配合下，取得了较好的成效，但是，我们还应当清醒地看到，仍有委员对个别提案办理结果不够满意，究其原因主要是事前与委员们沟通不畅，未能准确把握委员们的意见和要求，也有与相关部门的联系协调不够及时等情况。这些问题需要我们在今后工作中认真研究，加以解决，严格履责，力求圆满完成建议提案办理工作。

二、2015年"两会"建议提案办理工作要求

2015年2月6日，李克强总理在听取了2014年全国"两会"建议提案办理工作汇报后强调：各部门要认真听取代表委员意见建议，创新工作机制，将建议提案办理与本职业务一并考虑、一体部署、一同推进。一要有序公开涉及公共利益、公众权益的建议和提案复文，更好回应群众关切。二要创新办理形式，在可能的情况下由主办部门当面反馈办理情况。答复建议提案要有针对性，避免空洞的"官样文章"。三要安排基层人大代表和政协委员到部门走访交流。四要强化考核，使办理建议提案成为改进政府工作的重要抓手，提高政府公信力和效能。3月18日局党组学习中心组2015年第一次集体学习会上，党组书记王国强同志强调："局机关各部门要充分认识到办理建议和提案是政府部门的一项重要工作，也是我们中医药行政管理部门密切与代表委员关系、改善工作作风的一项重要举措。政府部门答复建议提案的过程，也是一个完善思路、推动工作的过程。今年有关中医药工作的建议提案涉及面多、热点问题多，社会关注力度大。局办公室要进一步规范建议提案办理程序，明确要求，精心组织，保证办结率、满意率。"同时强调"要高度重视建议提案答复工作，要提高答复质量，要做好与代表委员的沟通协调"。我们要认真贯彻克强总理的指示精神，严格落实局党组的工作部署，按照国务院办公厅、全国人大常委会办公厅、政协全国委员会办公厅有关要求，扎实做好今年的"两会"代表委员建议提案办理工作。

今年我局承办十二届全国人大三次会议代表建议73件（含重点建议协办1件），承办全国政协十二届三次会议委员提案73件（含重点提案会办1件）。下面，我就进一步做好2015年人大代表建议和政协委员提案办理工作谈几点意见。

（一）提高认识，增强责任意识

今年是推进全面建成小康社会、全面深化改革、全面推进依法治国、全面从严治党的重要一年。今年"两会"期间，代表委员们紧密围绕党和国家的中心工作，关注与人民群众切身利益密切相关的热点、难点问题，积极通过建议和提案建言献策。建议提案涉及的一些问题，有些是靠我们行业自身难以解决的，甚至是制约中医药事业发展的关键问题。代表委员们通过建议和提案积极呼吁，有助于推动这些问题的解决。因此，我们要借势，主动与各有关部委协调沟通，打通最先一公里，推动主要问题的解决。一是要增强机遇意识，抓住机遇，主动与各有关部委局联系沟通，借势攻克难点问题，发展中医药事业；二是要增强政治责任意识，要站在推进中医药事业发展、为人民群众提供有效的中医药服务的高度，把办理工作作为一项重要政治责任，与业务工作同部署，同推进；三是要增强部门职责和协调意识，各司办要切实担负起责任，加强部门间统筹协调；四是要增强改进作风意识，把"两会"建议提案办理作为改进工作作风的一项重要举措，促进机关作风建设，切实推动中医药事业发展。

在办理过程中，要提高认识，完善办理工作机制。办理建议提案是政府部门了解社情民意、科学民主决策、改进自身工作的重要途径，是代表委员对我们工作进行依法监督和民主监督的重要形式，是改进中医药工作，提升机关自身形象的重要举措。请各司办把办理建议提案与推动工作相结合，不断探索新机制，切实做好今年我局建议提案办理工作。

（二）落实责任，确保办理质量

在这里需要进一步重申办理工作责任制，各主办司办是办理工作的第一责任部门，各司办主要负责人是办理工作第一责任人。各司办要建立工作台账，将建议提案办理落实到具体承办人，所有建议提案均须由本部门第一责任人审签。

为进一步做好办理工作，局办公室今年将在总结以往工作经验的基础上，继续开展复文评比活动。对于内容充实，针对性强，代表或委员满意的复文和集体予以表彰；反之，对于内容空洞，敷衍了事，答非所问，代表委员不满意的复文及办理部门，将予以批评。

（三）加强沟通联系

一是要密切与代表委员之间的沟通联系。各承办部门在办复之前，需与代表委员进行交流互动，采取当面沟通、电话沟通或信函等形式联系。对于在京的代表或委员，一定要当面沟通。对于京外代表或委员，可采取电话约代表委员有来京机会面谈，或者利用承办人员去当地出差调研的机会面谈。充分听取代表委员意见，认真研究代表委员提出的问题，积极采纳代表委员提出的建议，有的放矢地办理复文；二是要加强我局各承办部门之间以及与各相关协办、会办单位之间的沟通联系；三是复文办理的各方力量要协同配合，尤其是针对综合性强、涉及面广、办理难度大的建议提案，主办部门要发挥主体作用，会同协（会）办部门推动办理工作有序开展。

（四）创新办理工作机制

认真落实克强总理关于"创新办理形式"的指示，今年的办理工作要在创新机制上下工夫。一是通过办理工作，提高解决实际问题的创新能力；二是办理方法的创新，通过与代表委员们各种有效沟通联系，真实全面了解代表委员们的想法，有针对性地办理复文，让代表委员们满意，让人民满意；三是推动工作的创新，根据代表委员们的

意见和建议，紧密围绕全局工作重心，加强和改进工作，推动中医药事业发展。

（五）做好办理复文公开工作

为促进建议和提案办理结果公开工作规范、有序开展，更好地回应社会关切，提升政府公信力，国务院办公厅于2014年年底下发了《关于做好全国人大代表建议和全国政协委员提案办理结果公开工作的通知》，要求从2015年起，实行复文摘要公开，请各司办认真落实。

（六）认真做好重点建议提案办理工作

重点建议提案事关我国"四个全面"战略布局、中国特色社会主义"五位一体"建设、改革发展稳定大局和人民群众切身利益，各司办要高度重视，把重点建议提案当做重大机遇，一定要办好。要重点研究，重点办理，重点督办。今年人大确定的重点建议之一《关于县级公立医院综合改革推进中存在的问题和相关的建议》（第6665号）交由卫生计生委主办，发展改革委、财政部和我局协办，全国政协重点提案之一《关于培育健康服务业，大力发展康养产业的提案》（第0435号），也是由卫生计生委主办，发展改革委、全国老龄委办公室、我局以及人社部会办。对于上述重点建议和提案，我局具体承办司办要认真对待，高度重视，主动与代表沟通，积极与相关主办协办部门联系，提出有权威性的意见。

同志们，建议提案办理工作责任重大，做好建议和提案办理工作，是接受全国人大依法监督和全国政协民主监督，密切政府与人民群众的联系，加强法治政府、创新政府、廉洁政府建设的重要内容。我们要全面贯彻习近平总书记系列讲话精神，认真落实李克强总理的重要指示，统筹安排、周密部署、创新思路、扎实工作，切实提高我局建议提案办理工作水平，为协调推进"四个全面"战略布局，促进中医药事业科学发展作出新的贡献！

凝聚力量 全力实现中医药文化宣传教育基地建设"十二五"目标

——国家中医药管理局副局长马建中在全国中医药文化宣传教育基地建设工作督导会上的讲话

（2015年4月29日）

很高兴与大家共同研究探讨中医药文化宣传教育基地建设工作。首先，我代表国家中医药管理局对各位的到来表示热烈的欢迎，对承办本次督导的广东省中医药局和负责具体组织工作的广州中医药大学表示衷心的感谢！

一、中医药文化建设意义重大

（一）党和国家高度重视文化建设工作

这次督导的主题是文化建设。我们党历来高度重视运用先进文化引领前进方向、凝聚奋斗力量，党的十七届六中全会提出"努力建设社会主义文化强国"，党的十八大、十八届三中、四中全会和习近平总书记系列重要讲话，也多次强调要坚持走中国特色社会主义文化发展道路，弘扬社会主义先进文化，推动社会主义文化大发展大繁荣。

中华民族具有五千多年连绵不断的文明历史，创造了博大精深的中华文化，其中积淀着中华民族最深沉的精神追求，传递着最根本的文化基因，代表着最独特的民族标识，是中华民族生生不息、发展壮大的丰厚滋养。习近平总书记在皇家墨尔本理工大学出席中医孔子学院授牌仪式时，曾深刻分析过中医药与中华文化的关系，他说："中医药学凝聚着深邃的哲学智慧和中华民族几千年的健康养生理念及其实践经验，是中国古代科学的瑰宝，也是打开中华文明宝库的钥匙。"总书记对中医药评价非常高，在其系列讲话中经常使用中医术语来阐述治国理念。

（二）文化建设在中医药事业发展中发挥了重要的引领作用

作为中国优秀传统文化的重要组成部分，中医药学具有自然科学和人文科学双重属性。去年年底国务院副总理刘延东同志在与国医大师座谈时强调，中医药是我国独特的卫生资源、潜力巨大的经济资源、具有原创优势的科技资源、优秀的文化资源和重要的生态资源，对中医药纳入中国特色社会主义"五位一体"总布局做出了准确定位。我理解，中医药作为独特的卫生资源，是指我们具有中西医两种资源，老百姓看病有两种选择，中医简便验廉的特色优势有助于遏制医疗费用的不合理增长。在医疗投入进一步加大的今天，怎么让人民群众看得起病、看得好病，中医药将发挥巨大作用。作为经济资源，2013年医药工业主营业务收入达21681.6亿元，其中中药饮片加工占1259.4亿元，同比增长26.9%，中成药制造占5065.0亿元，同比增长21.1%。中医药也延伸到第一、第三产业，许多农民朋友从事中药材种植，中医药在健康服务业也有很大发展空间。中医药是原创优势的科技资源，大家可能比较好理解，青蒿素挽救了很多非洲兄弟的生命，也避免了我国恶性疟疾的大范围流行。急性早幼粒细胞白血病曾被认为是最为凶险、病程发展迅速的白血病之一。中国工程院院士王振义和中国科学院院士陈竺将传统中药的砷剂与西药结合起来用于治疗急性早幼粒细胞白血病，使急性早幼粒细胞白血病患者的"五年无病生存率"从大约25%跃升至95%。作为重要的生态资源，许多中药种植基地，也发挥了保护环境、维持生态平衡的作用。

为了充分发挥中医药作为优秀文化资源的特色优势，进一步提升文化对事业发展的引领作用，按照"六位一体"的工作部署，我局研究制定了《中医药文化建设"十二五"规划》，以中医药核心价值体系构建为抓手，以中医药文化研究与科普专家队伍、中医药文化宣传教育基地建设、中医药文化科普精品创作、中医药文化产业发展为支撑，全面推进中医药文化建设工作，扩大中医药文化科普知识的覆盖面，提升中国公民中医养生保健素养。

（三）"十二五"期间中医药文化建设工作成效显著

"十二五"以来，在地方各级政府的支持下，中医药事业蓬勃发展，中医药文化建设工作取得了一系列成果：一是开展了首次中医健康素养普及率调查，中医药文化科普工作考量标准更加清晰。在全国31个省（区、市）248个区（县）内联合启动了全国中医养生保健素养调查工作，发放调查问卷近2万份，摸清我国公民中医养生保健素养水平和中医药文化科普工作覆盖率，为下阶段工作政策研究提供数据支持。同时，研究制定了《中国公民中医养生保健素养》《健康教育中医药基本内容》，为中医药文化科普提供标准文本。二是组织各地深入开展"三进"活动，中医药文化科普形式更加多样。2007年起，我局联合22个部委共同开展"中医中药中国行"活动，历时3年走遍了31个省、区、市和新疆生产建设兵团，走进了香港、澳门和军营，共举办各类活动366场，参加现场活动的群众达160多万人，中医大篷车行程10万公里。"十二五"以来，"中医中药中国行"又走进社区、乡村、家庭、机关、学校、工厂，活动覆盖面扩大，内容丰富、形式活泼。特别是去年，王国强副主任带队，"中医中药中国行"进入宝岛台湾，对中医药文化和科普知识的传播产生了深远影响。各地还编辑制作图书、音像、影视、动漫等中医药文化科普作品1500余种，如反映针灸鼻祖皇甫谧的秦腔历史剧《皇甫谧》、描写明代潮州名医柯玉井的电视连续剧《太安堂柯玉井传奇》、反映中医特色的电影故事片《正骨》、介绍北宋针灸大家王唯一的《天下第一针》、反映明朝大医吴又可防治瘟疫的《大明劫》，还有《神医喜来乐》《大宅门》及反映现代名中医郭春园、李振华的电影电视剧等，取得了很好的社会效益。建立中医养生类节目专家推荐渠道，向中央电视台《中华医药》《健康之路》栏目推荐权威中医专家，中国中医科学院与北京电视台《养生堂》栏目合作，推出科学、准确、权威的中医药科普知识讲座，宣传普及中医药文化科普知识，《养生堂》在同类节目中收视率排名第一。三是提前完成"十二五"中医药科普人才培养任务，中医药科普队伍更加充实。通过五期中医药文化科普巡讲专家培训班及各地的遴选推荐，组建了一支261人的国家级专家队伍和1500余人的省级专家队伍，深入机关、厂矿、学校、社区等宣传中医药养生保健方法，每年举办科普讲座2500余场，现场受益群众180余万。四是深化中医药文化科普研究，中医药科普工作更加科学。深入开展中医药文化核心价值观、中医药

非遗项目保护、中医药文化科普现状需求等研究，为中医药文化建设工作提供科技支撑。提出了"医道自然、精诚仁和"的中医药文化核心价值观表述及释义，在中国中医药报开设专栏，并在行业内组织开展大讨论，营造舆论氛围，扩大社会影响。五是积极发挥新媒体优势，中医药文化宣传影响力更加广泛。我们开通国家中医药管理局官方科普微信"中国中医"、会同中国网共同建设"中国中医"频道，发挥新媒体传播便捷快速的优势，传播推广中医药文化。广东、云南等省也充分利用网站、微信等新媒体形式，报道全省中医药发展工作动态，普及中医药知识，在行业内外也产生了好的影响。六是各地开展丰富多彩的中医药文化科普宣传活动惠及百姓健康。北京、山西积极推动中医药文化进校园工作，形成特色工作模式；天津积极制作中医药科普宣传片在各中医医疗机构及基层国医堂循环播放；河北、吉林、黑龙江、山东、福建、河南、四川、陕西以中医药文化科普巡讲专家为骨干，联合多部门力量，开展形式多样的中医药文化科普活动，巩固中医药发展的社会基础；辽宁加大经费投入，将每年5月固定为"三进"月，9月固定为巡讲月，形成中医药文化宣传的常态；上海、新疆继续加强与媒体合作，制作中医药文化科普专题节目，进一步宣传弘扬中华优秀传统文化；江苏研究撰写全省中医药文化建设专题调研报告，推动中医药文化建设工作科学化、精细化；浙江积极普及太极拳、八段锦等传统功法，传播具有中医特色的健康生活方式；甘肃在全省基层开展"村级三件事"活动，刷写健康文化墙、组织健康沙龙、发放保健包，将中医药将送入农村、家庭。

以上给大家讲了这么多成绩和做法，我还希望让大家明确这样做带来的效果：一是提高了中医药在社会各界，特别是年轻人中的接受度；二是有效应对了"取消中医"逆流；三是引起了各级党委政府对

中医药的高度重视；四是树立了行业的自信心，凝聚了行业力量，增强了行业自信；五是增强了国家文化软实力；六是这是践行群众路线的重要举措，更接地气，更了解群众对中医药的需求。

二、基地为中医药文化科普传播提供有力支撑

作为中医药文化建设工作的主要内容，我局在"十二五"期间根据《"十二五"中医药文化宣传教育基地建设工作方案》和《全国中医药文化宣传教育基地建设标准》，建设了32个基地，主要分布在中医药博物馆、遗迹遗址、社区公园，以及中医药教育机构、医疗机构和有关企业。各基地及基地建设单位在弘扬、宣传、保护中医药文化方面发挥了重大的作用，收藏展出中医药文物和中医药实物10万余件，整理编撰中医药名人典故、历史传说、轶闻逸事130余部，接待参观群众660余万人次，编印科普资料1018种，培训中医药文化科普专业人员4.8万人次，开展中医药文化科普活动1873场，现场受益群众8.6万。

（一）各基地已成为传承中医药文化、凸显中医药特色的平台

一个国家、一个民族的强盛，总是以文化兴盛为支持，中华优秀传统文化的继承发展、弘扬繁荣，是实现中国梦的基础。为更好地传承和发扬中医药，各基地不断加强内涵建设，深入挖掘当地中医药文化资源优势，传播中医药文化科普知识。如天津津门医粹中医药文化博物馆、河北保定刘守真祠堂、河北内丘扁鹊庙、甘肃岐伯文化园、甘肃皇甫谧文化园系统整理本地区中医药文化源流，深入挖掘和阐发中医药"医道自然""大医精诚"的核心价值；山西中医学院附属医院在全国率先提出"有钱无钱，救命第一"的救治急危重症患者服务承诺，以实际行动践行"人命至重，有贵千金"的文化理念；河北省安国市药王庙文化景区、青海藏医药文化博物馆珍藏了一系列中医药、民族医药文物及艺术真品，对中医药以及民族医药的传承、传播与发

展具有极大意义。

（二）各基地已成为传播中医药知识、提升中医养生保健素养的窗口

随着健康观念的转变和保健意识提升，人民群众对中医药养生知识的需求日益强烈。各基地围绕着扩大中医药科普知识覆盖面的目标，开展中医药文化宣传教育活动，拓展中医药文化传播渠道，普及中医药健康理念。如北京地坛中医药养生文化主题公园已连续7年承办"北京中医药文化宣传周暨地坛中医药健康文化节"，让老百姓了解、体验中医药服务；天津京万红乐家老铺药酒工坊、山西中医药博物馆、广西药用植物园通过宣传片、网站、知识读本等渠道，传播中医药知识，推广健康的生活方式；河北石家庄市中医院、湖北黄冈市中医医院、云南砚山县中医医院、陕西中医学院附属医院，定期组织专家举办中医药科普讲座，讲授中医药养生知识和防病技能。

（三）各基地已成为培育中医药人员、树立大医精诚职业道德的摇篮

教育引导是基地的基础性工作之一。一方面基地利用自身进行教育培养的优势，对广大中小学生及中医药行业人员进行中医药文化熏陶，积极引导大家认识中医药、热爱中医药、投身中医药。如辽宁中医药大学博物馆、上海中医药博物馆、江苏常州市中医医院、广东中医药博物馆、陕西中医学院医史博物馆，对学生、中医药工作者进行中医药文化教育，通过举办各类中医药文化专题讲座、交流活动的形式，坚定中医药人对事业发展的信心、修德敬业的恒心和奉献中医药事业的决心。另一方面基地还承担起人员培训的任务，不断提升中医药文化科普人才素质。如安徽亳州市华佗纪念馆、河南南阳医圣祠、广东和记黄埔神农草堂，通过定期组织中医药文化科普专题培训与交流，不断提升基地讲解员及本地区

中医药文化科普工作者能力，推进中医药文化科普人才队伍建设。

（四）各基地为推动中医药走出去，搭建了对外交流合作的桥梁

作为我国文化软实力的重要体现，中医药既是传播中华文化的优秀载体，也是增强中国国际影响力的有力支撑。各基地在积极传承中医药文化的基础上，主动弘扬展示中华文明的独特魅力，推动中医药对外交流合作工作。如北京御生堂中医药博物馆、湖北蕲春李时珍陵园、万好药博园、广东中山市中医院、药王山孙思邈故里通过丰富多彩的中医药纪念日、游览参观、实地体验等活动，扩大中医药在海内外的影响；内蒙古国际蒙医医院利用区位优势发展对外服务，吸引了大量的蒙古、俄罗斯公民；河南宛西制药中华医圣苑投资拍摄38集古装电视剧《医圣》已完成后期制作，山东东阿阿胶中医药博物馆综合运用影视剧、戏曲等艺术表现方式展示中医药文化内涵，塑造民族形象。

在全面总结基地建设的同时，我们也对目前存在的主要问题做了梳理，归纳起来有：一是各地基地建设工作水平参差不齐，尚有个别基地空白省；二是基地间沟通交流还不够，未实现基地间各项资源的共享；三是基地建设的投入仍需要进一步加大，基础设施建设还需加强。

三、下阶段工作考虑

（一）完善基地内涵建设，实现基地全覆盖

今年是"十二五"收官之年，国家中医药管理局将继续推进《中医药文化建设"十二五"规划》的落实，努力实现规划提出的预期目标。各省（区、市）要深刻把握中医药文化建设的发展态势，围绕"十二五"基地建设目标，完善基地内涵建设，加快推进基地建设工作，推动基地服务百姓健康。目前国家级基地及基地建设单位已覆盖26个省（区、市），仍有5个省（区、市）空白，请该地区省级中医药主管部门认真研究，抓紧创建，已建

有的基地建设单位的地区要尽快推动这些单位的验收工作。

（二）丰富科普宣传活动，扩大基地影响力

要按照基地传承文化、传播知识、培养人才等任务要求，组织开展形式多样的中医药文化科普活动，传递中医药文化核心内涵，增强百姓对中医药的认同感及中华文化的归属感。今年我局将开展"中医中药中国行——中医药健康文化推进行动"，各基地要找准定位，积极参与，把中医药文化宣传工作与百姓日常生活紧密联系起来，让收藏在博物馆里的文物、放置在陈列室上的遗产、印刷在史书里的古文都成为百姓获取中华文化的载体活跃起来，在落细、落实上下工夫，进一步扩大基地的自身影响力，满足人民群众对中医药科普需求。

（三）严格管理，确保基地任务的完成

2013年起在财政部的支持下，我局在"中医药文化科普宣传人才培训项目"中，对基地和基地建设单位给予经费补助。这些经费主要用于编印、制作中医药文化宣传教育宣传资料，向从事中医药文化科普工作的专业人员及热衷中医药文化的群众培训中医药文化科普知识和技能。各项目承担单位要严格按照国家财政专项资金管理要求专款专用，提高资金使用效益。各省（区、市）中医药管理局部门也要加强对项目的监督管理，确保项目资金按时足额到位。

基地是中医药文化科普传播的重要平台，请大家利用这次机会，认真交流基地建设的成功经验，深入研究"十三五"基地发展的目标与任务，探索完善面向百姓、面向行业的传播内容、方式和途径，创作丰富的中医药文化科普作品，向广大民众提供科学、准确、通俗的中医药文化与养生保健知识，为促进全民健康、全面建成小康社会、实现中华民族伟大复兴的中国梦作出新贡献！

做实做强中医药教育管理工作
提速提升中医药人才队伍建设

——国家中医药管理局副局长王志勇
在2015年全国中医药教育管理工作会议上的讲话

（2015年3月19日）

2015年的全国"两会"刚刚胜利闭幕，各行各业按照党中央"全面建成小康社会、全面深化改革、全面依法治国、全面从严治党"的战略部署，掀起了大众创业、万众创新的大潮。在这样喜悦振奋、进取向上的氛围中，"2015年全国中医药教育管理工作会议"今天在杭州召开了，省市中医药管理局的主管领导同志和应邀参会的部分中医药院校和中医医院的领导同志齐聚一堂，共商加强中医药教育管理工作的大计，可谓恰逢其时。多位省局领导亲自到会，体现了对教育工作的高度重视，我代表国家中医药管理局对大家的到来表示热烈的欢迎！对浙江省中医药管理局和浙江省中医医院为会议所做的精心安排表示衷心的感谢！

本次会议的主要任务是：深入贯彻党的十八大、十八届三中、四中全会精神，全面落实刘延东副总理关于中医药工作的重要讲话和2015年全国中医药工作会议部署，系统总结2014年中医药教育管理工作，研究部署2015年的工作任务，统筹推进中医药教育改革与人才队伍建设，为做实做强中医药教育管理工作、提速提升中医药人才队伍建设作出新贡献，推动中医药事业全面、协调、持续发展。

刚才，3个省局的同志作了很好的发言。现在，我从回顾2014年、探讨2015年全国中医药教育管理工作的角度，谈4点意见，供大家参考。

一、总结经验

2014年中医药人才队伍建设取得了新进展，关键在于大力推动政策机制改革。

一年来，全国中医药教育管理工作主要在以下6个方面取得了新进展：

（一）深化医教协同，中医药人才培养机制改革有了新进展

1. 试点中医药教育综合改革

会同教育部、卫生计生委等6部委印发了《关于医教协同深化临床医学人才培养改革的意见》，联合召开了工作推进会，启动了卓越医生（中医）教育培养计划，以"5+3"为主体的中医药教育综合改革试点工作全面推进。

2. 改革医学类专业教育管理

会同教育部、卫生计生委印发实施了《关于规范医学类专业办学的意见》，进一步规范医学类专业办学，设立毕业生可以按照规定参加医师资格考试的专业，加强了以培养临床医师为目标的医学类专业教育管理。

3. 推进中医药院校的省部局共建

协调山西省卫生计生委，形成《山西省人民政府 国家中医药管理局关于共建山西中医学院的协议》，并通过了局长会审议。新增河北中医学院为共建院校，充分发挥共建院校在推进中医药人才培养改革中的示范引领作用。

4. 加强保障中医药院校人才培养质量的措施

面向行业需求推进中医药人才培养改革，筹建国家中医药管理局全国中医药院校教育质量监测中心；举办中医知识技能大赛、针灸推拿技能大赛、传统保健体育运动会等赛事；做好2014年1280名农村订单定向中医类学生免费培养工作等。

（二）评选表彰国医大师，创新人才激励褒奖机制有了新进展

经过一年多推荐评审，产生了第二届30位国医大师，并在人民大会堂召开了表彰大会和座谈会。刘延东副总理亲自与国医大师座谈，并提出对中医药老专家进行抢救性表彰，本届政府任期内再评选表彰一次。这项工作至少产生了三个效果：一是引导绝大多数省份参照开展了名中医评选，探索了国家与地方不同层级相衔接、政府表彰与社会褒奖相结合的人才激励机制；二是提升了人才培养层次和水平，营造了优秀人才脱颖而出的良好氛围，为优秀中医药人才更好地发挥作用、实现价值提供了良好机会和平台；三是树立了卫生和中医药行业的良好形象，促进了学术繁荣，推动了文化传播，凝聚了行业力量。

（三）加强中医住院医师培训，完善中医住院医师规范化培训制度有了新进展

经过与国家卫生计生委、教育部、财政部等相关部委的积极协调，将中医住院医师规范化培训纳入国家住院医师规范化培训总体规划，同步启动、同步实施。先后出台了《中医住院医师规范化培训实施办法》《中医住院医师规范化培训标准》等文件，形成了相对完备的规范化培训制度系列配套文件；遴选、公布了首批218个中医住院医

师（全科医生）规范化培训基地，初步建立了规范化培训实施网络；积极争取专项经费支持，将人员培训和基地能力建设分别纳入国家住院医师规范化培训医改专项之中，2014年以1.5亿元支持5000名人员培训，以4.25亿元支持85个规培基地能力建设，还以3.6亿元将26个中医医疗机构纳入发改委全科医生规范化临床培养基地建设项目，各省全面启动了中医住院医师规范化培训工作。

（四）提高中医药人才培养质量，创新中医药人才培养模式有了新进展

在巩固原有全国优秀中医临床人才研修和师承教育等模式的基础上，进一步创新了中医药人才培养模式：

1. 学轮转观摩与自主学习实践相结合模式

首次启动了全国中药特色技术传承人才培训项目，经过全国选拔考试确定了320名培养对象，通过游学轮转观摩，掌握中药种植、生产、临床使用、质量控制等中药全链条、全领域的特色技术，并启用专题报告的方式创新年度考核模式，扩大了项目的辐射区和覆盖面，提高了项目的可及性；首次组织开展了全国中医护理骨干人才培训项目，578名培养对象通过游学轮转与自主学习实践相结合，掌握中医护理理论知识与实践技能，提高中医护理能力和水平，突出中医护理优势特色。

2. 优势特色教育培训基地模式

启动国家中医药优势特色教育培训基地建设，通过专家评审、答辩等程序遴选确定了34家中药类、18家中医护理类培训基地，制定了管理办法。

3. 基层优秀临床人才"三结合"培养模式

吉林省中医药管理局与北京同仁堂集团为创新基层优秀临床人才，创造了"集体带教集体、网上结合网下、远程链接实地"的三结合模式，经过三年培训，培养了一批地、县级中医优秀临床人才；我局配合国家卫生计生委开展县级公立医院

设立专科特设岗位调研工作，为解决基层人才问题做好前期准备。

（五）全面实施中医药传承与创新人才工程，中医药人才培养有了新进展

1. 培养县级中医临床骨干

以县级中医临床技术传承骨干培训项目为抓手，推进基层中医药师承教育工作的开展，遴选1409名基层中医药专家为指导老师，培养了1409名县级中医临床技术骨干。

2. 指导名老中医传承工作

一是组织开展了全国名老中医药专家传承工作室建设项目评估验收及第五批全国老中医药专家学术经验继承中期检查工作。首届30位国医大师传承工作室、181个全国名老中医药专家传承工作室通过验收；二是加强传承工作室建设。2014年遴选确定了223位全国名老中医药专家建设传承工作室。对在建的64个全国中医学术流派传承工作室建设情况进行了年度检查；三是会同中国中医科学院系统总结全国中医药传承博士后执行过程中取得的经验及存在的问题，进一步推动项目的顺利实施。

3. 强"国优人才"建设

开展全国优秀中医临床人才现状调查，建立健全人才数据库，总结研修成果，发挥全国优秀中医临床人才的示范带动作用；继续实施第二批全国优秀中医临床人才研修项目，印发了相关管理文件，举办了第五期培训班，组织开展了第二年度考核。

4. 养乡村医生

开展2014年度乡村医生中医药知识与技能培训项目，采用集中授课与临床实践相结合的方式，培训了5720名乡村医生，提高乡村医生运用中医药知识与技能防治农村常见病、多发病的能力和水平。

5. 加强继续教育

组织开展了多层次、多形式的中医药继续教育活动，实施国家级中医药继续教育项目近800项，培训中医药专业技术人员15万人次。获得人力资源和社会保障部专业技术人才知识更新工程2014年高级研

修项目2项。

（六）加快技能型人才培养，中医药职业教育有了新发展

1. 制定相关规划

组织开展了中医药健康服务人力资源课题研究，形成研究报告，配合局规财司，参与制定《中医药健康服务发展规划》。

2. 举办有关赛事

举办了全国中医药职业教育技能大赛——2014′针灸推拿技能大赛，共有18个省（区、市）的21支代表队、84名选手参加了比赛。

3. 研制、修订相关标准与目录

完成了第二批7个中等职业学校中医药类专业教学标准制定工作；完成了高等职业学校中医药类专业目录修订工作，在新修订的专业目录中，增加了部分中医药健康服务类专业，如中医养生保健、中医康复技术、中医美容（方向）、中医健康管理（方向）、中医营养与食疗（方向）等。

在取得新进展、新成绩的同时，我们也要看到中医药教育管理工作也存在一些问题：一是中医药教育工作融入中医药发展大局、服务改革创新的主动性、有效性有待于进一步提高；二是中医药教育政策机制的研究和制定有待于进一步加强；三是中医药人才培养工作发展还不平衡，基层和技能型中医药人才培养远远不能满足社会的需求；四是制定的政策、培养方案、管理措施有待于进一步抓好落实，产生更好的成效。

这些，都需要我们在今后的工作中进一步提高认识，认真研究，真抓实干，加以解决。

二、提高认识

应对中医药教育新常态，关键在于提升中医药教育管理治理能力。

在今年的"两会"上，李克强总理在政府工作报告中提出，要"积极发展中医药和民族医药事业"，受到了各级政府的关注和中医药全行业的热议。从"扶持"到"积极发展"，彰显了中医药事业发展的广阔前景，提示了中医药事业发展大有可为，这也是党和国家对中医药

事业发展赋予的新内涵和新期望。特别是随着"四个全面"重大战略的提出和实施，既为中医药工作融入大局、参与大局、服务大局，提高贡献率和显示度提供了前所未有的重大机遇，也对中医药深化改革、完善制度，加快推进中医药治理体系和治理能力现代化提供了新课题，提出了新要求。

我们必须深刻认识到，中医药人才队伍建设作为中医药事业发展的基础和保障，同样面临着新的形势和挑战：

（一）医药卫生体制改革对中医药人才培养提出新要求

随着医药卫生体制改革进入深水区，许多体制性难题逐步凸显，各方面利益交织叠加，面临的挑战逐步加大，而其中一个瓶颈问题，就是人才的发现、培养、储备和使用的问题。目前，中医药人才总量不足、分布不合理、服务能力较差等问题还比较突出；基层人才匮乏，"下不去、留不住、用不上"的问题还未能有效解决；高层次领军人才无论从数量上还是结构上、分布上都与事业发展还不相适应。随着医药卫生体制改革的不断深入，中医药人才问题的解决迫在眉睫。

（二）医学教育改革对中医药人才培养提出新要求

2014年6月，教育部等六部门联合印发的《关于医教协同深化临床医学人才培养改革的意见》，对推进临床医学教育综合改革作出了明确要求，提出要加强医学教育发展与医疗卫生事业发展的紧密联系，加强医学人才培养与住院医师规范化培训在培养标准、培养模式、质量评价等关键环节的有机结合，加强教育与卫生计生系统工作的密切合作；着力解决我国医学人才培养体系主线不清晰、多种学制学位培养模式并存、临床技能培养薄弱等突出问题，通过人才培养机制改革，构建起"5+3"为主体的标准化、规范化临床医学人才培养体系。在《意见》指导下，加快推进中医临床人才培养体系建设已成为当务之急。

（三）中医药全面发展对中医药人才培养提出了新要求

刘延东副总理对中医药"五种资源"的重要论述，《国务院关于促进健康服务业发展的若干意见》对发展中医药健康服务的要求，"一带一路"战略构想对中医药服务领域和范围的拓宽，以及推动中医药事业"六位一体"全面发展，都对中医药人才培养提出了新要求，带来了新机遇和新挑战，需要进一步将中医药人才队伍建设自觉融入国家经济社会发展和医药卫生事业发展大局之中，统筹推进各类各层次中医药人才培养。

因此，伴随着中医药事业发展进入能力提升推进期、健康服务拓展期、参与医改攻坚期和政策机制完善期，中医药教育工作也进入了协同改革推进期，中医药人才发展也呈现出以全面深化中医药人才培养与评价机制改革为重点任务，以医教协同为主要工作机制，以满足中医药事业发展人才需求为主要目标的新常态。概括起来讲，就是"一、二、三"："一"就是要构建一个体系，也就是院校教育、毕业后教育、继续教育有机衔接的符合中医药人才成长规律的培养体系；"二"就是推进两项改革，也就是中医药人才培养机制改革和人才评价机制改革；"三"就是健全三项制度，也就是中医药毕业后教育制度、师承教育制度和继续教育制度。做好这"一、二、三"，才能最终实现全面适应事业发展需求的人才发展总目标。

充分认识中医药教育工作新常态，科学推进中医药人才发展，需要我们着力提高中医药教育管理的治理能力。国强主任在今年全国中医药工作会议上指出，促进中医药治理体系和治理能力现代化，是当前和今后一个时期中医药系统重大而紧迫的历史使命。要以党的十八大、十八届三中、四中全会精神为指导，进一步理清思路，找准方向，明确目标，把握重点，全力推进。如何着力提升中医药教育管理治理能力？我认为，要从以下五个方面努力：

1. 解放思想，牢固树立改革创新思维和法治思维

提升中医药教育管理治理能力，要真正在思想上实现从"管理"向"治理"的转变；要坚持问题导向，通过改革创新，探索出推进路径和方法；要在法制轨道上解决各种问题，协调各方利益关系，推动中医药教育工作开展。特别是在医教协同的大背景下，我们要主动从人才培养、准入、使用、管理的全过程考虑，主动与教育部门、卫生计生部门沟通协调，主动发挥教育、科研、医疗机构以及与行业相关机构、学术团体的作用，形成合力，统筹推进中医药教育工作。

2. 完善中医药教育管理制度建设

制度化、规范化、程序化是国家治理体系建设的基本要求。中医药教育体系在制度建设的完整性和如何体现中医药特点方面还需加强。如中医住院医师规范化培训的实施办法、培训标准和基地标准等虽然已经制定印发，但毕业后教育的制度建设才刚刚起步。最近，我们在与国务院学位办沟通制定《中医硕士专业学位研究生指导性培养方案（试行）》和《关于授予具有研究生毕业同等学力人员临床医学、口腔医学和中医硕士学位的试行办法》，还要研究制定规范化培训过程管理和质量监控方面的规范性文件，如招录办法、考核办法、人员管理等。这些文件、制度、规范、程序，有些需要国家层面出台，但更多的则需要省级中医药管理部门结合本地实际，自行制定和完善。

3. 健全中医药教育管理组织框架

当前，可能有的省市在中医药教育管理工作方面人力不足。如何面对？如何解决？在医教协同背景下，一定要充分发挥全行业和相关机构的作用。各省地市、县卫生计生管理机构中有管理中医的人员，有中医药院校、科研院所、医疗机构，有省级中医药学会，这些都可以成为中医药教育管理的依靠力量。

关键是如何积极调动、如何形成合力、如何充分发挥其作用。

4. 加强中医药教育重大问题研究

中医药教育改革政策机制研究、中西医结合人才培养、中医药师承教育制度建设、中医药人才绩效评价等一系列重大问题，事关中医药事业发展全局，需要不断深化研究。在这方面，希望各地多发挥主观能动性和创造性。许多问题，不一定非要等到国家层面有了定论再去做。实际上，国家的很多政策、规定，都是在地方探索实践、形成相对成熟的经验后再提炼形成的。

5. 要加强中医药教育管理人才培训

今年我们要举办中医药管理部门提升治理能力研讨班，欢迎各位负责教育管理的同志们踊跃参加。同时，我们也将积极创造各种学习和进修机会，加强管理人员培训，提高管理人员管理水平和治理能力。

三、明确任务

要求真务实地谋划和实施新计划，关键在于以钉钉子的精神落实好2015年各项中医药教育工作。

今天是2015年3月19日，新的一年满打满算也只有9个月了，如何抓好新的一年的中医药教育工作？首先必须明确自身的任务，这就是求真务实地谋划和实施新计划，扎扎实实抓好以下五个方面的具体工作：

（一）做好中医药人才培养工作的顶层设计

一是抓紧做好中医药人才发展"十三五"规划，研究提出中医药人才发展规划的总体思路、主要目标、重点任务、保障措施和实施机制。二是围绕中医药人才发展"十三五"规划编制和中医药教育综合改革工作，重点针对中医药教育、人才培养工作存在的问题、阻碍改革的瓶颈问题，继续深入开展中医药教育改革与人才队伍建设政策机制研究。三是深入开展中医药师承教育战略性研究，出台《关于加强中医药师承教育工作的意见》。四是总结

"十二五"期间中医药继续教育工作，结合中医药继续教育工作的新形势，研究制定《中医药继续教育"十三五"规划》。

（二）加快推进中医药院校教育教学改革

贯彻落实《关于医教协同深化临床医学人才培养改革的意见》，以问题为导向，全面推进中医药人才培养改革工作。一是会同教育部，出台并实施《关于促进中医药教育改革与发展的指导意见》，适时召开全国中医药教育改革工作会议，推进卓越医生（中医）教育培养计划，做好院校教育与毕业后教育的有机衔接。二是完善省部局共建中医药院校工作机制，加强中医药文化教育、临床教学基地、师资队伍、教育质量评价体系、教材改革、重点学科等建设，全面推进中医药院校教育综合改革试点。三是落实《国务院关于加快发展现代职业教育的决定》，加快发展中医药现代职业教育，促进中医药健康服务技能人才培养。四是举办2015年全国职业院校技能大赛—中药传统技能大赛和全国中医药职业教育技能大赛——中医护理技能大赛，推进中医药职业教育教学改革。

（三）建立健全中医药毕业后教育体系

全面推进中医住院医师规范化培训，探索建立中医专科医师规范化培训制度，切实提高中医临床医师队伍水平。一是指导各省全面实施中医住院医师规范化培训工作，加强规范化培训专项和规范化培训基地能力建设项目过程管理与督导，确保培训质量。二是会同国务院学位办，研究制定中医专业学位研究生教育与中医住院医师规范化培训相衔接的相关政策和规范性文件。三是探索开展中医专科医师规范化培训试点工作，制定相关文件。四是继续做好中医类别全科医生转岗培训和师资培训工作。

（四）全面实施中医药传承与创新人才工程

全面落实《医药卫生中长期人才发展规划（2011~2020年）》，做

好《中医药事业发展"十二五"规划》人才培养专项的收尾工作。一是组织开展第五批全国老中医药专家学术经验继承工作结业考核，做好继承人临床医学（中医师承）专业学位授予工作。二是组织开展第二届30位国医大师传承工作室建设。指导省级中医药管理部门对2011年度全国名老中医药专家传承工作室进行验收和组织开展全国中医学术流派传承工作室建设项目中期检查。编撰出版《全国名老中医药专家传承工作室建设成果概览（第一辑）》。三是组织开展第三批全国优秀中医临床人才研修项目结业考核，组织修订全国优秀中医临床人才研修项目实施方案及培训大纲。四是指导帮助中国中医科学院加强全国中医药传承博士后过程管理。五是完善全国中药特色技术传承人才培训项目及全国中医护理骨干人才培训项目管理模式，组织各培训单位和培养对象做好游学轮转观摩工作。六是落实国务院《关于进一步加强乡村医生队伍建设的实施意见》，继续开展县级中医临床技术传承骨干培训项目和乡村医生中医药知识与技能培训项目，推进基层中医药人员队伍建设。

（五）持续推进中医药继续教育

以提高中医药专业技术人员的岗位胜任能力为核心，继续加强中医药继续教育，提升中医药人才队伍整体素质。一是进一步加强国家中医药优势特色教育培训基地建设，提高培训能力和服务水平，为开展中医药人才培养工作和继续教育提供保障。二是组织实施2015年度国家级中医药继续教育项目，加强对项目的质量控制和监督评估，发挥国家级中医药继续教育项目的示范和引导作用。三是积极沟通协调人力资源和社会保障部等相关部委，组织开展专业技术人才知识更新工程2015年高级研修项目申报和实施工作。

四、讲究方法

加强中医药教育管理工作要有谋有略，关键在于正确引领、积极推动、狠抓落实

2015年是全面深化改革的关键

之年，全面推进依法治国的开局之年，"十二五"规划的收官之年，是刘延东副总理关于中医药工作的重要讲话贯彻落实年，具有承上启下的重要意义。做好2015年中医药教育工作，既要理清工作思路，更要讲究工作方法，希望大家做到3个"注重"：

（一）注重规划引领

进一步树立超前思维、提前谋局的工作意识，切实加强战略研究、统筹谋划和顶层设计，在保障"十二五"规划任务完美收官的同时，着手制定《中医药人才发展"十三五"规划》《中医药继续教育"十三五"规划》等一揽子规划，并全力做好实施准备，为"十三五"中医药教育工作发展谋好局、开好篇打下好的基础。

（二）注重突出重点

2015年中医药教育工作任务繁重，工作量大，既要争取在政策、机制和体系建设上有所突破，又要以具体工作和项目为抓手贯彻执行，有面有点，纵横交错，这就要求我们在繁杂的工作中区分轻重缓急，抓住主要矛盾和矛盾的主要方面，实现重点突破，从而带动工作的全面推进。

（三）注重推动落实

本次会议，对今年的中医药教育工作进行了全面部署，下一步关键就在于如何去推动落实。要始终坚持目标导向，把推动落实放在突出的位置，以踏石留印、抓铁有痕的劲头，确保中医药教育政策措施和人才培养工作落到实处，收到实效。

事业发展的关键在人才，我们中医药事业发展需要大批的中医药人才，而中医药人才培养是一项长期而艰巨的系统工程，让我们抓住前所未有的发展机遇，同心同德，努力开创中医药教育管理工作的新局面，为中医药事业发展提供源源不断的人才保障和智力支持，为维护人民群众健康做出新的更大的贡献！

进一步做好规划财务工作
全力助推中医药事业改革与发展

——国家中医药管理局副局长闫树江在2015年
全国中医药规划财务工作会议上的讲话

（2015年4月24日）

这次全国中医药规划财务工作会议的主要任务是，认真学习贯彻党的十八届三中、四中全会精神和习近平总书记系列重要讲话精神，围绕落实全国中医药工作会议的总体安排，深入总结近年来中医药规划财务工作取得的进展及成效，分析当前面临的新形势新任务新要求，对中医药规划财务工作进行专题研究和部署，推动中医药规划财务工作更好服务于中医药事业改革与发展。下面，我谈3点意见。

一、近年来规划财务工作取得的成绩

近年来，国家中医药管理局党组运用"整体思维、系统运行，三观互动、六位一体，统筹协调、科学发展"的工作理念和方法，科学谋划和全力推动中医药改革与发展，开创了中医医疗、预防保健、科技、教育、产业、文化以及对外交流合作全方位、多层面、可持续发展的崭新局面。在这个历史过程中，规划财务部门坚持服务大局，强化规划引领、投资保障，积极推进各项工作，发挥了重要的作用。

（一）加大投入力度，保障事业发展

2007年以来，我们相继实施中医药事业发展的"十一五"和"十二五"中医药事业发展规划。在国家发改委、财政部和国家卫生计生委的大力支持下，中央财政累计投入资金330.38亿元，有力地支持了中医药事业发展。一是加强基础设施建设。实施了完善基层医疗服务体系（县级中医院建设项目）、国家中医临床研究基地、重点中医院建设等项目，925个县级中医院、313个地市级以上中医医院的基础设施条件得到改善。2008~2013年全国中医医院房屋建筑面积增加1296.8万平方米，增幅为39%，编制床位增加29.11万张，增幅达73%。依托16个三级甲等中医院建设的国家中医临床研究基地明显提高了中医临床科研能力，创新中医临床科研范式，基本具备了承担大型临床研究的条件，初步确证了部分疾病中医药治疗的相对优势，带动了中医临床服务能力提升。二是加强能力建设。通过安排中央专项资金，支持推动中医药"六位一体"全面发展。如，在医疗服务能力方面，支持1521个国家中医重点专科，478个农村医疗机构中医特色优势重点专科，882个县级中医医院、3456个乡镇卫生院和社区卫生服务中心、106485个村卫生室和社区卫生服务站的能力建设；在中央和地方财政支持下，各地广泛开展了以"中医馆"或"国医堂"为代表的社区卫生服务中心和乡镇卫生院中医药综合服务区建设。据初步统计，全国社区卫生服务中心和乡镇卫生院中设有"中医馆"或"国医堂"式的中医药综合服务区20418个，占总数45.01%。在预防保健能力方面，制定了136项中医"治未病"服务标准、技术操作规范、健康干预方案或指南，175个地市级中医院预防保健及康复服务能力得到加强。在人才培养方面，支持528个名老中医传承工作室、96个中医学术流派工作室开展研究继承；依托84个医院设立住院医师规范化培训基地，5000名中医专业毕业生接受了规范化培训；为22000多名基层临床技术骨干和乡村医生提供培训。在传承创新方面，400本中医药古籍文献得到深入整理挖掘，正在陆续出版；加强中西部地区35个临床重点研究室建设，以临床科研能力提高带动业务能力提升；行业科研专项投入7.61亿，在全国2826个县区开展中医药传统知识调查和研究；在慢病防治、传染病防治、临床用药规范等方面加强成果转化。制修订并发布中医药标准517项。在推进中药产业发展方面，中药标准、生产工艺和技术研究成果加快转化，促进了现代中药产业化；在全国922个县开展国家基本药物所需中药原料调查，建设16个中药种子种苗基地，有力促进中药资源保护和利用。在文化科普方面，我局与包括发改委和财政部在内的22个部门共同举办"中医中药中国行"，多种形式的中医药文化科普宣传进社区、进农村、进家庭，深受人民群众喜爱，产生了积极影响。在国际交流合作方面，有83个政府间合作协议正在履行，今年中央财政又设专项经费支持中医特色突出的交流合作项目，参与国家"一带一路"战略实施。

（二）中医药事业发展相关规划编制取得进展

中医药事业"十三五"规划编制工作全面启动。一是注重趋势研判，紧紧围绕十八届三中、四中全会提出的全面深化改革和全面依法治国要求，以及全面建成小康社会的目标任务，分析中医药所处的发展环境，提出中医药发展正处于能力提升推进期、健康服务拓展期、参与医改攻坚期、政策机制完善期"四期并存"的判断。二是开展广泛调研，初步形成了规划思路和发展路径，强调以改革统领，深化医改和拓展健康服务，以"六位一体"统筹发展为支撑，满足人民群众多样化的健康需求，为全面建成小康社会做贡献。在此基础上向国家发改委提交了"十三五"时期中医药事业的发展指标体系和重大项目、重大工程、重大政策建议。三是深入开展专题研究，在19个方面安排研究专题，尤其注重在实施"一带一路"、京津冀协同发展和长江经济带等国家战略中发挥中医药作用的研究。各地也正在开展十三五规划制定工作，制定过程中与我局加强沟通，我局已收到新疆、重庆等省市规划的征求意见稿。

落实国务院关于促进健康服务业发展的意见，牵头完成了《中医药健康服务发展规划（2015~2020年）》编制工作。起草调研过程中得到天津、上海、重庆、广东、河南、浙江等有关省市的支持，一些群众有需求、服务有特色、机制有创新的做法，为规划编制提供了有借鉴意义的经验。规划实施将为拓展中医药服务领域和创新服务模式提供新机遇。

配合国家卫生计生委编制《全国医疗卫生服务体系规划纲要（2015~2020年）》，这是新中国成立以来第一个全国性的医疗卫生服务体系规划，其中确定了公立中医类医院床位数可以按照每千常住人口0.55张标准配置、县级区域依据常住人口数原则上设置1个县办综合医院和1个县办中医类医院、地市级区域依据常住人口数每100万~200万人设置1~2个地市办综合性医院（含中医类医院）等重要指标。

与工信部牵头编制《中药材保护和发展规划（2015~2020年）》，引导树立"以发展促保护、以保护谋发展"的理念，依靠科技支撑，发展中药材种植养殖，保护野生资源，推进生产流通现代化和信息化，努力实现中药材优质安全、供应充足、价格平稳，促进中药产业持续健康发展。

（三）加强预算绩效管理

《财政部预算绩效管理工作规划（2012~2015年）》提出"用钱必问效，无效必问责"的管理理念，要求各级财政和预算部门开展绩效评价工作。对此我局高度重视，将预算管理作为提高中医药治理能力的重要抓手，采取有力措施认真加以落实。一是开展了2012~2014年中央转移支付中医药项目绩效考核工作。2014年财政部安排专项资金3100万元（每省区市100万元）开展中医药绩效考核，我局采取各省自查与重点督查相结合的方式，在全国开展绩效考核，23个自查项目涉及财政资金22.71亿元。我局重点对名老中医传承工作室、学术流派传承工作室、中医"治未病"服务能力、基层中医药适宜技术推广服务能力、农村医疗机构中医特色优势重点专科、县级中医药服务能力等六个具有明显中医药特色优势、代表性强的项目开展实地绩效考核。二是开展部门预算重点项目绩效评价试点工作。委托第三方中介机构对我局管理的6个预算单位所承担的14个项目进行绩效评价试点，涉及项目资金10 497万元。

从评价结果来看，项目立项设计抓住了行业发展的重点，过程管理基本规范，产出成果直接保障了"十二五"规划任务的落实，同时体现出中央财政带动地方财政对中医药事业投入的效应，带动了省级财政支持中医药能力建设63.72亿元。我局连续两年荣获财政部预算绩效考核工作一等奖。

（四）推动中医药信息化工作

一是从2014年起开展了中医医院信息化现状调查。通过对3166所中医医院信息化发展现状的调查，基本摸清了中医医院信息化建设的家底，为"十三五"制定中医医院信息化发展政策，申请信息化专项投资，建立投入保障机制提供了数据支持和依据。二是与国家卫生计生委等部门共同申报的"十二五"全民健康保障信息化工程一期项目，得到国家发改委正式批复。其中，中央预算内投资安排2886万元，用于加强中医药数据分中心和9个政务业务系统建设。同时，编制"十三五"中医药政务信息化工程项目建议上报国家发改委。三是开展《"十三五"中医药信息化建设与发展规划》规划前期研究。

（五）深化改革研究，加强能力建设

围绕深化医改开展中医药服务价格研究，主要包括3个方面：一是开展中医疗服务项目成本核算和价格监测试点工作，在各地的支持下，北京、江苏、山东、内蒙古、陕西、四川、安徽、湖北、湖南、吉林等10个省区市50家单位参与试点，重点研究中医医疗服务项目的成本组成、定价机制并进行科学测算及评估，为下一步规范合理定价提供依据，同时对医疗机构执行《全国医疗服务价格项目规范（2012版）》情况进行监测。二是根据经济学原理，开展中医医疗服务价格形成和调整的经济学模型研究，为中医医疗服务价格的调整提供参考。三是积极参与药品价格定价工作。加强与国家发改委、国家卫生计生委等相关部门协调沟通，共同推动建立国家药品价格谈判机制。

加强财务人员培养。一是举办首个行业类会计领军人才班，目的是培养一批同时具备财务、审计、风险、战略、成本、资产管理能力的人才，目前已开办两期，招收学员75名。二是继续开展全国中医院财务骨干人员培训，提升全国中医院会计队伍整体素质，提高医院财务管理水平。2011年以来，我局对中西部22个省区市开展中医医院财务骨干培训，累计培养20786人次。

回顾近年来中医药规划财务工作，成绩突出、效果显著。全局各司（办）以及全国各级负责规划财务的同志在人手少、任务重、困难多、责任大的情况下，锐意进取、真抓实干，取得了实效。在此，我谨代表国家中医药管理局向大家表示衷心的感谢！

在取得成绩的同时，我们也要清醒地看到中医药规划财务工作还面临诸多困难和问题。一是规划体系不完善，规划的权威性和约束性不强，推进规划落地的多方协调机制亟待建立。二是中医药财政投入不平衡，有些地区对中医药的投入还是主要依靠中央财政。三是项目绩效管理有待加强，个别项目进展缓慢、财政资金结余等问题依然存在。四是各地规划财务管理机构设置、人员配备参差不齐，业务管理和财务管理脱节的现象比较普遍。我们必须正视这些问题，并在今后的工作中下大力气推动解决。

二、扎实做好2015年规划财务工作

今年，李克强总理在政府工作报告中强调要"积极发展中医药和民族医药事业"。2015年全国中医药工作会议明确提出今年是刘延东副总理重要讲话精神贯彻落实年，王国强副主任、局长强调要全面深化改革、完善政策机制，不断提高中医药治理体系和治理能力现代化水平。我们要认真学习领会习近平总书记、李克强总理和刘延东副总理关于中医药工作的重要论述，抓住重点，围绕规划编制、经费投入、信息化发展等三个方面，扎实工作，更好地发挥好规划引领、财政保障和信息化支撑的作用。

（一）全力做好中医药发展规划编制与实施

今年是"十二五"规划实施的最后一年，也是科学谋划中医药"十三五"发展的关键之年，具有承上启下的重大意义。一是要全力保障"十二五"规划任务的全面收官。继续实施县级中医医院建设项目，同时努力将符合条件的中医医院纳入全科医生临床培养基地、地市级医院、儿童医疗服务体系等项目建设，请各地加强与发展改革委等有关部门的沟通协调。目前我局已经着手准备"十二五"规划终期评估工作，一些实施情况需要从各地反馈，请各地中医药管理部门积极配合。二是全力做好"十三五"规划编制。各项专题研究要在今年6月底完成，为规划编制提供基础数据和事实依据，尤其要在充分认识中医药发展面临的形势、所处历史方位、未来发展趋势的基础上，坚持需求导向、问题导向，凝练中医药发展的目标指标，重大工程、重大项目、重大政策要做到可实施、可量化、可评估，既要与"十二五"规划相衔接，又要适度超前。编制《中医药服务体系建设与发展规划（草案）》，争取设立"十三五"中医药建设专项。三是全力组织好《中医药健康服务业发展规划（2015~2020年）》实施工作。在规划发布后，我局要制定规划实施方案，建立部门协作工作机制，会同国家发展改革委、财政部、国家卫生计生委等相关部门共同做好规划实施。各地中医药管理部门也要结合本地特点和实际情况确定重点项目，做好与本地健康服务业规划的衔接。四是落实好相关规划确定的任务。《中药材保护和发展规划（2015~2020年）》印发后，我们要采取多种方式，加大宣传力度，并着力调动各方面积极性，共同推动第四次全国中药资源普查、中药资源动态监测网络建设等专项工作。另外，各地要加强协调，按照《全国医疗卫生服务体系规划纲要（2015~2020年）》，研究制定本地区中医医疗资源配置标准。

（二）加强财政投入，推进预算管理

中医药事业的发展离不开经费支持和投入保障，我们要按照集中财力办大事的原则，充分考虑当前和今后中医药工作的重点和发展方向，各地要与发改、财政、卫生计生部门及早沟通，学好、用足有关政策，积极研究制定项目投入，不断推进预算管理。一是编制中医药部门3年滚动财政规划，建立财政投入项目库，研究中医药部门未来3年涉及财政收支的重大改革和政策事项，发挥中央财政项目投入的示范带动作用。二是强化预算绩效管理，加大对资金使用效益的监督检查力度，探索建立"预算编制有目

标、预算执行有监控、预算完成有评价、评价结果有反馈、反馈结果有应用"的全过程预算绩效管理机制。三是加强中央部门预算项目的预算管理，重点对直属（管）中医医院能力建设项目、行业科研、文化产业发展专项等资金的预算执行管理。四是加强内控制度建设，贯彻执行好新《预算法》，把新《预算法》的各项规定作为从事预算管理活动的行为准则，研究制定《中央对地方转移支付中医药项目预算管理暂行办法》等相关制度。

（三）大力推进中医药信息化建设与发展

加强与卫生计生委的合作，以实施全民健康保障信息化工程为契机，全面谋划和推进中医药信息化建设。一是按照国家发展改革委批复的要求，抓紧做好中医药综合管理、中药品种基础数据服务、中医临床业务基本信息共享服务、中医预防保健监管与服务、中医药专科专病信息服务、中医药经验传承服务和中医药标准服务等信息系统建设，以及全民健保工程中医药数据分中心建设。二是开展区域"云医院"建设试点，在分析中医医院信息化现状调查数据的基础上，制定能够快速提升中医医院信息化水平的区域"云医院"试点建设方案，试点省要早做规划、统筹资源、做好配套。三是加快制定并推广中医药信息标准，为区域"云医院"建设、中药资源普查信息化提供支撑。四是要加强信息化知识学习和运用，结合我局统一组织的省级中医药管理人员培训，强化这方面的知识学习。

（四）扎实做好相关各项工作

一是按照深化医改的总体要求和部署，继续开展中医药医疗服务价格、药品价格改革研究；参与建立国家药品价格谈判机制；开展中医药领域政府资本和社会资本合作（PPP）模式的研究。二是抓紧完成《中医医院建设标准》修订工作。三是整合统计信息资源，加强部门统计工作，推进建立中医药综合统计制度。四是开展中医药行业财务培训。继续开展全国中医药行业会计

领军（后备）人才培养；同时各省要组织好财务人员骨干业务培训，重点培训新《预算法》及相关财务制度，提升基层财务人员业务水平。五是做好扶贫开发对口支援工作。推动落实援藏工作协议书，加大对新疆中医民族医药支持力度，做好对山西五寨定点扶贫，探索建立中医药扶贫新模式。

三、做好规划财务工作的几点要求

（一）高度重视规划财务工作

中医药规划财务是中医药治理体系的重要基础，规划是阐明总体思路、明确工作重点的纲领性文件，是政府履行职责的重要依据。在我们实际工作中，规划是引领、财政是保障，根据规划谋划好中医药重点项目、重大工程，事关事业发展大局。规划财务部门是综合部门，工作涉及面广，政策性强，协调工作量大。要将各项业务工作统筹于规划之中，把推动发展的措施落实于投资项目之中。这次绩效评估中可以看出，善于和发改、财政部门沟通，将中医药发展规划纳入本地区发展规划的单位，善于编制综合性项目的单位，得到的资金就相对多，才能确保中医药服务满足群众需要。各地中医药管理部门、直属单位既要强化项目资金监督，又要加强项目实施过程的管理，提高资金使用效益。必须克服"重预算分配、轻过程管理"的现象，切实发挥规划财务"保障、服务、监管"的工作职能。

（二）增强责任担当意识

一是要加强学习。今年新《预算法》正式出台实施。修改后的预算法在完善政府预算体系、健全透明预算制度、完善转移支付制度等方面有一系列新规定、新要求。要加强法律学习，把新《预算法》的各项规定作为从事预算管理活动的行为准则。二是要明确责任。规划财务工作，既要用好钱，发挥资金效益，又要防风险，规范权力运行。《国务院关于加强审计工作的意见》（国发〔2014〕48号）提出，持续组织对重大项目落地、重点资金保障，

以及政策措施的具体部署、执行进度、实际效果等情况进行跟踪审计。要掌握中医药财政项目落实情况，强化对项目资金督查，落实部门主体监管责任。三是要敢于担当，各级中医药管理部门的主要领导一定要充分认识做好规划财务工作的重要性，真正把规划财务工作抓在手上，牢固树立责任意识、问题意识、攻坚意识，抓实抓好规划财务工作。

（三）建立有效工作机制

随着国家积极发展中医药和民族医药事业，投入不断增加，然而，中医药管理的体制机制困难仍然存在，目前财务独立的省局有8个，多数财务还是由省卫生计生委管理。推进工作的有效办法就是建立工作机制，我局和国家卫生计生委制定了工作关系细则，各地可以参照。一是在规划制定与实施中要建立与发改、财政等有关部门的协调机制，争取理解和支持。二是在项目安排过程中与卫生计生委建立工作联系机制，争取在医改规划中协同推进相关工作。三是在预算执行和项目管理过程中，与项目单位建立定期巡查机制，确保实施质量。

（四）树立真抓实干作风

习近平总书记反复强调崇尚实干、狠抓落实，指出如果不沉下心来抓落实，再好的目标、再好的蓝图，也只是镜中花、水中月。在今年中央经济工作会议总结讲话中，李克强总理重点讲了抓落实问题，他指出，中国的发展成就是靠实干苦干、干出来的。千条万条，不抓落实就是"白条"；千招万招，不抓落实也是"空招"。对我们来说，工作有部署就要有落实，执行力是关键。沉下心来抓落实，才能赢得群众的信任。一是对待已经部署的工作要认真研究推进工作中的每一个步骤、每一个任务。二是要把问题思考得更透彻，把解决问题的"招"想得更灵活；把困难估计更充分，把克服困难的"术"运用得更实际。三是要做到善于动员，政令畅通，打通"中梗阻"，直达"最后一公里"，确保规划财务工作落地见效。

（五）着力规范权力运行

规划财务部门承担着财政项目顶层设计、资金投入使用、过程监控管理，是廉政风险防控的重点岗位、关键部门。我们要坚持依法行政，加强党风廉政建设，防范权力运行风险。一是严格按照法定权限和程序履行职权，做到"法定职责必须为、法无授权不可为"，真正把权力运行的规矩立起来、讲起来、守起来。二是建立项目资金分配的公开机制，让项目资金在阳光下运行使用，强化内部流程控制，尤其是中央转移支付项目资金下达后，各地中医药管理部门要严格按照实施方案进行落实，防止权力滥用。三是始终保持自重、自醒、自警、自励，在资金安排、招标采购、资产管理等方面，严守工作纪律，执行各项制度，真正按规定照规矩管好钱、用好钱，出成果、出效益。

同志们，中医药事业改革发展正面临前所未有的机遇。做好规划财务工作，责任重大，使命光荣。让我们进一步坚定信心、凝心聚力、锐意进取、扎实工作，以更加奋发的进取精神、更加强烈的责任意识、更加务实的工作作风，确保圆满完成2015年度各项工作任务，为推进中医药事业发展作出新的、更大的贡献！

加强预算执行　提高财政绩效
推动部门预算管理工作再上新台阶

——国家中医药管理局副局长闫树江
在2015年财政预算管理工作会议上的讲话

（2015年5月28日）

按照财政部关于中央部门预算工作的要求，今天我们在此召开国家中医药管理局2015年财政预算管理工作会议，目的是总结回顾我局2014年部门预算管理工作的有关情况，正式下达2015年部门预算，并动员部署2015年部门预算管理工作。下面我讲几点意见，供同志们参考。

一、2014年预算管理的有关情况

2014年预算管理工作在大家的共同努力下，取得了显著的成绩，体现在以下五个方面。

（一）突出重点，严控一般，全面落实中央八项规定精神和厉行节约有关要求

加大重点支出保障力度。2014年严格执行中央八项规定和国务院"约法三章"要求，认真贯彻《党政机关厉行节约反对浪费条例》，2014年预算对科学、社保等重点支出支持力度进一步加大，同时，年底一次性追加4387.92万元人员经费，用于在京中央国家机关和事业单位人员规范津贴补贴支出，有效解决了由于规范津贴补贴标准调整形成的经费缺口。

严控一般性支出。2014年我局深入开展党的群众路线教育实践活动，主动压缩出国（境）团组、加强公务用车管理、规范公务接待活动，"三公经费"财政拨款执行数比年初预算批复数减少35.98万元；同时，进一步减少会议费支出，清理超标公务用车和办公用房，先后开展并完成了公务用车、物业费、采暖费三项改革。

（二）着眼长远，改革创新，完善预算分配机制

推出预算支出标准体系建设。2014年我局新制订、修订了差旅费、会议费、因公临时出国经费等相关公务支出标准，制订了委托办事经费管理办法，进一步推动了部门内部标准体系建设。

推进政府购买服务工作。按照国务院办公厅《关于政府向社会力量购买服务的指导意见》精神和财政部的有关要求，我局按照积极稳妥的原则启动了政府购买服务试点工作，委托中华中医药学会开展2015年财政项目支出论证工作，取得良好效果。

（三）强化约束，盘活存量，提高财政资金使用效率

加强预算执行管理。严格执行国库集中支付范围划分标准，明确区分直接支付和授权支付；严格执行公务卡强制结算目录，切实提高公务卡使用率；加强政府采购管理，规范政府采购行为；深入开展全年用款计划的编报，加强重点项目执行管理；强化预算约束，控制和减少预算执行中的调整事项；采取"六项有效措施"，序时、安全、均衡、有效推进预算执行进度。

盘活存量资金。根据《国务院办公厅关于进一步做好盘活财政存量资金工作的通知》精神和财政部有关要求，我局积极开展存量资金的清理盘活工作。根据《财政部关于收回中医药局存量资金的通知》（财社〔2015〕37号），财政部统一核定收回中国中医科学院中医药科学研究基地科研综合楼等项目资金2796.80万元，进行统筹使用。

（四）扩面增点，拓展模式，深入推进预算绩效管理工作

扩大预算绩效管理范围。2014年我局继续开展部门预算重点项目

绩效评价试点工作，委托第三方中介机构对 14 个项目进行绩效评价试点，涉及财政资金 10497 万元，评价项目数量和涉及资金均超往年。此外，我局组织开展了 2012~2014 年中央转移支付中医药项目绩效考核工作，采取各省自查与重点督查相结合的方式，对全国 23 个项目（涉及财政资金 22.71 亿元）开展绩效考核。

规范预算绩效管理程序。我局作为财政部第一批绩效评价试点单位，经过多年探索，逐步建立了绩效目标的设立、审核、批复机制，评价项目的确认及评价报告的提交、审核、反馈机制，评价结果的反馈、应用、整改机制等，初步形成了覆盖全面、前后衔接、较为规范的管理程序；近两年我局连续荣获财政部预算绩效考核工作一等奖。

（五）顺势而为，推进公开，提高部门预算透明度

主动接受人大、审计监督。2014 年我局作为 95 家中央部门之一继续向全国人大报审部门预算报表，并积极配合审计监督。

部门预算公开取得新突破。一是公开的内容更加细化，部门预算全部公开到项级科目。二是"三公经费"公开力度进一步加大，公务用车购置及运行费细化公开为公务用车购置费和公务用车运行费。预算公开工作取得良好的社会反响。

2014 年各单位在预算管理过程中坚持"五个到位"，做到"思想认识到位、组织领导到位、措施手段到位、项目管理到位、资金监管到位"；狠抓"4 个环节"，重视"预算编制和下达环节、项目实施前期准备环节、项目实施管理环节、总结验收和绩效评价环节"，确保了预算执行进度目标的实现。截至 11 月底我局预算执行进度在 153 个中央部门预算单位中排名第 47 位，在财政部社会保障司分管的 8 个中央社会保障部门中排名第一；截至 2014 年 12 月 31 日我局整体执行率达到 93.75%，获财政部评定的"2013~2014 年中央部门预算管理工作先进单位"荣誉。

当然，在看到成绩的同时，我们也要清醒地认识到在深化预算改革过程中，我局预算管理"重分配、轻管理，重使用，轻绩效"仍未得到根本解决，个别部门缺乏纪律观念和预算约束意识，仍存在"预算编制随意性强，前瞻性和规划性不够，导致财政投入与事业发展'两张皮'；预算执行重视不足，影响了预算执行进度和资金支付效率，产生了大量结转和结余资金；预算绩效管理工作质量有待提高，绩效评价结果运用机制尚未完全建立"等问题，需要进一步强化"依法办事"理念，严格遵守财经纪律。

二、2015 年部门预算管理有关工作原则

为进一步推进我局部门预算管理科学化、精细化，确保圆满完成 2015 年部门预算收支任务，下一步强化财政预算管理的工作思路是：贯彻落实《预算法》和 2015 年全国中医药规划财务工作会议精神，进一步加强顶层设计，健全运行机制，推进全口径预算管理；进一步改进预算控制方式，推进部门预算中期规划管理，建立跨年度预算平衡机制；进一步提高预算效率，推进预算执行进度，盘活存量资金；进一步梳理绩效理念，强化预算支出绩效，严肃财经纪律；进一步加大重点支出保障力度，从严控制一般性支出，健全厉行节约规章制度；进一步推进预算公开透明，规范公开预算，完善预算监督机制。

我们要把握好以下 5 点工作原则。

（一）抓好预算执行，加强预算约束

部门预算批复下达后，各单位要加强预算约束，严格执行本单位预算，不得自行调整，如因特殊情况需要调整的，如基本支出预算人员经费或公用经费中经济分类预算需进行内部调剂的，因特殊原因项目内容、金额、绩效目标确需调整的，都应及时与局规财司沟通联系，经我局审核后报财政部审批；申请追加预算的，需在 6 月底前报我局。

（二）厉行勤俭节约，加强经费

管理

在保障重点支出的同时，继续严格执行中央八项规定和国务院"约法三章"要求，各单位要积极推进经费、资产、服务等改革，加强预算约束，强化责任监督，2015 年"三公经费"和会议费不得超年初预算。严格执行新修订的会议、差旅等经费管理办法，进一步健全完善公务支出管理制度建设，增强制度的针对性和可操作性，进一步扎紧制度的笼子。

（三）实施中期规划，推动项目库建设

根据国务院《关于实施中长期财政规划管理的意见》的文件精神，财政部要求中央部门在编制 2016 年部门预算时，要同步编制 2016~2018 年部门预算中期规划，我局作为卫生领域 3 年滚动预算试点部门，已编制了 3 年滚动规划。今年 2 月份，我们与部分直属（管）预算单位领导进行了座谈，听取了大家对部门预算三年滚动规划的意见和建议。从中期规划到年度预算，有很多技术平台，项目库就是其中之一。项目库既是中期规划的细化也是年度预算的支撑。要结合部门预算中期规划管理改革，提升项目库管理水平。

希望大家能够充分认识部门预算中期规划管理的重要意义，加强本单位战略政策、机制研究，结合规划任务和业务总量，合理预测未来 3 年的财政投入情况；合理调整项目库，加大项目精简、整合力度，提高项目设置合理性，建立正常的进入退出机制，健全预算审核机制，推进项目预算评审常态化、规范化，把评审结果作为预算安排的重要依据。

（四）盘活存量资金，加大预算统筹力度

加强财政拨款结转结余资金管理，建立结转结余资金清理机制，对使用结转的资金，加大执行力度，对不需要按原用途使用的资金，上报我局经审核后调剂用于其他项目；对各单位 2012 年及以前年度项目结转资金以及其他不需要使用的资

金，我局将按照要求统一收回上交财政部。此外，要进一步完善预算编制与预算执行、结转结余资金管理相结合的机制，结合预算执行和结转结余资金统筹编制预算，做好预算执行的前期准备工作，加快预算资金支付进度，避免形成新的存量资金。

（五）牢固树立绩效理念，强化预算支出绩效

在以前年度良好工作基础上，2015年要继续扩大预算绩效管理范围，在项目数量和涉及资金量上超过以前年度；要提升预算绩效管理工作质量，健全绩效评价指标体系，扩大第三方社会力量参与绩效评价范围并加强管理；要积极开展重点项目绩效评价工作，探索除中医医院类项目外其他类别重点项目的绩效评价；要强化绩效评价结果应用，建立评价结果与预算安排结合机制。

三、关于做好2015年预算执行管理工作的几点要求

当前，中医药事业正处于跨越发展的关键时期，如期完成中医药部门预算执行任务，不仅是对局机关各部门和直属（管）预算单位执行力的重大考验，而且直接影响中医药改革发展大好局面的巩固发展。各部门、各单位要牢固树立抓预算执行就是抓事业发展的意识，把预算执行管理作为年度工作的重中之重，着力抓早抓细抓实抓好，确保预算执行的序时、均衡、安全和有效。现提出以下几点工作要求。

（一）认清形势，高度重视

预算执行作为实施预算的关键环节，是预算管理的重要内容之一，也是推进预算管理科学化、精细化的重要组成部分，直接反映了预算编制是否科学合理，影响着收支决算结果。预算执行工作是否到位，直接关系到《国务院关于扶持和促进中医药事业发展的若干意见》贯彻落实，关系到中医药管理部门职能作用的有效发挥，也关系到部门单位自身职能的履行。各部门各预算单位要从讲政治、讲大局的高度，下决心、花力气，狠抓预算执行，务求预算执行管理取得实实在在的效果。

（二）细化预算，强化管理

2015年度部门预算已经批复，局直属（管）预算单位要认真做好年初预算执行计划，在与具体项目承担单位充分协商、细化责任的前提下，以序时进度为基础，结合本单位业务工作计划、项目实施进度，认真编制年度分月预算执行计划，将预算执行计划与工作任务挂钩，并加强考核，强化预算执行计划的约束力。在预算执行过程中，各项目如果存在预算调整事项，必须严格遵照有关工作程序规范调整项目预算。

2015年度中医药全国性专款预算的细化方案即将印发。各部门要严格按照细化工作方案执行，切实减少项目的明细支出事项的预算金额调整，避免出现在执行过程中调整项目支出方式的情况。预算一经确定，原则上不得调整。

（三）提早谋划，抓住重点

局机关各部门、局直属（管）各预算单位要早打算、早动手，把相关工作尽量往前移，提前做好项目规划的前期论证和评审评估等工作。在严格遵守有关程序的前提下，尽量督促有政府采购、基本建设等项目的单位最大限度提前开展工作，尽早开展标书编写、市场调研和招标代理机构选择等前期工作，不断提高预算执行各环节的工作效率。

（四）完善制度，创新机制

各直属（管）预算单位要将年度预算执行情况纳入年终考核指标，进一步建立健全各项执行考核机制，及时将财政部和我局的要求与任务层层分解，把预算执行任务落实到具体责任部门、具体责任人。每月对支出进度进行考核评估，对预算执行不力的部门和单位，采取通报、约谈等方式，督促加快预算执行进度。局规财司将进一步完善预算执行激励约束机制，鼓励先进、鞭策落后，加大对预算执行管理考核、评比力度。对预算执行排名靠前的部门单位，通报表扬并在安排下年度项目资金时予以适当倾斜；对排名靠后的部门单位除了通报批评，还将在安排下年度项目资金安排时，严格扣减直至取消政策支持。

（五）明确责任，形成合力

预算执行管理工作是一个系统工程，不仅涉及规财司和各业务司之间的关系，还涉及上级与下级之间关系；不仅涉及预算执行环节，还涉及预算编制环节。因此，我们要牢固树立"全局预算执行一盘棋"的思想，各部门、各单位要加强沟通、密切合作、各司其职、各负其责、多措并举、形成合力，切实加强预算执行管理的力度，努力提高预算执行管理的质量。

（六）在保证资金安全、规范、高效使用的基础上加快预算执行进度，杜绝"突击花钱"

局机关各部门、局直属（管）各预算单位在认真开展组织管理，保障财政预算执行工作机制有效畅通的同时，一定要杜绝突击花钱、违规支出等行为。坚持把提高资金使用效益作为加快预算执行进度的落脚点，防止简单的库款"搬家"，防止"以拨代支"、虚列支出等违规行为，做到资金管理与提高效益相统一。各单位一定要常抓不懈、营造氛围，注重日常支出行为的规范管理、制度制约，不断提高财务管理水平。

2015年是推进依法治国的开局之年，也是全面完成"十二五"规划的收官之年。让我们在局党组的正确领导下，进一步提高预算执行管理的责任意识，坚持将预算管理贯穿于工作中，凝心聚力、真抓实干，努力推动我局预算管理工作再上新台阶！

2. 其他部门领导讲话

国家食品药品监督管理总局副局长孙咸泽在祝贺屠呦呦研究员荣获 2015 年诺贝尔生理学或医学奖座谈会上的讲话

（2015 年 10 月 8 日）

屠呦呦研究员获得 2015 年诺贝尔生理学或医学奖的消息传回国内，可以说举国沸腾。我们食品药品监管总局上下也为之欢欣鼓舞，在这里，我受毕井泉局长和吴浈副局长的委托，谨代表国家食品药品监督管理总局向屠呦呦教授表示热烈祝贺！

下面，我简要汇报一下当时青蒿素及其衍生物的审批概况，并谈几点感受。

一、青蒿素是我国新药审批办法实施以来的第一个新药证书，为我国新药审评树立了良好的开端

我国的《药品管理法》是 1984 年 9 月 20 日通过，1985 年 7 月 1 日实施的。根据《药品管理法》规定，卫生部于 1985 年 6 月 12 日聘请医药专家成立了药品审评委员会。6 月 16 日，药品审评委员会西药分委会在京举行的第一次会议上就对新药青蒿素及其栓剂进行了审评。青蒿素是国内首创的抗疟新药，当时"青蒿素及其栓剂"是按西药第一类新药申报生产的，由卫生部中医研究院中药研究所研究并交由广州白云山药厂试制，由广东省卫生厅按规定报请卫生部审批。中药研究所的研究人员向审评委员会介绍研制的有关情况，并就委员会专家提出的问题当场进行了答辩。

1986 年 3 月 16 日至 19 日，在卫生部召开的第三次药品审评委员会会议上，再次对"青蒿素及其栓剂"进行审评。与会人员认真听取了申请单位的工作报告，并对申报资料逐项进行讨论，提出了意见。在审评中，委员们充分肯定了"青蒿素"研制的科学性，一致认为这是我国创制的、经药理和临床试验证明为有显著疗效的抗疟疾新药，其制剂"青蒿素栓"尤其适用于小儿、呕吐和昏迷的危重患者，用于治疗抗氯喹株的恶性疟疾具有优良效果。同意作为西药第一类新药报卫生部审批试生产两年，在试产期间，需补做产生抗药性的临床试验。1986 年 10 月 3 日，卫生部向中国中医研究院中药研究所颁发了青蒿素的新药证书。

二、青蒿素关键技术的公开带动一系列的青蒿素衍生物、复方制剂的研制和开发

1986 年后，屠呦呦研究员科研组又着手深入研究双氢青蒿素，历经 6 年，于 1992 年获得成功。1992 年 7 月 20 日，卫生部向中国中医研究院中药研究所颁发了双氢青蒿素片的一类新药证书。

早在 1975 年的全国抗疟药协作会议上屠呦呦研究员科研组就公开了青蒿素的初步构效关系规律，并与中科院上海有机化学所、生物物理所合作，确定了青蒿素的倍半萜内酯结构，从而促进了全国范围内青蒿素衍生物的研究。像中国科学院上海药物所、桂林制药厂等单位分别研制了蒿甲醚与青蒿琥酯，1987 年均获得批准上市。蒿甲醚、青蒿琥酯与双氢青蒿素等青蒿素类单方制剂曾在国际抗疟市场上发挥了重要作用。

1987~2004 年，我国先后批准了蒿甲醚油针剂、青蒿琥酯水针剂、高甲醚－本芴醇复方、青蒿素－萘酚喹复方、双氢青蒿素－哌喹系列复方等。经过努力，青蒿素系列抗疟药已在亚非拉 20 多个国家注册，批量出口，并同世界制药跨国公司进行合作，走向世界。如蒿甲醚－本芴醇复方与瑞士诺华公司合作，在 79 个国家和地区注册，28 个国家和地区上市销售，2002 年载入 WHO 基本药物目录。

三、几点思考

（一）青蒿素的科学发现对人类疾病控制的巨大贡献

青蒿素的科学发现给疾病控制带来革命性的变化，因此更具有里程碑式的意义。不管后来哪个国家、哪个企业从中受益，都不能不承认，发现了青蒿素才使得一直在苦苦探索抗击疟疾的科学家们看到了光明，使得长期肆虐人类的疟疾得到抑制，数百万人的生命得到挽救，并得到了国际社会的高度认可，这就是屠呦呦研究员科研组对人类的伟大贡献。

（二）源于中医药，传统医学得到发扬光大

屠呦呦研究员发现青蒿素并不是偶然的，正是祖国医学这一宝库给了她挖掘的丰厚土壤。屠呦呦研究员团队先后梳理古代文献和民间偏方 2000 余个。到 1971 年，她的团队已经从 200 种草药中提取了 380 种提取物。选中青蒿作为重点开发药物之一，是因为自葛洪《肘后备

《急方》记载以来，历代多有应用。而青蒿素正是屠呦呦研究员从葛洪《肘后备急方》中悟到煮沸和高温提取会破坏活性成分。重新设计提取工艺，在低温下进行，以乙醚为溶剂，最后取得了发现青蒿素的重大突破。因此，青蒿素源于中医药是不争的事实，是传统医学的传承与创新，是与现代药学有机结合的成果。我们应该怀着敬畏、珍惜、尊重民族文化遗产的审慎态度，不怕艰难险阻、踏踏实实、持之以恒地进行严谨的科学挖掘与研究工作。

当然，青蒿素之所以享誉世界，归根到底是它卓越的抗疟疗效。毫无例外，任何新药的研制，必须以临床为导向，新药要有新疗效，只有这样，新药才能有持久的生命力。

（三）屠呦呦研究员科学的洞察力、顽强的信念和奉献精神，是我们学习的典范

屠呦呦研究员团队的创造性、实验性研究取得重大突破是青蒿素研制成功的关键。屠呦呦研究员作为组长是团队的领导者，亲赴海南昌江疟区进行临床验证，并且不顾得过中毒性肝炎，亲自试服药物，这些都充分展示了她献身科学的自我牺牲精神。获得拉斯克奖后屠呦呦研究员再三强调："青蒿素研究获奖是当年研究团队集体攻关的成绩，是中国科学家集体的荣誉"。"在青蒿素发现的过程中，古代文献在研究的最关键时刻给予我灵感"。"我相信，努力开发传统医药必将给世界带来更多的治疗药物"。这就是屠呦呦研究员的胸怀和志向，永远是我们学习的典范。

（四）积极推进新药审评审批制度改革，大力促进创制新药

我们在祝贺屠呦呦研究员荣获诺贝尔奖的同时，也在深入思考药品审评审批的改革如何能更好地服务于创制新药。今年 8 月 13 日国务院印发《关于改革药品医疗器械审评审批制度的意见》，标志着改革全面启动。意见明确了 5 大目标、12 项改革任务和 4 项保障措施。其中，鼓励创制新药是改革的总体要求和目标任务之一。为鼓励创制新药，我们要在制度上创新、审评上优先、程序上简化、技术上沟通，真正形成有利于激发创新活力的审评审批机制。这次改革首次引入了上市许可持有人制度试点。上市许可持有人制度实行药品上市许可与生产许可分开管理，允许科研单位和科技工作者申请注册新药。这个制度有利于调动科研人员研发新药的积极性，可将研究者个人利益、研发单位的利益与研究成果和市场效益关联起来，从而最大限度激发科研人员的创造力和积极性。就像小平同志说的，要让一部分人先富起来，首先就是要让有创造力的科学家们和知识分子先富起来，我们国家食品药品监督管理总局将服务于科研、助推创新、鼓励创制新药。只有这样，我国医药产业才能健康发展，建设创新性国家才有希望，实现中国梦才有盼头。

3. 2016 年全国中医药工作会议报告

完善发展理念　提升发展水平
全力推进中医药振兴发展

——国家卫生计生委副主任、国家中医药管理局局长王国强 在 2016 年全国中医药工作会议上的工作报告

（2016 年 1 月 14 日）

这次会议是在贯彻落实党的十八届五中全会精神，加快推进中医药振兴发展关键时期召开的一次重要会议。主要任务是：深入贯彻党的十八大、十八届三中、四中、五中全会、中央经济工作会议和全国卫生计生工作会议精神，全面落实习近平总书记、李克强总理和刘延东副总理有关中医药工作的重要指示精神，回顾总结"十二五"中医药事业发展成就和 2015 年中医药工作进展，把握中医药发展面临的形势和任务，明确"十三五"中医药发展总体思路，部署 2016 年中医药重点工作，完善发展理念，提升发展水平，全力推进中医药振兴发展。

一、2015 年工作进展

2015 年，在中医药发展历程中是极不平凡、极为重要的一年。中央领导同志多次就中医药工作作出重要指示，特别是在中国中医科学院成立 60 周年之际，习近平总书记特地发来贺信、李克强总理专门作出重要批示、刘延东副总理亲自参加会议并发表重要讲话。一年来，我们认真贯彻落实中央领导同志的重要指示精神，围绕中心、服务大

局，深化改革、推进法治、加强谋划，推动各项工作取得明显成效。

（一）法治建设取得新进展

《中医药法（草案）》经国务院常务会议审议通过后，全国人大常委会进行了第一次审议，进入最后立法程序。落实《中共中央关于全面推进依法治国若干重大问题的决定》，出台全面推进中医药法治建设的指导意见。开展规范性文件合法性审查和清理工作，公布93件现行有效的规范性文件。与国家卫生计生委等5部门联合发布《关于进一步加强卫生计生综合监督行政执法工作的意见》，建立了中医药监督会商应对机制。印发《国家中医药管理局政府信息公开办法》，全面推进政务公开。黑龙江开展《发展中医药条例》实施情况执法检查，推动政策措施落实。

（二）继承创新赢得新瞩目

中国中医科学院屠呦呦研究员获得2015年诺贝尔生理学或医学奖，实现中国本土科学家获诺奖零的突破，中医药影响力进一步扩大。国务院办公厅转发《中药材保护和发展规划（2015~2020年）》。"中医药防治重大病与治未病"列入国家重点研发计划"十三五"启动专项。重大传染病中医药防治、中药关键技术攻关取得重大进展，获2项国家科技进步一等奖。推进国家中医临床研究基地建设，启动第二批基地科研专项。落实国务院《深化标准化工作改革方案》，发布实施3项国家标准和一批团体标准。组织实施中药标准化项目，建立12个濒危药材种苗繁育基地。古籍整理出版取得阶段性成果，已出版200种图书。湖南、青海等地以省政府名义印发中药材发展规划，部署中药产业发展。

（三）深化改革实现新突破

完成中医药发展战略规划纲要编制并上报国务院。深化医改同步部署中医药工作，密集出台的一系列医改文件体现了促进中医药发展、发挥中医药作用的政策要求。印发《关于同步推进公立中医医院综合改革的实施意见》《关于推进社会

办医发展中医药服务的通知》等文件。基本公共卫生服务项目中的中医药健康管理服务项目覆盖目标人群40%。实施卓越医生（中医）教育培养计划，推进中医类别医师资格考试制度改革，开展高血压和糖尿病分级诊疗服务、诊疗模式创新、重大疑难疾病中西医临床协作等试点，建立中医药参与医保支付方式改革联系点制度。吉林、湖北等地着力夯实基层基础，促进构建分级诊疗制度。江苏、福建、山东等地扎实推进诊疗模式、付费方式改革。加强中医药改革发展理论与实践研究，出台《完善中医药政策体系建设规划（2015~2020年）》。深化国家中医药综合改革试验区建设，北京东城、上海浦东、河北石家庄、重庆垫江以及甘肃等试验区探索总结了一批可复制、可推广的经验。山西设立省级中医药综合改革试验区。贵州、云南召开高规格发展中医药大会。各项改革呈现全面发力、多点突破、纵深推进的良好态势。

（四）服务能力建设迈上新台阶

基层中医药服务能力提升工程完成阶段目标，服务能力、服务总量大幅提升，并与全国基层中医药工作先进单位创建相结合，共创建229个先进单位。强化重点专科管理，开展质量监测，提升建设水平。积极参与埃博拉、登革热等重大传染病防控，印发艾滋病12个常见病症中医诊疗方案。完成39家大型中医（中西医结合、民族医）医院巡查。开展综合医院中医药工作专项推进行动，综合医院和妇幼保健机构中医药服务能力得到提升。江西将中医药服务能力建设纳入卫生服务能力提升工程。上海、重庆等地推进质控精细化管理，促进中医医院发挥中医药特色优势。浙江成立中药质量监控中心，强化中药管理和费用监控。北京、天津、河北积极推进京津冀协同发展，签署合作协议。

（五）健康服务构筑新业态

国务院出台《中医药健康服务发展规划（2015~2020年）》，对中医药健康服务发展作出全面部署。

加强与国家老龄委和国家旅游局等部门协调，签署发展中医药健康养老合作协议，出台促进中医药健康旅游发展指导意见。深化中医"治未病"健康工程，制定促进中医养生保健服务发展的指导意见。加快发展中医药服务贸易，深化重点区域和骨干企业（机构）建设。安徽、广东、陕西等地制定中医药健康服务业发展规划或行动计划。

（六）人才队伍建设有了新成效

加强医教协同，在教育部支持下首次独立设置中医专业学位，推动"5+3"为主体的中医临床人才培养改革，做好中医药院校省局共建，促进中医药高等教育协调发展。推进传承工作室建设、中药特色技术传承人才和护理人才培养等继承工作。实施中医住院医师规范化培训，试点开展中医医师专科规范化培养。加强管理人才队伍建设，举办中医药管理干部提升治理能力培训班、中医医院职业化管理高级研修班和中药资源管理人才研修班。

（七）文化建设推出新举措

首次在全国开展公民中医养生保健素养调查和中医药知识普及率调查。推进全国中医药文化宣传教育基地建设，加强中医药非物质文化遗产传承与保护，支持创作中医药文化精品，强化中医药文化载体建设。推动中医药传统媒体与新兴媒体融合发展，提升传播能力和效果。辽宁、河南等地创新活动载体和内容，促进中医药文化科普深入基层、走进群众。

（八）民族医药有了新发展

中央财政投入2.06亿元支持五省（区）81所藏医院和22所全国重点民族医医院提升民族医药服务能力。加强民族医重点学科和重点专科建设。推动民族医药标准化建设，发布14项维吾尔医诊疗标准。内蒙古强化基层服务能力，推进县乡村蒙中医药"五统一"管理。开展第二届名蒙医名中医评选。广西将基层医疗卫生机构中医壮瑶医科建设纳入自治区为民办实事项目。打造巴马中医药健康旅游示范区，探索医养旅游结合新路径。西藏召开

首届五省（区）藏医药论坛，推动《四部医典》列入中国档案文献遗产国家级名录。宁夏成功举办中阿卫生合作论坛传统医学国际交流会议。挖掘整理回医药特色诊疗技术，出版《中国回族医药》。新疆抓紧编制《中国·新疆丝绸之路经济带核心区医疗服务中心——中医民族医药发展规划》，以区位优势服务"一带一路"建设。

（九）海外发展开辟新空间

加快中医药在"一带一路"沿线国家的布局，中捷中医中心被刘延东副总理赞誉为我国实施"一带一路"战略以来首个卫生合作项目。中国—中东欧国家卫生部长论坛、中阿卫生论坛设立中医药专题，向"一带一路"沿线国家推介中医药。博鳌亚洲论坛首次设立中医药分论坛，中医药进入国家级外交平台。国际标准化组织（ISO）TC249正式定名为中医药技术委员会，并发布3项国际标准，ISO/TC215发布2项中医药国际技术规范，3个中药材品种标准纳入欧洲药典。两岸四地交流合作进一步深化。甘肃在"一带一路"沿线国家设立多个岐黄中医学院和中医诊疗中心。四川推动中医医院"走出去"，在中东欧国家设点开诊。海南着力打造中医药健康旅游国际示范区。

（十）系统党建呈现新气象

深入开展"三严三实"专题教育，查摆突出问题，强化督促检查，统筹推进落实，中医药系统工作作风进一步转变，干部职工为民造福的信念更加坚定，谋划发展更加严谨，推动工作更加扎实，形成了从严从实的良好氛围。全面落实从严治党责任，制定落实党风廉政建设主体责任实施意见，并举办专题培训班。制定干部选拔任用纪实办法等制度，把从严管理干部落到实处。完成局直属单位第一轮巡视工作，强化廉政教育宣传，严肃对违纪问题的责任追究，不断把党风廉政建设和反腐败斗争引向深入。

一年来，我们工作有创新、有突破、有亮点，令人振奋。成绩的取得，是党中央、国务院高度重视、亲切关怀的结果，是国家卫生计生委精心指导、大力支持的结果，是国务院中医药工作部际联席会议成员单位等有关部门协调配合、关心帮助的结果，是中医药系统齐心协力、奋勇拼搏的结果。在此，我代表国家中医药管理局向有关部门、社会各界和广大中医药工作者表示衷心的感谢并致以崇高的敬意！

二、"十二五"发展回顾

"十二五"时期是中医药发展进程中极具历史意义的五年，是规划目标实现最好、服务能力提升最快、人民群众受益最多的五年。中医药事业发展"十二五"规划圆满收官，规划目标总体实现，主要指标全部完成，对经济社会发展的贡献率和显示度明显提升。正如刘延东副总理深刻指出的，近年来，中医药事业步入了发展的快车道，形成了医疗、保健、科研、教育、产业、文化"六位一体"全面发展的新格局，取得了可喜成绩。

5年来，作为我国独特的卫生资源，中医药为探索医改的"中国式解决办法"作出了积极贡献。推动中医药服务结构调整，实施基层中医药服务能力提升工程，保障多层次服务供给；推进社会办中医，提供多元化服务供给。与"十一五"末相比，中医医院增加500所、增幅达15.5%，中医门诊部、诊所也分别增加531个、5890个。全国91.2%的社区卫生服务中心、80.2%的乡镇卫生院、70.7%的社区卫生服务站和64.9%的村卫生室能够提供中医药服务。2014年，中医医院总诊疗人次5.3亿人次，比"十一五"末增加1.7亿人次，增幅达47.2%，占医院总诊疗人次的17.9%；中医医院出院总人数2227.1万人，比"十一五"末增加951.4万人，增幅达74.6%，占医院出院总人数的14.5%，门诊次均费用、住院人均费用分别比综合性医院低12%和24%。中医药以较低的成本获得了较高收益，放大了医改惠民效果。

5年来，作为潜力巨大的经济资源，中医药为推动健康产业发展作出了积极贡献。面对群众日益多样化的健康需求，大力发展中医药健康服务，扩大服务供给，引导消费，一大批适应市场的新产品、新业态成为健康产业新的增长点。中医药与养老、旅游等相互融合的趋势进一步凸显，养生、保健、康复等方面的潜力持续释放。2014年，中药工业总产值超过了7300亿元，占我国医药工业总值近1/3，进出口额达到46.3亿美元。研制了一批拥有自主知识产权的中药产品，5个中药大品种年销售额均在30亿元以上。

5年来，作为具有原创优势的科技资源，中医药为提升我国医疗卫生领域的科技竞争力作出了积极贡献。建设了以16个国家中医临床研究基地为重点平台的临床科研体系，14类重大疾病中医药防治疗效获得循证依据，完善了中医药防治传染病和慢病的临床科研网络，建立了符合中医药发展规律的临床科研一体化新模式，建设了一批国家工程（技术）研究中心、工程实验室和企业技术中心。"十二五"期间，有36项中医药成果获得国家科技奖励，其中国家科技进步一等奖4项。科研成果转化为临床诊疗标准规范、关键技术和一批拥有自主知识产权的中药新药，取得了重大的社会效益和经济效益。

5年来，作为优秀的文化资源，中医药为中华优秀传统文化传播作出了积极贡献。深入开展"中医中药中国行—进乡村·进社区·进家庭"活动，建设了300多个国家级、省级中医药文化宣传教育基地，组建了一支中医药文化科普专家队伍，开发了一批形式多样的文化科普作品。发布《中国公民中医养生保健素养》《健康教育中医药基本内容》，民众在中医养生保健素养提升同时，加深了对中华优秀传统文化认识。中医药已传播到183个国家和地区，与外国政府及国际组织签订的中医药合作协议达86项，"一带一路"沿线国家中已有9个国家建立了中医中心，并建有7所中医孔子学院。《黄帝内经》《本草纲目》成功入选世界记忆名录，越来越多的国家通过中医药认识了中国、了解了中国文化。

5年来，作为重要的生态资源，中医药为美丽中国建设作出了积极贡献。中药材生产离不开青山绿水，中药材发展可以造就金山银山。越来越多的地方特别是中西部欠发达地区，以加强中药资源保护与合理利用为契机，推动中药材规范化、规模化、集约化种植，带动地方绿色经济发展，促进了生态环境修复。推进中药资源普查试点，初步形成中药资源动态监测信息和技术服务体系，建立了大宗、道地、濒危药材种子种苗繁育基地。全国有200多种常用大宗中药材实现规模化种植，种植面积超过3000万亩，实现了中药产业持续发展与生态环境保护的良性互动。

这5年，我们收获了弥足珍贵的有益经验。第一，必须坚持把理念更新作为推动中医药发展的行动先导。发展理念从根本上决定发展成效乃至成败。近年来，从"六位一体"到"五种资源"，认识不断深化，"三观互动"的思路和方法不断完善，对引领发展的战略性、纲领性的发展思路、发展方向及时作出调整更新，中医药发展不断提速，步入了快车道。第二，必须坚持把服从并服务大局作为推动中医药发展的重要前提。实践证明，只有把中医药摆在经济社会发展全局、卫生计生发展大局中去谋划、去推动、去发展，才能更好地找准自己的定位，主动作为，才能更好地提升对经济社会发展的贡献率，才能推动中医药发展上升为国家战略，有为才有位，有位更有为。第三，必须坚持把改革创新作为推动中医药发展的强大动力。中医药发展还面临一系列矛盾和挑战，前进道路上还有不少困难和问题。解决这些问题，关键在于深化改革；加快事业发展，出路也在于深化改革。"十二五"时期，着力推动改革，完善政策机制，创新发展方式，有效激发了中医药发展的潜力和活力。第四，必须坚持把统筹协调作为推动中医药发展的根本方法。中医药医疗、保健、科研、教育、产业、文化是一个有机的整体，相互促进，相得益彰，具有内在紧密联系，必须同步发展，缺一不可，哪一方面落实不到位，发展进程都会受到影响。只有全面协调发展，才能发挥好最大效能，更好地服务人民健康和经济社会发展。第五，必须坚持把开放合作作为推动中医药发展的有效手段。坚持用开放的思想引领发展，推动中医药走出去，在服务对外贸易、人文交流和公共外交等方面发挥了独特作用。积极借鉴和运用世界先进科学技术，推动了中医药学术进步与发展。同时，加强与相关领域合作，拓展了中医药发展新空间。这五条重要经验，要在"十三五"期间继续坚持，不断完善，并发扬光大。

我们也要清醒地看到，中医药发展还面临着不少困难和问题。一是中医药服务资源布局、结构仍需加快调整，服务能力尤其是基层中医药服务能力还需着力提升。二是继承创新对事业发展的驱动力还不强，还需下大力气攀登医学高峰。三是中医药人才队伍对事业发展的支撑不足，特别是领军人才缺乏，还需切实提高中医药人员的中医思维和人文素养。四是中医药发展规划统筹不够，城乡、区域间发展不平衡问题还没有得到根本解决，还需加快推进中医中药协调发展。五是治理体系和治理能力与中医药振兴发展的要求还存在较大差距，还需加快完善政策机制，还需提升素质、增强本领。必须高度重视影响和制约中医药振兴发展的突出问题，切实采取措施推动解决。

三、深刻把握党的十八届五中全会和中央领导同志重要指示的精神实质，谋划好"十三五"中医药事业发展

一要把握发展形势和需求。我国已经进入全面建成小康社会的决胜阶段。党的十八届五中全会明确指出，我国仍处于可以大有作为的重要战略机遇期，并要求我们准确把握战略机遇期内涵的深刻变化。习近平总书记在中国中医科学院成立60周年的贺信中指出，"中医药振兴发展迎来天时、地利、人和的大好时机。"这是对中医药发展形势的重要论断，意义深远，我们要深刻领会，抓住机遇，顺势而为。这一大好时机，首先体现为党中央、国务院的高度重视和大力支持。十八大以来，党中央、国务院从战略和全局高度，积极推动中医药事业发展，习近平总书记、李克强总理、刘延东副总理多次就中医药工作做出指示，站在历史的方位、民族的高度，从党和国家发展的大局，深刻阐述中医药的地位作用和现实意义，对振兴发展中医药，为建设健康中国、实现中国梦作出新贡献提出了要求、明确了任务。这为中医药振兴发展提供了坚实保障。第二，中医药是中华民族优秀的传统文化和独特的医疗卫生资源，实现中华民族伟大复兴的"中国梦"，需要中医药这个中华民族瑰宝的同步振兴；深化医药卫生体制改革，推进健康中国建设，也需要中医药发挥独特作用。这为中医药振兴发展指明了目标方向。第三，随着经济社会的发展，以及疾病谱的改变和老龄化社会的到来，医学模式的转变和医学目的的调整，中医药注重整体观、追求"天人合一"、重视"治未病"、讲究辨证论治，这与转变了的医学模式相吻合，与调整了的医学目的相一致，符合当今医学发展的方向。这为中医药振兴发展带来了广阔前景。第四，中医药有着广泛的社会需求，中医药具有绿色健康的理念，集养生保健、防病治病于一体，越来越多的群众希望在生命周期不同阶段，都能享受到中医药全方位、多环节的服务。这为中医药振兴发展带来了深厚的群众基础。第五，中医药行业的全体同仁更加团结和谐、奋发有为，从中央到地方各级党委政府对中医药事业发展越来越重视，各有关部门对中医药工作也越来越支持，社会各界对中医药事业发展也越来越关注，尤其是屠呦呦获诺贝尔奖，提振了行业精气神、振奋了民族精神。这为中医药振兴发展营造了良好氛围。第六，中医药得到越来越多国家和地区的重视，成为世界认识中华文化的重要载体，中医药走向世界的步伐加快，特别是我国推进"一带一路"建设，中医药将会成为中国与包括"一带一路"沿线国家在内的世界各国人文交流、民心互通的一张新名片，在更多国家落地生根。这为中医药振兴发展拓展了崭新空间。还应该看到，我国经济社会的快速发展，国际影响力的不断扩大，创新驱动发展战略的有力推进，中华优秀传统文化得到重视和弘扬，也为中医药振兴发展创造了有利条件。

我们要深刻认识当前中医药所处的历史方位和重要阶段特征，准确把握和用好中医药正处于可以大有作为的重要战略机遇期，准确把握并用好天时、地利、人和的大好时机，全力推进中医药的振兴发展。

二要明确发展理念和任务。面对中医药发展新趋势新机遇和新矛盾新挑战，谋划中医药"十三五"发展，必须确立发展新理念，引领发展新常态。党的十八届五中全会确定的创新、协调、绿色、开放、共享发展理念，为"十三五"中医药事业发展提供了理论指导和行动指南。创新是核心、协调是基础、绿色是保证、开放是前提、共享是根本，五大发展理念相互贯通、相互促进，是具有内在联系的集合体，必须全面融入中医药"十三五"规划之中，贯穿于中医药振兴发展的全过程。

坚持继承创新发展，全面提升中医药发展水平。继承创新是引领中医药发展的动力，以全面继承为基础，不断吸收现代科学技术成果，丰富和发展中医药理论与实践，实现中医药创新发展。要全面做好中医药继承，加强中医古籍文献保护、抢救和整理，加强中医药理论和方法的继承，加强中医药传统知识保护和技术挖掘。要大力推进中医药创新，深化中医药科技体制改革，促进协同创新，加强中医药大数据应用，推动"互联网+"中医，健全中医药标准体系。

坚持统筹协调发展，努力构建中医药全面发展格局。统筹协调是中医药持续发展的内在要求，统筹兼顾中医药发展各领域、各环节，全面推进中医药医疗、保健、科研、教育、产业、文化协调发展，不断增强中医药发展的整体性和系统性。要大力发展中医医疗服务，健全覆盖城乡的中医医疗服务体系，提高中医药重大疾病防治水平。要促进民族医药和中西医结合发展，发挥民族医药特色优势，促进中西医结合。要积极发展中医养生保健服务，加快服务体系建设，提升保健服务能力。要加强中医药科学研究，深化理论研究，推进临床研究，推动产品开发，完善评价体系。要提高中医药人才队伍素质，健全培养体系，改革院校教育，强化师承教育，统筹推进各类各层次人才培养。要促进中药产业转型升级，提升工业水平，构建现代流通体系。要繁荣发展中医药文化，弘扬文化精髓，发展文化产业。

坚持生态绿色发展，大力推进中医药永续利用。生态绿色是中医药永续发展的必要条件，积极推动中药产业链绿色发展，大力发展非药物疗法，构建中医药绿色发展体系，为推进美丽中国建设做贡献。要全面落实《中药材保护和发展规划（2015~2020年）》，加强中药资源保护利用，推进中药材规范化种植养殖，发展特色县域经济和生态旅游业等。要大力发展中药绿色制造，充分发挥中药产业资源消耗低、经济效益好、市场前景广、产品附加值高的优势，推动绿色低碳循环发展。要大力促进中医非药物疗法运用，尽力减少药物带来的负面影响，节约资源，降低费用。

坚持包容开放发展，开创中医药对外交流合作新局面。包容开放是中医药繁荣发展的必然选择，全面推进中医药行业内外、境内外交流合作，提高对外开放水平，拓展合作领域，形成中医药包容开放发展新格局。要推动中医药合作包容发展，推动建立跨学科、多领域、资源共享、多方参与的发展新机制，

加强中医药与其他学科的广泛合作。要实现中医药对外交流合作互利共赢，深化与各国政府和国际组织的交流合作，积极参与国际规则的制定，推动全球传统医药治理体系的改革完善，推进中医药在世界范围的创新发展。要加强中医药在"一带一路"的发展，加快海外中医中心建设，扩大中医药国际贸易。

坚持人民共享发展，着力维护和增进人民健康。人民共享是中医药发展的本质要求，以满足人民群众中医药健康服务需求为出发点和落脚点，推进中医药与社区服务、养老、旅游等融合发展，普及中医药健康知识，倡导健康的生活和生产方式。要扩大中医医疗服务供给，提高服务的可及性和可得性。要提升基层中医药健康管理水平，推动建立融中医药内容的社区健康管理新模式。要普及中医药科学知识，加强中医药健康教育，推广中医药养生保健技术，提高广大民众的中医药健康文化素养。要发展中医药健康养老和健康旅游等服务，大力发展中药材产业扶贫。

三要坚定发展信心和责任。习近平总书记指出，中医药学是中国古代科学的瑰宝，也是打开中华文明宝库的钥匙。李克强总理也指出，中医药学博大精深，是中华民族灿烂文化的重要组成部分。刘延东副总理深刻阐述了中医药作为"五种资源"对经济社会发展的贡献。这是对中医药历史地位和现实意义的重要论断。要从"增强民族自信""增强文化自信"的理论层面高度，充分认识中医药在国家经济社会全局中的地位和作用；从"中医药事业发展步入了快车道"这个阶段性特征的实践层面高度，充分认识中医药事业已经具有了较好的发展基础；从国家更加注重从制度层面促进中医药事业发展的高度，充分认识中医药事业正形成越来越好的发展环境，进一步坚定信心，不断增强责任感和使命感，做到"自信、自尊、自觉、自强"，把中医药这一祖先留给我们的宝贵财富继承好、发展好、利用好。

四、扎实做好 2016 年重点工作

2016 年是"十三五"规划的启动之年，是全面建成小康社会决胜阶段的开局之年，是推进结构性改革的攻坚之年，也是中央领导同志对中医药工作重要指示的贯彻落实之年。总体要求是：全面贯彻落实党的十八大、十八届三中、四中、五中全会精神和习近平总书记系列重要讲话精神，以创新、协调、绿色、开放、共享的发展理念为引领，增强自信、抢抓机遇，勇担重任、奋发有为，全面推进深化中医药改革，全面推进中医药法治体系建设，全面推进中医药健康服务发展，全面推进中医药继承创新，全力推动中医药振兴发展，为丰富祖国医学宝库、建设健康中国、全面建成小康社会作出新贡献。

关于今年的主要任务，2016 年工作要点已经作了全面安排。这里，我着重强调以下几个方面。

（一）深入学习贯彻中央领导同志重要指示精神

加强理论武装是做好工作的先导，我们必须把学习贯彻落实好中央领导同志重要指示精神作为重要的政治任务。一要深化学习把握精神实质，把学习重要指示精神同学习党的十八大、十八届三中、四中、五中全会精神和习近平总书记系列重要讲话精神紧密结合起来，不断深化学习内容，深刻领会中央领导同志的重要论断，用重要指示精神统一思想、凝聚共识、指导行动。二要深刻领会整体贯彻落实，把学习重要指示精神同学习习近平总书记、李克强总理、刘延东副总理对卫生计生、中医药工作的系列重要指示、批示精神结合起来，系统完整把握思想精髓，全面准确落实、落小、落细。三要联系实际抓好贯彻落实，真正做到内化于心、外化于行，把中央领导同志提出的目标要求融入到中医药发展战略规划纲要和"十三五"规划中，把中央领导同志提出的任务要求进行分解，制订工作方案，保证落实落地。四要加强宣传引导营造更好氛围，通过多种形式、多种渠道深入解读重要指示精神，大力宣传各地的先进典型、经验效果。

（二）切实抓好规划制定与实施

规划引领未来、助推发展。一要抓好《中医药发展战略规划纲要（2016~2030 年）》的制定与实施，一方面要在前期工作的基础上，加强协调，推动早日出台；另一方面要抓紧制定规划纲要的实施方案，与相关部门构建各司其职、相互配合、系统推进的新机制。二要编制好中医药事业发展"十三五"规划，坚持改革与发展相统筹、战略与战术相结合、近期与远期相衔接，体现顶层设计的系统性、前瞻性、战略性和操作性；坚持以问题和需求为导向，补齐短板，整体推进；坚持科学研判发展形势，准确把握阶段特征，合理设定目标任务，系统谋划重大项目、重大工程和重大政策。同时要统筹编制中医药人才、科技、文化、传承与创新工程、信息化和"一带一路"等专项规划。三要积极参与健康中国建设 2030 纲要、深化医改等国家重大专项规划编制，体现中医药特点、发挥中医药作用。各地要认真组织编制好本地区的中医药发展"十三五"规划，同时要积极参与卫生计生等规划的研究编制，体现中医药发展要求。另外，要抓好两个国务院专项规划实施，坚持统筹协调突出重点，分解目标落实任务，加强督促指导，切实把规划任务落细落实，见到实效。

（三）积极推进中医药立法

中医药法已进入全国人大审议程序，一切工作者都要围绕顺利出台这个目标展开。一要深化重点问题研究，重点加强对中医医师管理制度、中医药继承创新、中医药传统知识保护、中药发展等问题的研究，明确思路，提出建议。着手相关配套制度的研究起草，拿出任务清单，明确责任分工，推动形成与法律实施相衔接、相配套的制度体系。二要积极配合全国人大和各地人大做好法律草案征求意见等工作，要注重与有关部门沟通，最大限度地凝聚共识。需要强调的是，任何部法律不可能做到面面俱到，也不可能解决所有问题，要妥善处理立法进程与修改完善的关系、现实性与前瞻性的关系、稳定性与变动性的关系，在推动进程中做到同心同向同行。三要抓好《完善中医药政策体系建设规划（2015~2020 年）》的落实，推动理论研究和实践探索。落实好《关于加强中医药监督管理的意见》，完善中医药监督机制。

（四）持续推动深化医改等各项改革

各项改革任务要向中医药振兴发展这个目标聚焦、向完善中医药发展政策和机制聚焦、向服务健康中国建设聚焦，扭住关键，精准发力。一要做好深化医改中医药工作，按照国务院和国家卫生计生委的统一部署和要求，同步推进公立中医医院综合改革，落实政府投入责任，优化医院收入结构，理顺中医药服务价格，落实医保对中医药服务的鼓励政策，统筹推进管理体制、人事薪酬等改革。二要推进中医药教育综合改革和科技体制改革，协调有关部门出台促进中医药教育改革与发展的文件，强化人文素质教育和实践能力培养。理顺科研项目管理机制，构建产学研用深度融合的协同创新机制，改革中医药科技评审评估和成果评价制度，建立符合中医药特点的科技创新体系。三要推动协同创新发展，要围绕重大疑难疾病，充分发挥中医、西医各自优势，目标同向，协作攻关，促进中西医临床协作机制建设和服务模式创新。四要深化国家中医药综合改革试验区建设，引导试验区聚焦主题，探索形成可复制、可推广的经验。

（五）大力发展中医药健康服务

为人民群众提供良好的中医药服务，是中医药改革发展的立足点。一要加快中医医疗服务发展，优化资源配置，提高三级中医医院急危重症、疑难复杂疾病的中医诊疗服务能力和中医优势病种的中医门诊诊疗服务能力。启动实施基层中医药服务能力提升工程"十三五"行动计划，进一步提升县级中医医院

综合服务能力。创新中医医院服务模式，鼓励发挥特色，探索形成中医综合治疗模式，提升中医诊疗水平和临床疗效。推进社会办中医，加快形成多元化、多层次办医格局。二要推动养生保健和特色康复服务发展，按照《关于促进中医养生保健服务健康发展的指导意见》，推进"治未病"能力建设，支持社会力量举办规范的中医养生保健机构，开展中医特色健康管理合作试点，为居民提供融中医健康监测、咨询评估、养生调理、跟踪管理于一体的中医养生保健服务。促进中医特色康复服务机构发展，鼓励二级以上中医医院与康复疗养机构的转诊与合作，构建分层级、分阶段的中医特色康复服务体系。三要积极发展健康养老、健康旅游等新业态，发展中医药健康养老机构，开展中医药与养老服务结合试点，探索模式与机制。开发具有地域特色的中医药健康旅游产品和项目，加快标准建设，推动中医药健康旅游产业化、特色化、专业化发展。四要壮大相关支撑产业，推动中医诊疗设备、中医健身产品、中药、保健食品的研发，加快中医药健康服务技术产品开发和服务项目设计，丰富中医药健康服务产品。培育中医药文化科普创意产品和文化精品，推广科学规范的养生保健知识，传播好中医声音。五要加强中医药健康服务监督管理，研究制定监管措施，严肃查处违法行为，建立不良执业记录制度，引入认证制度，引导行业自律。

（六）加快推进中医药继承创新

在继承中创新，在创新中继承，是中医药生生不息、发扬光大的必然选择。我们要学习屠呦呦研究员等老一辈科技工作者坚持继承创新、团结协作、辛勤耕耘、甘于奉献、勇攀医学高峰的精神，积极探索新时期中医药继承创新的新机制、新途径、新措施。一要把握原则，坚持有鉴别的对待、有扬弃的继承，在系统集成中医药学的学术思想和宝贵经验、保持优势特色的基础上，加强自主创新，挖掘中医药的科学

内涵，丰富和完善其理论和技术体系，开展新实践，争取新突破。二要探索路径，加强中医古籍、传统知识和诊疗技术的保护、抢救和整理，加紧编撰《中华医藏》，开展名老中医学术思想的整理研究，探索现代传承模式和解读方式。要紧密结合健康需求、产业需求，将中医药原创思维和快速发展的信息、生物、新材料等新技术以及不断涌现的新方法有机结合，从中寻找创新路径和手段，最大限度地激发中医药蕴藏的巨大创新潜能。要理清大思路、凝练大项目、实施大工程、搭建大平台、实行大协作、产出大成果、开拓大市场。三要推进中医药现代化，加快建设现代中医诊疗体系，建立中医药疗效、安全性评价方法与标准，研发中医诊疗仪器设备，开发中药新药和以中药为基源的新产品，发展中药产业和中药装备制造业，推进中药全产业链标准化和支撑体系建设，提升中医药服务能力和产业技术水平。推进中医药标准化，落实国务院《国家标准化体系建设发展规划（2016~2020年）》，加快标准体系建设，以标准化促进创新发展。

（七）着力加强中医药人才队伍建设

人才是事业发展的基础和保障，也是继承创新的第一资源。一要健全人才培养评价体系，以满足人民群众健康服务需求为导向，拓宽中医药人才服务领域，优化人才结构布局，多途径、分阶段推进各级各类中医药人才培养，构建人才多元化发展格局。认真做好第三届"国医大师"和全国名中医评选表彰，健全人才激励机制。二要加强传承人才培养，逐步建立师承教育制度，探索不同层次、不同类型的师承教育模式，鼓励师承教育与院校教育、毕业后教育相结合的人才培养模式，继续做好老中医药专家学术经验继承、优秀中医临床人才培养和中药特色技术传承人才培训，发挥名老中医药专家和学术流派传承工作室作用，培养中医药高层次传承人才。三要强化基层人才培养，进一步加

强以全科医生为重点的基层中医药人才队伍建设，扩大全科医生特设岗位计划试点，新建一批基层名老中医药专家传承工作室，系统开展基层医疗机构中医药人员和乡村医生培训，全面提升基层中医药人员服务水平。

（八）加快促进民族医药发展

民族医药作为我国中医药事业的重要组成部分，要进一步加快发展。一要加强顶层设计，制定实施民族医药中长期发展规划，推动民族医药发展纳入国家民族事业发展"十三五"规划，更多体现扶持政策和促进措施。二要继续抓好《关于切实加强民族医药事业发展的指导意见》的落实，加强民族医医疗机构建设，加大民族医药、民间医药研究力度，推进标准体系建设，加强民族医药人才队伍建设，促进民族医药高等教育发展，建设民族医药产业区，提高民族医药及相关产品研发、制造能力。三要稳步推进民族医医师资格考试改革，完善民族医医师执业注册与管理制度。

（九）全力推动中医药海外发展

推动中医药走向世界，不断提升中医药在世界上的影响力，进一步扩大国际合作，互学互鉴，把中医药打造成中外人文交流的靓丽名片，是中央领导同志对我们的期待和要求。我们要以服务"一带一路"为重点，开展更高水平、更深层次的交流合作。一要做好海外发展的战略布局，加强整体谋划，完善政策机制，拓宽服务领域，落实重点项目，讲好中医故事，推动中医药国内外联动发展。二要加快建设中医药海外中心，坚持政府支持、民间运作，坚持服务当地、互利共赢，以提供健康服务为主体，探索建设新模式、运行新机制。三要大力发展中医药服务贸易，以国际市场需求为导向，实施多元化发展策略，建设一批服务贸易示范机构，逐步建立中医药服务贸易促进体系和国际营销体系。四要推进中医药标准国际化，充分利用世界卫生组织、国际标准化组织等平台，推动建立中医药标准国际化体系。

（十）全面强化行业作风建设

作风建设关乎人心向背，作风建设永远在路上。一要认真落实全面从严治党责任，严肃党内政治生活，严明党的纪律，加强干部队伍建设和基层党组织建设，持之以恒抓好中央八项规定的贯彻落实。二要认真贯彻落实习近平总书记在中央政治局"三严三实"专题民主生活会上的讲话精神，巩固党的群众路线教育实践活动和"三严三实"专题教育成果，不断提升党的建设科学化水平。三要坚定不移推进反腐倡廉建设，紧紧抓住党风廉政建设"两个责任"特别是主体责任这个"牛鼻子"，认真学习贯彻《中国共产党廉洁自律准则》和《中国共产党纪律处分条例》，把严守政治纪律和政治规矩永远排在首要位置，通过严肃政治纪律和政治规矩带动其他纪律严起来。四要加大巡视监督力度，建立巡视问题整改和线索处置情况考核评价制度，努力营造不敢腐、不能腐、不想腐的氛围。五要深入推进行风建设，落实医疗卫生行业建设"九不准"的要求，坚决打击遏制医药购销领域和医疗服务中不正之风，大力弘扬以"大医精诚"为核心的职业精神，选树先进典型，弘扬行业正能量。

同志们，中医药发展迎来了振兴发展的大好时机，已站在新的历史起点上。让我们更加紧密地团结在以习近平同志为总书记的党中央周围，认真贯彻落实党中央、国务院和国家卫生计生委的各项决策部署，以更加自觉主动的担当意识、更加奋发有为的精神状态、更加扎实有力的工作举措，开拓创新、奋发进取，全力推进中医药振兴发展，为健康中国建设、全面建成小康社会作出新的更大的贡献！

三、论坛

全国人大常委会委员、原外交部部长李肇星在2015年博鳌亚洲论坛"面向未来：中医药的国际化"分论坛上的发言

我特别喜欢中医，用中国俗语讲，有点中医缘分。说夸张一点，没有中国医学，恐怕就没有我。

我出生在山东一个山村，生下来就多病，我们那里没有现代意义上的医院，七八个村只有一个或半个中医大夫，就是我爷爷。我爷爷是农民，会点针灸，所以我们村和邻村的人都来找他扎针，不知治好多少病。我好几次就是让爷爷救活的。所以，我不光感谢我爷爷，也感谢我们伟大的中医。

后来参加工作，走过好多地方，更加喜欢中医了。我在非洲工作过9年，非洲54个国家我去过48个，在那里，最受欢迎的中国人就是中医。非洲一个朋友告诉我，差不多每4个非洲朋友，至少有一个人看过中国大夫，其中包括中医。在非洲，我至少见过有3个国家的总统感谢中医。

我们外交部也出了很多不错的业余中医，如黄桂芳大使，他用手法给外国人治过病，典型的中医外交。外交部非洲司司长林松添也会中医，他把佳木斯一个中医介绍到他驻的国家给总统当了保健医生。这个总统对中国感谢极了，原来都不能动了，后来我去访问时，他说："感谢你们的中医给我治好了病，现在我愿意和你进行一场乒乓球比赛。"中医的奇迹就是这样。

现在为什么那么多朋友对中国好？原因很多，党中央、国务院的外交政策好，全国人民团结奋斗，国家地位在提高，同时，中医也发挥了不可替代的作用。

说到中医，我想再强调一下，我们最恨就是恨对中医存在偏见。有个专家告诉我，真正西医学得好的人特别重视中医，另外，懂中医的人也会很好地借鉴西医的好处，只有没有学问的人才容易有偏见，才容易傲慢，我们一定要防止傲慢和偏见。

我们有值得中国人自豪、骄傲的中医药历史，不能忘记。同时，在这个基础上，我们要继续前进，把中医发展到更高更好的水平，给中国人民乃至世界人民带来更大的福利，使他们更加健康快乐，活的时间也更长。祝我们的中医中药走向世界，为全世界人民共同的进步事业作贡献。

——3月27日，中国原外交部部长李肇星在2015年博鳌亚洲论坛"面向未来：中医药的国际化"分论坛上说。

关于当前发展中医药的几点看法和建议

——全国政协副主席、九三学社中央主席　韩启德

近一个世纪以来，现代医学在中国得到飞速发展，已经成为主流。而对如何看待和发展中医药却一直争论不断。我认为正确认识和对待中医药不仅关系到我国医学的发展和人民健康，而且关系到我国优秀传统文化的弘扬。中医药历经几千年而不衰，是人类文明中的一颗明珠，如果在近几代人后消亡的话，我们是要负历史责任的。

中医药和现代医学分属两个完全不同的文化和哲学体系。中医药确实在不少方面不符合现代科学特点，但真正意义上的现代科学只有500多年历史，并不代表所有的人类智慧，况且它还在不断纠错和发展中，不符合现代科学并不说明就是错误的。从文化上说，中西医更是没有优劣之分。现代医学和中医药应该和而不同，相互促进，共同发展。

中医要有自信，不能自我矮化。中华人民共和国成立后政府从来都大力支持中医药发展，一直到每个县都设有专门的中医院，中医药为广大群众解除病痛，在保障人民健康中发挥着重要的作用。可以说，当今世界没有一个国家能把自己的民族传统医学保留得像中国这么完好。中医药今天不够景气，主要责任不在现代医学的发展，也不在有些人的反对，而在于中医药学界自己没有坚守好自己的宝贵财富和优良传统。如果中医师自己都不那么相信中医药，如果现在的中医师看病效果都不如前辈，如果中医院看

病主要靠现代医学，如果连继承都成问题，那还谈得上什么发展呢？没有谁能打败中医药，能打败中医药的只有自己。

中医药不能排斥现代科学。当今世界，任何事物都要接受现代化的洗礼。中医药不能故步自封，要采用现代科学方法，证实确切疗效，揭示作用原理，弃其糟粕，取其精华，只有这样才能取得真正的发展。

另一方面，我认为现代医学学界需要谦虚一些，要看到现代科学和医学的局限性，当前水平下对人体的了解以及能真正解除的病痛只是九牛一毛而已。人们可以不相信中医药，但如果要否定和反对中医药，最好先去弄懂中医药。这才是科学理性的态度。

对于当前中医药怎么发展，发展的瓶颈在哪里，怎么摆脱旧的不合理管理体制机制束缚，已经有了不少好的意见和做法。我补充几个具体建议，旨在有所创新和取得突破。

第一，鼓励发展民营中医诊所。政府要在资质认定、市场准入、行政审批、运营收费、饮片炮制价格等制度上给予松绑，在资金、场所等条件方面给予支持，对体制内中医师出来开办诊所给予鼓励。更多个体中医诊所开出来了，不仅方便百姓看病，还有利于刺激消费，有利于中医院校毕业生就业。

第二，建设一批示范中医院。在示范中医院，坚守"中医归中"，

只看中医，不看西医。这样的医院当然不可能收治所有各类病人，但能够保持中医特色，相信会受到真正相信中医药的患者的欢迎和拥护。如果对若干种疾病确实有特别好的疗效，相信能够吸引越来越多的病人，就能办得很红火。在这样的医院，不用大型现代医疗设备检查，降低药费，与此同时大幅增加服务收费，不仅可以减轻患者经济负担，医院也能得到足够的运营收入。更重要的是，如果这样的医院搞好了，能够充分彰显中医药的有效性，提高中医药的社会认同，促进中医药的传承与发展。这样的示范中医药开始可以只办几所，取得经验，逐步扩展。

第三，加强对中药质量第三方监督。当前中药质量很令人担忧，已经成为中医药发展的瓶颈之一。要解决这个问题，不能一蹴而就，需要全面研究，但可以从加强监督做起。不管是天然植物药材还是中成药，其质量都应由第三方来检测，加强第三方监督，这是改革的方向，也完全可以做到。

第四，集中力量完成若干中医药研究项目。例如确定几种典型中医药治疗方法的临床疗效、建立中药材与复方中成药的质量控制方法、揭示经络的生物学本质，等等，集举国之力，组织交叉学科研究，重点突破。此外，还有很多古代和近代中医药典籍失散在民间和国外，应该组织力量完成典籍收集和整理工作。

中国工程院院士、中国中医科学院院长张伯礼 在中医"治未病"标准制修订项目培训会上的讲话

标准化战略是新常态下中医药工作的重点内容之一，是中医药行业的基础性、全局性、战略性的工作，必须做好。新常态下，中国经济增长稳中有进，主要靠创新驱动，而在创新方面，制定标准是重要体现，创新的成果往往以标准的形式固定下来，才能更好推广出去。标准制定本身是一门科学，是最高层面的研究活动。标准是科研成果的结晶，是许许多多研究和实践成果的集成，它能规范一个行业、一个领域、一套技术，在研究制定过程中能锻炼和造就人才，提高全行业的科学素养。

标准化工作是一项系统工程，工作量大，任务重，意义重大。标准制定是一系列严谨的科学研究活动，要遵照科研的一般规律进行，要讲程序，要循证。制定标准要有科研数据的支撑，要有多学科专家的共同参与，专家群体要包括本领域的专家也要涵盖制定标准的专家，发挥行业专家的集体智慧，才能将工作做好。从立项到文献调研、一致性评价、专家咨询、评价研究、

修改完善，再到审核发布推广，必须符合程序。只有符合程序，才能保证有更多的专家参与进来。标准的研究制定要有专业队伍，要有一批长期从事标准研究制定的机构单位，在全国要布些点，有整体设计和考虑。标准制定出来，就要执行使用，要依照标准这个"规矩"来做，不能任性。在标准的使用推广上，需要有较为有力的管理措施和手段，比如可以在科研课题验收管理中，对不采纳不使用已有中医药标准的，实行"一票否决"的措施等。

标准的制定和完善需要一个较长的过程，不能抱有一步到位的过高期望。因此，在起步阶段不一定要至善至美。标准制定出来也不是多年不改，标准发布后也需要根据研究进展和学术进步不断修订完善，有需求按照一定程序就可以修订，逐步达到科学合理。

医学发展经历了从救死扶伤到防病治病再到维护健康的过程，维护健康是医学的最高宗旨，治疗只是一种手段。让人不得病的医学才是好医学，中医药就是维护健康的

一种医学科学，特别是中医"治未病"是中国人对当代医学的一个重大贡献。"治未病"不仅是一个理念，要落到实处，才能发挥其维护健康的价值。我们有许许多多的"治未病"的技术和方法，历经几千年的传承，具有很好的效果和群众基础。许多方法花钱很少，或不花钱，家庭社区都可以用，起到了很好的养生保健的作用。然而，各种"治未病"技术方法还缺乏标准。我们需要有担当的精神、责任的意识，积极承担起这项工作。制定中医"治未病"标准有许多工作要做，许多问题要探索，需要大家来共同努力，开拓进取。

中国是中医药的原创国，要以标准化引领和主导中医药发展。中医药标准制定中，基点在国内，要遵循中医药的特点和理论指导，同时也要注意面向全球，注重标准的实用性和引领作用。国际标准化组织中医药技术委员会（ISO/TC249）的秘书处设在中国，中国要在中医药的国际标准制定中发挥重要作用。制定中医药的国际标准，我们义不容辞，要有历史担当。

医学远比科学复杂

——中国工程院院士　樊代明

医学是什么？从40年前学医时我就开始思考这个问题，但一直未得满意答案。时至今日，我虽仍不能明确地说出医学是什么，但我可以说它不是什么了。

一、医学不是纯粹的科学

在我看来，医学不是纯粹的科学，也不是单纯的哲学，医学充满了科学和哲学，但还涵盖有社会学、人学、艺术、心理学等。因而，我们不可以笼统地用科学的范律来解释医学，也不可以简单地用科学的

标准来要求医生。

众所周知，医学要比科学起源早。科学一词的出现也才1000多年，而医学已有数千年甚至更早的历史。因此，应该是医学的积累、进步以及需求催生了科学。简单地

把医学视为科学的一个分支或隶属于科学、服从于科学，甚至把医学视为医学科学的简称，看来是不恰当的，甚至有失偏颇。

科学研究的是世界各种现象的本质及变化规律，其结果具有高度的普遍性。医学研究的不仅是疾病的本身（或其本质），而且要研究疾病这种现象的载体，即有着不同生活经历和生理体验的活生生的人，要研究人体各种机能的本质和进化规律。因此，医学不仅重视事物高度的普遍性，而且重视人体结构、功能及疾病的异质性或称独特性。医学是通过长期大量不间断的理论探索和实践检验，最终形成最大可能适合人体保健、康复和各种疾病诊疗的知识体系。

因此，医学要远比科学复杂。表现在人群的异体性、人体的异质性和疾病的异现性。就以疾病为例，据经典医学书籍记载，现有病种已达4万种之多，加之不同疾病有不同的分期和分型，而且又发生在不同人群或不同个体身上，这就构成了医学的更为复杂性。

二、医学与科学的区别

医学关乎生命。什么是生命？从哲学上讲，生命本身不是物质，而是物质的特殊表现形式。但生命相对于它所承载的物质而言更加难以捉摸，生命现象是目前人类最难解释的奥秘。医学研究的对象恰恰是特有这一高级生命形式的人类及其组成形式，而科学研究的对象则并非是如此高级的生命形式，甚至是无生命的普通物质。科学研究再复杂，最终的定律是"物质不灭"，而医学除了物质不灭外，更要回答为何"生死有期"。

科学可以按照已奠定的、精确的理论基础去分析甚至推测某一物质的结构和功能变化，但医学目前由于对生命本质的无知，故多数的理论和实践还是盲人摸象，雾里看花。显然，在生命起源奥秘没被揭示之前，所有关于生命现象本质的解读和认识都是狭义、片面和主观的，充满了随意性。对生命的思考和解读，中医和西医充满分歧，其

至南辕北辙，其实这并不奇怪，实际上是观察角度不同所致。

西医的整个体系是建立在科学基础之上的，所以常有医学科学的提法。中医的整个体系是建立在实践经验的归纳分析和总结之上的，所以不常有中医科学的提法。二者各自都有优势和局限性，西医和中医辩争的焦点就在这里。双方对科学和经验的重要性都无异议，但对经验之科学或科学之经验，则认识迥异，这恰恰说明了医学和科学的区别。中医从整体辨证去看，用经验解决了医学的一些问题，但解决不了医学的全部问题。西医从分析还原去看，用科学解决了医学的一些问题，但解决不了医学的全部问题。

医学，特别是临床医学，说到底是做两件事，一是治病；一为救命。二者相互关联，但也有些差别。治病是"治"物质，是以物质换物质，或以物质改变物质；而救命不是"救"物质，救命是在调节物质表现的特殊形式，以确保这种形式的正常存在。这就是我们中医所说的整体中的平衡，或西医所说的内环境的稳定Homeostasis。

如果说科学是无所不能的，但医学是有其局限性的，它不是万能的，医生是人不是神。所以，人类对医学和科学的要求应该是不一样的。关于医学与科学的异同，我从个体与群体、体外与体内、外环境与内环境、结构与功能、局部与整体、微观与宏观、静态与动态、瞬间与长期、直接与间接、必然性与偶然性、生理与心理、客观与主观、数据与事实、证据与经验、因果与相关、科学与伦理、理论与实践17个方面详细阐述过。其实，医学与科学的不同，还不止这17个方面，比如，还有表象与实质、治愈与自愈等。

三、未来医学应关注的几个问题

所以说，对于医学就是科学这一观点，我是坚决反对的。科学的巨大进步，把科学推上了至高无上的地位，导致了科学主义的出现。

但医学自从戴上科学的帽子后，其实好多问题不仅解决不了，反而导致医学与人的疏离，甚至越来越远。

也正是这种普识与概念，导致时下医学实践出现了难堪的现状：我们不仅在用科学的理论解释医学，用科学的方法研究医学，用科学的标准要求医学，也是在用科学的规律传承医学。最终的结果，医学的本质将被科学修改；医学的特性将被科学转变，复杂的医学将被单纯的科学取代，医务工作者将成为科研工作者；医学院将成为科学院；病人不再是医生关怀呵护的人群而将成为科学家实验研究的对象。这将是一种难以接受甚至难以承受的事实。这既不是医学发源的初衷，更不是医学发展的目的。

鉴于此，我认为将来的医学实践，包括医学教育，应高度关注如下几个问题。

一、用科学的理论帮扶医学，但不能用之束缚医学

科学的理论是世界各种事物的普遍规律，有其普遍性。人体存在于世界之中，是世界的一份子，当然也受这种普遍规律的规范和影响。但这并不尽然，如果把科学发现的理论死搬硬套地纳入医学体系，必将影响医学研究和医学实践，不是误导之，便是束缚之。

二、用科学的方法研究医学，但不能用之误解医学

应用科学的研究方法，或科学的计算方法，我们曾破解了很多医学上的奥秘，也极大地促进了医学的进步。但是，在历史上，由于应用科学研究方法不当或者是对其结果解读不当，或更多的是由于科学研究方法或计算方法的局限性，惹出过不少医间笑话，甚至是严重后果。因为用科学的方法观察到的结果，多数是个体的、体外的、结构的、微观的，而医学实践遇到的实况却是群体的、体内的、功能的、宏观的，二者相差甚远。

三、用科学的数据（或技术）助诊疾病，但不能用之取代医生

最近几十年临床医学的发展最瞩目的两个方面是科学或基础医学

的成果用到了临床领域：一个是检验医学；一个是影像医学。一个从细胞深入到了分子基因；一个从一维发展到了四维影像，从而使医学诊断水平大为提高。但同时引发了大量年轻医生难抑的依赖性，严重影响高水平医学人才的培养。

四、用科学的共识形成指南，但不能用之以偏赅全

应该说所有疗法，或所有药品都是经过科学的方法研究出来的，其疗效都是经过科学的方法计算出来的，但绝不是所有疗法或所有药品对所有的人都是有效的。因为我们用科学的疗法治疗病人，判别疗效多数依据数据、证据、因果、必然性，而医学实践遇到的实况却是依据事实、经验、相关、偶然性，二者相差甚远。因此，我们不要过度迷信用科学方法制定的那些指南，更不能以偏概全。

五、以整合医学真正"认识我们自己"

总之，医学与科学属于两个不同的"范示"（Paradigm），有不可通约性。科学确定的是一种世界观和自然观，而医学确定的是一种生命观和健康观。科学需要"仰望宇宙之大，俯察品类之理"；医学需要"纵观人类之盛，细寻治病之策"。

医学的有些做法不一定科学，但只要生命尚存、健康尚在就行。二者相当于两股道上奔驰的列车，一列不能涵盖一列，一列更不能取代一列。尽管有时有交集，但通过交点或交接地带后就需要在各自的方向上继续奔驰，最终达到一个共同的目标——为人类利益服务。但是，由于两条轨道在宽度、材质上有差别，列车各自使用的动力模式不一样，速度也不相同，因而需要各走各的道、不能交换，更不能重走在一条道上，否则就到不了共同的终极目标。

既然医学具有特殊性和复杂性，它既不像纯粹的科学，但它又离不开科学，那它们究竟是什么关系呢？我个人认为，就像降落伞与跳伞员的关系。科学像降落伞的伞罩，医学像跳伞员，怎么才能实现平安着陆呢？①首先要把伞罩打开，充分发挥伞罩的面积带来的浮力，打不开抱成一团会摔死人；②伞罩打开了，全部部位都去抓，那抓不过来，也不必要，但抓少了，只抓住一个部位也会被摔死；③成功着陆最重要的是那17根绳子，就像我在前面讲的17种关系。这17根绳子把伞罩与跳伞员联系起来，联结起来，最后就平安着陆了。

最近，我们一直在提倡整合医学，英文叫 Holistic Integrative Medicine，HIM。整合医学就像这17根绳子，把个体与群体、局部与整体、瞬间与长期、生理与心理等这17种关系，与至今科学发现的浩如烟海的数据和知识，从整体出发，为整体需要，有选择、有机地整合成新的医学知识体系，并用之医学实践。

我曾经在《整合医学初探》《整合医学再探》《整合医学纵论》和《Holistic Integrative Medicine》4篇文章中反复说过："整合医学不仅要求我们把现在已知各生物因素加以整合，而且要将心理因素、社会因素和环境因素等也加以整合""不仅要求我们将现存与生命相关领域最先进的科学发现加以整合，而且要求我们将现存与医疗相关各专科最有效的临床经验加以整合""不仅要以呈线性表现的自然科学的单元思维考虑问题，而且要以呈非线性表现的哲学的多元思维来分析问题""通过这种单元思维向多元思维的提升，通过这4个整合的再整合，从而构建更全面、更系统、更合理、更符合生命规律、更适合人体健康维护和疾病诊断、治疗和预防的新的医学知识体系"，最终使人类的健康能真正得到保证和保障，进而真正地"认识我们自己"。

继承创新是提升中医药服务能力的根本方略

——国医大师　孙光荣

习近平总书记指出："中医药学凝聚着深邃的哲学智慧和中华民族几千年的健康养生理念及其实践经验，是中国古代科学的瑰宝，也是打开中华文明宝库的钥匙。"这句话堪称关于中医药学在国家发展战略中的定位，从社会科学和自然科学的双重角度解决了对中医药学"怎么看"的问题。

李克强总理强调要用"中国式办法"解决医改这一世界性难题，

刘延东副总理界定"中医药是我国独特的卫生资源、潜力巨大的经济资源、具有原创优势的科技资源、优秀的文化资源、重要的生态资源"，国务院相继发布了《关于扶持和促进中医药事业发展的若干意见》等系列文件，这些都从国家决策层级解决了中医药事业发展"怎么干"的问题。

既懂得"怎么看"，又明白"怎么干"，中医药事业发展就有了基本

遵循，就迎来了历史上最佳战略机遇期，就必然要走上健康持续发展的快车道。

随着社会对中医药服务需求的日益增长，对中医药服务能力提升提出了越来越高的要求。当前及今后一个时期，围绕服务能力的提升，中医药行业面临着必须思考、必须回答、必须实施的两大问题：一是如何克服"西化"的倾向而保持中医药的特色优势？否则，中医药没

有生存的空间；二是如何克服"僵化"的思维而创新中医药的理论实践？否则，中医药没有发展的空间。这两个问题归结到一起，就是因为中医药学的继承不够、创新不足。

因此，笔者认为：继承创新是提升中医药服务能力的根本方略。

继承，是基础、是源泉；创新，是发展、是升华。中医药的继承创新是相互依存、相互融合、相互促进的。绝不可一提"继承"，就认为是"古老旧"，就是"怀古复旧"；一提"创新"，就认为是"声光电"，就是"现代科技"。其实，中医药的继承与创新都离不开中医药经典理论原则的指导，都离不开名老中医学术经验的传承，都离不开现代科学技术的应用。同时，我们必须充分认识到，中医药的生命力在于临床疗效，所有继承创新的出发点和落脚点都是为了提高中医临床疗效。

一、继承的关键是承续中医药学的思维方法，建议围绕"理法方药"的中医药学术体系，做好4个重点继承，达到4个有效提升

"继承"，就文化和技术而言，是指将前人的理念、方法、知识、技术、经验、风格等，通过理论学习和实践应用接受、消化、吸收的过程与结果。中医药学的继承，就是接受、消化、吸收中医药经典著作的理念、方法、知识和接受、消化、吸收历代名老中医的技术、经验、风格的过程，创造保持中医药特色优势的结果。所以，中医药学的继承，是必要的"崇古"，而不是不必要的"泥古"；是必要的"发皇古义"，而不是不必要的"食古不化"；是必要的"古为今用"，而不是不必要的"依古律今"。归根结底，中医药学的继承，关键是承续中医药学的思维方法。

中医药学的继承，是一个系统工程。广义而言，中医药学的继承涵盖了中医药的医疗、保健、科研、教育、文化、产业、国际交流合作等各个领域；狭义而言，包括师承教育、文献整理研究、文化科学普及等。需要制定和明确继承条件、继承途径、继承机制、继承办法、

继承归宿。建议在当前及今后一个时期，围绕中医药学"理法方药"的学术体系，明确继承目标，健全继承机制，共同努力做好"4个重点继承"：

（一）重点继承中医健康服务之"理"，有效提升中医认知能力

习近平总书记说："不忘本来才能开辟未来，善于继承才能更好创新。"中医药学发展史告诉我们，正是在中华民族几千年的发展进程中，直面人类预防保健和治疗疾病的现实需要，不断继承、勇于创新，才逐步形成了特色鲜明、前景辉煌的中医药学。今天，在医药学面对更严峻挑战时，人们把关注的目光投向了中医药学。在这样的大背景下，需要我们更加理性地深思中医药学产生的本源，走特色发展之路、科学发展之路、创新发展之路、可持续发展之路。

中华传统哲学思想，包括三才、变易、中和、意象等等，在中国的社会学、政治学、天文学、地理学乃至兵学、农学、医学、建筑学、星相学、堪舆学之中，都是一以贯之的，这是中华文化的灵魂。然而，在现今中国，"西化"是不争的现实。如果不彻底改变现今自觉或不自觉地在教育、科研、临床中仿效西医的状况，也将会像古建筑学那样，只存建筑物而失去了建筑思想、设计、技术、工艺、参数，中国人将来就只好看着自己的瑰宝丢失，中医药的神奇疗效将成为传说。因此，中医药学的继承，首先就必须正本清源，重点继承中医健康服务之"理"。

重点继承中医健康服务之"理"的关键，在于对历代中医药文献进行系统梳理、阐释，也就必然需要开展对中医药文献的目录、版本、校勘、训诂、释疑等专项研究。这不是可以采取人海战术可以达成的，必须确立《中医通典》《中药通考》《中医通史》等大型中医药文献研究项目，集中全国中医药文献研究的优势力量，系统探索，力争在五至十年内回答关于中医基本理论的核心问题，如：中医基于何种

理论、如何认识与掌握天人合一、形神合一思想？中医基于何种理论和学说辨识健康与疾病？中医基于何种理论和学说提出和实施"治未病"？中医根据何种理论、实践建立脏腑学说、经络学说等？中医基于何种理论、实践认知中药的气味、性能、功效与归经？中医基于何种理论、实践创造了药物疗法和非药物疗法？等等。如果不能重点继承中医健康服务之"理"，中医临床将始终是依赖西医诊断，给予中医配方，中医药特色优势也就随之淡化、消失。唯有重点继承中医健康服务之"理"，才能有效提升中医的认知能力。

（二）重点继承中医健康服务之"法"，有效提升中医诊疗能力

中医健康服务之"法"，包括诊断之法、治疗之法、养生防病之法。

中医诊断之法，主要是司外揣内、审症求因。从司外揣内而言，主要是望闻问切之法。望法，又分为望气、望神、望形、望色、望舌、望体之法；闻法，又分为闻声息、闻气味之法；问法，又分为直接询问、间接询问、启发询问、追因询问之法；切诊，又分为脉诊、按诊之法。从审症求因而言，有脏腑辨证、经络辨证、卫气营血辨证、气血津精辨证、运气辨证之法。采用四诊合参，运用各种辨证纲领，通过辨证，以求证候诊断精准。

中医治疗之法，主要是外治、内治、正治、反治之基本方法。无论外治、内治、正治、反治，都必须首先明确治则治法。治则治法源于中医基本理论，是中医临床治疗的纲领和准绳。

中医治则，就是中医治疗病症的基本原则，如"燮理阴阳""调和致中""扶正祛邪""补偏救弊""治病求本""急则治标，缓则治本""标本同治""因人因时因地制宜"等，治则统领治法。

中医治法，在外治、内治、正治、反治的基本方法之下，一般分为"汗、吐、下、和、温、清、消、补"八类方法；每一类方法又包括若干具体治法，如"补法"，可以根

据补益的目标分为单纯的补阴、补阳、补气、补血；也可以分为综合的补肾健脾、补中益气、填精固髓等。其中，补、益、养、填、固等，用词虽有别，却都是补益之法。

中医养生防病之法，是在中医基本理论指导下，基于"治未病"学术思想而形成的中医健康服务之法。主要是食养、药养、术养（包括养生气功等非药物、非食物养生）三大类。无论食养、药养、术养，都必须按照"合则安"的养生总则，根据个人的民族、体质、习惯、居所气候等选择应用。

上述中医诊断之法、治疗之法、养生防病之法，是历代中医理论与实践的总结，必须通过精研经典和临床跟师才能得以传承。因此，需要对历代中医辨证论治体系和养生"治未病"体系进行全面、系统的整理研究，对健在的名老中医，从医德医风、思辨特点、组方用药和文化素养4个方面，进行抢救性的继承。只有重点继承中医健康服务之"法"，有效提升中医诊疗能力。

（三）重点继承中医健康服务之"方"，有效提升中医组方能力

中医治病有药物疗法和非药物疗法。药物疗法，并不是"某药治疗某病"，而是要针对病症、根据治则治法、大多将药物按照"君臣佐使"的格局严格配伍，组成"方子"用于临床，称为"医方"，俗称"汤头"。张仲景在《伤寒杂病论》中创造的"方子"是历代中医奉为经典的"经方"，嗣后历代中医名家创建了众多经验方，称为"时方"。唐·孙思邈编著《千金要方》《千金翼方》，集唐代之前医方之大成，以后历代都有各种方书问世。清·康熙三年（1664），汪昂编著《医方集解》《汤头歌诀》，1956年北京中医学院（北京中医药大学前身）将《医方集解》《汤头歌诀》合二为一，定名为《方剂学》（王绵之主编），从此"方子"又通称为"方剂"。2005年，人民卫生出版社出版《中医方剂大词典》（彭怀仁主编），对我国上自秦、汉，下迄1986年的所有"有方名"的方剂进行了一次系统的精选、整理，汇集了古今"有方名"的医方（约10万方）。主要特点有三：一是参考古今各种中医药文献，对每一首方剂的方源进行认真的考证，注明其原始出处；二是对所有方剂分散在各种文献中的不同主治、方论、验案以及现代实验研究资料分别列项进行整理筛选，汇集于各方之下，为全面了解方剂提供了极大的便利；三是按照辞书形式编纂，既有目录，又有索引，解决检索方名的难题。

由于中医组方，既要遵循治则治法，又要把握药物之间的相须、相使、相畏、相杀，更要注重君臣佐使的结构，因而中医组方有严谨的法度、规矩，并非将杀细菌、灭病毒、补气血、清热泻火等的性能、功效相同、相近的药物凑合在一块就能成为医方。因此，必须重点继承中医健康服务之"方"，首先是继承"经方"，其次是继承"经验方"（包括名老中医经验方、民间经验方、少数民族医经验方）。有必要组织力量，开展3个方面的工作：一是对执业中医师进行全面、系统的"经方"培训；二是通过师承教育，继承名老中医等的独家秘方；三是大规模整理自1949年10月1日至今的全国名老中医经验方、民间经验方、少数民族医经验方，可集成为《千金妙方》，以填补《中医方剂大词典》留下的空白，并承续《千金要方》《千金翼方》，为今后的继承留下底本。只有重点继承中医健康服务之"方"，才能有效提升中医组方能力。

（四）重点继承中医健康服务之"药"，有效提升中医用药效力

中药，是中医的工具，是中医治病的利器。中医用药的最大特点是"4个讲究"：一是讲究药取天然，基本不使用化学合成的药物，即使是"丹"，也是从植物、矿物等自然物质中提取的；二是讲究要用道地药材，注重药材原有的四气五味、升降浮沉，一般不主张使用移植、替代品；三是讲究遵古炮制，无论是饮片还是膏、丹、丸、散、酒，其炮制方法经过千百年的探索、研究、积淀、传承，已经成为确保药物安全、有效的不二法门，其炮制方法不是现代制药方法可以取代的；四是讲究"用药如用兵"，注重配伍、剂型、剂量和给药途径，要求极为精准。

但是，近数十年来，中药材产出的土地使用过大量的化肥、农药而被"毒化"；药材种子由于移植、加工而有所变异；由于追求药材产量大幅度提升而过度使用催肥、催熟的激素类制剂；采集的时间也不依古制；炮制也不遵古法。于是，中药材的质量必然降低或产生性能变异，用这种药材组成的方剂就难以达到预期的疗效，用这种药材研制的药品也有很多毒副作用说不清、道不明。因此，有必要对中药材的种植、采集、加工、交易进行大规模的检查、清理、整顿，强调继承的重要性和必要性。这项工作是"多龙治水"不能解决的，必须成立跨部委的领导小组，制定相关规范、标准，进行督查和改进。只有重点继承中医健康服务之"药"，才能有效提升中医用药效力。

二、创新的关键是改进中医药学的思维方法，建议围绕"理法方药"的中医药学术体系，做好4个重点创新，达到4个成功开创

"创新"，就是"改变"，就是"更新"，就是"创造"，是人类特有的认识能力和实践能力。就理论思维而言，创新是建立新思维、新理论、新方法、新表述；就实践结果而言，创新是获取新发明、新结构、新材料、新产品、新成效。

中医药学的创新，同样是一个系统工程。广义而言，中医药学的创新同样涵盖了中医药的医疗、保健、科研、教育、文化、产业、国际交流合作等各个领域；狭义而言，包括中医的理论体系、临床方法、产品研制等。需要制定和明确创新条件、创新途径、创新机制、创新方法、创新目标。近30年来，为了让中医走出创新之路，国家中医药管理局已经在中医药学的创新方面做了大量的探索性工作，取得了一定的成效。但是，如何更正确地创

新中医药学的思路与方法，仍然是一个紧迫而艰巨的任务。

建议在当前及今后一个时期，围绕中医药学"理法方药"的学术体系，明确创新目标，健全创新机制，共同努力做好"4个重点创新"：

（一）重点创新中医健康服务之"理"，创建中医新辨证体系

创新，是推动社会进步和经济发展的不竭动力。一个社会、一项事业、一个学科要想走在时代前列，离不开理论创新。中医药学的基本理论沿用了几千年，临床实践证明是正确的、具有指导意义的，但也证明了在一定程度上是粗放的、需要精细化、标准化的。近数十年来，中医药学界不断在做中医药基本理论精细化、标准化的工作，取得的成绩是有目共睹，但遇到的障碍也众所周知。关键在于不能为精细化而精细化，为标准化而标准化，甚至"以西套中""以西律中"，闭门造车的结果是"淡化了中医特色优势，僵化了中医临床思路"。必须抓住关键问题创新理论方法，经过约定俗成，成熟一个标准、公布一个标准、实施一个标准。

什么是需要创新的"关键问题"？是中医临床，是中医临床中的诊断，是中医临床诊断中辨证方法、证候标准。中医不同于西医的一个要点，是中医诊疗主要是针对"证候"，中医临床行为的全过程，《伤寒论》第十六条讲得清清楚楚："观其脉证，知犯何逆，随证治之"。"观其脉证"，是抓四诊合参获知的"主证"；"知犯何逆"，是抓病机的"主变"；"随证治之"，是针对主证、主变抓"主方"。而其关键又在于前8个字："观其脉证"是辨证的切入，"知犯何逆"是审症求因的思辨。如何切入？如何思辨？前人通过临床的不断探索，总结出诸多辨证纲领，有"八纲辨证""脏腑辨证""经络辨证""卫气营血辨证""气血津精辨证"等。为什么没有统一的辨证纲领？是因为疾病谱的不断变化，是因为临床认知不断提升，前一个纲领已经不够用，不能合理解释新

病因、新病机、新证候，才倒逼产生新的辨证纲领。

现在，人类已经进入21世纪，新病种不断发生，疾病谱不断演变，各种疾病的致残率、死亡率的升降正在不断改变，中医辨证必须与时俱进，应当举中医药学界的全体之力，重点创新中医健康服务之"理"，包括病因学说、病机学说等，而重点是创建中医新辨证体系，可以通过实验室研究、典型医案大数据分析、临床验证的系列方法，试行提取辨证元素，给出各元素的权重，按病种分类创新、建立精细化、标准化、新的中医辨证体系。

（二）重点创新中医健康服务之"法"，规范中医新治则治法

纵观历代中医名著，治则治法层出不穷。其中，可用于临床实际的固然很多，但反过来"依方定法""依法定则"的也不少；现代中医临床中"西医诊断""中医配方"的现象更是司空见惯，这就更谈不上治则治法了。长此以往，必然导致中医在审症求因、辨证论治的基础上"依证定则、依则立法、依法组方、依方用药"临证规矩的退化或丢失。

因此，有必要在大搜集、大整理、大分析的基础上，根据现代病种、药材资源、组方经验、用药习惯等，采用分病种、小试验的办法，逐步规范中医新的治则治法。

另一方面，可以在中医外治法（包括针灸、推拿、敷贴、盥洗、灌肠、坐浴、熏蒸等），采用"拿来主义"，吸纳、融会现代科技的方法与器械，创新中医治法。

（三）重点创新中医健康服务之"方"，构建中医新组方模式

众所周知，中医采用内服法治疗疾病，说到底是靠"方"治病。由于疾病谱的不断演变，由于天然药材新品种的不断发现，由于临床经验的不断累积，中医健康服务之"方"（包括名老中医经验方、民间经验方、少数民族医经验方）也在不断更新。中医临床开出的每一个处方，实际上是其理论修养、临床经验的集中表达。由于当前中医临

床思维出现了两种倾向而致使中医处方出现了两种偏向：一种是强调唯经方之是从，经方的药名、味数、剂量，都一律不能更改；一种是强调唯经验之是从，根据西医诊断给予中医药方，无"君臣佐使"可言，一张处方的药味甚至多达80多味，一味药的剂量甚至多达200克，有的一剂药重达500克以上。这是针对致病因子"放大炮""开机关枪"，目的是不管是什么病，总能"扫射"中的，实际上还是辨证不明，心中无数，如此组方，当然离精准治疗甚远。上述两种组方偏向都多次导致医疗纠纷甚至医疗事故的产生。于是，管理部门就必然杯弓蛇影，急速做出制首乌只能开3克、法半夏只能开9克等违背中医用药规律的规定，如果这类"急就章"式的临时规定不断发布，势必导致中医组方无所适从。

凡事不可偏激，中医本来就追求"燮理阴阳，调和致中"。现代人生活的节奏、习惯、环境以及所产生的疾病，都与数千年之前的人们区别甚大，不可能按照经方生病，现代中医应当继承经方的组方思想和规矩，将经方化裁应用，岂可"崇古泥古"套用经方？至于某些"大杂烩"式的所谓经验方的、大剂量用药的大处方，则是"不以规矩不能成方圆"，更是无须置评。

所以，当前关于中医组方的创新，至少有必要做3个方面的工作：一是按照病种，筛选有效的代表方剂，给出化裁的范围与方法；二是厘清中医组方的原则与要领，创造新的组方模式。例如，古代以药为君臣佐使，根据现代病证的复杂性，可以用功能药组按君臣佐使的体例组方；三是根据经方和名老中医经验方研制组方软件。

（四）重点创新中医健康服务之"药"，建立中药新培采研制标准

经过中医药人多年来努力，中药剂型创新已经取得良好的成绩。如丹参滴丸、藿香正气滴丸等，确实改变了中药的口感，提高了疗效，便于携带和服用。但是，从中药创新的整体来看，面临的创新任务还

是相当艰巨。这主要表现在以下 4 个方面：

一是药材的种植、采集、粗加工，需要针对气候、土壤、水源、种子、施肥、除草、灭虫等现状，有必要制定新标准，确保药材产出质量。

二是药材的交易，需要针对仓储、运输、交易等行为进行新规范，确保药材交易质量。

三是新药的研制，需要针对组方、用药、工艺、设备、疗效观察、使用说明等，需要在突出中医药基本理论元素的前提下，建立新的研制、评估标准，确保新药研制质量。

四是传统的炮制，需要针对膏丹丸散酒等传统中药制剂（包括医院制剂），建立基于中医药基本理论的新的组方、工具、炮制及疗效评估标准，确保传统制剂的炮制质量。

唐·刘禹锡说："芳林新叶催陈叶，流水前波让后波。"创新，是任何事物发展的必然。但是，就中医药学而言，着眼当前，必须重在继承；放眼未来，必须励志创新。

汉·扬雄《太玄·玄莹》曰："有因有循，有革有化。因而循之，与道神之；革而化之，与时宜之。故因而能革，天道乃得；革而能因，天道乃驯。夫不因不生，不革不成。"所以，继承创新是提升中医药服务能力的根本方略。

湖南省副省长李友志在看望慰问国医大师座谈会上的讲话

我们作为中国人，都有民族情结。中医是中华民族的瑰宝，我们中国人不去继承，不去弘扬，不去深耕，那就是失职。湖南目前有两位国医大师，一位刘祖贻，一位孙光荣，都是李聪甫老中医的徒弟，说明中医的传承在湖南做得很好。但也要看到我们的不足，好好研究，谋划好下一阶段工作。

第一，人才战略。人才是关键，没有一大批中医人才，没有一批优秀的中医人才，就很难实现中医的再创辉煌，要以中医药大学和中医研究院中医人员为骨干，以我们市、县中医为基础，以乡村中医为补充，采取措施培养一大批中医人才。现在基层有一批老中医，很优秀，我们要做好传帮带教工作。

第二，中医临床名方战略。把那些疗效确切的名家验方，规范一批，扩大应用一批，让广大百姓受益。2012 年 10 月湖南中医药研究院文献信息研究所胡郁坤所长曾给我写了一封信，对一些老中医的方药提出了很好的建议。

第三，药材药品战略。高质量的药品必须有高品质的中药材做前提。同时还要做好中药科研工作。把科研和企业结合起来，好的科研产品要转化为药品，通过企业进行生产，就能产生良好的经济效益。

中医药在健康中国建设中大有可为

——国家中医药管理局科技司司长　曹洪欣

"治未病"的理论与实践对养生保健、亚健康调理与慢性病、突发性疾病防治具有明显的优势。

党的十八届五中全会提出全面建成小康社会的五大发展理念，明确健康中国建设的社会发展目标。健康中国建设既要实现提高人口平均预期寿命、降低孕产妇死亡率与婴儿死亡率等硬性指标，也要构建人人享有健康的理念与实践，全面提高健康人群的数量和质量保障。

中医药作为我国独特的医疗卫生资源，"治未病"的理论与实践对养生保健、亚健康调理与慢性病、突发性疾病防治具有明显的优势，对于提高国民整体健康素质，在健康中国建设中具有不可替代的作用。今年国务院办公厅印发《中医药健康服务发展规划（2015~2020 年）》，明确了中医药健康服务 7 方面任务，对拓宽中医药服务领域、完善政策机制保障措施，更好地发挥中医药维护健康的作用具有积极意义。特别是从以疾病为主导向以健康为主导转变的医疗保健策略，发挥中医药特色优势，将慢性非传染性疾病控制在发生之前、传染病控制在感染前，是提高人们健康水平的有效途径。

中医根据人体的健康状况和生命信息把握疾病的动态变化，运用望、闻、问、切 4 种诊法，收集人体外在信息，通过综合、分析、判断人体的整体状态（证候），确定相应治疗原则和方法，能有效实现个体化诊疗与早期干预，达到未生病前预防疾病发生，患病后防止病情发展，病痊愈后防止复发的目的。中医在长期的临床实践中积累了丰富经验，形成了系统整体的理、法、方、药防治体系以及中药、针灸、推拿等药物与非药物治疗方法，疗效可靠，毒副作用小，注重人体功能的整体调节，激发人体的抗病能力和康复能力，可有效地解决健康需求不断增加、诊疗技术飞速发展与医疗保健费用不断增高等矛盾。

坚持中医理论自信、实践自信和学术自信，发挥中医药在健康中国建设的作用，既是党和国家、民众的期望，更是中医药人的历史使命。可以说健康中国建设对医药卫生人才，特别是中医药人才队伍提

出了新要求。

传承创新中医药，服务健康中国建设，应立足适应社会发展需求，致力于提高防病治病能力、调整人才队伍结构，加强中医药人才队伍建设。一是注重传承创新驱动发展的中医药领军人才与中医药走向世界的高层次人才队伍建设，以适应中医药现代化发展与中医药走向世界的需求。二是注重面向基层的技能型人才培养，特别是面向养生、养老与疾病康复的广泛需求，发挥民间中医师作用，培养中医健康调护师、中医养老服务员等技能型人才，以适应转变基层健康服务模式的需求。三是注重加强全科中医师培养，提高中医药防治常见病、多

发病能力，以适应县乡镇中医医疗机构人才需求。四是注重加强综合医院中医科建设，培养一批适应综合医院中医科工作的中西医结合人才，推进中西医优势互补。同时，紧紧围绕绿色发展目标，在推进全国中药资源普查、中药标准化行动项目中，加强中药种植、生产、炮制、饮片、制剂与新药研发、标准等专业人才队伍建设，以适应全链条中药产业发展的需要，构建提高中药疗效与保障中药质量的人才队伍。

总之，积极构建适应健康需求中医药人才队伍，努力实践不得病、少得病、晚得病，减少突发事件，使中医药在提高民众生活质量，形成健康幸福的社会格局贡献力量。

强基础   谋共赢   推进中医药国际标准化

——国家中医药管理局国际合作司司长   王笑频

随着国家标准化战略的实施和中医药走向世界步伐加快，中医药国际标准化工作得到国家标准化管理委员会、国家中医药管理局以及各地方政府、中医药行业内专家的高度重视和有力推动，已经在我国与世界卫生组织（WHO）、国际标准化组织（ISO）等领域内重要国际组织的合作中取得标志性成果，若干项中医药国际标准顺利颁布，在国际上产生积极影响，为中医药国际传播、服务人类健康打下较好基础。

一、中医药国际标准化工作已构建较好基础

我国政府将标准化作为中医药事业发展的基础性、战略性、全局性工作之一予以高度重视和大力推动。中医药事业发展"十一五""十二五"规划都明确了"推进中医药标准化、规范化"的重点任务。国家中医药管理局颁布并实施了《中医药标准化发展规划（2006~2010年）》。中医药标准的制修订步伐加快，目前

已颁布国家标准33项，行业及行业组织标准493项。中医、中药、中西医结合、中药材种子种苗5个全国标准化技术委员会已经成立并积极开展工作，成为中医药标准制修订的重要平台，中医药标准化专家人才队伍不断壮大。以全国50个左右中医药标准研究推广基地为依托，中医药标准的推广应用也得到进一步加强。中医药标准化工作的行业共识不断强化，基本形成了政府主导、行业参与、统筹规划、分工负责的中医药标准化管理体制和运行机制。这些都为中医药国际标准化工作奠定坚实基础。

另一方面，我国已与83个国家签订了中医药合作协议，实现了中医药国际合作对五大洲的全覆盖，对周边重要国家、西方大国、新兴市场国家、发展中大国的全覆盖，为中医药走向世界提供了稳定的沟通机制和合作渠道。目前中医药已经传播到世界上173个国家和地区，除中国外，世界上的中医医疗（针

灸）机构已达8万多家，针灸师超过20万人，注册中医师超过10万名，这些机构和人员已成为在国外提供中医医疗服务的主体，据估算，中医药服务的年市场份额大约为500亿美元。

在国家卫生计生委、财政部、国家标准委等有关部委的大力支持下，国家中医药管理局统筹领导中医药国际标准化工作，既立足原有国际合作基础，又开拓新的合作机制，取得了扎实进展。

一是与世界卫生组织合作，促进以中医药为主体的传统医学纳入国际医学体系。2009年，中国政府抓住世界卫生组织开展国际疾病分类代码（ICD）第十一版的制修订工作这一难得机遇，联合韩国、日本、美国、澳大利亚等国，积极争取世界卫生组织在新版中增设"传统医学"章节，建立了以中医药为基础、兼顾其他来源于中医药的传统医学病证结合的分类体系框架，目前含有传统医学章节的测试版已经在世

界卫生组织网站公布，2017年正式实施后将改变传统医学被排除在国际医学信息体系之外的历史，为学术交流、科研、产业以及立法等打下坚实基础。

二是与国际标准化组织合作成立中医药国际标准技术委员会，制定并颁布首批中医药国际标准。2009年，动议并促成国际标准化组织成立中医药技术委员会（暂定名）（ISO/TC249），我国承担秘书处工作，积极协调各国，合理运用国际合作规则，一方面在"中医药"名称方面始终占据主动，通过了以我国为主起草的TC249的工作计划；另一方面，积极开展相关领域国际标准制定工作。2014年，由我国专家主持制定的《一次性使用无菌针灸针》和《人参种子种苗——第一部分：亚洲人参》国际标准正式出版，成为ISO/TC249首批出版的国际标准。另外，健康信息学技术委员会（ISO/TC215）也相继出版了《中医药学语言系统语义网络框架》《中医药文献元数据》两项中医药技术规范。我国共向ISO/TC249提交中医药国际标准提案33项，推荐186位中方专家全面参与相关工作。我国在国际标准化组织体系内主导开展中医药标准化工作的格局已经形成。

三是支持世界中医药学会联合会、世界针灸学会联合会等总部设在我国的国际行业学术组织机构积极参与到中医药国际标准制定、应用、转化、评估等工作中。目前世界中联已经颁布中医药名词术语、教育、医疗服务等十余项国际组织标准，世界针联建立了针灸国际标准制定转化国际网络联盟机制，这两个组织都已成为ISO/TC249的A级联络机构，活跃在中医药标准化工作前沿。

二、中医药国际标准化仍面临困难和挑战

中医药国际标准化工作已很好地服务于中医药走向世界的大局，并对国内标准化工作产生了有益的促进作用，但同时也面临诸多难题和挑战。

标准化工作诞生于欧美等工业化程度较高的国家，美、德、法以及日、韩等国，长期重视国际和区域标准化活动，已经形成一套成熟的国际合作竞争战略，即使在其并不掌握技术优势的中医药领域，也十分活跃，不断发出主导制定标准的各项动议，对我中医药国际标准化的设计与工作思路形成一定的冲击与压力，在标准化工作初期阶段，甚至影响到整个中医药国际标准工作的推进。而我国中医药参与国际标准化工作刚刚起步，对国际标准化领域研究不够，尚未形成指导全行业开展中医药国际标准化工作的战略，有时显得被动。

随着传统医学的普及和发展，各国看到其背后潜在的利益。国际社会对中医药国际标准的制定有时表现出极度的敏感，容易将技术性的专家间意见不同，中医药技术标准与当代科技、现代医学结合时产生的差异等，上升为国家间主导权、话语权的斗争，而中医药参与国际标准化工作还处于起步阶段，对国际规则的掌握和运用不足，既缺乏维护核心利益的据理力争、强势表达，又对一些技术性、学术性的争议过度敏感、反应过激，不能及时化解争议，有效处理不同利益诉求，发挥主动性和建设性，引领国际传统医药界沿着正确的方向前行。

美、日等发达国家多年来一直将标准化工作与科研工作密切结合，以科研工作推动标准化，以标准化工作实现对科研成果的实用化转换。而中医药在科研领域尚未与国际完全接轨，国际社会对中医药科研成果的认可度不高，严重制约了中医药国际标准化发展。

中医药国际标准化工作是一个新生领域，懂外语、懂专业、懂标准的人才队伍严重缺失，在国际平台上缺乏一支推动合作、维护权益、有效应对的专业队伍，也极大地制约着国际标准化工作的开展。

三、加强顶层设计以国际合作推进各项工作

（一）明确中医药国际标准化工作的指导思想和基本原则

通过中医药国际标准化，使中医药产品和服务达到国际技术合作与贸易的基本要求，有利于促进中医药理论和实践在世界范围内的丰富和发展，推动中医药资源优势转化为文化、产业和经济优势，保持我国在国际传统医学领域的话语权和应有地位，为中医药走向世界服务，为推动国家间合作服务，为中医药事业发展服务。为此需要坚定如下原则：

求同存异，互利共赢。标准是对一定范围内重复出现的事物和概念所做的统一规定，标准经过一定的程序产生，体现了充分协商的一致性。"求同"是标准化的重要原则。同时，当今世界正处在大发展、大变革、大调整时期，求和平、谋发展、促合作已经成为不可阻挡的时代潮流。以中医药为首的传统医药体系必须以开放包容、求同存异的态度，在竞争中求合作，在合作中促发展，最终实现互利共赢。

先内后外，先点后面。制定中医药国际标准必须注重加快完善国内标准，将成熟的国内标准转化为国际标准。要集中精力做大事，抓好中医药优势资源的标准建设，做好"点"的辐射效应，带动中医药国际标准的整体发展。

分类指导，多点推进。根据政府和行业协会的不同职能定位，在中医药国际标准制定体系中，由政府在法律法规、人员准入、机构监管等领域推出管理标准，由行业协会与社会各界在学术、产业等领域开展百家争鸣，达成一致共识后推出成熟的技术标准，以此构建一个分类指导、多点推进、政府授权、行业学会广泛参与和积极参加的中医药国际标准制定体系。

掌握规则，有序竞争。中医药作为新兴领域，参与国际标准化工作必须充分考虑标准"造福人类与社会"的总体目标，以及国际标准化业已形成的游戏规则，遵循国际规则，充分运用国际规则进行健康有序的良性竞争。

（二）立足国内、内外结合，夯实中医药事业发展的工作基础

加强战略研究，建立部际协调

机制。尽快在国家层面出台中医药国际标准化发展战略，建立相关部门参加的管理和工作运行机制，凝聚资源，明确中医药国际标准化工作的整体战略部署、工作重点。

设立专项资金。既支持中医药国际标准的制修订，也支持在国际上开展中医药国际标准化相关研究、培训、学术交流、成果转化等活动。支持建立中医药国际标准化协调促进工作机制。

完善人才队伍建设。加强国际人才和专家队伍建设，建立有效的标准化人才培训体系，尽快培养一批懂专业、懂标准、懂国际的新生力量。

加强科研支撑。在研究制定标准化发展战略的同时，将科技开发与标准化政策统一协调，尽快拿出国际社会普遍认可的科研成果。

加速成熟的国内标准向国际标准转变。立足国内，为中医药国际标准化工作提供支持。根据国际需求，充分利用国际组织平台，抓紧制定一批高质量的国家标准，将国家标准转化为国际标准。

鼓励行业协会、社会各界广泛参与。建立以政府为主导、中医药行业学术团体及中医药医疗、教育、科研机构为主体，竞争承担的标准制修订运行机制，支持世界中联、世界针联等国际组织、机构开展中医药国际标准工作。

（三）构建新型中医药周边合作关系，创建相容的共同利益空间

中医药国际标准化工作是一项复杂的系统工程，需要创新思维，处理好走向世界过程中中医药理论技术与当代医学的结合、碰撞，与各国不同医疗保健法律法规体系、技术标准的对接包容，处理好与周边国家的关系，在坚定不移维护中医药主体地位、保持中医药特色优势传承的基础上，求同存异，建设性地推进工作。

从中医药在各国医疗卫生体系中的发展定位上看，中医药国际标准化需要同盟军与合作者。中医药在国际语境下，属于传统医学的范畴，因此在大部分国家处于补充和替代地位，尚未完全纳入主流医学体系，在科学认同、法律地位、服务监管、人员资质、产品提供等许多方面受到限制。长期以来中医药进入主流医学体系是最现实、最首要的目标。实现这个目标不仅需要我们采取积极走出去的有效措施，更需要我们团结和协调各国同领域专家提供包容、接纳空间，提供适合中医药发展的法规和标准架构，因此争取各国传统医学界的支持尤为重要。

同时，要尊重中医药在海外的不同发展模式，求同存异，构建共同发展空间。中医药走出国门已有千年历史，过程中与当地文化、技术、医学等结合产生不同的发展模式，如日本的汉方医学、韩国的韩医学、越南的东方医学等。甚至现在各国蓬勃发展的中医、针灸等机构，许多服务模式、学科发展也呈现出与目前我国大陆中医药发展形态不同的特点。我们应充分理解中医药海外发展环境的差异性，尊重各国民众、专家传播、发展中医药所付出的心血、劳动与创造，包容其创新与改造，帮助其继承和发展中医药核心价值理念与科学精髓，更多地运用技术、学术、产业、合作的手段与方式，建设性构建中医药国际标准化研制平台和工作机制，在包容各方、团结各方共同建设中医药国际标准体系中体现主体性和话语权。

（四）加强中医药国际标准的采标和应用，推动建立认证认可体系

将中医药国际标准制定工作与应用工作有机结合，建立以市场需求、合作引领，贸易导向的国际标准制定工作机制，逐步充实完善国际标准制定工作参与各方的代表性，鼓励采标，将采标工作与制定工作同规划、同部署。发挥市场的导向和企业化工作机制，积极支持行业协会、中介机构、技术服务平台等开展中医药国际标准认证认可工作研究，推动建立适应市场需求、符合行业发展、遵循国际惯例的中医药国际标准认证认可工作机制和体系。

中医药国际标准工作在中医药事业快速发展、中医药国际传播广泛这一时代背景与机遇下得到有力推动，已经在国际上占据有利地势并取得长足进展，但是仍面临许多困难和挑战，而且随着工作的深入必然伴随着新的质疑、竞争。我们完全有信心和能力迎接这些挑战，通过国际合作、继承创新将一个与时代共同发展、充满活力和生命力的中医药科学分享给全世界。

坚持"3个面向"发展中医药

——四川省卫生计生委党组书记、主任　沈骥

当前，四川省中医药系统首先要适应新常态，包括深化改革的新常态、经济发展新常态、厉行法治新常态、从严治党的新常态。其次，要顺应新趋势，国际国内形势要求我们必须适应经济社会发展转型、群众健康需求多元化和包括中医药服务在内的公共服务均等化的新趋势。再次，要遵循新要求，四川省今年工作最为重要的新要求就是从严治党，坚持改革理念和法治思维。当前，四川省中医药工作重中之重

是结合"十三五"规划的制定，加强整体设计、长远谋划，理清当前和今后一段时间四川省中医药工作改革发展路径。

一、认真研判发展形势

中医药是中华民族的瑰宝。新中国成立后，党和国家历来高度重视中医药事业的发展。2013年，党的十八届三中全会提出"完善中医药事业发展政策和机制"，是继党的十七大、十八大报告中提出"中西医并重""扶持和促进中医药和民族医药事业发展"要求之后，再次将中医药放在党和国家改革发展全局的战略高度来安排部署。习近平总书记、李克强总理多次对中医药改革发展作出重要批示和指示，也多次提到和谈到在解决老百姓看病就医中中医药不可替代的作用。2014年，刘延东副总理批示：中医药作为我国独特的卫生资源、潜力巨大的经济资源、具有原创优势的科技资源、优秀的文化资源和重要的生态资源，在经济社会发展全局中意义重大。这是对新时期中医药工作既全面又精辟的定位。

发展中医药事业是完成党的十八大提出的"两个一百年"奋斗目标的应有之义。中医药在解决病有所医和看病贵、看病难问题上具有独特优势，特别是突出"治未病"、弘扬大医精诚等理念，在解决多发病和构建和谐医患关系问题上具有独特优势。实现中华民族的伟大复兴对中医药创新驱动、产业结构调整和健康服务提出了新要求，特别是要把作为战略性新兴产业的中药产业纳入健康服务业之中积极推进，这不仅能满足人们对中医养生保健日益增长的需求，而且横跨一、二、三产业发展，将成为推动国民经济和社会发展的新引擎。

改革开放30年，中医药界最为举世瞩目的创造有两项：一是成千上万的中成药的开发和普及，惠及了亿万群众。二是中西医结合派生出了规模性中医医院，为广大患者提供海量的中医药服务。但也有些问题值得反思，如中医院姓"中"的问题；中医服务技术标准化、可普及推广等问题；中西医结合相长相扶没有刚性政策支持和相关措施支撑。

四川素有"中医之乡""中药之库"美誉，中医药具有深厚的历史底蕴和较强的区位优势。历届省委、省政府高度重视中医药事业的发展，提出将四川省建成西部乃至全国的中医药发展高地和全国重要的中医药区域中心，实现由中医药大省向中医药强省转变的目标。但是，四川省中医药发展不足、不平衡，目前依然是基本省情，离中医药强省尚有差距。

为此，各级卫生计生部门要着力加强对中医药工作的领导，坚持以问题为导向，加强整体设计和长远谋划。各级卫生计生部门要变战略为措施，变目标为指标，变计划为行动：一是要谋划全局。各级卫生计生行政部门要把中医药工作纳入卫生计生工作的全局统筹规划。要以问题为导向，定期专题研究中医药工作，解决当地中医药工作中存在的重大问题。二是要实施"一把手工程"。各市、县卫生计生委一把手是中医药工作的第一责任人，一把手要加强对中医药工作的领导，做到中医药工作同卫生计生其他各项工作同部署、同推进、同落实。无论一把手还是分管领导，在领导管理中医药工作时，都要注意做到管理学上的"三好"：融会贯通比独门独户好、众人拾柴比独雁孤飞好、齐头并进比各自为政好。三是要建好中医药管理机构。各市（州）卫生计生委要增挂市（州）中医药管理局牌子，并独立设置中医科（处）（三州要设立藏医科），配备专职中医药管理人员。在执法监督方面，要加强中医药执法监督队伍和工作，加强行业监督管理。

二、全面服务医改大局

医药卫生体制改革逐渐进入深水区，中医药系统要更加积极参与医药卫生体制改革，服务于医改大局。

（一）积极推动分级诊疗制度的实施

四川省是中国第一个开展分级诊疗的人口大省。中医院的干部职工要把实施分级诊疗工作放在医院工作的重中之重来抓，并结合中医院实际，进一步明晰功能定位，按照功能定位开展相应工作。要推进大型中医医院"限量、提质、增效、促延"，促进基层中医医疗机构"增量、提质、升级、促沉"。要建立完善好双向转诊机制。在各层级双向转诊中，各级中医医院要作为定点转诊医院，特别鼓励和引导中医医院与上下各级各类医疗卫生机构组建以"双向转诊"为主的医院联合体。要加强对名中医"号源"的基层预约管理，缓解"排长队、候长时"现象。

（二）深化公立中医医院改革

要通过医保支付、价格形成、绩效考评等改革，进一步完善中医药服务提供和利用的鼓励政策，通过推动建立适合中医药行业特点的人事薪酬制度，进一步提高中医药人员积极性。要按照国家关于医改的决策部署，结合四川实际，进一步完善中医药服务体系，市州中医院（民族医院）要全覆盖建立，内地县区中医院成立建设要达到95%，在藏区5万人左右的人口小县不主张独立设置藏医院，但是要尽快实现县藏医院与县人民医院的双挂牌、两加强。

（三）大力弘扬"大医精诚"文化

构建和谐医患关系是当前医改的要务之一，《大医精诚》是中医论述医德的一篇极重要文献，论述了有关医德的两个问题：第一是精，要求医者要有精湛的医术；第二是诚，即要求医者要有高尚的品德修养。现在医疗服务"好事不得好、付出不认可"的现象根本原因是医德医风滑坡和沟通理解不够。中医药系统有其优良传统，要继续加强自身修养，树立良好的医德医风，为构建和谐医患关系做出楷模，并以此引领全省各级各类医疗卫生机构在构建和谐医患关系上上台阶，为深化医改提供良好的社会舆论支持。

（四）始终坚持"3个面向"

当前，中医药事业发展中面临

"基层服务能力弱、社会认知提升慢、三名战略推进难"等关键问题。为此，各级中医药部门要坚持"3个面向"。虽然这个问题讲了8年，已经逐渐清晰、逐渐明细，但还需要逐渐深化落实。

1. 坚持面向基层

一是要加强各级各类医院中医科建设和各科室中医药诊疗技术的应用，让更多的基层群众得到中医药诊疗的实惠。二是县级中医医院要加大资金投入和项目安排，着力推动中医院姓"中"取得率先突破，进一步推广基层中医药适宜技术。三是要坚持提升基层中医药服务能力，切实加强乡镇卫生院和社区卫生服务中心标准化中医科和中医药综合服务区建设。四是要继续深化中医中药"进农村、进社区、进家庭、进军营、进学校、进工地"活动，开展中药大锅汤、推拿按摩、醋熏等防病治病活动，为基层群众服务。

2. 坚持面向社会

一是要大力宣传倡导中医药"简、便、廉、验"的优势，提高社会对中医药的认知度和群众认可度。二是要为社会办中医机构预留足够发展空间，积极引导社会资本投入创办中医医院和中医药知名连锁店。三是率先在中医系统全面推行医师多点执业制度，制定扶持"小微"中医诊所的政策措施，积极鼓励和支持中医名师名家（包括退休的专家）开办诊所，开展民营中医"爱心诊所"评选活动，研究启动"百姓爱戴的百佳中医师"评选。四是要在健康服务业的推进中充分发挥中医药的作用，大力发展中医药健康保健、健康养老等新型服务业态。五是大力弘扬中医药精深的文化传承和哲学思想，积极推进"中医药服务文化一条街"和"中药种植观光园"建设，特别是"一条街"要有中药材之花，中医药博物馆，五禽戏和武术的展示，精美药膳、药浴和足浴等保健服务，还要有中医诊所、中医防病治病科普宣传等。

3. 坚持面向未来

一是要贡献于中医药现代化，积极开展科技创新，把企业和中医机构作为创新主体，推动医疗、科研、企业相协调，大力提升中医药标准化和可推广性。二是要服务于中医药全球化，紧紧抓住"一带一路"战略的实施机遇，启动全省中医药服务贸易区建设，推动四川中医药"走出去"。三是要着力于"三名"战略。

关于名医，一方面是要培养和造就一批中医名医大家、中医临床大家，着力解决好中医药领军人才、拔尖人才问题，开展拔尖中医人才评选；另一方面是要以实现创新驱动发展为目标，全力构建中医药协同创新体系，与四川省医药"四大"创新平台共享资源，着力提升省中医药科学院的创新能力，造就一批创新型中医药人才。

关于名科，要加强国家中医临床研究（糖尿病）基地建设，增强中医临床研究与创新能力、成果转化能力及技术辐射能力，在国家中医药服务和科技创新体系中发挥龙头作用；要加强大型中医医院和综合医院中医重点专科（专病）建设，在全国打造一批一流的四川中医名科；要充分发挥中医药"治未病"优势，强化泸州医学院附属中医医院等13个试点单位中医"治未病"能力建设。

关于名院，要加快推进省"治未病"中心和省级藏医院建设，着力推进省中医医院和省骨科医院外延发展；着力解决省中西医结合医院和省第二中医医院"服务环境差、持续发展乏力"的问题；要优化布局、多措并举，寻找新的增长点，"十三五"期间，要着力推动华西医院做好做强中西医结合科，力推四川医科大学举办附属中医专科医院，川北医学院举办附属中医医院、成都中医药大学举办附属糖尿病专科医院等；推动"十大"市级名牌中医医院建设和"三大"州级民族医医院建设，每个市（州）、县（区）也要考虑名院建设，大家上下齐努力，创办一批名牌中医医院。

加快中医药事业改革发展意义重大，任务艰巨。我们要始终坚持中西医并重的方针，不断推进中西医结合，特别是卫生计生部门的一把手要真正"热爱中医、研究中医、加强中医"，全力支持中医药事业改革发展，为提高人民健康水平、促进经济社会发展作出新的更大的贡献。

把握中医药文化核心价值观

——重庆市卫生计生委副主任、重庆市中医管理局副局长　方明金

准确认识和把握中医药文化的内涵和核心价值观，是做好中医药文化建设工作的前提条件。中医药文化博大精深，从体系来看，有物质层面、制度层面、行为层面和观念层面。其中观念层面是中医药文化的基本精神和核心价值体系，是中医文化的根基和灵魂。

一、中医药文化的核心价值观

中医药文化的核心价值观是中医药文化的灵魂，是中医药几千年发展进程中积累形成的文化精髓，是中华民族深邃的哲学思想、高尚的道德情操和卓越的文明智慧在中医药中的集中体现，决定着中医药

的存在和发展。中医药文化的核心价值观包括以下内容。

二、以人为本，生命至上

中医认为天、地、人三者，人的生命，无与伦比的宝贵。《黄帝内经》说："天覆地载，万物悉备，莫贵于人。"孙思邈在《备急千金要方》中指出："人命至重，有贵千金。"中医又认为，医学关系人的生命，医生责任重大，使命崇高。因此，自古以来，中医认为"医乃仁道""医乃仁术""仁者爱人""以济世为良，以愈疾为善"，把人的生命放在至高无上的地位，把救死扶伤作为医生的崇高职责。这种观念，千百年来代代相传，形成了"以人为本，生命至上"的中医生命观。

"以人为本，生命至上"中医生命观的现实文化意义有二：一是对社会而言，坚持以人为本，生命至上，是医院服务的宗旨，是医务人员行为的最高准则，是医院和医务人员的崇高责任；二是对医院内部而言，坚持以人为本，生命至上，就是要尊重人，关爱人，培养人，依靠人，充分发挥人的积极性和创造性，把医院建设成员工的精神家园。

三、天人合一，整体观念

从中医学角度看这是中医的医学观或者说医学模式，从文化角度看这是中医的自然观、社会观和系统论。"天人合一"是中国传统文化核心价值观的主要内容，作为一种思想观念，产生于先秦时代，提出于北宋时期，此后发展成为占主导地位的文化思想，几千年来为各种派别的思想家所接受。先秦《庄子》认为，"天地与我并生，而万物与我为一"，认为人与天地并生，是一个统一体。北宋哲学家张载在中国文化史上第一个明确提出了"天人合一"的命题，认为人与自然具有统一性，都遵循统一的规律，必须关注人与自然界的协调问题。古代先哲还把追求天人协调，天道与人道的统一作为人生的最高理想，主张"为天地立心，为生民立命，为往圣继绝学，为万世开太平"。在"天人合一"思维模式的影响和指导下，中医学建立了具有自身特色和优势

的医学观——整体观。《内经》说，"人与天地相应""人与天地相参"。中医学把整体观念贯穿于基础理论、临床学科、理法方药和辨证思维，为中医的长盛不衰奠定了基石。这种整体观念，就是要把人的生命放在天地之间来研究考察，不仅强调人体各个部分是一个有机的统一体，而且认为人与自然、人与社会也是一个有机的统一体，相互联系，相互影响，不可分割。

整体观念是中医药文化核心价值观的重要组成部分，其现实文化意义有三：一是要正确处理人与自然的关系，既要尊重客观规律和科学精神，又要充分发挥人的主观能动性和创造性；二是正确处理医院和社会关系，既要主动为社会提供优质的中医药服务，又要积极主动适应社会的变革和需求的变化，还要积极争取社会经济的有利条件发展自己；三是正确处理医院内部各种关系，医院内部是一个统一体，要以发展为目标，正确处理局部和整体、个人与集体、医疗与护理、业务和保障等各种关系，整体思维，系统管理，统筹兼顾。

四、大医精诚，德术双馨

这是中医的医师观和医德思想。几千年来，中医创立了医德思想和医师规范。中医认为，作为一名优秀的医生，既要有高尚的医德，又要有精湛的医术，只有医德医术俱优的医生才能称之为"大医"。唐代孙思邈在《大医精诚》这篇医论中，系统提出了"大医"的3个标准：一是医术精通，二是诚心救人，三是医德高尚。孙思邈的大医标准，对后世产生了深远的影响，一直被中医界所推崇。

大医精诚论，构成了中医药文化核心价值观的重要内容，其现实文化意义有三：一是广大医务工作者要树立全心全意为人民健康服务的思想，坚持为人民健康服务的宗旨；二是要坚持两手抓，一手抓医院医德医风建设，一手抓业务技术建设；三是要培养和造就一批德艺双馨的"大医"，服务民众。

五、平和阴阳，崇尚和谐

从中医学看，这是中医的平衡论，从文化角度看，这是中医的矛盾论、医患观和团队合作精神。中医学把阴阳学说运用于医学领域，认为阴阳协调则身体健康，阴阳失调则疾病丛生，而治疗疾病的基本原则就是调整阴阳，恢复阴阳相对平衡。因此《黄帝内经》认为"阴平阳秘，精神乃治；阴阳离决，精气乃绝"，强调"谨察阴阳所在而调之，以平为期"。

中医学在其基础理论、临床学科、药学体系、诊疗体系中，贯穿了阴阳协调、和谐的思想，构成了中医药文化核心价值观的又一重要内容，其现实文化意义有二：一是对外要处理好社会关系，特别是医患矛盾，构建和谐的医患关系；二是对内要处理好上下关系、部门关系、同行关系，建设和谐医院及和谐团队。

六、自强不息，刚健有为

这是中华民族精神，也是中医精神和中医的发展观，为中医发展注入了强大精神动力。纵观中医发展史，就是一部自强不息、自我发展、刚健有为的发展史。《史记》记载："神农尝百草，一日而遇七十毒。"反映了中医先贤们观察、探索中医药的牺牲精神。东汉末年，张仲景"感往昔之沦丧，伤横夭之莫救"，立志研究前人医学著作，总结前人医学经验，结合自己的临床实践，"勤求古训，博采众方"著成《伤寒杂病论》这部不朽巨著，奠定了中医学临床基础。《本草纲目》是一部实践性、科学性都很强，内容十分丰富的药学巨著，对世界药学史都有重大影响。李时珍以科学的态度，"岁历三十稔，书考八百余家，稿凡三易"，其间，为了明确药物的形态、产地、功效、毒性等问题，不畏艰苦，亲自到各地走访，甚至以身验毒。这本巨著成书过程，充分反映了中医前辈们自强不息，刚健有为的创业精神。

中医发展过程中孕育的自强不息精神，构成中医文化核心价值体系的原动力，必须大力弘扬。一是要坚持理论自信。中医学是几千年来中医前辈不断探索、不断创新、

不断总结、不断丰富和发展起来的医学理论体系，她的科学性不容置疑，能够指导临床实践，具有强大的生命力。二是要坚持科学和创新精神。中医前辈在创立中医学过程中，在科学技术十分局限的条件下，以科学的态度和求实的精神，精心观察，细心考察，躬身求证，亲身体验，系统总结，创立和发展了中医药学。这种科学态度和创新精神，是中医发展的原动力，永远不会过时。三是要坚持献身精神。历代中医先贤们，以医为己任，"誓愿普救含灵之苦""博极医源，精勤不倦"，皓首穷经，躬身实践，矢志不渝，终身追求，这种献身精神，终成中医伟业。献身精神、科学态度、理论自信，此三者是中医自强不息的基点和源泉。

七、"五结合"促核心价值观"三化"

如何把这些核心价值观外化于形，内化于心，中化于行，全面渗透到中医全行业物质、制度、行为、精神层面，发挥中医文化的特殊功能，笔者认为重点要抓好5个结合。

一是"神形"结合。要加强中医文化宣传教育工作，向广大职工强化中医药文化核心价值观，以内化于心，形成强大的精神力量，与此同时，要加强中医文化形象建设，打造中医文化氛围，外化于形。神形结合，形式与内容并重，耳濡目染，不断提升职工中医文化素质。

二是"神行"结合。要把中医文化的核心价值观融入制度、规范、标准以及服务模式当中去，把文化观念转化为员工言行，转化为管理行为，转化为为人民健康提供优质服务的实际行动。

三是与大传统文化的结合。在建设中医文化过程中，要加强对中华大传统文化的研究，弄清源流关系，更好地指导中医文化建设。

四是与中国特色社会主义文化的结合。在中医文化建设过程中，要加强中国特色社会主义文化的研究、学习和宣传教育，让中医文化建设充满活力。

五是与业务建设的结合。在中医文化建设过程中，要加强与业务建设的有机结合，为业务建设提供强大的动力。

弘扬大医精诚　回归中医人的精神家园

——广东省卫生计生委党组成员、广东省中医药局局长　徐庆锋

中医药发展正迎来新的春天。国务院常务会议审议并通过《中医药法（草案）》；中国中医科学院屠呦呦研究员获诺贝尔奖并在瑞典发表了题为《青蒿素——中医药给世界的一份礼物》的演讲，世界对中医药的关注度空前提高。

雄关漫道真如铁，而今迈步从头越。当前中医药发展面临前所未有的机遇，也面临巨大的挑战。一方面，党和政府、全社会高度关注中医药的发展，人民群众对中医药健康服务的需求越来越大。另一方面，当代新科技、新思想不断涌现，中医药发展所面临的问题既有自身传承与创新不足，也有突出的外部竞争。抓住机遇，迎接挑战，进一步塑造中医队伍的精气神，提升整个行业形象是我们面临的重大课题。我认为，关键是要让每一位中医人树立起属于我们这个行业的职业信仰。一支有信仰的队伍，能产生无穷的力量。

毛泽东曾指出："中国医药学是一个伟大的宝库，应当努力发掘，加以提高。"习近平总书记指出："中医药学凝聚着深邃的哲学智慧和中华民族几千年的健康养生理念及其实践经验，是中国古代科学的瑰宝，也是打开中华文明宝库的钥匙。"中医药古代文献浩如烟海，据统计，我国现存的古籍八万余部，其中中医药古籍约一万部，占到八分之一。在此其中，唐代孙思邈所作《大医精诚》一文，首次系统全面地阐述了精诚合一的医者道德观，对中医药学产生了深远的历史影响，激励着一代又一代中医人树立起苍生大医的理想，为中华民族的繁衍与发展作出不可替代的贡献。当下，重读《大医精诚》，不断从中医药这一优秀的文化资源中汲取营养，补好中医人的精神之钙，对于我们发展中医药事业有着重要的意义。

一、精诚合一的医德观

《大医精诚》首先指出医学是难以研习、难以精通的，若医者的医术不精将会带来严重后果，随后作者系统论述了医者应如何做到精诚合一，成为"苍生大医"。全文可概括为："医学乃精至微之术""严以修身 诚心行医""严以用权 依法行医""严于律己 廉洁行医"4个部分内容。

医学乃至精至微之术：夫经方之难精，由来尚矣。

"夫经方之难精，由来尚矣"是《大医精诚》开篇句。作者从一开始就指出了医学是一门难以研习、难以精通的学科："今病有内同而外异，亦有内异而外同，故五脏六腑之盈虚，血脉荣卫之通塞，固非耳目之所察，必先诊候以审之。而寸口关尺有浮沉弦紧之乱，腧穴流注有高下浅深之差，肌肤筋骨有厚薄刚柔之异，唯用心精微者，始可与言于兹矣。"由于人体精妙、疾病多变，医学是一门极其复杂的技术，只有那些"用心精微"之人，才能

学习医学。

作者进一步指出，如果不潜心钻研，对医学掌握得不全面、不精通，会导致严重的后果。"若盈而益之，虚而损之，通而彻之，塞而壅之，寒而冷之，热而温之，是重加其疾而望其生，吾见其死矣。"

严以修身，诚心行医：博极医源，精勤不倦；先发大慈恻隐之心，誓愿普救含灵之苦。

《大医精诚》从3个方面提出了医者修身之要。一是修炼本领，技术精湛。人体复杂而精妙，疾病千变万化，患者以生命之躯托于医者，如医者技术粗浅，救治能力不足，只会贻人急命："以至精至微之事，求之于至粗至浅之思，岂不殆哉。"《大医精诚》要求医者在技术上要不断钻研，达至精湛，才能成为一名合格的医者："医方卜筮，艺能之难精者也。既非神授，何以得其幽微？世有愚者，读方三年，便谓天下无病可治；及治病三年，乃知天下无方可用。故医者必须博极医源，精勤不倦，不得道听途说，而言医道已了，深自误哉。"

二是修炼心灵，病人至上。责任感是医者基本的从业道德，只有树立起对患者、对人民健康的责任感，方可成为真正的健康卫士。对此，《大医精诚》中有这样的论述："凡大医治病，必当安神定志，无欲无求，先发大慈恻隐之心，誓愿普救含灵之苦。若有疾厄来求救者，不得问其贵贱贫富，长幼妍媸，怨亲善友，华夷愚智，普同一等，皆如至亲之想"。文中要求医者对病人应当一视同仁，待如亲友，把解除病痛作为自己的天职。同时，文中进一步提出了医者应敢于担当、一心赴救："其有患疮痍下痢，臭秽不

可瞻视，人所恶见者，但发惭愧、凄怜、忧恤之意，不得起一念芥蒂之心，是吾之志也""不得瞻前顾后，自虑吉凶，护惜身命。见彼苦恼，若己有之，深心凄怆。勿避险巇、昼夜寒暑、饥渴疲劳，一心赴救，无作工夫形迹之心。如此可为苍生大医，反此则是含灵巨贼"。

三是修炼品德，抵抗诱惑。《大医精诚》要求医者在从医过程中能抵抗各种诱惑，专心致志地为病人解除痛苦。"又到病家，纵绮罗满目，勿左右顾盼；丝竹凑耳，无得似有所娱；珍馐迭荐，食如无味；醽醁兼陈，看有若无。所以尔者，夫一人向隅，满堂不乐，而况病人苦楚，不离斯须，而医者安然欢娱，傲然自得，兹乃人神之所共耻，至人之所不为，斯盖医之本意也。"

严以用权，依法行医：省病诊疾，至意深心；详察形候，纤毫勿失，处判针药，无得参差。

《大医精诚》中指出将病人的健康视作儿戏是极不人道的，告诫医者在态度上要严谨、慎重，诊断上要细致入微，治疗上严格执行临床规范，不得无头绪地开展治疗，更不能出现差错："省病诊疾，至意深心。详察形候，纤毫勿失。处判针药，无得参差。虽曰病宜速救，要须临事不惑。唯当审谛覃思，不得于性命之上，率尔自逞俊快，邀射名誉，甚不仁矣。"这对于当下具有很强的指导意义。《执业医师法》规定，医者拥有在注册的执业范围内，进行医学诊查、疾病调查、医学处置、出具相应的医学证明文件，选择合理的医疗、预防、保健方案的权利。作为医者必须认识到，从事诊疗活动，实质上是对病人的健康与生命行使了处置权，必须做到依

法行医，慎之又慎。

严于律己，廉洁行医：不得炫耀声名，訾毁诸医，恃己所长，经略财物。

《大医精诚》劝诫医者应保持谦虚平和，痛斥医者的骄傲自满。"夫为医之法，不得多语调笑，谈谑喧哗，道说是非，议论人物，炫耀声名，訾毁诸医。自矜己德。偶然治瘥一病，则昂头戴面，而有自许之貌，谓天下无双，此医人之膏肓也"，文中还劝诫"医人不得恃己所长，专心经略财物"，医者必须廉洁行医，即使是对于经济条件富裕的病人，亦"不得以彼富贵，处以珍贵之药，令彼难求，自炫功能，谅非忠恕之道"。

二、树立起中医信仰

当下细读《大医精诚》，相信能够给予每一位中医人心灵的震撼。文化是民族的血脉，是人类的精神家园。如果说中医药文化是我们中医人共有的精神家园，《大医精诚》正是这座精神家园的门户，每一位中医人要在从医和学术道路上登堂入室，都应当谨记大医精诚之信念，做一名有信仰的中医。

风清则气正，气正则心齐，心齐则事成。发展中医药事业，归根结底是为了服务民生，为人民群众的健康保驾护航。要实现这一目标，归根结底要靠每一位中医人的付出与奋斗。因此，回归中医人的精神家园，树立起中医信仰显得尤为迫切。每一位中医人都应当把大医精诚作为信仰，树立起苍生大医之理想，扎扎实实钻研中医本领，诚诚恳恳为群众服务，当好人民群众的健康卫士，为中医药事业的"创新、协调、绿色、开放、共享"发展，建设"健康中国"贡献自己的精诚之力！

会议与活动篇

【2015年全国中医药工作会】 2015年1月11日，2015年全国中医药工作会议在北京召开。会议总结2014年中医药工作，研究部署2015年中医药改革发展重点任务。会前，中共中央政治局委员、国务院副总理刘延东作出重要批示，充分肯定2014年中医药工作取得的成绩，对做好2015年工作提出明确要求。国家卫生计生委主任、党组书记李斌出席会议并讲话。国家卫生计生委副主任、国家中医药管理局局长王国强作工作报告。总后卫生部副部长李清杰，国家中医药管理局副局长于文明、马建中、王志勇、闫树江出席会议。国家中医药管理局部分老领导，各省、自治区、直辖市、计划单列市卫生计生委以及新疆生产建设兵团卫生局分管中医药工作负责同志和中医药管理局负责同志，国家中医药管理局机关各部门负责同志和各直属单位主要负责同志参加会议。会议还特邀中央有关部门、全国人大科教文卫委员会、国务院中医药工作部际协调小组成员单位、全国政协科教文卫体委员会、总后卫生部、武警部队后勤部卫生部等部门的相关司局负责同志参加会议。

（黄　铮）

【世界中医药学会联合会专业委员会会长级会议】 2015年1月31日，世界中医药学会联合会2015年专业（工作）委员会会长级会议在北京召开。世界中联主席佘靖、副主席兼秘书长李振吉分别从不同方面回顾了过去一年的工作成果。国家中医药管理局副局长于文明出席会议并讲话。会议同期，《世界中医药杂志》（英文版）创刊，世界中联专业委员会管理网络平台开通上线。国家中医药管理局人事教育司司长卢国慧、国际合作司司长王笑频、中国中医科学院院长张伯礼院士、国医大师晁恩祥等出席。世界中联69个专业（工作）委员会会长、副会长、秘书长等相关人员230余人参会。

（魏　敏）

【中医药基本公共卫生服务项目推进工作视频会议】 2015年2月5日，国家中医药管理局召开中医药基本公共卫生服务项目推进工作视频会议。会议总结了中医药基本公共卫生服务项目实施工作，交流了上海、四川、湖南、石家庄等地实施过程中好的经验和做法，并对下一步工作提出了要求。国家中医药管理局副局长马建中出席会议并讲话。会议由国家中医药管理局医政司副司长杨龙会主持，国家中医药管理局办公室主任查德忠、人事教育司司长金二澄、规划财务司、医政司以及各省、市、县中医药管理部门相关负责同志共6000余人参加了北京主会场和省、市级分会场会议。

（周蔓仪）

【国家中医药管理局中医药改革发展专题咨询会议】 2015年2月12日，国家中医药管理局中医药改革发展专家咨询委员会在北京召开专题咨询会议，通报中医药工作有关情况，并就中医药发展战略规划进行专题咨询。全国人大常委会副委员长、专家咨询委员会顾问陈竺出席会议并讲话。国家卫生计生委副主任、国家中医药管理局局长、专家咨询委员会主任委员王国强通报中医药工作有关情况，局政策法规与监督司汇报中医药发展战略规划起草情况。专家咨询委员会成员在会上对规划展开研讨，并提出意见建议。国家中医药管理局副局长于文明、马建中、王志勇、闫树江，全国政协常委、山东省政协副主席、山东中医药大学名誉校长王新陆等10位专家委员以及国家中医药管理局各司办主要负责同志参会。

（胡　彬）

【国家中医药管理局深化改革领导小组第四次会议】 2015年2月16日，国家中医药管理局深化改革领导小组第四次会议在北京召开，国家卫生计生委副主任、国家中医药管理局局长王国强主持会议。会议研究了局深化改革领导小组成员调整事宜，审议通过2014年深化中医药改革工作总结报告和局深化改革领导小组2015年工作要点。会议同时提出，要把抓改革作为重大任务、重大责任扛在肩上。国家中医药管理局副局长于文明、马建中、王志勇、闫树江及各司办主要负责同志参加会议。

（局　文）

【国家中医药管理局学习贯彻落实习近平总书记西安调研在雁塔区电子城街道二〇五所社区中医馆的重要讲话精神座谈会】 2015年2月17日，国家中医药管理局召开座谈会，学习贯彻落实习近平总书记西安调研在雁塔区电子城街道二〇五所社区中医馆的重要讲话精神，国家中医药管理副局长王志勇、闫树江，各司办主要负责人出席会议并发言。国家卫生计生委副主任、国家中医药管理局局长王国强表示："习近平总书记的讲话传递出发展中医的坚定态度，肯定了中医药的特色优势，肯定了中医药的发展成果，肯定了中医药的创新服务模式。"

王国强指出，习近平总书记的讲话体现了两个思想体系的一脉相承，一个是与毛泽东等老一辈无产阶级革命家对中医药思想认识的一脉相承，另一个是习近平总书记自身对中医药认识的一脉相承。王国强表示，习近平总书记对中医药在基层的作用有着深入体会，对中医药的历史作用、科学定位和未来发展都有明确指示，从习近平总书记在出席皇家墨尔本理工大学中医孔子学院授牌仪式时，称中医药是打开中华文明宝库的钥匙，到会见世界卫生组织总干事陈冯富珍时谈到"促进中西医结合及中医药在海外发展"，以及运用中医思维作为治国理政的方法论等，这次讲话是他对中医药认识的延续和更直接的论述。

对于如何抓好习近平总书记重要讲话精神的落实，王国强提出，要坚持宗旨意识，把满足人民群众对中医药服务的需求作为中医药工作的根本出发点和落脚点；坚定加快发展中医药的信心，义无反顾、毫不动摇地发展中医药；坚定医改方向，让中医药在医改中充分发挥作用，解决好医疗资源下沉、留住基层人才等问题；坚定不移地实施基层中医药服务能力提升工程，保持已有的成效，并要继续推进；坚持加强医学教育的改革和现有人员的培训；坚持加强宣传中医药科普知识，让老百姓掌握养生保健的方法，提高对中医药的认识；坚持创新服务模式，探索多样化的综合服务模式；坚持加强政策引导，为基层中医药服务提供政策保障。

（厉秀昀）

【国家中医药管理局机关及直属单位纪检工作会议】 2015年2月28日，国家中医药管理局机关及直属单位纪检工作会议在北京召开。国家卫生计生委党组成员、副主任，国家中医药管理局党组书记、局长王国强，中央纪委驻国家卫生计生委纪检组组长、党组成员陈瑞萍出席并讲话。

王国强指出，2015年国家中医药管理局直属机关要持续推进党风廉政建设和反腐败工作，为中医药事业改革发展提供坚强保证。下一阶段国家中医药管理局直属机关要抓好6个方面的工作。一要加强学习，切实把思想和行动统一到中央的部署要求上来；二要严格落实党风廉政建设主体责任；三要加强纪律建设，严明党的政治纪律和政治规矩；四要坚决纠正"四风"，着力完善制度和机制；五要持续保持高压态势，标本兼治，加大对群众身边不正之风和腐败问题查处力度；六要加强纪检监察队伍建设，落实监督责任。

陈瑞萍强调，国家中医药管理局直属机关要结合实际，一是紧紧抓住党风廉政建设"两个责任"，严格责任追究，确保责任落地生根。要求各单位主要负责人及班子成员要切实肩负起主体责任，落实"一岗双责"，以上率下，层层传导压力，管好班子、带好队伍、管好自己；纪检监察部门要切实担负起监督责任，坚持"一案双查"，严肃查处履行"两个责任"不力的行为。二是深入落实中央八项规定精神，驰而不息纠正"四风"。要求各单位要继续抓住一个个节点，解决一个个具体问题，领导干部要发挥带头示范作用，带动作风的整体转变；纪检监察部门要执好纪、把好关，严肃查处中央八项规定出台后、群众路线教育实践活动开展后仍然顶风违纪的行为，持续释放越往后执纪越严的信号。三是加强自身建设，打造忠诚、干净、担当的纪检监察干部队伍。要求纪检监察干部要坚决克服为政不思政，在岗不作为，不想监督、不敢监督、不善监督的问题。

国家中医药管理局党组成员、副局长闫树江总结2014年局机关及直属单位反腐倡廉工作，部署2015年任务。局各司办及直属机关主要负责人及纪检干部参加会议。

（朱桂）

【2015年全国中医药教育管理工作会】 2015年3月19~20日，2015年全国中医药教育管理工作会议在浙江杭州召开，国家中医药管理局副局长、中国中医科学院党委书记王志勇出席会议。王志勇指出，中医药教育工作应积极构建院校教育、毕业后教育、继续教育有机衔接的符合中医药人才成长规律的培养体系，扎实推进中医药人才培养机制改革和人才评价机制改革，努力健全中医药毕业后教育制度、师承教育制度和继续教育制度。王志勇强调，各级中医药管理部门要牢固树立改革创新思维和法治思维，着力提升中医药教育管理治理能力，注重规划引领、注重突出重点、注重推动落实，做好中医药人才培养工作的顶层设计、加快推进中医药院校教育教学改革、建立健全中医药毕业后教育体系、全面实施中医药传承与创新人才工程、持续推进中医药继续教育等各项工作。

（曾兴水）

【国家中医药发展会议（珠江会议）第十七届学术研讨会】 2015年3月19~20日，第十七届国家中医药发展会议在广东广州召开。陈可冀院士、陈凯先院士、李振吉教授、孙塑伦教授、王省良教授和刘保延研究员担任本次会议的执行主席。来自科技部、国家中医药管理局及有关高校、科研机构、医疗单位等100多名专家、学者参加研讨会。会议以"'十三五'中医药现代化推进方略"为主题，重点围绕贯彻国务院《关于深化中央财政科技计划（专项、基金等）管理改革方案》（国发〔2014〕64号）的主要精神，深入探讨"十三五"我国中医药的创新发展战略。与会的专家、学者按照国家重点研发计划的主要要求，围绕"十三五"中医药发展战略与优势领域、"十三五"中医药重点任务与顶

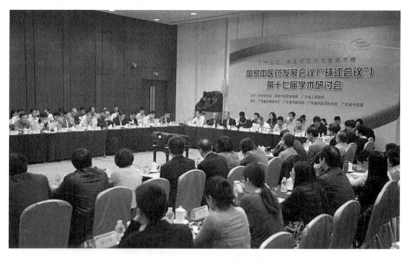

2015年3月19~20日，以"'十三五'中医药现代化推进方略"为主题的国家中医药发展会议（珠江会议）第十七届学术研讨会在广东广州举行

层设计两个中心议题展开研讨，主要聚焦中医药发展的战略任务、发展重点、优势领域和组织形式，结合中医药自身特点、主要优势和发展规律，提出全链条一体化的发展思路和顶层设计。

（高 欣）

【**2015 年全国中医医政工作会议**】 2015 年 3 月 26 日，国家中医药管理局在北京召开 2015 年全国中医医政工作会议，国家卫生计生委副主任、国家中医药管理局局长王国强出席并讲话。会上，国家中医药管理局医政司司长蒋健部署了 2015 年中医医政工作的总体要求和重点任务。会议由国家中医药管理局副局长马建中主持。国家卫生计生委妇幼健康服务司司长秦耕、医政医管局副局长郭燕红、疾控司副局长张勇和体改司、基层卫生司等相关司局负责人，以及国家中医药管理局机关各部门负责人、各省级中医药管理局负责人等参加会议。

（严华国）

【**2015 博鳌亚洲经济论坛年会"面向未来：中医药的国际化"专场活动**】 2015 年 3 月 26~29 日，2015 年博鳌亚洲论坛年会在我国海南博鳌召开，议题涉及宏观经济、区域合作、产业转型、技术创新、政治安全、社会民生六大领域。由国家中

医药管理局主办、中国民族医药学会国际交流与合作分会承办、中国北京同仁堂集团协办的 2015 博鳌亚洲经济论坛年会"面向未来：中医药的国际化"专场活动于 3 月 27 日举行，标志着在国家级论坛上，中医药行业首次取得话语权。前外交部部长、中国民族医药学会国际交流与合作分会名誉会长李肇星，中国民族医药学会国际交流与合作分会会长陈明明，中国工程院院士、中国中医科学院院长、天津中医药大学校长张伯礼等出席分论坛。

出席 2015 年博鳌亚洲论坛年会的国家卫生计生委副主任、国家中医药管理局局长王国强向与会人员介绍了中医药对外交流与合作的有关情况。中医药国际化发展面临机遇和挑战，我国将积极实施中医药海外发展的战略，更好地服务于国家"一带一路"发展目标，将按"六先六后"战略思想推进实施：一是先内后外，以外促内。就是先把国内的中医发展好，才有可能走出去、走得远，同时吸收国外发展中医药好的经验、好的做法，倒逼国内发展中医药；二是先文后理，以文促理。要把文化传播作为中医药走向世界的前提，积极传播中华文化，让大家了解中华文化，进而了解中医药理论体系，从而更好地促进中医药走出去；三是先药后医，医药结合。中医药走出去，光

是"医"不行，一定要"药"走出去，像同仁堂现已在 20 多个国家设立了药店，"药"出去后从药的疗效认识中医，从而形成对中医的需求；四是先点后面，点面结合。要先在全球设立中医药示范区，特别是在一些基础条件好的地方建立中医药中心，树立样板，然后推广；五是先易后难，难易结合。把最容易出去的先推广，比如针灸现已走进 183个国家，推拿、按摩等这些有疗效的非药物方法也可以先走出去，然后再带动其他中医方法走出去；六是先民后官，以民促官。让民间先走出去，这些年民间已经走出去很多了，很多医生在当地产生了重要作用，推动政府认识中医，从而促进与中医的合作。以民促官就是要用民间来促进官方的合作，通过官方合作破除影响中医药走出去的法律规定、标准，使得中医药能够走得更好、更远，真正为维护民众的健康作出贡献。

（魏 敏、刘泽林）

【**两岸四地中医中药发展（香港）论坛**】 2015 年 4 月 11 日，主题为"中医中药走向世界"的两岸四地中医中药发展（香港）论坛在香港浸会大学开幕，这是两岸四地中医中药论坛的首次高级别会议，旨在推动中医药交流互动与合作共赢。国家卫生计生委副主任、国家中医药管理局局长王国强出席开幕式并致辞。

王国强指出，香港回归以来，在特区政府高度重视和支持下，中医药事业发展取得了令人瞩目的成就。香港作为中西方文明和贸易交汇之地，发挥着特定地位的区域优势和走向全球的桥头堡作用。在探讨传统中医药适应现代社会多元化国际化发展方面，香港的模式具有示范效应。对于两岸四地中医中药的发展，王国强提出几点建议，一要坚持中医精髓。中医治疗是想办法维护人们的健康，不是仅仅治病症。广大中医药从业者要在工作中弘扬中医药学"整体观、系统论、辨证论治、治未病"等精髓理念，要有信心并且坚持下去。同时，希

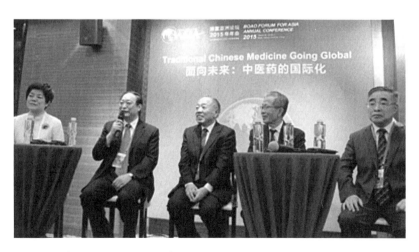

2015 年 3 月 27 日，2015 年博鳌亚洲论坛年会"面向未来：中医药的国际化"专场活动在海南博鳌召开。图为王国强（左二）、李肇星（左三）、张伯礼（右一）在专场活动中答记者问

望大家善用现代科学技术，让先进的技术、仪器、设备都能为中医药服务，这是中医药与时俱进的必要条件。要处理好继承与创新的关系，不能因为过于注重继承而不去创新，也不能因为追求创新而忽视对传统的传承，两者不可偏废。二要提高中医临床疗效。疗效是中医的生命线，是中医发展的核心。要总结好临床经验和学术经验，在个性化的辨证论治过程中提炼规律，进一步提升疗效。要加强中医人才培养，培养更多"读经典、跟名师、多临床、有悟性、善思辨、医德好"的青年中医师，以期从中产生名中医乃至国医大师，这样，中医才有希望。三要加强两岸四地合作交流。特别是在国家提出"一带一路"建设的时代背景下，两岸四地应在中医药发展方面发挥很好的作用，共同推进中医药事业发展。香港、澳门要在服务"一带一路"战略中推动中医药发展，发挥好"桥头堡"作用，以使两岸四地形成合力，建立起中医药交流合作常态化机制，共同推动中医药走出去，加速中医药国际化进程。

中央人民政府驻香港特别行政区联络办公室副主任杨建平，香港卫生署署长陈汉仪，国家中医药管理局港澳台办公室主任王笑频、医政司司长蒋健，国医大师孙光荣，澳门国际中医药学会理事长谢志伟，台湾中医师公会全联会海峡两岸交流委员会主任委员陈志芳等出席论坛。论坛由国家中医药管理局对台港澳中医药交流合作中心主任杨金生主持，中国中医科学院常务副院长刘保延、广东省中医院名誉院长吕玉波等25位专家围绕"中医药发展与合作""中医药标准与人类健康""中医药与慢性疾病治疗"等专题展开研讨。论坛由国家中医药管理局对台港澳中医药交流合作中心、九龙总商会、香港浸会大学中医药学院共同主办，中华中医药学会、中国针灸学会、台湾中医师公会全联会、台湾中药商工会全联会、澳门国际中医药学会以及香港九龙总商会所属14家中医药

社团等单位共同协办。

（吴满湘、廖 宁）

【第二届中国妇幼健康与中医药发展大会】 2015年4月11日，第二届中国妇幼健康与中医药发展大会在广东广州召开。会议由全国妇幼健康研究会、中国中医药科技开发交流中心共同主办，广州市妇女儿童医疗中心承办。十二届全国人大农业与农村委员会副主任委员、全国妇幼健康研究会会长江帆出席会议并讲话，全国妇幼健康研究会常务副会长张世琨主持会议，国家卫生计生委妇幼司副司长王巧梅、国家中医药管理局医政司副司长杨龙会、广东省卫生计生委副主任刘银燕出席会议并致辞。来自全国各省、自治区、直辖市省级、地市级和部分县级妇幼保健院负责人，12个部委级重点实验室的省级计划生育科研院所负责同志以及从事妇儿中医药专业工作的同志、相关专家共约300人出席会议。会议期间，北京大学第三医院院长乔杰、北京军区总医院八一儿童医院院长封志纯、湖南省妇幼保健院副院长王华、广州市妇女儿童医疗中心主任夏慧敏4位国内妇幼健康领域名家、专家围绕生殖医学进展、新生儿母源性疾病、中医药发展实践探索、妇幼医院管理等内容进行大会发言。参会代表还现场考察了广州市妇女儿童医疗中心。会议还分设"中西医学对话，关爱生殖健康"和"妇幼医院管理与中医药服务"两个论坛，论坛分别就中医妇科、中医治疗不孕不育以及中医、中西医结合在妇幼健康领域的应用探索等方面进行了深入探讨。中国妇幼健康与中医药发展大会每年一届，是由全国妇幼健康研究会与中国中医药科技开发交流中心联合主办、中国妇幼健康与中医药发展联盟单位共同参与的全国性专题会议。

（国家卫生计生委）

【国家中医药管理局深化改革领导小组办公室2015年第二次会议】 2015年4月15日，国家中医

药管理局深化改革领导小组办公室召开2015年第二次会议，传达学习刘延东副总理对国家中医药综合改革试验区建设工作的重要批示精神，总结第一季度深化改革工作，对下一步改革工作作出部署。国家中医药管理局副局长、局深化改革领导小组副组长兼办公室主任马建中出席会议并讲话，强调要认真学习领会刘延东副总理重要批示精神，抓好改革试点工作，提高改革方案质量，加强改革工作学习交流，确保各项改革工作任务落地落实。马建中指出，刘延东副总理先后两次对国家中医药综合改革试验区作出重要批示，充分体现了刘延东副总理对深化中医药改革工作的高度重视和殷切期望。要进一步理清思路、聚焦方向，加强对试验区建设的指导，抓好试验区经验的推广，积极稳妥地推进新试验区布局布点，将一些先行先试的任务交由试验区，支持试验区探索创新，发挥好"试验田"功能。马建中强调，要坚持满足人民群众日益增长的中医药服务需求的改革目标导向，从方便基层和群众出发想问题、办事情、作决策，做实做细调查研究，建立改革决策咨询机制，确保改革方案和举措接地气、有底气。

（局 文）

【中华中医药学会第六届常务理事会第一次会议】 2016年4月16日，中华中医药学会第六届常务理事会第一次会议在北京举行，会议审议通过学会2014年工作总结及2015年工作重点、中华中医药学会学术委员会的设立等重点事宜，第六届常务理事会理事还就新形势、新常态下如何做好学会工作进行了讨论。会议指出，2015年中华中医药学会工作有6大重点：一要加强品牌建设，引领学术发展，提升岐黄论坛、学术年会、诺贝尔奖获得者医学峰会暨国际肿瘤研究高峰论坛等系列品牌学术会议质量，打造并培育首届西部中医药论坛、长白山论坛等新品牌；二要加大人才培养力度，助力科技人才成长，开展中华中医

药学会科学技术奖、李时珍医药创新奖、学术著作奖、中青年创新人才和优秀管理人才奖等奖项的评选工作，积极争取将科学技术奖的奖励范围和推荐渠道扩大到全球范围，做好"岐黄奖"的筹备工作；三要积极承接政府转移职能，拓展服务领域，提升学会对中医药事业进步乃至国家创新社会发展的贡献率；四要搭建协调创新发展平台，助力创新驱动发展，推进中医药技术的成果转化和适宜技术的推广；五要扩大对外交流，不断深化对外合作，扩大对外交流合作的广度和深度；六要加强组织及机关建设，提升自我发展能力和水平。会上，中华中医药学会第六届常委理事会通过了中华中医药学会学术委员会的设立。中华中医药学会副会长、中国中医科学院院长张伯礼担任主任委员，副会长陈凯先、吴以岭、王辰担任副主任委员，产生委员约20人，每届委员会任期5年。会议举行了中华中医药学会2014年度新任职主任委员就职仪式。会议由国家中医药管理局副局长、中华中医药学会副会长马建中主持，副会长兼秘书长曹正逵及副秘书长洪净、谢钟作工作汇报。国家卫生计生委副主任、国家中医药管理局局长、中华中医药学会会长王国强出席并作总结讲话。

（周蔓仪）

【2015年全国中医药学会工作会议】 2015年4月23日，中华中医药学会2015年全国中医药学会工作会议在重庆召开。国家中医药管理局副局长、中华中医药学会副会长马建中出席并讲话。马建中强调，要加强统筹协调，建立与政府部门沟通协调机制、与地方学会上下联动机制、与兄弟学会的交流合作机制和分会管理工作机制、期刊质量控制机制；要突出抓落实，以更全面的视角、更有效的方式、更严格的考核、更完善的制度推动学会各项工作落实。中国科协学会学术部副部长刘兴平作题为《创新驱动背景下的学会工作》的专题报

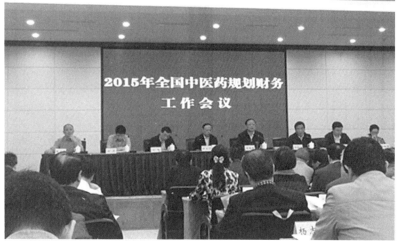

2015年4月24日，全国中医药规划财务工作会议在四川成都召开

告。各地方学会、中华中医药学会各分会交流一年来的工作经验，并就新常态、新机遇下学会发展的新思路、新模式、新机制进行深入探讨。中华中医药学会副会长兼秘书长曹正逵，副秘书长谢钟、洪净出席会议。

（周蔓仪）

【全国中医药规划财务会议】 2015年4月24日，全国中医药规划财务工作会议在四川成都召开，各省（区、市）和计划单列市中医药管理部门分管规划财务工作的领导共计110余人参会。此次会议是规划财务司2009年成立以来召开的第一次全国性会议。会议全面总结近年来中医药规划财务工作取得的进展和成效，分析当前面临的新形势、新任务、新要求，部署2015年中医药规划财务工作任务。国家卫生计生委副主任、国家中医药管理局局长王国强，国家中医药管理局副局长闫树江出席会议并作重要讲话。

（王振宇）

【国家中医药管理局召开党风廉政建设责任制暨惩防体系建设检查考核情况通报会】 2015年4月29日，国家中医药管理局组织召开党风廉政建设责任制暨惩治和预防腐败体系建设检查考核情况通报会，局机关各部门、直属（直管）各单位党政主要负责同志和纪委书记等30余人参加会议。会议由局直属机关纪委书记、人教司司长卢国慧主持。局党组成员、副局长闫树江通报2015年3月局检查考核小组对中国中医科学院4家医院2014年执行党风廉政建设责任制暨惩防体系建设重点抽查的情况，以及局机关7个部门、直属10家单位自查的情况，肯定成绩的同时明确提出存在的问题和不足，并就下一步工作提出建议。

（朱桂）

【国家中医药管理局2015年第一轮巡视工作动员培训会议】 2015年4月29日，国家中医药管理局召开2015年第一轮巡视工作动员培训会议，启动2015年巡视工作。局巡视工作领导小组及办公室成员、党组巡视组成员、局机关各部门、直属（直管）各单位党政主要负责人等近50人参加了会议。会议由局党组成员、副局长闫树江主持。闫树江介绍了2015年局巡视工作计划及第一轮巡视工作方案。国家卫生计生委

副主任、局党组书记、局长王国强作动员讲话。王国强从3个方面进行了动员，并对巡视工作提出要求。两个党组巡视组组长姜在旸、杨锐分别发言。中央纪委监察部驻国家卫生计生委纪检组监察局主任杨继涛应邀到会，对党组巡视组成员及巡视办人员进行培训。

（朱　桂）

【第二届诺贝尔奖获得者医学峰会暨院士论坛】

2015年5月8日，第二届诺贝尔奖获得者医学峰会暨院士论坛在北京举行。国家卫生计生委副主任、国家中医药管理局局长、中华中医药学会会长王国强出席并讲话。全国人大常委会副委员长、中华医学会会长陈竺发来贺信。

王国强强调，中医药要在保持特色优势基础上，加快创新发展步伐。要牢牢把握中医药创新发展的方向，始终坚持中医药的原创思维。充分运用现代科学的新理论、新技术和多学科交叉渗透的思路和方法，从中寻找创新灵感和路径，努力实现突破。王国强要求，从提高临床疗效入手，整合中医、西医两种医学在疾病诊疗过程中的优势。围绕重点病种，探索在临床实践中发挥各自优势的实现途径和有效措施，形成中、西医方法在疾病发展不同阶段最优化组合的治疗方案，充分发挥中医药"治未病"的优势和特色，加快构建中医药预防保健服务体系，大力发展中医药健康服务，促进中医药与旅游、养老、文化等的结合。

中国中医科学院广安门医院肿瘤科主任林洪生、中国中医科学院中药研究所所长陈士林获得2015诺贝尔奖获得者医学峰会中医药学"诺奖之星"称号。峰会由中华中医药学会、诺贝尔奖得主国际科学交流协会、哈佛大学医学院MGH肿瘤中心共同主办。

（周蔓仪）

【2015年中医药行业科研专项工作会】

2015年5月19日，国家中医药管理局科技司、规划财务司组织召开2015年中医药行业科研专项工作会，部署2015年中医药行业科研专项管理工作。国家中医药管理局规划财务司司长苏钢强出席并讲话。会议对做好2015年中医药行业科研专项进行具体部署，对2015年行业科研专项预算执行与项目经费管理进一步明确了要求。

（局　文）

【首届贝加尔湖国际传统医学研讨会】

2015年5月24~25日，首届贝加尔湖国际传统医学研讨会在俄罗斯伊尔库茨克市召开。研讨会由世界针灸学会联合会和中国中医科学院共同主办，俄罗斯伊尔库茨克国家学历后教育医学科学院承办。中国针灸学会、伊尔库茨克反射疗法和传统医疗技术创新中心以及俄罗斯东西伯利亚区域Railwa医疗支援局为本次会议的协办单位。会议以"针灸和传统医学在疾病预防、治疗及康复中的热点问题"为主题，就针灸机理研究、针灸教育标准、针灸临床应用研究及临床实践未来方向与策略、针灸标准与政策安全、针灸教育和培训等方面进行交流。世界针联主席、中国中医科学院常务副院长刘保延，国家中医药管理局国际合作司司长王笑频，中国驻俄伊尔库茨克州总领事郭志军，上海合作组织秘书处专家安德烈·普鲁茨基赫等出席大会并致辞。

（赵维婷、杨宇洋）

【2015年"治未病"工作座谈会】

2015年5月27日，国家中医药管理局在北京召开"治未病"座谈会，会议规格层次较高、代表性广泛，国家卫生计生委副主任、国家中医药管理局局长王国强出席会议并讲话。会议充分肯定了近年来"治未病"工作取得的进展和成效，"治未病""理念得到广泛认可、服务覆盖面逐步扩大、服务能力得到提高、技术方法逐步规范、中医药健康管理项目服务面不断扩大，同时结合新形势、新任务，提出中医"治未病""服务发展的总体策略、目标原

则和思路措施。王国强指出：一是要充分认识中医养生保健服务独具的优势特色；二是要准确把握中医养生保健服务发展的基本原则；三是要明确中医养生保健服务发展的目标；四是要深入研究中医养生保健服务发展的战略措施；五是要不断拓展中医养生保健服务的领域；六是要创新发展中医养生保健服务的模式。会议由国家中医药管理局医政司司长蒋健主持，国家中医药管理局副局长马建中、规划财务司司长苏钢强，甘肃省卫生计生委主任刘维忠。国医大师王琦、孙光荣，以及部分行业专家、基层同志、企业代表等参加会议。

（李　素）

【第十一届国际络病学大会】

2015年5月30日，第十一届国际络病学大会在河北石家庄开幕，会议由中国工程院医药卫生学部、中华中医药学会、中国中西医结合学会、世界中医药学会联合会、中国农村卫生协会、石家庄市人民政府共同主办。大会以"传承、开放、创新、融合"为主题。国家卫生计生委副主任、国家中医药管理局局长兼中华中医药学会会长王国强，石家庄市委书记孙瑞彬，中国科学院院士陈凯先，中国工程院院士樊代明、钟南山、杨胜利、张伯礼、张运、李春岩、丛斌、吴以岭等近20位院士，以及来自英国、荷兰、加拿大等国家，我国澳门特别行政区和台湾地区的专家、学者共2000余人参会。大会在各省市设立近380个视频分会场，向全国近35000名医生进行直播。会议设立动脉粥样硬化与冠心病论坛、肿瘤学论坛、脑血管病论坛、糖尿病论坛、心律失常论坛、呼吸论坛、心力衰竭论坛7个分论坛。

（厍　宇）

【国际标准化组织中医药技术委员会（ISO/TC249）第六次全体会议】

2015年6月1~4日，ISO/TC249第六次全体会议在北京召开，来自ISO总部以及中国、美国、日本、韩

国等12个成员国和相关机构代表共269人出席大会，规模为历年之最。国家卫生计生委副主任、国家中医药管理局局长王国强到会祝贺并发表重要讲话。在此次会议上，ISO/TC249名称问题形成重要进展，"中医药（TCM）"名称通过现场投票，被写入第六次全体会议决议，并被纳入稍后召开的ISO/TMB第63次会议的议程。ISO/TMB会议通过该项决议，批准TCM作为委员会永久名称，并确定其工作范围，悬置6年的相关问题最终得到解决，预示着ISO/TC249将以崭新的面貌，开启中医药国际标准化研制的新篇章。

《中国标准化》海外版2015年第4期（2015年7月10日出版）刊登以我国中医药标准化为主题的宣传报道，从新闻、独家专访、聚光灯、标准解读、研究与探索、特色、观察与思考、标准故事、文化与标准化9个角度，全面、系统、深入地介绍我国中医药标准化工作。

2015年，中国专家主持制定并发布了《中医药——中草药重金属限量》《中医药——煎药机》和《中医药——艾灸具通用要求》3项中医药国际标准。截至2015年6月，中国已向ISO/TC249提交中医药国际标准提案47项，无论从数量到质量，均处于ISO/TC249成员国领先地位，逐渐占据主导地位。为进一步捋顺工作程序、提高工作效率，在国家标准委的支持下，正在组织修订《参加国际标准化组织／中医药技术委员会（ISO/TC249）国际标准化工作管理办法》。与此同时，中方专家队伍初具规模，项目依托单位数量进一步扩大。

（徐 晶）

【2015年首届两岸四地中医药循证高峰论坛】 2015年6月6日，由海峡两岸医药卫生交流协会主办的2015首届两岸四地中医药循证高峰论坛在北京召开。千余位来自中国大陆、台湾和香港、澳门地区的专家、学者出席会议，探讨如何用现代医学的"循证"方法，结合中医学辨证论治的思维观与方法论，探索通过中西医结合的循证研究，实现中医现代化和科学化的实践路径。广州呼吸病研究所所长、中国工程院院士钟南山，中国工程院院士、中国中医科学院院长、天津中医药大学校长张伯礼，中国科学院院士、中国中医科学院首席研究员陈可冀，中国工程院院士吴以岭，国医大师晁恩祥出席会议。大会共收到投稿180余篇，并评选出70余篇优秀论文集结成册。

（高 欣）

【国家中医药管理局首批中医药国际合作专项项目启动会】 2015年6月10日，国家中医药管理局召开首批中医药国际合作专项项目启动会。会议由国家中医药管理局副局长于文明主持，国家卫生计生委副主任、国家中医药管理局局长王国强出席会议并做重要讲话。王国强指出，国际合作专项的设立与实施是中医药应对当前新历史机遇期的大势所趋，是深入推进中医药国际交流与合作的重要途径，各单位要统筹规划，上下联动，实施好中医药国际合作专项。会议公布了首批国际合作专项共支持的17个项目，涵盖海外中医药中心建设、标准化体系建设、服务产业建设、文化传播建设4个领域。会议部署中医药国际合作专项的总体设计思路以及下一步工作要求，听取各入选项目下一步工作思路。经过一年的实施，首批国际专项进展顺利。一是成立领导小组、专家委员会，为实施国际专项提供组织保障。二是制定并出台《中医药国际合作专项管理办法》《经费管理办法》《项目评估评审准则与督查办法》及《信息报送管理办法》，加强对国际专项的管理工作。三是在政府有力引导下，首批国际专项实现社会各界参与，凝聚业内资源，发挥示范效应作用，特别是配合国家"一带一路"战略部署，在吉尔吉斯斯坦、法国、澳大利亚、俄罗斯、马拉维等国家成立海外中医药中心，开展医疗保健、教育培训、产业协作等工作，产生了积极的国际影响。

（魏春宇）

【第十届海峡两岸中医药发展与合作研讨会】 2015年6月13~14日，作为第七届海峡论坛同期举办的重要活动之一，第十届海峡两岸中医药发展与合作研讨会在福建厦门召开。本届研讨会以"创新社会办医模式，提高医护管理水平"为主题。两岸中医药界400余名代表就加快公立医院改革、两岸民营医院发展模式及健康养老产业务实合作的前景及具体措施进行了探讨。其中，来自台湾的参会嘉宾达170余人。国家卫生计生委副主任、国家中医

2015年6月6日，由海峡两岸医药卫生交流协会主办的首届两岸四地中医药循证高峰论坛在北京召开

药管理局局长王国强出席会议开幕式。会议由国家中医药管理局和厦门市人民政府共同主办，福建省政协副主席郭振家、国务院台湾事务办公室交流局副局长李京文、福建省卫生计生委主任朱淑芳、厦门市人民政府副市长国桂荣、台湾秀传医疗体系副总裁叶永祥等出席开幕式。中华中医药学会第三次社会办医研讨会、台港澳医疗养老及健康服务模式高级学习班、两岸中医临床实用适宜技术技能及特色手法演示等交流活动同期举办。

（赵维婷）

【首届中国－中东欧国家卫生部长论坛】 布拉格当地时间2015年6月16日，首届中国－中东欧国家卫生部长论坛在捷克共和国首都布拉格举行。各国专家围绕"卫生相关2015年后可持续发展目标和全民健康覆盖——传统与创新：中欧医学融合"进行讨论，分享在上述领域的最新成就，中方表示愿与中东欧国家分享发展传统医药的经验。

国务院副总理刘延东和捷克总理索博特卡、世界卫生组织总干事陈冯富珍等出席开幕式并致辞。刘延东表示，中国－中东欧国家领导人会晤机制建立3年多来，中国－中东欧合作显示出强大生命力和吸引力。此次论坛是中国－中东欧卫生合作的重要里程碑，要把论坛打造成重要合作平台，开拓中国－中东欧全方位合作新局面，促进中欧全面战略伙伴关系全面、均衡、可持续发展。刘延东表示，当今时代，国家间相互依存日益加深，许多区域性公共卫生问题都可能演变成全球性公共卫生危机。中国政府始终把维护人民群众的生命健康和安全放在经济社会全局的重要位置，着力构建"健康中国"。中国始终是推动全球卫生合作的坚定力量，积极参与援外医疗行动，同时，世界各国包括中东欧国家对中国卫生事业发展给予了无私的支持帮助。2015年9月，将举行联合国成立70周年系列峰会，讨论通过2015年后发展议程。中国将在力所能及的范围内承担更多国际责任和义务。希望国际社会加强医学医疗方面的交流与合作，支持世界卫生组织发挥更大作用，共同推动全球健康治理，携手应对全球公共卫生安全挑战，增进全人类健康福祉。

开幕式后，刘延东和索博特卡、陈冯富珍等共同参观中国、中东欧国家医药卫生成就展以及医药行业展和中国传统医药展。国家卫生计生委主任李斌在开幕式发表演讲时指出，中国政府始终坚持把维护人民健康放在经济和社会发展全局的重要位置，用相对较低的卫生投入，保障了约占全球五分之一人口的国民健康。2009年，中国政府启动了新一轮深化医药卫生体制改革，把人人享有基本医疗卫生服务确立为重要目标，取得了重大阶段性成效。李斌表示，促进传统与现代医学融合，需要古为今用，中西互鉴。传统医药具有完整的理论体系、独特的治疗方法、相对低廉的价格和良好的治疗效果，在慢性病防治与调理方面功效尤为显著，在世界范围内受到欢迎和重视。中国愿与中东欧国家分享发展传统医药的经验，更愿意学习借鉴中东欧国家的现代医学经验，在传统医药临床应用与国际标准化、新药研发等方面加强合作，让传统医药为维护和促进人民健康发挥独特作用。

论坛由国家卫生计生委、捷克共和国卫生部以及捷中友好协会共同主办，分为卫生体制与公共卫生、临床医学与教育、传统医学、健康服务业4个分论坛，50余位来自中国和中东欧国家的顶尖学者和企业家发表演讲。论坛期间还举办中国卫生事业成就巡礼、中国医药产业展、中国传统医药展示体验以及捷克医药卫生展。

（丁洋）

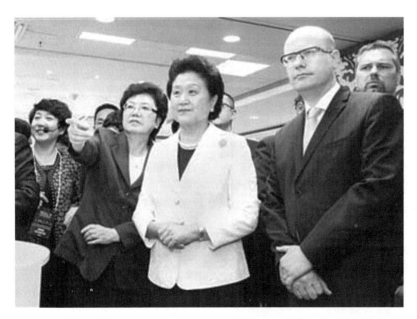

布拉格当地时间2015年6月16日，首届中国－中东欧国家卫生部长论坛在捷克共和国首都布拉格举行。图为中共中央政治局委员、国务院副总理刘延东（前排右二）、捷克总理索博特卡（前排右一）和国家卫生计生委主任李斌（前排右三）等在论坛开幕式后参观中国传统医药展

【第十届中新中医药合作委员会会议】 2015年6月17日，第十届中新中医药合作委员会会议在北京召开。国家卫生计生委副主任、国家中医药管理局局长王国强出席会议并会见新加坡卫生部医药总监王建忠等。双方共同回顾历年来中新中医药领域合作取得的丰硕成果，并就下一步合作意向交换意见。王国强高度赞赏中新中医药领域的合作，表示国家中医药管理局将继续为新加坡卫生部开展中医师/针灸师注

册与考试工作提供技术支持，并衷心感谢新加坡卫生部对中国中医药管理人员短期培训项目的大力支持。王国强指出，中医药在新加坡的发展对世界其他国家起到良好的示范作用，希望未来新加坡能在推动中医药全球化发展中发挥更积极的作用。王建忠代表新加坡卫生部做出积极回应，再次强调中新中医药领域合作取得的进展和成绩，并表示希望继续在技术、人员等方面得到中方的大力支持，新加坡卫生部也将积极征求中方意见和建议，进一步办好中医药管理人员短期培训项目。本次中新中医药合作委员会会议按照既定议程召开，双方一致同意继续执行 2013 年签署的中新中医药合作计划书，并探索拓展合作领域，积极推动双方相关机构在中医科研等方面进行交流与合作。新加坡卫生部代表团在华期间，还访问中国中医科学院、广安门医院、北京中医药大学等机构。国家中医药管理局国际合作司副司长吴振斗及医政司、中医师资格认证中心有关人员陪同参加会议。

（徐　晶）

【首届粤澳合作中医药科技产业园·传统医药国际合作论坛】 2015 年 6 月 30 日，首届粤澳合作中医药科技产业园·传统医药国际合作论坛在澳门举行。粤澳合作中医药科技产业园国际交流合作中心同期揭牌。论坛旨在搭建传统医药交流与合作平台，协助内地和澳门企业拓展海外市场。来自内地、澳门特区以及葡萄牙、巴西、莫桑比克等葡语国家和地区的百余名代表和专家，围绕传统医药服务贸易及进出口发展策略机遇、传统医药的国际注册现状和案例分析、传统医药人才培训以及传统医药在葡语国家和欧盟的市场需求及发展现状等议题进行研讨。澳门特区政府经济财政司司长梁维特、特区政府卫生局局长李展润、国家中医药管理局国际合作司司长王笑频等出席论坛开幕式。

（赵雅婷）

【国家中医药管理局深化改革领导小组第五次会议】 2015 年 7 月 3 日，国家中医药管理局召开深化改革领导小组第五次会议，宣布成立推进职能转变领导小组及其办公室。会议听取局改革办 2015 年上半年深化改革工作进展汇报，审议《关于将部分改革任务交由国家中医药综合改革试验区先行先试的工作方案》及《国家中医药管理局关于加强中医药改革发展研究的意见稿》，国家卫生计生委副主任、国家中医药管理局局长王国强主持会议。国家中医药管理局副局长于文明、马建中、王志勇、闫树江以及局各司办主要负责人参加会议。会议认为，2015 年上半年，深化中医药改革工作认真贯彻落实中央全面深化改革决策部署和局深化改革总体安排，突出重点，加强统筹协调，着力抓好落实，取得了重要的阶段性成果，为完成全年改革任务奠定了坚实基础。会议指出，要深入学习贯彻习近平总书记关于全面深化改革的重要指示精神，切实将改革创新精神和"三严三实"要求贯穿于中医药工作全过程，落实到各个环节。要更加注重顶层设计、系统推进、转变职能，自觉改革、干在实处，推动深化中医药改革工作向纵深发展。会议要求，要加强改革发展研究，进一步做好深化改革顶层设计。充分依靠专家资源，通过研究把握形势，找准问题，明确路径，做好改革顶层设计，使深化改革各项工作从一开始就富于前瞻性、全局性、针对性。会议强调，要认真落实好国务院工作部署和《国家中医药管理局关于推进简政放权放管结合职能转变工作的落实方案》，充分发挥推进职能转变工作机制的作用，进一步放宽准入、加强监管、优化服务，推进政府管理创新。要理清思路、扩大视野，聚焦方向，加强研究指导、总结评估和交流推广，不断提高改革试点质量。各部门要落实主体责任。要始终以问题为导向，增强改革的系统性、协调性，形成推动改革的合力，促进重点改革任务落地落实。

（局　文）

【首届"互联网+"中医药创新论坛】 2015 年 7 月 5 日，首届"互联网+"中医药创新论坛在北京召开。来自互联网界、中医药界与投资界的权威人士共同探究互联网给中医药带来的机遇与挑战。国家中医药管理局副局长、中华中医药学会副会长马建中出席会议并讲话。马建中认为，要充分发挥"互联网+"的优势，推动中医药文化传播，努力构造新的中医药文化现代传播体系，丰富传播手段，创新传播方式，建立多样化的中医药文化传播平台，推动中医药文化建设形成新载体，加速中医药文化的国内、国际传播。通过互联网医疗，可提高中医药健康服务水平，做到"未病先防"，方便患者及时治疗，进而在医生指导下，制订有中医特色的、量身定做的调护方案，真正做到"病后防复"，也对提升基层中医药服务能力和水平有重要意义。会议分为投资战略、互联网+中医药大数据、互联网+中药产业、互联网+中医药创业等板块。中华中医药学会副秘书长洪净、国医大师晁恩祥、中国中医科学院西苑医院院长唐旭东、国泰君安证券计算机行业首席分析师符健、中医梦想科技联合创始人郭晓亮等分别围绕这些板块跨界探讨。活动由中华中医药学会、阿里研究院、中国商业文化研究会共同主办。

（高　欣）

【国家中医药管理局 2015 年暑期办公会议暨】 2015 年 7 月 14 日，国家中医药管理局召开 2015 年暑期办公会议暨第二次局务（扩大）会议。会议集中研讨如何落实《中医药健康服务发展规划（2015~2020 年）》，深入研究中医药改革发展有关重点问题，并对 2015 年下半年重点工作进行部署。国家卫生计生委副主任、国家中医药管理局局长王国强出席并讲话。国家中医药管理局副局长于文明、马建中、王志勇、闫树江出席会议并发表讲话。

（赵维雅）

【国家中医药发展会议（珠江会议）第十八届学术研讨会】 2015年7月15~16日，国家中医药发展会议（"珠江会议"）第十八届学术研讨会在广东广州召开。会议以"十三五"中医现代化发展战略规划为主题，重点围绕中医传承现代化发展战略、中医防治重大疾病现代化发展战略、中医"治未病"现代化发展战略、中医外治法现代化发展战略4个中心议题进行研讨。世界中医药学会联合会副主席兼秘书长李振吉和中国中医科学院常务副院长刘保延担任会议执行主席。来自相关高校、科研机构、医疗单位等100多名专家、学者参加研讨会。田保国就"中医药防治重大疾病与中医'治未病'"重点专项实施方案的编制背景及要求作重要发言。田保国强调，要紧紧围绕深化中央财政科技计划改革，实施创新驱动发展战略的总体要求，坚持科学引领、技术支撑、凝练重点、保持特色的原则，推进中医药重点专项实施方案的编制工作，做好与现有研究基础的衔接工作，按照理论创新、临床应用、产品研发等科技创新链条，从基础研究、诊疗方案和共性关键技术到应用示范进行全链条设计，结合现代科技前沿和新技术、新方法，在重大疾病、"治未病"、名老中医传承、中医外治法等领域集中突破，丰富中医药理论，显著提升中医药的临床疗效，促进我国中医药现代化进程，巩固中医药的国际领先地位。

（解世江）

【"春播行动"高峰论坛】 2015年7月26日，由中华中医药学会主办、亚宝药业承办的以"中医基层梦 春播在行动"为主题的"春播行动"高峰论坛在人民大会堂举行。来自全国31个省市自治区的6000余名基层医生代表参加此次活动。国家中医药管理局副局长、中华中医药学会副会长马建中，"春播行动"首席专家、中国工程院院士肖培根，北京中医药大学教授、国医大师王琦，全国人大代表、亚宝药业董事长兼总裁任武贤等中医界领导和专家出席会议。"春播行动"旨在贯彻落实国家五部委共同启动的"基层中医药服务能力提升工程"的有关精神，通过组建各科专家组，制订培训计划，不断拓宽培训渠道、规范培训内容、创新培训模式，深入全国各地基层传帮带、开展咨询义诊等，对全国各地基层医生分期分批进行培训，提升他们的业务水平和服务能力，推动中医药适宜技术在基层的推广与应用，让中医药更好地造福于人民健康。

（李薇）

【第三届岐黄论坛】 2015年7月18日，第三届岐黄论坛在北京召开。论坛坚持以"继承、创新、发展"为基本宗旨，以"学术性、权威性、包容性、有效性"为总体要求，以"落实国家战略，发展健康服务"为主题。来自中医药医疗、保健、教育、科研、管理、文化、产业相关专家学者1200余人参加论坛。中国科协党组成员、书记处书记王春法，国家中医药管理局副局长、中华中医药学会副会长马建中，国家科学技术奖励工作办公室主任邹大挺，中华中医药学会副会长、中国工程院院士、中国中医科学院院长、天津中医药大学校长张伯礼，第二届国医大师、安徽中医药大学徐经世，中国中西医结合学会会长、中国工程院院士陈香美，国家科技部发展战略研究院副院长王宏广，中国中药协会会长、国家中医药管理局原副局长房书亭，中国中医药信息研究会副会长、中国中医科学院中医药信息研究所所长李宗友，世界中医药学会联合会副秘书长黄建银，中国科协学会学术部副部长刘兴平，中华中医药学会副会长杨殿兴、王阶、萧伟、屠志涛、曹正逵，红日药业集团总裁兼北京康仁堂药业有限公司总裁吴玢，神威药业集团有限公司副总裁李振雨，四川好医生药业集团有限公司董事长耿福能，国家中医药管理局相关司办负责人，局直属单位负责人，中华中医药学会部分在京常务理事，分会主任委员，北京部分三甲中医院院长出席开幕式。开幕式由中华中医药学会副会长王新陆主持。

针对中医药健康服务业未来的发展，马建中提出3点意见：一是要加快构建中医药健康服务体系，加快发展社会办医，建立和完善中医药健康服务体系，提高服务可及性；二是要积极发展中医药健康服务新业态，联合相关部门出台推进医疗卫生与养老服务相结合的文件，做好中医药与养老服务结合试点；三

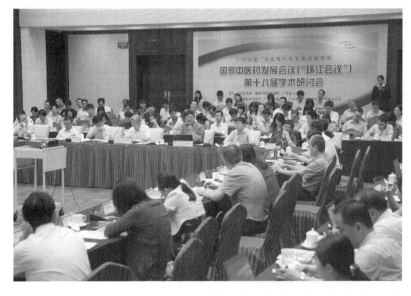

2015年7月15~16日，国家中医药发展会议（"珠江会议"）第十八届学术研讨会在广东广州召开

是要加快中医药健康服务支撑体系发展，支持搭建中医药协同创新平台、技术创新平台、成果转化平台，逐步推进中医药重大科研基础设施、大型科研仪器和专利基础信息资源等向社会开放，加快中医药健康服务技术产品的研发和服务项目的设计，加快成果转移转化步伐。

开幕式上，中华中医药学会副会长、北京市中医管理局局长屠志涛宣读《关于设立中华中医药学会学术委员会的决定》，学术委员会主任委员由张伯礼担任，副主任委员由王辰、王琦、孙光荣、吴以岭、陈凯先、晁恩祥担任，委员由王阶、王键、王昌恩、王新陆、刘清泉、吕玉波、孙晓波、杨关林、高月、萧伟、曹洪欣、温长路担任，秘书组组长为洪净，副组长为胡镜清、刘平，秘书为刘延华、邓杨春。

论坛由中华中医药学会主办，北京康仁堂药业有限公司、神威药业集团有限公司、四川好医生药业集团有限公司协办。中医养生康复论坛、妇科炎症中医药防治论坛、肿瘤中医药防治论坛、中医经典传承创新论坛、心脑疾病中医药防治论坛、中医药标准化工作论坛、中药传承创新应用论坛、眼科疾病中医药防治论坛8个分论坛同期召开。

（中华中医药学会）

【**2015年全国中医药工作厅局长座谈会**】 2015年7月30日，国家中医药管理局在河北石家庄召开2015年全国中医药工作厅局长座谈会，各省、自治区、直辖市、新疆生产建设兵团，各计划单列市、副省级市卫生计生委分管主任或中医药管理局局长，国家中医药管理局局领导、局机关各部门负责同志和局各直属单位主要负责同志共100余人参加了会议。会议重点就如何贯彻落实《中医药健康服务发展规划（2015~2020年）》（下文简称《规划》）展开研讨。国家卫生计生委副主任、国家中医药管理局局长王国强指出要珍惜机遇、主动作为，通过解放思想、完善机制、创新服务，推动《规划》贯彻落实和中医药改

革发展不断深入。国家中医药管理局规划财务司司长苏钢强对《规划》下一步实施方案的总体思路、具体举措进行了介绍，并建议各地中医药管理部门加深理解、加强引导、加快推动。北京、河北、上海、浙江、安徽、广东六省市中医药管理部门负责人对各自工作开展的新进展、新经验，以及贯彻落实《规划》的新思路、新建议进行了专题交流。

（黄 铮）

【**第二届中国中医药信息大会**】 2015年8月1日，第二届中国中医药信息大会在北京召开，全国中医药与信息界的专家、学者及企业500余人出席会议。本次大会主题是"中医药信息化与全民健康"，紧紧围绕"互联网＋中医药"这条主线，设立中医医院信息化、中医药教育信息化、大健康信息化、社区中医药信息化、中医医疗互联网咨询、中医药政策与管理等9个主题论坛。国家卫生计生委副主任、国家中医药管理局局长王国强在会议上做了重要讲话。王国强在讲话中提到：医药信息化是我国人口健康信息化和中医药事业发展的重要组成部分。国家出台了一系列促进信息化发展的政策文件，对中医药信息工

作提出了明确要求。国务院办公厅印发的《中医药健康服务发展规划（2015~2020年）》提出："重点研发中医健康识别系统、智能中医体检系统、经络健康辨识仪等中医健康辨识、干预设备；探索发展用于中医诊疗的便携式健康数据采集设备，与物联网、移动互联网融合，发展自动化、智能化的中医药健康信息服务"等等，明确了中医药信息化建设的方向和任务。王国强针对中医药信息化建设还提出了如下意见：第一，做好中医药信息化"十三五"规划的顶层设计。第二，推动区域中医药信息的互联互通。第三，大力发展智慧中医医疗。第四，建立中医药大数据系统。第五，推进大健康信息化。

（赵 明、欧阳波）

【**中加国际健康管理中心和中西医院士工作站启用暨2015医疗健康服务产业（日照）论坛**】 2015年8月6日，中加国际健康管理中心和中西医院士工作站启用暨2015医疗健康服务产业（日照）论坛在山东日照召开。国家卫生计生委副主任、国家中医药管理局局长王国强出席并讲话。王国强指出，该中心在构建模式上有两个鲜明的特征，一是中西医优势互补，既发挥中医"治未

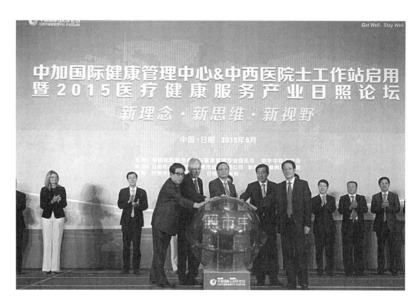

2015年8月6日，中加国际健康管理中心和中西医院士工作站启用暨2015医疗健康服务产业日照论坛在山东日照召开

病"养生保健服务特点，又融合西医健康管理理念与方法，以生活方式干预为重点，普及基本健康知识和技能，通过个性化的手段，持续提升自我保健素养；二是中西方互学互鉴，既借鉴加拿大七橡树医院健康管理中心先进的技术流程，又统筹日照市中医医院的资源优势，提供具有鲜明中方特色的健康饮食、教育课程、康复计划和医疗方案。加拿大驻华大使赵朴（Guy Saint-Jacques）参加该健康管理中心的启动仪式和健康服务产业论坛开幕式。论坛期间，王国强与赵朴进行会谈。日照市中西医院士专家工作站同期启动。国医大师、中国科学院院士陈可冀、中国科学院院士葛均波、国医大师、中国工程院院士石学敏、国医大师、国际欧亚科学院院士张大宁已入驻院士工作站。工作站将陆续开展高端项目研发、高层次人才培养、科技转化和学术交流等工作，为健康管理中心在人力资源保障上提供支撑。

（赵维婷）

【中医药"一带一路"发展战略研究论证会】 2015 年 8 月 6 日，中医药"一带一路"发展战略研究论证会在国家中医药管理局召开。国家中医药管理局国际合作司司长王笑频主持会议。世界中医药学会联合会主席团执行委员、加拿大极康中医院院长卓同年，国家卫计委卫生发展研究中心助理研究员曹桂、中国中医药出版社社长王国辰，世界针灸学会联合会主席刘保延等行业专家出席论证会。会议首先听取课题组代表汇报研究的进展情况、存在问题和下一阶段工作计划。与会领导和专家就课题的顶层设计和下一步工作进行深入探讨。会议认为，中医药在"一带一路"卫生领域合作中占有重要地位，应进一步明确发展目标，秉持互惠互利原则，利用中医药的进入，帮助"一带一路"沿线国家提升传统医学在整个国家中的地位，进一步扩大中医药的国际影响力，利用中医药的外交职能，提升中国的国际话语权。同时提出

"国内做强，国际做大"的战略思路，即以科技为先导，带动医疗的发展和文化的传播。如国内主导进行课题研究，组织国际专家共同进行科学研究，是增强影响力的有效方法。此外，考虑将中医药与慈善事业及当地文化适当结合，充分发挥侨办的作用，建立医疗中心，推动文化、医疗、教育三位一体同步发展，将中医的健康观念传播到国外。专家还建议深入了解国外的中医药发展情况，明确需要解决的问题，进行统筹规划，协调企业或者个人统一行动，根据不同国家的不同需求，具体情况具体对待。会议对战略研究提出 4 点要求：一是研究的总体构想要进一步清晰，相关工作紧密围绕本课题预期形成的中医药参与"一带一路"发展的战略规划、研究报告和合作指南 3 项成果开展；二是战略规划定位要准确。要加大对国家相关政策的解读，明确规划在国家战略和中医药发展战略中的定位；三是战略依托要更加突出。在国内重点依托和利用地方政府的各种资源，在国外主要依托侨办及华人华侨力量；四是战略规划的走向要有前瞻性和预见性，在明确近期阶段性规划的同时重视对远期发展方向的规划。国家中医药管理局国际合作司副司长吴振斗、办公室副主任余海洋、政策法规与监督司副司长麻颖、科技司副司长周杰，以及中医药"一带一路"发

展战略研究课题组成员等 20 余人出席会议。

（姜洁冰）

【第十四届国际现代化中医药及健康产品展览会暨会议（ICMCM）】 2015 年 8 月 13~15 日，第十四届国际现代化中医药及健康产品展览会暨会议（ICMCM）在香港会议展览中心举行，此次展览会由香港贸发局（HKTDC）和现代化中医药国际协会（MCMIA）主办，国家中医药管理局对台港澳中医药交流合作中心协办。国家中医药管理局副局长于文明率团出席展会开幕典礼，并观看中医药展览。国家中医药管理局港澳台办公室主任王笑频、中心交流处处长廖宁陪同出席上述活动。本届中医药展汇聚超过 120 家参展商，设有 7 个地区展馆包括中国内地的国家中医药管理局、北京、辽宁、吉林、青海、甘肃、贵州、安徽，以及首次设立的珠海及广州展馆。集中展示了各式中药、保健食品、功能食品及产品、健康护理及疗法、美容及健体、原料、设备及相关服务、科研及开发、各式中医药及保健产品技术。

（高欣）

【2015 中国针灸学会年会】 2015 年 8 月 15~16 日，2015 中国针灸学会年会在上海举行。本届年会以"发

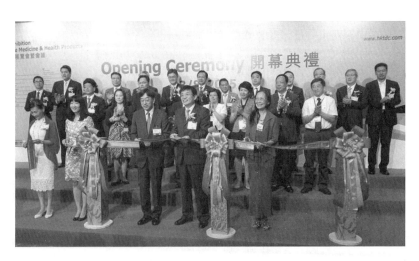

2015 年 8 月 13~15 日，第十四届国际现代化中医药及健康产品展览会暨会议（ICMCM）在香港会议展览中心举行

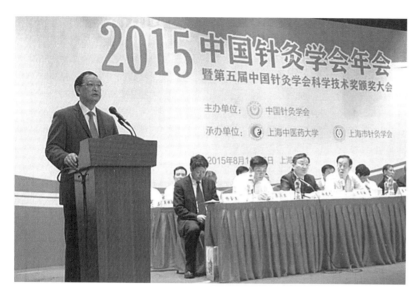

2015 年 8 月 15~16 日，2015 中国针灸学会年会暨第五届中国针灸学会科学技术颁奖大会在上海举行

挥针灸优势，推动健康服务业发展"为主题，共吸引来自全国 20 个省市、中国香港、台湾地区及日本、韩国的 1500 余位针灸工作者参会。国家卫生计生委副主任、国家中医药管理局局长王国强出席开幕式并讲话。开幕式还宣布并表彰了第五届中国针灸学会科学技术奖获奖项目，"经皮穴位电刺激在全麻行控制性降压中的调控保护作用及其机制研究"等 11 个项目获奖。年会由中国针灸学会主办，上海中医药大学、上海市针灸学会承办，共设立"针灸基础研究""针灸临床应用研究""针灸教育与产业发展"3 个分会场，举办灸法等 8 场专题论坛，分别在针灸基础、针灸临床、针灸教育与产业发展、陆氏针灸传承、灸法临床应用研究、针灸临床研究方法与实践、腧穴耳穴研究应用与推广、针刺手法的发展与传承、砭术刮痧刺络拔罐、针灸标准化、中医针灸产业与针灸诊疗装备研讨等方面开展交流和研讨。中国工程院院士、国医大师石学敏，中国科学院院士陈凯先，国家中医药管理局科技司司长曹洪欣、政策法规与监督司司长桑滨生，中国针灸学会会长刘保延，上海中医药大学校长徐建光，上海市卫生计生委副主任、中医药发展办公室主任郑锦等出席开幕式。

（赵维婷）

【国际传统医学论坛】 2015 年 8 月 18 日，国家中医药管理局联合澳门特别行政区政府，与世界卫生组织共同协办国际传统医学论坛，来自 27 个国家和地区的卫生部长、传统医学官员以及专家、学者近 300 人出席论坛。世界卫生组织总干事陈冯富珍，澳门特别行政区代理行政长官黄少泽，国家卫生计生委副主任、国家中医药管理局局长王国强到会祝贺并发表讲话。王国强还分别与世卫组织总干事陈冯富珍、科摩罗副总统兼卫生部长 Fouad Mohadji、柬埔寨卫生部副部长 Chou Yinsim 和匈牙利人力资源与建设部副部长 Bence Retvari 举行工作会谈，并就传统医学合作等共同关心的问题交换意见。

ICTM 项目稳步推进，2015 年 5 月在上海组织召开术语工作研讨会，进一步明确了术语工作分工和程序，完成 WHO 术语工作表的讨论，并制订近期术语工作计划。2015 年 7 月，组织项目组起草 ICD-11 传统医学章节中国临床测试方案（草案），同时与我国世界卫生组织疾病分类合作中心（北京协和医院）协同，力争圆满完成本阶段的测试任务。

2015 年 11 月，应对世界卫生组织国际疾病分类系统信息采集模式的变化，召集专门会议，从我国中医药临床应用的实际情况出发，协调国内外相关部门，提出切实可行的解决思路和技术路线。

应世界卫生组织邀请，于 2015 年 3 月、8 月和 11 月先后 3 次组团赴澳门参加传统医药跨区域培训，累计参训 18 人次，主要来自相关业务司、中医药高等院校和中医医院。参训学员围绕传统医药的政策法规和临床研究等主题与各国同行进行了广泛的沟通，彼此加深了了解。与此同时，根据与世界卫生组织的中医药合作协议，国家中医药管理局加快推动 WHO 牵头制定中医药技术应用规范，续签捐赠协议并落实经费 70 万美元，分别用于资助针灸实践规范的编制和 ICTM 项目的开展。

（徐　晶）

【中医药参与"一带一路"工作座谈会】 2015 年 8 月 21 日，中医药参与"一带一路"工作座谈会在北京举行。国家中医药管理局副局长于文明出席座谈会，局国际合作司、各直属单位、世界针灸学会联合会及世界中医药学会联合会代表共计 20 余人参加座谈，国际合作司司长王笑频主持座谈会。会议围绕中医药参与"一带一路"建设，服从服务于国家外交事业全局、开创中医药事业发展新局面的内容进行经验交流研讨。王笑频首先通报中央关于中医药参与"一带一路"工作的最新文件和指示。各直属单位、世界针灸学会联合会及世界中医药学会联合会分别介绍本单位贯彻落实中央"一带一路"战略，积极推动本单位参与中医药"一带一路"建设的工作进展情况和下一步工作计划。于文明在会议总结时对各单位在推进本单位融入全局工作，参与中医药"一带一路"建设中开展的工作表示肯定，指出座谈会在发挥集体力量，形成对外合作与交流合力达成了共识。于文明对中医药参与"一带一路"工作提出 4 点要求，一是提高认识，统筹规划，在国家层面推进中医药参与"一带一路"的工作；二是通过做好中医药参与"一带一路"的工作，推动本单位工作开展，促进全行业水平的提升；三是保持信息通畅，加强沟通，合理规划，将工作落到实处；四是积极建言献策，服务服从大局，提升中医药对外交流合作水平。

（刘　茜）

【2015健康中国与中医药发展高峰论坛】 2015年8月24日，2015健康中国与中医药发展高峰论坛在北京召开，论坛由国家中医药管理局指导、康美药业与新华社《经济参考报》联合主办，中国战略与管理研究会协办。国家卫生计生委副主任、国家中医药管理局局长王国强出席论坛并做主旨演讲。

对于中医药如何服务健康中国建设，王国强指出：

第一，要弘扬传播中医药健康文化。一要发掘中医药文化资源，优化中医药文化产业结构。创作科学准确、通俗易懂、贴近生活的中医药文化科普创意产品和文化精品。二要推动实施中医药健康文化大众传播工程，创新中医药健康文化传播的方式和载体，充分利用互联网、移动客户端等新媒体，构建新技术背景下的中医药健康文化现代传播体系，让广大人民群众能够方便地获得中医药健康知识。三要深入开展中医中药中国行活动，推进中医药知识纳入基础教育，进学校、进课堂。四要根据不同区域、不同人群、不同时节，开展差别化中医药健康知识传播，提高健康教育的针对性、精准性和实效性，推动树立正确的健康理念、提升健康素质。

第二，大力发展中医药健康服务。一要认真落实国务院要求，结合大力推进简政放权放管结合职能转变，更大激发社会活力，建立更好的政策和制度环境，着力培育新业态和新产业。二要大力发展中医养生保健服务、中医医疗服务、中医特色康复服务、中医药健康养老服务、中医药文化和健康旅游产业

以及大力推进中医药服务贸易。三要深入推进深化医改中医药工作，推动中医医疗服务资源规划布局调整，健全服务体系，全面提升基层中医药服务能力，加快公立中医医院改革，促进分级诊疗制度建立，改进办医模式。当前特别要进一步清理妨碍社会办医发展的制约因素，出台促进社会办医加快发展的政策措施，加快推进非公立医疗养生保健服务机构成规模上水平发展。

第三，加快研发中医药健康产品。一要加快中医药健康服务技术产品的开发和服务项目的设计，形成针对不同健康状态人群的中医健康干预方案或服务包。二要以市场需求为导向，将中医药的原创思维与现代新技术、新方法有机结合，从中寻找创新灵感和路径，推动中医诊疗设备、中医健身产品、中药、保健食品的研发。三要认真落实国务院办公厅转发的《中药材保护和发展规划（2015~2020）》，推进中药材的科学种植养殖，加强资源保护，促进绿色发展、持续发展。强化质量优先意识，完善中药材标准体系，确保中药材的市场供应和质量。

第四，探索创新中医药健康服务模式。一方面，要树立大健康理念，牢牢把握消费需求新常态，探索建立覆盖全生命周期、融健康管理与健康服务为一体的新型中医药健康服务模式。重点要以中医医疗服务模式创新为突破口，优化传统诊疗模式，探索融医疗、预防、保健、养生、康复于一体、全链条的医院发展模式，涵盖医院、社区、家庭的延伸服务模式，多专业联合诊疗的服务模式，多种方法并用的综合治疗模式以及体现中医药文化和大医精诚理念的服务模式。另一方面，要鼓励利用云计算、物联网、移动互联网等新技术，提供在线预约诊疗、候诊提醒、划价缴费、诊疗报告查询、药品配送等便捷服务。积极推进智慧医疗，发展自动化、智能化的中医药健康信息服务。

第五，积极推动中医药健康服务支撑体系建设。一要加快推进协同创新能力建设，支持搭建中医药

协同创新平台、技术创新平台、成果转化平台，加强产学研深度协作，促进产品的研发及转化。二要推动中医药院校设立中医药健康服务相关专业，推进产教融合与校企合作办学，逐步健全中医药健康服务领域相关工种，建立适应中医药健康服务发展需要的职业技能鉴定体系。三要完善中医药健康服务标准规范体系，提升中医药健康服务能力和水平，让群众享受规范、便捷、有效、安全的中医药健康服务。四要从提高临床疗效入手，整合中医、西医两种医学在疾病诊疗过程中的优势，围绕重点病种，探索在临床实践中发挥各自优势的实现途径和有效措施，形成中、西医方法在疾病发展不同阶段最优化组合的治疗方案，努力解决医疗系统和疾病治疗过程趋于"破碎化"的问题，从而达到提高疗效、缩短病程、减轻痛苦、减少医源性损害、降低医疗费用的目的。

论坛上，新华社联合康美药业发布《中国中药材价格指数报告》指出，2015年二季度中国中药材价格指数收于1157.67点，较一季度的1149.27点上升0.73%，同比2014年二季度的1180.54点下降1.95%。在未来几个月内，中药材价格指数将出现小幅震荡走势。《中国中药材价格指数报告》是一份基于市场大数据的中药材价格指数报告。

（阮旭日）

【全国中西医结合教育研讨会】 2015年8月25~28日，全国中西医结合教育研讨会在湖南长沙召开，会议由中国中西医结合学会主办，中国中西医结合学会教育工作委员会和湖南中医药大学承办。来自全国140余名从事中西医结合教育事业专家出席会议。研讨会围绕中西医结合人才培养及创新教育、专业建设、课程和教材建设等10个专题进行交流。研讨会总结了中国中西医结合学会第六届教育工作委员会的主要工作，选举产生以何清湖为主任委员的中国中西医结合学会第七届教育工作委员会，并对下一阶段中西医结合教育工作委

员会的工作进行规划。来自全国的140余名从事中西医结合教育事业的专家出席会议。

（刘晓丹、陈　洪）

【国家中医药管理局 2015 年度联系推进国家综合医改试点省中医药改革工作会】 2015 年 9 月 6~7 日，国家中医药管理局在江苏南京召开 2015 年度联系推进国家综合医改试点省中医药改革工作研讨会。国家卫生计生委副主任、国家中医药管理局局长王国强出席会议并讲话。国家中医药管理局副局长马建中主持会议。会议实地调研江苏省中医院公立医院改革工作，集中讨论《关于同步推进公立中医医院综合改革的实施意见（讨论稿）》《关于推进社会办医发展中医药服务的通知（讨论稿）》《关于进一步加强中药饮片处方质量管理强化合理使用的通知（讨论稿）》等文件。4 个试点省以及镇江、南京、苏州三市汇报了在综合医改试点中推进中医药改革的工作情况。4 个国家综合医改试点省卫生计生委分管副主任和中医药管理局局长，部分城市公立医院综合改革试点城市卫生计生委主任，江苏省部分城市公立中医医院院长，以及国家中医药管理局办公室、人教司、规财司、法监司、医政司、

科技司主要负责人及部分医改专家参加会议。

（局　文）

【第五届中国中医药发展大会】 2015 年 9 月 9~10 日，第五届中国中医药发展大会在安徽亳州召开，会议以"战略，改革，发展"为主题，围绕"中医之道，绿色药都，健康中国，世界共享"进行研讨。2015 年国际（亳州）中医药博览会暨第 31 届全国（亳州）中药材交易会同期举行。国家中医药管理局副局长马建中出席大会高峰论坛并发表主旨演讲。马建中表示，《中药材保护和发展规划（2015~2020 年）》和《中医药健康服务发展规划（2015~2020 年）》，是近年来中医药改革发展的重要成果，对促进中医药全面协调可持续发展、激发和释放中医药作为"五种资源"的潜力和活力具有非常重要的作用。结合贯彻落实两个《规划》，就中药发展，马建中提出：一是加强统筹协调，形成中药产业发展合力。中药产业链条长，管理涉及多个部门，加强统筹协调的体制、机制，形成促进发展和管理规范的整体合力。二是贯彻中药材保护和发展规划，夯实中药产业发展基础。一方面要坚持市场主导与政府引导相结合、提高产量与提升质量相结

合的基本原则。另一方面，要将野生中药材资源保护工程、优质中药材生产工程、中药材技术创新行动和中药材生产组织创新工程，构建好中药材质量保障体系、中药材生产服务体系以及中药材现代流通体系等 7 项重点任务落到实处，起到实效。三是加快产品研发，提高中药产业发展竞争力。坚持需求导向，坚持中医药理论指导下的中药研究方向。在传承中药传统工艺技术的基础上，吸收借鉴新技术、新方法，不断发展完善符合中药自身特点的理论和方法。着力打造中药研发体系，构建"政、产、学、研、用"深度融合的重大新药创制机制，探索新型举国体制的中药研发体系。四是强化质量管理，筑牢中药产业发展生命线。建立中药溯源体系，使中药整个生产经营活动始终处于有效监控中。完善中药质量标准体系，制定全程质量控制标准和优质产品等级标准，建成中药质量标准库和中药质量第三方检测平台，形成中药标准化技术服务支撑体系。加强行业监管，规范中药产业链全程的过程管理，形成长效追责机制。五是推动模式创新，构建中药现代流通体系，一方面要统筹规划中药流通布局，完善流通网络，建设现代中药特别是中药材仓储物流中心，推动中药流通企业规模化、集约化和国际化发展。另一方面要充分利用云计算、物联网、移动互联网等新技术、新手段，创新中药流通服务模式。加快"互联网+"与中药产业的深度融合，拓展中药产业供应链。六是打造品牌优势，提升中药产业发展影响力。形成一批现代化、国际化的中药产业基地，推动建立集约化、规模化的现代中药产业体系；培育一批中药产业的大品种、大品牌，打造一批知名中药生产、流通企业，提高产品附加值。按照国际公约主动开展和参与濒危动植物、生物多样性保护活动，合法利用药用植物资源。着眼服务国家"一带一路"建设，加强战略谋划，推动中药企业和产品走出去。

开幕式上，国医大师金世元、

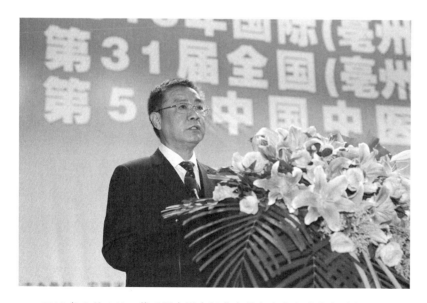

2015 年 9 月 9 日，第五届中国中医药发展大会在安徽省亳州市召开，国家中医药管理局副局长马建中做主旨演讲

唐祖宣分别为设立在同仁堂亳州饮片公司、华佗中医院的国医大师传承工作室揭牌。由中国中医药报社以及亳州市中医药界联合全国知名企业、三甲医院、高校科研单位、名老中医共同发起的华佗大健康创新联盟揭牌。世界中医药学会联合会主席佘靖，安徽亳州市委书记杨敬农，中国国际贸易促进会、中国国际商会会员部部长刘振华，中国工程院院士、中国中医科学院院长张伯礼，安徽省中医药管理局局长董明培，中国中药协会秘书长王桂华，国医大师金世元、刘敏如、徐经世、唐祖宣，以及来自全国28所知名医药高校科研所、300多家中医院的负责人出席开幕式。大会设"中药材保护与绿色发展""中医院与健康服务""互联网＋中医药的跨界融合""'一带一路'与中医药国际化"4个分论坛。

（胡　彬）

【首届传统医学探索国际研讨会】 2015年9月23~24日，由国际医学科学院组织（IAMP）、中国工程院主办，中国中医科学院承办的传统医学探索国际研讨会召开。国际医学科学院组织主席雷丽明，中国工程院副院长樊代明院士，中国工程院院士刘德培，中国工程院院士、中国中医科学院院长张伯礼，中国工程院院士吴以岭，中国工程院院士、中日友好医院院长王辰，世界卫生组织驻华代表处驻华代表Bernhard Schwartlander等出席会议，国家中医药管理局副局长于文明出席会议并对会议的召开表示祝贺。来自中国、喀麦隆、印度、马来西亚、尼日利亚、巴基斯坦、南非、斯里兰卡等21个国家260余位传统医学领域的院士、专家、学者参会，并就传统医学的发展与探索进行报告及研讨。会议以加强IAMP成员国关于传统医学的交流，分享成功经验，通过科学评估，为各国传统医学发展提供示范和指导，推动传统医学持续健康发展为目的。与会专家针对传统医学在各地的发展，从临床、针灸、公共卫生和药理4

个议题进行了讨论。

（赵维婷）

【第十二届世界中医药大会】 2015年9月24~26日，第十二届世界中医药大会在西班牙巴塞罗那举行，来自30多个国家和地区的1000多名中医药工作者参加。本届大会的主题是"让来自中国古老的传统医学体系，为现代社会的健康服务作出贡献"。中国国家中医药管理局副局长马建中、世界卫生组织传统和补充医学项目官员张奇、国际标准化组织中医技术委员会主席大卫·格兰汉姆、中国驻巴塞罗那总领事汤恒出席。世界中联副主席兼秘书长李振吉、监事会主席拉蒙共同主持开幕式。世界中联主席佘靖作大会发言。大会分为7个分会场，共有178名专家就标准化与中医药国际化发展、中医临床科研、服务贸易、养生保健等内容做演讲和分享，7个工作坊现场展示浮针、时空针灸等中医特色诊疗技术，同时举办第七届中医药服务贸易展览，有28家国内外公司展示了最新成果。世界中联第三届会员代表大会第二次会议同时召开，听取讨论了年度工作、分支机构发展情况和建设名老中医学术经验技术服务体系主题报告后，增补了4位理事会副

主席和2位监事会副主席，并推举黄建银为世界中联秘书长。

（赵维婷）

【2015国际中医药肿瘤联盟专家论坛】 2015年10月17日，2015国际中医药肿瘤联盟专家论坛在辽宁大连召开，来自中国、美国、澳大利亚、韩国、新加坡等国近百名专家学者出席论坛。会议期间，还举行了国际中医药肿瘤联盟和首批中医药国际合作专项建设单位的揭牌仪式，国家中医药管理局副局长于文明到会并发表讲话。于文明指出，自2008年中美两国签署在整合医学和中医药领域开展合作的谅解备忘录以来，中医药内容已连续多年列入中美战略与经济对话成果，日益成为中美政府间合作的重要领域。于文明表示，在中美双方政府的大力支持下，中医药防治肿瘤的临床和基础研究以及人才培养取得了丰硕的成果。由中国中医科学院肿瘤研究所与美国国家癌症研究所补充与替代医学办公室发起成立的国际中医药肿瘤联盟，搭建了该领域跨国交流与合作的新平台。于文明强调，国际中医药肿瘤联盟的未来发展需要注重以下几个方面：一是要充分发挥中医药的理论优势，指导原始创新；二是要紧密围绕临床需求，开展科学研究；三是要

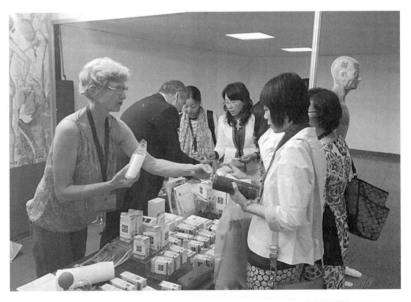

2015年9月24~26日，第十二届世界中医药大会在西班牙举行，第七届服务贸易展览同期举行，新型针灸器具受到与会者关注

促进国际交流合作，提高肿瘤防治水平。与会期间，于文明一行还围绕中医药健康服务业发展的新态势，对当地的中医药医疗和教育机构进行专题调研。国家中医药管理局国际合作司司长王笑频陪同调研并出席论坛。

（局　文）

【中药资源与大健康产业峰会——首届西部中医药论坛暨中华中医药学会中药资源学分会成立大会】 2015年10月25日，中药资源与大健康产业峰会——首届西部中医药论坛暨中华中医药学会中药资源学分会成立大会在贵州贵阳召开。国家卫生计生委副主任、国家中医药管理局局长、中华中医药学会会长王国强出席会议并讲话。会前，贵州省省委书记陈敏尔、贵州省省长孙志刚会见了王国强。贵州省副省长何力出席成立大会。会议由中华中医药学会副会长兼秘书长曹正逵主持。国家中医药管理局办公室主任查德忠、国家中药材基地共建共享联盟主席任德权、中国中药协会会长房书亭等领导以及500余位业内专家参会。本次大会由中华中医药学会、贵州省人民政府主办，中国医学科学院药用植物研究所、贵州省卫生计生委等单位承办。

（张晓东）

【第二届中医科学大会】 2015年10月31日，中国农工民主党中央委员会和国家中医药管理局在北京联合主办以"国粹中医·健康中国"为主题的第二届中医科学大会，以完善中医药事业发展政策机制为主线，就如何推动中医药创新驱动发展，助力实现"健康中国"集思广益。世界卫生组织驻华代表施贺德，全国政协副主席、农工党中央常务副主席刘晓峰出席会议。国家卫生计生委副主任、国家中医药管理局局长王国强出席会议并讲话。王国强要求，要深入领会五大发展理念的深刻内涵，把提高全民健康水平摆在首位，完善政策机制，推动中医药在服务健康中国建设的进程中转变发展理念、创新发展模式、明

晰发展路径。第一，坚定不移地参与深化医改，提高健康公平性。着眼于实现人人享有医疗服务的目标，保民生、守底线，坚定不移地推进中医药深化医改工作。第二，全面落实中医药健康服务发展规划，拓宽健康服务领域。坚持整体思维、三观互动、六位一体、统筹协调、科学发展的工作方法，妥善处理好政府与市场、中医医疗与中医健康服务等关系，增加供给、确保质量。第三，推进中医药创新驱动发展，强化科技支撑。要贯彻创新驱动发展战略，坚持开放发展理念，打破体制、机制障碍，优化资源要素配置，激发创新创业活力，强化中医药科技同经济对接，中医药创新成果与产业对接，中医药创新项目同现实生产力对接，不断增加中医药科技创新对经济发展的贡献率。第四，弘扬中医药健康文化，树立正确的健康意识。积极发展中医药健康服务规划，积极推进中医药文化走进每一个家庭，倡导绿色健康理念、健康生活习惯、科学的预防保健养生方法。第五，推动支撑体系建设，夯实中医药健康服务基础。推动中医药院校设立中医药健康服务相关专业，推进产教融合与校企合作办学；完善中医药健康服务标

准规范体系，提升中医药健康服务能力和水平，让群众享受规范、便捷、有效、安全的中医药健康服务。会上，农工党中央向福建全省村医捐赠2.7万套中医基层手册，下一步还将面向全国村医送出上百万册中医基层手册。外交部原部长、中国民族医药学会国际交流与合作分会名誉会长李肇星、国医大师王琦、张大宁出席会议并发言。

（赵维婷）

【中法中医药合作委员会第七次会议】 2015年11月9日，中法中医药合作委员会第七次会议在法国巴黎召开。国家中医药管理局副局长王志勇、驻法国使馆公参陈明出席会议，来自中国外交部、科学院、中医科学院和法国外交部、卫生部、工程院、科学院、巴黎公立医院集团、法国驻华使馆等机构代表参加会议。会议回顾了中法在中医药领域的以往合作，听取了双方具体合作项目的详细介绍和进展情况汇报，分享了有关中医药的法律、法规以及青蒿素防控疟疾的经验，讨论了在中医药领域的下一步合作提议。经友好磋商，双方一致认为，中法两国在中医药领域开展了丰富、多层次的交流与合作，取得积极成果，

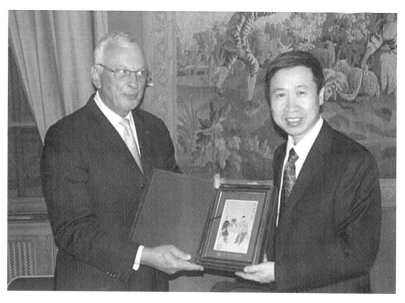

2015年11月9日，中法中医药合作委员会第七次会议在法国巴黎召开。国家中医药管理局副局长王志勇（右）、驻法国使馆公参陈明出席会议

今后应继续扩大合作领域、增加合作内容，在委员会框架下，建设开放、包容的合作平台。王志勇指出，在借助现代科技充分发挥中医药的特色和优势方面，两国合作空间很大，共同话题很多。中医药资源宝库中还有很多像青蒿素一样的珍宝等待两国科研人员去挖掘。委员会法方主席弗朗索瓦·基诺表示，中法中医药合作具有示范性，委员会双方求同存异、成果丰硕，但未来，双方要加大人力、物力投入，在科研、医疗、信息等方面开展合作。

（凤凰中医）

【中国·南阳第十二届张仲景医药文化节】 2015年11月10日，中国·南阳第十二届张仲景医药文化节开幕，国家中医药管理局副局长马建中出席开幕式并讲话。本届张仲景医药文化节以"传统医药的合作、创新、发展"为主题。第三届仲景论坛同期举行，开幕式结束后，马建中敲响"仲景论坛"开坛铜锣。国家卫生计生委规划与信息司规划处处长庄宁，国家中医药管理局规划财务司司长苏钢强，空军航空医学研究中心主任俞梦孙院士，重庆医科大学附属第一医院青杠老年护养中心院长邓庆围绕推进健康中国建设、《中医药健康服务发展规划》等议题发表主题演讲。南阳市生命健康产业项目展示及中医药特色产品展销，产业推介、经贸洽谈和项目签约等商务活动同时进行。

（栗 征）

【第八届中国（香港）国际服务贸易洽谈会中医药与健康服务研讨会】 2015年11月19~20日，由商务部和香港贸易发展局支持，国家中医药管理局主办，国家中医药管理局传统医药国际交流中心承办的第八届中国（香港）国际服务贸易洽谈会中医药与健康服务研讨会在香港会议展览中心举行。国家中医药管理局国际合作司副司长吴振斗、国家中医药管理局传统医药国际交流中心主任黄振辉、中国服务贸易

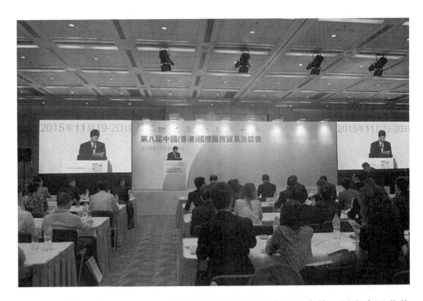

2015年11月19~20日，由商务部和香港贸易发展局支持，国家中医药管理局主办，国家中医药管理局传统医药国际交流中心承办的第八届中国（香港）国际服务贸易洽谈会中医药与健康服务研讨会在香港会议展览中心举行

协会副秘书长顾文忠、香港贸易发展局北京代表李亚东等相关领导出席会议并致辞。三亚市中医院、河南省宛西制药股份有限公司张仲景中医院、山东省日照市中医医院、香港中华厂商联合会药物行业委员会、广州白云山和记黄埔中药有限公司、广西壮族自治区药用植物园、兰州佛慈制药股份有限公司等机构的代表，分别就中医药健康旅游服务产业发展、"治未病"与现代健康管理、中医药知识产权保护、中医药服务贸易品牌构建、中医药国际化实践与探索、药用植物园建设等内容作主题发言，分享各自在创新中医药服务贸易工作模式和机制方面的经验。本届研讨会共有来自北京、河南、山东、甘肃、广东、广西、海南以及香港等28家中医药领域相关单位的代表参会。

（栗 征）

【2015中西医结合医师大会】 2015年11月19~21日，2015中国医师协会中西医结合医师大会在北京召开。来自全国各地600余名中西医结合医师围绕精准医学、医学与人文、临床研究方法等中西医结合问题展开讨论。中国医学科学院副院长、中国协和医科大学副校长詹启敏院士，中国协和医科大学出版社社长袁钟，北京中医药大学循证医学中心主任刘建平分别作大会报告。大会由中国医师协会中西医结合医师分会主办，中国中医科学院西苑医院承办。

（丁 洋）

【中医药服务贸易工作座谈会】 2015年11月24日，中医药服务贸易工作座谈会在北京召开。座谈会旨在总结《关于促进中医药服务贸易发展的若干意见》实施、首批中医药服务贸易先行先试骨干企业（机构）建设一年多以来的经验、成果和问题，为出台国务院层面中医药服务贸易促进政策建言献策。国家中医药管理局副局长于文明出席座谈会并指出，要提高认识、抓住机遇，在试点的基础上，从顶层设计上深化、提炼政策措施；抓住重点、先行突破，梳理试点地区先行先试的经验、成果，为下一步制定国家层面的中医药服务贸易扶持政策奠定基础；进一步凝炼政策、形成中医药服务品牌，突出亮点，形成示范区。来自商务部、科技部、外交部、国家税务总局、海关总署、国家外汇管理局、国家知识产权局、国家质量监督检验检疫总局等十余

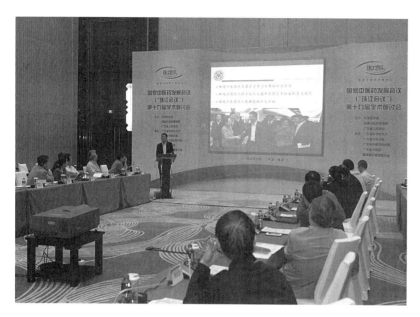

2015 年 12 月 3~4 日，国家中医药发展会议（"珠江会议"）第十九届学术研讨会在广东珠海召开

部委，以及中医药服务贸易骨干企业（机构）和重点区域的相关负责人参加了座谈。

（赵维婷）

【国家中医药发展会议（珠江会议）第十九届学术研讨会】 2015 年 12 月 3~4 日，国家中医药发展会议（珠江会议）第十九届学术研讨会在广东珠海召开。会议围绕"'十三五'中医药科技发展规划思路与重点，加强新时期中医药创新驱动发展的顶层设计"主题，为研究制定"十三五"规划奠定基础，围绕中医药防治重大疾病与中医"治未病"、民族医药传承与发展研究以及中药创新药物研发与中药（材）大品种研究，两个中心议题展开讨论。会议重点围绕中药材规范化种植和生产技术应用推广、中药材大品种深度开发、中药创新药物研发、民族医药资源的可持续发展等方面内容展开研讨，进一步明确"十三五"期间国家中医药科技创新发展的主要目标和重点任务，科学编制《国家中医药科技创新发展规划（2016~2020 年）》。国家中医药管理局科技司司长曹洪欣、国医大师、中国中医科学院陈可冀院士，中国中医科学院常务副院长黄璐琦，

世界中医药学会联合会副主席兼秘书长李振吉担任会议执行主席。会议由科技部、国家中医药管理局、广东省政府主办，广东省科技厅、广东省中医药局、广东省中医药科学院、广东省中医院、横琴新区管理委员会承办。

（胡彬）

【第四届国家中医药改革发展上海论坛】 2015 年 12 月 5 日，第四届国家中医药改革发展上海论坛在上海举行，会议聚焦"改革机制、推动创新、提升服务"的主题，旨在进一步理清中医药科技创新体制机制改革的目标思路，探索中医药自主创新能力的路径方法，推动中医药创新驱动发展。国家卫生计生委副主任、国家中医药管理局局长王国强出席会议并讲话。

王国强指出，中医药是我国独有的医学科学，具有丰富的原创思维、医学实践和深厚的群众基础，蕴含着巨大的创新潜能和创新与实践相结合能力。推动中医药科技创新，不仅可以丰富中医药理论与实践，促进中医药自身发展，而且有利于巩固和加强我国在传统医药领域的优势地位。推进中医药科技创新，不仅可以推动我国医学科学进

步，增强科技竞争力，而且有助于探索医疗卫生领域创新驱动发展的新路子。推动中医药科技创新，不仅可以推动中药产业转型升级，提升我国医药产业的核心竞争力，而且有助于推动经济结构调整和发展方式转变。

王国强强调，一要增强战略定力，把创新发展摆在核心位置。党的十八届五中全会"推进健康中国建设"目标的提出，是以习近平总书记为党中央治国理政的理念创新，不仅对医药卫生领域提出了新的目标和任务，也为带动医药科技革命和发展健康服务业带来新的机遇和挑战，更对中医药加快推进技术创新、模式创新提出了新的期待和要求，必须增强忧患意识和责任意识，准确把握中医药科技创新面临的形势和挑战，把中医药科技创新摆在突出位置，全面增强中医药自主创新能力。二要全面深化改革，着力破解影响中医药科技创新的体制机制。完善中医药科技创新的规划统筹机制，构建多层次的创新合作机制，发挥市场机制的作用，完善科技管理体制和运行机制，改革中医药科技评审评估和成果评价制度，探索建立中医药科技创新评价体系，加强中医药知识产权保护。三要坚持需求导向，找准中医药科技创新主攻方向和突破口。要始终坚持问题和需求导向，紧密结合健康需求、重大疾病防治需求，找准影响和制约临床疗效的关键问题、难点问题，作为中医药科技创新的主攻方向，坚持中医药的原创思维作为理论和技术创新的逻辑起点，实施非对称战略，突出重点，抓重大、抓尖端、抓基本，加强攻关实现突破。四要改善创新生态，努力营造推动中医药科技创新的良好环境。要建设有利于人才成长的教育培养体系，形成完整的人才培养成长链，建立人才培养的协调机制，培养造就世界一流科学家、领军人才、实用人才，建设创新型团队。要重视建立合理的激励机制，让他们通过自己的科技创新赢得社会的尊重。五要加强开放合作，加快提升中医药自主创

新能力。要牢牢把握科技进步大趋势、大方向，更加积极地引进和学习世界先进科技成果，集成全球创新资源。要指导中医药机构、企业、高校积极走出去，充分利用他们的资源优势、技术优势，以我为主、开放创新，在双方合作的基础上实现互利共赢，在开放创新中提升我们的自主创新能力，更好地服务国内国外两个市场，进一步扩大中医药的国际影响。

7位专家围绕中医药科技创新的启示、科技体制和科技计划管理改革进展、中医药科技创新面临困惑、完善中医药科技创新体制机制的对策建议等作交流发言。上海市副市长翁铁慧出席并致辞，吉林省原省长洪虎，科技部原副部长程津培，国家中医药管理局副局长马建中、王志勇，上海市政府副秘书长宗明，上海市卫生计生委主任沈晓初，两院院士张伯礼、陈凯先，各省（市、区）中医药管理部门负责同志，国家中医药管理局机关各部门负责同志参加会议。

（黄　铮）

【中医药改革发展专家咨询委员会第二次全体会议】 2015年12月5日，国家中医药管理局中医药改革发展专家咨询委员会第二次全体会议在上海召开，会议通报了"十二五"期间中医药改革发展情况，对中医药事业发展"十三五"规划进行了专家咨询。国家卫生计生委副主任、国家中医药管理局局长、中医药改革发展专家咨询委员会主任委员王国强出席会议并讲话。王国强强调要强化沟通联系，健全专家咨询决策相关工作机制，把专家咨询委员会建成推动中医药改革发展的高端智库。国家中医药管理局副局长、中医药改革发展专家咨询委员会副主任委员马建中，国家中医药管理局副局长闫树江，吉林省原省长洪虎，科技部原副部长程津培，中国社科院原副院长李慎明，中医药改革发展专家咨询委员会委员，各省（区、市）中医药管理部门负责同志，国家中医药管理局机关各部门

负责同志参加会议。

（黄　铮）

【国家中医药综合改革试验区建设工作座谈会】 2015年12月6日，国家中医药综合改革试验区建设工作座谈会在上海召开。国家卫生计生委副主任、国家中医药管理局局长、局深化改革领导小组组长王国强出席会议并讲话。中医药改革发展专家咨询委员会顾问、吉林省原省长洪虎，中国社科院原副院长李慎明出席会议，国家中医药管理局副局长、局深化改革领导小组副组长兼办公室主任马建中主持会议。上海市浦东新区、北京市东城区、甘肃省、河北石家庄市、重庆市垫江县等5个试验区所在地的负责同志作经验介绍，局联系部门的负责同志进行一对一点评。部分中医药改革发展专家咨询委员会委员、省级中医药管理部门负责同志、国家中医药管理局机关各部门负责同志、拟申报试验区所在地负责同志参加会议。

（黄　铮）

【中华中医药学会第五次科技成果高峰论坛暨2015年度科技成果、优秀人才奖励大会】 2015年12月10日，中华中医药学会第五次科技成果高峰论坛暨2015年度科技成果、优秀人才奖励大会在广东药学院大学城校区举行，72项中医药研究成果获中华中医药学会科学技术奖，其中一等奖8项，二等奖24项，三等奖40项。国家中医药管理局副局长马建中出席并讲话。马建中指出，党的十八届五中全会强调必须把创新摆在发展全局的核心位置，深入实施创新驱动发展战略，发挥科技创新在全面创新中的引领作用，这为加强中医药科技创新指明了新方向。对如何加强中医药科技创新，马建中提出6个方面要求：第一要坚持系统继承，筑牢中医药科技创新的基础。一是注重深入研究挖掘中医药古典医籍宝藏，二是收集整理名老中医的学术思想、临床经验和用药方法，三是对传统的制药技术和老药工的经验进行深入的研究，

四是对民族民间医药传统知识和技术开展系统的继承整理和挖掘研究。第二要坚持遵循规律，明确中医药科技创新的方向。要始终坚持问题导向和需求导向，紧密结合经济社会发展中对中医药的重大需求，瞄准中医药科技创新的难题和关键，明确中医药创新的主攻方向。第三要坚持开放包容，探索中医药科技创新的路径。要用开放发展的理念指导中医药科技创新，从中医药与现代科学技术的结合中寻找创新路径和手段，积极探索现代医学与中医药学共融发展的切入点，积极开展中医药国际科技交流与合作，为中医药科技创新增添强劲动力。第四要坚持协调推进，促进中医药科技创新的协同。在中医药科技创新中要运用中医药的整体观念和协调发展的理念，坚持中医中药在临床、科研和生产实践中的整体性，促进中医中药的协调发展。第五要坚持绿色生态，厚植中医药科技创新的优势。要全面落实中药材保护和发展规划，促进中药产业的持续发展。第六要坚持共享惠民，彰显中医药科技创新的价值。要加强中医药防治重大疑难疾病以及养生、预防、保健、康复中的研究，提升中医药的服务能力和中药研发的水平，提高中药产业质量和效益。

（朱相亭、谢沫珠）

【巴马论坛——2015中国-东盟传统医药健康旅游国际论坛】 2015年12月18~19日，由国家旅游局、国家中医药管理局和广西壮族自治区人民政府共同主办的巴马论坛——2015中国-东盟传统医药健康旅游国际论坛在广西举办。国家中医药管理局副局长于文明出席并讲话。于文明指出，传统医药健康旅游作为新型发展业态，将发挥传统医药在医疗养生保健方面的优势，对提高人民健康水平起到积极的推动作用。中国愿与各国一道，积极发挥传统医药优势，利用各自的旅游特色资源，探索传统医药与旅游产业有机结合，打造健康旅游精品；探讨和制定健康旅游相关管理监督政

策、法规标准，积极吸引社会力量参与，促进健康旅游市场的健康可持续发展；巴马论坛是中国与东盟各国长期交流合作的平台，东盟各国是"一带一路"上最重要的国家，传统医药是双方共同拥有的资源，希望双方能建立长效交流合作机制，共同促进发展，定期围绕传统医药健康旅游政策法规标准、人员培训、国际合作等重要议题进行深入研讨。论坛共吸引300余名传统医疗保健和旅游等领域的国内外专家，包括来自中国-东盟中心、联合国相关机构、东盟主要国家驻华使领馆的代表共同探讨了中国和东盟传统医药健康旅游的发展路径、推进模式与合作机制，共商开发传统医药健康旅游产品、开拓传统医药健康旅游市场和完善传统医药健康旅游公共服务等事项，希望发展传统医药健康旅游，携手建设"一带一路"，构建更为紧密的中国—东盟命运共同体。广西壮族自治区人民政府副主席黄日波，国医大师、北京中医药大学教授王琦等出席论坛并发言。

（赵维婷、夏哲璇）

【首届中国中医药新媒体传播峰会暨互联网＋中医药战略研讨会】 2015年12月21日，首届中国中医药新媒体传播峰会暨互联网＋中医药战略研讨会在云南昆明召开，由近百家中医药医疗机构、院校等单位参加的全国中医药新媒体联盟正式宣告成立。国家中医药管理局副局长马建中出席会议并讲话。会上2015年"中医医院微信十强""中医药院校微信十强""知名中药企业微信十强"榜单揭晓。甘肃省卫生计生委主任刘维忠获颁中医药新媒体传播杰出人物奖，政务之星奖由云南中医药管理局获得。大会执行主席、中国中医药网执行总编高新军在论坛上首次发布《2015全国中医药机构微信分析报告》。数据显示，截至2015年11月26日，全国中医医院开通微信并通过认证的共有847个，其中认证的三甲中医院微信公众号共有189个，仅占全国三甲中医医院的51%。全国中医药高校微信

开通情况较好，开通微信的有22家，但运营情况两极分化严重。全国知名中药企业微信名称多以药品为名，品牌识别度高，内容以健康养生科普文章为主，缺乏原创内容。国家中医药管理局办公室巡视员赵明，云南省卫生计生委副主任、省中医药管理局局长郑进，云南中医学院校长李玛琳等出席会议。会议由中国中医药报社、中国中医药网、云南省中医药管理局联合主办，云南中医学院、中国中医药报社新媒体部、云南省中医药学会承办，延寿堂药业独家支持。

榜单：2015全国中医医院微信服务之星三甲：第一名：广东省中医院；第二名：北京中医医院；第三名：佛山市中医院

2015全国中医医院微信十强：第一名：广东省中医院；第二名：广州中医药大学一附院；第三名：北京中医医院；第四名：新疆中医医院；第五名：山西省中医院；第六名：温州市中医院；第七名：江门市五邑中医院；第八名：上海中医药大学附属龙华医院；第九名：广东省第二中医院；第十名：河南中医学院第一附属医院

2015全国中医药院校微信十强：第一名：上海中医药大学；第二名：山东中医药大学；第三名：南京中医药大学；第四名：北京中医药大学；第五名：陕西中医药大学；第六名：广州中医药大学；第七名：浙江中医药大学；第八名：安徽中医药大学；第九名：湖南中医药大学；第十名：云南中医学院

2015全国知名中药企业微信十强：第一名：云南鸿翔一心堂药业集团股份有限公司；第二名：黑龙江葵花药业股份有限公司；第三名：正大青春宝药业有限公司；第四名：东阿阿胶股份有限公司；第五名：湖南汉森制药股份有限公司；第六名：山东福胶药业有限公司；第七名：杭州胡庆余堂国药号有限公司；第八名：康美药业股份有限公司；第九名：修正药业集团股份有限公司；第十名：天士力控股集团有限公司

（向　佳）

【中国中医科学院成立60周年纪念大会】 2015年12月22日，中国中医科学院举行成立60周年纪念大会，会议总结了建院60周年的成

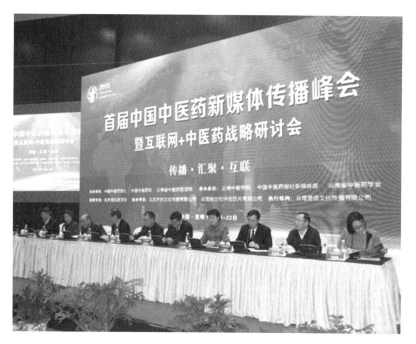

2015年12月21日，首届中国中医药新媒体传播峰会暨互联网＋中医药战略研讨会在云南昆明召开

就，并进行系列表彰活动。中共中央政治局委员、国务院副总理刘延东，国务院副秘书长江小涓出席。国家卫生计生委副主任王国强，中国工程院院士、中国中医科学院院长张伯礼分别主持纪念大会。刘延东宣读习近平总书记的贺信和李克强副总理的批示并发表讲话。国家卫生计生委副主任、国家中医药管理局局长王国强代表国家卫生计生委、国家中医药管理局，向中国中医科学院表示热烈祝贺。中国中医科学院院长张伯礼院士、中国医学科学院院长曹雪涛、诺贝尔奖获得者、中国中医科学院终身研究员屠呦呦，世界卫生组织传统医学项目官员张奇，中国科学院院士陈可冀，中国中医科学院中药研究所所长陈士林等分别发言。会上对第五届、第六届中国中医科学院唐氏中医药发展奖获奖者进行表彰，发布"中国中医科学院2005~2014年最具影响力优秀学术论文（中文）"并表彰获奖作者，表彰中国中医科学院第二批70名"中青年名中医"。受唐氏中医药发展奖获得者、全国人大常委会副委员长陈竺委托，上海交通大学副校长、医学院院长、中国科学院院士陈国强宣读了陈竺的答谢词。会前，刘延东参观了中国中医科学院中药研究所、中国中医科学院院史陈列馆及《伟大发明，巨大贡献——青蒿素专题研究展》，接见了屠呦呦研究员和青蒿素研究"523"课题组代表，以及中国中医科学院两院院士、国医大师、老专家和国家中医药管理局、中国中医科学院院领导的代表，并与大家座谈合影。科技部、教育部、国家卫生计生委、国家食品药品监督管理总局、国家中医药管理局等部委局相关负责人出席了会议。来自行业内外及科学院老领导、老专家、医护人员代表300余人出席了大会。

（李爱军）

【全国中医药系统贯彻落实中央领导同志对中医科学院成立60周年重要指示精神视频会议】 2015年12月25日，国家中医药管理局召开全国中医药系统视频会议，传达学习贯彻落实中央领导同志对中国中医科学院成立60周年的重要指示精神。国家中医药管理局副局长王志勇传达习近平总书记的贺信、李克强总理的重要批示和刘延东副总理的重要讲话精神。中国中医科学院党委书记王炼就贯彻落实中央领导同志重要指示精神、推进中医科学院改革创新发展发言。

国家卫生计生委副主任、国家中医药管理局局长王国强表示，中央领导站在历史的方位、民族的高度，从党和国家发展的大局，阐述中医药的地位作用和现实意义，充分肯定中医药对经济社会发展作出的突出贡献和中国中医科学院60年来取得的突出成绩，对振兴发展中医药，为建设健康中国、实现中国梦作出新贡献提出希望和具体要求。王国强指出，要准确把握发展形势，全面总结发展经验，不断增强发展信心，深刻转变中医药发展理念，着力做好传承创新，全力发挥特色优势，推动中医药走向世界。要从"增强民族自信""增强文化自信"的高度，深刻领会中央领导同志重要指示精神，不断增强责任感和使命感，进一步增强发展信心，扎实做好中医药改革发展各项工作。在健康中国建设中发挥中医药特色优势，在深化医改中发挥中医药特色优势，在发展健康服务中发挥中医药特色优势。加快制定中医药服务"一带一路"的战略规划，加强与"一带一路"沿线国家的合作。王国强提出4点意见：一是各级中医药管理部门和各中医药单位要高度重视，组织好中央领导重要指示精神的学习，开展有特色的学习活动。二是各地要充分发挥中医药工作领导协调机制的作用，共同把重要指示精神贯彻落实到当地中医药事业改革发展中去，特别是"十三五"规划的制定以及与本地经济社会发展规划和相关政策的衔接之中去。三是各级中医药管理部门和各中医药单位要研究制定贯彻落实中央领导重要指示精神的工作方案，明确主要任务举措，抓好任务分解，明确责任领导、责任部门，形成一级抓一级、层层抓落实的工作格局，确保落实。四是各级中医药管理部门要积极引导媒体宣传报道，不断总结和推广各地贯彻落实中央领导重要指示精神、振兴发展中医药的经验和做法、进展和成效，争取社会各界重视支持。

会议由国家中医药管理局副局长于文明主持，国家中医药管理局副局长闫树江及机关全体公务员、局各直属单位班子成员在主会场参会；各省、自治区、直辖市卫生计生委分管中医药工作负责人和中医药管理局局长，中医药医疗、教育、科研等机构负责人，各市（地）卫生计生委（卫生局）分管中医药工作的委主任（局长）、中医处（科）长共约3400余人在分会场参会。

（张晓东）

【2015中医针灸随手拍国际摄影比赛】 2015年3月20日，"2015中医针灸随手拍国际摄影比赛"在新浪网拉开帷幕。本次比赛以国内外中医药针灸工作者、中医针灸爱好者、摄影家及摄影爱好者为主体，用摄影形式记录在工作、学习、生活、旅游中有关中医针灸的所见所闻，捕捉中医针灸时尚元素，全方位展示全世界中医针灸发展的精彩瞬间。比赛由世界针灸学会联合会、中国针灸学会主办，世界针灸杂志社、无锡佳健医疗有限公司支持。

（赵维婷、刘　晋）

【2015年全国职业院校技能大赛——"康缘杯"中药传统技能大赛】 2015年6月12~14日，2015年全国职业院校技能大赛——"康缘杯"中药传统技能大赛在江苏连云港举办，全国28个省（区、市）46支中、高职代表队177名选手参加大赛，在中药性状鉴别、中药真伪鉴别、中药调剂及中药炮制4个赛项展开角逐。国家中医药管理局副局长王志勇出席开幕式并讲话。此

次大赛规模较往届相应扩大，完善了大赛赛制，将比赛调整为个人赛，选手以省为单位参赛，整个比赛将全程录像。经两天半的角逐，大赛共产生中职组一等奖 8 名、二等奖 16 名、三等奖 25 名；高职组一等奖 10 名，二等奖 19 名，三等奖 29 名。18 名指导教师被确定为优秀指导老师。此次大赛是由教育部联合 30 个国务院有关部门、行业组织共同举办的全国性职业教育学生竞赛活动，由教育部、国家中医药管理局主办，江苏省连云港中医药高等职业技术学校承办。

（周景玉、陈令轩）

【2015 年全国中医药职业教育技能大赛——"天堰杯"中医护理技能大赛】 2015 年 7 月 17 日，由全国中医药职业教育教学指导委员会和全国中医药职业技术教育学会主办、河南南阳医学高等专科学校承办的 2015 年全国中医药职业教育技能大赛——"天堰杯"中医护理技能大赛在河南南阳举行。14 支高职院校代表队及 11 支中职院校代表队的 100 位参赛选手参赛。比赛项目设有隔姜灸、拔火罐、铺备用床、单人

徒手心肺复苏 4 个项目，其中高职组还设中医护理知识测试。国家中医药管理局副局长王志勇出席并讲话。大赛评出个人单项高职组获奖者 68 名，中职组获奖者 52 名，个人全能高职组获奖者 34 名，中职组获奖者 26 名，高职组团体奖 9 名，中职组团体 7 名，优秀组织奖 1 名。

（周景玉、陈令轩）

【国家中医药管理局中药资源管理人才研修班】 2015 年 5 月，由国家中医药管理局举办、中国中医科学院承办的中药资源管理人才研修班开班，共招收来自全国中药资源普查试点工作人员 47 人，学习时间为 1 年。国家卫生计生委副主任、国家中医药管理局局长王国强，中国工程院院士、中国中医科学院院长张伯礼出席开班式并作重要讲话。

（陶 赟）

【国家中医药管理局中医药管理干部提升治理能力培训班】 2015 年 5 月 30 日~6 月 3 日，国家中医药管理局举办中医药管理干部提升治理能力培训班。各省、自治区、直辖市卫生计生委和新疆生产建设兵团卫

生局分管中医药工作的负责人，国家中医药管理局机关各部门及直属单位负责同志共 100 余人参加培训。培训课程围绕国家治理现代化、依法治国、领导能力、中医药治理现代化 4 个模块进行设计，坚持需求导向、目标导向和问题导向，突出经济社会发展的新形势、新要求和当前中医药重点工作。国家卫生计生委副主任、国家中医药管理局局长王国强，国家中医药管理局副局长马建中及相关领域领导、专家就促进中医药治理能力现代化和中医药改革发展做专题讲座。

（陶 赟）

【国家中医药管理局第三期中医医院职业化管理高级研修班】 2015 年 6 月，由国家中医药管理局举办、中国中医科学院承办的第三期中医医院职业化管理高级研修班开班，共招收来自全国三级中医院的院长 81 人。研修班历时 7 个月，共进行 4 次集中学习。2015 年 12 月，研修班结业式在北京举行，国家卫生计生委副主任、国家中医药管理局局长王国强授课并作重要讲话。

（陶 赟）

专 题 篇

一、中国中医科学院成立 60 周年

【各级领导祝贺中国中医科学院成立60周年】 详见文献篇。

【中国中医科学院成立60周年纪念活动】 详见会议与活动篇。

【中国中医科学院成立60周年25项最具影响力的科技成果】

序号	成果名称	主要完成人	主要完成单位
1	青蒿素发现研究	屠呦呦，等	中国中医科学院中药研究所、山东省中医药研究院、云南省药物研究所、中国科学院生物物理研究所、中国科学院上海有机化学研究所、广州中医药大学
2	血瘀证与活血化瘀研究	陈可冀、李连达、翁维良、王阶、刘建勋、史大卓、钱振淮、林成仁、张问渠、周绍华、徐铭渔、徐浩、高凤辉、张金妹、涂秀华	中国中医科学院西苑医院
3	中医药防治甲型 H1N1 流感、手足口病与流行性乙型脑炎的临床方案与诊疗规律研究	王永炎、刘保延，等	中国中医科学院、中国中医科学院中医临床基础医学研究所，等
4	中医药循证评价关键技术研究	张伯礼、刘保延、翁维良，等	中国中医科学院，等
5	小夹板外固定治疗骨折	尚天裕，等	中国中医科学院望京医院（骨伤科研究所）
6	道地药材形成机理及应用研究	黄璐琦、胡世林、肖培根、郭兰萍、王晓、高文远、邵爱娟、袁庆军，等	中国中医科学院中药研究所、中国医学科学院药用植物研究所、山东省分析测试中心、天津大学
7	砷制剂青黄散治疗恶性血液病研究	周霭祥、邓成珊、麻柔，等	中国中医科学院西苑医院
8	中西医结合白内障针拨套出术的研究	唐由之、高培质、刘孝书、高健生、蒋伯龄，等	中国中医科学院眼科医院、中国中医科学院广安门医院
9	《中医大辞典》	李经纬、区永欣、余瀛鳌、邓铁涛、蔡景峰、欧明、裘沛然	中国中医科学院中国医史文献研究所、广州中医药大学、上海中医药大学、河北医科大学中医药学院、南京中医药大学
10	非小细胞肺癌中西医综合规范化治疗指南及行业内推广应用	林洪生、花宝金、侯炜，等	中国中医科学院广安门医院
11	马王堆古医书考释	马继兴	中国中医科学院中国医史文献研究所

（续表）

序号	成果名称	主要完成人	主要完成单位
12	消痔灵注射治疗晚期内痔和静脉曲张混合痔新疗法	史兆岐、陆丽珠、张远、马述仕、廖松林	中国中医科学院广安门医院、北京医科大学
13	病证结合冠心病证治规范化体系的建立及应用	王阶、姚魁武、朱明军、邢雁伟、何庆勇、马长生、李军、李勇、熊兴江、袁敬柏	中国中医科学院广安门医院、河南中医学院第一附属医院、首都医科大学附属北京安贞医院、中国中医科学院西苑医院
14	中医临床科研共享系统	刘保延、姚乃礼、王映辉、李平、谢阳谷、徐浩、倪青	中国中医科学院、中国中医科学院中医临床基础医学研究所、中国中医科学院广安门医院、中国中医科学院西苑医院等7家单位
15	全国中药资源普查试点	黄璐琦、郭兰萍、张小波，等	中国中医科学院中药资源中心
16	中医药防治糖尿病的理论创新及其应用	仝小林、林兰、连凤梅、倪青，等	中国中医科学院广安门医院
17	《全国中草药汇编》	谢宗万，等	中国中医科学院中药研究所，等
18	源于中医临床的中药药效学评价体系的构建与应用	刘建勋、林成仁、任钧国、李欣志、付建华、李磊、任建勋、孙明谦、苗兰、侯金才	中国中医科学院西苑医院
19	穴位敏化现象的初步研究	朱兵，等	中国中医科学院针灸研究所
20	《中药炮制经验集成》	王孝涛，等	中国中医科学院中药研究所，等
21	旋提手法治疗神经根型颈椎病的临床和基础研究及应用	朱立国、孙树椿、于杰、张清、李金学、冯敏山、高景华、罗杰、高云、李俊杰	中国中医科学院望京医院、广东省中医院珠海医院、上海中医药大学附属岳阳中西医结合医院、北京电力医院、南方医科大学
22	循经感传和可见的经络现象的研究	程莘农、胡翔龙、孟昭威	中国中医科学院针灸研究所、福建省中医药研究院、安徽中医药大学
23	中西医结合治疗拇外翻体系构建与基础研究及推广	温建民、张连仁、林新晓、桑志成、蒋科卫、刘庆生、钟红刚、张洪美、刘劲松、程程	中国中医科学院望京医院（骨伤科研究所）、广州中医药大学附属珠海市中医院
24	《神农本草经》的整理研究	马继兴、王淑民、陶广正、张同君、陈湘萍、胡晓峰	中国中医科学院中国医史文献研究所
25	中药注射剂类过敏检测与致敏物质发现技术	梁爱华，等	中国中医科学院中药研究所

（李爱军）

【中国中医科学院成立60周年大事记（1954~2015年，缩减版）】

◆ 1954年

6月 毛泽东主席指示："即时成立中医研究机构，罗致好的中医进行研究，派好的西医学习中医，共同参加研究工作。"

9月12日 卫生部派鲁之俊、朱琏、何高民负责筹建中医研究院。

9月17日 刘少奇指示："卫生部要下决心，拿大力，办好中医研究院。""研究中医要读书，读中医所有的书。""研究中药的人，首先要向中药老师学，你们要在旧的基础上学习才能学成，然后再进一步改良。""中医研究院成立后，应办一个像同仁堂那样的中药厂。"

10月7日 经卫生部批准，中央卫生研究院中国医药研究所、中央卫生部中医进修学校、中央卫生部针灸疗法实验所、华北中医实验所由中医研究院筹备处统一领导管理。

10月26日 中央文委党组向中央提出《关于改进中医工作问题的报告》。报告中指出：建立和办好中医研究院，对发扬祖国医学遗产，丰富医学科学，团结和提高中西医，是一项关键性的措施。研究院的主要任务，是由中西医合作，对中医中药知识和中医临床经验进行系统的整理和研究；同时，负责搜集和整理中医中药书籍（包括民间秘方单方），并为医学院校培养讲授中医课程的师资和编纂教材。

10月 中国中医研究院（以下简称"中医研究院"）筹备处正式成立。

11月23日 中共中央批转中央文委报告："中央同意中央文委党组1954年10月26日关于改进中医工作问题的报告。""团结中西医，正确地发挥中医的力量为人民保健事业服务，是中央早已明确指示的一项重要的卫生方针。"中央批件中同意成立中医研究院。

◆ 1955年

5月20日 经卫生部批准，中医研究院筹备处成立党总支委员会，鲁之俊为书记。

6月 中医研究院首届名誉副院长、著名老中医萧龙友被选聘为中国科学院学部委员（院士）。

11月12日 卫生部副部长徐运北等慰问来京参加中医研究院工作的中医师。

12月19日 中华人民共和国卫生部中医研究院正式成立，建院典礼在北京广安门北线阁院部隆重举行。周恩来总理为中医研究院成立亲笔题词："发扬祖国医药遗产，为社会主义建设服务。"国务院任命鲁之俊为中医研究院首任院长，兼党总支书记；朱琏、田润芝为副院长；彭泽民为名誉院长，萧龙友为名誉副院长。同日，成立了中医研究院外科研究所，汪丝益任副所长；内科研究所，彭杰三任副所长；附属医院，苏厚润任院长；中药研究所，邱文焕任副所长；针灸研究所，朱琏兼任所长；"中医研究班"，苏厚润兼任主任。

12月19日 中医研究院举行全国第一届西医离职学习中医研究班开学典礼，共有79名学员参加第一期西医学习中医研究班。研究班吸收了一批高等医学院校毕业生和具有临床经验的西医师离职学习中医。

年内 中医研究院图书馆成立。聘任李约瑟、希文、矢数道明等10位世界知名学者为中医研究院图书馆学术顾问。

年内 卫生部从全国选调了蒲辅周、王文鼎、冉雪峰、杜自明、王朴诚、叶心清、郑守谦、徐季含、赵惕蒙、钱伯煊、葛云彬、金昭文、沈仲圭、耿鉴庭、韦文贵、谢仲墨、黄竹斋、杨树千、黄坚白、姚和清、时逸人、余无言、唐亮臣、朱仁康、陈苏生、岳美中、赵锡武、高凤桐、李振三、于道济、陈慎吾、王易门、赵心波、郑毓琳、朱颜、段馥亭、赵熵黄、陈邦贤、龙伯坚、周济民、刘志明、王伯岳等40余名著名中医中药专家，先后到中医研究院工作，充实中医研究院的人才队伍。

◆ 1956年

3月19日 中医研究院附属医院正式开诊。

3月21日 中医研究院成立中医教材编辑委员会，确定了中医教材的编辑计划。

6月 受卫生部委托，中医研究院负责起草并制订《1956~1967年国家重要科学技术说明书》中的有关部分。

10月22日 中医研究院开办全国医史师资进修班，30个高等医学院校的31名教授、讲师和助教参加。

12月30日 鲁之俊院长给卫生部党组写信，要求充实中医研究院干部力量。

年内，增补薛和仿为中医研究院副院长。

◆ 1957年

2月11日 国家主席刘少奇、国务院副总理邓小平接见了国务院文办和卫生部有关领导，对中医及中医研究院的工作作了重要指示，提出"系统学习，全面掌握，整理提高"的方针。

4月10日 中医研究院举行西医学习中医研究班发奖大会。

12月 中医研究院内科研究所与外科研究所合并，更名为内外科研究所。经卫生部批准，沈谦任副所长。

年内 中医研究院设立外宾门诊，为多个国家的元首及外国患者进行中医治疗。

年内 北京地区流行乙型脑炎，中医研究院老中医蒲辅周用治湿温法，采用通阳利湿法为主，遣用杏仁滑石汤、三仁汤、三石汤等方剂化裁，获取神效，使许多垂危病人起死回生，挽救了大量患者的生命。

◆ 1958年

1月 中医研究院各附属单位先后组织青壮年中西医人员及部分领导干部拜老中医为师，并隆重地举行了拜师仪式。共有104名徒弟分别拜31名老中医为师。

2月7日 卫生部发出《关于继承老中医学术经验的紧急通知》。中医研究院制订出继承老中医学术经验实施计划。

4月17日 撤销中医研究院党总支委员会，成立临时党委会。陶励为党委书记。仁小风、陈岁针、鲁之俊、薛和仿、高合年为临时党委会委员。

7月3日 全国第一届西医离职学习中医研究班的学员毕业，25名优秀学员获卫生部颁发的金奖、银奖和铜奖。

9月25日 卫生部党组向党中央呈递《关于西医学中医离职班情况成绩和经验给党中央的报告》。

10月11日 毛泽东主席在卫生部党组《西医学习中医离职班情况和经验给中央的报告》上作了重要批示，指出："中国医药学是一个伟大的宝库，应当努力发掘，加以提高。"

10月31日 中共中医研究院委员会正式成立。经卫生部党组决定，中医研究院党委会由鲁之俊、车敏樵、李挺、高合年、余田民、彭杰三、严荣、徐瑞杰、石斋9人组成，鲁之俊为代理书记，李挺为副书记。

11月18日 中共中央转发并在《人民日报》上发表卫生部党组的报告和毛泽东主席的重要批示。《人民日报》发表《大力开展西医学习中医运动》的社论，对《中共中央对卫生部党组关于组织西医离职学习中医班总结报告的批示》进行了宣传，发出了强有力的号召。

年内 中医研究院图书馆接受国家科委的委托，与北京图书馆协作，编辑出版了全国性的《中医图书联合目录》，共收集59个图书馆和两个私人收藏中医书共七千余种，是中医药研究工作的重要工具书。

◆ 1959年

2月 中医研究院确定党委领导下的以院长为首的院务委员会负责制。鲁之俊、李挺、朱琏、余田民、高合年、樊复哉、王文鼎、陈邦贤、彭杰三、沈谦、蒲辅周、王易门、高辉远、余桂清、王保祥、朱颜、谢宗万、刘军亮、严荣、黄竹斋、朱仁康、赵心波、黄坚白、胡斌、吕维柏、张殿华、魏如恕、高凤桐、孙振寰、王雪苔、杨树千、赵金铎为中医研究院院务委员会委员。

3月9日 中央组织部批准车敏樵任中医研究院党委书记。

3月12日 卫生部机关党委批复，同意鲁之俊、李挺、朱琏、余田民、高合年、樊复哉、王文鼎、陈邦贤、彭杰三、沈谦、蒲辅周、王易门、高辉远、余桂清、王保祥、朱颜、谢宗万、刘军亮、严荣、黄竹斋、朱仁康、赵心波、黄坚白、胡斌、吕维柏、张殿华、魏如恕、高凤桐、孙振寰、王雪苔、杨树千、赵金铎等为中医研究院院务委员会委员。

3月14日 中医研究院制定了《中医研究院院务委员会章程》。

3月22日 经国务院批准，任命李挺为中医研究院副院长。

7月 中医研究院向卫生部汇报《全国1956~1959年执行12年科学规划中医中药部分执行情况的检查报告》。

10月 经过半年筹备，中医研究院成立的展览馆正式开放。展览馆设综合、医史、科研成果、中药、采风5个展室。对外展出63天，观众达1518人，其中外宾19人。

年内 中医研究院在学术秘书处成立情报资料室，具体负责中医药信息的搜集、整理、交换等工作。

◆ 1960年

1月26日 中医研究院第一届党员代表大会召开。车敏樵作工作报告。大会选举车敏樵、李挺、鲁之俊、高合年、余田民、樊复哉、石斋、彭杰三、徐瑞杰、严荣、王文鼎为党委委员；崔楷、李浩荣为候补委员；车敏樵为党委书记；李挺为副书记。

2月 受卫生部委托起草了《1960~1972年规划纲要》中的"中医中药协作规划"部分。

3月 受卫生部委托，中医研究院起草了《中医中药研究的全国协作方案》。

3月20日 中医研究院名誉副院长，第一、二届全国人大代表，中国科学院学部委员（院士），中华医学会副会长萧龙友因病逝世，享年90岁。

12月 著名中药专家赵燏黄的亲属根据先生生前的嘱托，将其毕生珍藏的古籍藏书5600余册全部无

偿捐献给中医研究院图书馆。

年内 增补戴谦为中医研究院副院长。

年内 中医研究院与北京中医学院合署办公。中央组织部任命王发武为统一管理两院的党委书记，车敏樵为中医研究院党委书记。

◆ 1961年

10月27日 中医研究院叶心清、徐承秋与309医院的一内科主任及一护士组成医疗小组，赴昆明为越南民主共和国总理武元甲治病，23天后，转广州治疗。期间，叶心清还为昆明、广州军区的首长与中央到广州休养的首长共171人进行治疗。其中高级首长52人，如叶剑英元帅、罗荣桓元帅、聂荣臻元帅等，均收到不同程度的疗效。

11月15日 全国政协委员、中医研究院著名老中医杜自明因病逝世，享年84岁。

11月19日 周恩来总理参加老中医杜自明的追悼会，并对中医带徒工作作了重要指示，要求为每个老中医配备5名徒弟，为壮年中医配备3名徒弟。

12月3日 周恩来总理和邓颖超同志在中南海紫光阁接见中医研究院著名老中医蒲辅周等医务人员。

年内 中医研究院根据采风所搜集的材料，先后整理出《中药成药手册》《全国中药炮炙经验集成》《民间草药400种》以及许多特殊诊断方法和单秘验方。

◆ 1962年

1月18日 经国务院批准，任命戴谦为中医研究院副院长。

5月16日 中医研究院党委向卫生部作了关于《中医研究院的方针、任务远景及当前工作调整安排方案》的报告，提出中医研究院的长远方针、根本任务，研究指导原则和临床、基础、中药、文献医史研究的基本内容和机构发展远景计划。

8月7日~10月7日 叶心清赴广州为越南总理范文同治病，18天后赴越南为胡志明主席治病。

8月 中医研究院在东城区东直门北新仓新建的行政楼、科研楼

落成。

9月 萧龙友老中医的亲属根据先生生前的嘱托，将其珍藏的179种、上千册宝贵医书及贵重文物无偿捐献给中医研究院图书馆。

10月 中医研究院院部、中药研究所、医史研究室等单位由广安门北线阁迁往东直门大院。中医研究院内科研究所、外科研究所分开，内科研究所迁入院附属医院。

年内 中医研究院与北京中医学院分开。

年内 全国科学技术工作会议安排中医研究院起草《1963~1972年10年医学科学技术规划》中的中医中药部分。

年内 卫生部派西苑医院老中医专家岳美中为印度尼西亚总统苏加诺执行医疗保健任务。

◆ 1963 年

1月4~9日 赵锡武、孙振寰为锡兰总理班达拉奈克夫人治病。

3月22日 中医研究院召开第二届党员代表大会。大会提出了《中医研究院1963~1972年事业发展规划》，选举车敏樵为党委书记，李挺为副书记。

3月 中医研究院第一任院长鲁之俊在人民大会堂因参加制订我国十年科学规划受到毛泽东主席亲切接见。

4月30日 经卫生部批准，中医研究院附属医院更名为中医研究院西苑医院。任命严荣为内科研究所所长，兼任西苑医院院长。经卫生部批准，中医研究院广安门医院成立。任命石斋、沈谦、张殿华、汪丝益为针灸研究所、外科研究所副所长，兼任广安门医院副院长。卫生部批准中医研究院新组成的院务委员会组成人员为：鲁之俊、车敏樵、李挺、戴谦、余田民、樊复哉、严荣、张殿华、王保祥、赵群、王文鼎、王耕勤、陈邦贤、王雪苔、彭杰三、王易门、朱颜、赵心波、赵金铎、黄坚白、胡斌、吕维柏、沈谦、汪丝益、蒲辅周、朱仁康、魏如恕、章荣烈、孙振寰、高辉远、余桂清、何秀明、谢宗万、冉雪峰、杨树千，鲁之俊任主任委员。

5月 广安门医院眼科专家参加卫生部组织的医疗组赴越南，为越南劳动党主席胡志明执行医疗保健任务。

7月 针灸研究所与外科研究所合并。

年内 在全国医学科学工作会议上，卫生部指定中医研究院为10年规划中医中药项目主要负责单位，并承担29个课题。

◆ 1964 年

1月23日 经中央组织部批准，任命张国钧为中医研究院党委书记，免去车敏樵中医研究院党委书记职务。

1月30日 经中央组织部批准，鲁之俊等7人兼任卫生部医学科学委员会副主任委员。

2月22日 全国医学科学工作会议在北京举行。大会制定了《1963~1972年全国医学科学技术发展规划》，确定中医研究院为中医、中药、针灸、医史文献等学科牵头单位。

3月 根据全国医学科学工作会议精神，修订《中医研究院1963~1972年事业发展规划》。

4月 为重复朝鲜金凤汉教授的经络实验，中医研究院成立经络研究所，张锡钧任所长。通过一系列实验研究，取得可靠数据，否定了金凤汉的结论。

7月 中医研究院中药研究所召开剂型改进经验交流会。来自全国的中药科研、生产单位代表交流了中药剂型改进的经验。会上提出中药剂型改进研究要面向农村，要研制普、验、便、廉的药物。

10月 中医研究院派出76名干部到贵州遵义地区，参加由中央国家机关组织的农村"四清"工作队。

◆ 1965 年

5月 国家科委中医中药专业组成立，办事机构设在中医研究院，负责联系全国中医中药科学研究工作。

8月9日 中医研究院召开第三届党员代表大会。大会选举张国钧、鲁之俊、李挺、戴谦、高合年、余田民、樊复哉、徐仁和、崔楷、石斋、李浩荣、王文鼎、徐瑞杰、张殿华、封福永等15名为党委委员，张国钧为党委书记，鲁之俊、李挺、戴谦、高合年为副书记。

9月20日 中医研究院召开院党委扩大会，决定在山西稷山建立农村疾病研究所，主要任务是贯彻毛主席指示，面向农村开展防病治病和中医药研究工作，更好地为农民服务，同时利于战备。

10月 中医研究院与天津传染病医院协作，在养阴清肺汤治疗白喉有效的基础上，共同研制成的"养阴清肺合剂"经卫生部鉴定，评为部级成果。

12月3日 中医研究院派出由89人组成的医疗队，赴山西稷山农村疾病研究所开展工作。

年内 中医研究院痔瘘研究组，采用注射法、枯痔法、结扎法、外剥内扎法，用扩创手术和外用中药方法治疗肛裂，通过部级鉴定。

年内 中医研究院向国家科委和卫生部科委上报了《全国1963~1972年关于医学科学十年规划（祖国医学部分）研究工作执行情况》，并编制《1965~1966年中医中药研究奋斗目标》。

◆ 1966 年

1月27日 中医研究院隆重举行建院10周年庆祝大会。国家科委副主任于光远，卫生部部长钱信忠，卫生部副部长郭子化、黄树则、史书翰，中宣部及北京市有关领导应邀出席了庆祝大会。

4月18日 卫生部主持召开第一次中医科研成果鉴定会。中医研究院《针拨术治疗白内障的研究》通过鉴定，成为我国经卫生部鉴定推广的第一项中医科研成果。

6月7日 卫生部下发批文，同意中医研究院在山西省稷山县成立农村疾病研究所。

6月 国务院文教办公室、卫生部、海军宣传部联合向中医研究院派驻工作组。

6月以后 中医研究院先后成立红旗战斗兵团和无产阶级联合总部两个群众团体。受文化大革命的影响，中医研究院与全国一起陷入了混乱,正常的科研、教育工作被迫中断;广安门医院和西苑医院的医疗工作也受到一定影响,但基本仍能开展医疗服务。

◆ **1967年**

11月 全国各地赴京中医调查汇报团代表抵京,与中医研究院交流。

年内 中医研究院继续派出医疗、科研小分队,到全国各地巡回医疗,并且在山西稷山建设农村疾病研究所。

◆ **1968年**

12月24日 经卫生部军管会批准,同意成立中医研究院革委会。

12月26日 召开中医研究院革委会成立大会。革委会由军管会代表李之昇、刘梦兰、李福山、白玉洁,领导干部高合年、张世禄,群众代表李文爱、胡世林、张义、张树华、王德田、王秀芳、李炳顺等组成,由李之昇任主任,刘梦兰、高合年任副主任。

年内 由中医研究院牵头,山东、云南、广东、上海、四川、湖北、江苏等省、市的医药研究单位参加,开展全国性的防治疟疾协作研究。这个工作小组简称"523"小组,中医研究院主要由中药研究所承担。

◆ **1969年**

1月21日 中医研究院接受国家下达的"寻找用于预防和治疗热带地区抗药性恶性疟的抗疟药物"的研究任务。

1月 屠呦呦以中医研究院科研组组长的身份加入"523"小组。

11月 中医研究院派出51名干部到稷山农村疾病研究所,成立临时党支部和筹备小组。

年内 内科研究所郭士魁在全国冠心病会议上率先提出中医防治冠心病的活血化瘀和芳香温通两大法则。唐由之开始将白内障针拨术的技术带到了广西农村,从事医疗和研究活动,为当地和全国培养了许多眼科专业人员。

◆ **1970年**

5月 中医研究院派医疗小分队赴海南岛地区。另外,还有西藏阿里地区,河北琢县、邯郸地区及江

西"五七"干校等。为群众诊治疾病,并培训了农村医生。

6月 为参加北京市举办的中草药和新医疗法展览会,中医研究院制订了参展方案,筛选参展项目。

8月 "中医研究院首届活学活用毛泽东思想积极分子代表大会"召开。

9月10日 "中医研究院稷山农村疾病研究所"更名为"中医研究院稷山研究所"。

9月 针灸研究所与经络研究所合并,更名为中医研究院针灸经络研究所。

10月 卫生部、化工部和商业部在中国美术馆联合主办"全国中草药新疗法展览会"。

年内 中医研究院恢复了针刺麻醉的研究。

年内 广安门医院派出抗震救灾医疗队奔赴营口地震灾区。广安门医院肿瘤防治医疗队赴河南林县地区,针灸治疗聋哑小分队赴北京房山地区为当地群众防病治病。

◆ **1971年**

1~5月 周恩来总理多次接见卫生部及有关直属单位领导。中医研究院院长鲁之俊多次受到接见。

2月 卫生部军管会批复中医研究院与北京中医学院合并。

3月11日 中医研究院受卫生部军管会委托,举办新医学习班。

7月9日 周恩来总理指示:中医研究院和北京中医学院合并;合并后的名称为中医研究院;实行一个领导班子,两块牌子,承担科、教、医3项任务。

7月29日 李先念副总理会见越南东医考察团,中医研究院鲁之俊陪同接见。

7月 中医研究院与北京中医学院合并后招收第一批工农兵大学生,设置中医、中药两个专业。

7月 原军管会代表撤走,以廖志山为首的军管会进院。

8月 中医研究院由13人组成"攻克老年慢性支气管炎"领导小组,与6个省、市协作,研制牡荆、荆条、黄荆挥发油治疗慢性气管炎。通过药理、药化、药物资源等系统

研究,并对4000余例临床试验及大量实验室工作,证明3种挥发油均具有祛痰、镇咳、平喘作用。其疗效好,而且毒副作用小,药源丰富,提取工艺简单,服用方便,成本低廉,很适合在广大农村、城镇推广使用。

10月4日 中药研究所科研人员屠呦呦与科研组,从系统整理古代医药文献入手,收集两千多种方药,归纳编纂成《抗疟方药集》。又从中选出200多方药,以现代科学组织筛选,不断改进提取方法,终于找到青蒿抗疟的有效成分——青蒿素。

年内 中医研究院与北京中医学院合并后,将位于和平街北口的原河北师范学校校舍划拨给北京中医学院使用。

年内 在西苑医院郭士魁的建议下,北京地区冠心病研究协作组成立,由阜外医院院长吴英恺担任组长,郭士魁和陈可冀参与其中,由此开始了冠心Ⅱ号复方的研究,同时也开始研究宽胸气雾剂的抗心绞痛作用。

◆ **1972年**

1月6日 中医研究院在小汤山建立"五七"农场,后更名为"五七"干校。

1月26日 西苑医院医务人员随中国医疗小组抵达日内瓦,为美国著名作家埃德加·斯诺治病。

8~10月 青蒿素的研究进入临床阶段并取得初步成功。

9月11日 针对中医事业后继乏人的严峻状况,岳美中上书中央,提出关于开办高级中医进修班的建议,得到中央领导的支持。

9月16日 李先念副总理等中央领导同志同意中医研究院开办中医研究班。

10月24日 中央办公厅转来岳美中关于开办高级中医进修班的建议。

11月7日 卫生部通知:健康报社正式撤销。为加强中医研究院建设,决定原健康报社人员、器材等全部设施由中医研究院接管。

11月13日 卫生部同意西苑医

院附设护士学校，学校名称为西苑医院护士学校，设护理专业。

◆ **1973 年**

3 月 8 日 院长鲁之俊给周恩来总理、李先念副总理写信，提出中医研究院管理体制和增派领导干部问题。

4 月 卫生部研究决定，调沙洪、欧阳竞、李永春、程超明到中医研究院工作。

4 月 中医研究院召开第四届党员代表大会。大会选举鲁之俊、欧阳竞、沙洪、黄升仁、杨治、李永春、郑之辅、程超明、高鹤亭等为党委委员；鲁之俊为代理书记，欧阳竞、沙洪为副书记。

4 月 中药研究所分离提取出有效单一青蒿素结晶。

5 月 周总理批示中医研究院举办全国中西医结合治疗骨关节损伤学习班。

6 月 11 日 经卫生部批准，成立中共中医研究院委员会。

6 月 中医研究班正式开班，岳美中任主任。中医研究班后来发展成为中医研究院的研究生院。

7 月 中医研究院召开全院职工大会，组织各点医疗队向全院职工汇报医疗队在农村开展巡回医疗情况。

8 月 18 日 ~10 月 26 日 应伊朗沙姆斯公主办公室请求，经国务院批准，赴伊朗医疗小组的宋正廉、谭铭勋两位医生为沙姆斯公主治病。

年内 成立院党委会，军管会撤走。

年内 中医研究院举办在职干部中医训练班，国务院所属中央各部委选调出 104 名青年干部参加。

年内 屠呦呦等经过大量反复的实验研究，于 1973 年分离提取出有效单体——青蒿素结晶，并证明青蒿素治疗各型疟疾是一个高效、速效、低毒的理想新药，在抢救脑型疟、治疗抗氯喹株疟疾等方面都优于国际公认的氯喹，达到了国际水平，引起国内外的重视。

◆ **1974 年**

4 月 3 日 经卫生部批准，工宣队进驻中医研究院。

5 月 14 日 李先念副总理批示

卫生部派医疗组去甘肃武山县滩歌公社董家坪大队工作，陈可冀担任队长。

8 月 中央任命鲁之俊任中医研究院院长，黄升仁、杨治、李永春任副院长。

12 月 20 日 中医研究院召开群众代表大会，讨论中医研究院与北京中医学院合并后的机构调整方案。院长鲁之俊在会上对方案作了介绍。

年内 广安门医院与中医研究院共同拍摄完成"白内障"及"泌尿道结石"两部科教片。

◆ **1975 年**

4 月 23 日 中医研究院举办的第一期外国医生针灸学习班举行开班典礼。

4 月 29 日 中医研究院原副院长，全国政协第三、四届常委，第四届人大代表，著名中医药专家蒲辅周因病逝世，享年 87 岁。

5 月 周总理批示中医研究院举办全国中西医结合治疗骨关节损伤学习班。

7 月 23 日 在周恩来总理的主持下，广安门医院唐由之等医务人员为毛泽东主席做了白内障手术，取得满意效果，受到毛泽东主席和中央领导的赞赏。

9 月 9 日 卫生部成立中西医结合领导小组，中医研究院院长鲁之俊任副组长。

11 月 毛泽东主席等国家领导人委派广安门医院眼科专家唐由之赴朝鲜为金日成主席作眼科医疗保健。

◆ **1976 年**

1 月 中医研究院成立课题组，承担国家汉字信息处理系统工程（"748"工程）"汉语主题词表"项目部分研究工作。

3 月 中医研究院中医研究班经过两年多时间的基建和筹备，举行开学典礼，国务院二办副主任范长江和卫生部等领导参加，并在会上讲话。

5 月 21 日 中医研究院举办的在职干部中医训练班举行毕业典礼。

5 月 25 日 院党委向卫生部党组上报关于改革中医教学体制的请

示，提出将东直门医院与中医系合并，成立一个党委。

7 月 28 日 唐山地区发生强烈地震，中医研究院 300 余名师生与当地医务人员一起投入抗震救灾救治伤员的工作。

◆ **1977 年**

11 月 4 日 国务院批准筹建中医研究院骨伤科研究所。

12 月 19 日 中医研究院召开科技大会，总结建院以来的科研成绩，98 项成果在大会上受到表扬。

年内 中药研究所承担的"治疗慢性气管炎新药——牡荆、荆条、黄荆叶挥发油的研究"获全国科学大会奖。

◆ **1978 年**

3 月 10 日 经卫生部批准，任命王恩厚为中医研究院党委书记兼北京中医学院党委书记；王瑛、戴谦为中医研究院党委副书记；季钟朴为中医研究院党委常委兼北京中医学院党委常委；李永春、郑之辅为中医研究院党委常委；刘伯文、黄升仁、程超明为北京中医学院党委副书记；免去鲁之俊中医研究院党委代书记职务。

3 月 23 日 经国务院批准，任命季钟朴为中医研究院院长兼北京中医学院院长；李永春为中医研究院副院长；郑之辅为中医研究院政治部主任；黄升仁、杨礼慈、高鹤亭为北京中医学院副院长；程超明任北京中医学院政治部主任；免去鲁之俊中医研究院院长职务。

3 月 在第五届全国人民代表大会上，中医研究院著名中医专家岳美中当选为全国人大常委会委员。

3 月 国务院李先念等 4 位副总理批准成立中医研究院骨伤科研究所。

4 月 30 日 卫生部任命尚天裕为骨伤科研究所所长，冯天有、沈志祥、陶亚为副所长，陈阳和、马尊卿为党总支副书记。

5 月 4 日 经卫生部批准，高合年任中医研究院党委副书记。

5 月 23 日 经国务院批准，李永春、李挺、赵锡武、唐由之、施奠邦任中医研究院副院长。

6月12日　经卫生部批准，季钟朴任中医研究院党委副书记。

6月23日　经国务院批准，高合年任中医研究院政治部主任。

9月　中医研究院举办的中医研究生班在北京开学。这是我国恢复研究生教育制度以来第一批入学的研究生，招收硕士研究生74名。

10月　中医研究院成立第一届学术委员会，职责是对全院科技人员晋升资格、科研课题计划和科研成果等进行评审。学术委员会委员任期3年。

年内　经卫生部批准，中医研究院和北京中医学院正式分开。中央组织部任命王恩厚为中医研究院党委书记，季钟朴为中医研究院院长。

◆ 1979年

4月　中医研究院举办《中国医学百科全书·祖国医学》编写工作会议，来自全国的中医院校、科研机构有关领导、名老中医100余人参加会议。

5月16日　经中国科学技术协会批准，中国针灸学会成立并挂靠中医研究院。

9月　中药研究所屠呦呦研究员主持承担的"抗疟新药——青蒿素的研究"获国家发明奖二等奖，屠呦呦研究员获发明奖章。

年内　针灸经络研究所更名为针灸研究所。

◆ 1980年

3月27日　经卫生部批准，同意恢复中医研究院临床研究所建制。西苑医院为中医研究院第一临床医学研究所；广安门医院为中医研究院第二临床医学研究所。

4月4日　经中央组织部批准，严荣任中医研究院顾问。

4月5日　经卫生部批准，西苑医院护士学校更名为中医研究院卫生学校，设中医护理、技士两个专业。

7月　举行1980届研究生毕业典礼，74名硕士研究生获得学位。

8月21日　经中央书记处批准，王瑛兼任中医研究院副院长。

9月10日　经卫生部批准，成立中医研究院中心实验室，王佩任主任。

9月25日　经中共中央组织部批准，任命尤祥斋为中医研究院顾问。

10月10日　经国家出版局批准，成立中医研究院中医古籍出版社。

10月18日　举行中医研究院工会成立大会。全院132名会员代表参加会议，中医研究院正式建立工会组织。

11月3日　经中央组织部批准，任命尚天裕、王佩为中医研究院副院长。

12月20日　中医研究院学术委员会增补20名委员和1名秘书。

12月24~26日　中医研究院召开第五次党员代表大会，130名党代表出席会议，名老中医专家、民主党派和无党派人士代表，应邀列席大会。大会开幕式由戴谦主持。会议选举产生第五届党委会委员；17人当选为委员会委员，王恩厚、季钟朴、高合年、李永春、施奠邦、唐由之、王佩当选为党委常委。

年内　世界卫生组织同中医研究院签订两个合作项目协议，在中医研究院建立传统医学中心和针灸培训中心。

◆ 1981年

3月10日　中医研究院与日本国株式会社津村顺天堂签订关于合作研究中药的协议书，这是中日两国在中医药研究方面的第一次友好合作。

4月16日　经卫生部批准，同意中医研究院第五届党代会的选举结果。党委委员由17人组成：王恩厚、季钟朴、高合年、李永春、施奠邦、唐由之、王佩、康文焕、路林、崔楷、刘静明、韩明德、王雪苔、陈阳和、胡纯之、杨珍、李素娟。党委常委由7人组成：王恩厚、季钟朴、高合年、李永春、施奠邦、唐由之、王佩。王恩厚任中医研究院党委书记；季钟朴、高合年任中医研究院党委副书记；高合年兼任纪律检查委员会书记。任介民、伍正国为纪律检查委员会专职副书记。

4月23日　经中央组织部批准，戴谦任中医研究院顾问，免去其中医研究院党委副书记职务；李挺任中医研究院顾问，免去其中医研究院副院长职务。

4月24~25日　中医研究院共青团第五次代表大会举行。出席会议代表96人，列席3人，还邀请了6名老干部和老团干部参加会议。

5月3日　经卫生部批准，图书馆、情报室合并，成立中医研究院图书情报中心。

11月3日　经国务院批准，中医研究院成为国家首批拥有博士、硕士学位授予权单位。

11月8日　中国中西医结合研究会成立并挂靠中医研究院，这是我国最大的全国性中西医结合学术团体。国务院副总理陈慕华、中国科协副主席裴丽生、卫生部副部长王伟、崔月犁等出席成立大会。

年内　骨伤科研究所科研大楼、中心实验室实验大楼、院部系统宿舍楼均破土动工。

◆ 1982年

3月20日　东直门大院内16层宿舍大楼主体工程完毕。

3月26日　中医研究院成立第二届学术委员会，共有委员27人；分中医与医史文献、临床、实验等3个分委员会。

5月8日　中医研究院学位评定委员会成立并召开首次会议。

5月28日　中医研究院成立中国医史文献研究所，李经纬任所长。

年内　在卫生部的大力支持下，图书情报中心组建中医药电子计算机应用研究组，着手编写《中医药学主题词表》，探讨中医药文献检索现代化建设。

◆ 1983年

1月10日　经中共中央组织部批准，胡熙明任中医研究院党委书记，免去其卫生部中医司副司长职务；施奠邦任中医研究院院长；杨珍任中医研究院党委副书记；唐由之、王雪苔任中医研究院副院长。免去王恩厚中医研究院党委书记职务；免去季钟朴中医研究院院长职务；免去李永春、高合年、王佩副院长职务。

3月21日 中医研究院召开广安门医院承包合同签字仪式。院长施奠邦、广安门医院院长费开扬分别在合同书上签字，卫生部计划财务司司长司更生作为监督单位代表也在合同上签字。

8月19日 经卫生部与世界卫生组织商定，在中国成立7个传统医学合作中心。其中在中医研究院建立"临床研究与信息合作中心"（西苑医院、广安门医院、基础理论研究所、骨伤科研究所、医史文献研究所、图书情报研究所）、"中药合作中心"（中药研究所）、"针灸合作中心"（针灸研究所）3个合作中心。

10月 骨伤科研究所科研楼正式落成启用。卫生部正式批准骨伤科研究所建立100张病床的临床基地，国家教委批准骨伤科研究所为骨伤科专业硕士、博士点。

11月23日 卫生部批准中医研究院成立新一届学位评定委员会，由24名委员组成，主席为施奠邦，副主席为唐由之、王雪苔。

12月15日 举行赵燏黄先生诞辰一百周年纪念会，施奠邦院长在纪念大会上讲话。纪念会由王雪苔副院长主持，赵燏黄先生生前友好、家属、学生和中医药界代表、新闻界及各方面来宾300余人参加了纪念会。

12月27日 卫生部党组通知，鲁之俊任中医研究院名誉院长。
◆ 1984年
2月10日 教育部批准中医研究院筹建北京针灸学院。

3月27日 中央顾问委员会委员黄火青来中医研究院视察，重点了解中国医史文献研究所、图书情报中心和有关实验室的情况。

4月21日 经卫生部党组研究决定，陈玉民任中医研究院副院长。

4月 中医古籍出版社划归图书情报中心管理。

7月24日 中医研究院中心实验楼竣工落成。

8月12日 世界针灸学会联合会筹备委员会在北京成立，该国际性学术组织由来自15个国家的30

位委员组成，常设机构挂靠中医研究院。中医研究院名誉院长鲁之俊当选为筹委会执行主席，王雪苔当选为筹委会秘书长。

9月10日 著名老中医何时希先生将家传珍藏文献、文物300余件无偿捐献给中医研究院。尊重何时希先生的意愿，中医研究院将献书的奖金作为研究生论文奖金，设立"何时希奖学金"。

10月29日 中医研究生班更名为中医研究院研究生部。

11月21日 经中央组织部批准，胡熙明任卫生部副部长、党组成员（暂兼中医研究院党委书记）。
◆ 1985年
3月20日 卫生部党组决定，任命陈玉民为中医研究院党委副书记（免去副院长职务），杨保华为副院长，张延硕为纪律检查委员会书记。

3月 著名医史文献学家和藏书家、军事医学科学院研究员范行准教授，将其个人收藏的《栖芬室架书目录》中所载的763种、2100余册中医古籍捐献给中医研究院图书情报中心。

4月1日 国务院任命陈绍武为中医研究院院长；施奠邦为名誉院长，免去其中医研究院院长职务；免去鲁之俊中医研究院名誉院长职务；陈玉民为中医研究院党委副书记，免去其副院长职务；杨保华为中医研究院副院长；张延硕为中医研究院纪律检查委员会书记（副司局级）。

4月11日 中心实验室更名为中医基础理论研究所，包景珍任所长。

5月20日 院党委研究决定，在广安门医院成立眼科研究所，在西苑医院成立老年医学研究所。

5月 卫生部批准西苑医院、广安门医院、骨伤科研究所、中国医史文献研究所实行院所长负责制。

9月4日 经卫生部党组批准，刘益清任中医研究院副院长。

9月7日 中医研究院成立科技服务部，科技服务部由中医研究院动物室、声相室、维修室和印刷厂4

个单位合并组成。

10月8日 中医研究院更名为中国中医研究院。中共中央总书记胡耀邦为中国中医研究院建院30周年题写了院名。

11月16日 中国中医研究院中药研究所实验药厂举行开业仪式。

11月26日 经卫生部党组批准，高德任中国中医研究院副院长。

12月10日 《中国中医研究院通讯》更名为《中国中医研究院院报》。

12月16日 我国古代医学家张仲景塑像揭幕式在中国中医研究院举行。全国人大常务委员会副委员长彭冲为塑像题字；卫生部部长崔月犁为塑像揭幕并发表讲话。来自全国中医界的知名专家、学者和朝鲜、日本等国家及中国香港地区的代表共400余人参加了揭幕仪式。

12月19日 召开中国中医研究院成立30周年庆祝大会。党和国家领导人胡耀邦、李先念、彭真等分别题词或发来贺信。中共中央政治局委员习仲勋，全国人大常委会副委员长彭冲、严济慈，全国政协副主席杨静仁，中央顾问委员会常务委员黄火青，卫生部部长崔月犁，北京市副市长陈昊苏等领导应邀出席；来自全国各地中医界的代表和朝鲜、日本、澳大利亚、南斯拉夫、泰国、美国、英国、印度等国家及中国香港地区的代表共1300余人参加了大会。次日，中央电视台、中央人民广播电台、新华社、《人民日报》《光明日报》等20多家新闻单位对此进行播放和报道。

12月 中国中医研究院广安门医院史兆歧主持承担的"消痔灵注射液治疗3期内痔临床与实验研究"、唐由之主持承担的"白内障针拨套出术的研究"和中国中医研究院王雪苔等参与编写的"汉语主题词表"分别获1985年度国家科技进步奖二等奖；广安门医院刘猷枋主持承担的"化瘀尿石汤治疗上尿路结石的研究"获国家科学技术进步奖三等奖。
◆ 1986年
2月15日 中国中医研究院成

立中国医史博物馆，收藏医药文物3000余件。

2月20日 经卫生部党组研究决定，同意由陈绍武、陈玉民、唐由之、刘益清4人组成院党委常委会。陈绍武任代理党委书记，陈玉民任常务副书记。

3月25日 经卫生部批准，任命许明为中国中医研究院副院长，增补为党委常委和北京针灸骨伤学院代理党委书记职务。

4月1日 由中国中医研究院骨伤科研究所与北新桥医院协作创建的骨伤科分部开诊。

4月26日 中国中医研究院首届研究生会成立。84级研究生鄢良当选为首届研究生会会长。中国中医研究院副院长刘益清在会上讲话，150余名在院研究生参加了成立大会。

5月16日 中国中医研究院召开共青团第六次代表大会，选举产生了第六届团委，院领导陈绍武、陈玉民、许明出席会议。

6月 中国中医研究院图书情报中心更名为图书情报研究所，薛清录任所长，周洁任党支部书记。

8月30日 经卫生部批准，任命陈绍武兼任北京针灸学院院长，代理党委书记。

9月1日 北京针灸学院举行首届开学典礼。全国人大常务委员会副委员长彭冲、王任重发来贺信，卫生部副部长陈敏章、胡熙明，北京市副市长陈昊苏到会表示祝贺。中国中医研究院代理党委书记、院长陈绍武，副书记陈玉民出席开学典礼。

10月25日 卫生部批准成立中国中医研究院眼科医院。

12月4日 中国中医研究院广安门医院史兆岐因发明用消痔灵注射治疗晚期内痔的新疗法荣获第三十五届布鲁塞尔尤里卡世界发明博览会个人发明荣誉奖的最高奖——一级骑士勋章。

12月 中国中医研究院隶属关系由直属卫生部变更为直属国家中医管理局（1988年5月更名为"国家中医药管理局"）。

◆ 1987年

1月 任命王岱、李同生为北京针灸学院副院长。

8月17日 针灸研究所门诊部迁入新门诊楼，并于19日在新门诊楼全面开诊。

10月 经国家教委批准，北京针灸学院更名为北京针灸骨伤学院。

11月22日 世界针灸学会联合会正式成立，总部设在中国中医研究院。卫生部副部长兼国家中医药管理局局长胡熙明当选为联合会主席，鲁之俊当选为名誉主席，王雪苔当选为秘书长。

11月23~26日 世界针灸学会联合会正式成立暨第一届世界针灸学术大会举行。来自57个国家和地区的1500余名针灸专家和70余个针灸学术组织代表出席大会。乌兰夫、习仲勋、黄华等国家领导人应邀出席开幕式，中国中医研究院60余名针灸及有关专家、学者出席大会。

年内 在颁布的全国31项中医药重大科技成果奖中，中国中医研究院共获5项部乙级成果奖。这些项目是：《中医护理学》《治疗肱骨外髁翻转骨折经验总结》《扶正冲剂合化治疗术后晚期胃癌》《降糖甲片治疗成年人消渴》《大菟丝子饮为主治疗慢性再生障碍性贫血》。

年内 中医药信息研究所被确定为世界卫生组织（WHO）传统医学合作中心（临床与情报）。

◆ 1988年

2月3日 中国中医研究院学位评定委员会首次通过董福慧、高思华、尤江云3名博士生学位评定。

6月25日 经中央组织部批准，任命郝文明为中国中医研究院党委书记，免去陈绍武中国中医研究院、北京针灸骨伤学院代理党委书记职务。

7月2日 中国中医研究院西苑医院举行新病房楼落成典礼。

9月22日 中国中医研究院图书馆新馆落成并举行开馆典礼。中央顾问委员会委员崔月犁为图书馆开馆剪彩。

10月11日 中国中西医结合研究会在北京召开中西医结合30周年纪念暨表彰大会。会上，对700余名中西医工作者进行了表彰，李先念、彭真、聂荣臻、徐向前、习仲勋、洪学智、陆定一、崔月犁、陈敏章、钱信忠等领导为学会题词。

12月9日 中国中医研究院召开纪念当代杰出的中医学家蒲辅周诞辰100周年大会。全国人大常委会副委员长严济慈、廖汉生，政协副主席方毅，卫生部部长陈敏章，副部长兼国家中医药管理局局长胡熙明，以及首都医药卫生界的领导、专家，蒲老家乡的代表和学生、亲属300余人参加了纪念会，李鹏、邓颖超、聂荣臻、薄一波等国家领导人分别为纪念蒲辅周诞辰题词。

◆ 1989年

1月 《中药通报》更名为《中国中药杂志》。

4月1日 全国著名老中医施今墨先生医方墨迹捐献仪式在中国中医研究院图书馆举行，院党委书记郝文明、院长陈绍武和图书情报研究所所长薛清录及施今墨先生的亲属等参加了捐献仪式。

7月 由中药研究所江文君牵头承担的"熟大黄炮制新工艺及临床应用的开发研究"获得1989年度国家科技进步奖三等奖。

12月 中国中医研究院中药研究所屠呦呦主持承担的"抗疟新药——青蒿琥酯"获得1989年度国家发明奖三等奖。

年内 "六味地黄丸（汤）预防食道癌的临床研究"获部二级科技进步成果奖。

◆ 1990年

2月 "中国中西医结合研究会"更名为"中国中西医结合学会"。

6月21日 卫生部、国家中医药管理局在中国中医研究院组织召开干部会议。卫生部副部长顾英奇宣布了关于院领导任免的决定：张凤楼、傅世垣、房书亭、唐由之、李振吉等5位为中国中医研究院党委常委；张凤楼为中国中医研究院党委书记，房书亭为副书记；傅世垣为中国中医研究院院长，唐由之、李振吉、高德为副院长。

7月16~21日 在卫生部、国家计生委、国家医药管理局、国家中医药管理局、总后卫生部等单位在北京举行的全国医药卫生科技成果展览会上,中国中医研究院推出10项成果获金杯。

8月 邓铁涛、何任、焦树德、步玉如、方药中、路志正、张琪和任继学8位名老中医上书江泽民总书记,就加强国家中医药管理局的职能提出建议,有效阻止了撤销国家中医药管理局的动议。

9月12日 经国家中医药管理局批准,张殿璞任中国中医研究院副院长兼北京针灸骨伤学院常务副院长。

12月26日 经国家中医药管理局批准,任命房书亭为中国中医研究院党委副书记。

12月 中药研究所姜廷良主持承担的"六味地黄丸预防食管癌的实验和临床研究"获得1990年度国家科技进步奖三等奖。

年内 中国中医研究院组建3个国家级实验室,分别为肿瘤实验室、P3实验室、情报检索实验室。

◆ 1991年

1月22~23日 中国中医研究院召开1990年度学术交流暨成果评审大会。29项通过鉴定的科研成果在会上进行了学术交流,院领导傅世垣、唐由之和院专家委员会委员及各院所科技人员200余人参加会议。

1月26日 经国家中医药管理局批准,沈志祥任中国中医研究院党委副书记,负责北京针灸骨伤学院日常党务工作。

5月10日 中国中医研究院召开第七届共青团代表大会,来自中国中医研究院各基层组织的58名共青团员代表出席会议。

9月2日 在人民大会堂举行国家"七五"科技攻关总结表彰大会。中国中医研究院参加"七五"科技攻关项目的10名专家参加了表彰大会。由中国中医研究院针灸研究所、中药研究所与兄弟单位共同完成的"针刺镇痛机理的揭示及针麻在临床的应用""123种中药材品种质量评

价"两项重大成果获奖。

12月12日 中药研究所赵中振研究员主持承担的"树皮年轮的研究及其在中药方面的应用"荣获当年度国家科学技术进步二等奖。

12月28日 中国中医研究院陈可冀教授当选为中国科学院学部委员(院士)。

◆ 1992年

3月14日 经国家中医药管理局批准,成立北京针灸骨伤学院附属医院。

3月25日 中医古籍出版社从图书情报研究所分出,单独管理。

3月31日 经国家中医药管理局批准,中国中医研究院卫生学校迁至北京针灸骨伤学院内,更名为北京针灸骨伤学院附属中医药学校。

5月 江泽民主席为图书情报研究所编撰出版的《中医古籍孤本大全》题写书名。

5月 "中国中医研究院实验动物室"更名为"中国中医研究院医学实验动物中心"。

11月5日 中国中医研究院与广西壮族自治区卫生厅,就其直属的广西民族医药研究所加挂"中国中医研究院广西民族医药研究所"牌子达成协议。

12月 中药研究所屠呦呦等创制、开发的"双氢青蒿素及其片剂"获得1992年度全国十大科技成就奖。

◆ 1993年

1月7日 在人民大会堂举行1992年全国十大科技成就奖颁奖仪式,中国中医研究院中药所屠呦呦等创制开发的"双氢青蒿素"及其片剂位居第六,是医药卫生系统唯一获此成就奖的项目。

1月11日 授予中药研究所屠呦呦研究员"中国中医研究院终身研究员"称号,并颁发中国中医研究院最高荣誉证书和金质奖章,奖励人民币1万元。

2月25日 中国中医研究院广西民族医药研究所正式挂牌成立。

2月 经国家中医药管理局批准,国家教育委员会复核,北京针灸骨伤学院增设中医学本科专业。

5月8日 图书情报研究所更名为中医药信息研究所。

5月 中国中医研究院骨伤科研究所孟和教授研制的"带有移动式锁针器及压板的骨折复位固定器(孟氏架)"及其疗法获第9届国际发明新产品展览会金奖2枚、铜奖1枚。

8月5日 成立中国中医研究院骨伤科医院,与骨伤研究所一个班子、两块牌子。

8月28日 举行中国中医研究院专家门诊部开诊仪式。名誉院长施奠邦,院领导张凤楼、高德和国家中医药管理局医政司、东城区卫生局有关领导出席开诊仪式。

◆ 1994年

1月20日 中国中医科学院图书馆举行马继兴教授献书仪式。马继兴教授将中医古籍珍善本图书14部96册、微缩胶卷4盘捐赠中国中医研究院图书馆。

1月23日 经国家中医药管理局批准,傅世垣兼任北京针灸骨伤学院院长;李安邦任中国中医研究院副院长兼北京针灸骨伤学院常务副院长,免去其国家中医药管理局人事教育司副司长职务;王岱、魏怀伟任北京针灸骨伤学院副院长;免去张殿璞中国中医研究院副院长兼北京针灸骨伤学院常务副院长职务;免去李同生北京针灸骨伤学院副院长职务。

6月3日 经北京市中医管理局和国家中医药管理局批准,成立中国中医研究院长城医院。

9月5日 经国家中医药管理局批准,张瑞祥、阎孝诚、赵田雍任中国中医研究院副院长,免去李振吉中国中医研究院副院长职务;李维衡任中国中医研究院党委副书记兼纪律检查委员会书记;免去张延硕纪律检查委员会书记职务。

9月10日 经国家中医药管理局批准,中国中医研究院党委常委由傅世垣、房书亭、李维衡、张瑞祥、李安邦、阎孝诚、赵田雍7人组成。

9月30日 国家中医药管理局批准成立中国中医研究院眼科医院。

10月27日 经国家中医药管理局批准，中国中医研究院广安门医院二部更名为中国中医研究院眼科医院，高健生任院长。

12月30日 经国家中医药管理局批准，西苑医院、广安门医院被正式评为三级甲等中医医院和全国重点示范中医医院。

12月 中国中医研究院针灸研究所程莘农教授当选为中国工程院院士。

◆ 1995年

4月25日 任命钟孟良为北京针灸骨伤学院附属医院副院长。

8月31日 成立中国中医研究院博士后流动站工作领导小组。院长傅世垣任组长，副院长高德任副组长。

10月23日 北京针灸骨伤学院附属医院党委正式成立，由吴学章、钟孟良、张文安3人组成。

11月20日 国家中医药管理局重点研究室——中国中医药文献检索中心通过验收正式投入使用。

12月1日 中国中医研究院召开全院干部大会。院长傅世垣宣布国家中医药管理局关于中国中医研究院领导班子调整的文件：唐由之任中国中医研究院名誉院长，免去其副院长职务；房书亭任中国中医研究院党委书记，免去其副书记职务；仇芙林任中国中医研究院党委副书记。

12月6~8日 中国中医研究院召开第六次党员代表大会。卫生部部长陈敏章，卫生部副部长兼国家中医药管理局局长张文康，国家中医药管理局副局长诸国本、于生龙，中央国家机关工委组织部、国家人事部国管人事司、卫生部直属机关党委、国家中医药管理局直属机关党委和纪委等有关司、办领导应邀出席大会开幕式。大会选举产生第六届党委会和纪委会，通过第五届党委、纪委工作报告和《中国中医研究院"九五"计划的决议》。第六届党委会组成人员：房书亭、傅世垣、李维衡、仇芙林、张瑞祥、阎孝诚、赵田雍、李安邦、唐由之、尤德宝、姚乃礼、杨毅民、陈可冀、邓良月、孟庆云、贺万才、陈贵廷、李国栋、吴学章。

12月15日 中药研究所举行新科研楼落成典礼暨庆祝建所40周年大会。

12月19日 中国中医研究院建院40周年庆典大会在人民大会堂召开，党和国家领导人江泽民、李鹏、乔石、刘华清、李铁映、彭珮云等为中国中医研究院建院40周年题词。全国人大常委会副委员长吴阶平，全国政协副主席孙孚凌，全国人大常委会教科文卫委员会主任委员赵东宛，原卫生部领导钱信忠、崔月犁、顾英奇、胡熙明，卫生部副部长兼国家中医药管理局局长张文康，卫生部副部长孙隆椿，中纪委驻卫生部纪检组组长张凤楼，世界卫生组织驻华代表处代表季卿礼和国家计委、国家科委、人事部、财政部、国家民族事务管理委员会、国家自然科学基金委员会、国务院学位办公室、国家中医药管理局、国家专利局、外国专家局、中国医学科学院、中国预防医学科学院、中国军事医学科学院、总后卫生部等上级单位和京内外兄弟单位与中国中医研究院职工代表500余人参加了庆典大会。

12月 经卫生部验收批准，国家中医药管理局重点实验室——中国中医研究院P3实验室成立。

◆ 1996年

8月 中药研究所迁入新科研大楼。

10月10日 经中国中医研究院常委会研究，同意眼科医院聘请唐由之研究员为名誉院长。

12月7日 为迎接全国卫生工作大会的召开，中国中医研究院举行百名专家义诊咨询。

12月20日 国家中医药管理局批复，同意骨伤科研究所与北京针灸骨伤学院骨伤系、附属医院合并，定名为中国中医研究院望京医院。同时，保留中国中医研究院骨伤科研究所的牌子。

12月24日 经国家中医药管理局批准，王一涛任中国中医研究院副院长、党委委员、常委。

◆ 1997年

1月17日 骨伤科研究所、北京针灸骨伤学院骨伤系、北京针灸骨伤学院附属医院3个机构合并，成立中国中医研究院望京医院。

2月17日 国家中医药管理局批复：房书亭为中国中医研究院、北京针灸骨伤学院党委书记；李维衡、仇芙林为中国中医研究院、北京针灸骨伤学院党委副书记；傅世垣为中国中医研究院、北京针灸骨伤学院院长；张瑞祥、李安邦、高德、阎孝诚、赵田雍、王一涛、魏怀伟为中国中医研究院、北京针灸骨伤学院副院长。

4月8日 中国中医研究院首次在全国范围内公开招聘二级院所院所长，招聘中国医史文献研究所正所长1名、副所长2名。

4月8日 针灸研究所与北京针灸骨伤学院针灸系合并，统一领导，名称为中国中医研究院针灸研究所，保留北京针灸骨伤学院针灸系的名称。针灸研究所实行所长负责制。

7月 成立中国中医研究院青蒿和青蒿素研究中心，中心建在中药研究所。

8月22日 韩国著名医学家裴元植先生捐赠设立"中国中医研究院裴元植奖励基金"，每年用于表彰中韩两国在中国中医研究院学习传统医学的优秀学生。

9月 中国中医研究院研究生部由西苑医院迁至北京针灸骨伤学院内。

10月 王永炎先生当选为中国工程院院士，还担任全国人大常委、中国中医研究院名誉院长职务。

11月1~3日 世界针联成立10周年学术大会在北京举行，中国中医研究院原院长陈绍武连任针联主席。

◆ 1998年

8月11日 邓铁涛、任继学、张琪、路志正、焦树德、巫君玉、颜德馨、裴沛然八老亲笔签名上书朱镕基总理，感谢中央在压缩编制的情况下还保留国家中医药管理局，这对中医药发展提供了组织保证。

8月18~19日 中国中医研究院

下属医疗机构举行大型抗洪赈灾义诊。为期 2 天的义诊共有 750 名医生参加，就诊患者 7855 人次，义诊捐款额达 26 万元。

9 月 8 日 中国工程院院士、中国中医研究院针灸研究所程莘农教授被聘为中央文史研究馆馆员。

11 月 30 日 经国家中医药管理局批准，王永炎任中国中医研究院院长，北京针灸骨伤学院院长、党委委员、常委；姚乃礼任中国中医研究院常务副院长，北京针灸骨伤学院副院长、党委常委、副书记；免去傅世垣中国中医研究院院长，北京针灸骨伤学院院长、党委常委、委员职务；免去李维衡中国中医研究院党委副书记，党委常委、委员，纪委书记、委员职务；免去张瑞祥中国中医研究院副院长，北京针灸骨伤学院副院长、党委常委、委员职务；免去李安邦中国中医研究院副院长，北京针灸骨伤学院副院长、党委常委、委员职务。

12 月 中国医史文献研究所马继兴主持承担的《神农本草经》的整理研究、李经纬主持承担的《中医大辞典》获得 1998 年度国家科技进步三等奖。

◆ 1999 年

4 月 10 日 中国中医研究院第一任院长、著名针灸和外科专家鲁之俊因病逝世，享年 88 岁。

9 月 中国中医研究院研究生部由北京针灸骨伤学院迁至东直门大院内。

12 月 2 日 名誉院长唐由之为印度尼西亚总统瓦希德执行医疗保健任务。

◆ 2000 年

1 月 7 日 聘任陈可冀、王永炎、王一涛、邓良月、孙树椿、朴炳奎、李连达、林兰、姜廷良、翁维良、屠呦呦等 11 位专家为中国中医研究院首批首席研究员，聘期 5 年。

1 月 14~17 日 以王永炎院士出任首席科学家的"方剂关键科学问题的基础研究项目"成功中标国家"973"计划，获经费资助 3000 万元，在北京召开第一次工作会议，正式启动。

5 月 30 日 中国中医研究院召开表彰全国先进工作者马继兴大会。常务副院长兼党委副书记姚乃礼宣读了院党委关于开展向马继兴学习的决定；院长王永炎向马继兴颁发了荣誉证书及奖金。

7 月 31 日 根据《国务院办公厅转发教育部等部门关于调整国务院部门（单位）所属学校管理体制和布局结构实施意见的通知》，北京针灸骨伤学院与北京中医药大学合并。

8 月 2 日 经国家中医药管理局批准，免去房书亭北京针灸骨伤学院党委书记、常委、委员职务；免去姚乃礼、仇芙林北京针灸骨伤学院党委副书记、常委、委员职务；免去王永炎北京针灸骨伤学院院长、党委常委、委员职务；免去姚乃礼、赵田雍、王一涛北京针灸骨伤学院副院长、党委常委、委员职务；免去魏怀伟中国中医研究院副院长、北京针灸骨伤学院副院长职务。

11 月 邓铁涛、任继学、颜德馨、张镜人、张琪、焦树德、陆广莘、李经纬、吉良晨、路志正 10 位名老中医上书李岚清副总理，就中医药教育现状、原因、结果及改善措施等问题提出建议。

11 月 世界针灸学会联合会第五届会员大会在韩国汉城召开，选举邓良月为该会主席，王雪苔被聘为终身名誉主席。

12 月 9 日 根据"中国中医研究院 1999~2010 年发展规划"，中国中医研究院遴选出首批 29 名学术带头人：姚乃礼、史大卓、胡荫奇、周绍华、魏子孝、吕爱平、高思华、董福慧、高健生、庄曾渊、周文泉、安效先、朱兵、晋志高、林洪生、李春生、李国栋、郑金生、梁峻、黄龙祥、黄璐琦、刘建勋、廖福龙、周钟鸣、杜贵友、吴志奎、韩凤岳、贾金铭、麻柔。

◆ 2001 年

1 月 23 日 经国家中医药管理局批准，王永炎任中国中医研究院名誉院长，免去其院长、党委常委、委员职务；姚乃礼任中国中医研究院院长，免去其常务副院长职务；刘保延任中国中医研究院副院长，

党委常委、委员；梁菊生任中国中医研究院党委副书记、常委、委员；免去房书亭中国中医研究院党委书记、常委、委员职务；免去王一涛中国中医研究院副院长，党委常委、委员职务。

3 月 28 日 举行眼科医院医疗综合楼奠基仪式，中共中央外事办公室主任刘华秋、国家中医药管理局副局长房书亭、中国中医研究院领导及眼科医院领导等 130 余人出席奠基仪式。眼科医院院长沙凤桐主持会议并在会上介绍了眼科医院的发展概况。

8 月 30 日 中国中医研究院召开院直机关改革动员会。会上，传达了有关文件精神；院长、党委副书记姚乃礼通报了中国中医研究院改革工作进展情况，介绍了《中国中医研究院科技体制改革方案》和《院直机关改革方案》，并就改革工作提出具体要求。院直机关全体党员、干部参加了动员会，院直机关改革正式启动。

年内 中国中医研究院西苑医院陈可冀主持承担的"方剂与证的药物动力学研究"获得 2001 年度国家科技进步二等奖。

◆ 2002 年

1 月 国家中医药管理局发布 2002 年度中医药十大新闻，"中国中医研究院启动科技体制改革"名列榜首。

9 月 25 日 东直门大院新大门正式启用，卫生部副部长兼国家中医药管理局局长佘靖、国家中医药管理局副局长房书亭及有关司（室）领导和中国中医研究院老领导应邀出席落成典礼。

9 月 25 日 召开中国医史博物馆新馆开馆典礼暨中国医史文献研究所举行庆祝建所 20 周年庆典。卫生部副部长兼国家中医药管理局局长佘靖为中国医史博物馆新馆开馆剪彩，并参观博物馆。

◆ 2003 年

1 月 30 日 望京医院温建民主持承担的"中西医结合治疗拇趾外翻及相关畸形的临床研究"获得 2002 年度国家科学技术进步二等奖。

3月20日　国家中医药管理局批准中国中医研究院13个学科为局级重点学科，分别为：西苑医院的中医内科血液病、中医内科心血管病、中药药理；广安门医院的中医内科内分泌、中医内科肿瘤、中医外科肛肠；望京医院的中医骨伤科；眼科医院的中医眼科；中药研究所的中药生药、中药药理；针灸研究所的针灸学；中医基础理论研究所的中医基础理论；中国医史文献研究所的中医医史文献。

3月26日　经国家中医药管理局批准，姚乃礼任中国中医研究院党委书记，免去其中国中医研究院院长、党委副书记职务；曹洪欣任中国中医研究院院长，党委常委、委员。

4月16日　眼科医院原病区、门诊被石景山区征用为当地非典防治中心。卫生部副部长朱庆生到眼科医院视察工作。

4月23日　望京医院派出第一批医疗队37人赴朝阳妇幼保健院，紧急增援抗击非典第一线。

4月28日　广安门医院派出第一批医疗队83人赴北京胸科医院，紧急增援抗击非典第一线。

4月　由中国中医研究院牵头的全国防治非典型肺炎指挥部科技攻关项目"中西医结合治疗SARS的临床研究"正式启动。

5月1日　中国中医研究院承担科技部"治疗SARS的中药筛选研究"课题正式启动，成立了由中药研究所牵头、近150名科技人员参加的防治SARS中药筛选组。

5月6日　西苑医院派出第一批医疗队22人赴长辛店医院，紧急增援抗击非典第一线。

5月8日　望京医院派出由36人组成的第二批医疗队赴朝阳妇幼保健院定点医院工作。

5月12日　广安门医院派出由75人组成的第二批抗击非典医疗队进驻北京胸科医院。

5月16日　经科技部、卫生部等有关部委验收批准，中国中医研究院P3实验室改建为BSL-3实验室。

9月11日　经国家中医药管理局批准，曹洪欣任中国中医研究院党委副书记；仇芙林任中国中医研究院纪委书记；梁菊生任中国中医研究院副院长，免去其党委副书记职务；免去赵田雍副院长、党委常委职务。

9月17日　经国家中医药管理局批准，麻颖任中国中医研究院党委副书记、党委常委；高思华任中国中医研究院副院长、党委常委。任职试用期1年。

10月23日　经国家人事部和全国博士后管理委员会批准，中国中医研究院设立中医学、中药学两个博士后科研流动站。

年内　国家中医药管理局公布了对名称、功能、定位规范后的局级三级实验室名单，中国中医研究院有14个研究室入选：中药研究所的中药制剂实验室、生药分子鉴定实验室、中药化学实验室、中药药理实验室；西苑医院的中药药理实验室、心血管分子生物学实验室、中药化学实验室、血液细胞实验室；广安门医院的分子生物学实验室、糖尿病血管功能检测实验室、肿瘤细胞生物学实验室；中医骨伤科研究所的中药药理（骨伤）实验室、生物力学实验室；针灸研究所的针灸生理实验室。

◆ 2004年

1月5日　中国中医研究院首席研究员李连达当选为中国工程院院士。

2月20日　2003年度国家科学技术奖励大会在人民大会堂隆重举行。西苑医院陈可冀、李连达主持的"血瘀证与活血化瘀研究"项目获2003年度国家科学技术进步一等奖，这是本年度唯一一个医药卫生项目的一等奖，也是自国家科技进步奖1984年设奖以来，中医药领域首次获一等奖。中药研究所黄璐琦主持的"栝楼属植物的系统演化及其药材的分子鉴定研究"获国家科技进步奖二等奖。

3月3日　经国家中医药管理局批准，中国中医研究院成立艾滋病中医药防治中心。

7月29~30日　中国共产党中国中医研究院第七次代表大会隆重召开。133名正式代表和10名列席代表参加大会。第七届党委会组成人员：王书臣、王永炎、仇芙林、朱兵、朱冬生、刘保延、杨荷蓉、杨毅民、陈珞珈、周兴、姜在旸、姚乃礼、高思华、黄璐琦、曹洪欣、麻颖、梁峻、梁菊生、程爱华、焦久、潘桂娟。

8月2日　召开中国共产党中国中医研究院第七届党委会一次会议。选举产生党委常委7人：姚乃礼、曹洪欣、刘保延、仇芙林、梁菊生、麻颖、高思华；选举姚乃礼为党委书记，曹洪欣、仇芙林、麻颖为党委副书记。

10月12日　中医基础理论研究所艾滋病研究室并入艾滋病中医药防治中心。

◆ 2005年

5月16日　经国家中医药管理局批准，李怀荣任中国中医研究院党委委员、常委、书记，兼任中国中医研究院副院长；免去姚乃礼中国中医研究院党委书记、常委、委员职务。张奇任中国中医研究院党委委员、常委、副院长，免去其国家中医药管理局医政司副司长职务。

5月31日　召开中国中医科学院科技体制改革动员大会，通报了《科技部、财政部、中央编办关于质检总局、中医药局所属科研机构改革方案的批复》和《国家中医药管理局关于中医研究院改革实施方案的批复》。

7月14日　经常委会议研究决定，设立中国中医研究院离退休干部管理处，负责离退休干部的管理工作，暂时保留原离退休干部服务中心的牌子。

8月19日，经常委会议研究决定，成立中国中医研究院新闻办公室。

8月19日　经常委会议研究决定，将院医学实验动物中心、国家新药安全性评价实验室（GLP中心）及中药研究所中承担新药开发的部分合并，组成中国中医研究院中药新药研发中心，该中心由中药研究所代管。

8月23日 经院常委会议研究决定，成立中国中医研究院信息管理中心。该中心为院直属的独立业务机构。

9月 在科技体制改革中，中医临床基础医学研究所和医学实验中心正式成立。

10月10日 经院常委会议研究决定，成立基本建设处，原计划财务部中有关基建工作的职能转移到基本建设处。

10月10日 经院常委会议研究决定，成立中国中医研究院研究生院，下设6个职能处室，其中教育管理处与院教育管理处合并。

11月14日 经北京市中医管理局组织专家实地评审检查，正式批准望京医院为"三级甲等中医医院"。

11月15日 经中央机构编制委员会批准，中国中医研究院更名为中国中医科学院。随后全院各二级院所相应更名。中国中医研究院针灸研究所门诊部变更为"中国中医科学院针灸医院"。

11月19日 中国中医研究院成立50周年暨更名为中国中医科学院庆典大会在人民大会堂举行。中共中央政治局常委、国务院副总理吴仪，全国人大常委会副委员长许嘉璐，全国政治协商会议副主席周铁农，卫生部部长高强，卫生部副部长兼国家中医药管理局局长佘靖以及来自12个国家的外交使节和24个国家的来宾，各省市、自治区、直辖市中医药管理、医学研究、教育、医疗等单位的代表1000余人出席庆典。吴仪在庆典大会上作重要讲话，并代表国务院对中国中医科学院成立50周年暨更名为中国中医科学院表示祝贺；许嘉璐发表致辞并赋诗；佘靖宣读了中央机构编制委员会办公室文件；曹洪欣做大会主题演讲并致辞。

年内 中国中医科学院曹洪欣主持的"益气升陷法在病毒性心肌炎中的应用与研究"获得国家科技进步二等奖，刘保延主持的"中西医结合治疗SARS临床研究"获得国家科技进步二等奖。

◆ 2006年

3月22日 宣布成立中医临床医学基础研究所和医学实验中心，王永炎院士、李连达院士分别兼任中医临床医学基础研究所所长和医学实验中心主任。

4月27日 中国中医科学院召开第一届职工暨工会会员代表大会。

5月21日 中药新药研发中心SPF级动物实验室正式投入使用。

5月 眼科医院被批准为三级中医医院。

年内 中国中医科学院曹洪欣主持的"中医瘟疫研究及方法体系构建"获得国家科技进步二等奖。

◆ 2007年

1月8日 望京医院举行门诊楼开工典礼。卫生部副部长兼国家中医药管理局局长佘靖题写"望京医院门诊楼奠基"的牌匾。

3月8日 来自69个国家的100余名驻华女外交官及使节夫人参观了中国中医科学院。

4月27日 中国中医科学院院长曹洪欣被俄罗斯授予"为国际合作的发展作出贡献"奖。

6月5日 文化部公布第一批国家级非物质文化遗产项目代表性传承人名单。中国中医科学院申报的"中医生命与疾病认知方法"项目，传承人是路志正、王绵之、颜德馨、曹洪欣、吴咸中、陈可冀；"中医诊法"项目，传承人是邓铁涛、周仲瑛；"中药炮制技术"项目，传承人是王孝涛、金世元；"中医传统制剂方法"项目，传承人是颜正华、张伯礼；"针灸"项目，传承人是王雪苔、贺普仁；"中医正骨疗法"项目，传承人是郭维淮、孙树椿、施杞。

6月9日 由文化部、国家中医药管理局主办，中国中医科学院承办的国家非物质文化遗产保护专题展——中国传统医药保护，在中国中医科学院开幕。

9月5日 经国家中医药管理局批准，任命刘伯尧为中国中医科学院副院长、党委委员、常委，试用期1年。

9月10日 中国中医科学院启动第一批著名中医药专家学术经验传承博士后研究工作。

10月 骨伤科研究所整体并入望京医院

◆ 2008年

1月15日 广安门医院心血管科、风湿病科、皮肤科，西苑医院肺病科、结直肠癌病、脾胃病科，望京医院颈椎病、肾病科，眼科医院青光眼被国家中医药管理局批准为"十一五"重点专科（专病）项目建设单位。

5月12日 四川省汶川县发生的特大地震灾害。截至7月5日，望京医院、西苑医院和广安门医院共派出8支医疗队赴四川成都执行医疗救援工作，共救治地震伤员2667人，完成各种手术51台。全院捐款263万元，药品和医疗器械合计110万元。

6月 由中国中医科学院研究生院遴选的27名硕博士研究生被北京奥组委录选为"奥运志愿者"，主要承担奥运辅助医疗服务工作。

7月14~17日 广安门医院通过英国保柏国际认证现场评估，通过ISO9001质量管理体系认证。

10月15日 中国中医科学院实验药厂暨中试基地扩建工程开工仪式在北京举行。

10月20日 经国家中医药管理局批准，黄璐琦任中国中医科学院副院长、党委委员、常委；范吉平任中国中医科学院副院长、党委委员、常委，免去其中国中医药出版社副社长职务。

11月 中国中医科学院14个实验室通过国家中医药管理局中医药三级实验室的认证评估。14个实验室分别为：基础理论研究所的中医方药分析实验室、病理实验室、分子生物学实验室、中药生物安全实验室，中药研究所的中药资源生态实验室、中药安全评价实验室、中药药代动力学实验室，针灸研究所的医学成像和生物物理实验室、经穴形态实验室，广安门医院的心血管病证结合关键技术实验室、艾滋病临床免疫实验室，西苑医院的中药药代动力学实验室，信息所的中医药信息数字化实验室，眼科医院的眼功能实验室。

12月3日　中国中医科学院黄璐琦研究员主持的"珍稀濒危常用中药资源五种保护模式的研究"获得国家科技进步二等奖。

年内　中国中医科学院图书馆被批准为第一批"全国古籍重点保护单位"。

年内　中国中医科学院申报的国家重大科技专项重大新药创制项目"综合性中药新药研究开发技术大平台"课题被批准立项，获经费1.2亿元。

◆ 2009年

1月6日　中国中医科学院著名老专家程莘农、唐由之、路志正、刘志明荣获"首都国医名师"光荣称号。

1月16日　中国中医科学院继2000年新年之初首批聘任11名首席研究员后，再次聘任15名首席研究员。新聘任的首席研究员是曹洪欣、刘保延、黄璐琦、王阶、刘建勋、林洪生、朱兵、吕爱平、朱立国、史大卓、肖永庆、唐旭东、黄龙祥、王智民、仝小林，聘期5年。

5月　国家中医药管理局公布第一批重点研究室建设计划项目名单。中国中医科学院10个重点研究室经国家中医药管理局批准立项：中国中医科学院中医临床评价方法研究室，针灸研究所针灸理论与方法学研究室，中医基础理论研究所中医理论体系结构与内涵研究室，中医药信息研究所中医药信息应用方法学研究室，中药研究所中药过程控制技术研究室、道地药材生态遗传研究室，西苑医院冠心病活血化瘀研究室、中药药效评价方法学研究室，广安门医院肿瘤扶正培本研究室，望京医院筋伤治疗手法研究室。

5月　首届国医大师评选揭晓，中国中医科学院陆广莘、唐由之、程莘农、路志正（按姓氏笔画排序）被授予"国医大师"荣誉称号。

6月3日　首都科技条件基地签约暨授牌仪式在北京举行。范吉平副院长代表中国中医科学院与北京市科委签署联合共建"首都科技条件平台研发实验服务基地"的协议。

8月1~7日　中国中医科学院在延安举办为期一周的局处级干部培训。中国中医科学院领导及50名局处级干部参加了第一期培训。

9月14日　中国医史博物馆完成扩建工程，举行开馆典礼。卫生部副部长兼国家中医药管理局局长王国强，文化部副部长周和平以及中国中医科学院院领导和各二级单位负责人等300余人出席开馆庆典。

10月27日　中国中医科学院望京医院新门诊楼开诊。

年内　中国中医科学院刘保延主持的"中医临床科研信息一体化技术体系"荣获国家科学技术二等奖。中国中医科学院望京医院朱立国主持的"旋提手法治疗神经根型颈椎病的临床和基础研究及应用"荣获国家科学技术二等奖。

◆ 2010年

2月8日　国务委员兼国务院秘书长马凯代表国务院看望中国工程院院士、中国中医科学院名誉院长王永炎教授。

4月17日　望京医院派出由7名医护人员参与的专家组赴青海玉树地震灾区执行救治任务。

8月2日　举行中国中医科学院中医药科学研究基地科研综合楼奠基仪式。卫生部副部长兼国家中医药管理局局长王国强等局领导，中国中医科学院领导班子成员以及老领导、老专家代表和各二级院所200余人出席奠基仪式。

10月17日　中国中医科学院肿瘤研究所成立。

11月16日　由中国中医科学院针灸研究所承担组织的中医针灸申报世界非物质文化遗产，成功列入《人类非物质文化遗产代表作名录》。

12月30日　经国家中医药管理局批准，免去李怀荣中国中医科学院党委书记、党委常委、党委委员和副院长职务，免去曹洪欣中国中医科学院院长、党委副书记、党委常委、党委委员职务。王志勇任中国中医科学院党委书记、副院长；

张伯礼为中国中医科学院院长，聘期4年；刘保延任中国中医科学院常务副院长；仇芙林任中国中医科学院党委常务副书记。

12月　中国中医科学院举行主楼前张仲景、孙思邈石雕落成揭幕仪式。

12月　中国中医科学院图书馆被文化部确定为首批"国家级古籍修复中心"。

年内《本草纲目》和《黄帝内经》入选《中国档案文献遗产名录》和《世界记忆亚太地区名录》。

◆ 2011年

1月8日　举行西苑医院门诊医技楼工程开工仪式。

3月29日　中国中医科学院广安门医院（南区）揭牌仪式在大兴中医医院举行。

5月6日　经国家中医药管理局批准，张为佳任中国中医科学院党委委员、党委副书记，国家中医药管理局人事教育司副巡视员，免去其国家中医药管理局人事教育司副司长职务。

7月8日　经国家中医药管理局批准，麻颖任国家中医药管理局政策法规与监督司副司长（副局级），免去其中国中医科学院党委副书记、常委、委员职务。

7月14日　经国家中医药管理局批准，杨友群任中国中医科学院副院长、党委委员、常委，试用期1年，免去其国家中医药管理局机关服务中心副主任职务；刘伯尧任国家中医药管理局机关服务中心副主任（副局级），免去其中国中医科学院副院长、党委委员、常委职务。

9月23日　2011年度国际生物医学大奖"拉斯克奖"揭晓，中国中医科学院终身研究员兼首席研究员屠呦呦教授获得临床医学奖，以表彰其在青蒿素研究中的贡献。这是中国科学家首次获得"拉斯克奖"。

9月　全国人大常委会副委员长、全国妇联主席陈至立，卫生部部长陈竺、卫生部党组书记张茅向荣获2011年"拉斯克临床医学奖"的屠呦呦教授致贺信。

11月14日 卫生部部长陈竺、卫生部副部长兼国家中医药管理局局长王国强亲切接见"拉斯克临床医学研究奖"获得者、中国中医科学院终身研究员兼首席研究员屠呦呦，院领导王志勇、张伯礼、刘保延、仇芙林等会见时在座。

11月15日 中国中医科学院召开2011科技工作大会。大会总结"十一五"科技工作，部署"十二五"发展任务。会上授予2011年度"拉斯克临床医学研究奖"获得者屠呦呦研究员中国中医科学院杰出贡献奖，并对屠呦呦青蒿素研究团队进行表彰。

12月6日 由世界卫生组织主办、中国中医科学院承办的第六届世界卫生组织传统医学合作中心主任会议在北京召开。张伯礼院长出席开幕式并致辞。

年内 中国中医科学院黄璐琦主持的"道地药材的道地性形成机理研究及应用"获得国家科技进步二等奖。中国中医科学院广安门医院仝小林主持的"代谢综合征的中医认识及整体治疗"获得国家科技进步二等奖。

年内 中国中医科学院开始筹建病毒病研究所、中医药标准研究中心、国家中医药数据中心3个研究机构。

◆ 2012年

1月9日 由中国中医药报社推选的"2011年度中医药新闻人物"揭晓，屠呦呦和张伯礼当选。

6月15日 中共中央政治局常委、国务院总理温家宝在北京中南海向新聘任的8位中央文史研究馆馆员和国务院参事颁发聘书，并同馆员、参事座谈。此次中国工程院院士、中国中医科学院名誉院长王永炎被聘为中央文史研究馆馆员。

7月21日 北京遭遇60年不遇的特大暴雨，房山部分地区成为重灾区。中国中医科学院副院长兼眼科医院院长范吉平与院领导班子召开紧急会议，决定医院尽力支持房山中医院的重建工作，并发动全院职工积极捐款奉献爱心。24日，院领导班子全体成员赶赴房山中医

院，提供重建款20万元和20多万元的眼科诊疗设备，并转交了全院职工的捐款近3万元。25日，望京医院院长朱立国、书记程爱华将救灾物资送到房山区中医院。

11月24日 国际欧亚科学院第十六次中国院士大会在北京举行，国际欧亚科学院中国科学中心名誉主席宋健、路甬祥、李铁映和成思危发来贺信，100余位院士到会。中国中医科学院常务副院长刘保延当选国际欧亚科学院院士。

12月4日 共青团中国中医科学院第九次代表大会召开。

12月18日 中国中医科学院中药资源中心揭牌。卫生部副部长、国家中医药管理局局长王国强，国家中医药管理局副局长李大宁，中国中医科学院王志勇书记、张伯礼院长，中国工程院王永炎院士、肖培根院士，以及国家药典委员会、国家发改委、科技部、商务部、财政部、国家自然科学基金委、环保部、工信部、北京市工信委、大兴区政府领导及北京中医药大学、医科院药植所、天津中医药大学等部分兄弟单位和中国中医科学院中药所代表、中药资源中心全体同志参加揭牌大会。揭牌大会由王志勇主持。

◆ 2013年

1月21日 以"传承学术、培养人才、创新发展、服务社会"为主题的中国中医科学院传承工作会议在北京召开。

4月1日 中国中医科学院眼科医院举办"三级甲等中医专科医院"挂牌仪式，2012年9月眼科医院通过国家中医药管理局考核，成为三级甲等医院。

4月20日，四川省雅安市芦山县发生7.0级地震，造成重大人员伤亡。中国中医科学院发挥"一方有难，八方支援"的精神，在派出专家参与救灾的同时，全院积极捐款捐物，向灾区人民奉献爱心。截至22日，共向地震灾区捐款1450372元；其中干部职工个人有5893人，捐款78.2372万元。21日，国家中医药管理局赴四川雅安地震灾区医疗专家组一行9人赶赴四川雅安地

震灾区救治工作一线，望京医院朱立国任组长。

5月30日 中共中央政治局委员、国务院副总理汪洋参观第二届中国（北京）国际服务贸易交易会时，来到中医药服务贸易展区，参观中国中医科学院展位，国家卫生计生委副主任、国家中医药管理局局长王国强陪同。中国工程院院士、中国中医科学院院长张伯礼，常务副院长刘保延等向汪洋介绍了中国中医科学院的发展及多功能睡眠治疗仪。

6月24日 中国中医科学院江苏分院在江苏省中医药研究院正式挂牌成立，这是中国中医科学院在全国范围内设立的第一家分院。国家卫生计生委副主任、国家中医药管理局局长王国强，江苏省副省长毛伟明共同为分院揭牌。国家中医药管理局党组成员、中国中医科学院党委书记王志勇，中国中医科学院院长张伯礼院士，江苏省卫生厅厅长王咏红等出席成立大会。

7月6~9日 由国家中医药管理局主办，中国中医科学院承办的第一期中医医院职业化管理高级研修班开班，来自全国的78名三甲中医医院院长参加了研修。

8月10日 中国中医科学院心血管病研究所成立大会暨2013中国中西医结合心血管病论坛在北京召开。

9月19日 国务院决定，任命王志勇为国家中医药管理局副局长。

12月26日 全国第一批中医药传承博士后进站启动会暨拜师仪式在北京举行。国家卫生计生委副主任、国家中医药管理局局长王国强出席会议并做讲话。中国中医科学院党委书记王志勇主持会议，中国中医科学院院长张伯礼做传承博士后工作报告。

年内 国家中医药管理局中医药传统知识保护研究中心在中国医史文献研究所成立。

◆ 2014年

1月4日 中国中医科学院中国医史文献研究所研究员马继兴学术著作《针灸学通史》获得第三届中

国出版政府图书奖，是 56 种获奖图书中唯一的中医药类著作。

1 月 10 日　中国中医科学院广安门医院王阶主持的"冠心病病证结合证治体系的建立及应用"项目，荣获 2013 年度国家科技进步二等奖；中药研究所作为主要合作单位的研究项目"中药安全性关键技术研究与应用"荣获 2013 年国家科技进步一等奖。

1 月 21 日　国家中医药管理局新闻办和中国中医药报社共同揭晓 2013 年中医药十大新闻，中国中医科学院承担的中医药传承博士后工作被评为 2013 年中医药十大新闻。

2 月 3 日　首个 ISO 中医药国际标准《一次性使用无菌针灸针》正式发布。ISO/TC249 国内技术对口单位挂靠在中国中医科学院中医临床基础医学研究所。

3 月 10 日　中国中医科学院举行中澳中医药国际联合研究中心揭牌仪式，中国中医科学院常务副院长刘保延等为中心揭牌。

4 月 29 日　中央国家机关工会联合会在人民大会堂举行中央国家机关五一劳动奖状奖章颁奖仪式。望京医院药学部、眼科医院内障眼病被授予中央国家机关五一劳动奖状，西苑医院麻柔、广安门医院王阶、望京医院朱立国被授予中央国家机关五一劳动奖章。

8 月 5 日　由望京医院医疗专家组成的国家中医药管理局应急救治医疗队奔赴云南昭通市鲁甸县地震灾区，进行抗震救灾活动。中国中医科学院常务副书记王炼、副院长范吉平及望京医院领导班子去机场送行。

9 月 22 日　中国中医科学院西苑医院心血管中心活血化瘀防治心血管病研究团队被授予"全国专业技术人才先进集体"荣誉称号；陈可冀院士被授予"全国杰出专业技术人才"荣誉称号，并在人民大会堂接受中央领导的接见和表彰。

9 月 25 日　中国中医科学院名誉院长王永炎院士获得"中国标准化终生成就奖"，这是中医药界首位获此殊荣的专家。

10 月 30 日　第二届国医大师表彰大会在人民大会堂举行。中国中医科学院刘志明、陈可冀及其他省、市的 28 名老专家获得"国医大师"荣誉称号。会前，中共中央政治局委员、国务院副总理刘延东看望国医大师并召开座谈会发表重要讲话。

11 月 14 日　中国中医科学院余瀛鳌教授受聘成为上海市中医文献馆名誉馆员，上海市中医文献馆馆长季伟苹等来中国中医科学院为余瀛鳌教授颁发了证书。

12 月 5 日　中国中医科学院广东分院成立暨创建国家中医药研究平台学术交流大会在广州举行，广东省中医药科学院成为中国中医科学院的第二家分院。国家卫生计生委副主任、国家中医药管理局局长王国强等出席成立仪式并讲话。中国中医科学院党委书记王志勇宣读《国家中医药管理局关于批复成立中国中医科学院广东分院的通知》，中国中医科学院院长张伯礼对大力支持中医发展和分院建设的各位领导表示感谢。

12 月 29 日　中国中医科学院中医药数据中心正式成立。该中心是以国家中医药临床、科研、文献以及相关数据汇集管理和利用为重点，打造成为集"数据汇交、存储管理、挖掘利用、支撑培训"等功能于一体的研究机构。中国中医科学院党委书记王志勇、院长张伯礼、常务副院长刘保延等院领导及部分院所领导和职能处室代表共同参与了挂牌仪式，常务副书记王炼主持会议。

12 月 29 日　中医基础理论研究所与北京市第一中西医结合医院、北京市丰台中西医结合医院签署"基础－临床院所协同创新行动"合作协议，并为北京市第一中西医结合医院"中国中医科学院中医基础理论研究所第一附属医院"、北京市丰台中西医结合医院"中国中医科学院中医基础理论研究所转化医学中心"揭牌。中国中医科学院党委书记王志勇、院长张伯礼及中医基础理论研究所全体科研人员等 100 余人参加签字仪式。

年内　中国中医科学院中医药信息研究所历时 3 年研制的"中医药学语言系统语义网络框架""中医药文献元数据"两项国际标准，由国际标准化组织（ISO）发布。这两项标准是国际标准化组织首次发布的中医药信息标准，对中医药术语信息系统和文献信息系统的建设起到重要的支撑作用。

年内　第二届"首都国医名师"评选揭晓，田从豁、朴炳奎、许建中、余瀛鳌、周霭祥、林兰、翁维良、薛伯寿 8 位专家专家被授予"首都国医名师"称号。

年内　广安门医院基于扶正培本治则的中医肿瘤研究团队入选 2013 年国家创新人才推进计划——重点领域创新团队，这是继中国中医科学院"中药资源创新团队"在 2012 年入选之后，中医药领域第二支重点领域创新团队。

◆ 2015 年

1 月 9 日　中国中医科学院院长张伯礼院士主持完成的"中成药二次开发核心技术体系创研及其产业化"荣获国家科技进步一等奖；中国中医科学院作为主要完成单位的"我国首次对 2009 年甲型 H1N1 流感大流行有效防控及集成创新性研究"荣获国家科技进步一等奖。

4 月 21 日　经国家中医药管理局批准，聘任张伯礼为中国中医科学院院长，聘期 3 年（2015 年 1 月 ~2017 年 12 月）。

4 月 25 日　在国际欧亚科学院中国院士第十八次全体代表大会上，国际欧亚科学院中国科学中心正式为黄璐琦、王阶、陈士林等颁发了院士证书，中国中医科学院已有包含常务副院长刘保延在内的 4 位欧亚科学院院士。

4 月 28 日　中国中医科学院望京医院院长朱立国荣获"全国先进工作者"称号，在庆祝五一国际劳动节暨表彰全国劳动模范和先进工作者大会上受到国家领导的表彰。

5 月　国际标准化组织（ISO）发布《ISO/TS 18790-1：2015 中医药信息标准体系框架与分类》国际标准，该标准由中国中医科学院中医药信息研究所研究员李海燕作为项目负责人牵头完成，是 ISO/TC215（健康信息技术委员会）与 ISO/TC249（中医药技术委员会）的首个联合工作项目。

6 月 4 日 哈佛大学医学院官方网站公布 2015 年度华伦·阿尔波特基金会的授奖信息。屠呦呦研究员因其在抗疟领域的突出贡献而获此殊荣。

6 月 经国家国家中医药管理局批准，武东任中国中医科学院党委副书记兼纪委书记，试用期 1 年。

8 月 20 日 经国家中医药管理局批准，王炼任中国中医科学院党委书记。黄璐琦任中国中医科学院常务副院长，试用期 1 年。

10 月 5 日 屠呦呦获 2015 年诺贝尔生理学或医学奖。诺贝尔委员会认为：屠呦呦发现的青蒿素是治疗疟疾的新疗法，她对人类作出的贡献是不可磨灭、不可估量的。屠呦呦成为在中国大陆开展科学研究并获得诺贝尔科学奖的第一位中国科学家。这是中国科学界迄今为止获得的世界级最高大奖，也是中国医学界、中医药成果迄今为止获得的最高奖项。

10 月 5 日 中共中央政治局常委、国务院总理李克强致信国家中医药管理局，对中国著名药学家屠呦呦获得 2015 年诺贝尔生理学或医学奖表示祝贺。李克强在贺信中说，长期以来，我国广大科技工作者包括医学研究人员默默耕耘、无私奉献、团结协作、勇攀高峰，取得许多高水平成果。屠呦呦获得诺贝尔生理学或医学奖，是中国科技繁荣进步的体现，是中医药对人类健康事业作出巨大贡献的体现，充分展现了我国综合国力和国际影响力的不断提升。希望广大科研人员认真实施创新驱动发展战略，积极推进大众创业、万众创新，瞄准科技前沿，奋力攻克难题，为推动我国经济社会发展和加快创新型国家建设作出新的更大贡献。

10 月 5 日以来，全国人大常委会、全国妇联、中国科学技术协会、国家卫生计生委、国家中医药管理局领导慰问屠呦呦研究员，对其获奖表示祝贺。

11 月 7 日 在北京会议中心召开中国中医科学院建院 60 周年国际学术发展大会。大会围绕中医药国际化发展、中药与安全性研究新进展、针灸研究新进展及中医药文化 3 个部分进行讨论，为来自不同国家和地区的中医药专家提供了广泛交流、沟通、成果转化的平台。

11 月 20 日 李克强总理对中国中医科学院成立 60 周年作出的重要批示，内容为：中医药学博大精深，是中华民族灿烂文化的重要组成部分。中国中医科学院成立 60 年来，薪火相传，矢志攻关，汇聚各方力量，研发出以青蒿素为代表的一批重大成果，在中医药科研、教学、技术服务等各方面成绩斐然。以屠呦呦为代表的杰出科研人员不仅是中医药界的骄傲，而且是整个科技界的骄傲。在此向广大中医药工作者致以诚挚问候！希望进一步增强使命感，勇担中医药振兴发展重任，适应群众健康需求日益增长的趋势，坚持中西医并重，突出中医药的特色与优势，借助现代技术，推动重大新药创制、重大传染病防治等取得新进展，在深入推进医改中发挥更大作用，培养更多优秀人才，提升中医药在世界上的影响力，做到在继承中创新发展，在发展中服务人民，为丰富祖国医学宝库、增进人民健康福祉、全面建成小康社会作出新贡献。

12 月 4 日 中国中医科学院研究员屠呦呦及诺奖代表团一行赴瑞典领取诺贝尔奖并参加部分诺奖活动。国家卫生计生委副主任、国家中医药管理局局长王国强、中国工程院院士、中国中医科学院院长张伯礼、中国中医科学院党委书记王炼等前往机场送机。诺奖周期间，国家中医药管理局国际合作司司长王笑频、中国工程院院士、中国中医科学院院长张伯礼、中药研究所所长陈士林、党委书记朱晓新以及屠呦呦家人随行出席多项诺奖活动。瑞典时间 12 月 6 日上午，屠呦呦参加诺贝尔基金会举办的活动，将一纪念瓷盘及《青蒿抗疟研究（1971~1978）》一书，赠予诺贝尔博物馆收藏，并在博物馆咖啡馆的椅子上签名；12 月 7 日 14 时 15 分，屠呦呦在卡罗林斯卡学院 Aula Medica 发表诺奖演讲，报告的题目是《青蒿素——中医药给世界的一份礼物》；12 月 8 日，在"了解中医——瑞典对话中医药"活动上，中瑞两国医生和医药专家齐聚原诺贝尔炸药工厂，共同探讨传统中医药与现代科技的融合发展，中国工程院院士、中国中医科学院院长张伯礼率领代表团参加了活动。

12 月 7 日 中国工程院公布 2015 年院士增选名单，新产生 70 名院士，中国中医科学院常务副院长黄璐琦当选医药卫生学部院士，同时也是年龄最小的院士。

12 月 10 日 瑞典时间 16 时 30 分，2015 年诺贝尔奖颁奖典礼在瑞典首都斯德哥尔摩音乐厅举行，中国女药学家屠呦呦从瑞典国王卡尔十六世·古斯塔夫手中接过诺贝尔奖的奖章和证书，成为中国首位获得诺贝尔生理学或医学奖的科学家。这是中国科学家在中国大陆进行的科学研究而首次获诺贝尔科学奖，是中国医学界迄今为止获得的最高奖项，也是中医药成果获得的最高奖项。

12 月 19 日 中国中医科学院成立中医药健康服务发展规划推进办公室，与中医药发展研究中心合署办公。中国中医科学院党委宣传部与新闻办公室整合，成立中国中医科学院新闻宣传中心。

12 月 18 日 中共中央总书记、国家主席、中央军委主席习近平致信，祝贺中国中医科学院成立 60 周年，向长期奋战在中医药战线的同志们致以诚挚问候。内容为：中国中医科学院：值此中国中医科学院成立 60 周年之际，我代表党中央、国务院表示热烈的祝贺！向长期奋战在中医药战线的同志们致以诚挚的问候！60 年来，中国中医科学院开拓进取、砥砺前行，在科学研究、医疗服务、人才培养、国际交流等方面取得了丰硕成果。以屠呦呦研究员为代表的一代代中医人才，辛勤耕耘，屡建功勋，为发展中医药事业、造福人类健康作出了重要贡献。中医药学是中国古代科学的瑰宝，也是打开中华文明宝库的钥匙。当前，中医药振兴发展迎来天时、地利、人和的大好时机，希望广大中医药工作者增强民族自信，勇攀医学高峰，深入发掘中医药宝库中的精华，充分发挥中医药的独特优势，推进中医药现代化，推动中医药走向世界，切实把中医药这一祖先留给我们的宝贵财富继承好、发展好、利用好，在建设健康中国、实现中国梦的伟大征程中谱写新的篇章。

12月22日上午　在中国中医科学院科研综合楼报告厅，召开中国中医科学院成立60周年纪念大会，会议总结建院60周年的成就，并进行系列表彰活动。中共中央政治局委员、国务院副总理刘延东，国务院副秘书长江小涓出席。刘延东宣读习近平主席的贺信和李克强副总理的批示并讲话。发改委、科技部、教育部、国家卫生计生委、国家食品药品监管总局、国家中医药管理局等部、委、局相关负责人以及行业内外的近300名代表出席大会。会前刘延东视察了中药研究所，参观院史陈列馆"伟大发明，巨大贡献——青蒿素研发专题展"，并亲切接见屠呦呦研究员和青蒿素研究"532课题组"、院两院院士、国医大师、老专家，国家中医药管理局及院领导的代表，并与大家座谈、合影。

12月　为贯彻落实习近平总书记对中国中医科学院成立60周年发来的贺信、李克强总理的批示和刘延东副总理在中国中医科学院成立60周年纪念大会上的讲话精神，中国中医科学院组织3次集中学习、座谈会，下发《关于学习贯彻落实中央领导同志重要指示精神的通知》，制订《中国中医科学院贯彻落实中央领导同志重要指示精神工作方案》，对有关工作进行具体部署。

（中国中医科学院）

二、屠呦呦荣获2015年诺贝尔生理学或医学奖

【屠呦呦简介】

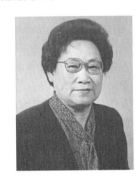

屠呦呦，女，浙江省宁波市人，1930年12月出生，1955年毕业于北京医学院（现北京大学医学部）药学系。1955年分配到卫生部中医研究院（现中国中医科学院）中药研究所工作至今，中国中医科学院终身研究员、首席研究员。1959～1962年参加卫生部全国第三期西医离职学习中医班。历任中药所化学室主任，现任中国中医科学院青蒿素研究中心主任、一级研究员、博士研究生导师。曾任中国妇女联合会执委及联合国第四次世界妇女大会中国政府代表团代表。

60年来，屠呦呦以其"西学中"知识结构优势，从事中药化学、生药学、炮制等领域的研究，成绩卓著。为国家首批授予有突出贡献的中青年专家，享受国务院政府特殊津贴。1979年荣获发明奖章；1985年应邀参与筹建中国发明协会，并任理事会理事；1979年、2012年分别获得全国三八红旗手、红旗手标兵荣誉称号；1992年被中国中医科学院聘为终身研究员；1994年被中央国家机关授予十杰妇女称号；1995年当选为全国先进工作者；2002年由全国妇女联合会、国家知识产权局、中国发明协会共同授予首届新世纪巾帼发明家称号；2003年获泰国玛希顿皇家医学贡献奖；

2009年获唐氏中药发展奖；2011年获美国拉斯克—狄贝基临床医学研究奖；2012年被评为"北京大学杰出校友"；2015年获哈佛大学医学院华伦·阿尔波特奖和诺贝尔生理学或医学奖。获6个《新药证书》，1个临床批件和2个中国发明专利。

屠呦呦的最大成就、贡献主要是发现新型抗疟药——青蒿素，在全球特别是发展中国家，挽救了数百万人的生命。因"从中医古典文献中获取灵感，先驱性地发现青蒿素，开创疟疾治病新方法"，获2015年诺贝尔生理学或医学奖。

屠呦呦已到耄耋之年，仍在关注青蒿素的研究进展，活跃在科研岗位上，可谓是老骥伏枥。她的有关事迹先后被编入《当代中国发明》《中国卫生科技成果荟萃》《365个第一次——共和国50年珍贵图录》《中国科学技术专家传略》《中国当代发明家大辞典》《中国当代医学名家荟萃》《中西医结合事业》及《20世纪中国学术大典——生物学卷》《20世纪中国知名科学家学术成就概览——医学卷药学分册》等。她主编的《青蒿素及青蒿素类药物》于2009年出版。

（中国中医科学院中药研究所）

【青蒿素发现历程】

一、历史背景

疟疾是严重危害人类健康的世界性重大流行性疾病之一，据世界卫生组织《World Malaria Report 2011, WHO》报告，2010年99个国家、33亿人口受疟疾威胁，全球疟疾患者2.16亿人，65.5万人死于疟疾，其中86%为5岁以下儿童，特别是在非洲的一些国家更是发病率高、病死率高的疾病。疟疾也是军队行动的无形杀手，在古今中外的战争史中，因疟疾流行造成部队严重减员，从而导致军事行动失败的战例，时有记载。有关资料报道，在越南战争中，1964年，美军因疟疾造成的非战减员比战伤减员高出4～5倍。1965年驻越美军的疟疾发病率高达50%。因此，抗疟药的研究成为一项重大研究课题。美国为解决这一

难题，专门成立疟疾委员会，大量增加研究经费，组织几十个单位，参加抗疟研究任务。至1972年，美国华尔特里德陆军研究院，就已筛选21.4万种化合物，但没有找到理想的新结构类型抗疟药。20世纪60年代初期，越南和我国是同志加兄弟的邻国，当时越南人民军也同样遭受到疟疾的严重困扰。据河内卫生局统计，1961~1968年伤病员比例，除1968年第一季度伤员多于病员外，其他时间都是病员远远超过伤员，病员中大多数是患疟疾。鉴于此况，越南领导人访问中国，向毛泽东主席、周恩来总理提出请求，希望能帮助研制新型抗疟药。应越南的请求，毛泽东、周恩来指示，有关部门要把解决热带地区部队受疟疾侵袭，严重影响部队战斗力，影响军事行动的问题作为一项紧急援外、战备任务立项。因此，研制新型抗疟药成为当时中国军队医药科技工作者的一项重要的政治任务，1964年起，军内开展抗疟药的研究。1966年，军事医学科学院微生物流行病研究所和毒理药理研究所的专家们进行应急预防处方的研究，设计了防疟1号、2号片，使预防时间从1周延长到10天至2周。鉴于提供防治恶性疟疾药物的紧迫性和艰巨性，只靠军队的科研力量在短期内完成这项任务的难度非常大，只有组织国内更多的科研力量，军民大协作才有可能更好地完成这一紧急援外战备任务。因此，针对热带抗药性恶性疟疾防治要求，中国人民解放军军事医学科学院起草了3年研究规划草案，经过酝酿讨论和领导审定，由中国人民解放军总后勤部商请国家科委，会同国家卫生部、化工部、国防科工委和中国科学院、医药工业总公司，组织所属的科研、医疗、教学、制药等单位，在统一计划下分工合作，共同承担此项任务。国家科委和中国人民解放军总后勤部于1967年5月23日在北京召开有关部委、军队总部直属和有关省、市、区、军队领导及所属单位参加的疟疾防治药物研究工作协作会议，会议讨论确定3年

研究规划。由此，拉开抗疟新药研究的序幕。由于当时这是一项援外战备紧急军工项目，为了保密，以5月23日开会日期为代号称为"523"任务。"523"项目的任务十分明确，就是通过军民合作开发防治疟疾药物，同时对所开发防治药物的要求是高效、速效、预防药物要长效。自此先后有七大省、市全面开展抗疟药物的调研普查和筛选研究。至1969年筛选的化合物和包括青蒿在内中草药万余种，但未能取得理想的结果。

二、接受任务

1969年1月21日，全国"523"办公室主任白冰秋、副主任张剑方及田辛一行3人来到中医研究院（以下简称"中研院"），副院长高合年和中药所章国镇负责接待，屠呦呦等同志参加会谈。白冰秋、张剑方介绍"523"任务的基本情况和研究进展后说：该研究项目是备战的，美国非战斗减员比战斗减员还多，动员几十个单位搞研究。北京协作区已有好多单位参加，希望中药所也能参加。特别提到"中药抗疟已做了好多工作，到流行地调查，曾收集验秘方来试验，有的有一定效果但不满意，用法、制剂等方面也存在问题。方子拿了不少，很多是大复方，这么多药怎么办，哪个方子好，什么起主要作用，我们经验少，办法少，希望你们能参加此项任务。"当时中研院科研工作全面停顿，但考虑到这是政治任务，就接受了。中研院把任务交中药所完成，指令中药所成立科研组，屠呦呦任课题组长负责全面工作。从此，屠呦呦开始了艰辛的从中医药中探索发掘抗疟新药的研究之路。

三、初步探索

接受重任后，屠呦呦凭借熟悉中西医两门知识和扎实的基本功，决定先从本草研究入手，广泛收集、整理历代医籍，查阅群众献方，请教老中医专家。仅用3个月的时间，就收集了包括内服、外用、植物、动物、矿物药在内的2000多个方药，在此基础上精选编辑包含640个方药的《抗疟方药集》，并以中研

院革委会业务组的名义油印成册，于1969年4月送交全国"523"办公室，并请转送相关单位参考。之后，屠呦呦开始实验研究。课题组初期仅有屠呦呦一人，任务是寻找合适中药，以配伍解决常山碱致呕吐的副作用问题。她选取一些有止呕功效的中药配伍常山碱，在鸽子及猫的呕吐模型上进行药理实验。但是，最好的组合也只是对鸽子的呕吐模型较为有效，对猫呕吐模型基本无效。1969年5月起，她开始制备中药水提物、乙醇提物送军事医学科学院（以下简称"236"）进行抗疟药筛选，至6月底送样品50余个，其中，发现胡椒提取物对鼠疟模型疟原虫抑制率达84%。1969年7月，时值"523"任务下海南疟区现场季节。全国"523"办要求中药所去3人，并提出在上半年筛选样品中对鼠疟抑制率较高的胡椒及辣椒加明矾，要带下去做临床疗效观察。此时，中药所派屠呦呦、郎林福、余亚纲3人前往海南。

在海南疟疾疫区的临床验证发现，尽管胡椒和辣椒加明矾的多种制备样品对鼠疟抑制率达80%以上，但对疟疾病人只能改善些症状，而不能使患者的疟原虫转阴。任务结束后，屠呦呦被广东省"523"办公室授予"五好队员称号"奖状。

1970年，课题组的主要精力还是开展对胡椒的深入研究，2~9月，先后送"236"测试胡椒等各种提取物和混合物样品120余个。经效价测定，发现胡椒经分离提取后，不能提高效价；调节成分比例，虽能提高效价，但远不如氯喹。同年9月，屠呦呦与余亚纲讨论扩大筛选范围，由余亚纲负责矿物和动物药筛选；屠呦呦负责植物药的筛选。然而，扩大筛选工作启动后，仅仅做了30余个筛选样品，其中包括青蒿乙醇提取物，疟原虫抑制率68%。由于"236"本身任务繁重，1970年秋，难以再承担与中药所合作进行抗疟活性检测工作，而中药所自己又无抗疟活性检测条件，屠呦呦课题组的抗疟药物筛选工作停止。

四、乙醚中性提取物（91#）

1971年4月15日，国务院、中央军委以"（71）国发文29号"的形式，同意并批转卫生部、军管会、燃料化工部、中国科学院、中国人民解放军总后勤部《关于疟疾防治研究工作情况的请示报告》。1971年5月22日至6月1日，遵照国务院、中央军委"（71）国发29号文"的批示，全国疟疾防治研究领导小组在广州召开疟疾防治研究工作座谈会。参加会议的有北京、上海、广东、广西、云南、四川、江苏等省、市、区革委会，广州、南京、昆明、成都军区后勤部和广西军区、上海市警备区后勤部具体做过这项工作的负责同志，以及部分专业人员代表，共86人。中研院派屠呦呦和针灸所的曹庆淑参会。广州会议，传达了周恩来5月28日对加强热带地区恶性疟疾防治研究工作的重要指示，会议对前期全国抗疟研究情况进行了总结，并提出了疟疾防治研究工作5年规划的重点与要求。

广州会议后，确定中研院要继续承担部分中医中药防治疟疾的研究任务。卫生部领导说："523"中医中药工作只能上，不能下。中研院领导对此极其重视，于7月初，在全院抽调相关人员，组成中西医结合、基础临床结合、针药结合的疟疾防治研究小组，其中药物筛选工作由4人组成，屠呦呦负责全面工作，郎林福负责建立鼠疟动物模型，开展药效筛选和评价。由此，中研院中草药抗疟研究课题组在调整和加强后，课题重新启动。1971年7月16日起，屠呦呦课题组开始中药筛选。至1971年9月初，课题组筛选100余种中药的水提物和醇提物样品200余个。但筛过的中药包括青蒿，对疟原虫的抑制率高时也只有40%左右。屠呦呦对前期的研究工作进行了认真分析，并重温以往研究过的几个一度出现苗头的药物的历史文献，《肘后备急方》"青蒿一握，水一升渍，绞取汁，尽服之"的描述给了屠呦呦新的启迪。经过周密地思考，屠呦呦重新设计研究方案。对一些重点关注的药物，还

设计了多个方案。如青蒿就设计了用低温提取，控制温度在60摄氏度以下；用水、醇、乙醚等多种溶剂分别提取；将茎秆与叶子分开提取等方案。课题组从1971年9月起，启用新方案，对既往曾筛选过的重点药物及几十种新选入的药物重新筛选研究。在试验研究中，发现青蒿乙醚提取物，对鼠疟模型有较高的效价，但杂质较多，且有一定毒性，遂又将提取物分为中性和酸性两个部分。实验证明，酸性部分具较强毒性又无效。而保留下来的中性部分才是抗疟药效集中的有效部分。终于在1971年10月4日，编号为第191号的乙醚中性提取物（出于保密，课题组将其命名91#）对疟原虫的抑制率达100%！同年12月13日到1972年1月，课题组在猴疟模型上也获相同结果，确证乙醚中性提取物是青蒿抗疟的活性部位，这是发现青蒿素的关键一步。1972年3月8日，屠呦呦在南京召开的抗疟药研究内部会议上，报告了青蒿及其提取物对鼠疟、猴疟具有良好抗疟作用的重大发现，引起与会者极大的关注。会后，全国"523"办公室要求中药所当年在海南疟区试用青蒿有效提取物，观察临床抗疟疗效。

深入临床研究，必须先制备大量的青蒿乙醚提取物，进行临床前的毒性试验和制备临床观察用药。短时间内提取大量的青蒿提取物，困难重重。当时工作都停了，没有药厂可配合。屠呦呦课题组只能土法提取，她本人因此得了中毒性肝炎。乙醚中性提取物有了，但在进行临床前试验时却出现了问题，在个别动物的病理切片中，发现了疑似的毒副作用。因此，搞毒理、药理学的同事认为需要进行反复多次试验，当确证无毒后，方能上临床。综合分析青蒿古代的用法，又结合实验动物的表现，屠呦呦认为不至于发生疑似的毒副作用。为了不错过临床观察季节，她请示愿以身试药，经领导研究，同意屠呦呦的申请。在课题组两位同志的响应下，屠呦呦等3人住进医院，按照人体

探路试服方案，在严密监控的情况下，于1972年7月开始了青蒿提取物的人体试验。经一周观察，未发现该提取物对人体有明显毒副作用，3位受试者情况良好。考虑到临床用药方案可变动的灵活性，以充分显示其抗疟疗效，便又在所内补充5例增大剂量的人体试服，结果未发现疑似的毒副作用。

屠呦呦亲自携药赶赴海南昌江疟区与中研院已在那里的针灸研究所从事针灸"523"任务的临床医疗队会合。在1972年8~10月的短短时间里，他们克服困难，完成21例临床抗疟疗效观察任务，包括间日疟11例、恶性疟9例、混合感染1例。临床结果令人满意，间日疟平均退热时间19小时，恶性疟平均退热时间36小时，疟原虫全部转阴。是年还同时在北京302医院验证9例，亦均有效。1972年11月18日，中研院批示：请屠呦呦参加1972年11月20~30日在北京召开的全国各地区"523"办公室主任座谈会。会议上屠呦呦报告了青蒿乙醚中性提取物首次临床30例抗疟全部有效的结果。

五、发现青蒿素

发现有活性的青蒿乙醚中性提取物后，在中研院和中药所领导的大力支持和协调下，屠呦呦一边组织大量提取青蒿乙醚中性提取物，准备临床验证用药；一边指导课题组对青蒿乙醚中性提取物开展有效成分的分离、提取工作。

屠呦呦课题组的同志选用不同性能、不同规格的吸附剂，先用板层析探索合适条件再上柱子，用不同极性的溶剂洗脱，再进行动物模型验证是否有效，以便追踪有效物质，发现有效单体。

1972年4月26日到6月26日，课题组先后得到少量颗粒状、片状或针状结晶。8月1日，屠呦呦在对青蒿乙醚中性提取物的化学分离中，经硅胶板层析，发现用硅胶分离的效果为好。在屠呦呦去海南前，再次召开课题组会议，对进一步提取有效成分的方案进行研究，并对人员安排做了部署，课题组人员分甲、乙两组，分

别从青蒿乙醚中性提取物中分离活性成分。在她到海南验证青蒿乙醚中性提取物临床疗效，暂离实验室时，由倪慕云主持工作。当年9月25日、9月29日、10月25日、10月30日、11月8日，倪慕云、钟裕容、崔淑莲相继分得多个结晶。

在圆满完成91#药临床验证任务后，屠呦呦立即投入化学研究工作。她和课题组讨论、比较分析已得的化学单体。通过显色反应、板层析Rf值等鉴别异同，整合所得成分，并开始在鼠疟上评价药效。1972年12月初，鼠疟试验发现，从11月8日分得到的II号结晶显效，小鼠口饲50毫克每千克体重可使疟原虫转阴。首次以药效证实从青蒿中获得的具有抗疟活性的单一化合物（曾称为"青蒿针晶II"等，后定名为青蒿素）。课题组将1972年11月8日定为青蒿素的诞生之日。这也是青蒿素发现史上一个值得纪念的里程碑。

六、首次临床验证

从1973年初到1973年5月，已得到青蒿素纯品100余克。屠呦呦将其分成几部分：一部分用于青蒿素的化学研究；一部分用于临床前的安全性试验；一部分制备临床观察用药；少部分留做备用。

1973年第二季度，进行青蒿素的一系列安全性试验研究：青蒿素试验剂量无论大或小，对猫的血压、心率、心律和心电均无明显影响；3批次犬的毒性试验，除个别犬出现流涎、呕吐和腹泻外，其他各项指标均正常，未发现明显毒副作用。在制订了详细人体试服计划后，1973年7月21日至8月10日，4名科研人员参加试服，结果未见明显毒副作用。

中药所的同志把青蒿素片剂送到海南现场后，由已经在那里工作的针灸所的医生负责临床观察。1973年8月10日至10月15日，用青蒿素治疗外来人口疟疾8例。9月22日前，观察了青蒿素治疗外来人口恶性疟疾5例，结果1例有效，2例血中疟原虫数量有所降低，因患者心律有期前收缩而停药，2例无

效，效果不够理想。通过查找原因，发现是崩解度出了问题，影响了药物的吸收。经讨论决定，课题组将青蒿素原粉直接装胶囊。9月29日抵达疫区现场，观察了3例外来人口间日疟，服药剂量3~3.5克。结果表明，药后平均31小时内体温复常，18.5小时血疟原虫转阴，全部有效，未见明显副作用。但因海南疟区现场观察季节结束，未能继续验证。这是青蒿素的首次临床试用，说明屠呦呦课题组所得到的青蒿素就是青蒿的抗疟有效成分。

当年向全国"523"办公室汇报青蒿素首次临床观察的结果的报告，是由针灸所的同志撰写，报告没有反映出8例病人用的是两种剂型，更没有说明8个病例是分两个阶段完成的。青蒿素胶囊剂治疗的3个病例说明，青蒿素的临床疗效与实验室疗效一致，一个新的抗疟药确实诞生了！档案表明，1973年4月，课题组确定青蒿素是一个不含氮的化合物，分子量为282，分子式为$C_{15}H_{22}O_5$，属于倍半萜类化合物。说明1973年下半年在海南临床验证有效的就是青蒿素。

1974年4月在河南商丘召开疟疾防治药物（化学合成）研究专业会议，中药所派科教处陈玟携带青蒿研究汇报资料参会，在会议上报告青蒿素、双氢青蒿素的研究情况，这也是青蒿素首次在内部专业会议上公开。

青蒿素结构的首次公开发表则是在1977年。中药所曾先与中国科学院有机化学所协作研究青蒿素结构。后与中国科学院生物物理研究所用X-衍射方法合作研究青蒿素结构。1975年年底，X-衍射方法确定了青蒿素的三维立体结构。之后，中药所经1976年2月和1977年2月两次请示后，卫生部同意以青蒿素结构研究协作组的名义在《科学通报》上公开发表。

七、双氢青蒿素的问世

1973年初，屠呦呦课题组开展对青蒿素的化学鉴定研究，确定了青蒿素的分子量与分子式，经林启寿教授指导分析，明确青蒿素为不含

氮的倍半萜内酯类化合物，属新结构类型抗疟药，并建议做衍生物实验，以确定其功能基团羰基的存在。

1973年9月下旬，屠呦呦开展青蒿素衍生物实验，发现青蒿素经硼氢化钠还原，羰基峰消失，佐证青蒿素中羰基的存在，并由此在青蒿素结构中引进了羟基。经课题组同志重复，结果一致。此还原衍生物的分子式为$C_{15}H_{24}O_5$，分子量284。这个还原衍生物就是双氢青蒿素（曾称还原青蒿素）。课题组的倪慕云在还原衍生物引进乙酰基，此乙酰化产物的抗鼠疟效价更高。说明青蒿素分子引进羟基之后，可以制备多种衍生物，为研究构效关系创造了条件。

1975年，课题组对青蒿素、过氧基团去留、内酯环羰基还原、乙酰化等的构效关系进行研究。证实青蒿素结构中过氧基是抗疟活性基团，在保留过氧基的前提下内酯环的羰基还原成羟基（即双氢青蒿素），可明显增效；在羟基上增加某侧链，药效可进一步增加，提示修饰青蒿素的部分结构，能改变其理化性质，增强抗疟活性。有关研究情况曾向"523"办公室做过汇报。双氢青蒿素除本身具有强于青蒿素的抗疟活性外，还是合成青蒿素类药物的前体。青蒿素类的其他抗疟药是以双氢青蒿素为基础的，如青蒿琥酯、蒿甲醚等。因此，双氢青蒿素的发现是屠呦呦及其课题组又一个重要贡献。

构效关系的研究结果也促使屠呦呦进一步思考，认定双氢青蒿素极具进一步研发价值，于是在1985年青蒿素申报《新药证书》工作近尾声之际，在国家中医管理局科技司和中药所领导的支持下，以屠呦呦为项目负责人并从事药学有关工作，富杭育负责药理毒理实验研究，按照新药审批办法的要求，组织协作单位，开始抗疟新药——双氢青蒿素及其片剂的开发研究工作。历经7年艰辛，终于将发现于1973年的双氢青蒿素，在1992年获得《新药证书》，并转让投产。这是屠呦呦对中国乃至全世界人民作出的又一

重要贡献。"双氢青蒿素及其片剂"研究被评为全国十大科技成就。双氢青蒿素由北京企业生产，商品名叫"科泰新"，广泛用于各种疟疾的治疗。

（中国中医科学院中药研究所）

【屠呦呦荣获 2015 年诺贝尔生理学或医学奖】

一、2015 年诺贝尔生理学或医学奖发布会

瑞典当地时间 2015 年 10 月 5 日 11 时 30 分（北京时间 17 时 30 分），揭晓 2015 年诺贝尔生理学或医学奖的发布会在卡罗琳医学院诺贝尔大厅举行。宣布将 2015 年诺贝尔生理学或医学奖授予中国女药学家、中国中医科学院中药研究所屠呦呦，以及另外两名科学家威廉·坎贝尔和大村智，表彰他们在寄生虫疾病治疗研究方面取得的成就。2015 年诺贝尔生理学或医学奖奖金共 800 万瑞典克朗（约合 92 万美元），屠呦呦获得奖金的一半，另外两名科学家共享奖金的另一半。诺贝尔生理学或医学奖评选委员会秘书乌尔班·伦达尔宣布获奖者名单和获奖原因。

诺贝尔奖评选委员会说，由寄生虫引发的疾病困扰了人类几千年，构成重大的全球性健康问题。屠呦呦发现的青蒿素应用在治疗中，使疟疾患者的死亡率显著降低；坎贝尔和大村智发明阿维菌素，从根本上降低了河盲症和淋巴丝虫病的发病率。2015 年的获奖者们均研究出治疗"一些最具伤害性的寄生虫病的革命性疗法"，这两项获奖成果为每年数百万感染相关疾病的人们提供了"强有力的治疗新方式"，在改善人类健康和减少患者病痛方面的成果无法估量。

二、屠呦呦领取 2015 年诺贝尔生理学或医学奖

当地时间 2015 年 12 月 10 日 16 时 30 分，2015 年诺贝尔奖颁奖典礼在瑞典首都斯德哥尔摩音乐厅举行。出席典礼的中药研究所屠呦呦从瑞典国王卡尔十六世·古斯塔夫手中接过诺贝尔奖奖章和证书，成为中

国首位获得诺贝尔生理学或医学奖的科学家。这是中国科学家在中国本土进行的科学研究而首次获诺贝尔科学奖，是中国医学界迄今为止获得的最高奖项，也是中医药成果获得的最高奖项。

诺贝尔生理学或医学奖评委汉斯·弗斯伯格在致颁奖词时高度评价了屠呦呦的科学贡献。他说："每年大概有 50 万人死于疟疾，其中大多数为儿童。在 20 世纪 60~70 年代，屠呦呦参与了中国一个开发抗疟药品的重要项目。当屠呦呦在阅读古籍时，她发现一种叫做青蒿的植物在治疗发烧的配方中多次出现。于是她开始在感染疟疾的老鼠身上试验这种青蒿的提取物。试验发现一部分的疟疾寄生虫死亡，但整体的试验结果并不一致。因此屠呦呦继续回到古籍中寻找。在一本 1700 年前的古书中，她发现一种对青蒿低温提取的方法，这样得到的提取物疗效非常显著可以杀死所有寄生

虫。这其中有效的成分随后被确认并被命名为青蒿素。在后来的研究中发现青蒿素能够通过一种独一无二的方式杀死寄生虫。屠呦呦对青蒿素的发现引起了对抗疟新药品的研制和发展，这种药品已经挽救了上百万人的性命，将过去 15 年疟疾的致死率降低了一半"。

来自瑞典王室、政府内阁、诺贝尔评奖机构、各国驻瑞使团和社会各界人士共 1300 多人出席典礼。中方代表包括屠呦呦家人以及中国中医科学院院长张伯礼，国家中医药管理局国际合作司司长王笑频，中国中医科学院中药研究所所长陈士林、党委书记朱晓新、研究员廖福龙等。

（中国中医科学院中药研究所）

【各级领导和组织慰问屠呦呦情况】

◆ 中共中央政治局常委、中央书记处书记刘云山代表习近平总书记和党中央，登门看望中国中医科学院诺贝尔生理学或医学奖获得者屠呦呦

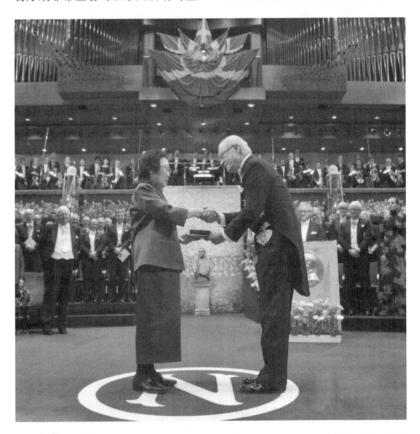

瑞典当地时间 2015 年 12 月 10 日 16 时 30 分，2015 年诺贝尔奖颁奖典礼在瑞典首都斯德哥尔摩音乐厅举行，屠呦呦从瑞典国王卡尔十六世·古斯塔夫手中接过诺贝尔奖奖章和证书（图转自中新网）

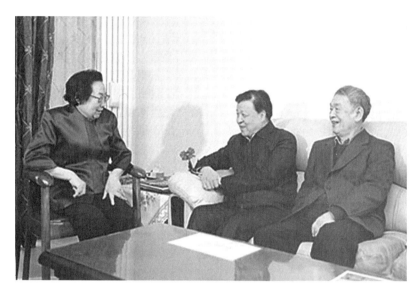

2016年1月26日，中共中央政治局常委、中央书记处书记刘云山代表习近平总书记和党中央，登门看望中国中医科学院诺贝尔生理学或医学奖获得者屠呦呦

2016年1月26日，中共中央政治局常委、中央书记处书记刘云山代表习近平总书记和党中央，登门看望中国中医科学院诺贝尔生理学或医学奖获得者屠呦呦，向她致以诚挚问候，向广大科技工作者致以新春祝福。

在看望屠呦呦时，刘云山赞扬她开创性从中草药中分离出青蒿素，为人类健康事业作出的贡献。屠呦呦建议深入发掘中医药宝库的精华，加大对有关科研项目和团队建设支持力度。刘云山指出，科技工作者要增强民族自信心自豪感，发扬"安专迷"精神，勇攀科技高峰，为人类科技发展贡献更多中国智慧。

屠呦呦对习近平总书记和党中央的亲切关怀表示感谢，高度赞誉党的十八大以来党中央治国理政新理念、新思想、新战略，表示要为推进创新驱动发展、提升国家实力继续努力。刘云山说，创新是引领发展的第一动力，人才是支撑发展的第一资源，要认真贯彻新发展理念，把创新发展作为引领经济发展新常态的根本之策，在全社会大兴识才、爱才、敬才、用才之风。各级党委和政府要坚持尊重劳动、尊重知识、尊重人才、尊重创造，加

强联系服务专家工作，营造良好政策环境、工作环境、学术环境和生活环境，集聚各方面优秀专家人才为实现全面建成小康社会贡献力量。

中共中央政治局委员、中央组织部部长赵乐际陪同看望。中央组织部、国务院国资委、国家中医药管理局、航天科技集团公司、中央军委有关部门负责同志参加看望活

动。中国中医科学院、中国中医科学院中药研究所领导也陪同看望。

◆ 中共中央政治局委员、国务院副总理刘延东委托中国科协党组书记尚勇看望屠呦呦并表示祝贺

2015年10月5日，中共中央政治局委员、国务院副总理刘延东委托中国科协党组书记尚勇看望屠呦呦并表示祝贺，国家卫生计生委副主任、国家中医药管理局局长王国强，中国中医科学院党委书记王炼等陪同看望。

◆ 全国人大常务委员会副委员长、全国妇联主席沈跃跃，全国妇联党组书记宋秀岩，国家卫生计生委副主任、国家中医药管理局局长王国强看望屠呦呦并表示祝贺

2015年10月10日，全国人大常务委员会副委员长、全国妇联主席沈跃跃，全国妇联党组书记宋秀岩，国家卫生计生委副主任、国家中医药管理局局长王国强看望屠呦呦，并对其获奖表示祝贺。

◆ 国家卫生计生委主任李斌看望慰问屠呦呦

2016年1月14日，国家卫生

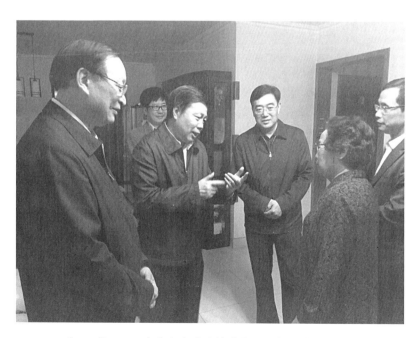

2015年10月5日，中共中央政治局委员、国务院副总理刘延东委托中国科协党组书记尚勇看望屠呦呦并表示祝贺

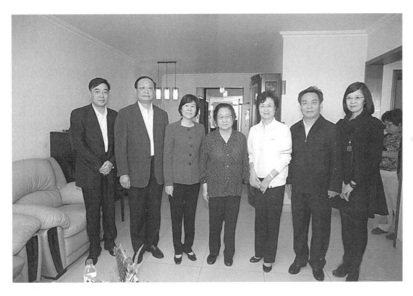

2015年10月10日，全国人大常委会副委员长、全国妇联主席沈跃跃，全国妇联党组书记宋秀岩，国家卫生计生委副主任、国家中医药管理局局长王国强看望屠呦呦

计生委主任李斌在国家卫生计生委副主任、国家中医药管理局局长王国强及中国中医科学院院长张伯礼院士、中国中医科学院党委书记王炼等陪同下，来到屠呦呦家中看望慰问。

◆ 国家食品药品监督管理总局局长毕井泉看望屠呦呦

2015年12月1日，国家食品药品监督管理总局局长毕井泉看望屠呦呦。

（中国中医科学院中药研究所）

【屠呦呦在瑞典卡罗林斯卡医学院发表演讲】 2015年12月7日，屠呦呦于瑞典当地时间下午14时15分在卡罗林斯卡学院 Aula Medica 楼发表诺奖演讲。报告的题目是：青蒿素——中医药给世界的一份礼物。

屠呦呦从40年前青蒿素发现过程娓娓道来，讲述在艰苦的环境下，中国科学家努力奋斗从中医药中寻找抗疟新药的故事。中国中医科学院中药研究所（原中国中医研究院中药所）团队于1969年开始抗疟中药研究。经过大量的反复筛选工作后，1971年起工作重点集中于中药青蒿。1971年10月4日，青蒿乙醚中性提取物，鼠疟药效评价显示抑

制率达到100%。同年12月到次年1月的猴疟实验，也得到了抑制率100%的结果。青蒿乙醚中性提取物抗疟药效的突破，是发现青蒿素的关键。1972年8至10月，开展青蒿乙醚中性提取物的临床研究，30例恶性疟和间日疟病人全部显效。同年11月，从该部位中成功分离得到抗疟有效单体化合物的结晶，后命名为"青蒿素"。

屠呦呦回顾了在多家单位共同协作下，青蒿素化学结构的鉴定过程、青蒿素走向世界以及获得青蒿素新药证书的历程。1981年，世界卫生组织、世界银行、联合国计划开发署在北京联合召开疟疾化疗科学工作组第四次会议，有关青蒿素及其临床应用的一系列报告在会上引发热烈反响。青蒿素引起世界关注。1986年，青蒿素获得卫生部新药证书。于1992年再获得双氢青蒿素新药证书。该药临床药效高于青蒿素10倍，进一步体现青蒿素类药物"高效、速效、低毒"的特点。

屠呦呦在演讲中还提到，目标明确、坚持信念是成功的前提；学科交叉为研究发现成功提供了准备；信息收集、准确解析是研究发现成功的基础，正是这些信息的收集和解析铸就青蒿素发现的基础，也是中药新药研究有别于一般植物药研发的地方。

演讲中，屠呦呦特别强调了关键文献《肘后备急方》中有关"青蒿一握，以水二升渍，绞取汁，尽服之"的截疟记载对于青蒿素发现的启示。

屠呦呦在演讲中还强调，1972年，30例临床全部显效的结果，

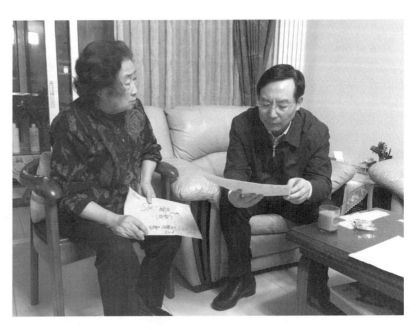

2015年12月1日，国家食品药品监督管理局局长毕井泉看望屠呦呦

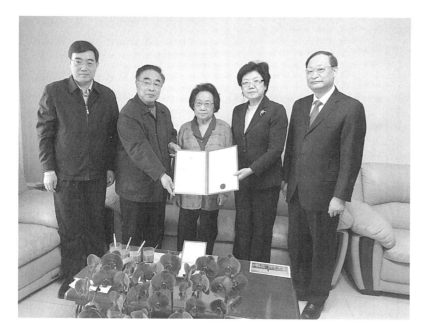

2016年1月14日，国家卫生计生委主任李斌在国家卫生计生委副主任、国家中医药管理局局长王国强及中国中医科学院院长张伯礼院士、中国中医科学院党委书记王炼等陪同下，来到屠呦呦家中看望慰问

拉开了青蒿抗疟研究全国大协作的序幕。在困境面前需要坚持不懈，团队精神，无私合作，加速科学发现转化成有效药物。疟疾对于世界公共卫生依然是个严重挑战，疟原虫对于青蒿素和其他抗疟药的抗药性问题应引起足够的重视，并诚挚希望全球抗疟工作者认真执行WHO遏制青蒿素抗药性的全球计划。

屠呦呦在演讲中再次强调，中医药学是一个伟大的宝库。青蒿素正是从这一宝库中发掘出来的。通过抗疟药青蒿素的研究经历，深感中西医药各有所长，二者有机结合，优势互补，当具有更大的开发潜力和良好的发展前景。

临近尾声，屠呦呦分享了一首我国唐代有名的诗篇，王之涣所写的"登鹳雀楼"：白日依山尽，黄河入海流，欲穷千里目，更上一层楼。邀请与会各位有机会时更上一层楼，去领略中国文化的魅力，发现蕴涵于传统中医药中的宝藏！

最后，屠呦呦向在青蒿素发现、研究和应用中作出贡献的所有国内外同事们、同行们和朋友们表示衷心的感谢！

◆ 附：屠呦呦诺贝尔奖演讲全文

尊敬的主席先生，尊敬的获奖者，女士们，先生们：

今天我极为荣幸能在卡罗林斯卡学院讲演，我报告的题目是：青蒿素——中医药给世界的一份礼物。

在报告之前，我首先要感谢诺贝尔奖评委会，诺贝尔奖基金会授予我2015年生理学或医学奖。这不仅是授予我个人的荣誉，也是对全体中国科学家团队的嘉奖和鼓励。在短短的几天里，我深深地感受到了瑞典人民的热情，在此我一并表示感谢。

谢谢William C. Campbell（威廉姆·坎贝尔）和Satoshi ōmura（大村智）二位刚刚所做的精彩报告。我现在要说的是40年前，在艰苦的环境下，中国科学家努力奋斗从中医药中寻找抗疟新药的故事。

关于青蒿素的发现过程，大家可能已经在很多报道中看到过。在此，我只做一个概要的介绍。这是中医研究院抗疟药研究团队当年的简要工作总结，其中蓝底标示的是本院团队完成的工作，白底标示的是全国其他协作团队完成的工作。

蓝底向白底过渡标示既有本院也有协作单位参加的工作。

中药研究所团队于1969年开始抗疟中药研究。经过大量的反复筛选工作后，1971年起工作重点集中于中药青蒿。又经过很多次失败后，1971年9月，重新设计了提取方法，改用低温提取，用乙醚回流或冷浸，而后用碱溶液除掉酸性部位的方法制备样品。1971年10月4日，青蒿乙醚中性提取物，即标号191#的样品，以1.0克/千克体重的剂量，连续3天，口服给药，鼠疟药效评价显示抑制率达到100%。同年12月到次年1月的猴疟实验，也得到了抑制率100%的结果。青蒿乙醚中性提取物抗疟药效的突破，是发现青蒿素的关键。1972年8至10月，我们开展了青蒿乙醚中性提取物的临床研究，30例恶性疟和间日疟病人全部显效。同年11月，从该部位中成功分离得到抗疟有效单体化合物的结晶，后命名为"青蒿素"。

1972年12月，开始对青蒿素的化学结构进行探索，通过元素分析、光谱测定、质谱及旋光分析等技术手段，确定化合物分子式为$C_{15}H_{22}O_5$，分子量282。明确青蒿素为不含氮的倍半萜类化合物。

1973年4月27日，经中国医学科学院药物研究所分析化学室进一步复核分子式等有关数据。1974年起，与中国科学院上海有机化学研究所和生物物理所相继开展青蒿素结构协作研究的工作。最终经X光衍射确定青蒿素的结构。确认青蒿素是含有过氧基的新型倍半萜内酯。立体结构于1977年在中国的《科学通报》发表，并被《化学文摘》收录。

1973年起，为研究青蒿素结构中的功能基团而制备衍生物。经硼氢化钠还原反应，证实青蒿素结构中羰基的存在，发明了双氢青蒿素。经构效关系研究：明确青蒿素结构中的过氧基团是抗疟活性基团，部分双氢青蒿素羟基衍生物的鼠疟效价也有所提高。

这里展示了青蒿素及其衍生物

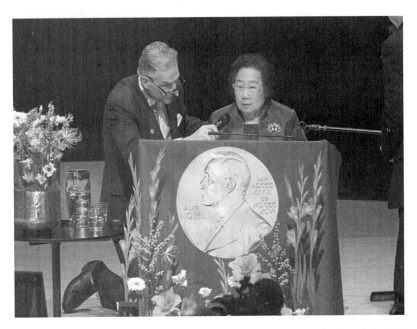

2015年12月7日，屠呦呦于瑞典当地时间14时15分在卡罗林斯卡学院 Aula Medica 楼发表诺奖演讲。报告的题目是：青蒿素——中医药给世界的一份礼物

双氢青蒿素、蒿甲醚、青蒿琥酯、蒿乙醚的分子结构。直到现在，除此类型之外，其他结构类型的青蒿素衍生物还没有用于临床的报道。

1986年，青蒿素获得卫生部新药证书，于1992年再获得双氢青蒿素新药证书。该药临床药效高于青蒿素10倍，进一步体现了青蒿素类药物"高效、速效、低毒"的特点。

1981年，世界卫生组织、世界银行、联合国计划开发署在北京联合召开疟疾化疗科学工作组第四次会议，有关青蒿素及其临床应用的一系列报告在会上引发热烈反响。我的报告是"青蒿素的化学研究"。上世纪80年代，数千例中国的疟疾患者得到青蒿素及其衍生物的有效治疗。

听完这段介绍，大家可能会觉得这不过是一段普通的药物发现过程。但是，当年从在中国已有两千多年沿用历史的中药青蒿中发掘出青蒿素的历程却相当艰辛。

目标明确、坚持信念是成功的前提。1969年，中医科学院中药研究所参加全国"523"抗击疟疾研究项目。经院领导研究决定，我被指令负责并组建"523"项目课题组，

承担抗疟中药的研发。这一项目在当时属于保密的重点军工项目。对于一个年轻科研人员，有机会接受如此重任，我体会到了国家对我的信任，深感责任重大，任务艰巨。我决心不辱使命，努力拼搏，尽全力完成任务！

学科交叉为研究发现成功提供了准备。这是我刚到中药研究所的照片，左侧是著名生药学家楼之岑，他指导我鉴别药材。从1959年到1962年，我参加西医学习中医班，系统学习了中医药知识。化学家路易·帕斯特说过"机会垂青有准备的人"。古语说：凡是过去，皆为序曲。然而，序曲就是一种准备。当抗疟项目给我机遇的时候，西学中的序曲为我从事青蒿素研究提供了良好的准备。

信息收集、准确解析是研究发现成功的基础。接受任务后，我收集整理历代中医药典籍，走访名老中医并收集他们用于防治疟疾的方剂和中药，同时调阅大量民间方药。在汇集了包括植物、动物、矿物等2000余内服、外用方药的基础上，编写了以640种中药为主的《疟疾单验方集》。正是这些信息的收集和

解析铸就了青蒿素发现的基础，也是中药新药研究有别于一般植物药研发的地方。

关键的文献启示。当年我面临研究困境时，又重新温习中医古籍，进一步思考东晋（3~4世纪）葛洪《肘后备急方》有关"青蒿一握，以水二升渍，绞取汁，尽服之"的截疟记载。这使我联想到提取过程可能需要避免高温，由此改用低沸点溶剂的提取方法。

关于青蒿入药，最早见于马王堆三号汉墓的帛书《五十二病方》，其后的《神农本草经》《补遗雷公炮制便览》《本草纲目》等典籍都有青蒿治病的记载。然而，古籍虽多，却都没有明确青蒿的植物分类品种。当年青蒿资源品种混乱，药典收载了2个品种，还有4个其他的混淆品种也在使用。后续深入研究发现：仅 Artemisia annua L. 一种含有青蒿素抗疟有效。这样客观上就增加了发现青蒿素的难度。再加上青蒿素在原植物中含量并不高，还有药用部位、产地、采收季节、纯化工艺的影响，青蒿乙醚中性提取物的成功确实来之不易。中国传统中医药是一个丰富的宝藏，值得我们多加思考，发掘提高。

在困境面前需要坚持不懈。20世纪70年代中国的科研条件比较差，为供应足够的青蒿有效部位用于临床，我们曾用水缸作为提取容器。由于缺乏通风设备，又接触大量有机溶剂，导致一些科研人员的身体健康受到了影响。为了尽快上临床，在动物安全性评价的基础上，我和科研团队成员自身服用有效部位提取物，以确保临床病人的安全。当青蒿素片剂临床试用效果不理想时，经过努力坚持，深入探究原因，最终查明是崩解度的问题。改用青蒿素单体胶囊，从而及时证实了青蒿素的抗疟疗效。

团队精神，无私合作，加速科学发现转化成有效药物。1972年3月8日，全国"523"办公室在南京召开抗疟药物专业会议，我代表中药所在会上报告了青蒿 No.191 提取物对鼠疟、猴疟的结果，受到会

议极大关注。同年 11 月 17 日，在北京召开的全国会议上，我报告了 30 例临床全部显效的结果。从此，拉开了青蒿抗疟研究全国大协作的序幕。

今天，我再次衷心感谢当年从事"523"抗疟研究的中医科学院团队全体成员，铭记他们在青蒿素研究、发现与应用中的积极投入与突出贡献。感谢全国"523"项目单位的通力协作，包括山东省中药研究所、云南省药物研究所、中国科学院生物物理所、中国科学院上海有机所、广州中医药大学以及军事医学科学院等，我衷心祝贺协作单位同行们所取得的多方面成果，以及对疟疾患者的热诚服务。对于全国"523"办公室在组织抗疟项目中的不懈努力，在此表示诚挚的敬意。没有大家无私合作的团队精神，我们不可能在短期内将青蒿素贡献给世界。

疟疾对于世界公共卫生依然是个严重挑战。WHO 总干事陈冯富珍在谈到控制疟疾时有过这样的评价，在减少疟疾病例与死亡方面，全球范围内正在取得的成绩给我们留下了深刻印象。虽然如此，据统计，全球 97 个国家与地区的 33 亿人口仍在遭遇疟疾的威胁，其中 12 亿人生活在高危区域，这些区域的患病率有可能高于 1/1000。统计数据表明，2013 年全球疟疾患者约为 1.98 亿，疟疾导致的死亡人数约为 58 万，其中 78% 是 5 岁以下的儿童。90% 的疟疾死亡病例发生在重灾区非洲。70% 的非洲疟疾患者应用青蒿素复方药物治疗（Artemisinin-basedCombination Therapies，ACTs）。但是，得不到 ACTs 治疗的疟疾患儿仍达 5600 万到 6900 万之多。

疟原虫对于青蒿素和其他抗疟药的抗药性。在大湄公河地区，包括柬埔寨、老挝、缅甸、泰国和越南，恶性疟原虫已经出现对于青蒿素的抗药性。在柬埔寨 – 泰国边境的许多地区，恶性疟原虫已经对绝大多数抗疟药产生抗药性。请看今年报告的对于青蒿素抗药性的分布图，红色与黑色提示当地的恶性疟原虫出现抗药性。可见，不仅在大湄公河流域有抗药性，在非洲少数地区也出现了抗药性。这些情况都是严重的警示。

世界卫生组织 2011 年遏制青蒿素抗药性的全球计划。这项计划出台的目的是保护 ACTs 对于恶性疟疾的有效性。鉴于青蒿素的抗药性已在大湄公河流域得到证实，扩散的潜在威胁也正在考察之中。参与该计划的 100 多位专家们认为，在青蒿素抗药性传播到高感染地区之前，遏制或消除抗药性的机会其实十分有限。遏制青蒿素抗药性的任务迫在眉睫。为保护 ACTs 对于恶性疟疾的有效性，我诚挚希望全球抗疟工作者认真执行 WHO 遏制青蒿素抗药性的全球计划。

在结束之前，我想再谈一点中医药。"中国医药学是一个伟大宝库，应当努力发掘，加以提高。"青蒿素正是从这一宝库中发掘出来的。通过抗疟药青蒿素的研究经历，深感中西医药各有所长，二者有机结合，优势互补，当具有更大的开发潜力和良好的发展前景。大自然给我们提供了大量的植物资源，医药学研究者可以从中开发新药。中医药从神农尝百草开始，在几千年的发展中积累了大量临床经验，对于自然资源的药用价值已经有所整理归纳。通过继承发扬，发掘提高，一定会有所发现，有所创新，从而造福人类。

最后，我想与各位分享一首我国唐代有名的诗篇，王之涣所写的"登鹳雀楼"：白日依山尽，黄河入海流，欲穷千里目，更上一层楼。请各位有机会时更上一层楼，去领略中国文化的魅力，发现蕴涵于传统中医药中的宝藏！

衷心感谢在青蒿素发现、研究和应用中作出贡献的所有国内外同事们、同行们和朋友们！

深深感谢家人的一直以来的理解和支持！

衷心感谢各位前来参会！

谢谢大家！

（中国中医科学院中药研究所）

【编号为 31230 的小行星命名为"屠呦呦星"】 2016 年 1 月 4 日，"科学家小行星命名仪式"在钓鱼台国宾馆举行。为弘扬屠呦呦的学术思想和科学成就，国家天文台将正式编号为 31230 的小行星命名为"屠呦呦星"，同时命名的还有"谢家麟星""吴良镛星""郑哲敏星""张存浩星"。中共中央政治局委员、国务院副总理刘延东出席会议并发表讲话，对 5 位著名科学家的创新精神和重大贡献高度肯定。

中国工程院院士、中国中医科学院院长张伯礼代表屠呦呦研究员领取小行星命名证书和小行星运行轨道铜牌，国家中医药管理局副局长王志勇、中药研究所陈士林所长、朱晓新书记等出席命名仪式。

经过国际天文委员会所属的小行星命名委员会讨论通过，国际小行星中心于 2015 年 12 月 25 日发布第 97568 号公报通知国际社会，第 31230 号小行星永久命名为"屠呦呦星"。

（中国中医科学院中药研究所）

【屠呦呦向诺贝尔博物馆捐赠纪念品】 瑞典时间 2015 年 12 月 6 日上午，中国中医科学院屠呦呦研究员参加诺贝尔基金会举办的活动，将一纪念瓷盘及《青蒿抗疟研究》（1971~1978）一书，赠予诺贝尔博物馆收藏，并在博物馆咖啡馆的椅子上签名。《青蒿抗疟研究》为中国中医科学院中药研究所资料汇编，

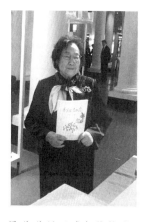

屠呦呦展示《青蒿抗疟研究》一书

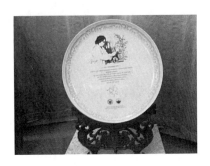

屠呦呦赠予诺贝尔博物馆的瓷盘

是屠呦呦团队早期抗疟研究的总结，汇集了1971~1978年的研究成绩，记载了青蒿素发现的历程。

瓷盘为白底青花，上半部印有屠呦呦在实验室进行科研工作时的照片和青蒿原植物图像，并附有她的亲笔签名；下半部分为屠呦呦获得诺奖时对其发现青蒿素成就的英文颁奖词，并附有青蒿素化学结构的图像，以及中国中医科学院和中药研究所的徽章。

博物馆展出的一套以青蒿植物为原型的茶杯和茶壶，向屠呦呦和她的成就致敬。茶壶茶杯由陶土制成，配套的加热器把手通过3D打印成型。

（冯　磊、胡　彬）

三、"十二五"中医药事业概览

【"十二五"中医药发展概述】"十二五"时期是中医药发展进程中极具历史意义的5年，是规划目标实现最好、服务能力提升最快、人民群众受益最多的5年。中医药事业发展"十二五"规划圆满收官，规划目标总体实现，主要指标全部完成，对经济社会发展的贡献率和显示度明显提升。

"十二五"期间，中医药为探索医改的"中国式解决办法"作出积极贡献。推动中医药服务结构调整，实施基层中医药服务能力提升工程，保障多层次服务供给；推进社会办中医，提供多元化服务供给。与"十一五"末相比，中医医院增

加500所、增幅达15.5%，中医门诊部、诊所分别增加531个、5890个。全国91.2%的社区卫生服务中心、80.2%的乡镇卫生院、70.7%的社区卫生服务站和64.9%的村卫生室能够提供中医药服务。2014年，中医医院总诊疗人次5.3亿人次，比"十一五"末增加1.7亿人次，增幅达47.2%，占医院总诊疗人次的17.9%；中医医院出院总人数2227.1万人，比"十一五"末增加951.4万人，增幅达74.6%，占医院出院总人数的14.5%，门诊次均费用、住院人均费用分别比综合性医院低12%和24%。中医药以较低的成本获得较高收益，放大了医改惠民效果。

"十二五"期间，中医药为推动健康产业发展作出积极贡献。面对群众日益多样化的健康需求，大力发展中医药健康服务，扩大服务供给，引导消费，一大批适应市场的新产品、新业态成为健康产业新的增长点。中医药与养老、旅游等相互融合的趋势进一步凸显，养生、保健、康复等方面的潜力持续释放。2014年，中药工业总产值超过7300亿元，占我国医药工业总值近1/3，进出口额达到46.3亿美元。研制一批拥有自主知识产权的中药产品，5个中药大品种年销售额均在30亿元以上。

"十二五"期间，中医药为提升我国医疗卫生领域的科技竞争力作出积极贡献。建设以16个国家中医临床研究基地为重点平台的临床科研体系，14类重大疾病中医药防治疗效获得循证依据，完善中医药防治传染病和慢病的临床科研网络，建立符合中医药发展规律的临床科研一体化新模式，建设一批国家工程（技术）研究中心、工程实验室和企业技术中心。有36项中医药成果获得国家科技奖励，其中国家科技进步一等奖4项。科研成果转化为临床诊疗标准规范、关键技术和一批拥有自主知识产权的中药新药，取得重大的社会效益和经济效益。

"十二五"期间，中医药为中华优秀传统文化传播作出了积极贡献。

深入开展"中医中药中国行——进乡村·进社区·进家庭"活动，建设300多个国家级、省级中医药文化宣传教育基地，组建一支中医药文化科普专家队伍，开发一批形式多样的文化科普作品。发布《中国公民中医养生保健素养》《健康教育中医药基本内容》，民众在中医养生保健素养提升同时，加深对中华优秀传统文化认识。中医药已传播到183个国家和地区，与外国政府及国际组织签订的中医药合作协议达86项，"一带一路"沿线国家中已有9个国家建立中医中心，并建有7所中医孔子学院。《黄帝内经》《本草纲目》成功入选世界记忆名录。

"十二五"期间，中医药为美丽中国建设作出了积极贡献。越来越多的地方特别是中西部欠发达地区，以加强中药资源保护与合理利用为契机，推动中药材规范化、规模化、集约化种植，带动地方绿色经济发展，促进生态环境修复。推进中药资源普查试点，初步形成中药资源动态监测信息和技术服务体系，建立大宗、道地、濒危药材种子种苗繁育基地。全国有200多种常用大宗中药材实现规模化种植，种植面积超过3000万亩，实现中药产业持续发展与生态环境保护的良性互动。

（国家中医药管理局办公室）

【地方"十二五"中医药发展概述】
◆ 北京市

"十二五"时期，北京中医药工作取得可喜成绩，创新机制、整合资源，中医药医疗服务持续提升，中医药文化普及持续推进，中医药健康促进不断发展，中医药对外交流不断扩大，中医药服务水平保持全国领先水平。

率先实施基层中医药服务能力提升工程，完善服务体系，保障多层次服务供给。实施基层"百千万"工程，开展"双百工程"，遴选100名市级老中医为基层培养100名中医师；完成83个基层中医服务综合诊区示范单位建设，建立64个基层老中医传承工作室，完成基层

100个中医药专病适宜技术推广；完成基层1000名社区医生和乡村医生轮训任务；培养2万余名中医家庭保健员；为房山区等7个郊区统一配置中医流动医院，为边远山区群众送医送药，启动至今累计行程44万公里，巡诊2400余次，总诊疗10.19万人次，健康检查咨询10.4万人次，覆盖86个乡镇，885个村。完善中医药服务体系，截至"十二五"末，全市共有中医类机构1004个，比"十一五"增加282个，占全市医疗机构总数的9.8%。全市三级甲等中医医院22家，其中有12家区县级中医机构和2家社办中医机构，二级甲等医院15家和二级乙等医院3家。二级以上公立综合医院均设置中医临床科室和中药房，46家综合医院（含12家部队医院）成为"市级综合医院中医药工作示范单位"，24家成为国家级示范单位。100%社区卫生服务中心和社区卫生服务站能提供中医药适宜技术服务。全市中医类别医师近2.1988万人，比"十一五"末增加8124人，占全市医师总人数的18.9%，中医实有床位19810张，比"十一五"末增加7172张，占全市总量的18.9%。2015年中医门急诊服务总量为5247.5万人次，占全市门急诊服务总量的35.98%，比"十一五"末提高近13个百分点。

率先推进中医医院探索公立医院改革之路，优化资源配置，在深化医改中充分发挥中医药作用。大兴区、通州区分别依托中国中医科学院广安门医院、北京中医药大学东直门医院开展区级中医医院的托管，创立"一院二区、统一管理"模式。顺义区、延庆区在北京中医医院托管区中医院的基础上，将中医药服务向基层延伸，顺义区更是将区第三医院（乡镇卫生院）并入区中医院，并将其从全额转为差额拨款单位。推进综合医院向中西医结合医院转型，东城区和平里医院、西城区北京市二龙路医院、北京市回民医院、朝阳区第二医院、丰台区长辛店医院、昌平区华一医院成功转型为中西医结合医院。

率先建立分级师承机制，完善传承体系，强化人才队伍建设。建立45个全国名老中医药工作室，推进北京名老中医工作室站建设，共建成市级"两室一站"127个，成立老中医室站分站12个（含1个京外分站）；1990年至2015年已开展5批全国师承和4批市级师承工作，共遴选出400余位师承指导老师和800余位学术继承人，400余位继承人出师，总结出名老中医特色诊疗项目131项；朝阳等区开展区级师承工作，提高基层中医药水平。金世元等6位老专家获得全国第二届国医大师称号。率先开展省级名老中医药专家评选，2014年评选出第二届30名"首都国医名师"，起到典型示范作用。

率先开展中医药科技创新项目，完善创新平台建设，提升科技竞争力。北京市中医管理局联合市科委等11个委、办、局开展首个政府中药研发专项——"首都十大危险疾病科技攻关与管理中医药'十病十药'研发项目"，共征集6批149个项目，交易会推介57个项目。充分发挥在京中央中医药科研机构优势，推进科技创新，中国中医科学院屠呦呦研究员因发现青蒿素治疗疟疾的新疗法获2015年诺贝尔生理学或医学奖，实现中国本土科学家获诺奖零的突破。2012年以来启动中西医结合研究所的建设工作，在北京地区三级综合医院共建立22个研究所，利用综合医院三级学科或专病特色，研究解决北京市中西医结合重大科研问题。"十二五"期间，积极组织或参与北京市中医药科技发展资金、首都卫生发展科研专项中医药类及北京市科委绿色通道项目等的评审、推荐，立项近600个，促进中医药科技成果转化与适宜技术推广应用。

率先打造中医药文化宣传品牌，拓展文化科普渠道，弘扬传统文化精髓。每年组织开展"中医药文化宣传周暨地坛中医药健康文化节"活动，吸引国内外近10万人参加，该活动已举办8届，成为北京中医药文化传播的支撑平台与精品活动。开展"北京中医药文化旅游示范基地"建设，共推出北京中医药大学、北京同仁堂等34家单位作为示范基地，推出13条中医药养生旅游路线。依托社区卫生服务中心建成60个中医药文化科普基层团队，就近为社区居民提供中医药科普服务，覆盖60个街道约300万人。推进"中医文化进校园"活动，东城等区县10多个中小学开展了中医药校本课程建设。3个中医药项目入选第四批市级"非物质文化遗产"项目目录中。

率先搭建中医药服务贸易平台，完善对外开放交流合作体系，扩大中医药国际影响力。连续3年成功举办京交会中医药板块，共接待国外来宾约10.5万人次，签订合作协议29项，签约额6.6亿元人民币。商务部、国家中医药管理局授予北京中医药服务贸易试点市称号，并以朝阳区为试点开展中医药服务贸易建设。在西班牙巴塞罗那筹建欧洲中医药发展与促进中心，开展海外中医药推广和产业拓展的探索。

（祁秋菊）

◆ 天津市

"十二五"期间，天津市中医药服务规模、服务条件、服务水平有了很大的改善和提高，全市中医医疗资源配置更加完善，人才队伍和学科建设更加合理，基层中医药服务网络更加均衡。在公共卫生服务、实施"治未病"健康工程、中医医院管理和内涵建设等方面取得新成绩。

（杨 仰）

◆ 河北省

一、中医药事业发展保障机制初步形成

河北省省委、省政府高度重视中医药工作，2011年召开全省振兴中医药事业大会，出台《河北省人民政府关于振兴中医药事业的决定》，确立建设中医药强省的战略目标。河北省政府将中医药工作列入年度重点工作目标任务，建立中医药工作厅际联席会议制度，成立中药产业发展领导小组。组建副厅级省中医药管理局，成立省中医药发展中心。5年来，国家和省安排中医药专项资金近30亿元，保障了中医药事业快速发展。

二、中医药服务体系建设明显加快

河北省中医院门诊医技楼、综合病房楼建设项目相继完成，设区市中医医院（含中西医结合医院，下同）建设项目基本完成，84个县级中医医院建设项目获国家和省投资支持。基层中医药服务能力提升工程扎实推进，全省97.9%的社区卫生服务中心、92.3%的乡镇卫生院、91.4%的社区卫生服务站、69.1%的村卫生室能够提供中医药服务。综合医院中医药工作进一步强化。社会办中医医疗机构成为中医药服务体系重要组成部分。

三、中医药服务能力稳步提升

开展中医医院评审，命名12所三级甲等中医医院、99所二级甲等中医医院、9所二级乙等中医医院。在61所县级中医医院深入开展提升综合能力发挥特色优势工作。命名表彰26所标准化县级中医医院。创建国家临床重点专科（中医专业）16个，国家中医药管理局重点专科34个、重点学科17个，省级重点中医专科230个、中医药重点研究室32个。在9个设区市实施中医"治未病"服务试点项目，区域中医预防保健服务能力进一步提升。积极推动京津冀中医药协同发展，51所中医医院与京津医疗卫生单位建立合作联系，签署协议76项，实施项目116个。石家庄市国家中医药综合改革试验区建设成效显著。曲周县中医院等单位开展医养结合模式的探索。

四、中医药人才队伍持续壮大

河北中医学院恢复独立设置，被河北省政府列为省属骨干大学，并与国家中医药管理局实施共建。新建国家级和省级名老中医传承工作室70个、中医学术流派传承工作室1个。李士懋教授当选"国医大师"。启动中医住院医师规范化培训。实施高层次中医药人才培养项目，培养老中医药专家学术经验继承人136名、优秀中医临床人才85名、中药特色技术传承人才70名、中医护理骨干20名。开展杏林千人培养工程、县级中医临床技术骨干培养、中医类别全科医师培训、师承和确有专长人员医师资格考核考试等工作，培养近万名基层实用型中医药人才。

五、中医药文化建设得到加强

立足河北省资源优势，建成全国中医药文化宣传教育基地4个，内丘扁鹊庙、保定刘守真祠等影响力逐年增强。以培育和践行中医药文化价值理念为核心，支持31所中医医院进行中医药文化建设。以中医药养生保健方法和常见病、多发病中医药防治为重点，面向基层群众开展百院千场健康大讲堂活动。成功召开3届冀港澳台中华传统医药文化发展大会，开创两岸四地中医药文化交流合作的先例。华北理工大学在匈牙利成立中医孔子学院。启动省医疗气功医院国际中医养生保健文化交流中心建设。

六、中医药产业发展步伐不断加快

中医药产业历史性纳入全省重点发展的12大产业，对其扶持政策更加完善，相继出台《关于促进我省中医药产业加快发展的实施方案》《河北省中药产业发展规划（2015~2020年）》和《河北省中医药健康服务发展规划（2015~2020年）》。以带动全省中药产业上档升级为目标，实施以三区、三基地、三体系为核心的安国中药都建设重大工程。狠抓中药产业源头，以大宗道地药材和特色药材为重点，建成千亩以上中药材种植示范园近300个，启动燕山中药材经济核心示范区建设。在40个县（市）开展第四次中药资源普查试点工作，建成1个全国中药材种子种苗繁育基地、2个中药材动态监测和信息服务站。

（王艳波）

◆ **山西省**

全省中医药事业得到快速发展。政策机制得到完善，中医药事业发展环境显著优化。颁布施行《山西省发展中医药条例》，出台《山西省人民政府关于扶持和促进中医药事业发展的意见》，明确提出"建设中医药强省"的目标，确立医疗、保健、科研、教育、产业、文化"六位一体"的中医药工作体系。充分发挥中医药在医改中的作用，探索建立有利于公立中医医院发挥特色优势的管理体制、运行机制和分类补偿机制。不断健全覆盖全省城乡的中医医疗卫生预防保健服务体系，鼓励社会资本举办中医医疗机构，中医药服务能力得到有效提升。累计争取中央和省级财政投入5.7亿元，对全省43所中医院进行新建或改扩建，增加床位3300余张，增幅达25%。新增国家卫生计生委中医临床重点专科12个、国家中医药管理局重点专科32个，创建了5所三甲、5所三乙、40所二甲中医医院。大力推进省域内中医医疗联合体建设，推动优质中医资源下沉基层。大力实施基层中医药服务能力提升工程，省、县、乡三级互联共通的一体化适宜技术推广网络基本形成。创建30个国家级基层中医药工作先进单位、50个省级先进单位、450个中医药特色基层医疗卫生机构，全省99%的社区卫生服务中心、94.1%的乡镇卫生院、86.6%的社区卫生服务站和76.8%的村卫生室能够提供中医药服务。深入开展国家基本公共卫生服务中医药健康管理和中医"治未病"工作。推进中医药科技继承与创新，实施中医药"三名"战略，中医药人才队伍全面强化。全省中医院专业技术人员总量增加10%，中医执业（助理）医师增加30%，每万人口中医执业（助理）医师为3.83人，高于全国平均水平。新增国家中医药管理局重点学科12个、重点研究室2个、三级实验室6个，省级中医药重点学科25个、重点实验室4个。吕景山教授被评为第二届"国医大师"，100个县完成县级名中医评选工作。山西省人民政府和国家中医药管理局签订《共建山西中医学院合作协议》。完成 40 个试点县的中医药资源普查工作。同时，广泛动员各方力量参与中医药体系建设、资源保护、科学研发、成果转化、产业发展、文化传承等工作，在全社会营造了有利于中医药事业发展的良好氛围。

（侯建树）

◆ 内蒙古自治区

"十二五"期间，内蒙古蒙中医药事业始终坚持贯彻落实《国务院关于扶持和促进中医药事业发展的若干意见》（国发〔2009〕22号，以下简称《若干意见》）的要求和党的十七大、十八大"扶持和促进中医药和民族医药发展"的政策，更加注重以人为本、满足群众需求，更加注重统筹规划、协调发展，更加注重机制创新、转变理念，全区蒙中医药事业取得长足的发展。

一、蒙中医药事业法律和政策保障体系基本健全，发展环境大幅优化

2010 年自治区人大修订并颁布实施《内蒙古自治区蒙医药中医药条例》，由原来的 22 条增加到 60 条，在政策保障、蒙医中医医疗机构设置、从业人员培养和使用、蒙药中药与制剂的调剂使用、教育科研与交流合作等方面增加了许多新的内容，蒙中医药事业发展法制层面上的保障大幅提升，有效促进了全区蒙中医药事业全面发展。

二、蒙中医药管理体系，服务体系日趋完善，蒙中医药服务能力显著提升

随着各级蒙中医药服务能力的提升，蒙医中医医院特色优势的发挥，蒙中医服务体系日趋完善。全区的蒙医中医医院由 2006 年的 86 所增加到 164 所；蒙医中医病床从 2006 年的 5000 张发展到 18000 余张；蒙中医药专业技术人员从 2006 年的 8000 人增加到 16000 人；每千人口蒙中医床位数达到 0.69 张，全国排名第五位，比全国的 0.52 张高 0.17 张；每千人口蒙中医执业（助理）医师数达到 0.46 人，全国排名第三位，比北京市的 0.68 人少 0.22 人。86.6% 的苏木乡镇卫生院和 88.7% 的社区卫生服务中心设有蒙医科、蒙药房或中医科、中药房，61.8% 的嘎查村卫生室和 63.5% 的社区卫生服务站，能够提供蒙中医药服务。

新一轮医改建设中，各地进一步加大对蒙医中医医院基础设施建设力度，各级蒙中医院的门诊楼、住院楼、制剂室或传统疗术室得到改扩建，基础设施不断得到改善。"十二五"期间，自治区民生工程、国家重点民族医院建设项目内蒙古国际蒙医医院建设完成。国家重点中医医院建设项目自治区中医医院医技病房综合楼开工建设；12 个盟市的 16 所盟市级蒙医中医医院，鄂温克旗、兴和县、五原县等一批旗县级蒙医中医医院陆续新建或扩建。

全区以 3 所自治区级蒙医中医医院为龙头、16 所盟市级蒙医中医医院为骨干、103 所旗县级蒙医中医医院为基础、苏木乡镇卫生院和社区卫生服务机构及嘎查（村）卫生室为网底、其他各级各类医疗卫生机构蒙中医科为补充的布局合理、功能完备的蒙中医医疗、教育、科研服务体系基本建立。

三、蒙医中医重点专科建设和医院等级评审进展顺利，医院内涵建设不断加强

"十二五"以来，国家和自治区重点加强各级蒙医中医医院的急诊急救能力、特色专科专病、制剂室能力、蒙药房中药房、感染性疾病科、信息化能力、适宜技术推广和民族医疗服务能力建设。3 个蒙医中医专科列入自治区领先学科，6 个蒙医中医专科列入自治区重点学科；5 个蒙医中医专科评为国家级临床重点专科，12 个学科评为国家"十二五"重点学科，18 个专科被列为国家中医药管理局"十二五"重点专科项目，9 个专科被列为"十二五"重点专科培育项目，4 个专科被列入国家级临床重点专科建设项目，34 个农村蒙中医特色专科被列入国家建设项目。自治区每年支持 10 个蒙中医药重点专科、10 个制剂室能力建设。国家医院等级评审中，全区有 19 所蒙医中医医院达到三级中医民族医院等级标准，54 所达到二级标准，蒙医中医医院科学管理与评价的长效机制初步建立。

蒙中医药信息化建设方面，委托国际蒙医医院与软件公司联合研发的蒙医中医医院信息系统，实现蒙汉文同一界面，蒙医病历、中医病历、西医病历同步书写，而且还开发了蒙医医生工作站、护士工作站和蒙医、中医、西医电子病历管理，达到国内先进水平，得到国家中医药管理局认可。在国家和自治区支持自治区蒙医中医医院信息化建设的基础上，该信息系统在全区推广使用，全区蒙医中医医院信息化建设逐步规范。

四、蒙中医药人才队伍综合素质得到提高，人才梯队基本形成

在蒙中医药人才培养工作中，始终注重通过学术传承模式培养造就高层次蒙中医药人才，"十二五"期间一批名老蒙中医药专家学术思想和临床经验得到传承和发展，一批临床优秀人才和中青年名蒙医中医成为临床技术骨干。全国老蒙中医药专家学术经验继承工作中，共完成 24 位老蒙中医药专家学术经验继承，13 名全国优秀中医临床人才培养，15 位老蒙中医药专家传承工作室和 1 个蒙医学术流派传承工作室建设，培养蒙中医药高级技术骨干上百人。自治区开展的首批老蒙中医药专家经验继承工作中，第一批 118 名指导老师的临床经验和诊疗技术学术得到继承、整理、研究，共培养学术继承人 225 名。自治区将继续选拔 200 名指导老师和 400 名继承人开展第二批蒙中医药学术继承。著名蒙医苏荣扎布、吉格木德先后荣获"国医大师"称号。

乡镇卫生院蒙中医药人员免费大专学历教育、每年 150 名的免费订单定向培养、每年 500 名蒙医中医中专学历教育、每年 100 名地市级蒙医中医类别全科医师岗位培训、每年 100 名旗县级蒙医中医医院技术骨干培训、每年 400 名乡村医生培训以及蒙中医药适宜技术推广等，多渠道、多层次、全方位的蒙中医药人才培养，有力推动了全区蒙中医药人才队伍的健全和蒙中医药服务水平的提升。

五、实施基层蒙中医药服务能力提升工程，蒙中医药工作先进单位创建取得成效

2013 年 5 月，按照国家要求，自治区政府启动实施基层蒙中医药服务能力提升工程，自治区卫生厅、人社厅等四部门制订印发《基层蒙中医药服务能力提升工程实施方案》，进一步落实各项基层蒙中医药政策和要求，加强基层蒙医、中医医院服务能力建设，指导苏木乡镇卫生院（社区卫生服务中心）设置蒙医科、中医科和蒙药房、中药房，面向嘎查村卫生室（社区卫生服务站）工作人员推广蒙中医药适宜技术。基本建立了以旗县级蒙医中医医院为龙头，以苏木乡镇卫生院（社区卫生服务中心）和嘎查村卫生室（社区卫生服务站）为主体的基层蒙中医药服务网络。

在"全国基层中医药（民族医药）工作先进单位"创建中，15 个旗县区获"全国农村中医药（民族医药）工作先进单位"荣誉称号。2015 年，又有 4 个旗县通过自治区验收，即将迎接国家验收，2 个盟市将获得"全国基层中医药（民族医药）工作先进市"称号。

六、蒙医药列入自治区科技重大专项，蒙医药标准化体系顺利推进

全区先后有 110 多项蒙医药科研成果获自治区级以上奖励。有 140 多项省级科研项目经专家评审立项。蒙医药古籍文献已整理出版 100 多部。蒙医药治疗银屑病等 3 项临床研究列入国家"十二五"科技支撑计划。2013 年，蒙医药研发项目列入自治区科技重大专项，蒙药滴丸、注射液等新剂型正在研制中。蒙医药课题中，15 项列入国家自然科学基金项目，20 项列入自治区自然基金项目。蒙医药治疗心刺痛等诊疗指南已完成临床评价，蒙医药治疗牛皮癣等被列入国家临床诊疗指南支持项目。

在完成第一轮国家和自治区蒙医药标准化项目的基础上，启动第二轮 8 部蒙医药标准制定，《蒙医病症疗效诊断标准》《中国蒙医整骨学》《蒙医护理操作规范》等 7 部标准已正式出版，蒙医药标准体系逐步完善。

七、蒙中医药文化建设走进"草原文化节"

自治区组织开展蒙中医药"进乡村·进社区·进家庭"活动，在各旗、县、区举办多场基层医师蒙中医药知识培训，多名基层医师参加培训，基层卫生人员应用蒙中医药诊治常见病、多发病技术得到普及，蒙中医药科普文化得到宣传，基层群众中的蒙中医药认知度得到提高。

蒙医药活动连续 3 年纳入自治区"草原文化节"，在内蒙古博物院开设蒙医药特别展，并召开蒙医药专题学术研讨会。依托内蒙古"草原文化节"，从文化的角度展示蒙中医药的悠久历史、独特魅力和丰富内涵。内蒙古国际蒙医医院建设的自治区蒙医药博物馆，系统保存和展示了蒙医药 3000 多年的发展历史和悠久文化，得到蒙医药前辈们的无偿捐献和支持。

八、蒙中医药对外交流合作日益频繁，蒙医药走上联合国的讲台

随着蒙中医药事业的繁荣发展，特别是内蒙古国际蒙医医院的建立，与俄蒙在蒙中医药方面的合作交流日益频繁且成效显著，成为自治区对外医疗的特色优势。

蒙中医药团队多次参加"中国（北京）国际服务贸易交易会""乌兰巴托商品展览暨投资贸易洽谈会"等对外交流活动，各地区蒙中医院先后与蒙古国签订多项蒙中医药医疗对口帮扶、义诊、人才培养、科研协作、产业化互动等方面合作交流协议，建立了稳固的合作关系。各级蒙医中医医院每年收治蒙古国、俄罗斯患者约 2 万 ~3 万人。特别是内蒙古国际蒙医院在开业 3 年多的时间里，收治蒙古国患者近万人次，被自治区评为"对外交流先进单位"，被蒙古国卫生部评为功勋医院，被商务部和国家中医药管理局评为中医药（民族医药）服务贸

易先行先试骨干机构；有 2 所蒙医中医医院获得蒙古国"境外唯一信得过医院"称号，3 位蒙医专家荣获"境外信得过医生"称号，1 位蒙医专家获得蒙古国"贡献者"金质奖章；满洲里市中蒙医院荣获"国务院中俄服务贸易先进医院"称号，并被列入国务院《关于深入实施西部大开发战略的若干意见》重点开发开放试验区，拟建对俄体检中心及医疗服务。2012 年，联合国有关专家在内蒙古考察工作时，邀请内蒙古蒙医药专家代表团赴美参加联合国纽约总部召开的"南北对话·高端论坛"，蒙医药专家作了题为《中国蒙医药在城乡居民健康中发挥的作用和角色》的主题发言，受到普遍关注。

（岳红娟）

◆ 辽宁省

一是中医药发展环境得到极大改善。辽宁省政府办公厅印发《辽宁省中医药健康服务发展规划（2015~2020 年）》，为下一个 5 年辽宁省中医药事业的发展指明了方向。省财政设立中医药专项资金，5 年投入资金两亿一千余万元支持中医药事业的发展。辽宁省中医药管理局从 1 个处室的建制增加到 2 个处，绝大多数市成立了独立的中医药管理处室。

二是中医药服务能力得到迅速提高。全省中医医院（含中西医结合、民族医）实有床位数 27157 张，比"十一五"末增加 54%。中医医疗机构有中医药人员 7087 人，比"十一五"末增加 1662 人，增加 31%。各级各类中医医院年门、急诊量为 1322 万人次，出院人数为 62.1 万人次，分别比 2010 年增长 18% 和 86%。中医医疗机构总收入为 75.6 亿元，人均业务收入为 22.1 万元，分别比 2010 年增长 66% 和 116%。

三是中医药服务网底进一步夯实。基层中医药服务能力提升工程取得阶段性成果。全省 35 个县（市、区）达到"全国基层中医药工作先进单位"标准，26 家县区级中

医院被评为二级甲等中医院，377家社区卫生服务中心、828家乡镇卫生院、788家社区服务站、12264家村卫生室能够提供中医药服务。

四是中医药人才培养持续推进。"十二五"期间共培养第五批全国老中医药专家学术经验继承工作继承人66名；第三批全国优秀中医临床人才研修项目学员25名。有2人入选全国中医药财务管理领军人才培养项目，17人入选国家中药人才培养项目，16人入选国家护理人才培养项目。在培养高端人才的同时，更加重视基层中医药人才培养工作。"十二五"期间，组织中医类别全科医师转岗培训、基层中医药适宜技术师资培训和推广、基层医疗机构中医专科骨干培训、乡村医生中医药知识与技能培训和农村基层医疗机构中医专业成人高等学历教育等形式多样的培训项目，共培训基层卫生技术人员3万余人次。为该省发展中医药事业提供了雄厚的人才基础。

五是中医药科学研究成绩斐然。国家中医临床研究基地的基础设置建设和重点病种研究通过验收，取得标志性成果；临床检验中心获得ISO15189实验室认证，检验技术与国际接轨；伦理委员会通过亚太伦理认证和世界中医药学会联合会中医伦理审查平台认证，成为东北地区首家通过认证的医院。辽宁中医药人学杨关林教授成功申报国家"973"中医理论专项"'脾主运化、统血'等脾脏象理论研究"项目，并成为该项目首席专家，实现该省省属高等学校"973"项目首席单位零的突破。据不完全统计，"十二五"期间，全省中医机构共承担各级各类科研项目超过600项。获省部级、市级等各项奖励100余项，其中获教育部科技进步二等奖1项，辽宁省科技进步一等奖6项，是辽宁省中医药行业获奖励等次最高、数量最多的阶段。

（张宏逸）

◆ 吉林省

"十二五"时期是吉林省中医药发展进程中极具历史意义的时期，一是在服务全省经济社会发展全局中的贡献率提升最快的时期；二是在推进全省产业结构转型升级中发挥作用最大的时期；三是在推进中医药规划各项任务目标落实中完成最好的时期；四是在提供中医药服务中人民群众受益最多的时期；五是在卫生计生机构整合中管理体系建设最完备的时期。形成了医疗、保健、科研、教育、产业、文化全面发展的新格局，中医药事业步入了稳步发展的时期。

一、突出重点，抓住关键，发展形成新思路，管理形成新机制

全省中医药行业在推进中医药事业发展中，不断总结经验，不断创新发展，逐步形成行业共识，在推进中医药事业发展中要坚持融入"经济社会发展全局和卫生计生工作大局"的工作理念不动摇；坚持实现中医药工作"有人管、有人干、有人信"的工作目标不动摇；坚持"开发领导层、引起大重视，协调各部门、争取大支持，融入大卫生、争取大作为，动员全行业、推动大发展"的工作方法不动摇；坚持中医药"忠诚、自强、积极、有为"的行业精神不动摇。实践证明，全省中医药事业发展取得的成就是与全行业坚持这样的工作思路分不开的。

吉林省是全国第一个着手建设并形成较为健全的省、市、县中医药行政管理体系的省份。全省9个市、州，60个县（市、区）全部成立中医药管理局，各地方政府也逐步加强对中医药工作的重视，全省62%的县（市、区）已创建为全国基层中医药工作先进单位，比全国平均比例高出34个百分点。长春市、四平市、松原市成为全国地市级以上地区中医药工作先进单位。吉林省卫生计生委高度重视中医药工作，在每年的工作会议上专项部署中医药工作，委党组坚持每年听取中医工作专题汇报。卫生计生工作与中医药工作同研究、同部署、同落实的工作机制已经形成。

二、统筹协调，扎实推进，中医药发展能力取得新进展

中医药服务能力有新提高。全省有县以上公立中医医院68家，其中三级医院9家，82.5%的县（市）中医医院达到二级甲等。全省92.5%的县（市）建有中医医院，95%的社区卫生服务中心、90%的乡镇卫生院、79%的社区卫生服务站、65%的村卫生室能够提供中医药服务。分别比2012年"提升工程"实施前提高18、35、59、43个百分点。全省每万人口中医床位数4.9张，比"十一五"4.1张提高19.5%；全省卫生机构中医执业（助理）医师、中药师（士）10542人，比"十一五"末的增加1180人，每万人口中医执业（助理）医师3.05人，比"十一五"末的2.58人提高18.2%。中医医院2014年总诊疗843万人次，比"十一五"末增幅达41%，占医院总诊疗人次的17.5%；中医医院出院32.5万人次，比"十一五"末增幅达63%，占医院出院总人数的10.9%。

中医药产业能力有新提高。省政府将医药产业发展，特别是中药产业发展摆在重要位置。2014年，全省221户规模以上中药企业工业总产值比"十一五"末增长2.5倍。分别占全省医药、全国中药总量的79.8%和16.7%，业务收入连续十余年居全国首位。省"双十工程"重点向医药领域进行倾斜，支持医药健康领域项目49项（其中中医药项目30项），占"双十工程"项目的30.6%。支持安神补脑液等97个大品种开展二次开发。人参进食品工作得到推进，人参价格有较大幅度提升。

居民中医药文化素养有新提高。开展"中医中药中国行——进乡村·进社区·进家庭""走基层——看乡村·看社区·看家庭"宣传活动，举办中医大讲堂、中医科普惠民走基层、中医药科普宣传周等活动近600场，与长春电视台创办《活到100岁》中医药宣讲栏目，受益群众达百万人。举办两届中国长白山健康养生文化节。持续开展中医药文化科普宣讲能力培训，打造了一支过硬的宣讲骨干队伍。发挥吉林省中医药博物馆、长春中医药大学、吉林中西医结合医院的国家中医药文化宣传教育基地窗口作用，提升群众中医药文化素养。

中医药资源保护与发展能力提高。吉林省是中药材资源大省。省政府高度重视中药材的保护、开发和利用，连续3年将中药资源普查试点工作纳入省政府重点工作。经过3年普查试点，初步掌握130个国家重点品种中药材、1300个普遍品种药用植物资源的相关数据和部分民族特色传统用药知识，发现6个疑似新种；完成1个中药原料动态监测信息与服务省级中心和2个监测站建设任务。2个种子种苗繁育基地建设初见成效，种植人参、灵芝、刺五加等15078余亩。制定7项繁育操作规程。建设完成种质资源库。启动中药炮制传承基地建设。

中医药继承创新能力有新提高。建成国家中医药管理局科研平台30个，省级中医药科研平台182个，科研平台数比"十一五"增加7.6%，全省中医药科技工作者共取得国家"973"课题、国家传染病防治重大科技专项、重大新药创制专项、国家自然科学基金项目等科研项目65项。一批中医药科技成果获得省科技进步奖。全面实施"真中医"人才培养工程。建设5个中医住院医师规范化培训省级培训基地、2个国家级培训基地，有856人参加培训。长春中医药大学、延边大学被确定为全国卓越医生（中医）教育培养计划改革试点院校。新增国家中医药管理局中医药重点学科14个，增至27个，建设省级中医药重点学科38个。刘柏龄获得第二届"国医大师"称号。评选吉林省"第三批名中医"30名，省名中医总数达到117人。建设国家、省级名老中医药专家传承工作室33个，全国首批中医学术流派传承工作室2个，国家级基层名老中医工作室6个。实施国家级和省级中医药继续教育和培训项目近300项，培训中医药专业技术人员6万余人次。评选表彰100名省基层优秀中医。

（任丛飞）

◆ 黑龙江省

一、中医药资源不断壮大，基础设施建设不断加强

黑龙江省拥有县级以上中医疗机构84所，其中省直中医医院4所，地市级中医医院13所，县级中医医院67所。其中三级甲等中医医院11所，二级甲等中医医院56所。2015年全省县级以上中医疗机构编制床位数为18030张，比"十一五"期末增加7182张，增长66.2%；实际开放床位19965张，比"十一五"期末增加7842张，增长64.7%。卫生技术人员19077人，比"十一五"期末增加7843人，增长69.8%。"十二五"期间，共有29个县级中医医院得到国家发改委支持，规划建设投资87175万元，其中：中央投资49500万元，地方配套投资37675万元，规划房屋建筑面积272281平方米，包括新建225506平方米，改造46775平方米。2014年底全省县级以上中医疗机构建筑面积为1027812平方米，比2010年的658277平方米增加了56%；全省县级以上中医疗机构固定资产总额418590万元，比2010年的194948万元增加了115%。

二、扶持促进中医药事业发展的政策措施不断完善

对中医药事业发展做出整体布局。一是省政府出台《关于扶持和促进中医药事业发展的实施意见》，明确黑龙江省中医药事业在"十二五"和十三五期间的发展目标，制定推进措施，完善保障机制，落实政府各有关部门发展中医药事业所应承担的各项责任。二是省卫生计生委、省中医药管理局联合发布《关于在卫生计生工作中进一步加强中医药工作的实施意见》，强调中医药在卫生工作中的重要地位，建立中医药工作联动机制。三是提请省人大对《黑龙江省发展中医药条例》实施情况进行执法检查，进一步推动各项扶持促进中医药事业发展政策的落实。根据省人大的建议，省卫生计生委、省中医药管理局、省编办进一步加强中医药管理机构的建设，全部地市已设立中

医科，基层配置专门管理人员；省食药监局出台三甲中医医院内部制剂的调剂使用管理办法，扩大中药制剂的使用范围；医保管理部门将中医适宜技术纳入报销范围；财政、发改、教育、人社等部门也加强了对中医药事业的支持力度。

进一步强化基层中医药工作。2013年省政府印发《基层中医药服务能力提升工程实施方案》，从机构布局、队伍建设、设备装备、信息化建设等方面对基层中医药工作进行了全面部署，并将之列入政府目标考核内容，每年政府工作报告都对工作进度予以强调。

医改政策对中医药的倾斜更加明显。一是在《关于加强基层医疗卫生机构药品配备使用管理工作的通知》中进一步强调"中药饮片的基本药物管理按照国务院有关部门关于中药饮片定价、采购、配送、使用和基本医疗保险给付等政策规定执行"。二是在《黑龙江省乡村医生队伍建设实施方案》中规定"乡村医生应加强中医药知识学习，能够熟练运用中医药适宜技术防病治病"。三是在《黑龙江省村卫生室管理办法实施细则》中规定"村卫生室应当提供与其功能相适应的中医药服务，鼓励村卫生室开展针灸、推拿、拔罐等中医药适宜技术服务"。四是在《黑龙江省社区卫生服务机构管理办法实施细则》中规定，社区卫生服务机构应当在预防保健、医疗康复、健康教育和计划生育咨询及技术指导等方面提供中医药服务。

三、中医药服务体系不断完善，服务能力明显提升

2015年全省县级以上中医疗机构业务总收入达到52.54亿元，比"十一五"期末增加29.74亿元，增长130.4%；门诊量达到938.33万人次，比"十一五"期末增加418.18万人次，增长80.4%；出院人次达到47.74万人，比"十一五"期末增加21.19万人次，增长79.8%。

基层中医药服务能力提升工程取得显著成效。"十二五"期间，黑龙江省于2013年启动省基层中医

药服务能力提升工程。截止到2015年底，全省有798所乡镇卫生院和414个社区卫生服务中心设置了中医科或中医药综合服务区，分别占总数的84.5%和93.2%。已有97.7%的社区卫生服务中心、90.9%的乡镇卫生院、78.0%的社区卫生服务站、69.4%的村卫生室能够为基层群众提供中医药服务。分别比2012年提升工程启动前提升了39.6、39.0、44.1和36.3个百分点，完成预定的重点指标。

中医"治未病"体系建设取得成效，中医预防保健水平进一步提高。"十二五"期间，黑龙江省在全国率先开展中医"治未病"体系建设，全省已有81所二级以上中医医院建立了"治未病"科（"治未病"中心），其中10所三甲中医医院建立"治未病"中心。其中哈尔滨、齐齐哈尔、牡丹江、佳木斯、大庆和鸡西市中医医院"治未病"科建设被列入国家中医药管理局的重点建设项目。"治未病"科平均专职人员6.4人，平均使用面积246.2平方米，服务项目平均9.3项。

中医重点专科建设取得显著成绩。"十二五"期间，黑龙江省新增国家临床重点专科4个，现有国家临床重点专科18个；新增国家中医药管理局重点专科28个，国家中医药管理局重点专科总数达51个，是"十一五"期间国家中医药管理局重点专科总数的2.2倍。

中医药工作先进单位和综合医院中医药工作示范单位取得可喜成绩。"十二五"期间，全省新增国家级基层中医药工作先进单位14个，使全省国家级基层中医药工作先进单位总数达到23个，比"十一五"期间提高了55.5%。其中哈尔滨市中医药工作先进单位创建工作受到国家局的表彰。有6所医疗机构获得"全国综合医院中医药工作示范单位"称号。

四、公立中医医院改革稳步推进

全面推开县级公立中医医院综合改革。全省63个县（市）的62个县级公立中医医院，按照《全面推开县级公立医院综合改革实施方案》及相关配套文件的要求，于2015年10月31日前，全面取消药品加成，启动实施综合改革，同步推进管理体制、编制人事、价格机制、药品供应保障、医保支付、绩效分配、医院管理、能力建设、服务监管等方面的改革。

中医药特色优势得到充分发挥。改革从始至终，在相关政策文件中均保留中药饮片加成政策，鼓励开展中医药特色优势比较突出、临床疗效相对较好的中医药诊疗服务。在《黑龙江省全面推开县级公立医院综合改革补偿办法》中要求优先考虑中医治疗类价格调整，逐步扩大纳入医保支付的医疗机构中药制剂、针灸、治疗性推拿等中医非药物诊疗技术范围。

试点城市公立中医医院综合改革稳步推进。在《黑龙江省城市公立医院改革试点指导意见》中要求坚持中西医并重方针，对中医院（民族医医院）在投入政策上予以倾斜，提高住院床位费、中医诊疗费、住院护理费等医疗技术服务价格。作为城市公立医院综合改革试点，七台河市和齐齐哈尔市分别于2014年9月1日和2015年1月1日取消药品加成政策（中药饮片除外）。

五、中医药继承创新能力明显提升

中医药学术传承工作稳步推进。"十二五"期间新增全国名老中医药专家传承工作室21个，是"十一五"期间的3.5倍，新增全国学术流派传承工作室2个；黑龙江省中医药科学院被世界针灸学会联合会确定为人类非物质文化遗产中医针灸传承基地。开展第五批全国名老中医药专家学术经验继承人工作，新增指导教师30名，为他们配备学术经验继承人60名，已有57名继承人通过出徒考核，其中6人申请硕士学位，23人申请博士学位。启动全省县级中医临床技术传承骨干培训，遴选70名指导教师并为其配备了70名传承人。

中医药科技创新取得显著进步。

"十二五"期间，黑龙江省中医药系统获国家科技进步二等奖2项，获"中国医药界最高荣誉"的"吴阶平－保罗·杨森医学药学奖"1项，获省部级科技奖励项目134项，其中一等奖13项，二等奖73项，三等奖48项，比"十一五"期末增长近一倍。"十二五"期间，中医药科研省部级以上立项326项，其中国家级项目79项（包括国家"973"项目1项，国家自然科学基金75项，科技部重大新药创制专项3项），省部级项目247项。

六、中医临床研究基地建设成绩显著

黑龙江中医药大学建设的国家中医药临床研究基地在"十二五"期间建成并投入使用，基地建设在基本建设、平台建设、人才培养、基地运行机t制及模式创新等方面取得显著成就。2013年7月建筑面积达6.26万平方米的中医临床研究楼正式竣工进入试运行；2013年9月通过国家中医药管理局组织的基地业务建设阶段评估；重点研究病种通过阶段性评估；伦理审查平台通过中医药伦理审查平台CMAHRPS评估；临床科研信息共享平台通过验收；临床检验中心ISO15189通过国家认可委员会ISO15189认可；完全符合GPP标准改建的制剂中心达全省行业先列；2012年新申报的中医妇科等7个专业通过国家食品药品监督管理总局组织的现场认证；人才队伍建设成效斐然；科研协作长期稳定，国际化合作广泛开展。

"十二五"期间基地重点病种研究取得重大进展。组织全球妇科权威学者，制定不孕症临床试验报告的国际规范——哈尔滨共识，获欧美生殖理事会授权全球发表，成为我国医学界主导制定的国际标准规范；围绕重点研究病种发表高影响因子SCI论文3篇；"多囊卵巢综合征病征结合研究的示范和应用"获国家科学技术进步二等奖，填补了国内中医妇科领域内的获奖空缺；基地病种负责人吴效科获中国最具影响力和权威性的非政府医药卫生奖项之———吴阶平－保罗·杨森医学药学奖，成为该奖项设立20年来第一位中医界获奖者，被授予国家百千万人才工程"有突出贡献中青年专家"荣誉称号。

七、中医药人才队伍素质显著提升

"十二五"期间，黑龙江省共计培养本科及博硕士研究生36506名，比"十一五"期间增加13512名，增长59%。

高级中医药人才培养成绩显著。"十二五"期间，新增"国医大师"1名，第三批全国优秀中医临床人才20人，国家中医药管理局重点学科带头人11名，国家临床中医药重点专科学术带头人4名，国家中医药管理局重点专科学术带头人28名，省级中医药重点学科学术带头人35名。开展第四批省级名中医评选工作，使省级名中医达到265名。

基层中医药人才培养和队伍建设明显加强。已连续3年利用国家专项开展系列基层中医药专业技术人员培训，包括县级中医临床骨干培训、中医类别全科医生培训、乡村医生中医药知识技能培训等，年培训规模在450多人。为进一步提升基层中医药队伍素质，2014年启动两个中医药人才培养系统工程。一是全省县级中医医院执业医师培训工程，培训覆盖全省65个县级中医院，已培训1003人。二是进一步充实乡镇卫生院中医药专业技术人员。2014年，开展乡镇卫生院招聘大学毕业生工作，全省共为乡镇卫生院补充中医药院校毕业生783名，同时对所有为乡镇卫生院新招聘的大学毕业生进行系统的中医药适宜技术应用推广培训。

重点学科建设不断加强。"十二五"期间，新增首批国家中医住院医师规范化培训基地8家，新增国家中医药管理局重点学科11个，使黑龙江省国家中医药管理局重点学科达到19个，比"十一五"期间增长1.1倍。学科布局进一步优化，学科人才梯队日趋完善，科技创新能力不断增强、人才培养质量稳步提升。

八、中医药文化知识宣传普及工作扎实推进

"十二五"期间，黑龙江省连续3年以中医药知识进农村、进社区、进家庭活动为载体，开展中医药养生保健知识巡讲，打造中医药文化知识宣普及平台，支持中医药科普作品创作，扎实推进中医药文化知识宣传普及工作。据不完全统计，3年来全省中医药系统共组织中医药养生保健知识巡讲800多场次，受益人数28万人次。编印发放中医药健康宣传材料98万份。发表中医药科普文章499篇，出版中医科普书籍12种。有40个单位利用广播电视开展中医药文化知识宣传普及。特别是在健康龙江行动工作中，省中医药管理局遴选46名中医药专家，参加省卫生计生委和省电视台联合开办的"健康龙江直播室"，节目播出半年，已播出中医药讲座45期，全省平均收视率达到0.55%，已有940余万人次收看节目。

九、中药资源普查工作稳步推进，中药材种植产业得到较快发展

40个中药资源普查工作的试点县的普查工作已全部启动。已完成样方套4405个，普查品种1120种，病虫害调查28种，市场主流产品调查127种，传统知识调查44项，蕴藏量调查377种，种子标本制作130份，拍摄照片120570张，标本制作12000余份，完成率为70%。按照一次普查多种收获的总体设计，同步开展全省中药材种植情况调查，初步摸清家底；连续3年召开中药材种植产业发展经验交流和企业产销对接会；配合国家局举办"大健康"大兴安岭论坛暨中药材商品规格等级标准研究技术中心（联盟）成立大会；于2014年成立中药材种植产业协会，发挥行业协会作用，开展了系列中药材种植培训，培训种植户达到800人次。黑龙江省中药材种植产业发展势头良好，全省中药材种植和野生药材抚育面积达152万亩，55个品种。其中种植面积在10万亩以上的有6个品

种。"十二五"期间，建设全国稀缺中药材种子种苗繁育基地5个、中药资源动态监测站3个、动态监测服务中心1个、中药炮制研究室1个。

十、中医药对外合作交流取得新成绩

"十二五"期间，黑龙江省举办中医药国际学术会议9个，新增世界中医药学会联合会分会主任委员5人，世界针灸学会联合会副主任委员1人，争取国际合作交流项目49项，其中由黑龙江中医药大学和俄罗斯联合举办的中俄生物医药论坛举办11年，由黑龙江中医药大学附属第一医院主办的中西医结合治疗多囊卵巢综合征国际学术会议已举办4届，成为具有一定国际影响力的中医药学术活动。2012年《商务部等十四部门关于促进中医药服务贸易发展的若干意见》发布以来，中医药服务贸易快速发展，黑龙江已建设国家中医药管理局中医药服务贸易骨干机构1个、国际中医药文化研修与体验基地（黑龙江）1个；2014年全年全省中医药服务贸易总收入为4798万元；共有56062名外籍患者接受了门诊中医药服务，截止到2014年底，黑龙江省在校中医药专业留学生达621人。为进一步推动中医药服务贸易健康有序的开展，2015年黑龙江省中医管理局开展对俄中医药服务平台建设。一是与黑龙江日报社签署联合建设对俄中医药服务电子商务平台的框架协议，二是与省广播电视台合作开发中俄中医药健康服务平台。

（曲　峰）

◆ 上海市

一、健全中医药服务网络

至"十二五"期末，全市17个区县均设有公立中医医疗机构，其中三级甲等8家、二级甲等14家；95%的综合医院设有中医临床科室；100%社区卫生服务中心设有中医科；社会办中医医疗机构340余家。全市各类医疗机构中医门急诊人次年均增长10.45%，出院病人数年均增长13.59%。

所有区县均成功创建全国基层中医药工作先进单位；24家综合医院创建成为全国综合医院中医药工作示范单位。全市共有国家临床重点专科（中医）27个、国家中医药管理局重点专科75个、上海市中医临床优势专科68个。中西医临床协同有序推进。积极推进中医药融入基本公共卫生服务和家庭医生制度建设，"治未病"服务在全市普遍开展。

二、推进中医药传承创新

在全国率先启动中医流派传承研究工程，建立15个海派中医流派传承研究基地，其中4个入选国家中医流派传承工作室建设项目。现有全国名中医传承工作室43个，全国基层名中医工作室4个。石仰山被评为全国第二届国医大师。31名中医入选第三届上海市名中医，恢复中医文献馆馆员制。

初步构建以上海市中医药研究院为核心，龙华医院国家中医临床研究基地和曙光医院研究型中医医院为主体，研究机构和企业参与的医、教、研、产协同的中医药科技创新体系；推进浦东新区国家中医药发展综合改革试验区建设和国家中医药科技成果转化平台建设；取得一批重大科技成果。

完善从院校教育、毕业后教育到继续教育的医教协同的中医临床人才培训体系。开展中医住院医师和中医专科医师规范化培训工作。实施各级各类中医药和中西医结合人才培养计划，开展中医专家社区师带徒项目、基层非中医人员中医药知识与技能规范化培训，社区卫生服务中心中医全科医师占全科医师总数的比例达到20%。

三、加强全行业监管

完善中医药质量控制体系，增设中医护理、药事、骨伤、肛肠、针推、"治未病"和综合医院中医质控7个质控组，实施学科层面的质控精细化管理。加强中医药规范化，开展中医药事、膏方和中药煎药等规范化建设，加强医疗机构中药饮片煎药管理。建立和完善中医药服务监管评价制度，制定《上海市中

医医院中医药服务综合评价指标体系》，实施评价工作并加强评价结果利用，强化常态化行业监管和引导。探索中医药服务信息公示工作。

四、加强中医药标准化建设和国际交流

国际标准化组织中医药技术委员会（ISO/TC249）上海秘书处有力推动中医药国际标准化工作。TC249的中文名称正式确定为"中医药技术委员会"，由上海专家主导研究制定的国际疾病分类标准第11版（ICD-11）传统医学章节项目完成前期研究。上海中医药大学成立国家中医药管理局传统医学国际疾病分类研究与服务评价中心，在美国设立中医孔子学院；曙光医院建设的"中国－捷克中医中心"是中东欧国家首个由政府支持的中医中心，成为我国医疗卫生界落实国家"一带一路"战略的重要项目。与新加坡、泰国、马耳他等国的合作稳步推进。在全国率先发布《上海市中医药服务贸易发展规划纲要（2014~2018年)》，搭建上海中医药国际服务贸易平台。

五、加大中医药文化宣传

积极开展中医药文化宣传教育基地和文化研究基地建设，通过各类媒体、主题公园、健康讲堂等平台广泛宣传中医药文化。《养生有"道"——海派名医的传世宝典》《药里乾坤》等作品在社会上取得积极影响。积极开展中医药非物质文化遗产保护工作，共有国家级非物质文化遗产中医药项目7项、上海市非物质文化遗产中医药项目17项。向全市780万户家庭发放《上海市民中医养生保健知识读本》。在英、美、捷克、意大利等国家举办中医药展览，推进中医药文化海外传播。出版中小学生系列中医药科普读物，在10所中小学建立中医药科普基地。

（曹 莉）

◆ **江苏省**

"十二五"期间，江苏省中医药系统全面贯彻党的卫生计生工作方针和中医药政策，以中国特色社会

主义理论为指导，紧紧围绕经济社会发展全局，按照卫生计生工作的总体部署，积极参与深化医药卫生体制改革，转变发展理念，创新发展模式，在保障和维护人民群众健康中发挥了应有作用，中医药发展取得明显成效。

一是中医药在深化医药卫生体制改革中发挥积极作用。认真贯彻《国务院关于扶持和促进中医药事业发展的若干意见》《省政府关于进一步加快中医药事业发展的意见》，创新体制、机制，推动改革实践，建立健全促进中医药发展的政策保障体系。中医药全面融入医改配套政策，在投入保障、价格改革、医保支付方式、药物制度等方面均出台支持和推动中医药发展的具体举措，为充分发挥中医药特色优势、提升中医药综合服务能力创造有利条件。各地在深化医改中积极探索有利于中医药特色优势发挥的政策措施，进一步推动中医药服务应用与发展。

二是中医药资源总量不断增加。加快推进中医院建设发展，积极组织实施重大基础设施项目建设，一批重点建设项目先后竣工投入使用，全省中医院建设发展整体水平显著提升，覆盖城乡的中医药服务体系进一步健全完善，中医药资源规模进一步壮大。2015年末，全省中医类医疗机构1340个，占全省医疗机构总数的4.20%；其中，中医、中西医结合医院129所（三级中医院35所），中医类门诊部113所，中医类诊所1098所。全省中医床位51604张，占全省实有床位数的12.48%，每万人口中医床位数6.47张。全省中医药人员数达27908人，其中，中医类别执业（助理）医师21472人、中药师5841人，全省每万人口中医类别执业（助理）医师2.69人。

三是中医药服务能力大幅提高。以实施中医药能力建设重大项目为抓手，加大经费投入，夯实发展根基，为中医药更好地服务群众提供重要保障。积极组织实施应对突发公共卫生事件能力建设、中医

院设备标准化建设、国医大师学术经验传承研究室建设、中医院信息化建设等重大项目，持续强化中医医疗服务管理，推动中医综合服务能力水平进一步提升，服务量逐年增加。2015年，全省中医总诊疗人数6553.69万人次，中医出院人数162.3万人。积极创新中医医疗服务新模式，大力推进一体化诊疗服务模式和多专业诊疗平台，全省80家县及县以上中医院建有中医综合治疗区，三级中医院近80%的临床科室、二级中医院超过50%的临床科室设有中医综合治疗室，69.32%的乡镇卫生院、66.97%的社区卫生服务中心建立了中医综合服务区，开设多专业一体化诊疗服务平台119个，涉及病种208种，现有各级各类中医医联体13个。中医药防治重大疾病和应对突发事件能力进一步提高，在H7N9禽流感防治、昆山"8·2"特大事故伤员救治等工作中发挥了积极作用。

四是中医药特色优势进一步发挥。推进国家中医临床研究基地、中国中医科学院江苏分院、江苏省中医药研究院和江苏省中医临床研究院建设，强化重点科技平台的引领和支撑作用，中医药协同创新大力推动。实施中医"名院、名科、名医"战略，全面提升中医药特色优势水平。现有国家重点临床专科（中医专业）21个，国家中医药管理局中医药科研三级实验室13个，国家中医药管理局重点学科和建设单位35个，国家中医药管理局重点专科27个、"十二五"建设单位和培育专科41个，国家中医药管理局重点研究室10个，全国农村医疗机构中医特色专科、专病和针灸理疗康复特色专科75个。积极探索将中医医疗和养老相结合的新模式，为老年群体提供中医预防、养生、保健、康复服务，中医医疗资源利用效率进一步提升。

五是中医药人才培养取得新进展。积极加强中医药人才队伍建设，优化人才队伍结构，努力培养高层次中医药人才。现有国医大师5位、全国名老中医药专家学术经验继承指导老师84名、省级名中医（名中西医结合专家）432名、国家优秀中医临床人才68人。拥有全国名老中医药专家传承工作室47个、中医学术流派传承工作室5个。加强中医住院医师规范化培训。成立省中医药毕业后医学教育研究室，现有全国首批中医住院医师规范化培训基地18个（协作基地17个），中医全科医生规范化培养基地19个，基层培养基地44个。近5年培训合格中医住院医师5000余人。

六是基层中医药工作扎实开展。实施基层中医药服务能力提升工程，健全基层中医药服务网络，积极推广中医药适宜技术。全省95.16%的社区卫生服务中心、90.42%的乡镇卫生院及86.04%的社区卫生服务站和村卫生室能够提供中医药服务。全面实施中医药基本公共卫生服务项目，完成453.71万65岁以上老人和139.18万0~36个月儿童中医药健康管理，覆盖率分别达到48.38%和53.05%。在全国基层中医药工作先进单位创建工作中，该省已创建成功的有地级市4个、县级44个。组织实施基层医疗卫生机构中医诊疗区（中医馆）服务能力建设，推动基层中医药进一步发展。

七是中医药文化繁荣发展。以传承与创新、传授与保护、传播与交流为主线，积极实施中医药文化惠民工程。"十二五"期间，江苏省连续开展5届以"中医药就在你身边"为主题的中医药文化科普巡讲和3届中医药文化科普宣传周活动，全省共开展各级各类公益性中医药文化科普活动近9000场次，派出中医药工作者超过2万人次，免费发放中医药文化科普宣传资料近2000万份，受益群众逾千万。加强中医药文化宣传教育基地建设，现有国家级基地1家、建设单位1家、省级基地7家、建设单位1家。

八是中医药对外交流合作再上新台阶。江苏已与马耳他、韩国、新西兰、泰国、新加坡、法国、罗马尼亚等国家开展多种形式的中医药合作与交流，在临床医疗、学术研究、人才培养、文化交流等方面取得了积极进展。扶持中医药服务贸易重点区域、机构、项目。在国内合作方面，与贵州签署合作协议，与海南、云南等省积极磋商，达成合作意向，促进省际中医药全面协作发展。

（张小凡）

◆ 福建省

一、中医医疗资源基本情况

2015年，全省有各级各类中医类医院88所，其中中医医院78所、中西医结合医院9所、民族医医院1所。在63所二级以上中医院中，有三级中医院15所、二级中医院48所。综合医院中医科285个、专科医院中医科9个、民营中医院16所，占全省中医医院数的18%，中医门诊部50所、诊所1227所。至2015年底，全省各级中医类医疗机构床位数20427张，比2011年增加6458张。

从上述数据看，近年来福建省中医药资源总量有较快增长，但与全国其他优秀省份相比，仍存在不少差距。2015年，全省中医类医疗机构每万人床位数5.32张；全省每万人中医执业（含助理）医师数3.37人。（见图1、图2）

二、政府扶持力度持续加大

投入方面："十二五"期间，福建省省级财政对中医药事业的投入有明显提升。2011~2015年，省级财政对中医药事业实际投入4.3亿元，其中省级年度中医专项经费从2011年的1900万元提高到2015年的2500万元，累计达1.2亿元；省级超收财力安排专项资金约3.1亿元，加强对中医医院儿科、产科、急诊科、信息化和国家中医重点专科建设。各级财政对中医医院的基础设施建设投入明显加大。2011~2015年共有31所中央预算内基建投资项目。（见图3）

政策方面："十二五"期间，福建省先后出台《关于扶持和促进中医药事业发展的实施意见》和《中医药事业发展"十二五"规划》《福建省基层中医药服务能力提升工程

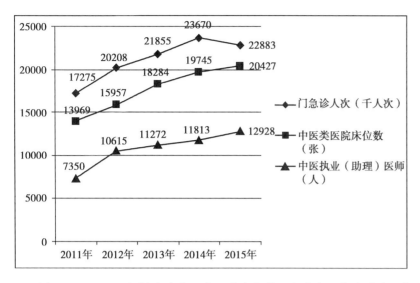

图1　2011~2015年福建省中医类医院床位数、全省中医执业（助理）医师、门急诊人次情况表

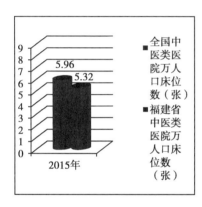 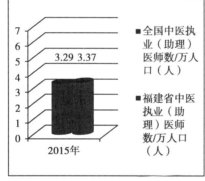

图2　2015年福建省中医类医院万人口床位数、万人口中医执业（助理）医师数与全国平均水平的比较

三、基层中医药服务能力得到提升

福建省卫生计生委联合省发改、财政、人社部门，实施基层中医药服务能力提升工程，采取各种措施，努力提升基层中医药服务能力。一是积极开展城乡对口支援工作。从2013年起，组织全省14所三级中医医院对口支援23所县级中医医院。全省有76%的县级中医医院设立基层指导科，对基层医疗卫生机构开展技术帮扶和人员培训。2015年7月，福建省卫生计生委、福建省财政厅印发《福建省深化城乡医院对口支援工作的实施意见（2016~2018年）》（闽卫医政〔2015〕87号），采取分级支援与分类支援结合、重点支援与包片支援结合等措施，进一步深化城乡对口支援。首期重点受援县级中医医院增加到38家，覆盖面达69.1%。乡镇中医药对口支援以县级中医院的支援为主，每个县级中医院至少支援3所卫生院，中医药基础较好的县级综合医院要求积极开展中医药对口支援。二是开展县级中医医院标准化建设。增加儿科、康复科等薄弱专科床位数，加强急诊科、信息化建设，提升综合服务能力。三是开展基层医疗机构中医馆建设。2013年到2016年累计争取到国家4695万元经费支持，287家基层医疗机构开展中医馆建设，营造中医氛围，增加中医诊疗设备配备，加强中医药适宜技术培训应用。项目全部建成后，全

实施方案》等规范性文件，在医改方案和配套文件中，福建省注重运用价格、医保支付等政策杠杆，鼓励和引导基层提供中医药服务。在药品零差率改革中，保留中药饮片加成，较大幅度提高中医类医疗服务项目价格。在基层医疗卫生机构用药目录中增补308个中（成）药品种，在《福建省新型农村合作医疗报销药品目录（2013年版）》中新增院内中药制剂140种。将符合条件的各类中医诊疗项目和中药纳入基本医疗保险基金支付范围。福建省卫生计生委出台的《福建省中医中西医结合医师执业范围暂行规定》，得到国家中医药管理局的充分肯定和推广，该政策对充实基层中

医药人才队伍、提升基层中医药服务能力产生积极作用。

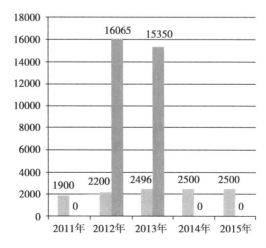

图3　2011~2015年省级财政投入中医经费（单位：万元）

省基层医疗机构中医馆数量增加到523个，其中厦门市整体建设率达到96%，福州市社区卫生服务中心中医馆建设率达到81.6%。

截至2015年底，全省约97.3%的社区卫生服务中心、86.3%的乡镇卫生院、83.2%的社区卫生服务站、62.7%的村卫生室能够提供中医药服务，县级中医院二甲达标率为67.3%。各指标比2013年实施提升工程之初提高13~25个百分点。基层医疗卫生机构中医药服务量占总服务量的比例达到22%。"十二五"期间新建成基层中医药工作先进单位国家级7个、省级7个（含升级为国家级的4个），国家级先进单位达到12个。

四、中医专科特色日益突显

"十二五"期间，福建省积极开展中医重点专科建设。14个国家中医药管理局"十一五"重点专科建设项目通过验收，新增26个"十二五"重点专科建设（含培育）项目，并有10个列入国家临床重点专科（中医专业）建设项目。验收通过省级中医重点专科21个，新增省级中医重点专科建设项目45个（其中22个已通过验收）、基层中医特色专科（专病）51个。专科建设过程中，积极推广实施中医诊疗方案和临床路径，注重中医医疗质量监测和管理。认真开展重点专科建设项目中期评估和终期评审，在中医医院年度评价与周期评审中加强重点专科评估，促进了中医优势病种诊疗水平的提升，急危重症和疑难病种的诊疗能力也得到提高。

五、中医应急和信息化加强

发挥中医药防控传染病优势，修订《福建省人感染H7N9禽流感中医药防治方案》，中医药防控人感染H7N9禽流感工作成效位居全国前列。支持63所公立中医医院开展急诊科标准化建设，中医药应对公共卫生突发事件能力得到强化。2013年支持49家公立中医医院加强信息化建设，研发并推广福建省具有自主知识产权的中医信息化管理软件系统，得到国家中医药管理局肯定，作为中医药信息化

建设对口支持援疆项目予以推广应用。

六、中医药人才培养取得成果

中医药人员总量提高。至2015年底，全省中医执业（含助理）医师12928人，比2011年增加3645人；门急诊2288.3万人次，比2011年增加560.8万人；住院57.7万人次，比2011年增加13.2万人次。

中医药人员学历提高。至2015年底，全省中医执业（助理）医师人员中，大学本科以上学历的占53%，比2011年初（45%）有所提高。

全省有34个中医住院（全科）医师规范化培养基地，16个国家中医药优势特色教育培训基地。已培养全国、省级优秀中医临床人才62人、全国中药和护理骨干人才30人、中医医院管理骨干278人，涌现了一批优秀中青年中医临床人才。老中医药专家学术经验得到继承。福建省现有48个全国、省级名中医传承工作室；评选33名省级名中医；确定8批141名为国家和省级师承工作指导老师、238名继承人；举办5期"四大经典"培训班，培训408人次，这些继承人已成为福建省中医各学科专家或医疗骨干。基层人才培养和适宜技术得以推广。在全省11个县级中医院、27个乡镇卫生院、社区卫生服务中心和1210个村卫生所（室）、社区卫生服务站开展基层中医药适宜技术服务能力建设，培训1578名中医药适宜技术推广师资。培训1229名中医类别全科医师。福建省基层中医药人才服务能力实现整体提升。

七、中医药科研注重含金量

建设3个省级中医临床研究基地，确定中标课题12类57个。加大省级中医药科研投入，支持重点项目46类369个子课题，一般课题100个。通过项目实施，各项目负责人再获得其他渠道科研立项184项，其中国家级科研项目42项，资金2121万元；省部级立项84项，资金1842.5万元；获得省部级奖励44个、厅局级及其他奖励44个。培养一批中医科研骨干，取得一批科研

课题和成果。

八、中医药慢病康复惠及百姓

加强中医药慢性病防治与管理。成立福建省慢性病中医药防治中心和高血压病等7个分中心防治小组，定期深入全省各县级以下基层医疗机构，开展慢性病中医培训和技术指导。推广中医康复服务，全省建立"防、治、康"相结合，由三级综合医院、中医医院康复医学科–康复医院、二级综合医院、中医医院康复医学科–社区卫生服务机构和乡镇卫生院共同组成的康复医疗服务工作机制和服务模式，为患者提供康复医疗服务。加强中医康复队伍建设，提高了各级医疗机构中医康复医学专业的服务能力与水平。

（姚鹏）

◆ **山东省**

一、中医药参与医改工作取得新进展

公立医院综合改革中医药政策进一步完善，公立中医医院改革同步推进。开展中医优势病种付费方式改革试点，桡骨骨折等7项优势病种在全省推广，患者、医院、医保、政府多方共赢成效初步显现。深入实施基本公共卫生服务中医药健康管理服务项目，2015年，65岁以上老年人和0～36个月儿童中医药健康管理覆盖率分别达到42.11%和54.86%。

二、中医药服务与发展能力显著提高

中医医疗保健服务能力明显提升。中医医疗资源快速增长，取得国家扶持基本建设投资20.68亿元，比"十一五"增长55%，全省中医医院（含中西医结合医院和中医专科医院，下同）发展到208所，其中三级中医医院发展到33所，二级中医医院102所，床位总数达到56427张，总诊疗人次达到2836.63万人次，出院总人数达到166.8万人，建设国家临床重点专科（中医专业）23个、国家中医药管理局重点专科71个、省级中医药重点专科254个，中医医院服务条件明显改

善，医疗质量和服务水平不断提高。93.1% 的综合医院、51.1% 的妇幼保健机构设立中医科。全面实施基层中医药服务能力提升工程，开展中医药综合服务区（国医堂、中医馆）建设，社区卫生服务中心和乡镇卫生院中医药综合服务区覆盖率分别达到 70.9% 和 76.8%。能够提供中医药服务的社区卫生服务中心、乡镇卫生院、社区卫生服务站和村卫生室分别达到 97.29%、97.4%、83.37% 和 71.04%。中医药在医疗服务体系中的作用得到凸显。

中医药科研创新能力明显提升。建设国家中医临床研究基地、中药新药临床药理基地、重大新药和中医药抗病毒协同创新平台各 1 个，建设国家中医药管理局重点学科 38 个、重点研究室 6 个和重点实验室 13 个，在全国率先将高血压中医药防控列入全省公共卫生服务项目。开展艾滋病和戒毒中医药干预研究，承担国家中医药重点基础研究等科研专项 35 项，牵头承担华北片区 7 个省的国家中医药传统知识保护技术研究项目，组织省中医药科技发展计划项目 3 批 1182 项。累计获国家级奖励 14 项、省科学技术一等奖 6 项、二等奖 28 项、三等奖 40 项，中华中医药学会奖励 11 项。

中医药科学管理能力明显提升。加强中医药管理体系建设，合并后的省卫生计生委加挂省中医药管理局牌子，各市均在卫生计生委加挂中医药管理局牌子，卫生计生委主任兼任中医药管理局局长，基本实现省、市两级均有专门机构的中医药管理体系。中医药扶持和倾斜政策不断完善，省政府促进旅游业改革发展的实施意见、加快发展养老服务业、加快健康服务业发展的实施意见以及全省特色产业发展规划等产业发展文件中，都对中医药产业发展提出明确目标和具体要求。

三、中医药人才培养工作迈上新台阶

深化医教协同改革，全面启动中医住院医师规范化培训，"十二五"期间全省培养研究生 2758 人、本科生 17646 人、专科生 10000

人、中专生 4500 人，1140 名中医技术人员参与住院医师规培。开展五级中医药师承教育、西医学习中医、护理人员、县级中医临床骨干、万名乡村医生等培训项目，实施国家级和省级中医药继续教育项目近千项，累计培训中医临床骨干 15 万余人次。全省有国医大师 2 人、全国名老中医药专家学术经验传承指导老师 137 人、全国优秀中医药特色技术传承人才 100 人，建设全国名老中医药专家传承工作室 50 个、流派传承工作室 2 个、基层名老中医药专家工作室 5 个，有泰山学者 9 人，评选山东名老中医 10 名、山东名中医药专家 100 名和基层名中医 200 名。

四、中医药文化建设与科普工作取得积极成效

在全国率先提出确立中医药文化引领中医药事业发展的指导思想，省中医药管理局联合省委宣传部等 11 部门印发《关于进一步加强全省中医药文化建设的指导意见》，全面加强中医药文化内涵建设，全社会动员、多部门参与、齐抓共建的整体合力初显。加强中医药科普宣传，在《健康报》和《中国中医药报》发表新闻稿件 1000 余篇，协调全省 10 余家电视频道开播中医药文化养生类节目逾千期，宣传范围覆盖 5 千万用户。建设 1 个国家级、12 个省级中医药文化宣传教育基地，收藏展出中医药文物和中医药实物 5000 余件，编辑出版中医药养生类图书 20 余部，开展"中医中药中国行活动"逾百期。济宁广育堂二仙膏古法制作等 4 项技艺被评为国家级传统医药非物质文化遗产。

五、其他中医药重点工作成效显著

中医药对外交流和服务贸易取得新进展。参与筹办中医药国际化论坛及博鳌亚洲论坛首届中医药国际化分论坛，举办首届中韩传统医药论坛。省中医药管理局与省商务厅联合申报国家中医药服务贸易重点项目 5 项、骨干企业（机构）和重点区域 6 项。积极参与国家"一带一路"沿线国家的合作，日照、

泰安、青岛等市分别与相关国家建立合作关系，中医药国际化进一步推进。

中药产业化发展步入规范化轨道。参与制定《山东省中药材产业发展规划》，开展国家第四次中药材资源普查项目，初步建立山东省中药资源调查和动态监测服务体系。连续两年开展全省中医医院中药饮片检查工作，摸清了中药饮片质量状况。建设全国中药材炮制技术传承基地 3 个、全国中药特色技术传承人才培训基地 1 个。组织编写《山东省道地中药材种植质量规范》，指导全省各地开展中药材规范化种植。

（陈高潮）

◆ **河南省**

一是坚持发展为第一要务，持续深化发展理念，工作思路和措施进一步清晰。贯彻《国务院关于扶持和促进中医药事业发展的若干意见》，省政府召开中医发展大会，出台相关文件。结合河南中医事业发展历史经验和阶段特征，实施基础设施、服务能力、人才队伍、学术水平、管理和文化"五大提升工程"。委托河南省社会科学院完成《河南省中医药优先发展战略研究》，在省委、省政府智库层面形成专家共识，为制定"十三五"规划和中医事业长远发展提供政策研究支撑。总结实践经验，研究出台关于基础设施、医院评审、人才培养、科技创新、专科建设等一系列指导性文件，科学布局各项工作。积极参与公立医院改革，整合细化国家各项政策要求，协调医保、财政、价格等部门出台具体措施，为中医药服务争取发展空间和利好政策。

二是千方百计争取投资，中医药服务体系建设取得新成效。从 2012 年开始，省财政连续大幅度增加中医专项预算，持续增长的财政投入机制初步建立。2015 年省财政中医专项预算 8000 万元。出台《关于县级中医医院基础设施建设的指导意见》，河南中医学院一附院国家中医临床研究基地大楼、河南省洛

阳正骨医院郑州院区和康复院区、河南省中医院全科医生培训综合楼等一批重点建设项目投入使用，开封市、周口市、驻马店市中医院等6家市级医院获得中央财政投资，建设全科医生培训基地和儿科医疗服务中心，57所县级中医院列入国家建设项目。"十二五"期间，全省县级及县级以上中医院新增建设用地2992亩，新增建筑面积84万平方米，新增固定资产62亿元。床均固定资产19.84万元，比"十一五"末增加40%。中医医院增加137家，诊所、门诊部增加522个，新增床位1.7万张，分别增长52.3%、37.1%、46.7%。

三是持续加强医院管理，强化专科建设，完善服务功能，中医药服务能力显著提升。出台《关于进一步提升中医专科建设水平的指导意见》和《关于做好新一轮中医医院等级评审工作的指导意见》，医院管理水平和运行效率持续提高。累计建设国家临床重点专科23个、国家中医药管理局重点专科35个。19家医院通过三级甲等中医院评审、44家医院通过二级甲等中医院评审。河南省洛阳正骨医院再次通过JCI认证。建成全国综合医院中医药工作示范单位13个，建设国家和省级基层中医药工作先进单位46个，郑州市建成地市级全国基层中医药工作先进单位。

四是进一步优化人才培养机制和模式，中医药人才队伍建设取得新成就。以院校教育、师承教育和继续教育相结合的人才培养体系进一步完善。出台《关于进一步加强基层中医药队伍建设的实施意见》，基层中医药人才培养纳入省政府"369工程"。重点专科学术带头人、县级中医临床骨干、中医住院医师规范化培训、中医全科医生转岗培训等项目进展顺利。师承教育和专业博士、硕士学位实现对接，优秀临床人才研修项目实施水平不断提高。连续5年开展中医药技术行业大比武，10人获得省级"五一劳动奖章"。建成国家名老中医工作室42个、基层名老中医传承工作室8个。

唐祖宣荣获第二届"国医大师"称号，评选第二届"河南省名中医"50名。全省中医药从业人员8.6万人，中医执业医师4.3万人，分别比"十一五"末增加24.2%、34.1%。

五是更加重视继承创新能力的提升，培育学术领军人才及核心团队，中医药学术发展取得新成果。出台《关于加快全省中医药科技创新工作的指导意见》，河南中医学院一附院国家中医临床研究基地业务建设走在全国前列，洛阳正骨医院获批建设省级中医骨科临床研究基地。中医中药治疗艾滋病试点项目在临床救治、项目管理和科学研究领域均取得阶段性成果，经验在全国推广。28个国家局级重点学科通过验收，建成2个省级重点实验室和一批国家中医药重点研究室。设立省级中医药科研专项，累计立项课题533个。实施河南省中医临床学科领军人才培育计划，投入1000万元支持10个中医临床学科领军人才及核心团队建设。5年内全省中医系统共承担省级以上课题306项。90余项成果获得省部级以上奖励，2项成果获得国家科技进步二等奖。中医药学术交流日益活跃，河南省中医药学会、中西医结合学会、针灸学会新成立24个专业分会，主办学术交流活动182场。仲景论坛等学术交流平台日益成熟，在全行业形成较大影响。

六是大力弘扬张仲景文化，中医药文化建设取得新成绩，行业管理队伍得到加强。深入开展"中医中药中国行——进乡村·进社区·进家庭"活动，建成河南中医药博物馆等一批中医药文化宣传教育基地，组建省级中医药文化科普巡讲专家团。开设《医药卫生报·中医药专刊》，完成《中原中医药文化遗迹与文物整理研究》和《伤寒杂病论》古籍版本校订及整理项目，洛阳正骨、焦作四大怀药加工与炮制先后入选全国非物质文化遗产名录。张仲景医药科技文化节连续举办，拍摄并演播《精诚大医》《医圣张仲景》等一批影视、戏剧作品。中医管理机构在本轮政府

机构改革中得到加强，河南省中医管理局由2个处室12名编制增加为办公室（财务处）、医政处、科研教育3个处室23名编制，11个省辖市、直管县挂牌成立中医管理局（中医发展办公室）。中医管理队伍素质显著提升，符合行业实际的一系列管理制度相继出台，受到基层欢迎，并得到国家中医药管理局的充分肯定。

（宋军伟）

◆ 湖南省

一是中医药服务体系不断完善。到2015年底，全省县级以上公立中医医院117所，其中省级4所、市（州）级15所、县级98所、其他中医医疗机构（医院、门诊部、诊所）2249所。比"十一五"末新增公立中医医院3所，新增中医门诊部110个、中医诊所250个。县以上中医医院有编制床位4.39万张，比"十一五"末增加1.56万张。中医医疗服务占全部医疗服务的30.3%左右，比"十一五"末增加3个百分点。100%的市州级中医医院达到三级甲等标准，80%以上县级中医医院达到二级甲等标准。96.5%的社区卫生服务中心、90.6%的乡镇卫生院、73.8%的社区卫生服务站、65.2%的村卫生室能够提供中医药服，分别比"十一五"末增加41.9、43.9、35.7、33.8个百分点。

二是中医药服务能力不断提升。争取国家支持，组织实施1个国家中医临床研究基地建设项目、54所县级中医医院标准化建设项目、1357个社区卫生服务中心、乡镇卫生院和9000个社区卫生服务站、村卫生室中医药适宜技术建设项目，在所有县级中医医院开展一轮中医药服务能力建设，国家安排资金共计20亿元，地方各级共投入约49亿元。全省新增国家级、省级中医重点专科和特色专科50个，全省县以上中医医院均有标准的中药房，70%有标准的中药制剂室，50%有规范的中药饮片加工炮制室。支持90家县级中医医院开展信息化建设，95%的县级中医医院建成电子病历

等信息化系统。中医药重大疾病防治能力不断增强，8个单位的中医药治疗艾滋病工作不断推进；病毒性肝炎、新发传染病以及妇女儿童健康问题等中医药防治临床研究不断加强；实施70家县级中医医院急诊急救能力建设项目。

三是中医预防保健服务加快发展。中医预防保健意识逐步深入人心，调查显示90%的民众关注中医药，88%的民众用过中医药，53%的民众看病首选中医药。二级以上中医医院普遍建立"治未病"科室，服务方式和内容不断拓展和丰富。积极探索制定实施中医预防保健技术规范与指南以及机构和人员准入标准，开展试点工作。中医药体质辨识纳入国家基本公共卫生服务项目，财政专项资金提供老年人中医体质辨识和儿童中医调养服务，年内目标人群覆盖率达到30%以上。

四是中医药传承和创新有力推进。湖南中医药大学第一附属医院国家中医临床研究基地建设初见成效，重点病种重症肝炎研究取得进展。建设24个国家和省级重点研究室、实验室。开展经方、验方和专长绝技收集整理工作，收集经方验方1万余个、专长绝技100余首，编辑出版《湖南经方验方大全》《湖湘当代名医医案精华》《侗医学》《苗医学》《土家医学》各类文献30余种。推广各类适宜技术20余项，实现全省农村100%全覆盖。

五是中医药人才培养力度加大。人才队伍数量适度增加，素质逐步提高。形成中医药师承模式，师承教育与院校教育相结合，实施国家第五批、省第三批和基层师承工作，确定91名指导老师和132名继承人。建立28个名老中医药专家传承工作室和4个中医学术流派传承工作室。3名湘籍中医药老专家被评为第二届国医大师；评选第三批湖南省名中医38名。开展第三批20名全国优秀中医临床人才培养，培训县级中医临床技术骨干2000余名，对450名基层中医药人员开展中医类别全科医生转岗培训，招收

农村订单定向医学生免费培养5年制中医学本科生250名。遴选确定"十二五"中医药重点学科建设点26个，中医药继续教育基地建设进展顺利。

六是中药产业发展不断加快。出台《关于中药材产业加快发展的实施意见》（湘政办发〔2014〕80号），首次开展中药材行业发展专项规划编制。开展47个县中药资源普查，建设1个中药材种苗繁育基地，编辑《湖南中药资源大全》《武陵山区道地药材种植手册》《罗霄山区道地药材种植手册》，初步建成中药资源动态监测系统。发挥科技先导和标准先行作用，企业不断创新工艺、稳定质量，中药现代化水平进一步提升，中药工业保持20%的增长速度，2015年工业总产值320亿元，饮片总产值60亿元。

七是中医药文化建设不断深化。深入开展"中医中药中国行——进农村·进社区·进家庭"活动，开展农村中医药知识培训3万人次。实施中医药高校和中医医疗机构文化建设项目100余个，投入资金2500万元。组建专门的专家宣讲团，开展各项中医药讲座200余场次，听课人次5万余人。出版发行《湖南中医药养生保健手册》《中医药典故精选》等各类科普书籍25万册。全省各地都在电视、报刊、网站开办中医药专栏，普及中医药知识。开展"国医大师""湖南省名中医"专题宣传活动。

（徐火红）

◆ 广东省

"十二五"期间，广东省中医药系统以"四有五抓一提升"为总思路，全省中医药医疗、预防保健、教育、科研、产业、文化、对外交流7个方位均取得新突破。

中医医疗。省级财政建立中医药强省建设专项经费投入机制，其中中医医疗服务体系建设累计争取国家和省级财政投入56所中医医院建设资金6.56亿元，带动地方配套资金16.1亿元，建设规模69.4万平方米，比2010年增长35.8%，全省中

医院床位数达到40801张，比2010年的29657张增长37.58%。承担国家临床重点专科建设项目24个，承担国家中医药管理局"十二五"重点专科建设项目35个。中医药强省建设专项资助74个中医临床重点专科建设、43个中医特色专科建设。

中医药预防保健。省级财政投入近1亿元支持"治未病"服务网络建设，珠江三角洲地区中医"治未病"服务网络基本建成。15个地市、县区级中医"治未病"预防保健服务示范单位创建稳步推进。

中医药教育。全省中医医院卫技人员研究生以上占9.6%，比"十一五"同期增加28%；本科生卫技人员增长12.41%。禤国维荣获第二届国医大师称号，5位中医、中西医结合专家获首届邓铁涛中医医学奖，125名一线专家获第二批省名中医称号。全省新增国医大师传承工作室4个、名老中医药专家传承工作室41个、学术流派传承工作室3个、全国基层名老中医药专家传承工作室6个。全省中医药高等教育继续在全国保持领先水平。

中医药科研。中医药项目获得国家科技进步二等奖2项、省科技进步奖51项，中国中医科学院广东分院正式挂牌，拥有国家中医药管理局中医药重点研究室建设项目13个、国家中医药管理局中医药科研三级实验室24个、广东省重点实验室7个、广东省代谢病中西医结合研究中心1家。设立中医优势病种突破项目12项，资助中医药强省建设科研项目1463项；中药资源普查试点有序展开，民间单方验方收集整理工作不断推进。

中医药产业。"智慧药房"、线上＋线上中医服务平台等"互联网＋"中医药服务新业态生机勃发。全省共有中成药生产企业183家、中药饮片生产企业220家，其中年产值10亿元以上的企业9家，超亿元的品种30个。广药集团、丽珠集团等一批中成药大型生产企业保持行业领先，康美药业、广州致信药业等中药饮片生产企业成为国内一流。全省拥有中国驰名商标14个、省

著名商标11个、国家中药保护品种69个。形成广州清平市场和普宁中药材专业市场等全国重要的中药材集散地。全国首创中医药健康旅游，建成中医药养生旅游示范基地40个、建设单位18个，形成12条中医药养生旅游示范线路。

中医药文化。全省中医药文化宣传教育示范基地建设全面加强，2015年末国家级基地达7个，有效推动中医药科普宣传不断深入。"弘扬大医精诚精神，提升中医药服务能力"活动正式启动，"大医精诚"中医文化理念和价值观受到热捧；多个基于中医药文化的影视、手机游戏、动漫产品开发项目全面启动，中医药文化知识普及惠及儿童、青少年。多项岭南中医药传统技艺入选"非遗"项目。

对外交流。广东省中医药机构与越南、韩国、日本、新加坡、印尼、澳大利亚、美国等30多个国家和地区有关机构建立稳定的交流合作关系。广东省成为国家级中医药服务贸易先行先试省，4家机构成为国家级中医药服务贸易先行先试骨干企业（机构）。中药对外贸易公共服务平台成功搭建，广东复方青蒿素产品成为我国援非的重要名片。广东省中医药连锁品牌机构登陆香港中医药市场，粤澳中医药科技产业园启动建设。

（郑凯军）

◆ 广西壮族自治区

"十二五"期间，广西确立了建设中医药民族医药西部强区的发展目标，先后出台《关于加快中医药民族医药发展的决定》《壮瑶医药振兴计划（2011~2020年）》和《药用野生植物资源保护办法》等一系列政策措施。5年来，通过实施中医药壮瑶医药发展十大重点工程，中医药壮瑶医药服务体系不断健全，服务能力稳步提升；构建涵盖自治区、市、县、乡、村的五级师承培养体系，人才队伍素质明显提高；创建西南濒危药用资源开发国家级工程实验室，科技创新能力显著增强；注重培育中药大企业大品

牌，大力发展道地和大宗药材种植，中医药壮瑶医药健康产业取得长足发展；积极推动并加强中医壮瑶医医院文化及中医药文化宣传人才队伍建设，中医药文化氛围日益浓厚；成功举办3届中国-东盟传统医药高峰论坛和1届中国-东盟传统医药健康旅游国际论坛（巴马论坛），国际教育合作交流规模不断扩大，中医药国际交流与合作迅速发展。

"十二五"期间，中央和自治区财政累计筹措资金23亿元，支持建设中医（民族）医院项目64项；全区各类中医壮瑶医医疗机构诊疗人次从1390万上升到1797.97万，年均增长率为7.34%；出院人数从58.03万上升到86.01万，年均增长率为12.05%；2015年，中医医院门诊次均医药费用125.2元，为综合医院的70.93%；中医医院住院病人人均医药费用5235.8元，为综合医院的74.51%。每万人口中医壮瑶医床位数4.8张，占医院总床位数的12.25%，中医民族医医院的总诊疗人次数占医院总诊疗人次的比例为20.66%。2015年底，全区每万人口中医类执业医师和执业助理医师数为2.67人，比"十一五"末增加0.94人，增长率53.41%。

（蒋志敏）

◆ 海南省

一、中医药体制、机制完善

海南省委、省政府高度重视，为中医药事业发展创造了良好的环境。2009年，为着力解决制约海南省中医药事业发展的突出问题，结合海南省实际，省政府出台《关于扶持和促进中医药事业发展的意见》。2011年，为适应海南国际旅游岛建设，利用全国力量推进海南中医药事业的发展，海南省政府和国家中医药管理局签订《促进中医药事业发展合作协议》，随后省政府办公厅印发合作协议实施方案。2014年，海南省专门成立中医药局，管理机构得到加强。2013~2015年连续3年中医药工作成效被纳入市县经济和社会发展考核指标。

二、中医药服务能力显著提升

经过近5年的发展，全省三级

甲等中医院由1家增加到4家，二级甲等中医院由0增加到6家，县级中医院中二级甲等以上中医院占60%。每万人口中医床位数由2.15张增加到4.08张，增幅90%。每万人口中医执业（助理）医师数由1.41人增加到1.91人，增幅35%。海南省中医医院诊疗量由2010年的155万人次提高到2014年的235万人次，增幅51%；出院人次由5.0万人次提高到9.4万人次，增幅88%。基层中医药服务能力更大幅提升，全省37家社区卫生服务中心中，34家能够提供中医药服务，占同类机构总数的92%，增幅70%；244家乡镇卫生院中，有175家能够提供中医药服务，占同类机构总数的72%，增幅300%；148家社区卫生服务站中有118家能够提供中医药服务，占同类机构总数的80%，增幅63%；2200家村卫生室中，1473家能够提供中医药服务，占同类机构总数的67%，增幅737%。

三、中医药服务网络不断牢固

"十二五"期间海南省逐步建立以中医医院为龙头，综合医院中医科为骨干，乡镇卫生院和社区卫生服务机构，以及村卫生室为中医诊疗服务网底，融合预防、治疗、康复、保健为一体的中医药服务体系，并取得较好成效。一是中医医院基础和内涵建设均得到加强。全省16家中医医院完成或者正在开展基础达标建设，剩余1家县级中医院正做前期准备工作，没有中医院的保亭和白沙两个县级综合医院按中西医结合医院标准改扩建。全省国家级中医药重点专科由"十一五"期间的4个增加到13个。中医重点学科由1个增加到3个。二是综合医院的中医业务发展势头良好。全省综合医院均能提供中医药服务，全国综合医院中医药工作先进单位由1家增加到4家。三是基层中医药服务体系得到完善，近两年共投入资金5631余万元，建设4批260家基层医疗机构中医药综合服务区和50家基层国医馆，占基层医疗机构总数的85%。全省社区卫生服务中心、乡镇卫生院、社区卫生服务站

和村卫生室提供中医药服务的比例分别为92%、72%、80%和67%，增幅分别达70%、300%、63%和737%。

（杨春晓）

◆ **重庆市**

制定发展中医药事业的优惠政策。重庆市人民政府于2010年出台《关于加快中医药事业发展的意见》（渝府发〔2010〕124号），提出一系列扶持和促进中医药事业发展的政策措施。重庆市卫生计生委加挂市中医管理局牌子，委主任兼任市中医管理局局长，31个区县卫生计生委设置中医管理部门。重庆市卫生计生委积极协调市发改委、财政局、人社局、物价局等相关部门制定系列支持中医发展的具体政策，在体系建设、规划用地、人事编制、财政投入、医保支付、物价调整、中药监管等各方面给予支持，各级财政共计投入中医事业费56亿元。主要政策包括：降低中医医院门诊特病和住院起付标准、扩大中医药诊疗项目报销范围、提高中医药服务报销比例，中药饮片不实行零差率销售等。初步建立起市场、医保、财政补偿和价格调整为主要特色的有利于引导、鼓励、扶持中医药服务提供和使用的补偿机制。

中医药参与医改。垫江县率先成为国家中医药综合改革试验县，在中医药综合改革试验工作中，通过完善管理和医疗体系、加大财政支持、创新发展政策机制、落实"县管乡用"政策、突出中医药产业，实现连续4年县域90%病员在县内救治的医改目标。28个区县中医院开展县级中医医院综合改革，取消药品加成，落实以财政、医保各承担45%、个人承担10%的药事服务费补偿机制，破除以药补医机制。加大社会办中医扶持力度。鼓励社会力量举办中医医疗机构，申请举办符合基本标准的中医医疗机构不受规划限制。完善社会办医政策，对非公立中医医疗机构合理放宽大型医用设备配置，放开服务价格。截至2015年底，全市民营中医

医疗机构数达到1980个，比2010年底增长20%。

中医医院建设。实施建设项目44个，完成投资31.15亿元，新建或改扩建业务用房33.15万平方米，基础设施得到较大改善。进一步规范医院管理，突出特色优势，提高医疗质量，改善服务模式，新增江津等6所三甲中医医院，长寿等9所二甲中医医院，垫江、云阳等23所中医医院通过严格复评，医院内涵建设全面加强。全市公立中医医院院均诊疗人次、出院人数、业务收入、固定资产等主要业务经济指标同比成倍增长，服务能力和效益大幅提高。

基层中医药服务能力。实施基层中医药服务能力提升工程，着力推进基层中医药工作。全市新建成9个全国基层中医药工作先进单位、38个中医药适宜技术推广基地，833个基层"中医馆"，90%以上的社区卫生中心和乡镇卫生院、80%以上的社区卫生服务站和村卫生室能开展中医药服务。

综合医院中医药工作。实施综合医院中医药工作行动计划，以创建中医药示范单位建设为抓手，着力推进综合医院中医药工作。加强综合医院中医临床科室和中药房建设，优化中医药服务环境，打造"国医馆"，培养引进中医药人才，推广中医药适宜技术，并展西学中培训和中西医结合临床工作，成功创建全国综合医院中医药工作示范单位16家，综合医院中医药服务能力进一步提升。

中医药特色优势建设。各级中医机构，坚持中医发展方向，实施中医药特色优势战略。制定鼓励发挥中医药特色优势的措施，建立特色优势考核监测制度和办法。加强中医药重点学科、重点专科和特色专科建设，集中人力、财力、物力，着力培育和打造核心竞争能力。全市新增国家名老中医药专家传承工作室22个。新增国家中医药重点学科4个、市级重点学科4个。新增国家临床重点专科8个，国家中医重点专科建设项目27个，市级重

点、特色专科建设项目70个，全市各级各类重点、特色专科数达208个，涵盖29个中医专业、300多个病种，形成初具规模的专科群。开展中医"治未病"服务能力建设试点项目9个。中医药免费治疗艾滋病患者848人。

中医药人才队伍建设。实施人才兴中战略，建立中医药人才培养体系，着力壮大中医药人才队伍，优化结构，提升素质。开展高级人才培养项目等10多个人才专项，培养中医、中药、西学中和中医护理等高层次人才300余人。实施国家、市级和区县级"师带徒"，培训继承人755人。开展中医类别住院医师规范化培训292人。各级中医医院进修培训1800人。开展"国医名师大讲堂"等各种短期专项培训20余个，累计培训中医药人员5万余人次。"十二五"期间，全市新增中医药人员4500名，5691人取得中医类别执业（助理）医师资格。重庆市中医院郑新被评为第二届国医大师，实现零的突破。

中医药科技创新。坚持继承创新，着力推进中医药科研能力建设，大力加强中医药创新工作。据不完全统计，"十二五"期间，全市获得国家自然科学基金项目28项、省部级以上科研项目282项，总计获得研究经费1.3亿元。市级财政投入1024万元支持局级中医药科研项目299项。获得省部级以上科技进步奖31项、局科技进步奖67项。实现"复脉定胶囊"等成果转化1500余万元，"膝可保胶囊"等院内制剂与多家企业开展临床前研究，"味连须散"2个二类新药研发取得重大进展。建成国家中药资源中心省级分中心1个、国家级重点研究室2个、国家中医药科研三级实验室3个及二级实验室7个，全市中医药科技创新平台达22个。圆满完成第四次中药资源普查试点工作。

中医药文化宣传。大力弘扬中医药文化，培育和践行中医药文化核心价值观，为中医发展提振精气神，营造良好氛围。建成金佛山药用植物博览园等6家国家和市级中

医药文化宣传教育基地。开展"特色中医巴渝行"、市民中医药健康知识竞赛、优秀中医药文化科普作品评选、中医药文化宣讲、院训和院歌评选等活动。13个传统医药类项目被纳入市级非物质文化遗产保护名录。加大重庆中医药工作宣传力度，《中国中医药报》重庆记者站连续4年被评为优秀记者站。

（刘璐）

◆ 四川省

坚持政策引导，发展政策不断完善。四川省委、省政府高度重视中医药发展，先后制定《关于加快中医药发展的决定》《关于扶持和促进中医药事业发展的实施意见》等文件，成立四川省建设中医药强省领导小组，确定中医药发展方向和目标，将中医药服务纳入全省五大新兴先导型服务业，积极支持中医药发展。

加大投入力度，服务能力不断提升。"十二五"期间，中央和省上加大投入力度，截至2014年底，全省中医医院共计251家，其中公立医院194家，较2010年新增11家，民营医院51家，新增27家；全省中医医院病床总数达到4.9万张，执业（助理）医师15896人，注册护士3172人；全省1216家综合医院中有1191家医院设置有中医科，中医医疗资源总量名列全国前茅。2015年中医医院诊疗人次居全国第五位，出院人数位居第一位，较2010年分别增加44%和84%，分别占全省医院服务量的18.3%和17.52%，中医药服务覆盖全省城乡居民。鼓励多种形式发展民族医医院，民族地区民族医医院从2010年的29所增至2014年的42所，其中藏医32所、彝医9所、羌医1所，开放床位数和年门诊人次分别由2010年的607张、63万人次增加到2014年的1349张、73万人次。

同步深化医改，基层服务不断强化。按照全省公立医院改革的统一部署，全省县级公立中医医院和城市公立医院改革试点城市的城市公立中医医院与公立综合医院同步取消药品加成（中药饮片除外），同步推进分级诊疗等各项改革措施。同时四川省实施以创建中医药工作先进单位为抓手、以强化基层中医药工作为重点的基层中医药服务能力提升工程，"十二五"期间，全省共有5个地市级和44个县（市、区）分别建设成为全国市级和县级中医药工作先进单位，数量居全国第一。同时进一步加强化基层中医药专业技术人员培训，培训县级以上中医临床技术骨干2500人，培养乡村医生9000余人，推广中医药适宜技术30项。全省有95%的乡镇卫生院和96%的社区卫生服务中心设置中医科（室），85%的村卫生室和95%的社区卫生服务站能提供中医药服务，基层中医药服务量达到43%，居全国前列。

加强传承创新，特色优势不断凸显。"十二五"期间，四川省建成一批在全国具有一定学术地位和影响力的中医药特色重点专科（专病）和学科（专业），承担国家"973"计划等重大项目8项，获国家科技进步二等奖2项，省科技进步特等奖1项、一等奖8项。建设42个全国名老中医工作室和3个全国学术流派传承工作室，新增一名国医大师和10名四川省名中医，培养继承人323名。建设中医住院医师规培基地28个和全科医生规范化培养（临床）基地16个，累计招生近5000人。完成川派中医药源流与发展、四川民族医药文献等近百部文稿整理编撰工作。开展中药资源普查试点工作，采集7.7万多份植物标本，建设国家基本药物所需中药材种子种苗基地、国家基本药物所需中药材种质资源库、四川省中药原料质量监测技术服务中心和3个中药资源动态监测站。90%以上中医医院采取多种形式设立"治未病"科，"治未病"服务体系基本建立。中医药治疗艾滋病试点工作取得成效，诊疗方案获国家中医药管理局推荐。成功研发中医数字化诊疗平台，并在全省121所中医医院推广使用。组建国家（四川）中医紧急医学救援队，承担国家级应急救援任务。

扩大对外开放，国际合作取得突破。"十二五"期间，继续做好援外医疗工作，选拔19名医务人员执行援外任务。主动加强与"一带一路"国家中医药合作力度，先后与罗马尼亚、黑山、捷克、俄罗斯等有关方面达成合作协议，受邀为黑山代拟中医药技术标准，并建成建设科技部"国际科技合作基地"，外交部、教育部"中国－东盟中医药教育培训中心"等国家级中医药对外交流合作平台。

（杨军）

◆ 云南省

一、全省"十二五"中医药工作取得的成效

（一）中医药发展政策措施不断完善

"十二五"以来，在出台医改倾斜政策的基础上，国家和云南先后制定出台一系列扶持促进中医药民族医药事业发展的专项政策措施。国务院先后印发《中医药健康服务发展规划（2015~2020年）》《中药材保护与发展规划（2015~2020年）》，国家中医药管理局会同国家卫生计生委等部门，先后制定印发《关于同步推进公立中医医院综合改革的实施意见》《关于推进社会办医发展中医药服务的通知》。云南省人民政府先后制定出台《关于扶持和促进中医药民族医药事业发展的实施意见》《云南省加快中医药发展行动计划（2014~2020年）》《关于加快中医（民族药）产业发展的指导意见》《全省发展中医药大会重点任务分解方案》。云南省卫生计生委先后印发《关于进一步加强基层中医药工作的通知》《关于进一步加强综合医院中医药工作的通知》等，进一步明确和细化国家和云南省有关中医药民族医药事业发展的政策措施。2014年起，省级中医药专项每年增加到5000万元，有力地促进了中医药民族医药事业发展。

（二）中医药服务体系不断健全

"十二五"期间，云南省加快推进中医医院标准化建设，先后投入资金 13.41 亿元，支持 48 所县级中医医院标准化建设。投入近 1.28 亿元，支持 986 个乡镇卫生院（含社区卫生服务中心）中医科中药房和 3530 个村卫生室中医药服务基础设施建设，对 1.2 万名乡村医生进行中医药基本知识与基本技能培训。截至 2015 年 12 月底，全省 97.7% 的社区卫生服务中心（其中 73.55% 设立中医药综合服务区）、93.9% 的乡镇卫生院（其中 72.55% 设立中医药综合服务区）和 83.57% 的社区卫生服务站、71.3% 的村卫生室能够提供中医药服务，分别高于全国平均水平 6.5%、13.7%、12.87 和 6.4%；基层中医药服务量占 10.9%，完成提升工程 4 项重点任务。支持社会资本举办中医类医疗机构，鼓励符合条件的药品零售企业申办中医坐堂医诊所。全省社会资本举办中医类医疗机构（含医院、门诊部、诊所）1300 多个。

（三）中医药服务能力大幅提升

"十二五"以来，云南省全力推进中医药服务能力建设。推进中医医院"创等达标"工程，全省共有三级甲等中医医院 9 所、二级甲等中医医院 70 所。积极争取国家和省级财政资金 5.9 亿元，支持建设国家中医临床重点专科 6 个、国家中医药管理局中医重点专科 21 个、基层中医药适宜技术推广平台 60 个、预防保健服务能力项目 6 个、省级重点中医专科 60 个，为 98 所州市、县级中医医院配置常规诊疗设备，中医药服务能力有了大幅提升。2015 年底，全省 105 所县级以上中医医院实际开放病床 2.25 万张，年门诊人次突破 1400 万人次、出院病人 70.7 万人次，业务收入 52.36 亿元，分别较 2010 年增长 104.5%、41.3%、114.9% 和 202.6%；医院病床使用率由 2010 年的 62.3% 提高到 86.2%。中医药治疗艾滋病工作稳步推进，治疗任务连续 5 年居全国首位，累计治疗艾滋病病人及感染者 1.2 万多例，疗效逐渐显现。

（四）中医药人才队伍建设和科研工作持续加强

人才培养工作成效明显。培养优秀中青年领军人才 4 名、学科带头人 8 名、优秀中医临床人才 14 名、中医临床技术骨干 241 名。完成第 5 批国家级和第 3 批省级师带徒工作，76 名传承人出师。启动 8 个全国基层名老中医药专家传承工作室建设项目，启动全国中医药传承博士工作，确定 2 名传承合作导师和 2 名传承博士培养人员；开展 630 名全科医师培训、734 名县级中医临床技术骨干培训、710 名农村订单定向医学生免费培养工作；启动中医住院医师规范化培训工作，招收 454 名住院医师规范化培训学员及助理全科医师规范化培训学员。争取项目支持，建立 25 个国家级及省级名老中医药专家传承工作室和 3 个全国中医学术流派传承工作室。启动实施传统医学师承和确有专长人员考核工作。建立国家三级中医药科研实验室 4 个、重点研究室 2 个、省级中医临床研究基地 1 个。中医药系统承担国家科技支撑计划、国家自然科学基金等国家级课题 55 项、省部级重大科研项目 63 项，获省部级科研奖励 10 余项。"中医药对 HIV 干预的研究"被列入国家重大科技专项。"低纬高原地区天然药物资源野外调查与研究开发"项目获 2012 年度国家科技进步一等奖。2014 年、2015 年分别获得云南省科技进步一等奖、三等奖各 1 项。启动 40 个县的中药资源普查试点工作、中药资源动态监测信息和技术服务体系建设及中药材种子种苗繁育基地建设项目，实施中医药防治重大疑难疾病临床服务能力建设项目，实施国家和省级民族文献整理、适宜技术筛选推广和院内制剂研发项目，完成 40 余部民族医药文献整理、15 项适宜技术筛选推广项目和 90 余个院内制剂研发项目。

（五）中医药文化宣传和对外交流与合作大力推进

组建 50 人的省级中医药文化科普巡讲专家团、130 人的中医药信息报送通讯员队伍。连续成功举办"中医中药中国行"中医药文化科普知识宣传大型活动。投入近千万元，建成 1 个省级中医药（民族医药）博物馆，支持建设 2 个国家级、7 个省级中医药文化宣传教育基地。2014 年 9 月，在全国开通首个地方中医药官方微信公众服务平台——"云南中医"，加大科普养生保健知识宣传，订阅人数近 13 万人，受众量达到 850 万人次，有效提升了公众对中医药的认知度和信任度。加强与周边国家和地区间的交流合作，与泰国卫生部签订《传统医药研究和发展合作协议》，与南亚、东南亚地区广泛开展中医药、民族医药交流合作，倡导并成功举办 7 届大湄公河次区域传统医药交流会，积极推动中医药"走出去"。

二、存在的困难和问题

"十二五"期间，全省中医药事业发展成效明显，但仍然还存在着一些亟待解决的问题和困难，主要表现在：

中医药资源总量不足。全省 2 所省级中医医院共计开放病床 886 张，红河、丽江、临沧、德宏 4 个州、市无独立建制的中医医院，39 个县（市、区）无县级公立中医医院，现有 31 所县中医院还未纳入标准化建设。万人口中医医疗机构床位数为 4.4 张；万人口中医执业医师数仅 1.54 人（全国平均数为 2.81 人），分别排在全国第 28 位。社会办中医类医疗机构（含医院、门诊部、诊所）仅 1300 个，且绝大部分规模较小，多为中医诊所，且分布不均，主要集中在昆明等中心城市。

中医药人才队伍建设滞后。2014 年底，全省县级以上中医医院职工总数排名全国第 20 位，其中：卫生专业技术人员总数排名第 20 位、中医执业医师总数排名第 21 位。中医药领军人才、学科带头人缺乏，全省县级以上中医医院硕士以上人员仅占 1.64%，中专及以下学历人员占 52.26%。基层中医药人员尤为匮乏，全省乡镇卫生院、社区卫生服务机构中医师和村卫生室中医药人员占比不足 20%。

中医医院基础薄弱。全省三分之二以上的县中医院是在原联合诊所或乡镇卫生院基础上建立的，基础设施陈旧、薄弱。2014年底，全省105所公立中医医院业务用房面积114.8万平方米，院均1.09万平方米，床均面积54.6平方米；固定资产总值35.2亿元，院均3352万元；医疗设备总值18亿元，院均1714万元。全省还有4所州市级以上中医医院未达到三级医院标准，19所县级中医院未达到二级医院标准。

中医药继承创新能力不足。2011~2014年，全国共确定国家临床重点专科中医专业建设项目470个，云南省仅有6个（云南省中医医院4个，昆明市中医医院、西双版纳州傣医医院各1个），省级重点专科专业覆盖面窄且多集中在州市级以上中医院；全国共确定中医重点学科471个，云南省仅12个，且全部集中在云南中医学院和云南省中医医院。

中医药扶持政策落实不到位。国家医改要求要落实政府对县级公立中医院的投入倾斜政策；要求在规范中医非药物诊疗技术的基础上，逐步扩大纳入医保支付的医疗机构中药制剂、针灸、治疗性推拿等中医非药物诊疗技术范围，鼓励提供和使用适宜的中医药服务。省级财政每年都尽可能安排一定的中医专项经费，但由于云南省的中医医院基础差、底子薄，历史欠账多，且全省大部分县财政入不敷出，多数市、县未安排中医专项经费支持中医药事业健康发展，有的虽安排，但未对中医医院进行倾斜，未能体现政策上、投入上的"中西并医重"。

医保倾斜政策也未能体现的"中西医并重"，如报销政策、中医非药疗法、中医"治未病"等。价格政策的制定上中医"治未病"未立项，体现中医特色的推拿、按摩等服务价格偏低。

（张旭芳）

◆ 陕西省

事业改革发展持续向前。省政府相继出台《关于扶持和促进中医药事业发展的实施意见》《关于促进中医药健康服务发展的实施意见》等一系列政策，县级中医医院实行全额预算管理、中医药报销比例提高10%、中医药服务项目价格提高30%等措施得到有效落实，事业发展的制度保障更加完善。中医药全面参与深化医改，中医医院改革与综合医院同步推进，中医药县镇一体化管理不断加强，7种类型的中医医联体建设成效明显，区域内中医药资源实现共享，纵向资源整合、分级诊疗的新机制有序推进，中医药在医药卫生改革发展中的独特作用进一步发挥。

服务网络体系更加健全。各级政府对中医医院投入达到47.18亿元，是"十一五"的2.7倍。完成省属3所、市级8所、县级56所中医医院基础建设，为所有市、县级中医医院配置大型和基本医疗设备，群众就医环境和诊疗条件得到极大改善。基层中医药服务能力提升工程完成，99.58%的社区、93.58%的乡镇卫生机构设置有规范的中医科和中药房，88%的社区卫生服务站、69.59%的村卫生室能够提供中医服务，基层医疗机构中医药服务量占比达27%，群众看中医、用中药的需求得到进一步满足。

服务能力和水平大幅提升。创建国家中医药工作先进市2个、先进县区25个、综合医院中医药示范单位18个，建设省级以上重点学科、专科、农村特色专科424个，9个地、市成为国家中医"治未病"服务能力建设项目单位，88家中医医院获得预防保健服务项目支持，中医药在保障人民健康方面起到重要作用。全省中医类医院达到152家，床位数2.5万张，卫生技术人员数2.53万人，中医执业（助理）医师、药师总数1.53万人，分别比2010年增长6.3%、56.8%、56.4%、28.0%，实现社会经济的同步发展。中医药服务百姓健康行动取得积极成效，医疗质量管理切实加强，医疗秩序保持平稳向好。

人才队伍建设成效显著。覆盖城乡的中医药传承体系基本形成，评出国医大师2名、省级名中医107名、市级名中医190名，建设传承工作室146个，培养名老中医学术经验继承人、中医药师承博士（硕士）、优秀中医临床人才1026人。加强医教协同，建立中医住院医师、全科医生和中医优势特色教育培训基地等12个，培养学术带头人及技术骨干555人。加快基层队伍建设，累计招聘基层专业人员1200余人、培养定向生250人，培训基层师承人员、乡村医生、西学中和继续教育等人员近3万人次，基层人员短缺和结构不合理有所缓解。

科研创新工作取得新突破。启动中医药重大病种创新计划，组织省级中医药研究机构、院校和中医院，与国家中医临床研究中心、其他相关科研院所、大学等，对20个重大疾病或慢性病种进行多学科、多机构联合攻关，建立形成区域内、省际中医药科研协作创新体系。完成第四次中药资源普查（试点）工作，普查36个县药用植物种2668种，建成陕西省药用植物标本库。争取各级各类科研经费1.95亿元，建设中医药重点研究室、实验室30个，承担国家科技重大行业专项、国家自然科学基金和科技部、国家中医药管理局等科研项目296项，获得国家科技进步二等奖1项，省级以上科研奖项103项，中医药科研创新实现新的突破。

文化传播效应进一步凸显。大力弘扬"大医精诚"核心价值理念，成功举办3届中国孙思邈中医药文化节，文化品牌优势得到树立。加大文化建设力度，加强中医医院文化氛围和内涵质量，创建全国中医药文化宣传教育基地3个、省级基地4个，培训各级中医医院人员、中医临床医学生、科普宣传员等1200余人，培养中医药文化科普巡讲专家38名。深入推进"中医中药陕西行"等活动，5年累计开展义诊、巡讲等活动900余次，直接受益群众50余万，进一步促进群众健康水平和素养的提升，在全省营造发展中医药事业的良好氛围。

（余　晴）

◆ 甘肃省

一、中医药体系不断完善

中医药政策体系不断强化。出台《关于扶持和促进中医药事业发展的实施意见》，省级各相关部门累计制定 50 多项扶持中医药事业发展的政策措施。中医药事业发展专项资金从 2010 年的 1000 万元提高到 2015 年的 3200 万元。中医床位补助提高到西医床位补助的 1.5 倍。医保和新农合中医药优惠政策全面落实。中医药深度参与县级公立医院综合改革成效显著。初步建立政府主导、部门联动、全社会参与推进中医药事业发展的新机制。

中医药管理体系不断加强。各市、州成立中医处（科），定西市在全省率先成立定西市中医药管理局。85% 的县（市、区）设立中医科（股）。各县级以上的综合医院、妇幼保健机构、卫生监督机构、疾控机构成立中医管理科。

中医药服务体系建设明显改善。省级成立甘肃省中西医结合医院，新设置 11 家市县级中医医院（含中西医结合医院、民族医院），55 家县级中医医院得到中央专项进行改扩建。截至"十二五"末，全省共有中医医疗机构 136 家（非公立中医医疗机构 41 家），开放中医床位 26336 张。

中医药教育体系得到强化。原甘肃中医学院升格为甘肃中医药大学，并被国家学位办授予博士学位授权单位，设立博士后流动站。甘肃中医学校和省卫校联合升格为甘肃职业技术学院，中医药教育办学的层次、规模得到显著提升。建成 2 个中医住院医师规范化培训基地，确定 24 个省级乡村医生中医进修基地。

二、中医药服务能力显著提升

各级中医医院龙头带动作用明显。95 家公立医疗机构中，5 家达到三级甲等，3 家达到三级乙等，63 家达到二级甲等，10 家达到二级乙等。全省中医医院诊疗总人次占医院诊疗总人次的比例从 2010 年的 8.13% 上升到 2014 年的 10.16%。门诊总人次数占医院总诊疗人次的比例从 2010

年 7.75% 上升到 9.71%；出院人次占总出院人次的比例从 2010 年的 12% 上升到 2014 年的 16.33%。

综合医院中医药工作同步推进。各级综合医院门诊设立中医科、中药房、中药煎药室，住院部设立不低于医院总床位数 5% 的中医床位，各西医临床科室设置中医综合治疗室，推广使用中医适宜技术。建立中医科与西医临床科室协作机制，重症监护室实施中西医联合抢救。全省 90% 以上的综合医院都能提供中医药服务，建成全国综合医院中医药工作示范单位 28 家。

基层中医药工作全面加强。累计建成 29 个全国基层中医药工作先进单位，38 个全省中医药工作先进和示范县市区。建成 1 个省级、47 个县级中医药适宜技术培训基地，开展 3 轮中医药适宜技术培训推广工作。建成 360 个中医药特色乡镇卫生院和社区卫生服务中心。96.5% 的社区卫生服务中心、91.2% 的乡镇卫生院、75% 的社区卫生服务站和村卫生室能提供中医药服务。

中医药重点专科建设初具规模。甘肃省中医院骨伤科建成为全省骨伤临床中心，中医药大学附属医院针灸科建成为甘肃全省针灸临床中心。以甘肃省中医院骨伤科为基础，建成国家级中医药应急救治能力基地。建成国家卫生计生委临床重点专科（中医专业）6 个、国家中医药管理局中医重点专科 29 个，甘肃省中医重点专科（专病）146 个，农村医疗机构中医药重点专科 61 个。

三、中医药人才队伍不断壮大

"十二五"以来，甘肃全省乡镇卫生院招录 5000 余名中医药专业大学生。开展中医药五级师承教育工作，首批全省中医药五级师承教育 3097 名继承人出师，第二批 2822 名继承人正在进行为期 3 年的师承培养。广泛开展"西医学中医、中医学经典"活动，累计举办西医学中医、中医学经典普通班 70 期，培养实用性人才 3600 多名，举办西医学中医、中医学经典研究生班 7

期，累计培养高层次中医药人才 317 名。将 2145 名具有一技之长的中医人员纳入乡村医生管理。先后评选出 199 名省级名中医、335 名基层名中医和 38 个"中医世家"。截至"十二五"末，甘肃省中医从业人员达到 27235 人，占全省卫生人员的比例是 19%。

四、中医药科研稳步推进

全省有 3 个公立中医药（含民族医药）科研机构、6 个国家中医药管理局中医药科研实验室（三级），建成（或列建）2 个国家中医药管理局重点研究室、26 个全国名老中医药专家传承工作室、2 个全国中医学术流派传承工作室、7 个全国基层名老中医药专家传承工作室。获批省部级以上中医药科研项目 521 项（其中国家自然科学基金项目 88 项），争取科研经费 1.4 亿元，省级投入 1043 万元，资助科研课题 412 项。取得中医药授权专利 37 件，其中发明专利 32 件；获得省部级科学技术奖励 31 项，评选出甘肃省皇甫谧中医药科技奖 150 项。

五、中医药公共卫生服务职能进一步强化

在全国率先将中医"治未病"内容纳入甘肃省基本公共卫生服务项目。推进健康促进模式改革，将中医药纳入健康体检、公共卫生服务、健康教育等各个领域和环节，各级卫生计生行政部门设置健康教育所或在计生服务站加挂健康教育所牌子，各乡（镇）在计生服务站加挂健康教育所牌子。中医医疗机构设置"治未病"科，综合医院和基层医疗机构设立公共卫生科。托幼机构开展中医"治未病"服务，医疗机构和餐饮服务单位提供药膳。中医药在高血压、糖尿病、艾滋病等重大疾病防治以及玉树地震、舟曲泥石流等突发公共事件卫生紧急医疗救援中发挥了突出作用和独特优势。

六、中医药文化得到有效传承

皇甫谧文化园、岐伯文化园被确定为全国中医药文化宣传教育基地和师承基地。省、市、县有关媒体开辟"卫生与健康"科普宣传专栏。拍摄《医祖岐伯》《皇甫谧》等多部影视、戏剧作品。出版《中医启蒙读物》《民间单验方》等300多种中医读物。实施"村级三件事"工程，为全省450万城乡居民培训发放《中医药适宜进家庭手册》和"健康保健工具包"，村村建成健康文化墙，村医定期组织村民开展"健康沙龙"。动员1万多名医务人员和管理人员在腾讯和新浪开微博，宣传中医药文化知识。大部分县建立村医中医微信群，开展中医药知识辅导讲座。

七、中医药及健康相关产业全面推进

中药产业呈规模化发展。截至"十二五"末，中药材种植面积达到380多万亩，位居全国第一，中药材总产量达到98.8万吨，中药材销售收入达到100亿元。规模以上陇药企业达67家，工业增加值、主营业务收入分别增长95.3%和99.17%。通过GSP认证的中药材及中药饮片批发流通企业达到440多家，千吨以上大型仓储企业25家，静态仓储能力约60万吨，仓储品种320多个，年药材周转量达120万吨。

中医药健康相关产业有序推进。陇东南地区被国家确定为国家中医药养生保健旅游创新区，编制《甘肃省发展中医药生态保健旅游规划纲要》《陇东南国家中医药养生保健旅游创新区建设总体规划》，研究推出3条中医养生旅游精品线路。在敦煌市、庆城县等建设5个中医养生旅游生态园。中医药与健康养老、药膳推广、文化宣传、种植养殖、保健产品研发等产业逐渐融合发展。

中医药服务贸易方兴未艾。甘肃省被确定为国家中医药服务贸易先行先试重点区域，佛慈制药被国家确定为首批中医药服务贸易先行先试骨干企业。在马达加斯加、新西兰等7国挂牌成立岐黄中医学院，在吉尔吉斯斯坦、马达加斯加、摩尔多瓦成立中医中心。乌克兰、吉尔吉斯斯坦等国家学员到甘肃中医药大学进修学习。从韩国引进的毛发移植和美容整形手术开展顺利。

佛慈制药等企业在相关国家开展中药产品注册和出口工作。

八、民族医药工作稳步推进

争取国家1800万资金，加强甘肃省9家藏医院内涵建设，提升服务能力和水平。印发《关于鼓励综合医院、中医医院探索开展藏医药诊疗服务的通知》，在全省范围内推广使用藏医药服务。新增32项藏医药服务项目。开展省级医疗机构高层次人才"组团式"援藏工作。委托青海对甘肃省藏医药人员进行分期分批培训。对90种疗效确切的藏医药制剂全省调配使用。先后培育建设2个国家级、8个省级藏医药重点专科。

（郭　泰）

◆ 宁夏回族自治区

"十二五"时期是规划目标超前实现、服务能力持续提升、人民群众受益最多的5年。自治区中医药（回医药）事业发展"十二五"规划主要指标全部完成。

全区中医药资源进一步丰富，提前达到预期目标。每千人口拥有中医病床数0.59张，每千人口拥有中医药人员0.67人，中医类别执业医师占执业医师总数的12.28%，社会办中医占比达到15.5%。

中医医疗服务能力进一步加强。92%的县级中医医院达到二级甲等医院标准；67%地市中医医院达到三级甲等（乙等）中医（民族医）医院标准，33%达到二级甲等中医医院标准；一家民营中医医院达到二级甲等医院标准。

基层中医药服务能力持续提升，提升工程主要指标完成良好。91.6%乡镇卫生院、95.8%社区卫生服务中心设置中医科、中药房，配备至少1~2名中医类别执业医师；74.8%村卫生室、85.7%社区卫生服务站可提供中医药服务。60%的地市、55%县（区）成为全国基层中医药工作先进单位。

中医药项目助推重点学科专科建设取得新成绩。建设28个国家及国家中医药管理局重点学科、专科，启动实施24个自治区中医优势专

科、重点专科建设项目。

实施回医药优先发展战略取得积极成效。自治区政府召开全区回医药工作大会，全区二级以上中医医院全部设置回医科，完成回医基本理论系列文献整理出版，牵头成立中国民族医药学会回医药分会，全区回医药服务体系初步建立。

中回医药人才培养进一步加强。开展全区第二届自治区名中医评选，有14位名中医获得殊荣；实施师承、优才等多个人才培养项目，建立京宁、沪宁、闽宁中医药人才培养机制，近200名中青年中医优秀骨干赴京、沪、闽等地跟师学习。

中医药深化医改工作取得积极进展。同步推进全区县级公立中医医院综合改革，取消药品加成（中药饮片除外）；盐池及海原两县开展创新支付制度提高卫生效益试点改革、银川及石嘴山两市中医医院开展的法人治理结构医改试点均取得创新性成效，为深化医改创造经验。

中医药、回医药资源普查取得显著成效。全区19个县（市、区）纳入国家中药资源普查项目范围，普查任务如期完成。成功举办第二届全区中医药知识竞赛活动。

中医药文化建设和对外交流实现新跨越。持续开展"中医中药中国行——进乡村·进社区·进家庭"等活动；连续举办3届"北京中医药专家宁夏行"活动，京宁中医药对口协作更加紧密；成功举办2015中阿卫生合作论坛传统医学国际学术交流大会，开启中阿传统医学交流先河。

积极争取资金投入。5年来，国家投入自治区中医药公共卫生专项经费15706万元，自治区投入中医药（回医药）专项经费3255万元。

尽管自治区中医药（回医药）事业发展在"十二五"期间取得重大进展和积极成效，但也还存在一些突出问题。一是中医药（回医药）医疗资源总量不足，优质医疗资源短缺；二是中医药（回医药）医疗服务体系、健康服务养生保健体系还不健全，基层中医药（回医药）服务能力薄弱；三是人才仍是制约

发展的短板，基层卫生机构中医药（回医药）人员层次和素质亟待提高；四是中药、回药研发及产业化是制约自治区中医药（回医药）走出去的最大瓶颈，产品少、获得国家药品准字号品种少、市场占有率低。这些问题要作为"十三五"期间重点任务切实加以研究解决。

（柳怀智）

◆ 新疆维吾尔自治区

一、支持中医药、民族医药的政策措施不断完善

国家和自治区先后出台《国家中医药管理局办公室关于支持和促进新疆维吾尔自治区中医药民族医药事业跨越式发展的意见》（国中医药办发〔2012〕41号）、《中医药健康服务发展规划（2015~2020年）》（国办发〔2015〕32号）、《中药材保护和发展规划（2015~2020年）》（国办发〔2015〕27号）、《自治区人民政府关于扶持和促进中医药、民族医药事业发展的意见》（新政发〔2013〕64号），为指导和推动中医药、民族医药事业的发展提供政策保障。

政府中医药、民族医药投入不断增加，城乡居民中医民族医服务利用率明显提升，中医药、民族医药惠及各族群众。中医药、民族医药管理体制机制逐步完善。

二、中医药、民族医药服务体系建设进一步加强

自治区、地、县三级中医药、民族医药医疗资源持续增加。除克拉玛依市外的13个地（州、市）都建有政府举办的中医民族医医院。公立中医民族医医院由2010年的73所增长到2015年的80所。全区三级甲等中医医院4所、三级甲等维吾尔医医院3所；43所地县级中医民族医医院通过评审获得二级甲等中医医院和二级甲等民族医医院资格。中医民族医医院综合服务能力及特色服务能力显著加强。实施重点民族医院建设、中医民族医药特色能力建设和急诊急救能力建设。自治区中医医院的中医心血管专科和自治区维吾尔医医院的皮肤病专科等8个专科进入国家临床重点专科建设行列。组织开展基层中医民族医药服务能力提升工程，基层中医民族医药服务能力显著提升。全区81.48%的社区卫生服务中心、77.7%的乡镇卫生院、57.5%的社区卫生服务站和51.34%的村卫生室能够提供中医民族医药服务。中医药、民族医药预防保健服务广泛开展，服务潜力得到释放，中医药、民族医药更加贴近百姓。

三、中医药、民族医药人才队伍整体素质逐步提高

实施国家和自治区人才培养项目，中医药、民族医药传承工作不断夯实。人才队伍的规模和素质得到较快发展，建立院校教育、毕业后教育、继续教育有机衔接、师承教育贯穿始终的终身教育培养机制，形成多层次师承教育模式。巴黑·玉素甫被追授为第二届国医大师。民族医药文献整理和适宜技术筛选推广工作进展顺利，完成20部民族医药文献整理，其中16部已正式出版发行。

四、中医药、民族医药科技创新工作取得新进展

新疆地产中药民族药新药研发项目取得阶段性成果。自治区人民政府投入1.60亿元，实施新疆地产中药民族药新药研发项目。已启动64个地产中药、民族药新药研发工作，其中15个维吾尔药品种获得《药品注册受理通知书》；5个新药品种进入临床试验阶段，完成30味没有法定标准的维吾尔药药材质量标准研究工作，颁布法定药材标准2项。整合科研资源和优势，加强创新药物研发平台建设，提升基础、临床、药物科研能力。国家临床研究基地建设稳步推进。完成自治区中医医院国家临床研究基地建设，2014年基地科研楼投入使用。中医药防治艾滋病和慢性阻塞性肺炎2个重点研究病种取得新成绩。新增膝骨关节炎为基地重点研究病种。

五、完成第四次全国中药资源普查新疆试点项目普查工作

中药民族药资源保护和发展受到广泛重视，开展了中药民族药资源普查工作，对区内8个地州、31个县的中药、民族药资源进行普查试点工作，基本摸清普查区域中药、民族药资源现状。

六、中医民族医标准体系建设及医师资格考试制度稳步推进

"白病（白癜风）维吾尔医诊疗指南"等14项维吾尔医临床技术标准由中国民族医药学会正式发布，成为中医民族医药学会发布的首批民族医药临床技术标准。自治区中医医院和自治区维吾尔医医院被国家中医药管理局确定为中医药标准化研究推广基地，培训专业技术人员4000人次。哈萨克医医师资格考试于2014年纳入国家医师资格考试范围，已有889名考生参加考试。开展传统医学师承和确有专长人员医师资格考核考试。

七、中医药、民族医药应对突发公共卫生事件应急处置能力显著提升

依托项目建设，培养中医药、民族医药应急队伍，提高全区中医药、民族医药骨伤特色应急能力和水平，中医药、民族医药应急工作体系初步形成，应急处置能力明显提高，及时有效处置各类突发公共卫生事件，为维护新疆经济社会稳定发挥了重要的作用。

八、中医药、民族医药文化建设和对外交流合作不断深入

安排专项资金支持部分地县医院加强中医药、民族医药文化建设工作。通过报刊、电视、电台、网络等媒体大力宣传普及中医药、民族医药知识。民族医药申遗工作也在稳步推进，维吾尔医药被列入国家级非物质文化遗产目录，沙疗等特色技术列入扩展目录。哈萨克医药进入第四批国家级非物质文化遗产代表性项目名录推荐项目名单。

随着丝绸之路经济带核心区建设工作的整体推进，自治区和一些地州的维吾尔医医院每年接待国外患者人数明显增加。相关科研、医疗等机构也广泛地与中亚各国开展多层次的学术交流等活动，有些已在传统医药合作研究、人才培养等方面达成合作意向。

（殷学静）

◆ 成都市

"十二五"期间，成都市中医药工作在市委、市政府的正确领导下，坚持以深化医改为总揽，以"健康成都"建设为根本，着力健全中医药服务体系，统筹协调、扎实推进、改革创新，全市中医药事业快速发展，中医药服务能力明显提升，中医药特色优势不断凸显，为保障城乡居民健康和促进经济社会发展作出了积极贡献。2012年底，成都市荣获"全国基层中医药工作先进单位"称号，全市19个区（市、县）成功建成"全国基层中医药工作先进单位"。

一、发展政策不断完善

"十二五"期间，《成都市中医药事业"十二五"发展规划》（成卫发〔2011〕117号）、《成都市政府关于进一步加快中医药事业发展的意见》（成府发〔2012〕36号）相继出台，明确了全市中医药事业的发展方向和目标任务。在深化医药卫生体制改革中，出台、落实一系列有利于促进中医药事业发展的政策。新组建的成都市卫生计生委保留"成都市中医管理局"编制，80%的区（市）县卫生计生委在机构改革中独立设置中医科，配备专职工作人员。市医疗卫生监督大队增加中医执法职能，加强中医执法队伍建设。新增44项、共计160余项中医药服务项目纳入医疗社会保险报销，可报销比例达到91%；在全省率先制定并试行中药特殊调配加工医疗服务价格项目；遴选176种院内中药制剂在全市范围内调剂使用；合理调整市医疗保险基金对中药饮片贴数与剂量的支付标准；提高全市人均基本公共卫生服务经费标准，将65岁以上老年人、0~36个月儿童及糖尿病、高血压患者纳入中医健康管理范畴；积极探索、推广名老中医到基层服务的长效机制，推广新都区"全国中医药县乡一体化管理"试点工作经验，进一步促进优质资源下沉到社区和乡镇。

二、服务体系进一步健全

全市基本形成以市中西医结合医院为龙头、区（市）县中医医疗机构为枢纽、乡镇卫生院（社区卫生服务中心）为支撑、村卫生室（社区卫生服务站）为网底、民营中医医疗机构为补充的中医药服务体系。等级中医医疗机构建设快速推进，截至2015年底，全市共有中医医疗机构1327个，开放床位1.47万张。"十二五"期间各级财政共投入9.624亿元用于县级中医医院标准化建设，建成26家等级中医医疗机构，其中三级甲等中西医结合医院1家、三级乙等中医医院（专科医院）6家。基层中医药服务网络进一步夯实，全市108个社区卫生服务中心、213个乡镇卫生院设置标准化中医科，打造了中医药综合服务区，93.51%的社区卫生服务站和95.39%的村卫生室能开展中医基本医疗和预防保健服务。综合医院（妇幼保健院）中医药工作快速推进，以创建"全国综合医院中医药工作示范单位"为契机，全市56家二级以上公立综合医院和妇幼保健院开展中医药工作，成都市第七人民医院等4家单位成功建成"全国综合医院中医药工作示范单位"。进一步开放中医药服务领域，鼓励社会资本开办中医、中医专科医院和中医诊所，截至2015年底，全市共有民营中医医疗机构1275家，其中医院19家、门诊部25家、诊所1231家（含中医坐堂医诊所378家）。

2015年，全市中医门诊量1583.57万人次，较2010年底增加1091.40万人次；出院病人43.03万人次，比2010年底增加27.12万人次；公立中医医疗机构医师日均担负诊疗人次8.54，日均担负住院床日2.85。基层中医药服务量达50.43%。

三、中医药发展基础得到夯实

中医医疗机构基本建设成效显著。成都市传统医学中心和成都市中西医结合医院的二期工程建设项目完成并投入使用，新都区、双流区、彭州市、金堂县、蒲江县中医医院迁、扩建工程顺利完成；郫县、崇州市、新津县、大邑县中医医院迁、扩建工程先后启动。完成国家"十二五"县级中医医院能力建设项目，基层中医诊疗设备全面升级。实施"成都市基层公益性医疗卫生机构标准化建设设备提升工程"，投入1342.5万元，为321个基层医疗机构配备中医诊疗设备。落实专项建设，5家县级中医医疗机构积极开展中医特色优势重点专科、基层中医药适宜技术服务能力和县级中医药服务能力建设等项目。争取省级经费共2240万元，其中1100万元用于改善6家中医医疗机构制剂能力建设，1140万元用于11家中医医疗机构数字化诊疗平台建设。

四、中医药人才队伍素质大幅提升

"十二五"期间，形成以中医药专家、教授为核心、中青年骨干为主体的人才梯队。获省名中医、省拔尖中医师称号53人，省局学术和技术带头人5人，后备人选3人，省有突出贡献优秀专家2人。人才培养制度进一步完善，积极推进师承教育的制度化、规范化、常态化，继续抓好名老中医药专家学术经验及临床经验传承，在全国率先开展中药临床药学师承教育。6家中医医疗机构成为四川省中医住院医师规范化培训基地，双流区中医医院作为"全国中药优势特色教育培训基地"。先后开展中医类别全科医师岗位培训、基层中医特色技术培训、"西学中"培训、医院临床用药质量管理培训等，完成国家级、省级继续教育项目243项，全市中医药人员培训覆盖面达到100%。实施国家、省级传承项目培训6项，建设全国名老中医工作室5个，全国学术流派传承工作室1个。全市中医药高级技术职称比例由2010年的7.43%提升到2015年的8.53%；每千人口中医师数由2010年的0.233人提升到2015年的0.72人。

五、中医药特色优势进一步凸显

重点中医专科（专病）、重大传染病建设和研究提档升级，已建成和在建中医（中西医结合）重点专科（专病）共124个，其中国家级8个、省级47个。"十二五"期间，新增1个国家中医药管理局重点研究室，完成 1 个国家重点研究室建设工作。科技课题立项国家级 9 项、省部级 19 项，科研项目获得省科技进步三等奖 1 项。持续推进中医"治未病"健康工程，26 家市、县级中医医疗机构均设置"治未病"科室，其中建成 6 家"治未病"中心。在 8 个区（市、县）开展国家级中医"治未病"、中医养生保健机构准入、基本公共卫生中医药服务、中药普查等试点工作，取得阶段性成效。基本建立了重大传染病中医药介入的机制，在中医药治疗重症肝坏死、艾滋病、耐药肺结核、轻度上呼吸道急性传染病方面取得重大突破。

六、中医药文化得到广泛传播与促进

挖掘整理中医药学术经验，开展川派中医药名家学术思想及临床经验研究，挖掘整理濒临失传的中医学术思想及效方验方，编辑《健康成都·中医药文化系列丛书》。广泛传播中医药文化，开展中医中药"四进"活动，通过中医药文化科普知识宣传栏、宣传手册、电视专题节目、群众性中医健身活动以及手机 APP、网络等多种形式传播中医药文化和中医药养生知识，全市中医药文化知识普及基本实现全覆盖。大力倡导"大医精诚"精神，在全市中医医疗机构、基层医疗卫生机构和综合医院、妇保院中医科大力开展中医传统文化元素的打造。通过中医内涵建设，树立医院的核心价值观，增强医院核心竞争力。

（赵春晓）

◆ **青岛市**

至 2015 年末，全市共有 25 所中医医院，其中三甲中医医院 3 所、二甲中医医院 5 所，中医类别执业医师 3421 人，中医床位共计 6650 张，万人口中医床位数达 7.39。

一、中医药工作保障体系逐步健全

一是加强组织领导。市委、市政府高度重视中医药工作，2011 年市政府出台《关于扶持和促进中医药事业发展的意见》，该文件明确了今后青岛市中医药事业发展的指导思想、目标、任务与保障措施。在卫生、计生机构改革中，成立正局级规格的青岛市中医药管理局，设立 1 名专职副局长，各区、市卫生计生行政部门全部配备专（兼）职中医管理人员。整合中医类学术团体的资源优势，成立青岛市中医药管理局学会办公室，将机构评审、课题评审、质量考核等职能转交市中医药学会，提高学会的权威性和办事效率。二是进一步完善中医药补偿机制。青岛市中医专项资金从原来的每年 50 万元逐步提高到每年 844 万元。市政府实施旨在扩大中医药事业发展空间、建筑面积达 6.02 万平方米的国医堂建设项目（青岛市中医医院扩建项目），总投资 4.5 亿元全部由政府买单，该项目已交付使用，为青岛市中医事业的发展提供了更高平台。即墨市完成 3 万平方米中医医院新病房楼建设。

二、落实中医药政策，改革创新中医药服务模式

青岛市以深化医改、推进公立医院改革为契机，积极落实中医药政策，创新中医药服务模式，在很多方面取得了突破。一是推进中医药医保支付方式改革，青岛市在全国率先选择 7 个门诊中医优势病种纳入统筹支付范围并按病种支付，不按服务项目收费，已有 195 例纳入门诊单病种管理，为病人节约费用 52 万元；选择 3 个中医优势病种纳入日间病房管理，医保统筹支付比达 69.8%，为 869 名患者节约费用达 124 万元。二是大幅调整中医药服务价格，调整 327 个中医及民族医诊疗类项目价格，平均提高 2.36 倍，知名中医药专家诊查费由 9 元/人次提高到 100 元/人次，这是该市中医服务项目价格调整幅度最大的一次。三是推进中医药政策创新，推行特聘中医专家存案制度，即外地中医专家经存案后可在该市医疗机构服务，扩增中医药人力资源总量。四是加强中医药行业管理，在全国率先试行中医医疗质量信誉等级评定制度，将医疗质量信誉等级分为三等九级，实施中医医疗质量量化分级动态管理，建成覆盖全行业的中医医疗质量管理与质量信誉评价体系。五是改革中医药服务模式，探索实施全域统筹、服务规范的"送汤药上门服务"，遴选 37 家试点单位，划分服务片区，覆盖除海岛以外的所有行政辖区。

三、中医科教兴业迈上新台阶

一是人才培养工作迈上新台阶。全市有 7 名国家级优秀中医临床人才、2 名中国医师奖获得者、5 名博导、35 名硕导、11 名省级中医优秀人才、12 名省名中医、34 名青岛市中医药名家、64 名青岛市中医药优秀人才，中医药人才总量明显提升。二是学科建设得到明显加强。开展中医学科建设"五标"（寻标、对标、达标、夺标、创标）升级法，建成 1 个中医院士工作站、2 个国家临床重点专科、9 个国家重点中医专科、1 个国家中医药管理局三级实验室、3 个国家名中医工作室、3 个省中医重点学科、3 个省名中医工作室、15 个省重点中医专科、8 个青岛市医疗卫生重点学科（中医综合诊疗中心）、5 个市名中医工作室、26 个国医示范门诊，形成覆盖各专业的中医学科群。三是锻造知名学术品牌，创造良好的学术氛围，青岛市专门制订《青岛市中医药学术建设计划》，举办全国"治未病"高峰论坛等有影响的学术活动，开展 2 届"国医堂杯"中医药技能大赛、连续举办 7 届全市中医药学术交流大会和 125 期"名师论坛"，已成为岛城知名"学术品牌"。中华中医药学会血栓病分会等省级以上专业委员会相继落户岛城，全市中医学术活动日趋活跃。

四、大力发展中医药健康服务业

一是积极构建养生保健服务网络。青岛市在全国率先开展"养生保健进万家行动"，举办 9 期养生保健指导医师培训，累计培训养生保健指导医师 815 名，建成 16 个养生保健基地（"治未病"中心）、188 个养生保健指导门诊和 8 个药膳服务特色餐厅组成的养生保健服务网络，成立青岛市"治未病"专家指导委员会和青岛市中医药学会养生保健专业委员会，推进养生保健进农村、进社区、进家庭，累计免费提供300余万人次的养生保健指导服务，全市居民的中医药科普知识知晓率较2009年提升5.2%。二是推进中医"治未病"服务项目建设，实施中医药预防保健及康复服务能力建设项目，建立了5个"治未病"预防保健服务试点区（市），建立7个融健康养生知识普及、养生保健体验、健康娱乐、药膳食疗于一体的中医药文化宣传教育基地。三是在全国率先实施中医体质量化辨识与调养指导公共卫生服务项目，青岛市2011年起对55岁以上常住居民试点提供该服务项目，当年使3万居民受益，受试人群人均感冒次数减少0.795次，降低44.38%，失眠、便秘有效率分别达60.3%、63.3%，该市的做法为中医体质辨识纳入国家基本公共卫生服务项目提供依据，该市自主研发的中医体质量化辨识与调养指导系统软件荣获国家版权局知识产权认证。

五、大力实施基层中医药服务能力提升工程

一是改善基层卫生机构基础设施条件。投入400万元完成所有镇（街道）卫生院中医科中药房标准化建设，投入136万元建立17个中医特色卫生院和社区卫生服务中心，投资近千万元建成80个国医馆，为全市213家不能提供中医药服务的基层医疗机构配备必要的中医特色诊疗设备。二是提升基层卫生机构中医药服务能力。启动中医药服务百姓健康"20+20"推进行动，遴选"青岛市基层卫生技术人员20项中医药适宜技术推广项目"并制作课件，遴选11个推广培训基地，每培训合格1人由财政补助600元，完成7581名基层医务人员的中医药适宜技术推广培训任务。黄岛区等4个区（市）入选"全国基层中医药工作先进单位"。在新一轮县级中医医院等级评审中，全部县级中医医院均达到二级甲等以上标准，其中1所入选三级甲等中医医院。三是加强基层中医药人才培养。开展基层中医师带徒，在市（县）、镇、村三级医疗机构中遴选25名有丰富、独到学术经验和技术专长的中医药师承指导老师和47名徒弟。多途径培养基层中医药人才，培养160名县级中医医院中医临床技术骨干、60名中医护理技术骨干、25名镇卫生院中医临床技术骨干、205名中医类别全科医师，选派616名乡医进行中医专业中专学历教育，考核遴选26名传统医学确有专长人员，将63名中医药一技之长人员纳入乡村医生管理。青岛市100%的社区卫生服务中心、100%的镇卫生院、85.2%的社区卫生服务站、70.2%的村卫生室能够提供中医药服务，实现了基层中医药服务"广覆盖"。

（范存亮）

四、中医药事业发展规划、政策和机制建设

【**国务院办公厅转发工业和信息化部、中医药局等部门《中药材保护与发展规划（2015~2020年）》**】2015年4月，国务院转发工业和信息化部、中医药局等12部门制定《中药材保护和发展规划（2015~2020年）》（国办发〔2015〕27号，以下简称《规划》），这是首个关于中药材的国家级专项规划。

《规划》提出2020年的发展目标：中药材资源保护与监测体系基本完善，濒危中药材供需矛盾有效缓解，常用中药材生产稳步发展；中药材科技水平大幅提升，质量持续提高；中药材现代生产流通体系初步建成，产品供应充足，市场价格稳定，中药材保护和发展水平显著提高。

《规划》明确7项主要任务：一是实施野生中药材资源保护工程，开展第四次全国中药资源普查，建立全国中药资源动态监测网络，建立中药种质资源保护体系；二是实施优质中药材生产工程，建设濒危稀缺中药材种植养殖基地、大宗优质中药材生产基地、中药材良种繁育基地，发展中药材产区经济；三是实施中药材技术创新行动，强化中药材基础研究，继承创新传统中药材生产技术，突破濒危稀缺中药材繁育技术，发展中药材现代化生产技术，加强中药材综合开发利用；四是实施中药材生产组织创新工程，培育现代中药材生产企业，推进中药材基地共建共享，提高中药材生产组织化水平；五是构建中药材质量保障体系，提高和完善中药材标准，完善中药材生产、经营质量管理规范和中药材质量检验检测体系，建立覆盖主要中药材品种的全过程追溯体系；六是构建中药材生产服务体系，建设生产技术服务网络和生产信息服务平台，加强中药材供应保障；七是构建中药材现代流通体系，完善中药材流通行业规范，建设中药材现代物流体系。

为做好规划贯彻落实，2015年9月，国家中医药管理局与工业和信息化部共同印发《中药材保护和发展规划（2015~2020年）分工方案》，将规划确定的主要目标、具体任务和保障措施，细化分解落实到各相关部门，积极推进规划具体落实。

（刘群峰）

【**国家中医药管理局完善《中医药政策体系建设规划（2015~2020年）》**】按照国家中医药管理局重点工作任务"加强中医药改革发展政策体系建设，制定《中医药政策体系建设总体规划》"的要求，国家中医药管理局法监司安排《中医药政策研究规划编制》课题研究，并在对已有政策研究成果进行梳理的基础上，针对中医药事业发展的重大问题、围绕在深化医药卫生体制改革充分发挥中医药作用、中医药立法需解决的重点、难点问题，起

草完成《中医药政策体系建设规划（2015~2020年）》（初稿）。根据2015年2月3日局长会议精神，国家中医药管理局法监司进一步对体系建设规划进行修改完善。2015年3月4日，召开中医药政策体系规划编制专家论证会，就体系结构框架的分类进行咨询论证，明确体系与规划的关系与定位。2015年4月1日，召开2014年安排的完善政策机制的9个中医药政策研究项目汇报会，为编制体系规划提供支撑。在此基础上，国家中医药管理局法监司对政策体系规划进行补充，并征求局各司办的意见建议，修改完善后，于2015年11月20日印发《完善中医药政策体系建设规划（2015~2020年）》。

按照国家中医药管理局党组工作部署，2014年5月，国家中医药管理局成立规划纲要编制工作办公室和起草小组，启动中医药发展战略规划纲要的编制工作。国家中医药管理局分别委托中国中医科学院中医药信息研究所、科技部中国科学技术发展战略研究院和中国社会科学院，分别从综合、创新、继承3个方面开展专项课题研究，规划充分吸收3个研究课题成果。国家中医药管理局先后组织召开各领域专家论证会20多次，约200多位专家参加论证。自2014年8月起，国家中医药管理局法监司通过多种途径和方式，广泛征求意见和建议。先后两次书面征求部际联席会议成员单位、国务院医改办各成员单位（45个单位）的意见和建议；书面征求全国31个省（市、自治区）卫生计生委、中医药管理部门及局直属单位的意见和建议；书面征求部分院士国医大师的意见和建议，对王宏广、杨洪伟、李慎民、李佐军等专家进行访谈；赴山西、甘肃、福建、江苏、吉林等地调研，征求地方对《中医药发展战略规划纲要》（征求意见稿）的意见和建议。国家中医药管理局召开2次局长会议、2次局长办公会听取汇报，召开各司办会议及书面征求意见10余次。国家卫生计生委副主任、国家中医药

管理局局长王国强，国家中医药管理局副局长于文明多次听取规划编制工作的汇报，就进一步修改完善规划提出要求。

（张庆谦）

【《中医药发展战略规划纲要（2016~2030年》编制】 按照国家中医药管理局党组工作部署，2014年5月国家中医药管理局成立规划纲要编制工作办公室和起草小组，启动中医药发展战略规划纲要的编制工作。分别委托中国中医科学院中医药信息研究所、科技部中国科学技术发展战略研究院和中国社会科学院，从综合、创新、继承3个方面开展专项课题研究，规划充分吸收3个研究课题成果。国家中医药管理局先后组织召开各领域专家论证会20多次，约200多位专家参加论证，并通过多种途径和方式，广泛征求意见和建议。先后两次书面征求、部际联席会议成员单位、国务院医改办各成员单位（45个单位）的意见和建议；书面征求全国31个省（市、自治区）卫生计生、中医药管理部门及局直属单位的意见和建议；书面征求部分院士、国医大师的意见和建议，对王宏广、杨洪伟、李慎民、李佐军等专家进行访谈；赴山西、甘肃、福建、江苏、吉林等地调研，征求地方对《中医药发展战略规划纲要》（征求意见稿）的意见和建议。国家中医药管理局召开2次局长会议、2次局长办公会听取汇报，召开各司办会议及书面征求意见10余次。国家卫生计生委副主任、国家中医药管理局局长王国强，国家中医药管理局副局长于文明多次听取规划编制工作的汇报，就进一步修改完善规划提出要求。

（张庆谦）

【深化中医药改革工作】 2015年，国家中医药管理局认真贯彻落实党的十八大、十八届三中、四中、五中全会精神和习近平总书记系列重要讲话精神，深入落实习中央领导同志对中医药工作的指示精神，紧

紧围绕中央部署的改革任务，突出重点，统筹协调，强化督导，狠抓落实，深化改革呈现全面发力、多点突破、纵深推进的良好态势。

一、切实加强对深化改革工作的统筹推进

一是加强改革系统推进。统筹全年重点工作提出的改革举措，把具有引领性、标志性的改革举措牢牢抓在手中，周密安排，主动出击，从积极参与医改、完善科技创新机制、深化教育教学改革、推进文化体制机制创新、完善政策机制、加快转变政府职能6个方面部署全年深化改革工作，把改革任务逐一分解到各司办，层层压实抓落实的主体责任。推动国务院办公厅印发和转发《中医药健康服务发展规划（2015~2020年）》和《中药材保护和发展规划（2015~2020年）》，从国家层面作出专项部署。

二是全程跟进强化督导。对全年部署的改革举措全程过问、全程跟进、全程督促，持续拧紧抓落实的责任螺丝。建立全年改革任务总台账，每季度召开一次深化改革领导小组办公室会议，对各司办承担的改革任务进行盘点梳理，列出任务清单，标注进度状态，督促工作进展。

三是推进试点先行先试。坚持把国家中医药综合改革试验区先行先试作为重要方法，探索中医药工作新模式、新路径，为全面推进中医药深化改革提供示范。总结试验区建设经验，得到国务院副总理刘延东的充分肯定。刘延东批示指出：这几年中医药综合改革取得积极成效，望巩固成果，扩大推广，推动中医药事业创新发展，更好造福人民健康事业。结合大调研，深入各试验区开展督导调研，召开国家中医药综合改革试验区建设工作座谈会，总结推广一批改革经验。积极推进试验区扩点布局，新遴选6个国家中医药综合改革试验区。

四是加强改革平台建设。加强中医药高端智库建设，召开中医药改革发展专家咨询委员会第二次全体会议，就编制中医药事业发展"十三五"规划进行专题咨询。组织

召开第四届国家中医药改革发展上海论坛，梳理中医药科技创新面临的形势和存在的突出问题，分析影响中医药科技创新的主要因素，提出推动中医药科技创新的意见建议。

五是加强改革信息报送。坚持典型引路，注重围绕推进改革任务，强化改革信息总结和报送。提升基层中医药服务能力，夯实分级诊疗基础的做法被中央改革办《改革情况交流》选刊。积极向国务院推进职能转变协调小组办公室报送信息，全面反映国家中医药管理局简政放权、放管结合、优化服务改革的举措、成效。1期信息被教科文卫体改革组选登。

二、全面推进中医药领域改革

一是充分发挥中医药在医改中的作用。在全面深化医改中同步部署深化医改中医药工作，积极参与《关于城市公立医院综合改革试点的指导意见》《关于全面推开县级公立医院综合改革的实施意见》等22项重要医改文件的制定，体现中医药改革思路和政策要求。制定实施《关于同步推进公立中医医院综合改革的实施意见》，建立中医药参与医保支付方式改革联系点制度，在医改重点领域发挥中医药作用。建立局领导联系推进工作制度，推进4个综合医改试点省深化医改中医药工作。制定《关于推进社会办医发展中医药服务的通知》等文件，加快发展社会办中医。建立中药饮片处方专项点评制度。深入推进基层中医药服务能力提升工程，协同推动基层医疗卫生机构改革，推进中医药参与分级诊疗制度建设，进一步提升社区中医药服务。中央投资在全国基层医疗卫生机构建设超过5000个中医馆。开展首批中医诊疗模式创新试点，确定江苏省和全国19家中医医院为试点单位，推进多专业联合诊疗模式和中医综合治疗模式创新。

二是推进供给侧改革，发展中医药健康服务。着眼于满足人民群众的中医药健康服务需求，从供给侧发力，拓宽中医药健康服务领域。国家中医药管理局与全国老龄办签署《关于推进中医药健康养老服务发展的合作协议》，与国家旅游局联合出台《关于促进中医药健康旅游发展的指导意见》，加快发展中医药健康养老、健康旅游等新业态。深度参与国家基本公共卫生服务项目工作，中医药健康管理项目目标人群覆盖率提高至40%。深化中医"治未病"健康工程，制定促进中医养生保健服务发展的指导意见。

三是完善科技创新机制。深化国家中医临床研究基地建设，推进基地建设工作常态化管理，结合行业科研专项等项目支持开展重点病种研究。落实《中药材保护和发展规划（2015~2020年）》，推进中药资源普查，将相关内容纳入生物多样性保护重大工程，新增12个濒危药材种苗繁育基地。实施中药标准化项目，完善中药材保护和合理利用机制。起草《中医药科技创新体系建设的指导意见（稿）》。推动"中医药防治重大疾病与中医'治未病'"列入国家重点研发计划"十三五"启动专项。开展中医药传统知识保护名录数据库编制工作。

四是深化教育教学改革。国家中医药管理局会同教育部起草《关于医教协同深化中医药教育改革与发展的指导意见（稿）》，联合开展卓越医生（中医）教育培养计划改革试点，确定改革试点高校42所、项目82项。首次独立设置中医专业学位，推动"5+3"为主体的中医临床人才培养改革。实施中医住院医师规范化培训。

五是推进中医药文化传播模式创新。完成在全国开展公民中医养生保健素养调查和中医药知识普及率调查。推进全国中医药文化宣传教育基地建设，加强中医药非物质文化遗产传承与保护，支持创作中医药文化精品，强化中医药文化载体建设。推动中医药传统媒体与新兴媒体融合发展，提升传播能力和效果。首次成立中医药文化科普媒体传播联盟，进一步整合资源，扩大文化科普影响力。

六是推动中医药"走出去"。加紧编制中医药"一带一路"中长期规划。推动中医药在"一带一路"沿线国家的布局，中捷中医中心被刘延东赞誉为我国实施"一带一路"战略以来首个卫生合作项目。围绕海外中医药中心、服务贸易、文化传播、国际标准化四大领域确定的首批17个项目顺利实施，产生积极国际影响。参与中外自贸区谈判，完善相关工作机制。

七是推进政府管理创新。加快推进中医药立法进程，《中医药法（草案）》经国务院常务会议审议通过后，全国人大常委会已进行第一次审议。推进依法行政，制定《关于推进中医药法治建设的指导意见》《中医药政策体系建设规划（2015~2020年）》《国家中医药管理局规范性文件合法性审查规定》。成立推进职能转变领导小组及其办公室，制定推进简政放权放管结合职能转变落实方案，推进政府管理创新、创造更好更优的创新创业环境和条件。扩大中华中医药学会承接政府转移职能试点，推进行业协会商会脱钩，确定2家试点单位。

（国家中医药管理局办公室）

【《中医药发展"十三五"规划》编制工作】 根据中医药发展"十三五"规划编制方案及2015年重点工作安排，国家中医药管理局进一步推进规划编制。在前期专题研究基础上，形成规划草案。为充分听取行业内外专家意见，组织召开中医药发展"十三五"规划专题研讨会，分别邀请中医药医疗、保健、科研、教育、文化、产业、国际合作7个方面专家参与规划论证，并编制形成规划初稿。规划初稿提出到2020年，实现人人基本享有中医药服务。中医药医疗、保健、科研、教育、产业、文化发展迈上新台阶，标准化、信息化、产业化、现代化水平不断提高。健康服务可得性、可及性明显改善，中医药防病治病能力和学术水平大幅度提升，人才培养体系基本建立，中医药产业成为国民经济重要支柱之一，中医药对外交流合作更加广泛，符合中医药发展规律的法律体系、标准体系、监督体系和政策体系基本建立,中医药管理体制更加健全,基本实现中医药继承创新发展、统筹协调发展、生态绿色发展、包容开放发展和人民共享发展,为建设健康中国和全面建成小康社会作出新贡献。

(刘群峰)

【《中医药人才发展"十三五"规划》编制工作】 国家中医药管理局委托上海市中医药发展办公室、上海中医药大学共同成立课题组,启动实施《中医药人才队伍建设发展思路、战略目标及政策措施研究(2016~2020年)》专题研究,并于2015年8月结题。在此基础上研究制定了《中医药人才发展"十三五"规划》(初稿),先后召开4次专家研讨会,征求各省级中医药管理部门和局各司办意见,形成较为完整的《中医药人才发展"十三五"规划》(讨论稿)。

(周景玉、陈令轩)

【国务院《全国医疗卫生服务体系规划纲要(2015~2020年)》提出2020年社区乡镇均提供中医药服务】 2015年,国务院印发《全国医疗卫生服务体系规划纲要(2015~2020年)》(以下简称《纲要》),旨在优化医疗卫生资源配置,为实现2020年基本建立覆盖城乡居民的基本医疗卫生制度和人民健康水平持续提升奠定坚实的医疗卫生资源基础。《纲要》提出,统筹用好中西医两方面资源,提升基层西医和中医两种手段综合服务能力,到2020年,力争使所有社区卫生服务机构、乡镇卫生院和70%的村卫生室具备与其功能相适应的中医药服务能力。

《纲要》要求,坚持中西医并重方针,做好中医医疗服务资源配置。充分发挥中医医疗预防保健特色优势,不断完善中医医疗机构、基层中医药服务提供机构和其他中医药服务提供机构共同组成的中医医疗服务体系,加快中医医疗机构建设与发展,加强综合医院、专科医院中医临床科室和中药房设置,增强中医科室服务能力。加强中西医临

床协作,整合资源,强强联合,优势互补,协同协作,提高重大疑难病、急危重症临床疗效。注重中医临床专科的建设,强化中医药技术推广应用。

《纲要》明确,在公立医院中,原则上设置1个县办综合医院和1个县办中医类医院(含中医、中西医结合、民族医等,下同)。中医类资源缺乏、难以设置中医类医院的县可在县办综合医院设置中医科或民族医科室。民族地区、民族自治地方的县级区域优先设立民族医院。在地市级区域,每100万~200万人口设置1~2个市办综合性医院(含中医类医院)。其中,每个地市级区域原则上至少设置1个市办中医类医院,暂不具备条件的,可在市办综合医院设置中医科或民族医科室。在地市级区域应根据需要规划设置儿童、精神、妇产、肿瘤、传染病、康复等市办专科医院(含中医类专科医院)。中医类医院床位数可以按照每千常住人口0.55张配置。

《纲要》指出,加强卫生人才队伍建设,注重医疗、公共卫生、中医药以及卫生管理人才的培养,加快构建以"5+3"为主体、以"3+2"为补充的临床医学人才培养体系,大力支持中医类人才培养。

《纲要》提出,鼓励社会力量举办中医类专科医院、康复医院、护理院(站)以及口腔疾病、老年病和慢性病等诊疗机构。鼓励药品经营企业举办中医坐堂医诊所,鼓励有资质的中医专业技术人员特别是名老中医开办中医诊所。推动中医药与养老结合,充分发挥中医药"治未病"和养生保健优势。发展社区健康养老服务,提高社区卫生服务机构为老年人提供日常护理、慢性病管理、康复、健康教育和咨询、中医养生保健等服务的能力。

(丁 洋)

【国务院办公厅《关于城市公立医院综合改革试点的指导意见》鼓励使用中医药服务】 2015年,国务院办公厅印发的《关于城市公立医院综

合改革试点的指导意见》(以下简称《意见》),部署深化城市公立医院综合改革,进一步探索并尽快形成可复制、可推广的改革路径。

《意见》提出,要合理调整提升体现医务人员技术劳务价值的医疗服务价格,特别是诊疗、手术、护理、床位、中医等服务项目价格。在规范日间手术和中医非药物诊疗技术的基础上,逐步扩大纳入医保支付的日间手术和医疗机构中药制剂、针灸、治疗性推拿等中医非药物诊疗技术范围,鼓励提供和使用适宜的中医药服务。落实对中医院(民族医院)、传染病院、精神病院、职业病防治院、妇产医院、儿童医院以及康复医院等专科医院的投入倾斜政策。

《意见》共提出7项重点任务:一是改革公立医院管理体制。建立高效的政府办医体制,落实公立医院自主权,建立以公益性为导向的考核评价机制,加强精细化管理,完善多方监管机制。二是建立维护公益性、调动积极性、保障可持续的公立医院运行新机制。破除以药补医机制,降低药品和医用耗材费用,理顺医疗服务价格,落实政府投入责任。三是强化医保支付和监控作用。深化医保支付方式改革,逐步提高保障绩效。四是建立符合医疗行业特点的人事薪酬制度。深化编制人事制度改革,合理确定医务人员薪酬水平,强化医务人员绩效考核。五是构建各类医疗机构协同发展的服务体系。优化城市公立医院规划布局,推进社会力量参与公立医院改革,强化分工协作机制,加强人才队伍培养和提升服务能力。六是推动建立分级诊疗制度。构建分级诊疗服务模式,完善相应的医保政策。七是加快推进医疗卫生信息化建设。加强区域医疗卫生信息平台建设,推进医疗信息系统建设与应用。

(高新军)

【国务院《中国制造2025》提出发展临床优势突出的创新中药】 2015年,国务院印发《中国制造2025》,

部署全面推进实施制造强国战略。《中国制造2025》明确了战略任务和重点，新一代信息技术产业、高档数控机床和机器人、航空航天装备、海洋工程装备及高技术船舶、先进轨道交通装备、节能与新能源汽车、电力装备、农机装备、新材料、生物医药及高性能医疗器械等十大重点领域成为改革着力点。《中国制造2025》提出，在生物医药及高性能医疗器械方面，发展针对重大疾病的化学药、中药、生物技术药物新产品，重点包括新机制和新靶点化学药、抗体药物、抗体偶联药物、全新结构蛋白及多肽药物、新型疫苗、临床优势突出的创新中药及个性化治疗药物。提高医疗器械的创新能力和产业化水平，重点发展影像设备、医用机器人等高性能诊疗设备，全降解血管支架等高值医用耗材，可穿戴、远程诊疗等移动医疗产品。实现生物3D打印、诱导多能干细胞等新技术的突破和应用。

（樊 丹）

【国务院同意北京扩大开放服务业树立中医药服务国际品牌】 2015年，国务院印发《关于北京市服务业扩大开放综合试点总体方案的批复》，同意在北京市开展服务业扩大开放综合试点，北京市成为全国首个服务业扩大开放综合试点城市。《北京市服务业扩大开放综合试点总体方案》提出，推动建设全国中医药服务贸易示范省（市），推动特色化医疗服务，开拓国际市场，建立以国际市场为导向的中医药服务贸易促进体系。发挥中医药服务贸易龙头企业示范引领作用，完善海外市场推广渠道，树立中医药服务的国际品牌。

（魏 敏）

【国务院办公厅《关于进一步加强乡村医生队伍建设的实施意见》要求乡村医生应运用中医药防治疾病】 2015年，国务院办公厅下发《关于进一步加强乡村医生队伍建设的实施意见》（简称《意见》），提出乡村医生应学习中医药知识，运用中医药技能防治疾病。《意见》明确，各地要按照《全国乡村医生教育规划（2011~2020年）》要求，切实加强乡村医生教育和培养工作。鼓励符合条件的在岗乡村医生进入中、高等医学（卫生）院校（含中医药院校）接受医学学历教育，提高整体学历层次。规范开展乡村医生岗位培训，乡村医生应学习中医药知识，运用中医药技能防治疾病，到村卫生室工作的医学院校本科毕业生优先参加住院医师规范化培训。《意见》指出，要转变乡村医生服务模式，可结合实际探索开展乡村医生和农村居民的签约服务，建立乡村全科执业助理医师制度及乡村医生养老和退出政策。

（丁 洋）

【国务院办公厅转发的《全国精神卫生工作规划》提出精神障碍防治发挥中医药作用】 国务院办公厅转发卫生计生委等10部门《全国精神卫生工作规划（2015~2020年）》（简称《规划》），提出充分发挥中医药的作用，加强中医医疗机构精神类临床科室能力建设，鼓励中医专业人员开展常见精神障碍及心理行为问题防治和研究。《规划》对5年内全国精神卫生工作作出部署。到2020年，健全完善与经济社会发展水平相适应的精神卫生预防、治疗、康复服务体系，基本满足人民群众的精神卫生服务需求，健全精神障碍患者救治救助保障制度。《规划》提出，到2020年，省、市、县三级普遍建立精神卫生工作政府领导与部门协调机制。健全省、市、县三级精神卫生专业机构，全国精神科执业（助理）医师数量增加到4万名。

（胡 彬）

【国务院办公厅《关于促进社会办医加快发展的若干政策措施》要求加快社会办中医机构发展】 2015年，国务院办公厅印发《关于促进社会办医加快发展的若干政策措施》（简称《措施》），要求对社会办医进一步放宽准入，拓宽投融资渠道，鼓励社会力量举办中医类专科医院和只提供传统中医药服务的中医门诊部、中医诊所，加快社会办中医类机构发展。《措施》要求，清理规范医疗机构设立审批，公开区域医疗资源规划情况，减少运行审批限制，控制公立医院规模，规范公立医院改制。将符合条件的社会办医疗机构纳入医保定点范围，执行与公立医疗机构同等政策。加强财政资金扶持，将提供基本医疗卫生服务的社会办非营利性医疗机构纳入政府补助范围，在临床重点专科建设、人才培养等方面，执行与公立医疗机构同等补助政策。丰富筹资渠道，通过特许经营、公建民营、民办公助等模式，支持社会力量举办非营利性医疗机构，健全法人治理结构，建立现代医院管理制度。

（胡 彬）

【国务院办公厅《关于进一步促进旅游投资和消费的若干意见》支持中医药健康旅游发展】 2015年8月11日，国务院办公厅发布《关于进一步促进旅游投资和消费的若干意见》（简称《意见》）促进旅游投资和消费，中医药旅游发展位列其中。《意见》提出要积极发展中医药健康旅游，推出一批以中医药文化传播为主题，集中医药康复理疗、养生保健、文化体验于一体的中医药健康旅游示范产品。《意见》指出，在有条件的地方建设中医药健康旅游产业示范园区，推动中医药产业与旅游市场深度结合，在业态创新、机制改革、集群发展方面先行先试。规范中医药健康旅游市场，加强行业标准制定和质量监督管理。扩大中医药健康旅游海外宣传，推动中医药健康旅游国际交流合作，使传统中医药文化通过旅游走向世界。《意见》还着力推进养生与旅游的结合。《意见》规定，到2020年建设一批集观光、休闲、度假、养生、购物等功能于一体的全国特色旅游城镇和特色景观旅游名镇。鼓励社会资本大力开发温泉、滑雪、滨海、海岛、山地、养生等休闲度假旅游产品。

（周蔓仪）

【国务院办公厅《关于推进分级诊疗制度建设的指导意见》体现中西医并重】 2015年，国务院办公厅印发《关于推进分级诊疗制度建设的指导意见》（简称《意见》），部署加快推进分级诊疗制度建设，体现中西医并重，形成科学有序就医格局，提高人民健康水平，进一步保障和改善民生。《意见》指出，到2017年，分级诊疗政策体系逐步完善，医疗卫生机构分工协作机制基本形成，优质医疗资源有序有效下沉，以全科医生为重点的基层医疗卫生人才队伍建设得到加强，医疗资源利用效率和整体效益进一步提高，基层医疗卫生机构诊疗量占总诊疗量比例明显提升，就医秩序更加合理规范。到2020年，分级诊疗服务能力全面提升，保障机制逐步健全，布局合理、规模适当、层级优化、职责明晰、功能完善、富有效率的医疗服务体系基本构建，基层首诊、双向转诊、急慢分治、上下联动的分级诊疗模式逐步形成，基本建立符合国情的分级诊疗制度。

《意见》体现中西医并重，在分级诊疗试点工作考核评价标准中明确，试点地区30万以上人口的县至少拥有一所二级甲等综合医院和一所二级甲等中医医院，县域内就诊率提高到90%左右，基本实现大病不出县；提供中医药服务的社区卫生服务中心、乡镇卫生院、社区卫生服务站、村卫生室占同类机构之比分别达到100%、100%、85%、70%，基层医疗卫生机构中医诊疗量占同类机构诊疗总量比例大于30%。

《意见》明确了以强基层为重点完善分级诊疗服务体系。其中，明确各级各类医疗机构诊疗服务功能定位。城市三级医院主要提供急危重症和疑难复杂疾病的诊疗服务。城市三级中医医院充分利用中医药（含民族医药）技术方法和现代科学技术，提供急危重症和疑难复杂疾病的中医诊疗服务和中医优势病种

的中医门诊诊疗服务。提升基层医疗卫生机构中医药服务能力和医疗康复服务能力，加强中医药特色诊疗区建设，推广中医药综合服务模式，充分发挥中医药在常见病、多发病和慢性病防治中的作用。在民族地区要充分发挥少数民族医药在服务各族群众中的特殊作用。加强县级公立医院临床专科建设，重点加强县域内常见病、多发病相关专业，以及传染病、精神病、急诊急救、重症医学、肾脏内科（血液透析）、妇产科、儿科、中医、康复等临床专科建设。县级中医医院同时重点加强内科、外科、妇科、儿科、针灸、推拿、骨伤、肿瘤等中医特色专科和临床薄弱专科、医技科室建设，提高中医优势病种诊疗能力和综合服务能力。

《意见》要求建立健全分级诊疗保障机制。对基层中医药服务能力不足及薄弱地区的中医医院应区别对待。

（魏　敏）

【国家卫生计生委《关于妇幼健康服务机构标准化建设与规范化管理的指导意见》要求各级妇幼健康服务机构设置中医科】 2015年，国家卫生计生委发布《关于妇幼健康服务机构标准化建设与规范化管理的指导意见》，明确省、市、县各级妇幼健康服务机构为妇女儿童提供妇幼健康服务，并承担辖区妇幼卫生和计划生育技术服务业务管理和技术支持工作。中医儿童保健和中医妇女保健服务将包含在其中。在同期发布的《各级妇幼健康服务机构业务部门设置指南》中，各省、市、县级妇幼健康服务机构均将设立中医儿科、中医妇科，明确运用中医药方法对妇女儿童常见病、多发病等进行诊断和治疗，对妇女儿童常见健康问题进行保健指导和干预，省、市级妇幼健康服务机构中医儿科、妇科还将开展运用中医药方法促进优生优育，向其他科室推广中医适宜技术和开展与儿科、妇科相关的中成药合理应用培训等。

（胡　彤）

【国家卫生计生委、国家中医药管理局《关于同步推进公立中医医院综合改革的实施意见》提出逐步扩大中医药医保报销范围】 2015年，国家卫生计生委和国家中医药管理局发布《关于同步推进公立中医医院综合改革的实施意见》（简称《意见》）提出，将公立中医医院综合改革同步纳入公立医院综合改革总体部署，在运行机制、服务价格调整、医保支付等体制、机制改革中，充分考虑中医医院和中医药服务特点，实行差别化的中医药改革政策措施。其中要求，落实医保对中医药服务的鼓励政策，逐步扩大中医药报销范围，适当提高新农合中医药报销比例。《意见》要求，在规范中医非药物诊疗技术的基础上，逐步扩大纳入医保支付的医疗机构中药制剂、针灸、治疗性推拿等中医非药物诊疗技术范围，鼓励提供和使用适宜的中医药服务。

（陈海波）

【国务院防治重大疾病工作部际联席会议制度建立】 为进一步加强对重大疾病防治工作的组织领导，强化部门间协作配合，统筹做好重大疾病防治工作，国务院同意建立国务院防治重大疾病工作部际联席会议制度。由国家卫生计生委、国家发展改革委、人力资源与社会保障部、水利部、总后勤部卫生部等30个部门和单位组成。其中，国家中医药管理局为联席会议成员单位，副局长马建中为联席会议成员。联席会议的主要职责是在国务院领导下，统筹协调全国重大疾病防治工作。具体包括对全国重大疾病防治工作进行宏观指导；研究确定重大疾病防治工作方针政策；协调解决重大疾病防治工作中的重大问题；完成国务院交办的其他事项。联席会议将根据工作需要定期或不定期召开会议，由召集人或召集人委托的副召集人主持。同时，成员单位也可以根据工作需要可以提出召开联席会议的建议。

（魏　敏）

五、中医药健康服务发展

【国务院办公厅印发《中医药健康服务发展规划（2015~2020年）》】 2015年4月，国务院办公厅印发《中医药健康服务发展规划（2015~2020年）》（国办发〔2015〕32号，简称《规划》），对当前和今后一个时期，我国中医药健康服务发展进行了全面部署。这是贯彻落实《国务院关于促进健康服务业发展的若干意见》（国发〔2013〕40号）制定的专项规划，也是我国第一个关于中医药健康服务发展的国家级规划。

《规划》指出，中医药（含民族医药）是我国独具特色的健康服务资源。充分发挥中医药特色优势，加快发展中医药健康服务，是全面发展中医药事业的必然要求，是促进健康服务业发展的重要任务，对于深化医药卫生体制改革、提升全民健康素质、转变经济发展方式具有重要意义。

《规划》提出，在切实保障人民群众基本医疗卫生服务需求的基础上，充分释放中医药健康服务潜力和活力，充分激发并满足人民群众多层次、多样化中医药健康服务需求，坚持"以人为本、服务群众，政府引导、市场驱动，中医为体、弘扬特色，深化改革、创新发展"的基本原则，力争到2020年，基本建立中医药健康服务体系，中医药健康服务加快发展，中医药健康服务提供能力大幅提升，中医药健康服务技术手段不断创新，中医药健康服务产品种类更加丰富，中医药健康服务发展环境优化完善，中医药健康服务成为我国健康服务业的重要力量和国际竞争力重要体现，成为推动经济社会转型发展的重要力量。

《规划》明确了7项重点任务：一是大力发展中医养生保健服务，支持中医养生保健机构发展，规范中医养生保健服务，开展中医特色健康管理；二是加快发展中医医疗服务，鼓励社会力量提供中医医疗服务，创新中医医疗机构服务模式；三是支持发展中医特色康复服务，促进中医特色康复服务机构发展，拓展中医特色康复服务能力；四是积极发展中医药健康养老服务，发展中医药特色养老机构，促进中医药与养老服务结合；五是培育发展中医药文化和健康旅游产业；六是积极促进中医药健康服务相关支撑产业发展，支持相关健康产品研发、制造和应用，促进中药资源可持续发展，大力发展第三方服务；七是大力推进中医药服务贸易，吸引境外来华消费，推动中医药健康服务走出去。

《规划》发布后，国家中医药管理局通过国务院新闻办政策吹风会、召开工作会议等方式，加强《规划》的解读和宣传。同时，国家中医药管理局发挥牵头作用，印发《中医药健康服务发展规划（2015~2020年）重点工作分工实施方案》（国中医药规财发〔2015〕22号），明确国务院相关部门牵头负责的重点工作；印发《国家中医药管理局贯彻落实中医药健康服务发展规划（2015~2020年）重点工作分工》（国中医药办规财函〔2015〕198号），明确局机关各部门牵头负责的重点工作和2015~2016年工作安排，全面推进《规划》的落实。

（刘群峰）

【《中国居民营养与慢性病状况报告（2015年）》发布】 2015年6月30日，国务院召开《中国居民营养与慢性病状况报告（2015年）》新闻办发布会，国家卫生计生委副主任、国家中医药管理局局长王国强指出，大力开展中医养生保健服务，推广中医传统运动，加强中医药、运动健身、食物营养等慢性病防治方面的研究。王国强提倡，坚持中西医并重，把养生融入群众的日常生活中去，我的健康我做主，要掌握养生保健的科学方法，针对不同的人群、不同的个体采取不同的养生指导，以便提高健康素养，使得中医药在防治慢性病方面，包括慢病康复方面发挥更好地作用。王国强呼吁，大力开展中医养生保健服务，推广中医传统运动，如太极拳、五禽戏、易筋经等，开展膳食、药膳的食疗，发挥传统中医养生的特色，理性、科学地认识和运用中医养生。报告显示，10年来，随着我国经济社会发展和卫生服务水平的不断提高，居民人均预期寿命的逐年增长，健康状况和营养水平不断改善，疾病控制工作取得的巨大成就。人口老龄化、城镇化、工业化的进程加快以及不健康的生活方式等因素也影响着人们的健康状况。

（林晓斐）

【国家基本公共卫生服务中医药健康管理服务项目】 2015年2月5日，国家中医药管理局召开中医药基本公共卫生服务项目工作推进会，国家中医药管理局副局长马建中出席会议并讲话，上海、湖南、四川和河北省石家庄市交流工作经验，继续推动项目深入实施。国家中医药管理局与国家卫生计生委、财政部联合印发《关于做好2015年国家基本公共卫生服务项目工作的通知》，将中医药健康管理服务项目目标人群覆盖率提高至40%，对做好中医药项目工作提出明确要求；与国家卫生计生委、财政部联合印发《国家基本公共卫生服务绩效考核指导方案》，明确中医药健康管理服务项目绩效考核指标和工作要求。

国家中医药管理局在石家庄市开展耳穴埋豆预防控制高血压和糖尿病试点工作，组织召开试点项目论证会，就耳穴埋豆预防控制高血压和糖尿病的有效性、可行性等进行论证，形成项目管理的服务规范、技术规范以及将耳穴埋豆预防控制高血压和糖尿病项目纳入国家基本公共卫生服务项目的建议。对民族地区中医药（民族医药）健康管理服务项目实施情况进行调研，研究中医药基本公共卫生服务项目在只有民族医药服务提供地区的实施和

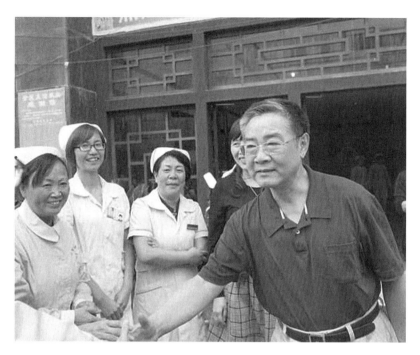

2015 年，国家卫生计生委、国家中医药管理局、原总后卫生部继续联合开展"服务百姓健康行动"全国大型义诊活动周。期间，国家中医药管理局副局长马建中（右一）调研贵州毕节市中医医院

推进，指导内蒙古和新疆维吾尔自治区制定蒙医药和维医药健康管理服务技术规范。

（程 强）

【2015 年"服务百姓健康行动"全国大型义诊活动周】 为深入开展党的群众路线教育实践活动，建设人民满意的医疗卫生计生服务体系，适应人民群众健康新需求，满足人民群众对美好生活的新期待，推动卫生计生事业科学发展，国家卫生计生委、国家中医药管理局、原总后卫生部继续联合开展"服务百姓健康行动"全国大型义诊周活动。全国中医药系统共有 6191 家中医医疗机构（包括中医医院和中医门诊部等）、79661 名医护人员参加活动，义诊患者 189 万人次，其中收住院 26253 人次，实施手术 4501 台次，减免诊疗、检查等费用 1584.4 万元。义诊周期间，各地、各单位注重上下结合（城市中医医院与基层中医医疗机构上下联动）、内外结合（公共场所集中义诊与医院院内义诊紧密衔接）、普专结合（普及健康知识和医学常识与提供专科门诊

等医疗服务同步实施），进一步推动优质中医医疗资源下沉，提升县级中医医院、基层医疗卫生机构特别是贫困地区中医药服务能力。国家

中医药管理局组派 3 支国家中医医疗队，分赴贵州、甘肃、湖南贫困地区基层开展义诊活动，取得了很好的效果。

（孟庆彬）

【"治未病"服务发展】 2015 年，国家中医药管理局召开规格层次较高、代表性广泛的"治未病"工作座谈会，会议充分肯定近年来"治未病"工作取得的进展和成效，"治未病"理念得到广泛认可、服务覆盖面逐步扩大、服务能力得到提高、技术方法逐步规范、中医药健康管理项目服务覆盖面不断扩大，同时结合新形势和新任务，提出中医"治未病"服务发展的总体策略、目标原则和思路措施。

2015 年，国家中医药管理局总结评估"治未病"服务能力建设项目实施情况，督促各地贯彻落实《中医医院"治未病"科建设与管理指南（修订版）》。根据 2014 年 9 月中医医院"治未病"进展工作调查，全国 279 个中医"治未病"服务能力建设项目单位"治未病"科，平均使用面积 773.5 平方米，专职人员

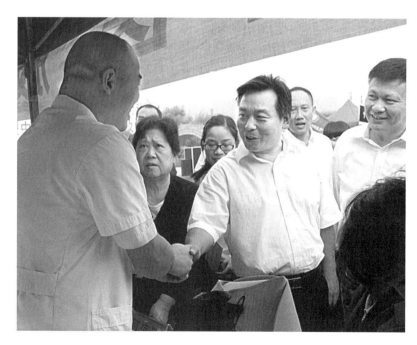

2015 年，国家卫生计生委、国家中医药管理局、原总后卫生部继续联合开展"服务百姓健康行动"全国大型义诊活动周。期间，国家中医药管理局副局长闫树江（右二）慰问国家中医医疗队成员

达到11.6名，设备总值平均213.15万元，中医类设备平均6类25.3台；平均开展7.4项"治未病"服务项目，制定并实施5.5个中医健康状态干预方案，研发3.5种健康干预产品，开展体检服务10800人次／年，开展中医健康状态辨识服务2464人次／年，提供中医健康干预5493人次／年；项目单位共帮扶基层医疗机构3426个，服务群众160.2万人次／年。

（李　素）

【加强对中医养生保健机构规范指导】　国家中医药管理局深入调研中医养生保健服务发展现状，结合《中医药健康服务发展规划（2015~2020）》有关要求，研究促进中医养生保健服务健康发展的政策措施。围绕中医养生保健服务提供的要素要求，提出发展目标和具体思路措施，论证中医师在养生保健机构提供保健咨询和调理服务的基本条件、服务内容、劳动管理、责任权益等。

（李　素）

【基层中医药服务能力提升工程实施工作】　2015年10月，基层中医药服务能力提升工程领导小组办公室会议召开，国家卫生计生委副主任、国家中医药管理局局长王国强出席会议并讲话，国家卫生计生委基层卫生司、人力资源社会保障部医疗保险司、国家食品药品监管总局药品化妆品监管司和原总后勤部卫生部医疗管理局、国家中医药管理局相关司办有关负责同志参加会议。会上通报了提升工程工作进展情况，截至2014年底，91.2%的社区卫生服务中心、80.2%的乡镇卫生院、70.7%的社区卫生服务站和64.9%的村卫生室能够提供中医药服务，分别比提升工程启动前（2011年）提高15.6%、13.7%、19.1%、7.4%，基层医疗卫生机构中医诊疗量占同类机构诊疗总量达20.66%。会议还形成"十三五"期间持续提升基层中医药服务能力的思路。

（程　强）

【全国基层中医药工作先进单位创建工作】　国家中医药管理局继续开展全国基层中医药工作先进单位创建活动，组织专家对2015年新申报先进单位的材料进行形式审核，并对其中符合条件的118个县（市、区）和申报的19个地市级以上地区派出专家组开展现场评审。对2013~2015年周期创建的229个先进单位进行命名。对于期满先进单位，印发《关于做好2015年全国基层中医药工作先进单位复审工作的通知》，委托省级中医药管理部门对82个期满先进单位进行复审，并对其中72个复审合格的先进单位进行确认。

（严华国）

【《关于推进中医药健康养老服务发展的合作协议》签署】　2015年10月21日，国家中医药管理局与全国老龄工作委员会办公室在北京签署《关于推进中医药健康养老服务发展的合作协议》。国家卫生计生委副主任、国家中医药管理局局长王国强与全国老龄工作委员会常务副主任王建军出席会议并代表双方签署合作协议。根据协议，两部门将发挥各自优势，建立合作机制，共同推进中医药健康养老服务快速发展。协议包括在"乐龄工程"中开展中医药相关活动、开发中医药健康养老服务包、保护和开发老年中医药人才资源、促进中医药健康养老服务产业发展、支持中医药健康养老人才培养和规范中医药健康养老服务市场等多项合作措施。此次部门间合作协议的签署，也是贯彻落实《国务院关于加快发展养老服务业的若干意见》《国务院关于促进健康服务业发展的若干意见》和《中医药健康服务发展规划（2015~2020年）》的重要举措。其中，《中医药健康服务发展规划（2015~2020年）》明确要求积极发展中医药健康养老服务，包括发展中医药特色养老机构和促进中医药与养老服务结合，提出开展中医药与养老服务结合试点。国家中医药管理局副局长马建中、全

国老龄工作委员会办公室副主任吴玉韶及两部门相关负责同志参加签约仪式。

（严华国）

【慢病健康管理云平台启用】　2015年7月19日，由中华中医药学会主办的全国慢病健康管理工程巡讲暨慢病管理云平台首发式在北京启动，历时3年研发的"慢病管理云平台"进入实践推广阶段。与会专家针对中医特色的慢病管理＋互联网、慢病管理医学技术与服务模型等专题进行探讨。同时，巡讲活动建立了慢病健康管理工程专家工作组，组织中西医专家及健康管理专家，以全国慢病健康管理工程临床基地为基础，研究单病种慢病健康管理技术服务模型。建立慢病健康管理工程工作组，并开展全国中医院"治未病"门诊工作。

（周蔓仪）

【全国慢性病健康科普援助计划启动】　2015年12月15日，由中华中医药学会、中华慈善总会联合主办的"1035"工程健康中国行暨"复方茶色素"全国慢性病健康科普援助计划在北京启动，旨在响应国家"健康中国"建设规划，协助应对"未富先老"的人口老龄化健康保障难题。援助计划包括组织不少于20万人次的志愿者，深入城市及社区，以发放科普读物、组织慢性病科普报告会等形式，开展慢性病健康科普活动。第十届全国人大常委会副委员长何鲁丽、第十一届全国政协副主席张梅颖以及近500名志愿者出席启动仪式。

（周蔓仪）

【全国妇幼中医药服务推广项目启动】　2015年11月23日，由全国妇幼健康研究会与国家中医药管理局重点专科办公室共同组织的全国妇幼中医药服务推广研究项目在北京启动。启动会同时举办首期项目培训班，全国100余名妇幼健康服务机构的妇科、儿科及产科学员参加培训。首都医科大学附属北京中医

医院、上海中医药大学等单位 12 名教学经验和临床经验的知名专家集中传授中医经络穴位理论，小儿推拿、雷火灸、脐疗、穴位贴敷 4 项适宜技术和妇科儿科正确使用中成药指导。培训班对学习合格者授予合格证书及国家 I 类继续教育学分。全国妇幼健康研究会常务副会长张世琨、国家卫生计生委妇幼司副司长王巧梅参会。

（丁　洋）

【中医药行业健康服务类职业标准编制启动】 2015 年，国家中医药管理局职业技能鉴定指导中心（以下简称鉴定中心）在北京召开国家职业技能标准健康服务类职业标准编制启动会议，通过标准编写工作规范保健类职业。会议介绍了中医药标准化建设的有关情况，对这次国家职业标准制定工作给予充分肯定。国家职业标准制定工作作为一项标准化建设工作，被纳入国家中医药管理局的标准化建设工作。国家中医药管理局政策法规与监督司司长桑滨生、人力资源和社会保障部职业技能鉴定中心标准处处长陈蕾、有关专家近 30 人参会。

（刘陆阳）

【13 条中医养生定制旅游线路制定】 2015 年 8 月 5 日，由北京市旅游发展委员会主办、北京励德展览有限公司承办的 2015 年北京国际商务及会奖旅游展览会在中国国家会议中心开幕。北京市 13 条中医养生旅游定制线路亮相此次展会。2015 年，北京以定制旅游为主打内容，重点推介北京中医养生文化旅游产品及资源。国旅、中旅、中青旅；携程、环亚风景、世界中医药学会联合会等 6 家单位推出的针对德语、俄语、英语、中医药专业市场等八大市场共 13 条中医养生文化旅游线路首次亮相。同时，展会上还设置经络体检、中医按摩等体验项目，吸引国内外买家体验并进行商务洽谈。北京市在 13 条线路中，还推出 4 条国际买家考察线路，包括国子监、首都博物馆

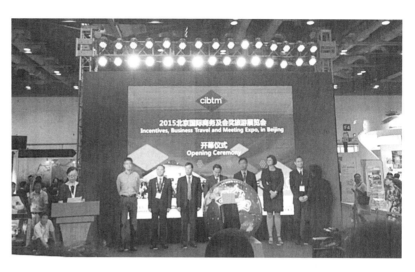

2015 年 8 月 5 日，由北京市旅游发展委员会主办北京励德展览有限公司承办的 2015 年北京国际商务及会奖旅游展览会在中国国家会议中心开幕

等博物馆资源，东直门中医院、同仁堂等中医资源，以及古北水镇等新兴会奖资源，向国际买家及媒体推介北京特色的会奖旅游资源，宣传北京国际旅游目的地形象。中医文化养生旅游资源单位涵盖医疗机构、养生保健机构、中医药博物馆、中医药种植园及药膳餐馆，将按照客户需求及状态，融入中医体质辨识等特色，为客户推出中医养生定制旅游线路。下一步，北京市或将推出针对肿瘤、失眠等疾病的定制旅游路线。此次中医养生文化旅游项目由北京市旅游发展委员会支持，世界中医药学会联合会参与制定。

（朱蓉鋆）

【中医药健康大数据联盟成立】 2015 年 12 月 27 日，中医药健康大数据产业技术创新战略联盟在北京成立。联盟由来自国家中医临床基地建设单位、中医药大学与研究机构、信息企业、金融投资机构等的 101 家单位组成，推选中国中医科学院院长张伯礼院士、中华预防医学会会长王陇德院士担任联盟理事会理事长，中国协和医科大学基础医学院研究员刘德培院士、中国中医科学院常务副院长黄璐琦院士担任联盟专家委员会主任。

（赵维婷）

【第二届中医中药台湾行暨 2015 年两岸中医中药学术交流会】 2015 年 7 月 18 日，作为国务院台湾事务办公室重点交流项目，第二届中医中药台湾行暨 2015 年两岸中医中药学术交流会在台湾台北召开，台北为第一站，桃园为第二站。活动以"弘扬中华文化，传承中医中药，共享健康和谐"为主题。国家卫生计生委副主任、国家中医药管理局局长、中华中医药学会会长王国强出席活动。活动由国家中医药管理局对台港澳中医药交流合作中心、中华中医药学会、中国针灸学会联合台湾中药商业同业公会全联会、台北市中药商业同业公会、新北市中药商业同业公会等单位共同主办。台湾各地民众 300 余人参加了学术交流会。

（张　博）

六、国家中医药综合改革试验区（市、县）

【2015 年国家中医药综合改革试验区概述】 2015 年国家中医药综合改革试验区工作得到中央领导的高度肯定。继去年中央政治局委员、国

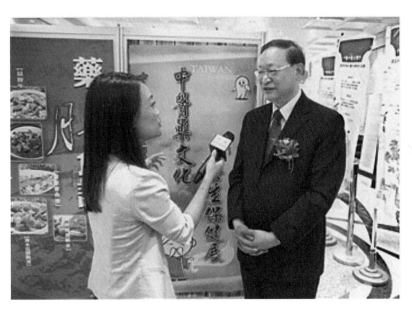

2015年7月18日，第二届中医中药台湾行暨2015年两岸中医中药学术交流会在台湾台北召开，国家卫生计生委副主任、国家中医药管理局局长王国强接受中央电视台台北站记者访问

务院副总理刘延东对试验区建设作出重要批示后，2015年4月，刘延东再次作出重要批示：这几年中医药综合改革取得积极成效。望巩固成果，扩大推广，推动中医药事业创新发展，更好造福人民健康事业。中共中央政治局委员、重庆市委书记孙政才深入垫江调研时强调，要认真总结经验、发挥自身优势，加快国家中医药综合改革试验县建设。中央改革办《改革情况交流》刊发两期有关中医药的专刊，均涉及中医药综合改革试验区建设。重庆政务交流还专门编发一期简报总结推广垫江经验。

初步形成可复制、可推广的经验成果。借鉴上海自贸区推广可复制改革试点经验的做法，有5个经验较为成熟，具有较强的示范和借鉴意义，经试验区进一步总结、完善和提炼后，可以在其他地区进行推广。一是河北石家庄加强城市社区和乡村国医堂、国医馆建设的改革经验，筑牢了基层卫生和中医药服务网底，将大量病人留在了基层，为构建中医药分级诊疗机制作出探索；二是重庆垫江探索"县编乡用"，加强基层人才队伍建设的改革经验，既保证中医药人才下得去、

用得上、上得来，又能推动基层人才有序流动、相对稳定；三是北京东城探索推进中医药文化知识进校园、进课堂的改革经验，形成"一经、一书、一园、一操、一网、一班"的工作模式和路径。四是甘肃探索的建立中医药事业发展统筹协调机制的改革经验，初步形成中医药发展政策体系和有效落实机制。五是上海浦东新区探索的加强中医药科技创新平台建设的改革经验，畅通中医药成果转化渠道。

领导有力，推进有序。各试验区建立由当地政府主要领导任组长的领导机构和相应的工作机制，把试验区纳入当地经济社会的发展全局中来谋划和推进。如甘肃深化试验区建设，在现有的工作基础上，提出创建国家中医药产业综合试验区的设想，制订总体方案，并请全国人大常务委员会副委员长陈竺等领导和专家进行论证。河北石家庄坚持规划引领，把试验区建设放在深化医药卫生体制改革的全局中来谋划，制定《国家中医药综合改革试验市建设规划（2016~2020年）》。同时，国家中医药管理局领导、局机关联系部门和省级中医药管理部门也高度重视试验区建设，多次深入试验区进行调研指

导，帮助解决试验区建设存在的困难和问题，推动工作。

（黄　铮）

【北京市东城区国家中医药综合改革试验区2015年工作进展】
一、坚持政府统领，积极推动中医药健康服务发展

（一）制定《关于进一步促进东城区中医药发展的指导意见》，搭建中医药创新发展平台

东城区蕴含丰富的中医药科研、医疗、教学、学术团体等资源，现有中医医疗机构120家，有中医类执业医师1965人、助理医师112人。为提升中医药健康服务能力，逐步建立具有东城特色的、可持续发展的健康服务业，不断满足人民群众多样化、多层次的健康服务需求，根据国务院、北京市关于促进中医药事业和健康服务业发展的有关意见，结合东城区中长期发展规划及实际情况，起草制定《关于进一步促进东城区中医药发展的指导意见》（以下简称《指导意见》）。《指导意见》包含3项总体要求、6项重点任务以及6项保障政策和措施，从健全中医医疗和预防保健服务、推进中医药学术经验的挖掘与传承、加快发展健康养老服务、支持发展健康养生服务、加强创新发展与文化知识传播，以及推动信息化进程6个方面明确未来发展的16项重点任务。

（二）完善中医药服务体系，提升基层中医药服务能力

进一步构建以政府为主导、三级医院为指导、二级医院为支撑、社区卫生服务中心为基础、社会民营中医医疗机构为补充的中医药服务体系，确保可持续发展。2015年6月，东城区正式启动"北京中医健康社区建设工作"，东直门医院、北京中医医院6个中医领军团队与6个社区签订《北京中医领军团队服务基层中医健康社区试点建设工作协议书》，领军团队将定期到社区开展巡诊、健康讲座等活动，服务社区居民。2015年9月，结合"服务百姓健康行动"大型义

诊周，6 个中医领军团队和北京市鼓楼中医医院、和平里医院专家深入社区开展义诊等多种形式的中医服务。

（三）开展中医特色医联体建设，合理配置医疗资源

成立北京中医药大学东直门医院医疗联合体，东直门医院与北京市鼓楼中医医院、东城区社区卫生服务管理中心签订医联体建设协议。东城区社区卫生服务管理中心完成与东直门医院的信息系统对接，实现预约挂号、双向转诊的信息系统软件对接。北京市鼓楼中医医院与北京中医医院急诊科、皮肤科、呼吸科签订战略合作联盟，建立起"分级诊疗、双向转诊，急慢分治"的医疗服务体系，在人才培养、业务学习、科研合作等方面开展深入合作。鼓楼中医医院还派出医护人员 32 名到北京中医医院相关科室进修学习 2~3 个月，进一步提升医院的综合医疗服务能力。为打造二级中医院与社区一体化医疗服务模式，鼓楼中医医院与东城区社区卫生服务管理中心签订医疗联合体协议，明确社区共享鼓楼中医医院、京城名医馆品牌，建设双向转诊、推进分级诊疗服务，开放重点专科和技术，共享临床研究平台，同时加强在社区中医药人才培养等方面的合作。鼓楼中医医院已派出 31 名中医人员每周定期到 12 个社区卫生服务站为居民提供中医药服务，受到居民的欢迎。区社管中心还选拔出第一批共 12 名中医人员到鼓楼中医医院京城名医馆跟师学习，促进中医人才队伍的发展。

二、坚持文化引领，扩大中医药科普知识宣传的力度和广度

（一）继续举办地坛中医药健康文化节

自 2009 年开始，每年 5 月，北京市中医管理局和东城区政府共同在地坛公园举办"中医药文化宣传周暨地坛中医药健康文化节"，至 2015 年已连续举办 7 年，服务群众累计 30 余万人。

（二）不断建设中医药文化传播和医疗服务品牌

在地坛公园内建设国内首个中医药养生文化主题公园，在园内种植兼具药用价值和观赏性的无毒无害中草药植物 40 余种，为百姓提供品味中医药文化、享受健康养生的休闲场所。建设北京市鼓楼中医医院"京城名医馆"，融合中医与现代医学先进手段，各学科名医齐聚，药材地道，以"医馆＋药局"的形式为群众提供全方位、高品位、个性化、有特色的医疗服务。同时，通过在馆内种植中草药、张贴中草药图片、放映燕京医学流派宣传片等形式介绍中医药文化。

（三）全力抓好中医药科普知识普及

深入开展中医药科普知识"六进"（进机关、进学校、进社区、进军营、进工地、进企业）活动，提高大众对中医药知识的认知度，充分发挥科研院所图书馆、陈列馆等的中医药知识科普宣传基地辐射作用，面向公众开展中医药科普活动。推动民营资本北京惠民中医儿童医院与东城区社区卫生服务管理中心合作，由北京惠民中医儿童医院派专家为社区居民开展保健讲座，在丰富社区健康教育内涵和形式的同时，为宣传中医外治理念和中医保健相关知识搭建平台。

为把中医药科普宣传做到百姓身边，在 2015 年 10 月底开幕的"地坛公园第三届地坛金秋银杏文化节"上，开设银杏知识展，通过展板形式向游人宣传银杏的文化历史、食药同源生态价值及药用价值。同时，举办秋冬季养生大讲堂活动，由北京市鼓楼中医医院的专家针对食疗养生知识等内容进行专题讲座。

三、坚持创新带领，探索试验区可持续发展之路

（一）项目支持，搭建多维研修平台

根据试验区"两极多点，三大平台"的建设框架，自 2012 年起，试验区每年安排建设项目经费支持基层单位先试先行，开展中医药发展探索性工作。经过专家评审的建议，2012 年至 2015 年，已有 21 个项目获得资助，资助金额近 250 万元。项目内容涉及名老中医工作室建设、中医特色诊疗方法研究以及中西医结合专科建设等。各项目单位从发展中医药健康服务的目标入手，以挖掘特色鲜明、疗效显著的中医及中西医结合特色诊疗模式为切入点开展研究，通过项目进一步提高医务人员的中医药知识水平、操作能力和诊疗技术，带动医疗机构的学科建设和人才培养，提升卫生系统的中医药科研能力。

（二）传承思想，建设"名老中医工作室"

东城区已经将名老中医传承工作室建设纳入专项投入，作为试验区经常性项目预算给予支持。东城区现有国家级、北京市级名老中医工作室（站）11 家，通过发展师带徒，安排专业基础扎实的传承人跟随名老中医记录总结、统一保存病人病历、利用音频或视频记录重点病例的诊治全过程等方式，原汁原味地保留诊治经验，经过整理分析、实践应用，完整及时地传承老中医的经验。为选拔培养一批中医药优秀传承人才和东城区中医人才梯队建设起到不可或缺的作用。

（三）中西结合，推进妇幼保健研究所建设

东城区第一妇幼保健院在北京市中医管理局的大力支持下，国家中医药发展综合改革试验区办公室牵头筹建北京市中西医结合妇幼保健研究所。北京市中西医结合妇幼保健研究所的主体建筑建设、文化创意及装修已完成，组织架构及专家团队建设工作正在进行中。

（四）医药分开，开展中药集中煎制与配送试点

为了进一步推进公立医院医疗卫生体制改革，由试验区办公室牵头、北京市鼓楼中医医院具体承担与实施，开展中药集中煎制与配送试点项目建设。经过组织专家进行分析、研讨，完成《中药集中煎药场所验收标准》（试行）的制定。已将相关内容上报北京市中医管理局和北京市食品药品监督管理局申请

组织专家进行试验收，以检验中药集中煎药场所标准的可行性，进一步完善其内容。

（五）因地制宜，积极发展中医药健康旅游

在北京市旅游委和北京市中医管理局联合推出的7条中医养生文化旅游路线中，包含东城区地坛中医药养生文化公园、东直门医院国际部、中国中医科学院医史博物馆、京城名医馆等。北京市东城区已有7家中医药文化特点显著、文化内涵丰富、服务设施完善、示范作用强的单位被评为"北京市中医药文化旅游示范基地"。

作为2015年获批"北京市第三批中医药文化旅游示范基地"的北京正欣堂中医诊所，自2000年开始针对以俄罗斯为主的15个前苏联加盟共和国以及华织成员国的海外市场开展了十余年的涉外中医医疗服务及中医文化的推广，已完成65000多人次的深度涉外诊疗任务，是俄罗斯最大的专业医疗旅游机构在中医诊疗业务方面的唯一合作方。诊所除能提供最好的中医专家团队为病人诊治疾病外，还设有旅游事务专员，专门负责与在京的旅游单位对接，为外籍患者及随行亲属提供优质的"吃住行游购娱"服务。

（六）搭建桥梁，加强中医药发展合作与交流

2015年，东城区参加与上海、南阳等地促进中医药发展的交流活动，参与北京国际商务及会奖旅游展览会、北京高端旅游与会议产业联盟的推广活动，接待来自世界中医药学会联合会、吉林省松原市中医管理局、河北省承德市卫生计生委等部门的调研和考察。同时，还同中国中医科学院、北京中医药大学、北京中医药大学附属东直门医院等单位在试验区项目立项、中医药文化建设等领域保持着良好的合作关系，为东城试验区的可持续创新发展提供强有力的科研支持。

（祁秋菊）

【河北省石家庄市国家中医药综合改革试验区2015年工作进展】

一、基本情况

为深入推进"国家中医药综合改革试验市"建设，石家庄市进一步加强组织领导，注重改革创新，完善政策机制，推动"试验市"建设迈上新台阶。市政府把"深化试验市建设，提升基层中医药服务能力"列入《2015年政府工作报告》。2015年3月3日，主管市长主持召开"试验市"建设领导小组会议，研究部署2015年工作任务。市县两级财政共投入资金2000余万元，用于中医药基础设施建设、人才培养等方面。以创建"全国和全省基层中医药工作先进单位"为抓手，带动基层医疗卫生机构中医药服务能力建设，又有3个县（市、区）创建成为"全国基层中医药工作先进单位"。结合卫生计生机构改革，各县（市、区）均成立中医科，配备专职人员，强化中医药管理职能。组织基层中医药服务能力提升工程综合评估，全市100%的社区卫生服务中心、96%的乡镇卫生院、92%的社区卫生服务站、80%的村卫生室能够提供中医药服务。尤为重要的是，切实强化"试验市"建设顶层设计，成立专门起草小组，确定12个专项课题，编制《石家庄市国家中医药综合改革试验市建设规划（2016~2020年）》，市政府已印发执行。《规划》明确了"十三五"期间"试验市"建设的指导思想、基本原则、总体目标、重点任务和保障措施。

二、可复制可推广的经验

强化"国医堂"内涵质量建设。2014年，石家庄市132个乡镇卫生院和52个社区卫生服务中心建成"国医堂"，74个乡镇卫生院设置标准化中医科，113个社区卫生服务站设立"国医馆"，全面完成建设任务。2015年，石家庄市推出"国医堂"中医全科服务能力和"一站式"便民服务活动，开展门诊处方和病历书写、中医药适宜技术应用、中药饮片管理等专项督导检查。针对发现的问题，逐项进行整改，提升"国医堂"中医医疗服务质量。以"国医堂"为平台，进一步突出中医特色，制定建设标准，创建30所中医药特色优势乡镇卫生院和社区卫生服务中心。

健全人才引进和培养机制。针对基层医疗卫生机构中医药人才短缺的问题，调整和完善人员招聘标准，2015年，共为乡镇卫生院和社区卫生服务中心招聘专科以上学历中医药人员71名。市财政安排30万元专项资金，选择50名大专以上学历、年龄45周岁以下的乡镇卫生院中医类别执业医师，到石家庄市中医院进行3个月脱产临床跟师进修。开展基层中医药人员中医理论和技能全员培训，累计培训5826人次。遴选84名具有副高以上职称的中医师作为"首席中医师"，到50所基层医疗卫生机构进行帮扶带教，累计培训基层人员280名。

完善中医联合体运行模式。印发《重点专科协作组管理工作方案》，成立皮肤、血液、骨伤、脉管、护理、肛肠、肌萎缩6个重点专科协作组，开展10次学术活动，统一诊疗方案，统一出入院标准。制定《中药制剂推广使用办法》和《中医联合体中药制剂调配目录》，有10种制剂已在联合体成员单位内推广使用。组织30名中医专家，定期到15个社区卫生服务中心开展诊疗活动。抓好县级中医院中医特色优势服务能力建设，命名一批市级中医重点专科，开展"中医优质护理服务示范病区"创建活动。2015年以来，联合体成员单位之间共上转520人次，下转360人次，"基层首诊、双向转诊"的运行模式初步形成。

建立综合医院中医药服务模式。石家庄市卫生计生委印发《综合医院中医药工作专项行动方案》，将石家庄市第一医院、石家庄市第二医院确定为"中西医结合临床协作试点"，中医药人员参与查房和疑难病症会诊。石家庄市第二医院建设600多平方米、中医临床科室相对集中、中医文化氛围浓厚的"国医堂"。强化妇幼保健机构中

医药服务能力建设，在石家庄市妇幼保健院成立"中西医结合妇女儿童保健中心"，该项目已正式开工建设。

拓展中医药参与公共卫生服务途径。编写《3~6岁儿童中医"治未病"指导手册》，组织专家在50个托幼机构开展以摩腹、捏脊、保健穴位按摩等中医药儿童保健保健能为主要内容的培训66次，累计受益家长6800余人次，家长掌握率达70%，知晓率达90%。依托市疾控中心开展高血压中医药干预、流行性感冒中医药干预和小学生近视眼中医药干预项目，受益人群达到5100名。开展八段锦对老年人平衡功能影响项目，对200名60~80岁的在院病人、出院病人及社区居住老人进行为期2个月的八段锦锻炼培训，提高服务对象平衡防跌倒能力。开展中医慢病管理、冬病夏治穴位贴敷、孕妇学校中医宣传教育、老年人轻度认知障碍中医干预等服务项目。

出台新农合中医药服务倾斜政策。石家庄市在执行新农合中医药服务报销比例提高10个百分点的基础上，又制订《石家庄市部分中医优势病种慢性疾病中医药治疗试点新农合补偿方案》，在6个县（市）开展试点，规定慢性心功能衰竭、脑血管病后遗症、腰椎间盘突出症等10个中医优势病种进行门诊就医时，按规定的中医药方式接受治疗不设起付线，补偿比例按照就诊定点医院住院比例进行报销，年度封顶线2000元。实施以来，累计已有4700人次享受该政策，共报销530余万元。

（王艳波）

【上海市浦东新区国家中医药综合改革试验区2015年工作进展】

一、提升中医医疗服务能力

全面推进基层中医药服务能力提升工程。完成全区2家中医院、45家社区卫生服务中心及服务站、村卫生室的督导工作。探索综合治疗服务模式，在第七人民医院等3家医院开展中医（中西医结合）医院综合治疗服务模式研究，将中医综合治疗纳入科室常见病、多发病的中医诊疗方案和临床路径中，初步形成多学科、多专业综合医疗模式。

推进中医质控工作。组织修订2015年中医质控标准，完成2015年度全区年中中医质控培训、考核及指导。推进第四批浦东新区中医科室标准化建设，完成肺科医院、10家社区卫生服务中心分中心及服务站的中医科室标准化建设。

全力支持实施三年行动计划，积极推进医院核定床位扩增、科室改扩建、社区卫生服务中心用房改造等工作，新建病房综合大楼，完成中心监护室建设、设备配套和调试工作。

编写出版《常用中医急证应急处置指南》《常见病症中西医结合预防保健服务操作指南》《全国医疗服务价格中医项目技术操作指南》等书籍。通过上海市中医药工作先进单位期满复审。

二、推进中医预防保健工作，提高中医药参与公共卫生服务能力

推进中医预防保健15个项目。完成《2014年浦东新区中医预防保健服务考核通报》，下发2015年中医预防保健工作文件，完成15个项目的中期检查指导，开展成效评估工作。

全力推进浦东新区中医医院承担的国家中医药管理局2014年中医"治未病"服务能力建设项目，通过市专家组的评估检查。

组织本区280人参加第二批上海市社区非中医类别医师和乡村医生中医药知识与技能培训班，组织协调原浦东非中培训合格人员参加市非中培训的自学及笔试。

以浦东新区中医养生保健专业委员会推进辖区中医养生保健机构规范化管理，协调卫监所与中医药协会做好协管工作，遴选出符合要求的19家中医养生保健机构成为第三批会员单位，对92名员工进行专业培训；利用区电视台、浦东时报等媒体平台对会员单位宣传；指导会员单位扶阳堂实施2014年度上海市社会管理和公共服务综合标准化试点工作"艾灸中医康健服务标准化试点项目"。

三、夯实中医学科人才建设

推进上钢、周家渡、惠南3个社区卫生服务中心建设，完成附属社区的建设标准制定、建立工作例会制度以及教学基地硬件建设。积极开展中医继续教育培训班，完成中医护理方案与指导学习班暨护理质控标准培训会等4个中医药继续教育项目，全区各级医疗机构相关人员近650多人次参加培训；继续加强中医学科人才项目的日常管理，对2014年新立项的中医学科人才项目进行开题现场督导及材料审核工作；完成2011年立项的中医学科人才项目验收工作以及2015年中医学科人才在建项目的中期督查。

四、中医药科研创新与产业化稳步推进

推进中医药科技成果转化基地建设。在全区医疗机构开展浦东新区中医药创造发明与成果专利征集评优活动，组织开展知识产权培训及成果推介工作，已有6项专利与企业达成合作意向；正式开通"浦东中医药科技成果转化服务平台"网站。开展知识产权外包工作及转化中介服务工作，已协助获得1项专利注册申请号，9项专利已开展交易调研，完成7项专利申请咨询。开展中医药科技资源梳理工作，启动建立中医药成果转化技术平台数据库。打造相关产品研发与转化中心，推进开发资源共享系统。推进浦东新区中医药事业发展专项资金"院内制剂和经验方规范化临床验证"项目，组织完成第一轮的中期督导工作，并完成第二轮项目的申报、评审、立项、启动培训工作。

积极推进中医药产业化项目。启动新一轮张江基金中医药产业发展专项的规划编制工作，开展在建项目的督导管理。完成新一轮张江基金中医药产业化项目的申报、立项、评审，包括"中药产业化专项""中医仪器设备产业化专项""中医药创新研究专项"3个大项11个子项目,总预算资助经费1038万元。

探索发展中医药健康服务业。根据《浦东新区中医药健康服务业发展建设方案》要求,推进中医"治未病"门诊示范点、补偿式中医养生保健服务模式试点项目、医疗机构膏方、药膳、中医养生保健服务模式研究试点、中医健康管理试点等项目建设,探索发展不同体制的中医预防保健服务模式,推进一批中医药保健产品的研发与产业化,试点建设区域性中医健康服务产业体系,现已完成相关项目的申报、立项评审、方案优化及开题报告会,并逐步实施开展试点项目。

五、推进中医药文化传播与对外交流合作

组织召开2014年中医药文化宣传系列活动总结表彰暨2015年启动动员会,启动新一轮中医药文化主题宣传系列活动,包括中医辩论赛等活动。积极推进《中医药典故大全》《浦东中医药》《常见中药盆栽植物种植技巧与功效》等科普读物编撰工作。完善"浦东中医"网站建设。

积极开展中医药对外交流与合作。2015年相继接待吉林省通化市、甘肃省、北京东城区等中医药考察团,协助组织完成西双版纳州中医药管理人才培训班的学习工作。新区中医医院赴云南与西双版纳州傣医医院开展第二轮合作共建。启动"中医药国际交流服务平台建设与人才培养"中医药国际交流高端人才培养项目。

六、其他项目

组织召开浦东新区中医药事业发展联席会议第八次全体会议,推进联动协调合作机制,新纳入3家成员单位。梳理总结中医药"十二五"规划完成情况,为新区编制研究"十三五"卫生规划提供思路与建议。完成新区中医药协会第二届第二次理事会议的各项筹备工作,召开会议,选举产生新的班子成员。受上海市卫生计生委委托,开展上海市中医药学会社区分会关于"社区好中医"的评选工作,全市共评选出60名候选人,其中新区23名。

(曹 莉)

【重庆市垫江县国家中医药综合改革试验区2015年工作进展】

一、主要做法

垫江县按照"看得起病、救得了命、养得好生"的思路,着力抓好中医药机构建设、人才引进、政策扶持、特色打造、产业规划等,统筹推进中医药发展综合改革试验。

(一)健全组织机构,完善统筹协调管理机制

一是成立领导机构。成立中医药发展综合改革试验县建设工作领导小组,负责各项工作的组织协调,及时研究解决中医药综合改革中存在的困难和问题。各乡镇(街道)、有关部门也成立相应的领导机构,明确分管领导和具体责任人,并落实协作科室和专兼职工作人员,形成齐抓共管、协力推进的工作局面。二是组建工作机构。组建垫江县中医药发展办公室(挂在县卫生计生委),统筹区域中医药资源和全县中医药综合改革。内设中医管理科和中医药产业发展科,指导全县各医疗单位中医药相关工作。在卫生监督局设置中医监督科,强化监督职能,确保中医药安全;县中医院作为龙头单位,依托基层指导科负责具体工作,同时在全县各医疗单位均设置中医科,这在重庆市尚属首例。三是设立咨询机构。成立以县中医药学会资深委员和中医药产业代表组成的中医药专家咨询团队,深入基层调研、编制发展规划、研究发展机制,适时对中医药发展改革工作进行效果评估。

(二)注重人才引进,完善人才储备培养机制

一是破除人才引进瓶颈。开辟中医药人才引进绿色通道,在每年公招计划中,将30%以上的名额用于招聘中医药人才。对紧缺优秀的中医药人才不需公招考试、直接考核录用(县级医疗单位放宽至本科、乡镇卫生院放宽至专科),引进研究生以上学历的中医药类人才,不受编制限制。垫江县共引进中医药硕士生31名、中医药本科生179名,通过考核招聘中医药专业技术人员45人,此项做法已在全市推广。二是推进"县管乡用"模式。按照"保基本、强基层、建机制"的医改工作思路,出台《垫江县临床医师"县管乡用"实施方案》,在县中医院、县人民医院设立基层卫生服务岗100名(中医占比超过40%),将工作5年以上、具备中级医师水平的人员,下派基层卫生院服务一年,定期轮换。下派期间,派遣医师原单位身份不变,个人工资、绩效等按原单位科室同级人员标准发放,并在评优评先、业务进修、职称晋聘等方面优先考虑。垫江县公招的28名中医学、中西医结合等专业的"县管乡用"岗位人员,已签订聘用合同,接受规培。同时,两家三甲医院已派出24名中医骨干医师顶替新招人员到6个乡镇卫生院工作。2015年县财政预算"县管乡用"人员经费100万,"乡聘村用"补助经费50万。三是设置乡镇中医正高职称。将全县乡镇(街道)卫生院高级职称晋升名额打捆使用,创造性增设正高职称,并对中医药类优先晋升。县人才办建立名中医、中医硕导津贴补贴机制,探索乡镇卫生院临床一线中医药人员补助办法,提升中医药人员积极性。

(三)制定扶持政策,完善中医激励支持机制

一是出台中医绩效激励办法。改进中医药服务绩效考核制度,逐步建立良好的政府投入补助机制、多劳多得的分配机制和社会民主监督机制;逐步实现基本医疗由西医向中医的转变,鼓励医务人员使用中医药方法,为广大基层群众提供"简、便、验、廉"的中医药服务,有效解决看病难、看病贵问题。二是落实医保专项倾斜。在每年医保基金总额控制中,对中医项目预算予以单列分配;在实行单病种收费政策时,对中医病种先行垫

付基金；两所三级甲等医院的收费报销标准仍按二级医院执行，将县中医院住院报销门槛费降低一档，全县中医药诊疗服务费报账比例提高 10%。三是积极推广院内制剂。主动争取药监部门政策支持，将县人民医院、县中医院生产的 4 个剂型、27 个品种的中药院内制剂纳入全县各医疗机构流通使用，并准备纳入医保报销目录。四是实行年度目标考核。将中医药综合改革工作纳入各乡镇（街道）和相关部门年度目标考核，细化考核评价体系，强化目标任务分解，严格督促检查问效，确保各项改革惠民措施落到实处。

（四）打造中医特色，完善医疗资源配置机制

一是抓好龙头带动。聘请卫生发展顾问 10 名，为垫江县中医事业把脉问诊。县级医院与湖南中医药大学、成都中医药大学联合开展学科攻关、人才输送等合作，提升全县诊疗服务水平。县级医院临床科室设立 18 个中医综合治疗室，开展中医技术项目 67 项、中医特色服务项目 212 项。二是组建医疗联合体。县人民医院、县中医院与 25 个乡镇卫生院采用 "1+X+3" 模式建立组建医疗联合体，并签订合作协议，明确各方责权利，在技术支持、院内制剂、双向转诊等方面进行资源整合。县中医院与沙坪、太平、新民等镇卫生院在中医药适宜技术推广、中医理疗科室整体规划等方面进行深层次合作，逐步实现基层首诊、急慢分治、双向转诊，降低患者 "上转率"，提高 "下转率"。三是突出中医药特色。制定中医药特色乡镇卫生院和村卫生室建设标准，在中医药人员编制、中医服务量占比等作出硬性规定，召开特色乡镇卫生院和村卫生室现场会，对中医服务量进行每月通报、每季评析、每年总结。

（五）编制产业规划，完善中医药产业发展机制

一是发展中医药品牌。出台《垫江县中医药产业发展规划》，力争到 2020 年，全县形成以牡丹为代表的优势产业及规模化的中医药产业集群，建立中医药领域一、二、三产业融合发展的产业链，打造一批中医药知名品牌，促进全县中医药产业全面发展，创建国家中医药健康旅游产业示范园区。二是发展中药材种植。引进企业、鼓励农民因地制宜发展中药材种植，全县形成以中华仙草园、天圣制药中药材生态药谷示范种植基地为代表的中药材种植基地 25 个，种植丹皮、板蓝根、丹参、金银花、麦冬等 30 个中药材品种，面积达 4 万多亩，研发出铁皮石斛金条、牡丹精油、玫瑰精油等 15 个中医药品种。引进具有本土特色的中药材加工企业 2 个，全面投产后可实现年产值 20 亿元。三是发展中医保健服务业。县中医院积极与社会资本企业合资，探索 "医养结合" 中医药诊疗服务新模式，与中华仙草园合作，并将其建设成为重庆市中医药文化宣传教育基地建设单位；投入 150 万元，以县福利院为载体，建成 "垫江县中医院医养结合医院"，为托养老年人提供可靠的健康保障。引导社会资本举办中医健康养老公寓 15 家，建成中医健康养老社区 3 个。

二、主要改革成效

垫江县中医药发展综合改革工作在国家卫生计生委、国家中医药管理局的悉心指导下，取得显著成效。2015 年 8 月 24 日，中共中央政治局委员、重庆市委书记孙政才到垫江调研时，考察垫江县中华仙草园铁皮石斛基地，充分肯定垫江县中医药发展综合改革工作，并要求垫江县认真总结经验、发挥自身优势，加快国家中医药发展综合改革试验县建设。国家卫生计生委副主任、国家中医药管理局局长王国强，国家中医药管理局副局长马建中、闫树江，国家卫生计生委体政司司长梁万年，国家中医药管理局规财司司长苏钢强、医政司司长蒋健先后莅临指导，垫江县中医药工作先后在人民日报（内参）、新华社（内参）、中国中医药报、重庆日报、网易重庆、华龙网等新闻媒体报道。

垫江县取得的主要成效有：

中医药特色优势明显增强。县人民医院建立中医肿瘤、中医针灸等 7 个中医独立科室；县中医院创建以骨伤、心病、肺病等为代表的 8 个市级重点专科，以针灸、骨伤为代表的 2 个国家中医特色优势重点专科，以风湿病科为代表的国家临床重点专科和 "十二五" 重点专科。2015 年，全县共接收门诊病人 112 万人次，中医门诊病人 54 万人次，占总门诊人次 40%，开具处方约 164 万张，中医药类处方约 60 万张，占总处方 37%，中医参与治疗率达 83.5%。

中医药基层服务全面覆盖。全县所有乡镇卫生院均建成相对独立的中医药综合服务区，开设中医门诊、中药房、"治未病" 门诊等中医科室。所有新建村卫生室和撤并村卫生室均按照中医特色村卫生室标准进行打造，并配备牵引床、射频治疗仪等中医理疗设备。全县共建成 5 个中医药特色乡镇卫生院、30 个中医药特色村卫生室，县、乡、村医疗机构中医药适宜技术覆盖率、中医药参与预防保健率达 100%。

中医药控费效果大幅提升。各单位积极推广使用中医药方法和技术，切实减轻了群众看病负担，发挥了中医药在控制医疗费用不合理增长中的重要作用。两所三级甲等医院仍按二级医院标准收费，每年为患者节约支出 1800 余万元。县级公立医院药占比降低至 32.46%，低于全市平均水平 8 个百分点，乡镇卫生生院药占比为 40%，低于全市平均水平 10 个百分点。县级医院门诊次均费用增长率低于 6%，出院者平均费用增长率低于 5%，两者费用和增长幅度均低于全市同期平均水平。

三、主要改革经验

体系建设是基础。充分发挥县人民医院、县中医院两家三级甲等医院的示范引领作用，与乡镇卫生院组建医疗联合体，促进优质医疗资源向乡镇、村（社区）下沉，提升全县中医药服务水平。垫江县连

续5年实现90%以上的患者"小病不出村、常见病不出乡、大病不出县"的目标,并有效覆盖周边区县,外地患者占全县接诊比例达20%。

队伍建设是关键。通过临床医师"县管乡用"轮换派遣模式,解决基层医疗卫生机构医务人员"招不进、留不住、水平低"等难题,稳定基层医疗队伍。积极开展交流合作,2015年10月,垫江县选派6名基层中医药人员参加北京东直门医院为期3年的乡村中医师"3+3"能力提升培训,为垫江县培养高素质的中医药人才队伍。县中医院与县卫校合并,新建具有地方中医药特色的中等职业教育学校——重庆渝东卫生学校,为垫江县中医药发展输送实用人才。

服务群众是根本。垫江县充分利用中医药"简、便、验、廉"的优势,坚持开中药方与减轻群众负担相结合,让群众逐步接受、认可、信赖中医。积极引导社会资本参与中医药改革,累计培训中医养生保健机构从业人员820人次,鼓励社会资本创办中医健康养老公寓、中医健康养老社区,并开展星级授牌指导工作,将中医药文化融入城市建设,传播中医药"治未病"理念,中医药品牌逐步深入人心、贴近生活,使群众真正享受到中医药改革发展的成果。群众对中医药认知度大幅提高,中医药服务总体满意率达93%以上。

(刘璐)

【甘肃省国家中医药综合改革试验区2015年工作进展】

一、2015年工作进展

(一)推动中医药产业快速发展

一是争创国家中医药产业发展综合试验区。十二届全国人大二次会议期间,甘肃省代表团提出创建国家中医药产业综合试验区的建议案,被全国人大常委会列为重点督办建议案。甘肃省委、省政府成立专门的协调推进领导小组,并在广泛调查研究、反复征求意见的基础上,委托中国中医科学院编制《甘肃省建设国家中医药产业发展综合试验区总体方案》(以下简称《总体方案》)。2015年4月21日,甘肃省在北京召开《总体方案》研讨论证会,邀请全国人大常委会副委员长、中华医学会会长、中国科学院院士陈竺,中国工程院院士肖培根,中国科学院院士陈凯先等专家,以及国家有关部委领导进行研讨论证。2015年5月,甘肃省人民政府联合国家卫生计生委向国务院呈报《关于批准甘肃省建设国家中医药产业发展综合试验区的请示》。

二是积极稳妥开展先行先试工作。甘肃省政府办公厅印发《甘肃省中医药产业发展先行先试实施方案》《甘肃省道地中药材追溯体系建设方案》,甘肃省卫生计生委联合省工信委、省农牧厅、省食药监局制定《甘肃省道地药材认定管理办法(试行)》,启动甘肃道地药材标准制定及认定工作,制定甘肃道地中药材标准化种植技术规程,支持企业以甘肃道地药材为主要原料生产配方颗粒,努力打造甘肃道地中药材品牌。2015年10月,中医药"一带一路"国际合作论坛暨"一带一路"驻华使节中医药行活动在甘肃陇西拉开帷幕,千余名中医药行业专家、学者及企业界人士齐聚陇西,以药为媒,共谋发展。

(二)在深化医改中充分发挥中医药作用

一是建立县级公立中医医院补偿机制。省级财政、发改、卫生计生、人社、医改5部门制定《甘肃省县级公立医院取消药品加成补偿办法(试行)》,对县级公立中医医院取消药品加成减少的合理收入,省、县两级财政补偿15%、医疗服务价格调整补偿不超过75%,医院通过节约成本和加强核算自我消化10%。其中,对于财政补偿的15%,从2015年起,省财政按照各县常住人口每人每年3元的标准,通过均衡性转移支付的方式给予补助,不足部分由县级财政补齐。

二是落实基本医疗保障中医药倾斜政策。继续认真实施医改5部门出台的《在深化医药卫生体制改革中充分发挥中医药作用的实施办法》,落实中医药在医保和新农合报销中的各项优惠政策。出台《甘肃省分级诊疗工作实施方案》,将县级医疗机构100个分级诊疗病种和乡镇卫生院(社区卫生服务中心)50个分级诊疗病种实行中西医同病同价,在新农合报销中执行定额补偿。

三是推行健康促进模式改革。为充分满足城乡居民多元化的健康服务需求,甘肃省卫生计生委通过对全省健康服务现状的基线调查,创造性地提出以健康管理为基础,公共卫生服务为关键,医疗服务为保障的健康促进模式改革的思路,甘肃省卫生计生委联合省人社厅、省财政厅印发《关于健康促进模式改革的指导意见》,健康促进模式改革突出中医特色,充分发挥中医"治未病"理念,将中医药纳入健康体检、公共卫生服务、医疗服务、康复保健、健康教育的各个领域和各个环节。大力促进中医药适宜技术推广、中医药科普宣传和健康教育、中医药养生保健等工作,教育并引导城乡居民积极利用中医药适宜技术、中医药养生保健知识开展家庭保健,提高健康水平。

(三)继续实施基层中医药服务能力提升工程

一是深入开展全省中医药先进和示范市县建设活动。省财政专列500万元中医药先进和示范市县建设经费,支持10个县(市、区)创建中医药先进和示范市县。省政府每年以政府名义命名表彰一批中医药先进和示范县区。2015年,全省已有76个县(市、区)人民政府向省卫生计生委提交创建全省中医药工作先进和示范市县申请,申请建设比例达到88%;省级财政投入2000万对40个县(市、区)的创建工作给予资助;28个县(市、区)已经省政府同意命名表彰,成功创建为全省中医药工作先进和示范县(市、区)。

二是印发《2015年甘肃省100所乡镇卫生院中医药适宜技术服

务能力建设项目实施方案》，下拨专项经费1000万元，对全省100所乡镇卫生院（社区卫生服务中心）进行中医药适宜技术服务能力建设。

三是印发《甘肃省第三轮中医药适宜技术培训推广工作实施方案》，召开全省第三轮中医药适宜技术培训推广工作启动会议，正式启动全省第三轮中医药适宜技术培训推广工作。

四是为进一步加强乡村医生中医药技能培训，有效提升乡村医生中医药服务能力，经过各市州组织申报、现场审核评审，确定公布24个乡村和社区医疗机构为省级乡村医生中医进修基地。

二、示范省建设取得的经验

建设中医药发展综合改革试点示范省，既无现成经验借鉴，又无固定规律可循。甘肃通过对全省中医药现状的认真调研和分析，探索出一条政府主导、部门联动、政策倾斜、全面推进的试点示范省建设之路。

（一）形成中医药事业发展的政策支持体系

省委、省政府出台《关于加快陇药产业发展的意见》《关于扶持和促进中医药事业发展的实施意见》《关于促进健康服务业发展的实施意见》，省级发改、财政、人社、农牧、林业、商务、文化、旅游、食药监等部门联合制定下发《在深化医药卫生体制改革中充分发挥中医药作用的实施办法（试行）》《甘肃省中医药养生旅游工作实施方案》《甘肃省中医药生态保健旅游规划纲要》《甘肃省促进中医药服务贸易发展的若干意见》《关于促进中医药产业发展的意见》等一系列政策措施，将符合条件的中医医疗机构纳入基本医疗保险和新农合定点机构范围，在城镇医保中对中医医院起付线降低一个档次，报销比例提高10%。新农合对县级以上医疗机构的中医药服务报销比例提高20%，起付线降低30%。对纳入医保和新农合目录的中成药、中药饮片、全省统一调剂使用的院内中药制剂以及以治疗为目的的中医药适宜技术，医保和新农合全额报销。中医医院和综合医院中医科的床位补助提高到综合医院西医床位的1.5倍。中医药事业发展的政策支持体系基本形成。

（二）建立较为完善的中医药管理与服务体系

中医药管理与服务体系建设是促进中医药事业发展的核心和关键。示范省建设以来，甘肃省狠抓中医药体系建设。一是加强中医药管理体系建设。成立省中医药管理局，副厅级建制。各市州卫生行政部门成立中医处（科），县级设置中医股，配备专人管理中医药工作。二是加强公共卫生中医药服务体系。在疾病预防控制和妇幼保健机构成立中医科，在卫生监督所成立中医监督科。大力开展中医"治未病"工作，科学制定中医药基本公共卫生服务项目和内容，推动中医药健康教育与科普宣传。三是加强中医医疗体系建设。批复成立甘肃省中西医结合医院，结束了没有省级中西医结合医院的历史。14个市（州）全部设置中医（藏医）医院，新批复设置13家县（市、区）级中医医院和中西医结合医院，中央和地方财政共投入10亿多元对近30家中医医疗机构进行新（改、扩）建。省政府将建设中医药特色乡镇卫生院纳入政府为民办实事工程，2013~2015年，中央财政支持6000多万，省级配套3000万对360所乡镇卫生院进行中医药适宜技术服务能力建设。四是拓展中医药服务领域。各级综合医院设置中医管理科，在门诊设立中医科、针灸科、中药房，在住院部设立不低于医院总床位数5%的中医床位，建立中医师会诊制度、查房制度，规定中医师每周到西医科室查房2次以上。各西医临床科室设置中医综合治疗室，推广使用15项中医适宜技术。重症监护室对每位患者实施中西医联合抢救，中医药参与抢救率达到100%。

（三）提升中医药综合服务能力

一是以推广中医药适宜技术为抓手，提升中医药服务能力。建成省级中医药适宜技术推广培训基地，编写培训教材，为每县（市、区）培养至少5名县级师资。各县建成县级推广培训基地，对县、乡、村和社区医务人员进行培训。2015年，省、市、县、乡、村和社区每名医护人员初步掌握15项中医药适宜技术和6项食疗保健技术。二是以加强中医药重点专科建设为重点，提升中医药服务能力。确定甘肃省中医院中医骨伤科为全省骨伤临床中心，甘肃中医药大学附属医院针灸科为全省针灸临床中心，省财政连续3年每年给每个临床中心200万元的资金扶持。两个中心也被国家卫生计生委和国家中医药管理局确定为国家临床重点专科（中医专业）。同时，省财政先后投入1200多万，加强省级中医药重点专科建设。市、县级中医药重点专科建设工作也深入推进。

（四）强化中医药人才队伍建设

全省开展"西医学中医，中医学经典"活动，每年培训医护人员700名。已开展两批全省省、市、县、乡、村五级中医药师承教育工作，共遴选确定指导老师2242名、继承人6137名。在乡镇卫生院招录的1万余名执业医师和医学大学生中，招录了1/3的中医药人员。另外，连续3年组织民间中医具有一技之长人员统一考试，将2085名具有一技之长的考试合格中医人员纳入乡村医生管理，充实了基层中医药队伍。完善中医药人才激励政策，开展省级名中医、基层名中医及中医世家活动，先后评选甘肃省名中医4批199名、甘肃省乡村名中医两批207名、"中医世家"38家。甘肃省中医药管理局联合省人社厅创新中医药和乡村医生职称评定聘任条件，出台《甘肃省医疗卫生事业单位岐黄中医药技术系列内部等级岗位任职条件（试行）》《甘肃省乡村医生职称评定办法（试行）》，充分体现了有利于中医药人才队伍建设的职称评定。

（五）营造中医药发展的良好氛围

一是积极创建中医药文化宣传教育基地。庆阳岐伯圣景、平凉皇甫谧文化园被国家中医药管理局确定为全国中医药文化宣传教育基地和中医、针灸传承基地。二是在省、市、县有关媒体开辟"卫生与健康"科普宣传专栏；甘肃省中医药管理局与《读者》集团联合出版《中医启蒙读物》《民间单验方集》等中医读物；甘肃省中医药管理局与省委宣传部等部门合作，先后排演《皇甫谧》《医祖岐伯》等戏曲节目，在北京、西安等地及全省巡回演出；以"村级三件事"推进群众健康素养提升。开展健康教育知识、急救知识、中医适宜技术进家庭工作，大力推进健康文化墙建设和组织村民开展"健康沙龙"。加强居民保健工具包推广、发放工作，每年教会村民5~6项防病治病方法，提高村民健康素养。三是利用微信、微博等新媒体推进中医药健康教育。甘肃省卫生计生委动员1万多名医务人员和管理人员在腾讯和新浪开微博，及时向全民普及健康教育、健康咨询、中医药养身保健、卫生惠民政策等知识。几乎每个县都建立了村医中医微信群，开展病例讨论、交流探讨治病心得，省内外专家也定期开展中医药知识辅导讲座。

（六）中医药事业与其他产业融合发展

一是与旅游业融合，出台《甘肃·陇东南国家中医药养生保健旅游创新区建设总体规划》，打造中医药文化体验旅游、生态养生旅游、道地中药材科学考察旅游、中医药养生保健创意体验、民族医药文化体验等中医药养生保健旅游板块。二是与餐饮业融合，发展推广药膳产业，通过积极举办药膳相关知识的培训，已在全省二级以上医疗机构和部分餐饮服务单位推广药膳。三是与服务业融合，通过加强中医推拿、按摩、健康管理、健康体检、医学美容等技能培训培养，开辟城乡就业、农民增收的新途径。四是与种养殖业融合，积极扶持发展药菜两用蔬菜和中药树种植产业。五是与文化产业融合，出版《中医启蒙读物》《民间单验方集》等中医读物，编排《医祖岐伯》《皇甫谧》等多部影视、戏剧作品，印制甘肃古代、近代十大名中医纪念邮票。六是与中医药服务贸易融合，甘肃省代表国家与乌克兰、吉尔吉斯斯坦、摩尔多瓦等国开展中医药合作项目。在乌克兰、吉尔吉斯斯坦、马达加斯加、俄罗斯、摩尔多瓦、法国、新西兰挂牌成立"岐黄中医学院"。省内有关药品和医疗器械企业启动相关产品在吉尔吉斯斯坦等国家的注册工作。

（郭 泰）

七、中医药参与医药卫生体制改革

【概述】 2015年，国家中医药管理局按照国务院办公厅《深化医药卫生体制2014年工作总结和2015年重点工作任务》，深化医改中医药工作有序推进。制定推进公立中医医院综合改革的实施意见，将有关中医药政策系统化、整体化、实操化，同步推进公立中医医院综合改革。建立中药饮片处方专项点评制度，防止医药费用不合理增长和中药材资源浪费。制定公立中医医院绩效评价指标体系。成立局价格改革协调小组，统筹推动中医药行业价格改革工作。细化落实医保对中医药服务鼓励政策，提出在确定单病种付费标准时探索实现同区域、同级别（医院）、同病种、同费用，并写入有关文件。建立中医药参与医保支付方式改革联系点制度，制定《关于推进社会办医发展中医药服务的通知》，制定中医骨伤、肛肠医院基本标准，加大推进社会办中医力度，社会办中医再降门槛。健全中药供应保障机制，参与建立国家药品价格谈判机制。委托遴选妇儿专科非专利药品、急（抢）救药品直接挂网采购示范药品（中成药和民族药部分）。积极参与分级诊疗体系建设，明确三级中医医院功能定位，包括提供中医优势病种的中医门诊诊疗服务。对基层中医药服务体系不健全、能力较弱的地区，将中医医院门诊中医诊疗服务纳入首诊范围。与国家卫生计生委共同开展高血压、糖尿病分级诊疗服务试点工作。统筹推进各项配套改革，建立国家中医药管理局局领导联系推进国家综合医改试点省中医药改革工作制度。加强医改中医药工作交流，编印《医改中医药工作信息交流》，2015年共出6期，对医改政策进行宣传解读，对各地经验进行总结交流。

（严华国）

【同步推进公立中医医院综合改革】 完善公立中医医院综合改革的顶层设计。利用国务院医改办协调机制，协调国务院医改办等有关部门在公立医院改革、分级诊疗等制度设计和政策中体现中医药特点，形成公立中医医院综合改革的顶层设计。如首次在国办文件中明确公立中医医院的功能定位，并要求在分级诊疗制度中将中医门诊诊疗服务纳入首诊范围；解决了行业长期呼吁的中药饮片不取消加成、不纳入药占比计算、中药制剂纳入医保报销等政策。

加强中医医疗服务体系建设。2015年通过基层医疗卫生服务体系和地市级医院、全科医生临床培养基地、儿童医疗服务体系等建设项目，中央财政共计投入资金近54亿元，支持约330家中医（含民族医）医院建设，支持力度较2014年有较大增加。

进一步协调推动理顺中医医疗服务价格。国家中医药管理局成立价格改革协调小组，统筹推动中医药行业价格改革工作。

督促指导各地落实政策、用好政策。国家中医药管理局联合国家卫生计生委制定《关于同步推进公立中医医院综合改革的实施意见》等文件，将各个医改文件中有关中医药政策系统化、整体化、实操化。在推动各地落实中药饮片鼓励使用政策的同时，制定《关于进一步加强中药饮片处方质量管理强化合理使用的通知》，明确要求加强中药饮片合理应用监管，建立中药饮片处方专项点评制度等措施，加强中药饮片处方质量管理，严格控制中药饮片的不合理使用，防止医疗费用不合理增长和中药材资源浪费。

（严华国）

【细化落实医保对中医药服务鼓励政策】 国家中医药管理局在城市和县级公立医院综合改革中明确提出："逐步扩大纳入医保支付的医疗机构中药制剂、针灸、治疗性推拿等中医非药物诊疗技术范围"。在《关于同步推进公立中医医院综合改革的实施意见》中提出，探索鼓励中医药特色优势发挥的医保支付政策，合理确定医保付费总额控制指标和中医医院医疗服务支付标准，尤其是在住院治疗中引导运用成本相对较低、疗效较好的中医诊疗项目；在确定单病种付费标准时，探索按区域内中、西医各病种综合平均成本测算，实现"同区域、同级别（医院）、同病种、同费用"。

建立中医药参与医保支付方式改革联系点制度。首批选择北京市和江苏等5省的8个城市为联系点，探索鼓励中医药特色优势发挥的医保支付政策。甘肃、江苏在单病种收费中实施中西医治疗同病同价；山东、湖南开展中医优势病种收费方式改革，大幅提高中医诊疗优势病种费用（低于西医诊疗费用）；青岛、长沙将中医门诊优势病种纳入门诊大病统筹，实行中医诊疗"一口价"；甘肃、江苏专门设置中医辨证论证费（中医诊查费），高于西医诊查费部分由医保支付；北京市正在积极研究中医药参与按疾病诊断相关组（DRGS）付费方式改革。

（严华国）

【推进社会办中医】 国务院办公厅《关于促进社会办医加快发展的若干政策措施》明确：鼓励社会力量举办中医类专科医院和只提供传统中医药服务的中医门诊部、中医诊所，加快社会办中医类机构发展。在国务院办公厅印发的《中医药健康服务发展规划（2015~2020年）》中，进一步明确推进社会办中医的鼓励政策。国家中医药管理局与国家卫生计生委制定《关于推进社会办医发展中医药服务的通知》（国中医药医政发〔2015〕32号），从确定社会力量举办中医医疗机构优先领域、加大对社会办中医医疗机构的支持力度、提升社会办中医医疗机构服务能力、规范社会办中医医疗机构执业行为等方面明确推进社会办中医的具体举措。制定二级、三级中医骨伤、中医肛肠医院基本标准，鼓励社会力量优先投入优先举办。

（严华国）

【健全中药供应保障机制】 在国务院办公厅《关于完善公立医院药品集中采购工作的指导意见》中规定，中药饮片不纳入药品集中招标采购范围，按国家现行规定采购，确保公开透明。积极参与建立国家药品价格谈判机制，推动建立符合中药规律、体现中药特点的药品定价机制。委托开展妇儿专科非专利药品、急（抢）救药品直接挂网采购示范药品（中成药和民族药部分）遴选。

（严华国）

【积极参与分级诊疗体系建设】 在《国务院办公厅关于开展分级诊疗工作的指导意见》中明确了三级中医医院功能定位包括提供中医优势病种的中医门诊诊疗服务；对基层中医药服务体系不健全、能力较弱的地区，要区别对待中医医院，将中医医院门诊中医诊疗服务纳入首诊范围，满足人民群众首诊看中医的需求。国家中医药管理局与国家卫生计生委共同开展高血压、糖尿病分级诊疗服务试点工作，制订反映中医药学术规律和诊疗特点的中医技术方案。推动各地探索实践发挥中医药对构建分级诊疗体系作用的政策措施。

深入实施基层中医药服务能力提升工程。采取多种措施推动各项指标任务完成。对各省（区、市）目标任务完成情况进行排名通报，层层传导压力。协调中央财政开展基层医疗卫生机构中医综合服务区（中医馆）建设，中央财政投入7.69亿元在全国建设不少于5193个"中医馆"。召开提升工程领导小组办公室会议，通报提升工程工作进展情况，安排部署下一步工作，形成"十三五"期间持续提升基层中医药服务能力的思路。截至2015年底，96.9%的社区卫生服务中心、93.0%的乡镇卫生院、80.9%的社区卫生服务站和60.1%的村卫生室能够提供中医药服务，与改革之前分别提高21.3%、26.5%、29.3%、2.6%。

加强县级中医院服务能力建设。组织498家第一阶段县级中医医院开展县级医院综合能力提升工作，督促指导各地签订责任书和对口支援协议，以人才、技术、重点专科为核心，全面提升县级中医医院综合能力。

（严华国）

【参与基层医疗卫生机构综合改革】 国家中医药管理局与国家卫生计生委联合印发《进一步提升社区卫生服务管理的指导意见》和《提升社区卫生服务工程实施方案》，共同启动社区卫生服务提升工程，进一步规范和提升社区中医药服务。

国家中医药管理局制定实施局贯彻落实《关于进一步加强乡村医生队伍建设的实施意见》的政策措施。与国家卫生计生委等部门制定进一步做好农村订单定向免费医学生培养工作的意见、农村订单定向医学生免费培养工作方案及任务分工等文件，下达2015年农村订单定向免费中医、民族医类专业本科生培养计划数1300名，指导各有关省（区、市）做好免费医学生的培养、就业、规范化培训及使用管埋等工作。与国家卫生计生委深入研究乡村全科执业助理医师资格考试制度，全国统一命题，统一考试时间，通过考试的医师限定在乡镇卫生院或村卫生室执业，制订考试工作方案。考虑到基层医生承担的社会职能和开展医疗服务的现状及基层群众对基本医疗服务的需求，乡村全科执业助理医师不分为中医、西医两种类型，全面考察基本医疗服务、公共卫生服务及卫生管理等内容，考试试题中中医药内容至少占30%比例，培养防治结合、能中会西的"全科"医师。

继续推动中医药基本公共卫生服务项目深入实施。在石家庄市开展耳穴埋豆预防控制高血压和糖尿病试点，形成项目规范等文件，拟纳入国家基本公共卫生服务项目。2015年全国共完成6531.5万65岁以上老年人中医体质辨识服务、2777.7万0~36个月儿童中医调养服务，均超额完成目标人群覆盖率40%的目标。

（程　强）

【统筹推进各项配套改革】　建立局领导联系推进国家综合医改试点省中医药改革工作制度。为切实加强对国家综合医改试点省中医药改革工作的指导、协调和督办，总结地方成功经验，及时发现工作中存在的困难和问题，确保中医药相关改革任务顺利完成，国家中医药管理局建立局领导联系推进制度，确定联系司和联络员，由局领导分省负责联系推进试点省中医药改革工作。2015年，每位局领导均带队到各地联系省实地调研指导，9月在南京召开2015年度联系推进国家综合医改试点省中医药改革工作研讨会，国家卫生计生委副主任、国家中医药管理局局长王国强亲自参加并做重要讲话，对国家综合医改试点省中医药改革工作进展情况进行总结，并部署下一阶段改革任务。

开展医改中医药相关政策研究。围绕"十三五"医改规划中医药内容编制，国家中医药管理局医改办依托部分已经开展相关研究和实践的省级中医药管理部门和单位开展9个医改中医药相关政策课题研究，分别是：①有利于中医药特色优势发挥的中医药服务补偿机制研究（安徽省中医药管理局承担）；②中医医疗服务价格项目及形成机制研究（南京中医药大学承担）；③鼓励使用中药饮片和中医非药物疗法政策研究（甘肃省中医药管理局承担）；④鼓励中医药服务提供和使用的医保支付政策研究（山东省中医管理局承担）；⑤分级诊疗制度和全科医生制度下基本中医药服务项目研究（青海省卫生计生委承担）；⑥中医医疗机构绩效评价指标体系研究（江苏省中医药局承担）；⑦推进社会办中医的政策研究（广东省中医药局承担）；⑧推进县乡中医药服务一体化管理的政策研究（四川省中医药管理局承担）；⑨中医药与养老服务模式研究（河北省曲周县人民政府承担）。各课题研究启动以来，对全国相关领域的改革实践进行了实证研究，研究提出了有关政策措施建议。部分研究成果已经体现到国家有关医改文件中。

加强宣传。编印《医改中医药工作信息交流》双月刊，2015年共出6期，对医改政策进行宣传解读，对各地经验进行总结交流。各地反响良好。

（严华国）

八、中医药服务贸易

【参与中外自贸区谈判】　2015年，中国和澳大利亚签署《自由贸易协定》，对包含中医师在内的四大类别给予每年1800名配额。继续参与中国－马尔代夫、中国－斯里兰卡自由贸易区、中美投资协定谈判、中欧经贸工作组会议、CEPA升级版等经贸谈判，努力扩大中医药在当地国的市场准入。

（王笑频）

【首批中医药服务贸易先行先试重点区域、骨干企业（机构）调研工作】　2014年6月，国家中医药管理局、商务部联合公布首批中医药服务贸易先行先试重点区域建设名录和骨干企业（机构）建设名录。为进一步推进各入选区域、企业（机构）服务贸易发展情况，2015年4月，国家中医药管理局启动首批中医药服务贸易先行先试重点区域、骨干企业（机构）调研工作，先后对天津、广东、黑龙江等地区的入选骨干企业（机构）及重点区域进行座谈和实地考察，深入了解重点建设工作启动一年来各相关区域和企业（机构）的工作进展、面临的困难和下一步工作计划。

（马宁慧）

【中医药服务贸易工作座谈会】　2015年11月24日，由国家中医药管理局和商务部联合主办的中医药服务贸易工作座谈会在北京召开。国家中医药管理局副局长于文明、国际合作司司长王笑频，商务部服务贸易和商贸服务业司副司长万连坡等出席会议，参与出台《商务部等14部门关于促进中医药服务贸易发展若干意见》的外交部、科技部、文化部、海关总署、国家税务总局、国家质检总局、国家知识产权局等十余部委代表参加会议。会议由国际合作司副司长吴振斗主持。

王笑频介绍了中医药服务贸易工作的进展情况以及中医药服务贸易下一阶段工作，系统总结中医药服务贸易特别是中医药服务贸易重点建设工作的有关经验。万连坡做《以创新驱动中医药服务贸易大发展》报告，介绍国家服务贸易的发展情况，阐述中医药服务贸易面临的机遇和挑战。海南省商务厅、北京市中医管理局、河南省南阳市中医药管理局、大连神谷中医医院以及中国北京同仁堂（集团）有限责任公司等中医药服务贸易先行先试重点区域及骨干企业（机构）汇报工作进展。各重点区域及骨干企业（机构）代表就本部门落实中医药服务贸易有关文件精神的工作情况以及下一步工作计划做简要介绍。参会部委代表还重点进行相关政策解读，并就先行先试重点区域及骨干企业（机构）代表提出的问题进行解答。

于文明对各部委代表提出的建设性意见表示感谢，对中医药服务贸易先行先试重点区域及骨干企业（机构）所做的工作表示充分肯定，他提出3点要求：一是中医药服务贸易工作需要进一步提高认识，抓住机遇；二是抓住重点，先行突破；三是提炼提升政策，形成中医药服务贸易品牌。希望各单位回去后总结经验，形成示范与亮点，带动中医药服务贸易与健康产业又好又快发展。

有关省、市商务系统、卫生计生委和中医药管理部门，中医药服务贸易先行先试重点区域、骨干企业（机构）代表，共60余人参加会议。

（马宁慧）

九、国家中医临床研究基地建设

【国家中医临床研究基地建设工作进展】 根据2015年全国中医药工作会议精神和《2015年中医药工作要点》，国家中医药管理局制定印发《2015年国家中医临床研究基地建设工作要点》（以下简称《工作要点》）。各基地认真贯彻落实《工作要点》要求，制定措施，切实推动基地建设各项工作。

一是深入重点病种研究，推动研究成果的转化与应用。国家中医药管理局科技司根据基地建设总体目标，结合国家"一带一路"战略需求，争取中央财政支持，进一步深化原有基地建设和开展新增基地建设，形成《省级中医院临床科研能力可行性研究报告》和《区域中医药研究中心建设规划专项规划》，

并报送国家发展改革委；稳步推进第一批基地科研专项实施和管理工作，启动并完成第二批基地科研专项的申报评审工作；召开2015年中医药部门公共卫生服务补助资金项目实施方案推进会，布置2015年公共卫生资金专项"中医药防治重大疑难病临床服务能力建设"项目建设任务、资金管理和使用要求，有效推动了基地重点病种深入研究和研究成果在基层的转化和推广。

二是进一步完善中医临床科研平台。2015年，通过基地建设整体推进研究型门诊和病房、基地伦理审查、生物信息样本库、中心实验室等平台的建设，推动诊疗平台、研究平台与实验平台的整合与联动，形成实现患者疾病管理与科研项目对接、生物样本联动留存、实验室快速分析反馈、疾病特点与规律有效总结等过程的一体化研究链条。

三是构建基地科研协作网络。通过整合国家和省级中医药管理部门、医院、基地的优势力量和资源，实现省域优势互补，基地创新发展的共建新格局，在经费投入、项目支持、人才培养、科研协作机制、成果技术推广等方面获得优先支持。基地通过引入生物信息样本库、基因芯片等先进技术，与生命科学、社会学、信息学等多学科充分交叉融合，协同创新能力不断增强。不断加强科研信息共享和大数据联动，逐步实现数据在基地内的共享应用与分析挖掘，为今后建立基地大数据联盟奠定良好基础。基地发挥国家和行业品牌效应，与瑞典卡罗琳斯卡学院、美国哈佛医学院、美国梅奥医学中心、美国国家癌症研究所等国际顶尖机构密切合作，在国际上的影响力不断增强。

四是巩固、完善基地运行机制。国家中医药管理局把基地作为中医药继承创新体系的核心和提升中医药事业的重要抓手。各基地所在省（市）各级政府也高度重视基地建设工作，将基地建设纳入省（市）医疗卫生发展规划或重大工作中，予

以支持和推进。各基地单位制定长期发展规划，逐步完善基地运行、保障机制，加强对外合作与交流，努力提升协同创新水平，稳步推进基地业务建设。

2015年12月，国家中医药管理局科技司组织基地业务建设督导组围绕年度重点工作开展调研和督导，对2015年基地建设工作进行梳理和总结。总体来看，各基地基本完成年度建设任务，整体运行情况良好。

（王思成、马超）

【国家中医临床研究基地取得突出成果】 2015年，按照国家中医临床研究基地业务建设目标任务要求，结合《2015年国家中医临床研究基地建设工作要点》，各基地继续深化重点病种研究、加快新药研发、凝练熟化研究成果，成绩显著。

一是重点病种研究持续深化，临床疗效不断提升。肺癌方面，上海基地"中医药晚期非小细胞肺癌中医综合治疗方案示范研究"，中位生存期延长5个月。艾滋病方面，河南基地研究显示中医药在延长终点事件发生、降低病死率方面具有疗效优势。糖尿病方面，四川基地中药治疗糖尿病，糖尿病视网膜病变患者的重度视力丢失率低于8%，糖肾尿蛋白降低率为45.83%，糖尿病足近期治愈率为75.40%，糖尿病认知功能障碍的改善率为86.70%，糖尿病周围神经病变有效率为85%。脾胃病方面，江苏基地益气化瘀解毒方对胃癌术后复发转移干预的临床研究显示降低了39.10%的复发风险，在化疗基础上联合健脾养正消癥方可平均延长晚期胃癌患者带瘤生存期61天。血液病方面，浙江基地的成人急性再障多中心临床研究（省内11家中心）结果显示，与单纯西药组对比，中医药组的有效率增加15.90%，毒副作用发生率降低20%。

二是新药研发进展显著。2015年江苏、安徽、浙江、天津、河南、广安门、曙光医院等13家单位研发的34种药物正在进行新药临床前

研究或新药申请,其中获得新药临床批件1件(广安门医院冠心病丹参通络胶囊);通过SFDA受理1项(安徽基地丹蛭降糖胶囊);曙光医院进一步推进扶正化瘀胶囊在美国申请Ⅲ期临床试验注册研究,率先走出国门,实现基地在国外新药临床试验注册的良好开端。院内制剂方面,各基地已获得制剂批号共9种,另有3种申报中。

三是重点病种研究成果获得多项国家级、省级科技奖励,科研立项持续增多。2015年重点病种研究成果获国家科技进步二等奖3项,分别为上海基地"补肾益精法防治原发性骨质疏松症的疗效机制和推广应用"、河南基地"慢性阻塞性肺疾病中医诊疗关键技术的创新及应用"、西苑医院"冠心病'瘀毒'病因病机理论创新的系统研究"项目。获得中华中医药学会科学技术奖二、三等奖6项(江苏、天津、西藏),获得省科学技术进步一等奖3项(上海、山东、新疆),获省科学技术进步二、三等奖6项(安徽、长春、湖北)。2015年16家基地重点病种立项课题数110项,与2014年同比增加61.7%;立项总经费8899.8万元,与2014年同比增加36.5%。

四是重点病种研究成果转化应用加快。基地建设逐渐形成以重点病种研究为主体、市场为导向,基地与企业多方主体联合形成的产、学、研、用、成果转化创新体系。河南基地形成的艾滋病相关腹泻中医诊疗方案,列入国家卫生计生委制订的20种重大疾病中西医结合诊疗方案;通过学会发布的COPD、肺间质纤维化、慢性肺源性心脏病、慢性呼吸衰竭等证候诊断标准和COPD中医诊疗指南已在省外14家医院以及省内20家医院内进行推广。天津基地制定并推广应用《慢性心力衰竭中医诊疗专家共识》《慢性心力衰竭中西医结合诊疗专家共识》。新疆制定哮喘、肺胀(慢性阻塞性肺病)临床路径及诊疗指南,开展"慢性阻塞性肺病的规范性治疗及肺康复技术推广计划"。

西藏基地制定血瘀病藏医临床路径和诊疗方案及非药物疗法诊疗技术操作标准6项,形成放血疗法、火灸疗法、药浴疗法、涂擦疗法、熨敷疗法5项藏医常用优势特色医疗技术规范化标准操作规程SOP共计78个。广安门医院牵头完成的"恶性肿瘤中医诊疗指南"2015年获得德国纽伦堡国际发明金奖和评委会最高奖"出色管理成就奖"。望京医院发明脊柱三维自动化加载装置等一批产品和专利。各基地高水平学术论文产出增多,2015年重点病种新发表论文1118篇,其中SCI收录论文225篇,SCI收录论文数量与2014年同比增加55.17%,影响因子最高一篇15.20(天津基地中风病)。此外,新编写著作、教材72部,申报或获得专利发明52项。

(王思成、蔡坚雄)

【国家中医临床研究基地开展年度督导交流】 2015年11月27日,按照国家中医临床研究基地业务建设总体部署和2015年工作重点,国家中医药管理局印发《关于组织进行国家中医临床研究基地业务建设督导工作的通知》(国中医药办科技函〔2015〕243号)。2015年督导主要内容包括:基地建设各项工作进展,基地重点病种研究和研究型门诊/病房、中医临床生物信息样本库、临床科研信息共享系统建设情况,基地业务建设科研专项经费拨付和课题实施情况,公共卫生项目实施情况,"十三五"基地建设规划思路,主要成果和亮点,存在的问题与困难等。

2015年12月14日,国家中医药管理局科技司在北京召开国家中医临床研究基地业务建设2015年督导工作筹备会议,讨论2015年督导工作《国家中医临床研究基地业务建设情况评分表》检查要点,明确督导工作重点、相关程序及督导组工作纪律要求。

2015年12月15~18日,5个督导小组分赴全国16家基地单位开展督导工作。各督导小组严格按照督导工作要点,通过基地建设单位汇报、专家答疑、材料审查、座谈讨

论、现场考察等形式对督导内容进行全面细致的审查。2015年12月28日,国家中医药管理局科技司组织专家对6家局直属直管医院和上海曙光研究型医院进行临床研究基地业务建设督导,审查7家单位的工作总结,听取各单位的业务建设情况汇报。23家单位均按要求认真总结2015年基地建设工作,完成基地业务建设进展情况自查,提交基地建设工作总结和《国家中医临床研究基地业务建设情况自查表》。督导组专家与基地负责人、基地办公室主任、重点病种负责人、临床科研骨干等对建设各方面的问题、困难及相关建议进行广泛和深入的交流讨论,了解基地建设进展,对基地建设提出意见和建议。

督导结束后,国家中医药管理局科技司汇总各基地业务建设的督导情况和督导组专家意见,进一步总结基地建设取得的成绩,梳理共性问题,针对相关问题进行讨论,提出对策和建议,形成督导工作报告,并编辑印发《基地业务建设工作简报》,向国家发改委、省级中医药主管部门、基地建设单位、基地协作单位等报送,促进了基地建设信息的共享与交流。

(王思成、李建兵)

【各地国家中医临床研究基地建设情况】
◆ 北京市

国家级中医药重点学科检查验收工作顺利完成。2015年11月9~11日,北京市中医管理局组织专家对"十一五""十二五"国家级中医药重点学科进行检查验收,北京大学、北京地坛医院、北京协和医学院、北京同仁医院、北京友谊医院、北京中医医院、北京医院和中日医院8家单位的15个国家中医药管理局"十一五"中医药重点学科完成建设目标,通过验收。北京佑安医院、北京中医医院、中日医院、北京安定医院、北京马应龙长青肛肠医院、首都医科大学、北京协和医学院7家单位的9个"十二五"重点学科通过中期检查。

北京市中医医院综合评价指标体系构建获市科委绿色通道立项。2015 年 5 月 28 日，北京市中医管理局推荐北京中医药大学"北京中医健康乡村（社区）试点建设研究"和中国中医科学院中医临床基础研究所"北京地区中医医院服务模式创新及评价体系研究"两项课题申报市级科技计划绿色通道项目。经北京市科委组织研究讨论和行政决策，最终中国中医科学院中医临床基础研究所承担的"北京市中医医院综合评价指标体系构建"课题获得立项，资助科研经费 48.8981 万元。

启动颜正华临床中药学服务基地建设并挂牌。由北京市中医管理局与北京中医药大学联合主办，北京中医药学会、颜正华名医工作室、国家中医药管理局临床中药学重点学科承办的国医大师颜正华学术经验研讨暨临床中药学科发展高峰论坛在北京举行，中日友好医院、中国中医科学院所属广安门医院和西苑医院、北京中医药大学东直门医院及东方医院等 12 家"国医大师"颜正华临床中药学服务基地正式挂牌。

（祁秋菊）

◆ 天津市

天津市每年配合国家中医药管理局对基地业务建设开展年度督导，完善运行模式和机制。组织基地科研专项课题的申报评审及日常管理。天津中医药大学第一附属医院在 2014 年国家中医药管理局对基地开展的阶段验收中成绩显著，并在总结大会上进行了经验交流。

（杨 仰）

◆ 辽宁省

辽宁中医药大学附属医院作为全国 16 家中医临床研究基地建设单位之一，基地建设工作得到省委、省政府及相关政府部门的高度重视。2008 年，省政府成立由主管副省长为组长，发改、财政、科技、人社、卫生等厅局为成员的基地工作领导小组，在基地建设工作给予多方支持。分管副省长也多次到基地进行

督导，并组织召开调研会，协调相关厅局对基地建设资金、人员和基础设施保障的落实。在《辽宁省中医药事业发展"十二五"规划》中明确将基地的建设工作列入全省中医药事业发展的重点工作，统筹安排。省卫生计生委主任及中医药管理局局长多次对基地建设情况进行实地考察，听取基地进展情况汇报，并对基地建设发展的目标和重点方向提出具体要求。在 2015 年全省中医药工作会上，局长要求将中医临床研究基地建设纳入《辽宁省中医药健康服务发展规划（2015~2020年）》，探索在全省中医医院建立融医疗、养生、康复、预防保健于一体、全链条的发展模式，打造以基地为引领，形成结构合理、功能完善、配置优化的全省中医药服务体系建设思路。

在基地建设中，辽宁省积极落实基地工作任务，辽宁省发改委对基地业务用房的建设和改造等方面给予政策倾斜，财政厅对项目科研人员工资待遇和相关研究费用依据国家标准和要求给予落实，医院相应的基建配套经费和人员均已全部到位，基地建设经费全部用于基建及设备的投入。2015 年，省级主管部门以基本建设、能力建设、科研经费等支持基地建设经费总计 594 万元；同时，省政府协调领导小组正在积极协调辽宁基地 2 期建设配套经费。辽宁省卫生计生委对基地建设也积极争取项目，加强支持力度，在病种研究、科研立项、编制床位、人才培养、名老中医药专家学术经验传承、学（专）科建设等方面对基地全方位的支持和指导。同时，针对基地建设过程中出现的实际问题，积极协调相关部门妥善解决。如：院内制剂流通、调整医疗服务价格、科研用药使用及专职科研人员编制等。该省还在基地建设上给予专项支持，连续多年在国家和省级中医药专项中优先考虑。2015 年，为基地建设争取中央财政各类专项 2 项，资金 167 万元；近三年省级中医药专项中匹配项目经费 2084 万元，仅中医药临床学

（专）科能力建设资金达 960 万元。专项经费的支持，为基地促进特色诊疗技术的临床应用、提升基地临床能力建设提供充分的经费保障。

引导基地发挥重点病种的示范作用，突出中医药特色，带动医院整体发展是基地建设中的重点工作。在基地的建设中，辽宁省充分发挥基地病种优势，统筹布局，积极打造基地临床科研一体化平台。在中医服务能力建设方面，批准基地增挂辽宁省中医院康复医院牌匾，协调基地与本溪市政府合作成立"辽宁中医药大学附属医院沈本医院"，同时还将基地单位编制床位从建设初期的 840 张增加至 1900 张，为基地的业务发展拓展空间。在科研平台建设方面，指导基地成立小儿肺炎毒热证研究所等 3 个内设研究所，推荐建设国家中医药管理局三级实验室 3 个、国家中医药管理局重点研究室 2 个，并确定慢性病疼痛为下一步基地重点研究方向，为基地临床科研拓展研究范围。在人才培养方面，鼓励基地多种形式加快领军人才培养和团队建设。2015年度，基地派遣科研骨干到国内外相关院所进行中长期访问学习 25 人次，开展国家、省级继续教育项目 36 项，培养了一批中医药临床研究骨干，为打造高水平创新团队奠定基础。在信息化建设方面，指导基地建设完备的医院信息化管理系统，并初步搭建远程会诊教学示范平台。依托基地创新研发"辽宁名老中医经验传承网"管理系统，实现全省中医药学术传承数据采集和日常监管，为基地临床研究提供数据支撑。

基地建设是辽宁卫生工作的大事，也是带动全省中医药事业发展的重要契机。2015 年，辽宁省卫生计生委牵头负责，会同省发展改革委、财政厅等共计 22 个部门开展《辽宁省中医药健康服务发展规划（2015~2020 年）》编制工作。把基地发展建设纳入规划中，依托基地建设优势，将中医特色康复服务能力及中医药康复技术研发与应用作为基地建设重点任务，加快省级区域康复中心建设，推进中医康复

协同创新，为进一步做强做优基地、带动全省中医药健康服务能力提升提供政策支持。

（张宏逊）

◆ 吉林省

吉林省国家中医临床研究基地业务建设单位——长春中医药大学附属医院（简称基地），现有房舍总面积为95463.36平方米，其中科研及辅助用房总建筑面积14108.52平方米。2015年基地继续以病种研究为核心，行政与学术督导为推进手段，科技平台为支撑，建立并完善相关管理制度，积极推进基地业务建设。

一、吉林省有关部门对基地建设工作的支持

吉林省国家中医临床研究基地业务建设领导小组各成员单位通过中央转移支付资金项目考核督查、2014年度公卫项目考核、基地科研专项检查、重点研究室建设考核等，加强对基地建设情况进行督导、检查。2015年度支持基地经费729.8万元，其中省财政厅支持基地建设经费310万元，省科技厅、省卫生厅、省教育厅、省中医药管理局等共支持科研课题69项，经费419.8万元。

二、基地重点病种研究进展

针对中风病、冠心病两个重点病种，围绕阐释国医大师任继学学术思想体系，抓住临床诊疗亟须解决的关键问题，依托公共卫生专项"重大疑难疾病防治中心"建设及基地科研专项课题，通过挖掘整理文献、临床研究验证及实验研究，继续完善创新的病机学说和治疗理论。一年来，基地完成公共卫生专项"重大疑难疾病防治中心"建设规划的内容，第一批基地科研专项全部结题，并组织申报第二批基地科研专项。2015年，基地设立重点病种专项科研基金300万元，用于中风病、冠心病两个重点病种的科学研究。同时，购进409台套临床、科研相关设备，总价8262.34万元。

在基地中风病研究方面，2015年度立项课题18项，其中国家级科研项目立项1项，省部级科研项目立项9项，厅局级科研项目立项8项；获得吉林省科技进步三等奖1项；发表论文22篇，其中SCI论文2篇，国内核心期刊论文10篇；出版与中风病相关著作2部，副主编教材2部；1个院内制剂通过审批并投入生产。

在基地冠心病研究方面，2015年承担科研课题20项，其中国家级课题3项、省部级课题4项；获得科研成果3项；获奖2项，其中吉林省科技进步三等奖1项吉林省中医药科学技术奖1项；发表核心期刊论文16篇；完成伏寒颗粒临床前研究并申请药物临床试验批件，相关审批手续已上报国家食品药品监督管理总局。

三、基地业务建设进展

（一）临床诊疗能力进一步提升

到2015年10月末，基地总门诊量161.23万人次，住院量3.05万人次，与2014年同期基本持平。门诊中医治疗率91.64%，比2014年同期增长1.65%；住院中医治疗率93.83%，比2014年同期增长3.06%；门诊、住院均次费用分别为237.48元、8872.44元。

大力开展针灸、推拿、中医外治法等特色诊疗技术，降低药占比；提倡使用中药饮片、中药制剂、提高中药使用率。2015年度药占比为50.36%，较2014年度同期降低2.31个百分点；中药使用率为96.72%，较2014年度同期提高1.50个百分点。

（二）总体科研能力进一步提高

2015年度基地立项各级科研项目72项，获得纵向科研经费1065.4万元。获吉林省科技进步三等奖3项、吉林省科技成果12项。1人被评为"长白山学者"，1人被评为"长白山技能名师"。

（三）数据管理与质量控制平台建设进一步完善

通过引进中国中医科学院项目组"全国中医医疗与临床科研信息共享关键技术"及相关系统，集成"共享系统"关键技术——临床科研一体化采集系统，完成与全院级HIS、LIS、PACS等系统对接，构建吉林省心脑血管疾病"共享系统"应用物理平台，具备临床－科研电子病历的采集、处理能力。探索建立与基层单位的数据交汇网络，与省内4家协作单位建立数据报送端口。

（四）行业影响进一步扩大

基地研究成果"脑出血中医全程适时干预方案"向全国13家三级甲等医院进行推广应用，并收效良好。诊疗技术"针刺联用现代康复训练疗法治疗中风后痉挛"在全省10家医疗单位推广应用。

（五）科研协作能力进一步加强

积极推动协同创新机制发展，与大学研发中心、吉林大学合作建设科研中心实验室；与美国国家阿尔茨海默病协同中心合作开展"中美阿尔茨海默病国际流行病学调查研究"；加入中华中医药学会、中国中医科学院西苑医院联合发起的研究型中医医院联盟，成为成员单位。

（任丛飞）

◆ 黑龙江省

一、组织领导

组织保障。黑龙江中医药大学附属第一医院国家中医临床研究基地项目列入省"十二五"规划纲要及省、市重点推进大项目之列；市委、市政府领导亲临医院现场办公，为基地建设开辟"绿色通道"，特事特办，快速有效地完成项目审批、编制落实、资金下拨等工作。成立各级领导小组（黑龙江省政府国家中医临床研究基地建设工作领导小组、黑龙江省中医药管理局国家中医临床研究基地推进工作指导小组、黑龙江中医药大学国家中医临床研究基地建设工作领导小组、黑龙江中医药大学附属第一医院国家中医临床研究基地建设管理委员会），为基地建设提供组织保障。

经费保障，编制落实。2010年6月，中央财政预算8300万元资金到位；黑龙江省政府配套经费2.5亿元于2011年末全部拨付到位；黑龙江中医药大学附属第一医院向黑龙江省交通银行申请的贷款1.17亿元也已经全部到位。2008年省人事编制委员会专门为基地项目下达60个全额事业编制，省财政厅自2009年起每年拨款300万元用于中医临床科研工作，2013年起追加为420万元。

二、基地基本建设情况

项目进展。基地中医临床研究楼工程历时3年建设，2010年5月4日动工，2013年7月竣工进入试运行。

资金投入。基地建设总投资资金由3部分组成，共计4.5亿元。其中国家配套资金为8300万元，省级配套资金25000万元，医院贷款自筹11700万元。

业务用房。黑龙江中医药大学附属第一医院科研用房、科研辅助用房建筑面积10940平方米，达到《中医医院建设标准》。设有研究型门诊10间，主要用于开展重点病种多囊卵巢综合征的临床研究。获得GCP专业资格认定的23个临床科室均设有受试者接待室、GCP专用办公室。设有实验室3个，总面积达1500余平方米，其中国家中医药管理局中医药科研三级实验室2个（中医妇科中药药理实验室、中医内科分子生物学实验室）。信息中心、研究室、示教室、名老中医工作室、学术报告厅符合相关要求。

设备配置。2015年购置各类设备总值达1075余万元，其中包括现代医学诊断设备如乳腺触诊成像系统、精子质量分析仪等；中医疾病诊断设备如中医舌象图像分析系统、智能中医脉象仪等；中医特色诊疗、康复设备等，基本满足临床和科研的需求。

三、基地重点病种研究进展

公共卫生专项"重大疑难疾病防治中心"通过绩效考核督导检查。2015年3月31日，公共卫生专项"中医药防治重大疑难疾病临床服务能力建设""多囊卵巢综合征重大疑难疾病临床防治中心"及"多囊卵巢综合征防治网络建立及青春期预防"两个项目通过国家中医药管理局组织的全国中医药公共卫生专项资金绩效考核督导检查，获得专家组的一致认可。

启动2015年中医药行业专项。2015年8月29~30日，2015年度中医药行业科研专项"不明原因不孕症中西医干预方案比较的队列研究"项目启动会在哈尔滨召开，该项目依托国家中医临床研究基地一期慢病项目实施经验、管理模式、专家资源，经反复论证，优化研究方案，邀请针灸师对研究助手进行培训等一系列举措，为形成高质量、国际同行认可的临床研究提供技术支撑。

基地科研专项。基地第一批科研专项：2013年3月19日一次性落实基地科研专项课题13项，总经费300万元。2014年9月10日通过基地科研专项课题中期检查，基地科研专项按计划执行，基本已全部完成。基地第二批科研专项：按照国家中医药管理局科技司统一部署，基地组织专家经过两次论证，初步形成《第二批国家中医临床研究基地业务建设科研专项申报指南》，并于2015年6月11日上报国家中医药管理局。2015年11月20日组织召开基地第二批科研专项课题评审会，推荐15项课题获得立项资助，总资助额度达300万元。其中基地牵头9项课题，外单位牵头6项课题。

科研立项。2015年获得与重点病种研究相关的科研立项7项（国家级3项、厅局级2项、校级2项）。

传承研究。以龙江韩氏妇科流派传承工作室、马宝璋名医工作室、王秀霞名医工作室、侯丽辉名医工作室为依托，继续开展名老中医学术思想及临床经验的传承，总结名老中医诊疗PCOS的临床经验，筹备编写专著1部。

诊疗方案。牵头制定《PCOS中医诊疗方案及临床路径》，并进行诊疗方案的验证、更新、推广。2015年12月2~3日，在中国中医科学院进行"基于循证医学多囊卵巢综合征中医诊疗指南修订"专家论证会。

诊疗技术。根据前期研究基础，筛选并形成新的中医特色疗法（补肾化痰祛瘀法、耳穴压籽法、针刺降雄法），进行规范化整理，制定并完善操作规程，并推广应用。引进德国电针仪、中医四诊仪和葡萄钳夹仪等先进设备。

新药研发。完成院内制剂"八味调经胶囊"的申报工作，获得院内制剂"八味调经胶囊"的批准文号。正在进行治疗多囊卵巢综合征的院内制剂补肾活血颗粒新药研发工作。

标准规范。主持多囊卵巢综合征、月经后期、闭经中医诊疗指南的修订工作；参与隔药灸干预原发性痛经、产后小便失禁、子宫腺肌症、产后小便不通中医诊疗指南的制定工作，月经先期、缺乳、妊娠恶阻、经间期出血中医诊疗指南的修订工作。

论文著作及专利。2015年发表SCI论文8篇，国内核心期刊发表论文45篇，国际学术会议交流论文1篇，出版与重点病种相关论著1部。

成果应用及推广能力。整合PCOS文献信息库、临床防治中心的服务能力，形成项目的"服务包"等一站式的网络服务平台。构建PCOS管理体系，开展PCOS青春期发病的一级预防；依托基地国际合作，组织诊疗规范的国际共识并授权发布。依托世界中医药学会联合会，组建生殖医学专业委员会，并于2015年5月24日在大连召开世界中联生殖医学专业委员会第二届学术年会暨东北三省妇产科联盟第一届年会，扩大黑龙江妇科的国际和国内影响力。

四、基地能力建设情况

临床能力。医院通过基地建设，临床服务能力不断提升，住院病人数、年门诊量、出院人数逐年增多，门诊、住院均次费用增幅缓慢，考虑其中存在物价上涨等诸多因素。2015年与2014年同期比较，住院病人数同比增长25.69%，年门诊量同比增长4.87%，年出院人数同比增长27.00%，门诊均次费用同比增长6.92%，住院均次费用同比增长6.67%。

科研能力。2015年共获得科研立项34项，其中国家自然基金项目

5项、省部级项目15项、厅局级项目7项、校级项目7项，获科研经费379万元。获得科研成果奖励28项（省部级奖励9项、厅局级奖励19项）。

临床研究数据管理与质量控制平台能力。建立了一套符合国际规范的临床研究质量管理体系，按照国际惯例成立方案审定组、文献发表组、第三方数据管理、分中心监察等小组，全程参与重点病种的方案优化会、方案审定会、方案定稿会和方案培训会，使课题从源头上保证了科学性。基地重点病种研究与美国耶鲁大学数据管理中心和华西医科大学循证医学中心密切合作，设立数据与安全监察委员会（DSMB），负责审查数据质量、监管不良事件的发生情况，评价试验的受益风险比。由耶鲁大学数据管理中心负责数据管理和质量监控，华西医科大学循证医学中心负责数据托管。每个分中心的数据皆由网络上传到华西医科大学循证医学中心，耶鲁大学数据管理中心通过网络对数据的完整性和逻辑性进行检查。采用NIH模式运行和管理，共计召开11次SC会议和9次DSMB国际电话会议。其经验发表在《中国中医药报》。

成果集成应用及推广辐射能力。中医药防治多囊卵巢综合征技术库网络共享平台在多家合作单位推广应用。以基地妇科的国家级重点学科、国家临床重点专科示范辐射单位和国家中医临床研究基地其他建设单位和研究分中心，推广应用文献研究方法和文献研究成果，显著促进外语水平、文献阅读、研究生培养、课题申报等能力的提高，带动相应的重点学科、专科建设，社会效益显著。

五、运行模式和机制建设推进情况

基地建设纳入学校、医院"十二五""十三五"发展规划，基地工作任务列入学校、医院年度工作任务中，责任明确。建立基地整体联动的运行机制，基地项目办公室统筹协调妇科、门诊部、中医转化研究中心、信息中心、检验中心等基地建设各相关科室，共同推进基地与医院协调发展。科研协调机制、协作机制、激励机制、基地管理制度、科研项目管理制度，科研人员管理制度，科研经费管理制度，保证基地建设顺利进行。借鉴国家中医临床研究基地一期建设实施经验、管理模式、专家资源，成功复制到二期基地建设模式中，为基地良性运行提供有力支撑。

六、标志性成果、创新探索、有益经验

2015年10月，基地重点病种项目负责人吴效科领导的创新团队成功发现生殖功能与中枢情志间的关联，相关研究成果在线发表于国际著名杂志《美国科学院院刊》（PNAS，影响因子10），为"肝调冲任"的中医不孕症学术提供了现代生物学基础。

（曲　峰）

◆ **上海市**

一、上海中医药大学附属龙华医院

（一）总体情况

上海中医药大学附属龙华医院作为"国家中医临床研究基地"建设单位，是全国唯一独立承担"中医药防治恶性肿瘤"和"中医药防治骨退行性病变"两个重点研究病种的基地。

上海市政府高度重视基地建设工作，2009年基地建设之初，成立以副市长沈晓明为组长的上海市国家中医临床研究基地领导小组，由上海市发展改革委员会、上海市卫生与计划生育委员会、上海市财政局、上海市科学技术委员会、上海市教育委员会、上海市编制办公室、上海市医疗保险办公室、上海市食品药品监督管理局、上海市申康医院发展中心、上海市徐汇区人民政府、上海市中医药发展办公室、上海中医药大学等共同组成。全额投入基地项目建设经费，给予专职科研人员编制60名、科研编制床位397张等方面的支持。

基地建设过程中，国家重点学科、国家临床重点专科、国家中医药管理局重点学科、重点研究室、重点专科、省部共建教育部重点实验室以及上海市"重中之重"临床医学中心等建设不断强化。通过基地一期建设，建成占地15.5亩的国家中医临床研究基地综合大楼、科研实验楼并全面投入使用。

（二）基地建设的成效

紧抓精神文明建设，提高核心竞争力。依托基地的建设与发展，医院品牌的影响力、学术核心竞争地位都有较大的提升。医院连续11年被评为上海市精神文明单位，2015年荣获第四届"全国文明单位"称号，院长肖臻作为上海唯一代表参加在北京召开的全国精神文明建设工作表彰大会，并受到习近平总书记的亲切会见；同年，肖臻获得中华中医药学会优秀管理人才奖。全面启动JCI认证工作，成为全国首家开展JCI认证工作的中医医疗机构，面向国际传播中医药文化，力争成为国际认可的高水平医疗卫生机构。

中医药防治恶性肿瘤研究。恶性肿瘤研究团队在刘嘉湘的带领下形成以"扶正治癌"理论为指导的中医"辨证论治"体系。确立以非小细胞肺癌为主要研究方向，建立上海中医药大学附属龙华医院晚期肺癌临床路径，自基地建设以来，恶性肿瘤团队中标国家及部市级项目86项，其中国际合作项目1项、国家级21项、省部级21项、局级43项，获资助3630.1万元。发表论文257篇，其中SCI 44篇，单篇影响因子最高8.808分，出版专著17部，获得国家授权专利4项，形成17项新技术与方法，研发"肺岩宁方""双黄升白颗粒"，并完成成果转化。通过开展研究发现：中医综合治疗组中位生存期为19.8月，化疗组为14.53月，较之中医综合治疗生存期延长5.27月，并在延长生存期的同时，还能稳定缩小瘤体，改善症状，减轻化疗副作用，提高生活质量。

中医药防治骨退行性病变研究。骨退行性病变研究团队在施杞的带领下形成以"调和法"和"调衡法"为理论基础的防治体系，建立益气化瘀法内治10法、整颈三步九法、十二字养生功等22项技术与方法。自基地建设以来，骨退行性病变团队中标国家"973"计划项目、国家自然科学基金重点项目、国家教育部"创新团队"计划项目等国家及部市级项目109项。发表论文214篇，其中SCI收录论文58篇，单篇影响因子最高15.487，出版专著19部，完成"芪蘼丸""参芪蘼蓉丸""健腰密骨片"成果转化。荣获国家科技进步奖二等奖2项、上海市科技进步奖一等奖2项，以及"国家教育部创新团队计划项目""上海高校首批创新团队计划项目""国家'973'计划首席科学家单位""国家杰出青年科学基金获得者""国家教育部长江学者奖励计划特聘教授""全国百篇优秀博士论文奖"等称号，引进中医药界第一位"千人计划"专家。

开展拓展病种建设。中医肝胆病、中医脾胃病团队研究成果分获上海市科技进步奖一等奖。中医儿科、中医眼科、中医妇科、中医康复科、超声科等学科均取得国家自然科学基金项目零的突破。拓展病种共获课题立项210项，获研究经费5856万元。

人才梯队的培养与建设。基地高度重视人才梯队的培养与建设，积极优化研究团队人员结构，实现人才梯队合理布局，研究团队高度稳定。恶性肿瘤团队67人，骨退行性病变团队55人，科研公共平台26人，拓展病种研究人员148人。

科研水平显著提升。自基地建设以来，共获得科研立项634项，其中国家级142项、省部级159项、局级324项，立项资助总金额2.77亿元；共发表学术论文2354篇，其中核心期刊1495篇、SCI154篇，总影响因子369.146，交流学术论文1067余篇，出版专著137部；获国家授权发明专利23项，实用新型专利32项；获得国家级科技奖项2项、省部级奖项51项、局级奖项87项。

医疗业务水平和能力显著增长。基地建设推动了临床业务的发展，医院有国家中医临床重点专科6个、省市级以上重点专科18个，为医院的可持续发展提供了坚实的保障。依托基地，医院每年可提供服务如下：门急诊人次340万，住院病人4.5万人次，手术病人1.5万人次，体检2万人次，平均住院日缩短至10天以内。还可提供中医特色项目服务，如膏方、冬病夏治、中医体质分析、中医"治未病"等。

设立研究型门诊与病房。依托基地设立研究型门诊与研究型病房，在确保医疗质量与安全的前提下，由院领导及名老中医团队带牵头，形成专属研究型门诊、病房的医政制度、管理模式、考核指标、运作流程、人员及设施配备。

公共平台搭建完备。以基地建设与上海市三年行动计划为依托，基地共搭建服务性公共平台7个：中医传承平台：为中医的传承与发展奠定基础。知识产权保护平台：为上海市卫生系统知识产权示范单位。院内制剂平台：获得2015医疗机构制剂许可证。医学检验中心：获得ISO15189证书。公共实验服务平台：包括中心实验室、生物样本库、动物实验中心。国家临床药物试验机构平台：通过CNAS I 期临床试验研究室评审，获得ISO17025证书，有SFDA专业13个。医学伦理审查平台：通过世界中联的中医药研究伦理审查认证和SIDCER认证，为世界中联副会长单位，与美国匹兹堡大学建立合作。

宣传文化日新月异。基地非常重视中医药文化的传播、研究成果宣的传展示、医院品牌文化的塑造与传播。通过日新月异的传播形式，在国内外将中医药文化、中医精神、国家中医临床研究基地、上海中医药大学附属龙华医院进行推广与展示。

搭建完备的共享系统网络体系。搭建临床试验数据管理系统，在确保信息安全的前提下，实现内外网均能登录，辅助科室信息对接，开发重点病种病例系统，实现临床数据库与科研终端对接，已达科研数据检索、汇总、分析的要求。

二、上海中医药大学附属曙光医院

上海中医药大学附属曙光医院于2007年5月提出创建研究型中医医院的战略目标，部市共建项目纳入原卫生部与上海市政府部市共建项目。2011年，国家中医药管理局亦将该院研究型中医院建设纳入其"临床科研基地"建设体系，以"国家中医药肝病临床研究联盟"组长单位的身份领衔开展中医临床研究基地肝病病种的研究。

2015年，医院在总结首期建设的基础上，强化优势、突出特色，二期建设项目以"提升综合服务，培育创新人才，孵育标志成果"为建设目标，拟主要内容包括：①深入推进研究型中医医院体制、机制建设；②研究型中医医院国家级重点实验室筹建和综合服务平台建设；③研究型医院标志性创新成果孵化建设；④培养研究型医院创新性研究团队和领军人才建设。努力把医院建设成为"国内一流，世界著名"综合性中医医院。

（一）研究型中医医院建设综合成效

1. 建立长效运行机制

组织实施保障：医院成立"研究型中医医院建设领导小组"；常设有"研究型中医推进办公室"。专职人员2名。

经费支持：上海市卫生计生委中医药发展办公室根据上海市三年行动计划，在2011年和2014年分2期投入2000万立项"研究型中医院建设"。2015年医院配套相关经费1000万元。

人才引进、培养机制：医院修订并实施《各级职称岗位人员年度考核标准》《科研人员考核条例》《人才培养发展基金管理条例》《高层次人才专项培训实施细则》等。2015年医院引进专家3名。

目标明确：医院制定2020年实现的两大目标是："863"方案——8个研究所、6个重大平台、3个重点突破）。"1640"方案——占职工数

1%的市级以上领军人才，6%的专职研究人员，以及40%的医师具有承担项目的能力。

文化建设。2015年，《上海中医药杂志》封二，连续12期进行研究型中医医院学科、平台等建设宣传。《在中国中医药报》《健康报》《中国医院管理》等多家专业报刊发表相关文章350余篇，有效扩大了社会影响力。

2. 综合实力持续提高

临床服务能力。医院临床综合服务能力大幅提高。2015年出院病人6.4万人次（2014年6万人次）；年门诊量316万人次（2014年310万）。门诊量在上海市患者来自全国及世界各地，自费病人占40%以上。中医特色明显，门诊中医治疗率保持在95%（2014年95%）；住院中医治疗率大幅提高至68.3%（2014年63%）；总的中医治疗率73%。

共享系统和网络建设。2015年，依托本院承担的2项国家"863"课题"中医药信息化平台建设"，该平台已推广至全院临床科室应用。

科技研发创新能力。①全院有正高职称人员123人，博士学位人员156人，硕士学位人员276人，医院科研专业水平显著提高。专职研究人员由2年前的40名增至70名，创新能力明显提升。②2015年，医院以教育部肝肾疾病重点实验、上海市中医临床重点实验及各研究所为重点，新增科研设备1000余万。新建肝病实验楼1000平方米。"科教综合楼"已于2015年立项，建设面积为3.5万平方米。③2015年核心期刊发表论文625篇，SCI收录43篇，SCI 112.861分，最高分为10.377。④2015年获科研项目84项，其中国家级科研项目26项，省部级14项、局级44项，总经费2846.90万元；科研项目申报数414个。⑤2015年获科研奖19项，其中省部级科技奖励10项。

成果转化。与加州大学San Diego分校合作，按照国际公认的规定和标准开展海外新药临床试验研究。"扶正化瘀片抗丙型肝炎肝纤维化的美国Ⅱ期临床试验"历经7年研究

已经揭盲。于2014年申报并获国家重大新药研发项目资助，拟在美国开展Ⅲ期临床试验。

（二）重点病种建设情况

基地长期坚持以"中医药防治肝纤维化与肝硬化""中医药防治慢性病毒性肝炎"为主攻方向。2015年，肝病学科推进承担的5项科技重大专项以及在研国家自然科学基金21项。新中标国家自然科学基金6项，其中新中标的重点项目1项。获得部省级科技成果奖4项、国家专利授权1项。新药研发（过程中）3项。肝病重点病种新发表SCI论文23篇，被引用12次。在国内核心期刊发表论文63篇，被引用126次。出版重点病种著作3部。2015年出席美国亚太肝病学会等，交流论文8篇；NIH特邀报告1次。与扬子江药业集团合作开展茵陈蒿片新药临床前研究，获2015年国家科技重大专项课题重大新药创制资助，现已开展进入药理、药效、毒理等研究，预期目标为获得该新药临床批件。研发治疗肝硬化腹水外用药物消胀贴膏，已于2012年获得临床批件，已在进行Ⅲ期临床试验。重点病种负责人之一高月求获得2015年百千万人才国家级人选。重点病种负责人获各级科技进步奖6项，其中省部级4项。

（曹　莉）

◆ 江苏省
一、基地建设情况

2015年，国家中医临床研究基地（脾胃病）把建设中心实验室作为基础建设的工作重点，于2015年1月正式启动建设。中心实验室位于江苏省中医院北院西楼3楼，面积约300多平方米，设有核酸实验室、蛋白实验室、细胞学实验室、大型仪器室等多个实验室，按国家P2实验室标准建造。2015年实验室聘用专家3名、技术人员4人。中心实验室向全院开放，为全院的分子生物学和细胞实验提供了一个科研服务的公共平台。2015年8月，医院新扩建的医技楼正式启用。南京中医药大学汉中门校区8号楼（人才

教学培训楼，部分科研用房）、7号楼（科技楼）的使用也已进入准备阶段。

2015年，基地经费共7436万元，其中研究用房建设经费1651.94万元，设备购置经费2028.91万元，重点专科、学科费用3577.1万元，重点病种研究费用61.54万元，人才队伍建设培养经费46.96万元，科研合作费70万元。

二、重点病种研究进展
1. 重点病种

溃疡性结肠炎。①行业专项按照任务书有序进行，完成临床注册和12个分中心临床启动培训工作。试验质控、监察工作有序开展。基地科研专项共4项，已按合同书完成任务，通过中期检查。2015年9月，国家中医药管理局医政司启动中医优势病种诊疗方案和临床路径修订工作，江苏省中医院牵头的久痢（溃疡性结肠炎）病种为首批参加修订的100个病种之一。基地牵头制定由中华中医药学会组织发布的《溃疡性结肠炎高危人群中医"治未病"实践指南》（项目编号：SATCM–2015–BZ〔324〕）。承担中医药标准化溃疡性结肠炎病种指南的修订任务，与全国4家单位（广东省中医院、上海中医药大学附属龙华医院、常州市中医院、南通市中医院）合作，已完成溃疡性结肠炎中医诊疗指南修订草案。②优化院内制剂肠安胶囊处方。2015年6月，与南京中医药大学签订科研合作合同，共同研发溃疡性结肠炎中药新药清肠化湿颗粒（临床前研究阶段），已完成制备工艺及质量标准研究，启动临床前药效学研究。对溃疡性结肠炎大肠湿热主方清肠化湿方进行院内制剂转化，研究证实能显著减少结肠黏膜DCs数目，降低肠系膜淋巴结MHC–Ⅱ分子表达，完成清肠化湿颗粒的研制工作，获得院内制剂批文。③2015年共发表溃疡性结肠炎相关SCI论文1篇、中文核心期刊论文19篇。申报专利3项。获得国家自然科学基金面上项目1项，江苏省中医药局立项2项。病种负责人沈洪的"常见脾胃病中

医诊疗共识意见"获中华中医药学会科学技术奖二等奖;《中医消化科主治医师 382 问》获中华中医药学会学术著作奖二等奖。

胃癌。继续对 2008 年和 2010 年行业专项课题开展研究病例的随访工作。开展"益气化瘀解毒方降低胃癌术后复发转移风险的深化研究及推广应用",新纳入研究病例 58 例;"健脾养正消癥方提高晚期胃癌生活质量和延长生存期的研究及推广应用",新纳入研究病例 61 例。全国名老中医刘沈林传承工作室通过验收,发表核心期刊论文 9 篇。

2. 拓展病种

慢性肾脏病。2015 年,肾病科在研科研项目 15 项,其中国家自然科学基金项目 7 项、江苏省科技厅生命健康专项 1 项。江苏省卫生计生委资助生命健康专项资金 200 万,开展"基于'肾虚湿瘀'理论延缓慢性肾脏病(CKD3 期)进展中西医优化方案研究及推广应用"课题研究,已纳入科研病例 287 例。与法国合作开展黄葵胶囊治疗糖尿病肾病蛋白尿的临床研究并获得南京市科委立项。由江苏省中医院承建的中国 – 法国(巴黎)中医中心(列入国家中医药管理局中医药国际合作专项)正式挂牌成立。

高血压病。潜阳育阴方治疗高血压早期肾损伤的研究初显成效,完成多项课题,研究初步结论均表明潜阳育阴颗粒对高血压病早期肾损害有明确的降压和保护肾脏作用。建立高血压慢病管理系统,共诊疗患者约 1000 人次,并为每例患者建立个人电子病历档案,定期门诊随访。举办江苏省中医心系疾病学术年会。

不孕症。2015 年病例入组 160 例,完成《梳理构建名老中医特色治则治法理论体系及其评价》、名老中医夏桂成教授不孕症医案及笔记资料的整理挖掘研究《夏桂成教授笔记资料研究报告》《名老中医夏桂成教授不孕症医案数据挖掘分析报告》。"人工光环境对卵巢发育和节律的影响及中药干预作用"的研究有序进行。发表不孕症方向 SCI 论文 1 篇、核心期刊 28 篇。

肠癌。在研课题共 8 项,其中临床科技专项——结直肠早癌及癌前病变内镜微创治疗技术的临床研究已入组 300 例,完成 150 例。发表 SCI 论文 4 篇、中文核心 9 篇。

三、基地能力建设情况

科研能力。2015 年,江苏省中医院门诊量 472.36 万人次。探索分级医疗,与二级医院联手,与秦淮区 13 个社区医院以及溧水中医院等南京都市圈 16 家市、县中医院横向合作,进一步整合优质医疗资源,定期开展人员培训,开设远程医疗、远程会诊,服务广大基层群众。2015 年在研项目总数 458 项,立项课题共 142 项,其中国家级课题 23 项、省部级 10 项、厅局级课题 63 项、院级课题 63 项,申请专利数共计 21 个,其中发明 6 项、实用新型专利 15 个。

临床研究数据管理与质量控制平台能力。江苏省中医院临床研究质量管理委员会于 2010 年成立,实行院科两级质量管理。2015 年,该院进一步优化创新科研质量管理模式,实施 CRO 第三方数据管理,进一步完善科研质量管理体系。

四、运行模式和机制的建设推进情况

一是建立学科群集中攻关模式。深化以中医脾胃病学为主体,以中医肿瘤学、中医肛肠学、针灸学等各级重点学科为支撑,结合中西医结合优势学科建设,形成以重点病种研究为中心的学科群和研究团队,积极推进重点病种研究。二是实施理论研究,名医传承和临床研究序贯研究。从理论研究入手,总结名老中医学术经验,围绕切入点进行重点病种的深入研究,通过良性序贯研究模式,促进重点病种研究早出成果。三是建立慢病管理模式。联合各级医疗单位开展慢病管理项目,以在高血压病、慢性肾脏病、消化病等病种为标杆,建立专病门诊,开展临床科研一体化管理,多学科协作防治,构建社会化防控体系。四是推进临床科研一体化建设,主要是做好系统维护及病历录入工作。

(张小凡)

◆ **安徽省**

安徽省中医院国家中医临床研究基地建设稳步推进。基地大楼全面启用,极大改善了基地研究条件。基地重点病种糖尿病研究取得阶段性成果。研究表明,采用中医特色疗法综合治疗,能够使 42.15% 的糖尿病前期(IGT)患者的血糖恢复正常。完成国家中医临床研究基地业务建设第二批科研专项课题招标,8 项省内外协作单位的课题中标,资助经费 400 万元。

(王继学)

◆ **山东省**

山东省中医院是国内唯一承担重点研究高血压病的国家中医临床研究基地建设单位。

一、建设模式

高血压基地建设遵循国家中医临床研究基地总体建设目标,通过加大投入,改善条件,深化改革,创新机制,逐步建立起符合中医药发展规律的临床科研创新体系,在重大疾病防治和群众健康维护等研究方面取得突破性进展,全面提高中医药防病治病能力,主要任务就是开展重点病种研究、加强科研能力建设、探索运行机制和模式。

高血压基地设有山东省中医院高血压基地建设领导小组,负责基地全面建设领导工作,设有高血压基地建设管理委员会,具体负责业务建设各项工作,并设有临床方法学研究室、文献研究室、血脉理论及技术应用研究室、社区共建研究室等研究机构,围绕高血压重点病种完善研究型门诊和研究型病房,结合泰山学者岗位、重点学科、重点实验室及名中医工作室等学术机构,搭建重点病种研究平台。

高血压基地根据"打基础、建机制、谋长远、见成效"的国家中医临床研究基地建设基本思路,按照"一个核心、一体两翼"建设要求,以高血压重点病种研究为核心,临床科研信息共享系统建设为主体,以中医临床科研规范、高水平人才队伍建设为两翼，持续推进着基地建设工作。

二、研究成果

高血压基地建设以来，围绕重点病种研究，提出高血压"肝肾失调"病机理论，构建"从肝肾论治高血压"的学术思想体系，在国内率先提出中医"血脉"理论指导高血压血管病变防治思路、方法和技术；建立"高血压病中医相关文献数据库"；形成社区高血压中医综合管理方案和高血压中医功能社区的建设与管理新模式；形成提高收缩压和脉压达标率的中医药综合降压方案，并为高血压病的诊疗指南提供高级别循证证据；形成高血压病耳穴贴压技术规范；牵头组织制定国家中医药管理局发布的《眩晕（高血压病）主攻病种中医临床综合诊疗方案》和《眩晕病（原发性高血压）中医门诊临床路径（试行）》；主持编写基于循证医学证据的《中医药防治高血压专家共识（草案）》；获得4个治疗高血压的医疗机构制剂（调肝降压颗粒、补肾和脉颗粒等），获得发明专利2项；研究《高血压常见中医证候量化诊断标准》，提供该病中医证候的测评工具；选择高血压病不同证候患者及疾病动物模型，开展不同证候的代谢组学及网络生物学机制的研究、中药复方治疗高血压病的代谢组学机制研究及中药提取物抗高血压血管重塑机制研究。

高血压基地建设期间，共获得立项与高血压病相关课题49项，其中国家级11项、省部级15项、厅局级9项，基地业务建设科研专项22项；获得山东省科技进步一等奖1项、二等奖2项、三等奖4项；发表SCI论文及中文核心期刊论文百余篇，出版专著11部，发明专利2项。

通过高血压基地持续建设，医院共有18位专家进入国家级名中医工作室建设行列，全国名老中医药专家学术经验继承工作导师新增5人，新增18名山东省名中医药专家，2人荣膺"泰山学者"特聘教授，5人成为山东省有突出贡献的中青年专家，9人成为第三批全国优秀中医临床人才研修项目培养对象，新增学科带头人11人，博士研究生导师11人，已拥有国内同领域内有一定影响力的领军人物，形成结构较合理、专业覆盖全面的中医临床研究骨干队伍。

三、亮点

研究成果获得山东省科技进步一等奖。以基地首席专家杨传华为课题负责人完成的"提高中医降压质量的关键技术及转化应用"课题研究，紧紧围绕制约中医降压疗效提高的瓶颈问题，开展系列化、规模化的临床与应用基础研究，获取中医降压疗效的高等级循证证据，形成具有原始创新性的中医高质量降压关键技术，并在行业内推广应用，实现基地所在的单位的山东省科技进步一等奖的零突破。

研究成果被纳入国家分级诊疗试点工作。高血压基地制定的《高血压分级诊疗服务中医技术方案》被纳入国家卫生计生委发布的《关于做好高血压、糖尿病分级诊疗试点工作的通知》（国卫办医函〔2015〕1026号），该技术方案规范了高血压中医诊疗方案，将推行至全国34省市广泛应用。

研究成果获得省级卫生行政管理部门认可和推广。中医降压适宜技术被纳入山东省卫生计生委、省财政厅和省中医药管理局联合印发的《关于做好2014年全省基本公共服务项目工作的通知》（鲁卫基层字〔2004〕12号），明确要求"有条件的地区可在基层医疗卫生机构，大力推广耳穴贴压、体穴按摩和中药代茶饮等中医适宜技术开展降压治疗"。

积极推动成果转让。"补肾和脉颗粒"因临床应用广泛、疗效确切，完成与瑞阳制药有限公司的院内制剂成果转让签约，实现高血压病中药制剂研发的成果转让，为进一步研发高血压病中药新药奠定坚实基础。

牵头制定国内第一个高血压中医临床诊疗实践指南。根据国家中医药管理局的标准化工作要求，高血压基地启动第一个高血压中医临床诊疗实践指南（编号：SATCM-2015-BZ127）的制定工作，召开多次专家咨询会议，在多个国家级学术会议进行报告，形成征求意见的草稿，正在进行适用性评价调查。

（陈高潮）

◆ **河南省**

2015年10月17日，河南中医学院第一附属医院国家中医临床研究基地大楼门诊正式投入使用，已累计投入资金3.5亿元。建筑面积总面积68470平方米，其中业务用房面积增加40400平方米，配备诊断、信息等先进设备。

一、艾滋病研究任务的落实情况

按照公共卫生专项中医药防治艾滋病临床服务能力建设的目标要求，开展艾滋病中医药临床人员培训，累计培训200人次，利用远程会诊系统会诊18人次，收集典型病例43例；推广应用艾滋病腹泻诊疗方案、非药物疗法方案取得较好的临床疗效，完成专项的目标任务。完成2015年中医药行业专项分课题"中医药抗病毒治疗艾滋病的临床研究"方案论证工作，拟于2016年初进行课题启动。

二、慢性阻塞性肺疾病研究任务落实情况

研制《慢性阻塞性肺疾病中医诊疗指南》和《社区获得性肺炎中医诊疗指南》，并通过中华中医药学会发布。对于已获得河南省药监局批准的6个治疗慢性阻塞性肺疾病及其相关疾病医院新制剂：补肺益气颗粒、益肺济生颗粒、益肺滋肾颗粒、通塞颗粒、清肺解毒颗粒、舒肺贴软膏、筛选补肺益气颗粒（保肺颗粒）、益肺济生颗粒进行新药开发研究。完成保肺颗粒的药学研究，包括制剂工艺和质量标准，安全性评价工作进展顺利。

三、基地能力建设情况

基地门诊量由2014年的171万人次增加至2015年的190万人次；收治病人总数由2013年的4.9万人

次增至 2014 年的 5.3 万人次；平均住院日较 2014 年减少 1 天，2015 年门诊均次费用为 207.06 元，较 2014 年度呈下降趋势。参照国际规范（ICH-GCP）以及国内 GCP 规范，建立中医药临床研究三级质量控制管理体系，制定相关质量管理制度和操作规范。成立临床研究质量控制办公室，配备专职人员 3 名，负责多项国家级临床研究的质量控制工作，保障临床研究质量。

1. 成果集成应用及推广辐射能力

一是积极引进成果，注重完善与提高。先后引进督灸、平衡火罐、穴位埋线、离子导入等中医特色诊疗技术 65 项（类），并通过临床研究进行技术完善与创新，形成"益肺灸"治疗慢性阻塞性肺疾病为代表的一批特色技术；组织编写《临床医师常用中医诊疗方法和技术》《中医诊疗技术项目汇编》；二是发挥基地辐射作用，积极进行成果推广。与国家中医药管理局、中华中医药学会、中央电视台《中华医药》栏目合作，向全国推广有效的中医临床诊疗技术和研究成果 5 项；通过科研协作网络、举办培训班等形式向本区域推广技术成果 12 项。

2. 运行模式和机制的建设推进情况

完善相关人才培养机制和高层次人才引进机制；积极开展国际学术交流，与国际有影响力的研究单位建立长期稳定的合作；构建国内高水平的科研协作网络，并开展有效的科研合作；制定基地建设中长期发展规划，保障基地建设长期和持续进行；建立高效的基地整体联动运行机制；完善基地管理、科研项目管理、科研人员管理度、科研经费管理等制度；设置专职科研人员岗位，明确科研编制人员，建立稳定的科研队伍；建立基地科研人员保障和激励制度；构建艾滋病临床救治与临床研究相结合的中医诊疗、研究、防治一体化模式；建立慢性阻塞性肺疾病为示范的慢性病中医诊疗研究一体化、科研转化及协同创新模式。

3. 标志性成果、创新探索、有益经验

一是艾滋病研究团队成为河南省创新型科技团队；慢性阻塞性肺疾病团队获得河南省科技进步一等奖 1 项。二是确定基地科研经费长期稳定投入的机制，每年通过把医院年业务收入（预算）的 1.0%，设置基地专项科研基金，在科研投入和人才队伍建设方面，进行重点投入，确保基地科研专项经费的投入和使用。三是以病种研究为示范，带动全院科研能力的提升；培训与重点培养相结合，加强人才队伍建设；重点投入，保障重点研究病种临床研究；基地与医院发展统筹规划，协调发展；实行目标责任制，推进基地业务建设。

（宋军伟）

◆ 湖南省

湖南中医药大学第一附属医院国家中医临床科研大楼已基本建成，建筑面积 10 万平方米，定于 2016 年 3 月整体投入使用。重点病种肝瘟病研究已完成大部分研究任务。通过国家中医药管理局组织的重点病种研究阶段评估，肝瘟病的死亡率由基地建设前的 56.10% 下降至 37.08%；公共卫生专项中医药防治重大疑难疾病临床服务能力建设项目进展顺利，建立重型肝炎中医药防治技术资源库和随访平台；研究型门诊和研究型病房建设进展顺利；伦理审查平台已通过 SIDCER 国际认证和国家中医药管理局中医药临床研究伦理审查平台建设评估；医学检验中心已通过 ISO15189 认证；临床科研信息共享系统已在临床全面铺开应用，并通过国家中医药管理局组织的科研信息共享系统建设阶段性评估，编撰完成的《中医黄疸病临床术语字典》的术语内容在病历模板设计与数据预处理中得到全部应用。

（徐火红）

◆ 广东省

广东省委、省政府高度重视研究基地的建设工作，成立专门的省建设国家中医临床研究基地工作领导小组，分管副省长任组长，各相关部门领导作为领导小组成员，由省中医药局作为行业主管部门协调落实各项工作。省政府有关部门在基地建设经费、人员编制、用房、设立科研专项等方面给予极大的政策支持。基地建设项目总投资 3.999 亿元，其中国家专项经费 7500 万元，广东省专项配套经费 2.5 亿元，自筹 7490 万元。广东省中医药科学院 142 名人员编制及经费已全部落实到位。广东省中医药局积极推进基地业务建设，局各相关处室按照职责分工做好基地建设的相关协调工作，在业务建设方面予以支持，如在名医工作室、重点学科、人才培养、中医药科研等指标分配上给基地适当倾斜。

（郑凯军）

◆ 四川省

2015 年，按照国家中医药管理局和四川省中医药管理局对国家中医临床研究基地建设的要求和工作部署，成都中医药大学附属医院国家中医临床研究（糖尿病）基地完成基地年度计划任务。一是通过重大疑难疾病糖尿病并发症临床防治中心建设绩效考核。基地获得《四川省中医药防治重大疑难疾病临床服务能力建设》二期项目支持，继续负责承担重大疑难疾病糖尿病并发症临床防治中心的建设，承接公卫专项建设目标和建设任务，按照项目要求，基地制订中心建设工作方案和项目预算，项目资金已拨付到位，项目建设正在持续开展。2015 年 3 月底通过国家中医药管理局规财司和科技司组织专家对基地公卫专项项目进行资金绩效考核督查，专家组对该院项目建设取得的成绩表示肯定。二是认真组织国家中医临床研究基地业务建设第二批科研专项课题申报评审工作。按照国家中医药管理局和四川省中医药管理局关于国家中医临床研究基地业务建设第二批科研专项课题申报工作的要求，基地通过公开挂网面向全国进行课题招标工作，其中基地申报 11 项、外院申报 28 项。三是省科技厅项目"中医特色医疗机

构制剂发掘、研发及质量提升研究"通过中期检查。基地承担的四川省科技厅专项项目"防治糖尿病及其并发症的系列医院中药制剂研究"。按照《四川省医疗机构制剂研究技术要求》及《四川省医疗机构制剂注册管理办法实施细则》的要求，对中药验方及医院制剂质量提升进行研究，项目稳步推进。2015年6月通过四川省科技厅组织的中期考核。四是依托"一带一路"战略，加强对外交流合作。基地积极配合国家"一带一路"战略，加强国际交流合作，将中医药技术成果推广到国外，与马来西亚华人医药总会建立国际合作交流中心——大马成都中医药大学糖尿病治疗中心。在黑山挂牌建立第一家国际分院——成都中医药大学附属医院（四川省中医院）黑山分院。对外医疗机构的成立，将积极服务于"一带一路"战略发展，弘扬中国传统医学文化，提高中医药临床服务能力，推广糖尿病基地研究成果和特色诊疗技术，为中医药在国际的传播与发展奠定扎实的基础。五是研发临床科研健康信息共享系统。根据中医临床数据采集自由化、分离化，中医特色体现不足，没有规范化的科研病历和健康随访功能，不能满足临床科研需求的情况，结合基地实际，基地多次集中信息中心、GCP等相关部门及研发单位进行设计、参数及实施方案的商定，系统整体参数已确定，经费已拨付到位，正在进行招标工作。六是积极筹备临床研究中心申报工作。基地按照临床研究中心要求和重点病种、临床研究平台发展需求，在基地建设基础上，认真总结经验，提炼亮点优势，提早编制规划，力争获得临床研究中心建设的支持，为基地的持续建设打好基础。

（杨　军）

◆ 西藏自治区

国家民族医临床研究基地科教综合楼于2014年7月全面投入使用，建筑面积约8900平方米。内设有学术厅、视频会议及远程教室、名医工作室、藏药材标本室、临床研究室等。自2013年起，自治区财政每年给基地业务建设投入1000万元的经费。

基地重点病种研究截至2015年10月，完成藏医血瘸病112部古籍文献数据库和藏医名老专家经验处方（血瘸病）3万张数据库，先后进行两次诊疗方案和路径的优化，现形成共识较高的血瘸病藏医临床路径和诊疗方案。先后举办两次藏医基层骨干人才培训班，共计94人次。完成收集藏医疾病诊断病名1517个和临床术语800例。

2015年基地科研专项中分别立项"血瘸病恢复期藏药十味色朵丸的临床疗效评价研究"和"藏医放血疗法降低脑出血急性期颅内压临床疗效评价研究"。于2015年12月4日由基地办组织审核通过，报国家中医药管理局，现正待审批。国家临床研究基地专项课题"藏医水泄疗法治疗肝硬化腹水临床观察研究"和"藏医霍梅疗法治疗肝病临床观察研究"，国家级中医药继续教育项目藏医肝脏病的防治已立项。通过老藏医专家伦珠旦达历经15年的临床经验总结，研制针对高海拔地区缺氧引起的红细胞增多"六味甘露血清散"专科药，临床中得到显著疗效，深受广大患者的好评。

2015年出版发行《藏医查隆病诊疗方法》《藏医治疗查培病等3个优势病种诊疗指南与标准》《藏医治疗查培病等3个优势病种相关文献荟萃》3本论著。

（刘伟伟）

◆ 新疆维吾尔自治区

国家中医临床研究基地能力建设进一步加强。为加强自治区中医医院国家中医临床研究基地常态化管理，做好基地和医院协同发展，申报新增膝骨关节炎重点研究病种。依托自治区中医医院国家中医临床研究基地建设和国家中医药管理局维吾尔医白癜风诊治重点研究室建设项目，继续开展艾滋病、慢性阻塞性肺病等重大疾病研究，对白癜风等疑难疾病进行中医药、维吾尔药基础理论和防治研究，优化防治方案。根据自制区艾滋病发病形势与民族、地域特点，结合维吾尔医药治疗艾滋病现有基础，自治区依托中央专项资金开展维吾尔医药治疗艾滋病试点工作，对患者进行抗病毒治疗的基础上，辅予维吾尔医药方法治疗，对患者症状改善、生存质量和患者免疫功能的提高等起到辅助治疗的作用。

（殷学静）

十、中医药参与重大突发事件和重大传染病防治

【中医药应急和新发突发传染病防控概述】 为进一步完善中医药应急和防控新发突发传染病工作体系，国家中医药管理局明确国家中医应急医疗队名称，规范国家中医应急医疗队标识系统。四川、江苏、吉林等地强化中医应急演练，进一步提升中医药应急实战能力。在"4·25"地震、"8·12"爆炸等伤员救治工作中，中医系统积极发挥中医药特色优势和独特作用，受到当地政府和有关部门的肯定。在新发突发传染病防控工作中，中医系统主动参与我国首例输入性中东呼吸综合征病例救治，参加西非埃博拉疫情防控，1个集体和1名个人受到国务院应对埃博拉疫情联防联控工作表彰。

（孟庆彬）

【重点省份登革热防控工作现场会】 2015年，国家卫生计生委在广东广州召开重点省份登革热防控工作现场会。国家卫生计生委副主任、国家中医药管理局局长王国强出席并讲话。王国强指出，要重视发挥中医药的作用，建立完善中西医协同防治登革热工作机制，探索总结有益经验，最大程度减少重症和死亡。王国强要求，各重点省份卫生计生部门继续加大疫情防控工作力

度。进一步完善工作机制，大力开展环境卫生整治。在做好登革热防控工作基础上，进一步做好霍乱、手足口病、流感等夏秋季重点传染病和中东呼吸综合征、埃博拉出血热等输入性传染病防控工作。广东省副省长邓海光出席会议。浙江、福建、广东、广西、海南、云南等省（区）及广东省重点地市卫生计生委分管负责人、疾控处处长和疾病预防控制中心主任，广东省中医药管理局有关负责人，香港、澳门特别行政区相关专业人员，部分临床专家，国家卫生计生委疾控局、国家中医药管理局医政司和中国疾控中心有关负责人参会。

（卫 文）

【中医药防治传染病临床科研见成效】 国家中医药管理局从理论、临床、药物等方面组织队伍开展中医药防治传染病的系统研究，中医药救治甲流的基础研究证明中药复方多靶点的作用途径，为更广泛地推广运用中医药治疗病毒性流感和开发新药提供科学证据，构建中医药应急科研体系，科技引领支撑作用得到公认。

（王思成、邱 岳）

【中医药治疗艾滋病工作概述】 2015年，中医药治疗艾滋病试点项目继续有序实施。19个试点省累计接受中医药治疗人数达30466人，较2010年增加96%，超额完成《中国遏制和防治艾滋病"十二五"行动计划》提出的预期70%的目标任务。国家中医药管理局对河南等10个中医药治疗艾滋病试点省进行督导，掌握试点项目进展情况，梳理存在的困难和问题，提出《中国遏制和防治艾滋病"十三五"行动计划》中医药工作总体目标、主要任务和保障措施。组织制订泄泻、血浊、贫血、痹症、蛇串疮、皮肤瘙痒等12个艾滋病常见病症中医诊疗方案，举办全国中医药治疗艾滋病管理人员培训班和技术人员培训班，进一步规范中医临床诊疗。

（孟庆彬）

【中医药治疗艾滋病试点成果】 2015年，浙江、安徽、江西、河南、湖北、湖南、广东、广西、四川、云南10个中医药治疗艾滋病试点省（区），接受国家中医药管理局的督导。督导组认为，"十二五"期间，10个省（区）在组织管理、临床救治、病人管理与服务等方面取得了进展，中医药治疗艾滋病感染者和病人数累计24706人。

10个省（区）明确工作职责和运行机制，制订并逐步完善中医药治疗艾滋病试点项目实施方案及相关管理制度。在医疗科研、病人管理、临床检测等方面促进中西医资源共享，探索中西医协同治疗艾滋病的管理模式。如河南、广东、广西等省（区）建立统一组织领导、统一病例筛选、统一督导检查的中西医临床救治机制。

在临床救治方面，10个省（区）完善临床救治网络，根据艾滋病病人分布和治疗需求情况，设立126个中医药治疗点，依托省级中医临床救治专家组，加强对基层医务人员的临床实践指导和技术能力培训，共举办培训班101次，培训基层医务人员4650人次。完善中医临床技术方案，实行统一技术方案指导下的个性化辨证论治，专家通过巡诊为每一位病人辨证开具和调整处方，基层医务人员根据处方定期将煎煮好的中药汤剂送到病人手中，最大限度确保服药安全。云南、安徽、四川、河南、广西、湖南等省（区）针对外出打工人员，研制携带方便的中药院内制剂，受到患者欢迎。

以病人为中心，形式多样的管理与服务模式已趋成熟。河南、安徽采取专家定点定期巡诊、基层中医医师提供治疗等方式，对因有偿供血感染艾滋病范围相对集中的农村病人提供中医药服务。广东中医药部门与司法部门密切合作，在当地监狱为300多名艾滋病人员进行中医药治疗。云南在强制戒毒所为吸毒感染艾滋病人员进行治疗，摸索适合吸毒群体的诊疗管理模式。

10个省（区）坚持以临床研究为主带动基础研究、药物研发、疗

效评价研究和标准化研究，参加和主持160余项厅局级以上课题。10个省（区）中有8个作为临床科研协作组牵头单位，分别对HIV感染者、艾滋病患者相关常见病症总结归纳，形成中医诊疗方案。运用中医药治疗艾滋病数据信息采集软件，进行系统分析和临床验证。河南、广西、云南、湖北等省（区）获得厅局级以上科技成果奖42项、国家发明专利16项、国际发明专利1项，发表论文800余篇。

各地在防治艾滋病工作中加大国内外医学合作。河南中医学院第一附属医院与美国哈佛大学医学院、纽约阿尔巴尼医学院在多个领域开展合作。广西中医药大学附属瑞康医院与美国、泰国有关机构在中药、壮药联合抗病毒治疗方面开展研究；河南、云南、广西、广东等省（区）中医药治疗艾滋病专家组专家，多次参加国际学术会议，开展艾滋病防治学术交流，推介中医临床防治理论、方法和成效。

（魏 敏）

【各地中医药应急和新发突发传染病防控】
◆ 天津市
"8·12"爆炸后，天津组织各中医医院以骨科、外科、急诊科、护理人员为主的预备抢救医疗队，随时待命。成立中医药专家救治小组，由张伯礼院士任组长，天津中医药研究院附院及天津中医药大学一、二附院院长任副组长，外科、疮疡、心身等科室专家任成员。组织3所医院53名专家，进行9次巡诊，诊治和指导伤患81人次，彰显了中医药在创面修复、瘢痕防治等方面的明显优势，提高了伤员救治成功率。

（杨 仰）

◆ 吉林省
参与重大传染病防治工作。在非典、甲流等重大传染病流行期间，中医药系统迅速反应，积极参与，将中医药防治传染病专家纳入吉林省防治专家组，并确定长春中医药大学附属医院为传染病定点收治医

院。在传染病防治工作中，长春中医药大学附属医院荣获"全国中医药应急工作先进集体"荣誉称号，还有多个中医应急救治专家受到表彰。长春中医药大学附属医院被确定为定点收治 H7N9 禽流感和中东呼吸综合征的中医医院。中医药参与艾滋病防治试点工作，全省确定治疗点 3 个，截至 2015 年底累计治疗病例数 177 例。

争取国家项目，配备应急设备，提高突发事件中医应急能力。2013年，吉林省被确定为中医应急救治项目建设单位，得到国家专项经费 600 万元，吉林省通过遴选确定长春中医药大学附属医院作为项目依托单位，整合全省各级中医医院年轻骨干力量，组成中医应急救治医疗队。从队伍建设、装备设施、应急能力、后勤保障、制度建设等多方面加强中医应急工作，为国家应急救治医疗队吉林省分队配备救护车、移动 DR 机、便携式彩超机、心电监护仪等价值 400 余万元的应急救治设备，储备中药饮片、中成药、院内制剂等总价 100 万元的应急药品，购置帐篷、通讯设施、照明设备等必要的保障物资，在硬件配置上基本满足应急救治需要，提高吉林省中医应急反应能力。

成立中医应急救治医疗队，积极开展演练。2015 年，吉林省卫生计生委、吉林省中医药管理局、武警吉林省总队联合组织开展警地联合卫生应急演练活动，长春中医药大学附属医院派出骨干医师参与应急演练，探索中西结合的应急救治吉林模式，得到国家卫生计生委应急办和国家中医药管理局医政司领导的高度评价。

（任丛飞）

◆ 江苏省

中央领导对江苏昆山"8·2"特大事故伤员中西医结合救治工作作出重要批示。无锡市中西医结合医院在该起事故伤员救治中，反应迅速，措施有力，遵循中医药整体观，积极发挥多专业一体化综合诊疗的优势进行治疗，取得较好效果。

该院是全省收治伤员最多的医院，在医疗救治工作中发挥了重要作用，受到国家卫生计生委、省政府领导的高度肯定。《中国中医药报》对此进行了深度报道。2015 年 4 月，国务院副总理刘延东，国家卫生计生委副主任、国家中医药管理局局长王国强等多位领导批示，要求总结经验，形成全国行业标准和规范。天津港"8·12"特大爆炸事故发生后，受国家中医药管理局指派，江苏省于第一时间派出烧伤专家前往天津支援医疗救治工作。

（张小凡）

◆ 河南省

2004 年 10 月启动实施中医中药治疗艾滋病试点项目以来，在国家中医药管理局的领导下，河南高度重视中医中药治疗艾滋病工作，把中医中药治疗纳入全省艾防工作体系，取得良好的效果。在国家中医药管理局和省政府的支持下，项目实施范围逐步扩大，为 6 市、22 个县（区）的 6150 名病人提供免费治疗。

一是明确救治工作思路，提出"三统一、三结合"原则，即统一组织领导、统一治疗方案、统一评价标准；临床救治与科研相结合、固定方药与辨证施治相结合、中医药治疗与抗病毒治疗相结合。二是建立省、市、县、乡、村五级治疗体系，以项目县中医院为依托，以村卫生室为主要治疗场所，以省级专家为指导，以县级医师为主体，由县、乡、村三级医生组成治疗小组负责日常诊疗工作，由省、市专家组负责技术指导，定期巡诊会诊，形成省、市、县、乡、村五级中医药治疗网络和医疗体系。三是制定符合河南实际的工作机制，制定《河南省中医中药治疗艾滋病试点项目实施细则》；建立定期巡诊会诊制度、科研管理制度、监督检查制度等 13 个规范性文件；制订《河南省中医中药治疗艾滋病试点项目质量管理与控制方案》《河南省中医中药治疗艾滋病试点项目质量检查评分标准》《河南省中医药治疗艾滋病工作手册》，这些制度在实施过程

中不断完善，成为项目实施的制度保障。四是形成一支敬业奉献的专业队伍。省专家组 39 名专家，均为省直中医医院技术骨干；河南省中医药防治艾滋病临床研究中心专职人员 37 人，承担临床观察、基础实验、教学等任务；市、县、乡、村医务人员 500 余名，直接负责病人诊治和管理；聘请中国中医科学院王健、河南省 CDC 王哲等国内知名专家、学者为学术咨询专家。五是探索较为成熟的临床科研机制。坚持医疗救治和科学研究有机结合，制定《河南省中医药治疗艾滋病科研暂行规定》《艾滋病常见病证辨证施治技术临床观察与评价研究方案（试行）》，依托项目实施，指导中医药人员规范开展艾滋病的科学研究。六是建设国家基地，打造艾滋病的中医药研究平台，已在全国范围内建成可长期随访的 20 个医疗现场。省内建成三级防治网络点 15 个，上蔡县艾滋病诊疗中心已开放病床 120 张，另有 6 个县级中医医疗机构建立了艾滋病科研病区，总体床位达到 260 张。

（宋军伟）

◆ 广东省

为贯彻落实国家卫生计生委副主任、国家中医药管理局局长王国强到广东调研传染病防控工作时提出：希望广东省在手足口病、登革热和流感等病毒性传染病的中医药防治方面大胆探索，广东省进一步加强组织领导，完善协作机制，加强队伍建设，制订中医药防治方案，充分发挥中医药在传染病防治中的作用。

广东省卫生计生委、省中医药局、省疾控中心联合组织，委托省中医药学会于 2015 年 3 月 25 日主办广东省中医药防治手足口病研讨会，广东省手足口病重症救治专家组成员、定点收治医院和三级中医医院儿科主任等 100 余人参加研讨，来自广东、天津、安徽、山东等地知名专家交流了各地手足口病的防治策略。会议认为，中医药在手足口病的预防和治疗策略方面均有优

势。会后，广东省中医药局组织有关防治手足口病专家，根据广东省手足口病的临床表现和证候特点，在总结中医药防治手足口病临床经验的基础上，形成《广东省中医药防治手足口病专家共识（2015版）》，供各地在临床救治中参考。

成立广东省防控中东呼吸综合征（MERS）疫情专家组，广东省中医院呼吸内科主任医师林琳、广州中医药大学第一附属医院中医内科钟嘉熙教授为广东省防控中东呼吸综合征临床专家组成员。广东省中医药局派2名专家前往惠州参加会诊，了解有关情况。2015年6月5日，省卫生计生委、省中医药局联合转发国家关于做好中东呼吸综合征医疗救治准备工作的通知，要求各地加强监测，开展培训，指定收治医院，建立保障措施，确保医疗救治准备工作到位。

2015年7月，国家中医药管理局医政司副司长陆建伟、调研员孟庆彬，中国中医科学院艾滋病研究中心常务副主任、主任医师王健等组成的督导组，对2004年以来尤其是"十二五"期间广东省中医药治疗艾滋病工作进行督导。广东省中医药局、广州市第八人民医院、广州中医药大学热带医学研究所、广东省监狱管理局卫生防疫站负责人等作了情况汇报。督导组一行到广州市第八人民医院、高明监狱医院进行实地查看、查阅有关资料，提出今后工作的努力方向。完成广东省中医药参与遏制与防治艾滋病"十二五"行动计划终期评估自评工作。

（郑凯军）

◆ 广西壮族自治区

在自治区卫生计生委中医药治疗艾滋病领导小组的领导下，广西中医（中西医结合）艾滋病研究中心充分发挥指导、协调作用，组织13家中医医院、3家综合性医院开展中医药、中西医结合治疗艾滋病工作。截至2015年12月30日，全区累计治疗艾滋病患者共3253例，脱落或中止1636例病例，死亡61例，正在治疗1556例。接受中医药

治疗的1556例中，18.2%为纯中医治疗，81.8%为抗病毒与中医联合治疗。治疗方式采用中药汤剂或者使用中成药治疗，根据患者的症状体征、机会性感染、药物不良反应等，采用中医辨证的方式，采用中医汤剂治疗，对于病情较稳定的患者，主要有参灵扶正胶囊、清毒胶囊、唐草片治疗。长期临床观察表明，中医药可以稳定或提高患者免疫功能，改善患者的生存质量，降低抗病毒治疗常见不良反应，提高机会性感染的治疗水平。

（蒋志敏）

◆ 重庆市

积极参与尼泊尔地震医疗救援工作。重庆市中医院派遣2名中医专家参与第二批中国政府（重庆）医疗救援队，携带5类急救中药930盒、40套小夹板及针灸、火罐、刮痧板等中医急诊急救药品器材，积极参与地震灾区医疗救援工作。重庆市中医院中医骨伤专家陈智荣立个人三等功。

国家中医药传染病防治基地建设稳步推进。2015年底重庆市中医院、重庆市公共卫生医疗救治中心、重庆三峡中心医院中医药治疗肝病患者20778例、结核病患者1444例、腮腺炎患者247例、中医药免费治疗艾滋病患者848例，正在治疗496例。

（唐丽灵）

◆ 四川省

中医药参与重大突发事件。2015年4月12~16日和11月13~15日，分别在雅安和凉山州德昌县组织开展实战演练和应急拉练，来自省级应急救治基地（四川省骨科医院）、川西应急救治基地（雅安市中医医院）、川东应急救治基地（达州市中西医结合医院）、攀西应急救治基地（攀枝花中西医结合医院）、川北应急救治基地（广元市中医院）、川南应急救治基地（西南医科大学附属中医医院）的国家中医应急医疗队（四川）共计140余人次参加演练，锻炼了国家中医应急医

疗队在遇到突发公共事件的快速集结、野外生存、紧急救援的能力。2015年7月，四川省骨科医院应急分队纳入四川省卫生应急总队管理，被命名为四川省卫生应急总队第六分队，并于2015年5月8日参加在乐山举行的四川省防震减灾应急综合演练。

中医药参与重大传染病防治。继续开展中医药治疗艾滋病试点项目。在四川省成都、乐山、汉源、大竹、凉山、攀枝花等地诊疗点完成国家中医药治疗艾滋病项目下达的病例数300例。截至2015年12月底，四川省中医药干预HIV感染者累计人数已达1409人，正在治疗人数690人，累计死亡人数88人，累计脱落人数631人。组织召开艾滋病中西结合治疗培训班，培训全省各市（州）县二级及以上中医医疗机构感染科、传染科、预防保健科等相关专业人员196人。2015年8月，接受国家中国医药管理局对四川省中医药治疗艾滋病工作督导。2015年9月，国家卫生计生委副主任、国家中医药管理局局长王国强率队在四川凉山调研中医药治疗艾滋病工作，对四川省中医药治疗艾滋病工作给予充分肯定。四川省中医药科学院作为合作单位参与中国中医药科学院承担的国家"十二五"科技重大专项课题"中医药延缓HIV感染者发病、促进免疫重建及降低耐药的临床研究"，对408名HIV感染者进行临床研究。

根据国家中医药管理局关于中医药艾滋病防治要贯彻"以医疗促进科研"的指导思想，四川省积极进行中医药防治艾滋病的科学研究。四川省中医药科学院作为国家"十二五"防治传染病科技重大专项子课题"中医药延缓HIV感染者发病、促进免疫重建及降低耐药的临床研究（300例）"和"中医药对HIV感染者干预作用研究（100例）"的合作单位，共入组病例数408例。在成都市公共卫生临床医疗中心、乐山市市中区疾病控制中心、西昌市皮肤病防治站、昭觉县疾病控制中心、布拖县补尔乡卫生院、攀枝

花市传染病医院、汉源县中医院、大竹县中医院分诊疗点进行课题入组，入组病人已用药24月，2015年12月，最后一次采集血液送检验中心检验。正在录入数据，校正数据，总结数据。促进免疫重建的复方制剂联合成都市公共卫生临床医疗中心，对40例艾滋病抗病毒治疗后CD$_4^+$T细胞和病毒载量"两低"患者进行临床研究，入组40例，有效病例31例，已经基本完成疗效总结。

（刘晓蓉）

◆ 西藏自治区

2015年4月25日14时11分尼泊尔发生的8.1级地震；波及西藏自治区日喀则市的聂拉木、吉隆、定日、萨嘎、仲巴、亚东、普兰等县。按照自治区党委书记陈全国提出的"首先要争分夺秒救人"的指示精神，自治区藏医院、日喀则市藏医院在自治区卫生计生委和日喀则市卫生局的统一安排部署下，第一时间启动医院应急预案，组建医疗救治队、准备应急药品和急需生活用品后积极参与抗震救灾工作。其中，由日喀则市藏医院骨伤、外科等专业人员组建的5人医疗分队（日喀则卫生应急第三组）于2015年4月25日20时30分从日喀则市出发连夜赶赴吉隆县，于4月26日6时达到吉隆县后按照县抗震救灾指挥部的统一安排，8时出发到受灾最严重的吉隆镇开展医疗救助任务，在吉隆镇与日喀则卫生应急第二组联合开展医疗救治工作。4月25日自治区藏医院抽调11名骨干医生组成第一医疗分队带着价值十余万元的药品、耗材随自治区卫生计生委派出的医疗队从拉萨出发奔赴受灾最严重的吉隆县吉隆镇萨勒村开展医疗救治工作。

（刘伟伟）

◆ 宁夏回族自治区

2015年5月，宁夏中医药回医药管理局制定下发《关于做好中医药防治传染病工作的通知》，在全区范围内实施。通过成立中医药防治传染病工作领导小组，明确工作领导小组的职责，初步建立中医药防治传染病决策机制；通过成立中医药防治传染病技术专家组，明确技术专家组的职责，进一步完善中医药防治传染病技术保障机制。促使中医药防治传染病临床科研能力得到进一步强化，中回医医疗机构传染病防治能力得到持续提高，着力增强参与传染病医疗救治的能力和应对传染病暴发等突发公共卫生事件的能力。

（柳怀智）

◆ 新疆维吾尔自治区

实施2014年自治区中医民族医药骨伤特色救治能力建设项目。结合自治区实际，成立自治区中医民族医药管理局突发事件中医民族医药应急工作领导小组和自治区突发事件中医民族医药应急救援队专家组。按照项目要求，组织安排40名中医民族医技术骨干到疆内外进修学习，进一步提高全区中医民族医药骨伤特色应急能力和水平，培养中医民族医药应急队伍，不断健全完善自治区中医民族医药应急机制。

（殷学静）

◆ 成都市

2015年，成都市公共卫生临床医疗中心（以下简称"中心"）积极推进"国家中医药防治传染病重点研究室"和"国家'十二五'重点专科——中西医结合传染病科"建设。一是领导高度重视。2015年8月3日，中心代表成都市接受国家中医药管理局科技司中医药治疗艾滋病项目督导。督导组对中心中医药防治传染病工作作出高度评价，并提出下一步发展方向建议；中心聘请4名名中医作为研究室专家，负责病毒性肝炎、艾滋病、结核病、新发突发传染病4个研究方向，保证中医药建设有力发展。二是制定诊疗规范。将《中医药防治传染病诊疗应急预案及治疗规范》制作成册并下发各临床科室，保证中西医结合诊疗的需要。三是开展临床诊疗。2015年利用中西医结合治疗季节性流感393例次，治疗手足口病患儿700余例，采用"肝脾疏络饮"治疗重型病毒性肝炎300余次，治疗免疫性肝病、病毒性丙型肝炎、急性肝炎、药物性肝炎、妊娠胆淤症、肝硬胆腹水及肝癌等200余例次，治疗艾滋病机会性感染200余例次，治疗肺结核及腹盆腔结核2800余例次。四是重视基础研究。医院于2013年建立专门的科研实验室（传染病研究室），经过积极创建，于2015年2月4日获批"四川省医学重点甲级专科建设项目"，已建立起结核、肝病、艾滋病、手足口病4个病种的标本库，可提供实验和科研服务。五是提升学术水平。2015年获得中医药相关科研立项12项，1项"十二五"科技重大专项子课题"发热伴呼吸道症候群诊疗预案和临床救治研究"已参与总课题组滚动申报"十三五"重大专项课题工作，同时积极申报省中医药管理局名老中医学术经验继承相关课题；发表中医学术论文16篇；举办国家级中医药继续教育项目2次，省、市级中医药继教项目各3次。六是注重能力培养。培养8名老中医药专家学术经验继承人，采取中医人员师承名家、攻读在职研究生以及外出短期培训等有效方式，对中医人员进行大力培养。

（赵春晓）

十一、中药材保护与发展

【中药标准化项目】 国家中医药管理局与国家发展改革委员会共同组织中药标准化项目。项目在《国家基本药物目录》和《国家基本医疗保险、工伤保险和生育保险药品目录》收录的中成药品种中，选择临床用量大、涵盖多种剂型的50%以上中成药大品种，示范性开展中成药全过程质量控制标准和产品标准制定工作；示范性开展50%以上临床最常用饮片全过程质量控制标准和等级标准制定工作；建设可实现信息共享的中药质量标准库，建设独立、权威、具有公信力的第三方质量检测技术平台。通过项目实施将建立一批中成药全产业链生产规范和中成药优质／先进产品生产标准，中药饮片全产业链生产规范和饮片等级标准，建立优质／先进中药产品质量可追溯体系，培育一批生产优质／先进产品的企业，进一步提升中药产业整体竞争力。

（孙丽英、陈榕虎）

【中药资源普查试点工作概述】 从2011年中药资源普查试点工作启动以来至2015年底，国家中医药管理局通过中医药部门公共卫生专项和中医药行业科研专项等，累计安排经费近9亿元。在全国31个省（自治区、直辖市）的922个县，开展中药资源调查，开展与中药资源相关的传统知识调查，调查范围占全国县级行政区划单元的1/3。在全国20个省（自治区、直辖市）布局建设28个（稀缺）中药材种子种苗繁育基地和2个中药材种质资源库，将对160种大宗、道地和稀缺中药材进行繁育生产和保存。初步建成包括1个中心平台（现代中药资源动态监测信息和技术服务中心）、28个省级中心（省级中药原料质量监测技术服务中心）、65个监测站的监测体系，搭建监测信息和技术服务工作平台，可对近200种药材的价格、质量、流通量等信息进行动态监测。发布《药用植物资源调查技术规范》等8项行业标准、《中药资源发展报告》。指导、培训全国中药资源普查技术骨干300余人次，凝聚形成普查核心力量1万余人。累计发现2个新属和44个新种，将进一步扩大药用资源种类。收集整理全国各项中药材生产适宜技术和传统知识190余项。

（孙丽英、陈榕虎）

【濒危药材种苗繁育基地建设】 为加强对道地药材、珍稀濒危品种保护和繁育研究，从源头保证中药材的质量，促进资源恢复与增长，国家中医药管理局通过中医药公共卫生专项支持，在安徽、湖南、湖北、广西、内蒙古、黑龙江、陕西、云南、河北、新疆开展稀缺中药材种苗基地建设。项目主要针对重楼、远志等近80种中药材开展种子种苗繁育基地建设，包括对中药资源普查中收集的种子种苗进行更新；对繁育生产困难的中药材品种进行繁育生产；制定种子种苗生产技术标准、技术规程；开展中药材种子种苗检测服务。通过政、产、学、研、用合作的机制，促进中药材生产的专业化、规模化和产业化，为社会提供优质种子种苗。

（孙丽英、陈榕虎）

【各地中药资源普查试点工作概述】
◆ 天津市

由天津市卫生计生委、天津中医药大学及各中医医院共同组建天津市中药资源普查队，对普查试点蓟县开展野生中药资源普查工作，包括5个自然植被代表区域、36个样地、1080个样方。2015年，野外普查作业已基本完成，共收集原植物标本约500份，涉及202种药用植物，制作药材标本约100份。

（杨 仰）

◆ 山西省

2015年，在国家中药资源普查试点工作办公室、山西省中药资源普查试点工作领导组的领导下，山西省继续实施中药资源普查试点工作。从2012年8月山西省中药资源普查试点工作启动，到2015年底，普查试点工作接近尾声，各县普查基本按照国家普查要求完成各县指标。

基本完成国家中药资源普查试点工作各项任务，完成重点品种调查450个，一般品种调查146科、1625种；制作蜡叶标本25325份，上交38129份；采集中药材样5835份、1026种，上交4612份、1026种；收集中药材种质6280份、532种，上交3985份、532种；拍摄植物照片31万张、工作照1万张、专题片12集；采集样方7262条；上传

数据2400G；上传传统知识3000余条。完成现代中药资源质量和信息动态监测中心体系基本建设，浑源站、襄汾站、绛县站分别召开产业发展研讨会，提交当地主产药材调查报告，购置检测检验仪器，监测站开展相关工作。完成黄芪、党参等9个中药材种子种苗繁育基地的建设。完成山西中药标本馆的建设。完成部分普查资料、书籍的整理出版。完成部分中药资源普查专题片的摄制与制作。完成山西中药资源地理国情动态监测体系平台模板建设与验收。中药资源普查中，与北京建筑大学合作，以沁水县委地理模板，设计建立"山西省中药资源地理&应用信息系统"。该系统由普查纪实、地理信息检索、数据统计、生态适宜性分析、3D动画电子中药标本、药材产销应用、数据综合管理和帮助8个模块组成，是一个强大的关于山西省中药资源地理和应用信息数据平台，该系统建成以后可在全国推广，具有极强的教学、科研和社会服务功能和极大的开发和应用空间。创建药用植物微结构摄影技术，并开展在应用领域尝试，完成试点目标。

（侯建树）

◆ 内蒙古自治区

内蒙古按照国家验收标准的要求，制订2015年普查工作方案，对蜡叶标本、药材、种子的采集，传统知识调查，市场走访调查等各项工作进行部署。各普查队按照要求，投入人力、物力，补充采集野生植物标本、采挖野生药材及种质样品。2015年11月，自治区普查办组织召开全区蒙中药资源普查阶段性总结会议。

2015年，9支普查队伍对确定的调查样地进行资源调查，完成样地调查1334个，市场走访调查40余份、样方套数5094个，采集药材样品1000余份，制作中蒙药材基原植物标本18000余份，采集重点药材种子600余份，重点中蒙药材药用部位700余份，收集民族特色处方700余个，发现黄花地黄和白花

灌木青兰2个新种。进行栽培药用植物调查，发现乌拉特前旗枸杞基地、阿拉善肉苁蓉种植基地、阿拉善羽叶丁香栽培基地、根河市水飞蓟人工栽培基地以及土默特右旗的黄芪、小秦艽、甘草等人工栽培基地等规模较大。其余基地较为零散，多为农户或企业自发式的小型种植基地。

2015年，普查一队内蒙古大兴安岭森林调查规划院组织编写的《内蒙古大兴安岭野生药用植物图鉴》完成70%文字编写工作。普查六队东乌珠穆沁旗蒙医医院编写修订的《乌珠穆沁旗蒙药材彩色图谱》，记载蒙药材300余种。普查九队内蒙古呼伦贝尔市蒙医医院织编写的《呼伦贝尔市地道蒙药植物图册》已经编写完成，待最终校对出版。阿拉善地区编写完成"阿拉善药用植物彩色图谱整理研究"，图文并茂描述当地400余种蒙中药材。普查九队"内蒙古呼伦贝尔地区地道蒙药植物图谱及建数据库"和"道地药材种植基地建设"、普查七队的"地黄属植物新类群的研究"列入中国中医科学院的中央本级重大增减支项目"名贵中药资源可持续利用能力建设"子课题。

(岳红娟)

◆ 辽宁省

2015年省普查试点工作领导小组办公室、专家指导委员会、辽宁省中药资源普查试点依托单位工作小组，多次组织召开不同形式会议，研究试点工作实施进展及随时遇到的具体问题，省领导小组办公室及专家多次深入各试点县协商、检查、指导，解决随时遇到的具体问题，到沈阳药科大学、沈阳农业大学检查研讨内业工作等具体问题。多次参加"辽宁省中药材保护和发展规划"（"十三五"规划）的讨论制定，并提出很多合理化建议。2015年3月召开辽宁省中药资源普查试点工作阶段性总结，2015年12月参加北京普查试点工作汇报会、讨论会等，形成的文字资料按照要求及时汇报。15个试点县、市，参加外业调查人数160余名，内业整理工作的人数达到130人以上。

各调查队根据本队的工作进展情况，从2015年4月开始，定期进行野外调查和样品收集，市场调查和传统知识调查随时进行。根据2015年底统计，全省本年度完成样地调查数222个、样方套数1087个、样方数6318个。调查重点品种数为400余种、份；特色品种数为200余种、份；水生品种数为130余种、份；耐盐品种数为130余种、份；共采集到制作蜡叶标本的材料5100余份，活体植株30余种，药材400余种、1200余份；收集种子、种苗270余种，近400余份。市场调查近300余种、份；收集到近40余条传统知识。全省调查、收集植物总数为1500余种，有部分种还有待种名和药用鉴定。正在进行内业标本鉴定、整理与制作，药材的整理，信息录入、保存，整理和补充过程，已经完成制作蜡叶标本8000份以上。调查的新记录种、新分布种、新种等也有待进一步核实、鉴定。

根据国家中医药管理局办公室《关于建立国家基本药物中药原料资源动态监测和信息服务体系的通知》，2015年3月26日，辽宁省卫生计生委、辽宁省农村经济委员会联合印发《关于建设现代中药资源动态监测信息和技术服务站有关事宜的函》。2015年6月8日，国家中医药管理局批准辽宁省现代中药资源动态监测信息和技术服务中心设在辽宁中医药大学药学院，以清原县和桓仁县卫生局、农发局共同承担辽宁省2个监测站的建设。省领导小组办公室多次组织进行现场检查督导，现已基本经完成筹备的具体工作，按照国家要求按时进行周报、月报信息上报，正在进行试运行阶段。

(张宏逊)

◆ 吉林省

2015年，吉林省继续承担普查试点工作，省委、省政府高度重视，连续第3年将中药资源普查试点工作列入省政府重点工作。

一、积极开展中药资源普查试点工作

2015年，经国家中医药管理局批准，确定在吉林省吉林市龙潭区、昌邑区，四平市铁东区，通化市江昌区、二道江区，白山市浑江区、江源区，松原市宁江区，白城市洮北，延边州延吉市等11个市辖区继续开展全国中药资源普查试点工作。

为保障普查工作顺利进行，省普查领导小组办公室相关成员、各普查队长先后到11个试点区进行实地走访，召开由市（州）中医药管理局、试点区政府领导、试点区卫生局（中医药管理局）及相关部门领导参加的项目对接会，加强各普查队同地方政府及相关部门的接洽工作，解决一系列普查实际问题，为吉林省中药资源普查工作顺利开展奠定了坚实的基础。

2015年4月，吉林省中医药管理局组织召开普查试点工作启动会，部署总体工作。技术依托单位长春中医药大学发挥专家力量，组建11支普查队，开展人员培训，并将普查工作项目化、任务化管理，确保工作圆满完成。截至2015年底，基本摸清11个试点县的中药资源各类、分布、数量、品种和应用情况。共计调查样地425块、样方套2135个、样方12810个，采集植物标本562种、药材标本370种、种子标本165种，传统知识调查12条，拍摄照片7万余张，发表中药资源普查学术论文24篇，疑似新记录、新分布4种。2015年底，吉林省中药资源普查领导小组办公室组织相关专家对普查队采集的蜡叶标本、药材标本、种子标本及普查数据进行审核确认。

二、完成动态监测与信息服务体系建设工作

吉林省在充分考虑地理位置和中药资源情况下，在长春中医药大学建设吉林省中药资源质量监测与技术服务中心，下设抚松和通化两个监测站。2015年，省级中心及两个监测站的基础设施建设已经完成，并已开展信息采集及上报工作。

三、种子种苗繁育基地建设工作初见成效

种子种苗繁育基地基础设施建设工作已取得阶段性成果，分别由长春中医药大学、吉林省吉林中西医结合医院为技术依托单位的2个基地，在通化市、敦化市、靖宇县、集安市、抚松县、柳河县、桦甸市、左家镇建设8个生产基地，整体基地建设总规模为15078亩，并建设种子种苗保存库，对吉林省主产的26个品种进行繁育生产研究。

（任丛飞）

◆ 黑龙江省

一、普查工作概况

黑龙江省承担中药资源普查试点工作以来，40个试点市、县、区的普查工作已全面启动。截至2015年11月30日，调查代表区域204个，已经完成样地1187个、样方套4410个、普查品种（野生）1120种、标本3000份、数量调查923种、重量调查378种、蕴藏量378种、栽培品种13种、病虫害种29种、市场主流品种131种、市场代用品1种、传统知识45种、种子份数130份、市场调查41种、照片121710张。与前期普查对比，样地新增973个、样方新增3458套，其他数据总体均大幅度上升。

开展中药资源动态监测体系建设。在完成调查主体工作同时，开展中药资源动态监测体系建设，已建成省级中心1个、监测站3个，现已全部建成并投入使用。

开展中药材稀缺种子种苗繁育基地建设。2015年，黑龙江省中医药管理局组织农垦林业局等单位及专家调研确定黑龙江省贵龙医药有限公司为中药材稀缺种苗基地主基地，黑龙江省未名医药有限公司、黑龙江省锦河农场、加格达奇林业局、北藐中药材种业公司为分基地。确定北五味子、关苍术、防风、黄芪、黄柏、龙胆、金莲花、赤芍、兴安升麻、寒地山楂为主要繁育品种。

中药资源相关传统知识调查情况。黑龙江省传统知识调查情况共45条，其中鄂伦春族1条、回族4条。调查的主要对象是在医疗机构、家族、老字号企业及特定地区（民族聚集地、村落等）中传承应用活态性的中医药传统诊疗技术、经验方、炮制等中医药传统知识。

二、普查工作取得的成果

成立中药材种植产业协会并开展系列中药材种植培训，培训种植户达到800人次，配合国家局举办"大健康"加格达奇论坛暨中药材商品规格等级标准研究技术中心（联盟）成立大会。成立黑龙江省中药材流通产业协会，对黑龙江省中药材市场开展实地调研工作，进行优质优价等中药材定价规范研究，通过整合各流通渠道，拟搭建中药材流通交易平台，开展中药材仓储、中药材下游产品研发加工、中药材电子商务平台等工作。

加强以黑龙江省道地大宗药材为原料的健康产品开发。充分利用黑龙江省北药资源，运用先进的加工技术，以纳豆、林下参、刺五加、五味子、黄芪、桔梗、林蛙、黄瓜籽等药材为主要原料。黑龙江省中医药科学院采用生物技术与木耳、猴头、灵芝、香菇、银耳、桦褐孔菌等药食两用真菌有机结合，开发降血脂的旨益片、调整胃肠功能的常谓爽、护肝的乐尔甘等具有自主知识产权的保健品，开发乌吉密、禾力钙、甚好钙等具有调理健康功能的纳豆系列健康食品。同时开展特膳食品以及健康养老套餐的开发。黑龙江省中医药科学院与相关制药企业进行绿色中药饮片及相关产品开发达成初步协议，对黑龙江省道地药材进行深入开发，规范黑龙江省中药材的研究。黑龙江省中医药科学院选派科技人员创办黑龙江祖研北药大健康科技开发有限责任公司，进行以黑龙江特色药材及特色农产品为主体的健康食品的开发与转化。

黑龙江中医药大学与大兴安岭地区建立合作伙伴关系，开展黑龙江中医药大学有关科技成果在大兴安岭区域内转移转化活动，共同推进中医药大学"中药第五类新药越橘胶囊""道地药材（北药）标准化生产及深度开发技术"等生物技术成果落地转化和产业化。

黑龙江省科技厅主办、黑龙江省中医药科学院协办首届"两岸四地大健康养生论坛"。科技部港澳台办选定黑龙江省中医药科学院继续承办2016年论坛活动。

制定《黑龙江省发展中医药健康服务实施意见》，对未来5年发展中药材及相关产业进行规划。实施意见已通过黑龙江省各厅局会签，将以黑龙江省政府办公厅文件形式下发。

（曲峰）

◆ 浙江省

浙江省中药资源普查试点工作于2014年启动，由浙江省中医药管理局牵头组织，试点县（市）共21个，由浙江中医药大学牵头负责普查试点工作，浙江省中药研究所、浙江大学、浙江农林大学、浙江亚热带作物研究所协助完成。

为做好浙江省中药资源普查试点工作，省政府成立浙江省中药资源普查试点工作领导小组，副省长郑继伟任普查试点工作领导小组组长，省政府副秘书长李云林、省卫生计生委主任杨敬任副组长，省卫生计生委、发改委、科技厅、财政厅、农业厅、林业厅、食品药品监督管理局、中医药管理局、中医药大学等分管领导担任组员，领导小组下设办公室，设在浙江省中医药管理局。同时，浙江省成立省中药资源普查（试点）工作技术专家委员会。

截至2015年12月，浙江省已基本完成野外调查工作，完成样地756个、样方套3780个，样地完成率达到100%。普查共发现野生品种2600余种、有蕴藏量的180余种、收集传统知识数量100余种、蜡叶标本28000余份、药材标本300余份、拍摄照片50余万张、采集种子200余份、录像500分钟，参与普查工作人员达到500余人，发现疑似新种和新记录。此外，普查队奔赴浙江省全部地级市的64个地

区，走访200多家医院近300位医生，获得200余张药方。作为普查成果，2015年，项目组编写《浙江中药资源志要》，已交稿至出版社，待出版。

在开展中药资源普查试点工作的同时，作为中药资源普查试点工作延伸任务，浙江还开展中药资源动态监测体系建设、国家稀缺中药材种子种苗基地建设。

一是推进中药资源动态监测体系建设。根据国家中医药管理局、国家中药资源普查试点工作办公室《中药原料质量监测体系建设目录》的建设要求，积极筹备浙江省中药原料质量监测技术服务中心及监测站的建设工作。目的是解决中药资源统计口径缺失，市场秩序混乱，信息和技术匮乏等重大难题。2015年，由国家中医药管理局、浙江省中医药管理局牵头组织完成1个省级中心、2个监测站的建设工作，即浙江省中药原料质量监测技术服务中心和丽水、磐安现代中药资源动态监测信息与技术服务中心监测站的建设工作。省级中心及监测站的场地、人员均已到位，到位补助经费300万元。2015年10月，正式开始中药资源动态监测试运行工作，试运行期间，每周监测上报浙江省的白术、白芍、浙贝母、菊花、延胡索、玄参、麦冬、郁金、厚朴、西红花、山茱萸、铁皮石斛等品种的价格信息，每月上报以上品种的流通量信息，征集、解决一批技术难题，形成产、学、研的对接，签订一批服务合同。

二是推进国家稀缺中药材种子种苗基地建设。2015年，国家中医药管理局通过中医药部门公共卫生服务补助资金项目，开始新一轮的稀缺中药材种子种苗基地建设。2015年10月，浙江省正式被确定为稀缺中药材种子种苗基地建设省份，建设品种涉及元胡、浙贝母、黄精、重楼、西红花、覆盆子、铁皮石斛等，建设补助资金500万元。已与浙江寿仙谷医药股份有限公司、建德市启振农业开发有限公司、青田县康之源农业有限公司、湖州菱新

生态农业发展有限公司等签订基地建设协议，落实种子种苗基地建设土地面积2000余亩，并签订长期的土地租赁合同。

同时，浙江省普查试点工作在各大媒体进行了宣传报道。由浙江中医药大学带队普查调查组走进资源丰富的武义，此次调查组武义行的走访重点是当地野生铁皮石斛资源濒危状况，以及铁皮石斛人工栽培的面积、加工技术、供需量、质量状况等第一手资料。同时，《中国中医药报》《浙江日报》《钱江晚报》《瑞安日报》等多家媒体报刊以及浙江在线、浙江中医药大学校网、丽水科技信息网等多家媒体网站对此次工作进行了报道。

（施　翔）

◆ 江苏省

自试点工作启动以来，江苏省已完成调查样地427个、样方套2083个、普查野生品种1108种，记录重点品种150种、栽培品种78种、病虫害10种。市场调查主流品种28种、传统知识数量38条、蜡叶标本12421份、药材标本224份、拍摄照片13.7万余张，采集种子85份，拍摄录像541分钟。发表中药普查相关论文15篇。2015年7月，与《中国现代中药》联合组织"江苏省水生耐盐中药资源的合理利用研究"专栏，并在国家中药资源普查试点工作办公室的支持下，开展适宜于我国东部沿海地区水生、耐盐特色中药资源调查试点研究。与中测国检（北京）测绘仪器检测中心、中国中医科学院中药资源中心等单位联合开展"江苏省水生药用生物资源生产区划研究"专题工作。出版《苏州地区中草药彩色图谱》。参与《中国中药资源大典》编写，承担连钱草、薄荷、骨碎补、百合、僵蚕、络石藤、蛇床子、佩兰、三棱、太子参、苍术、香橼12个品种的专论撰写任务。参与《中国中药材种子原色图典》编写，承担白果、芡实、三棱、明党参、青蒿、薄荷、黄蜀葵花7个品种材料撰写任务。推动国家基本药物目录所需重要中

药材种子种苗（江苏省）基地建设，联合企业建设茅苍术、银杏、黄蜀葵、芡实、青蒿、荆芥等7个品种的中药材种子种苗基地，建设面积达2070亩，年繁殖种子种苗10.3吨。

在国家普查办统一部署下，积极开展江苏省中药资源省级技术服务中心建设，并在射阳县洋马镇、泰州市中国医药城、溧水区永阳镇筹建3个中药资源动态监测站。位于南京中医药大学的省级中心已基本完成硬件建设。针对江苏地产10个大宗品种，开展购销价格和流通量数据调查及上报的常规性监测工作。

（张小凡）

◆ 安徽省

安徽省已先后组织3批普查，2015年新增12个试点县，全省共有42个县（市、区）开展中药资源普查工作。2015年，试点县已实地调查1300块样地，完成样方套6500套，累计完成20000种次以上野生及栽培药用植物的调查工作，采集药用植物蜡叶标本40000余份、药材标本2500份、种质资源近千份；发表《安徽省中药资源普查试点工作模式创新》等论文20余篇，出版《中药资源普查百问》《南陵县中草药志》《滁州常用中草药图谱》等专著4部；将干热鼓风技术应用于药用植物标本干燥上，设计出药用植物标本烘干机，此项发明在第四次全国中药资源普查试点工作中期交流会上获得创新成果一等奖。

（王继学）

◆ 福建省

截至2015年12月，福建省中药普查工作已按全国中药资源普查实施方案全部完成尤溪、仙游等15县（市、区）572个样地、2590个样方套、15540个样方的调查，发现有蕴藏量的品种近百种，完成15县（市、区）400多条样线的调查，发现福建省药用植物种类2000多种，记录所发现物种的GPS数据及样线轨迹等，拍摄数码照片12万多张；

采集蜡叶标本 35440 多份，正在进行后期制作与鉴定中，极大地补充了福建省药用植物资源蜡叶标本不足和不系统的问题；采集中药材样品近百种、400 多份，已按加工规范要求进行处理；发表新种 1 个（条纹马铃苣苔）、新分布属 3 个、新分布种 32 种；发表文章 6 篇，已接收 10 篇，阶段性成果刊在《生命世界》杂志上发表，成果正逐步发表中。完成省级中心的建设规划，并完成仙游县监测站、柘荣监测站的硬件建设，进行初步的数据填报等，加强硬件建设的补充及软件建设；积极参与道地药材的编写，完成泽泻、枇杷叶等药材的编写任务；初步完成泽泻的商品规格等级标准制定，莲子、鸡内金、白茅根、使君子、地肤子、淡竹叶、薏苡仁及牡蛎等的商品规格等级标准正在研究制定中；正在进行种质种苗繁育基地的初步建设及规划，已选择泽泻、华重楼、马蓝、薏苡仁等进行规范化的种苗繁育等。

（褚克丹）

◆ 河南省

河南省高度重视中药资源普查工作，制订《河南省中药资源普查工作实施方案》，成立中药资源普查工作领导小组及专家委员会，召开中药资源普查工作启动会议，成立县中药资源普查工作领导小组和普查大队，开展专题培训，确保普查工作取得实效。

在数据搜集和标本采集方面。一是样地、样方调查情况。河南省 48 个项目县（市）共实地调查代表区域数量 169 个，完成样地 1730 个、样方套 8650 个，样地、样方套数量完成国家规定数量。二是蜡叶标本的采集与制作情况。采集与制作蜡叶标本 37003 份，其中包含 183 个科、748 个属、1646 个种。上交国家 3023 份。三是药材标本、种子标本的采制与加工情况。河南省中药资源普查应完成 187 种重点药材的调查，河南中药资源普查项目办公室收到药材标本 1817 份、277 种；有蕴藏量的 235 种；收到种子标本 215 份、113 个品种。四是图像资料的采集与整理情况。整理拍摄照片 513347 张、录像 1620 分钟。五是传统用药知识调查与市场调查情况。通过采用实地调查法、询问法、网上调查法对河南中药材市场进行深入调查，对每一市场主流品种分别从平均收购价格、平均销售价格、年收购量、年销售量 4 方面开展调查。已经完成调查市场主流品种 755 种。通过开展与中药资源相关传统知识的调查，发现、收集、整理、确认一批正在传承应用中的、有重要价值的用药传统知识数量 492 种。六是 2015 年依托牵头单位河南中医学院建设"河南省中医药文化博物馆"，其中建立"中药标本馆"，收藏此次普查的药材标本和植物标本。普查期间，发表论文 24 篇；发明实用专利 2 项；发现新分布 7 种，分别为掌叶大黄、药用大黄、华北大黄、湖北栝楼、舞阳贝母、虫草属真菌、枸橘。

在硬件建设方面。省级中心办公场所的基础设备与人员已到位，视频会议设备的招标与合同签订均已完成，仪器设备、人员与装修全部符合中心平台要求。建立禹州、西峡、武陟 3 个中药资源动态监测信息和技术服务站。

（宋军伟）

◆ 湖南省

2015 年湖南省继续推进 47 个项目县开展中药资源普查工作。截至 2015 年底，共完成样地 1805 个、样方 9025 套；采集制作蜡叶标本 4 万号、药材样品 4000 余份、种质资源近 2000 份；拍摄各类图片 35 万幅、视频资料 500 份；共调查药材交易市场 3 家、药材摊点 140 个，访问药材收购站 120 余个；访问传统知识持有人 350 人次，填写传统知识调查表格 700 余份。已经发表药用植物新种 3 个，正在深入研究的疑似新种十余个。2015 年底将完成第一批 25 个项目县国家验收，第二批 10 个项目县标本实物上交和数据库上报，第三批 12 个项目县第一阶段外业工作。基本完成湖南省中药原料质量监测与技术服务中心和邵东、隆回、靖州 3 个监测站硬件建设，并按照国家中心平台的要求上报监测数据。湖南省普查工作工作量饱满，样地、蜡叶标本和图片数量排在全国前列；建立完善的工作和考核机制，保障普查进度与质量；依靠地方组建普查队伍，培养 400 名基层中药资源人才；指导项目县撰写普查技术报告，系统总结县域中药资源现状，为县域经济发展提供参考。

（徐火红）

◆ 广东省

2014 年 5 月，广东省启动中药资源普查试点工作，完成省级领导组织架构组建工作，成立广东省中药资源普查（试点）工作联席会议制度，组建广东省中药资源普查试点工作技术专家委员会和广东省中药资源普查（试点）工作项目办公室。组建 11 支普查技术队伍，由全省 8 个单位共同承担。各试点县及其所属的管辖市积极配合全省的中药资源普查工作展开，均成立县级普查领导小组。从普查工作启动至今，已开展的试点县大部分已完成野外样方调查任务，部分试点县已开展样线调查、栽培药材信息、传统医药知识以及中药材产品流通等方面的调查。统计全省种植药材的品种、面积以及蕴藏量等情况。试点工作项目办公室还对全省的栽培药材情况做了统计，据最新的资源普查资料显示，全省中药材种植面积已超过 150 万亩。多个普查队对普查区域内的中草药集市以及中药材产品流通、传统医药知识进行专题调查。

（郑凯军）

◆ 广西壮族自治区

广西 48 个县开展中药资源普查试点工作。2015 年重点开展第一批 36 个试点县的野外调查工作以及内业数据整理和上传，第二批 12 个试点县的样地调查、市场调查和标本采集工作，建设广西（省级）中药原料质量监测平台，积极按照国家普查办的有关要求做好第一批试点县普查工作相关验收准备工作。截至2015年底，广西48个普查试点县共完成样地调查1570个、样方套调查7604个，采集蜡叶标本62853号、209309份，采集重点药材634种，涉及市场调查药材1043种，记录传统知识199项，采集种子种苗489种，拍摄照片616415张。完成所有标本制作，上传第一批试点县约40%的内业整理结果，记录普遍物种2987种。共发现12个植物新物种、广西1个新记录属和21个新记录种；整理并向国家普查办提交20项广西主特产药材种养生产适宜技术。

（蒋志敏）

◆ 重庆市

启动第三阶段普查工作。开展集中培训，对普查人员进行为期2天的野外实地普查拉练以及品种鉴别、标本采集、数据填报等技术培训，增强业务能力和协同作战能力。加强与地方区县卫生计生委沟通联系，保障普查工作顺利进行。完成8个区、县野外调查任务，有序推进内业整理工作。经初步统计，8个区、县共计调查样地200个，采集标本2万余份，采收药材样品319份，收集种质资源40余份，走访调查栽培品种10余种，拍摄照片3万余张，发现国家珍稀濒危保护植物7种。走访调查1个中药材市场，走访调查中药材品种百合、黄精、白及、石斛、牡丹、栀子等，在地面积4000余亩。

中国中医科学院中药资源中心重庆分中心挂牌运行，成为全国首个省级分中心。建成重庆市中药资源动态监测中心，每周提交10种重庆地产药材价格信息，每月提交100种药材市场价格信息。建立重庆市中药资源学重点实验室。完成重庆巫山县中药材产业发展规划编制。开展重庆垫江药用植物园的规划和设计、石柱县中药产业发展规划编制工作。

（刘 璐）

◆ 四川省

一是继续推进中药资源普查试点工作。按照国家中药资源普查试点工作部署安排，2015年继续开展四川省第三批6个市（州）、11个县的外业调查工作，2015年共采集标本2500种、15000份以上，完成30%的样方调查。组织专家撰写4部专著、3部资料汇编，建成省级中药资源数字化平台。同时，利用普查成果，展开对贫困、民族地区优势资源开发与资源普查成果转化项目研究，完成6个项目的评审立项工作。

二是继续推进国家基本药物所需中药材种子种苗繁育基地建设。已建设雅安主基地1个、双流保种基地1个、单品种分基地10个以及种子种苗检测中心1个。"四川省中药材种子种苗基地建设"申报科技厅科技项目，并获得资助。完成雅安主基地的迁建工作。广安基地已经完成建设并投入使用。

三是持续推进国家中药种质资源库建设。2015年5月、8月完成对第四次全国中药资源普查收集的第一批种子（云南、新疆、吉林、安徽、湖南、湖北、甘肃共7省5182份种子）、第二批种子（陕西省、河北省和河南省共3省5728份种子）的图像拍摄和数据整理工作。为国家中药种质资源库的建立和运行提供参考依据和技术支持。组织专家对其相关验收标准进行起草工作。指导国家中药种质资源库进行种质资源库主机、冷风机、PLC等制冷控制线路系统的调试和试运行工作。

四是创新省级中药原料质量监测技术服务中心建设。已建成彭州、三台、成都监测站并正常运行。相继开展省级中心仪器设备及其参数确定，省级中心门户网站建设，基于SOA架构的省级中药资源动态监测信息平台系统的建设开发。

（杨 军）

◆ 云南省

2011年，国家组织开展第四次全国中药资源普查试点工作。云南省中药资源普查试点工作于2011年11月启动。

普查工作采取"省县"联动的工作机制，中药资源普查领导小组由已成立的省中医药工作领导小组履行职责，成员由11个有关省级部门负责人组成，云南省卫生计生委为省级项目牵头部门，普查期间，增补涉及的州、市政府分管领导为成员。同时成立普查试点专家委员会，负责全省普查工作的指导、检查、评估及验收。县卫生计生委（卫生局）为县级项目牵头负责部门，每个试点县成立一支中药资源普查工作队。中国医学科学院药用植物研究所云南分所和云南省农科院药用植物研究所作为项目技术依托单位，联合省内其他科研院所或大专院校组成项目技术组，负责项目的技术指导，并参与各县普查工作队的具体工作。云南省2011年首批试点县25个（景洪市、勐海县、思茅区、江城县、元江县、新平县、丽江古城区、玉龙县、永胜县、巍山县、弥渡县、屏边县、金平县、泸西县、禄劝县、寻甸县、沾益县、师宗县、宜良县、盐津县、武定县、双柏县、文山县、西畴县、砚山县），2015年启动第二批试点县15个（广南县、麻栗坡县、富宁县、丘北县、马关县、腾冲县、龙陵县、梁河县、勐腊县、嵩明县、大姚县、维西县、兰坪县、临翔区、永德县）。第一批25个试点县的普查工作已完成，第二批15个试点县已基本完成野外调查工作。共调查418块样地，采集药用植物标本7648号，发现3个新种（麻栗坡县），采集药材样品314份，采集种子71份，拍摄照片87689张，访问民族民间医生22名，开展市场调查39次。在昆明市建立云南省中药原料质量监测技术服务中心，在西双版纳建成傣药南药研究检测中心；启动实施龙血树、乌天麻、滇黄精、白及、黄草乌5种稀缺中药材种子种苗繁育基地建设项目。通过前期普查工作，云南省已发表新种5种，出版《云南重要中药图鉴》《云南药用植物（Ⅰ）（Ⅱ）》《云南名特中药材种植丛书》《西双版纳有毒植物图鉴》《双柏药用植物图鉴》等专著，启动《中国傣药志》《中国药用植物特有种》《昭通天麻高效种植》等普查专著的编写工作。

（代江玲）

◆ 西藏自治区

西藏普查试点工作累计对嘉黎县、索县、巴青县、贡觉县、类乌齐县、左贡县、芒康县、丁青县、亚东县、吉隆县、聂拉木县、普兰县、扎达县、工布江达县、米林县、波密县、察隅县、郎县、桑日县、措美县、隆子县、错那县、洛扎县、尼木县、堆龙德庆县、墨竹工卡县、定结县、城关区、墨脱县、林芝县等30个县开展中（藏）药资源野外实地普查工作；完成20个县的标本鉴定工作；建设省级技术服务中心1个；在拉萨、林芝等建立2个动态监测站。

西藏自治区政府对西藏省级技术服务中心的建设给予高度重视，从地方财政投资建设的西藏自治区藏医院"眼科中心与研究院综合大楼"，从主体大楼设计阶段就将省级技术服务中心纳入功能板块，并安排200余平方米的省级技术服务中心用房。主体大楼于2015年8月正式进入施工建设阶段，2016年大楼正式投入运行，届时西藏省级技术服务中心将以崭新形象服务于西藏普查试点工作。

按照2015年度国家批准西藏日喀则定结县、拉萨城关区、林芝地区林芝县、墨脱县4个试点县的任务，于当年5月17日开始，西藏两个省级普查队（自治区藏医院普查队、大学农牧学院普查队）及时组织年度的野外普查工作。累计完成149个样地、748个样方套、4470个样方，采集实物标本9600余份。2015年11月，借助全区藏医药专业技术人员藏药材传统辨认技能培训班，采取授课培训的方式，不仅系统介绍了动态监测站的重要性、工作内容、工作流程、服务方式，而且与45个县藏医院制剂室、药剂科的专业技术人员签订参与协议，建立个人信息档案，并制作监测站工作证。

通过此次试点工作，西藏已经建立了两个实体库，其中西藏自治区藏医院建立一个面积200平方米的集展示与库藏为一体的第四次普查试点工作成果展示标本馆。西藏大学农牧学院建立了面积310平方米的第四次普查试点工作成果展示区及标本馆，累计面积达到510平方米，收藏实体标本。

（刘伟伟）

◆ 陕西省

陕西省36个县中药资源普查试点工作基本收尾，累计完成样地1418个，调查药用植物物种2668种，采集药用植物蜡叶标本6.61万份，拍摄照片近10.8万张、视频近50部；调查陕西有蕴藏量中药材78种、人工种植中药材22种，种植面积约30万亩；采集中药材样品1845份，采集药材种子210份；组织调查中药资源相关传统知识，获得调查报告120份；调查20个收购站、36家医院的中药材市场流通情况，基本摸清药材采集、收购、流通趋向；建立陕西省中药原料质量监测技术服务中心和商州站、城固站2个监测点，报送数据8批次，形成30项中药材适宜技术，承担茜草、珠子参、海金沙、乌梅、秦皮、茵陈、皂角刺等7个品种药材商品规格制定工作，开展重楼、珠子参、连翘、秦皮、贝母专项调查研究；建设陕西省中药材种子种苗检测中心，组织开展丹参、连翘、元胡、黄精、太白贝母5种药材种子种苗基地建设工作。

（余 晴）

◆ 甘肃省

2015年1月21日，甘肃省普查办召开甘肃省第三批中药资源普查县技术负责人分工会会议。会议部署2015年议定普查的12个县的工作，宣布12个县技术负责人名单，即敦煌市孙少伯、山丹县张勇、古浪县王振恒、临夏县马毅、张家川县王明伟、玛曲县陈学林、临潭县崔治家、卓尼县杨韬、华池县周天林、两当县黄兆辉、康县陈学林

和迭部县孙学刚。

2015年3月12日，甘肃省普查办召开甘肃省第三批普查县实施方案审定会。第三批普查县技术负责人分别对各自普查县的地理概况、普查队人员组成、中药资源基本情况、各县中药资源名录、拟定的重点品种、普查区域样方样地分布、普查进度安排、普查过程中可能遇到的问题及经费预算等方面进行汇报。与会专家认真听取各县技术负责人的汇报，对提交的方案进行讨论审定，并依各县的具体情况针对遇到的具体问题给予解答。

2015年6月12~14日，省普查办在迭部县召开各县技术负责人野外培训会议。会议内容：统一技术规范，落实国家验收标准，开展野外实地培训及考核工作，讨论《甘肃藏药志》编写工作。

2015年8月11~18日，甘肃省中药资源普查专家组组长廉永善、专家组成员朱俊儒等对玛曲县、迭部县、卓尼县和两当县中药资源普查队依次进行督察指导工作。

2015年9月11日，甘肃省普查办召开2015年中药资源普查中期汇报会议。会议听取了12个县、市技术负责人的野外普查工作情况汇报。

2015年甘肃省第三批中药资源普查试点县工作进展顺利，本年度普查成果如下：

根据2015年普查工作成果统计，12个试点县共完成496个样地、2483个样方套、14898个样方的野外调查工作，共采集植物标本5000余号，压制蜡叶标本20000余份，采集药材302份，采集种子132份。拍摄照片达10万张，录制视频164份。在传统知识调查中，收集民间单方、验方共147个。普查队累计走访中医院1家、乡镇卫生院34家、村级卫生所51家、藏医院2家、个体诊所5家、中药材企业2家；采访中医56名、藏医8名、药材经销商35位。

（郭 泰）

◆ 宁夏回族自治区

2015年，全区中医药资源普查

试点工作进展顺利。5支自治区普查大队，共负责19个项目县中医药资源普查工作，标本内业整理工作基本完成，信息数据管理有序。共调查样地489块，完成样方2430套，采集药用植物1529种，药用植物标本8831份，拍摄照片10万余张。

中药资源传统知识调查任务基本完成。累计访谈人员71人，整理确定60名传承人员，完成民间药文献调研28个，收回民间验方调查表132份，采集照片4414张。

回药资源普查工作顺利进行。结合自身特色，积极开展回药资源普查工作，制定回药普查规范和制度，建立《宁夏回药资源目录》，确立492种回药。完成470余种回药资源植物标本实地踏查、采集与制作，发放各类调查表17000余份，调查民间医生445人，调查药材种植农户33人，调查回药85种，共采集照片15659张。

（柳怀智）

◆ 新疆维吾尔自治区

2015年4月，新疆启动实施第四次全国中药资源普查新疆第二批试点项目，已完成塔城地区、博州、哈密地区的11个县、415个样地野外调查，采集标本27743份；建立中药民族药资源数据库、标本库和种质资源库，并在此基地上建立"新疆中药民族药资源分布地理信息系统"和"新疆药用植物标本管理系统"，获得2项知识产权；建设1个中药民族药原料质量监测省级技术服务中心和2个县级监测站。为保证资源普查项目试点工作的顺利开展，印发第四次全国中药资源普查新疆第二批试点项目管理办法、专项经费管理办法等6个管理制度。组织专家进行现场督导以保障野外调查工作的质量。

（殷学静）

◆ 青岛市

2015年，青岛市继续开展全国第四次中药资源普查青岛地区普查工作。该项工作由山东省第二（李沧）普查队承担，普查队在山东师范大学樊守金教授和李沧区卫生计生局副局长黄磊的带领下，对李沧区重要资源和重要传统知识进行了4次调查，出动调查人员500多人次，累计调查32天，调查区域涵盖了李沧区（如十梅庵、卧狼齿、虎山、楼山、烟墩山、竹子庵、戴家山、老鸦岭等）全部及邻近的崂山区、城阳区部分区域，完成全部36个样地、180个样方套的调查。

经调查，区域内共有野生中药品种152种，包括丹参、芫花、金银花等重要药材，其中有蕴藏量的68种，记录个体数2352种，记录重量45种。采集制作蜡叶标本1100多份、药材标本110份，采集种子标本31份，拍摄照片52000多张、录像95分钟，调查传统知识80种，圆满完成2015年度各项调查任务。

（范存亮）

十二、"三严三实"专题教育

【"三严三实"专题教育概况】 扎实开展"三严三实"专题教育，不断加强作风建设。一是扎实做好局机关各部门及各直属单位2014年度民主生活会的组织工作和总结工作。通过召开工作会议，强化督导组与各部门各单位的对接，建立并利用"微信"平台及时进行交流，收集整理相关材料，及时做好各项后续工作，确保各部门、各单位群众路线教育实践活动整改方案的落实，有效地深化活动成果。二是积极筹备并落实局"三严三实"专题教育工作。及时在党组会上传达"三严三实"专题教育工作座谈会精神，召开座谈会听取意见建议，协助起草并印发《中共国家中医药管理局党组关于在局直属机关处级以上领导干部中开展"三严三实"专题教育的实施方案》，筹备并召开党组书记"三严三实"专题教育党课暨动员部署会。三是扎扎实实地推进"三严三实"专题教育。协助党组召开3次专题学习研讨会，会前分别编写印发学习参考资料，会上协助安排专人做好重点发言，会后及时向中央组织部、中央国家机关工委等报告情况。创新性地在参观孔庙和国子监博物馆的基础上进行严以修身专题研讨，取得很好的效果。四是积极探索"三严三实"专题教育的有效途径。及时组织召开"三严三实"专题教育工作座谈会、推进会，了解各部门、各单位工作开展情况，部署局党组安排，确保工作取得实效不落空。五是及时开好专题民主生活会。一方面，按照中央组织部要求，重点协助党组做好"三严三实"专题民主生活会筹备工作，制订并上报工作方案，在局机关及直属单位组织召开2次征求意见座谈会，向各省（区、市）中医药管理部门发函征求意见建议，协助局党组起草对照检查材料等。局党组按照中央要求，以上率下召开高质量的"三严三实"专题民主生活会，进一步强化理论武装、锤炼党性、坚定理想信念，达到严肃党内政治生活的目的。另一方面，及时印发局机关和直属单位召开民主生活会的通知并召开专门会议部署落实相关工作。截至2016年2月4日，局机关各部门、各直属单位的党组织经过认真准备，均召开"三严三实"专题民主生活会，向中央看齐，向局党组看齐。根据中央部署，协助党组印发《关于认真学习贯彻习近平总书记在中央政治局"三严三实"专题民主生活会上的讲话精神的通知》，并及时召开党委工作会议传达相关精神。

（刘 灿）

【国家中医药管理局组织学习贯彻两部重要党内法规】 为深入学习贯彻《中国共产党廉洁自律准则》和《中国共产党纪律处分条例》精神，2015年12月24日，国家中医药管理局举办学习贯彻两部法规培训班，特邀中央纪委宣传部副部长、网络中心主任林青作辅导报告，国家卫生计生委副主任、国家中医药管理局党组书记、局长王国强主持会议并讲话。

林青首先做了题为《全力推进依规治党，宣传贯彻落实好两部重要党内法规》的辅导报告。报告着重介绍两部重要党内法规的出台背景和主要内容，以生动的实例就有关条款进行深入详细的解读，并对下一步宣传贯彻两部法规提出要求，为各部门、各单位学习贯彻提供了有力指导。

王国强作重要讲话。他指出新修订的《准则》和《条例》以党章为遵循，总结提炼从严治党的实践成果，细化党章对党员干部的廉洁自律要求和纪律要求，实现党内法规建设与时俱进。《准则》重申党的理想信念宗旨、优良传统作风，紧扣廉洁自律、坚持正面倡导，为

党员和党员领导干部树立了一个看得见、够得着的高标准。《条例》坚持纪法分开、纪在法前、纪严于法，突出政党特色、党纪特色，严明政治纪律和政治规矩、组织纪律，划出党组织和党员不可触碰的底线。

为贯彻全面从严治党，王国强要求，深刻领会党的十八届五中全会关于发展理念的重要论述和加强党的领导、全面从严治党的新要求，深刻认识党的历史使命，切实把思想认识统一到中央的决策部署上来；继续坚持把贯彻中央八项规定精神作为全面从严治党的重要抓手，深入推进"三严三实"专题教育，持之以恒纠正四风，努力形成勇于担当、奋发有为、干事创业的精神状态和良好作风；全面加强党的纪律建设，着力打造忠诚、干净、担当

的中医药干部队伍。

王国强还就扎实开展党风廉政建设和反腐败斗争提出具体要求：认真落实主体责任和监督责任；强化作风建设，杜绝侥幸心理和惯性思维；坚持以零容忍态度惩治腐败，保持高压态势，强化不敢腐的氛围；认真贯彻落实巡视工作条例，聚焦全面从严治党，深化巡视监督；加强纪检队伍能力建设，实践好监督执纪"四种形态"。

国家中医药管理局副局长于文明、马建中、王志勇、闫树江全程认真听取辅导，局直属机关党委、纪委全体委员，局机关全体公务员，局直属（直管）单位领导班子成员及专（兼）职纪检干部、人事干部等150余人参加培训学习。

（朱 桂）

业

务

篇

一、政策法规与监督

【概述】 2015年，政策法规与监督司围绕着局党组确定的9项中医药重点工作任务分工，强化目标导向，明确任务分工，改进工作作风，狠抓工作落实，强化中医药事业发展规划统筹，做好中医药发展战略规划纲要的编制，推动完善中医药事业发展政策和机制，加快推进依法行政，促进构建中医药法治体系，加强中医药标准化工作，强化中医药服务监督管理，完善中医药监管与执法机制，进一步加强中医医疗广告监管，配合开展专项整治行动，统筹推进中医药政策、法规、标准与监督工作取得阶段性进展。

（陈沛沛）

【推进中医药行业法治建设进展】 围绕贯彻落实十八届四中全会精神，全面推进中医药行业法治建设，国家中医药管理局制定印发《国家中医药管理局关于全面推进中医药法治建设的指导意见》，提出全面推进中医药行业法治建设的总体目标、基本要求和重点工作任务。同时制定印发《国家中医药管理局办公室关于贯彻落实〈中共中央关于全面推进依法治国若干重大问题的决定〉具体分工方案》，进一步细化局机关各部门的工作任务和职责分工，推进法治建设贯彻落实工作。

（任 艳）

【中医药立法工作进展】 中医药法列入全国人大及国务院2015年立法计划一档项目。国家中医药管理局加强与国务院法制办、全国人大常委会等部门配合，推动中医药立法工作取得进展。

国家中医药管理局配合国务院法制办赴贵州和辽宁开展中医药立法重点问题调研，进一步修改完善

《中医药法（草案）》有关条款；加强与民委沟通协调中医药法律名称问题；配合国务院法制办完成《中医药法（草案）》征求意见复核，报送国务院审议。2015年12月9日，国务院第115次常务会议讨论并原则通过《中医药法（草案）》，决定将草案提请全国人大常委会审议。

2015年12月21~27日，十二届全国人大常委会第18次会议对《中医药法（草案）》进行第一次审议。国家卫生计生委副主任、国家中医药管理局局长王国强受国务院委托，出席会议对《中医药法（草案）》作起草说明。《中医药法（草案）》草案着眼继承和弘扬中医药，坚持扶持与规范并重，强化政策支持，规定符合中医药特点和发展需要的中医医师和诊所准入、中药管理、人才培养等制度。

（任 艳）

【规范性文件清理工作】 国家中医药管理局继续深化规范性文件清理工作，对建局以来发布的规范性文件进行系统清理。经过全面清理，截至2015年6月30日，国家中医药管理局现行有效规范性文件93件，需废止文件12件，需修订文件4件，清理意见经2015年11月26日局长会议审议通过。根据清理意见，国家中医药管理局印发《国家中医药管理局关于公布现行有效的93件规范性文件的通告》，将现行有效的规范性文件目录向社会公布。

（任 艳）

【规范性文件合法性审查工作】 为贯彻落实十八届四中全会《关于全面推进依法治国若干重大问题的决定》有关"完善规范性文件合法性审查机制"的要求，国家中医药管理局对《国家中医药管理局规范性文件管理办法》中有关合法性审查的内容、工作程序以及效力进行细化，制定印发《国家中医药管理局规范性文件合法性审查规定》，并按照规定开展规范性文件合法性审查工作。

（任 艳）

【中医药"六五"普法验收总结】 国家中医药管理局根据全国普法办《2015年全国普法依法治理工作要点》和《全国中医药行业开展法制宣传教育的第六个五年规划（2011~2015年）》要求，制定印发《关于组织开展中医药系统"六五"普法检查验收工作的通知》，组织各地中医药管理部门开展"六五"普法检查验收，认真总结中医药行业"六五"普法工作开展情况。

（任 艳）

【中医药监管与执法机制进一步完善】 2015年11月，国家卫生计生委、中央编办、财政部、人力资源社会保障部和国家公务员局联合发布《关于进一步加强卫生计生综合监督行政执法工作的意见》，围绕卫生计生机构改革和职能转变的主要精神，从基本原则、综合监督工作主要任务、工作要求3个方面，对省级、设区的市级、县（区）级、乡镇（街道）级、村（居）级5级的卫生计生监督体系和机构建设提出意见建议和工作要求，进一步明确在卫生计生综合监督行政执法体系中完善中医药监督工作机制的要求。

为全面实施依法治国，推进健康中国建设，切实加强中医药监督管理工作，规范中医药服务和市场秩序，完善中医药监管与执法机制，严格中医药监管与执法责任，维护人民群众健康权益，细化《关于贯彻落实党的十八届四中全会精神进一步加强卫生计生综合监督行政执法工作的意见》有关中医药监督内容，加强对中医药监督管理工作的针对性和指导性，国家中医药管理局、国家卫生计生委抓紧制定《国家卫生计生委、国家中医药管理局关于加强中医药监督管理工作的意见》。按照党的十八大和十八届三中、四中、五中全会精神，结合国务院关于简政放权、放管结合和优化服务的要求，国家中医药管理局正在对文件进行修改完善，计划于2016年2月出台。

（黄 莹）

二、医政工作

【概述】

一、统筹协调，完善有利于事业发展的政策机制

重视发挥国务院医改协调机制作用，加强主动沟通，完善政策措施，全面推进医改中医药工作。①强化顶层设计。国务院及有关部门制定的医改文件均体现中医药改革思路和政策要求。如首次在国办文件中明确公立中医医院功能定位；在基层中医药服务体系不健全、能力较弱地区，将中医医院中医门诊诊疗服务纳入首诊范围，在分级诊疗中满足人民群众首诊看中医的需求；出台行业长期呼吁的中药不取消加成、不纳入药占比计算、中药制剂纳入医保报销等重要政策；解决了中医药一技之长人员个体行医政策障碍等问题。②强化政策落实。国家中医药管理局与国家卫生计生委制定《关于同步推进公立中医医院综合改革的实施意见》和《关于推进社会办医发展中医药服务的通知》，将系列医改文件中有关中医药政策系统化、整体化、实操化，便于行业学习和运用。建立国家中医药管理局局领导联系推进综合医改试点中医药改革工作机制，注重利用各种会议、培训和调研督导等形式强化对政策的解读和宣传，推动医改政策落实。针对中药饮片保留加成等政策实施后可能出现的问题，制定《关于进一步加强中药饮片处方质量管理强化合理使用的通知》，通过建立专项点评等制度促进中药饮片合理使用。江苏、安徽将中医药改革要求纳入省政府深化医改目标责任制，强化政府责任落实；吉林在县级公立医院综合改革中坚持"三同步"原则，确保中医药全程参与改革各环节。③强化政策研究和试点。开展9个医改中医药相关政策课题研究，为完善医改政策和提出"十三五"规划中医药目标任务提供有力支撑。选择8个城市建立中医药参与医保支付方式改革联系点，探索符合中医药特点的医保支付政策。

二、改革创新，探索有利于特色优势发挥的服务模式和管理制度

围绕促进中医药特色优势保持和发挥，抓住关键环节，不断完善医院监管模式、诊疗服务模式、医师执业管理制度。①创新中医医院评价方式。为进一步加强对全国大型中医医院的监管，维护公立医院公益性，深化公立中医医院改革，推动中医医院发挥中医药特色优势，不断提高中医临床疗效和医疗质量，启动为期3年的大型中医医院（含中西医结合医院、民族医医院）巡查工作，注重以巡促建、以巡促改，注重医院内涵和监管长效机制建设，注重发挥地方和巡查专家积极作用，2015年全国共完成80家三级中医医院巡查任务，重点巡查反腐倡廉建设、坚持公立医院公益性、发挥中医药特色优势、医院管理、医院服务等方面情况，行业反响良好。②创新中医诊疗模式。为探索符合中医学术特点、突出中医特色优势、提高中医临床疗效、改善群众就医感受的中医诊疗模式，确定江苏省和全国19家中医医院为首批试点单位，遴选第二批试点候选单位，重点围绕多专业联合诊疗模式、中医综合治疗模式进行实践。江苏省中医药局注重行业发动和督导推动，县级以上中医医院已建有多专业联合诊疗平台119个；各试点单位注重完善诊疗平台运行机制，结合本单位实际，积极探索创新中医诊疗模式。③创新中医师执业管理制度。与有关部门共同制订中医师资格考试制度改革实施方案，体现中医药行业特殊性。在新设立的乡村全科执业助理医师考试中，明确不再划分中医、西医两个类别，统一考试大纲和试卷，中医药内容比例占30%，促进基层医师真正成为防治结合、能中会西的"全科"医师；在2015年底部分省（区）开展的摸底考试中，甘肃省由于政策引导优势，实践技能考试、综合笔试均高出平均通过率15个以上百分点。明确中医师依法从事精神障碍疾病诊疗的要求和条件，解决其依法开展诊疗活动问题，实现中医师执业注册管理的新突破。

三、服务基层，推动有利于中医药服务惠民的措施落实

围绕医改90%患者大病不出县的目标要求，突出基层能力建设，提高城乡居民对中医药服务的可及性和获得感。①提升工程"十二五"目标任务基本完成。国家中医药管理局与国家卫生计生委联合实施社区卫生服务提升工程，规范社区中医药服务提供；与国家卫生计生委、财政部开展基本公共卫生服务项目督查，督促完成中医药健康管理覆盖人群40%的目标；各地注重补"短板"、加投入、搞督导，狠抓薄弱环节和难点问题整改，强化4项指标落实，提升工程已基本完成"十二五"阶段目标任务。积极推进基层中医药工作先进单位创建，2013~2015周期创建先进单位229个，覆盖服务人口超过1亿。2015年中央财政投入建设5200多个基层医疗卫生机构中医综合服务区，"中医馆"成为基层卫生改革的特色和亮点。②改善医疗服务行动全面实施。与国家卫生计生委启动为期3年的"进一步改善医疗服务行动计划"，各级各类中医医院围绕群众看病就医反映比较突出的医疗服务问题，进一步优化设施布局、改善服务流程、规范诊疗行为、提高医疗质量、强化医疗安全，医疗服务进一步改善，社会满意度不断提升。③义诊周活动持续开展。国家中医药管理局与国家卫生计生委、原总后卫生部继续开展"服务百姓健康行动"大型义诊周活动，全国6191家中医疗机构（含中医门诊部等）近8万名医护人员深入贫困地区，义诊基层百姓189万人次，减免患者医疗费用1500多万元。通过连续3年的活动开展，边区群众切实感受到党和政府的关怀，打造了中医义诊服务品牌，推进了城乡中医药对口支援工作，放大了中医药便民惠

民效果。

四、拓展思路，夯实有利于能力和疗效提升的工作基础

围绕防治重大疾病，突出专科发展，促进中西医协同，推动诊疗能力和临床疗效提升。①专科建设不断加强。完善重点专科建设和管理思路，明确功能定位和发展目标，突出坚持中医思维、促进中医药特色优势发挥和疑难重症诊疗能力提升的核心要求。强化重点专科建设监测和中医病案首页监测，专科管理的规范化、制度化、客观化程度进一步提高。②中西医临床协作试点正式启动。针对中医诊疗具有优势的重大和疑难疾病及传染性疾病，国家中医药管理局与国家卫生计生委共同启动中西医临床协作试点，通过中医医院和综合医院强强联合、优势互补、协作攻关，探索中西医协同解决治疗难点，提高临床疗效。③中医药应急和传染病防控能力进一步增强。围绕积极参与、主动作为、彰显特色、锻炼队伍的工作思路，各地积极开展应急演练，在登革热、中东呼吸综合征、埃博拉等新发突发传染病防控和"4·25"地震、"8·12"爆炸等突发公共事件伤员救治中，中医药系统积极行动，较好地发挥中医药特色作用。中医药治疗艾滋病试点稳步推进，19个

试点省已累计治疗患者3万余人，超额完成《中国遏制和防治艾滋病"十二五"行动计划》目标任务。12个艾滋病常见病症中医诊疗方案发布实施。

五、需求导向，拓展有利于中医药健康服务发展的相关领域

围绕人民群众日益增长的健康服务需求，顺势而为，延伸服务，不断拓展中医药服务领域。①大力发展中医养生保健服务。围绕中医养生保健服务提供要素，制定《关于促进中医养生保健服务发展的指导意见》和《中医师在养生保健机构提供保健咨询和调理等服务的暂行规定》，促进中医养生保健服务健康发展。②扩展在疾病预防控制领域发挥中医药作用的途径。国家中医药管理局与国家卫生计生委联合印发《疾病预防控制中医药工作纪要》，加大慢性病中医药防控参与力度，配合国家爱卫办积极开展健康城市建设，将中医药内容和指标纳入指导意见及评价指标体系。③促进中医药服务向养老领域拓展。参与制定《关于推进医疗卫生与养老服务相结合的指导意见》，明确中医药健康养老主要内容和任务要求。与全国老龄办签署合作协议，明确中医药促进产业发展等多项合作措施。④提升综合医院和妇幼保健机构中

医药服务能力。深入开展综合医院中医药工作专项推进行动，综合医院中医基础建设和业务能力不断加强。持续开展综合医院和妇幼保健院中医药工作示范单位创建，2015年新增示范单位69个，全国总数已达609个。组织编印妇幼保健机构妇儿中医医疗技术及中成药用药指导，与国家卫生计生委联合举办全国妇幼保健系统中医药骨干培训班，推动妇幼保健机构中医服务能力提升。

（严华国）

【全面深化公立中医医院综合改革】 2015年，国家中医药管理局制定完善有利于中医药特色优势发挥的政策措施。深入调查研究，分析提出解决长期制约中医药特色优势发挥和事业发展关键问题的对策，并充分利用医改协调机制，主动作为，积极协调，将有关政策纳入国务院办公厅出台的《关于城市公立医院综合改革试点的指导意见》和《关于全面推开县级公立医院综合改革的实施意见》等公立医院改革文件中。同时，为做好上述文件精神贯彻落实，国家中医药管理局与国家卫生计生委联合印发《关于同步推进公立中医医院综合改革的实施意见》（国中医药医政发〔2015〕33号），明确同步推进公立中医医院综合改革的总体要求，从优化中医医疗资源配置，建立公立中医医院运行新机制，落实医保对中医药服务的鼓励政策，统筹推进管理体制、人事薪酬等改革，加强公立中医医院服务能力建设、推动建立分级诊疗制度等5个方面提出同步推进公立中医医院综合改革的具体要求。

指导各地整体推进公立中医医院综合改革。在全国中医药工作会议、全国中医医政工作会议和中医药管理干部提升治理能力培训班、第三期职业化中医医院院长培训班等会议和培训班上，国家中医药管理局对公立中医医院综合改革政策措施进行解读和培训；建立医改中医药工作信息交流机制，编印《医改中医药工作信息交流》6期，对各

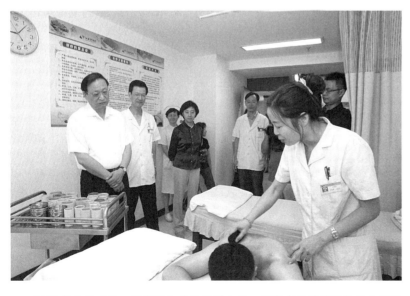

2015年9月6日，国家卫生计生委副主任、国家中医药管理局局长王国强一行赴江苏调研国家综合医改试点省中医药改革工作进展情况

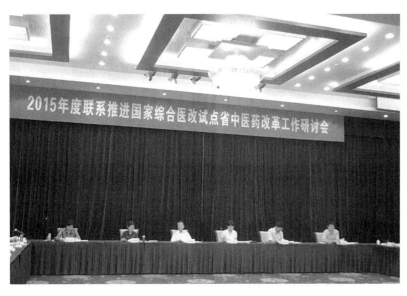

2015 年 9 月 6 日，2015 年度联系推进国家综合医改试点省中医药改革工作研讨会在江苏南京召开

省贯彻落实中医药相关政策情况进行调查和督导，多种措施推动各地抓紧按照国务院文件有关要求落实各项中医药政策措施，同步推进公立中医医院综合改革。

（薛静怡）

【在健全全民医保体系中鼓励中医药服务提供】 2015 年，国家中医药管理局建立中医药参与医保支付方式改革联系点制度，首批选择北京市和江苏等 5 省的 8 个城市为联系点，积极协调推进各地在落实医保对中医药服务的鼓励政策的基础上，探索鼓励中医药特色优势发挥的医保支付政策。甘肃、江苏在单病种收费中实施中西医治疗同病同价；山东、湖南开展中医优势病种收费方式改革，大幅提高中医诊疗优势病种费用（低于西医诊疗费用）；青岛、长沙将中医门诊优势病种纳入门诊大病统筹，实行中医诊疗"一口价"；甘肃、江苏专门设置中医辨证论治费（中医诊查费），高于西医诊查费部分由医保支付；北京市正在积极研究中医药参与按疾病诊断相关组（DRGS）付费方式改革。

（薛静怡）

【开展直接挂网采购示范药品（中成药和民族药部分）遴选】 为完善药品集中采购制度，保障中药供应，国家中医药管理局积极配合国家卫生计生委开展相关工作，委托中华中医药学会、中国民族医药学会组织专家论证，提出妇儿专科非专利药品、急（抢）救药品（中药、民族药）遴选原则，并据此遴选直接挂网采购示范药品，向社会公布，为各地做好直接挂网采购工作提供示范、引导。为保障儿童中药供应，促进儿科中药发展，对儿童中成药发展情况进行调研，梳理儿科中药发展现状，加强儿科专科建设，促进儿科中药研发，充分发挥中医药在儿童医疗上的特色优势。

（董云龙）

【建立国家中医药管理局联系推进综合医改试点省中医药改革工作机制】 为切实加强对国家综合医改试点省中医药改革工作的指导、协调和督办，总结地方成功经验，及时发现工作中存在的困难和问题，确保中医药相关改革任务顺利完成，国家中医药管理局建立局领导联系推进制度，确定联系司和联络员，由局领导分省负责联系推进试点省中医药改革工作。2015 年，国家中医药管理局局领导带队到各联系省实地调研指导，9 月在江苏南京召开2015 年度联系推进国家综合医改试

点省中医药改革工作研讨会，国家卫生计生委副主任、国家中医药管理局局长王国强出席并作重要讲话，对国家综合医改试点省中医药改革工作进展情况进行总结，并部署下一阶段改革任务。

（严华国）

【推进国家中医重点专科建设】 为改进重点专科管理，提高中医药防治重大疾病能力，国家中医药管理局对重点专科建设进行系统回顾和深入调研，围绕"十三五"期间重点专科建设目标、任务等进行顶层设计。组织开展"十二五"国家中医重点专科建设中期评估并通报结果，取消 27 个重点专科资格，组织存在问题重点专科进行整改。组织制定重点专科管理办法、监测工作方案、质控体系建设方案等文件，开展重点专科建设监测和中医病案首页监测。重点专科的建设和管理工作思路进一步明确，顶层设计更加清晰，重点专科规范化、制度化、客观化管理进一步加强。

（董云龙）

【开展大型中医医院巡查】 为完善创新中医医院监管模式，深入调研、全面了解大型中医医院建设发展情况，总结推广先进做法和经验，及时发现存在困难和问题，并完善相关法律、法规和政策措施，国家中医药管理局于 2015 年启动实施大型中医医院巡查工作，组织制订大型中医医院巡查工作方案、实施细则、专家手册等文件，组建巡查专家库并进行全员培训。2015 年共派出巡查专家组 23 个、专家206 人次，完成 39 家国家中医药管理局直属（管）医院、省级中医医院的巡查任务。各省（区、市）中医药管理部门派出专家 319 人次，对 41 家地市级三级中医医院进行巡查。

（孟庆彬）

【开展中医诊疗模式创新试点】 为探索符合中医学术特点、突出中医特色优势、提高中医临床疗效、改

善群众看病就医感受的中医诊疗模式，国家中医药管理局启动中医诊疗模式创新试点工作，确定江苏省和全国19家中医医院为第一批中医诊疗模式创新试点单位。各试点单位注重整合临床和医技、内科和外科、中医和西医、门诊和病房、人员和技术等资源，探索建设多专业联合诊疗中心（联合门诊）、中医综合治疗区（治疗室）等诊疗平台，建立完善运行管理制度，优化诊疗流程、技术规范、激励约束机制，全面推动试点任务落实。至2015年底，19个试点单位共建立多专业一体化联合诊疗平台80余个，在所有的门诊设立中医综合治疗区，82%的临床科室设有中医综合治疗室。

（孟庆彬）

【实施进一步改善医疗服务行动计划】 为改善人民群众看病就医体验，深化医药卫生体制改革，2015年1月，国家卫生计生委、国家中医药管理局联合启动为期3年的"进一步改善医疗服务行动计划"。全国中医药系统围绕人民群众看病就医反映较突出的医疗服务问题，在优化诊区设施布局、推进预约诊疗服务、合理调配诊疗资源、发挥信息技术优势、改善住院服务流程、深化优质护理服务、规范临床诊疗行为、注重医学人文关怀、构建和谐医患关系等方面采取综合措施，不断改善医疗服务，提升人民群众对中医医疗服务的可及性和获得感。

（孟庆彬）

【全国基层中医药工作先进单位工作】 国家中医药管理局继续开展全国基层中医药工作先进单位创建活动，组织专家对2015年新申报先进单位的材料进行形式审核，并对其中符合条件的118个县（市、区）和申报的19个地市级以上地区派出专家组开展现场评审。对2013~2015年周期创建的229个先进单位进行命名。对于期满先进单位，印发《关于做好2015年全国基

层中医药工作先进单位复审工作的通知》，委托省级中医药管理部门对82个期满先进单位进行复审，并对其中72个复审合格的先进单位进行了确认。

（程 强）

【中西医结合工作】 开展重大疑难疾病中西医临床协作试点。国家中医药管理局联合国家卫生计生委共同开展重大疑难疾病中西医临床协作试点申报工作，围绕中医诊疗具有优势的重大疑难疾病及传染性疾病，开展中西医临床协作试点，通过中医医院和综合医院建立协作机制，强强联合、优势互补、协作攻关，解决治疗难点，共同提高临床疗效，探索中西医结合防治疾病的新思路、新方法和新模式。

促进中西医结合医院发展。组织开展国家中医药管理局第三批重点中西医结合医院建设项目评估验收工作。在总结中西医结合医院建设与管理经验基础上，国家中医药管理局对中西医结合医院的功能定位及管理的特殊性等关系中西医结合发展的关键问题进行研究。根据2016年第一季度中医药季度统计资料，截至2015年全国中西医结合医院共446所，床位达78858张，比上年度增长17.2%，门诊服务年总诊疗人次为5401.4万，比上年度增长5.88%，出院人次202万人，比上年度增长14.1%。

推动综合医院中医药工作。深入开展综合医院中医药工作专项推进行动，加强综合医院和妇幼保健机构中医药基础条件和业务建设，落实各项中医药政策措施。国家中医药管理局联合国家卫生计生委共同确定69家2014年全国综合医院、妇幼保健机构中医药工作示范单位。修订全国综合医院中医药工作示范单位评估细则，强化内涵建设，增设核心指标。

推动妇幼保健和疾控中医药工作。编印出版《妇幼保健机构妇科和儿科中医医疗技术及中成药用药指导》，国家中医药管理局与国家卫生计生委联合举办妇幼保健机构中

医医疗技术推广及中成药合理应用培训班，为全国培训妇科儿科中医药骨干专家近300名。国家中医药管理局联合国家卫生计生委疾控局签发《疾病预防控制中医药工作纪要》，建立工作协调机制，明确在慢性病防控中加大中医药参与度，制定健康城市建设指导意见及评价指标体系时，将中医药健康指标作为重要部分列入其中。

（李 素）

【民族医药工作】 组织开展国家中医药管理局第二批重点民族医医院建设项目评估验收工作，各项目建设单位通过建设切实改善医院基础条件，扩大医院规模，强化内涵建设和医院管理，增强综合服务能力。加强民族医重点专科建设与管理，开展民族医医疗技术操作规范制定工作，促进民族医医疗技术服务规范化。针对民族医药发展现状及问题广泛听取民族地区同志意见，研究提出促进民族医药发展的工作思路和建议。2015年投入2.06亿元支持5藏区81所藏医医院和22所全国重点民族医医院提升民族医药服务能力。根据2016年第一季度中医药季度统计资料，2015年全国民族医医院共253所，其中，蒙医医院69所，藏医医院96所，维医医院41所，其他民族医医院47所；民族医医院床位达25408张，比上年度增长11.6%；门诊服务年总诊疗人次为767万，比上年度增长2.2%，出院人次55.8万人，比上年度增长14.8%。

（李 素）

【完善中医民族医医师准入及执业制度】 2015年中医类别医师资格考试顺利完成。在国家卫生计生委医考委的统一领导下，在"联合组织、单独管理"的运行机制下，2015年中医类别医师资格考试平稳实施，进展顺利。全国共有154046人通过中医类别医师资格考试审核，涉及28个专业。哈萨克医医师资格考试试点继续开展。中医类别医师资格考试雷同率稳步下降。截至2015年

6月，全国通过考试和认定取得中医类别医师资格的共95.9万人，其中，中医专业75.3万余人，中西医结合专业18.8万余人，民族医专业1.7万余人，共64.6万人经注册取得执业资格。

稳步推进中医类别医师资格考试改革制度。按照国家卫生计生委医考委医师资格考试改革的整体部署，国家中医药管理局配合国家卫生计生委医考办研究医师资格考试制度改革思路和举措。结合中医类别医师资格考试的特殊性和面临的困难，在深入调研、广泛听取意见基础上，协商有关部门共同研究制订中医类别医师资格考试制度改革实施方案，做到既总体同步、体现改革要求，又实事求是、考虑中医药特殊性。提出中国特色乡村全科执业助理医师制度设计思路并进行摸底测试，稳步推进中医类别医师资格考试在固定合格分数线、综合笔试"一年两试"、实践技能考试国家基地建设、计算机化考试和分阶段考试试点等多方面改革措施。

探索建立符合中医药特点的医师管理制度。为做好与《精神卫生法》相关内容的衔接，在全面听取中医药行业专家意见基础上，国家中医药管理局联合国家卫生计生委共同印发《关于中医类别医师从事精神障碍疾病诊断与治疗有关问题的通知》，明确中医师从事精神障碍疾病诊疗的要求和条件，解决中医师合法从事精神疾病诊断治疗问题，实现中医类别医师执业注册管理上的新突破。

（李素）

【开展"慈善医疗济困行动"】 为进一步提高基层中医医疗机构装备水平，国家中医药管理局联合中华慈善总会开展第九期"慈善医疗济困行动"，向全国中医医院尤其是中西部地区捐助捐赠磁共振、彩超、监护仪等大型医疗设备和中医诊疗设备，总价值超过2.3亿元。

（李素）

三、人事与教育工作

【干部人事工作概述】 2015年，中医药干部人事工作继续深入贯彻落实群众路线教育实践活动整改要求，自觉巩固"三严三实"专题教育成果，在国家中医药管理局党组的领导和"三观互动"工作机制、方法的指引下，以加强干部队伍建设、推进人才培养机制改革为重点，以提升中医药治理体系和治理能力现代化为切入点，继续深化干部人事制度改革，落实事业单位分类改革和机构编制政策，多措并举，改革创新，推动干部人事工作取得新进展和新成效。

（陶赞）

【国家中医药管理局直属单位干部人事工作座谈会暨干部人事政策业务培训班】 2015年6月29~30日，国家中医药管理局人事教育司举办局直属单位干部人事工作座谈会暨干部人事政策业务培训班，直属单位人事部门负责人及工作人员50余人参加培训。培训课程围绕干部选拔任用程序、领导干部个人有关事项报告、因私出国（境）备案审批、干部人事档案管理及专项审核、干部调配等工作进行专题讲解，进一步提高了直属单位人事干部把握政策的能力和水平。

（陶赞）

【教育管理工作概述】 2015年，中医药教育管理工作认真贯彻落实党的十八大及十八届三中、四中、五中全会和习近平总书记等中央领导关于中医药工作的重要指示精神，严格按照2015年全国中医药工作会议的统一部署，加强医教协同，深化改革创新，扎实推进中医药院校教育、毕业后教育、师承教育、继续教育工作，切实加强中医药人才队伍建设，提升人才队伍整体素质，推动中医药事业全面、协调、

持续发展。

（张欣霞、周景玉、曾兴水、陈令轩）

【卓越医生（中医）教育培养计划改革试点】 2015年4月，国家中医药管理局联合教育部印发《关于批准卓越医生（中医）教育培养计划改革试点高校的通知》，确定卓越医生（中医）教育培养计划改革试点高校42所、改革试点项目82项，其中中医拔尖创新人才培养模式改革试点项目19项、五年制本科人才培养模式改革试点项目42项、面向基层的中医全科医学人才培养模式改革试点项目21项。

（周景玉、陈令轩）

【农村订单定向医学生免费培养工作】 国家中医药管理局会同教育部等相关部门，联合印发《教育部等6部门关于进一步做好农村订单定向医学生免费培养工作的意见》，完成2015年农村订单定向免费医学生招生培养计划制订工作，招收中医、民族医类专业本科生1300人。

（周景玉、陈令轩）

【省部局共建中医药院校工作】 2015年9月，国家中医药管理局与山西省人民政府签署共建协议，共建山西中医学院。2015年12月，国家中医药管理局与广西壮族自治区人民政府签署共建协议，共建广西中医药大学。组织开展省局共建院校共建工作进展情况总结，继续加强对共建院校的支持和指导工作。

（周景玉、陈令轩）

【开展国家中医药管理局中医药重点学科检查验收】 国家中医药管理局组织实施"十一五"中医药重点学科建设验收和"十二五"中医药重点学科建设中期检查工作，先后召开3次专家会议修订完善检查验收指标体系，组织16个专家组对全国794个国家中医药管理局中医药重点学科进行实地检查验收，并对137个优秀等次的"十一五"中医药重点学科进行集中答辩。

（周景玉、陈令轩）

【"十三五"中医药教材改革工作】 组织开展中医药教材改革工作专项调研，形成《"十三五"中医药教材改革工作方案》，确定中医学、中药学、针灸推拿3个本科专业、29门核心课程作为"十三五"中医药行业示范教材进行重点编写，启动教材编制工作。

（周景玉、陈令轩）

【制定中医住院医师规范化培训与研究生教育衔接政策】 国家中医药管理局配合国务院学位委员会做好中医专业学位独立设置的相关后续工作，调整确认中医专业学位硕士授权点院校45所、博士授权点院校17所，印发《中医硕士专业学位研究生指导性培养方案》《关于授予具有研究生同等学力人员临床医学、口腔医学和中医硕士专业学位的试行办法》，加强中医专业学位研究生教育与中医住院医师规范化培训的衔接。

（周景玉、陈令轩）

【中医住院医师规范化培训工作】 2015年，中央财政继续支持招录中医住院医师规范化培训学员8000名。组织开展4期中医住院医师规范化培训管理人员培训班，来自31个省（区、市）的650余名省级中医药管理部门、中医药院校和中医住院医师规范化培训基地相关管理人员参加培训。组织制定中医住院医师规范化培训基地培训质量评价指标体系和评估方案，加强培训过程管理，提高培训质量。国家中医药管理局会同国家卫生计生委，组织制定《助理全科医生培训实施意见（试行）》，启动实施2015年助理全科医生（含中医助理全科医生）培训项目。试点开展中医医师专科规范化培训，组织制定《中医医师专科规范化培训实施意见》《中医医师专科规范化培训标准》（征求意见稿）等系列配套文件。

（周景玉、陈令轩）

【高等职业学校中医药相关专业修订工作完成】 根据教育部要求，全国中医药职业教育教学指导委员会、全国中医药职业技术教育学会组织开展中医药高等职业学校专业目录修订工作，编写专业目录体例和专业简介，提出将原中医保健康复技术专业拆分为中医康复技术、中医养生保健专业的建议，增加中医护理、中医健康管理等6个专业或方向。

（周景玉、陈令轩）

【职业院校专业改革与实践项目】 由全国中医药职业教育教学指导委员会、全国中医药职业技术教育学会牵头，部分中医药职业院校承担的职业院校中医康复技术专业顶岗实习标准、中医药健康服务行业人才需求与专业设置指导报告和中药制药技术专业生产实际教学案例库3项职业院校专业改革与实践项目顺利结项，并通过教育部组织的专家验收。由湖南中医药高等专科学校牵头申报的针灸推拿传承与创新教学资源库建设，获得教育部立项支持。

（周景玉、陈令轩）

【全国基层名老中医药专家传承工作室建设项目启动】 国家中医药管理局在全国县级中医医疗机构遴选200名老中医药专家（含民族医）为其建设规范的具备较好条件的工作室，整理、传承其学术经验，并重点培养基层中医药骨干人才，提升基层中医药服务能力。

（张欣霞、曾兴水）

【第二届国医大师传承工作室建设】 2015年，国家中医药管理局为30名第二届国医大师建立国医大师传承工作室，加强国医大师学术经验的传承与发展，发挥国医大师在中医药人才培养中的作用。

（张欣霞、曾兴水）

【组织开展2011年全国名老中医药专家传承工作室验收】 2015年，国家中医药管理局对227个2011年全国名老中医药专家传承工作室建设项目组织开展验收工作，225个传承工作室通过专家组验收。

（张欣霞、曾兴水）

【组织开展全国中医学术流派传承工作室中期检查】 2015年，国家中医药管理局组织各省级中医药管理部门对64个全国中医学术流派传承工作室建设项目开展中期检查，加强流派传承工作室过程管理。

（张欣霞、曾兴水）

【全国中药特色技术传承人才培训项目】 国家中医药管理局启动2015年全国中药特色技术传承人才培训项目，确定培养对象310名，并开始游学轮转学习。

（张欣霞、曾兴水）

【国家中医药优势特色教育培训基地建设】 国家中医药管理局规范和加强国家中医药优势特色教育培训基地的运行管理，制定基地管理办法等相关文件。每季度定期公布基地培训计划，组织630名中药特色技术传承人才及578名中医护理骨干人才进行游学轮转观摩学习，并对培养对象的学习情况进行动态考核。

（张欣霞、曾兴水）

【开展第五批师承工作结业考核】 国家中医药管理局印发《第五批全国老中医药专家学术经验继承工作结业考核及专业学位授予实施办法》，对1476位第五批全国老中医药专家学术经验继承人开展结业考核及专业学位授予工作，推进师承教育与中医临床专业学位的有效衔接。

（张欣霞、曾兴水）

【开展第三批研修项目结业考核】 印发《第三批全国优秀中医临床人才研修项目结业考核实施办法》，组织专家对511位第三批全国优秀中医临床人才研修项目研修学员开展结业考核工作，保证高层次中医临床人才培养质量。

（张欣霞、曾兴水）

【加强乡村医生队伍建设】 贯彻落实国务院《关于进一步加强乡村医生队伍建设的实施意见》，国家中医药管理局人教司协同医政司提出相关政策措施，提高乡村医生中医药服务能力。

（张欣霞、曾兴水）

【加强中医药继续教育顶层设计】 在系统总结评估"十二五"中医药继续教育执行情况的基础上，国家中医药管理局开展中医药继续教育政策研究，形成《中医药继续教育"十三五"规划》（征求意见稿），为健康有序发展"十三五"中医药继续教育做好顶层设计，奠定良好基础。

（张欣霞、曾兴水）

【2015年度国家级中医药继续教育项目】 2015年度实施国家级中医药继续教育项目1104项，培训中医药专业技术人员近20万人次，并首次对项目的执行情况进行公示，加强项目的管理，提高项目执行率。组织举办人力资源社会保障部专业技术人才知识更新工程2015年高级研修项目2项，免费培训150名中医护理优势特色技术和中医防治糖尿病高级人才。

（张欣霞、曾兴水）

四、科技工作

【概述】

一、深入开展中医药传承研究

中医药基础理论及传承研究工作。国家中医药管理局制定发布《关于加强中医理论传承创新若干意见》，进一步加强中医药理论方法继承。推进中医药传统知识调查。已累计登记中医药传统知识保护项目5100余项，2250项已提交省级调查组，945项已通过省级调查组审核，汇总至片区分中心。开展中药炮制基地建设工作。推进中药炮制技术传承，通过2015年公共卫生专项资金项目落实经费5000万元支持中药炮制传承基地建设。在全国建立2个国家级传承基地、20个省级传承中心、2个市级传承基地，建设一批中药炮制传承工作室，开展国医大师或名老药工技术传承。推进民族医药文献与适宜技术筛选推广项目工作。总结2010年公共卫生专项资金"民族医药文献与适宜技术筛选推广"项目实施情况。建立《全国民族医药古籍总目》，已完成832部藏医古籍和147部维吾尔医古籍的目录编纂工作。

二、中医药临床和科研结合更加紧密，临床研究规范化建设取得进展

国家中医临床研究基地建设工作取得阶段成果。通过找准中医药临床科研的切入点，落实财政部行业专项经费，支持国家中医药临床研究基地深入开展重点病种研究和临床科研规范化建设。建立中医药研究伦理审查体系，是国家认证认可监督管理委员会于2014年底批准的首个中医药领域认证项目，2015年8月，湖北省中医院、上海龙华医院、广东省中医院、上海曙光医院、江苏省中医院、长海医院和西京医院7家医院通过首批审核认证。

三、落实《中药材保护和发展规划（2015~2020年）》重点任务

推进中药疗效与质量保障体系建设。重点着眼于普查成果的应用转化和长效机制推进建立，逐渐从一般品种调查转变为濒危物种整理，从静态调查转变为动态长效机制的建立，从试点调查转变为推动全面普查。已初步建成由1个中心平台、28个省级中心、65个监测站组成的中药资源动态监测信息和技术服务体系，75%的监测站可以提供监测信息服务。国家中医药管理局与国家发展改革委共同组织实施中药标准化项目。在《国家基本药物目录》和《国家基本医疗保险、工伤保险和生育保险药品目录》收录的中成药品种中，选择临床用量大、涵盖多种剂型的50%以上中成药大品种，示范性开展中成药全过程质量控制标准和产品标准制定工作；示范性开展50%以上临床最常用饮片全过程质量控制标准和等级标准制定工作；建设可实现信息共享的中药质量标准库，建设独立、权威、具有公信力的第三方质量检测技术平台；建立优质中药品种的行业认证体系，引导行业协会、产业联盟或第三方机构发布中药产品质量信息，形成中药标准化建设的长效机制。

四、做好顶层设计，切实加强重大项目的组织实施管理

落实《关于深化中央财政科技计划（专项、基金等）管理改革的方案》等国务院文件要求，加强与科技部、财政部、发改委等部门沟通，做好中央财政科技计划改革推进，其中"中医药防治重大疾病与中医'治未病'"列入国家重点研发计划2016年启动专项。在"十三五"期间，国家中医药管理局将着力推进医学发展向健康促进转变，组织模式向协同研究转变，医疗服务向整合集成转变，产业发展向自主创新转变。

（陈丽娜、王　庆）

【中医药科技项目管理更加规范化、科学化】 强化重大项目的质量管理。2015年3~8月，国家中医药管理局组织专家对"973"计划项目、"十二五"支撑计划（重大疾病）、行业科研专项（慢病、预防保健技术和艾滋病）和传染病重大专项等国家科技计划项目进行全面质量控制和三四级联合监察，发现并促进解决研究过程中存在的主要问题，保证重大疾病课题研究结果的真实可靠，督促课题研究进度。

加强全行业临床科研的指导。重点围绕中医药"十三五"战略研究与规划、科技发展思路等议题，分别于2015年3月、7月和12月组织第17~19届珠江会议。会议主题分别为："十三五"中医药现代化推进方略、"十三五"中医现代化发展战略规划、"十三五"中医药科技发展规划思路与重点，加强新时期中医药创新驱动发展的顶层设计。

组织各类人员培训。为进一步提高全国各级各类人员的科研素质和水平，国家中医药管理局于2015年4月1~2日、11月3~4日，在江苏南京举办两期中医药科技管理培训研讨班。分别对参会的各省（市）、自治区中医药管理局、部分局直属单位和北京中医药大学及系统内省级以上科研机构、承担国家科技计划任务的医院与重点研发型企业的科研业务骨干和相关管理人员约300多人，进行国家科技体制改革有关政策解读，中医药科技工作部署与重点工作进展、中医药科管工作经验以及"十三五"中医药科技发展相关战略思路研讨等培训。

（崔金梁、王思成）

【中医药基础理论及传承研究工作】 国家中医药管理局制定发布《关于加强中医理论传承创新若干意见》，进一步加强中医药理论方法继承。加强中医药古籍文献整理研究和保护利用，400本古籍整理出版取得阶段性成果，召开新闻发布会，正式发布中国古医籍整理丛书中首批出版的100种图书，宣传研究成果。开展名老中医经验学说传承工作，加强中医药传统知识保护与技术挖掘，逐步推广国家名老中医传承服务平台和中医智库。推进《中华医藏》整理编撰。编制《中医古籍保护与利用（二）》任务书，积极争取公共卫生项目以支持中医古籍保护工作。

（王思成、贺晓路）

【推进中医药传统知识调查】 2015年，已累计登记中医药传统知识保护项目5100余项，2250项已提交省级调查组，945项已通过省级调查组审核，汇总至片区分中心。初步完成隋唐前古医籍方剂库建设，整理38303首传统名方。开展中医药传统知识保护名录数据库编制工作，建立中医药传统方剂的分类编码体系，形成名录数据库的框架，为对外发布首批保护名录，开展防御性保护奠定扎实基础。

（孙丽英、陈榕虎）

【中药炮制基地建设工作】 推进中药炮制技术传承，通过2015年公共卫生专项资金项目落实经费5000万元支持中药炮制传承基地建设。在全国建立2个国家级传承基地：建设1个综合平台建设，制作1个文献数据库和1部电视纪录片，编撰一部中国炮制史，并面向各层次中药从业人员开展规范化培训，就特色炮制品种的工艺研究、标准制定、产业化转化与校企合作等对各级中医院和中医药院校进行分类指导；建立20个省级传承中心、2个市级传承基地，建设一批中药炮制传承工作室，开展国医大师或名老药工技术传承，进行临方炮制研究，开展炮制人才培养与技术培训等。

（孙丽英、陈榕虎）

【民族医药文献与适宜技术筛选推广项目工作】 一是对2010年公共卫生专项资金"民族医药文献与适宜技术筛选推广"项目实施情况进行总结。其中150部民族医药文献整理工作中116部已出版或待出版，其余大部分业已完稿；140项民族医药适宜技术筛选推广的建设任务基本完成，并组织开展适宜技术培训、推广，共培训9767人次，服务总人数21.3万人次。二是建立《全国民族医药古籍总目》，共涉及藏医、蒙医、维吾尔医、傣医和朝医，已完成832部藏医古籍和147部维吾尔医古籍的目录编纂工作，完成全国民族医药书目数据库设计制作和部分书目、原文扫描的入库工作。三是编纂、出版《藏医药基本民族术语藏汉对照词典》《傣医名词术语规范》《土家医双语词汇》等名词术语规范，民族医药科技基础性工作取得重大进展。四是首次收集整理柯尔克孜族、塔塔尔族、塔吉克族等少数民族民间医学。

（王思成、陈榕虎）

【中医药临床研究伦理审查平台建设】 中医药研究伦理审查体系是国家认证认可监督管理委员会于2014年底批准的首个中医药领域认证项目，也是我国医学伦理审查领域的首个认证项目。2015年8月湖北省中医院、上海龙华医院、广东省中医院、上海曙光医院、江苏省中医院、长海医院和西京医院7家医院通过首批审核认证。

（王思成、邱　岳）

【中医药科技奖励】 2015年，中医药行业获得国家科学技术进步奖9项。其中，由中国医学科学院药物研究所等单位共同完成的"人工麝香研制及其产业化"获得科技进步一等奖。该项目从根本上解决了麝香长期供应不足的历史性难题，保证了含麝香中成药品种正常生产，满足了国家重大需求。

"以桂枝茯苓胶囊为示范的中成药功效相关质量控制体系创立及应用""基于活性成分中药质量控制新技术及在药材和红花注射液等中的应用""慢性阻塞性肺疾病中医诊疗关键技术的创新及应用""藏药现代化与独一味新药创制、资源保护及产业化示范""冠心病'瘀毒'病因病机创新的系统研究""中药及天然药物活性成分分离新技术研究与应用""补肾益精法防治原发性骨质疏松症的疗效机制和推广应用""热敏灸技术的创立及推广应用"8项中医药成果获得国家科技进步二等奖。

（陈丽娜、王　庆）

五、国际交流与合作

【概述】
一、围绕制定中医药"一带一路"发展规划，进一步加强对新时期中医药国际合作工作的顶层设计和统筹谋划

一是成立中医药参与"一带一路"工作领导小组，由国家卫生计生委副主任、国家中医药管理局局长王国强担任组长，国家中医药管理局副局长于文明担任副组长。召开数次工作会议，专题学习贯彻中

央精神，研判形势，作出部署。特别邀请外交、经济、卫生、中医药等领域国内外资深专家，提供智库支持。二是针对"一带一路"沿线国家中医、针灸、中药及植物药、药用植物资源等发展现状深入开展研究，建立77个国家的相关资料信息库。形成《中医药"一带一路"中长期发展规划（征求意见稿）》以及相关战略研究报告。三是在现场调研、专题研讨会的基础上，于2015年8月、11月、12月先后召开中医药"一带一路"发展战略研讨会，来自海内外的知名专家、有关部委代表以及地方中医药主管部门负责同志参加会议，听取意见，不断修改完善规划的思路与战略重点。四是加强对地方参与"一带一路"建设的指导与支持。注重发挥"中国与东盟传统医学合作论坛""中阿卫生论坛""海峡两岸中医药发展研讨会"等会议机制的平台作用，支持各省市根据自身特点参与"一带一路"建设。

二、实施中医药国际合作专项

在财政部大力支持下，2015年国家设立首批中医药国际合作专项，重点支持海外中医中心、服务贸易和健康产业国际化发展基地、中医药国际标准化以及文化传播4个领域的合作项目。一是成立领导小组、专家委员会，为实施国际专项提供组织保障。二是制定并出台中医药国际合作专项管理办法、经费管理办法、项目评估评审准则与督查办法及信息报送管理办法，加强对国际专项的管理工作。三是围绕海外中医药中心、服务贸易、文化传播、国际标准化4大领域，遴选并启动实施17个国际合作项目，其中配合国家"一带一路"战略部署，在吉尔吉斯斯坦、法国、俄罗斯、澳大利亚、马拉维等国家成立海外中医药中心，开展医疗保健、教育培训、产业协作等工作。在政府有力引导下，实现社会各界参与，凝聚业内资源，发挥示范效应作用，产生了积极的国际影响。

三、深化中医药多边合作

一是中医药作为首届中国－中

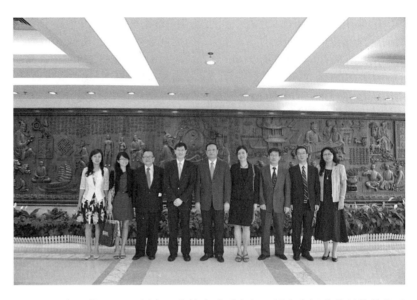

2015年6月17日，国家卫生计生委副主任、国家中医药管理局局长王国强出席第十届中新中医药合作委员会会议，并会见新加坡卫生部医药总监王建忠等

东欧国家卫生部长论坛的重要内容，成功举办"中国传统医药展"和"中医药分论坛"活动。国务院副总理刘延东、捷克总理索博特卡、世卫总干事陈冯富珍为传统医药展剪彩并参观展览。于文明在中医药分论坛做了题为《中国中医药历史、现状和国际合作》的主旨报告，成为论坛一大特色与亮点。二是在博鳌亚洲论坛上主办"中医药的国际化"分论坛，王国强出席活动，并陪同习近平会见比尔盖茨等重要外宾，推动将中医药纳入国家级、世界性高层次平台，开展中医药公共外交。三是支持澳门特区政府举办"国际传统医学论坛"，来自27个国家和地区的卫生部长、官员以及专家出席论坛。世卫总干事陈冯富珍、澳门代理行政长官黄少泽、国家卫生计生委副主任、国家中医药管理局局长王国强出席并讲话。与会期间，王国强还分别参加中科（摩罗）、中匈、中柬双边会谈。四是支持中国中医科学院召开国际学术发展大会，来自美、英、泰、日、韩等国家和地区的600余人参加，围绕中医药国际化发展等议题进行深入交流。五是在中阿卫生论坛期间主办"中阿传统医学论坛"，中国与阿拉伯国家卫生部长、驻华大使等

围绕中阿共同关心的传统医药发展等问题展开热烈讨论。六是支持世针联、世中联等国际组织以及地方机构举办不同主题的中医药、民族医药国际论坛，发挥民间作用，促进学术交流。

四、务实推进双边合作

一是巩固高层交流机制，促进实质性合作。2015年6月，中国－捷克中医中心成立，刘延东、捷克别洛布拉代克副总理和世卫组织总干事陈冯富珍出席中心揭牌仪式并致辞。刘延东高度肯定中心成立的意义，指出中捷中医中心是两国政府在捷克乃至中东欧国家成立的第一家中医中心，是我国实施"一带一路"战略以来的首个卫生合作项目，具有里程碑意义。2015年11月，国家中医药管理局副局长王志勇率团赴法参加中法中医药合作委员会第七次会议，来自中国外交部、科学院、中医科学院和法国外交部、卫生部、工程院、科学院、巴黎公立医院集团、法国驻华使馆等机构代表共同出席会议，确定中法中医药下一步合作领域。2015年4月，召开对俄中医药合作协作组第六次会议，充分发挥协作组机制，协调各成员单位做好顶层设计。2015年10月，参加中俄卫生分委会第十五

次会议，国家卫生计生委副主任马晓伟特别肯定了在传统医学领域取得的成绩。此外，继续巩固中国－新加坡、中国－韩国传统医药合作高级别合作机制，搭建平台，促进务实合作。二是落实重要出访团组。2015年4月，王国强率团访问坦桑尼亚、科摩罗，会见科联盟总统伊基利卢、坦卫生部部长，见证签署中医药合作协议。9月，国家中医药管理局副局长马建中率团访问葡萄牙和西班牙，出席第十二届世界中医药大会。2015年9月，国家中医药管理局副局长闫树江率团访问韩国、加拿大，签署新一轮中韩传统医学合作备忘录，出席国际针灸大会。2015年11月，王志勇率团访问法国和荷兰，出席中法（巴黎）中医药中心的揭牌仪式。三是接待高级别团组，拓展合作领域。王国强分别会见阿根廷卫生部副部长丹尼尔·阿勒涵得络·谢得林、吉尔吉斯斯坦卫生部常务副部长茶尤姆巴耶娃、马拉维卫生部常秘马格维拉、捷克卫生部第一副部长阿尔诺什托娃，探讨拓展双边合作。接待来自俄罗斯、黑山、马其顿、澳大利亚、新西兰、法国、越南、日本等国家高级别代表团，不断巩固双边合作机制。

五、落实屠呦呦赴瑞典领取诺贝尔奖系列活动

一是根据局党组指示，国家中医药管理局协调屠呦呦领取诺贝尔生理学或医学奖相关活动，综合考虑屠呦呦的年龄、健康状况等多方因素，指导中医科学院做好统筹协调，确保颁奖典礼、学术演讲等主要活动顺利参加。二是做好宣传报道工作，支持中国中医药报社选派记者赴瑞典做全程报道，及时宣传屠呦呦参加诺贝尔奖颁奖周系列活动。三是开展高层次学术交流，在颁奖周期间与卡罗林斯卡学院、北欧时报、同仁堂国际公司等举办学术交流活动，不断扩大中医药影响力。

六、推进中医药国际标准工作

一是以ISO/TC249为平台，在中医药国际标准化领域取得重大突破。2015年6月，成功举办ISO/TC249第六次全体会议，发挥东道主优势，

ISO/TC249正式定名"中医药技术委员会"，解决了争议6年的名称和范围问题。2015年相继发布《中医药——中草药重金属限量》《中医药——煎药机》和《中医药——艾灸具通用要求》3项国际标准。二是以世界卫生组织ICTM项目为抓手，在中医国际标准化领域取得实质性进展。2015年5月，在上海组织召开术语工作研讨会，进一步明确术语工作分工和程序。2015年7月，研究制订ICD-11传统医学章节中国临床测试方案，同时与北京协和医院协同开展测试任务。2015年11月，应对世卫组织国际疾病分类系统信息采集模式的变化，召集专门会议，提出解决思路和技术路线。

七、推动中医药健康旅游发展

落实《国家旅游局和国家中医药管理局关于推进中医药健康旅游发展的合作协议》，2015年11月，推动两部门联合出台《关于促进中医药健康旅游发展的指导意见》，完成两部门《关于开展国家中医药健康旅游示范区创建工作的通知（送审稿）》，待印发。以中医药健康旅游为主题，2015年12月举办中国－东盟传统医药健康旅游国际论坛，来自联合国计划开发署、越南、柬埔寨、马来西亚等中外嘉宾120人参加会议，商讨围绕传统医药健康旅游开展合作。

八、发展中医药服务贸易

一是深入贯彻落实《关于促进中医药服务贸易发展的若干意见》，国家中医药管理局会同商务部共同召开中医药服务贸易工作座谈会，来自外交部、科技部、文化部、海关总署、税务总局、国家质检总局等十余部委代表参加，为中医药服务贸易骨干机构和重点区域进行政策解读，梳理政策支持清单。二是将中医药服务贸易纳入国务院文件。2015年2月，在国务院出台的《关于加快发展服务贸易的若干意见》中，明确提出支持"加强中医药特色服务领域的国际交流合作，提升中华文化软实力和影响力"。三是参与中外自贸区谈判。2015年，中国

和澳大利亚签署《自由贸易协定》，对包含中医师在内的四大类别给予每年1800名配额。继续参与中国－马尔代夫、中国－斯里兰卡自由贸易区、中美投资协定谈判、中欧经贸工作组会议、CEPA升级版等经贸谈判，努力扩大中医药在当地国的市场准入。

九、建章立制，加强外事管理

一是根据中央文件精神和要求，制定并出台《国家中医药管理局因公临时出国管理办法》《国家中医药管理局因公临时赴港澳地区管理办法》和《国家中医药管理局因公临时赴台湾地区管理办法》，加强制度化管理，确保中央对外工作方针政策落实到位。二是完善直属单位的相关出访管理制度，对双跨团组、培训团组在出访目的、出访国家、出访天数、出访人数和邀请信等方面进行审查，突出重点，严格审批。三是在控制总量和保证质量的前提下，2015年全年办理团组98个、215人次，其中赴港澳台团组31个、90人次，符合中央有关要求。

（王笑频）

【王国强出席博鳌亚洲论坛2015年年会】 2015年3月27日，国家卫生计生委副主任、国家中医药管理局局长王国强出席博鳌亚洲论坛2015年年会，参加"中医药的国际化""中日韩医疗与旅游高层对话""病毒与人类"3场分论坛活动。

在主题为"面向未来——中医药的国际化"分论坛上，王国强向与会人员介绍了中医药对外交流与合作的有关情况。王国强指出，随着中国经济发展，国际社会对中华文化的关注度越来越高，凝聚着中华文化精髓的中医药越来越受到国际关注和重视。现代医学模式从生物模式向生物、心理、社会、环境综合因素的医学模式转变，而中医药的发展代表着未来医学发展的趋势和方向。近年来，在党中央、国务院的重视下，中医药得到了快速的发展，国务院出台《关于扶持和促进中医药事业发展的若干意见》，党的十七大、十八大、十八届三中

全会以及2015年《政府工作报告》，都强调要加大扶持、积极推动、促进中医药和民族医药事业的发展，这为中医药的发展创造了良好的政策环境和社会基础。

王国强表示，随着健康观念与医疗模式的转变，中医在慢性病、重大疾病和新发传染病领域为国际社会提供了可资借鉴的经验，国外对中医药的认同性和需求量都在不断增加。中医药已传播到世界上171个国家和地区，我国已与外国政府、地区组织签订83个专门的中医药合作协议。我国在42个国家开展中医援外服务，在非洲的中医援外人员，多年来帮助非洲人民抗击疟疾、试治艾滋病，赢得了广泛的民众基础。2003年，世界卫生组织高度认可中医药治疗"非典"的临床研究，建议将中西医结合治疗方案推广。在坦桑尼亚开展的中医药试治艾滋病项目，运用十多个中药复方和辨证论治汤药，取得明显成效。在非洲科摩罗开展的青蒿素复方快速控制疟疾项目，实现了疟疾零死亡率等。

王国强表示，在新的机遇和挑战面前，我国将按"六先六后"战略推进中医药海外发展。一是先内后外，以外促内。先把国内的中医药发展好，吸收国外好的经验与做法，倒逼国内发展中医药。二是先文后理，以文促理。以中医药文化传播为前提，让大家了解中华文化，进而了解中医药的理论体系，从而更好地促进中医走出去。三是先药后医、医药结合。一定要促进中药走出去，从药的疗效认识中医，从而形成对中医的需求。四是先点后面，点面结合。要先在全球设立中医药示范区，特别是一些基础条件好的地方建立中医药中心，树立样板，然后推广。五是先易后难，难易结合。把最容易出去的先推广，然后再带动其他中医方法走出去。六是先民后官，以民促官。积极促进中医药通过民间走出去，用民间来促进官方合作，通过官方合作破除影响中医药走出去的壁垒，使得中医药能够走得更好、更远，真正为维护民众的健康作出贡献。

（魏春宇）

【推进中医药海外惠侨计划的战略合作协议签订】

根据《国务院关于扶持和促进中医药事业发展的若干意见》和《中医药对外交流与合作中长期规划纲要（2011~2020）》，以及国务院侨务办公室"海外惠侨工程——中医关怀计划"整体部署，为整合两部门资源，进一步促进中医药海外发展、服务以华人华侨为代表的世界人民健康福祉，2015年3月6日，国务院侨务办公室和国家中医药管理局在北京签署《关于推进中医药海外惠侨计划的战略合作协议》。中医药"走出去"得到国家领导人的高度关注，同时侨务工作也面临重要发展机遇期。国务院侨务办公室和国家中医药管理局经过协商，决定签署战略合作协议，将推动中医药海外发展和惠侨工作纳入各自长期发展规划，发挥各自优势，促进中国特色医药卫生事业和侨务工作共同发展。双方将以签署战略协议为契机，进一步密切合作，制订年度合作计划，在"海外惠侨工程——中医关怀计划"框架下组织中医海外义诊活动，开展海外中医师培训，推动海外华人医院与国内中医院开展合作，加大中医关怀慰问侨胞力度，充分发挥海外侨胞作用，提升海外中医行业水平和形象，扩大中医药在世界范围影响力。国务院侨务办公室主任裘援平和国家卫生计生委副主任、国家中医药管理局局长王国强作为双方代表签署上述协议。国务院侨办副主任谭天星、国家中医药管理局副局长于文明以及38位华人华侨代表出席并见证签约仪式。

（魏春宇）

【王国强访问上海合作组织】

2015年2月10日和12月21日，应上海合作组织秘书长梅津采夫邀请，国家卫生计生委副主任、国家中医药管理局局长王国强先后访问上海合作组织秘书处，与梅津采夫进行会谈。梅津采夫希望通过与俄罗斯顶级医学家的交流，逐步推动中医药在俄更广泛地被认知和应用，并同时希望通过共同完成中文版、俄文版针灸书籍的出版促进中医针灸在上合组织成员国的发展。王国强对上合组织秘书处在中医药领域所做的努力表示赞赏，希望国家中医药管理局与上合组织各成员国共同努力，通过交流互访、联合办学、举办研讨会、开设中医中心等各种形式，加强沟通，增进互信，促进合作。双方还就中俄中医药合作的方向和内容等进行了交流。

（肇 红）

【科摩罗总统伊吉利卢会见王国强】

2015年4月4~6日，应科摩罗联盟副总统兼卫生部长穆哈吉的邀请，国家卫生计生委副主任、国家中医药管理局局长王国强一行访问科摩罗。4月5日，王国强拜会科摩罗总统伊吉利卢。伊吉利卢高度评价中科关系，对近年来双边务实合作拓展新领域并不断取得积极成果表示满意，赞赏中国在科摩罗全国实施快速清除疟疾项目。在科期间，王国强和穆哈吉共同出席中科合作快速清除疟疾项目研讨会。

（肇 红）

【王国强会见美国史带金融集团代表团】

2015年3月22日，国家卫生计生委副主任、国家中医药管理局局长王国强会见来访的美国史带金融集团代表团。王国强首先代表国家中医药管理局欢迎代表团来访，并对史带金融集团对中国医疗特别是中医药领域的关注与重视表示赞赏。美国史带金融集团高级常务董事乔夫·克拉克表示希望通过此行增进对中国中医药行业发展及改革情况的了解，探讨未来外资进入中国中医药和医疗健康领域投资合作的可能。在听取代表团的发言介绍后，王国强就美方关注的一些问题进行了回应，介绍了中医药发展及参与医药卫生体制改革等情况，建议对中国传统文化和中医药文化进行更深入的了解，为更好地在中医药领域投资与合作打下基础，表示希望未来与史带集团有更多合作机会。美国史带金融集团1919年成立于上海，是一家全球性保险、金融服务和跨国投资机构，也是中国最早的外资机构之一。史带集团保险业务涉及海事、航空、工程、商业房地产领域，集团同时还开展自有资金投资业务，重点关注医疗健康、新消费、金融服务等领域。国家中医药管理局医政司司长蒋健、国际合作司副司长朱海东以及相关业务司室有关同志陪同参加会谈。

（徐 晶）

【王国强会见阿根廷卫生部副部长】
2015年3月25日，国家卫生计生委副主任、国家中医药管理局局长王国强会见来访的阿根廷卫生部副部长兼秘书长丹尼尔·阿勒涵得络·谢得林。王国强首先代表国家中医药管理局欢迎丹尼尔·阿勒涵得络·谢得林来访。他回顾了2012年9月双方共同签署《关于在传统医学领域的合作谅解备忘录》以来的合作情况，肯定了近年来两国在加强传统医药领域交流与合作所取得的积极成果。丹尼尔·阿勒涵得络·谢得林随后致辞指出，此次访问进一步加深了他对中医药及其文化背景的了解，并将继续致力于推动两国在中医药各领域的务实合作。双方还就中医药立法、技术人员的交流与培训等议题交换了意见。访问期间，代表团还参观中国中医科学院、北京中医药大学、广安门中医院，并赴上海走访中医药教育和临床机构。国家中医药管理局副局长于文明、原驻阿根廷特命全权大使曾刚、国家中医药管理局政策法规与监督司司长桑滨生、国际合作司副司长朱海东等有关同志陪同参加会见。

（徐 晶）

【王国强会见马拉维卫生代表团】
2015年7月22日，国家卫生计生委副主任、国家中医药管理局局长王国强会见来访的马拉维卫生部常秘马格维拉一行，就中马传统医学合作，特别是开展疟疾控制项目进行

交流。王国强对马拉维与我国广州中医药大学在疟疾防治方面的合作表示赞赏。马格维拉介绍了马拉维国内疟疾防治的基本情况和代表团此次来访的主要目的，即考察中国在疟疾防控方面的成功经验，并与广州中医药大学深入探讨在马开展疟疾控制项目的方案。双方就合作形式、技术方法、人员培训、资金来源和未来可能面临的困难进行了深入探讨。

（肇 红）

【王国强会见捷克卫生部代表团】
2015年10月12日，国家卫生计生委副主任、国家中医药管理局局长王国强会见来访的捷克卫生部第一副部长阿尔诺什托娃一行，就中捷传统医学合作，特别是中捷中医中心建设的进一步合作进行深入探讨与交流。王国强首先代表国家中医药管理局欢迎代表团来访，并对捷克方面在促进两国传统医学合作方面做出的努力表示赞赏。阿尔诺什托娃介绍了捷方对中捷中医中心今后建设的进一步设想，并对屠呦呦获得诺贝尔生理学或医学奖一事表示祝贺。在听取代表团的介绍后，王国强表示中捷中医中心的成立意义非凡，两国领导人高度重视；建议捷方在中医师资格、中药和医疗设备准入、医保政策等方面进行研究，循序渐进，先易后难，通过双方共同努力，解决合作中存在的问题，将中心建设成中医药国际合作的典范。

（刘文龙）

【于文明出席中韩（威海）传统医药高层论坛】 2015年12月9日，中韩（威海）传统医药高层论坛在山东威海召开，主题为"传统医药的传承与创新"，中韩两国的传统医药专家、学者参加论坛。国家中医药管理局副局长于文明、山东省中医药管理局副巡视员刘绍绪、威海市人民政府副市长傅广照等到会并致辞，我国国医大师王琦、韩国大韩韩医协会首席会长朴完洙等进行主题演讲。会议期间，威海市中医药

学会与仁川广成市韩医师协会签署中韩建立长期战略合作框架协议。

于文明指出，中韩两国政府都重视传统医学发展，传统医学也一直是中韩交流与合作的重要领域之一。中韩两国传统医学在本国经济社会发展和人民群众健康保健事业作出了巨大贡献。中医药防治临床疾病的成果越来越被包括韩国在内的世界各国医学专家同行所认可。于文明表示，中韩自1992年建交以来，一直友好往来、互相支持，在传统医学领域开展了大量务实合作，取得了系列丰硕成果，未来双方将继续在促进中韩传统医学学术与人员交流、开展国际组织平台合作、推动传统医药产品标准化、加强传统医学应对传染性疾病、人口老龄化、防治慢性病等方面开展合作交流。于文明强调，临床疗效是传统医学存在和发展的基础，发挥医疗保健价值作用，是保护发展传统医学的目的，开放包容、交流合作是两国传统医学发展的内在要求，应从以下几方面进一步加强中韩在传统医学领域的交流与合作：第一，关注两国传统医学临床疗效，加强循证医学研究，促进传统医学的科学地位在国际社会获得更广泛认可。第二，充分发挥两国传统医学在医疗保健服务中的作用，为推动中韩两国经济社会发展和人民健康保健作出积极贡献。第三，积极支持中韩两国传统医学产、学、研机构在中韩传统医学协调委员会机制下进一步加强交流与合作，共同创造传统医学美好明天。国际合作司副司长朱海东陪同出席论坛及相关活动。

（徐 晶）

【于文明出席巴马论坛——中国–东盟传统医药健康旅游国际论坛】 2015年12月18~19日，由国家中医药管理局、国家旅游局和广西壮族自治区人民政府共同主办的巴马论坛——中国–东盟传统医药健康旅游国际论坛在广西举行，论坛主题为"传统医药健康旅游发展与合作"。国家中医药管理局副局长于文明、国家旅游局副局长吴文学、

广西壮族自治区人民政府副主席黄日波、中国－东盟中心秘书长杨秀萍等领导出席大会开幕式并致辞。

于文明表示，传统医药在东盟国家和中国都有悠久的应用历史，现在仍作为重要的卫生资源、经济资源、科技资源、文化资源、生态资源乃至旅游资源，在本国的经济社会发展和民众健康保健事业中发挥着不可替代和重要的作用。中国与东盟各国的传统医药防病治病医疗保健优势，越来越受到人们欢迎。传统医学与旅游业结合形成的新业态"传统医药健康旅游"更是呈现勃勃生机，各国都在发挥其本国优势发展"健康旅游"。中国政府2015年出台一系列政策和措施，推动健康旅游的发展。此次论坛是一个非常好的促交流、促合作、促发展的平台，并倡议从以下3个方面加强中国－东盟传统医药健康旅游的交流与合作：一是"积极发挥、打造品牌"。积极发挥各国传统医药优势，利用各自的旅游特色资源，探索传统医药与旅游产业的有机结合，打造健康旅游精品。二是"交流信息、保障安全"。加强信息交流，探讨和制定健康旅游相关政策，促进健康旅游市场的健康可持续发展。三是"建立机制、共促发展"。东盟各国是"一带一路"上最重要的国家，传统医药是我们共同拥有的资源，希望建立长效交流合作机制共同促进发展。

中国－东盟中心、联合国计划开发署、越南大使馆、柬埔寨领事馆、老挝大使馆、缅甸领事馆、马来西亚领事馆、泰国领事馆等派员出席会议。北京、吉林、江苏、浙江、江西、广东、海南、山东、四川、云南、宁夏、内蒙古、广西等省、区中医药管理局、旅游委，以及中医药和旅游有关机构和企业等近300名代表参加大会。

（徐　晶）

【于文明会见澳大利亚塔斯马尼亚州代表团】 2015年3月31日，国家中医药管理局副局长于文明会见来访的澳大利亚塔斯马尼亚州代表团彼得·拉瑟恩一行5人。于文明介绍了我国中医药的发展和中澳两国机构开展中医药合作的情况，表示国家中医药管理局愿与塔州加深合作，促进中医药在澳的全面发展。塔斯马尼亚大学校长彼得·拉瑟恩介绍，塔斯马尼亚大学是澳历史最悠久、最具国际声誉的大学之一，塔州气候适合中草药的种植，希望与中国相关中草药研究机构开展合作，在当地进行中草药的种植与开发。双方就中医药海外合作办学、中医中心建设等感兴趣的话题进行了交流。

（肇　红）

【马建中访问葡萄牙和西班牙】 2015年9月21~28日，应葡萄牙里斯本中医学院和欧洲中医基金会的邀请，国家中医药管理局副局长马建中率中医药代表团访问葡萄牙和西班牙。访问葡萄牙期间，马建中与葡萄牙国家补充与替代医学委员会主席拜德鲁·西尔瓦、里斯本中医学院院长乔斯·法罗进行工作会谈，双方分别介绍本国传统医学发展情况，表达在该领域开展合作的愿望。葡萄牙政府于2003年通过补充与替代医学的相关法案，确定针灸等6种医学方法的法律地位；2013年中医药被纳入其中。访问西班牙期间，马建中出席第十二届世界中医药大会并在会议开幕式上致辞。本次会议由世界中医药学会联合会主办、欧洲中医基金会承办，世界中联主席佘靖、世界卫生组织传统医药项目中心主任张奇、中国驻巴塞罗那总领事汤恒等政府与公共机构官员以及来自35个国家的中医药工作者共1000多人出席大会。会后，代表团访问了当地中医药机构，了解西班牙中医药管理、医疗、科研、教育和产业情况，探讨和交流中医药在西班牙发展的具体问题。

（刘文龙）

【闫树江出席第十四次中韩传统医学协调委员会并签署备忘录】 2015年9月21日，第十四次中韩传统医学协调委员会在韩国首尔召开，国家中医药管理局副局长闫树江率团出席。闫树江与韩国保健福祉部保健医疗室长权德喆进行工作会谈并签署《第十四次中韩传统医学协调委员会备忘录》。会谈期间，双方共同回顾了第十三次中韩传统医学协

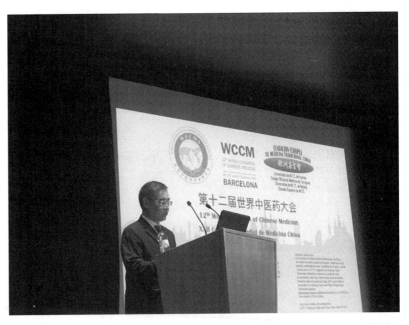

2015年9月25日，国家中医药管理局副局长马建中出席第十二届世界中医药大会并致辞

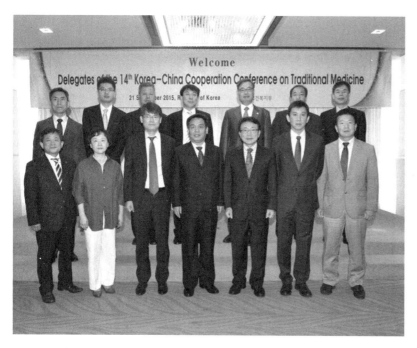

2015 年 9 月 21 日，国家中医药管理局副局长闫树江率团出席第十四次中韩传统医学协调委员会并签署备忘录

调委员会会议以来在传统医药发展的政策法规、行业发展规划、国际组织平台以及科研机构间的合作等方面取得的成绩。闫树江表示，中韩两国是近邻，在传统医学研究方面有着很好的合作基础，双方应加强交流与合作，促进传统医学在公共卫生中发挥更多作用。根据《第十四次中韩传统医学协调委员会备忘录》，双方将继续在促进中韩传统医学学术与人员交流、开展国际组织平台合作、推动传统医药产品标准化、加强传统医学应对传染性疾病、人口老龄化、防治慢性疾病等方面开展合作交流。双方同意 2016 年在中国召开第十五次中韩传统医学协调委员会会议。国家中医药管理局国合司、规划财务司、中国中医科学院，吉林省中医药管理局及韩国驻中国使馆、韩医学研究院院长、韩医师协会等相关人员出席会议。

（徐 晶）

【闫树江出席世界针灸学会联合会 2015 年多伦多国际针灸学术研讨会】 2015 年 9 月 26 日，由世界针灸学会联合会、中国中医科学院共同主办，加拿大中医针灸学会承办的世界针灸学会联合会 2015 年国际针灸学术研讨会在加拿大多伦多召开，来自 26 个国家和地区的 300 多名代表参加会议。国家中医药管理局副局长闫树江、世界针灸学会联合会主席刘保延等相关领导出席大会开幕式并致辞，中华人民共和国驻多伦多领事馆沈建磊到会祝贺。闫树江在讲话中祝贺大会的成功召开，充分肯定世界针联在中医药国际交流中发挥的作用，对世界针联继续加强与各国中医针灸团体在科研、教学、医疗方面的合作，为世界针灸发展和 21 世纪人类健康事业的进步作出贡献提出殷切希望。会议期间，代表团先后访问加拿大安大略省中医药管理局、卑诗省中医联合会、加拿大中医针灸学会、全加中医药针灸协会、加拿大中医学会、安大略中医学院、加拿大药用植物公司等相关中医药机构，就加拿大中医针灸医疗开展情况、中医立法管理、职业培训、中医药文化传播进行深入的探讨和沟通。

（徐 晶）

【中医药代表团赴比利时、安哥拉、毛里求斯开展海外义诊活动】 为落实《关于推进中医药海外惠侨计划的战略合作协议》，国家中医药管理局与国务院侨务办公室于 2015 年 6 月 4~18 日联合组团赴比利时、安哥拉、毛里求斯开展中医药海外义诊活动。国家中医药管理局从中国中医科学院望京医院、西苑医院、针灸医院以及东直门医院选派针灸、推拿、中医内科、心脑血管等领域的知名专家，在驻外使馆、使团的大力协助下，开展了内容丰富、形式多样的义诊活动，不仅面向当地华人华侨开展健康讲座和义诊，还为欧洲议会议员、安哥拉高级官员、毛里求斯国家领导人提供中医药健康咨询，并现场开展推拿、针灸等体验活动。此次活动是落实两部门战略合作协议的首场海外义诊活动。未来两部门将继续在战略合作协议框架下，发挥各自优势，整合资源，实现互利共赢，在服务侨胞的同时扩大中医药在世界范围影响力。

（魏春宇）

【中医药领域合作内容成功纳入第七轮中美战略与经济对话框架下经济对话成果】 2015 年 6 月，中医药领域合作内容成功纳入第七轮中美战略与经济对话框架下经济对话成果，中美双方承诺中国国家中医药管理局继续与美国国立卫生研究院（NIH）的美国国家癌症研究所（NCI）及其他合适的机构开展项目及人员交流的合作，支持成立"国际中医药肿瘤联盟"。

（徐 晶）

【中东欧首家中医中心在捷克成立】 2015 年 6 月 18 日，中捷中医中心在捷克赫拉德茨－克拉洛维州立医院正式成立，这是中东欧地区首家由两国政府支持的中医机构。该中心由赫－克州立医院与上海中医药大学附属曙光医院合作，中方负责为中医中心提供人员和技术支持，捷方则负责提供运营场地和政策法规支持。国务院副总理刘延东出席中心揭幕仪式并在致辞中指出，该中心不仅是中国在中东欧地区建立的第一个中医中心，而且也是医疗卫生界推动"一带一路"建设的第一个中医项目。希望中医中心不仅为患者提供诊疗服务，而且也向更多民众展示中华传统文化的魅力和当代中国的活力。捷克副总理别洛布拉代克称，许多捷克人都对中医感兴趣，但难以甄别市面上各类中医机构的权威性。中捷中医中心将为捷克患者提供很好的就诊选择。双方专家将共同就肿瘤、多发性硬化症和疼痛治疗等方面进行中西医对比研究。计划几年后建成集科研、教学、诊疗于一体的综合性中医中心。捷克有近百家中医诊所，主要提供针灸、按摩等康复性治疗。但由于发展时间较短，中医在捷克的发展仍面临着业界规范化、中医师注册、中医药准入和纳入全民医疗保险等问题的挑战。

（刘文龙）

【中法（巴黎）中医药中心在法成立】 2015年11月9日，中法（巴黎）中医药中心在法国巴黎成立。国家中医药管理局副局长王志勇、中国驻法国使馆公使衔参赞关键、中法中医药合作委员会法方主席基诺等共同为中心揭牌。

王志勇在致辞中指出，中法中医药中心项目是在中法中医药合作委员会框架下，第一家由两国政府支持成立的中医药中心，具有里程碑意义。在中心合作项目上，中法双方要增进包容理解，推动东西方文明和谐共生；加强制度创新，树立中医药国际合作典范；深化合作研究，共同分享中医药宝贵财富。希望中法两国专家、学者以中法中医药中心为合作平台，以满足临床需求为出发点，共享资源，加强科研协作，拿出更多高质量的研究成果。不断满足法国民众对中医药发展的需求。

中法中医药中心由中国江苏省中医院与法国巴黎公立医院集团比提耶医院合作开办，设立在比提耶医院内，主要功能是中医药的科学文化展示、信息交流，同时在两国医学专家之间开展相关科研和培训等工作。该中心是中法中医药合作的成果之一，得到两国政府大力支持，被纳入中国国家中医药管理局首批国际合作项目。巴黎公立医院集团下辖38家公立医院，比提耶医院有400余年的历史，有员工10000多人，医疗技术和科学研究在世界上享有盛名。

来自法国工程院、科学院、巴黎市政府以及巴黎公立医院集团、法国中医药相关机构、中国中医科学院、中国科学院及中国江苏、广东、上海等机构的专家、代表出席成立仪式。

（刘文龙）

【中医药健康旅游文件相继出台】 根据《国家旅游局和国家中医药管理局关于推进中医药健康旅游发展的合作协议》，2015年11月17日，国家中医药管理局和国家旅游局联合下发《关于促进中医药健康旅游发展的指导意见》。双方合作开展的中医药健康旅游示范区建设工作也在紧锣密鼓地进行之中，《国家旅游局、国家中医药管理局关于开展国家中医药健康旅游示范区创建工作的通知（送审稿）》已正式印发。

（徐　晶）

【区域专项继续得到支持】 继续组织申报亚洲区域合作专项资金项目和中国－东盟公共卫生合作基金项目，湖南中医药大学的亚太地区中医小儿推拿保健及医疗研修班以及广安门医院的中国－东盟传统医药系列考察培训分别获得外交部的支持。

（徐　晶）

【中加国际健康管理中心成立】 2015年，山东省日照市政府及卫生主管部门贯彻落实国务院《关于促进健康服务业发展的若干意见》和《中医药健康服务发展规划（2015~2020年）》，依托日照市中医医院和加拿大七橡树医院成立中加国际健康管理中心。

2015年8月6日，中加国际健康管理中心和中西医院士工作站启用暨2015医疗健康服务产业（日照）论坛在山东日照召开。国家卫生计生委副主任、国家中医药管理局局长王国强出席开幕式并讲话。

王国强指出，该中心在构建模式上有两个鲜明的特征，一是中西医优势互补，既发挥中医"治未病"养生保健服务特点，又融合西医健康管理理念与方法，以生活方式干预为重点，普及基本健康知识和技能，通过个性化的手段，持续提升自我保健素养；二是中西方互学互鉴，既借鉴加拿大七橡树医院健康管理中心先进的技术流程，又统筹日照市中医医院的资源优势，提供具有鲜明中方特色的健康饮食、教育课程、康复计划和医疗方案。

加拿大曼尼托巴省七橡树医院是加拿大著名的综合性医院，该院健康管理中心在北美有较高知名度，主要采用调整患者生活方式来进行慢性疾病的预防和治疗，已在加拿大全国广泛开展健康促进方案，并针对体弱人群和心脏病、慢性肾脏病、糖尿病患者等，开展适宜活动研究，是加拿大仅有的由公立医院独立承包的非营利性项目。

日照市中西医院士专家工作站同期启动。加拿大驻华大使赵朴，国医大师、中国科学院院士陈可冀，中国科学院院士葛均波，国医大师、中国工程院院士石学敏，国医大师、国际欧亚科学院院士张大宁已入驻院士工作站。工作站将陆续开展高端项目研发、高层次人才培养、科技转化和学术交流等工作，为健康管理中心在人力资源保障上提供支撑。

（赵维婷）

【甘肃在法国建"岐黄中医学院"】 2015年10月11日，甘肃省卫生计生委通报，甘肃中医走进欧洲，2015年10月10日在法国传统中医自由学院里昂中心挂牌成立"岐黄中医学院"，这是甘肃中医走出国门在海外合作成立的第五所中医学院。法国岐黄中医学院是该省中医药机构与法国中医教学临床机构合作共同成立的，将致力于中医药在法国的传播推广、教育培训、临床医疗等工作。甘肃省与法国传统中医自学院合作以来，先后接受数批法国中医学员来甘肃进修学习。此次，法国岐黄学院已聘任国内中医师作为首批专家在法开展工作。

（南如卓玛）

【中奥中医药合作项目研讨会召开】 2015 年 10 月 16 日，2015 中奥中医药合作项目研讨会在北京召开。自 2005 年 10 月至 2015 年 10 月，中奥两国中医药合作已历经 10 年，一直得到两国科技部门和卫生管理部门的大力支持。两国专家团队已完成第一阶段"中医药与年龄相关性疾病"的合作研究，此次会议主要对第二阶段"中医药对慢性疾病的预防与早期干预的合作研究"进行成果汇报和总结，初步确定第三阶段的合作方向为"生活方式相关疾病的中医药研究"，并拟定了时间表。奥地利科技部门已确定会继续为下一阶段研究提供资金支持。国家中医药管理局国际合作司司长王笑频、中国中医科学院党委书记王炼、奥地利中医药研究中心主任鲍儒德出席会议。

（马　骏）

【中捷医院签署备忘录】 2015 年 11 月 27 日，国务院总理李克强与来华出席第四次中国－中东欧国家领导人会晤并对华进行正式访问的捷克共和国总理索博特卡举行会谈。国家卫生计生委主任李斌参加并签署中国传统医学在捷发展的联合声明等合作协议。

李克强指出，中方愿同捷方对接发展战略、推进互利合作。进一步密切人文交流，中方愿在医药卫生、教育、地方、体育等领域加强合作。希望捷方继续支持中欧关系和"16+1 合作"发展，为有关合作提质升级不断注入新动力。

会谈后，在两国总理共同见证下，李斌分别与捷克卫生部部长涅麦切克、捷中友好协会主席德沃吉克签署《关于进一步支持中国传统医学在捷发展的联合声明》和《关于捷克病患儿童来华疗养的谅解备忘录》两份文件。捷克卫生部、赫拉德茨－克拉洛韦大学医院、上海中医药大学附属曙光医院和中国华信能源有限公司还

签署了谅解备忘录。

（丁　洋）

【我国中医药高等院校助力俄中医立法】 2015 年 6 月 5 日，俄罗斯中医药立法与发展高峰论坛在北京中医药大学召开。参会人员达成中俄共建俄罗斯"中医立法与推广协调委员会"、中方院校共建"'一带一路'沿线国家的传播与发展联盟"两项临时动议，并签署倡议书。北京中医药大学校长徐安龙介绍了召开此次论坛的初衷，即北京中医药大学集国内高等中医药院校之合力，在政府的指导下，为俄罗斯中医立法及推广提供全方位支持。俄方代表俄罗斯国家杜马医学委员会主席谢尔盖·维切斯拉维奇·卡拉什尼科夫、传统医学委员会主席伊格洛夫·弗拉基米尔·弗拉基米洛维奇分别就"俄罗斯中医药发展现状""俄罗斯传统医学发展现状"做报告，向与会者介绍俄罗斯中医药及传统医药立法的现状、困境及希望。国家中医药管理局国际合作司司长王笑频从国家法律法规层面介绍中医药的管理和教育体系。国家食品药品监督管理总局药品化妆品注册管理司中药民族药处处长王海南从国家中药管理法规的方面进行介绍，并对俄中医药立法提出相应建议。

俄罗斯"中医立法与推广协调委员会"在国家政府部门领导下，由北京中医药人学联合中国高等中医药院校与企业为俄联邦杜马提供中医立法和推广所需的全方位支持。"一带一路"沿线国家的传播与发展联盟国内中医药高等院校，协力带动"一带一路"沿线各国中医药及传统医药正规法律体系和教育体系的建立，为各国人民能共享高质量的中医药与传统医药服务贡献力量。

（周蔓仪）

【中坦签署备忘录】 2015 年 4 月 2 日，中国和坦桑尼亚卫生部门官员在达累斯萨拉姆签署两份医疗卫生领域合作谅解备忘录，加强两国在传统医药领域的合作。国家卫生计生委副主任、国家中医药管理局局长王国强和坦桑尼亚卫生与社会福

利部部长赛义夫·拉希迪出席签字仪式。根据谅解备忘录，双方同意加强在传统医学领域的合作，包括对研究人员、药用农作物专家的培训，以及管理能力建设和传统卫生从业人员培训，以提高坦桑尼亚传统医学水平。

（张　平）

【中阿传统医学等领域合作】 2015 年 9 月 11 日，中国－阿拉伯国家卫生合作论坛在宁夏银川召开。论坛上，中国和阿拉伯国家的卫生官员讨论并发布"银川宣言"。宣言指出，与会各国赞同推动中阿卫生领域合作深化发展，具体包括：落实《2014~2016 年卫生合作行动计划》；加强医疗卫生机构间的直接合作，倡议成立中阿医疗健康合作发展联盟；加强卫生人力资源互动；支持医疗技术合作，鼓励技术转让；支持传染病和非传染病防控合作、定期交换传染病信息；加强全球卫生事务中的协调和合作。论坛以"加强医药技术合作推动卫生事业发展"为主题，包括中阿传染病防控高峰论坛、中阿慢性非传染性疾病防治学术交流大会、中阿传统医学学术交流大会、中阿眼科国际高峰论坛 4 个会议以及中阿健康产业展览等板块。该论坛是 2015 中国－阿拉伯国家博览会框架下 6 项会议论坛类活动之一，由国家卫生计生委、阿拉伯国家联盟秘书处等共同主办，来自 16 个阿拉伯国家和阿拉伯国家联盟以及中国国内各有关部门，共约 400 名代表出席。

（周蔓仪）

六、内地与港澳台交流与合作

【概述】

一、与香港、澳门特区领导人商谈推动中医药合作工作

按待澳门特首崔世安。2015 年

1月，澳门特区行政长官崔世安先生访问国家中医药管理局，与国家卫生计生委副主任、国家中医药管理局局长王国强共同就推动内地与澳门中医药合作举行工作会谈。

会见香港特区行政长官梁振英。2015年4月，王国强会见香港特区行政长官梁振英，就进一步深入推动内地与香港中医药合作进行工作会晤。

二、举办和参与重要会议

召开第十届海峡两岸中医药发展与合作研讨会。2015年6月，国家中医药管理局和厦门市人民政府共同主办的第十届海峡两岸中医药发展与合作研讨会在厦门召开。王国强出席开幕式并致辞。

国家中医药管理局副局长于文明率团出席第14届国际现代化中医药及健康产品展览会。2015年8月，于文明率团赴香港出席第14届国际现代化中医药及健康产品展览会暨会议。

召开《海峡两岸医药卫生合作协议》中医药工作组第五次会议。2015年8月，海峡两岸中医药研究与交流及中药材安全管理工作组第五次会议在珠海市粤澳中医药科技产业园召开。会议由两岸中医药工作组大陆方牵头人国家中医药管理局国合司司长王笑频主持，来自国家食品药品监督管理总局、国家药典委员会、国家质量监督检验检疫总局、国家中医药管理局对台港澳交流合作中心、中国中医科学院、广东省中医药局和有关科研单位、企业代表，以及台湾中医药部门代表、台湾中国医药大学等高校和研究机构代表等共计20余人出席会议。双方代表围绕两岸中药典、中药材管理、中药材质量标准等议题展开交流与研讨。会后，台湾代表团还访问了粤澳中医药科技产业园、澳门科技大学等机构，深入探讨两岸在中药产业发展方面的合作。

三、为港澳台中医药发展提供技术支持

王国强会见香港卫生署署长陈汉仪。2015年5月，王国强会见到访的香港卫生署署长陈汉仪一行。王国强对陈汉仪一行的来访表示欢迎，指出自2013年10月国家中医药管理局与香港食物及卫生局签署新一轮中医药领域合作协议以来，两地在中医药发展策略与规划、医疗、教育、科研、产业等领域开展了务实合作，特别回顾了2015年4月11日在与香港特首梁振英的会晤中，双方一致同意将在中医药"一带一路"建设方面充分发挥香港的"桥头堡"作用，在国家标准的基础上，将香港中药材标准推广成为国际标准，推动中医药海外发展。此次在与陈汉仪的会谈中，双方就进一步深化两地在传染病防控、癌症防治、卫生应急、协助香港建设中药检测中心等合作深入交换意见。

与澳门特区政府社会文化司签署中医药合作补充协议。2015年8月，由澳门特别行政区政府主办、世界卫生组织和国家中医药管理局共同协办的国际传统医学论坛在澳门召开。论坛期间，王国强代表国家中医药管理局与澳门特别行政区政府社会文化司共同签署关于中医药领域合作的补充协议。该协议是落实2015年年初澳门特首崔世安访问国家中医药管理局与王国强会谈成果的一项重要举措。协议是在2008年双方签署的《中医药领域的合作协议》基础上，进一步支持澳门建设世界卫生组织传统医药合作中心以及参与中医药"一带一路"建设。

在港澳分别举办国医大师传承活动。2015年3月，国家中医药管理局分别支持香港和澳门举办国医大师、名老中医学术思想和临床经验传承活动。

支持建设粤澳合作中医药产业园。一是支持产业园加强国际合作。2015年6月，支持产业园召开2015传统医药国际合作论坛，并见证产业园国际交流合作中心揭牌仪式以及产业园与葡萄牙传统医药研究院、巴中文交流协会、培力药业3家合作协议的签署。2015年11月，支持产业园在葡萄牙举办第二届中医药传统文化论坛。二是支持产业园加强对台合作。2015年8月，在产业园召开海峡两岸中医药研究与交流及中药材安全管理工作组第五次会议，邀请台湾专家考察产业园，听取产业园介绍，深入探讨在中药产业方面的合作。三是积极推动产业园与内地有实力的企业合作。2015年9月，王国强见证广药集团与产业园签署合作框架协议，合力推动中医药的现代化和国际化。四是积极筹备国家中医药管理局国际合作司与粤澳中医药科技产业园开发有限公司合作备忘录。

支持澳门科技大学中药质量研究国家重点实验室中智药业集团中药质量研究联合实验室启动。2015年3月，王国强赴珠海调研，并出席澳门科技大学中药质量研究国家重点实验室中山中智药业集团联合实验室成立仪式。澳门科技大学中药质量研究国家重点实验室成立4年来，在中药质量和创新药物研究领域开展探索性和创新性的研究，取得丰硕成果。此次与中智药业集团共同成立联合实验室，是内地与澳门在中医药领域加强合作的新样板，力图实现优势互补，搭建粤澳中医药合作的新平台，实现内地与澳门在中医药科研和成果转化领域的新突破。

举办"中医中药台湾行"。2015年7月，王国强率团出席"中医中药台湾行"暨两岸中医药文化与养生保健交流大会。此次活动于2015年7月18日在台湾台北启动第一站活动，2015年7月19日在台湾桃园举办第二站活动，吸引台湾民众600余人，深受群众欢迎。活动以"弘扬中华文化，传承中医中药，共享健康和谐"为主题，通过中医药文化展览、养生讲座大课堂、赠送《中医养生保健指南》科普图书等多种形式，让台湾民众了解中医药悠久历史，感受中医药璀璨文化，让两岸中医药专家增进共识，深化两岸中医药交流。

（王笑频）

【澳门特首崔世安会见王国强】 2015

年1月26日，澳门特区行政长官崔世安访问国家中医药管理局，与国家卫生计生委副主任、国家中医药管理局局长王国强共同就推动内地与澳门中医药合作举行工作会谈。王国强对崔世安率团来访表示热烈欢迎。崔世安在新任之初专程访问国家中医药管理局，既说明高度重视澳门中医药事业发展，也表明对加强内地与澳门中医药合作寄予厚望。崔世安指出，特区政府在新时期确立了经济适度多元化的发展目标，明确将中医药纳入重点发展领域，并大力支持中医药质量研究国家重点实验室、粤澳中医药科技产业园的建设工作。希望国家中医药管理局为澳门中医药发展提供技术支持，共同推动澳门中医药在新时期获得进一步发展。近年来，在特区政府的大力支持和社会各界的共同努力下，澳门中医药发展呈现出良好的发展态势。中央政府将"推动澳门中医药事业发展"纳入国民经济"十二五"规划，为澳门发展中医药提供坚实的政策保障。中医药积极参与澳门世界旅游休闲中心、中国与葡语国家商贸合作服务平台的建设工作，以其特色优势助力澳门经济适度多元化发展。特别是中药质量研究国家重点实验室和粤澳中医药科技产业园相继成立，为深入推动澳门中医药现代化、国际化提供强有力的支撑。此次内地与澳门在中医药领域的高级别会谈，双方就未来合作建设澳门世界卫生组织传统医学合作中心、粤澳中医药科技产业园以及以澳门为节点推动中医药"一带一路"发展达成一致共识。双方将适时签署合作备忘录，进一步整合资源，优势互补，开创两地中医药合作的崭新局面，共同推动澳门经济适度多元化，为澳门长期繁荣稳定作出积极贡献。国家中医药管理局港澳台办公室主任王笑频、办公室主任查德忠以及相关业务司室主要负责同志，澳门特区政府经济财政司司长梁维特、行政长官办公室主任柯岚等官员陪同参加会谈。

（魏春宇）

【香港特区行政长官梁振英会见王国强】 2015年4月11日，国家卫生计生委副主任、国家中医药管理局局长王国强拜会香港特区行政长官梁振英，就进一步深入推动内地与香港中医药合作进行工作会晤。近年来，在行政长官领导下的特区政府对香港中医药事业高度重视，在历年施政报告中均对促进中医药发展做出明确表述。会晤中，梁振英指出，期望香港与国家中医药管理局继续加强交流与联系，在保障大众健康的同时，推动香港中药业迈向国际化。王国强对特区政府扶持中医药发展的举措深表赞赏，表示国家中医药管理局将不遗余力提供技术支持，为香港建设中医医院以及中药检测中心等各项工作贡献力量。双方一致认为，在中医药"一带一路"建设方面将充分发挥香港的"桥头堡"作用，拓展中医医疗服务模式，同时加强两岸四地以及与国际组织的合作，在国家标准的基础上，把香港中医药标准推广成为具权威性的国际标准，推动中医药海外发展。香港食物及卫生局局长高永文、卫生署署长陈汉仪与国家中医药管理局港澳台办公室主任王笑频、医政司司长蒋健等陪同参加会晤。

（魏春宇）

【王国强出席澳门科技大学中药质量研究国家重点实验室中山中智药业集团联合实验室成立仪式】 2015年3月20~21日，国家卫生计生委副主任、国家中医药管理局局长王国强出席澳门科技大学中药质量研究国家重点实验室中山中智药业集团联合实验室成立仪式。澳门科技大学中药质量研究国家重点实验室成立4年来，在中药质量和创新药物研究领域开展了探索性和创新性的研究，取得丰硕成果。此次与中智药业集团共同成立联合实验室，是内地与澳门在中医药领域加强合作的新样板，力图实现优势互补，搭建粤澳中医药合作的新平台，实现内地与澳门在中医药科研和成果转化领域的新突破。2015年3月21日，王国强在联合实验室成立仪式致辞中对实验室提出用中医理论指导研究，推动成果转化，加强人才培养以及关注疗效的要求。成立仪式后，王国强参观了重点实验室并听取了相关情况汇报。国家中医药管理局国际合作司副司长吴振斗、广东省中医药局局长徐庆锋陪同出席成立仪式。

（魏春宇）

【王国强赴珠海就粤澳中医药科技产业园建设开展专项调研】 2015年3月20~21日，国家卫生计生委副主

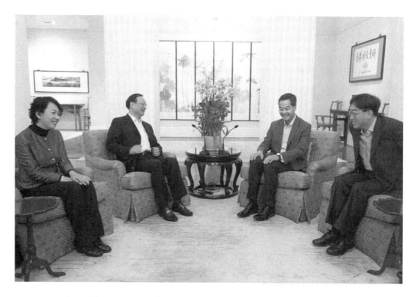

2015年4月11日，国家卫生计生委副主任、国家中医药管理局局长王国强拜会香港特区行政长官梁振英

任、国家中医药管理局局长王国强赴珠海就粤澳中医药科技产业园建设开展专项调研，并与澳门卫生局进行工作会谈。2015年3月20日，王国强一行分别与横琴新区管理委员会、粤澳中医药科技产业园进行工作会谈。在与横琴新区管理委员会会谈中，听取横琴新区计划依托产业园建设国际健康岛的设想，以及中医药科技产业园相关进展情况的介绍。王国强表示，国家中医药管理局将继续支持粤澳中医药科技产业园建设，使其在促进澳门经济适度多元化中发挥作用。希望管理委员会能够适当调整思路，将包括中医药科技产业园在内的横琴新区发展纳入国家"一带一路"发展战略，尽快推动产业园整体水平升级。在与粤澳中医药科技产业园的会谈中，王国强听取了产业园关于基础设施建设进展情况汇报。王国强对产业园下一步的工作提出加强顶层设计，通过珠澳合作打造"精、特、优、惠"的产业园，重点加强面对葡语国家的中医药人才培养，加强与广东合作等建议。在与澳门卫生局会谈中，王国强与澳门卫生局局长李展润进一步落实联合召开世界传统医学大会、支持澳门建设世界卫生组织传统医学中心以及国家中医药管理局与特区政府社会文化司签署中医药补充协议等相关事宜。本次活动是落实国家中医药管理局与澳门特首崔世安会谈成果，是推动内地与澳门在中医药交流与合作的具体举措。国家中医药管理局国际合作司副司长吴振斗、广东省中医药局局长徐庆锋陪同出席上述活动。

（魏春宇）

【王国强赴澳门出席国际传统医学论坛】 2015年8月18日，由澳门特别行政区政府主办、世界卫生组织和国家中医药管理局共同协办的国际传统医学论坛在澳门召开，来自27个国家和地区的卫生部长、传统医学官员以及专家、学者近300人出席论坛。世界卫生组织总干事陈冯富珍，澳门特别行政区代理行政长官黄少泽，国家卫生计生委副主任、国家中医药管理局局长王国强到会祝贺并发表讲话。

王国强表示，中国政府历来高度重视中医药事业，国务院陆续出台一系列重要政策和文件，有力地推动了中医药事业的全面发展。《中医药健康服务发展规划（2015~2020年）》的正式发布，则对当前和今后一个时期我国中医药健康服务发展进行了总体部署。

王国强强调，传统医学自古以来就是中国与"一带一路"沿线国家进行经贸合作、文化交流和人员往来的重点和亮点。应对新形势，世界卫生组织各成员国要充分发挥传统医学的健康服务作用，要切实开展传统医学领域的交流与合作，要力争实现传统医学纳入卫生服务体系。

陈冯富珍在致辞中指出，世卫组织传统医学决议敦促各会员国实施传统医学战略，她充分肯定了澳门特区政府在推动传统医学发展方面所作出的努力，并期待以澳门传统医学合作中心成为传统医学政策制定和经验分享的重要平台。黄少泽在致辞中表示，澳门特区政府把中医药产业化作为促进经济适度多元发展的重要手段，将积极配合中央政府"一带一路"战略规划，继续深化与世界卫生组织和国家中医药管理局的合作，推动世界传统医学健康发展。

论坛期间，王国强代表国家中医药管理局与澳门特别行政区政府社会文化司共同签署关于中医药领域合作的补充协议，并受聘为澳门世界卫生组织传统医学合作中心荣誉顾问。

与会期间，王国强还分别与世卫组织总干事陈冯富珍、科摩罗副总统兼卫生部长穆哈吉、柬埔寨卫生部副部长朱永兴和匈牙利人力资源与建设部副部长本奇·里特瓦瑞举行工作会谈，并就传统医学合作等共同关心的问题交换意见。在澳门停留期间，王国强拜会了澳门特区政府行政长官崔世安，并走访澳门科技大学医院、湖畔嘉模卫生中心，并与澳门中资机构和中医药界代表举行座谈。

国家中医药管理局国际合作司司长王笑频、科技司司长曹洪欣等随同出访。

（魏春宇）

【王国强出席粤澳中医药科技产业园与广州医药集团合作协议签署仪式】 2015年9月7日，粤澳合作中医药科技产业园与广药集团合作框架协议签署仪式在广东广州举行。国家卫生计生委副主任、国家中医药管理局局长王国强，澳门特区政府经济财政司司长梁维特，广州市委常委、常务副市长陈如桂等两地有关部门领导共同见证签约仪式。王国强在致辞中指出：粤澳合作中医药科技产业园是特区政府发展中医药产业，推动澳门经济适度多元化发展的重要平台，也是澳门与内地特别是广东省合作的重要内容。广药集团与产业园的合作，实现优势互补和强强联合，对提升中医药产业国际化发展水平，打造面向国际的中医药服务与产品品牌具有十分重要的意义。王国强强调，合作双方要深刻领会中央关于促进澳门经济社会持久繁荣发展的一系列战略部署，紧紧把握"一带一路"重大倡议带来的历史机遇，深入挖掘和弘扬中医药科学精髓，不断探索中医药"走出去"的模式和特色，提高服务水平和质量，为中医药产业发展和国际化发挥辐射和示范作用。国家中医药管理局办公室主任查德忠、国际合作司司长王笑频，广东省中医药局局长徐庆锋，横琴新区管委会主任牛敬等出席活动。合作框架协议由粤澳合作中医药科技产业园开发有限公司董事长吕红、广药集团董事长李楚源共同签署。广药集团同期还与澳门大学签署框架合作协议。

（魏春宇）

【王国强会见香港东华三院董事局代表团】 2015年10月12日，国家卫生计生委副主任、国家中医药管理局局长王国强会见何超蕖率领的香港东华三院董事局代表团一行。王国强首先代表国家中医药管理局对香港东华三院董事局代表团的来访表示热烈欢迎，对东华三院长期以来推动内地与香港中医药交流所做的工作表示赞赏，并介绍2015年国务院出台的《中药材保护和发展规划（2015~2020年）》和《中医药健康服务发展规划（2015~2020年）》情况，着重介绍屠呦呦荣获2015年诺贝尔生理学或医学奖，指出这个荣誉意义重大，是包括香港同胞在内的华人共同的骄傲。双方还就港方关心的议题深入交流。香港东华三院成立于1870年，是香港历史最悠久、规模最大的慈善服务机构，秉承"救病拯危、安老复康、兴学育才、扶幼导青"的宗旨和使命，为市民提供收费低廉和免费的多元化优质服务。香港东华三院从1984年以来，每年都组织代表团访问内地，推动与内地有关机构的合作。国家中医药管理局副局长于文明、国际合作司司长、港澳台办公室主任王笑频、医政司司长蒋健等陪同会见。

（魏春宇）

【**王国强会见香港中药业协会代表团**】 2015年11月27日，在香港中联办有关同志陪同下，香港中药业协会创会会长兼理事长黄光辉率代表团访问国家中医药管理局。国家卫生计生委副主任、国家中医药管理局局长王国强会见代表团一行。王国强首先对香港中药业协会代表团的来访表示热烈欢迎，对香港中药业协会长期以来致力于内地与香港中药行业的交流表示赞赏，着重介绍《中药材保护和发展规划（2015~2020年）》和《中医药健康服务发展规划（2015~2020年）》出台以来内地中医药的发展情况，希望香港发挥独特的地域优势和文化特色，创新中医药发展模式，积极参与中医药"一带一路"发展。双方还就港方关心的议题深入交换了意见。香港中药业协会成立于2009年，是香港最具代表性的中药商会之一，集业界力量，致力于推动香

港中药事业发展，促进内地与香港的中医药交流合作。本次代表团成员包括香港特区立法会议员、香港特别行政区立法会中医药发展事宜小组主席陈恒镔，香港中医中药发展委员会中药业小组委员会主席范佐浩，香港中药业协会创会会长兼执行会长李应生，香港中药业协会创会会长兼首席会长吕伟强等。代表团一行赴内地加强与北京、河北等地政府管理部门及企业的交流与合作。国家中医药管理局国际合作司司长、港澳台办公室主任王笑频，相关业务司室人员陪同参加会见。

（魏春宇）

【**于文明出席国医大师、名老中医学术思想和临床经验讲习班**】 2015年3月20~22日，应香港浸会大学邀请，国家中医药管理局副局长于文明率团访问香港，出席国医大师、名老中医学术思想和临床经验讲习班活动。此次讲习班活动邀请国医大师晁恩祥、王琦、禤国维、刘敏如以及首都医科大学北京中医医院首席专家张声生、中日友好医院教授张洪春、香港浸会大学教授卞兆祥出席并授课。讲习班受到香港注册中医师欢迎，近600人报名听讲，推动内地与香港传承分享中医药学术思想和临床经验，对香港中医药专业人士提升学术水平和临床技术有很大的帮助。本次活动得到国家中医药管理局和香港卫生署的高度重视，于文明和香港卫生署署长陈汉仪共同出席讲习班典礼并致辞，高度肯定了此次讲习班活动的意义，指出要进一步推动内地和香港中医药继承与创新，加强内地与香港中医药人才队伍建设，号召发挥香港优势，共同开创中医药对外交流合作的新局面。

（魏春宇）

【**于文明出席第14届国际现代化中医药及健康产品展览会**】 2015年8月13日，国家中医药管理局副局长于文明率团赴香港出席第14届国际现代化中医药及健康产品展览会暨会议。此次展览会由香港贸发

局和现代化中医药国际协会主办，共有120余家参展商参展，分别设有"中药""保健食品""原料、设备及相关服务"等展区，集中展示了各式中医药及保健产品和技术。

于文明在致辞中充分肯定了国际现代化中医药及健康产品展览会多年来取得的较好工作成果和社会反响，评价其为推动香港中医药发展、促进香港和内地的中医药学术交流作出积极贡献。特别是此次展览会期间，同期举办以"防治心血管疾病的中药研究及商机"为主题的学术研讨会，邀请中外知名专家共同研讨中药防治心血管疾病的经验，讨论中药质量控制管理等问题，对保障民众健康很有现实意义。针对新时期加强内地与香港的合作，于文明提出3点建议：一是发挥香港与内地各自优势，推动中医药国际交流与合作。借助香港优势，积极参与和助力"一带一路"建设。二是医药配合，共同发展。内地和香港应共同推动中医中药协同发展，积极促进医药互动，以药促医，以医带药，两不偏废，协调发展，以中医中药的安全、有效，提高中医药在国际范围的认可度。三是共同促进中医药的传承、创新和转化。内地和香港要推动中医药不断传承创新发展，把创新成果转化为临床服务能力，不断探索总结，不断提升中医药服务能力，以适应当下中医药服务模式的新变化，满足民众日益增长的健康服务需求。

国家中医药管理局港澳台办公室主任王笑频陪同出席上述活动。

（魏春宇）

【**于文明出席国医大师、名老中医学术思想和临床经验传承活动**】 2015年11月8日~9日，为落实国家中医药管理局和澳门社会文化司在中医药领域的合作补充协议，提升澳门中医药服务水平，国家中医药管理局和澳门特区政府卫生局在澳门共同主办"国医大师、名老中医学术思想和临床经验传承活动"。国家中医药管理局副局长于文明，澳门卫生局局长李展润、副局长郑成业

出席开幕式。于文明在致辞中介绍了内地中医药发展情况以及近年来中医药对外交流与合作取得的瞩目成绩，号召内地与澳门中医药界同仁在中央和特区政府的支持下，开拓进取，努力工作，为居民健康保健提供优质优秀服务。

此次活动由"国医大师、名老中医对话活动""国医大师讲习班""中医药健康咨询""临床带教"4个部分组成，邀请石学敏、晁恩祥、徐经世、刘敏如4位国医大师，以及中国中医科学院西苑医院院长唐旭东、广安门医院院长王阶、华山医院中医及中西医结合科主任董竞成3位名老中医，分别做不同领域的专题讲座，针对澳门本地常见病、多发病，结合中医药特色优势，系统传承国医大师的学术思想和临床经验，满足澳门本地中医师学术和临床培训需求，并分别在黑沙环卫生中心、镜湖医院、科大医院、同善堂开展4场中医药健康咨询活动，为澳门居民提供健康保健咨询服务，同时安排澳门本地中医师参加临床带教学习，跟随国医大师和名老中医学习临床诊疗经验。

中医药在澳门有悠久的使用历史，多年来，澳门中医药取得的成绩受到国家和世界卫生组织的高度认可。2015年8月18日，澳门举办国际传统医学论坛，期间世界卫生组织传统医药合作中心落户澳门，澳门特区政府社会文化司与国家中医药管理局签署中医药领域的补充协议，标志着澳门中医药发展进入新的阶段。此次活动是落实补充协议、借助优势资源助力澳门中医药发展的有力举措，有助于提升澳门中医药水平，推动中医药在澳门卫生保健系统扮演愈来愈重要的角色，不断满足澳门居民对健康的多元化需求。

(魏春宇)

【于文明会见台湾中医医学教育学会代表团】 2015年9月7日，国家中医药管理局副局长于文明会见台湾中医医学教育学会理事长黄荣村一

行。于文明对黄荣村一行的来访表示欢迎，对黄荣村长期致力于推动两岸中医药事业的共同发展表示赞赏。会谈中应台方要求，我方重点向台方介绍了有关中医（中西医结合）住院业务的相关管理法规、经费规划与执行情况，以及民俗调理从业人员与医疗人员的业务界线、管理法规与执行经验等内容，并就台方相关的中医药管理提出了工作建议。于文明表示，将继续支持台湾地区中医药同仁与大陆有关机构的交流与合作，共同推动两岸中医药事业发展。台方对我方对其来访提供的大力协助表示感谢，表示将把此次来访的学习到大陆的经验和做法带回台湾。

台湾中医医学教育学会于2013年筹备成立，以提升中医医学教育品质，加强台湾中医医学教育学术交流为宗旨。黄荣村曾担任台湾地区教育部门负责人、台湾中国医药大学校长等职，在台湾地区教育界享有盛誉。代表团团员多为台湾中医药界重要人士。代表团还访问了北京、天津有关中医医院。国家中医药管理局港澳台办公室副主任朱海东、医政司副司长杨龙会陪同会见。

(魏春宇)

【两岸四地中医中药发展（香港）论坛在香港举办】 2015年4月11日，主题为"中医中药走向世界"的两岸四地中医中药发展（香港）论坛在香港浸会大学开幕，这是两岸四地中医中药论坛的首次高级别会议，旨在推动中医药交流互动与合作共赢。国家卫生计生委副主任、国家中医药管理局局长王国强出席开幕式并致辞。王国强表示，香港、澳门要在服务"一带一路"战略中推动中医药发展，发挥好"桥头堡"作用，以使两岸四地形成合力，共同推动中医药走出去。

王国强指出，香港回归以来，在特区政府高度重视和支持下，中医药事业发展取得了令人瞩目的成就。香港作为中西方文明和贸易交汇之地，发挥着特定地位的区域优

势和走向全球的桥头堡作用。在探讨传统中医药适应现代社会多元化国际化发展方面，香港的模式具有示范效应。

对于两岸四地中医中药的发展，王国强提出几点建议。一要坚持中医精髓。中医治疗是想办法维护人们的健康，不是仅仅治病症。广大中医药从业者要在工作中弘扬中医药学"整体观、系统论、辨证论治、治未病"等精髓理念，要有信心并且坚持下去。同时，希望大家善用现代科学技术，让先进的技术、仪器、设备都能为中医药服务，这是中医药与时俱进的必要条件。要处理好继承与创新的关系，不能因为过于注重继承而不去创新，也不能因为追求创新而忽视对传统的传承，两者不可偏废。二要提高中医临床疗效。疗效是中医的生命线，是中医发展的核心。要总结好临床经验和学术经验，在个性化的辨证论治过程中提炼规律，进一步提升疗效。要加强中医人才培养，培养更多"读经典、跟名师、多临床、有悟性、善思辨、医德好"的青年中医师，以期从中产生名中医乃至国医大师，这样中医才有希望。三要加强两岸四地合作交流。特别是如今在国家提出"一带一路"建设的时代背景下，两岸四地应在中医药发展方面发挥很好的作用，共同推进中医药事业发展。香港、澳门要在服务"一带一路"战略中推动中医药发展，发挥好"桥头堡"作用，以使两岸四地形成合力，建立起中医药交流合作常态化机制，共同推动中医药走出去，加速中医药国际化进程。

王国强希望，两岸四地中医中药交流合作的论坛能够年年举办，并提高质量，在业内提升影响力，让每一位同仁在临床实践方面有所获益。国家中医药管理局将不遗余力支持两岸四地中医药交流，并为此搭建平台，使成果得以更好传播，形成中医药交流发展的良好模式，为人们的健康福祉发挥作用。

中央人民政府驻香港特别行政区联络办公室副主任杨建平，香港

卫生署署长陈汉仪，国家中医药管理局港澳台办公室主任王笑频、医政司司长蒋健、国医大师孙光荣、澳门国际中医药学会理事长谢志伟、台湾中医师公会全联会海峡两岸交流委员会主任委员陈志芳等出席论坛。

论坛由国家中医药管理局对台港澳中医药交流合作中心主任杨金生主持，中国中医科学院常务副院长刘保延、广东省中医院名誉院长吕玉波等25位专家围绕"中医药发展与合作""中医药标准与人类健康""中医药与慢性疾病治疗"等专题展开研讨。

"中医药文化与养生保健展"同期举行。

（魏春宇）

【传统医药国际合作论坛在澳门召开】 2015年6月30日，为落实2015年年初澳门特首崔世安与国家卫生计生委副主任、国家中医药管理局局长王国强会谈精神，促进澳门与"一带一路"沿线国家特别是葡语系国家的合作，国家中医药管理局支持粤澳合作中医药科技产业园在澳门召开传统医药国际合作论坛。来自内地、澳门特区以及葡萄牙、巴西、莫桑比克等葡语国家和地区百余名代表和专家参加论坛。澳门特区政府经济财政司司长梁维特、特区政府卫生局局长李展润、国家中医药管理局国际合作司司长王笑频出席开幕式，担任主礼嘉宾并见证粤澳中医药科技产业园国际交流合作中心揭牌仪式、产业园与葡萄牙传统医药研究院、巴中文化交流协会以及培力（香港）健康产品有限公司3家机构合作协议的签署。

本次论坛围绕传统医药服务贸易及进出口发展策略机遇、传统医药在葡语国家、欧盟的市场需求及发展现状、传统医药的国际注册现状和案例分析、传统医药人才培训等议题进行专题研讨，旨在搭建传统医药交流与合作平台，协助内地和澳门企业拓展海外市场。王笑频在开幕致辞中指出，在习近平总书

记提出建设"丝绸之路经济带"和"21世纪海上丝绸之路"战略的背景下，中医药已成为我国与"一带一路"国家的合作重点与亮点。为进一步以澳门为节点推动中医药"一带一路"发展，国家中医药管理局将继续积极配合特区政府发展需求，重点支持粤澳中医药科技产业园整合珠三角及国内国际中医药资源，充分发挥横琴新区粤港澳合作新模式示范区的作用，促进澳门经济适度多元化发展。论坛交流期间，王笑频以"服务贸易：新形势下的机遇与挑战"为题，介绍了我国中医药服务贸易发展的有关情况。在澳期间，王笑频与澳门经济财政司司长梁维特进行工作会晤，就落实崔世安访问国家中医药管理局会谈成果、推动澳门中医药事业发展进行深入沟通，就下一步合作方向达成共识。

（魏春宇）

【第十届海峡两岸中医药发展与合作研讨会召开】 2015年6月13~14日，作为第七届海峡论坛同期举办的重要活动之一，第十届海峡两岸中医药发展与合作研讨会在福建厦门召开。研讨会以"创新社会办医模式，提高医护管理水平"为主题。两岸中医药界400余名代表就加快公立医院改革、两岸民营医院发展模式及健康养老产业务实合作的前景及具体措施进行了探讨。其中，来自台湾的参会嘉宾达170余人。国家卫生计生委副主任、国家中医药管理局局长王国强出席会议开幕式。王国强回顾了两岸中医药官方和民间交流合作的历史，介绍了国务院关于中医药的最新政策，指出两岸中医药界人士应抓住机遇、趁势而上，找准商机和合作切入点，使政策真正落地、生根、开花。会议由国家中医药管理局和厦门市人民政府共同主办，福建省政协副主席郭振家、国务院台湾事务办公室交流局副局长李京文、福建省卫生计生委主任朱淑芳、厦门市人民政府副市长国桂荣、台湾秀传医疗体系副总裁叶永祥等出席开幕式。中

华中医药学会第三次社会办医研讨会、台港澳医疗养老及健康服务模式高级学习班、两岸中医临床实用适宜技术技能及特色手法演示等交流活动同期举办。

（魏春宇）

【粤澳中医药科技产业园国际交流合作中心成立】 2015年7月6日，首届粤澳合作中医药科技产业园·传统医药国际合作论坛在澳门举行。粤澳合作中医药科技产业园国际交流合作中心同期揭牌。论坛旨在搭建传统医药交流与合作平台，协助内地和澳门企业拓展海外市场。来自内地、澳门特区以及葡萄牙、巴西、莫桑比克等葡语国家和地区的百余名代表和专家，围绕传统医药服务贸易及进出口发展策略机遇、传统医药的国际注册现状和案例分析、传统医药人才培训以及传统医药在葡语国家和欧盟的市场需求及发展现状等议题进行研讨。澳门特区政府经济财政司司长梁维特、特区政府卫生局局长李展润、国家中医药管理局国际合作司司长王笑频等出席论坛开幕式。

（魏春宇）

【中医中药台湾行走进台北】 2015年7月18日，作为国务院台湾事务办公室重点交流项目，第二届中医中药台湾行暨2015年两岸中医中药学术交流会在台北召开，台北为第一站，第二站在桃园举行。活动以"弘扬中华文化，传承中医中药，共享健康和谐"为主题，通过中医药文化展览、养生讲座大课堂、赠送《中医养生保健指南》科普图书等多种形式，让台湾民众了解中医药悠久历史，感受中医药璀璨文化，让两岸中医药专家增进共识，深化两岸中医药交流，促进落实《海峡两岸医药卫生合作协议》相关内容。此次台北站的活动既是对去年中医中药台湾行活动成果的集中展示和延续，又是对今年两岸深入开展中医药文化宣传、中医药健康教育和养生保健讲座活动的全面动员。国家卫生计生委副主任、国家中医药

管理局局长、中华中医药学会会长王国强在会上表示，随着社会进步，民众的养生保健观念在转变，希望两岸中医药界同仁抓住机遇、趁势而上，找准商机和合作切入点，发挥各自优势，在中医药的继承与创新、中医药与养老服务结合、中医药健康管理等健康服务领域积极拓展合作，推动中医药走向世界，为两岸乃至世界民众的健康作出贡献。在养生讲座大课堂上，中国中医科学院的营养专家和养生专家以及台北市中医师公会理事，从药食同源话健康、食疗保健、养生做好8件事、正确选择医疗等方面作精彩讲座。活动由国家中医药管理局对台港澳中医药交流合作中心、中华中医药学会、中国针灸学会联合台湾中药商业同业公会全联会、台北市中药商业同业公会、新北市中药商业同业公会等单位共同主办。台湾各地民众300余人参加了学术交流会。

（魏春宇）

【海峡两岸中医药研究与交流及中药材安全管理工作组第五次会议】　2015年8月31日，海峡两岸中医药研究与交流及中药材安全管理工作组（以下简称"工作组"）第五次会议在广东珠海粤澳中医药科技产业园召开。会议回顾了工作组第四次会议以来两岸取得的交流合作成果，双方代表围绕两岸中药药典、中药材管理、中药材质量标准等议题展开交流与研讨。双方一致认为通过工作组会议，开展一系列卓有成效的交流合作活动，充分增进两岸中医药界的交流，推动两岸中医药界的务实合作。2010年海峡两岸签订《海峡两岸医药卫生合作协议》，并在协议框架下成立工作组，负责推动两岸中医药交流与合作。工作组在大陆方面由国家中医药管理局负责牵头，成员单位包括卫生计生委、科技部、食药监总局、质检局等部委。两岸在工作组框架下建立定期会议制度，每年轮流召开一次工作会议，围绕中医药交流、中药材品质管理、中医药科研

等领域，开展务实交流与合作。大陆方面召集人为国家中医药管理局港澳台办公室主任王笑频，台湾方面召集人为台湾"卫生福利部"中医药司司长黄怡超。国家中医药管理局、国家食品药品监督管理总局、国家药典委员会、国家质量监督检验检疫总局、广东省中医药局和有关科研单位、企业代表，以及台湾中医药部门代表、高校代表等共计20余人出席会议。会后，台湾代表团还访问了粤澳中医药科技产业园、澳门科技大学等机构，深入探讨了两岸在中药产业发展方面的合作。

（魏春宇）

七、文化建设

【概述】　按照国家中医药管理局重点工作安排，为普及传播中医养生保健方法，向广大人民群众提供正确、科学、权威的中医药科普知识，提高民众对中医药的认知，2015年国家中医药管理局组织开展形式多样的中医药科普活动，推动中医药文化宣传教育基地建设，综合运用电视、微信等多种传播平台，推动中国公民中医养生保健素养的提升。

（赵瑶琴）

【中医中药中国行——中医药健康文化推进行动】　2015年，国家中医药管理局研究制订了《中医中药中国行——中医药健康文化推进行动方案》，计划开展全国大型中医药文化科普活动，帮助民众养成符合中医药理论的养生保健行为和良好的生活习惯，推动公民中医养生保健素养达到12%。

（欧阳波）

【中国公民中医养生保健素养调查】　国家中医药管理局联合国家卫生计生委共同开展中国公民中医养生保健素养调查，按照城乡分层原则，在全国31个省（区、市）随机抽取8个区（县级）调查点，采

用分层多阶段随机抽样方法，抽取1名15~69岁常住人口开展调查。首次完成《2014年全国中医药科普工作情况及中国公民中医养生保健素养调查报告》，科学准确评估"十二五"期间中医药文化科普工作开展情况以及全国公民中医养生保健素养水平。

（欧阳波）

【中医药文化进校园、进课堂】　为推进面向中小学生的中医药文化科普知识教育，推动中医药文化进校园、进课堂，国家中医药管理局加强与北京市东城区中医药发展综合改革试验区的联系，梳理总结并推广其在中医药文化进校园方面的工作经验。

（欧阳波）

【全国中医药文化宣传教育基地建设督导、验收工作】　2015年，国家中医药管理局开展全国中医药文化宣传教育基地建设督导及全国中医药文化宣传教育基地验收工作，明确下阶段基地建设工作目标，进一步推动基地提升中医药文化科普水平。新增10家全国中医药文化宣传教育基地，已建有57家国家级基地及基地建设单位。

（欧阳波）

【中医药文化科普巡讲】　2015年，国家中医药管理局组织举办10场中医药文化科普巡讲中央国家机关、中央党校专场活动及1场中医药文化科普巡讲中国科技馆专场活动，组织协调专家讲授中医药文化科普知识。

（欧阳波）

【中医药文化传播平台建设】　国家中医药管理局加强中医药文化传播平台建设，推动完成"中国中医"微信改版工作，在原一周3期基础上改为每个工作日发布一期，同时进一步拓展局官方微信功能和内容，2015年关注人数近10万，发布信息1200余条。

（欧阳波）

【中医药文化产业发展】 2015年，国家中医药管理局组织开展中医药文化产业发展政策及中医药出版传媒体系构建研究、"十二五"中医药文化建设总结、中医药非物质文化遗产项目调研，做好中医药文化产业顶层设计。积极支持皮影戏《药王孙思邈》、电视剧《医圣》、纪录片《本草中国》、电视专题片《大国医》《千年国医》等中医药文化作品的传播制作，鼓励引导有关企事业单位向社会推出一批中医药文化传播精品。根据中医药事业发展新形势，研究提出《"十三五"中医药文化建设规划》（草案），明确下阶段中医药文化发展目标和主要任务，并组织专家对规划进行进一步修改完善。国家中医药管理局与央视科教频道合作，制作《走进科学》《大家》《人物》《健康之路》等专题节目20余集，广泛传播中医药文化科普知识。

（欧阳波）

八、新闻宣传工作

【概述】 2015年，中医药新闻宣传工作在国家中医药管理局党组的领导下，在局机关各部门的支持下，紧紧围绕中医药事业发展主题，正确把握新闻舆论导向，进一步完善新闻宣传机制，强化新闻宣传能力，提高新闻宣传水平，弘扬行业正气，振奋行业精神，全方位展示中医药事业发展新成就、新形象，为中医药事业发展营造了有利的舆论环境。

（彭 艳）

【强化信息发布制度建设】 国家中医药管理局研究提出《关于进一步加强国家中医药管理局信息发布工作的通知》，建立舆情研判、信息共享、拟定口径等环节的多部门联动的快速反应制度，提升新闻发布、信息报道、宣传组织实施等工作的

效率和质量。据监测数据显示，全年有关中医药的海内外报道达43万条，创历史新高。

（欧阳波）

【邀请中央主流媒体实地采编】 2015年，国家中医药管理局邀请中央主流媒体前往江苏、青海、上海、四川等省市，实地采访报道中医药参与医改、藏医药发展、综合改革试验区建设、中医药文化建设、基层中医药服务百姓健康等情况。协助新华社做中医药事业发展情况的专题调研，撰写大量有高度和有深度的报道，引起社会的极大反响和行业共鸣。

（欧阳波）

【选取重要节点报道重点工作】 在全国两会期间，国家中医药管理局邀请中医药系统代表委员通过网络访谈、专题报道等形式解读中医药人才培养、科研成果、中医药"一带一路"等中医药事业发展情况。在《中医药健康服务发展规划（2015~2020年）》《中药材保护和发展规划（2015~2020年）》发布前后，协调在国务院政策例行吹风会上详解相关政策，组织媒体刊发解读文章。组织媒体宣传国家中医药管理局传达学习贯彻落实中央领导同志在中国中医科学院成立60周年所作重要指示精神有关活动和会议，传达习近平总书记的贺信、李克强总理的重要批示和刘延东副总理的重要讲话精神，相关报道发挥了带动引领全行业学习贯彻落实中央精神的作用。屠呦呦获诺贝尔奖后，策划制作专题宣传方案，协调连续刊播新闻联播，组织各大媒体第一时间发布国家卫生计生委和国家中医药管理局的贺信、及时报道屠呦呦赴瑞典领奖动态，以长篇通讯、深入报道、专题采访、现场直播、专题节目等多种形式宣传报道，有力引导舆论方向，树立行业形象。组织媒体报道全国中医药工作会议、中医药综合改革试验区建设工作座谈会等重要会议及重大活动，以及中医药法制建设、中医药走出去等

重点工作，营造中医药事业发展的良好舆论环境。

（欧阳波）

【加大培训力度提升队伍能力】 2015年，在中医药新闻传播领导能力培训班和文化科普传播能力培训班上，国家中医药管理局邀请中央电视台、中央人民广播电台等媒体专家、国家卫生计生委宣传司司长毛群安，为局机关、直属单位和各省中医药管理部门负责人、中医药文化科普专家讲授新闻传播的知识以及言语表达方法。组织5期面向新闻媒体负责人和跑口记者的中医药专题知识讲座，介绍中医药的基本理念和养生保健方法，不断满足媒体渴望获取中医药知识的需求，提升跑口记者中医药素养，使他们信中医、爱中医、用中医，培养对中医药的感情，提高中医药新闻报道质量。

（欧阳波）

【加强舆情监测】 2015年，国家中医药管理局开通每日舆情报告，实现每日监测、每月分析和专题报告相结合的舆情报送机制。更新、完善涵盖中医医疗、保健、科研、教育、文化、法制、对外交流与合作等中医药相关问题口径库，并专门为诺奖代表团整理制作专题口径。在国新办、网信办、国家卫生计生委的协助下，积极稳妥处理好突发事件舆情引导工作，应急新闻报道水平得到进一步提升。

（欧阳波）

【2015年中医药十大新闻】
    1. 习近平致信祝贺中国中医科学院成立60周年，李克强作出批示表示祝贺
    2015年12月22日，中共中央总书记、国家主席、中央军委主席习近平致信祝贺中国中医科学院成立60周年，指出中医药振兴发展迎来天时、地利、人和的大好时机，要切实把中医药这一祖先留给我们的宝贵财富继承好、发展好、利用好。中共中央政治局常委、国务院总理李克强作出批示表示祝贺。中

共中央政治局委员、国务院副总理刘延东出席纪念大会并作重要讲话。中央领导同志的重要指示为中医药发展指明了方向，明确了任务，极大地提振了中医药系统的精气神，全行业迅速开展学习贯彻落实中央领导指示精神的活动。

2. 屠呦呦获2015年诺贝尔生理学或医学奖

2015年10月5日，2015年诺贝尔生理学或医学奖揭晓，中国中医科学院研究员屠呦呦因在"有关疟疾新疗法的发现"中的杰出贡献荣膺该奖。这是中国科学家在中国本土进行的科学研究首次获诺贝尔科学奖。中共中央政治局常委、国务院总理李克强致信祝贺，指出这是中医药对人类健康事业作出巨大贡献的体现。应诺贝尔奖委员会邀请，2015年12月7日，屠呦呦在瑞典发表《青蒿素的发现：传统中医献给世界的礼物》主题演讲，2015年12月10日出席领奖典礼。

3. 《中医药法（草案）》提交全国人大常委会审议

2015年12月，经国务院常务会议通过，《中医药法（草案）》提交十二届全国人大常委会第十八次会议第一次审议。该法律草案着眼继承和弘扬中医药，坚持扶持与规范并重，强化政策支持，对符合中医药特点和发展需要的中医医师和诊所准入、中药管理、人才培养等进行规范。

4. 国务院办公厅发布《中医药健康服务发展规划（2015~2020年）》等重要文件，健康服务涌现新业态

2015年5月，国务院办公厅印发《中医药健康服务发展规划（2015~2020年）》，对当前和今后一个时期中医药健康服务发展全面部署。8月，国务院办公厅发布《关于进一步促进旅游投资和消费的若干意见》，把积极发展中医药健康旅游列为重要内容。国家旅游局和国家中医药管理局联合印发《关于促进中医药健康旅游发展的指导意见》，推进旅游与中医药融合发展。10月，国家中医药管理局与全国老龄工作委员会办公室签署《关于推进中医

药健康养老服务发展的合作协议》。各地相继出台有关中医药健康服务发展规划。中医药文化科普贯穿于中医药健康服务，全国52个国家级中医药文化宣传教育基地、270个省级基地展出中医药藏品10万余件，年接待近千万人次参观；广播、电视、报刊、图书、网络、微博、微信等中医药文化科普传播全媒体平台，及时推送中医药养生保健知识与方法，中医药健康服务发展惠及百姓。

5. 国务院办公厅转发《中药材保护发展规划（2015~2020年）》

2015年4月，国务院办公厅转发由工业和信息化部和国家中医药管理局牵头、12部门联合印发的《中药材保护和发展规划（2015~2020年）》。这是第一个关于中药材保护和发展的国家级专项规划，全面规划部署当前和今后一个时期我国中药材资源保护和中药材产业发展。到2020年，中药材资源保护与监测体系基本完善，濒危中药材供需矛盾有效缓解，常用中药材生产稳步发展。中药资源普查试点工作取得阶段性成果，为规划实施奠定基础。

6. 深化医改，中医医疗服务顶层设计更趋完善

2015年3月和9月，国务院办公厅先后发布《全国医疗卫生服务体系规划纲要（2015~2020年）》《关于推进分级诊疗制度建设的指导意见》，原则上每个县级区域设置一个县办中医类医院，每个地级市区域至少设置一个市办中医类医院；明确公立中医医院功能定位，三级中医医院要充分利用中医药技术方法和现代科学技术，提供急危重症和疑难复杂疾病的中医诊疗服务和中医优势病种的中医门诊诊疗服务。2015年，国家先后出台政策鼓励中药饮片使用，同时加强中药饮片合理应用监管，防止医疗费用不合理增长和中药材浪费。2015年11月，国家卫生计生委、国家中医药管理局出台《关于推进社会办医发展中医药服务的通知》，明确提供传统中医药服务的中医门诊部和诊所区域卫生规划不作布局限制，取消具体

数量和地点限制，"民间中医"执业政策取得突破，取得证书的中医药一技之长人员可以在乡镇和村开办诊所，举办中医诊所的医师执业年限降至3年。

7. 中捷中医中心揭牌，ISO/TC249冠名中医药

2015年6月，中捷中医中心在赫拉德茨－克拉洛韦医院揭牌，这是捷克乃至中东欧国家第一所由政府支持的中医中心，中共中央政治局委员、国务院副总理刘延东代表中国政府参加揭牌仪式，并指出中心的成立是我国实施"一带一路"战略的首个卫生合作项目。2015年11月，中捷两国总理见证签署《关于进一步支持中国传统医学在捷发展的联合声明》等文件，促进中医药在捷克、中东欧国家应用和发展。博鳌亚洲论坛2015年年会首次举办"面向未来：中医药的国际化"分论坛。国际标准化组织批准"中医药"作为ISO/TC249永久性名称。由我国主持制定的《中医药——中药材重金属限量》等3项中医药国际标准和《中医药信息标准体系框架与分类》2项中医药国际技术规范发布。

8. 《四部医典》相关版本入选《中国档案文献遗产名录》，民族医药继承发展取得新进步

2015年5月，由西藏自治区申报的《四部医典》（金汁手写版和16~18世纪木刻版）入选第四批《中国档案文献遗产名录》，填补了该名录藏医药古籍文献方面的空白。11月，中国民族医药学会发布《白病（白癜风）维吾尔医疗诊疗指南》等14项维吾尔医临床技术标准。

9. 我国独立设置中医专业学位

国务院学位委员会决定在我国独立设置中医专业学位，分为博士、硕士两级，含中西医结合及民族医。2015年，国务院学位委员会根据《中医专业学位设置方案》，相继印发《中医硕士专业学位研究生指导性培养方案》等相关文件，调整确认中医专业学位硕士授权点院校45所、博士授权点院校17所。独立设置的25所中医药高等院校全部具有

中医专业学位硕士授予权，13所院校具有博士授予权。独立设置中医专业学位，有利于形成符合中医人才培养规律的研究生教育模式，完善中医临床人才培养体系，与医师资格考试制度和住院医师规范化培训制度有机衔接。

10. 中医药科研成果再摘桂冠，中医药标准研究加速

2015年1月，由中国中医科学院院长、天津中医药大学校长张伯礼院士领衔的"中成药二次开发核心技术体系创研及其产业化"项目、由中国中医科学院等单位共同完成的"我国首次对2009年甲型H1N1流感大流行有效防控及集成创新性研究"同获2014年度国家科技进步一等奖，这是中医药成果第四次摘取该项奖桂冠。中医药标准研究加速，5月，国家标准委和国家中医药管理局联合发布首批《中药编码规则及编码》3项国家标准，中华中医药学会、中国针灸学会、中国中药协会、中国药膳研究会等联合发布团体标准109项。

（欧阳波）

九、中医药投入与预算管理工作

【概述】 2015年中医药规划财务工作紧紧围绕全国中医药工作会议精神，坚持服务大局，强化规划引领，发挥财政经费支撑作用，取得明显成效。国务院首次发布《中医药健康服务发展规划》等两个国家级专项规划，中央对中医药事业经费投入再创历史新高，预算管理和绩效评价工作稳步推进，中医药信息化建设取得新进展，召开首次规划财务工作会议，各项重点工作任务稳步推进。

（骆征洋）

【中医医院基础设施建设项目再创新高】 2015年全国中医药基础设施投入水平再创新高。通过国家发展改革委在县级医院建设项目中，安排中央财政资金40.86亿元支持266家县级中医院建设；在地市级医院建设项目中，安排中央财政资金4.49亿元支持13家地市级中医院建设；在全科医生临床培养基地建设项目中，安排中央财政资金6.05亿元支持40家中医院项目建设；在儿童医疗服务体系建设项目中，安排中央财政资金2.53亿元支持10家中医院项目建设。共计安排项目资金53.93亿元，同比上年47.96亿元增长12.45%。自2009年起，通过实施完善基层医疗服务体系建设项目，中央财政累计安排184.74亿元支持1191家县级中医医院建设，平均单个医院中央财政投资约1551万元，较大改善了县级中医医院基础条件，提升了基层中医药服务能力和水平。

（刘群峰）

【部门预算和中央转移支付中医药项目经费顺利下达】 在财政部大力支持下，中医药部门预算和转移支付经费持续增长。2015年国家中医药管理局部门预算109536.05万元，首次设立中医药国际合作专项，医疗卫生类新增两个重大增支项目；在中央转移支付中医药项目方面，争取中医药部门公共卫生专项预算15.51亿元及住院医师规范化培训专项2.40亿元。财政资金对中医药发展的引导效应、规模效应显著增强。

（王振宇）

【召开首次全国中医药规划财务会议】 2015年4月24日，在四川成都召开全国中医药规划财务工作会议，各省（区、市）和计划单列市中医药管理部门分管规划财务工作的领导共计110余人参会。此次会议是国家中医药管理局规划财务司2009年成立以来召开的第一次全国性会议。会议全面总结近年来中医药规划财务工作取得的进展和成效，分析当前面临的新形势、新任务、新要求，部署2015年中医药规划财务工作任务。国家卫生计生委副主任、国家中医药管理局局长王国强，国家中医药管理局副局长闫树江出席会议并作重要讲话。

（王振宇）

【预算管理和绩效考评工作不断推进】 2015年，国家中医药管理局继续采取预算执行通报、各单位定期报送预算执行情况、预算执行目标责任制、预算执行与预算统筹安排相挂钩机制、预算执行约谈制度、年末预算执行考评6项有力措施，进一步强化预算执行管理工作。

继续开展针对中央转移支付中医药项目及部门预算项目的绩效考核管理工作，进一步建立健全考核工作机制。在财政部支持下继续设立"中医药公共卫生专项资金考核"项目，开展绩效考评工作，加强预算执行进度，切实提高资金使用效率，逐步实现绩效考核结果与下一年预算编制相挂钩。结合财政部全面推进预算管理制度改革的工作要求，2015年共安排专项资金3100万元在全国范围内对2012~2014年中央转移支付中医药项目开展绩效考核，涉及23个自查项目、项目资金22.71亿元。

2015年7月，国家中医药管理局被财政部评为2014年度预算绩效管理工作一等奖。2015年11月被财政部评为2014年度决算管理工作三等奖。

（王振宇）

【中医药信息化项目取得新进展】 2015年中央财政投入1.9亿元专项资金支持中医药信息化建设。其中1.8亿元用于实施基层医疗卫生机构中医诊疗区（中医馆）健康信息平台建设试点项目，为中医馆提供中医电子病历、辨证论治、知识库、远程会诊、远程教育、"治未病"、业务监管等信息化服务，推动各级中医药管理部门加强基层中医药服务管理，让群众就近享有规范、便捷、有效的中医药服务；1000万元用于实施中医药信息标准研究与制定项目，逐步完成中医药信息资源共享和交换、中医药与卫生信息融合协同的基础标准、技术标准和

管理标准的制定与发布；建立起统一开放的中医药信息标准体系，为中医药信息化建设发展奠定良好基础。

为做好项目实施，国家中医药管理局规划财务司印发《省级中医药数据中心建设基本要求（试行）》（国中医药规财便函〔2015〕81号）和《关于下达2015年中医药信息标准研究与制定项目的通知》（国中医药规财函〔2016〕1号），开展项目工作部署。

（刘群峰）

【国家中医药管理局直属（管）单位基建工作稳步推进】 2015年在国家发展改革委大力支持下，经国家中医药管理局积极努力，中央部门预算内投资力度进一步加大，共安排中央本级基建投资6898万元，其中其他中央本级建设项目1项，安排中央预算内投资3300万元，具体为中国中医科学院广安门医院扩建门诊楼工程；部门自身建设项目5项，安排中央预算内投资3598万元，分别是北京中医药大学东直门医院安防监控报警系统升级改造工程项目48万元，中国中医科学院望京医院医疗辅助用房改扩建项目1200万元，中国中医科学院广安门医院热力站及部分热力管线改造工程项目1100万元，中国中医科学院西苑医院综合管线改造工程700万元，中国中医科学院眼科医院医疗综合楼节能及安全升级改造工程项目550万元。截至2015年底，北京中医药大学东直门医院安防监控报警系统升级改造工程已完工，其他工程有序实施。

在组织实施2015年度施工计划的同时，国家中医药管理局组织各直属（管）单位开展2016年中央预算内投资计划草案（中央本级项目）的编报工作，指导中国中医科学院眼科医院编制改扩建工程项目建议书并上报国家发展改革委，积极协调北京中医药大学东直门医院住院楼工程进展。

（刘群峰）

【开展全国中医药行业会计领军（后备）人才培养工程第二期】 按照全国中医药行业会计领军（后备）人才培养工程计划，继续从全国1.4万名中医药会计人员中选拔40名学员，作为第二期培训班学员，努力提升中医药行业财务管理水平。

（王振宇）

【部门财务管理制度建设】 根据财政部、国家机关事务管理局等相关部门的工作要求，国家中医药管理局新制定实施《国家中医药管理局机关劳务费管理办法》《国家中医药管理局会议费管理办法》《国家中医药管理局差旅费管理办法》《国家中医药管理局资产处置管理办法》《国家中医药管理局委托办事经费管理办法》《国家中医药管理局因公临时出国经费管理办法》等相关财务管理制度。

（王振宇）

【中医药定点扶贫和对口支援工作】 2015年，国家中医药管理局认真贯彻落实中央扶贫开发工作会议和中央单位定点扶贫工作会议精神，积极做好定点扶贫和各项扶贫开发工作。国家中医药管理局年轻干部张岷宇继续挂职五寨县副县长，负责做好国家中医药管理局与五寨县定点扶贫工作的联系与协调，协助落实国家中医药管理局安排的定点扶贫资金项目，推动五寨县经济和社会发展，同时选派中国中医科学院徐治挂职任五寨县砚城镇中所村第一书记，为期一年。2015年在基层医疗卫生机构中医诊疗区（中医馆）服务能力建设项目中，拨付专项资金10万元支持五寨县1个乡镇卫生院开展建设；支持县中医院发展，在国家中医药管理局直接支持及挂职干部的指导下，县中医院加大诊疗设备更新力度，基础设施条件得到极大改善，各项业务顺利开展，2015年在五寨县新城区新建县中医院，并整体搬迁，国家中医药管理局直属（管）单位向五寨县中医院捐赠了一批设备，价值20万元。继续推进中药材种子种苗基地

建设项目，推动五寨县中药材产业的发展。同时按照国务院扶贫办提出的"整村推进、产业扶贫"的政策，继续指导开展中药材试点种植工作。

根据中央第六次西藏工作座谈会及第二次新疆工作座谈会精神，2015年国家中医药管理局深入开展援藏、援疆工作。青年干部宋丽娟继续挂职西藏自治区藏医药管理局副局长；在中央转移支付中医药项目安排中对西藏、新疆重点倾斜。

（刘群峰）

【国家中医药管理局人防工作】 2015年，国家中医药管理局认真贯彻落实《中华人民共和国人民防空法》和国务院、中央军委《关于进一步推进人民防空事业发展的若干意见》以及中央国家机关人防办有关工作部署和要求，积极做好局直属管单位人防工程建设、日常监督检查以及组织管理工作。2015年与各直属管单位签订人防工作责任书；按照中央国家机关人防办要求，组织各直属管单位继续开展地下空间综合整治工作；针对春节、抗战胜利70周年阅兵等重大节假日、活动期间与有关部门开展地下空间检查工作。2015年较好完成了年度目标管理和责任制评议考核等工作，并在年度目标管理和责任制评议考核活动中评为达标单位。

（刘群峰）

十、党建工作与群团工作

【2015年思想教育工作概况】 2015年，国家中医药管理局组织学习宣传贯彻中央重大决策部署和党组中心工作，进一步提高广大党员干部思想理论水平。一是协助党组做好中心组学习工作。全年共举行7次集体学习，内容包括传达学习全国"两会"精神、专题学习国办印发和转发的"两个规划""三严三实"专

题学习研讨、五中全会精神学习交流等。二是加强党员干部思想理论武装。通过发放学习读本、组织专题学习及讨论、观看辅导光盘、印发知识答卷等多种形式，深入学习宣传贯彻党的十八大及十八届三中、四中、五中全会精神和全国"两会"精神。三是认真做好党校培训工作。国家中医药管理局直属机关党委与人事教育司共同认真落实好机关和直属单位干部脱产培训工作，共组织15名司局级、处级、科级干部分别参加中央党校、国家行政学院、国家卫生计生委、中央国家机关党校等进修培训，进一步提高了干部的理论水平。四是拓宽理论学习渠道。通过组织有关同志参加其他部委或单位举办的文化讲坛、辅导报告会等，强化理论学习，增长知识，开拓思路，不断提高党员干部的综合能力。

（刘　灿）

【2015年组织工作概况】　国家中医药管理局直属机关党委积极探索加强基层组织建设，努力夯实党的工作基础。一是协助党组制定并印发《国家中医药管理局关于落实中央国家机关工委从严治党要求实施方案具体措施》，围绕局机关党建工作的重点难题，结合实际提出具体措施，履行好教育和推进责任，推动机关党建工作。二是继续做好"党员到社区报到"试点工作。组织望京医院和机关服务中心试点党支部相关同志到广安门医院进行调研，交流分享开展试点工作的经验；参加中央国家机关"党员到社区报到"试点工作交流会，汇报工作经验，得到中央国家机关工委和中央组织部有关同志的肯定，并在中央国家机关工委《信息交流》第55期（2015年8月26日）全文介绍国家中医药管理局试点工作情况；中央组织部组织二局专门来国家中医药管理局就开展该项工作进行深入调研。三是加强组织日常工作，及时充实调整基层党组织。按党章要求及时上报调整机关党委书记人选；指导认证中心及时换届改选党支部，夯实基层组织，认真做好党员发展工作

和党组织书记（委员）培训工作；健全和完善党内生活，执行"三会一课"制度，开展好"五个日常五个一"活动。四是进一步加强机关党建工作。协助局党组成立党建工作领导小组，深入局机关和直属单位召开调研座谈会，广泛听取各级党组织党建工作中存在的问题及建议，初步提出解决措施，为党建工作领导小组召开第一次会议做好准备。五是全面开展党建述职评议考核。制定并印发局直属机关党建述职评议考核工作的通知，专门召开会议部署落实相关工作，并通过参加内部述职会、查阅资料等形式，对2015年现场述职部门和单位的述职考核工作进行检查。2015年1月，组织召开2015年度局直属机关党建述职评议考核会议，6位部门和单位的党组织书记就2015年度履行党建工作责任情况作现场述职，会上对述职情况进行了点评和测评。这是首次在局直属机关范围内开展党建工作考核，是贯彻落实全面从严治党要求的有效举措。六是建立健全党内关怀、帮扶、激励机制。对局直属机关生活困难党员、老党员和老干部定期关怀慰问。落实国家卫生计生委直属机关党委2013~2015年度"两优一先"评选工作，并对国家中医药管理局获奖的先进基层党组织和个人进行表彰。七是组织开展好"七一"党日活动，召开庆"七一"党建工作座谈会，交流党建工作经验。

（刘　灿）

【2015年群团工作概况】　国家中医药管理局认真贯彻落实《中共中央关于加强和改进党的群团工作的意见》以及中央党的群团工作会议精神，以党建带群建推动工作的开展，进一步健全和完善群团组织，支持群团组织按照各自章程自主开展活动，努力创建"五型机关"、建设和谐团队。一是认真做好工会各项工作。举办工会和妇女工作干部培训班；组织开展局机关干部职工新年联欢会、义务植树活动、春季趣味漫步走等活动；做好对困难职工

及残疾、重病子女职工家庭的统计和帮扶慰问工作；重点组织参加中央国家机关第四届职工运动会，并与国家卫生计生委联合举办第一届职工运动会，均取得较好的成绩。二是充分发挥共青团优势。组建成立局青年志愿者协会，举办成立仪式并进行授旗，组织青年志愿者到东直门敬老院开展"中医筑梦志愿行——敬老爱老"青年志愿服务活动；着力推进"根在基层·青春担当"青年调研实践活动和2个中医药调研团的组团工作，30余名局机关和直属单位青年参加调研；举办第三届"五四"青年讲坛和"品读好书"主题读书交流活动，为青年成长成才搭建平台；丰富青年文体生活，组织"青春之梦"主题参观活动、青年登山比赛等；局直属机关党委与局直属机关纪委联合开展青年干部"守纪律、讲规矩、促成长"主题活动，对10个部门和单位报送的26篇主题征文进行评审和通报；组织开展了2013~2014年度局直属机关"两优一红"评选表彰工作，评选出优秀共青团员29名、优秀共青团干部15名、五四红旗团委3个、五四红旗团支部8个。三是扎实做好妇工委工作。以"家庭助廉"行动为主线，深入开展"清风正气传家远"活动，收到家风故事征文86篇、家训格言190多条，并对筛选出的征文作品进行认真挖掘整理；局直属机关党委与直属机关工会联合举办局直属机关"展幸福瞬间 秀女性风采"暨"三八"妇女节活动；对局巾帼建功先进集体和先进个人进行表彰，鼓励女性岗位建功；继续广泛开展"恒爱行动——百万家庭亲情一线牵"毛线编织公益活动等。四是加强统战和侨联工作，组织召开局直属机关全国人大代表、政协委员及民主人士和侨台代表迎新春座谈会；完成国家卫生计生委直属机关党委党外干部统计上报工作。

（刘　灿）

【2015年精神文明建设工作概况】　国家中医药管理局努力加强机关和

行业精神文明建设，大力营造良好氛围。一是筹备开展文明单位创建工作。起草《国家中医药管理局直属机关文明单位（司室）建设及管理暂行办法》及《国家中医药管理局文明委关于开展直属机关文明单位（司室）创建活动的意见》。二是探索中医药行业职业道德规范研究。在收集汇总各省市上报材料的基础上，初步完成中医药行业职业道德规范研究。三是积极参加全国卫生计生系统思想政治工作会议，开展革命传统教育，交流思想政治工作经验；推荐相关人员作为理事候选人，参加中国卫生思想政治促进会第二届理事全国大会，国家中医药管理局党组成员、副局长闫树江当选副会长，密切了与卫生计生系统党建工作的联系。四是选树先进典型，以点带面推动精神文明建设。向中央国家机关工委推荐全国劳动模范和先进工作者人选，中国中医科学院望京医院院长朱立国获"全国先进工作者"表彰；组织中国中医科学院获得首都文明单位标兵、首都文明单位称号的4家医院向中央国家机关精神文明建设协调领导小组办公室报送文明单位创建工作典型经验材料，并参加经验交流会及义诊活动，向社会作出奉献承诺。

（刘 灿）

【国家中医药管理局直属机关庆祝"七一"党建工作座谈会】 为纪念中国共产党建党94周年，2015年7月1日，国家中医药管理局直属机关党委召开庆"七一"党建工作座谈会，表彰获得国家卫生计生委直属机关"两优一先"称号的个人和集体，交流党建工作经验。国家卫生计生委副主任、国家中医药管理局党组书记、局长王国强，国家中医药管理局副局长于文明，局党组成员、副局长马建中、王志勇、闫树江出席；局机关全体公务员，局机关服务中心处级以上干部，各直属单位领导班子成员等共计120余人参加会议。

局政策法规与监督司党支部书记桑滨生、中国中医科学院望京医院门诊部主任杨济、中国中医科学院眼科医院党委书记冯鹏翔分别代表先进基层党组织、优秀共产党员和优秀党务工作者发言，表示要把这份荣誉化作行动，再接再厉，坚定地发挥好基层党组织的战斗堡垒作用、党员的先锋模范带头作用，不辜负党和领导的期望和重托。中国中医科学院广安门医院党群党支部书记曹静结合加强基层党组织建设体会，汇报"党员到社区报到"试点工作开展情况。局直属机关妇工委主任张秀英介绍了由机关纪委、直属机关妇工委等联合开展的"家庭助廉"行动情况。"家风故事"征文活动参与代表、中国中医科学院广安门医院手术室刘阳与大家分享了好家风建设的心得体会。中国中医科学院党委办公室主任樊新荣和中国中医科学院西苑医院团委副书记白雪莲分别汇报了"治未病"理念指导下党员思想动态预警防控体系研和如何发挥群团组织作用的党建课题研究成果。

王国强发表重要讲话。他首先代表局党组向一线各级党组织和全体共产党员、党务工作者致以亲切问候，向获表彰的先进集体和优秀个人表示祝贺。他提出要以开展"三严三实"专题教育为载体，深入贯彻落实全面从严治党要求，将机关党建工作提高到一个新水平。一是坚持思想教育从严，强化理论武装，进一步坚定理想信念。二是要坚持组织建设从严，健全建强党组织，进一步夯实基层组织。三是坚持作风建设从严，严明党的纪律，大力践行"三严三实"。四是认真落实抓党建工作和党风廉政建设的主体责任。王国强结合个人在中医药行业8年工作经历，就如何加强党性修养，发挥先锋模范作用，务实推进中医药改革发展提出明确要求：一是理想信念不能丢；二是服务宗旨不能忘；三是作风建设不能停；四是纪律规矩不能松；五是工作干劲不能懈。

（刘 灿）

【国家中医药管理局直属机关基层党建工作调研】 按照《中央国家机关贯彻落实全面从严治党要求实施方案》的有关要求，国家中医药管理局成立党建工作领导小组。为筹备开好局党建工作领导小组第一次会议，进一步了解和把握局直属机关基层党建工作情况，找准突出问题，认真研究解决措施，2015年10月26~28日，局党组成员、副局长、直属机关党委书记闫树江带领直属机关党委、纪委同志到局机关和直属单位开展基层党建工作调研，广泛听取各级党组织对加强基层党建工作的意见建议。闫树江对调研座谈情况给予充分肯定，就如何进一步加强和改进局直属机关基层党建工作作出重要指示，并要求总结归纳调研中发现的好做法、好经验，认真梳理当前党建工作存在的主要问题并深入分析原因，研究提出工作建议，争取得到局党组和党建工作领导小组的支持，逐步解决落实。

局直属机关党委在调研前作了充分准备，从基层党组织负责同志和党员代表两个层面精心设计、分别制定调研提纲。本次调研共召开4次座谈会，重点围绕党建工作责任制落实、党员队伍建设、持续深入改进作风、党风廉政建设和群团组织工作开展情况5个方面内容进行调研。局机关各党支部负责同志、党员代表，中国中医科学院党委负责同志、院直机关、科研院所、医疗机构（西苑医院、广安门医院、望京医院、眼科医院）党委（总支、支部）负责同志、临床一线医生、护士、药学、医技专业和教育、管理、科研等岗位的党务干部、党员、入党积极分子代表，以及其他直属单位党总支、支部负责同志、业务和管理部门党务干部、党员代表等70余人参加座谈。大家结合单位、专业特点，从不同的角度汇报、交流基层党建工作开展中取得的经验、存在的问题及建议。经认真梳理，初步掌握了国家中医药管理局直属机关基层党建工作基本情况，调研达到了预期目标。

调研结束后，局直属机关党委主要从基本情况、主要经验、存在的困难和问题以及下一步工作建议和具体措施4方面进行总结，形成调研报告上报局党组审阅。国家卫生计生委副主任、局党组成员、局长王国强在报告上批示："请送党组同志阅览。在党组的坚强领导和各级党组织的共同努力下，经过先进性教育、群众路线教育实践活动以及三严三实专题教育，国家中医药管理局基层党建工作有了明显进展和成效。但对存在的问题特别是基层党组织班子的建设和经常性培训教育，提升能力水平应予高度重视。请机关党委针对存在的问题提出进一步改进的意见和措施，并为筹备召开党建工作领导小组会议做好各项准备工作。"闫树江对报告作出批示，局党组成员、副局长马建中、王志勇圈阅了报告。局直属机关党委按照局领导批示要求，将进一步加强和改进局直属机关党的建设工作。

（刘　灿）

【2015年度局直属机关党建述职评议考核会议】　2015年1月28日，国家中医药管理局召开2015年度局直属机关党组织书记述评会。局党组成员、副局长、局直属机关党委书记闫树江出席会议并讲话。闫树江提出党建工作要做到4个必须，强化责任制。他要求，党组织书记必须深入学习习近平总书记系列重要讲话精神，必须把抓好党建作为最大政绩，必须坚持问题导向，必须以严和实的作风来推动工作。局办公室、局国际合作司、中国中医科学院、中华中医药学会、中国中医药报社、局对台港澳中医药交流合作中心党组织书记向局党组和与会代表进行述职。局党建工作领导小组成员及党支部书记、优秀干部、党员代表、群众代表参加会议，并对述职的各党组织书记进行测评。

（刘　灿）

【局青年志愿者协会成立并开展青年志愿服务活动】　经国家中医药管理局党组同意，2015年3月，国家中医药管理局青年志愿者协会成立。国家卫生计生委副主任、国家中医

药管理局局长王国强为此批示："这是一件十分有意义且十分有必要的工作。国家中医药管理局青年应积极响应，主动参与。"国家中医药管理局副局长闫树江要求协会要为创建"五型机关"发挥更大作用。3月5日，在第52个学雷锋纪念日到来之际，国家中医药管理局青年志愿者协会在东直门敬老院举办成立仪式，局直属机关党委常务副书记张为佳为青年志愿者代表授旗。来自局机关和直属单位的20多名中医药青年专家、志愿者骨干参加仪式。

国家中医药管理局直属机关团委传承和发扬雷锋精神，组织开展"中医筑梦志愿行——敬老爱老"青年志愿服务活动，志愿者们来到北京东直门敬老院为20多位老人进行中医药知识科普宣讲、教授传统功法、中医药专家义诊咨询等相关服务。活动受到敬老院老人的一致好评。

（刘　灿）

【第三届"五四"青年讲坛和"品读好书"主题读书交流活动】　2015年4月30日，国家中医药管理局直属机关团委举办纪念五四运动96周年表彰大会暨青年讲坛活动，对获得2013~2014年度局直属机关优秀共青团员、优秀共青团干部、五四红旗团委（团支部）荣誉称号的个人和集体进行表彰，对2014年度"品读好书"主题读书征文活动进行通报和表彰，局机关和直属单位7名青年分享了"读书　学习　实践"的体会和心得。局党组成员、副局长闫树江，局直属机关党委常务副书记张为佳，国家卫生计生委直属机关团委委员徐宏出席会议并为获奖者颁奖。

闫树江充分肯定了青年讲坛活动和7名青年的精彩演讲。他指出，局直属机关团委连续3年开展的青年讲坛活动，成为推动局直属机关年轻干部成长进步的一个重要平台和纪念五四运动、庆祝五四青年节的一个响亮品牌，局机关和直属单位读书学习、实践成才的良好氛围日益浓厚、蔚然成风。闫树江要求，青年同志学习与成长要坚持做到3

点，一是要勤于读书学习，读书学习是干好工作的需要，是个人成长进步的阶梯，是跟上时代步伐的要求，抓学习一刻也不能放松，要抽空读书、行动学习、随时积累。二是要甘于实践锻炼，要在工作中"用心""用脑""用情"，立足当下，立足本职，全身心地投入我们的本职工作和岗位实践中。三是要敏于见，贤思齐，向身边的领导、同事学习，向先进典型学习，人人皆可为师，要时时处处有敏锐的观察，善于从他人的言行反观自身，不断对照反思、改进完善自己。四是要善于总结反思，增强工作的计划性，进行经常性的总结，有针对性地查找不足，让学习为成长助力。

局机关和直属单位、中国中医科学院二级院所负责同志、青年代表120余人参加活动，聆听演讲。

（刘　灿）

【"展幸福瞬间　秀女性风采"暨"三八"妇女节活动】　2015年3月6日，国家中医药管理局直属机关妇工委、直属机关工会联合举办了"展幸福瞬间　秀女性风采"庆祝"三八"国际劳动妇女节女职工风采展示暨妇女工作先进集体和先进个人表彰活动。国家中医药管理局副局长闫树江出席活动并讲话，各司办负责同志出席活动。活动由国家中医药管理局直属机关工会主席张秀英主持。活动首先对1个全国三八红旗集体和8个国家中医药管理局巾帼建功先进集体、6名先进个人进行表彰颁奖。在女职工风采展示环节，局机关4位女司局长带头参加展示，赢得阵阵掌声与喝彩。来自局机关工会、中国中医科学院工会等9个代表队近200人参加比赛，以江南雨、和谐颂、职业美、青春靓为主题，展示了女职工典雅柔和、阳光向上的不同风采，体现了内在美和外在美的和谐统一。通过局直属机关党委常务副书记张为佳等9位评委公平公正的评判和激烈的角逐，中国中医科学院望京医院工会代表队获得一等奖。

（刘　灿）

十一、党风廉政建设与反腐倡廉工作

【学习宣传贯彻十八届四中、五中全会和十八届中央纪委四次、五次全会精神】 2015年11月，国家中医药管理局党组下发《关于深入学习宣传贯彻党的十八届五中全会精神的通知》，机关纪委将此作为一项重要政治任务，要求各单位纪检监察干部认真学习贯彻，做到入脑入心，切实把思想和行动统一到中央的决策部署上来。把全会精神贯穿到工作全过程，积极营造风清气正的政治生态，形成敢于担当、奋发有为的精神状态。

（朱桂）

【国家中医药管理局纪检工作会议】 2015年2月28日，国家中医药管理局纪检工作会议在北京召开，国家中医药管理局党组成员、副局长、局直属机关党委书记闫树江作纪检工作报告；机关各部门、各单位代表分别做经验交流发言；中央纪委驻国家卫生计生委纪检组组长陈瑞萍应邀到会，充分肯定国家中医药管理局反腐倡廉工作取得的新进展、新成效，同时进一步强调要切实抓好"两个责任"、深入落实中央八项规定精神、加强纪检队伍自身建设。国家卫生计生委党组成员、副主任、国家中医药管理局党组书记、局长王国强对下一阶段的工作提出要求：一要坚持加强学习，切实把思想和行动统一到中央的部署要求上来；二要严格落实党风廉政建设主体责任；三要加强纪律建设，严明党的政治纪律和政治规矩；四要坚决纠正"四风"，着力完善制度和机制；五要持续保持高压态势，标本兼治，加大对身边不正之风和腐败问题查处力度；六要加强纪检监察队伍建设，落实监督责任。

（朱桂）

【制定印发落实党风廉政建设主体责任的实施意见】 根据国家中医药管理局党组的工作部署，按照中央关于落实党风廉政建设主体责任的要求，结合中医药工作的实际，局机关纪委印发《国家中医药管理局党组落实党风廉政建设主体责任的实施意见（试行）》，该意见共7部分32条。主要内容包括：统一思想，明确主体责任划分，着力规范选人用人中的腐败问题，持之以恒净化作风建设，不断强化对权力运行的制约监督，严肃查处违纪违法案件，积极支持纪检监察部门履行监督责任，健全完善体制、机制，抓好主体责任落实。

（朱桂）

【党的基层组织书记落实主体责任培训班】 2015年3月19~20日，国家中医药管理局机关纪委与中国中医科学院党委共同组织举办局基层党组织书记落实主体责任专题培训班，近150名党员干部参加培训，国家中医药管理局党组成员、副局长、局直属机关党委书记闫树江作动员讲话并全程参加。培训班特邀中央国家机关纪工委副书记周惠、中国医学科学院党委书记李立明作专题辅导报告；配发统一教材，安排自学和讨论交流，并组织填写问卷。一天半的培训取得了积极成效。

（朱桂）

【国家中医药管理局直属机关党员干部廉政教育活动】 2015年6月8日，国家中医药管理局组织局机关全体公务员及直属单位领导班子成员和纪检干部到中央国家机关廉政教育基地——"明镜昭廉"明代反贪尚廉历史文化园参观，国家中医药管理局党组成员、副局长、局直属机关党委书记闫树江带队，近百名党员干部参加活动。7~8月，组织党员干部及职工观看"医药卫生领域警示教育展览"。通过以案说法，以案释法，给大家上了生动的廉政教育课，也敲响了廉洁从政、廉洁从业的警钟。

（朱桂）

【进一步强化对权力运行的监督和制约】 为规范决策行为，提高决策水平，防范决策风险，根据上级指示和有关规定，国家中医药管理局进一步强化"三重一大"事项集体讨论决定制度的执行力度，全年共收到各部门、各单位报送"三重一大"事项《会议纪要》超过300份。根据2015年部署，印发《关于对权力明晰表和运行流程图进行修订完善的通知》要求各部门对已确定的权力风险点修改完善运行流程图。

（朱桂）

【组织召开落实主体责任专题报告会】 2015年2月28日，国家中医药管理局邀请中央纪委常委、中央国家机关工委副书记、纪工委书记俞贵麟作了题为《推进主体责任关键在狠抓落实，根本在敢于担当》的专题报告。俞贵麟在报告中强调，落实党风廉政建设主体责任，关键在狠抓落实，根本在敢于担当：一要强化纪律建设，抓好纪律教育；二要推进作风建设，落实好中央八项规定精神和纠正"四风"的要求；三要大力惩治腐败，坚决查处腐败问题；四要抓好廉政教育和廉政文化建设，搞好廉政风险防控机制建设，进一步做好预防工作。国家卫生计生委党组成员、副主任，国家中医药管理局党组书记、局长王国强主持报告会，并就两个责任的落实做出明确部署。

（朱桂）

【启动并做好国家中医药管理局巡视工作】 2015年，根据国家中医药管理局党组部署要求，国家中医药管理局先后开展两轮巡视工作，分别对中华中医药学会、中国中医药科技交流中心、中国中医药出版社和局传统医药国际交流中心4家单位进行巡视。国家中医药管理局党组派出巡视组进驻被巡视单位，通过问卷调查、听取汇报、个别谈话、列席会议、组织座谈、受理信访、查阅资料账目等形式进行调查了解，以问题为导向，盯住重点人、重点事、重点问题，争取透过现象看本质，"窥一斑，见全豹"，在大量细致的基础性工作上，加强归纳分析，准确发现问题并客观反映，达到发现问题、形成震慑的目的。

（朱　桂）

【增强问题线索审查力度】 国家中医药管理局机关纪委围绕党纪开展纪律审查工作，做到利剑高悬、震慑常在，在工作理念和思路上从"查违法"向"盯违纪"转变。坚持惩前毖后、治病救人，注重抓早抓小，对反映党员干部问题线索认真核查，分类施策，健全早发现、早处置机制，加大函询诫勉谈话力度。建立信访举报信件集体排查制度，对反映干部问题的线索认真清理、分类处置，查实一起处理一起，形成强大震慑。

（朱　桂）

【开展党风廉政建设责任制暨惩防体系建设检查考核】 2015年，国家中医药管理局组织对局机关和直属单位2014年党风廉政建设责任制暨惩防体系建设情况进行检查考核。以国家中医药管理局党组成员、副局长、局直属机关党委书记闫树江为组长的检查组，通过多种方式对4家医院管理体制、运行机制进行详细检查；局机关各部门和直属单位以自查为主。通过检查考核，使各部门、各单位进一步明确党风廉政建设责任制的要求和惩防体系建设的工作内容、职责分工，对各自存在的薄弱环节有了更加清醒的认识，为反腐败斗争的顺利开展打下基础。

（朱　桂）

【巩固深化落实中央八项规定精神成果】 2015年，国家中医药管理局继续巩固教育实践活动成果，切实抓好中央八项规定精神、国务院"约法三章"和国家中医药管理局实施意见的贯彻执行，认真落实改进作风的各项制度，强化对顶风违纪问题的执纪监督，坚持一个节点一个节点抓，做到早打招呼、早提醒、持之以恒、防微杜渐；及时转发违反八项规定精神典型案例；坚持落

实中央八项规定精神情况月报制度；及时印发《关于做好中秋国庆期间严防"四风"工作的通知》，并在局网站和行业媒体上发布，要求局直属机关各级党组织自觉担负起党风廉政建设主体责任，带头抵制不良风气，带头践行"三严三实"，严于律己，以上率下。

（朱　桂）

【印发《学思践悟》】 2015年6月，国家中医药管理局编印《学思践悟》，发放给局机关全体公务员和直属（直管）单位领导干部及纪检干部学习，以供学习及准确把握十八届中央纪委的工作部署和工作要求，扎实推进本部门、本单位的党风廉政建设和反腐败工作。

（朱　桂）

【深入学习贯彻《中国共产党廉洁自律准则》】 为深入学习贯彻《中国共产党廉洁自律准则》和《中国共产党纪律处分条例》精神，2015年12月24日，国家中医药管理局举办学习贯彻两部法规培训班，特邀中央纪委宣传部副部长、网络中心主任林青作辅导报告。国家卫生计生委党组成员、副主任，国家中医药管理局党组书记、局长王国强主持会议并要求，贯彻全面从严治党，扎实开展党风廉政建设，促进中医药事业持续健康发展。林青做题为《全力推进依规治党，宣传贯彻落实好两部重要党内法规》的辅导报告，介绍两部法规的出台背景和主要内容，并详细解读学习理解的关键点。局直属机关150余人参加培训。

（朱　桂）

十二、综合性工作及其他

【2015年"两会"建议提案答复办理工作】 国家中医药管理局认真贯彻落实李克强总理在2015年2月

6日国务院常务会议上的重要指示，按照全国人大常委会办公厅《关于交办十二届全国人大三次会议代表建议的通知》、政协全国委员会办公厅《关于办理全国政协十二届三次会议提案的实施意见》要求，明确责任、规范程序、统筹协调、狠抓落实，圆满完成2015年"两会"建议提案办理工作。

2015年国家中医药管理局承办十二届全国人大三次会议代表建议73件，其中主办43件、分办3件、协办22件、参阅5件；承办全国政协十二届三次会议委员提案73件，其中主办34件、分办1件、协办36件、参阅2件。在数量上与去年同比，人大代表建议增加8件，政协委员提案增加24件；在内容上，分类所占比重由高至低分别为中医药医疗管理占15.07%，其他内容占13.7%，民族医药占12.33%，中医药事业发展、国际合作各占8.9%，科技管理占8.22%，健康服务、医改医保、信息化各占5.48%，中医药立法占4.79%，中医药文化、教育培训各占4.1%，医药服务价格占3.42%。统计显示，代表委员们紧紧围绕我国中医药事业发展的实际，比较集中地关注中医药医疗管理、中医药事业发展战略、中医药海外发展等方面。同时，对中医药健康服务业、医改医保及中医药信息化建设的关注度有所提高。

国家中医药管理局高度重视做好"两会"建议提案办理工作。召开局长办公会议，研究部署2015年"两会"建议提案办理工作。印发《国家中医药管理局办公室关于2015年"两会"建议提案办理工作实施方案》，建立办理工作台账和督办机制，落实责任部门和责任人，实行主管领导和具体承办人员分级负责制，有效保证了办理工作顺利开展。

认真组织对重点建议提案的答复办理，召开专题会议，对重点建议提案深入研究，积极与相关部门沟通，组织专门力量对重点建议提案进行答复。注重办理实效，在建议提案办理过程中，各部门注重办

理建议提案与解决问题相结合、与日常业务工作相结合，同谋划、同部署、同推进。

密切与代表委员之间的沟通联系。各承办部门在办复之前，主动与代表委员进行交流互动，采取当面沟通、电话沟通或信函等形式，充分听取代表委员意见，认真研究代表委员提出的问题，积极采纳代表委员提出的建议，对代表委员提出的问题，进行深入细致地分析，做好沟通协调工作，努力提高办理质量，力求使代表委员们满意。

认真做好建议提案答复的主动公开工作。在局政府网站开设"建议提案办理公开"栏目，将已完成办理、符合公开条件的复文予以公开。共计完成人大代表建议办理公开39件，政协委员提案办理公开16件。

在认真总结2015年"两会"建议提案办理工作的基础上，开展建议提案办理先进集体、先进个人及优秀复文评比表彰活动，鼓励先进集体和个人，激发和调动干部办理复文的积极性和主动性，增强办理工作的政治责任感，提高办理工作质量和效率。

（李尚青）

【国家中医药管理局2015年度政府信息公开工作报告】 根据《中华人民共和国政府信息公开条例》的有关规定，国家中医药管理局2015年度信息公开工作报告由概述、政府信息主动公开情况、依申请公开情况、信息公开收费及减免情况、因信息公开申请行政复议或提起行政诉讼情况5个部分组成。本年度报告数据统计期限自2015年1月1日起至2015年12月31日止。

一、概述

2015年，国家中医药管理局认真贯彻落实《中华人民共和国政府信息公开条例》《2015年政府信息公开工作要点的通知》，坚持以公开为常态、不公开为例外的原则，认真贯彻落实党的十八大和十八届三中、四中、五中全会及中央民族工作会议精神，加强组织领导，强化机制建设，加强能力建设，紧密结合中医药工作实际，稳步推进政府信息公开各项工作，进一步提高了政府工作透明度，有效地保障了公民的知情权，为中医药事业科学发展创造了良好的环境。

（一）加强组织领导，层层落实责任

国家中医药管理局党组高度重视政府信息公开工作，坚持把政府信息公开作为基础工作、重点工作来抓，把政府信息公开作为建设法治政府的重要任务，将其列入年初工作计划，明确重点，分解任务，落实责任，年底开展检查验收，督促工作任务的完成。进一步完善政府信息公开工作领导小组–局办公室–各业务司三级工作体系。办公室负责推进、指导、协调、监督政府信息公开工作。各业务司均明确分管负责人和联络员，负责维护本部门政府信息公开渠道和内容。同时，借助双周司秘工作例会、各司司务会等平台，通报工作情况，沟通和研究存在问题，促进政府信息公开工作顺利开展。

（二）完善制度建设，规范工作流程

2015年1月，出台《国家中医药管理局政府信息公开办法》，进一步规范政府信息工作各项流程，理顺工作机制，明确局机关政府信息公开保密审查工作的组织领导和保密审查责任人，为规范国家中医药管理局政府信息公开工作，提高政府工作透明度，保障公民、法人和其他组织依法获取政府信息提供制度保障。

完善信息发布工作机制。印发《关于进一步加强国家中医药管理局信息发布工作的通知》，对新闻发布会、局政府网站信息发布、突发中医药事件新闻应对机制进行完善和规范。明确局领导每年至少出席2次国务院新闻办新闻发布会，局各司办负责同志每年至少出席1次国家中医药管理局新闻发布会。

主动公开年度部门预算、"三公经费"拨款情况以及年度部门决算。及时向社会公开中医和民族医师资格认定、中医执业范围、中医"治未病"、寻医问药等社会所关注、关系群众切身利益的重要事项，保障人民群众的知情权、参与权和监督权。

二、政府信息主动公开情况

（一）公开的主要内容

2015年1月1日至12月31日，国家中医药管理局累计主动公开政府信息1205条，政府信息公开专栏主动公开信息168条，其中各司办局发文件121条。主要公开国家中医药管理局人事任免、党委工作、财务信息以及中医药政策法规文件、信息化建设、新闻宣传、医政管理、科技管理、教育管理等。

（二）公开平台建设情况

政府网站。围绕2015年局机关各部门工作重点，积极组织宣传全国中医药工作会议、全国中医医政工作会议、中医药参与博鳌亚洲论坛2015年年会、中医古籍文献保护与利用工作座谈会暨中医古籍整理丛书出版发布会等重点会议；组织报道2015年全国职业院校技能大赛（中、高职组）中药传统技能赛项、国务院侨务办公室和国家中医药管理局签署关于推进中医药海外惠侨工作战略合作协议等重要活动；深度解读《中医药健康服务发展规划（2015~2020年）》《中药材保护和发展规划（2015~2020年）》等重要文件。推出热点专题4个，分别为：2015全国两会、2015年中医药工作会、祝贺屠呦呦获诺贝尔生理学或医学奖、中央国家机关学习习近平总书记系列重要讲话精神成果征集展示活动专题。增设国务院重要信息专栏。主动公开年度部门预算、"三公经费"拨款情况、年度部门决算，发布报纸、杂志、互联网虚假违法中医医疗广告监测情况。

新闻宣传。召开2次新闻宣传工作协调会、1次新闻媒体座谈会和5次新闻联络员会议，研究讨论中医药宣传工作重点。开展中医药新闻传播领导能力培训，组织3期面向新闻媒体负责人和跑口记者中医药专题知识讲座，提升中医药新闻宣传工作水平。深化与主流媒体合作，主动邀请并策划中央主流媒体赴青海、江苏、上海、四川等省、市，实地采访报道中医药参与医改、藏医药发展、综合改革试验区建设等基层中医药服务百姓健康情况。协助新华社开展中医药重大调研，采写的内参获得中央领导关注，发表的数篇报道引起社会极大共鸣。联合中央电视台科教频道共同拍摄《探寻中国中药》系列节目，有效将媒体兴趣点和中医药事业发展成就突出点、特色点紧密结合起来，扩大了宣传效果。

出版年鉴。编印《2015 卷中国中医药年鉴》，加大中医药宣传的深度和广度，使更多人通过《年鉴》认识中医药政务工作。

新媒体。加强中医药文化传播平台建设，推动完成"中国中医"微信改版工作，在原每周 3 期基础上改为每个工作日发布一期，进一步拓展局官方微信功能和内容。

三、依申请公开信息情况

2015 年 1 月 1 日至 12 月 31 日，国家中医药管理局共受理政务信息依申请公开电子邮件形式 6 件，主要为信息查询和业务咨询，已全部按时答复。

四、信息公开收费及减免情况

2015 年，国家中医药管理局主动公开、依申请公开政府信息均未收取任何检索、复制、邮寄等费用。

五、行政复议和行政诉讼情况

2015 年，国家中医药管理局未出现因政府信息公开而引起申请行政复议和提起行政诉讼的情况。

（黄　铮）

【**国家中医药管理局 2015 年档案管理工作**】 2015 年，国家中医药管理局档案部门认真学习贯彻中共中央办公厅、国务院办公厅《关于加强和改进新形势下档案工作的意见》，印发《关于进一步加强局机关及直属单位档案工作的意见》，强化领导职责，分别召开局机关和直属单位档案工作会议。开展档案工作调研，召开局直属单位档案工作座谈会，

出台进一步建立健全直属单位档案工作机构文件，修订完善局档案突发事件应急处置预案、档案管理流程、档案工作人员岗位职责等制度，重点指导局机关档案移交和接收，以及局直属单位档案室建设的整体推进工作，全面加强档案业务和基础建设，提高中医药档案服务能力水平。

（陈　伟）

【**国家中医药管理局 2015 年信访工作**】 2015 年，国家中医药管理局认真贯彻落实党的十八大及十八届三中、四中、五中全会和习近平总书记系列重要讲话精神，紧密围绕中医药工作大局，积极适应新常态、树立新理念，坚持目标导向和问题导向相统一，加强信访法治化建设，全力打造"阳光信访""责任信访"和"法治信访"，运用法治思维和法治方式推动解决中医药领域信访突出问题，切实维护群众合理合法利益，不断提高信访工作水平。国家中医药管理局信访工作呈现"总量下降、访降网升、结构优化"的特点。

从信访总量看，2015 年为 1399 件，同比减少 25%。其中，来信数量为 813 件，同比减少 30%；来访数量 77 批次，同比减少 29%；局长信箱中来信数量 776 件，同比减少 20%。综合分析，国家中医药管理局信访总量下降的原因主要如下：一方面，局党组对信访工作的高度重视，及时研究信访工作，在政策制定中注重政策风险预测、解决群众诉求，推动一些问题通过政策机制得到妥善解决。另一方面，国家信访制度改革，推出依法逐级走访、初信初访办理等一系列改革措施，强化属地责任，减少了来访数量。

从信访内容看，2015 年，意见建议、科研、献医献方、咨询和其他类信访占 58%，主要是中医药立法、中医药科研的建议等，表明群众高度关注、关心中医药事业的发展。但一些问题仍反映较为集中，突出体现在民间中医的执业资质、

中医类别执业医师执业范围和职称晋升、民间献医献方和科研成果鉴定转化、违法医药广告、中医师规范化培训等方面。

从信访形式看，2015 年网上信访数量占到信访总数的 55%。网上信访已成为群众反映问题、提出意见建议的主渠道。

（肖国栋）

【**国家中医药管理局 2015 年安全保卫工作**】 2015 年，国家中医药管理局深入贯彻落实党的十八大和十八届三中、四中、五中全会精神，以习近平总书记和李克强总理关于安全生产的重要指示批示精神为指引，坚持标本兼治、预防为主、综合治理，牢固树立安全发展观念和红线意识，切实落实主体责任和监管责任，加强隐患排查和风险防控，避免了重大安全事故的发生，提升了整体安全保卫水平。

2015 年春节前后，国家中医药管理局组织开展安全生产大检查。1 月 6 日印发《国家中医药管理局办公室关于进一步加强安全保卫有关工作的通知》，进一步明确安全主体责任和监管责任，部署安全隐患排查整改工作。加强队伍建设，组织安保人员参加专题业务培训，做到全员持证上岗。突出安全生产检查重点，对局办公楼、直属单位和医院的重点部门部位全面检查，建立隐患整改台账，落实应急处置措施，确保群众度过一个安全祥和的春节。2015 年 3 月，为进一步落实安全保卫工作责任制，逐级压实岗位责任，传递工作压力，国家中医药管理局办公室与局机关各部门、各直属单位签订安全保卫工作责任书，明确安全保卫具体任务和要求。

2015 年 8 月 17 日，为进一步贯彻落实习近平总书记和李克强总理关于"8·12"瑞海公司危险品仓库特别重大火灾爆炸事故重要指示精神，深刻吸取事故教训，杜绝安全生产隐患，做好局机关及直属单位安全生产工作，国家中医药管理局组织召开安全生产工作会议。会

议传达学习中央领导同志重要指示精神，听取关于开展医疗救援相关工作的情况报告。局各直属单位和下属医疗机构汇报了近期安全生产工作开展情况、存在的薄弱环节和下一步工作安排。会议强调，为进一步做好安全生产工作，一要深入学习，强化安全红线意识。迅速传达、学习贯彻习近平总书记、李克强总理重要指示精神，站在讲政治的高度重视安全生产工作，把保护人民群众生命财产安全作为首要职责，紧密结合"三严三实"专题教育活动，以更加严格的要求、更加务实的作风，全面做好安全生产各项工作。二要依法管理，落实主体责任和安全生产责任制。要强化和落实主体责任，逐级签订安全生产责任书，责任要定岗、定人，明确责任范围和考核标准。三要周密部署，开展全面检查。成立安全生产检查工作小组，以"零火灾、零爆炸、零事故"为目标，拉网式排查安全隐患，重点做好内部供水、供电、供气、供热、供油设施管线，以及地下空间、建筑工地、集体宿舍、食堂、存储易燃易爆物品的部位和场所等的安全检查。四要立查立改，巩固安全防线。建立安全隐患整改台账，对于存在的问题明确责任、落实人员、安排资金、限期整改、跟踪到底，做到发现一处解决一处。五要把控全流程，做好危险物品管理。对内部放射性物品、易燃易爆、剧毒化学物品、生物制品等危险物品，要严格落实责任部门和人员，梳理物品清单，围绕使用、存储、运输等各环节，严格执行行业管理规定和操作流程，切实做到严看护、严使用。六要做好应急和值班值守工作。要进一步提升应急处置能力，完善危险化学品和易燃易爆物品事故应急预案，并加强应急演练，确保遇有突发事件能及时有效进行处置，要做好国家重大活动期间领导带班和值班巡查制度。

（肖国栋）

【国家中医药现代化科技产业创新联盟成立】 2015年9月22日，国家中医药现代化科技产业创新联盟在珠海宣布成立。国家中医药现代化科技产业联盟旨在汇聚科技、人才、金融等创新要素，以"六产"的思路和理念，加强新时期中医药现代化科技产业创新驱动发展的顶层设计和战略谋划，搭建中医药发展公共服务平台，促进中医药现代化、国际化发展和中医药领域创新创业，推动我国中医药大健康产业发展。联盟由中医药领域的代表性企业、高等院校、医疗机构、园区基地各方自愿联合、共同发起组建，是在科技部等国家有关部门指导下，中国软科学研究会下属的非营利综合性社团。会议宣布联盟常任主席单位，并推选中国工程院院士、中国中医科学院院长张伯礼为联盟理事会执行主席。

（科技部网站）

【50家中医院成立"大医院网全国联盟"】 2015年8月9日，50家全国各地三级以上中医院成立"大医院网全国联盟"，该联盟将通过建立院内制剂技术共享机制、大医院网上学术报告厅、重大疾病会诊制度、处方解释共享制度等一系列措施，实现整合大医院的医疗资源，实现在互联网＋医疗建设平台中互帮互助，提高各院核心竞争力。联盟由中国中医药研究促进会和中国中医药出版社联合组织筹建，北京高全科技有限公司负责建设线上公众医疗服务平台"大医院网"，全国50家三级以上医院形成联盟，首批成员单位包括中国中医科学院广安门医院、广东省中医院、江苏省中医药研究院、三亚市中医院等。

（丁洋）

【ISO/TC249冠名"中医药"（TCM）通过委员会内部投票】 2015年，ISO/TC249第六次全体会议在北京召开。ISO/TC249的名称问题是重要议题之一。经反复商讨，"中医药"（TCM，Traditional Chinese Medicine）名称以8票支持、3票反对、1票弃权通过现场12个成员国的投票，被正式写入会议决议。悬置6年的ISO/TC249名称问题取得重要进展。

（赵维婷）

【2015年全国妇幼健康工作会要求强化妇幼领域中医药应用】 2015年，国家卫生计生委在北京召开2015年全国妇幼健康工作会。国家卫生计生委副主任、国家中医药管理局局长王国强在会上强调，2015年妇幼健康工作要全面贯彻落实党的十八大和十八届三中、四中全会精神，紧紧围绕深化医改和完善生育政策，以改革理念和法治思维，全力推进妇幼健康服务各项工作。强化中医药在妇幼健康领域的应用，加强妇幼健康服务机构中医药科室设置，推进中医药工作示范单位创建活动，推广针对妇女儿童的中医药适宜技术。

（丁洋）

【世界中联与世卫组织建立官方合作关系】 2015年3月11日，世界中医药学会联合会在北京召开新闻发布会，宣布世界中联与世界卫生组织（WHO）建立官方正式合作关系。世卫组织驻华代表施贺德转达了总干事陈冯富珍的祝贺。世界中联主席佘靖介绍，世界中联从2005年正式申请到与WHO建立官方正式关系历经10年。官方合作关系的建立体现了WHO对中医药的重视，有利于拓展世界中联参与国际活动的渠道。

（陈计智）

【世界中医学专业核心课程教材编写启动】 2015年4月，世界中医学专业核心课程教材主编、副主编会议在北京召开，会议围绕教学大纲和编译要求等深入研讨。国家中医药管理局国际合作司司长王笑频，世界中医药学会联合会副主席兼秘书长李振吉，世界中医药学会联合会教育指导委员会会长、中国工程院院士张伯礼，中国工程院院士石学敏等出席。会议由世界中联教育指导委员会、中国中医药出版社联合主办。

（陈计智）

【《中医药信息标准体系框架与分类》国际标准发布】

2015年，国际标准化组织（ISO）发布《ISO/TS 18790-1：2015中医药信息标准体系框架与分类》国际标准，该标准由中国中医科学院中医药信息研究所李海燕作为项目负责人牵头完成，是ISO/TC215（健康信息技术委员会）与ISO/TC249（中医药技术委员会）的首个联合工作项目。该标准实现了中医药信息标准体系的顶层设计，有助于中医药行业内部共识及其与大健康信息标准之间的衔接，对于中医药信息标准体系建设、信息标准制修订、规划计划制定等，具有深远意义。该项标准规定了中医药信息标准体系的三维框架，即业务域维、信息化要素维和特异度维。"业务域维"主要指中医药信息涉及的业务主题域范围，包括医疗保健、临床研究、文化教育、中药生产流通、中药资源监测、信息管理6个方面；"信息化要素维"划分为术语资源、数据资源、信息系统、电子设备通讯4个类别；"特异度维"指从抽象概念模型过渡到具体操作规范的水平，分为概念层、逻辑层、物理层3个层次。

（冯　磊）

【中华中医药学会修订科学技术奖评价标准】

2015年5月20日，中华中医药学会科技奖励工作专家座谈会在北京召开。会议修订了中华中医药学会科学技术奖学会自然科学类、科技进步类、技术发明类3类奖励评价标准。鉴于成果转化应用的重要性，专家建议将技术发明类指标的"转化应用情况"权重适当增加，并建议学会成立专门机构梳理科学技术奖获奖项目中能够转化、有转化意愿的成果拥有者和单位，同时可以在全国范围内征集待转化的成果，根据成果类型不同分别开展相关工作。

（周蔓仪）

【中医药团体标准制定稳步推进】

《中国科协所属学会有序承接政府转移职能扩大试点工作实施方案》（以下简称《方案》）于2015年7月16日由中共中央办公厅、国务院办公厅正式印发，其中，技术标准研制是各个社会团体有序承接政府转移职能的重点工作之一。《方案》明确规定，3D打印、物联网、新能源汽车、中医药等专业领域在内的各相应学会发挥团体标准作为市场自主定制标准的优势，逐步形成政府指导制定标准与市场自主制定标准协同发展、协调配套的新型标准体系。作为《方案》明确列出的4项重点行业团体标准之一，中医药行业的团体标准制定工作也在稳步推进。

（周蔓仪、高继明）

【9种中医药学术期刊获中国科协精品项目资助】

2015年，《中医杂志》等9种中医药学术期刊获得中国科协精品项目资助，中医药学术被列入核心期刊的数量稳步增加，代表期刊学术影响力的主要引证指标不断提升。其中，《中国中药杂志》《中国中西医结合杂志》《中草药》获得精品科技期刊TOP50项目资助，《中医杂志》《中华中医药杂志》《中国针灸》《中国骨伤》《新中医》《世界中西医结合杂志》获得精品科技期刊学术质量提升项目资助。

（马　骏）

【中东欧首家中医孔子学院成立】

2015年，由河北联合大学与匈牙利佩奇大学共建的匈牙利佩奇大学中医孔子学院揭牌成立，这是匈牙利乃至中东欧地区第一所中医孔子学院。佩奇大学中医孔子学院是继罗兰大学孔子学院、塞格德大学孔子学院和米什科尔茨大学孔子学院之后在匈成立的第四所孔子学院。该学院的建立，将为匈牙利广大民众特别是青年打开一扇学习中国语言、品味中国文化、了解中国传统医学的大门，同时学院也为匈牙利文化在中国传播开辟了窗口。

（刘　键）

【岐黄国医外国政要体验中心启动】

2015年6月24日，全国首个岐黄国医外国政要体验中心启动。该体验中心是国家首个以外国政要为主要对象、以中医文化体验活动为主要项目的交流平台，特聘国医大师、中医专家等21人以及推拿按摩等领域专家20名。十一届全国政协副主席、太湖世界文化论坛名誉主席张梅颖表示，体验中心成立的初衷是站在生态文明建设的高度上，加强对中医药科学价值与生态价值的挖掘，在推动中医药文化发展过程中，加强自主创新与传承创新，推进中医药的现代化和国际化。体验中心由太湖世界文化论坛主办、江西省人民政府支持，江西中医药大学、江中集团承办。太湖世界文化论坛主席严昭柱、江西省省长鹿心社、国家中医药管理局国际合作司司长王笑频，江西省委宣传部、教育厅、卫生计生委等有关部门领导出席启动仪式。

（丁　洋）

【中国中药协会与故宫携手研发宫廷医药】

2015年6月15日，故宫博物院与中国中药协会签署合作协议，双方将在宫廷医药及养生文化的研究、发掘、文献档案资料整理、研究成果出版、文物展览、专业讲座等方面将开展长期、广泛的学术交流与合作，让更多文物藏品贴近人们生活，促进传统文化的传播与推广，同时也将加强学术研究，让更多研究成果受益于社会公众。双方将在宫廷医药及养生文化研究、文献档案资料整理、文物展览等方面进行优势互补，使广大观众可以亲身感受宫廷医事、药事以及皇家四季养生的生活情致，搭建宫廷医药及养生文化交流平台，共同为传承和弘扬中药传统文化作贡献。

（张晓东）

【首批中医类别实践技能考试国家基地公布】

2015年7月15日，国家中医药管理局中医师资格认证中心公布经专家评审合格的中医类别实践技能考试国家基地，11家基地分别为南京中医药大学、广州中医药大学、安徽省中医院、北京藏医院、吉林医药学院、天津医学高等专科学校、焦作市中医院、长春医学高等专科学校、上海市中医医院、广西中医药大学第一附属医院、青海省中医院。评审组由考务专家和考官专家组成，分4组对10个省的中医师实践技能考核过程进行现场复审，实地考察基地的场地设置和硬件配备情况，查阅基地考试工作制度建设、档案管理资料，了解考官培训、选聘情况，查看考官执考、考试实施、考务组织、考风考纪、成绩管理、阅卷管理、安全保密等情况，听取考区和基地的初评整改工作汇报。评审过程中，专家组也发现一系列问题，例如中医类别实践技能考试流程设计不尽合理，考题需要不断进行细化等。

（周蔓仪）

【新版《职业分类大典》新增9个中医职业】 2015年7月29日，国家职业分类大典修订工作委员会审议并颁布2015版《中华人民共和国职业分类大典》（简称《大典》）。中医行业新增中医亚健康医师、中医康复医师、中医营养医师、中医整脊科医师、中医全科医师、民族药师、中医技师、中医护士、中式烹调师（含药膳制作师工种）9个职业，中医药工作重要性进一步凸显。新版《大典》职业分类结构为8个大类、75个中类、434个小类、1481个职业。此次调整后，中医行业职业共有中医医师、中西医结合医师、民族医医师、药学技术人员、护理人员、保健服务人员等共计37个职业。

（丁　洋）

【国内首家最佳实践指南应用中心（BPSO）落户东直门医院】 2015年7月30日，北京中医药大学东直门医院BPSO最佳实践指南应用中心举行揭牌仪式。该中心是国内首家RNAO BPSO认证的最佳实践指南应用中心。中心成立后，东直门医院将与RNAO BPSO共同开展最佳实践指南制作和应用方面的研究实践。加拿大安大略省注册护士协会（Registered Nurses' Association of Ontario, RNAO）下设的最佳实践组织（Best Practice Spotlight Organization, BPSO）是全球权威的循证护理指南机构，主要致力于循证护理指南的制定、实施、评价和传播，在全球有350个分站点。中心已完成人才队伍构建，下一步将选定"慢病的管理""疼痛的管理""糖尿病足的评估与管理"3个指南进行本土化，应用到临床护理中，并将开发具有中医特色的临床实践指南。

（赵维婷）

【中国中医科学院中药资源中心首个省级分中心在渝揭牌】 2015年12月2日，中国中医科学院中药资源中心重庆分中心正式揭牌，成为中医科学院中药资源中心在全国的首个省级分中心。该中心将以突破中药资源的核心问题为重点，推动中药事业在中国中西部地区的发展。中国中医科学院中药资源中心重庆分中心定位于中药资源监测与信息服务、中药材新品种选育及规范化种植技术研究、道地药材研究三大研究方向。该中心现已拥有一支长期从事中药资源及种植技术研发的专业队伍，有科研人员45人，其中博士6人、硕士17人，高级职称15人、硕导3人，享受国务院政府特殊津贴专家2人，市级学术带头人2人、后备学术带头人1人。

（唐　枫）

【《四部医典》入选中国档案文献遗产名录】 《四部医典》是一部集藏医药医疗实践和理论精华于一体的藏医药学术权威工具书，被誉为藏医药百科全书。《四部医典》又名《医方四续》，形成于8世纪，由著名藏医学家宇妥·宁玛云丹贡布所著，共4部、156章。1546年首次将四部医典木板印刷，发行到藏区各地，之后出现多种不同版本的木刻版和注释，成为藏医药领域最经典的名著。藏医药已在雪域高原传承2300多年，是中国目前最为完整、最有影响的民族医药之一，具有完整的理论体系和丰富的临床实践经验，同时还是"世界四大传统医学"之一。

（刘洪明、许万虎）

中药篇（选编）

【国家食药监管总局修订独一味口服制剂说明书】 根据药品不良反应评估结果，为控制药品使用风险，2015年国家食品药品监督管理总局发布通知，对独一味口服制剂说明书中不良反应、禁忌、注意事项等项目进行修订。根据国家食品药品监督管理总局要求，各生产企业应在2015年4月30日前，依据《药品注册管理办法》等有关规定提出修订说明书的补充申请报备案。说明书的其他内容应与原批准内容一致。补充申请备案之日起生产的药品，不得继续使用原药品说明书；生产企业应当将说明书修订的内容及时通知相关医疗机构、药品经营企业等单位；药品标签涉及相关内容的，应当一并修订。独一味口服制剂包括：颗粒、软胶囊、分散片、咀嚼片、滴丸、丸、泡腾片、片、胶囊等。

（陈计智）

【国家食药监管总局集中整治5省中药材市场】 2015年2月9日，国家食品药品监督管理总局发布《关于进一步加强中药材专业市场质量监管的通知》，要求河北、安徽、河南、湖南、四川5省食品药品监管局对本省药材市场出现的以次充好、染色增重、掺杂使假等质量问题及违法加工、违法经营等行为立即组织集中整治行动。2015年1月22~28日，国家食品药品监督管理总局对河南禹州、安徽亳州、河北安国、湖南廉桥、四川荷花池5省中药材市场进行检查，发现河南禹州市场部分商户当街对栀子进行染色、柴胡以非药用部位代替药用部位出售，河北安国市场红参掺糖增重、沉香喷油掺杂，安徽亳州市场销售假蒲黄、假海金沙，湖南廉桥市场以理枣仁冒充酸枣仁、土大黄冒充大黄，四川荷花池市场用泥沙对地龙和土鳖虫增重等。通知要求各省严厉惩处以上违法犯罪行为，采取飞行检查、明察暗访等方式，提高发现问题的能力。要高度重视投诉举报信息，及时调查核实，加大信息公开和曝光力度。检查结果、检验结论、查处意见应及时主动向社会公开。违法违规案件统一由省级食品药品监管部门公开曝光。

（陈计智）

【国家食药监管总局加强中药饮片监管】 2015年，国家食品药品监督管理总局发布通告称，多起中药饮片生产经营企业相互勾结、违法生产销售中药饮片，该局将进一步加强中药饮片监督管理，严厉查处违法违规行为，确保中药饮片产品质量。通告指出，立即停止销售和使用标识为广西玉林市祥生中药饮片有限责任公司、广西玉林市华安堂中药饮片有限责任公司、广西玉林市华济中药饮片有限责任公司、广西健一药业有限责任公司中药饮片加工厂、安徽亳州市国苑中药材饮片有限公司、安徽泰源中药饮片有限公司6家企业的全部产品。涉事的6家生产企业和4家批发企业已被责令暂停生产销售，并彻底召回以其名义生产销售的全部中药饮片，并公开召回信息。

2015年4月3日，国家食品药品监督管理总局召开加强中药饮片监管工作电视电话会议，要求加大中药饮片相关案件查办力度，严惩违法违规行为，采取有力措施加强中药饮片监管，净化市场规范秩序。

（陈计智）

【国家食药监管总局开展银杏叶药品专项治理】 2015年5月20日，国家食品药品监督管理总局发布个别银杏叶药品生产企业存在严重违法行为，有企业擅自改变提取工艺，大大影响药物疗效。总局随后发出关于开展银杏叶药品专项治理的通知，要求各地立即组织本行政区域内所有银杏叶提取物和银杏叶制剂生产企业进行全面检查，重点检查擅自改变提取工艺、非法添加相关物质、从不具备资质企业购进银杏叶提取物等违法行为。根据要求，所有经营和使用单位立即停止销售和使用桂林兴达药业有限公司和万邦德（湖南）天然药物有限公司的银杏叶药品。广西、湖南两省、区食品药品监管部门要监督企业召回全部在售产品。2015年5月21日，国家食品药品监督管理总局召开银杏叶药品专项治理工作电视电话会议，部署银杏叶药品专项治理工作。副局长吴浈出席会议，要求各地按照总局统一部署，结合各地实际，切实做好银杏叶药品专项治理工作。会议强调，要严厉查处已发现的违法行为，集中力量抓好案件查办和药品召回工作，根据药品流向做好下架停用监督工作。全面清理银杏叶药品市场，组织对本辖区所有银杏叶提取物和银杏叶制剂生产企业开展全面检查，对发现问题的从严从重惩处。要强化对非法提取物的打击，争取公安机关的支持，坚决查处、取缔非法提取物生产企业。

（陈计智）

【首个中药产品获英国药品及保健品管理署批准】 2015年，位于英国牛津的生命科学公司——凡诺华集团研制的凡诺华缓解关节肌肉疼痛片作为首个中草药产品，经英国药品及保健品管理署（MHRA）批准，现可在全英OTC专柜发售。这是2004年4月欧盟颁布《传统植物药注册程序指令》后第一个在英国注册成功的中草药产品。凡诺华缓解关节肌肉疼痛片的活性成分为稀莶，这种在中国被称为"猪膏草"的植物，味苦性寒，在临床中主要用于治疗包括类风湿关节炎引起的疼痛。

（中国日报）

【我国首个中药材电商标准诞生】 2015年8月22日，农业部市场与经济信息司、农业部信息中心、中国中药协会、全国中药材物流专家委员会、中国中药饮片专业委员会等部门领导和行业专家齐聚成都，出席由四川省农业厅组织召开的中药材商品电子交易规格标准专家论证会。经专家组审核、评议，一致通过我国首个"中药材电商标准"。这意味着我国农商品将率先进入电子商务质量控制2.0时代。标准将药材按质分级。该标准是"中药材天地网"历经10年行业积累的重大研究成果,专门针对中药材商品发展电子商务而研制,并于2015年8月1日在天地网旗下"中药材诚实通"电商平台应用。首批投入应用的标准包括202个常用中药材品种的1184个细分商品规格。"中药材诚实通"平台严格按照标准要求,对上线交易的中药材商品按质分级,实行优质优价的交易准则。通过现代仓储、商品抽检、交付监督、保证金监管、信用评价等方式,确保交易透明公平,杜绝以次充好、掺杂使假等违法行为。

(杨志云)

【中药编码系列国家标准发布】 2015年5月29日,国家质量监督检验检疫总局、国家标准化管理委员会批准发布《中药方剂编码规则及编码》《中药编码规则及编码》《中药在供应链管理中的编码与表示》等系列中医药国家标准。标准于2015年12月1日开始实施。该系列标准由国家中医药管理局提出并归口,深圳市卫生计生委牵头,深圳市中医院、深圳市标准技术研究院、罗湖区中医院联合中国中医科学院、广州中医药大学、江西中医药大学、中国食品药品检定制品研究院、中国物品编码中心、中国中药协会、中国中药公司、中华中医药学会等单位40多个单位的70多名专家共同承担。

《中药方剂编码规则及编码》由编码规则和分类编码两部分组成,中药方剂编码规则是通用规则,适用于方剂的分类编码。它有利于中药方剂的临床用药、科研教学、统计和监督管理和中药方剂、中药处方、电子处方、电子病历、中医病历等工作的信息处理和信息交换,以及政府对药品生产经营企业、医疗机构及医药市场的监督管理。它用阿拉伯数字编码,以编码数字传输,表达中药方剂信息信号的电子信息化编码体系。

《中药编码规则及编码》由中药编码规则和编码构成,其中编码规则为通用标准,中药材、中药饮片等编码是专业标准,采用阿拉伯数字编码,以编码数字传输,依据《中国药典》、部颁和地方药品标准规定的品种和规格,分别对中药材1219种、中药饮片1603味、中药配方颗粒1364味、中药超微饮片1337味、中药超微配方颗粒1337味等进行分类与编码。

《中药在供应链管理中的编码与表示》是构建中药质量溯源体系,打造贸易公平、公正、透明的平台,推施中药物流、信息流、资金流"三位一体"的管理模式。它规定中药产品贸易项目、产地、单位、等级、生产日期、批次号、系列号、数量等产品标识内容信息的编码与表示。供应链管理就是以最少的成本从采购开始到满足最终顾客需求的所有过程,包括物流、信息流、资金流的高效率运作,最后由销售网络把产品送到消费者手中的将供应商、制造商、分销商、零售商直到最终用户联成一个整体的功能网链结构,以最终实现整条供应链的利润最大化。

(廖利平、曾庆明、吴培凯、徐美渠)

【《中药材的编码》和《中药配方颗粒的编码》获ISO立项】 2015年,国际标准化组织中医药标准化技术委员会(ISO/TC249)公布,由深圳市卫生计生委主导,深圳市中医院、深圳市标准技术研究院、罗湖区中医院等单位参与的《中药材的编码》和《中药配方颗粒的编码》获得美国、澳大利亚、德国等10多个国家的投票支持,按照ISO规则通过立项。这是继《中药编码规则》《中药饮片的编码》《中药方剂编码系统》《中药在供应链管理中的编码与表示》4项国际标准立项后,深圳市再添的两项中医药标准获ISO国际标准立项。由深圳市卫生计生委主导,深圳市标准技术研究院、中国中医科学院、中国食品药品检定研究院、中国中药公司等43家单位的85名专家参与起草的《中药编码规则及编码》等8项中医药系列国家标准已获全国中医药标准化技术委员会专家投票通过,经国家中医药管理局同意,提交至国家中医药标准化专家技术委员会审核,有望获得国家标准化管理委员会的审批并发布为国家标准。

(任壮、吴培凯、徐美渠)

【广西建成世界最大药用植物迁地保育中心】 2015年,由广西卫生计生委与中国工程院医药卫生学部共同主办的"合作共建广西药用植物园院士行"系列活动在广西南宁举行,验收组专家现场检查广西药用植物园改造升级项目建设情况。中国工程院副院长樊代明率领的8人院士团和广西壮族自治区副主席李康等参加活动。以"南宁现代中药与民族药产业集聚发展研究"和"中国南药园建设与南药开发咨询"为主题的院士咨询座谈会以及2场院士学术报告会同期举行。

(梁启成、白丹宇、黄丹娜)

【国家苗药工程技术研究中心启动】 2015年4月9日,国家苗药工程技术研究中心启动仪式在贵州贵阳举行。中心建成后,将主要负责具有地域特色的苗药创新药物研发、具有产业优势的苗药大品种二次开发研究以及具有资源优势的苗药材综合应用等研究工作。按照规划,该中心将形成跨领域解决行业共性技术问题的能力,实现技术、资金、人才三方良性循环,成为打通科研成果向产业化应用转化的核心技术支撑机构,为省大健康医药养生产业夯实基础。

(黄岚)

【野生中药资源保护阿坝抚育基地挂牌】 2015年7月9日,中国野生中药资源保护抚育基地·阿坝成立仪式在四川省阿坝州若尔盖县姜冬村举行。这是自云南迪庆后中国野生中药资源保护与发展协会挂牌的第二家中国野生中药资源保护抚育基地。中国中医科学院副院长黄璐琦代表中国野生中药资源保护与发展协会、"同心·共铸中国心"组委会与阿坝州人民政府签订《野生中药材资源保护与产业开发战略合作协议》。该协议旨在依托阿坝州中藏药材资源优势和组委会人才技术力量，强化对该州的中药材保护、人工种植和产业化开发技术支撑服务和帮扶力度，促进中藏药产业发展。

（冯　磊）

【中药饮片首入国家基药目录】 国家卫生计生委、国家发展改革委、国家中医药管理局等9部委对《国家基本药物目录管理办法（暂行）》进行修订后，于2015年正式发布《国家基本药物目录管理办法》。该办法首次明确将中药饮片纳入基本药物目录中，其管理暂按国务院有关部门关于中药饮片定价、采购、配送、使用和基本医疗保险给付等政策规定执行。该办法规定，国家基本药物目录中的药品包括化学药品、生物制品、中成药和中药饮片。化学药品和生物制品主要依据临床药理学分类，中成药主要依据功能分类。化学药品、生物制品、中成药，应当是《中华人民共和国药典》收载的，国家食品药品监管部门、原卫生部公布药品标准的品种。化学药品和生物制品名称采用中文通用名称和英文国际非专利药名中表达的化学成分的部分，剂型单列；中成药采用药品通用名称。办法明确，下列药品不纳入国家基本药物目录遴选范围：含有国家濒危野生动植物药材的；主要用于滋补保健作用，易滥用的；非临床治疗首选的；因严重不良反应，国家食品药品监管部门明确规定暂停生产、销售或使用的；违背国家法律、法规，或不符合伦理要求的药物等。此次基本药物工作委员会成员单位也有所调整，监察部替换为总后勤部卫生部。

（樊　丹）

【2015版《中国药典》发布】 2015年6月10日，国家药典委员会发布公告，《中华人民共和国药典》（2015年版）经第十届药典委员会执委会全体会议审议通过发布，自2015年12月1日起实施。新版药典进一步扩大药品品种的收载和修订，共收载品种5608种，比上一版增加1082种。一部收载品种2598种，其中新增品种440种。二部收载品种2603种，其中新增品种492种。三部收载品种137种，其中新增品种13种、修订品种105种。首次将上版药典附录整合为通则，并与药用辅料单独成卷作为新版药典四部。四部收载通则总数317个，其中制剂通则38个、检测方法240个、指导原则30个、标准物质和对照品相关通则9个；药用辅料收载270种，其中新增137种、修订97种。2015版《中国药典》收载品种的安全性、有效性以及质量控制水平又有新的提高，完善了药典标准的技术规定，使药典标准更加系统化、规范化。附录（通则）、辅料独立成卷，构成《中国药典》四部的主要内容。新版《中国药典》推出中药材及饮片中二氧化硫残留量限度标准，推进建立和完善重金属及有害元素、黄曲霉毒素、农药残留量等物质的检测限度标准；加强对重金属以及中药材的有毒有害物质的控制等。进一步加强有效性控制，中药材加强了专属性鉴别和含量测定项设定。

（陈计智）

【新荷花中药饮片检测报告获国际认可】 "四川新荷花中药饮片股份有限公司检测中心" 2015年通过中国合格评定国家认可委员会（CNAS）认可评审，成为国家认可实验室。由新荷花检测中心出具的中药饮片检测报告，可在美国、欧盟、日本等全球约70余个国家和地区得到国际互认。国家实验室认可是国家认可委对实验室能力给予的一种正式承认，按照国际实验室认可合作组织（ILAC）签订的国际多边互认协议，其认可活动加入国际认可互认体系，中药饮片生产企业通过CNAS认可，不但确保能为产品检测方面提供权威、公正的检测服务，也标志着检测中心在关于产品与原料质量安全检测的技术水平和规范管理方面达到了国际先进水平。

（王　强）

【康莱特在美获准三期临床】 2015年6月27日，浙江中医药大学在北京召开新闻发布会，宣布我国具有自主知识产权的抗癌中药注射液康莱特已获美国食品药品监督管理局（FDA）认可，成为首个在美国进入三期临床的中药注射剂产品。康莱特三期临床试验将在美国、中国、东欧同时开展，预计收录750名患者，为期3~4年，投入资金将超过5000万美元。如进展顺利，康莱特有望成为首个获准进入美国市场的中药注射剂产品。由中国工程院院士、浙江中医药大学教授、浙江康莱特集团董事长李大鹏领衔的科研团队，运用超临界二氧化碳萃取等技术，从药食两用的中药薏苡仁中提取分离出抗癌活性成分薏苡仁甘油酯，研制而成康莱特注射液。该注射剂既能有效抑杀癌细胞，又能增强机体免疫功能，联合放化疗还可增效减毒，对胰腺癌、肺癌、肝癌等中晚期恶性肿瘤有显著治疗效果。在美国二期临床试验中，康莱特组晚期胰腺癌患者中位生存期比常规抗癌西药对照组增加1.9个月，客观缓解率提高85.7%，一年生存率康莱特组为26.9%，化疗对照组为9.1%。

（赵维婷）

【"方剂组学"获国际药理学界认可】 2015年8月，国际著名药理学杂志《现代血管药理》（Current Vascular Pharmacology）刊发 "方剂组学"（Fangjiomics）专刊，标志着具有中医原创思维的新兴学科在国际药理学界取得突破性进展，中医学传承与创新的成果走向国际化。中国中医科学院名誉院长王永炎院士和研究员王忠与美国内华达大学教授段大跃组成跨国研究团队，在中医整体观和辨证论治理论的指导下，创新性地引入现代组学、系统生物学、生物信息学、化学生物学、多向药理学和网络药理学等多学科技术，贯通"疾病－证候－靶点－方剂（中药复方）"多个环节，跨越单靶点研究模式，从层次性、整体性、系统性的角度探索临床常用方剂的网络药理机制，从离子通道、微粒、信号通路揭示联合治疗复杂性疾病的优势以及探索发展基于辨证论治的临床证候药理学，于2011年首次在国际《临床药理学杂志》（Journal of Clinical Pharmacology）上提出"方剂组学"，引起国际药理学界的高度重视。

（秦　秋）

【第七届中国（玉林）中医药博览会】　2015年4月16~18日，第七届中国（玉林）中医药博览会在广西玉林市举行，共达成贸易成交额39.32亿元人民币，同比2014年增长4.81%。本届中医药博览会以"弘扬中医药文化，发展中医药产业，壮大南方药都"为宗旨，增设保健器械展示展销专场、全国中药材种子种苗交易会、中国－东盟香料市场，并举办南方药都论坛、中药材种植技术与信息交流、药商沙龙、中医名医义诊、玉林骨伤诊疗技术体验及养生药食体验活动等，参展商达2700余家，超过23.57万人次的客商、专业观众和市民进场观摩、洽谈、采购、观展和寻找商机。广西壮族自治区副主席李康、国家中医药管理局副局长闫树江、中国中药协会会长房书亭等出席博览会。

（梁启成、庞贞兰）

【中国工程科技论坛设中医中药与资源分论坛】　2015年4月27~28日，中国工程院第201场中国工程科技论坛——"先进制药技术发展论坛"在天津召开。中国工程院副院长樊代明院士"医学不等同于科学，中医更不能以现代科学标准去评判"的观点得到多位院士和代表的认可。中药创新和中药制药成为论坛的重要议题。十一届全国人大常委会副委员长桑国卫院士、中国工程院院长周济院士、副院长樊代明院士等出席，中国中医科学院院长、天津

中医药大学校长张伯礼院士担任论坛主席。此次论坛还设立中医中药与资源等分论坛。同期还召开大中药健康产业发展战略研究项目会。该项目由张伯礼牵头，力图找出影响中药大健康产业可持续发展的关键问题，提出推动中药大健康产业健康发展战略。此次论坛由中国工程院主办，中国工程院医药卫生学部、天津中医药大学等承办，天士力集团协办。

（高新军）

【第四届中药上市后再评价与药物警戒高级研讨会】　2015年6月6日，在由世界中医药学会联合会中药上市后再评价专业委员会主办的第四届中药上市后再评价与药物警戒高级研讨会在北京召开。本次会议审议并表决通过的《中药上市后安全性医院集中监测技术规范》《中药上市后药物经济学评价技术规范》《中药上市后安全性医院集中监测报告规范》3项技术规范，成为世界中联中药上市后再评价专业委员会标准。研讨会还公布了疏血通注射液等6个中药注射剂品种的上市后临床安全性监测结果。这一监测来源于2012年启动的"重大新药创制"国家科技重大专项"中药上市后再评价关键技术研究"（共10个中药注射剂品种参与监测），是中国迄今为止最大规模的中药注射剂药物警戒计划项目，由中国工程院院士王永炎和谢雁鸣研究员担任总课题负责人。

（吴红月）

【"苗医苗药神奇之旅"启动】　2015年4月26日，由中华中医药学会主办的"苗医苗药神奇之旅"启动仪式在北京举行，活动旨在继承苗医药精髓，传播苗医药知识，促进苗医药诊疗技术融入社会卫生服务，缓解基层医疗卫生资源缺乏的问题。国家中医药管理局副局长、中华中

医药学会副会长马建中出席并讲话。"苗医苗药神奇之旅"基层医生培训同期开始进行。全国各地的基层医疗机构从业人员将进行为期一年的常态化培训，学习苗医药和中医药基本知识和技能。

（高　欣）

【中药迈向国际步伐加大】　2015年我国医药外贸突破千亿美元大关，中药迈向国际的步伐加大。2015年，我国医药保健品进出口额达到1026亿美元，同比增长4.73%，为历史最高水平。2015年，植物提取物仍然领衔中药出口，中药材及饮片进出口双降。在监管制度不出现调整的情况下，中药大批成功注册的情况短期内很难出现，国内企业应注重选好产品定位。中国医药保健品进出口商会正在起草的《中药"一带一路"发展报告》，提出"文化融合、主流引领、重点突破、业态再造、协同发展"5个中药"一带一路"发展思路。

（张东风）

【中国香港、日本、美国为中医药出口最大市场】　2015年1~7月，中医药出口贸易中医药出口增长约10%。中医药在国际贸易中占据着越来越重要的地位。2015年上半年，中医药出口154个国家和地区，亚洲地区依然是中药出口的主要市场，其中，中国香港是内地中药出口的第一市场，仅上半年出口额为3.0亿美元。日本、马来西亚、韩国、印尼也是中药出口主要目标市场，而美国是中药出口的第三大市场，近年一直保持较高的增幅。据中国医药保健品进出口商会统计，2015年上半年，中国对美国出口中药2.7亿美元，同比增长17.2%，占中国中药出口的14.1%，对美出口的中药产品主要是植物提取物，占比达到78.2%。

（南如卓玛）

直属单位篇

【国家中医药管理局机关服务中心2015年工作概况】 2015年，国家中医药管理局机关服务中心（以下简称"中心"）荣获首都文明单位、先进基层党组织等称号。2015年中心站在服务中医药事业发展的大局，把中心倡导的"创新管理、求真务实、精诚服务"的发展理念真正落到实处。

一、加强领导班子建设，严格落实党风廉政建设主体责任

领导班子坚持把学习放在第一位。管好班子，带好队伍，尽职尽责完成好工作。中心领导班子始终把加强党员干部政治理论学习摆在首要位置，不断强化职工的政治意识、大局意识、服务意识和责任意识，不断提升后勤干部的整体素质。采取多种形式动员全体党员干部学习党的十八大、十八届三中、四中、五中全会和习近平总书记系列重要讲话精神。把抓好党支部工作摆在重要位置，认真落实全面从严治党责任。全年16次会议研究支部工作，开办党员学习专栏，为交流学习认识和读书心得搭建平台。强化理论武装，打牢党员干部思想政治基础。印发党支部学习材料、汇编4次，积极发挥班子成员的学习示范引领带动作用，开展"三重一大问题研讨会""窗口服务质量大家谈""廉政教育读书会"等活动，中心领导带头讲党课，向全体党员干部宣讲理论、分析形势、讲解政策，提高党员干部的认识，较好地激发了中心全体职工的学习热情。

领导班子全面落实从严治党要求。严格履行党建工作主体责任，强化"书记抓、抓书记"的党建工作理念，明确"第一责任人"主体坚持以问题导向，认真查找存在的问题，研究提出针对性、可行性和实效性的解决办法。组织全体党员干部观看中纪委拒腐防变每月一课反腐警示教育片，如《偏离坐标的人生》《代价》等，使党员干部受到最直观的警示教育，筑牢思想防线，时刻警钟长鸣。与局直属机关党委支部共同组织"北京焦庄户地道战遗址纪念馆"参观活动，实地开展"三严三实"专题教育。党支部还举办品读好书活动，通过赠书、主题读书、专题讨论会、读书交流会，把读书活动作为一种学习动力融入日常工作中。

领导班子始终把党风廉政建设作为重点工作来抓。结合中心工作实际，将党风廉政建设工作内容逐项分解，明确责任职责，落实到各分管领导、责任部门，形成"一把手"亲自抓、分管领导协助抓、各部门共同抓的齐抓共管局面。认真落实党风廉政建设主体责任制，一岗双责，并结合中心实际情况，进一步健全和完善党风廉政建设工作责任机制，做到党风廉政建设与日常工作同部署、同落实、同检查。中心班子高度重视处以上领导干部有关事项填报工作，按照局人教司要求进行归档，落实领导干部因私出国（境）和出入境证件统一管理工作，严格执行出入境证件使用登记制度和审批手续。

二、积极开展形式多样的活动，确保"三严三实"专题教育取得实效

按照党中央和局党组关于开展"三严三实"专题教育的工作要求，讲"严"求"实"，巩固和拓展党的群众路线教育实践活动成果，持续深入推进党的思想政治建设和作风建设，严格落实党风廉政建设主体责任，不断巩固专题教育活动成果。中心党支部认真研究部署中心"三严三实"专题教育工作，明确领导班子的分工和职责，制订专题教育计划，并召开中心全体职工大会，传达文件精神，对中心开展"三严三实"专题教育进行动员和部署。将开展"三严三实"专题教育作为贯穿全年的重点工作。采取专题研讨、领导讲党课、个人自学和集体学习相结合的方式，针对"不严不实"问题，认真剖析，深刻反省，专题整改，彻底做到"三严三实"。同时，党支部带领全体党员，特别是处以上干部要按照局党组的要求，坚持从严要求和问题导向，以专题教育为契机，把开展专题教育与理论学习、业务工作相结合，与做好后勤服务工作发展相结合，保持发扬中心优良的工作作风和工作态度，持之以恒推进作风建设，不断提升服务能力和服务质量，努力打造一支政治强、业务精、能战斗的干部队伍，确保取得实效。

三、积极提升局机关办公楼节能减排效果

认真贯彻落实《公共机构节能条例》，积极推动国家中医药管理局节能工作深入开展。国家中医药管理局被国管局列入第一批中央国家机关办公区节能监管系统建设试点单位，按照"统筹规划、分步实施、加强运维、注重实效"的建设原则，对办公区内用水、用电、燃气、供热、制冷等各种设施设备的能耗情况进行即时采集，完善节能管理、降低系统能耗，有效地降低单位能源资源消耗水平。为及时解决机关广大干部职工的饮水健康问题，中心积极向国管局申报，把国家中医药管理局列为2015年节能型电开水器改造项目单位，为机关办公楼选配14台外形美观、安全卫生，具有能耗低、出水量大、洁净度高等特点的节能型开水器。

四、转变工作理念、工作作风，合理构建保障体系

为进一步推进机关后勤机构改革，改变管理模式，从创收型向服务性、节约型转变，结合党的群众路线教育实践活动和"三严三实"专题教育，推动党员干部从工作层面、作风层面、思想层面深入剖析存在的突出问题，着力从创新服务理念，完善规章制度，严格工作流程，强化工作纪律入手，取得显著成效。

安全防范意识和应急处置能力不断提高。2015年，认真贯彻执行消防安全保卫工作，强化落实工作职责，节日期间值班制度。对在安全检查中发现的"蛛丝马迹"问题，坚持"一追到底"的解决办法，全年共发现安全隐患30余处，已全部落实整改。每年的元旦、春节、国庆节等法定节假日值班任务非常艰巨，特别是两会、夏季防汛期、纪念中国人民抗日战争暨世界反法西斯战争胜利70周年大会期间,国家中医药管理局办公楼作为北京市文保总队的制高点可视区域,中心高度重视,积极部署,加强办公楼制高点周边的巡视和检查工作,落实防范措施,确保制高点安全无事故。2015年上半年发生一起极为恶劣的扰乱办公楼秩序事件,在情况紧急、问题复杂的情况下,办事人员保持头脑清醒,不与扰乱者发生肢体接触,及时采取报警的处置方式,及时有效地解决问题,避免事件进一步恶化。

坚持安全第一,供暖项目安全管理标准化创建达标。中心供暖项目部从2014年10月开始创建达标工作,组织学习有关安全生产标准化规范的法律、法规文件,聘请专业咨询公司对供暖项目部锅炉房现有的基础设施设备、安全管理现状进行预防检查评估,针对发现和提出的问题进行全方位的整改,修订完善《安全生产责任制》《事故管理制度》《安全投入和安全措施项目管理制度》《安全生产教育培训管理制度》《危险作业安全管理制度》《供暖项目部综合应急预案》《特种设备安全管理制度》《消防安全管理制度》和《燃气锅炉安全操作规程》《司炉工安全操作规程》《水质化验员操作规程》《燃气锅炉排污操作规程》等各项安全规章制度28个,建立健全各类检查表格16种、记录台账34种,各类方案预案29个,整改各类安全隐患和问题60多个,组织专业培训4次、演练2次,达标考试2次,经过历时5个多月的努力,于2015年3月20日通过北京市供暖办和行业协会组织的"北京市供热行业企业安全生产标准化二级企业"达标验收,被授予牌匾,成为北京市唯一一家不是正规注册企业而通过安全生产企业化管理达标验收的单位,受到北京市供暖管理部门领导和验收专家的一致肯定和好评。同时,在夯实安全基础、提高管理水平的基础上,为进一步降低经营管理成本,提高经济效益,中心进一步优化劳务用工结构,强化定岗定责、一职多岗、一岗多责

的管理措施,调整改进值班、夜班、轮休、补休等方式方法,努力减少经营成本性、行政消耗性开支,完成2014~2015年度供暖季供暖保障工作,经济效益在稳定中又有新的增长。2015~2016年度供暖季保障工作已全面展开,整个运行状态、安全管理水平和服务保障质量都有新的提高。

五、三里屯办公区管理工作

三里屯办公区域物业服务工作是一项相对独立、完整具有代表性的工作。2015年,中心加大对三里屯办公区域的管理力度,投入更多的精力和财力以加强该办公区域的"硬实力"和"软实力"建设。先后对三里屯办公区域更新设备设施、改善办公条件,对部分出现大面积墙皮脱落、原有墙壁纸损坏严重的房屋,进行粉刷维修,提高房屋的整洁,保持良好的办公环境。

完善房屋管理档案。建立房租、物业管理费收缴台账,便于统计核算,完成房租价格上调工作。多年来,三里屯办公区域房租价格从未进行过任何调整,2015年上半年,中心提出房租价格上调方案,该方案经中心领导班子研定通过,按照统一价格标准,所有房屋的租赁合同于2015年6月1日重新签订。并分别与各租住单位签订消防安全责任书。截至2015年11月底,三里屯办公区域消防设备设施改造工程全部完成。

（朱夜明）

【中国中医科学院2015年工作概况】
一、开展院庆系列活动,贯彻落实中央领导同志的重要指示精神

在中国中医科学院成立60周年和屠呦呦获得2015年诺贝尔医学奖之际,习近平总书记发来贺信,李克强总理作出批示,刘延东副总理亲自参加会议并发表重要讲话。中国中医科学院贯彻落实中央领导同志重要指示精神和局党组贯彻落实中央领导同志重要指示,确定贯彻落实中央领导同志重要指示精神是全院当前和今后一个时期的重要任务,组织多次集中学习和座谈、研

讨、经验交流、报告会等,贯彻落实中央领导同志重要指示精神与落实国务院两个规划和编制"十三五"规划相结合,制订《中国中医科学院贯彻落实中央领导同志重要指示精神工作方案》,明确指导思想、基本原则、工作目标、任务要求,组织实施保障措施等,贯彻落实的具体任务分解落实到职能处室和二级院所。

2015年中国中医科学院以成立60周年纪念大会为工作重点,组织召开中国中医科学院成立60周年纪念大会,总结建院60周年的成就,并进行系列表彰活动,刘延东出席会议宣读习近平的贺信和李克强的批示并发表重要讲话,国务院副秘书长江小涓,教育部、科技部、国家卫生计生委、国家食品药品监督管理总局、国家中医药管理局等部、委、局相关负责人以及中国医学科学院、军事医学科学院等行业内外的近300名代表出席大会。会前,刘延东参观了中药所、院史陈列馆及《伟大发明 巨大贡献——青蒿素研发专题展》,并接见屠呦呦及青蒿素研究"523课题组"的代表。召开中国中医科学院建院60周年国际学术发展大会,围绕中医药国际化发展、中药与安全性研究新进展、针灸研究新进展及中医药文化进行讨论,为来自不同国家和地区的中医药专家提供了广泛交流、沟通、成果转化的平台。

以名医名家学术思想、重要成果为主线,组织开展系列学术活动,"百年医史研究"项目形成250万字专著《百年中医史》,首次系统梳理百年中医发展历史脉络,为确立中医药在国家发展战略中的重要地位提供史学支撑。做好名医名家学术经验的抢救挖掘工作,编撰出版《中国中医科学院名医名家传薪集》丛书。编撰出版《中国中医科学院院史丛书》,完整记录建院以来几代人建功立业的精神和智慧。院史陈列馆年初正式开馆,已接待刘延东等千余人次参观阅览。完成第五届、第六届唐氏中医药发展奖的遴选、建院60年最具影响力科技成果

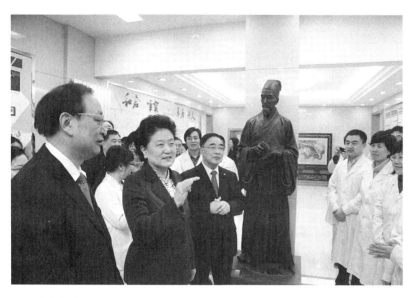

中共中央政治局委员、国务院副总理刘延东参观中国中医科学院院史陈列馆，并勉励青年科技工作者

遴选、院近10年（2006~2015年）百篇最具影响力优秀学术论文评选、第二批中青年名中医的评选等工作。

二、做好屠呦呦获奖和诺奖行相关工作

2015年，屠呦呦荣获诺贝尔生理学或医学奖，成为中国首位获得诺贝尔生理学或医学奖的科学家。这是中国科学家在中国大陆进行的科学研究而首次获诺贝尔科学奖，是中国医学界迄今为止获得的最高奖项，也是中医药成果获得的最高奖项。党和国家领导人对屠呦呦取得的学术成就给予高度评价。中国中医科学院落实王国强关于屠呦呦获得诺奖的相关指示精神，做细做实做好屠呦呦的工作、生活保障、医疗保健、媒体采访、诺奖行以及领奖前后的新闻宣传等工作。制作完成青蒿素专题研究展，编撰出版《屠呦呦传》中英文版和《青蒿素发现史》；诺奖学术周活动中，协调完成屠呦呦在瑞典卡罗林斯卡学院发表的主题演讲《青蒿素——中医药给世界的一份礼物》，获得听众广泛好评，国内外反响热烈；出席颁奖典礼、中瑞科学家对话中医药等系列活动，借助国内外主流媒体进行正面宣传，向世界展示了中医药的魅力。号召全院广大干部职工认真学习屠呦呦模范事迹，弘扬"青蒿素精神"和"安专精神"。

三、全面贯彻落实《中医药健康服务发展规划》和《中药材保护和发展规划》

召开学习《中医药健康服务发展规划》和《中药材保护和发展规划》工作会议，进行工作部署。成立中医药健康服务推进办公室，组织制订中国中医科学院《中医药健康服务发展规划》实施方案，设立中医药健康服务发展专项，并与"十三五"规划进行有效整合。依托中药资源中心落实《中药材保护和发展规划》相关任务，编制《全国中药资源普查技术规范》和全国中药资源普查信息管理系统，落实"野生中药材资源保护工程"任务；成立中药材种子种苗基地科技联盟，落实"优质中药材生产工程"任务。正在布局建设中药资源动态监测信息和技术服务体系，落实"中药材生产服务体系"任务。

四、合力推进各项工作，发挥国家队引领作用

全面深化改革，调结构、建机制取得实效。秉承"推倒围墙、整合资源、优势互补、和合共进"的理念，2015年面向国家重大需求，以创新为动力，推动各项工作取得较好的成绩。江苏分院科研课题立项创历史最好成绩，新增课题63项，其中国家自然科学基金项目24项；发表SCI论文69篇，最高影响因子36.5。广东分院成立一年多来，先后启动南药品质示范研究、岭南中医古籍数字化研究等项目，整体科研水平和综合实力得到明显提升。中药资源普查试点工作已覆盖全国31个省份，形成8项行业标准，得到近1.3万多种药用资源的种类和分布信息；汇总整理12个省份的14万多份标本实物，为国家级中药资源标本馆建设奠定了基础。中医药数据中心建设已见成效，实现全国1528个中医重点专科建设单位病案首页的季度直报、指标分析，加快国家中医药数据库建设。基础所探索实践研究所与医院共建，扎实推进"基础－临床协同创新工程"，创新理论研究与临床实践应用紧密结合、相互促进的新模式。

科研与学术工作成绩显著，创新能力大幅提升。全院申报各级各类科技项目919项，获得立项423项，获资助合同总额2.75亿元。其中重点科研项目申报347项，获立项资助93项，获资助合同总额2.3亿元。截止到2015年底，在研课题1579项，其中承担国家重大科技任务109项，累计合同总额14.8亿元。

全院共发表学术论文2643篇，SCI收录490篇，较2014年增长17%。出版专著129部，获得专利43项。获得国家科技进步奖2项、省部级社会力量科学技术奖33项。中医药国际标准制定工作取得新进展，信息所主持制定的《中医药信息标准体系框架与分类》国际技术规范于2015年5月正式发布，是ISO/TC215与ISO/TC249的首个联合工作项目；中药资源中心主持制定的《中医药－中药材重金属限量》国际标准正式发布，是首个植物类传统药材的重金属国际标准国际标准。至2015年底，国际标准化组织共发布中国中医科学院牵头制定的5项国际标准。

建成道地药材国家重点实验室培育基地，筹措项目经费770万元，设立开放课题，发表文章313篇，其中SCI文章116篇，实现道地药材重点实验室培育基地的信息共享。12个国家中医药管理局重点研究室通过年度考核，新建"脾脏象理论的基础与临床研究"重点研究室。4家国家中医临床研究基地第二批科研专项课题立项47项。17个国家中医药管理局"十二五"重点学科建设项目通过中期检查。新增功能性胃肠病中医诊治北京市重点实验室、中医正骨技术北京市重点实验室。

顺应医改新形势，持续提升医疗服务能力。积极引导各医院适应医改新形势，4家三级甲等医院以大型医院巡查为契机，创新医疗评价方法，进一步加强内涵建设，突出中医药特色和优势，稳步提升医疗服务能力。全院门急诊总量达899万人次，比同期增长5.49%；出院病人数6.89万人次，同比增长3.99%；全院医疗业务总收入达51.05亿元，同比增长10.10%。西苑医院启动包含31家成员单位的海淀区中医专科医联体，探索与各卫生服务中心开展的预约挂号、双向转诊等工作；广安门医院参加北京中医健康乡村（社区）建设工作，5支领军人才团队分别完成与各区县乡村（社区）对接工作，携手共建中医健康乡村和中医健康社区，服务基层百姓；望京医院推进康复科建设，先后启动康复门诊、成立康复师治疗部；眼科医院结合远程会诊平台，辐射周边省市，正式挂牌的协作医院已达22家。加强护理队伍建设，举办医、护、药岗位技能大赛决赛，召开中医护理工作发展座谈会，与中华护理学会联合举办中医护理学术交流会，评选表彰30年以上护龄在职护士66人。2015年继续推进对口支援工作，成立对口支援领导机构，分别与新疆、西藏等签署对口支援协议，围绕建院60周年组织义诊，服务百姓健康，共有122名医生义诊，受益5813人次，组织17次健康宣讲活动，受益人数达2402人次。主办中国医院协会中医医院分会成立大会暨2015中国中医医院院长论坛。

加强人才队伍建设，推进教育综合改革。进一步落实国家创新人才推进计划，积极实施人才强院战略。2015年，黄璐琦当选中国工程院院士；2位同志入选"国家百千万人才工程"；首批遴选的15个科技创新团队阶段建设成效显著，全部通过中期评估。进一步深化研究生院教育改革，开展国内外教育、学术合作，注重提升研究生培养质量。录取硕士生51人、博士生125人、外籍博士研究生1名。授予学位197人，其中医学博士学位41人、临床医学博士专业学位20人、医学硕士63人、临床医学专业硕士56人、管理学硕士4人、在职同等学力人员申请硕士学位13人。经教育部批准，2016年博士研究生招生计划指标新增15名，硕士研究生招生计划指标新增35名。完成博士后科研流动站评估考核工作，成为全国中医药行业唯一有两个学科被评估为优秀的流动站。稳步推进继续教育和师承教育，推进全国中药特色技术传承人才和全国中医护理骨干人才培养项目。做好第五批全国老中医药专家学术经验继承工作和第三批全国优秀中医临床人才研修项目，推进名老中医药专家传承工作室和中医学术流派传承工作室建设。

落实国家"一带一路"战略构想，不断深化中医药对外交流与合作。全年共接待外宾（含港澳台）800余人次，其中副部级及以上代表团6批，包括毛里求斯共和国总统一行。主办、承办在京中医药国际会议8次。组织申报各类国际合作项目24项，获批3项，在研11项，结题4项。签署8项国际合作协议，涉及国家有坦桑尼亚、日本、新加坡、西班牙等。与吉尔吉斯共和国国家科学院植物高新技术中心共建联合实验室，是中国中医科院第一个走出国门的联合实验室。

充分发挥党的政治核心作用，着力加强党的建设和作风建设。自觉把党建工作与中医药事业改革发展的大局相结合，推进党建研究与中心工作和业务工作有机结合。严明党的政治纪律与规矩，深入开展"三严三实"专题教育，举办各类党课32次，举办"严实"讲堂8期。着力推进全院各级领导班子建设和党的组织建设，强化中心组学习和民主生活会组织工作，以专题党课、严实讲堂、读书征文、知识竞赛等为载体，在全院营造干在实处、走在前列的良好氛围。深化党风廉政建设和反腐败工作，全面落实纪委监督责任，对院属4家医院的惩防体系建设和医疗行风建设进行督导检查。发挥群团老干部作用方面，积极开展贫困帮扶、技能竞赛、走访慰问、参观学习、院庆60周年摄

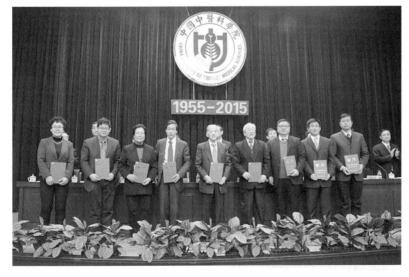

2015年12月22日，中国中医科学院成立60周年大会在北京召开。图为第五届、第六届唐氏中医药发展奖颁奖现场

影、书画、征文、体育比赛等活动，增强集体凝聚力和荣誉感。

（李爱军）

【中华中医药学会2015年工作概况】

一、组织管理

召开3次常务理事会，先后审议通过《中华中医药学会秘书处干部在本会系列期刊兼职（任职）的管理办法》《中华中医药学会系列杂志管理办法》等内容。秘书处增设人事与纪检监察办公室、研究与评价办公室、标准化办公室、会员服务部、期刊管理办公室和财务部，形成"四室七部"格局。首次召开全国中医药学会工作会议，就新形势下学会创新发展思路进行探讨。建立中华中医药学会微信公共平台、秘书处工作微信群、全国中医药学会工作微信群、专科分会工作微信群、主办系列期刊微信群。

修订《中华中医药学会分会管理办法》，制定《中华中医药学会分支机构财务管理办法》，印发《关于加强分会财务管理有关事项的通知》。组织召开分支机构设置与运行机制建设专家研讨会。成立学术委员会、肝胆病分会、中药制药工程分会、中药资源分会、心身医学分会、综合医院中医药工作委员会、介入心脏病学分会，完成络病、养生康复、外科等10个分会的换届选举，举办理事、分会主任委员培训班，实行主任委员竞争机制和退出机制。

党建强会。健全党支部、党小组和"三会一课"制度，扎实开展群众路线教育实践活动、"三严三实"专题教育活动和党建强会活动。配合国家中医药管理局第一巡视组对学会的巡视工作，基本完成整改任务。强化领导班子"两个责任"。2015年9月16~30日，组织开展"爱党、爱国、爱会"主题征文暨演讲比赛活动，活动共收到主题征文16篇。

会员服务。发展个人会员3229人，通过联络站发展10407人，同比增长8.3倍；发展团体会员26家，同比增长1.4倍。

二、学术活动

2015年，召开国内学术会议98个，参加人员29000人，交流论文8500篇。

第二届诺贝尔奖获得者医学峰会暨院士论坛。2015年5月8日，论坛在北京举行。论坛由学会、诺贝尔奖得主国际科学交流协会、哈佛大学医学院MGH肿瘤中心主办，1000余人参会。2009年诺贝尔医学生理学奖获得者杰克·绍斯塔克、2013年诺贝尔医学生理学奖获得者托马斯·苏德霍夫、2006年诺贝尔医学生理学奖获得者克雷格·梅洛、2005年诺贝尔医学生理学奖获得者巴里·马歇尔、1993年诺贝尔医学生理学奖获得者理查·罗伯茨5位诺贝尔奖获得者，美国艺术与科学学院院士丹尼尔·哈伯、卡尔·琼，美国科学院院士布莱恩·德鲁克、史蒂夫·卡伊，中国科学院院士陈凯先、刘新垣、尚永丰、吴祖泽、曾益新，中国工程院院士张伯礼、程书钧、韩德民、于金明、俞梦孙、甄永苏，美国外科学院院士、法国外科学院院士顾晋，国际欧亚科学院院士马俊如、张大宁，美国流行病学院院士游伟程等19位中美院士出席论坛并作交流。

"春播行动"高峰论坛。2015年7月26日，论坛在北京人民大会堂举行。论坛以"中医基层梦，春播在行动"为主题，来自全国31个省、自治区、直辖市的6000余名基层医生代表参加论坛。2015年3月，学会联合亚宝药业集团股份有限公司在全国范围内开展了以"走基层、送技术、惠民生"为主题的春播行动全国巡诊活动。截至6月底，40多名中医药专家先后在25个省（市）的基层诊所开展52场次巡诊活动，与3160名基层医生进行面对面技术交流与指导，为5000多名患者进行诊治。

2015年中国科协学术交流项目综合交叉交流活动——历史上主要科学体系的认知模式及影响研讨会。2015年8月15~17日，研讨会在北京召开。大会由学会联合中国中医科学院基础理论研究所、英国剑桥大学李约瑟研究所举办。23位中外学者作大会报告，来自英国、美国、法国、印度等国家和地区，以及国内的近300位专家、学者参加会议。

2015中国长白山健康养生文化论坛暨首届长白山健康养生文化节。2015年9月12日，活动在吉林省长白山保护开发区池北区召开。论坛由中华中医药学会与吉林省中医药管理局主办，以"深耕、跨界、融合"为主题，来自全国各地的中医药工作者、中医药养生保健专家、学者，中国专业人才库全国教育考评中心、全国各市县卫生计生委有关负责人，学会等社会团体及养生堂馆负责人共500多人参加会议。

中药资源与大健康产业峰会——首届西部中医药论坛暨中华中医药学会中药资源学分会成立大会。2015年10月24~26日，会议在贵阳举行。会议由学会主办、中华中医药学会中药资源学分会承办。600余人参会，大会共收到论文183篇。

第三届岐黄论坛。2015年7月18日，论坛在北京召开。论坛坚持以"继承、创新、发展"为基本宗旨，以"学术性、权威性、包容性、有效性"为总体要求，以"落实国家战略，发展健康服务"为主题，旨在立足传统，面向未来，促进岐黄之学薪火相传，推动岐黄之术革故鼎新。中国科协党组成员、书记处书记王春法，国家中医药管理局副局长、中华中医药学会副会长马建中，国家科学技术奖励工作办公室主任邹大挺，第二届国医大师、安徽中医药大学教授徐经世，中国中西医结合学会会长、中国工程院院士、解放军总医院教授陈香美，国家科技部发展战略研究院副院长王宏广，中国中药协会会长、国家中医药管理局原副局长房书亭，中国中医药信息研究会副会长兼秘书长陈珞珈，世界中医药学会联合会副秘书长黄建银，中国科协学会学术部副部长刘兴平，中华中医药学会副会长张伯礼、杨殿兴、王阶、萧伟、屠志涛、陈达灿、曹正逵等专家、领导，以及中医药医疗、保健、教育、科研、管理、文化、产业相关领域的专家、学者共1200余人参加论坛。开幕式由中华中医药学会副会长、山东省政协副主席王新陆主持。会议设立中医养生康复、妇科炎症中医药防治、肿瘤中医药防治、中医经典传承创新、心脑疾病中医药防治、中医药标准化工作、中药传承创新应用、眼科疾病中医药防治8个分论坛。

三、继续教育与科普

全年完成国家级继续教育项目36项，培训人员3万余人次，建立继续教育网络平台及证书查询系统。

开展"大师传承"品牌系列活动，邀请"国医大师"路志正、唐祖宣、吕景山、张大宁、石学敏以及著名中医药专家结合自身经历、学术研究及临床经验，为全国各地的中医药医务工作者授课、答疑解惑，受众达3000余人次。举办路志正、金世元、唐祖宣、吕景山、王琦、李士懋6位"国医大师"学术思想研修班，2000余位中医药工作者参加研修班。召开著名中医药学家丁甘仁、萧龙友、任应秋、董德懋、赵金铎、谢海洲和国医大师路志正、颜正华、王琦学术思想研讨会。

召开"十二五"国家科技支撑计划子课题——公众安全合理用药知识筛选和评价及临床常用大品种药物综合评价专题研讨会，对北京市、浙江省、山东省青岛市、河北省等地开展安全合理用药评估工作。组建以28位首席健康科普专家为引领、170位科普专家为保障、1182位科普骨干为中坚力量、6055位科普志愿者参与的强大中医药科普专家团队，开展"健康中国·东北行"等系列科普活动。出版《安全合理用药科普骨干培训教材》15册，完成科普著作《全民健康十万个为什么（用药有道篇）》——中医药分册的编写工作，举办11场科普骨干培训活动。

四、中医标准

加强标准制定，促进学科建设。成立标准化办公室，组织召开中医药标准化专家学术系列研讨会、中医临床诊疗指南制修订专家总指导组工作会、中医"治未病"标准项目工作启动会、分会工作会、执笔人培训会、同行评价培训交流会和团体标准相关制度专家研讨会，成立中医临床诊疗指南制修订专家总指导组，强化组织管理，从而提高指南制修订质量；稳步推进中医药行业团体标准制定工作，建设启动团体标准APP，发布管理办法征求意见稿；深化技术标准微信平台建设。成立专家总指导组，对2014年中医药部门公共卫生服务补助资金中医药标准项目（254项中医临床诊疗指南制修订项目和136项中医"治未病"标准制修订项目）开展标准制修订技术指导和质量考核评价工作。

五、创新和服务能力提升与承接政府转移职能情况

学会荣获中国科协"学会创新和服务能力提升工程"一类优秀科技社团，自2015年至2017年，连续3年获得每年300万元经费，首次进入中国科协所属204家学会前10名行列。学会未来3年将实施"高端、前沿学术交流平台与学术会议质量评价体系建设项目"等11个具体项目，旨在提升学会服务创新、服务社会和政府、服务科技工作者、服务自身建设4个方面的能力。

学会7项工作列入2015年度中国科协有序推进学会承接政府转移职能扩大试点项目，分别是国家标准化管理委员会团体标准研制试点（该试点为两个子项目），科技部科技奖励推荐、创新人才推进推荐计划，国家中医药管理局中央部门预算中医医院项目预算专家论证评审，国家中医药管理局主管报纸、期刊、图书审读工作，国家中医药管理局政策研究项目成果奖励，技术标准推广。

学会配合国家中医药管理局医政司完成国家重点专科评审工作和妇儿专科非专利药品、急（抢）救药品直接挂网采购示范药品（中成药和民族医药部分）遴选工作。承办中国科协第五期科技期刊主编（社长）沙龙。首次承担国家发改委"中药临床疗效和安全性评价国家工程实验室"第三方论证工作。承接并完成国务院办公厅及中国科协委托的"对基层公共医疗设施建设、使用和管理政策措施有关情况"进行第三方评估工作，《中医药基层服务能力建设评估报告》作为第八份报告，由中国科协上报国务院办公厅。

六、编辑出版

制定《中华中医药学会系列期刊管理办法》，启动中医药科技期刊

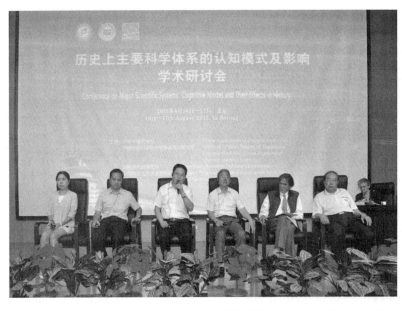

2015年8月15~17日，历史上主要科学体系的认知模式及影响研讨会在北京召开

集群化建设项目、"蒲公英人才培育计划",举办科技期刊微信平台培训班。

《中医杂志》《中华中医药杂志》《世界中西医结合杂志》《新中医》获"2015年度中国科协精品科技期刊工程项目"学术质量提升项目资助。《中华中医药杂志》《中医杂志》等13本期刊成功入选"中国科技核心期刊"(中国科技论文统计源期刊)。

七、科技奖励

表彰举荐优秀科技工作者。启动首届岐黄国际奖推荐评审工作,天士力控股集团有限公司孙鹤(美国)和香港大学中医药学院劳力行(美国)获奖。年内共评出科学技术奖72项、李时珍医药创新奖4项、政策研究奖4项、学术著作奖41项及中青年创新人才4名和优秀管理人才5名。经学会直接推荐,中国中医科学院西苑医院刘建勋等完成的"源于中医临床的中药药效学评价体系的构建与应用"、广东药学院郭姣等完成的"调肝启枢化浊法防治糖脂代谢紊乱性疾病基础与应用研究"荣获国家科学技术进步奖二等奖。为中国科协高层次人才库、光华工程科技奖、第十二届中国青年女科学家奖、中青年科技创新领军人才、中国青年科技奖、中央电视台2015年度科技创新人物推荐候选专家。

中华中医药学会第五次科技成果峰会暨2015年度科技成果、优秀人才奖励大会。2015年12月10日,会议在广东广州举行。会议以中医药传承与创新、成果转化与应用为主题,旨在深入贯彻李克强总理对屠呦呦获得诺贝尔奖的重要指示精神,号召广大中医药科技工作者向屠呦呦学习,进一步提升中医药科技创新能力。国家中医药管理局副局长、中华中医药学会副会长马建中,国家科学技术奖励工作办公室主任邹大挺,广东省人民政府副秘书长李贻伟,中国工程院院士陈香美等领导、专家,10余所中医药高校负责人,10余位国家科学技术奖获得者及国家中医药管理局、广东省科技厅、广东省教育厅、广东省中医药局相关处室负责人等共500余人出席会议。峰会由学会副会长兼秘书长曹正逵主持。举行2015年度中华中医药学会岐黄国际奖(2人)、科学技术奖(72项)、李时珍医药创新奖(4项)、政策研究奖(4项)、学术著作奖(41项)、中青年创新人才及优秀管理人才奖(9人)的颁奖仪式。

八、对外交流

国际合作。2015年9月24日,日本东洋医学会会长佐藤弘一行5人访问中华中医药学会。中华中医药学会副会长兼秘书长曹正逵、副秘书长谢钟等接待来访一行。双方就合作进行交流探讨。

2015年澳中传统医药国际论坛。2015年8月9日,论坛在澳大利亚悉尼召开。论坛由学会和澳大利亚中医学会合作共同举办,主题为"传统医学对人类健康的贡献",包括17位中国著名中医专家、学者在内的200多名中医药专家参会。会议期间,与澳大利亚中医学会签署友好合作协议。

国际中医药临床研究学术会议——岐轩医学专题会议。2015年11月21~23日,会议在河北易县召开。来自美国以及我国香港、内地的专家、学者120余人参加论坛。论坛主题是易医学,针对易医学研究、伤寒论解析、体光医学——中医可视化医学等内容进行研讨,进行"中华中医药学会创新驱动保定服务基地"授牌仪式。

中韩共同寻求感染性疾病对策研讨会。2015年12月4日,研讨会在韩国首尔召开。会议由学会和韩国大韩医师协会主办,40余位韩国医师代表参会。中日友好医院中医肺病科主任张纾难和北京中医药大学东方医院呼吸热病科主任史利卿分别作题为《中医药治疗SARS的若干临床问题》和《呼吸道病毒感染与外感热病》的学术报告。韩国釜山大学韩方医院崔峻埔作《韩医学与感染性疾病》的报告。

第十一届国际络病学大会。2015年5月30日,会议在河北石家庄开幕,会议由中国工程院医药卫生学部、中华中医药学会、中国中西医结合学会、世界中医药学会联合会、中国农村卫生协会、石家庄市人民政府共同主办。国家卫生计生委副主任、国家中医药管理局局长兼中华中医药学会会长王国强,石家庄市委书记孙瑞彬,中国科学院院士陈凯先,中国工程院院士樊代明、钟南山、杨胜利、张伯礼、张运、李春岩、丛斌、吴以岭等近20位院士,以及来自英国、荷兰、加拿大等国家,我国澳门特别行政区和台湾地区的专家、学者共2000

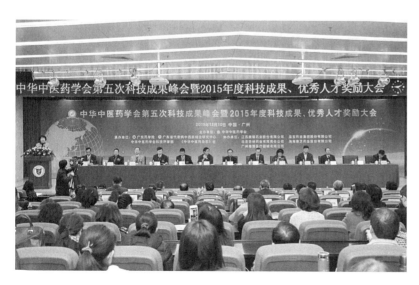

2015年12月10日,中华中医药学会第五次科技成果峰会暨2015年度科技成果、优秀人才奖励大会在广东广州举行

余人参会。大会在各省、市设立近380个视频分会场，向全国近35000名医生进行直播。会议设立动脉粥样硬化与冠心病论坛、肿瘤学论坛、脑血管病论坛、糖尿病论坛、心律失常论坛、呼吸论坛、心力衰竭论坛7个分论坛。

两岸交流。2015年8月28~31日，第二届海峡两岸地道药材临床应用论坛暨神农架地道药材寻根之旅活动在湖北武汉召开。活动由学会主办，台湾中华海峡两岸中医药合作发展交流协会、台湾中华药用植物学会以及湖北省中医中药学会承办。活动旨在通过海峡两岸对地道药材临床应用的经验交流和地道药材寻根之旅活动，加强两岸纯正中药材临床应用的交流与合作，增进海峡两岸中医药学者对地道药材产地的认同。

九、服务创新型国家和社会建设

学会参与中国科协组织实施的"创新驱动助力工程"，与河北金木药业集团有限公司开展合作，举办金木国际产业园暨河北省中药材产业技术研究院工程奠基仪式；参与中国科协推动日照"创新驱动示范市建设"项目，与日照市中医院签订合作协议。建立学会服务站，发挥学会在全国中医药创新驱动发展中的作用，推动京津冀协同发展。在河北保定、河南南阳、广东广州建立创新驱动服务基地，为地方经济发展和企业创新升级提供专家技术支持。

开展中药大品种培育策略与路径、中药上市后重点品种遴选原则与监测规范等多项研究，成立中药大品种联盟，为企业发展提供技术支持。为促进中医药发展与互联网企业合作搭建交流平台，举办首届"互联网＋"中医药创新论坛。与北京康仁堂药业有限公司共建"中华中医药学会中医药文化教育基地"，举办各类中医药文化教育活动500余场，覆盖3万名临床中医医生。开展国医大师高级研修班、中医经方学术教育研讨等多个培训项目，其中中医在线教育项目注册人数超

过11万名。在山东博山集团万杰医院建立中华中医药学会中药特色剂型传承创新推广基地。

与马应龙药业集团股份有限公司共同发起和实施"中国肛肠疾病流行病学调查"，调查活动历时两年半，深入全国31个省、自治区、直辖市的乡村和社区，对18周岁以上（含）的城乡居民进行调查，获得有效样本68906例，在全国范围内开展肛肠疾病流行病学调查。联合无限极集团开展"每天行走一万步，健康人生无限极"养生行走日活动，已在全国20个城市举办20场活动，超过6万人参加活动。

（库　宇、刘方园）

【中国中医药报社2015年工作概况】

一、围绕国家局中心工作，坚持正确舆论导向

围绕中心，服务大局。做到重大政策有解读、重大事件不缺位、社会焦点有声音。报社在历史上首次向国外专门派出记者报道屠呦呦赴瑞典领取诺贝尔奖盛况，大力宣传中国中医科学院建院60周年习近平贺信、李克强重要批示、刘延东纪念大会讲话等精神，深度解读《中医药健康服务发展规划（2015~2020年）》《中药材保护和发展规划（2015~2020年）》等重要文件，组织策划"一带一路"地方行、"行进中国精彩故事"等系列，同时及时推出地方中医药发展探索的好经验。在国家中医药管理局办公室指导下，筹备创办《中医药改革发展》内参。国家局微信公众号《中国中医》影响力迅速提升，用户数近10万，成为传递中医药权威声音的又一重要媒介。其中，2014年12月大事不断，报社采编部门全面动员、精心策划，报纸、网站、新媒体紧密互动、全媒体传播，尤其"屠呦呦赴瑞领取诺贝尔奖"系列报道、"贯彻落实习近平总书记等中央领导指示精神"系列评论、国务院常务会通过中医药法草案报道、中国中医科学院建院60周年系列策划，在业内外起到了很好的舆论导向作用。

立足行业，服务需求。在已有"中药产业周刊"的基础上，聚焦中医院改革发展，创办"中医医院周刊"。报社理事会紧密结合地方局工作，与国家局中医院院长职业化管理培训错位发展，主要聚焦地市级和县级中医院院长开展培训，同时针对基层中医药人员的成长发展需求，开展国医大师经验传承培训等项目，逐步形成品牌，深受业内好评和欢迎。以"中医之道、绿色药都、健康中国、世界共享"为主题的第五届中国中医药发展大会，以及以"传播、汇聚、互联"为主题的首届中国中医药新媒体传播峰会暨互联网＋中医药战略研讨会分别在亳州和昆明成功举办，国家中医药管理局副局长马建中参加会议，报社在行业内外的影响力进一步提升。

面向社会，服务大众。在国家局的支持和指导下，创办《中医健康养生》杂志，秉承"中医养生是中国人的生活方式"的办刊理念，克服各种困难，成为中医养生科普的重要平台。2016年1月最新的统计显示，报纸发行突破4万份，在纸媒衰退剧烈的情况下，实现了逆势增长，体现了报社影响力的持续提升。

二、围绕媒体转型，推进传统媒体与新兴媒体融合发展

报社深入推进传统媒体与新兴媒体融合发展，一报、一刊、一网、一新媒体矩阵的传播格局初步形成。2015年7月中国中医药网正式上线运行，国家卫生计生委副主任、国家中医药管理局局长王国强亲自出席开通仪式并做重要讲话，互联网上终于有了中医药信息服务大平台和舆论主阵地，也成为报社未来发展的基础平台。报社的新媒体微信矩阵初步形成，"中国中医"微信号、"中国中医药报"微信号、"养生中国"微信号，合计用户数量达45万人，与中国中医药报、中国中医药网共同成为报社新闻信息传播的重要渠道和阵地。

三、围绕党风廉政建设，深入开展"三严三实"专题教育

按照局党组开展"三严三实"

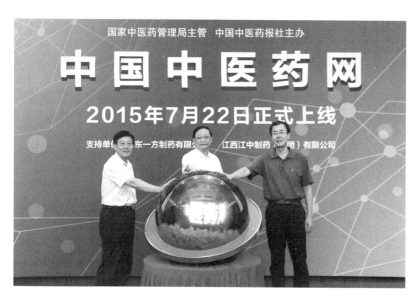

国家中医药管理局主管　中国中医药报社主办

中国中医药网

2015年7月22日正式上线

支持单位：广东一方制药有限公司　江西江中制药（集团）有限公司

2015年7月22日，中国中医药网正式上线

专题教育的总体要求，报社周密部署，认真落实专题教育的各项工作，同时进一步加强党风廉政建设，在党员经常性教育、党风廉政制度建设、"三重一大"制度设置和主体责任落实上，均有新的提高。

（孙　浩）

【中国中医药出版社2015年工作概况】

一、深入学习贯彻党的十八大和十八届三中、四中、五中全会精神，认真学习习近平总书记系列重要讲话，持续抓好作风建设，巩固教育实践活动成果，积极扎实开展"三严三实"专题教育

社党总支组织全体党员干部和职工深入学习十八大和十八届三中、四中、五中全会精神，认真研读习近平总书记系列重要讲话，深刻认识"四个全面"的战略布局，牢固树立并贯彻五大发展理念，研究国家文化大发展大繁荣的大势和中医药事业面临的大好机遇，研判出版社发展的战略机遇，坚定发展信心。

认真落实党风廉政建设责任制，学习《中国共产党廉洁自律准则》《中国共产党纪律处分条例》，树立党员领导干部廉洁从业意识，筑牢思想防线。扎实开展"三严三实"专题教育，社领导带头在党员干部中讲党课，紧密结合出版社工作实际，对照

检查不严不实问题，重在求实效，实现业务工作和专题教育两不误，个人思想认识和具体行动双提升。

出版社不断加强党建工作，2015年进行了支部改选，夯实了基层党组织建设；通过建立党建活动室，设立共产党员岗标志，不断增强党员干部的党性意识，更好地发挥党员干部的先锋模范作用。

二、围绕中心，服务大局，扎实做好各项业务工作，实现各项业务指标的全面增长

2015年完成全年各项任务指标，共出版新书750种，实现发行码洋1.75亿元，各项指标较上年度保持稳定的增长态势，实现国有资产的保值增值。

编辑部门在2015年对编辑生产流程进行积极探索，并逐步培养壮大编辑人员队伍，2015年超额完成既定任务，在保证图书编校质量的基础上实现出版品种的增长。同时，2015年有5种图书获得中国科学技术协会"公众喜爱的科普作品"奖；1种图书获国家新闻出版广电总局"第五届中华优秀出版物奖"；实现3种图书向国外转让版权。

第一批全国中医药行业"十三五"规划教材建设工作全面展开，确定29门教材作为核心示范课程教材，并成立局教材建设工作委员会，标志着行业"十三五"规划

教材建设的提前全面启动。与此配套的数字化教材建设工作也同步推进，并启动中医药行业教育云平台建设，标志着我国中医药行业教育数字化进程的正式开始。

出版社与各学会配合，完成109项标准（20种图书）的出版任务；与中医师资格认证中心加强联系沟通，继续保持紧密的合作，确保新版实践技能考试大纲细则的出版；"中医药古籍保护与利用能力建设"项目已经实现出版260种古医籍，为下一年度完成项目任务奠定了坚实的基础；与世界中医药学会联合会共同启动"世界中医学专业核心课程教材"的编译工作。

出版部认真落实各项岗位责任，云因系统升级改造基本完成，并在实际工作中得到应用。发行部紧紧围绕出版社年初制定的任务目标，继续强化精细化管理，从抓细节入手，实现发货码洋和回款的双增长。

出版社积极利用新媒体作为宣传平台，系列微信公众号已经积累稳定的粉丝量并稳步增长；联合中华中医药学会、中国中医药报社共同举办第二届全国悦读中医之星评选活动；在数字出版领域不断进行探索，按照国家项目要求完成数字出版转型升级并通过验收，相关的产品即将上线运营。

三、加强建立现代企业制度的探索，积极构建科学发展的运行体制机制

不断探索现代企业制度的建立，积极构建科学发展的运行体制机制。借助业务软件云因系统的全面升级，出版社对业务流程不断优化完善，已经完成除编务系统外的系统软件升级，进一步规范业务流程，加强权力运行的监控，提高生产效率。

围绕建立现代企业制度，聘请专业管理咨询公司，深入分析中医药行业现状以及未来的发展态势和方向，结合国家发展战略大局和传统出版、现代数字出版的发展趋势，着手进行出版社未来5~10年发展战略的研究，为下一步制定出版社中长期发展规划奠定坚实的基础。

四、以巡视工作为契机，抓好各项整改

国家中医药管理局第二巡视组于2015年10月进驻出版社，开始第二轮例行巡视工作。出版社对巡视工作予以高度重视，在巡视组进驻前严格按照要求准备翔实的相关材料，在巡视组进驻当天召开全社动员大会，让全社员工正确认识巡视工作的重要意义。在巡视组进驻期间，出版社在各项业务工作正常进行的情况下，积极配合巡视组的各项工作，保证巡视工作的顺利推进。同时，对于巡视组在工作期间发现的问题，社领导班子高度重视，虚心接受，并本着"立行立改"的态度积极开展整改工作。

（罗会斌）

【中国中医药科技开发交流中心2015年工作概况】

一、不断加强学习，强化理论武装

中心领导班子和党支部将学习习近平总书记系列重要讲话作为长期政治任务，发动中心党员干部积极参加局直属机关党委安排的各次学习活动，并不定期组织内部学习，使中心党员干部深刻领会总书记讲话的重大意义、科学内涵、精神实质和实践要求，不断坚定中国特色社会主义道路自信、理论自信、制度自信，增强政治定力，坚决同党中央在思想上、政治上、行动上保持高度一致。旗帜鲜明地批驳西方错误思潮和错误观点，坚决抑制非马克思主义的和消极负面的言论。

二、落实主体责任，加强干部队伍管理

中心领导班子和党支部坚持从严治党，认真落实《国家中医药管理局直属机关纪委关于落实党风廉政建设监督责任的实施意见（试行）》，严格执行"权力运行流程图"。在局直属机关党委、局直属机关纪委、局人事教育司的指导下，以干部因私出国（境）情况核查及干部人事档案核查为契机，不断完善中心的干部人事制度体系，进一步规范干部任免、公开招聘、毕业生接收程序。

三、统筹兼顾，推进重点工作取得新进展

进一步开展国家中医药管理局中医药科技成果相关工作，包括筹备中医药科技成果登记培训工作，编制完成《成果登记系统培训手册》，组织申报2015年度中医药全国性专款项目《中医药科技成果管理》。

继续推进局重点学科建设项目的各项工作任务，包括组织讨论并确定"十一五"国家中医药重点学科验收工作方案和"十二五"中医药重点学科中期检查工作方案，组织讨论并整理"十三五"中医药重点学科建设工作方案的编制思路。

继续推进局重点专科建设项目的各项工作任务，包括总结中医重点专科中期评估工作，汇总分析重点专科中期评估结果，组织编写妇科、儿科中医医疗技术及中成药应用指南，配合国家卫生计生委和国家中医药管理局医政司开展首期妇科中医医疗技术及中成药应用培训班，协助局医政司制定《国家中医重点专科建设管理办法》《国家中医重点专科信用记录管理办法》《国家中医重点专科建设目标与要求》《妇科、儿科中医医疗技术及中成药应用指南》等有关文件，配合国家卫生计生委和国家中医药管理局医政司分别于2015年4月、9月、11月开展3期妇科中医医疗技术及中成药应用培训班，培训了100多家省级妇幼医院的400多名技术人员。

受国家中医药管理局规划财务司委托，设计、制作《2012~2014中央对地方转移支付中医药项目绩效考核汇编》。2015年11月承担局中医专款动态监测系统、中医药文化产业项目预算专家审查机制、全国项目绩效考核及投入产出图片库集成平台建设（国家局集成平台）、局直属管单位预算执行通报及财务联网监控统一平台建设、中医药绩效考核图集制作印刷5个项目。现在已经完成需求论证、邀标等工作。

四、抓住机遇，创新发展模式

（一）积极响应"一带一路"号召，推动中医药成果的国际交流

组织"中医药科技成果项目展示与合作平台建设"项目，拟面向"一带一路"沿线具有中医药基础、发展潜力以及有代表意义的国家，建立具有中医药特色和优势的国际合作创新平台，促进中医药科技成果国际间的交流、展示与合作。

积极参与国家中医药管理局组织的《中医药"一带一路"发展战略规划》的撰写工作。并通过中俄两国医药科研与医疗机构合作方式，搭建俄罗斯（莫斯科）中国传统医学实践发展中心平台，提供中医药诊疗、"治未病"与慢病管理、人员培训、中医药传统运动养生和面向高端人群的个性化医疗服务。已开始试营业，并与5所国内中医药大专院校、3所俄罗斯研究型医疗机构及大学建立长期中医药科研国际交流合作关系，外派中医师和技师两批次，共计20余人，服务当地VIP顾客300余人次，成为在俄罗斯莫斯科传播中医药文化、提供高端医养服务的中俄服务贸易优秀案例之一。

（二）积极落实《中医药健康服务发展规划（2015~2020年）》

推行"中医药健康服务认证"制度。已编写完成《中医养生保健服务机构认证标准》《中医养生保健服务机构认证规则》《中医药健康服务认证审查员培训教程》等一系列规范性文件，并取得中国认证认可协会确认的"中医药健康服务认证培训机构"资质，"中医药健康服务认证机构"资质申请文件已上报国家认证认可监督管理委员会。

继续推进养生保健服务工程。聚焦中医药健康服务业发展对技术成果、服务标准等需求，遴选有"标准化潜力"和"推广输出价值"的技术成果，通过服务模式的设计与实施，着力提升技术输出的中介服务能力，促进多渠道、多层次的合作交流。已完成制订养生保健服务体系建设方案和中医养生院建设标准，并与北京、上海、大连、威海、扬州、深圳等地

进行合作，推进养生保健服务工程示范工程的建设。

探索建立"治未病"健康管理社区示范基地。整合专家资源和继续教育平台，先后在香港、澳门等地举办名老中医讲习班、高级培训班、研讨会、学术交流会，有针对性地开展中医师培训，提供中医药继承与创新"顶层设计"咨询顾问服务，将中医药食同源优势与健康管理相结合，以健康管理为重点、以"治未病"理念为核心，开展健康维护、疾病预防为一体的中医"治未病"养生模式。

开展中医药行业职业技能规范化培训。面对中医药健康服务业发展需要更多执行层面的职业技能型人才，中心积极组织专家制定中医药行业《中医心理》《中医康复治疗》《中医预防保健》《中医健康管理》《中医护理》《中药传统鉴定》等职业教材、职业标准，建设培训基地，规范职业技能培训，开展中医药行业职业技能规范化培训。

（三）围绕中医药科技成果推广职能，积极开展中医药科技成果专区建设

建设互联网中医药科技成果专区。为加强中心科技成果推广项目的管理，规范中心科技成果的申报流程，拓展中心科技成果的推广渠道，在前阶段对中心推广项目进行的梳理基础上，在中心网站、新浪中医频道、凤凰中医频道、中医药科技成果网等各网站建设中医药科技成果专区，实现中心科技成果的线上申报、成果公告、成果简介及成果推广功能，本项工作正处于网页功能设计、建设开发阶段。

推进中医药名词术语的规范化工作。围绕促进中医药标准化建设工作，中心积极申请并争取到国家中医药管理局"中医药名词术语成果转化与规范推广"课题立项，课题组召开"中医药名词术语成果转化与规范推广"项目实施方案讨论会暨项目启动会，组建中医百度百科项目办公室，讨论人物、典籍、病证等编写原则和体例。

（刘　穗）

【国家中医药管理局传统医药国际交流中心 2015 年工作概况】

一、党支部工作

学习贯彻习近平总书记系列重要讲话精神，组织开展"三严三实"教育。中心以开展党的群众路线教育实践活动为重点，加强党的思想建设、组织建设、作风建设和制度建设，执行中央"八项规定"，深入开展反腐倡廉工作，充分发挥党支部的战斗堡垒作用和共产党员的先锋模范作用，在中医药国际交流与合作工作中践行"三严三实"，并积极按照局党组和局直属机关党委的工作部署，不断增强从严治党的紧迫感，进一步增强党性观念、政治意识、大局意识、廉洁自律意识和遵纪守法观念，进一步增强干事创业的责任心和推动改革发展的自觉性。组织全体党员观看《筑梦中国》宣传片。组织《宪法》学习，聘请法律专家来中心讲课，大家集体讨论，畅谈学习体会。中心支部组织全体党员参观西柏坡，接受革命传统教育。

认真做好纪检监察工作。进一步学习第十八届中央纪委五次全会会议精神等，在进一步提高对加强党风廉政建设的认识、把握有关工作部署和工作重点基础上，结合工作实际和工作职责，认真落实进一步加强反腐倡廉建设和党风廉政建设责任制。2015 年，中心坚持"标本兼治、综合治理、惩防并举、注重预防"的工作方针，按照"严格要求、严格教育、严格管理、严格监督"的目标，把构建惩治和预防腐败体系建设贯穿于中心工作始终，认真落实党风廉政建设责任制，扎实开展党风廉政建设和反腐败工作，确保和促进中心各项工作顺利开展。

党建工作和组织发展工作。发挥基层支部的作用，2015 年 5 月，中心支部进行改选，通过全体党员集体表决，推选一名年轻党员担任支部宣传委员。加强组织发展工作，中心有两名同志参加中国中医科学院组织的发展对象培训班，其中一名发展对象培养成熟，发展为中共预备党员，一名预备党员转为中共

正式党员，另有一名发展对象在组织培养考察阶段。

二、管理工作

财务和办公室工作。做好各项财务工作，按期上报各种报表、完成各类年检。积极配合国家中医药管理局党组巡视组工作，及时、准确、全面地提供巡视所需各种材料。完善和修订中心各项管理制度，并装订成册，形成中心制度汇编，完善中心制度建设。严格按照国家中医药管理局办公室的要求，第一时间收取文件，按质按量完成登记、传达任务。进行保密工作宣传，明确保密责任，签署保密承诺书。报送节假日值班表、消防安全隐患排查整治月度情况报告表。及时报送中心办公会会议纪要。认真做好安全保卫、工作车辆管理、办公用品购置等工作，保证中心工作运转正常。

做好工会、妇女、共青团工作。能够及时、足额缴纳工会会费、按时上报各种工会报表，积极参加局直属机关工会组织的健步走和国家卫生计生委、中央国家机关组织的乒乓球比赛。中心 3 位同志被分别评为年度优秀工会干部和优秀工会积极分子。积极组织开展向"实行计划生育的贫困母亲"捐款活动。中心组织两名青年干部积极参加"根在基层·青春担当"2015 年中央国家机关青年干部调研实践活动；参加局直属机关团委举办的"五四运动"96 周年表彰大会暨青年讲坛活动，中心和 3 名同志分别荣获 2014 年度"品读好书"主题读书征文活动优秀组织奖和个人二等奖。参加国家中医药管理局"守纪律、讲规矩、促成长"主题征文活动，中心和两名同志分别荣获优秀组织奖、二等奖和优秀奖。

加强干部队伍建设工作。中心严格按照《党政领导干部选拔任用工作条例》和事业单位人员管理规定选人用人，不存在任何以权谋私现象，选拔出来的干部群众公认。

开展"中医经典阅读"活动。

三、主要业务工作

为了推动"一带一路"战略的

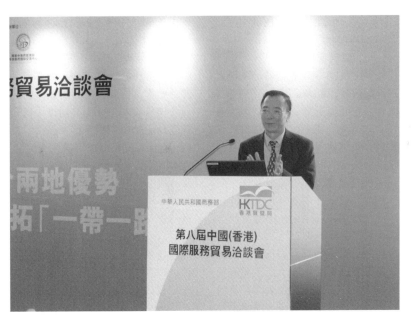

2015年11月19~20日,第八届中国(香港)国际服务贸易洽谈会在香港会议展览中心举行

实施,中心主要在以下几个方面开展工作:

开展医疗合作。截至2015年底,中心已经与马来西亚、泰国、澳大利亚、德国、瑞士、法国、意大利、俄罗斯等国家和地区开展中医药交流与合作。合作开办诊所和诊疗中心9家,提供服务的中医医生14人。

开展教育培训合作。与马来西亚传统医药国际交流中心、马来西亚开放大学、马来西亚拉曼大学洽谈,合作开展中医药远程教育,培养中医药本科学生,拟2016年春季开学。利用"互联网+"技术,与马来西亚拉曼大学、马来西亚开放大学合作,开展中医药适宜技术远程教育培训,提高马来西亚中医师水平,培训班每期100人。

开展中医药国际交流基地建设,建立"泰安中医院国际合作交流基地"。采取"请进来"和"走出去"两种方式,一方面,与欧洲中医药同盟合作,引入意大利中医师到山东泰安中医院培训,提高技能和水平;另一方面,派遣山东泰安中医院医生、行政人员赴意大利以及欧洲其他国家学习医院管理,提高中医院管理水平;再一方面,把泰安中医院建设成为国际交流中心选派出国医生基地,解决海外合作派医生难的问题。

建立三亚中医院国际交流合作基地。三亚中医院是开展中医药国际交流的样板,每年有5000多名独联体国家的患者前来就诊。为充分利用三亚中医院优势,提高其诊疗技术和服务水平。支持"三亚中医院医疗旅游论坛",聘请国内知名中医药专家、医院院长和部分省市卫生计生委、中医局领导开展学术和医院管理经验交流,提高三亚中医院诊疗水平和管理水平;邀请国医大师赴三亚中医院讲学,开阔医护人员视野。"国家中医药管理局传统医药国际交流中心三亚市中医院合作基地"揭牌,三亚市中医院成为中心对外合作交流基地;同时"国医大师王琦三亚市中医院传承工作室"揭牌,国医大师工作室入驻三亚市,为海南省国际医疗旅游、中医药服务贸易的发展提供强有力的支撑。开展"国医大师师带徒"工作,三亚中医院选拔两名业务骨干拜国医大师为导师,跟师学习,提高业务水平。设立"三亚中医院名医名师工作站",聘请一批国内知名中医药专家不定期赴三亚中医院工作,提高三亚中医院知名度,扩大国际影响力。

开展"海外中医药服务能力提升工程"暨"中医药适宜技术服务包海外推广项目"。中心收集在国内临床多年、疗效确切的适宜技术,打成"服务包",向海外中医医疗机构、中医师推广,提升海外中医药服务能力。

组织外交使团开展"体验中医活动"。中心与外交部服务局协作,组织29个国家57人的外交官使团赴海南省三亚市中医医院体验中医。

邀请外国医生代表团来华学习

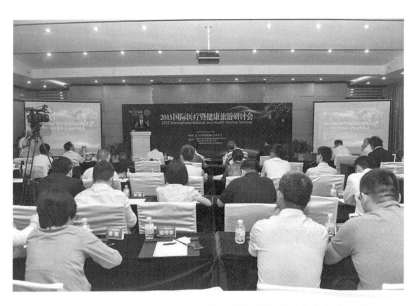

2015年8月8~9日,2015国际医疗暨健康旅游研讨会在北京召开

中医。中心与加拿大方面合作，每年邀请两批加拿大医生来中国学习中医，每批35人。

加强中医药大型海外基地建设。中心完成与王子衫公司（国内）共同开发"中国中医养生旅游中心"前期工作。该项目位于德国克劳斯塔尔采乐菲尔德市，占地5000亩，地面建筑近30000平方米。王子衫公司全额购买了该项目，耗资5000万元人民币。中心和王子衫公司计划把该项目打造成面向欧盟的中医药传播文化基地、中医药推广基地、中医药体验基地，开展医疗、体检、康复和医疗旅游服务。2015年4月，完成项目考察。项目正在设计、施工。

推动开发中医药文化、医疗旅游项目。中心组织有关专家完成《三亚红塘湾中医文化旅游区可行性研究报告》论证评审。

筹备并举办第八届中国（香港）国际服务贸易洽谈会中医药与健康服务研讨会。会议就中医药健康旅游服务产业发展、"治未病"与现代健康管理、中医药知识产权保护、中医药服务贸易品牌构建、中医药国际化实践与探索以及药用植物园建设等内容进行探讨，并了解香港服务贸易的发展状况和优势。

启动第四届中国（北京）国际服务贸易交易会中医药服务板块组织筹备工作。2015年4月，第四届"京交会"筹备工作启动，中心向组委会提交承办方案（草案），已完成承办单位及部分参会单位的网上注册工作。

加强香港中医药交流。协助局对台港澳中医药合作中心做好香港"第十四届国际现代化中医药及健康产品展览会暨会议"工作。

（万楚楚）

【国家中医药管理局对台港澳中医药交流合作中心2015年工作概况】

一、认真组织学习，提高思想政治觉悟

一是加强政治理论学习。认真组织学习党的十八大、十八届三中、四中、五中全会和习近平总书记系

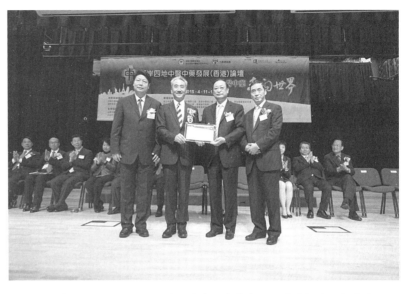

2015年4月11~12日，两岸四地中医中药发展（香港）论坛在香港召开

列讲话等重要精神，学习贯彻党和国家关于中医药事业发展的政策和两个重要规划，认真学习国家中医药管理局党组关于中医药事业发展的若干部署和要求，进一步推动党建学习长效机制的建立。二是开展"三严三实"专题教育。及时召开专题党课学习班及专题研讨会，通过座谈会、微信群、读书会和问卷答题等多种形式的学习，将学习成果转化为就业、创业、事业的智力支持。三是加强党风廉政建设学习。中心以健全监督体系为保障，细化工作任务，层层传导压力，级级落实责任，加强制度建设，开展警示教育，推进廉政风险防控，增强党员干部拒腐防变能力。

做好宣传教育，实行科学民主决策。一是强化宣传，营造氛围。中心通过组织丰富多彩的活动，进一步拓展党建文化宣传面。例如组织参观"医疗卫生领域警示教育展览"、组织参加局机关健步走和国家卫生计生委职工运动会、组织凤凰岭爬山健身活动、"品读好书"交流活动、参观西柏坡及焦庄户地道战遗址、职工羽毛球比赛等多种活动，进一步丰富了职工业余生活，提高广大干部的廉洁意识、团结意识和爱岗意识。二是民主决策，强化监督。中心建立健全集体决策机制和议事规则，严格执行"三重一大"

决策制度，坚持重大事项经会议集体研究决策，形成会议纪要，向职工公开，保障民主决策的规范化、程序化和科学化。三是加强管理，落实责任。中心加强处级以上干部个人有关事项报告工作，积极推进处级以上干部因（私）出国（境）信息采集和摸底，做好证件的集中保管工作。

二、强化内涵建设，营造和谐工作氛围

一是建立健全干部管理机制。中心把统筹协调作为推动各项工作的基本理念，坚持中心一盘棋，大力推动所属机构协调发展，统筹中心及所属机构人员的岗位管理，3个部门交叉工作，不断优化岗位设置及工作内容，推动干部管理机制科学发展。

二是加强干部队伍梯队建设。2015年完成中心1名副主任、3名正处级干部试用期转正和1名办公室副主任的选拔任用工作，为做好后备人才培养及人才梯队建设奠定基础。

三是解决干部群众后顾之忧。中心积极落实职工养老保险金及职业年金的计提工作，及时调整职工住房公积金月缴比例、提高新聘任职工社会保险缴纳基数，为在职职工交纳医疗保险，推行大病救助和补充医疗保险政策，进一步为干部群众排忧解难。

四是完善高校毕业生接收工作。

中心按照公开、平等、竞争、择优的原则，通过资格审查、考试、试工、体检、集体研究、公示、聘用、报到上岗等流程，做到新人新办法，公开透明择优定岗。

三、突出工作重点，扩大两岸四地交流

一是以研讨会为平台，增进两岸四地中医药学术交流。举办两岸四地中医中药发展（香港）论坛、第二届中医中药台湾行、海峡论坛——第十届海峡两岸中医药发展与合作研讨会；积极协办香港第三届国际中医痛症研讨会、铜川第三届中国孙思邈中医药文化节。

二是以培训为手段，扩大两岸四地中医药合作的深度与广度。完成医养结合与健康服务、两岸名老中医专科专病经方交流等国家级中医药教育项目的培训班6个，赴台医管培训班2个。

三是以展会为契机，展示两岸四地中医药文化的精髓。成功组织香港第十四届国际现代化中医药及健康产品展览会暨会议、第二十届澳门国际贸易投资展览会（MIF）中医药健康展及首届澳门中医药大健康产业国际论坛展会及配套活动。

四是以提升服务为目标，做好两岸四地接待工作。2015年，中心接待参访团体17家，接待人次120余人。

四、加强实体管理，推动事业和谐发展

加强广安中医门诊部特色化经营，拓展医疗服务。一是实行无假日门诊并定期开展义诊活动，为周边居民及广大患者提供便利的医疗服务；二是规范出诊专家资质，积极扩大专家队伍，保障门诊部的医疗资源；三是进一步改善就诊环境，同时通过广播叫号、电话预约等就医服务的开展，为病人提供就医便利；四是通过网站和微信公众信息服务平台加强对外宣传，扩大门诊部的知名度；五是通过加强台籍专家定期出诊及台籍学生就业服务的管理，促进"台胞健康服务中心"工作开展落地有声。

加强广安医药联合中心经营管理，探寻发展模式。一是加强北京广安医药联合中心的日常管理，进一步与厂家密切沟通，为在北京市药企招标中争取主动权奠定基础；二是推进北京广安医药联合中心国有资产合作改制进程。

五、2015年工作亮点

一是开拓中医药交流合作新局面。根据局领导对中心全面开展对台港澳中医药交流工作的要求，中心积极拓展对港澳中医药交流合作，通过项目拓展、打造品牌，提升对港澳中医药交流合作水平，在两岸四地通过中医药构筑"加深理解、增进共识、深化友谊、构建和谐、谋求发展"的桥梁，建立起中医药交流合作常态化机制，共同推动中医药走出去，加速中医药国际化进程，使两岸四地民众受益，有利于开创互利共赢的中医药发展新局面。

二是发掘中医药交流培训新途径。中心通过对不同地区、不同层次、不同人员的调研，开展以经方交流培训为重点，突出两岸名师、专科专病、经方交流、文化传承为特点的国家级中医药继续教育项目培训活动，举办4场专题培训，场场受到来自基层临床医务工作者的好评和欢迎。同时搭建学员微信群平台，提供良好的延伸服务，为建立中心继续教育项目自有品牌和客户资源打下坚实的基础。

三是开启中青年群团活动新模式。中心注重青年培养，积极组织丰富多彩的群团活动，尤其是在局"守纪律、讲规矩、促成长"主题征文活动中，获一等奖2名、三等奖3名、优秀奖1名，中心党支部获优秀组织奖。通过参加活动，进一步激发青年同志爱岗敬业、热情服务的激情，增强工作的光荣感、责任感和使命感。

（张　博）

【国家中医药管理局中医师资格认证中心2015年工作概况】

一、党建工作

进一步强化政治理论武装，深化作风建设。中心新任领导班子认真学习贯彻中央决策部署，进一步强化政治理论武装。教育引导党员干部及群众深入学习贯彻习近平总书记系列重要讲话精神，在政治上、思想上、行动上同以习近平同志为总书记的党中央保持高度一致。

严明政治纪律和政治规矩，加强纪检监察工作。中心认真贯彻局党委、纪委的部署和要求，按照中央和中央国家机关工委统一部署，在处级以上党员领导干部中开展"三严三实"专题教育。建设高素质党务干部队伍，换届成立新一任党支部，配齐、配强党支部委员，保证党务干部队伍结构优化。

加强新形势下的群团工作，重

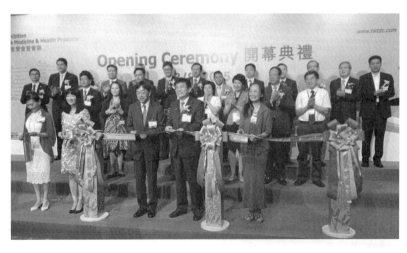

2015年8月13~15日，第十四届国际现代化中医药及健康产品展览会暨会议在香港举办

视发挥群团组织作用。落实《中共中央关于加强和改进党的群团工作的意见》，加强党组织对工青妇等群众组织的领导，全面提高党的群团工作水平，荣获国家卫生计生委2013~2014年度先进基层工会组织及优秀工会干部称号，完善工会会员管理。健全妇女组织，维护女干部职工合法权益。加强"职工之家"建设，积极参加并组织开展丰富多彩的文体活动，关心干部职工身心健康。开展家庭助廉、树立良好家风活动。组织开展"根在基层"调研实践活动，增强体质，增强团结，凝聚力量，建立和谐团队。

二、强化安全保密教育工作

安全保密教育工作。中心与各部门及员工签订年度保密承诺书。保密教育工作常抓不懈，学习并传达最新政策精神。通过全体职工观看保密教育视频等多种形式在中心开展保密教育活动，教育全体职工坚守安全保密防线，确保考试工作安全保密，不出问题。

保密技防建设。通过主机监控与审计系统，强化考试命题内部管控措施，进一步提高医师资格命审题工作的安全保密管理与技术控制水平。继续加快题库涉密信息系统分级保护实施工作，使之满足当前中心考试工作的需要，同时提高系统的易用性及安全性。组织完成中心第二审题室装修，为中心日常命审题工作的开展打下基础。

保密监控与安全检查工作。中心严格执行保密室、审题室进出审核登记制度，加强对监控与报警系统管理，认真做好在重大考试前、考试期间及节假日安全保密的自查工作，做到分级负责，责任到人，确保中心全年安全保密工作不出问题。

三、2015年各项考试工作

中医类别医师资格考试工作。2015年中医类（中医、中西医结合、民族医）报名人数为161319人；审核通过人数为154046人；实践技能考试人数为142928人；实践技能考试通过人数为104915人；通过率为73.4%。综合笔试（中医、中西

医结合、民族医）实考人数103773人，通过人数为53070人，通过率51.14%，中医类（中医、中西医结合、民族医）医考总通过率为37.13%。完成2015年度实践技能考试以及综合笔试两类试卷的命制任务。完成试卷用量统计，试卷资料的保密印刷。按照国家卫生计生委医考办统一部署，进行督导检查，完成接卷、阅读答题卡，形成中医类别建议合格分数线。完成2015年度全国中医实践技能考试培训会，共有29个考区安排全部考点直接参加培训，将三级培训减为二级培训，使培训更加直接，效果更加显著。

中医药专业技术资格考试相关工作。完成2015年度全国卫生专业技术资格考试中中医、中西医结合、中药、中医护理4类、20个专业审题、组卷、审卷、考试值班、巡考等相关工作。进一步调整工作模式，提高试卷质量。首次启动部分中医医院开展临床中药学专业技术资格人员工作职责及《2011版全国中药专业技术资格中（初）级考试大纲与细则》的调查问卷工作。

信息统计工作。完成医师资格考试数据统计分析报告、医师资格考试命题质量相关情况反馈报告、医考综合笔试雷同率分析报告，完成医师资格考试笔试试卷手工评分；对民族医报考的情况进行初步汇总；针对医师考试、职称考试做出信息统计专项分析报告。继续面向全国中医院校及中医考生开展医师考试部分类别的学科成绩统计分析报告等工作。

四、工作亮点及经验

（一）按照医考委的统一部署，开展实施医考改革工作

设立乡村全科执业助理医师资格考试。按照《国务院办公厅关于进一步加强乡村医生队伍建设的实施意见》有关要求，设立乡村全科执业助理医师资格考试。认证中心与国家医学考试中心联合制定考试大纲、编写考试用书及开展命审题工作，2015年提出实施乡村全科执业助理医师资格考试工作方案。2015年11月21~22日，对北京、湖

北、河南、江苏、广西、甘肃及西安等招收农村医学的学校进行摸底测试。

探索医学综合笔试"一年两试"。改革"每年7月实践技能考试、9月医学综合笔试考试"模式，在现行考试基础上，次年1月增加一次医学综合笔试，考生的实践技能考试成绩保留到第二年的医学综合笔试结束。2015年认证中心与国家医学考试中心沟通协调，共同完成实施方案。

开展分阶段考试调研工作。按照刘延东副总理关于医师资格考试改革工作方案的重要批示，中医与西医类别同步开展分阶段式考试研究工作。为推动中医类别医师资格分阶段考试工作，中心在国家中医药管理局医政司和人教司的指导下，分别于2015年10月、11月赴北京、天津、上海、南京及广州等中医药大学开展实证研究调研工作。5所院校均符合分阶段考试实证研究考场基本条件，为2016年开展中医类别医师资格分段式考试实证研究提供基础保障。

推进计算机化考试。在西医公共卫生、口腔类别计算机化考试基础上，逐步推行所有类别计算机化考试。2015年中医、中西医结合专业计算机化考试与临床类别同步推进。

建设实践技能考试国家基地。为落实医考改革的相关要求，推进实践技能考试国家基地建设，2015年，中心在全国开展实地调研和考核工作，依据《中医类别国家医师资格考试实践技能考试与考官培训基地授予办法（试行）》，评选南京中医药大学、广州中医药大学、安徽省中医院、北京藏医院、吉林医药学院、天津医学高等专科学校、焦作市中医院、长春医学高等专科学校、上海市中医院、广西中医药大学第一附属医院、青海省中医院11个单位为"中医类别国家医师资格考试实践技能考试与考官培训基地"。

（二）完成2015版《中华人民共和国职业分类大典》相关工作

2015版《中华人民共和国职业

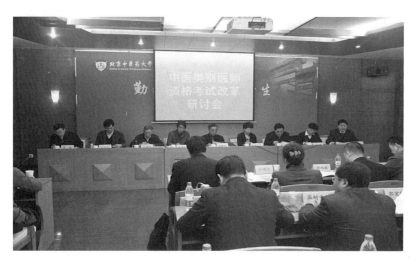

国家中医药管理局认证中心召开2015年中医类别医师资格考试改革工作研讨会，国家中医药管理局副局长马建中出席会议

分类大典》于2015年7月29日通过国家职业分类大典修订工作委员会审议并颁布。其中中医专业技术类职业：中医内科医师、中医外科医师、中医妇科医师、中医儿科医师、中医眼科医师、中医皮肤科医师、中医骨伤科医师、中医肛肠科医师、中医耳鼻咽喉科医师、针灸医师、中医推拿医师、中医营养医师、中医整脊科医师、中医康复医师、中医全科医师、中医亚健康医师、中西医结合内科医师、中西医结合外科医师、中西医结合妇科医师、中西医结合儿科医师、中西医结合骨伤科医师、中西医结合肛肠科医师、中西医结合皮肤与性病科医师、民族医师、中药师、民族药师、中医技师、中医护士；职业技能类职业：保健调理师（保健刮痧师、保健艾灸师、保健拔罐师、保健砭术师）、保健按摩师（脊柱按摩师、足部按摩师、反射疗法师）、芳香保健师、中药材种植员、医药商品购销员（中药调剂员）、中式烹调师、药用动物养殖员、中药材生产技术员、中药炮制工、药物制剂工。

为了更好地完成中医类别医师资格考试、中医药专业技术资格考试以及中医药职业技能鉴定工作，

将相关职业标准的制定工作纳入国家标准体系，依据2015版职业大典，按照人社部要求，启动保健调理师、保健按摩师、芳香保健师3个职业，药膳制作师等8个工种的标准编写工作。

（三）加强和规范中医药职业技能鉴定工作

2015年，中心认真落实国家中医药管理局对职业技能鉴定整改工作要求，按照管理权限，责成鉴定站进行自查和整改。中心与局人教司、规财司以及财政部、发改委进行沟通，积极推进职业技能鉴定的收费立项工作。中心同时也加快健全完善相关职业技能鉴定管理办法，尤其完善保密制度，加大规范鉴定管理工作力度。按照局人教司指示，开放对鉴定站的申报。对没有验收的鉴定站积极筹备验收工作，对鉴定许可证到期的鉴定站联系换证工作。完成2014年8~12月鉴定资格重审工作，并按照局人教司要求，分两批核发285本证书。

（四）开展乡村医生（一技之长人员）资格水平考试、师承和确有专长考核考试服务

2015年，中心继续大力开展中医药一技之长人员纳入乡村医生管理工作，接受甘肃省中医药管理局委托，严格按照乡村医生（中医药一技之长人员）中等中医学专业水平考试基本要求，提供一技之长人员考试服务工作。同时，中心还首先为甘肃省和吉林省师承出师和确有专长考核提供考试服务。

（高 靖）

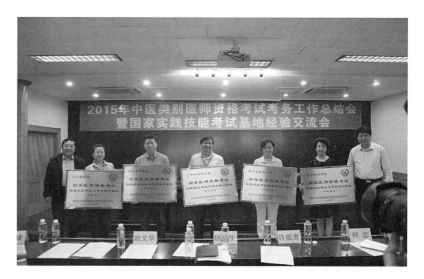

国家中医药管理局中医师资格认证中心召开2015年中医类别医师资格考试考务工作总结会暨国家实践技能考试基地经验交流会

地 方 篇

【北京市 2015 年中医药工作概况】

一、中医药宏观治理规划体系建设

积极推动《北京市完善中医药发展政策与机制的若干意见》制定，联合多部门、各区县创新中医药发展方式、服务模式、投入补偿机制，明确未来发展工作机制。组织完成《北京中医药发展"十三五"规划（草稿）》，形成以五大中心建设为目标、区域发展战略为基础、行业治理战略为保障的发展目标、任务和举措。推进中医医疗服务价格改革，完成改革效果与风险评估，逐步配套建立规范非药物疗法的长效机制。指导 16 区、县围绕区域经济社会发展的功能定位，按照中医药"六位一体"和"五种资源"统筹协调的要求制定区域中医药发展规划，理清区域内中医药工作的发展思路，明确目标和任务。

推进公立中医医院改革，引导优质中医资源到郊区，支持东方医院南院区落户大兴区；支持北京中医医院与天通苑中医医院探索开展"特许经营"模式的合作；指导北京联科中医肾病医院等民办医疗机构与西苑医院等公立医院以联合病房和门诊形式进行合作。通州、顺义、丰台、大兴、延庆等区积极推进中医医联体建设，通过开展特色专科建设、专家巡诊、双向转诊、远程会诊、人员轮岗培训等措施，形成大型三甲中医院－区域中医院－乡镇卫生医疗机构的三级机制。东城区开展中药集中煎制与配送试点项目，利用信息化平台实行集中煎药、分散配送，降低药品价格，推进医药分开。

推进京津冀中医药协同发展，落实北京中医药大学东方医院与天津武清县中医医院、北京中医医院与河北滦平县中医医院等中医医院合作项目。推进京津两地中医药学术交流，北京中医药学会与天津中医药学会各所属专业委员会，联合定期举办学术热点、难点专题论坛，交流中医药治疗经验和体会。

二、中医药基层服务能力

实施"北京中医健康乡村（社

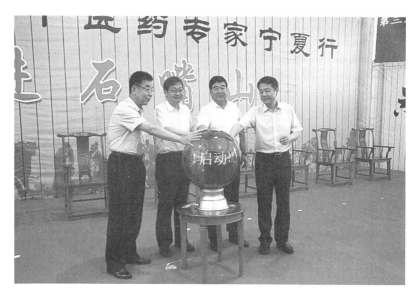

北京中医药专家宁夏行——走进石嘴山活动现场

区）"试点建设项目，进一步发挥中医药在农村百姓和社区居民健康全周期中的作用。组建由 988 名中医人才组成的 31 个专家团队，遴选 101 个中医健康乡村和社区试点建设基地，通过长期派驻出诊、开展师承、医联体建设等方式，专家团队为建设基地的百万群众开展中医药服务。胡元会团队积极统筹调配，承担 5 个试点基地中医药健康服务的重任；唐旭东团队、张允岭团队、杨宇飞团队率先开展专科疾病筛查，服务群众基数高；刘清泉团队、张宁团队结合乡村特点，创新

性开展师带徒、村域疾病谱研究等工作。各专家团队共开展咨询义诊 7 万余人次，中医健康知识宣教近 1 万人次，培养中医家庭保健员 2.4 万余人。

完善基层中医药服务网络建设，在 147 所社区卫生服务中心（乡镇卫生院），建立独立的中医药综合服务诊区（中医馆），提供全面便捷实用的中医服务。各区认真开展中医药"一老一小"基本公共卫生服务项目，全市 0~36 个月儿童中医药健康管理服务率达到 55%。昌平、房山、门头沟、怀柔、密云、平谷、

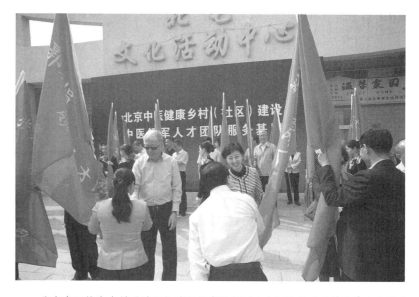

北京中医健康乡村（社区）建设置中医领军人才团队服务基层活动启动仪式

延庆继续推进中医流动医院项目，全年巡诊785次，诊疗2.72万人次，健康检查咨询2.06万人，覆盖73个乡镇、521个村。各区积极提升基层中医药人员的服务能力，组织开展中医适宜技术、经方临床应用等培训，大兴区还举办全区中医药适宜技术技能竞赛，石景山区成立社区卫生中医之家，定期组织中医技术骨干交流培训。

三、中医药健康服务

组织完成《北京市人民政府关于促进中医药健康服务发展实施方案（2016~2020）》（征求意见稿）编写，全面部署北京中医药健康服务发展。丰台区制定以北宫地区为撬动点创建"国家（北京）中医药健康服务试点区"的发展思路。朝阳区启动中医药健康服务联合体，统筹全区中医药健康服务。探索"医养结合"中医健康养老模式，发挥社会资本作用，在北京长安中西医结合医院设置养老病区，开展首个中医医养结合的试点工作。支持北京同济东方中西医结合医院、北京金海中医医院投资建设养老院、日间照料中心，探索中医医疗机构和养老机构的衔接机制。推动中医药与旅游业融合发展，新增13家北京中医药文化旅游示范基地，推出13条中医养生文化旅游线路，联合国旅、世界中医药学会联合会等开展针对欧洲、北美等八大市场的宣传。平谷区把中医健康元素融入休闲旅游中，着力开发中药材种植、药膳药浴、中医疗养、美体美容等；延庆区着重打造"艾草堂"和"百草园"等精品中医药旅游基地。

四、中医药内涵建设

启动"中西医结合医院安心工程"，明确5个建设核心、6个具体项目和6项保障措施，开展北京市丰台区中西医结合医院研究室、协同岗、工作站三位一体创新模式的探索，北京市第一中西医结合医院心脏康复中西医多学科协同服务模式的探索。加强中医医疗质量控制工作，在原有10个中医医疗质控中心的基础上，成立中西医结合心血管专业质控中心、中西医结合体检

质控中心；对全市52家二级及以上中医医疗机构开展中药房管理检查和病案质量抽检工作；组织开展国家中医临床重点专科中期评估，建立对重点专科建设的问责制度，明确学术分档、服务分级的管理思路。推进中西医学科协同发展，在首钢医院开展"服务模式和学术发展"的创新试点，在世纪坛医院开展中西医结合肿瘤多学科协同诊疗中心试点，在宣武医院开展中西医结合脑病会诊中心试点。推进北京市中西医结合疑难病会诊中心建设，分别在北京华医中西医结合皮肤病医院、北京联科中医肾病医院创建中西医结合皮肤病、肾病疑难病会诊中心。举办中医护理教学竞赛活动，培养优秀临床护理教学人才，在西苑医院、广安门医院、北京市中医医院成立中医护理传承工作室，传承护理老专家中医特色护理技术，组织中医护理人员开展专业知识英语强化培训，提高涉外护理水平。

五、中医药传承创新和人才支撑能力建设

大力开展中医传承工作，新立项建设国医大师传承工作室1

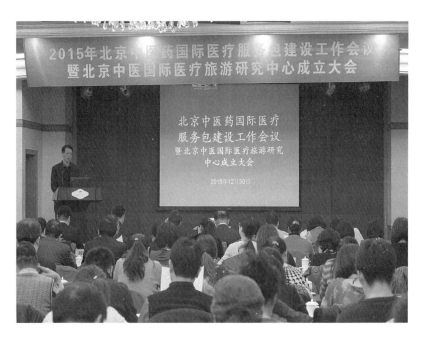

2015年12月30日，北京市中医管理局依托广安门医院成立北京中医国际医疗旅游研究中心，并开展首批北京中医药国际医疗服务包建设工作

个、全国基层名老中医药专家传承工作室4个、北京中医药薪火传承"3+3"工程室站7个、名老中医药专家工作站分站10个；启动"首都国医名师大师1+1丛书"工程，开展老中医药专家临床经验教学化体系建设，进一步挖掘大师临证精华；试点开展颜正华国医大师经验转化工作，在12个中医院建立临床中药学服务基地；在全国率先启动首批中医药传统技能传承工作室遴选，挖掘和传承民间医药；区级师承蓬勃开展，朝阳区师承工作完成首批继承人出师考核，昌平区启动区内名老中医评选。

推进中医药人才队伍建设。启动中医药传承双百工程，确认100名老中医药专家为指导老师，200名中青年继承人中基层人员占64.5%；实施第三批"125"人才计划，95名学员中60%来源于基层医疗机构。推进复合型中医药学术带头人培养工作，首批西学中高级研究班有27名学员结业；中药骨干人才15人、护理骨干人才22人新入选国家特色技术传承人才计划；推进住院医规范化培训，612名规培医师获得合格证书，落实医教协同政策，336名符

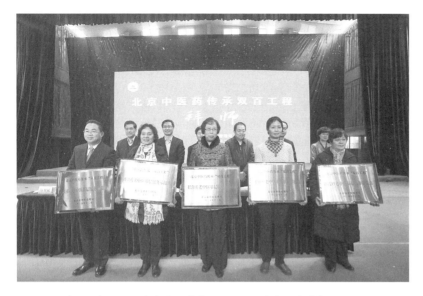

2015 年 12 月 17 日，北京中医药传承双百工程拜师大会举行

合条件的应届毕业中医临床研究生参加规培结业考核。

加强中医药科研创新平台建设，北京市中医管理局联合市知识产权局开展《加强北京中医药知识产权"健体"专项行动计划（2015~2017年）》，中医药项目被纳入市重点产业知识产权运营基金支持范畴。积极筹建北京中医药科学院。对在京 6 家国家中医临床研究基地建设工作进行督导。支持青苗项目 94 个、市科委绿色通道项目 1 项，首发基金拟立项中医项目 22 项。开展国家级重点学科督导，继续支持中西医结合研究所和重点学科完善建设。在区、县中医医院建立 20 个"北京基层中医药学科团队基地"，造就一批基层中医药科技创新团队。

六、中医药文化和对外合作

成功举办第八届"中医药文化宣传周"，吸引国内外近 10 万人参加；北京市中医管理局与市旅游委联合举办冬春季旅游养生餐电视厨艺秀和北京高端旅游与会议产业联盟夏季推广活动。推进社区中医药科普团队活动，已建设团队 60 个，形成良好的中医药知识宣传普及运行机制。发布全国第一本区域中医药文化传播蓝皮书，以最新数据反映北京中医药文化传播状况。整合

资源，联合西城区卫生计生委等筹建市民族医药文化博物馆，传播民族医药文化。东城、海淀、昌平等区积极开展中医药文化进校园活动，在小学校园开设"中医药兴趣班"、在大学校园举办中医药文化知识讲座。

积极推进中医药对外交流合作。与西班牙加泰罗尼亚自治区政府正式签订建设"欧洲中医药发展和促进中心"协议，将在该区建设中医医院、中医药学院以及中医药科学研究中心、文化交流中心等。开展"一带一路"中医药服务建设，在北京回民医院加挂宁夏中医药学院附属医院牌子。同仁堂集团、北京中医药大学等在一带一路沿线国家开展中医孔子学院、中医中心等 12 个建设项目。举办阿盟国家高级卫生官员传统医学交流培训和 第三届中医护理国际化推进会。组织首届北京地区中医药涉外服务能力大赛，34 家单位参赛，为在京医疗机构与在校留学生搭建互助平台，挖掘一批精通外语的高水准涉外服务人才。成立以广安门医院为牵头单位的北京中医国际医疗旅游研究中心，开展中医药国际医疗服务标准建设和推广，打造首都中医药服务国际化品牌。

七、中医药行业监管

北京市中医管理局联合北京市卫生计生委、工商局、公安局、食药局、城管局等委办局，围绕 4 类场所、12 个重点领域开展北京中

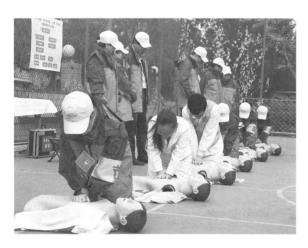

2015 年，北京市中医管理局举办应急演练

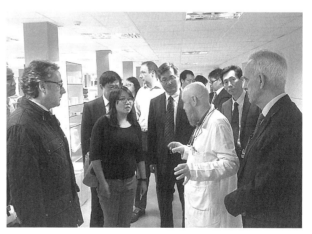

2015 年，北京市中医管理局与西班牙加泰罗尼亚自治区政府签订协议，建议欧洲中医药发展和促进中心

医药行业清扫行动，截至2015年12月底，共摸排中医类别医疗机构1198家，非医疗机构1355家，75家中医医疗机构、64家非医疗机构作为重点监督对象被列入工作台账，查处违法机构126家，立案96家，行政处罚109家，移送有关部门16家，有效净化了中医药服务市场环境。

（祁秋菊）

【天津市2015年中医药工作概况】 2015年，天津市共有国医大师4人，中医药专业中国工程院院士3人，政府授衔专家14人，享受政府特贴73人。基层中医药服务能力明显提升，100%的社区卫生服务站和村卫生室能够提供中医药服务，中医院特色优势不断增强，学科建设更加合理，医疗服务质量持续改善。天津中医药大学第一附属医院国家中医临床研究基地建设取得新进展，具备承担临床科研的能力和条件。静海区医院获得"全国综合医院中医药工作示范单位"称号；武清区中医医院"雍阳杏苑中医药文化宣传教育基地"获评为天津市中医药文化宣传教育基地，已接受国家验收；4个单位成为全国基层名老中医药专家传承工作室建设单位，新增3个国医大师传承工作室，开创中医药事业持续发展的良好局面。

一、医政工作

大型中医医院巡查工作。根据国家中医药管理局《关于印发大型中医医院巡查工作方案（2015~2017年）组织实施方案》（国中医药医政发〔2015〕6号）要求，组建天津市大型中医医院巡查专家库，由天津市中医药管理专家和三级中医医院临床、护理、药事专家和纪检监察等方面的32名专家共同组成。出台《天津市大型中医医院巡查工作（2015~2017年）组织实施方案》（津卫中〔2015〕243号），组织召开大型中医医院巡查专家视频培训会。天津中医药大学第一附属医院接受国家大型中医医院巡查专家组的巡查。

中医医院持续改进工作。根据

天津市卫生计生委《关于做好2015年中医医院持续改进检查评估工作的通知》（津卫中〔2015〕226号）要求，组织专家对天津市6所三级中医（中西医结合）医院、9所二级中医医院进行检查评估。二、三级中医医院在等级医院评审后，均能针对评审专家提出的建议制定和实施一系列改进措施。

重点专科建设。根据国家中医药管理局《关于开展重点专科中期评估工作的通知》（国中医药医政医管便函〔2014〕88号）要求，组织专家对天津地区41个国家中医药管理局"十二五"重点专科建设项目进行中期评估。组织专家对21家建设单位的58个天津市中医重点专科建设项目进行检查验收。

中医医疗纠纷案例分析会。为提高医疗服务质量，减少医疗纠纷的发生，2015年举办2014年度中医中西医结合医院医疗纠纷分析会，分3期对中医、中西医结合医院2014年度赔付万元以上的40例医疗纠纷进行案例分析。天津市中医管理局与天津市卫生计生委医管处联合组织2015年中医医疗纠纷案例分析，按季召开。2015年全年共召开医疗纠纷案例分析会14场，其中涉及中医机构的纠纷案例共17例，涉及内科、外科、骨科、妇产和针灸推拿科。

开展中医医疗数据监测季报工作。为加强中医医院医疗质量管理，印发《天津市卫生计生委关于加强中医医疗质量动态监测工作的通知》（津卫中〔2015〕65号），要求各中医医疗机构按季度上报医疗监测数据。通过数据分析，每季度印发二级以上中医机构中医医疗质量数据监测情况通报，逐步加强中医医疗质量动态监测和评估管理。

规范中医病案管理工作。依托中医病案质控中心，制定天津中医病案质控管理规范以及病案科室建设规范，对18家二级及以上中医、中西医结合医院中医病历进行质量专项检查。举办《病历书写基本规范》、医疗法律及医患沟通的培训班。

中医护理工作。依托天津市中医护理质控中心举办2期天津市中医护理特色交流研讨；对全市二级以上中医医院进行优质护理服务全面督导评估；开展天津市中医、中西医结合医院"十二五"中医护理面上评估。2015年，中医护理转化应用专利2项，填补天津市空白新技术引进项目1项，已鉴定局级科研成果1项，公开发表论文46篇。

二、科研工作

天津中医药大学第一附属医院国家中医临床研究基地建设取得新

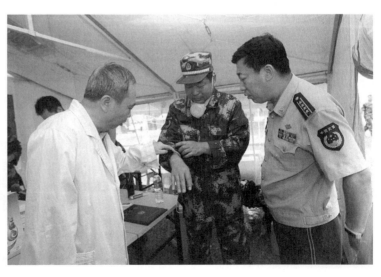

"8·12"爆炸发生后，天津市中医药专家第一时间赶到现场救治伤员，并送去药品

进展，具备承担大型临床研究的能力和条件。业务建设稳步推进，培养建立临床科研型人才队伍，建立可持续更新的名老中医典型医案、中医诊疗经验文献集成平台和知识管理系统，实现可共享、可检索、能挖掘功能。

中医中西医结合科研项目及成果管理进一步加强。完成2015年度局级中医中西医结合科研课题招标，试行课题推荐制度，对二级及以下医疗机构申报课题须由指导老师进行推荐，以强化科研指导，提高基层单位科研水平。通过两轮评审最终确定立项课题155项，并同各课题组签订任务书。组织中医、中西医结合科技成果认定65项。组织中医药企业申报国家中医药标准化项目；8个申报项目已进入复审阶段。组织中医药课题申报市科委基础研究项目3项。

对6家中医药重点研究室开展年度考核，梳理研究成果，明确研究方向。

配合国家中医药管理局对天津市"十一五"13个国家级重点学科进行评估验收，13个重点学科全部通过验收。同时完成对13个"十二五"重点学科的中期检查。考核组对天津市重点学科建设给予充分肯定并提出改进意见。

三、教育工作

加强毕业后教育。严格住院医师规范化培训基地管理，提高培训质量，完成住院医师规范化培训基地现场考核，归纳整理中医住院医师规范化培训工作相关情况，召开住院医师规范化培训基地医院管理人员座谈会，开展2015年住院医师规范化培训需求调查，确定2015年中医住院医师招生名额，并完成2015年中医住院医师规范化培训学员报名、招生、录取工作。完成2015年度住院医师规范化培训结业考核。组织专家对天津市中医住院医师规范化培训基地进行中期督导，进一步完善现有的培训和管理体系，发现培养实施过程中存在的问题，及时总结经验，规范项目管理，保证项目资金的安全、合理使用并发

挥效益，确保培训项目的有效落实。天津市在国家中医药管理局举办的中医住院医师规培管理人员培训班上做经验介绍。

加强中医药师承教育的管理。组织专家对建设期满的10个国家级名老中医药传承工作室开展验收工作，10个工作室均完成建设任务，其中张伯礼、阮士怡、韩景献、董国立、韩冰、刘文峰、陈宝贵7个工作室成绩优秀。10个工作室在建设周期内整理优势病种诊疗方案52种，发表相关论文共273篇，其中核心期刊发表论文151篇，出版专著17部，承担省部级课题25项、局级课题19项、国家级课题6项。获省部级以上奖励13项，开发院内制剂20种、开发新药3种，申请与获批发明专利22项。2015年天津市4个单位成为全国基层名老中医药专家传承工作室建设单位，获国家建设经费100万元。新增3个国医大师传承工作室，获建设经费300万元。

加强师承项目的管理。完成第三批全国优秀中医临床人才研修项目结业考核和第五批全国老中医药专家学术经验继承工作的结业考核工作。

加强中医药人才培养。在津承办全国中医护理骨干人才培训班和

全国中药特色技术传承人才培训班。天津中医药大学获批为全国中药特色技术传承人才培训基地。加强基层中医药人才的培养，在环城四区、滨海新区和蓟县、宝坻区、宁河县、武清区、静海县开展中医类别全科医师岗位培训。

四、文化建设

根据中医健康巡讲方案，组织中医药文化科普巡讲专家在各医院、社区、企事业单位、学校共举办科普讲座146场。开展健康咨询活动10次，举办中医药进校园宣传活动3次，除传统媒体外，借助天津市卫生计生官方微信、微博平台以及各直属、附属中医医院微信公众号，持续发布如中医四季养生、食疗保健等科普知识内容，提高广大市民中医药养生保健素养。

完成天津市中医健康素养调查，抽样确定8个区、县，收集问卷799份。完成全市中医药传统知识调查，全市16个区、县共收集中医药传统知识107项。经过考察评估，武清中医院"雍阳杏苑中医药文化宣传教育基地"获评为天津市中医药文化宣传教育基地，西青区"天津峰山药王古寺"作为基地建设单位。

五、药事管理工作

出台《天津市卫生计生委关于印发加强中药饮片采购和入库验收工

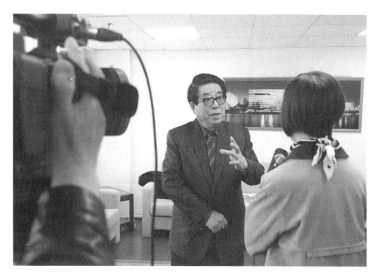

2015年4月7日，国医大师、中华中医药学会副会长张大宁在天津图书馆文化中心馆进行了一场主题为"谈谈中医养生及肾的保健"的讲座

作指导意见的通知》（津卫中〔2015〕200号）、《天津市卫生计生委关于印发开展中药饮片快速检测工作指导意见的通知》（津卫中〔2015〕375号）和《天津市卫生计生委关于举办中药饮片入库验收质量控制专题培训班的通知》（津卫中〔2015〕376号），指导各区、县中医医院建设中药饮片入库验收快速检测室，对各区、县中药饮片质量管理骨干人员开展培训。

指导区、县建立中药饮片质量管理联谊会制度，依托市中医药剂质量控制中心对中药饮片供货单位实行动态监管，将原来基层医疗机构中药饮片供应商110余家，减到40家，大大缩减基层医疗机构中药饮片供货商数量，基层医疗机构中药饮片供应商的资质和供货质量得到明显改善。

六、综合医院中医药工作

为贯彻落实国家卫生计生委、总后卫生部和国家中医药管理局《关于开展综合医院中医药工作专项推进行动的通知》（国中医药办医政发〔2014〕38号），做好天津市2015年创建中医药工作示范单位工作，举办综合医院中医药工作示范单位建设标准及评估细则解读培训会。各区、县卫生局医政科长、全市二级以上综合医院医政科长、中医科主任约60人参加培训。

2015年继续开展天津市综合医院中医药工作示范单位创建活动，并组织专家对第一医院、西青医院进行检查评估，根据《天津市综合医院中医药工作示范单位创建标准》及《天津市综合医院中医药工作示范单位检查评估细则》，确定第一医院、西青医院为天津市综合医院中医药工作示范单位。

组织京津两地专家对天津市北辰医院、西青医院和第一医院3家申报全国综合医院中医药工作示范单位进行检查评估，对天津医科大学总医院、第二人民医院和第四中心医院3家获得"全国综合医院中医药工作示范单位"称号满5年的单位进行复审。

七、基层中医药工作

中医药健康管理服务项目。为做好国家级公共卫生服务项目考核工作，天津市两次召开会议，结合国家级考核标准对全市各区、县老年人中医药体质辨识工作开展及考核情况进行解析及规范说明，并对迎检工作提出要求。国家专家组考核期间，天津市完成省级考核内容并陪同专家组深入4个街道、社区的12个基层医疗机构进行现场考核，经专家组现场考核，天津市受检医疗机构各项指标均高于国家规定标准，通过各项考核。

为扎实做好65岁以上老年人、0~3岁儿童中医药健康管理服务项目工作，对全市各社区卫生服务中心、乡镇卫生院承担中医药健康管理服务项目的医务人员开展中医药健康管理服务规范培训，共培训5期，参加学员508人。

示范国医堂评选活动。2015年印发《天津市卫生计生委关于开展2015年示范国医堂创建活动的通知》（津卫中〔2015〕80号），通过区、县推荐申报、专家评审，评选出示范国医堂20家，天津市共有示范国医堂50家，以点带面，促进全市基层中医药服务的开展。

基层中医药服务能力提升工作。印发《天津市卫生计生委关于2015年基层中医药服务能力提升工程工作安排的通知》（津卫中〔2015〕163号），各区、县对照提升工程各项目标和任务，为村卫生室配备中医诊疗设备，推广中医药适宜技术，截至2015年年底，全市100%的社区卫生服务站和村卫生室能够提供中医药服务，每个社区卫生服务站和村卫生室都具备能够提供中医药服务的医师或乡医，且能够提供2项以上中医药适宜技术服务。

全国基层中医药工作先进单位复审。根据国家中医药管理局《全国基层中医药工作先进单位评审命名管理办法》和《关于做好2015年全国基层中医药工作先进单位复审工作的通知》要求，组织专家对红桥区全国基层中医药工作先进单位（原全国中医药特色社区卫生服务示范区）进行复审，经国家中医药管理局审核，红桥区达到合格标准，继续为全国基层中医药工作先进单位。

实施中医师承教育。根据中医人才培养规律和特殊性，按照《传统医学师承和确有专长人员医师资格考核考试办法》（卫生部令52号）及相关配套文件，制定并印发《天津市传统医学师承和确有专长人员医师资格考核考试办法实施细则》。2015年天津市共有34名师承人员跟师学习。截至2015年年底，全市共有160名师承人员跟师学习，16人出师。

八、"治未病"工作

落实预防为主的卫生政策方针，推进中医"治未病"工作。对区县基层"治未病"工作人员进行"治未病"专业培训，进一步规范技术操作，提高专业技术水平，全年共完成培训28次，培训人员500余人次。举办主题为"中医体质辨识"的天津市中医"治未病"继续医学教育项目培训班，参加人员共计80余人。

根据天津市卫生计生委《关于印发天津市中医"治未病"与防治重大疑难疾病能力建设项目工作实施方案的通知》（津卫中〔2014〕226号）要求，组织专家对天津市6家建设单位进行检查评估，各项目单位着力建设完善"治未病"科和康复科，配备中医体质辨识、中医康复等诊疗设备，制定和实施高危人群中医预防保健服务技术指南及康复科临床路径和诊疗方案，开展服务效果总结、分析及评价工作，提高中医预防保健及康复服务能力。

（杨　仰）

【河北省2015年中医药工作概况】

一、中医药相关规划编制

以省政府办公厅名义印发《河北省中医药健康服务发展规划（2015~2020年）》，河北省中医药管理局会同河北省发展改革委、工业和信息化厅等部门研究制定《关于促进我省中医药产业加快发展的实施方案》《河北省中药产业发展规划（2015~2020年）》，进一步明确中医药产业发展总体思路，推动中医药将知识优势、资源优势转化为

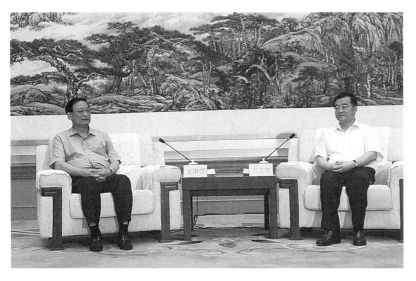

2015年7月29日，河北省省委副书记、省长张庆伟在石家庄会见国家卫生计生委副主任、国家中医药管理局局长王国强一行

产业优势。着手开展《河北省中医药事业发展"十三五"规划》编制工作，以解决制约中医药事业发展的关键问题为导向，以激发中医药作为卫生、经济、科技、文化、生态资源的活力为重点，组织开展多次专项调研、座谈，集中力量研究中医药领域重大任务、重大项目等，形成规划初稿。积极参与《河北省医疗卫生服务体系规划（2015~2020年）》等综合性和专项卫生规划编制，在卫生计生工作总体布局中保障中医药资源配置。

二、中医药服务能力建设

开展三级中医医院持续改进情况检查评估和巡查工作，不断探索大型中医医院监管模式。强化市级中医医院"治未病"中心标准化建设，深入基层开展中医健康教育、健康评估、健康干预，促进"治未病"服务由中医医院向城市社区延伸。围绕强化县级中医医院建设，召开专门会议，印发工作方案，并争取3.25亿元启动21所医院基础设施建设项目，支持10所医院重点提升中医药特色服务能力，试点开展医院信息化建设。深化重点中医专科建设，完成省级重点中医专科考核评估。以基层中医药工作先进单位创建活动为抓手，强力推进基层中医药工作，新建或复核国家级先

进单位9个，评审验收省级先进单位18个；基层中医药服务能力提升工程目标圆满完成，全省97.9%的社区卫生服务中心、92.3%的乡镇卫生院、81.4%的社区卫生服务站和69.1%的村卫生室能够提供中医药服务，国医堂增加至606个。遴选河北医科大学第四医院等15所综合医院开展中西医临床协作试点。组建中医药应急医疗队，成立中医药防治传染病专家组。积极推动京津冀中医药协同发展，共有51所中

医医院与京津地区医疗卫生单位建立合作联系，签署协议76项，实施项目116个。全面铺开县级公立中医医院综合改革，并在省政府印发的实施方案中进一步明确对中医药的倾斜政策。抓好石家庄市国家中医药综合改革试验区建设，指导并推动石家庄市政府出台试验区建设规划。

三、中医药人才培养

以落实省政府和国家中医药管理局《关于共建河北中医学院的协议》为核心，强化河北中医学院内涵建设，学校被省政府列为省属骨干大学，获批博士、硕士学位授予权，中医学、中西医结合学成为省级重点学科。启动中医住院医师规范化培训，招录250名学员进岗学习，并采取措施将2015年入学的中医专业硕士研究生全部纳入培训范围，实现中医专业学位教育与中医住院医师规范化培训的有机衔接。加快高层次中医药人才培养，开办国医大师学术传承研修班，新建国医大师传承工作室、16个名老中医传承工作室等人才培养平台，启动中药人才培养项目，完成221名国家和省级优秀中医临床人才研修、老中医药专家学术经验继承项目学员的结业考核。抓好基层中医药人才培养，共培养450名县级中医临

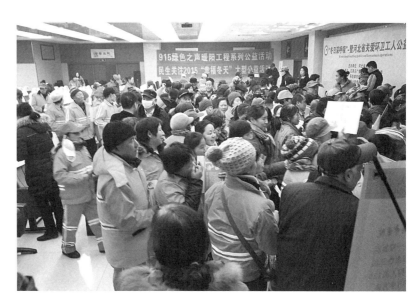

2015年11月30日，河北省中医院携手石家庄广播电台、《燕赵都市报》开展"关爱环卫工人公益普查"活动

床技术（传承）骨干、400 名乡村医生、50 名中医类别全科医师师资和 100 名中医类别全科医师，106 名师承或确有专长人员获得考取医师资格证书的资格。实施近 200 项中医药继续教育项目，累计培训 3 万余人次。

四、中医药文化传播

以培育和践行中医药文化价值理念为核心，支持 13 所中医医院创建中医药文化建设示范医院。面向社会大众继续开展健康大讲堂活动，重点讲授中医药文化和养生保健方法，年活动场次千余场、受益群众近百万人。积极发展中医药健康旅游，会同北京市有关部门开通中医药健康旅游线路，以岭健康城被确定为医疗健康旅游示范基地。召开中医药宣传工作会议，建立以中国中医药报、河北卫生计生、河北中医药通讯为主的纸媒宣传网络和近 200 人的宣传队伍，推动传播中医药好声音。河北省卫生计生委联合农工民主党省委等部门召开第三届冀港澳台中华传统医药文化发展大会，通过主旨报告、专题讲座、座谈交流和祭拜扁鹊等形式，大力促进两岸四地中医药文化交流。支持华北理工大学与匈牙利佩奇大学联合组建中医孔子学院、举办中匈医学论坛，争取将省医疗气功医院国际中医养生保健文化交流基地纳入国家

中医药国际合作项目，推动河北中医学院、河北省中医院、河北省医疗气功医院与俄罗斯、美国等国合作，积极参与捷克南摩拉维亚州中医中药温泉疗养度假项目建设，大力推动中医药海外发展。

五、中药产业发展

河北省中医药管理局联合省农业厅加快推进中药材种植业规模化、规范化、品牌化发展，新建 100 个千亩以上中药材种植示范园，初步建成滦平县万亩以上燕山中药材经济核心示范区。河北省中医药管理局会同河北省农业厅、工业和信息化厅、食品药品监管局召开中药材种植示范园园企对接会，促成内丘、巨鹿等中药材生产大县与神威药业、以岭药业等大型中药企业签订合作协议，初步搭建起中药产业交流合作平台。依据中药材资源分布情况，先行在安国市实施全国中药材种子种苗繁育基地建设基础上，又分别在北部燕山、南部太行山启动滦平县、涉县 2 个繁育基地建设，进一步促进珍稀、濒危、道地药材的繁育和保护。建成安国市、巨鹿县 2 个全国中药材资源动态监测和信息服务站，为及时掌握中药材资源动态变化提供重要平台。加快安国中药都建设，仓储物流商贸区天士力安国数字中药都项目主体完工，绿色循环工业区 38 个项目正按计划实

施，涵盖药王庙文化景区的 5A 级健康养生文化区已开工建设。

（王艳波）

【山西省 2015 年中医药工作概况】

一、中医药事业发展政策和机制

一是推动完善市级中医药管理体制。晋中、阳泉、晋城、朔州、临汾 5 市在卫生计生机构改革中增设中医科，全省 11 个市已有 9 个市明确设有中医科，另有部分县（市、区）设置中医股，实现山西省市、县两级中医药管理体制的重大突破。二是推进扶持中医药事业发展的政策落地。长治、大同、临汾等市先后以市政府名义出台《关于扶持和促进中医药事业发展的实施意见》，长治市设立中医药发展专项经费，大同市明确要求各县区卫生行政部门要设立中医管理机构，配备专人负责中医药工作。三是推进落实中医药参与医改相关政策。在全面推进县级公立医院综合改革的实施方案中明确提出，中药饮片不取消药品加成，不计入县级公立医院控制药占比范围；在推进新农合按病种分级诊疗中，县级中医院与综合医院享受同等报销政策。四是加快创新试点突破。落实《国家旅游局与国家中医药管理局关于推进中医药旅游健康发展的合作协议》，山西省中医药管理局会同省旅游局授予平遥县全省首家"省级中医药文化养生旅游示范基地"。平遥县政府启动首届"弘扬中医药文化 促进百姓健康"的中医药主题庙会，在当地群众中引起强烈反响。五是认真贯彻落实《国家中医药管理局关于进一步推进国家中医药综合改革试验区的指导意见》，设立省级中医药综合改革试验区。六是认真开展中医药参与医改调研，全年深入基层 20 余次。

二、中医药服务体系建设

加快发展中医医疗服务。一是完善覆盖城乡的中医医疗服务体系。在《山西省医疗服务体系规划》中提出"每个地市级区域至少设置 1 个市办中医院，每县级区域设置 1

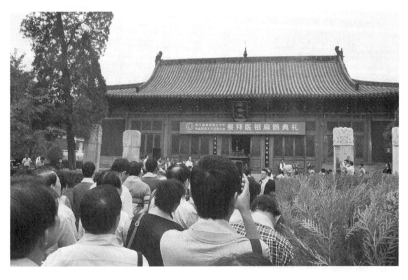

2015 年 9 月 22 日，冀、港、澳、台中医界代表赴河北省内丘县祭拜医祖扁鹊

个县办中医院。公立中医医院床位数可以按照每千常住人口 0.55 张配置。"2015 年协调发改部门将 9 所县级中医院纳入基本建设项目范围，吕梁市投入资金 2050 万元，恢复设置吕梁市中医院。二是全面提升中医医疗服务能力。全面启动三级中医院医联体建设。全省所有三级中医院（10 所）与县级中医院结为医联体。启动省级区域中医诊疗中心建设。完成 44 个国家中医药重点专科中期评估，确定 5 个省级"名优"中医重点专科，完成 18 个农村医疗机构中医重点专科验收评估，开展省级重点专科监测试点工作。推动综合医院提升中医药服务能力，创建国家级综合医院中医药工作示范单位 5 个、省级 2 个。三是多种手段鼓励中医院发挥中医药特色优势。安排 10 所三级中医院对口支援 51 所贫困县中医院。安排 10 所三级中医院和山西医科大学第一医院对口 107 所县级中医院开展县级中医院骨干医师培训工作。

基层中医药服务能力提升。推动提升工程目标和重点任务完成，5 个县（市）创建成为全国基层中医药工作先进单位，2 个县（市）创建成为省级基层中医药工作先进单位。支持 14 个县开展中医药服务乡一体化建设试点。68 个社区卫生服务中心和乡镇卫生院建设中医馆，137 个乡镇卫生院、18 个社区卫生服务中心创建成为省级中医药特色基层医疗机构。大力推广中医药适宜技术，在 58 个县（市、区）举办适宜技术推广培训班，建设覆盖省、县、乡三级的中医药适宜技术视频推广网络，形成中医药适宜技术推广长效机制。全省 99% 的社区卫生中心、94% 乡镇卫生院、86.6% 的社区卫生服务站和 76.8% 的村卫生室能够提供中医药服务。

中医药基本公共卫生服务与预防保健。为 30000 个家庭 0~36 个月儿童提供中医健康指导列为省卫生计生委为民服务"十件实事"。实际为 65189 个家庭提供指导服务。依托运城河东少儿推拿学校开展小儿推拿技术培训，为全省乡镇卫生院、社区卫生服务机构培训 1000 名小儿推拿技术人员，启用山西中医"治未病"微信公众号。

支持社会办医。协调有关部门将"鼓励举办只提供传统中医药服务的中医门诊部和中医诊所"写入《山西省人民政府关于加快社会办医的实施意见》（代拟稿）。支持"三通摄生医馆"开展社区中医"治未病"联合体试点。推动各地宣传中医坐堂医政策，全省 82 所零售药店设置中医坐堂医，诊疗人次达到 98719 人次。组织开展师承和确有专长人员考核考试，422 人合格。

三、人才培养

国家中医药管理局与山西省人民政府签订《共建山西中医学院协议》。2015 年 9 月 11 日，山西省省委书记王儒林会见国家卫生计生委副主任、国家中医药管理局局长王国强一行，并出席签约仪式。山西省省长李小鹏与王国强代表双方签约。王国强在会见讲话中指出：省局共建是地方政府与国家行业主管部门携手支持山西中医学院快速发展的重要举措，希望山西中医学院以此为契机，继续积极推进教育教学改革，主动服务地方经济发展，大力发展中医药文化，拓展互联网 + 中医药产业，以更加优异的办学成绩和成果，为全国中医药事业发展和山西省经济社会发展作出更大贡献。国家中医药管理局将积极配合山西省人民政府，在政策、项目、资金等方面给予扶持，共同促进山西中医学院建设成为有特色、高水平、应用型的中医药大学。根据协议，双方将积极探索地方政府与行业主管部门共同指导建设具有区域和行业特色优势的中医药高校新模式，提升山西中医学院办学水平和服务社会能力，促进山西省高等教育和中部中医药事业发展。

启动中医住院医师规范化培训，推进医教协同。完成 2014 年度、2015 年度中医住院医师规范化培训招录工作，推进 2015 年中医学硕士专业学位研究生纳入规范化培训，2015 年在培学员为 348 人。山西中医学院启动卓越医生教育培养计划。

强化中医药人才培养。在高层次人才培养方面。完成 2011 年全国名老中医药专家传承工作室验收评估、全国中医流派传承工作室中期评估。完成国家中医药管理局"十一五"重点学科验收和"十二五"重点学科中期评估工作。完成第五批师承、第三批全国优才结业考核。完成 27 名国家级中药特色技术传承人才、20 名中医护理人才和省级中医临床领军人才、优秀人才年度培养任务。完成 12 个国家级中医药继续教育项目。在基层中医药人才培养方面。成功申报 8 个基层名老中医药专家传承工作室，协调省财政争取省级配套经费。启动 22 个县级"名医堂"建设工作。完成 80 名县级中医临床技术骨干、230 名乡村医生中医药知识技能培训工作。

四、中医药科技

中药资源普查工作。一是基本完成中药资源普查试点工作各项任务，调查重点品种 450 个、一般品种 1625 种、样方 7262 套；采集蜡叶标本 85325 份，上交 38129 份；采集中药材样 5838 份，上交 4612 份；收集中药材种质 6280 份，上交 3985 份；完成影像资料植物照 31 万张、专题片 12 集；完成调查 3086 次；上传传统知识 3000 余条；上传数据 2400G。二是基本完成现代中药资源质量和信息动态监测体系建设，在浑源站、襄汾站、绛县站分别召开产业发展研讨会，提交当地主产药材调查报告，购置监测检验仪器，启动监测工作。三是完成黄芪、党参等 9 个中药材种子种苗繁育基地的建设任务。四是初步建成山西中药标本馆。五是完成《山西省中药资源名录》《山西省中药普查中药材种质资源名录》和《山西省中药资源普查中药材采集汇总名录》等资料的整理与出版工作。六是完成山西中药资源地理国情动态监测体系平台模板建设。

完善中医药临床与科研结合的研究方法和技术。推动山西省中医院做好国家中医临床研究基地申报准备工作，完成中医肠疗等重点研究室和中医药防治重大疑难疾病项目年度考核评估。推动山西中医学院协同创新中心建设。支持山西振东制药等中药企业申报中药标准化项目。

开展继承挖掘工作。深入50个县开展中医药传统知识调查与研究，收集、整理300条。完成山西中医药博物馆建设。支持《山西中医药发展史》《山西卫生志－中医编》编纂工作。

五、中医药文化与科普

一是利用新媒体传播中医药文化与科普知识。启动"山西中医"微信平台建设。完成中医健康素养调查。二是山西省中医药管理局与山西晚报联合启动"寻访山西好中医"活动。通过征集、寻访、评选的方式，推出100位"山西好中医"。将通过寻找，发现并推出一批在全省乃至全国具有较高知名度的新一代中医领军人物，以推广他们的学术经验和治病良方，让山西的中医药文化发扬光大。

六、"一带一路"建设

一是克罗地亚里耶卡大学附属医院与太原市侯丽萍风湿骨病中医医院签署协议。风湿骨病医院已派出4名在传统中医药方面经验丰富、医术精湛的医生组成"传统中医日"工作组，在里耶卡大学医学院附属医院为当地居民传播中医药传统文化，提供包括头痛、普通感冒、神经衰弱症、颈椎病和腰椎病等方面的中医养生保健方法，并开展推拿、按摩、针灸、耳穴按压、拔罐、刮痧等特色疗法，以及传统中医学疗法在减肥和美容上的应用技术等。二是应匈牙利索尔诺克州桑德尔·科瓦奇州长的邀请，由省政协副主席、省卫生计生委主任卫小春带队，山西省中医药交流团一行5人对匈牙利进行访问。交流团一行访问Szent Erzsebet医院、Hetenyi Geza医院、Termal水疗中心等医疗和预防保健机构，并与相关机构的领导和专业人员在中医针灸、推拿、"治未病"等方面进行交流和讨论。代表团成员向索方介绍小儿推拿、隔姜灸、焦氏头针、刮痧等中医特

色疗法，索方已与我方达成初步合作意向。

（赵红娟、郭君伟）

【内蒙古自治区2015年蒙医药中医药工作概况】

一、政策法规

开展蒙医药中医药政策落实情况督导调研，总结蒙医药中医药发展取得的经验和不足，客观分析蒙医药中医药发展面临的形势和任务，按照国家中医药管理局和自治区卫生计生委"十三五"规划编制要求，开展蒙医药中医药事业发展现状分析和"十三五"规划研究，制定《全区蒙医药中医药事业"十三五"发展规划》，确定自治区"十三五"蒙医药中医药事业发展目标和实现措施。

根据国家卫生计生委、国家中医药管理局有关政策，制定出台《关于在卫生计生工作中加快蒙医药中医药事业发展的意见》，进一步明确对蒙医药中医药事业发展的政策措施，推动政策的贯彻落实。

二、医政工作

蒙医中医医院标准化建设。按照《全国医疗卫生服务体系规划纲要（2015~2020年）》要求，督促盟市做好蒙医中医医疗服务资源配置和等级医院标准化建设，2015年又有17所蒙医中医医院通过国家中医

民族医医院等级评审。自治区财政投入8259万元为37所贫困旗县蒙医中医医院配备基本诊疗设备和急诊急救设备，提升诊疗水平和服务能力。自治区中医医院病房综合楼完成主体工程，内蒙古国际蒙医医院二期建设完成前期规划，19个在建旗县蒙医中医医院中，有4个投入使用，9个主体完成。

蒙医中医公立医院综合改革。在城市和县级公立医院综合改革中同步推进公立蒙医中医医院改革，强化落实已有各项蒙医药中医药政策措施，明确对蒙医中医医院在投入上给予倾斜，对使用蒙药和中药饮片不取消加成、不计入药占比。健全以内蒙古国际蒙医医院、内蒙古中医医院和内蒙古民族大学附属医院为龙头的蒙医中医医院联合体，召开医联体推进会，建立以远程会诊、蒙医药中医药适宜技术推广为突破口的联合体上下帮扶、协同发展的工作机制。深入实施蒙医中医"治未病"健康工程。三级蒙医中医医院建立"治未病"中心，二级蒙医中医医院建立"治未病"科，通过进一步完善"治未病"科室，合理划分"治未病"服务区域，优化流程，全面开展蒙医中医"治未病"服务。

基本公共卫生服务蒙医药中医药项目。印发《关于推进蒙医药

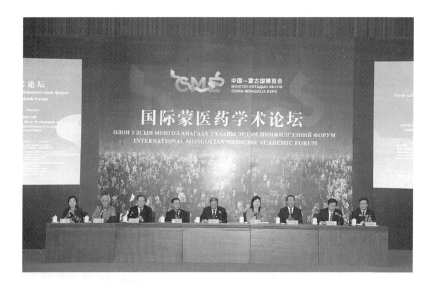

2015年10月23日，首届"中国－蒙古国博览会"国际蒙医药学术论坛开幕

中医药基本公共卫生服务项目的通知》，强调进一步规范项目内容，推进项目落实，将蒙医药中医药基本公共卫生服务项目的实施与日常诊疗、慢病管理、免疫接种、"治未病"服务等工作紧密结合，重点做好老年人和儿童蒙医药中医药健康管理服务项目，并逐步推动扩大项目覆盖面。

基层蒙医药中医药服务能力提升。将基层蒙医药中医药服务能力提升工程列入自治区党委考核盟市政府目标责任，按照年度目标任务，加强基层蒙医药中医药服务能力建设的日常监管。开展蒙医药中医药县、乡、村一体化试点，制定印发《关于推进蒙医药中医药县、乡、村一体化试点工作的通知》，确定每个盟市筛选2~3个旗县区开展蒙医药中医药县、乡、村一体化试点，实行统一机构设置、统一人员调配、统一技术服务、统一药械管理、统一业务管理。加强蒙医药中医药适宜技术推广，投入2258万元，支持12个旗县蒙医中医医院、76个苏木乡镇卫生院和社区卫生服务中心、1380个嘎查村卫生室和社区卫生服务站开展适宜技术推广能力建设。2015年有12个旗县区、2个盟市荣获全国基层中医药工作先进单位称号。

蒙医药中医药监管。落实改善医疗服务行动计划，部署各级蒙医中医医院通过优化诊区、预约诊疗服务、调配诊疗资源、规范诊疗行为等，强化和提升蒙医中医医院服务百姓健康的意识、能力和水平。部署旗县蒙医中医医院综合服务能力提升工作。制定第一阶段旗县蒙医中医医院综合服务能力提升标准，确定6所旗县蒙医中医医院综合服务能力提升工作试点。根据国家中医药管理局要求，开展大型民族医院巡查工作。完成对全国第三批重点中西医结合医院和第二批重点民族医药医院建设项目的检查验收。在国家中医药管理局的统一部署下，开展全区2012~2014年度蒙医药中医药项目执行情况督导，启动自治区蒙医药中医药项目预算执行监控平台，建立蒙医药中医药项目预算执行动态监控机制。委托自治区中医医院对全区125个项目单位2014~2015年度蒙医药中医药项目经费执行进度进行动态监控，实现蒙医药中医药项目信息互通，有效促进蒙医药中医药专项经费预算执行。

蒙医中医医院内涵建设。推进蒙医中医诊疗模式创新，在各级蒙医中医医院设置蒙医中医综合诊疗区，体现蒙医中医特点，提高临床疗效。启动内蒙古国际蒙医医院医疗与养老、残疾人康复、社区康复服务相结合的服务模式。推进蒙医中医优势专科建设。推进国家"十二五"重点专科和国家重点研究室建设项目。组织专家对全区22个国家"十二五"重点专科和国家重点研究室建设项目的动态管理、财务收支、建设成效进行现场评估考核。自治区投入1050万元，重点培育和建设21个蒙医中医特色突出、诊疗水平较高、具有示范带动作用的蒙医中医特色优势重点专科。开展自治区蒙医中医重点特色专科建设，全区132个蒙医中医重点特色专科获得支持。

三、科教工作

名老蒙医药中医药专家学术经验继承。第五批全国老中医药专家学术经验继承工作结业考核及专业学位授予工作进展顺利。加强名老蒙医药中医药专家传承工作室建设项目实施。按照国家中医药管理局部署，自治区执行的全国名老蒙医药中医药专家传承工作室建设项目、学术流派传承工作室建设项目通过国家督查考核。全区首批名老蒙医药中医药专家学术经验继承工作圆满结束，并通过结业考核。第二批名老蒙医药中医药专家学术经验继承工作有序开展，通过评审确定230名指导老师、460名蒙医中医专业人员作为继承人开展学术经验继承工作。

蒙医中医住院医师规范化培训工作。印发《中医民族医住院医师规范化培训实施办法（试行）》《内蒙古自治区住院医师规范化培训管理办法》，评审确定6个自治区级蒙医联合培训基地，6个中医联合培训基地，完成150人蒙医中医住院医师招录工作。

蒙医药中医药人才培养。20名蒙医中医护理骨干参加全国中医（包括民族医）护理骨干人才培训。完成20名全国蒙医中医护理骨干、10名全国优秀中医临床人才、2名蒙医中医医院会计领军人才、100名基层医疗机构蒙医中医全科医师、160名旗县级老蒙中医传承技术骨干以及400名乡村医生蒙中医药技能培训任务。开展第二批全区名蒙医名中医的评选评审工作，83名同志被命名为内蒙古自治区第二批名蒙医名中医，387人通过2015年度蒙中医高级专业技术资格评审。《中华医学百科全书》蒙医学卷编写和蒙医药标准化工作有序推进。

蒙药中药药材资源普查。组织召开内蒙古蒙中药资源普查阶段性总结会，组织列入国家蒙中药材资源普查项目的34个旗县，2个监测站作为技术牵头单位完成工作总结，上报数据，发挥自治区级监测中心的作用，指导自治区旗县级监测站的各项工作。

四、文化交流

举办中国-蒙古国博览会——蒙医药学术论坛和国际蒙医药成果展。按照自治区统一部署，2015年10月举办首届中国-蒙古国博览会国际蒙医药成果展，首次系统地展示新中国成立以来蒙医药发展历程和蒙医药特色优势，加强蒙医药科普知识宣传，扩大蒙医药的知名度。同时，组织召开中国-蒙古国博览会——蒙医药学术论坛，蒙古国卫生体育部国务秘书钢其木格及传统医药专家、学者65人参加开幕式上自治区副主席刘新乐代表自治区政府致欢迎辞，蒙古国卫生体育部国务秘书钢其木格、国家中医药管理局副局长马建中、内蒙古自治区卫生计生委主任欧阳晓晖分别做重要讲话。30多位中国、蒙古国、俄罗斯、美国的蒙医药专家、学者做学术交流和主旨演讲。内蒙古国际蒙医医院和蒙古国传统医学科学院签订合作协议。

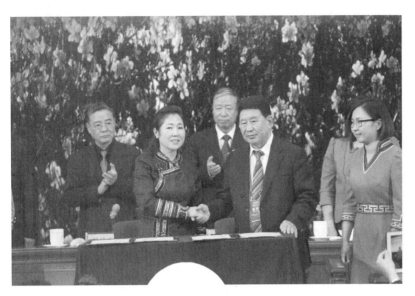

2015年10月23日，首届"中国－蒙古国"博览会期间，内蒙古国际蒙医医院与蒙古国传统医学科学院签署合作协议

参加自治区草原文化节。第十二届中国·内蒙古草原文化节期间，召开蒙医药主题论坛，会议期间进行第二届国医大师颁奖仪式、整骨大师颁奖仪式及两位大师学术交流和讲座，以及中国民族医药学会蒙医药分会挂牌仪式、5个内蒙古蒙医药学会专业委员会成立仪式、6个内蒙古蒙医药学会专业委员会学术交流。

(岳红娟)

【辽宁省2015年中医药工作概况】

一、政策法规

深入调研，集中发力，中医药发展政策和机制、体制取得新突破。一是按照辽宁省政府主要领导和分管领导的批示要求，在辽宁省卫生计生委党组的高度重视和大力支持下，集全局之力，历时7个月，协调22个厅局，通过广泛的省内外调研走访、系统内外征求意见，起草《辽宁省中医药健康服务发展规划（2015~2020年）》（以下简称《规划》），经省政府常务会议审议通过，由省政府办公厅正式印发。二是针对辽宁省中药资源和产业情况开展调研，先后形成《打破产业链瓶颈，促进辽宁中药产业快速发展》《辽宁省实施野生中药材资源保护情况调

研报告》《辽宁省卫生计生委贯彻执行中药材保护和发展规划工作情况和思路》和《关于破解西丰鹿茸产业发展问题的思考》等调研报告，为科学制定辽宁省中药材保护发展和中药产业发展提供决策依据。三是形成《辽宁省中医药人才发展状况调研报告》，将中医药人才培养规划纳入省卫生计生委人才队伍建设规划，为科学编制中医药人才发展"十三五"规划奠定基础。四是积极与省食品药品监督管理局沟通，争取理解和支持，使中药院内制剂在省内调剂使用的政策取得实质性的突破。五是大部分市借助卫生计生部门整合的机会成立独立的中医管理处室，大连市政府召开加快推进中医药事业发展大会，并出台《关于大连市加快推进中医药事业发展的实施意见》等系列文件；沈阳市人民政府出台《关于进一步加快中医药事业发展的意见》。

二、医政工作

（一）县级公立中医医院改革

一是积极开展公立中医院改革价格测算，印发《关于进一步做好县级公立中医院综合改革中中医药服务价格调整及测算的通知》，要求各县（市）充分考虑区域特点、医院等级、群众接受能力等因素，按

规定的补偿比例，医疗服务价格调整测算方案。阜新市、朝阳市、丹东凤城市等地区已对中医药服务价格进行全面调整。二是全省34家公立中医医院，除3家经省卫生计生委医改处同意分步实施外，其余31家均开展以药品零差价为主要内容的综合改革工作。三是积极探索以三级中医医院为龙头的医联体模式。辽宁中医药大学附属第二医院牵头与省内22家基层中医院和2家药企共同成立"辽宁省基层中医院医疗联合体"，抚顺市中医院在抚顺市率先成立以抚顺市中医院为主体的中医医联体合作，并将部分基层综合医院纳入其中。

（二）基层中医药服务能力提升工程

一是8个县（市、区）被评为全国基层中医药工作先进单位，沈阳市、大连市成为地市级以上地区全国基层中医药工作先进单位。二是8个县（市、区）被评为"辽宁省基层中医药工作先进单位"，43个单位被评为"辽宁省中医药服务示范乡镇卫生院（社区卫生服务中心）。三是出台《辽宁省国医堂建设标准（试行）》，采取先试先行、逐步推广的方式，评选出9个社区卫生服务中心和1个乡镇卫生院为该省首批国医堂。四是各地区根据实际情况，创造性地开展基层中医药工作，盘锦市组织全市范围内的基层中医药服务能力大拉练，取得良好的效果。

（三）中医医院内涵建设

一是分步有序推进等级中医医院的评审和持续改进工作，提升全省中医医院的综合服务能力和水平。全年共评定4所中医医院为该省第二批二级中医医院。完成对该省的26家三级中医医院的"以病人为中心，以保持发挥中医药特色优势为目的的持续改进工作"的检查评估。二是继续开展省级重点专科的评审工作。确定10个专科为该省"十二五"新增加的省级重点专科。三是重新修订《辽宁省名中医评选管理办法》，开展第四批辽宁省名中医评选工作，共评选出31名省级名

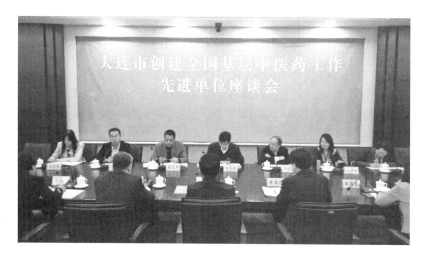

2015 年 11 月，大连市创建全国基层中医药工作先进单位座谈会召开

优势中医药产品。组织遴选 3 个重点单位参加第十七届中国国际高新技术成果交易会，这也是该省首次将中医药重点企业和项目纳入代表团进行推介。

四、教育工作

中医药人才培养。一是启动 6 个全国基层名老中医药专家传承工作室和 26 个辽宁省名老中医药专家经验传承工作室项目，初步形成省、市、县、乡、村 5 级中医药师承体系。二是对第 5 批师承、第三批优才、中药特色技术人才、中医护理骨干人才、会计领军人才、中医院院长等高端人才培养项目的 134 人进行管理和培训。开展第三批优才和第五批师承学员的结业考核及学位授予工作。三是组织完成中医类别全科医师师资、中医药适宜技术推广师资、中医临床专科技术骨干等 840 人次基层人才的培训和农村基层医疗机构中医专业成人高等学历教育每年 500 人的招生工作。四是核准、审批国家级和省级中医药继续医学教育项目 152 项，培训学员 2 万余人次。组织完成新疆塔城 15 名中医药人员为时 3 个月的培训。五是探索建立辽宁省中医住院医师规范化培训工作模式。实施国家、

中医，其中蒙医 1 人。

（四）综合医院中医药工作和民族医工作

一是开展综合医院中医药工作专项推进行动，沈阳市精神卫生中心、沈阳市第六人民医院、大连市中心医院参加综合医院中医药工作示范单位的国家复审。鞍山市 5 家综合医院设立独立的"治未病"科。二是继续推进该省蒙医事业，辽宁省蒙医院以优异成绩通过国家中医药管理局第二批重点民族医医院项目建设验收。辽宁省蒙医院通过与喀左蒙古族自治县蒙医院建立全面的协作关系，带动该地区蒙医药事业的发展，喀左蒙古族自治县蒙医院于 2015 年年底前接受二级甲等医院评审。

三、科研工作

中医药学科及科研平台建设。一是完成国家中医药管理局中医药重点学科建设验收和中期检查。制订实施方案，对学科检查验收时间、验收工作形式及工作程序做出具体要求。受国家中医药管理局委托，在各学科自查自评基础上，组织专家开展检查验收，并向国家中医药管理局推荐"十一五"优秀等次学科。13 个建设期满的国家中医药管理局"十一五"重点学科均能按照《国家中医药管理局重点学科建设任务书》的要求开展各项建设工作，基本上完成验收评分的各项指标要求，"十二五"重点学科项

目单位正在按照项目任务要求有序推进。二是制订《辽宁省中医药科技创新平台建设实施方案》，重点扶持中西医结合临床、中医康复学和中药临床药理学等学科发展。配合国家中医药管理局开展中药"重大新药创制"科技重大专项调研。对在建的国家中医临床研究基地、4 个重点研究室、13 个重点学科、30 个名老中医药专家传承工作室和 2 个中医学术流派工作室项目建设进行指导和评估。三是宣传推荐辽宁省中医药重大科技成果和辽宁特色

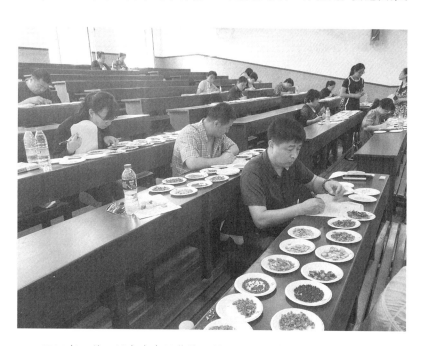

2015 年 8 月，辽宁省中医药管理局组织 2015 年全国中药特色技术传承人才培训项目培养对象选拔考试

省两级中医住院医师规范化培训工作。制定和完善相关制度和政策解读文件。辽宁中医药大学附属医院依托自身信息化优势，建立理论考试系统和临床技能培训中心，组织开展基地申报认定和学员招生工作，招收的237名学员均已全部入培。组织召开辽宁省中医住院医师规范化培训管理人员培训班，邀请天津、江苏专家对省内100名基地和市级管理人员开展培训。

五、文化建设

中医药文化宣传。一是继续开展"中医中药中国行——进乡村·进社区·进家庭""服务百姓健康行动"大型义诊周、"倡导中医健康、健康消除贫困"中医药文化科普巡讲等主题活动。在全省范围内举办科普知识巡讲、义诊咨询等各类活动300余场，受众近15万人次。二是加强中医药文化宣传阵地建设和队伍建设。评估9个省级宣传基地，向国家推荐2个文化宣传基地。进一步完善该省中医药文化科普巡讲专家库，举办中医药科普巡讲专家培训班，邀请国家级科普巡讲专家亲临讲授，共培训70余人。三是首次启动公民中医养生保健素养调查。完成问卷调查和数据处理工作，正在进行数据分析和撰写调查报告，编写制作中国公民中医养生素养科普作品。

六、党风廉政建设

一是认真学习上级有关文件精神和领导讲话，全局树立良好的学习习惯，把业务学深、学透、学精，人人争做本职岗位的行家能手，把学习坚持始终，全力建设学习型机关；二是深挖思想根源，全面提高思想认识水平，做到自觉遵守纪律，做到从思想上时刻与党中央保持高度一致，严格落实党的新要求，始终保持昂扬向上的精神状态和精神风貌；三是学用结合，结合自身实际工作不断总结、反思，做到"在学中用，在用中学"，真正把机关作风整顿新要求和党风廉政建设工作落到实处，始终保持团结向上、遵纪守规、担当有为的工作状态。

七、其他工作

中药资源保护和发展。一是组织15个试点县、11个调查队负责人和相关中药领域专家召开经验交流和工作推进会议。利用国家农业部东北野菜种质库，对重点药用植物种质资源以及生态型进行收集归圃与异位保存，共调查样地551个、样方套2685个、样方15906个、调查种类1100余种、重点品种179种、特色品种113种。组织相关专家编制《辽宁省中药资源》《辽宁药用植物彩色图谱》等书籍。二是有序推进中药原料质量监测技术服务中心和监测站建设。依托辽宁中医药大学建立中药原料质量监测技术服务中心，桓仁、清原建立中药资源动态监测站。

中医药信息化建设。一是开展辽宁省中医医院信息化建设现状调查，组织该省各级各类100余家中医医院进行网上填报并进行数据审核汇总分析。为全面了解中医医院信息化建设现状和发展水平，科学合理编制"十三五"中医药信息化建设规划提供依据。二是搭建辽宁省中医药项目预算执行动态监控平台，将全省105家项目单位全部纳入其中，完善中医药项目预算执行信息监控机制，提高中医药项目预算执行的精细化、科学化水平。为有效规划年度中医药项目、监管中医药项目的执行、争取国家财政资金、制定中医药重点项目立项政策提供科学决策依据。

绩效考核和资金监管。一是在国家中医药管理局开展的2012~2014年中央对地方转移支付中医药公共卫生服务补助资金项目绩效考核中成绩突出，评估项目平均93分，位居全国第三名。二是为加强中医药项目的资金管理，提高资金使用效率，举办中医药公共卫生服务补助资金项目管理培训班。培训各市、县中医管理部门的负责同志、项目单位管理人员和财务人员220人。三是制定考核办法，更新充实省级专家库。组织对2014年国、省两级项目绩效考核工作，共涉及15大类项目。经项目单位自查自评、集中考核和现场督查3个阶段，对项目的组织管理、资金落实、业务执行、实施效果、绩效自评等情况进行考核。

加强日常管理，中医执业医师考试、中医高级职称评审、简政放权等工作顺利完成。

（张宏逸）

2015年5月15日，辽宁·沈阳·中医药文化节开幕

【吉林省2015年中医药工作概况】

一、医政工作

2015年，吉林省政府将实施基层中医药服务能力提升工程，开展中医"治未病"服务能力建设项目工作纳入重点工作目标，将乡镇卫

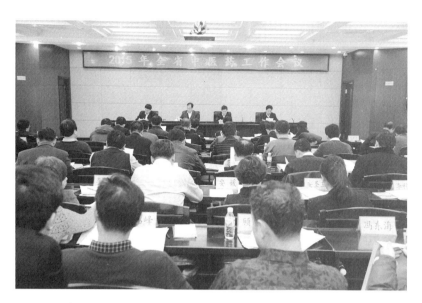

2015 年 2 月 10 日，吉林省召开 2015 年全省中医药工作会议

生院便民中医馆纳入民生实事，各项工作取得突破性进展。

基层中医药服务能力有新提升。完成基层中医药服务能力提升工程各项指标任务。2015 年，争取省级专项经费 950 万元用于建设 190 个便民中医馆。建成后的中医馆建筑面积累计达到 20447 平方米，比建设前增加 110%，中医诊疗人次达到 476076 人次，比建设前增加 32%。争取中央和省级财政投入 2415 万元，用于 319 个乡镇卫生院（社区卫生服务中心）、300 个村卫生室中医药服务能力建设。又有 5 个县（市、区）被确定为全国基层中医药工作先进单位。四平市、松原市继长春市后创建为全国地市级基层中医药工作先进单位。

中医药健康服务有新进展。代省政府起草《吉林省中医药健康服务发展规划（2016~2020）》，吉林省健康服务体系建设开始全面布局。稳步推进 7 个市（县）中医"治未病"服务能力建设项目，各项目单位深入基层开展义诊和健康咨询服务，受益人群 2 万多人次；基层医务人员 5000 多人次参加中医预防保健知识和技能指导与培训，初步形成区域中医"治未病"服务模式。省级投入 120 万元，以乾安县中西医结合医院为依托开展中医药养老服务机构建设试点工作；在全

省 5 所县级中医院建设中医老年病科，探索建立老年人养生保健、医疗、康复、护理服务为一体的中医药健康养老服务模式。公主岭市政府积极开展"健康岭城"活动，将中医药健康服务融入群众生活之中。吉林省中医药学会与长白山管委会联合举办长白山健康养生文化论坛，探索推动中医药养生与旅游文化相结合。长春中医药大学在俄罗斯合作建立针对高端客户的俄罗斯中国传统医学实践发展中心，延吉市中医院和珲春市中医院开展涉外医

疗服务，对外中医药健康服务得到加强。

在公立医院改革中发挥中医药特色优势。2015 年，全部县级公立中医院与县级人民医院同步推进县级公立医院综合改革。承办国家中医药管理局分级诊疗制度研讨会。继续落实《县级公立医院综合改革实施意见》和 7 个配套文件。64 项中医医疗服务价格上调，充分体现中医服务人员劳动价值，有效保证中医药特色优势的发挥。

在重大疾病防治与应急救治工作中发挥中医药作用。全面参与中东呼吸综合征、手足口病等重大疾病防治工作。吉林省中医药管理局与吉林省卫生计生委、武警吉林省总队联合开展卫生应急演练，创新警地联合、中西医结合卫生应急救援模式，推进中医应急救援队伍建设，得到国家中医药管理局充分肯定。中医药治疗艾滋病试点项目有效推进，截至 2015 年年底，累计治疗病例数达 177 例。

在基本公共卫生服务中提高中医药健康管理覆盖率。举办全省基本公共卫生服务中医药服务项目培训班。吉林省中医药管理局与吉林省卫生计生委联合开展专项督导检查，促进项目建设。截至 2015 年年底，65 岁以上老年人中医体质辨识

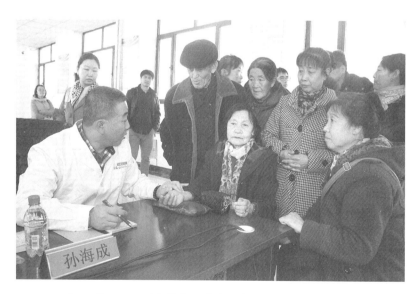

2015 年 10 月 31 日，"吉林中医药惠民走基层活动"走进辽源市东辽县白泉镇，为当地近 1000 名水库移民义诊

和0~36个月儿童中医药健康管理服务覆盖率均达到40%以上，比2014年提升10%。

二、科研管理

加强科研项目管理。中医药科研管理坚持尊重中医药发展规律，坚持以解决实际问题为导向，促进中医药工作继承发展、创新发展。课题实行全程管理，注重中期评估。对96项课题开展结题验收和成果鉴定工作，对285项课题开展中期评估工作。以充分的调研为基础，招标与委托相结合，新确定92项课题，其中30项为院内制剂项目，50项为中医药政策和管理类项目，12个项目为朝医标准化项目。

加强科研平台建设。清代宫廷医疗保健经验研究室被国家确定为重点研究室，开展历史养生文化资源的挖掘与研究。长春中医药大学附属医院国家中医临床研究基地通过国家组织的阶段验收，基本建设、业务建设、队伍建设等取得显著成就，中风病、冠心病两个病的研究达到国内先进水平。吉林省中医药科学院作为吉林省创新医药公共服务平台，在服务医药企业过程中作用明显。省级以上中医药重点研究室和实验室的建设得到加强，承担重大项目的能力和数量不断提高。

三、教育工作

加大住院医师规范化培训力度。组织完成培训学员考核和招录工作，67名学员通过结业考核获得合格证书，475名学员进入吉林省两家国家级培训基地培训，其中325名中医专业硕士学位研究生与规范化培训并轨。

继续加强中医药传承和高层次人才培养。推进名老中医药专家传承工作室建设，5个国家级工作室通过验收。启动省第三批名中医临床经验继承项目。组织省内相关专家，对吉林省五批师承项目学员进行结项验收考核，36位学员全部通过考核。辽源市"长白山杏苑新林项目"的师承培养模式得到国家中医药管理局肯定。组织专家完成对吉林省国家中医药管理局"十一五"中医药重点学科建设项目验收及

"十二五"建设项目中期督导工作。6个"十一五"重点学科被评为优秀等次。

继续加强基层中医药人才培养工作。吉林省连续3年实施基层卫生服务人员中医药知识与技能培训项目，2015年又培训2000人。完成全省"西学中（朝）"培训工作，249人获得"西学中（朝）"培训合格证书。实施国家级继续教育项目21项，培训4349人次，实施省级继续教育项目67项，培训10347人次。

四、文化建设

文化宣传教育基地建设。国家中医药管理局专家组对长春中医药大学、吉林中西医结合医院2个国家中医药文化宣传教育基地建设项目进行验收，基地建设受到专家表扬。持续推进中医院和中医馆文化建设。

出版系列文化建设产品。出版《回眸远眺——吉林省中医药管理局副厅级建制10周年》《翰墨丹青颂中医——吉林省中医药系统书法美术摄影作品展》及2015年基层中医药服务能力提升工程中医药科普读物系列等文化建设产品。

中医药科普宣传活动。发挥中医药学会等社会团体的作用，继续举办中医大讲堂、名中医讲堂、中医科普惠民走基层、中医药科普宣传周等活动。举办第三期吉林省中医药文化科普巡讲专家培训班。举办中国长白山健康养生文化节，宣传区域中医药资源，倡导健康养生

文化理念。

五、其他工作

提升行业管理水平。开展"六五"普法总结验收和审批、监督检查工作，涵盖省、市、县三级。组织三甲级中医院院长参加全国中医医院职业化管理高级研修班，举办朝医药标准化建设工作培训班，开展全系统财务管理人员培训等，规范和提高行业管理水平。

开展各类验收评估工作。开展国家中医药管理局及省重点专科建设项目、重点学科建设项目的验收检查以及评估工作，开展中医医院持续改进活动检查、大型中医医院巡查工作，开展专项工作督察、地市州中医药工作考核，以评促建，以查促改，中医药发展能力不断提高。

强化行业准入管理。做好传统医学师承人员的出师考核工作，11人获得传统医学师承出师合格证书。长春、吉林2个考点成功创建为国家级中医类别医师资格考试实践技能考试基地，在全国医师资格考务工作会议上介绍经验。

加强省中医药管理局机关能力建设。严格按照要求，开展"三严三实"专题教育，通过组织理论学习、专题党课辅导、观看警示录像、参观教育基地、深入对照检查，局机关"三严三实"专题教育取得明显实效，提升机关人员的素质和能力。专门召开机关党建工作会议，落实从严治党主体责任，坚持"一岗双责"，推进机关作风建设和反腐

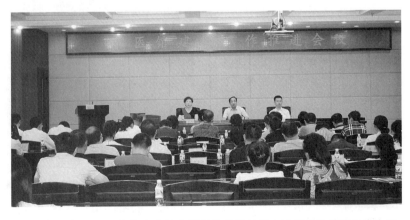

2015年6月23日，吉林省中医药管理局组织召开中医馆建设推进工作会议

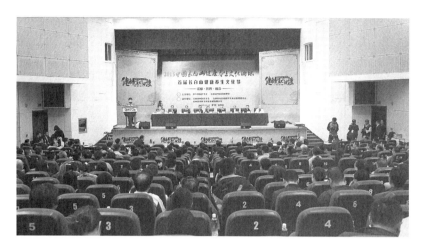

2015年9月11~13日，2015中国长白山健康养生文化论坛暨首届长白山健康养生文化节在吉林长白山举办

倡廉建设。

（任丛飞）

【黑龙江省2015年中医药工作概况】

一、概况

2015年全省县级以上中医医疗机构门诊量10116904人次，比2014年增长89022人次，同比增长0.89%。其中，省直中医医疗机构2203790人次，占总数的21.78%，比2014年增长69538人次，同比增长3.25%；地市级中医医疗机构3103824人次，占总数的30.68%，比2014年增长50604人次，同比增长1.66%；县级中医医疗机构4809290人次，占总数的47.54%。

2015年全省县级以上中医医疗机构出院475866人次，比2014年增长32007人次，同比增长7.21%。其中，省直中医医疗机构101581人次，占总数的21.35%，比2014年增长13129人次，同比增长14.84%；地市级中医医疗机构128184人次，占总数的26.94%，比2014年增长6659人次，同比增长5.48%；县级中医医疗机构246101人次，占总数的51.72%，比2014年增长12219人次，同比增长5.22%。

二、政策法规

制定《关于深入学习贯彻刘延东副总理与国医大师座谈时重要讲话精神的实施意见》（以下简称《实施意见》），对拓展中医药服务领域，丰富中医药服务内容进行规划。《实施意见》要求各级卫生计生行政部门、中医药行政部门和各级各类中医药机构，要以刘延东重要讲话为指针，明确发展中医药事业不单纯是中医药和卫生计生部门的责任而是党委、政府共同的责任；树立起中医药不仅仅是一种医疗手段，更是可以为地方经济社会发展作出贡献的重要资源的理念，提高认识，统一思想，为中医药事业的发展争取最大的支持。要进一步发挥中医药在医改中的作用，完善中医药服务体系，提升中医药服务能力，充实中医药队伍素质，大力发展中医药"治未病"、康复、养老和养生保健旅游等中医药健康服务，大力发展中药材种植产业，加强中医药文化传播能力和继承创新能力建设，加强中医药对外交流。

提请省人大对《黑龙江省发展中医药条例》实施情况进行执法检查，进一步推动各项扶持促进中医药事业发展政策的落实。根据黑龙江省人大的建议，黑龙江省卫生计生委、中医药管理局、编办进一步加强中医药管理机构的建设，全部地市已设立中医科，基层配置专门管理人员；黑龙江省食药监局出台三级甲等中医医院内部制剂的调剂使用管理办法，扩大中药制剂的使用范围；医保管理部门将中医适宜技术纳入报销范围；财政、发改、教育、人社等部门也加强对中医药事业的支持力度。

医改政策对中医药的倾斜更加明显。一是在《关于加强基层医疗卫生机构药品配备使用管理工作的通知》中进一步强调"中药饮片的基本药物管理按照国务院有关部门关于中医饮片定价、采购、配送、使用和基本医疗保险给付等政策规定执行"。二是在《黑龙江省乡村医生队伍建设实施方案》中规定"乡村医生应加强中医药知识学习，能够熟练运用中医药适宜技术防病治病"。三是在《黑龙江省村卫生室管理办法实施细则》中规定"村卫生室应当提供与其功能相适应的中医药服务，鼓励村卫生室开展针灸、推拿、拔罐等中医药适宜技术服务"。四是在《黑龙江省社区卫生服务机构管理办法实施细则》中规定，社区卫生服务机构应当在预防保健、医疗康复、健康教育和计划生育咨询及技术指导等方面提供中医药服务。上述政策进一步夯实中医药在基层发展的基础，明确基层卫生服务机构发展中医药事业的任务。

三、医政工作

（一）基层中医药服务能力提升工程

继续为乡镇卫生院引进中医药专业大学毕业生，进一步充实乡镇卫生院中医药服务队伍。借助省政府为乡镇卫生院充实大学毕业生的有利契机，确保中医药专业的大学毕业生不低于总数的三分之一，到项目结束时，将至少为乡镇卫生院补充1000名以上的中医药专业大学毕业生。2015年乡镇卫生院招聘中医药院校大学毕业生395名，其中中医专业365名、中药专业30名。

继续加强基层卫生服务机构的中医药诊疗设备装备，提升基层中医药服务水平。利用中央专项资金，分别给69个乡镇卫生院、社区卫生服务中心以及1120个村卫生室配备中医药诊疗设备，总投资595万元。

开展学术帮扶，全面提升县级中医医院重点专科水平。黑龙江省中医药管理局和龙江医派研究会联合开展在二级以上中医医院建立传承工作站的工作，通过建立工作站，由龙江医派研究会选派专家对县级中医医院进行定点帮扶，为县级中医医院培养1~2名重点学科学术带头人，全面提升县级中医医院的中医药专科诊疗水平。2015年已在绥芬河市中医医院、东宁县中医医院等单位建设6个龙江医派二级工作站。

开展中医医联体建设，带动医联体内基层卫生服务机构中医药服务水平整体提升。2015年上半年，全省已有10所三甲中医医院牵头组建医联体，与5所县级中医医院、40个社区卫生服务中心、3所乡镇卫生院组成10个医联体。

2015年，全省有798所乡镇卫生院和414个社区卫生服务中心设置中医科或中医药综合服务区，分别占总数的84.5%和93.2%。已有97.7%的社区卫生服务中心、90.9%的乡镇卫生院、78.0%的社区卫生服务站、69.4%的村卫生室能够为基层群众提供中医药服务，分别比2012年提升工程启动前提升39.6、39.0、44.1和36.3个百分点，完成预定的重点指标。

（二）中医医院内涵建设

完成二级中医医院等级评审工作，中医医院管理水平、医疗服务水平得到全面提高。对黑龙江省74所中医医院进行二级中医医院等级评审工作，评出二级甲等中医医院65所（含民营中医医院）、二级乙等中医医院9所。

开展三级中医医院持续改进检查评估，中医医院内涵建设进一步加强。评估结果表明，黑龙江省三级甲等中医医院的中医类别执业医师占执业医师比例均达到75%以上；采用非药物中医技术治疗人次占门诊总人次的比例为10%以上；门诊处方中，中药（饮片、中成药、院内制剂）处方比例达到65%；中药饮片处方占门诊处方总数的比例为30%以上，各项中医药特色核心指标均高于国家标准。

中医重点专科建设取得显著成绩，中医医疗水平明显提高。全省现有国家临床重点专科18个、国家中医药管理局重点专科50个。2015年黑龙江省中医药管理局组织专家对全省国家局重点专科建设和培育项目进行中期评估。评估结果显示，各专科中医药的应用率普遍达到90%以上，中医特色医疗技术在省级中医医疗机构的应用平均达40%左右，市级中医医疗机构的应用平均达32%左右，并呈现逐年增加的趋势。各重点专科建设的带动作用明显。各重点专科均为各医疗机构的龙头科室，发展较快，服务能力、绩效考核均在医院的前列，使重点专科建设起到良好的示范作用。肾病专科、针灸专科和中医妇科等在全国同类中医专科建设工作中处于领先水平。

开展大型中医医院巡查工作。完成对黑龙江中医药大学附属一院、二院和佳木斯市中医医院的巡查，进一步推动行业作风建设和服务质量的提升。

基层中医药先进单位创建工作扎实推进。2015年黑龙江省又有萝北县、北安市、鸡东县、讷河市、齐齐哈尔市铁锋区5个县区级单位和哈尔滨市一个地市级单位向国家局申请创建。哈尔滨地区依兰县、方正县、延寿县、木兰县、五常市、平房区6个县（区）通过国家中医药管理局验收，获得"全国基层中医药工作先进单位"荣誉称号。

综合医院、妇幼保健机构中医药工作示范单位创建工作取得新进展。哈尔滨医科大学附属第一医院、哈尔滨市传染病院、绥化市第一医院、佳木斯市中心医院、齐齐哈尔市富裕县妇幼保健院等5所医疗机构被国家中医药管理局命名为"全国综合医院、妇幼保健机构中医药工作示范单位"。

（三）重大疑难病防治能力

2015年黑龙江省新增重大疑难病防治中心1个、重大疑难病防治推广示范单位2个。各单位将根据各自的优势病种，整理防治关键环节和诊疗最新技术成果，完善国家中医药防治病重大疑难病技术库，逐步形成中医药防治重大疑难疾病方药技术的数据库及推广应用平台。

三、科研工作

黑龙江省27个全国名老中医传承工作室全部通过验收，龙江医派和韩氏妇科流派两个国家流派传承工作室通过中期评估。2015年黑龙江省新增第二届国医大师传承工作室1个，新增基层老中医药专家学术传承工作室8个，黑龙江省中医药科学院被世界针灸学会联合会确定为人类非物质文化遗产中医针灸传承基地。

开展中医药传统知识调查工作。已向国家局提交单验方68项、传统诊疗技术13项、中药炮制技艺1项、养生方法3项、传统制剂方法4项，共计89个项目。有12项退回持有人，进一步完善后再行申报。

中医药科技工作。共评出省中医药科技进步一等奖25项、二等奖21项、三等奖4项。黑龙江中医药大学附属第一医院吴效科主持完成的项目"多囊卵巢综合征病证结合研究的示范和应用"获2014年度国家科技进步二等奖。全年中医药科研项目结题240项，59项通过科技成果鉴定。黑龙江中医药大学附属第一医院新争取国家中医临床研究基地业务建设第二批科研专项课题17项，获资助经费320万元。

四、教育工作

2015年中医药人才培养的支撑条件进一步优化，黑龙江省有30个国家局中医药重点学科通过验收，其中有4个被确定为优秀重点学科；全年共举办国家级中医药继续教育项目23项、省级中医药继续教育项目45项。各层次中医药人才培养工作均取得显著成绩。

高级中医药人才培养工作取得阶段性成果。一是黑龙江省第三期全国优秀中医临床人才学员完成研修任务，20名学员全部通过考核。二是第五批全国老中医药专家学术经验继承工作圆满结束，30名指导教师和57名学员通过结业考核，其中有6人申请硕士学位、23人申请博士学位。

基层中医药人才培养全面开展。2015年举办全省县级中医院执业医师培训班7期，培训包括中医内、外、儿科等 6 个专业，覆盖全省 76 所市县级中医医院，共培训 514 人；开展基层医疗卫生机构中医类别全科医师转岗培训，为基层医疗卫生机构（包括乡镇卫生院、社区卫生服务中心和社区卫生服务站）培训 150 名中医全科医师。开展乡村医生（民族医）中医药知识技能培训，培训 199 人。开展县级中医临床技术传承骨干培训，遴选 70 名基层名中医药专家作为指导老师，为其选配 70 名继承人作为县级中医临床技术传承骨干培养对象，开展跟师学习。

中医药特色人才培养。一是完成 20 名国家中医护理骨干的培训任务。二是开展中药特色技术传承人才培训，在做好对 2014 年遴选的 10 名中药特色技术传承人才学习管理的基础上，又新遴选 15 名学员参加学习。

五、文化建设

加强中医药科普传播平台的建设，为开展中医药知识宣传普及工作提供稳固的阵地。一是配合健康龙江行动，根据委党组的安排，遴选 46 名中医药专家，参加黑龙江省卫生计生委和黑龙江省电视台联合开办的"健康龙江直播室"节目的制作和播出，节目播出半年，已播出中医药讲座 55 期，有 940 余万人收看节目。二是与生活报联合举办中医药养生保健知识漫画歌谣大赛，普及中医药知识，为中医药事业的发展营造良好的社会氛围。

加强中医药科普作品的创作，丰富中医药文化知识宣传普及的内容。上半年印制中医药养生保健折页 30 万份，编辑印刷《黑龙江省中医药养生保健指南》《黑龙江省常见病、多发病中医药防治指南》两种宣传册各 5 万册。

开展居民中医药养生保健素养知晓率的抽样调查工作，为下一步规划中医药文化知识宣传普及工作提供基础数据。按照国家卫生计生委和国家中医药管理局的统一部署，黑龙江省中医药管理局、爱卫办和疾控中心联合开展黑龙江省居民中医药养生保健素养知晓率的抽样调查工作，调查队在黑龙江省 6 个地

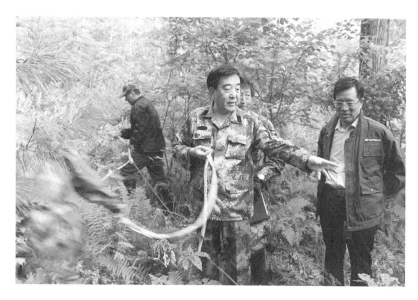

黑龙江省中医药管理局局长王学军实地调研大兴安岭地区中药资源普查工作

市的 8 个县、区选取 800 户居民进行入户调查，最终回收有效调查问卷 640 份，完成调查任务，数据已上报国家中心统计平台。

继续开展中医药文化知识进农村、进社区、进家庭工作。2015 年全省中医医院组织巡讲 1265 场，受益人数 37.3 万人次，编印发放中医药文化知识宣传材料 116 万份，发表中医科普文章 954 篇，出版中医药科普专著 48 部。

六、中医药服务贸易

2015 年 6 月，黑龙江中医药大学中国–中东欧国际医疗培训中心建设项目被国家中医药管理局列为首批中医药国际合作专项，黑龙江省中医药服务贸易又增加一项新内容。

黑龙江中医药管理局与省商务厅联合开展 2014 年全省中医药服务贸易发展情况调查，为进一步发展中医药服务贸易提供数据支持。调查显示，全省 2014 年中医药服务贸易总收入为 4798 万元，共有 56062 名外籍患者接受门诊中医药服务，截至 2014 年年底，黑龙江省在校中医药专业留学生达 621 人。

开展对俄中医药服务平台建设，进一步推动中医药贸易健康有序开展。一是与黑龙江日报社签署联合建设对俄中医药服务电子商务平台

的框架协议，根据协议，黑龙江省中医药管理局将支持"龙报在线"开展对俄中医药服务电子商务平台建设，在向俄罗斯宣传、推介黑龙江省中医药机构和中医药专家的基础上，逐步实现俄罗斯患者预约专家、组团、通关、网上支付一站式服务，方便俄罗斯患者到黑龙江省体验、接受中医药服务。二是与黑龙江省广播电视台合作开发中俄中医药健康服务平台。运用"互联网+"和"传媒+"的运营模式，打造以哈尔滨市为中心，以黑河、抚远、佳木斯、绥芬河、东宁等地区为支点的对俄医疗康复保健旅游开发示范区，采取中医及中西医结合手段，为俄罗斯患者提供高端、国际化的医疗养生保健和旅游服务。项目按全媒体产业开放平台建构，吸纳各地市有涉俄业务的医疗机构共同运营。

七、中医药健康服务

根据黑龙江省中医药事业发展形势，以省政府办公厅的名义拟定《黑龙江省发展中医药健康服务实施意见》。实施意见对充分发挥黑龙江省中医药特色优势，做好中医药养生保健服务，推进中医药健康旅游和服务贸易的开展，发展中医药康复和养老事业，倒逼中医医疗机构改革运营模式，带动中药材产业的发展进行详细的规划，并对各项工

作进行任务分配，对"十三五"期间中医药健康服务的发展进行总体设计。

八、加大对中药材种植产业的支持力度

全面启动40个县（市、区）的中药资源普查试点工作。各试点地区组织机构健全，运行正常，组建省级专家委员会。截至2015年12月9日，已完成样方套4405个、普查品种1120种、病虫害调查28种、市场主流产品127种、传统知识调查44项、蕴藏量调查377种、种子130份，拍摄照片120570张，标本制作12000余份，完成率为70%。配合国家局举办"大健康"大兴安岭论坛暨中药材商品规格等级标准研究技术中心（联盟）成立大会。2015年，新增全国稀缺中药材种子种苗繁育基地5个、中药资源动态监测服务中心1个、中药炮制研究室1个。

在全省中医医院中开展医养结合的中医药养老服务，要求全省中医医院根据规模分别与2~3所养老机构签订协议，为养老人员提供中医药养生保健、中医体检、中医药文化知识宣讲以及中医药诊疗服务，2015年全省有67所中医医院与132所养老机构建立合作关系，服务机构内老年人12484人。

加大中医药"治未病"服务体系建设力度，全省已有81所二级以上中医医院建立"治未病"科（"治未病"中心），其中10所三级甲等中医医院均建立"治未病"中心。"治未病"科平均专职人员6.4人，平均使用面积246.2平方米，服务项目平均9.3项。通过加强各中医医院"治未病"科建设，提高中医"治未病"专业技术人员的能力和素质，增强人民群众的预防保健意识。

（曲　峰）

【上海市2015年中医药工作概况】 根据国家中医药管理局的统一部署，2015年，上海市中医药工作以实施《上海市进一步加快中医药事业发展三年行动计划（2014~2016年）》为重点，着力推进中医药事业发展与深化医改同步发展，发挥上海中医药工作的优势，服务百姓健康，各项工作得到有效落实。

一、政策法规

上海市中医药发展办公室落实市政府《上海市进一步加快中医药事业发展三年行动计划（2014~2016年）》文件精神，组织开展"进一步加快中医药事业发展三年行动计划（2014~2016年）"的项目申报和遴选。2014年12月29日，上海市卫生计生委下发《关于公布上海市进一步加快中医药事业发展三年行动计划（2014~2016年）立项名单的通知》（沪卫计中发〔2014〕26号），正式立项484个项目。2015年4月22日，上海市卫生计生委、市中医药发展办公室联合下发《关于印发〈上海市进一步加快中医药事业发展三年行动计划项目管理办法〉的通知》（沪卫计中发〔2015〕8号），加强规范化科学化管理，对立项项目的实施、经费使用、督导验收等内容作出明确要求。为保障三年行动计划临床重大项目顺利实施，确保实施效率和效果，上海市卫生计生委、市中医药发展办公室于2015年8月26日联合下发《关于印发〈上海市进一步加快中医药事业发展三年行动计划中医药临床重大项目实施和管理细则〉的通知》（沪卫计中管〔2015〕20号）。

为加强中医医疗质量管理，规范中医医疗质量管理与控制工作，上海市卫生计生委、市中医药发展办公室于2015年5月29日联合下发《上海市中医医疗质量管理与控制工作规范（试行）》（沪卫计中管〔2015〕11号），实施全行业管理，质控范围包括中医医院（含中西医结合医院）、综合医院和专科医院、社区卫生服务中心及社会医疗机构提供的中医药服务。建立上海市中医医疗质量管理与控制工作指导委员会，指导市质控中心及其下设各专业质控组开展质控工作。

为完善中医药教育制度，促进毕业后中医药教育制度化、规范化，逐步建立与医药卫生事业改革与发展相适应的中医住院医师和中医专科医师培养和准入制度，上海市卫生计生委、上海市中医药发展办公室联合下发《关于成立上海市毕业后中医药教育委员会和上海市中医药继续教育委员会的通知》（沪卫计中发〔2015〕4号）。委员会在国家中医药管理局和市中医药发展办公室的领导下，依据国家中医药管理局《中医药继续教育规定》和《上海市继续医学教育实施办法》，对全市毕业后中医药教育工作和中医药继续教育工作进行全面规划、研究、指导和管理。

二、医政工作

（一）基层中医药工作

全面完成基层中医药服务能力提升工程，启动提升工程验收准备工作。对全市40家中医药特色示范社区卫生服务中心进行验收总结，探索建立保障社区中医药特色示范作用持续发挥的有效机制。遴选糖尿病、高血压等11个社区常见病、多发病，制定基层常见病症中西医结合诊治指南。推进50个社区中医药特色项目建设，组织18个社区卫生服务中心实施中医药参与舒缓疗护（临终关怀）工作试点。静安、普陀、宝山和浦东新区4区通过"全国基层中医药工作先进单位"复核验收。

探索中医药健康管理新模式。完成中西医结合基本公共卫生服务管理规范标准化研究。制定中西医融合的基本公共卫生服务包，内容包括高血压、糖尿病、肿瘤、脑卒中患者健康管理，65岁以上老年人、0~6岁儿童、孕产妇健康管理和健康教育等8个技术规范，制定中医药健康管理服务项目与家庭医生责任制相结合的相关流程和规范，在长宁、闸北、徐汇和浦东新区进行试点的基础上，逐步向全市范围推广，部分区县已实现包括中医药在内的社区健康管理信息与诊疗信息的整合利用。

（二）中医医疗内涵建设

推进中医医院评审评价工作。开展"以病人为中心，发挥中医药特色优势，提高中医临床疗效"为主题的持续改进活动，对全市22家

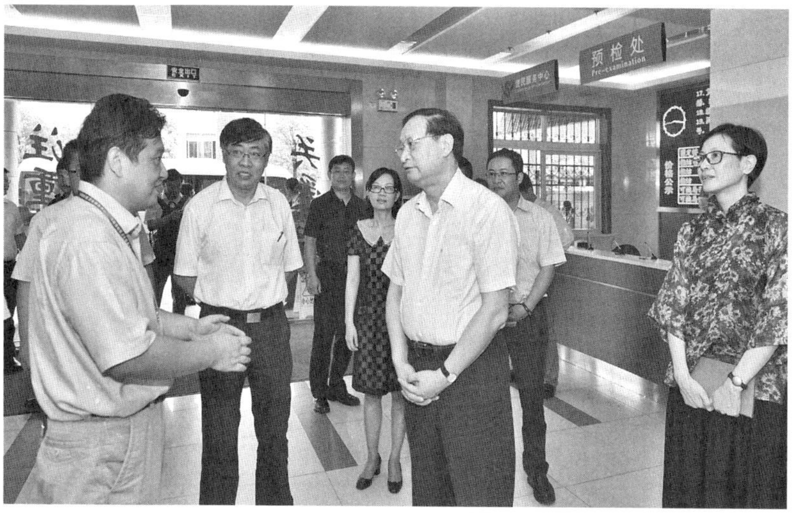

2015年6月26日，国家卫生计生委副主任、国家中医药管理局局长王国强赴上海嘉定马陆镇社区卫生服务中心调研基层中医药工作

中医（中西医结合）医院进行检查评估，巩固中医医院等级评审成果。完成对上海光华中西医结合医院"第三批国家重点中西医结合医院"建设工作的实地验收。上海中医药大学附属岳阳中西医结合医院、龙华医院和宝山区中西医结合医院分别接受国家中医药管理局和本市组织的大型中医医院巡查。在全国率先开展中医医院中医药服务综合评价，并注重加强评价结果利用，实施中医医院中医药服务综合评价工作情况定期通报制度，每月向办医主体和中医医院等通报中医医院中医药服务情况。推进中医质控精细化管理，增设中医骨伤、肛肠、针推、"治未病"和社区中医药服务、综合医院中医质控5个质控组，开展中医质控检查。

加强中医药特色内涵建设。加强10个中医优势病种临床诊疗基地、5个中西医结合重大疑难疾病临床防治中心等重大项目建设管理，强化中医优势资源的技术辐射，促进临床诊疗水平整体提升。以配合开展国家中医重点专科监测和中期考核整改核查为契机，全面推进本市中医重点专科建设。加强综合医院中医药工作，面向综合医院（含专科医院）开展重大疑难疾病中西医临床协作试点，培育中西医结合临床成果。加强中医护理内涵建设，充分发挥中医护理在提高临床疗效中的重要作用，遴选和建设20个"上海市中医优势病种护理示范项目"。组织实施中医医院中药制剂能力提升项目，加强医院中药制剂室建设和制剂开发与再评价工作，提高医疗机构中药制剂研制能力与水平。探索中医医疗机构诊疗模式创新，开展中医综合治疗和多学科一体化诊疗模式试点。

加强医疗机构中药代煎服务管理。上海市中医药发展办公室与上海市食品药品监督管理局共同委托上海中药行业协会开展全市中药代煎企业资质评估工作，全市共有43家中药企业通过评估。召开全市会议推进医疗机构煎药管理工作，同时在全市范围内开展医疗机构中药代煎服务管理工作检查。

优化中医药服务资源布局。推动中医医院通过医疗联合体、分院建设、对口支援等工作提高区县中医医疗机构服务能力。上海中医药大学与浦东新区、奉贤区、崇明县政府等开启新型区校合作模式，上海中医药大学附属龙华医院与嘉定区中医医院、上海中医药大学附属岳阳中西医结合医院与闵行区吴泾医院和崇明县第三人民医院结对进行全方位扶持。

开展综合医院中医药先进示范推选工作，新华医院、胸科医院、浦东新区浦南医院和浦东医院被评为"全国综合医院中医药工作先进单位"，复旦大学附属妇产科医院成功创建"全国妇幼保健机构中医药工作示范单位"。

（三）中医药健康服务业

全面启动上海市"治未病"预防保健服务体系建设项目，下发项目实施方案与管理手册，组织实施50项"治未病"预防保健服务体系建设政策和技术类子项目，设立4家"治未病"养生保健技术转化平台（天山中医医院、公利医院、上海中医药国际服务贸易促进中心和益大本草园），开展"治未病"养生保健技术的转化试点工作。21家中医医疗机构通过"治未病"预防保健达标单位验收。举办2015年度上海市"治未病"政策研究论坛。

开展"探索鼓励有资质的中医师在养生保健机构提供保健咨询和调理服务的有效途径和管理方式""中医养生保健服务的监管政策研究""关于促进中医药养生保健服务健康发展的指导意见""中医药养生保健体系建设规划"等国家中医药管理局委托课题研究。

依托上海市中医药国际服务贸易促进中心建立中医药健康服务业综合协调平台，为健康服务业参与方提供第三方服务，积极探索中医适宜技术向服务产品转化和中医健康服务模式创新的技术路径。

通过家庭医生制度建设，积极推进中医药参与"医养结合"。通过在养老机构设立中医家庭病床，选派中医药医务人员开展健康宣教，制作有针对性的中医养生保健读本等形式，将中医药服务融入现有的养老服务之中。结合上海市第四轮公共卫生体系建设行动计划的实施，开展中医药特色的医养结合示范项目建设。

三、教育工作

中医临床人才培养体系和培养网络。成立上海市毕业后中医药教育委员会和中医药继续教育委员会，初步形成医教协同的中医临床人才院校教育、毕业后教育和继续教育的培训体系。做好中医专业学位教育与住院医师规范化培训衔接，2015年新招生中医专业硕士学位研究生全部纳入本市住院医师规范化培训体系。组织制订《上海市中医临床药师在职规范化培训方案（试行）》。在全国首先启动中医临床规范化培训工作。全面启动上海市中医药临床培训网络信息化建设项目。启动中医药适宜技术推广效果评估工作。

中医药领军人才队伍建设。以海上名医经验传承高级研修班为基础，开展中医药学术共同体的建设，打造一批高层次后备中医药青年人才。形成24名名老中医领衔、30名领军人才为主、41名后备中医药青年人才为继的上海中医药人才梯队，加快中医药人才高地建设。

各类市级中医药人才培养项目。实施杏林新星计划，遴选两批150名优秀青年中医药人员为培养对象，探索青年中医药拔尖人才的培养模式，培育新一代中医学后备专家队伍。实施中医药专门人才计划，开展传统中医、中医专科、中医药管理、中药临床药学、炮制、中医药国际化等各种专门型人才的培养，遴选60名培养对象，形成中医药专门型人才高地。实施中西医结合人才计划，按照多层次人才培养形式，开展高层次中西医结合人才培养，60名学员入选。完成为期3年的优秀青年中医临床人才培养计划，47名医生通过结业考核。继续加强西

学中工作，2015年开办西医学习中医在职培训班2期，结业4期，共427名学员通过考核结业。开展中医药机构财务骨干人员培训。配合职称评审工作，完成2015年医古文水平能力测试，并将之列入本市中医药人才评价的一项重要指标。完成两批4678名学员的培训与考核。组织开展"中医专家社区师带徒"项目，遴选50名中医专家带教97名社区中医。

社区非中医人员中医药知识与技能培训。通过上海市中医药临床培训视频网络培训平台，对全市各社区卫生服务中心临床、公卫类别医师和乡村医生进行中医药理论、基层中西医结合研究进展、中医药及中医适宜技术、常见病中西医结合诊疗规范、中成药的应用知识等培训。截至2015年年底，累计完成8842人的培训与考核。

四、中医药传承与创新建设

启动开展第四批上海市名中医评选工作。新增国医大师工作室1个、全国基层名中医工作室4个、上海市基层名中医工作室30个、全国中药传承人才培训项目培养对象5名。完成国家中医药管理局2012年度名中医传承工作室验收、全国中医学术流派传承工作室的中期检查和全国第五批老中医药继承工作、全国第三批优秀中医临床人才研修项目的结业考核工作。

加强重点学科建设，完成国家

中医药管理局13个"十一五"重点学科验收和31个"十二五"重点学科的中期检查工作。其中8个重点学科验收评估优秀，进入国家中医药新一轮重点学科建设遴选单位。

五、文化建设

上海市中医药发展办公室联合上海电视台新闻综合频道《名医话养生》栏目《养生有"道"——海派名医的传世宝典》系列节目，开展石氏伤科、丁氏内科等12个海派中医流派宣传。拍摄14集中药文化系列片《药里乾坤》，在8个区、县开展中医药健康养生保健素养问卷调查。上海市中医药发展办公室联合市卫生计生委宣传处，举办三期"文汇中医药文化讲堂"，邀请到陈凯先、严世芸、查德忠、梁鸿、俞熔、李其忠、杨金坤等多位名家大师举办讲座，来自上海市各级医疗机构从业人员、上海中医药大学师生、社区群众等各界观众，累计400余人参与活动。每期讲堂活动均被文汇报以整版篇幅报道，并得到新闻晨报、新浪网、网易新闻等多家媒体报道或转载。组建中医药文化科普巡讲专家团，开展专家培训和考核，遴选出首批40名巡讲专家团成员。组织开展"杏灵杯"社区好中医评选，推荐选拔出30名"社区好中医"并进行宣传。

六、中医药国际化

中医药标准化工作。积极支持ISO/TC 249秘书处工作，在2015年6月北京召开的ISO/TC 249第六次全体成员大会上，确立传统中医药"中医药（TCM）"为ISO/TC249正式名称，会后报ISO总部通过。发布"中药重金属测量方法"国际标准1项。

参与中国－中东欧国家卫生部长论坛。参与承办论坛期间的中国传统医药展，期间接待中东欧多国的卫生部长等体验中医，宣传中国传统医药。

全力推进"中国－捷克中医中心"建设。2015年6月17日，刘延东副总理、捷克副总理亲自为"中国－捷克中医中心"揭牌，该项目成为中东欧国家首个由政府支持的

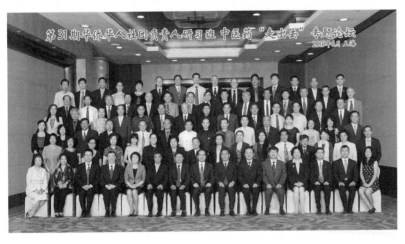

2015年6月30日，第31期华侨华人社团负责人研习班中医药"走出去"论坛在上海举办

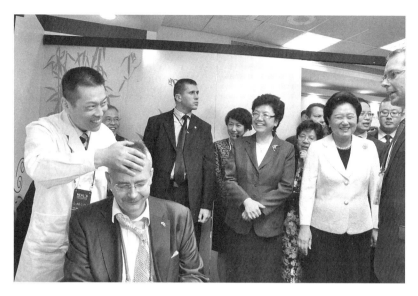

2015 年 6 月 16 日，中共中央政治局委员、国务院副总理刘延东，国家卫生计生委主任李斌出席在捷克举办的中国传统医药展

第一个中医中心，是我国医疗卫生界落实国家"一带一路"战略的重要项目。9 月 21 日，中医中心门诊部正式开张。11 月 27 日，在两国总理的见证下，捷克卫生部、赫拉维茨·克拉洛维大学医院、上海中医药大学附属曙光医院与中国华信能源有限公司四方将签署《关于全面支持中国传统医药在捷发展的合作谅解备忘录》。

七、党风廉政建设

深入学习贯彻党的十八大和十八届三中、四中全会，以及习近平总书记系列重要讲话精神，贯彻依法治国、改革创新的理念，深入开展"三严三实"专题教育活动，集中开展党风廉政教育专题学习和讨论，巩固党的群众教育实践活动成果，建设服务型、学习型党组织，发挥支部的战斗堡垒作用和党员干部的先锋模范作用，严学习、正思想、强纪律，扎扎实实推动中医药发展工作作风转变，推进本市中医药工作取得新的进展。

（曹 莉）

【江苏省 2015 年中医药工作概况】

一、中医药改革发展

江苏省紧紧围绕省级综合医改试点这条主线，坚持以中医药更好地服务人民群众为着眼点和出发点，进一步提高中医药在综合医改试点工作中的参与度、融入度、贡献度，不断健全完善中医药可持续发展的体制、机制，中医药在深化医改中的重要作用日益彰显。一是为推动中医药改革构建有力政策保障。2015 年 1 月，江苏省委、省政府出台《关于深化医药卫生体制改革建设现代医疗卫生体系的意见》，明确要求省辖市政府要办好 1 所三级中医医院（中西医结合医院），县级政府要办好 1 所中医医院。江苏省中医药局立足本职，主动作为，积极争取相关职能部门支持，中医药全面融入医改配套政策。在《进一步完善政府卫生投入政策的指导意见》《关于深化医疗保险支付方式改革的意见》《城市公立医院医药价格综合改革指导意见》《关于创新公立医院人员编制管理的实施意见》等多个医改配套文件中，均有中医药投入、补偿、价格、编制等方面的政策内容，中医药在卫生计生全局发展及深化医改中的融入度进一步提高，为促进中医药发展带来更多的政策利好。二是中医药积极参与综合医改试点工作。2015 年 10 月起，江苏省启动城市公立医院药品零差率销售，全面推进城市公立医院综合改革。除中药饮片、配方颗粒、院内制剂以外，省内城市公立中医医院（中西医结合医院）全部实行药品零差率销售，各单位积极筹备，做好改革各项筹备和应对工作，确保医院门急诊正常开展，得到广大群众的普遍理解、支持和肯定，公立中医医院改革稳步推进。

二、中央领导对江苏昆山"8·2"特大事故伤员中西医结合救治工作作出重要批示

无锡市中西医结合医院在该起事故伤员救治中，反应迅速，措施有力，遵循中医药整体观，积极发挥多专业一体化综合诊疗的优势进行治疗，取得较好效果。该院是全省收治伤员最多的医院，在医疗救治工作中发挥重要作用，受到国家卫生计生委、省政府领导的高度肯定。《中国中医药报》对此进行深度报道。2015 年 4 月，国务院副总理刘延东、国家卫生计生委副主任、国家中医药管理局局长王国强等多位领导批示，要求总结经验，形成全国行业标准和规范。天津港"8·12"特大爆炸事故发生后，受国家中医药管理局指派，江苏省于第一时间派出烧伤专家前往天津支援医疗救治工作。

三、开展中医药事业发展"十二五"规划终期评估总结和"十三五"规划编制工作

为全面总结该省中医药事业发展"十二五"规划执行情况，做好"十三五"规划编制工作，江苏省中医药局认真组织开展中医药事业发展"十二五"规划执行情况终期评估，要求各市、各单位全面总结中医药事业"十二五"发展情况，收集工作数据，形成总结评估报告。同时开展"十三五"规划编制有关信息、项目收集工作，初步提出发展目标、重要任务等，为全省中医药事业发展"十三五"规划的研究制定打好基础。

四、中医医疗机构建设

在中医基本建设方面，2015 年江苏省有 2 所地市级中医院获得儿童医疗服务体系建设项目，2 所地市级中医院获得全科医生临床培养基地建设项目，5 所县级中医院获得完善基层医疗卫生服务体系建设项目，共获得中央预算内投资11300万元。完成县级中医院项目建设1所。遴选8家单位开展中医院信息化基础设施建设。继续组织实施三级中医院设备标准化建设项目，按照填平补齐原则，对第二批8家中医院、第三批5家中医院进行设备标准化建设，完善基本医疗设备，提高综合诊疗能力和水平。在等级中医院评审中，新获批5所三级中医院（中西医结合医院），全省现有35所三级中医院（中西医结合医院）。新确认二级甲等中医医院1所。

五、中医医疗机构内涵建设

一是组织开展持续改进活动。对全省30所三级中医医院持续改进工作情况进行省级检查评估，加强指导，促进中医院医院管理水平、医疗质量与安全、中医药特色发挥水平进一步提升。二是启动大型中医医院巡查工作。5所医院接受国家中医药管理局和省级巡查。三是加强中西医结合医院和综合医院中医科建设。江苏省中西医结合医院挂牌为南京中医药大学第三临床医学院。南京市中西医结合医院通过第三批重点中西医结合医院评估验收。苏州、泰州、镇江3所中西医结合医院新增6个省局中医重点专科建设单位，连云港东方医院等多所机构正积极筹建中西医结合医院。完成3所全国综合医院中医药示范单位复核工作。四是加强中医药服务监管。规范中医机构准入管理，配合开展打击代孕、医托和整治"两非"等专项行动，保证中医医疗质量和安全，维护中医医疗环境。圆满完成2015年度中医类别执业医师资格考试工作。

六、中医药健康服务能力建设

一是加强中医重点专科建设管理。对省内27所医院71个国家中医药管理局重点专科进行中期评估，建立滚动淘汰机制。新增7个省级中医重点专科建设单位。启动2015年度省中医临床诊疗中心建设。二是创新中医医疗服务新模式。江苏成为中医诊疗模式创新试点省份。三是加强中医药预防保健服务能力建设。积极推进中医"治未病"健康工程，强化基本公共卫生服务中医药健康管理服务项目，将全省65岁以上老年人和0~36个月儿童的中医药健康管理服务覆盖率提高至40%并超额完成。全省二级以上中医医院均建立中医预防保健科或"治未病"中心，能开展6种以上的中医药服务项目。四是积极开展中医药健康养老服务试点。协调推进中医药健康养老、健康旅游发展。

七、基层中医药大力发展

一是推进基层中医药服务能力提升工程。江苏省以问题为导向，对各市提升工程实施情况进行评估。经过3年的努力，全省95%的社区卫生服务中心、乡镇卫生院，90%的社区卫生服务站、村卫生室能够提供中医药服务，提升工程的目标基本实现。二是实施基层医疗机构中医特色专科建设项目。确定江苏省基层医疗机构中医特色专科建设项目60个。三是强化基层医疗卫生机构中医科室建设。组织实施基层医疗卫生机构中医诊疗区（中医馆）服务能力建设项目，在全省共遴选422个中医馆进一步加强中医诊疗区建设。新命名72个省乡镇卫生院示范中医科，新设22个建设单位。新命名27个省中医药特色社区卫生服务中心。四是积极创建全国基层中医药工作先进单位。泰兴市、昆山市、丹阳市、徐州市云龙区、泰州市海陵区5个地区通过国家局复核，继续保持"全国基层中医药工作先进单位"称号。2012~2015周期第一批、第二批共17个全国基层中医药工作先进单位已通过国家局评审。常州市、南京市秦淮区、苏州市相城区、东台市4个全国基层中医药工作先进单位完成期满复核。

八、中医药人才队伍建设

一是健全中医药毕业后教育体系。制定省级中医住院医师规范化培训标准，推进卓越医生（中医）教育培养计划。遴选确定13个中医住院医师规范化培训协同基地，江苏省中医院被确定为全国住院医师规范化培训示范基地。完成1973名中医住院医师规范化培训学员的结业考核工作。二是推进中医师承教育。完成第五批全国老中医药专家学术经验继承工作结业考核和15个全国名老中医药专家传承工作室、30个省名老中医药专家传承工作室验收。新增全国基层老中医药专家传承工作室9个。三是突出中医药重点人才培养。启动江苏省国医名师评选。加强高层次领军人才培养，完成30名省中医药领军人才培养对象、29名第三批全国优秀中医临床人才培养任务。新增全国中药特色技术传承人才培养对象15人。四是加强中医药继续教育管理。获得2015年国家级中医药继续教育项目56个，确定省级中医药继续教育项目96个。五是举办2015年中医院长培训班、中医药文化建设和信息宣传工作培训班，提高医院管理者领导能力和中医药文化宣传工作水平。

九、中医药继承创新

一是继续实施第一届3个国医大师学术经验传承研究室二期建设，启动第二届国医大师学术经验传承研究室建设，系统整理国医大师学术思想和临床经验。二是继续推进国家中医临床研究基地、中国中医科学院江苏分院和江苏省中医临床研究院建设，强化重点科技平台的引领和支撑作用。新增国家中医药重点研究室1个，获得国家中药炮制技术传承基地3个。三是组织实施中医药科技专项。修订江苏省中医药局科技项目招标指南，2015年江苏省中医药局科技项目共评审确定重点项目10个、一般项目186个、培育项目18个。四是加强中医药重点学科建设。14个"十一五"国家中医药管理局中医药重点学科通过验收，并全部获评优秀。21个"十二五"中医药重点学科完成中期检查。五是中药资源普查试点工作取得阶段性进展，已梳理植物种类2247种，采集压制蜡叶标本5613份、药材标本201份，收集种子种苗数110种，拍摄照片4.5万余张。

十、中医药落实"一带一路"战略

2015年11月9日，中国–法国（巴黎）中医药中心在法国成立，该中心被纳入国家中医药管理局首批国际合作项目，由江苏省中医院、法国巴黎公立医院集团下属的比提耶医院合作开办，是法国第一所由中法两国政府支持成立的中医药中心，具有十分重要的里程碑意义。2015年10月，为促进中医药在新加坡的发展，江苏省卫生计生委积极与新加坡中医学院沟通协商，与新加坡中医师公会建立合作关系。在国内合作方面，江苏落实与贵州合作协议，帮助贵州加强中医药人才培养，与海南、云南等省积极磋商，达成合作意向。

十一、中医药文化宣传

一是连续第5年组织开展"中医药就在你身边"中医药文化科普巡讲活动，组织中医药专家深入基层，来到百姓家门口举办中医药文化科普讲座。全省13个省辖市全面组织开展巡讲活动，市、县、区覆盖率达到100%。2015年的巡讲活动总计举办中医药文化科普讲座1524场次，超额完成原定计划的52.4%，派出中医药文化科普工作人员2288人次，发放宣传资料67.86万份，设置宣传展板3223块，媒体报道881篇次，直接受益群众23.15万人次。二是积极编撰《中医药就在你身边》中医药文化科普丛书学生知识读本、文职工作者健康读本、教育工作者健康读本、户外工作者健康读本，免费发放给市民，帮助居民树立健康生活理念，进一步提升居民健康素养。三是加大社会宣传力度。2015年3月，江苏省中医院夏桂成教授荣膺全国"十大最美医生"，展示江苏中医大医精诚的良好社会形象。2015年5月，中央新闻媒体采访团对江苏中医药改革发展进行深入调研和采访，共推出专题报道14篇，进一步扩大江苏中医药的社会影响。《中国中医药报》江苏记者站被评为先进记者站。

（张小凡）

【浙江省2015年中医药工作概况】

一、推进中医药健康服务

根据《国务院办公厅关于印发中医药健康服务发展规划（2015~2020年）的通知》精神和浙江省政府主要领导批示要求，浙江省政府办公厅制定出台《浙江省加快推进中医药健康服务发展的意见》，提出发展中医药事业、推动中医药产业、完善中医药发展环境的具体目标、任务和保障措施。浙江省中医药管理局会同当地政府及有关部门，积极推进以中医药为载体的特色小镇和特色街区建设。磐安县"江南药镇"纳入首批省级特色小镇创建项目，计划3年内投入30亿~50亿元，打造成华东地区最大的中药材贸易、休闲、养生福地；杭州市拱墅区、上城区的中医药一条街已成为文化、旅游、产业融合的重要健康服务业基地。浙江省推出公建民营模式开展中医药养老服务及中医药居家养老服务；连续3年与旅游部门共同认定一批中医药文化旅游示范基地，会同旅游、农业部门做好17家示范基地申报单位评审论证与实地检查工作，开设东、南、西、北、中5条中医药旅游线路；鼓励社会资本开设经络按摩馆、药膳馆、太极运动馆、情志调摄馆；加强中医医院"治未病"科建设，推进中医药基本公共卫生服务项目，针对百姓开展中医体质辨识和健康评估服务，0~3岁儿童和65岁老年人中医药基本公共卫生项目覆盖率已达到40%以上。

二、医政工作

一是加强国家重点专科建设。对23家医院70个国家中医药重点专科进行中期检查。70个重点专科上一年度总诊疗人次达到122万，出院病人达到8万多人次，床位使用率97.66%，急危重患者比例及区域外患者比例稳步提高；承担或参与的省部级以上的围绕本专科优势病种的临床研究科研课题数343个、省部级临床研究科研课题数222个；在核心期刊或SCI收录的围绕本专科优势病种论文数1329篇，获得省部级奖励数43项；举办国家级中医药继续教育项目专题培训班数91个，举办省部级中医药继续教育项目专题培训班数60个，重点专科建设取得明显成效。

二是促进中医医院持续质量改进工作。浙江省成立全省中医病历质量控制中心，对所有三级中医医院进行持续质量改进检查评估。各中医医院医疗服务更加规范，医院管理水平明显提升，中医特色更加明显，门诊处方中，中药（饮片、中成药、医院制剂）处方比例超过60%，中药饮片处方占门诊处方总数的比例达到30%以上，实行中医临床路径管理的病种数达到30种以上。特别是针对上一周期医院评审中发现的问题，三级中医医院均制订整改方案，建立问题台账，逐条逐点有针对性地开展整改，患者满意度普遍较高。

三是开展大型中医医院巡查工作。浙江省中医药管理局与省卫生计生委联合制订《浙江省大型医院巡查工作方案（2015~2017年）》，并在全省中医医院培训班上进行布置，2015年主要针对杭州市、绍兴市9家三级以上中医医院开展大型医院巡查暨持续质量改进检查工作，重点围绕建立、完善惩治和预防腐败体系，坚持公立中医医院公益性，发挥中医药特色优势，全面加强中医医院管理，持续质量改进，提升中医医院服务等内容。为进一步提升中医医院综合实力，同时组织急诊、病理、麻醉、放射、院感、设备等质控中心检查工作，丰富巡查内容，突出巡查效果。

四是加强中医护理工作。2015年，浙江省成立中医护理质量控制中心，制定浙江省中医护理管理质量评价标准，开展中医护理技术应用规范修订，组织中医护理调研和督查，逐步建立全省中医护理质量控制系统。深入开展优质护理服务示范工程，30余家中医医院优质护理服务覆盖率达100%，三级医院责任制整体护理模式达到98.13%。实施并优化中医护理方案，开展中医护理技术30余项。省内多家中医医院开设中医护理特色门诊，"5·12"国际护士节开展中医护理下基层活动，充分发挥中医护理在维护群众身心健康中简便验廉的特色和优势。

五是推进落实基层中医药服务

能力提升工程。坚持中医基层化、基层中医化的导向，全面完成基层中医药服务能力提升工程任务目标，全省100%的社区卫生服务中心、95.05%左右的乡镇卫生院、78%左右的社区卫生服务站和村卫生室能够提供中医药服务。80.55%的县（市）中医医院已达到二级甲等以上水平。全面推广海盐县构建中医药发展保障平台、中医药发展服务平台、中医药人才成长平台和中医药技术应用平台等"四大平台"，推广杭州市拱墅区社区卫生服务中心中医馆建设为亮点的城市基层中医药工作先进经验。完成对杭州市西湖区、下城区、滨江区，宁波市江东区和平湖市全国基层中医药工作先进单位复审以及湖州市、绍兴市全国基层中医药工作先进单位（地级市）的复核工作。

三、科研工作

一是加快中医药科研创新平台建设。强化重点学科、重点实验室建设指导管理，提升项目创新能力、团队水平和科研显示度。12个"十一五"和22个"十二五"国家中医药重点学科在学术研究、人才梯队、条件建设等方面都进步明显，整体建设质量与水平在全国处第一方阵，尤其是金匮要略、针灸、骨伤、脾胃病、肾病等学科实力已位

列全国前列，34个学科通过专家组评估验收。做好中医药重点研究室、重点实验室常态化建设管理，引导围绕优势领域强化纵深研究，培育标志性成果，同时新增消化系统肿瘤中西医结合诊治省级重点实验室。

二是推动中医药研究与转化。加快"973"专项"上火的机理与防治研究"、中医药行业专项等一批重大项目实施，引领带动浙江省中医药科研上水平；做好中医药胃癌、肺癌、结直肠癌、慢阻肺、卒中后遗症、糖尿病并发症、骨质疏松症、危急重症等8个优势病种重大研究专项实施，形成的中医药（中西医结合）防治优化方案作为标志性成果已予推广，有力提升相关领域中医药综合实力；为推动中药配方颗粒学术和产业发展，设立中药配方颗粒科研专项，浙江省中医药管理局会同卫生计生、经信、药监择优确立2家企业先行项目试点，重点研究安全性和有效性等，积极稳妥推进中药配方颗粒工作。2015年争取国家级科研项目50余项、省部级项目160余项，完成2015、2016年度省中医药科技计划项目的申报、评审与编制，共计立项800余项；获省科学技术奖13项，其中一等奖1项，授予省中医药科学技术奖的中医药优秀成果71项。依托中医药

科教信息系统，强化项目规范管理，2015年项目完成验收200余项。

三是做好中医药适宜技术成果转化应用。建立中医药适宜技术推广资助基金，以基层需求为导向调整充实适宜技术库，加快12个省中医药适宜技术示范基地建设，督促示范基地完善组织架构和运行机制，对接落实专家、技术有效下沉，提高技术推广能力和受益面。2015年共计推广中医药适宜技术85项次，培训中医药人员9700余人次。此外，集聚全省中医（中西医）、西医学术团体力量，修订完善100余个中医药优势病种诊疗规范并达成共识。

四、教育工作

一是科学谋划"十三五"中医药人才发展规划。召开省级名中医座谈会，就"十三五"时期浙江省中医药人才培养尤其是高层次人才培养方面听取名中医意见，开展全省中医药人才现状调查，为制定浙江省中医药事业"十三五"发展规划提供科学依据。以问题为导向，对中医药健康服务从业人员需求进行调查摸底，使中医药健康服务人才培养更具针对性和适用性。受国家中医药管理局委托，牵头起草《国家中医药继续教育"十三五"规划》，明确"十三五"期间中医药继续教育的工作目标、主要任务和保障措施，组织承办全国中医药教育管理工作会议，多次召开专家咨询会，对《中医药人才发展"十三五"规划》和《中医药继教教育"十三五"规划》征询专家意见。

二是抓好高层次中医药人才培养。积极开展全国基层名老中医药专家传承工作室的推荐工作，经过层层遴选，浙江省10名基层名老中医药专家入围。组织专家对建设期已满的2011年国家级名老中医药专家传承工作室进行验收，各工作室均按项目建设要求出色完成工作任务。对尚在建设周期内的国家级名中医工作室及流派工作室、省级名中医工作室进行检查评估，查找问题，以评促建，确保建设任务按期保质保量完成。为保证论文写作质

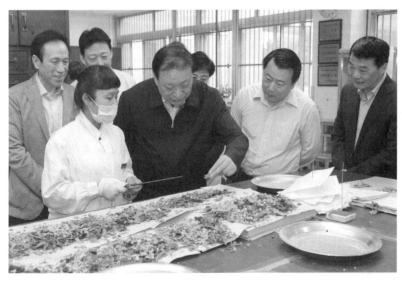

2015年5月2~7日，国家卫生计生委副主任、国家中医药管理局局长王国强一行专题调研浙江省中医药工作

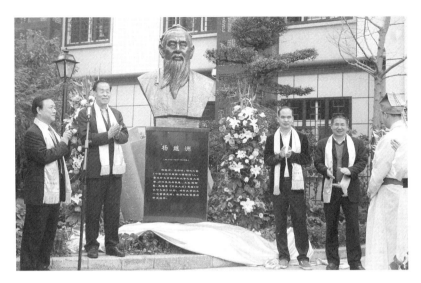

2015年11月22日，由中国针灸学会、浙江省针灸学会、浙江省衢州市衢江区委区政府主办的2015年世界针灸周暨杨继洲纪念活动在衢州市衢江区举行

量，对第五批全国老中医药专家学术经验继承和第三批全国优秀中医临床人才研修项目培养对象提交的结业论文进行重复率查重，净化学术风气，杜绝论文写作过程中的抄袭、非正常引用等学术不端现象。积极做好中药特色人才培养、中医护理骨干人才培养等项目的管理。

三是夯实基层中医药人才基础。做好第二批浙江省基层名中医培养项目，加强对项目的检查、指导和过程管理，使培养对象通过读经典、跟名医、勤临床等等不断提高自身业务素质。加大定向培养农村社区中医生工作力度，招录农村社区岗位定向培养中医类本科生147名。加强对中医全科医生规范化培训、基层中医类别医师转岗培训的管理，通过健全管理组织、创新培养模式，不断提高基层全科医生诊疗思维能力以及中医临床和公共卫生实践能力，以适应社区群众对优质中医药服务的需求，2015年共招录中医类别全科医师转岗培训284名、中医全科医生规范化培养58人。

四是不断完善中医住院医师规范化培训体系。加强中医住院医师规范化培训基地建设，组织专家对第一批省级中医住院医师规范化培训基地（包括31家临床培训基地、58家后备临床培训基地）进行周期复评，加大对培训基地的日常管理和考核力度，细化考核标准，强化临床技能实训中心建设。加大师资培训力度，带教老师需经考核并取得合格证后方可开展带教工作，有力保证师资质量。加强中医住院医师规范化培训的结业考核工作，在全国率先实行异地交叉考核，有效保证中医住院医师规范化培训的公平、公正和同质。与浙江中医药大学协商，落实硕士研究生培养与中医住院医师规范化培训接轨工作。2015年共招录中医住院医师规范化培训学员1155名，其中在校硕士研究生226名。

五是推进中医药继续教育和"西学中"培训工作。继续做好中医药继续教育项目的管理工作，对项目进行现场督查，做到数量、质量两手抓。2015年争取国家中医继续教育项目82项。根据《浙江省中医药继续教育项目申报、认可办法》要求，经评审，确定省级中医药继续教育项目142项，加强"西学中"培训过程管理，培训西医人员1689人。

五、文化建设

一是面向公众推出中医药电视节目专栏。以动漫形式制作0~3岁中医婴幼儿保健按摩公益广告片，在浙江卫视教育科技频道每晚黄金时段连续3次进行播放。按照《0~36个月儿童中医药健康管理服务技术规范》，制作中医婴幼儿家庭按摩公益短片，从摩腹、捏脊与按摩足三里、迎香穴、四神聪等穴位着手，详细介绍家庭小儿推拿按摩的操作手法、要求及功效，传播儿童中医调养科普知识，同时，浙江省中医药管理局与省中医药学会及浙江电视台公共频道、教育科技频道联合制作《养生大国医》节目，包括《国医有话说》《问诊一对一》《国药宝典》《国医养生道》等，取得良好的社会效益。

二是开展"中医中药进党校"活动。浙江省中医药管理局与浙江省委党校联合开展"中医中药进党校"活动，活动的内容包括中医药专题讲堂、中医药体验、中医医疗服务、中医药食疗及赠送中医药知识读本等。集中展示中医药悠久的历史、科学的理论、独特的方法、良好的疗效，让广大党员干部了解中医药在维护人民健康，促进经济社会发展，弘扬我国优秀传统文化方面的重要地位和作用。累计服务学员300余人次，开展五禽戏、八段锦专题授课活动5次，赠送《浙江中医药文化博览（上下册）》《中医药科普大讲堂》《学会中医》《中医养生》等相关中医药书籍杂志。

三是重视中医药文化传播和保护。以服务"一带一路"建设为契机，推动浙江省中医药海外发展，赴捷克、韩国、泰国等国家积极协商开设中医孔子学院及中医诊所，与香港中医师协会开展中医药交流与合作，重点向国家推荐5项中医药国际合作项目。开展中药资源普查试点和传统中医药知识保护工作，中药资源普查已基本完成野外调查工作，共发现野生品种2600余种、有蕴藏量的180余种，编写《浙江中药资源志要》，启动中药资源动态监测体系建设和国家稀缺中药材种子种苗基地建设工作，传统中医药知识保护项目已基本完成。

六、党风廉政

严格落实党风廉政建设责任制，浙江省中医药管理局始终坚持把反腐倡廉工作作为重点工作抓实抓好，

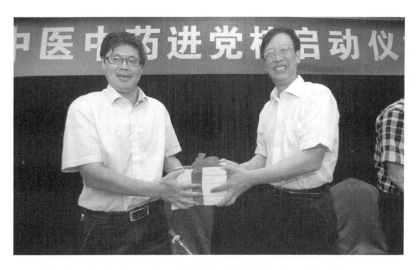

2015年5月27日，中医中药进党校活动在浙江省委党校举行

切实加强对党风廉政建设和反腐败工作的组织领导，常研究、常部署、常督促、常检查。加强中医医疗机构党的先进性和纯洁性建设，提升党组织的凝聚力、战斗力，自觉肩负起党风廉政建设和反腐败工作的政治责任，当好党风廉政建设的执行者和推动者。认真贯彻落实中央"八项规定"精神、浙江省委"六个严禁"以及省卫生计生委31条具体规定等要求，不断深化作风建设，加强正风肃纪工作力度，坚决纠正"四风"问题。不断强化廉政风险防控力度，围绕权力运行是否制衡、防控措施是否有力、制度机制是否健全等方面，全面贯彻落实医疗卫生行风建设"九不准"规定，对许可审批、行政执法、资金财务等重要事项实行集体讨论决定，真正做到把权力关进制度的"笼子"。落实"转职能、转方式、转作风"的部署要求，认真抓好党风廉政建设和行风建设的日常教育监管，提高中医药管理队伍的履职水平。推进公立中医医院的党风廉政建设和反腐纠风工作，及时妥善处理医患纠纷，维护医患双方合法权益。抓好《医疗机构从业人员行为规范》的贯彻落实，深化医药回扣专项治理，严厉打击医药购销领域商业贿赂。

七、其他工作

一是深化优质中医医疗资源下沉。按照浙江省委、省政府决策部署，加快推进"医学人才下沉、城市医院下沉"，全省17家省、市级中医医院（中西医结合医院）全面托管9家县级医院，与60家县级医院开展重点托管、学科帮扶、对口支援，扎实提升基层医疗服务能力。如浙江省中医医院托管松阳县中医医院、人民医院两家医院以来实现"3个扭转"，即扭转区域内患者持续外流局面，扭转人才持续外流局面，扭转医院效益连年亏损局面。云和县中医医院自浙江省新华医院托管以来，在中医药业务能力方面提升明显，中医门诊人次同比增幅达50%以上。浙江省中山医院托管磐安县中医医院后，针灸推拿康复科门诊人次增长100%以上，形成很强的科室带动力和区域影响力。温州市中医医院结对3家县级中医医院和22家社区卫生服务中心，创建社区医养结合试点，通过养老与医疗服务资源的链接共享，大力发挥中医药在社区居家养老中的作用。同时，浙江省省级中医医院安排资金投入县级中医医院，如浙江省中医医院与安吉县政府签订深化合作协议，投入4000万元打造浙北腔镜中心和浙北心脑血管病诊疗中心，浙江省立同德医院投入1000万元在海盐县中医医院建立浙北中西医结合消化病诊疗中心。为更好地优化医疗卫生资源配置，浙江省中医医院与32家县级医院成立全省性质的医疗联合体，温州市中医医院和温岭市中医医院分别牵头成立中医医疗集团。

二是推进中医药信息化建设。浙江省在中医系统全面推行诊间结算、预约诊疗等服务，提高服务效率。浙江省中西医结合医院率先推出诊间结算服务，并在全省推广；浙江省中山医院、杭州市中医医院、宁波市中医医院等多家中医医院推出"智慧医疗"新型就医模式，实施先诊疗后付费举措；浙江省中医医院积极扩大预约诊疗服务范围，专家预约号数量居全省前列，方便群众就医。以国家和浙江省中医药管理局科研项目为基础，结合信息化实际需求，提出中医药信息化创新发展战略，构建中医药智慧云平台，独创病证法方和临证加减等功能，申报发明专利和软件著作权登记证书等知识产权。浙江省卫生计生委发文，由浙江省立同德医院筹建省互联网医院（筹），整合利用医疗卫生机构中医馆健康信息平台和全省中医诊疗区健康信息平台，坚持开放共享的原则，充分吸收和利用浙江省医疗、保健、康复等领域的相关资源，借助互联网技术，发挥中西医结合特色优势，实现更大范围的医疗资源集成，打造一个新型智慧健康医疗服务平台。

三是加快发展社会办中医。浙江省积极鼓励社会资本举办中医医疗机构，满足人民群众多层次的医疗服务需求。胡庆余堂、方回春堂、万承志堂、广兴堂、桐君堂等多家国医馆在为群众提供优质中医药服务的同时，与旅游业相互交融，形成具有鲜明中医特色的区域性服务品牌。筹建中的温州阳光中西医结合医院投资总额1亿元、床位规模达到200张。温州市中医医院与上海复星集团签署协议共建"温州老年病医院"，该院将以肾内、肿瘤、血液净化、针灸为特色，按三级甲等专科标准，设置500张床位，是新形势下全省第一家混合所有制医院。全省民营中医医院达到66家，其中二级以上机构8家，卫生技术人员4837人，床位5235张，总诊疗人次达

300 万人次，住院 8.9 万人次。

四是强化中药管理和费用监控。继续实施中药饮片帖均费用控制，全省所有公立中医医院实行药品零差率，对中药饮片保持原有政策不变。成立浙江省中药质量控制中心，重视中药饮片煎煮规范，开展中药煎煮飞行检查，制定出台《浙江省中药饮片代煎服务工作质量管理规范》，要求医院和煎药企业切实加强中药饮片煎药服务各环节的管理，合理配置煎药室、煎药设备和相关人员，建立健全中药饮片煎药各项制度，保障临床用药安全。开展中药配方颗粒纳入省基本医疗保险支付范围试点工作，全省三级以上中医医院（含中西医结合医院）的配方颗粒支付品种、使用管理和作价差率按照中药饮片的管理规定执行。

（施　翔）

【安徽省 2015 年中医药工作概况】

一、中医药服务政策

深化公立中医医院综合改革。在城市公立医院综合改革中，积极参与医保支付、价格形成、绩效考评、分级诊疗等方面政策制定，探索推行鼓励中医药服务提供和利用、有利于中医药特色发挥的运行模式。

创新公立中医院办院及服务模式。指导基层公立中医院开展资源整合、医养结合等试点工作，并积极探索中西医结合康复医疗新模式，为创新公立中医医际服务模式提供借鉴。安徽省中医院与全省 26 个中医医院建立多种形式的医疗联合体；针灸医院与英国牛津国际康复基金会合作开展康复医疗项目；太和中医药集团——界首中医院竣工并试运行。

抓好中医药服务分类补偿试点工作。加强对芜湖市、马鞍山市两个试点地区的调研督导，并召开工作推进会，督促指导试点工作的深入开展。初步完成"有利于中医药特色优势发挥的中医药服务补偿机制"课题研究。

探索中药饮片采购供应的有效途径。在省直和亳州市开展医疗机构中药饮片联合采购试点，多次召

开座谈会，广泛听取意见，试点工作方案已拟定，省直试点已经启动。

二、中医药服务模式创新

探索中医药健康管理新模式。召开全省启动会议，推动组建安徽省糖尿病中医药健康管理联盟。联盟由安徽省中医院（国家中医临床研究基地）牵头，以糖尿病国家中医临床研究基地为数据中心、技术指导中心、科研管理中心、人才培养中心，负责技术保障和科研管理，三级中医院负责患者健康管理及疑难重症治疗，二级中医院负责患者健康管理及规范诊治，社区负责签约服务和行为干预。探索建立以病人为中心，以需求为导向，以"治未病"和健康管理为核心，以医保支付为纽带，集基本医疗、公共卫生服务、慢病管理、分级诊疗、中西医结合健康干预等内容，基于医院－社区－家庭为一体的糖尿病中医药健康管理新模式。首批加盟医院包括安徽省中医院、9 所三级中医院、21 所二级中医院以及 85 家社区卫生服务中心和乡镇卫生院。

开展"县域医疗服务医共体"试点。由县中医院牵头与若干乡镇卫生院合作，开展紧密型技术合作，统一调配人力资源、统一核算医疗服务成本、统一成员单位的绩效考核。同时，改革医保基金对县域医

联体的支付方式，实行按人头总额预算包干，超支原则不补，结余全部留用。首批全省有 13 个县中医院牵头组建县域医共体，有 88 个乡镇卫生院参加，覆盖人口 360 万。运行以来，已建医共体的县域就诊率比去年同期高 3.97 个百分点，比全省平均县域就诊率高 4.13 个百分点。全省第二批 25 个县域医共体试点工作已经启动。

推进基于中医临床路径管理基础上的单病种付费改革。在全省 21 重点专科、130 个病种协作组、74 所中医院积极开展临床路径管理试点。在天长市、庐江县、太和县 3 所中医院开展实施性临床路径管理试点基础上，筛选中医优势病种制定 100 个病种的实施性临床路径，实行单病种付费改革，单病种付费高于正常报销，以鼓励医院实施临床路径管理，截至 2015 年年底进入路径病例共 16315 例。安徽省中医药管理局专门召开现场会，将试点经验在全省县级公立中医医院推广实施。

三、中医药健康服务

贯彻落实国务院办公厅发布《中医药健康服务发展规划（2015~2020 年）》。受省政府委托，安徽省中医药管理局组织编制《安徽省中医药健康服务发展规划（2015~2020

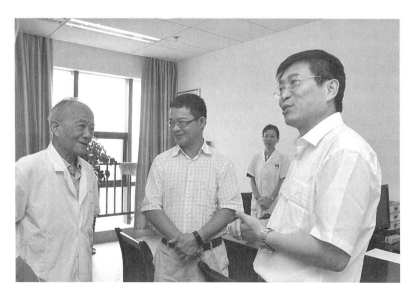

2015 年 8 月 31 日，国家中医药管理局副局长于文明在安徽省中医药管理局局长董明培陪同下看望国医大师徐经世

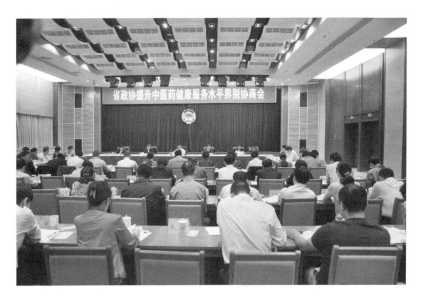

2015年10月19日，安徽省政协举行提升中医药健康服务水平界别协商会

年）》。在做大量调查调研基础上，先后召开3次专题会议，3次征求意见，完成规划编制任务，并于2015年9月以省政府办公厅名义印发全省。为使规划落到实处，安徽省中医药管理局与安徽省直有关部门联系，研究出台相关推动中医药健康服务发展的具体措施；安徽省中医药管理局与省旅游局联合发文，开展中医药健康旅游基地建设工作；指导庐江县汤池镇如何打造中医药养生旅游名镇。

积极谋划"十三五"中医药事业发展。根据省政府关于调结构、转方式、促升级的战略部署和省领导要求，组织开展中药产业发展调研和调查，组织编制《安徽省"十三五"中药产业发展专项规划》；组织开展"十二五"中医药发展规划执行情况及需求分析等7个系列课题研究，在此基础上，组织编制《安徽省"十三五"中医药发展规划》；为贯彻落实国务院办公厅《中药材保护和发展规划（2015~2020年）》，配合省经信委共同拟草《全省中药材保护和发展行动方案（2015~2020年）》，已由省政府办公厅印发。

配合省政协开展"中医药健康服务能力提升"界别协商活动。参与方案制订、省内调研和省外考察等活动，组织全省中医药健康服务能力调查，召开情况通报会。2015年10月19日，召开由省政府和省政协牵头、省直有关部门参加的界别协商会议，通过协商研究解决影响中医药健康服务发展的关键问题。

四、中医药特色优势建设

开展中医医院持续改进活动检查评估。为进一步加强内涵建设，突出中医药特色，发挥中医药优势，提高中医临床疗效，提高中医医院整体服务和管理水平，国家中医药管理局从2013年1月30日组织全国各级各类中医院开展以"以病人为中心，发挥中医药特色优势，提高中医临床疗效"为主题的持续改进活动。制订《安徽省中医医院持续改进检查评估工作方案》，按方案要求，2015年4月底前完成三级中医院持续改进检查评估，截至2015年年底，各市均已完成辖区内二级中医医院持续改进检查评估工作。

组织大型中医医院巡查工作。进一步加强对大型中医医院的监管，维护公立医院公益性，深化公立中医医院改革，国家中医药管理局部署开展大型中医医院巡查工作。安徽省共有10所三级中医院开展大型巡查工作，2015年已完成2所中医医院大型巡查工作（六安市中医院、芜湖市中医医院）。

加强中医专科质控中心建设。为加强中医专科医疗质量控制中心建设，完善中医医院医疗质量控制体系，促进中医专科医疗质量标准化、规范化管理，该省成立第一批5个中医专科质控中心，包括脑病科、骨伤科、针推康复科、"治未病"科、肛肠科，组织制订《安徽省中医专科医疗质量控制中心建设实施方案》。对全省各中医质控专科情况进行摸底调查，制订各质控专科工作计划。

加大中医名院扶持力度。利用中央和省财政资金，重点加强中医名院建设，发挥示范带动作用。2015年对省针灸医院等5所医院加大支持，重点建设。积极推进省中西医结合医院建设。组织专家对省中西医结合医院的国家重点中西医结合医院评估验收，指导医院新区建设，合理布局，积极发展中医药健康服务。

完成国家重点学科检查验收工作。组织开展"十一五"中医药重点学科建设，8个国家中医药管理局"十一五"中医药重点学科和12个国家中医药管理局"十二五"中医药重点学科进行验收和中期检查。

五、基层中医药服务能力建设

加强基层中医药服务标准化建设。中央财政支持安徽省开展中医馆建设项目，对省级中医馆信息化平台和206个中医馆进行重点建设。省级中医发展专项经费专列基层中医药服务标准化建设项目，对15个县的60个乡镇卫生院和社区卫生服务中心中医科进行标准化建设。完成对祁门县、庐江县全国基层中医药工作先进单位复审工作。

推进农村中医药服务县、乡、村一体化管理。全省21个试点县结合县域医共体建设，将"五统一"管理模式与医共体的建设和县级诊疗制度要求有机结合，创新服务模式，丰富试点内涵。已有12个县中医院牵头组建医共体，对口76个乡镇卫生院，覆盖人口360万人。国家试点县怀远县的试点工作进展顺利，成效明显。

加强综合医院和妇幼保健机构中医药工作，积极创建中医药工作示范单位。合肥市第二人民医院、淮南市第一人民医院、安庆市立医院、太和县人民医院、安徽省妇幼保健院被国家中医药管理局、国家卫生计生委批准为全国综合医院、妇幼保健院中医药工作示范单位。2015年12月对申报国家示范单位的亳州市人民医院、宿州市立医院进行评估验收，同时对2007年国家示范单位省立医院、蚌埠市第三人民医院、阜阳市颍泉区人民医院进行复审。2015年12月按照国家相关文件要求，组织各市卫生计生委对本地区综合医院中医药工作专项推进行动进行督导。

委托安徽省中医药学会和北京同有三和中医药发展基金会举办为期20天的针灸适宜技术师承培训班，来自合肥、亳州、阜阳、黄山、安庆5市、21个县区的31名基层中医馆学员参加培训，学员返回工作岗位后普遍反映这次培训有效实用，产生良好的效果。

开展中医药一技之长人员纳入乡村医生管理工作。为充分发挥具有中医药一技之长人员在基层卫生服务中的作用，2015年安徽省对基层中医药一技之长人员再次进行考核考试，进一步充实基层中医药队伍。2015年底前已完成组织报名和市级临床实践技能考核。

六、中医药科技创新能力提升

加强国家中医临床研究基地建设。督促指导基地重点加强研究型门诊与研究型病房、2个重点研究室、1个省级重点实验室、8个重点学科实验室、1个国医大师工作室、1个流派传承工作室、10个全国名老中医传承工作室建设。2015年度荣获安徽省科学技术奖二等奖1项、三等奖4项，中华中医药学会学术著作三等奖1项。首次组织安徽省中医药学会科学技术奖评选工作。

推进中医药标准化建设。利用中央补助资金，推进省级中医药数据中心建设，构建中医馆健康信息云平台，加强基层中医药服务管理。多次召开会议，组织专家论证，落实承担的20个病种的诊疗指南的制修订任务。组织专家对12家单位申报的国家中药标准化项目进行遴选、评审和上报。

发挥民间医药特色优势，开展传统医药知识保护。继续组织开展民间医药的收集、整理、研发和应用。承担华东五省中医药传统知识保护工作，开展专家论证评审工作。

七、中药产业发展

组织中药资源普查。已先后组织三批普查，2015年新增12个试点县，全省共有42个县（市、区）开展中药资源普查工作。试点县已实地调查1300块样地，完成样方套6500套，累计完成20000种次以上野生及栽培药用植物的调查工作，采集药用植物蜡叶标本40000余号、药材标本2500份、种质资源近千份；发表《安徽省中药资源普查试点工作模式创新》等论文20余篇，出版《中药资源普查百问》《南陵县中草药志》《滁州常用中草药图谱》等专著4部；将干热鼓风技术应用于药用植物标本干燥上，设计出药用植物标本烘干机，此项发明在第四次全国中药资源普查试点工作中期交流会上获得创新成果一等奖。

加强中药资源监测和服务。在安徽中医药大学建设省级中药原料质量监测技术服务中心，在亳州和金寨建立分中心，完善中药动态监测与预警系统。

开展中药种子种苗基地建设。以安徽中医药大学为技术支撑单位，完善省中药种子资源库建设，加强亳州、六安、太和等种子种苗繁育基地建设。

加强中药炮制技术传承建设。建立省级中药炮制技术传承基地，保护安徽道地药材传统炮制品种、方法和技术，提升中医药服务能力。

八、中医药人才培养

加强传承工作室项目建设。对2011年全国名老中医药专家传承工作室建设项目进行验收，完成第三批全国优秀中医临床人才研修项目、第五批全国老中医药专家学术经验继承工作和全国中医学术流派传承工作室的考核评估。

开展住院医师和全科医生培养。对全省首批125名和2015年新招募的150名中医类别住院医师以及首批54名"3+2"模式中医助理全科医师学员安排两个基地进行规范化培训，对111名中医全科医学师资、150名全科医学转岗学员进行培训，完成2014年中医类别全科医生转岗结业考试考核。

开展中医药继续教育。评审确定2015年省级中医药继续教育项目78项。同时，组织开展10名中药特色技术传承人才培训、20名中医护理骨干人才培训、145名中医临床技术传承骨干培训和400名乡村医生中医药知识与技能培训等多项人才培养工作。

部署农村中医医学生定向培养。

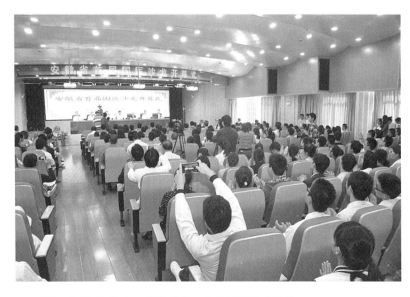

2015年10月22日，安徽省举办首届国医沙龙活动

发文部署2015年农村中医医学生订单定向培养及招募招聘工作，国家财政经费和省级财政经费各资助50人。

九、其他工作

积极营造良好的发展氛围。2015年9月，安徽省中医药管理局联合中国中医药报社和亳州市人民政府成功举办第五届中国中医药发展大会；会同中国中医药报社举办中医医院院长培训班；委托安徽省中医药学会举办中医药健康服务高层论坛。

开展省级中医药专项评审。摸清底数，提前筹划，在2014年的基础上，组织2015年省级中医药专项的先期申报、中期统计、后期评审、最终核定，确保项目规划合理。项目经费共1500万元，涉及"三名"工程、中医药改革等项目共9项，安徽省中医药管理局会同安徽省卫生计生委财务处，拟定经费分配计划，及时报送省财政厅，保证项目经费及时下达。

加强项目绩效考核。年初对全省2012~2014年中央转移支付中医药项目（26项45个，涉及资金18831万元）执行情况进行自查，并接受国家督导组现场检查。对2012~2014年省级中医药公共卫生项目（20项34个，涉及资金3900万元）一并组织自查。2015年12月，为进一步强化专项资金考核监管力度，继续组织对2014年和2015年

中医药中央和省级财政补助资金项目进行督导检查。

（王继学）

【福建省2015年中医药工作概况】

一、简述

截至2015年年底，福建省有各级各类中医、中西医结合、民族医医院共88家，其中中医医院78家、中西医结合医院9家、民族医医院1家。88家中医类医院中，达到二级以上标准有63家，其中有三级15家、二级48家。有综合医院中医科285个、专科医院中医科9个、民营中医院16所。全省各级中医类医疗机构床位数20427张，约97.3%的社区卫生服务中心、86.3%的乡镇卫生院、83.2%的社区卫生服务站、62.7%的村卫生室能够提供中医药服务，县级中医院二级甲等达标率为67.3%。基层医疗卫生机构中医药服务量占总服务量的比例达到22%。2015年新增4个全国基层中医药工作先进单位，全省国家级先进单位达到12个。

二、政策法规

2015年，福建省中医药工作认真贯彻落实党的十八届五中全会和省委九届十五次全会精神，进一步落实《福建省人民政府关于扶持和促进中医药事业发展的实施意见》和《福建省中医药事业

发展"十二五"规划》，根据省政府中医药工作座谈会精神，起草《加快福建省中医药发展的若干意见》《福建省中医药健康服务发展规划（2016~2020年）》和《福建省"十三五"中医药事业发展思路》，并广泛征求各地意见，进一步修改完善。参与省发改委《福建优势特色中医药提升发展规划方案》调研，做好中医药服务体系提升课题研究工作。配合省经济和信息化委员会制订出台《福建省中药材保护和发展实施方案2016~2020年》。草拟《福建省中医药发展专项资金管理暂行办法》，提交省财政厅审核。

三、医政工作

发挥中医药在医改中的作用，推动中医药事业发展。一是召开2015年全省中医药工作视频会议。传达全国中医药工作会议精神，要求各地要主动融入医改大局，完善落实中医药事业发展政策和机制。二是健全中医药改革政策和管理体制。福建省卫生计生委会同物价、人社部门调整中医类诊疗项目价格，在《关于省级公立医院医药价格改革的实施意见》中有118个诊疗项目提价，中医类诊疗项目调价服务整体达20%以上。在9个设区市卫生计生机构改革中，除南平、莆田外，卫生计生行政部门将中医科（处）单独设置，专人负责，中医药管理体制得到进一步健全。三是推进中医药综合改革试点。福建省三明市已成功申报为国家中医药综合改革试验区，下一步将力求探索和总结出可复制、可操作、可推广的中医药改革成果。四是落实资金投入，助力中医药事业发展。2015年中央下达中医药部门公共卫生服务补助项目资金2879万元，省级财政下达中医药专项资金2500万元均按规定时限下达项目单位。

加强中医药服务体系建设，提升基层服务能力。一是推进基层中医药服务能力提升工程。推广"国医堂""中医馆"等形式的中医药集中诊疗区建设。2015~2016年（注：2016年国家专项资金的中医馆项目资金2015年提前下达）福建省共获

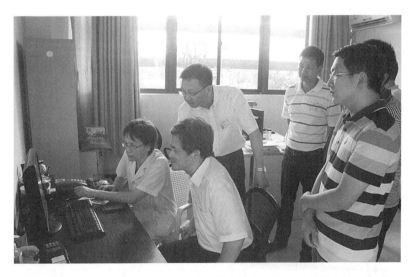

福建省卫生计生委副主任阮诗玮巡查福建中医药大学附属人民医院药品零差率改革落实情况

得国家下达的260个基层中医馆建设项目资金4026万元，已将资金及任务分解下达各地并开展建设。完善并推广使用居民健康信息系统基本公共卫生服务中医药健康管理模块，继续扩大目标人群覆盖率。推进基层中医药工作先进单位创建工作。2015年有鼓楼、同安、集美3个区成为省级先进单位，其中鼓楼、同安已通过国家级评估，并通过公示。对命名满5年的漳浦县和鲤城区2个国家级先进单位组织复审。二是推进中医药信息化建设。2015年3月，国家中医药管理局规财司司长苏钢强带领全国中医药信息化专家来闽调研，实地考察并充分肯定福建省自主研发的中医院信息化管理系统。福建省的中医药信息化工作还在全国中医药规划财务工作会上作典型发言。2015年5月，新疆维吾尔自治区卫生计生委来闽商谈中医药信息化建设援疆项目，双方初步拟定中医药信息化对口支援的项目协议，并就下一步项目推进达成初步意向。2015年8月，国家中医药管理局规划财务司在福建省召开2015年中医药信息化建设项目工作部署会。三是加强医疗质量监管。认真组织开展各类评审评价工作。公布确定三级中医医院1家、二级中医医院8家、全国综合医院中医药工作示范单位1家、省级中医重点专科7个。部署开展综合医院中医药工作专项推进行动和大型中医医院巡查工作，配合国家完成福建中医药大学附属康复医院的大型中医医院巡查工作。2015年9月组织完成40个国家中医重点专科中期评估工作。11月组织对3所二级中医医院开展评审，根据专家评审结果，福建省有望新增2所二级甲等中医医院（寿宁县中医院、漳平市中医院）。12月遴选推荐厦门市第五医院等4家医院申报2015年全国综合医院中医药工作示范单位。四是推广中医类执业医师执业范围做法。2015年3月26日在全国中医药医政工作会议上，福建省卫生计生委副主任阮诗玮代表福建省作《福建省中医、中西医结合医师执业范围暂行规定》主题发言，得到国家中医药管理局医政司、与会专家、各省管理负责人的高度评价。该项政策规范和明晰中医、中西医结合医师的执业行为，有效引导和促进中医、中西医结合医师到基层提供服务。五是组织制定中医诊疗项目清单。为明确公立中医院功能定位，开展《中医医疗服务项目清单》的制定工作。组织省人民医院等全省6家中医医院牵头制定中医医疗服务项目清单，并广泛征求各级中医医院和中医行业学会意见，经专家论证最终形成送审稿。

四、科研工作

加强对中医、中西医结合科技研究，取得丰硕的成果，2015年共获省部级中医、中西医科技成果奖8项。

加强中医药科技项目管理。组织专家对5个国家中医药管理局重点研究室建设项目开展2014年度考核工作，5个重点研究室实施情况良好，阶段成果明确。推荐上报3个国家中药标准化项目、3个2015年全国优秀科普作品、4个国家中医临床研究基地业务建设第二批科研专项课题、2个第六届中医药国际贡献奖。启动《福建省中医院志》编撰工作。举办中医药科研项目管理培训班。

五、教育工作

开展中医住院医师规范化培训工作。择优确定福建中医药大学附属人民医院为福建省中医住院医师规范化培训中心，在22个省级中医住院医师（中医全科医师）规范化培训基地基础上，再评审确定6个省级中医住院医师规范化培训基地和6个中医类别全科医生规范化培养基地（临床培养基地）。制定福建省中医住院医师规范化培训制度及学位衔接制度，完成2014、2015年招录及报到工作，共报到499人。开展2012年及以前进入培训的全省25人中医住院医师规范化培训专业必修课、专业选修课和专业技能理论及49人公共课考试及补考工作。举办中医住院医师规范化培训管理人员培训班，培训师资和管理人员127人。

推进中医药学术经验传承工作。确定18名省名中医为2015年省名老中医药专家传承工作室建设项目专家。组织专家验收5个2011年全国名老中医药专家传承工作室。组织开展对福建省2个全国中医学术流派传承工作室中期检查。完成福建省全国第五批、全省第三批老中医药专家学术经验继承工作及第三批全国优秀中医临床人才研修项目结业考核工作。举办福建中医药"四大经典"培训班，共119人参加培训。组织2015年全国中药特色技术传承人才培训项目培养对象选拔工作，有10人被国家中医药管理局确定为培养对象。

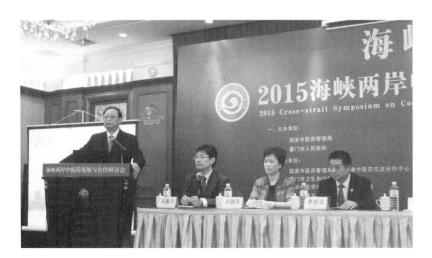

2015年6月12~14日，海峡论坛——2015年海峡两岸中医药发展与合作研讨会在福建厦门举办，国家卫生计生委副主任、国家中医药管理局局长王国强出席并讲话

2015 年省部级中医、中西医结合科技成果奖汇总表

完成单位（牵头单位）	获奖项目	奖项等级	颁奖单位
福建中医药大学	《自然会健康》	2015 年度中华中医药学会科学技术奖三等奖	中华中医药学会
福建中医药大学、福州大学	基于本痿标痹核心病机的骨性关节炎系列研究	2015 年度中国中西医结合学会科学技术奖一等奖	中国中西医结合学会
福建中医药大学、漳州片仔癀药业股份有限公司	片仔癀抗大肠癌的药效作用及其机制研究	2015 年度中国中西医结合学会科学技术奖二等奖	中国中西医结合学会
福建中医药大学、福州大学	基于本痿标痹核心病机的骨性关节炎系列研究	2015 年度福建省科学技术进步奖一等奖	福建省人民政府
福建中医药大学	白花蛇舌草等清热解毒中药抗大肠癌的药效作用及其机制研究	2015 年度福建省科学技术进步奖三等奖	福建省人民政府
福建中医药大学附属第二人民医院	福建省脑卒中社区康复服务模式的建立与实践研究	福建省科技进步一等奖	福建省人民政府
福建中医药大学附属康复医院	图解南少林理筋整脊康复疗法	中华中医药学会学术著作奖三等奖	中华中医药学会
福建省中医药研究院	失眠人群的中医特色管理模式与实践	科学技术奖三等奖	中国中西医结合学会
福州市中医院	《榕峤医谭——福州历代中医特色》	学术著作奖三等奖	中华中医药学会

继续培养基层中医药人才。6 人被确定为全国基层名老中医药专家传承工作室建设项目专家。确定 260 名福建省基层老中医药专家师承带徒指导老师，带教 529 名继承人，为县级及以下医疗机构培养基层中医药临床骨干人才。组织开展 38 名中医全科医生转岗培训工作。培训基层中医师或临床医师 3091 人次。开展传统医学师承人员集中培训，组织 2014 年报名的 74 名确有专长人员进行考核，有 35 名考核合格，取得证书。开展乡村医生中医药知识与技能培训，完成 28172 名乡村医生的适宜技术推广培训。2015 年 12 月开展全省中医医院财务管理骨干培训 79 人。

加强中医药继续教育和学科建设。完成 21 项国家级中医药继续教育项目，培训 2496 人。完成国家中医药管理局"十一五""十二五"23 个中医药重点学科建设中期检查、验收工作，其中"十一五"12 个学科有 5 个推荐参加优秀学科答辩，

其余学科验收合格。经过建设，各重点学科学术队伍不断壮大，年龄、职称、学历、专业和学术结构更趋合理，整体素质持续提高。建设期内共培养硕士生 1200 余名、博士生 108 名。获国家级教学成果二等奖 1 项，省级教学成果特等奖 3 项、一等奖 5 项、二等奖 9 项。

六、文化建设

认真做好中医药文化宣传工作。开展中医药文化进机关活动，制订活动方案，开展中医药文化系列讲座，组织太极拳兴趣小组和书法活动，在机关宣传普及中医药健康保健知识，构建富有中医药特色的机关文化环境。组织召开《福建省中医院志》编写工作会议。积极与新闻媒体开展宣传合作，组织省属及福州市 5 所中医医院推荐 30 位知名中医药专家，报送 155 个选题参与福建公共频道《金秋》栏目《养生大讲堂》版块录制。

增进中医药海外交流。加强与台、港、澳地区的中医药合作与交

流。协助办好海峡论坛——2015 年海峡两岸中医药发展与合作研讨会，国家卫生计生委副主任、国家中医药管理局局长王国强参加以"创新社会办医模式，提高医护管理水平"为主题的研讨会，并实地考察厦门市基层医疗机构中医馆建设。

七、党风廉政建设

深入开展党的群众路线教育实践活动，把群众路线教育和医德医风教育结合起来，福建省卫生计生委开展全省二级以上医院满意度调查及医疗系统政风行风专项督查。福建省卫生计生委专门印发《关于在全省二级以上医院开展满意度问卷调查的通知》，委托第三方调查机构采取电话回访的方式进行问卷调查，问卷调查半年一次。2015 年上半年问卷调查对象为 2014 年 11 月至 2015 年 4 月的出院病人，下半年问卷调查对象为 2015 年 5 月至 10 月的出院病人，问卷调查的样本从福建省居民健康信息系统中随机抽取。全省共有 189 所医院参与全年

满意度调查排序，另有 13 所医院因存在上传出院病人有效样本量未达应抽样总数 60%，或未按规定及时对接居民健康信息系统而无法形成准确调查数据，不参与全省排序。问卷调查内容包括服务态度、服务流程、服务质量、服务环境、治理收受红包回扣措施共 5 项，分为很满意、比较满意、一般、不太满意、很不满意 5 个档次和不了解。调查结果从整体上看，为 81.99 分，处于"比较满意"水平，比 2014 年增加 2.79 分。从分类情况看，各类别医院满意度：中医院（包括中西结合医院）满意度为 82.98 分，妇幼保健院满意度为 79.85 分，其他专科医院满意度为 84.48 分。调查结果显示，中医院满意度超过总体水平，且排名较为靠前。

八、中医药健康服务管理

中医药健康指导工作在公共卫生服务过程中得到有效落实。大多数乡镇卫生院、社区服务中心积极开展中医体质辨识服务，印制老年人、高血压、糖尿病、孕妇、0~6 岁儿童的中医药保健指导记录表，在对高血压、糖尿病、老年人开展慢病随访和健康体检过程中，结合中医药服务规范要求，进行个性化和集中式的健康教育指导和健康教育讲座培训，指导和授课内容中都有中医药保健内容相结合，提高中医药健康教育的普及率。福建省在基

层医疗卫生机构管理信息系统基础上，开发中医药健康管理模块，实现中医药健康管理项目"互联网+"，促进中医药健康管理服务项目发展，2015 年福建省中医药基本公共卫生服务项目目标人群覆盖率已超过 45%。

发挥中医药特色促进健康服务业发展。鼓励和支持福建中医药大学和省属中医院发挥中医药特色优势，参与健康服务业，分批推进建设以健康、养生、旅游为一体的"福建中医药大学附属康复医院武夷山康复中心"。

（姚　鹏）

【江西省 2015 年中医药工作概况】

一、中医药政策制定

一是调研成果获省领导肯定。江西省政府发展研究中心、省卫生计生委和江西中医药大学成立联合调研组，撰写的《关于推进江西中医药产业振兴发展、建设中医药强省政策建议》等系列报告得到省委、省政府主要领导的批示。

二是高位推动中医药事业发展。2015 年，江西省副省长谢茹召集省政府有关部门召开全省加快中医药发展工作座谈会，要求省政府各有关部门要结合各自职责，密切配合，齐心协力，真正将加快中医药发展落到实处。

三是建立中医药联席会议制度。筹备建立由分管副省长担任总

召集人的省级推进中医药发展联席会议制度，成员单位由 20 个厅委局组成。

四是组建江西中医药智库。建立江西省中医药决策咨询专家库，由在战略研究、公共政策与管理、法学、经济学、金融学、运筹学、中医药和其他相关领域具有一定研究成果和建树的专家组成，入库专家 35 名。

五是编制中医药健康服务发展规划。编制完成《江西省中医药健康服务发展规划》，确立 4 个主要目标、8 项重点任务和 6 条政策措施。力争通过 5 年的努力，达到机构健全、设施完备、人才结构合理。能够满足人民群众"治未病"、中医医疗、中医康复为一体的中医药服务体系。

二、中医药参与医药体制改革

一是推进县级公立中医医院综合改革试点工作。加强与全省 11 个设区市及 22 个公立医院改革试点县沟通与协调，关注并跟进公立医院改革进展，协调争取医改中有利于中医药的政策。同时研究贯彻落实《关于同步推进公立中医医院综合改革的实施意见》的实施方案。

二是推动中医药融入卫生计生服务能力提升工程。将中医药服务能力建设全部纳入《江西省卫生计生服务能力提升工程实施方案（2015~2017）》，同部署、同安排、同考核，从提升农村和城市中医医疗服务能力两个方面加强中医药服务能力建设。初步形成以县级中医院为龙头，乡镇卫生院为枢纽，村卫生室为基础的中医药服务体系，基本满足基层群众看中医、用中药的基本需求。

三是抓好中医"治未病"服务能力建设项目。全省 11 个设区市列入国家中医药管理局"治未病"项目试点单位，实施"治未病"工作全覆盖。召开全省中医"治未病"工作调度会，督促第一批试点项目单位深入开展工作，推进第二批项目单位加快实施。各级各类中医机构均开展体质辨识、夏季三伏贴、冬令膏方等保健活动，逐步提高"未

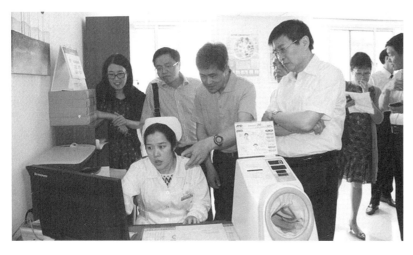

2015 年，国家中医药管理局副局长于文明和福建省卫生计生委副主任阮诗玮调研厦门"三师两带"的居民健康管理

病先治"的预防意识，深受老百姓的欢迎。

四是积极实施"热敏灸+"计划。积极实施"热敏灸+海外、省外、省内、临床、教学"等计划。一是成立世界中医药学会联合会热敏灸专业委员会。热敏灸创始人陈日新当选为世中联热敏灸专业委员会会长。二是开办首家海外热敏灸分院。江西中医药大学与葡萄牙仁和堂中医药股份有限公司签署共建热敏灸葡萄牙分院的合作协议并揭牌。三是开办省外首家热敏灸分院。2015年12月21日，江西热敏灸医院枣庄分院挂牌成立，标志着江西省热敏灸技术省外推广计划迈出重要一步。四是加强热敏灸康复联盟建设。为充分利用全省中医热敏灸技术在常见病、多发病和中医康复中的特殊疗效，进一步推动实施热敏灸联盟，组建省、市、县中医医疗机构热敏灸联盟共同体，全省已有21个联盟单位签订协议，实施8个统一，上下联动，基本形成以热敏灸技术为核心的中医医疗康复联合体，使灸疗技术惠及更多基层群众。

三、中医药内涵建设

一是开展中医优势病种治疗中心遴选。通过打擂台的方式，在全省选拔10个优势病种治疗中心，初步形成全省中医治疗特色优势。

二是加强重点专科和特色专科建设。组织开展省级中医重点专科建设项目申报工作，全省共评选出省级临床重点专科15个、基层临床特色专科30个。结合中期评估情况，督促全省33个国家中医药管理局中医重点专科按照相关要求加强建设，引导各级各类中医医疗机构创品牌、创特色、创优势的中医内涵建设。

三是全面完成中医医院评审。全面完成中医医疗机构等级评审。基本达到以评促改、评建并举、重在内涵的目标任务。共评审出二级甲等中医医院70所，占中医医院总数的67.96%；二级乙等中医医院6所，二级乙等以下中医医院12所，占中医医院总数的17.47%。

四是坚持中医院办院方向。积极按照国家中医药管理局"进一步改善医疗服务行动计划"实施方案要求，积极开展"看中医、用中药、提疗效"活动，规定中医院的中医处方和中药处方占比达到两个60%以上，逐步扭转中医院不姓中的现状。办成"院院有特色，区域有中心，省级有国医"的名副其实的中医院。

五是组织开展先进（示范）单位创建工作。一是开展综合医院中医药示范单位建设，同步抓好综合医院中医药工作专项推进行动落实。赣州市人民医院等4家单位获得全国综合医院、妇幼保健机构中医药工作示范单位称号。二是开展全国基层中医药工作先进单位评审。完成上高县、上栗县全国基层中医药工作先进单位省级评审工作和20个县（市、区）全国基层中医药工作先进单位复审工作。三是推动中医护理工作示范单位建设。在全省启动实施中医护理工作示范单位建设活动，召开中医护理示范单位建设标准讨论会，开展中医优势病种特色护理技术的培训，促进全省中医护理工作全面、健康发展。

四、中医药科教工作

一是加强中医药人才能力培训。完成500名中医住院医师规范化培训的招录考试和理论培训，完成135名中医类别全科医生转岗培训和100名中西医结合人才培训理论学习、考核，完成县级中医临床技术传承骨干培训的理论学习和326名乡村医生中医药知识与技能提升培训。

二是加强中医药科教工作考核。组织开展全国名老中医药专家传承工作室验收和中期检查。完成20名全国优秀临床研修人才培养对象、国家第五批师承结业考核和3家全国中医药疑难杂病重点研究室的年度考核。8个国家中医药管理局"十一五"重点学科和12个"十二五"重点学科通过国家局检查组的验收，其中中药炮制学等5个学科评为优秀等次。

三是加强中医药人员准入工作。组织完成全省2015年度中医类别医师资格考试和师承、确有专长人员考核报名工作，协助完成全省288名中医药一技之长人员纳入乡村医生管理人员执业注册工作。

四是组织做好2015年中医药科技课题评审工作。通过形式审查、专家评审打分及评审软件数据处理等评定程序，全省共确定立项课题项目302个，确定资助课题252个。

五是深入推进中药资源普查工作。全省县市野外样地调查工作已结束，完成36个样地和180个样方套的目标。全省共采集鉴定蜡叶标本12393种、42295份，药材样品1818份，传统知识114种，栽培品119种。

（郑林华）

【山东省2015年中医药工作概况】

一、中医药事业发展的政策和机制

一是以机构改革为契机，加强中医药管理体系建设。合并后的山东省卫生计生委加挂山东省中医药管理局牌子，中医药管理人员力量得到进一步加强。各市机构改革方案中，均在卫生计生委加挂中医药管理局牌子，卫生计生委主任兼任中医药管理局局长，淄博、莱芜等市还在班子成员中设中医药管理局专职副局长1名。山东省已基本实现省、市两级均有专门机构的中医药管理体系，中医药管理能力得到提升。二是以公立医院改革为契机，完善中医药扶持和倾斜政策。在省政府推进县级公立医院综合改革相关文件及各部门配套文件中，进一步完善中医药扶持和倾斜政策，对中医医院单独测算、分类补偿原则初步确立，完善补偿标准，提高报销比例及医保支付倾斜等政策进一步明确。三是以相关产业发展为契机，推动中医药健康服务业发展。省政府促进旅游业改革发展的实施意见、加快发展养老服务业相关文件、加快健康服务业发展的实施意见以及全省特色产业发展规划等文件中，都对中医药产业发展提出明确目标和具体要求，各地在贯彻落实中，积极探索，在中医药养生保健、医养结合、健康旅游等方面取得实质性进展。

二、中医药参与医药卫生体制改革

继2014年7个优势病种试点成功并在全省推开的基础上，山东省2015年再筛选6个病种继续进行试点。各试点市积极争取支持，不断完善改革配套政策，大力推进改革试点。济宁市实现按病种收费、单病种付费、医院成本核算、中医临床路径管理为一体的改革试点路子。威海市在提高中医技术价格和最高限价的基础上，由医保基金对试点病种进行单病种定额结算，城镇职工参保人员不再承担自付费用。青岛市选择部分中医优势病种开展门诊单病种付费和日间病房管理试点工作。改革试点工作稳步推进，改革预期的多方共赢的成效初步显现，得到国家中医药管理局和省领导的充分肯定。从成效上看，一是患者负担大大减轻。以锁骨骨折为例，与西医技术相比，采用中医治疗技术的住院总时间缩短20天，康复期至少缩短10周，按照改革后威海市的收费标准，平均住院费用降低38%。在济宁，7个病种的平均费用比同期综合医院相同病种的费用降低46%。二是医疗机构得到发展。试点医院靠中医技术实现的收入大大增加。据测算，威海市每个试点病种的纯收入增加1800元左右，济宁市每个试点病种的纯收入平均增加28%。三是中医诊疗技术得到普及和推广。截至2015年5月底，试点病种应用中医技术治疗的比例，威海市7个试点病种应用中医诊疗技术治疗病例共计2055例，同比增加37%，济宁市同比增加76%。四是医保基金更加安全。采用中医治疗技术，威海市每个病例医保基金可节省6400多元，济宁市每个病例医保基金可节省5700多元。两市医保基金1年至少减少支出1000多万元。新华社记者来山东省调研，并发表题为《看"山东中医样本"如何诠释"中国式"医改》的文章，对山东省做法予以高度评价。山东省中医药管理局就深入推进改革工作与相关部门沟通一致，起草深入推进改革的文件，下一步改革范围将扩大到全省，并进一步增加试点病种，使改革效益尽快发挥。

三、中医院内涵建设

一是大力提升中医医院综合服务能力。完成88家二级中医医院评审，在二级以上中医医院全面开展"以病人为中心，以发挥中医药特色，提高中医临床疗效"为主题的持续改进活动，进一步加强医院内涵建设，突出中医药特色，发挥中医药优势，提高中医临床疗效。启动大型中医医院巡查工作，完成4家三级中医医院的大型医院巡查，取得"4个提升"的阶段性成效，即：医疗服务更加规范，服务质量明显提升；充分发挥中医药优势，中医特色明显提升；强化持续改进，医院管理水平明显提升；重视群众就医感受，患者满意度明显提升。在二级以上中医医院全面开展"以病人为中心，以发挥中医药特色优势提高中医临床疗效"为主题的持续改进活动，进一步加强医院内涵建设，突出中医药特色，发挥中医药优势，提高中医临床疗效。积极争取项目，促进中医医院建设。寿光市中医医院等30家县级中医医院被确定为全国第一批全面提升综合服务能力重点建设单位；山东省中西医结合医院等3家医院成为国家中医药管理局中医诊疗模式创新试点单位。二是中医服务体系建设得到进一步加强。根据国家局的部署，积极协调省发改委争取建设项目，2015年山东省章丘市中医院、临朐县中医院等6家县级中医院纳入全省基层医疗卫生服务体系建设项目，临沂市中医院纳入全省市级医疗机构建设项目，潍坊市中医院儿科纳入全省专科医疗机构项目，争取建设资金共计8亿多元。三是加强重点专科建设。对73个国家中医重点专科开展中期评估，完成2013年度省级重点专科项目建设绩效评价工作，下拨建设经费2477万元。四是做好中医药预防保健工作。全省124所二级以上中医医疗机构设置"治未病"科室，平均开展服务项目6.74项，推广中医技术7.86种。烟台市积极运用中医药诊疗技术为老年人健康服务，取得很好效果。五是推进综合医院和妇幼保健机构中医药工作。印发《山东省综合医院和妇幼保健机构中医药工作专项推进行动实施方案》召开现场推荐会，推荐5家医院创建国家综合医院和妇幼保健机构中医药工作示范单位，均通过现场评审。

四、基层中医药服务体系建设

深入开展基层中医药服务能力提升工程，对各地实施情况进行全面督查评估，促进重点工作任务落实。对全省基层医疗机构国医堂建设情况进行深入调研，起草下发基层医疗机构国医堂建设标准，协调省级财政设立中心卫生院国医堂建设专项资金，2015年由省级财政列支专项经费1000万元，用于加强中心卫生院国医堂建设。2015年中央财政又安排专项资金3000余万元用于支持山东省开展基层医疗卫生机构中医药特色诊疗区（中医馆）服务能力建设，极大地提升了山东省基层的中医药服务能力。临沂市基本实现国医堂基层全覆盖，并遴选30个基层中医药专科（病）进行重点建设。济南市开展"示范国医堂"建设，国医堂的内涵进一步提升。全省已建成面积在100平方米以上的国医堂1160个，占全省乡镇卫生院和社区卫生服务新中心总数的59.5%。积极创建基层中医药工作先进单位，德州市齐河、禹城等5个县（市、区）通过国家专家组的现场评审。开展全省中医药特色基层医疗机构创建，新创建中医药特色基层医疗机构131家。山东省能够提供中医药服务的社区卫生服务中心、乡镇卫生院、社区卫生服务站和村卫生室分别达到山东省相应机构总数的95.05%、94.55%、73.16%和65.22%。

五、中医药人才培养

一是院校教育继续加强。山东中医药大学获第七届国家级教学成果二等奖1项，并新增2家教学医院。山东中医药高等专科学校特色名校建设稳步推进，技能型人才培养取得新成果，多次在全国技能大赛中获奖。二是师承教育扎实开展。全国名老中医药专家传承工作室建设项目通过国家评估验收，并新增传承工作室12个，山东省传承工作室总数达到50个，位居全国前列。山东省中医药管理局与省人社厅和财政厅联合开展五级师承项目，5年时间投入4000余万元，筛选1000名指导老师和2000名继承人开展师承工作，已开展3批，取得很好的效果。三是高层次人才队伍建设实现新突破。尚德俊被评为国医大师。评选10名山东名老中医和200名基层名中医。四是继续教育稳步推进。2015年，共举办国家级中医药继续教育项目35个、省级中医药继续教育项目170个，共有5万余人接受相关培训。开展"国医通中医药继续教育管理系统"和"中医药远程教育"试用工作，促进中医药继续教育项目信息化建设。举办中医临床骨干能力提升、基层中医护理骨干等培训班，中医药专业技术人员的服务能力不断提升。在全省普及和传承国家中医药学术流派临床精髓和经验，重点引进学习和普及龙砂医学流派的五运六气、经方和膏方学术特色及经验传承。全面开展中医住院医师规范化培训工作，全省14家住院医师规范化培训基地共招录住院医师828人，并全部进入基地开展为期3年的培训。

六、中医药科研

国家高血压中医临床研究基地建设项目进展顺利，11项课题顺利通过中期检查，获得省科技进步一等奖1项，并在中医药适宜技术防控高血压研究的基础上，将高血压中医药防控列入全省公共卫生服务项目。牵头组织华北片区7个省（区、市）开展中医药传统知识保护技术研究项目，召开启动会，对技术人员进行培训。分两期对全省中医医疗机构技术骨干进行标准化培训。全年共鉴定通过中医药科研课题50项，组织申报1项2015年度全国中医药行业科研专项。山东省中医药研究院获得国家自然科学基金项目1项、省级课题11项，获得各级科技成果奖励8项，并成功转让新药专利多项，科技成果转化的成效进一步显现。

七、中医药文化

山东省中医药管理部门会同省委宣传部、省发改委等10部门联合印发《关于进一步加强全省中医药文化建设的指导意见》，起草《全省中医药文化建设评估指标体系》，明确各级政府、医疗卫生机构、学校、企业、健康旅游业等机构和行业的中医药文化建设标准，探索建立中医药文化建设长效机制。加强与主流媒体的沟通与合作，利用山东中医药网、健康山东、中国中医药报等媒体及时发布工作信息，加大对国医大师、省名中医药专家等中医药人才的宣传力度，在《健康报》和《中国中医药报》上发表新闻稿件300余篇。开展《中医药文化科普系列丛书》等中医药文化产品的研发，以科学准确、通俗易懂、贴近生活、生动活泼的内容及形式推进中医药文化进校园活动。会同省教育电视台开办《望诊》栏目，邀请名老中医药专家进行讲座，加大中医药"治未病"、预防保健、养生康复等理念和方法的宣传力度。深入开展"中医中药中国行——进乡村·进社区·进家庭暨中医养生保健知识巡讲活动"，举办基层中医药人员培训34场，义诊群众10000余人，免费发放培训材料和科普宣传材料20000余份。潍坊市在县级以上中医院开展"三堂一室"建设，全面打造"潍坊中医"文化品牌，深受基层群众的欢迎。

八、中医药健康服务业发展

深入实施中医"治未病"健康工程，加强中医医院"治未病"科内涵建设，提高中医"治未病"服务能力。对全省中医预防保健服务中心进行全面巡查，举办全省中医预防保健技术培训班，提升中医健康服务能力。在有条件的二级以上中医医院开设老年病科，鼓励中医医院与养老机构合作，允许有条件的中医医院举办养老和康复机构，探索中医医院在中医药健康养老服务中发挥作用的实现形式。山东省中医药管理局与省旅游局联合下发《开展中医药健康旅游基地建设的意见》，已有多家旅游胜地引入中医药、道家养生理念和技术开展健康服务。采取引进来和走出去等方式，积极开发国外市场，日照市中医院与加拿大七橡树医院合作建成全省第一家集慢病治疗、康复训练、健康管理于一体的中加健康管理中心，泰安市中医院积极拓展俄罗斯医疗市场，成立具有一定规模的中医医疗机构。青岛市中医院长期与荷兰、波兰等国开展中医药教育合作，烟台市中医院与墨西哥建立长期关系开展中医药医疗合作，通过为各国民众提供中医药优质服务，增强中医药的国际影响。

（陈高潮）

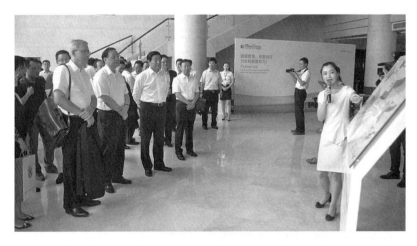

2015年8月6日，国家卫生计生委副主任、国家中医药管理局局长王国强参观山东省日照市中加国际健康管理中心

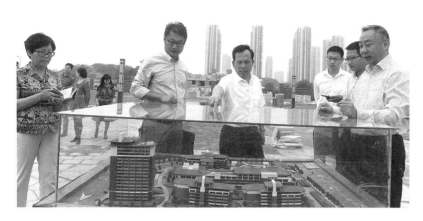

河南省卫生计生委副主任、河南省中医管理局局长张重刚调研河南省洛阳正骨医院和河南省康复医院

【河南省 2015 年中医药工作概况】

2015 年，河南省共有中医医院 432 家，开放床位 65248 张，从业人员 8.6 万人，全省中医机构年度门急诊总量 3300 万人次，出院病人 182 万人次。中药占药品收入的比重、饮片占中药收入的比重持续稳定在 42% 和 45% 以上。门诊次均费用、住院人均费用分别比综合医院低 14.7%、23.2%，中医药服务能力和服务水平显著增强。

一、基础设施建设

一是 17 个县级中医院、4 个全科医生临床培养基地、1 个地市级医院、1 个儿童医疗卫生服务体系建设项目列入 2015 年中央投资卫生建设项目，共争取中央投资 4.93 亿元，总投资规模达 12 亿元，新增建筑面积 40 万平方米。二是省财政批复中医专项经费预算 8000 万元，较 2014 年增长 16.7%。经积极协调省财政，追加专项资金 1750 万元支持中医特色专科建设和省直中医单位事业发展。据统计，2015 年争取中央及省级专项资金共 9 亿元，同比增长 39.5%。三是河南中医学院第一附属医院国家中医临床研究基地等中医重点建设项目相继竣工，投入使用。对未开工重大项目进行专项督导。

二、人才队伍建设

一是成立唐祖宣国医大师工作室，28 名全国优秀中医临床人才研修项目学员、62 名全国老中医药专家学术经验继承人通过考核。二是实施河南省县级中医医院骨干医师培训项目和河南省县级中医医院专科带头人培训项目，累计培养县级中医临床骨干 2500 余人。三是启动中医住院医师规范化培训，首批 600 名中医医师经过选拔考核进岗培训。四是完成全省中医类别医师资格考试，组织完成中医师承和确有专长考核。五是出台《关于进一步加强基层中医药人才队伍建设的实施意见》。六是河南省中医药管理局联合省总工会开展"病历书写"行业大比武。对有关高校申请增设中医类专业进行评估。

三、科研工作

一是确立省中医药科研专项课题 133 项，新增省部级以上课题 94 项，获得省部级以上科技奖励 22 项，"慢性阻塞性肺疾病中医诊疗关键技术的创新及应用"获国家科技进步二等奖。二是加强中医临床学科领军人才培育对象及核心团队的管理指导，推进团队和学术建设。三是持续推进中医药治疗艾滋病项目，临床疗效和社会效益日益显现，部分诊疗规范经中华中医药学会发布，受到国家卫生计生委和国家中医药管理局领导的充分肯定。四是中药资源普查试点工作全面完成，全省共调查野生药用植物 1405 种，其中重点野生品种 214 种、栽培品种 72 种，为全面开展普查提供经验。

四、基层中医药服务能力提升

一是启动省级基层中医药工作先进单位评选，积极开展全国基层中医药工作先进单位创建，11 个县（市、区）获得河南省基层中医药工作先进单位称号，9 个县（市、区）通过全国基层中医药工作先进单位评审。完成 270 个乡镇卫生院、社区卫生服务中心中医馆建设项目遴选。二是 2 家三级医院和 28 家二级医院通过等级评审。确定省级重点中医专科建设项目 23 个、特色中医专科 37 个、特色中医专科强化建设项目 13 个，资助经费 4380 万元。三是出台《河南省中医病历书写基本规范实施细则（试行）》《河南省中医医疗机构医师多点执业管理办法（试行）》等文件。对血液透析、心脏大血管技术等 10 项高风险技术实施备案管理。四是落实省政府简政放权部署，依法将 137 家二级中医医院管理职权下放至省辖市卫生计生（中医）管理部门。五是基层中医药服务能力显著提升、75% 的乡镇卫生院和 84% 的城市社区卫生服务中心设置中医科、54% 的村卫生室和 71% 的社区卫生服务站能够提供中医药服务。

五、文化与管理

一是河南省中医管理局联合省卫生计生委、省计划生育协会印发《河南省中医药文化科普进基层工作方案（2015~2020 年）》，启动中医药文化科普进基层工作。二是河南中医学院、大宋中医药文化博物馆被国家中医药管理局命名为"全国中医药文化宣传教育基地"。河南省洛阳正骨医院、焦作药王庙等 4 家单位成为省级中医药文化宣传教育基地。三是举办全省中医药文化建设工作培训班，深入开展中医药文化科普巡讲活动。第十二届张仲景医药文化节举办。四是实施中医医院院长职业化培训和业务管理培训。河南省洛阳正骨医院获得洛阳市市长质量奖。

六、医改等重点工作

一是在医疗卫生服务体系规划、医保新农合支付制度改革和分级诊疗制度设计中积极争取并明确细化中医相关政策。医政管理制度建设在全国中医医政工作会议上作典型发言。二是圆满完成中医医疗服务

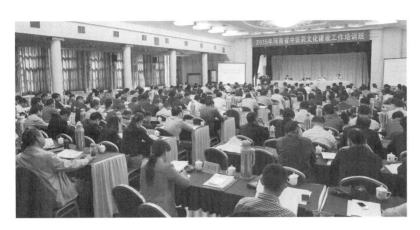

2015年，河南省举办中医药文化建设工作培训班

项目成本核算基础工作，提出河南省中医服务项目价格调整初步建议方案。三是抓好基层中医医院信息化建设项目实施，首批13家项目单位已通过验收。许昌市获批国家中医药综合改革试验区。

落实"一岗双责"，积极践行党的群众路线，深入开展"三严三实"专题教育和"三查三保"活动，大力弘扬张仲景文化，切实转变学风和工作作风，强化服务意识和群众观念，有力地推动全省中医事业的发展。全国政协、省人大和农工民主党河南省委先后调研督导河南中医工作，对中医事业发展取得的成就给予充分肯定。

（宋军伟）

【湖北省2015年中医药工作概况】
截止到2015年年底，全省县级以上公立中医（含中西医结合、民族医）医院93家，其中三级甲等中医医院25家、二级甲等中医医院66家。中医医院床位数40000张，增长15.1%；人员总数40458人，增长7.00%，其中中医类别执业医师增加1191人，执业助理医师增加398人。固定资产77.3亿元，增长14.9%；中医药诊疗人次2083万，增长4.2%；出院人数124万人，增长6%；业务收入110.4亿元，增长10.5%。

一、中医药参与医药卫生体制改革

全省有46家县级公立中医医院纳入公立医院改革范围，占全省县级公立中医院的60%。武汉市被确定为第三批全国公立医院改革试点城市，首批选择的18所公立医院中，黄陂区、江夏区、蔡甸区、新洲区4所中医院列为改革试点。全面实施中医药公共卫生服务项目，积极做好中医药健康管理工作。武汉市黄陂区开展健康管理试点，把中医"治未病"的理念和技术纳入健康管理，发挥中医药的特色优势。全省城乡中医医院对口支援工作全面展开，武汉市中西医结合医院托管神农架林区中医院，取得显著的社会效益和经济效益。襄阳市中医院与保康、枣阳、南漳等8个县级中医院签订合作协议，建立全市中医医疗联合体，开展全方位医疗帮扶。荆门市中医院与沙洋县、京山县中医院签订支援协议，建立医疗联合体定期会议制度，在医疗联合

体成员单位之间实现"信息互通、资源共享、人才共同培养提高"的发展目标。积极鼓励社会资本举办中医医疗机构，新增的卫生资源优先发展民营中医机构。十堰市出台《支持社会办中医试点工作方案》，十堰市中医院与湖北武当山旅游开发公司合作新建武当山康复养生专科医院。

二、中医药服务能力

2015年有8家县级中医院纳入国家农村卫生服务体系基础设施建设项目。湖北省中医院和黄冈市中医院安排国家全科医师规范化培训基地建设项目，湖北省中医院和湖北省中西医结合医院安排国家儿科基地建设项目，共获得中央资金支持2.36亿元。

湖北省中西医结合医院通过评审，被国家中医药管理局确定为三级甲等中西医结合医院，湖北省三甲中医院达到25家。随州市曾都区中医院、恩施市中医院被评为二级甲等中医院，湖北中医药大学黄家湖医院和3家民营中医医疗机构被评为二级乙等中医院，湖北省二级甲等中医院达到62家。

湖北省制订《湖北省大型公立中医医院巡查工作实施方案（2015~2017年度）》，全面启动大型中医医院巡查工作。湖北省中医院接受国家中医药管理局的巡查，湖北省卫生计生委完成对武汉市中医院、武汉市中西医结合医院、襄阳

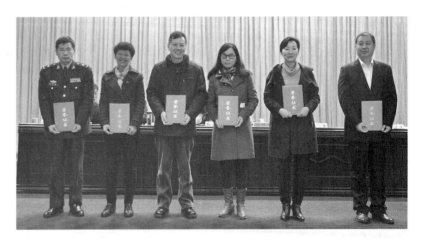

2015年3月18日，湖北省中医药工作会议在武汉召开，会上表彰了首届湖北省中青年知名中医代表

市中医院和宜昌市中医院4家大型中医院的巡查工作。

三、基层中医药工作

武汉市江夏区、蔡甸区、东西湖区和十堰市茅箭区通过国家基层中医药工作先进单位评审。武汉市在13个城区全部通过国家验收的基础上，被国家中医药管理局命名为"全国基层中医药工作先进单位"，在2016年全国中医药工作会议上受到表彰。

2015年全省建设222个国医堂、9个名医堂、9个中医养生堂和39个知名中医工作室。在此基础上，根据各地遴选申报，湖北省卫生计生委命名表彰第二批100个"湖北省示范国医堂"。

各地大力开展中医适宜技术培训，黄石市编印《中医药适宜技术推广应用手册》，全年培训3200余人次，恩施州培训1200余人次，荆州市培训500余人次，天门市培训800余人次。咸宁市通过集中培训和现场指导，大力推广中医药适宜技术，所有社区卫生服务中心和乡镇卫生院能运用10种以上中医药适宜技术，65%的社区卫生服务站和村卫生室能够提供4种以上中医药适宜技术。

四、中医药科研工作

湖北省中医院国家中医临床研究基地综合大楼竣工正式投入使用，基地获得64个科研专项（含国家自然科学基金1项），科研经费800多万元，在国内外核心刊物发表论文

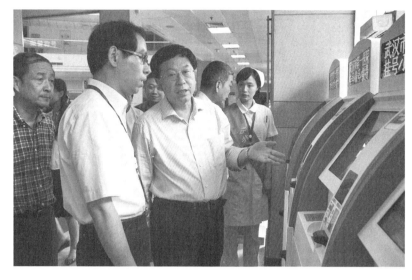

2015年5月7日，湖北省卫生计生委副主任姚云、湖北省中医药管理局局长刘学安调研武汉市中西医结合医院

21篇（其中SCI收录2篇），获批院内制剂2个。三峡大学"中药竹节参资源品质评价"获省科技进步一等奖；湖北省中医院"补肾生髓成肝治疗肝疾病的基础与临床研究"等3个项目获二等奖；李时珍医药集团"大别山区夏枯草规范化种植及产业链构建"获三等奖。襄阳市中医院设立"青年科研基金"，每年投入10万元资助开展临床科研，全年开展新业务、新技术100余项，发表论文325篇，增强医院的科研创新能力。

开展中药材炮制技术传承建设项目，投入资金500万元，在湖北中医药大学和湖北省中医院建立省级中药炮制技术传承中心，在武汉市中医院建立地市级中药炮制技术传承工作站，遴选15名技术传承人才培养对象。成立湖北省中医药学会膏方专业委员会，并挂靠武汉市中医院，举办国家级膏方质量标准研究及应用培训班，培训学员150多名。

在兴山县召开第三批11个试点地区中药资源普查工作启动会，对60余名技术骨干进行野外调查培训。对全省第二批10个普查试点地区进行中期评估，已完成中药资源普查样方4772个，发现植物中药资源种类235科、3515种，制作蜡叶标本67400份，拍摄照片24万余张。《中国中药资源大典——神农架专题卷》已经编写完稿。各普查试点县撰写当地的《中药资源保护和利用的报告》。利川市、竹溪县、五峰县编撰出版《药用植物志》。

五、中医药人才培养

遴选确定24个全省中医住院医师规范化培训基地和16个协同基地，5个国家培训基地共获得2500万元装备经费。2015年超额完成国家下达的招录计划，在培学员1329人，获得培训补助经费2376万元。

在湖北中医药大学建立李今庸国医大师传承工作室，在7个县中

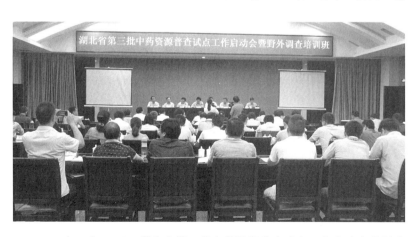

2015年5月29日，湖北省第三批中药资源普查试点工作启动会暨野外调查培训班在湖北宜昌兴山县启动

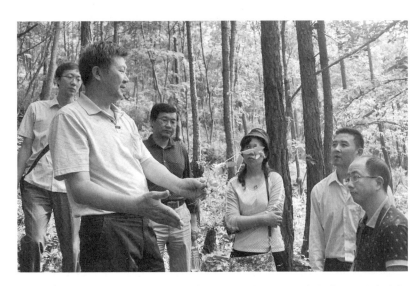

2015年5月30日，湖北省中药资源普查专家现场培训指导第三批试点单位

医院建立全国基层名老中医药专家传承工作室，共获得国家经费资助275万元。各地积极开展知名中医评选表彰活动，十堰市在当地报刊开专栏宣传中医药名医大家，荆州市编印《荆州市知名中医》宣传手册，襄阳市编撰《襄阳中医名医风采录》，通过多种形式，宣传名医大家。

28个国家中医药管理局重点学科通过检查验收，14个重点学科被评为优秀。国家组织专家对3个学术流派传承工作室进行中期评估，对20名第三批全国优秀中医临床人才进行年度考核。委托湖北中医药大学完成138名中医全科医师转岗培训，与187名农村订单定向免费中医学生签订培养协议，委托武汉市中西医结合医院培训全省100名中西医结合临床骨干。组织开展全省中医药师承和确有专长人员考试，录取44人。

六、综合医院中医药工作

组织开展综合医院中医药工作专项行动计划，全省所有二级以上综合医院和妇幼保健院均设立中医科、中西医结合科、中药房和中药煎药室，鼓励提供中医药特色医疗服务。组织外省专家对武汉市妇女儿童医疗保健中心、湖北民族学院附属民大医院和荆州市中心医院等第一批全国综合医院中医药工作示范单位进行评审复核。组织开展湖北省综合医院中医药工作示范单位评审，宜昌市第二人民医院等8家综合医院被命名为"湖北省综合医院中医药工作示范单位"。

七、中医药文化建设

各级中医医疗机构在基础设施建设过程中，从外部环境、内部装饰和员工培训上注重彰显中医药文化特色。荆州市中医院对门诊进行中式风格装修，融入荆楚文化元素，设立名医馆，在门诊大厅展示中药道地药材和标准化中药标本。钟祥市中医院分6批组织全院职工开展国学及医学人文知识培训。

全省各级中医医院普遍开展"冬病夏治""穴位敷贴""膏方节"等活动，在提供中医药特色服务的同时，向广大群众传播普及中医药知识和文化。随州市在世界华人炎帝故里寻根节期间，举办第二届中华中医药文化大典。湖北省中医药学会组织开展"名医走基层"活动，组织名医大家先后在鄂州、仙桃、咸宁等地开展多场义诊，深受群众欢迎。武汉、襄阳、黄冈、黄石、孝感、洪湖也多次组织中医下基层、进社区，对居民进行健康指导，鄂州市中医院全年共开展中医健康大讲堂活动12次，开展义诊18次。荆门市中医院全年举办100场"百姓健康讲座和义诊咨询"活动，把健康服务送到群众家中。黄冈市中医院以《草本》刊物为阵地，进

行中医药科普宣传。荆州市中医院举办46期"中医大讲坛"，广泛宣传中医中药。

湖北省卫生计生委会同省文明委在荆州市召开文明创建暨思想政治工作推进会，制订印发实施方案，在全省中医药系统开展"湖北省文明中医医院"创建活动。

（芦　妤）

【湖南省2015年中医药工作概况】

一、中医药规划编制

认真贯彻落实湖南省副省长李友志关于"实施中医药名医、名方、名药战略"的指示，起草《湖南省中医药发展"五名"工程（2016~2020）》（草稿），经湖南省卫生计生委委主任会审议，部分工作已在组织实施。组建专门工作班子，在深入调查研究基础上起草《湖南省中医药事业"十三五"发展规划》（草稿），拟争取省政府办公厅的文件印发。认真落实国务院办公厅《中医药健康服务发展规划（2015~2020）》，根据省政府要求，结合湖南省实际，起草《湖南省中医药健康服务发展规划（2016~2020）》（草稿），正在征求相关部门意见。落实国家《中药材保护和发展规划（2015~2020年）》，协助省经信委起草《湖南省中药材产业发展规划（2015~2025）》（草稿），即将由省政府印发。

二、中医药参与医改

积极探索推进中医药参与医保支付方式改革，在长沙市各级医疗机构中选择7个骨科中医优势病种开展按病种付费改革试点，得到国家中医药管理局的充分肯定，湖南省被国家纳入中医药参与医保支付方式改革试点。积极探索推进优质中医医疗资源下沉，以三级中医医院国家重点中医专科为龙头，县级中医医院加入形成中医药医疗联合体，通过专科对口扶持将优质资源下沉到基层，推进中医专家到基层多点执业，探索建立中医专科分级诊疗制度，至2015年共成立12个专科联盟，县级中医医院342个专科加入专科联盟协作组。积极开展国家基本公共卫生中医药健康管理

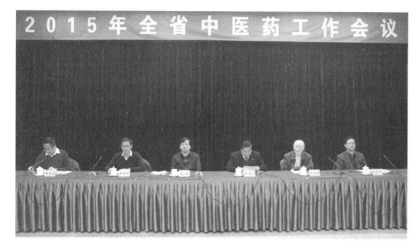

2015年2月2日，湖南省2015年全省中医药工作会议在长沙召开，湖南省卫生计生委主任张健出席

服务，将中医药健康管理、中医药健康教育纳入公共卫生考核内容，在全省基本公共卫生服务信息管理系统中加入中医体质辨识和儿童中医调养等中医药健康管理功能模块，实现中医药健康管理服务信息化、科学化。

三、中医药基层建设

基层中医药服务条件不断改善，实施11家县级中医医院标准化建设，在694个社区卫生服务中心和乡镇卫生院开展中医药适宜技术项目建设，全省各乡镇卫生院和社区卫生服务中心开展中医药适宜技术平均达10项以上，村卫生室和社区卫生服务站开展中医药适宜技术平均达4项以上。选择湘乡、宁远等5个县、市开展村卫生室"中西结合，以中为主"试点，编写印发《湖南省20种农村常见病、多发病中医药诊疗服务技术》，指导基层医疗卫生机构规范开展农村常见病、多发病中医药诊疗服务。常德市通过国家市州级基层中医药工作先进单位评审，石鼓区、苏仙区等8县（市、区）被评为国家、省级基层中医药工作先进单位。全省社区卫生服务中心、乡镇卫生院、社区卫生服务站和村卫生室能够提供中医药服务的比例分别为96.5%、90.6%、73.8%、65.2%，中医药服务占医疗服务总量的30.3%，完成提升工程确定的3年目标。

四、中医医疗服务

创新中医医院监管模式，按国家中医药管理局统一部署，组织对长沙市中医医院等5家三级中医医院进行巡查。推进优质护理服务示范，印发《关于开展全省中医医疗机构优质护理服务示范工程督查评估工作的通知》，制订评估方案，对中医一附院、长沙市中医医院、岳阳市中医医院进行考核评估。加强综合医院中医药工作，湖南省中医药管理局联合湖南省卫生计生委印发《关于开展综合医院中医药工作专项推动行动的通知》，就综合医院、妇幼保健机构、专科医院加强中医临床科室建设、开展中西医疗协作、拓展服务领域、丰富服务内涵作专门部署。推荐4家综合医院申报创建全国综合医院中医药工作示范单位。指导8个中医药防治艾滋病试点单位认真做好2015年防治和监测任务，开展"十二五"中医药防治艾滋病工作自评，在国家中医药管理局组织的中医药防治艾滋病工作督导考核中，得到专家组的高度评价。

五、中医药人才培养

组织专家对国家第五批、省级第三批师承工作进行督导检查，对省第五批师承继承人进行结业考核；对第一批50名基层师承继承人进行集中理论培训，启动第二批基层师承培养对象遴选；对70名国家县级

中医临床技术传承骨干人才组织15天集中理论学习。投入300万元进行"国医大师"传承工作室建设。28个全国名老中医药专家传承工作室建设进一步完善。成功申报并实施7个基层名老中医药专家传承工作室建设项目。举办省级中医药治疗心血管疾病、皮肤病及肿瘤疾病特色疗法3个高级研修班，开展中药特色技术传承人才、中医护理骨干人才、中医类别全科医师、中医住院医师规范化培训以及中西医结合人才、乡村医生中医药知识与技能培训等系列培训项目，培训各类中医药人才2300余人。对20名国家第三批优秀中医临床人才学习情况及结业论文进行考核。完成50名中医类别农村免费订单定向大学本科招生计划。11个国家"十一五"重点学科、15个国家"十二五"重点学科在考核中获得好评。

六、中医药继承创新

扎实推进中医药专长绝技收集整理，确定首批18个专长绝技项目，召开专长绝技颁证大会，副省长李友志专门出席会议并作重要讲话，对收集整理工作给予高度肯定。开展民族医药文献整理及适宜技术筛选推广，对《张家界地区常用民族药物》《中国侗医药史》等5部民族医药文献和5项民族医适宜技术进行总结，项目实施成果已报国家中医药管理局整理出版。湖南中医药大学第一附属医院国家中医临床研究基地重点病种研究不断深入。督促做好国家、省级中医药重点研究室建设。实施各类中医药科研计划项目500余项，获国家、省级重大科学奖项20余项，其中获中华中医药学会科学技术一等奖、教育部自然科学二等奖、教育部科技进步二等奖、中国中西医结合学会科学技术进步三等奖各1项。向国家中医药管理局推荐2个中成药重点品种标准化项目和17个中药饮片重点品种标准化项目，其中妇科千金片中成药和百合、玉竹、枳壳等13个中药饮片重点品种标准化项目进入国家中医药管理局专家组复审。扎实推进中药资源普查，做好湖南省

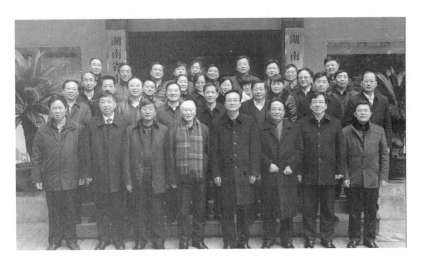

2015年2月5日，湖南省副省长李友志看望湖南籍国医大师刘祖贻、孙光荣

中药原料质量监测与技术服务中心和邵东、隆回、靖州3个监测站硬件建设，基本形成动态监测体系，开始向国家平台上报监测数据。扎实推进鹤城、双牌、浏阳等地3个种子种苗基地建设。

七、中医药文化宣传

编辑出版《中医药典故精选》，面向青少年免费发放10万册，普及中医药知识。充分发挥省中医药科普宣讲团作用，在全省各地举办中医药宣讲活动60余场次，受众达2万人次。湖南省中医药管理局与湖南省卫生计生委联合下发《在全省卫生系统开展向刘祖贻国医大师学习活动的通知》，组织召开第三批湖南省名中医表彰大会，大力宣传国医大师、省名中医的高超技艺和良好的医德医风。衡阳、常德、怀化等地均开展大型义诊、中医养生知识讲座等，发放各类中医养生知识宣传册2万余册。

八、中医药对外交流

加强中医药对外合作与交流，全力推进中医药"一带一路"建设，与相关部门制订《湖南省"一带一路"中医药合作中心建设方案》；湖南省中医药管理局与德国丁克斯堡市政府代表签订医疗卫生合作谅解备忘录，就双方在德国丁克斯堡市合作开办1家中医医院，合作研发中药并进行成果推广，开展学术交流、人才培养和技术引进达成初步意向。

九、中医药作风和廉政建设

以"三严三实"专题教育为契机，认真落实中央全面从严治党精神，加强中医药战线廉政建设，督促中医药单位认真落实主体责任和监督责任。两次举办全省中医药财务管理培训班，就加强中医药项目资金的监督、管理、使用进行培训和部署。进一步加强中医药行风建设，深入落实医疗卫生行业建设"九不准"的要求，湖南省中医药管理局与湖南省卫生计生委等部门联合转发国家卫生计生委等9部门《关于2015年纠正医药购销和医疗服务不正之风专项治理工作要点》的文件，坚决打击遏制医药购销领域和医疗服务中不正之风，树立良好的行业风向。

(徐火红)

【广东省2015年中医药工作概况】

一、概况

2015年，广东省中医机构数为19323个（其中中医、中西医结合医院163家，中医门诊219所，中医诊所2694个，中医类村卫生室16244个，中医科研机构3家），中医医疗机构床位数4.5万张。中医医疗机构出院人次155万，诊疗人次17645.3万。全省中医药系统积极持续深入贯彻落实《广东省推进中医药强省建设行动纲要（2014~2018年）》，以"四有五抓一提升"（即中医药工作在社会上有影响、讲台上有声音、杂志上有文章、学术上有成果；通过抓医疗与保健、抓学科与人才、抓科研与产业、抓文化与交流、抓管理与服务和大力提升中医药服务能力，推动中医药"七位一体"科学发展）为总体工作思路，以名院、名科、名医、名药建设为重点，以项目带动为抓手，全面推进中医药强省建设。

二、中医药强省建设

2015年，广东省财政投入中医药强省专项资金1亿元。广东省中医药局按照省级中医药相关专项资金管理办法要求和各个重点项目实施方案，对2014年度中医优势病种突破、中医临床重点专科建设、名中医师承、地市（县）级中医医院建设、中医"治未病"预防保健服务示范单位建设等项目进行督导，确保专项资金使用绩效；对2015年度医院中药制剂开发、地市（县）级中医医院建设、全国基层中医药工作先进单位创建、省名中医师承等项目组织实施，重点项目建设进展顺利。

三、政策法规

广东省将中医药服务关键指标列为医改相关配套文件和基层医改政策督查评价的重要内容。全省县级公立中医院全部纳入县级公立医院综合改革范围。全省在基本公共卫生均等化建设中积极推动中医药健康管理，开展65岁以上老年人和0~36个月儿童中医药健康管理，目标人群覆盖率达到30%。河源市出台《河源市中药制剂调剂方案》，河源市中医院中药制剂可在全市中医医疗机构调剂使用。

中医药事业发展规划、政策和机制建设。①编制印发《广东省中医药健康服务发展规划（2016~2020年）》。根据《国务院办公厅关于印发中医药健康服务发展规划的通知》（国办发〔2015〕32号）和省府领导的批示要求，由广东省中医药局牵头，会同省发改委、经信委、卫生计生委等24家省直部门，研究起草广东省中医药健康服务发展

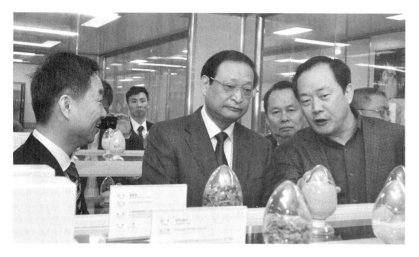

2015年3月21日，国家卫生计生委副主任、国家中医药管理局局长王国强赴广东中山调研国家中医药管理局重点研究室建设工作

规划。经7次召开会议、3次征求意见、6易其稿，5月12日广东省中医药局向省政府报送《广东省中医药健康服务发展规划（2015~2020年）》（送审稿）。6月30日省政府办公厅印发《广东省中医药健康服务发展规划（2016~2020年）》（粤府办〔2016〕75号），规划提出7大重点任务：一是大力健全中医养生保健服务；二是拓展完善多元化中医医疗服务；三是支持发展中医特色康复服务；四是积极发展中医药健康养老服务；五是培育发展中医药文化和健康旅游服务；六是积极扶持中医药健康服务相关支撑产业发展；七是加快推进中医药服务贸易。5个重大工程：一是建设中医药健康服务合作区；二是建设社会办中医试点城市；三是建设中医药医养结合试点城市；四是建设中医药健康产品品牌提升工程；五是建设中医药健康旅游工程。②编制印发《广东省推动中药材保护和发展实施方案（2016~2020年）》。根据省政府领导意见，广东省实施《国务院办公厅关于转发工业和信息化部等部门中药材保护和发展规划2015~2020年的通知》（国办发〔2015〕27号）的意见，由广东省中医药局会同13个省直部门拟定，经6次会议、3次征求意见、5易其稿后于5月初报省政府。6月16日，省政府办公厅印发《广东推动中药材保护和发展实施方案（2016~2020年）》（粤府办〔2016〕61号），实施方案提出7大重点任务：一是加强中药材资源保护；二是加强优质中药材生产与示范；三是加快中药材生产技术创新；四是实施中药材生产组织创新工程；五是加强中药材生产质量保障体系建设；六是加强中药材生产服务体系建设；七是构建中药材现代流通体系。③编制《广东省中医药事业发展"十三五"规划》。2015年底在完成各地市征求意见基础之上，按照国家中医药管理局提出的"十三五"规划建议文稿进行初步修订。正对照省政府出台的《广东省医疗卫生服务体系规划（2016~2020年）》《广东省国民经济和社会发展第十三个五年规划纲要》《广东省卫生与健康"十三五"规划》（初稿）的要求，对《广东中医药事业发展"十三五"规划》有关发展目标原则、重点任务、重大工程和项目再次进行修订。拟于2016年9月之前印发。

四、管理机构建设

2015年，肇庆市、河源市成立中医药局，清远市、东莞市新成立中医科并配备专人负责。实现全省地市、县区级中医药管理体系建设新突破。全省设立中医药局的地市2个，14个地市在卫生计生局（委）中独立设置中医科（处），22个县、区在卫生计生局独立设置中医股（科）。广东省中医药局加快转变政府职能，取消互联网医疗保健信息服务前置审核。中医药信息化统筹纳入大卫生信息建设平台，启动全省所有医疗机构纳入中医药信息统计范围工作，发挥动态监测和决策参考作用。

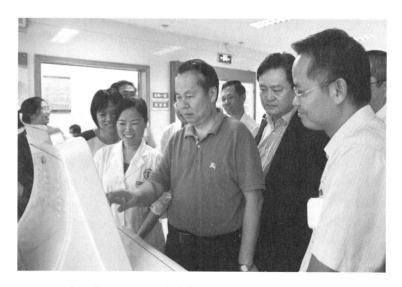

2015年4月13~24日，广东省卫生计生委党组成员、广东省中医药局局长徐庆锋率队赴广州、韶关、河源、惠州等地，对广东省第二中医院、广州中医药大学第一附属医院、广东省中医院等省属中医医院，围绕贯彻落实《推进中医药强省建设行动纲要（2014~2018年）》、中医药专项资金管理使用和建设项目启动实施等内容开展督导调研

五、医政工作

广州中医药大学第一、第三附属医院和广东省中西医结合医院等一批重大综合性中医院改扩建项目落成，增加建筑面积20.3万平方米，床位1600张。安排2个地市、8个县级中医医院业务用房改造建设项目，总改造建筑面积132943.69平方米；安排1个全科医生临床培养基地建设项目，建筑面积10650平方米。中医名院、名科工程深入开展，71家县级中医院通过二级甲等评审，二、三级中医医院持续改进活动、大型中医医院巡查工作进展顺利，中医医院（中西医结合医院）中医药临床疗效、整体服务能力和管理水平进一步提升；中医重点和特色专科建设扎实推进，综合医院和妇幼保健机构中医科建设不断加强，深圳市南山区人民医院等8所医疗机构获得全国综合医院、妇幼保健机构中医药工作示范单位称号。

六、中医药健康服务业

"发挥广东省传统和特色优势，发展中医药医疗保健服务"作为主要内容写入《广东省促进健康服务业发展行动计划（2015~2020年）》。全省二级甲等以上中医医院（含中西医结合医院）均设立中医"治未病"科室，中医"治未病"服务网络初具规模，珠江三角洲地区中医"治未病"服务网络基本建成。中山市构

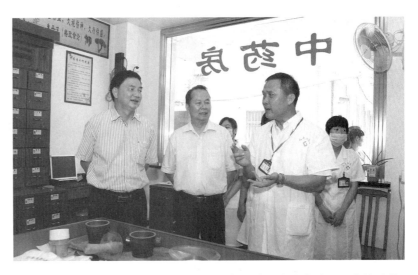

2012~2015年，广东省大力开展基层中医药服务能力建设，成效显著。省、市、县各级财政支持基层中医药服务体系建设资金达7.97亿元，中央财政支持9143万元，合计8.89亿元

建以市中医院"治未病"中心为龙头、以镇区医院为主体、以社区卫生服务站为依托的三位一体的"治未病"中医预防保健服务体系。

七、基层中医药服务能力提升工程

广东省"基层中医药服务能力达标年"活动阶段目标顺利完成。截至2015年11月，全省能够提供中医药服务的社区卫生服务中心、乡镇卫生院、社区卫生服务站、村卫生室，分别达到97.98%、94.84%、90.48%、83.90%，提升工程预期目标超过全国平均水平；2015年新增全国基层中医药工作先进单位6家，深圳市继云浮市后成为广东省第二个全国地市级基层中医药工作先进单位；3个省级、50个县级中医药适宜技术推广基地视频网络建设扎实推进，中医药适宜技术推广的长效机制初步建成；支持15个县成为创建全国基层中医药工作先进单位；402个乡镇卫生院和社区卫生服务中心中医诊疗区（中医馆）建设逐步推开。

八、科研工作

国家级中医药科技创新平台——中国中医科学院广东分院的成立，为中医药强省建设提供科技支撑；国家中医临床研究基地建设有序推进，广东省中医院国家中医临床研究基地业务建设通过国家中医药管理局的验收。22个试点县中药资源普查试点工作进展顺利，432个样地、15552个样方野外调查和70余项民间单方验方、中医药传统知识调查圆满完成，中医药传统知识保护调查项目扎实推进。中医药科技创新能力不断加强，2015年全省中医药系统获国家科技进步二等奖1项，获省科技进步奖5项，其中一等奖1项，广东省中医院牵头的"中医药保健技术与产品研究"和广州中医药大学承担的"中药饮

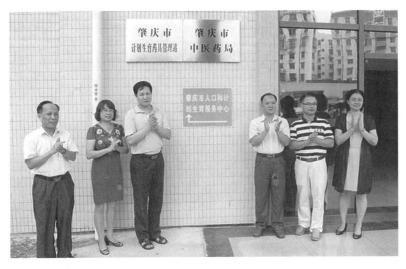

2015年8月10日，广东省首个地市级中医药局——肇庆市中医药局正式挂牌成立

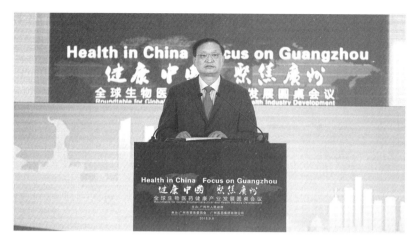

2015年9月8日，"健康中国 聚焦广州"全球生物医药健康产业发展圆桌会议在广东广州举行，国家卫生计生委副主任、国家中医药管理局局长王国强出席会议并讲话

片质量保障系统研究"获中医药行业专项；深圳市卫生计生委组织研究的"中药、中药方剂编码规则及编码"和"中药在供应链管理中的编码与表示"等3项标准已经被国家标准委确定为国家标准，并列入ISO标准，成为国际通行的世界标准；多家中医医院与企业合作利用"互联网+"技术，打造智慧药房，实现预约、挂号、候诊、缴费、中药代煎、配送、检验结果等全流程的创新服务；深圳市金华佗科技有限公司的"互联网+中医"，打造基于手机APP的网络中医药健康服务平台。

九、教育工作

全国老中医药专家学术经验继承项目、优秀中医临床人才研修项目、中药特色技术传承人才和中医护理骨干人才培养项目顺利推进；实施省名中医师承项目，全省遴选600名继承人，师承300名中医名医，进行3年的跟师学习，中医药人才队伍素质进一步提升；对粤东西北地区的450名中医全科医生进行转岗培训，培训400名中医全科医学骨干师资、420名县级中医临床技术骨干；研究制定传统医学师承和确有专长人员医师资格考核实施办法，组织实施中医药一技之长人员考试合格者纳入乡村医生管理；开展中医医院财务管理骨干培训；对921人实施中医住院医师规范化培训，基层中医药人才培训不断加强。认真抓好邓铁涛、禤国维2个国医大师传承工作室、49个

全国名老中医药专家传承工作室、41个国家中医药管理局重点学科、3个岭南中医学术流派传承工作室建设，推进名中医培养支撑能力建设。中医药继续教育管理规范，120个国家级中医药继续教育项目顺利完成。

十、文化建设与对外交流

广东省中医药局与省旅游局签订《关于加快促进中医药健康旅游发展的战略合作框架协议》，在第一批建成19个中医药养生旅游示范基地的基础上，遴选第二批示范基地21个、建设单位18个，形成12条中医药养生旅游示范线路，催生中医药与旅游业融合新业态。2015年发布的百度大数据显示，广东省人民群众对中医药的关注度全国排名第一；"弘扬大医精诚精神，提升中医药服务能力"活动启动，大力培育和倡导"大医精诚"等中医文化理念和价值观；基于中医药文化的手机游戏、动漫产品研发充满期待，促进中医药文化知识普及儿童、青少年群体；广东省中医药局官方微信公众号推送信息90期，信息质量持续提高。"一带一路"中医药合作、CEPA框架下粤港澳中医药合作和粤澳中医药科技产业园项目建设等工作务实推进；抗疟新药"粤特快"在国际上产生重要影响，已在18个疟疾流行国家上市销售，在科摩罗先后为80多万人采用群防群治、全民服药等措施，使科摩罗80多万人口实现疟疾零死亡，疟疾感染人群减少98%。在该项目的示范带动下，非洲马拉维共和国卫生部与广州中医药大学科技园签署复方青蒿素示范项目和传统医药合作的框架协议。广药白云山投2亿成立我国首个中医药国际化发展基金，支持旗下名优中药产品的境外注册、国际市场开拓和国际化合作。

十一、党风廉政建设

广东省中医药局认真抓好党的群众路线教育实践活动整改落实，建立局机关联系基层、服务基层制度，为基层群众办好事实事；进一步完善规章制度，规范行业管理，召开广东省中医药局直属机关第二

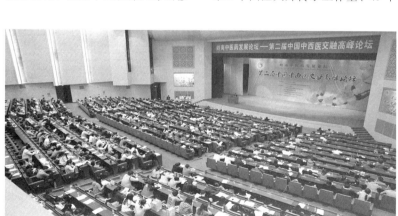

2015年11月28日，岭南中医药发展论坛——第二届中西医交融高峰论坛在广东广州举行

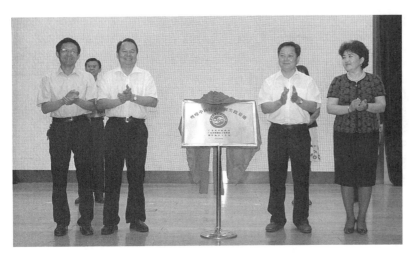

2015年6月12日，广东中医援疆新举措——粤喀中医师承"3+2"项目正式启动

次代表大会，进一步加强机关党建工作。贯彻落实行风建设"九不准"规定，扎实开展医疗卫生系统行业作风建设专项治理工作，行业作风明显改进，实现作风建设规范化、常态化。

（郑凯军）

【广西壮族自治区2015年中医药壮瑶医药工作概况】 规划编制。2015年，全面总结梳理"十二五"期间全区中医药壮瑶医药发展情况，并结合国家中医药事业发展"十三五"规划思路科学编制《广西中医药壮瑶医药发展"十三五"规划》《广西中医药壮瑶医药健康服务发展规划（2015~2020）》，进一步推动全区中医药壮瑶医药事业快速发展。

重大项目建设。2015年，积极推进自治区重大公益性项目广西国际壮医医院的建设。先后赴国家中医药管理局、内蒙古、宁夏、青海等部门和省、区学习民族医医院建设经验，协调广西区直相关部门，指导广西中医药大学推进项目建设。截至2015年12月31日，广西国际壮医医院功能定位、建设规模、建设业主、建设模式及投资方式、项目建议书编制及立项、项目用地办理等均已明确，项目进展顺利。

中医药参与医改。全区69家县级中医医院全部与辖区综合医院同步开展县级公立医院综合改革，实行药品零差率销售（中药饮片除

外），实现"一取消两同步"。深入实施基层中医药服务能力提升工程，将基层医疗卫生机构中医壮瑶医科能力建设项目列入绩效考评项目，推进南宁市等6个市、100个社区卫生服务中心和乡镇卫生院中医药集中诊疗区建设。全区95.21%的社区卫生服务中心、95.66%的乡镇卫生院、85.82%的社区卫生服务站、72.10%的村卫生室能够提供中医药民族医药服务。积极开展全国基层中医药工作先进单位创建活动，宾阳县等8个县（区）获得"全国基层中医药工作先进单位"称号，梧州市成为自治区首个获得"全国基层中医药工作先进单位（地市级）"称号的城市。基本公共卫生服务中医药健康管理服务项目进展顺利，全面完成65岁以上老年人体质辨识与健康指导、0~36月龄儿童中医药健康管理服务的医改任务。

中医药、壮瑶医药传承创新。遴选腰椎间盘突出症、小儿反复呼吸道感染、慢性胃炎等30个中医、壮瑶医优势病种，形成规范化的诊疗方案研究，进一步提高临床疗效。完成2015年中医药、民族医药自筹课题和专项课题申报176项，立项128项。组织申报2016年中医药、民族医药专项课题237项，立项112项。加强国家级中医药重点研究室的管理和指导工作，组织相关单位申报国家中医临床研究基地业务建设第二批科研专项课题、国家中药

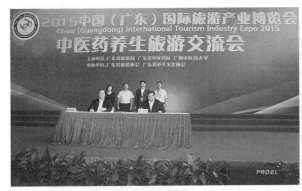

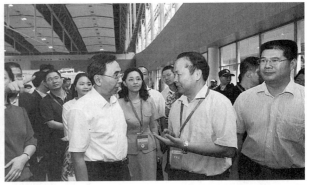

2015年9月11日，由广东省旅游局、广东省中医药局主办，广东省旅游协会、广东省养生文化协会承办的中医药养生旅游交流会作为2015年中国（广东）国际旅游产业博览会项目在广州琶州国际展览馆召开。9月12日，广东省省长朱小丹亲临中医药展区，现场听取广东省中医药局局长徐庆锋的汇报

标准化项目等。国家行业科研专项的重点突破，牵头管理和实施2015年中医药行业专项"20种道地药材优良品种选育方法及种植质量控制技术研究"任务。

名医名家走基层行动计划（2015~2016年）。为加快提升基层中医药服务能力，满足城乡居民中医药服务需求，广西从2015年开始组织实施中医名医名家走基层行动计划（2015~2016年），为政府举办的村卫生室的村医传授应用中医药"十方五技"开展诊疗活动，实现到2016年底广西75%以上政府举办的村卫生室能够开展中医药、民族医药服务的目标。截至2015年12月31日，全区组织专家1341人下基层（覆盖所有县），开展345场培训，对7214名村医传授中医药"十方五技"，宣传中医药文化，推广适宜技术，使最基层的老百姓享受到更高水平的中医药、民族医药服务。

中医医疗服务能力建设。探索创新中医医院办院模式和服务模式。组织开展自治区级中医诊疗模式创新试点工作；加强中医医院管理和建设。对16所三级中医医院、56所二级中医医院进行持续改进评估，实施22所县级中医医院综合服务能力提升建设。完成122个自治区第二批基层中医、民族医重点（扶持）专科评估验收，结合进一步改善医疗服务行动计划，对南宁市、柳州市和桂林市中医院开展大型中医医院巡查工作。

中医药人才队伍建设。做好国家级中医药传承项目。6家单位获得全国基层名老中医药专家传承工作室建设项目。组织开展已完成建设周期的传承工作室验收、全国中医学术流派传承工作室建设项目中期检查、第五批全国老中医药专家学术经验继承人结业考核。做好全国中医药优势特色教育培训项目。广西中医药大学附属瑞康医院、广西药用植物园共举办7期培训班，为全国培训中医护理骨干、中药特色技术传承人才396名。通过实施中医住院医师规范化培训、桂派杏林医学生师承教育等项目，提高中医

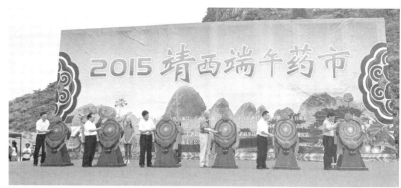

2015年6月19~21日，2015靖西端午药市在广西靖西县乐活城举行

药人才队伍素质。

中医药健康服务。2015年12月，广西壮族自治区人民政府与国家旅游局、国家中医药管理局共同举办中国-东盟传统医药健康旅游国际论坛（巴马论坛），构建中国-东盟传统医药健康旅游合作机制。进一步健全完善中医医疗机构"治未病"平台，全区二级以上中医、民族医医院均设立"治未病"中心（科室），提供"治未病"相关服务，推广应用中医药、壮瑶医药预防保

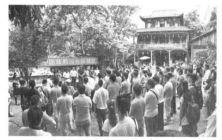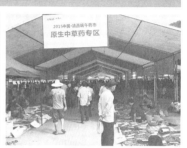

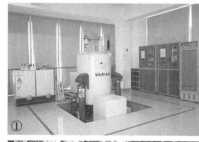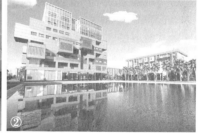

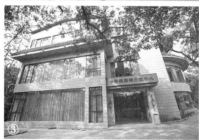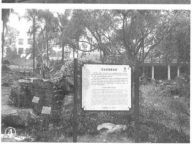

①中药资源鉴定中心——核磁共振波谱仪器；②西南濒危药材资源开发国家工程实验室为集濒危药材的保育、繁育和开发研究为主要内涵的综合性研发试验平台，建筑面积11257平方米——改造升级项目科研配套设施之一；③中医药国际交流中心总建筑面积10000平方米，是在药园旧办公楼的基础上通过合作改造建设而成，可承担会议培训、学术交流、休闲服务等活动。图为交流中心会议楼——改造升级项目科研与服务配套设施之一；④图为岩生药用植物园 一改造升级项目20个专类园之一

健技术和方法。

药用植物园建设。广西药用植物药园升级改造工程重大项目和西南濒危药材资源开发国家工程实验室分别通过国家验收，整体实力进入全国先进行列。保存药用植物总量已达到9000多种，保存数量居世界之最。牵头开展第四次全国中药材资源普查广西试点工作，指导48个试点县完成样方套6620个，记录传统知识188项，发现新种18种，工作成效显著。

(蒋志敏)

【海南省2015年中医药工作概况】

一、基层中医药服务能力提升

2015年，针对基层中医药工作薄弱的短板，海南省强力、快速、有效推进基层中医药服务能力提升工程的实施，并全面完成提升工程目标任务。该项工作一是得到省政府和各相关部门的鼎力支持。2013~2015年连续3年作为省政府重点工作，并作为省政府考核市县政府社会和经济发展指标以及医改工作目标之一，签订目标责任书，逐项督导落实。2015年，海南省卫生计生委在全省卫生计生系统对提升工程实行"月报制"和"通报制"，实时监控和督促该项工作实施进度。二是全面推进基层中医药服务体系建设。大力开展基层医疗机构中医药综合服务区建设，各级财政共投入资金5631万元，建设4批260家基层医疗机构中医药综合服务区和50家基层国医馆。全省85%的社区卫生服务中心和乡镇卫生院进行标准化的中医药综合服务区建设，该项目极大地完善海南省基层中医药工作服务网络。三是大力开展中医药适宜技术推广和培训工作。由省财政按照每个50万元的补助资金，在全省每一个县（市）建立一个基层常见病、多发病中医药适宜技术培训基地，形成健全的省、市（县）中医药适宜技术推广网络，省级基地培训1800余人适宜技术培训师资，县级基地完成全省所有乡村医生和乡镇卫生院中医药人员的中医药适宜技术培训。通过2015年提升工程的推进，海南省基层中医药工作能力较2012年提升工程实施初期有了质的改变，全省37家社区卫生服务中心中有34家能够提供中医药服务，占同类机构总数的92%，增幅70%；244家乡镇卫生院中有175家能够提供中医药服务，占同类机构总数的72%，增幅300%；148家社区卫生服务站中有118家能够提供中医药服务，占同类机构总数的80%，增幅63%；2200家村卫生室中1473家能够提供中医药服务，占同类机构总数的67%，增幅737%。乡镇卫生院使用中医药适宜技术较以前平均增加4种，中医日均门诊量达到15人次。

二、深化中医药改革

2015年，随着全省所有县级公立中医医院纳入改革，海南省中医药更深入参与医改医药体制改革总体工作。一是县级公立医院中医医院运行新机制普遍建立。2015年9月1日，海南省所有14家县级中医医院全部取消中药饮片外的药品加成，省物价局制定《关于调整海南省县级综合改革公立医院医疗服务价格的通知》，在取消药品加成的同时，提高诊查费、床位费、护理费、治疗费和手术费，涉及调整2657项医疗服务价格，其中包括中医外治、推拿疗法等118项中医、民族医诊疗项目。通过省医改办2015年10月监测数据显示，改革后全省县级中医医院次均门诊费用129.8元，环比下降1.4%，低于全省综合医院次均门诊综合费用168元（环比上升1.4%）。全省县级中医医院次均住院费用5089.0元，环比下降4.4%，低于全省综合医院次均门诊综合费用5889.1元（环比下降0.6%），中医药在医改中的优势凸显。海南省中医药管理局还启动中医药服务价格调整研究工作，委托省中医院、海口市中医医院、琼海市中医院分别开展全省二、三级医疗机构中医医疗服务价格调整研究工作和中医药医保报销政策研究工作。二是中医医疗服务体系建设得到加强，县级中医医院标准化建设不断推进。全省共14家县级中医医院，其中东方、琼海、儋州、昌江4家县级中医院基本完成标准化建设，乐东、定安、临高、琼中、万宁5家县级中医院纳入中央预算内投资，正在进行标准化建设，文昌、陵水、屯昌、五指山、澄迈5家县级中医院也在开展建设前期工作，白沙县、保亭县正在筹建中西医结合医院。同时不断推进综合医院中医药工作，2015年有3家综合医院被评为全国综合医院中医药工作先进单位。海南省很快将达到每个县拥有一家标准化的公立中医类医院布局。三是鼓励社会办中医。在《海南省鼓励和引导社会资本举办医疗机构的实施意见》中，突出强调鼓励社会办中医医疗机构，同时积极推进中医类别医师多点执业工作。

三、中医药健康服务业

2015年，海南省政府将医疗健康产业列为海南省十二大重点产业

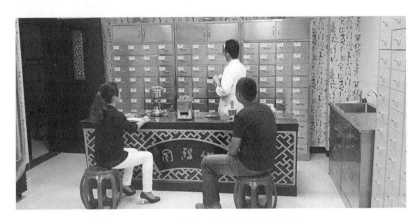

海南琼海嘉积镇卫生院国医馆为群众提供中医药服务

之一，并纳入"多规合一"进行规划和布局，中医药作为海南省医疗健康产业重要部分，面对群众日益多样化的健康需求，越来越多的中医药资源得到有效开发，一大批适应市场的新产品、新业态成为健康产业新的增长点。一是建设中医药对外服务贸易先行先试重点区域。海南省中医药对外贸易服务持续释放中医药巨大的经济潜力，获批海南国际医疗养生中心等一批对外贸易服务企业，其中三亚国际友好中医疗养院作为海南省中医药健康旅游的重点落地项目，于2015年年底正式启用。根据"创新机制，先行先试"的原则，三亚国际友好中医疗养院将发挥传统中医药特色和丰富的旅游资源，搭建一个以"治未病"为核心的系统化平台，具体业务涵盖健康体检、传统理疗、药膳食疗、运动疗法和休闲旅游等内容，同时配备专业的中英俄语翻译人才及卓越的管理团队，并提供同仁堂、中西餐厅、超市等配套设施，真正实现中医药健康旅游的一体化服务。开业后迎来法国、西班牙、哈萨克斯坦、韩国、日本、秘鲁等18个国家的38名驻华大使、公使、总领事等前往三亚展开"中医特色文化之旅"。二是打造海南中医药健康旅游国际示范区。2015年组织全省三级

甲等中医院院长和部分市县卫生局长赴江苏和河南学习中医药健康服务业发展先进经验。编制完成《海南省中医药健康旅游国际示范区建设规划纲要（2015~2025）》和《海南省促进中医药健康服务发展实施意见（2015~2020年）》。组织海南省中医医疗机构积极申报国家中医药管理局国际合作专项项目。三亚市中医院申报《中医药健康旅游示范基地国际化拓展》项目，该院2015年根据健康旅游项目的不同功效和特性，结合传统中医理论，开发中医药温泉、火灸等项目，接待多家俄罗斯旅行社考察团，考察团成员体验该院的中医温泉医疗项目，将中医特色针灸、推拿、火疗项目与天然温泉理疗相结合的治疗理念受到一致认可。

四、中医药服务监管

一是开展"三好一满意"活动和"持续改进"活动。对海南省中医院及海口、三亚、琼海等4家三级甲等中医医院"三好一满意"活动和"以病人为中心，发挥中医药特色优势，提高中医临床疗效"为主题的持续改进活动进行检查评估，有效促进中医药特色专科建设，较好地推动各市县中医医院行政管理体系、医疗质量体系、技术服务体系、后勤保障体系和教学科研体系

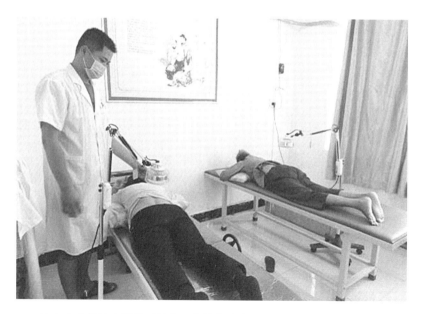
海南省基层医疗机构开展中医药特色治疗

建设。二是开展大型中医医院巡查工作和实施改进医疗服务行动计划。按照国家中医药管理局统一部署，制订全省大型中医医院巡查实施方案。协助国家中医药管理局完成对海南省中医院的巡查工作，针对国家中医药管理局印发的《海南省中医院巡查报告》指出的问题进行整改。按照同部署、同检查、同考核、同落实的要求，成立"行动计划"领导小组，制订并印发"行动计划"实施方案。三是开展中医医院评审。制订并印发《海南省2015年二级中医医院评审工作方案》，举办二级中医医院评审培训班，全省未参加评审的7家中医医院相关人员和市县卫生局分管人员参加培训。对定安县、澄迈县、屯昌县、琼中县和五指山市中医院进行评审督导，并将于2016年初完成评审工作。四是加强中医药重点专科和重点学科建设。在国家中医药管理局统一部署下，组织开展"十二五"重点专科中期评估，海南省中医院、海口市中医医院、海南省皮肤病医院、三亚市中医院、海南医学院附属医院5家单位13个重点专科中12个专科均按计划建设，其中海南医学院附属医院针灸科作为培育项目。组织开展国家中医药管理局"十一五"中医药重点学科建设验收和"十二五"中医药重点学科建设中期检查工作，海南医学院附属医院中医肝胆病学科以优异的成绩通过验收评估，海南省中医院中医老年病学科、海南省皮肤病医院中医皮肤病学科通过中期检查。

五、其他中医药工作

中医药队伍不断充实。一是开展各类中医药岗位培训。实施中医类别全科医师转岗培训和县级中医临床技术骨干培训项目。在全省各市县乡镇卫生院、社区卫生服务中心、社区卫生服务站招收63名在岗中医医师进行全科医师转岗培训。认真抓好中医药继续教育，共举办中医药继续教育项目31个，其中国家级3个、省级29个，培训8169人次中医药人员。二是开展中医药师承教育工作。完成2011年全国名

老中医药专家传承工作室建设项目验收工作，海南省5个项目中有2个达到优秀水平、3个达到良好。组织开展海南省第五批全国老中医药专家学术经验继承工作结业考核及专业学位授予工作。三是完成海南省第三批全国优秀中医临床人才研修项目结业考核工作。四是认真抓好中医类别执业医师资格考试工作。海南省中医管理局配合省教育厅、海南医学院妥善解决海南医学院高职（专科）针灸推拿专业毕业生报考中医类别执业助理医师资格考试问题。完成2015年中医类别执业医师资格考试工作。

中医药科研水平得到提升。完成全省陆地中药资源普查，其中调查样地共652个、样方19560个，拍摄影像资料共175411份，采集蜡叶标本21509份、药材样品1341份。根据部分整理资料显示，本次普查成果亮点突出，初步统计发现中国新记录种1个、海南新记录属种3个；申报国家专利1项。利用中央转移支付资金在海南省建立国家基本药物所需重要中药材的原料药材的种子种苗繁育基地2个和国家级中药资源的种质资源库1个，为全国中药产业发展提供服务。

中医健康素养工作积极开展。委托海南医学院中医学院开展中医养生保健知识巡讲、中医养生保健科普作品制作。一是举办1期海南省中医药文化科普巡讲专家培训班，培训人员68人，遴选17名专家作为巡讲老师，开展多期中医药集中巡讲和义诊活动。二是制作中医药图书《中国养生杂谈》《中医自疗与自养》《中医饮食养生》。三是开展中医养生保健科普宣传活动。在10月22日"世界传统医药日"举行主题为"传统医药与中医养生保健"的宣传活动，共发放资料近700份，中医养生的相关知识受到社会各界的高度关注和好评。四是开展2015年海南省中医药知识竞赛活动。

中央投资中医药项目有效推进。2015年3月25~28日，国家中医药管理局组织2个专家组对海南省开展2012~2014年中医药公共卫生补助资金绩效考核进行督导。检查的总体情况是：中医药项目立项文件完整，立项过程规范，项目目标符合《国务院关于扶持和促进中医药事业发展的若干意见》《中医药事业发展"十二五"规划》要求，项目财务管理制度健全，符合相关财务制度，均做到专款专用。制定国家2015年中医药部门公共卫生服务项目的资金分配和项目实施方案工作，开展海南省中医医院在建基建项目现状调查工作。按照省政府"百日大会战"和省发展改革委要求，2009年以来中央投资未开工项目有定安县中医院、琼中县中医院、万宁市中医院、乐东县中医院等门诊楼建设项目，经多次督导，4家中医院已于2015年12月前全部开工建设。

（杨春晓）

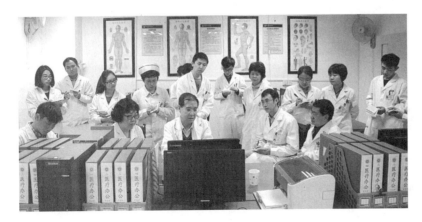

2015年11月24日，重庆市中医院接受大型中医院巡查工作

【重庆市2015年中医药工作概况】

一、中医参与医改工作

拓展中医药综合改革试验深度。垫江县制定中医药人员"县管乡用"模式、打造人才引进绿色通道、增设乡镇级正高职称等特殊政策，出台《中药产业发展规划》，创建国家中医药健康旅游产业示范园区，建设中药材基地20个，形成中药产业与中医事业协调共同发展的良好局面，连续4年实现90%以上的患者"小病不出村、常见病不出乡、大病不出县"的目标。

扩大公立中医医院综合改革范围。新增城口县等8个县开展县级中医医院改革，实现县级中医医院全覆盖。18个试点区县中医院全部取消药品加成，积极探索建立健全完善药品零差率补偿机制。主动参与建立分级诊疗制度的探索建立，推广中医药综合服务模式。

加大社会办中医机构扶持力度。一是简政放权，大力支持社会资本举办中医医疗机构。全年全市共批准设置社会办中医医疗机构111个，比2014年增长65.7%。涪陵郭昌毕骨伤科医院等2所医院创建为二级甲等中医院。二是从严监管，对社会办中医情况进行调研。开展民营中医医疗机构依法执业专项行动，共出动检查执法人员1880人次，检查民营中医医疗机构738家，促进民营医疗机构依法执业。

二、中医药服务体系建设

中医医疗机构基础建设日趋完善。一是重庆市中医院院本部三期工程开工建设，道门口院部门诊综合楼工程投入使用，业务用房面积增至12.4万平方米，开放床位达到2203张，年诊疗量186万人次，出院人数为6.3万，医院规模和服务能力跃居西部前列。二是江津区中医院成功创建国家三级甲等中医院，巫山县等4所中医院通过二级乙等中医院复评。全市各区县均有一家二级以上中医医院。

综合医院中医药服务再上台阶。召开全市综合（专科）医院中医药工作推进会，加强综合医院中医药建设。沙坪坝区青木关医院等2家医院创建成为全国综合医院中医药工作示范单位,重医附一院等3家医院通过复评。2015年,22家综合(专科)医院新设置中医科,全市综合医院中医床位数、门诊量和住院量同比分别增长36.12%、9.23%和49.51%,其中医服务范围和服务能力日益提高。

基层中医网底更加坚固。召开5个片区会,扎实推进基层中医药工作。全市能提供中医药服务的乡镇卫生院、社区卫生服务中心、服务站和村卫生室的比例分别达到97.34%、96.56%、91.47%、82.53%,各项关键指标已达到国家要求。完成基本公共卫生服务中医药健康管理任务,65岁以上老年人和0~36个月儿童中医药健康管理率均在40%以上。

三、中医医疗服务特色优势和医疗质量

突出中医医疗服务优势。一是制定《中医医院中医药特色优势考核监测办法》及其实施细则,整理形成中医药特色优势考核监测指标体系,在全市公立中医医院开展监测。此项工作得到国家中医药管理局及国家有关专家的高度评价。二是修订重庆市中医重点(特色)专科建设标准,进一步规范项目管理。完成28个国家中医重点专科中期评估和专科建设监测工作,潼南区中医院针灸科等18个市级重点专科、特色专科通过评估验收。7个国家级重点学科通过国家中医药管理局验收和中期检查,6个市级中医药重点学科建设有序推进。

提高医疗质量和服务能力。一是开展"进一步改善医疗服务行动计划"和大型公立中医医院巡查工作等活动,促进各级中医医院提高医疗质量。二是深化中医"治未病"服务能力建设项目试点工作。开展中医药讲座200次、接受疾病咨询3.78万余人次,培训基层医疗机构中医药人员和社会独立养生保健机构从业人员5000余人次。三是强化中医医院急诊急救能力建设。全市各区县以上中医院均能开展24小时急诊医疗服务,年急诊人次超过44万,38家区县中医院急诊抢救成功率达到80%以上,31家区县中医院治愈好转率达到90%以上。

四、中医药人才队伍建设

中医药传承工作。5个建设期满的国家名老中医药专家传承工作室通过验收,打造出富有传统特色的诊疗区,培养出一批较高水平的继承团队;"燕青门"学术流派工作室建设项目顺利推进,部分经验和做法得到国家局有关领导的肯定;开县等4个县和北碚区等4个区启动实施全国基层和市级名老中医药专家传承工作室建设,引导优质资源下沉,助推分级诊疗制度的实施;组织召开全市老中医药专家传承工作室建设推进会,总结经验,找准问题,明确任务。完成全国第五批、重庆市第二批和区县级首批"师带徒"共计676名继承人年度考核。

专项人才培训工作。选拔第二批国家级中药特色技术传承人才20名,2名学员被纳入国家中医药管理局会计领军人才培养计划,4名被纳入第三批国家优秀中医临床人才研修项目学员结业。继续推进第二批重庆市中医高级人才培养项目。完成200余名区县卫生计生委分管领导、中医院长和中医财务骨干以及10642名乡村医生相关专业知识培训。举办"国医名师大讲堂"2期,开展国家和市级中医药继教项目302项,培训人数达6090人次。连续二年完成全市中医药人员万人大培训任务。

中医住院(全科)医师规范化培训。组织实施首批中医类别住院(全科)医师规范化培训结业考试,考核合格率80.76%。新招收中医类别规培学员144人,其中社会人109名。完成93名中医全科医师转岗培训。对6家中医规培基地进行督导,完成150余名中医类别规培师资培训,进一步规范中医规培各项工作,提高规培质量。

五、中医药科技创新工作

组织开展系列中医药专项研究。实施局级中医药科研专项,评审出包括"重庆市'十三五'中医发展重大政策和项目研究"在内的60个局级项目。开展国家局行业科研专项——"中医药传统知识调查与保护研究"工作,筛选出148个符合条件的项目。完成"长江经济带中医药发展战略研究"重庆地区调查研究工作。首批18个区县中药资源普查工作通过国家验收,2015年度4个区县中药资源普查试点工作有序推进。

完善中医药科研平台建设。成功建成全国首个中国中医科学院中药资源中心省级分中心。新建省级中药炮制技术传承基地1个、中药特色制剂研发示范平台1个。推进中药原料质量监测工作,初步建成1个省级监测技术服务中心和2个技术服务站。全市中医药科研平台体系日益完善,科研能力进一步提升。

取得一批中医药科研成果。获得重庆市科技进步二等奖3项、三等奖2项,评选出局级科技进步奖13项。重庆市中医院"膝可保胶囊"以技术入股的方式实现科技成果转化。西南大学"味连须散"2个新二类药研发取得重大进展。重庆市中医院和重庆市中药研究院搭建起众创服务空间,迈出科研单位向创新创业的产业化发展新步伐。

六、中医药文化宣传工作

中医药文化建设。制定出台《加强中医药文化建设的实施意见》,召开全市中医药文化建设工作会。发布《重庆市中医药文化宣传教育基地建设管理办法》,建成2家国家级中医药文化宣传教育基地,确定4家市级基地建设单位。开展中医药文化进校园试点活动,编写系列教辅资料,在试点学校开展中医药文化巡讲系列活动。开展全市中医医院"院歌、院徽、院训"评选活动,进一步提振中医行业人员精气神。

中医药对外宣传。2015年,《中国中医药报》采纳重庆记者站稿件242篇,其中头版36篇,见报量

稳居全国前3名,中国中医药报重庆记者站获得2015年度"中国中医药报突出贡献奖""先进记者站"等奖项。继续实施"特色中医巴渝行"活动,开展大型宣传义诊活动20余次,发放中医药宣传资料10万余份,服务群众5千余人。开展"基层好医生"宣传推广工作,重点宣传14名临床一线的中医药人员;联合重庆广电集团,积极策划《不健不散》中医养生专栏节目,打造重庆市中医特色宣传品牌。

七、其他工作

完成中医药投入状况等15项"十二五"中医药重点工作的专项研究。组织实施中医类别执业医师考试。受理4094人的报考申请,实践技能考试合格率69.6%。规范中医执业医师从事精神障碍疾病诊治的资质认定,完成47名中医类医师注册、变更注册及信息补录工作。审批各类中医医疗广告59件、互联网信息3件,经国家中医药管理局广告监测,重庆市未发现中医违规广告。认真实施中医药免费治疗艾滋病项目,培训中医药人员218名,为275名艾滋病患者提供中医药免费治疗,超额完成国家规定任务。

(刘璐)

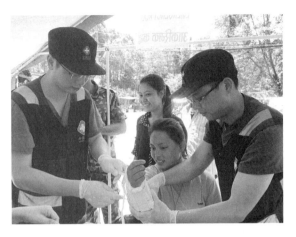

2015年5月,中国政府派医疗队赴尼泊尔执行地震救治任务,图为重庆市中医院骨科医师为尼泊尔地震受伤人员进行小夹板固定

【四川省2015年中医药工作概况】

一、中医药体制机制建设

确立中医药强省发展战略。四川省委、省政府高度重视中医药工作,2015年8月,成立由分管副省长担任组长、29个省级部门组成的"四川省推进中医药强省建设工作领导小组",为实现四川中医药强省的宏伟目标奠定坚实的组织基础,领导小组办公室设在四川省中医药管理局。省中医药管理局制订实施中医药强省战略目标的工作方案,省级有关部门在政策、项目、资金、编制等方面给予大力支持,中医药在经济社会发展中的贡献度明显提升。

科学编制中医药发展规划。认真组织开展《四川省中医药"十三五"发展规划》编制论证工作,完成《四川省中医药健康服务发展规划(2016~2020年)》编制工作,已提请省政府审议。四川省中医药管理局会同省发展改革委、省经济和信息化委等部门编制《关于贯彻落实国家中药材保护和发展规划(2015~2020年)的实施意见(2015~2020年)》《四川省中医药健康产业"十三五"发展规划》和《四川省养老与健康服务业发展规划(2015~2020年)》。

创新中医药绩效管理模式。首次向市(州)下达中医药绩效管理指标并认真组织考核,得到国家中医药管理局的充分肯定。四川省2012~2014年承担的中央转移支付中医药公共卫生专项共9个项目通过国家验收,受到高度评价。组织开展省财政中医药专项资金绩效考评,对21个市(州)的66个项目单位进行现场考核,确保项目顺利实施。

二、深化中医药改革

全面参与医改取得突破。经过积极争取,在全省24项医改任务中参与23项。四川省中医药管理局会同省卫生计生委在全国率先出台《关于推进中医"治未病"健康工程的实施意见》,制订《四川省中医药管理局2015年深化改革(医改)工作台账分工方案》。坚持以完善政策

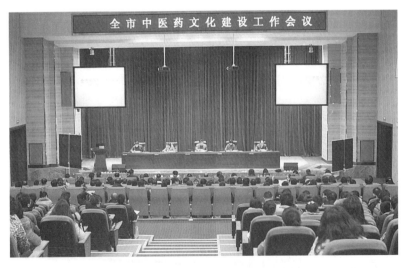

2015年1月29日,重庆市召开中医药文化建设工作会议。重庆市卫生计生委主任、重庆市中医管理局局长屈谦,重庆市卫生计生委副主任、重庆市中医管理局副局长方明金,国家中医药管理局办公室副主任赵明出席会议并讲话

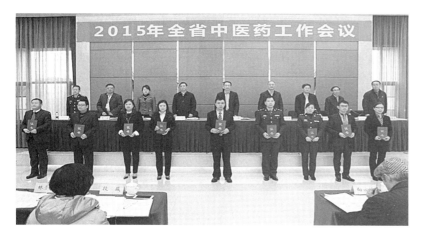

2015年2月28日，四川省2015年全省中医药工作会议召开，会上为四川省第二批拔尖中青年中医师颁发证书

措施为抓手，以健全中医药服务体系为重点，以提高中医特色优势、提升服务能力为核心，充分利用中医药"简、便、验、廉"的特点，有效缓解群众"看病难、看病贵"。

公立中医医院改革。重点推进县级中医医院在管理体制、补偿机制、人事分配、药品供应、价格机制等方面的综合改革，全省所有县级中医医院均参与县级公立医院改革，56家县级公立中医医院列入国家中医药管理局第一阶段全面提升县级医院综合能力试点单位。推荐12家中医医院申报国家局第二批中医诊疗模式创新试点单位。

中医药服务体系建设。把健全中医药服务体系与全省医疗机构设置规划密切挂钩，通过项目建设，县及县级以上中医医院基础设施逐步改善，基层医疗卫生机构中医药科室建设和中医诊疗设备配备进一步完善，基本公共卫生服务中医药健康管理服务项目全面落实。新都、双流、旺苍、屏山等地积极探索中医药县乡一体化试点，新都区被批准为国家中医药综合改革试验区。按照国家卫生计生委和国家中医药管理局《关于推进社会办医发展中医药服务的通知》精神，为社会资本举办中医医疗机构预留发展空间，成都、南充、绵阳被列入国家社会办中医试点地区。2016年完成四川洲际胃肠肛门病医院的执业登记。四川藏医医院建设通过初审，正在

积极推进项目实施。

中医分级诊疗机制。形成《四川省关于发挥中医药特色优势促进分级诊疗工作的实施意见（讨论稿）》，推动以中医医院为主体、以中医病症为基础、以专科专病为主导、以中医医疗联合体为依托的中医双向转诊。参与研究制定《关于进一步推进分级诊疗制度建设的实施意见》，明确在分级诊疗工作中要坚持中西医并重、突出中医药特色优势，制定中医医院首诊条件和中医专科专病首诊病种，逐步实现不同级别、不同类别医疗机构间的有序转诊。开展中医医疗联合体试点，

以省骨科医院、省中西医结合医院、西南医科大学附属中医医院等省级龙头单位为核心组建医疗联合体，覆盖省内外数百所中医医院、综合医院、民营医院、乡镇卫生院和社区卫生服务中心，开展以双向转诊、技术协作、继续教育、院内制剂推广等内容为主的合作，促进优质资源下沉，方便患者就医。

中医药补偿机制。将符合条件的中药饮片、中成药和民族医药纳入四川省药品目录。全面取消药品的加成，同时保留中药饮片加成。参与中医医疗服务项目价格政策制定，提高中医辨证论治门诊诊察费，明确提高新农合和城镇医疗保险中医药报销比例5%~10%；将针灸和治疗性推拿等中医非药物诊疗技术纳入新农合报销范围，引导应用中医药适宜技术。

三、中医药健康服务

规划中医药健康服务业发展。制订《四川省中医药健康服务发展规划（2016~2020年）（送审稿）》，提出坚持以中医医疗服务为根本，拓展中医养生保健、特色康复、健康养老等服务业，带动中医药相关产业发展的总体思路，到2020年基本建立具有四川特色的中医药健康服务体系，实现基本中医药健康服务县级全覆盖的发展目标。

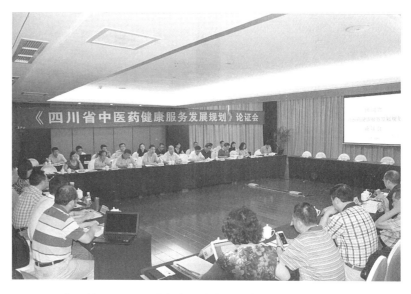

2015年7月28日，四川省中医药管理局在成都召开《四川省中医药健康服务发展规划》论证会

健康服务建设项目。积极推动中医药健康服务在攀西阳光康养服务业发展带和川西森林康养服务业发展带等区域先行试点，遴选中医药养生保健服务、中医医疗服务、中医特色康复服务、中医药健康养老服务、中医药文化和健康旅游产业、中医药健康服务相关支撑产业、中医药服务及贸易等七大重点任务的9个项目进行重点支持。2015年，省级财政投入3150万元，支持省"治未病"中心等7个涉及中医优质资源、康养服务、科技成果转化平台、人才培养和"治未病"等方面建设项目。

中医药医养融合。积极探索中医药医养结合模式，筛选22家中医医院开展老年病科建设项目。推进广元市"医养结合"试点，推动基层医疗卫生机构进入养老机构、社区和居民家庭开展中医药服务，支持眉山市中医医院开展康养中心建设。中医药医养融合发展的社会效益和经济效益初步显现。

中医"治未病"健康工程。出台《关于推进中医"治未病"健康工程的实施意见》，确定13个国家中医药管理局"治未病"项目建设单位、19个四川省中医药"治未病"中心和160个市县级中医医院"治未病"科室的建设。

参与农博会助推产业发展。四川省中医药管理局首次作为协办单位，组织省内近20家中医药高校、企业、科研院所和医疗机构成功参展第三届四川省农博会。现场共发放资料1800余份，参观人次达3000余人。展览工作受到国家中医药管理局、省领导高度评价和省政府通报表扬。

四、中医药服务能力提升工程

中医医院服务能力。2015年共组织评审三级乙等中医医院3所，二级民族医院5所，全省等级中医医院建设能力有新的提高。建立三级中医医院对民族地区、贫困地区中医医院的对口帮扶关系，全省27所三级中医医院支援51所老少边穷地区中医医院。四川省中西医结合医院北区正式运行，西南医科大学附属中医院综合楼建设项目建成并投入使用，成都中医药大学附属医院改扩建工程（一期）国家中医临床研究（糖尿病）基地大楼和省"治未病"中心大楼等重大在建项目进展顺利，四川省骨科医院天府新区医院启动建设，省级龙头中医医院基础建设再上台阶。狠抓中医医院持续改进，组织完成对130家二级中医医院"以病人为中心，发挥中医药特色优势，提高中医临床疗效"为主题的持续改进活动的督查。完

成国家对成都中医药大学附属医院大型中医医院试巡查工作和对自贡市中医医院三级中医医院的巡查工作。安排2000万元资金支持20所市、县级中医医院、中藏医医院开展中医数字化诊疗平台和信息化基础建设，提升信息化水平。国家临床重点专科（中医专业）和国家局"十一五""十二五"重点专科的建设进一步加强。

基层中医药服务水平。召开全省推进会，建立信息统计报送系统，推动基层中医药服务能力提升工程加速实施，各项任务指标圆满完成。加大基层中医药工作先进单位创建力度，2015年渠县、万源市、宜宾县、朝天区、阆中市5个县（市、区）和广元市、达州市2个地级市成功创建为全国基层中医药工作先进单位。2013~2015年创建周期内，四川省共创建18个县级和3个地市级全国基层中医药工作先进单位，数量均位居全国第一。继续加大对基层中医药发展的投入，2015年争取中央和省财政5225万专项资金用于425个乡镇卫生院、社区卫生服务中心中医馆建设。实施基层中医药适宜技术推广培训，共培训县级师资356人。截至2015年底，全省65岁以上的老年人中医药健康管理服务覆盖率达到78.44%，0~36个月儿童接受中医药健康管理服务覆盖率达到66.87%，全省社区卫生服务中心设置中医科（室）的比例达100%，乡镇卫生院设置中医科室的比例达到95.87%，能提供中医服务的村卫生室比例达87.16%，社区卫生服务站比例达94.83%，全省基层中医药服务量占卫生服务总量比例超过43%，居全国前列。

中医药防治重大疾病和应急救治能力建设。实施中医药治疗艾滋病项目，健全省、市（州）、县三级中医药救治网络。进一步修改完善中医药治疗方案，完成国家"十二五"防治传染病科技重大专项子课题合作研究任务，开展促进免疫重建的复方制剂临床研究。中医药干预HIV感染者疗效明显，凉山州艾滋病高发地区患者由以前拒绝

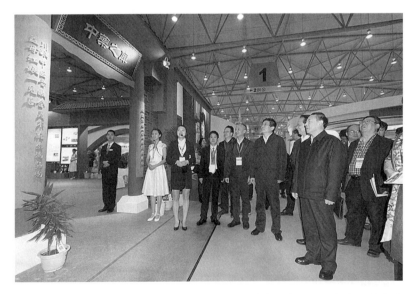

2015年11月19日，第三届四川省农业博览会暨成都国际都市现代农业博览会在成都新会展中心开幕

中医药治疗转变为主动寻求中医药治疗。开展中医药防治重大疾病工程，启动四川省重大疑难疾病中西医临床协作试点申报工作，向国家局推荐2个试点病种。全省设立13个重大疾病中医药防治中心，制定中医药治疗优势病种防治规范。积极参与甘孜州石渠县包虫病防治工作。构建国家（四川）中医应急医疗平台，组织全省40名骨伤专业技术人员进行培训进修，组织国家（四川）中医紧急医学救援队和5支区域性中医应急救治医疗队。中医药应对和处置突发公共卫生事件能力持续提升。

民族医药。建立三级中医医院对民族地区、贫困地区中医医院的对口帮扶机制，2015年评审二级甲等民族医医院1所、二级乙等民族医医院4所。安排专项资金支持8所中藏医医院启动民族地区中藏医医院信息化基础建设。启动藏医传统医学师承工作，制定并颁布《四川省传统藏医学师承出师和确有专长考核大纲（试行）》。选拔20名具有藏医药中级以上职称的中青年业务骨干赴西藏自治区藏医院进行4个月的培训，已累计培训30名，加强藏医药的技术传承，提升藏医药的服务能力。

区域合作成果。四川省中医药管理局与资阳市在深化中医医院综合改革、完善城乡中医药服务体系、中医药人才队伍建设等7个方面开展深入合作，推进优质医疗资源向基层转移，安排中医专项补助资金，落实中医药医保优惠政策等，有力促进资阳市中医药事业持续发展，也使资阳市成为全省率先实现全国农村中医药工作先进单位全覆盖的市。"局市合作"项目的阶段性成果得到省领导的充分肯定。雅安、绵阳、德阳也已分别复制成功经验，采取不同方式启动"局市合作"计划。

五、中医药科研创新

深化国家中医临床研究（糖尿病）基地建设，继续加强国家重点研究室、实验室建设，新增国家中药炮制技术传承基地。组织全省科研院所和企业等中医药机构申报8个由国家中医药管理局和国家发展改革委联合组织的"中药标准化项目"，四川省共有13个中药饮片品种和4个中成药大品种通过国家局初评。"中国中药质量检测（南方）中心"项目申报得到省政府的全力支持，在项目评审中取得南方第二名的好成绩。2015年，四川省相关单位参与的"基于活性成分中药质量控制新技术及在药材和红花注射液等中的应用"项目获得国家科技进步奖二等奖，由四川省中医药科学院牵头的"中药新型给药系统的示范研究与应用"项目和成都中医药大学牵头的"'5·12'特大地震灾区药材资源恢复重建与综合开发利用研究及示范"项目获得四川省科学技术进步奖一等奖，此外还有二等奖1项、三等奖4项，科技创新呈现出良好局面。四川省中药资源普查试点稳步推进，7个市（州）25个县制定了中药产业发展规划。建成省级中药资源数字化平台。国家种子种苗雅安主基地迁建项目圆满完成，繁育珍稀名贵中药材品种由11个增加到23个。向中国中医科学院中药资源中心推荐9种中药纳入《可用于保健食品原料名单》。已出版任应秋、杨莹洁、陆干甫、徐廷翰、傅灿冰5位川派中医药名家系列丛书，正在进行87位川派中医药名家学术思想及临床经验整理研究。中医药科技支撑能力不断增强，科研基础建设水平进一步提升。

六、中医药对外交流合作

认真落实国家四川省委、省政府关于精准对接国家战略的要求，努力推动中医药服务于国家"一带一路"战略。成立中医药国际合作工作领导小组，统筹全省优势资源，重点与"一带一路"沿线国家开展双边、多边合作，扩大四川中医药在国际交流中的影响。与罗马尼亚阿尔杰什省签署中医药交流合作备忘录，建立两省在中医药领域的长效合作机制，这是四川省中医药管理局首次与国外政府间签订中医药领域高层次、全方位的合作协议，在四川中医药国际合作进程中具有里程碑意义。经过充分沟通协商，四川省中医药管理局与黑山卫生部

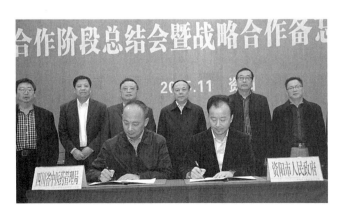

2015年11月27日，在四川省副省长陈文华见证下，四川省中医药管理局与资阳市人民政府签署战略合作备忘录

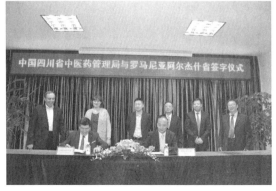

2015年10月24日，在四川省外办等领导见证下，罗马尼亚阿尔杰什省省长泰克乌与四川省中医药管理局局长田兴军代表双方签署中医药合作备忘录

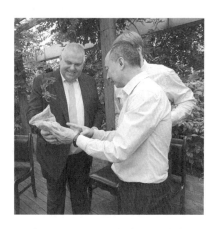

2015 年 9 月 7 日，捷克中捷克州政府代表团一行访问成都中医药大学附属医院，四川省中医药管理局局长田兴军为佩特拉州长介绍中成药颗粒剂

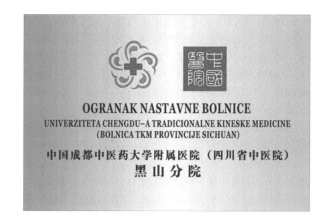

成都中医药大学附属医院（四川省中医院）黑山分院

签署《中医药合作协议》，并积极协助黑山卫生部制定相关中医药行业标准，这是我国首次帮助友好国家制定中医药行业的海外标准，意义重大；四川省中医院黑山分院已正式挂牌运行，"大马成都中医药大学附属医院糖尿病防治中心"即将开业，西南医科大学附属中医医院与捷克克劳迪安医院合作开办中医中心，绵阳市中医医院与俄罗斯达成合作开办中医医院意向。海外合作内涵进一步丰富，四川中医药国际影响力初步形成。

七、中医药人才培养

高层次专家人才队伍建设稳步推进。四川省中医药管理局会同省卫生计生委实施卫生计生首席专家和领军人才计划，新增 6 名中医药专家为第一届四川省卫生计生首席专家、8 名中医药专家为第一届四川省卫生计生领军人才。强化并资助拔尖中青年中医师、学术技术带头人培养，制定《四川省拔尖中医师管理办法》。新增取得中医药专业高级技术职务任职资格人员 583 名。会同人力资源社会保障厅、省卫生计生委和成都军区联勤部卫生部遴选第四批四川省拔尖中医师 135 名。

中医药毕业后教育和继续教育规模质量进一步提升。完善中医住院医师规范化培训和全科医生培养工作，将四川大学华西医院、四川省人民医院、川北医学院附属医院 3 家龙头综合医院纳入国家中医住院

医师规范化培训基地协同单位序列。西南医科大学附属中医医院、泸州市中医医院、自贡市中医医院、达州市中西医结合医院 4 家中医医疗机构被国家发展改革委纳入全科医师规范化培训基地建设项目。2015 年中医住院医师规范化培训学员 1112 人，其中 375 人为 2015 级中医专业硕士研究生，标志着医教协同"5+3"模式正式启动。完成第三批国家级优才 20 名学员、第五批国家级师承 58 名继承人、第四批省级师承 109 名继承人的培养；启动省级第五批师承，以 200 名指导老师带教 730 名继承人，为国内规模最大的省级师承项目。全年实施多种类多层次的中藏医药人才培训达 10371 人次；实施省级及以上中医药继续教育项目 190 项。开展中高职衔接教育，探索创新医院与医药高等院校联合培养技师人才的新模式，攀枝花卫生学校、乐山职业技术学院、四川卫生康复职业学院新增中医康复保健、中医学和中药学专业。

重视基层中医药人才培养。实施基层中医药培训讲师团项目，培训基层中医药讲师团师资队伍 200 名，培训基层中医药人员 6000 人次。加强中医类别全科医生规范化培养，全年中医类别全科医生岗位培训和转岗培训 283 人。实施 2015 年农村订单定向医学生免费培养项目，其中中医学专业 100 名。在甘孜州试点高中起点 5 年学制本科藏

医医疗订单定向培养，由州级财政支持 500 万元经费，培养 100 名藏医药本科人才。开展乡村医生中医药知识与技能培训，培训乡村医生 515 名。

重点学科建设成绩突出。11 个国家中医药管理局"十一五"中医药重点学科均高分通过检查验收，其中 6 个学科被评为优秀；20 个国家中医药管理局"十二五"中医药重点学科全部通过中期检查，数量位列西部地区第一。

八、党建工作

认真落实中央从严管党治党决策部署，严格按照省委从严治党《决定》、"两个意见"要求，在省卫生计生委党组和驻委纪检组的指导下，局党组深入把握党风廉政建设党委主体责任和纪委监督责任的内涵和要求，不断深化党的群众路线教育实践活动和中央巡视组反馈问题的整改，以加强领导班子和党员干部思想政治建设为着力点，以"创、铸、树"活动为纪检监察工作主要抓手，深入扎实开展"三严三实"专题教育，持续推进中医药系统的党风廉政建设工作，进一步深化思想认识，进一步筑牢思想防线，全省中医药系统工作作风进一步转变，谋划发展更加严谨，推动工作更加扎实，形成从严从实的良好氛围。

九、实施精准扶贫

按照省委、省政府统一部署，

在全力推进威远县船石村"双联"工作的基础上，认真对甘孜州泸定县开展"精准扶贫"。先后3次深入泸定县和海子村，主动受领和对接扶贫任务，实地对泸定县经济社会发展和医疗卫生事业发展现状进行调研，明确责任分工和项目对接落地。重点依托中药材种植产业、县校合作、医疗机构建设和定点帮扶、旅游与医养基地建设等项目，实施扶贫攻坚。积极组织送技术、送设备、送服务活动，组织省级知名专家为当地群众义诊，举办中医药适宜技术培训班，为海子村卫生室赠送医疗设备等，受到当地政府和群众高度赞誉。

（杨　军）

【贵州省2015年中医药工作概况】

机制建设。一是积极争取将中医药事业发展写入《中共贵州省委、贵州省人民政府关于大力推动医疗卫生事业改革发展的意见》（黔党发〔2015〕18号），明确以完善中医药服务体系为核心，充分挖掘和发挥特色优势资源，提升中医药服务能力。二是配合国家做好中医药事业发展相关调研。2015年3月，国务院法制办主任宋大涵、副主任袁曙宏率国务院法制办、国家卫生计生委、国家中医药管理局相关人员赴黔开展《中医药法》立法调研，贵州省委书记赵克志、贵州省长志陈敏尔亲自会见调研组一行，副省长陈鸣明、何力，贵州省卫生计生委主任王忠、副主任杨洪等陪同调研。

中医药服务体系能力建设。一是抓好中医医院基础设施建设。协调省发改委，争取对中医医院新建和改扩建项目立项。2015年全省共13家县级医院获建设项目立项，其中县级中医医院11家，投入经费2.25亿元。二是着力提升基层中医药服务能力。扎实推进基层中医药适宜技术服务能力建设项目，全力推进乡镇卫生院中医馆标准化建设。首先在毕节市全面推开试点，集中设置中医门诊、药房和治疗室，统一建筑风格，优化就诊环境，提升服务能力，改善群众就医感受。2015年毕节市投入资金800万元，建设中医馆（国医堂）50个。

各级中医医院内涵建设。一是深入开展二级中医医院持续改进活动。按照相关要求制订省级评估方案，启动全省评估工作，组织专家开展省级现场检查评估，指导医院继续做好持续改进活动，进一步推进全省中医药特色优势发挥，巩固提高中医医院整体服务和管理水平。二是继续开展中医重点专科建设。组织专家开展2015年度省级重点专科（专病）建设项目评审，评出20个省级中医重点专科（专病）建设项目。三是部署"进一步改善医疗服务行动计划"三年行动计划。会同省卫生计生委医政医管处制订《进一步改善贵州省医疗服务行动计划实施方案》，贵州省中医药管理局联合贵州省卫生计生委下发《关于印发〈进一步改善贵州省医疗服务行动计划实施方案〉的通知》（黔卫计

发〔2015〕23号）。四是积极部署安排大型中医医院巡查工作，下发《关于做好二级中医医院持续改进检查评估工作的通知》，组织专家开展巡查工作。

中医药人才队伍建设。一是做好高层次中医药人才培养工作。完成全省20名第五批全国老中医药专家学术经验继承学员的结业考核，做好专业学位授予工作；开展2015年获得的5个全国名老中医传承工作室建设项目督导检查；开展丁氏妇科中医学术流派工作中期考评；完成5名第三批全国优秀中医药临床人才研修项目的结业考评验收工作；开展10名中药特色技术传承人才和20名中医临床护理骨干人才培训。二是加强基层中医药人员培训和能力提升。开展70名县级中医临床技术传承骨干培训；完成139名中医类别全科医生转岗培训；开展187名乡村医生中医药知识与技能培训；完成100名免费订单定向医学生（中医专业）定向录取工作。三是大力推进中医住院医师规范化培训工作。2015年国家下达贵州省培训任务100人，共招录学员115人，超额完成国家下达招录任务，同时招收在校研究生173人。认定2家省级中医住院医师、中医类别全科医生规范化培训（培养）基地，开展中医住院医师规范化培训基地年度督导检查工作。四是积极开展中医药各级各类继续教育项目培训。培训县级以下中医药人员1万多人次。

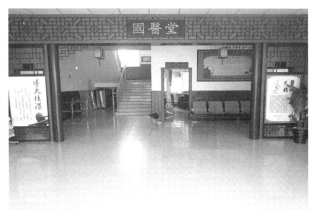

贵州省大方县理化乡中医馆

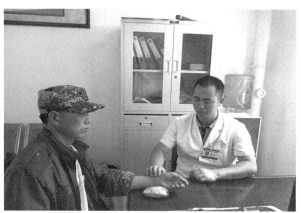

贵州省大方县理化乡中医馆医生为群众诊病

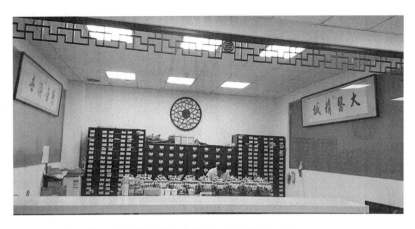

2015年6月，大方县鸡场乡中药房工作人员在工作

中医药项目管理。按照国家中医药管理局《关于做好2012~2014年全国中医药公共卫生服务补助资金项目绩效管理和考核自查工作的通知》要求，认真组织各项目单位对全省2012~2014年中央转移支付的中医药项目执行情况进行自查，并对存在的问题和不足进行整改和弥补。2015年3月，国家中医药管理局安排专家组对贵州省项目绩效管理工作开展督导考核，共考核3个市（州）的9个项目。通过督导考核，各项目单位加强管理，项目实施过程进一步规范，项目产出效果更加明显。

中医药科研。根据《关于2015年度中医药、民族医药科学技术研究专项课题申报工作的通知》要求，全省9个市（州）的各级中医医院和综合医院共56个单位申报中医药类课题419项，通过初审审查，符合标准409项。按照评审工作相关要求，组织专家组对课题进行评审。经评审，专家组建议对其中174项课题予以立项，其中立项资助课题106项，立项不资助课题68项，资助经费共计120万元。

中药资源普查。完成1150个样地、34500个样方的调查；完成120种重点品种调查，采集药用植物标本3680种、11.8万份，药材标本5300份，实物照片14.2万张；发表相关论文5篇，出版《贵州中药资源普查重点品种识别手册》，完成县级中药资源报告2篇；完成传统中医药知识调查1050份、中药材市场调查3500份。

2015年12月，以贵州省医疗卫生事业改革发展领导小组名义召开贵州省中医药工作推进大会，会议由省政府办公厅副秘书长主持，分管副省长出席并作重要讲话。省委书记、省长对中医药工作作出重要批示。会议要求，要把思想和认识统一到陈敏尔书记、孙志刚代省长重要批示精神上来，全力推动中医药事业改革发展，以中医药发展促医疗卫生跨越，以全民健康促全面小康。各级有关部门要注重建设质量、提升医院内涵、强化基层基础，千方百计增加中医医疗资源；要加大高等院校的育才力度、师承和继续教育的提升力度、人才的引进力度，千方百计壮大中医药人才队伍；要推动传承创新、民族医药发展、中医药文化弘扬，千方百计强化中医药特色优势；要落实政府办医职责、同步推进公立中医院综合改革、积极引导社会办医，千方百计完善中医药政策机制。同时，要实施好"中医药+养生保健""中医药+特色康复""中医药+健康养老""中医药+数据信息"四大行动计划，促进大中医大健康大数据融合发展。

推动医改中医药工作。一是会同委体改办，统筹推进公立中医医院改革工作。配合省卫生计生委体改处制订全省县级公立医院综合改革基线调查工作方案，举办全省县级公立医院综合改革基线调查培训班，切实推动全省县级公立中医医院综合改革基线调查。二是参与制定县级公立医院取消药品加成的具体补偿办法，推动落实对中医医院的投入政策。全省已纳入县级公立医院改革试点的县级公立中医医院两批共计26个，自2012年启动改革以来已获得各级补助共计7587.4958万元。三是协调省医改办、省发改委等部门，争取将337项中医医疗服务项目纳入收费项目。

中医药宣传。下发《关于深入开展"中医中药中国行——进乡村·进社区·进家庭"活动的通知》，在全省积极开展"中医中药中国行——进乡村·进社区·进家庭"活动。多形式组织开展中医药健康讲座、知识普及巡讲500余场次，培训基层中医药人员近9000人次，向10万余名群众宣传中医药文化知识；开展义诊活动，为5万余名群众现场诊治疾病并免费发放药品。

大健康医药产业发展。2015年3月2日，在全国"两会"期间，组织筹备在北京召开贵州省大健康医药产业推介会，邀请到国家卫生计生委副主任、国家中医药管理局局长王国强和一些行业专家及国内著名医药企业代表参会指导。按照省委办公厅安排，联合相关部门开展调研，形成《贵州省以大健康为目标的医药养生产业调研报告》；按照省委、省政府的要求，参与草拟"大健康医药产业发展六项实施计划"；参与制定《贵州省大健康医药产业"6个50"重点工程》《大健康医疗产业示范区管理办法》《大健康医疗产业重点项目管理办法》等。推进大健康医疗产业项目开工建设32个，投入资金24.75亿元。

（吕兴政）

【云南省2015年中医药工作概况】
一、云南省第三次发展中医药大会

2015年7月9日，云南省委、省政府召开全省发展中医药大会，国家卫生计生委副主任、国家中医药管理局局长王国强和云南省省委书记李纪恒、省长陈豪、副省长高

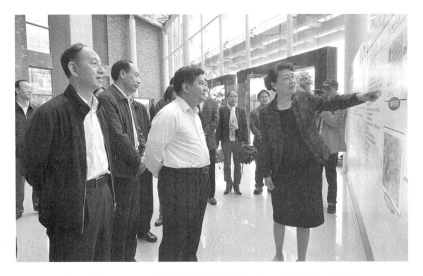

2015年9月8日，云南省省委书记李纪恒到云南中医学院调研

峰出席会议并讲话，全面安排部署"十三五"期间全省中医药工作重点，明确中医药事业和中药（民族药）产业发展的主要任务、目标和思路，全面推动云南中医药事业振兴和产业发展。省政府办公厅印发《全省发展中医药大会重点任务分解方案》，督促指导各地、各有关部门认真学习贯彻领导重要讲话精神，确保各项重点工作得到落实。

二、中医药参与医药卫生体制改革

一是制定印发进一步加强基层和综合医院中医药工作的指导意见。落实省级专项资金5200万元，重点扶持中医重点专科、基层中医药能力提升和人才队伍建设。研究制定云南省医改有关中医倾斜政策，积极推进公立中医医院综合改革。鼓励支持社会资本发展中医药服务，全省民办中医医疗机构达1300多个。

二是继续加强县级中医医院标准化建设，积极争取国家和省支持，12所县中医院纳入国家2015年建设计划，下达中央投资计划1.977亿元。"十二五"期间云南省已安排48所县级中医医院基础设施建设项目。

三是督促推进医院进一步改善医疗服务行动。贯彻落实国家《关于印发进一步改善医疗服务行动计划的通知》，改进服务流程，提高服务质量，提升群众就医感受。组织开展全省"中医药服务百姓健康"大型义诊活动，义诊患者12.7万人次，发放中医药健康教育处方、宣传材料近5万份。

四是积极参与其他各项医改工作。组织开展基本公共卫生中医药健康管理服务项目，开展技术与管理培训，65岁以上老年人及0~3岁儿童中医药健康管理率均超过40%。组织开展上海市和云南省城市11所三级中医医院对口支援15所州市、县级中医院工作。积极探索中医药"县乡一体化"管理、"医联体"试点工作。

三、中医药服务能力建设

一是加强中医药特色优势建设和服务能力提升。加强中医重点专科建设，云南省中医药管理局会同省级财政下达2000万元专项资金支持20个省级重点专科建设。组织完成31个国家中医药管理局"十二五"重点专科中期评估和33个省级第四批中医重点专科（专病）评审验收。认真督促开展6个国家中医临床重点专科建设，加快项目执行进度。

二是认真组织实施推进基层中医药服务能力提升工程。召开全省提升工程推进电视电话会议，制定下发《关于加强基层中医药工作的通知》，从中医药科室建设、人员配备、服务监管、落实新农合倾斜政策、考核评价5个方面加强基层中医药工作。争取国家和省级专项资

金4060万元，支持406个乡镇卫生院或社区卫生服务中心中医药科室建设。组织实施基层中医药工作先进单位创建，完成麒麟区全省先进单位评审和弥渡县、腾冲县全国先进单位复审工作。全省97.7%的社区卫生服务中心（其中73.55%设立中医药综合服务区）、93.9%的乡镇卫生院（其中72.55%设立中医药综合服务区）和83.57%的社区卫生服务站、71.3%的村卫生室能够提供中医药服务。

三是认真组织做好其他各项工作。督促、指导各地做好县级中医药服务能力建设、农村医疗机构中医药特色专科、中医药预防保健及康复能力等项目建设，加快项目资金执行力度，确保项目建设取得成效。组织完成中医类别医师资格考试和傣医医师资格考试命题和组卷工作，5800余名考生参加考试。组织实施传统医学师承和确有专长人员考核考试工作，30名师承人员和54名确有专长人员通过考核考试。

四、中医药人才培养工作

一是继续加强高层次中医药人才培养。完成4名优秀中青年中医药领军人才和8名学科带头人培养对象、9名全国优秀中医临床人才研修项目的结业考核，选派50名中医技术骨干赴上海培训。支持云南中医学院成功入选国家中药优势特色教育培训基地，获得专项资金100万元。完成2016年10名中药特色技术传承人才选拔工作，组织20名中药特色技术传承人才和20名中医护理骨干人才赴国家中医药优势特色教育培训基地参加培训。

二是继续开展中医药师带徒工作。组织完成对第五批国家级和第三批省级中医药师带徒73名继承人的结业考核工作，鼓励各地开展多层次的师带徒工作。组织完成5个全国名老中医药专家传承工作室评审验收及3个全国中医学术流派传承工作室中期评估。组织并成功申报确定8个全国基层名老中医药专家传承工作室。

三是加强中医药继续医学教育。组织完成62项近6000余人次中医

药继续医学教育项目培训工作，开展2016年省级中医药继续医学教育项目申报。完成中医医疗机构卫生专业技术人员学分验证并发放合格证1.3万余份。

四是加强基层中医药人才培养。开展150名中医类别全科医师、79名县级中医临床技术传承骨干培训，督促、指导各地完成5000余名乡村医生中医药基本知识和技能培训工作，完成300人2015年沪滇合作项目基层中医药适宜技术培训工作。

五是认真开展中医住院医师规范化培训和订单定向中医学生培养工作。加强2014年中医住院医师规范化培训管理工作，完成2名博士生的结业考核工作。组织2015年中医住院医师规范化培训的招生录取工作，共招收142名中医住院医师及46名中医助理全科医生。确定15个县级中医助理全科医生培训基地，组织开展中医住院医师及全科助理医师师资培训。继续实施农村订单定向免费医学生培养，共招收200名中医类本科生和160名专科生。

五、中医药科研工作

一是继续组织实施中药资源普查工作，督促、指导15个县全面完成各项普查任务。加强省级中药原料质量监测技术服务中心的日常监管，组织开展5个稀缺中药材品种种苗基地项目建设。二是加强17个中医药重点学科建设项目的监管，配合国家中医药管理完成5个"十一五"重点学科评审验收和12个"十二五"重点学科中期检查评估。督促指导做好中医药防治重大疑难疾病临床服务能力项目建设。组织开展11项院内制剂研发及8部文献整理工作。

六、中医医疗机构监管工作

一是举办2期700余人参加的等级评审持续改进活动培训班，组织完成11所三级中医医院和59所二级中医医院持续改进活动检查评估。制订印发全省《大型中医医院巡查方案》，配合国家中医药管理局完成省中医医院的大型医院巡查和云南省彝医医院（楚雄州中医医院）重点民族医医院创建评审验收。

二是督促指导各级中医医院做好医院信息公开和行风建设，落实医疗卫生行风建设"九不准"。组织开展省级中医医院安全生产检查和消防安全检查。认真执行《医疗机构管理条例》等规定，加强中医机构执业准入监管，认真做好中医类信访接待工作。加强中医医疗广告监管，及时查处违规医疗广告。

七、其他各项工作

一是认真做好全省"十二五"中医药工作总结，积极参与《云南省卫生计生事业发展"十三五"规划》《云南省医疗卫生资源配置标准（2015~2020）》和《云南省医疗卫生服务体系规划（2015~2020年）》的编制工作，争取中医药工作独立成篇，中医药项目纳入全省卫生计生的重点任务。

二是强化中医药项目管理。举办由220人参加的全省中医医院项目管理培训班，配合国家中医药管理局完成2012~2014年中央转移支付中医药公共卫生专项的绩效督导，完善中医药预算执行动态监控平台和绩效管理系统建设，加强各级项目执行动态监控，各项目单位每月按时上报项目执行进度，强化监督管理。

三是认真组织开展艾滋病中医药治疗工作。卫生计生委联合规划、防艾部门调研中医药治疗工作，修订完善项目考核标准，完成2014年度全省试点项目考核工作。组织召开年度项目工作推进会议，联合四川省举办项目技术强化培训班。截至2015年12月底，全省累计治疗艾滋病病人及艾滋病病毒感染者12055例，正在接受治疗5910例，完成国家下达任务的118.2%。

四是积极争取国家支持，成立中国-南亚东南亚传统医药交流合作中心，起草《中国-南亚东南亚传统医药交流合作中心建设方案框架》，拟依托云南中医学院为中心挂靠单位，以云南白药集团、云南省中医医院等4家中医药单位为主体，搭建传统医药人才培养、贸易合作、医疗服务、科研合作4个传统医药交流平台，促进中医药对外交流与合作。

五是深入开展中医药文化建设和科普宣传工作，举办全省中医医院中医药文化建设暨推进中医药健康素养培训班以及全省中医药新闻宣传员培训班，支持版纳州傣医院等7家单位建设中医药文化教育基地，支持云南省中医药（民族医药）博物馆成功创建全国中医药文化宣传教育基地。全省建有2个全国中医药文化宣传教育基地，7个省级中医药文化宣传教育基地和17个省级中医药文化宣传教育单位。成功举办"中医中药中国行"中医药文化科普知识宣传周系列活动，支持办好"云南中医"中医药科普公众微信平台，订阅人数已达13万人，受众已达850多万人次。

（张旭芳）

【西藏自治区2015年中藏医药工作概况】

一、第二届中国西藏旅游文化博览会——首届五省（区）藏医药论坛和藏医药展览展示

藏博会作为展示西藏魅力的窗口，是西藏自治区主动融入国家"一带一路"重大发展战略，认真贯彻落实中央第六次西藏工作座谈会精神的具体体现，也是展示西藏自治区成立50周年来辉煌成就的重要载体，为汇聚各方智慧和力量，研判藏医药发展新形势，谋求藏医药传承创新新路径，探讨藏医药协同发展新机制，共同推动藏医药实现更大更好发展，2015年9月30日，作为第二届中国西藏旅游文化国际博览会主旨论坛的一部分，首届五省（区）藏医药论坛在拉萨召开，论坛以"传承创新，协同发展"为主题，五省（区）卫生计生委的代表作藏医药工作报告，分享各省（区）藏医药工作经验，分析藏医药发展面临的新形势，并深入探讨促进藏医药可持续发展的新路子、新方法。来自各方代表共100余人参加论坛。西藏自治区党委副书记、西藏自治区主席、藏博会组委会主任洛桑江村会见国家中医药管理局副局长闫树江一行。洛桑江村指出5省（区）

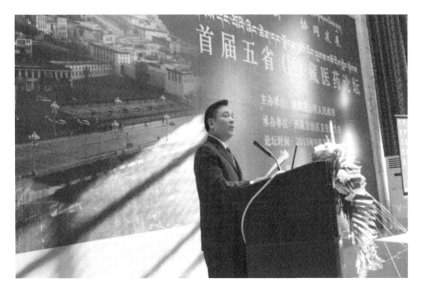

2015 年 9 月 30 日，第二届中国西藏旅游文化博览会——首届五省（区）藏医药论坛在西藏拉萨举办

以藏博会为契机，进一步加强藏医药发展区域合作，上下促动、横向联动、区内互动，共同努力，携手推进藏医药更好地服务群众、走向全国、进入世界。闫树江指出，藏医药独具特色，基础良好，前景广阔，面临新的重大发展机遇。国家中医药管理局将深入贯彻落实中央第六次西藏工作座谈会精神，一如既往地支持西藏藏医药工作，在资金投入、项目、政策、人才等方面给予大力倾斜，为西藏经济社会发展和长治久安作出更大贡献。五省区藏医药学术研讨会同期召开。

本届博览会上以"藏医药文化传承保护与发展"为主题，由自治区卫生计生委组织牵头，自治区藏医院和西藏藏医学院通力协作配合，西藏甘露藏药、奇正藏药、金哈达药业等各大藏药企业共同积极参与，把藏医药文化鲜活地融入展示活动中。

二、基层藏医药服务能力提升工程

为切实做好基层藏医药工作，以藏医药公共卫生专项资金项目为支撑，以全面实施西藏自治区基层藏医药服务能力提升工程为抓手，全面推进藏医药基层服务能力建设各项工作，取得显著成绩。一是2015 年初对"民族地区中医药服务

能力建设项目"的尼木、米林、贡嘎、安多、丁青、吉隆、南木林、康马、改则和扎达县的建设情况进行督导。二是根据国家中医药管理局《关于做好 2015 年全国基层中医药工作先进单位复审工作的通知》精神，2015 年 4 月 22 日，西藏自治区藏医药管理局组织相关人员依据《全国基层中医药工作先进单位评审细则（2014 年版）》，对拉萨市达孜县基层中医药工作先进单位进行复审，经国家中医药管理局审核后已通过复审。三是在 2015 年 4 月召开的 2015 年全区藏医药工作会议上通报并进一步安排部署基层藏医药服务能力提升工程各项工作，有力地推进项目的实施。

2015 年 9 月，根据原自治区卫生厅等五厅局下发的《关于印发西藏自治区基层藏医药服务能力提升工程实施方案的通知》（藏卫发〔2013〕247 号）以及自治区党委改革办关于印发《2015 年十项重点改革任务督察工作方案》的通知（藏改办发〔2015〕6 号）精神，与自治区人社厅、发改委、财政厅和食药局联合下发《关于开展基层藏医药服务能力提升工程督导检查工作的通知》，并于 2015 年 10 月 19 日组成督导组对那曲、昌都、林芝进行实地督导检查，详细了解县、乡、村三级藏医药机构

设置、藏医师比例、藏医诊疗设备、藏药品种配备、藏药采购渠道、常见病多发病基本医疗和预防保健服务、适宜技术开展、人员培训和农牧民家庭账户医保政策等方面的情况。组织 7 个地（市）对应 5 个部门召开专题座谈会，听取基层藏医药服务能力提升工作情况及自查评估情况汇报，讨论基层藏医药提升过程中遇到的问题。根据督查评估细则 50 项具体指标，对 3 个地（市）的基层服务能力工程实施情况进行逐项评估打分。对 7 个地（市）开展督查评估结果表明，基层藏医药服务能力提升工程实施 3 年来，基层藏医药服务能力有显著的提升，基层藏医药覆盖率明显提高。

三、藏医医院藏医药特色优势及服务能力

根据国家中医药管理局关于做好二、三级中医医院持续改进检查评估工作的通知精神，为确保西藏自治区 5 家二、三级藏医医院持续改进检查评估工作科学、规范、有序地进行，自治区卫生计生委组织全区地市级以上藏医院相关 8 名专家依照国家中医药管理局办公室统一印发的《二级、三级民族医医院持续改进省级检查评估实施细则》，从 2015 年 6 月 2~18 日，赴昌都、林芝、山南、日喀则和拉萨对自治区藏医院、昌都市藏医院、林芝市藏医院、山南地区藏医院、日喀则市藏医院的持续改进工作开展情况进行检查评估。5 家藏医院在各级党委、政府的高度重视和大力扶持下，在各级卫生行政主管部门的有力指导以及全院干部职工的共同努力下，通过创建等级医院、开展持续改进等工作，医院的软件、硬件建设工作均取得一定的成效，特别是医院的就医环境得到明显改善，人才队伍建设得到进一步的加强，藏医药特色优势发挥显著，综合服务能力得到较大提升。

2015 年 8 月 10~13 日，国家中医药管理局派 8 名专家对自治区藏医院开展大型医院巡查现场评估工作，西藏自治区藏医药管理局按照国家中医药管理局的要求积极做好

相关衔接工作及后勤保障工作，顺利完成现场评估工作。

四、中医药重点专科建设

自"十一五"时期国家中医药管理局实施重点专科建设项目以来，自治区财政厅、自治区卫生计生委和藏医药管理局高度重视重点专科建设工作，从政策及财力方面大力支持藏医药专科建设项目，不仅将专科建设项目纳入地方卫生发展规划，而且财政专门安排专项资金用于专科建设。已经落实的地方财政重点专科建设项目配套资金累计达1400万元。各重点专科项目建设单位也高度重视和大力支持专科建设工作，成立重点专科建设项目管理小组及专家学术委员会，并根据重点专科项目建设目标任务书的要求，将重点专科建设项目纳入医院年度工作计划，开展相应的专科建设工作。在进一步推进藏医药重点专科（专病）项目建设过程中坚持以藏医理论和诊疗技术为基础，以培养高层次人才为根本，以科技创新和发挥特色优势为动力，进一步增强综合服务能力。根据国家中医药管理局的统一安排部署，2015年从全区藏医医疗机构和藏医药大专院校中抽调10名专家，分3组对西藏自治区21个国家重点专科进行中期评估。

五、各级藏医院综合服务能力

根据国家中医药管理局的安排，2015年9月西藏自治区派出1名管理人员和2名专家参加在成都举办的全国第二批重点民族医医院建设

评估验收专家骨干培训会。2015年10月，国家中医药管理局派专家对山南地区藏医院进行第二批重点民族医医院建设项目实地检查评估工作，自治区藏医药管理局积极与国家中医药管理局和各位专家以及山南地区藏医院进行沟通、协调，确保实地检查评估工作的顺利实施。同时，按照国家中医药管理局的要求，选派1名管理人员和2名专家参加四川省阿坝州藏族羌族自治州和甘孜藏族自治州藏医院的第二批重点民族医医院建设项目实地检查工作。

六、中医药科研工作

按照国家中医药管理局要求，对藏药方药临床疗效重点研究室进行年度考核，对藏医康派学术流派传承工作室进行中期检查。组织征集国家民族医临床研究基地第二批科研课题。按照国家中医药管理局安排，于2015年12月5日配合国家委派专家及区内专家进行评审，6项课题确定为基地第二批科研项目。按照国家中医药管理局的部署，对西藏自治区5个"十一五"重点学科和6个"十二五"重点学科建设进行自查和总结，配合国家委派专家并组织区内专家对5个"十一五"重点学科进行验收，对6个"十二五"重点学科建设进行中期检查。安排6个自治区名藏医传承工作室建设项目；完成大师工作室、藏医优势学科教育基地规划任务书的编报工作。积极争取科技厅科研项目，"藏医名词术语规范化研

究课题"获得立项。

七、中医药人才培养

对全区考试考核合格的65名一技之长藏医进行岗前培训，并颁发《乡村医生证》。对全区60名乡村医生进行藏医药知识和技能培训，对全区藏医医疗机构70名技术人员进行临床技术骨干培训。制订藏医住院医师规范化培训工作方案，编制《藏医住院医师规范化培训》，组织招收45名首批藏医住院医师规范化培训学员，并于2015年11月1日正式上岗培训。2015年度藏医住院医师规范化培训已于2015年底进岗培训。

对第五批全国老中医药专家学术经验继承工作项目进行出师考核，西藏自治区20名继承人全部考核合格，师承攻读学位继承人的学位授予工作将于2016年6月之前完成。

八、中（藏）药材资源普查试点工作

在第一批26个县的基础上，2015年开展定结县、城关区、林芝县、墨脱县的资源普查工作，累计完成149个样地、745个样方套、4460个样方，采集生境及植物个体照片48585张，采集实物标本6000余份；启动拉萨、林芝建立2个动态监测站，建设省级技术服务中心1个，建立45个县中（藏）药材资源动态监测联系点。

九、中（藏）医药标准化建设

为切实推进藏医药标准化工作，加快自治区标准化专家队伍建设，制订《西藏自治区标准化技术委员会筹建方案》和《西藏自治区标准化技术委员会章程》，拟定首届委员名单，经报西藏自治区质量技术监督局批准，成立西藏自治区藏医药标准化技术委员会。西藏自治区藏医院承担的2个优势病种的临床指南编制、修订工作有序开展。

十、中医药信息化建设

为推进藏医药政务公开、提高效率，推行信息化办公，确定《西藏自治区卫生计生委藏医药局门户网站建设方案》，依托国家中医药管理局信息办，按照方案开展门户网站的建设工作，网站设置政务新闻、

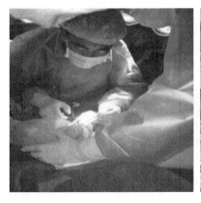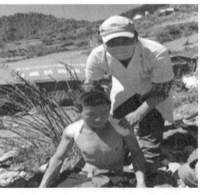

2015年4月，日喀则市藏医院应急医疗队在地震灾区一线救治伤员，自治区藏医院应急医疗队在受灾最严重的吉隆县吉隆镇萨勒村开展医疗救治工作

通知通告、局发文件、行业快讯、政策法规等栏目，为加强藏医药文化宣传，在藏医药发展大会宣传片的基础上，制作西藏藏医药发展沿革专题和藏医药精粹、藏医名家专栏。

十一、中医药对外交流合作

开展《四部医典》申报世界记忆工程项目。作为申报世界记忆工程项目的第一步，西藏自治区藏医药管理局联合西藏自治区档案局、自治区藏医院、西藏藏医学院4家单位向国家档案局申报将《四部医典》列入第四批《中国档案文献遗产名录》项目。2015年4月，国家档案局在北京召开第四批"中国档案文献遗产工程"审评会，经"中国档案文献遗产工程"国家咨询委员会评审，《四部医典》（金汁手写版和16~18世纪木刻版）通过评选，被列入中国档案文献遗产国家级名录，西藏自治区藏医院藏医药文献研究所为该文献保管单位。《四部医典》的成功入选标志着社会对藏医药文化价值的广泛认同，必将对藏医药的历史文化传承和发扬起到很好的承载作用；2015年7月13日，《雪域藏医药》（藏文）期刊获得国家新闻出版广电总局同意创办的批复（新广出审〔2015〕752号），使《雪域藏医药》成为藏医药（天文历算）界的最高学术期刊，为五省藏区藏医医务工作人员和科研人员提供学术交流的平台，成为藏医药和藏文化对外宣传交流的重要工具；

积极主动配合文化部门推进藏医药"申遗"工作，广泛收集信息，组织专家讨论，起草《关于加快藏医药申报联合国人类非物质文化遗产代表作工作的请示》，西藏自治区藏医药管理局与文化厅联合上报自治区人民政府，提出可操作性建议。

（刘伟伟）

【陕西省2015年中医药工作概况】
一、中医药事业发展政策

贯彻落实《中医药健康服务发展规划（2015~2020年）》有关要求，积极开展本省实施意见的编制工作，经省医改领导小组会议、省政府2015年第15次常务会专题讨论通过，于2015年9月30日正式印发《陕西省人民政府办公厅关于促进中医药健康服务发展的实施意见》。各地积极落实意见要求，开展当地中医药健康服务业发展规划的编制工作，对中医医疗、康复、养生保健和中医药旅游、养老等进行规划和布局，营造政府积极主导、行业全面参与、凝聚社会力量促进中医药健康服务业发展的良好局面。

二、深化中医药医改工作

全面深化县级中医医院改革，推进1市10县中医药综合医改，试点城市公立中医医院综合改革，持续深化中医药县镇一体管理，县域内中医药资源得到盘活和优化。安康市引入第三方专业机构在市、县中医院开展绩效考核与分配制度改

革试点，极大调动了中医院人员从事中医药服务的积极性。

积极引导中医优质资源下沉，推动中医分级诊疗制度建设，宝鸡市、安康市、西安市和陕西省中医医院等发挥省、市级中医医院优势资源，组建起联合、托管、专业等7种类型的中医医联体，建立起与县区中医医院、基层卫生医疗机构等深度合作平台，探索出以转诊、协作、帮扶以及品牌提升、资源共享为核心的合作发展模式。部分县区中医院也积极与陕西省中医院、西京医院、陕西省肿瘤医院、西安红会医院等省内知名医疗机构签订医联体协议，开展多方位的合作，大幅提升医联体成员单位科研能力和医疗服务水平，初步实现小病在社区、康复在基层，大病、疑难危重病在大医院诊治的目标。

全面推开中医药基本公共卫生服务，组织制定中医项目考核标准，在宝鸡、铜川两市启动基本公共卫生服务项目精细化考核试点工作，进一步规范老年人和0~36个月儿童中医健康管理。

三、规划财务工作

科学谋划中医药事业发展"十三五"规划，开展中医药事业发展"十二五"终期评估，对中医药事业发展"十三五"规划认真进行专题调研和重大项目征集，多次召开各地行业管理部门、中医医院领导、行业专家和代表参加的座谈会，并经省卫生计生委党组专题研究，初步形成《陕西省中医药事业发展"十三五"规划（讨论稿）》。

抓好中央下达陕西省中医药事业费和省级中医药专项经费的落实、使用工作，及时与省财政厅业务处室沟通协调，制订完善中省项目实施方案，并会同省财政厅及时下达项目资金。根据财政部门提高预算编制完整性、加快资金执行进度的要求，研究制订2016年度中省中医药专项资金分配计划、项目实施方案，待2016年度预算开始后，纳入部门预算直接下达。

加强中医药项目的绩效督导考核。做好专项资金预算执行动态监

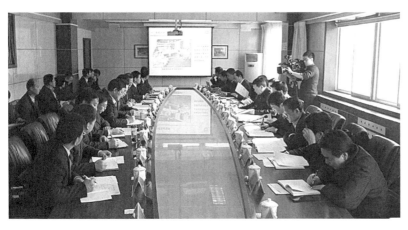

2015年1月20日，陕西省省长娄勤俭在陕西中医学院调研，听取陕西中医学院工作汇报

控工作，每月按时报送中央转移支付中医药项目的执行进度，并对省级中医药项目执行情况进行监控，在全国中医药财务规划财务工作会议进行经验交流。作为2012~2014年中央转移支付中医药项目试评省份接受国家中医药管理局的检查，并组织西北5省的专家对华东片区5个省份进行督导检查，向国家中医药管理局反馈有关省份情况。

积极组织申报2015年中央投资卫生项目，共获得中省投资3.26亿元，建设全科医生规范化临床培养基地1个、重点市级中医医院1个、重点县级中医医院16个，规划建设规模24.79万平方米。做好在建项目的督导检查，对陕西省42所在建中医医院建设项目实行月报制度，要求每月按时报送基建进度表，及时掌握了解工程进度，对进展较慢的单位进行跟踪督查。

四、中医药服务能力提升

深入贯彻落实习近平总书记在西安市205社区中医馆调研谈话精神，全面推进基层中医药服务能力提升工程，组织召开"提升工程"片区推动会，摸底调查省内1560个乡镇卫生院、204所社区卫生服务中心的中医药服务能力，重点对319个没有中医科的乡镇卫生院、社区卫生服务中心进行中医诊疗区（中医馆）建设，在榆林、延安等基层中医药人才短缺地区开展563名参加的基层人员"西学中"专题培训。通过3年的建设，全省80%的县级中医医院达到二级水平，99.58%的社区卫生服务中心、93.58%的乡镇卫生院设置规范的中医科和中药房，88%的社区卫生服务站、69.58%的村卫生室能够提供中医药服务，基层中医药服务量达到总量的30%。组织有关县区开展全国中医药工作先进单位创建工作，洛南县、丹凤县、彬县、紫阳县4个县被国家命名为县级全国基层中医药工作先进单位，麟游县、旬阳县、西乡县、莲湖区4个县区通过复审，继续为全国基层中医药工作先进单位。

推进二、三级中医医院的持续改进，分批次对全省10所三级中医医院、84所二级中医（中西医结合、专科）医院进行检查评估，进一步提升全省中医医院的整体服务和管理水平。召开全省大型中医医院巡查工作会议，正式启动巡查工作。配合开展打击非法代孕、整治虚假违法医药广告专项行动和安全生产检查督导工作。加强中药饮片处方质量管理，调研全省中医医院儿科中医药制剂情况，完成全省30多家中医院穿山甲、赛羚羊、蛇类等用药情况调查。加强中医医疗质量监测，举办全省中医医疗质量监测培训班，做好县区中医医院医疗质量监测、农村中医药服务监测、社区中医药服务监测任务，启动县级以上中医医院非药物疗法数据监测工作。

加强重点学科、专科建设，对省内17个国家临床重点专科（中医专业）建设项目、57个国家中医药管理局重点学科和专科建设项目进行评估，各专科在基础条件、医疗水平、服务能力、人才队伍建设、科研教学水平等方面均取得较快发展，起到引领带动作用。新增省级重点专科20个、农村特色专科30个，确定第五批省级"治未病"预防保健服务项目建设单位20个。制定下发第一批37项《陕西省中医药适宜技术推广指南》，在全省全面推广应用，宝鸡市将中医适宜技术使用率70%作为发挥中医药特色优势的核心内容常抓不懈。

做好中西医结合工作，开展第三批重点中西医结合医院评估验收工作，确定国家重点中西医结合医院2个。继续实施综合医院中医药工作推进工程，开展第五批省级综合医院中医药工作示范单位申报工作，确定4家省级中医药工作示范单位，创建全国综合医院和妇幼保健机构中医药工作示范单位各1个。加强中医药防治艾滋病试点管理，制订省级中医药防治艾滋病试点方案，组织专家组赴试点单位进行巡诊指导。

五、中医药人才队伍建设

启动中医药人才培养路径及薪酬分配制度改革的研究课题，成立由全省相关中医药高校、医疗单位、科研院所负责人组成的专家指导组，对城市公立中医医院人才队伍进行现状调查。陕西中医药大学入选国家卓越医生（中医）教育培养计划改革试点高校，五年制本科人才培养模式改革、面向基层的中医全科医学人才培养模式改革项目成为试点项目。渭南、宝鸡职业技术学院针灸推拿、康复技术专业成为全国职业院校健康服务类示范专业点。陕西中医药大学第二临床医学系获第六届全国临床技能大赛全国总决赛二等奖。

全面启动中医住院医师规范化培训，陕西省中医医院、陕西中医药大学附属医院、西安市中医医院被确定为国家住院医师规范化培训基地，共招录学员324人。抓好中医类别全科医生培训工作，共培养中医类别全科医生师资及全科医生103人。落实2015年农村订单定向中医类专业医学生免费培养计划，招收中医类专业医学生50人。全面完成市县"西学中"培训计划，23个班的1928名学员取得"西学中"培训合格证书。

加强名老中医学术经验传承，新建国医大师传承工作室1个、全国基层名老中医传承工作室9个。全面启动《陕西省名中医学术经验集》编撰工作。延安、宝鸡、安康、汉中、渭南等多地组织开展市级名中医评选。完成第五批全国暨第四批全省老中医药专家学术经验继承工作结业考核，45位指导老师的85位继承人通过继承实绩、临床技能考核及结业论文答辩等考核环节，顺利出师。完成第三批全国及全省首批优秀中医临床人才研修项目结业考核，42位学员全面完成研修学习任务，获得全国或全省优秀中医临床人才称号。陕西中医药大学、西安市中医医院获批全国中药优势特色教育培训基地，近200位全国中药特色技术传承人才在陕西进行游学培训轮转。

加强基层人才培养，90人通过基层中医师承和确有专长考核。启动县级中医临床技术传承骨干培训项目，为80位基层名老中医遴选确定 80 位继承人。开展 2015 年传统医学师承集中理论学习工作，遴选 100 位继承人用一年集中理论学习和两年师承方式进行综合培养。针对榆林、延安地区人才短缺问题，开展乡村医生中医药知识与技能培训、基层"西学中"培训，培训 195 位乡村医生、563 名西医临床医师。申报获批 2015 年度国家级中医药继续教育项目 18 项，遴选确定 2015 年度省级中医药继续教育项目 51 项，累计培训各级各类中医药人员 8000 余人次。

六、中医药科研创新

推进中医药创新计划，对重大疾病、慢性病种进行多学科、多机构联合攻关，初步建立区域内、省际的中医药科研协作创新体系。第一批 10 个病种牵头单位结合临床实际，进一步优化诊疗方案，与基层协作单位进行多中心、大数据的临床验证研究，制订一批效果较好、便于临床推广应用的中医诊疗方案、临床路径和适宜技术，单病种门诊量、出院患者数、门诊/住院中医药治疗率都有明显的提升，培养 7 个专业的市县临床骨干 203 名，发表论文 40 余篇。确定第二批中医药创新计划的 10 个病种建设方案，下拨建设经费 500 万元。

陕西中医药大学建立中医药协同创新中心，陕西省中医药研究院在安康设立分院，加强中医药科研及秦巴中草药研发、重点学科（专科）建设、人才培养、双向转诊等多个方面合作。6 种中药产品生产技术规范和标准通过国家答辩，获批国家重大行业专项 1 项、科技部行业专项合作项目 2 项，新确定省级中医药科研课题 140 余项。

七、中医药信息化

建设省级中医药数据中心。按照国家要求，对省级 3 所中医医院实地考察和综合对比后，确定陕西中医药大学附属医院为项目承建单位，并制订完善建设方案报国家中医药管理局审核。该中心建成后，将为基层中医馆提供中医特色电子病历、辅助开方、辅助诊断、名老中医知识库、古籍文献知识库、远程诊疗、远程教育等信息化服务，并与国家中医药管理局及其他省数据中心协同汇总。

加强省级中医远程医疗服务中心建设，确定 3 所省级中医医疗机构为建设单位，为各级中医医疗机构提供远程影像诊断、手术指导观摩等综合服务。截至 2015 年年底，陕西省中医医院已建成肾病科远程会诊中心，陕西中医药大学附属医院建立程培训及教学示教系统、远程会诊系统，陕西中医药大学第二附属医院建设课件点播式远程培训平台和远程图书阅览、微信公众平台。积极探索"智慧医院""互联网＋医院"发展模式，陕西中医药大学附属医院利用 120 急救系统、互联网、GPS 定位、APP 软件、400 回访系统等，对患者在院就诊的不同阶段进行管理。

加强国家扶贫开发工作重点县中医医院信息化建设，50 家医院已建成基础信息系统，实现与合作医疗、医保部门的对接，其中洛南、略阳、丹凤等县建成 HIS、LIS、PACS 系统。

八、中医药文化建设

铜川成功举办第三届中国孙思邈中医药文化节，与北京中医药大学签署的联合办学战略合作协议，共同举办中医国际传播暨"一带一路"国家中医合作研讨会，建立"丝绸之路经济带国家传统医学推广联盟"。

加强中医药文化基地建设，陕西中医药博物馆建设项目经省发改委批准立项，在药王山打造"药王养生保健体验园"和建设"百草园""大师园"，并对 297 名中医类本科生进行"大医精诚"培训和入职宣誓。

深入开展"中医药服务百姓健康行动"，遴选 15 名第二批省级巡讲专家，开展义诊活动 337 次、科普巡讲活动 199 场，发放养生保健宣传（册）单 13.7 万份、药物 12.5 万元，受益群众 3.86 万人次。利用《百姓健康》系列栏目、拍摄国医大师郭诚杰"养生保健操视频"等节目广泛传播科学有效的中医药预防保健科普知识。

（余 晴）

【甘肃省 2015 年中医药工作概况】
一、中医药体系建设

一是中医药管理体系建设逐步完善。甘肃省各市、州成立中医处（科），定西市在全省率先成立定西市中医药管理局，结合卫生计生机构改革，全省 85% 的县（市、区）在政府三定方案中明确设立中医科（股），各县级以上的综合医院、卫生监督机构、疾控机构成立中医管理科。

二是中医药服务体系建设明显改善。2015 年，国家发改委支持甘肃省甘谷县中医院等 8 家中医医院

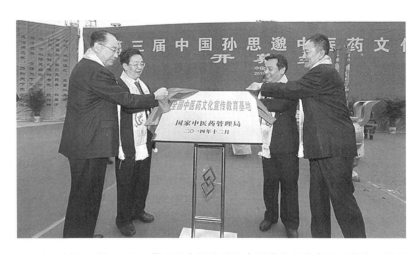

2015 年 10 月 13 日，第三届中国孙思邈中医药文化节在陕西举办，国家中医药管理局副局长闫树江出席，共同为药王孙思邈故里全国中医药文化宣传教育基地揭牌

进行基础设施建设，自 2009 年国家发改委、卫生部、国家中医药管理局启动实施完善基层医疗卫生服务体系建设规划以来，全省累计有 55 家县级中医医院得到 9 亿多中央专项支持建设（不包括省级配套）。

三是中医药教育体系层次提升。甘肃中医学院升格为甘肃中医药大学，甘肃中医学校和甘肃省卫校联合升格为甘肃职业技术学院，中医药教育办学的层次、规模得到显著提升，中央财政投入 1000 万元支持甘肃省中医院、甘肃中医药大学附属医院建设中医住院医师规范化培训基地。

二、中医药参与医药体制改革

一是县级公立中医医院补偿机制初步健全。甘肃省省级财政、发改、卫生计生、人社、医改 5 部门制定《甘肃省县级公立医院取消药品加成补偿办法（试行）》（甘财社〔2014〕207 号），对县级公立中医医院取消药品加成减少的合理收入，省、县两级财政补偿 15%、医疗服务价格调整补偿不超过 75%，医院通过节约成本和加强核算自我消化 10%。其中，对于财政补偿的 15%，从 2015 年起，省财政按照各县常住人口每人每年 3 元的标准，通过均衡性转移支付的方式给予补助，不足部分由县级财政补齐。

二是落实基本医疗保障中医药倾斜政策。继续认真实施医改 5 部门出台的《在深化医药卫生体制改革中充分发挥中医药作用的实施办法》，落实中医药在医保和新农合报销中的各项优惠政策。出台《甘肃省分级诊疗工作实施方案》，将县级医疗机构 100 个分级诊疗病种和乡镇卫生院（社区卫生服务中心）50 个分级诊疗病种实行中西医同病同价，在新农合报销中执行定额补偿。

三是在甘肃省人民政府印发的《甘肃省全面推开县级公立医院综合改革实施方案》中，要求综合医院坚持中西医并重，力争中医药参与急危重症患者抢救率达到 100%；在西医科设立中医综合治疗室，每个医务人员至少掌握 15 项中医适宜技

术和 6 项食疗保健技术。鼓励有条件的县级综合医院加挂中西医结合医院，享受中医医院同等待遇。

四是推行健康促进模式改革。甘肃省卫生计生委联合省人社厅、财政厅印发《关于健康促进模式改革的指导意见》，健康促进模式改革突出中医药特色，充分发挥中医"治未病"理念，将中医药纳入健康体检、公共卫生服务、医疗服务、康复保健、健康教育的各个领域和各个环节。大力促进中医药适宜技术推广、中医药科普宣传和健康教育、中医药养生保健等工作，教育并引导城乡居民积极利用中医药适宜技术、中医药养生保健知识开展家庭保健，提高健康水平。

三、中医医院内涵建设

一是强化中医医院持续改进工作。按照国家要求和部署，全省开展二级以上中医医院的持续改进工作。组织专家对 7 家三级中医医院的持续改进工作进行检查验收和现场评估，各市、州组织专家对辖区内的二级中医医院的持续改进工作进行实地检查，省中医药管理机构抽查 11 家二级中医医院的持续改进工作。同时，结合全省中医医院等级评审工作中发现的主要问题，实施靶向管理，开展精准培训，积极筹措经费，委托兰大一院连续开展

4 期微生物检验骨干培训班，每期 7 个月，为全省二级中医医院各培养一名微生物检验骨干；委托甘肃省人民医院开展中医医院重症医学骨干培训，为每个县级中医医院至少培养 1 名重症医学医生、2 名重症医学护士，第一期 13 个医生、26 个护士的培训班已开班；委托省妇幼保健院开展为期 1 年的中医医院儿科骨干培训，第一期 16 人的培训班已开班。二是加强大型中医医院的监管。印发《甘肃省大型中医医院巡查工作实施方案（2015~2017 年度）》，组建大型中医医院巡查专家库，并对入库专家进行培训，甘肃中医院接受国家中医药管理局组织的巡查。三是加大中医药重点专科管理和建设力度。组织专家对全省 29 个国家中医药重点专科进行中期评估，评审并公布甘肃省中医院风湿病科等 20 个专科为第七批省级中医药重点专科建设单位，协调省财政下拨第七批省级中医药重点专科的建设经费 400 万元。甘肃省共列建（包括建设单位）146 个省级中医药重点专科。

四、基层中医药服务能力提升工程

一是以中医药工作先进和示范县区创建活动推动中医药综合改革试点示范省建设。建成全国基层中医药工作先进单位 4 个，批复成县

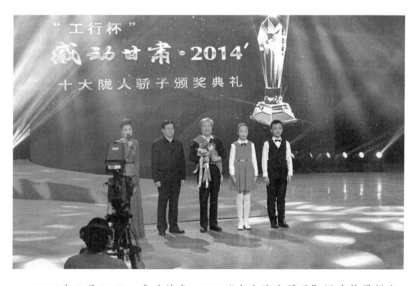

2015 年 2 月 10 日，感动甘肃·2014"十大陇人骄子"评选结果揭晓，由甘肃省卫生计生委推荐的第四届全省道德模范、甘肃省名老中医裴正学获得"陇人骄子"荣誉称号。图为甘肃省副省长夏红民为裴正学颁奖

等7个县、市为甘肃省中医药工作先进县（市）建设单位，评审验收11个全省中医药工作先进和示范县（市、区），投入专项经费500万元支持10个县建设全省中医药工作先进和示范县。二是国家投入经费2189万元、甘肃省级配套经费1000万元，对全省141所乡镇卫生院（社区卫生服务中心）进行中医药适宜技术服务能力建设，全省已有360个乡镇卫生院（社区卫生服务中心）开展中医药适宜技术服务能力建设。三是印发《甘肃省第三轮中医药适宜技术培训推广工作实施方案》，启动甘肃省第三轮中医药适宜技术培训推广工作。四是为进一步加强乡村医生中医药技能培训，有效提升乡村医生中医药服务能力，确定公布24个乡村和社区医疗机构为甘肃省级乡村医生中医进修基地。

五、中医药人才培训力度

继续开展"西医学中医、中医学经典"活动。委托甘肃中医药大学、甘肃省级中医护理培训基地甘肃省中医院和各市州举办"西医学中医"和"中医学经典"研究生班和短期培训班，培养中医药高层次和实用人才近1000名。加强中医药人才培训项目管理工作。下发《关

于组织开展2014年甘肃省住院医师（中医类）规范化培训项目招生工作的通知》和《关于开展全省中医类别全科医师转岗培训的通知》，对招录的90名中医类别住院医师进行规范化培训，对200名从事基层卫生服务的中医执业医师开展转岗培训。开展基层名老中医传承工作室建设，在全省遴选7名基层名老中医，为其建设工作室，整理、传承基层名老中医临床经验，培养基层中医药人才。继续开展民间中医资格准入考试工作，将59名经理论考试和实践技能考核合格的民间一技之长中医人员纳入甘肃省乡村医生管理。组织开展师承和确有专长人员考试考核工作，19名师承和确有专长人员通过考试。

六、中医药与相关产业融合发展

甘肃省人民政府印发《甘肃省中医药产业发展先行先试实施方案》和《甘肃省道地中药材追溯体系建设方案》，甘肃省卫生计生委联合省工信委、农牧厅、食药监局制定《甘肃省道地药材认定管理办法（试行）》，成立甘肃省中医药标准化委员会，启动甘肃道地药材标准制定及认定工作，制定甘肃道地中药

材标准化种植技术规程，努力打造甘肃道地中药材品牌。积极推进中医药服务贸易工作，在俄罗斯、吉尔吉斯斯坦、马达加斯加、乌克兰、摩尔多瓦、法国、新西兰等"丝绸之路经济带"国家挂牌成立岐黄中医学院和中医诊疗中心。佛慈制药、甘肃陇神药业在相关国家开展中药产品的注册和出口工作。完成《陇东南国家中医药养生保健旅游创新区建设总体规划》，全省各地发挥各自优势，积极开展中医药养生保健旅游工作。开展中医药文化宣传普及工作，努力营造中医药发展的良好氛围，排演《陇原国医》《渭水医魂》等中医药题材戏曲节目，建立60多个村医微信群，开展中医药辅导讲座和病例讨论。

七、其他中医药工作

组织省内外专家对张掖市人民医院等3家综合医院全国综合医院中医药工作示范单位进行复核，对申报2015年全国综合医院中医药工作示范单位的酒泉市人民医院等4家医疗机构进行评审并上报国家审核。强化中医药资金管理，甘肃省卫生计生委联合省财政厅制定《甘肃省中医药发展专项资金管理办法》。启动甘肃名中医典型医案集征集活动，共征集63名甘肃省名中医的582份典型医案。落实改善医疗服务行动计划，组织"服务百姓健康行动"大型义诊活动周活动，接诊群众8万余人次，发放宣传材料20多万份，减免医疗费用7万余元。开展2015年甘肃省中医药管理局科研立项课题，确定将"回生胶囊治疗低危骨髓增生异常综合征临床疗效观察及实验研究"等83项课题列为2015年甘肃省中医药管理局科研立项课题，共资助课题经费200万元。在甘肃省第二人民医院、甘肃省肿瘤医院开展西药辨证应用研究试点工作。召开全国第四次中药资源普查甘肃省第三批试点县工作启动会议，启动全省第三批12个县的中药资源普查试点工作。甘肃省卫生计生委联合甘肃省人社厅，启动甘肃省名中医和甘肃省基层名中医评选工作；甘肃省卫生计生委联

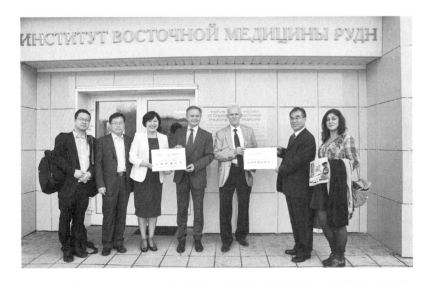

2015年9月20~29日，由甘肃省卫生计生委副主任郭玉芬带队，甘肃中医药大学副校长郑贵森、甘肃省中医院院长李盛华、甘肃省卫生计生委相关处室人员参加组成的访问团，赴俄罗斯、摩尔多瓦、匈牙利进行访问。图为郭玉芬一行和俄罗斯人民友谊大学东方医学院院长尤素波夫·伊格里在东方医学院挂牌成立岐黄中医学院和岐黄中医诊疗中心

合甘肃省食药监局、发改委、财政厅、人社厅出台《关于加强院内制剂委托配制和调剂使用管理工作的通知》，并组织专家评审公布第五批全省调剂使用中药院内制剂，进一步推动院内制剂在全省的调剂使用。

（郭　泰）

【青海省2015年中藏医药工作概况】　中医药参与全省公立医院综合改革工作。按照青海省委、省政府医改工作要求，在7所市（州）级中藏医医院全面推开公立医院改革。充分考虑中藏蒙医医院和中藏蒙医药服务特点，实行差别化的中藏蒙医药改革政策措施，起草《青海省公立中藏蒙医医院综合改革实施方案》并报省委。

实施中医药部门公共卫生专项补助资金项目。落实项目资金7784万元，全面启动2015年中医药部门公共卫生项目。完成国家中医药管理局2012~2014年公共卫生资金项目绩效考核督导。组织制定全省藏医药健康管理服务规范、技术规范等技术标准，青海省中藏医药管理局和青海省卫生计生委基层卫生服务处共同指导基层医疗卫生机构同步开展藏医药健康管理服务。不断加强中藏医药服务能力建设，中藏医药服务的整体水平得到提升。

开展中藏医医院持续改进活动。在全省中藏医医院开展以"以病人为中心，发挥中藏医药特色优势，提高中藏医临床疗效"为主题的持续改进活动，充分发挥中藏医药特色优势，促进医院管理、服务质量的提高。

建立中藏医药"治未病"服务体系。在全省开展中藏医药预防保健及康复服务能力建设，推动医疗机构开展中藏医医疗预防保健服务，初步形成中藏医特色明显、技术适宜、形式多样、服务规范的中藏医"治未病"健康服务体系。青海省藏医院占地5500平方米的藏医"治未病"科和青海省中医院占地1000平方米的中医"治未病"中心正式启用。

不断加大人才培养力度。启动

2014年、2015年中藏医住院医师规范化培训，共培训121人（其中中医74人、藏医47人）；转岗培训中藏医类别全科医师85人；开展中药特色人才培养4人和中医护理骨干人才培养10人，完成国家中医药管理特色优势教育基地轮转学习。完成第五批国家级名老中藏医专家学术经验继承工作结业考核工作。青海大学藏医学院2015年培养本科、硕士、博士共计73人（在读699人），青海大学中医系培养本科、硕士研究生共计52人（在读417人）。

开展中藏医药科研、学术工作。承担和完成国家级、省部级科研项目30余项，下达2015年厅级中藏医药科研课题13项，完成2014年厅级中藏医药临床科研课题结题验收，共通过13项。青海省藏医药学会、青海省中医药学会积极开展中藏医药学术活动，青海省藏医药学会承办中国科协第105期新观点、新学说学术沙龙，邀请国内26名跨学科、跨行业的著名专家出席会议；青海省中医院举行全省中医医院护理岗位综合技能竞赛，极大提升了青海省中医护理水平。

稳步推进中藏医重点专科、学科建设。完成8个国家重点专科和重点研究室中期评估，组织验收全国名老中藏医传承工作室5个，全部完成建设任务。组织省内外专家对"十一五""十二五"国家级重点学科开展终期验收和中期评估，并

全部通过。

贯彻落实《中药材保护和发展规划（2015~2020年）》。青海省中藏医药管理局与青海省经济和信息化委员会共同牵头、会同相关部门，共同研究制订《中药材保护和发展规划（2015~2020年）实施意见》，省政府已批转印发。

（华旦诺尔桑）

【宁夏回族自治区2015年中医药工作概况】

一、概述

"十二五"期间，全区每千人口拥有中医病床数0.59张，每千人口拥有中医药人员0.67人，中医类别执业医师占执业医师总数的12.28%，社会办中医占比达到15.5%。92%的县级中医医院达到二级甲等医院标准；67%地市中医医院达到三级甲等（乙等）中医（民族医）医院标准，33%达到二级甲等中医医院标准；一家民营中医医院达到二级甲等医院标准。基层中医药服务能力提升工程主要指标完成良好，60%的地市、55%县（区）成为全国基层中医药工作先进单位。自治区政府召开回医药工作大会，全区二级以上中医医院全部设置回医科，回医药服务体系初步建立。实施师承、优才等多个人才培养项目，建立京宁、沪宁、闽宁中医药人才培养机制，近200名中青年中医优秀骨干得到高水平跟师培

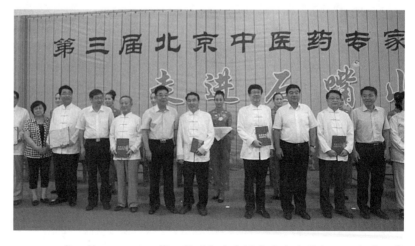

2015年8月28~31日，第三届"北京中医药专家宁夏行——走进石嘴山"活动顺利进行

训。全区 19 个县（市、区）纳入国家中药资源普查项目范围，普查任务如期完成。成功举办第二届全区中医药知识竞赛活动，持续开展"中医中药中国行——进乡村·进社区·进家庭"等活动，连续举办 3 届"北京中医药专家宁夏行"活动，成功举办阿卫生合作论坛传统医学国际学术交流大会，开启中阿传统医学交流合作的先河。

二、政策法规

牵头起草《宁夏回族自治区中医药健康服务发展"十三五"规划》，由自治区政府出台实施，确定到 2020 年全区中医药（回医药）健康服务的总体目标、基本原则、重点任务、完善政策和保障措施。

在充分调研的基础上，组织制定《宁夏回族自治区西医学习中医人员执业行为管理的暂行规定》，壮大中医药队伍。积极组织协调，形成工作合力，协调自治区食品药监局优化中回药院内制剂审批程序，使用范围进一步扩大；配合自治区物价局调整中医医疗服务项目价格 71 项，平均上调幅度为 29%。建立中医药局与委相关处室协作机制，各市、县（区）卫生计生部门设置中医药管理科，配备中医药专干。

三、医政工作

抢抓机遇，中医药深化医改工作稳中求进。全区县级中医医院积极参与综合改革试点，全部取消药品加成（不含中药饮片）。盐池、海原两县中医医院住院包干预付制改革持续深入，改革经验日趋成熟；银川、石嘴山两市中医医院事业单位法人治理结构改革试点取得积极成效，治理框架基本形成。强化基本公共卫生服务项目中医药管理，全区老年人中医体质辨识和养生保健指导及 0~6 岁儿童中医调养服务覆盖率持续稳定在 40% 以上。社会办中医有序发展。批准设置红寺堡区红桥回医中医医院。张氏回医正骨医院近 3 万平方米新院投入运营，成为自治区单体规模最大的民族医专科医院。

突出重点，回医药工作取得新进展。回医医疗服务体系不断完善。

全区 18 所二级以上公立中医医院全部设置回医科，12 所公立中医医院开设回医病区，启动实施 7 个回医示范病区项目建设。回医药理论体系挖掘、整理成效显著。组织出版《中国回族医药》等回医药理论专著 28 部。组织制定全区回医科建设标准、回医适宜技术目录和回药基本目录，启动全国回医执业医师考试筹备工作。重点民族医院建设项目通过国家评审验收。牵头正式成立中国民族医药学会回医药分会，举办 2015 年学术年会暨回医药基础理论培训班，培训回医药技术骨干 200 余人。

夯实基础，基层中医药服务能力进一步强化。银川、石嘴山、中卫 3 市和海原县等 5 县（区）荣获全国基层中医药工作先进单位。开展 102 个基层卫生机构中医馆建设项目，全区 50% 乡镇卫生院、社区卫生服务中心完成中医综合诊疗区建设。制定中医药基本公共卫生服务项目绩效考核办法，提升基层卫生机构中医药公共卫生服务能力。提升工程进展顺利，4 项核心指标达标。

多措并举，中医医疗服务能力进一步提升。8 个国家"十二五"中医重点学科和 20 个国家级重点专科建设项目通过验收。开展全区大型中医医院巡查工作，完成对银川市中医医院巡查。开展改善医疗服务行动计划和二级中医医院持续改进活动，完成 2015 年"服务百姓健康行动"大型义诊宣传周活动。开展综合医院中医药工作专项推进行动，完成平罗县人民医院中医药工作先进单位复核评审。制订全区中医药防治艾滋病实施方案，组织开展中医药防治重大传染病工作。

强化考核，项目工作进一步规范。制定全区中医药公共卫生项目管理办法和项目档案管理标准，加强项目绩效管理，2 个项目在国家 2012~2014 年中央中医药公共卫生专项绩效考核督导中评估得分全国排名第一。及时印发 2015 年中央中医药专项、自治区中回医专项方案，项目资金全部下达。完成全区中医

药公共卫生项目预算监控平台建设。局机关建立项目责任人制度机制。

四、科研工作

2015 年 11 月 22~23 日，由江西中医药大学党委书记刘红宁担任组长、内蒙古医科大学副校长毅和担任副组长的验收检查专家组一行 8 人，依据国家中医药管理局中医药重点学科建设验收和中期检查指标体系，对宁夏回族自治区"中医脾胃病学""温病学""中医肝胆病学"和"中医心病学"4 个"十一五"中医药重点学科建设情况进行验收，其中"中医脾胃病学"被评为优秀学科。对"民族医学（回医学）""中医诊断学""推拿学""民族药学""中医皮肤病学""中医康复学"和"中药炮制学"8 个"十二五"中医药重点学科建设情况进行中期检查。

中药资源普查试点工作。5 支自治区普查大队，共调查样地 489 块，完成样方 2430 套，采集药用植物 1529 种，药用植物标本 8831 份，拍摄照片 10 万余张。中药资源传统知识调查任务基本完成。累计访谈人员 71 人，整理确定 60 名传承人员，完成民间药文献调研 28 个，收回民间验方调查表 132 份，采集照片 4414 张。回药资源普查工作顺利进行，结合自身特色，积极开展回药资源普查工作，制定回药普查规范和制度，建立《宁夏回药资源目录》，确立 492 种回药。完成 470 余种回药资源植物标本实地踏查、采集与制作，发放各类调查表 17000 余份，调查民间医生 445 人，调查药材种植农户 33 人、回药 85 种，共采集照片 15659 张。完成自治区回药标本馆建设。

五、教育工作

继续实施京宁中医优才项目第四批 20 名学员进点跟师工作，沪宁中医英才项目 20 名骨干医师也陆续赴沪完成进修学习。启动全区首批基层中医骨干师承项目，遴选 56 名基层中医骨干开始为期两年跟师学习。第三批全国优秀中医临床人才研修项目 4 名学员完成结业考核。组织对 2011 年全国名老中医药专家

传承工作室进行验收，完成全国第五批师承结业考核，18名师承学员顺利出师。组织开展第二批自治区"名中医"评选，12名自治区名中医、2名基层名中医受到命名表彰奖励。完成全区中医类别住院医师规范化培训项目75人遴选进岗学习。遴选10名中医护理骨干和5名中药特色技术传承人才参加国家基地培训。举办全区第一批中医医院财务骨干培训班，40名财务骨干得到培训。举办全区中医医院管理培训班及院长高级研修班，120名医院管理人员参加培训。组织出版《中国回族医药》等回医药理论专著28部。正式启动回医执业医师资格考试筹备工作，牵头成立中国民族医药学会回医药分会，培训回医药技术骨干200余人。

六、文化建设

组织银川市兴庆区等8个县、区开展中医养生保健素养调查。编辑制作3种中医药科普宣传读物和2个宣传视频，印制发放中医养生保健笔记本15000册。自治区中医医院冶尕西编著的《灸出健康来》入选国家中医药管理局中医药优秀科普作品。全年深入基层开展20余场次中医药养生保健及科普知识巡讲活动。完成自治区回医药研究所回药标本馆建设，近400余种回药标本规范化展示。

七、党风廉政建设

积极开展"学习大讲坛"系列活动，认真开展"守纪律、讲规矩"主题教育活动，参加"两优一讲"竞赛活动，开展"践行核心价值观机关先行"活动，局处级以上干部积极参加委机关组织的"三严三实"专题教育，按照方案的安排，积极开展讲党课活动，召开组织生活会和专题民主生活会，开展批评与自我批评。

八、对外交流合作

（一）中阿卫生合作论坛传统医学国际交流会议

借助2015中阿博览会暨中阿卫生合作论坛在宁夏举办的重要契机，在国家中医药管理局精心指导下，在各省（区、市）中医药同行大力支持下，2015年9月12日，成功主办2015中阿卫生合作论坛传统医学国际交流会议，中阿各界代表共210余人参会。国家中医药管理局国际合作司副司长朱海东在会上致辞并作主旨演讲，阿曼国穆罕默德·哈姆丹·赛义夫·鲁贝里在开幕式上致辞，中国科学院院士陈凯先等10位国内外传统医药知名教授分别进行专题交流。交流内容涉及中国、阿拉伯国家传统医药发展现状，传统医药在养生、康复中的作用，中阿特色医药资源，我国藏医藏药、维医维药、回医回药理论体系、发展现状及在医疗卫生事业中的作用，以及传统医药走向世界面临的主要问题和解决办法等。

（二）第三届北京中医药专家宁夏行

2015年8月28~31日，宁夏中医药回医药管理局与北京市中医管理局在石嘴山市共同举办第三届"北京中医药专家宁夏行——走进石嘴山"活动，宁夏回族自治区中医药回医药管理局与北京市中医管理局签署《京宁中医药合作共促"一带一路"医疗卫生发展战略框架协议》。自治区副主席马力、自治区卫生计生委主任黄占华、北京市中医管理局局长屠志涛、北京市中医药学会会长赵静等领导出席活动。活动现场表彰第二批自治区名中医和基层名中医及"京宁协作中医药人才培养项目"优秀导师和优秀学员。

宁夏医科大学与北京市回民医院签署对口支援协议，举行拜师仪式。

开展京宁百名中医药专家大型义诊活动。来自北京的60位知名中医药专家和自治区第一、二批自治区名中医、部分区内中医药专家现场为石嘴山市广大群众提供一次高水平、高质量中医药义诊活动，2000余人得到优质服务。

举办北京中医名师"经方专题讲座"，全区200余名中医药专业工作者分享名家经验，培训效果显著。同时，还举行京宁中医药协同发展座谈会，北京市中医管理局局长屠志涛，自治区卫生计生委副主任、中医药回医药管理局局长田丰年以及京宁对口合作中医医院院长出席会议，双方共同商讨进一步深化京宁中医药合作相关事宜。

（柳怀智）

【新疆维吾尔自治区2015年中医民族医药工作概况】

一、政策法规

全面贯彻落实中央以及自治区关于全面深化改革、促进健康服务业发展、推进丝绸之路经济带建设的决策部署，加强顶层设计和调查研究，召开2015年自治区中医民族医药工作电视电话会议，全面总结2014年中医民族医药工作，安排部署2015年自治区中医民族医药重点工作任务。完成《自治区中医民族医药健康服务发展规划

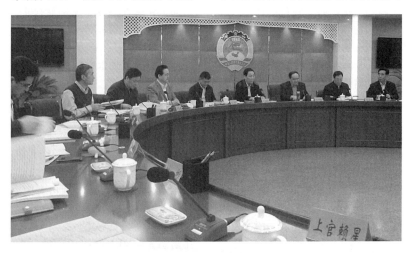

2015年3月，新疆维吾尔自治区政协召开自治区民族医药发展月度协商座谈会

（2015~2020年）》《自治区中医民族医药"十三五"发展规划》以及《中国·新疆丝绸之路经济带核心区医疗服务中心——中医民族医药发展规划》《自治区中药民族医药资源保护与产业发展规划》等规划的起草工作。《自治区中医民族医药发展条例》的调研论证工作也按计划完成，调研报告已反馈委政法处。

认真办理自治区领导重要批示。近年来，自治区中医民族医药的发展引起自治区各级领导更多的关心和支持，先后对中医民族医药发展相关问题做出多次批示。自治区书记张春贤在社科院要报《关于促进维吾尔医学发展的几点思考》上专门批示："要重视促进维吾尔医学的发展"；自治区主席雪克来提·扎克尔要求各有关部门一起研究探讨发展维吾尔医药的具体意见、建议。2015年3月，自治区政协召开新疆民族医药发展月度协商座谈会，专题研究新疆民族医药事业发展，并向自治区党委提交工作建议，张春贤、雪克来提·扎克尔、哈尼巴提·沙布开、田文高度关注，分别在工作建议上做重要批示，根据自治区领导的批示精神，新疆维吾尔自治区中医民族医药管理局针对自治区政协的建议，起草《关于对自治区政协促进新疆民族医药发展月度协商座谈会建议的报告》（新卫党发〔2015〕23号）和《关于解决新疆民族医药事业发展中有关问题的报告》（新卫发〔2015〕48号），报自治区党委和自治区人民政府。根据哈尼巴提·沙布开在《推进哈萨克医药发展的十一项重点工作》和信息专报《自治区民族医药产业发展面临的困难和建议》的批示，新疆维吾尔自治区中医民族医药管理局对相关工作情况进行认真梳理，就报告中提出的重点工作，结合新疆维吾尔自治区正在推进与开展的工作，逐一提出工作建议，形成《关于推进哈萨克医药发展的十一项重点工作的报告》（新卫发〔2015〕47号）和《关于自治区民族医药产业发展面临的困难和建议的报告》（新卫办发〔2015〕26号），

专报哈尼巴提·沙布开。根据自治区领导和政协委员关于将传统维吾尔牙医纳入医疗卫生部门管理的建议，新疆维吾尔自治区中医民族医药管理局组织专家，分赴和田地区、喀什地区开展传统维吾尔牙医的基本情况调研工作，为深入研究解决传统维吾尔牙医管理相关问题打好基础。

为进一步加强中医民族医医院标准化建设，改善中医民族医医院的基本条件，配合自治区发改委落实中央预算内地区级医院、县级医院和全科医师培训基地建设项目合计22个。

二、医政工作

（一）基层中医民族医药服务能力建设

大力推进自治区基层中医民族医药服务能力提升工程，完善基层中医民族医药服务网络。为加快推进"提升工程"工作进度，对全区2014年度中医药基本公共卫生服务项目和提升工程实施情况进行督查评估。依托乡镇卫生院、社区卫生服务中心中医民族医科（中医馆）项目建设，将中医民族医药临床科室集中独立设置、营造浓郁的中医民族医药文化氛围、综合使用多种中医民族医药技术方法服务城乡居民，进一步提升基层中医民族医药服务能力。组织专家对12个地（州、市）、60个县（市、区）

的提升工程任务指标完成情况进行督导检查，实地察看100余所乡镇卫生院、9所社区卫生服务中心和部分村卫生室、社区卫生服务站的中医民族医药服务能力建设情况。全区81.48%的社区卫生服务中心、77.7%的乡镇卫生院、57.5%的社区卫生服务站和51.34%的村卫生室能够提供中医民族医药服务。其中乌鲁木齐市米东区、水磨沟区、新市区（高新区）、天山区、昌吉州昌吉市、吉木萨尔县、博州博乐市100%的乡镇卫生院、社区卫生服务中心能够提供中医民族医药服务，哈密地区、喀什地区100%的社区卫生中心能够提供中医民族医药服务。

结合新疆维吾尔自治区中医民族医药的特点，研究制订《基本公共卫生服务维吾尔医健康管理项目试点工作方案》，发挥维吾尔医药在公共卫生服务中的作用，组织开展基本公共卫生服务维吾尔医健康管理项目试点工作。在广泛征求相关专家意见的基础上，已遴选出自治区维吾尔医医院"轻度米杂吉失调人群（亚健康人群）"、和田地区维吾尔医医院"0~36个月儿童维吾尔医药健康管理"2种维吾尔医健康管理服务技术项目。《基本公共卫生服务维吾尔医健康管理项目试点工作方案》正在修订和完善。

进一步规范维吾尔医病历。为提高维吾尔医病历质量，规范病历

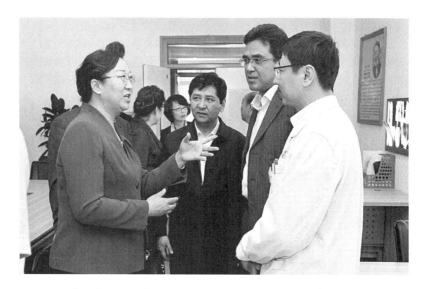

2015年，新疆维吾尔自治区副主席田文到自治区维吾尔医医院调研指导

书写，新疆维吾尔自治区中医民族医药管理局组织专家完成《维吾尔医病历书写基本规范》《维吾尔医电子病历基本规范》起草、翻译、修改、专家论证等工作。

（二）中医民族医医院特色服务能力建设

一是经过多年努力，"白病（白癜风）维吾尔医诊疗指南"等14项维吾尔医临床技术标准由中国民族医药学会正式发布，并在北京召开新闻发布会。本次发布的维吾尔医临床技术标准是中国民族医药学会首次发布的民族医临床技术标准，为推动民族医药标准化进程起到带头作用。二是组织开展中医民族医医院重点专科（专病）建设检查评估、重点民族医医院项目建设督导与评估验收，中医民族医医院持续改进和大型中医民族医医院巡查等工作，进一步推动各级中医民族医特色服务能力建设和综合服务能力建设，强化三级医院的引领作用，通过项目督导，促进中医民族医药特色服务能力建设迈上新台阶。三是组织实施新疆维吾尔自治区维吾尔医诊疗方案及临床路径的试点工作及维吾尔医诊疗指南制修订工作。召开《维吾尔医优势病种诊疗方案、临床路径及诊疗指南制修订专家论证会》，依托2015年自治区发展中医民族医药事业专项，支持伊犁州中医医院皮肤科等21个中医民族医重点专科（专病）建设。四是实施2014年自治区中医民族医药骨伤特色救治能力建设项目。结合新疆维吾尔自治区实际，成立自治区中医

民族医药管理局突发事件中医民族医药应急工作领导小组和自治区突发事件中医民族医药应急救援队专家组。按照项目要求组织安排40名中医民族医技术骨干到疆内外进修学习，进一步提高全区中医民族医药骨伤特色应急能力和水平，培养中医民族医药应急队伍，不断健全完善新疆维吾尔自治区中医民族医药应急机制。

三、科研工作

新疆地产中药民族药新药研发项目。为使新药研发项目管理更规范、更科学，局领导班子转变工作思路，调整研究模式，通过发布项目申报指南、专家评审、课题答辩等形式，吸纳更多专业机构和专业技术力量（包括民营企业）共同参与研发工作。同时，坚持边总结边推进，对新药研发工作进行5年阶段总结、财务审计与绩效评价。组织专家对研发品种逐一全面论证，进一步推进研发进度。协调自治区知识产权局，组织开展新疆地产中药民族药新药研发专利申请保护工作，提升地产中药民族药知识产权保护力度。启动64个新药品种的研发工作，其中48个品种正在实施临床前研究，16个品种完成临床前研究并全部获得药品注册受理通知书，5个品种已进入临床试验阶段。

中医民族医药科研创新体系建设。自治区三家医药科研机构新建项目取得新进展。为整合科研资源和优势，提升基础、临床、科研能力，启动自治区药物研究所（自治区哈萨克医药研究所）、自治区维吾

尔医药研究所、自治区中药民族药研究所资源共享并联合建立新疆创新药物研发平台建设项目。通过多种形式和渠道，积极争取资金支持，经自治区人民政府协调，自治区发改委已原则同意建设项目立项。二是国家中医临床研究基地能力建设进一步加强。为加强自治区中医医院国家中医临床研究基地常态化管理，做好基地和医院协同发展，申报新增1个骨伤重点研究病种。依托自治区中医医院国家中医临床研究基地建设和国家中医药管理局维吾尔医白癜风诊治重点研究室建设项目，继续开展艾滋病、慢性阻塞性肺病等重大疾病研究，对白癜风等疑难疾病进行中医药、维吾尔药基础理论和防治研究，优化防治方案。三是中（维）西医结合临床、中医骨伤科学、维吾尔医皮肤病学3个"十一五"中医民族医药重点学科通过国家"十一五"重点学科验收；中医皮肤病学、中医各家学说、中医文化学、中医老年病学、中医络病学、临床中药学、维吾尔医骨伤科学、维吾尔医妇科学、维吾尔药学等9个重点学科通过"十二五"重点学科中期评估，结合"以评促建"，专家组对各学科建设存在的问题提出意见和建议，以确保各学科建设取得更大的进步。四是根据新疆维吾尔自治区艾滋病发病形势与民族、地域特点，结合维吾尔医药治疗艾滋病现有基础，新疆维吾尔自治区中医民族医药管理局依托中央专项资金开展维吾尔医药治疗艾滋病试点工作，对患者进行抗病毒治疗的基础上，辅以维吾尔医药方法治疗，对患者症状改善、生存质量和患者免疫功能的提高等起到辅助治疗的作用。

四、教育工作

为贯彻落实《医药卫生中长期人才发展规划（2011~2020年）》文件精神，大力培养高层次中医临床人才，依托2012年中央补助地方公共卫生专项资金，组织实施第五批国家名老中医民族医药专家学术经验继承项目和第三批全国优秀中医临床人才研修项目。按照国家中医

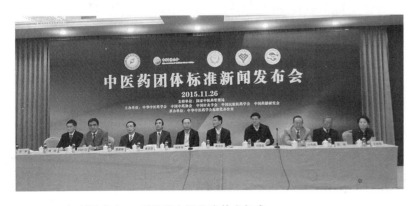

2015年中国发布14项维吾尔医临床技术标准

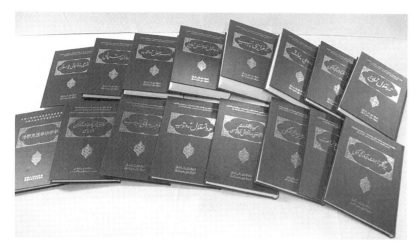

2015 年，新疆民族医药文献整理系列丛书出版发行

药管理局的统一部署和安排，完成第五批名老中医民族医药专家学术经验继承项目 22 名继承人和第三批优秀中医临床人才研修项目 7 名学员的考核工作，正在组织 8 名继承人博士学位和 1 名继承人硕士学位论文答辩。

2015 年中医民族医各类培训工作。依托中央补助地方中医民族医专项资金开展高层次专业技术人员培训工作，启动中药特色技术传承人才培训项目、中医护理骨干人才培训项目；实施县级中医民族医传承临床技术骨干、中医民族医全科医生转岗、乡村医生中医民族医知识与技术培训，共培训学员 522 人次。2015 年，中医类别住院医师规范化培训在培学员 235 人，全科医师规范化培训在培学员 123 人，中医民族医类别专业硕士学位研究生纳入住院医师规范化培训学员 108 人。维吾尔医类别住院医师规范化培训大纲组织编写工作已基本完成，已进入专家委员会论证阶段。

申报 2015 年中医和维吾尔医农村订单定向免费医学生培养招生计划。在国家中医药管理局人教司、自治区教育厅、自治区卫生计生委等相关部门的支持下，落实 2015 年农村订单定向免费医学生培养中医民族医本科招生计划共 100 人（中医学 50 人、维吾尔医学 20 人、哈萨克医学 30 人），实际招录 91 人（中医学 42 人、维吾尔医学 20 人、哈萨克医学 29 人）。

积极申报国家级中医药继续教育项目。组织各地卫生局及相关医疗机构共申报 2015 年度国家级中医药继续教育项目 91 项，其中有 35 项已通过国家中医药管理局审定。

五、文化建设

设立民族医药知识宣传普及专项经费，支持乌鲁木齐市中医医院开展《四大名医学术思想研究》；支持自治区维吾尔医药研究所主办的《维吾尔医药》汉文版试点工作，以扩大《维吾尔医药》杂志的受众和学术影响力。出版发行涵盖维吾尔、哈萨克、柯尔克孜、塔吉克、塔塔尔 5 个少数民族民间医药治疗实践经验为主要内容的 16 部《民族医药文献整理项目丛书》。继续开展 2015 年"服务百姓健康行动"大型义诊活动。2015 年 9 月 13~19 日，全区共有 81 所中医民族医医院在开展大型义诊活动。参加义诊的医师数达 448 人，其中主任医师 29 名、副主任医师 103 名、主治医师 151 名、住院医师 86 名。参加义诊的药师 55 名、护士 497 名。义诊 16976 人，参加大讲堂 5549 人，发放宣传材料 22682 份，义诊患者收住院数 1404 人，住院患者义诊手术 55 台，减免患者费用数 120927 元。积极推荐新疆医科大学中医学院、自治区维吾尔医医院、和田地区维吾尔医医院为候选全国中医民族医药文化宣传教育基地建设单位。

六、党风廉政建设

一是积极参加卫生计生委党组统一组织的平安单位创建、社会管理综合治理、集中整治、精神文明单位创建、济困扶贫等专项工作。二是切实改进调查研究。坚持"民生优先、群众第一、基层重要"的理念，由局主要领导带队先后走访 9 个地州、40 余个县市、近 100 个乡镇及村实地了解基层群众的意见，察实情、听真话，宣传政策，研究问题，解决困难，推动中医民族医药各项工作的开展。三是全局进一步改进工作作风和会风、文风，规范各类接待活动。四是根据自治区卫生计生委《关于贯彻落实规范行政审批行为改进行政审批有关工作的通知》（新卫办政法发〔2015〕2 号）要求，完成行政审批事项基础清单审核工作和行政审批事中事后监管有关事宜的梳理。五是查处惠民医院等 9 所医疗机构发布虚假违法中医医疗广告行为，并将查处情况上报国家中医药管理局。六是为更好地宣传国家和自治区中医民族医药政策，搭建与基层中医民族医医疗卫生机构、卫生专业技术人员以及普通百姓的交流平台，自治区中医民族医药管理局通过完善网页设计，进一步规范网站管理。

七、其他工作

积极做好第四次全国中药资源普查新疆试点项目普查工作。2015 年 4 月启动实施第四次全国中药资源普查新疆第二批试点项目，已完成塔城地区、博州、哈密地区的 11 个县、415 个样地野外调查，采集标本 27743 份；建立中药民族药资源数据库、标本库和种质资源库，并在此基地上建立"新疆中药民族药资源分布地理信息系统"和"新疆药用植物标本管理系统"，获得 2 项知识产权；建设 1 个中药民族药原料质量监测省级技术服务中心和 2 个县级监测站。为保证资源普查项目试点工作的顺利开展，印发第四次全国中药资源普查新疆第二批试点项目管理办法、专项经费管理办法等 6 个管理制度。组织专家进行现场督导以保障野外调查工作的

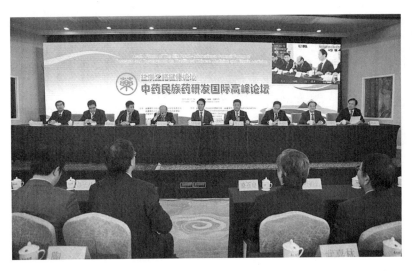

2015年10月17日，丝绸之路健康论坛——中药民族药研发国际高峰论坛在新疆举办

质量。

对外交流和丝绸之路经济带相关中医民族医药工作。加强与周边国家的交流，选派2名维吾尔医、1名哈萨克医专家，配合自治区外办赴沙特阿拉伯、土耳其、哈萨克斯坦开展"慰侨义诊"活动。接待俄罗斯联邦鞑靼斯坦共和国卫生部代表团一行4人来疆考察维吾尔医药发展情况。根据国家中医药管理局《关于建立中医药国际合作专项项目库的通知》（国中医药国际亚美便函〔2015〕83号）的要求，向全区医疗、教育、科研、企业等相关机构征集项目建议，经专家评选和局务会研究，推荐《葡萄牙中医诊所建设及服务模式研究》等5个项目为2015年中医药国际合作专项项目。经过多次修改，进一步完善《中国·新疆丝绸之路经济带医疗中心——中医民族医药发展规划》。2015年10月，丝绸之路健康论坛——中药民族药研发国际高峰论坛在乌鲁木齐举行。国家中医药管理局国际合作司副司长朱海东在论坛开幕式上致辞，近20位国内外知名专家围绕论坛主题作精彩的学术报告，交流工作经验。来自全疆医药科研院所、高校、医院、制药企业近250名科技人员参加会议。

深入基层开展"访民情、惠民生、聚民心"活动。根据自治区党委《关于开展各级干部深入基层"访民情、惠民生、聚民心"活动的意见》（新党发〔2014〕4号），局机关阿不都热西提·木沙也夫、亚尔买买提·斯拉依力2位同志分赴克州阿克奇县色帕巴依乡色帕巴依村、和田地区皮山县阔什塔格乡开展为期1年"访惠聚"工作。为配合工作队住村工作的开展，发挥中医民族医特色服务优势，组织中医民族医专家，赴住村点开展巡回义诊活动。

（殷学静）

【新疆生产建设兵团2015年中医药工作概况】

一、中医药医改工作

一是进一步巩固和完善基本药物制度和基层运行新机制。认真贯彻落实《兵团巩固完善基本药物制度和基层运行新机制实施方案》，在团场医院执行国家基本药物制度，实行零差率销售。召开兵团规范医疗行为，减少不合理支出研讨会，规范二、三级医院基本药物使用比例和金额。进一步完善基层医疗机构补偿机制，深化人事、编制和收入分配改革，进一步提升基层医疗卫生服务能力。

二是加强人才队伍建设。举办兵师医院与团场合作开展医疗服务试点工作推进培训班，进一步提升

团场改革意识和改革积极性。加大试点团场中医药适宜技术培训，兵团医院和连队卫生室现已能开展拔罐、烤电、刮痧、推拿、艾灸等基础中医适宜技术，受到基层职工群众的欢迎。积极做好兵师医院下派人员对团场医院医师的"传、帮、带"，提高团场医院的管理、专业、医技能力和水平。各试点团场已选派70名业务骨干（包括中医师）到二级医疗机构培训、选派11名学科带头人到石河子大学医学院一附院培训1年。

二、改善医疗服务行动计划

根据国家卫生计生委和国家中医药管理局联合下发的《关于印发进一步改善医疗服务行动计划的通知》要求，兵团卫生局制订《兵团进一步改善医疗服务行动计划实施方案（2015~2017年）》，结合兵团医药卫生体制改革、深化基层医疗卫生机构综合改革和加快公立医院改革试点工作，将推进双向转诊、实施急慢分治等合理调配诊疗资源，有效分流就诊患者等内容纳入兵团卫生局2015年职能绩效目标考核，与重点工作统筹协调、同步推进。

三、大型中医医院巡查

按国家要求，结合兵团实际，下发《关于开展大型医院巡查工作的通知》（以下简称《通知》）。2015年10月28~31日，由兵团卫生局副局长何红带队对兵团中医院进行两天的巡查。巡查组由11位专家和工作人员组成，分为反腐倡廉建设、贯彻落实"九不准"情况组及医院管理组、经济管理组3个专业开展巡查。重点巡查医院贯彻落实深化医药卫生体制改革各项重点任务，进一步执行中央关于改进工作作风、密切联系群众的八项规定，加强行业作风建设，提升医疗服务水平，强化医院运营管理，维护好广大职工群众健康权益等方面。

四、中医药服务能力建设

兵团卫生局结合实际制订《兵团综合医院中医药工作专项推进行动方案》，进一步加强综合医院中医药工作，重点促进中医药科室规范化建设，落实中医药服务基本要求。

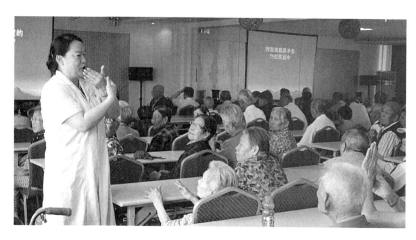

2015 年 7 月 20 日，第二师库尔勒医院原中医科主任王亚玲在第二师老年公寓开展中医讲堂

通过加强兵团各级综合医院中医科建设，推动中医中药特色专科建设。要求各级综合医院要认真贯彻中西医并重的工作方针，积极开展中医药工作，设置中医科和中药房，配备中医药人员，提供中医药服务，加强中西医临床协作，将中医药科室建设纳入医院的整体发展中。兵团 15 所二级以上综合医院都不同程度地加强中医科及中药房建设。综合医院中医科建设从师级医院向团场医院逐步推进，并鼓励各师、各单位切合实际、发挥所长、各显特色。119 个团场医院也加强中医工作建设，开展中医适宜技术，78 个团场医院开展中医门诊，根据自己地域常见病、多发病的特点，开展各具特色的中医药服务。

2015 年 11 月 15 日，南京市中医院全国肛肠诊疗中心兵团奎屯技术协作中心在兵团奎屯中医院正式揭牌，双方签订合作协议，标志着兵团第七师与南京市中医院的合作迈出重要的一步。兵团卫生局长朱东兵、第七师师长王光强、南京市中医院副院长吴素玲等相关领导参加揭牌仪式。朱东兵指出，双方中医院的合作是推动七师中医药事业整体提升的重要举措，为七师中医院发展提供强劲外力，为兵团中医药卫生事业探索出一条科学有效的发展途径。吴素玲表示，南京市中医院将积极发挥特长，并以此为契机，实现资源共享、相互协作，

实现共同发展。

五、中医药人才能力建设

认真执行中央补助地方中医药项目，加强中医药服务能力建设。安排资金 100 万元用于中医药类别全科医师转岗培训，2015 年 4 月 ~2016 年 2 月，依托兵团医院举办此次培训，其中理论集中培训 2 个月、兵团医院临床实践 4 个月、基层单位实践 4 个月，兵团范围内在基层医疗卫生机构从事中医（中西医结合）医疗卫生服务工作的 32 名专业人员完成培训。组织安排第三批全国优秀中医临床人才研修项目结业考核工作。2015 年 8 月 20 日，将专家审核通过的 2 名学员的平时考核、结

业论文、医案等材料报国家中医药管理局考评。

各师卫生局在社区、连队中大力推广中医药适宜技术，举办各类培训班。广泛推广中医适宜技术，并深入连队及社区采取讲课、巡回医疗等多种形式，宣传普及中医药知识，使团场 70% 的医务人员得到中医药适宜技术的培训。

六、名老中医专家传承工作室建设

安排资金 50 万元按照国家中医药管理局要求，在石河子大学医学院一附院中医科建设袁今奇名老中医专家传承工作室。2015 年 1 月，工作室的房屋已经投入使用，5 月，硬件设施已经配置到位，已经对本院 5 名医师进行传承带教，并招收 2 名学生集中学习带教。工作室已在国家核心期刊上发表 2 篇学术论文，并将袁今奇多年来的学术成果编撰成册。

七、国家中医药重点专科中期评估

在国家中医重点专科所在单位自评的基础上，2015 年 2 月 9 日，按照国家中医药管理局重点专科中期评估标准，兵团卫生局医政处组织专家对兵团中医院中医心血管、中医传染病、中医护理学，兵团医院中医护理学 4 个国家中医药重点专科进行现场评估，对现场评估中发现的问题及时提出整改意见，并向国家上报兵团中医药重点专科中

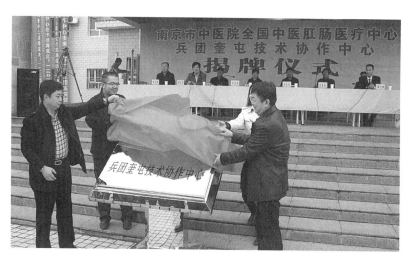

2015 年 11 月 15 日，兵团卫生局局长朱东兵、第七师师长王光强、南京市中医院副院长吴素玲出席"南京市中医院全国肛肠诊疗中心兵团奎屯技术协作中心"揭牌仪式

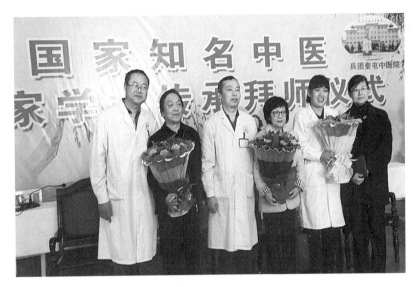

2015年10月27日，兵团奎屯中医院3名医师向北京中医药大学东方医院林谦副院长、胡慧教授、史利卿教授拜师

期评估报告等相关材料。

八、中医护理管理

兵团各中医院深入开展优质护理服务工作，建立推进优质护理服务的长效机制，以改革临床护理服务模式为切入点，深化"以病人为中心"，积极开展中医护理，全面落实护理责任制，深化护理内涵，整体提高护理服务的水平。根据中医院的实际情况，在优质护理病房开展"六满意""三贴近""三提高""三下降"等活动。医护人员共同配合协作，增加中医护理技术的运用及推广，护理人员根据操作规程，辨证施护，取得患者的接受与认可，使中医护理技术应用人次逐年上升。按时完成《兵团"十二五"期间中医护理发展评估报告》上报国家中医药管理局。

九、国家中医药重点学科建设中期检查

按照国家中医药管理局和自治区中医民族医药管理局统一安排，2015年11月3~5日，国家中医药管理局组织专家组在自治区中医院召开新疆·国家中医药管理局"十一五""十二五"中医药重点学科建设检查验收工作汇报会，兵团中医院中医传染病学科作为国家中医药管理局"十二五"中医药重点学科建设单位进行汇报，专家组通过听取学科建设点汇报、实地查看、审阅学科建设情况、专家组质询、专家组讨论并提出检查意见、检查意见反馈等程序对学科建设进行检查。

十、中医中药监督管理

以改善医疗服务行动计划为抓手，加强医疗卫生机构中医药行业标准和技术规范执行力度，强化中医监督管理。加强医疗卫生机构内部管理和行风建设，提升医疗卫生服务水平，改进医疗卫生服务质量。

十一、对口支援工作

继续推进国家中医药管理局对兵团的中医医疗机构和综合医院中医科进行对口帮扶工作。结对帮扶较好的单位有兵团医院中医科与中医科学院广安门医院、二师库尔勒中西结合医院与中医科学院望京医院、兵团奎屯中医院与北京中医药大学东方医院，3所支援单位已派7名专家支援，单位进行为期3个月以上的技术援助，并为受援单位的发展提出合理化建议。受援单位共选派17名中医药人员到支援单位进行为期6个月的学习培训。

兵团奎屯中医院与北京中医药大学东方医院协商，达成师带徒的模式。2015年10月27日，奎屯中医院王翔、魏继兵、魏志勇向北京中医药大学东方医院林谦、胡慧、史利卿拜师并举行拜师仪式，第七师副师长蔡子童、师卫生局和七师各医院领导参加仪式。现已结成4对师徒关系，4名徒弟连续3年每年到支援单位跟师学习3个月。北京东方医院将在学术传承、人才培养等领域为兵团奎屯中医院提供帮助支持。

（田　霞）

【沈阳市2015年中医药工作概况】

一、中医药事业调研

根据沈阳市人大常务委员会2015年工作安排，沈阳市人大教科文卫委员会成立以主任李铁任组长的调研组，赴沈河、苏家屯、康平等地开展中医药工作情况调研，实地走访沈阳市城乡中医机构，学习考察广州、佛山、重庆三市中医药工作经验和做法，召开由中医医疗机构负责人、名老中医及有关专家、政府主管部门负责同志和部分市人大代表参加的座谈会，形成《关于赴广州、佛山、重庆学习考察中医药服务体系建设情况的报告》《关于沈阳市中医药事业发展情况的调研报告》和市政府《关于沈阳市中医药服务体系建设情况的报告》。2015年7月，沈阳市人大常委会主任赵长义亲自带领两位副主任对沈阳中医工作进行调研，市人大常委会主任听取由副市长姜军代表市政府发表的《关于沈阳市中医药事业发展情况的汇报》，并提出意见和建议。

二、中医药政策

为进一步落实《沈阳市人民政府关于扶持和促进中医药事业发展的实施意见》，经沈阳市委、市政府同意，拟召开沈阳市首届中医药大会。会议确定市长讲话，主管副市长作工作报告，同时还将邀请人大常委会主任和副主任、政协主席和副主席参加。为配合会议召开，沈阳市政府再次出台《沈阳市人民政府关于进一步加快中医药事业发展的意见》，同时沈阳市制订《沈阳市中医药事业发展"十三五"规划》，进一步推出"建设全国一流市级中医院""中医优势病种门诊费用纳入社保基金统筹管理的试点""每年中医药重点科研攻关项目占市科技计划中生物与制药科技攻关专项的比例不少于10%""中医事业的财政投入增项"等政策措施,力求在扶持和促进中医药发展的政策机制方面有新的创新,破解中医药事业发展的难题,推动和加快沈阳市中医药事业快速发展。

三、中医药服务网络建设

市级中医医院建设。沈阳市中医院是沈阳市中医行业的龙头机构,代表和引领沈阳市中医事业的发展方向,是市政府必须办好的中医机构。医院门诊量年均增长20%以上,床位利用率持续多年超过100%。医院病房面积严重不足,实际开放床位已达到饱和状态,仍不能满足患者对中医药服务的需求。市政府高度重视此项工作,组织召开多次会议,经过反复论证,确定新建规模不少于1000张床位的市中医院新病房大楼,力争服务能力达到国内一流水平,缩小沈阳市中医院与其他同等城市中医院的差距。

区县中医院建设。2015年沈阳市重点抓好"1+4"项目,即沈河区和县级中医医院建设项目。沈河区政府已确定异地选址开展沈河区中医院新址建设,拟建设面积1.5万平方米,并于2016年初开始动工。康平县和法库县中医院国债建设项目已经开展建设工作,预计明年交付使用。沈阳市的辽中县、新民市中医院建设项目已经纳入国债建设项目,正在争取各级政府的配套资金,预计明年开始启动两县中医院的项目建设。

基层医疗卫生服务机构建设。2015年沈阳市全面开展"省中医药工作示范社区卫生服务中心(乡镇卫生院)""辽宁省国医堂"创建工作。各基层医疗卫生服务机构积极组织报名,沈河区大南社区卫生服务中心等6所机构获得"辽宁省中医药工作示范社区卫生服务中心"称号,和平区南站社区卫生服务中心等5所机构获得"辽宁省国医堂"称号。在村卫生室和社区卫生服务站的建设方面,2015年沈阳市利用中医药专项经费购置中医诊疗设备,惠及2000家村卫生室和社区卫生服

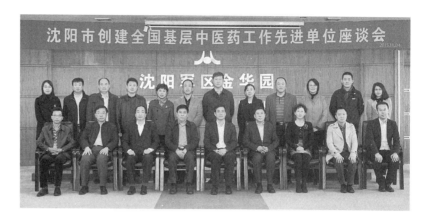

2015年11月4日,沈阳市召开创建全国基层中医药工作先进单位座谈会

务站,鼓励基本层医疗服务机构为百姓提供中医药服务。

四、先进单位创建

为切实推动沈阳市中医药事业发展,营造全社会共同参与和支持基层中医药事业发展的良好氛围,开展"全国基层中医药工作先进单位"创建工作。2015年11月,根据国家中医药管理局创建全国基层中医药工作先进单位评审标准,沈阳市通过由国家中医药管理局全国基层中医药工作先进单位评审专家组的实地评审验收,专家组对沈阳市的创建工作给予充分肯定和高度评价。2016年1月17日,副市长姜军代表沈阳市政府在全国中医药工作会议上接受国家中医药管理局表彰,并领取"全国基层中医药工作先进单位"牌匾。同时,于洪区获得区县级"全国基层中医药工作先进单位"称号,铁西区和大东区通过"全国基层中医药工作先进单位"复评。

五、县级中医医院综合改革

根据省政府要求,2015年沈阳市医改重点工作是年底前启动以"药品零差价"为代表的"县级公办中医院"综合改革工作,涉及沈阳市辽中、新民、法库3所县级公办中医院。沈阳市卫生计生委多次组织专家到医疗机构实地调研、听取医院意见,并仔细对中医药服务价格调整方案进行反复测算。3所县级公办中医院自2015年11月1日起已全部启动综合改革工作。

六、中医药文化宣传

沈阳市坚持面向百姓开展大型

义诊活动,受到全市群众的热烈欢迎。2015年,沈阳市先后在皇姑区碧塘公园、铁西区滑翔公园举办2次全市性中医药文化"进乡村·进社区·进家庭"大型义诊活动,组织市内30余所中医疗机构,约600名医护人员,深入药大社区、平顺社区、乐群社区、城建社区等20多个社区为群众提供中医药义诊咨询服务,咨询人数达2.6万人次,发放宣传资料4万份,省级以上纸质媒体对相关活动进行25次宣传报道。

(张 悦)

【长春市2015年中医药工作概况】

一、概况

认真贯彻落实全国、吉林省、长春市卫生和中医药工作会议精神。一是按照国家、吉林省、长春市卫生和中医药工作会议精神及吉林省中医药工作要点和重点目标责任制确定的各项任务,制订《2015年长春市中医药工作重点目标管理考核细则实施方案》。研究制定并印发《2015年长春市中医工作要点》,进一步理顺2015年的中医重点工作思路。二是召开长春市中医工作会议,全面回顾2014年长春市中医工作取得的成绩,并部署2015年的中医重点工作。

二、政策法规

进一步加强中医许可、监督工作的监督检查。根据吉林省中医药管理局《2015年对全省中医许可、监督工作的监督检查工作方案》相

关要求，为进一步推动《医疗机构管理条例》《医疗机构管理条例实施细则》及《执业医师法》的贯彻实施，强化中医审批、监督管理工作，规范中医医疗机构执业行为，提高长春市医疗机构依法执业能力和水平，保障人民群众的身体健康。长春市中医药管理局制订工作方案，对全市中医民营医院、门诊部、诊所共21家进行抽查，通过此次检查，使长春市监督、许可工作得到较大程度的提高。

全面总结长春市中医药系统"六五"普法工作。按照吉林省中医药管理局要求，制订《长春市中医药系统"六五"普法检查验收工作方案》，对各地、各中医医院"六五"普法工作进行全面总结，确保长春市中医药行业"六五"普法规划确定的各项目标任务按期完成，为开展"七五"普法工作奠定坚实基础。

三、医政工作

吉林省乡镇卫生院中医馆建设项目完成。2014年，吉林省开展第一批乡镇卫生院中医馆建设项目，长春市12家乡镇卫生院承担此项目，并全部按时完工交付使用，2015年吉林省中医药管理局启动第二批乡镇卫生院中医馆建设项目，长春市在启动会上进行第一批中医馆建设项目的经验交流，长春市共

有30家乡镇卫生院获得第二批乡镇卫生院中医馆建设项目，此项目被纳入吉林省人民政府民生实事，吉林省人民政府划拨长春市150万元，用于长春市30家乡镇卫生院便民中医馆建设，为确保中医馆建设工作得到有效落实，召开中医馆建设工作推进会，每月督导项目进展情况。截至2015年底，30家乡镇卫生院中医馆已全部按标准建设完成，并交付使用。

长春市中医"治未病"预防保健服务体系初步形成。2014年，实施国家中医药管理局中医药预防保健及康复服务能力建设项目。培养和提高中医预防保健及康复服务专业技术人员的能力和素质，扩大中医药服务的覆盖面和可及性，一定程度满足城乡居民对中医药预防保健服务的需求，达到预期效果。2015年，继续开展国家中医药管理局中医"治未病"能力建设项目，在项目建设中开展技术培训73次，培训人数4522人；深入基层对群众开展多种形式中医健康教育活动，受益群众达到217175人次，达到预期效果。所有社区卫生服务中心均开展中医"治未病"服务项目，平均开展4.88种。2015年全年服务群众395815人次。

长春市基层中医药服务网络全面建成。在长春市10个县（市）区

全部获得全国基层中医药工作先进单位称号基础上多措并举，进一步加强基层中医药服务能力建设，如期高质量完成国家中医药管理局和吉林省人民政府为长春市下达的2013~2015年基层中医药服务能力提升工程的各项工作目标。截至2015年底，全市100%的社区卫生服务中心、社区卫生服务站设置中医科、中药房；96%的乡镇卫生院设置中医科、中药房；75%的村卫生室能够提供中医药服务。长春市基层中医药服务网络已基本建成。

基层医疗卫生机构开展基本公共卫生中医药服务项目。2015年，按照国家要求继续推进中医药服务纳入基本公共卫生服务项目，深入各县、市、区开展对中医药健康指导人员的培训，完成15个县、市、区及开发区1656人的培训工作。2015年5月11~31日期间，对长春市15个县、市、区及开发区的国家基本公共卫生服务中医药服务项目进行2015年上半年度绩效考核。各地基本按照要求开展国家基本公共卫生服务中医药服务项目。分别开展65岁及以上老年人中医体质辨识与调摄、0~36个月龄儿童中医药健康管理服务，个别地区还开展高血压、糖尿病、孕产妇等慢病及重点人群中医药健康管理服务。2015年，将全市65岁及以上老年人和0~36个月儿童中医药健康管理服务覆盖率提高至40%以上，65岁以上老年人达到47.26%，0~36个月儿童达到52.34%。各地基层卫生服务机构均能按照要求开展中医药健康教育，其中印制中医药健康教育材料文字8.3种，开展中医药健康咨询1.9次，开展中医药健康讲座2.3次，更换有中医药内容宣传栏2.9次，录制中医药音像资料4.2种。

建成全国中医类别国家医师资格考试实践技能考试基地。为进一步规范做好全国中医类别国家医师资格考试实践技能考试，长春市中医药管理局联合长春医学高等专科学校、长春市医学考试中心在2015年加强考试基地建设工作，2015

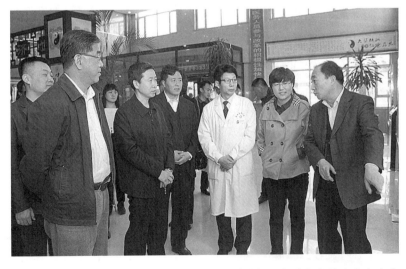

2015年4月17日，国家中医药管理局副局长王志勇在吉林省长春市农安县中医院调研基层中医药工作

7月经过国家中医药管理局中医师资格认证中心实地评审，长春市中医类别国家医师资格考试实践技能考试基地被授予全国首批中医类别国家医师资格考试实践技能与考官培训基地。

认真做好2015年中医、中西医结合类别执业医师考试及考官培训工作。按照吉林省中医药管理局要求，2015年长春市、白城市、松原市的国家医师资格中医、中西医结合类别的考试报名工作均在长春市进行，长春市医学会医师资格考试办公室按照要求顺利完成。参加现场审核的考生共计1688人，1501人参加实践技能考试，通过率60.4%；907人参加综合笔试考试，通过率55.46%。2015年，举办长春市2015年中医类别医师资格实践技能考试考官培训，增选11名考官，考官人数达到84名。同时，按照吉林省中医药管理局要求、长春市统筹安排，支援四平考点7名考官。

严格准入，开展长春市中医（中西医结合）医院2015年医疗机构执业许可校验及变更审核工作。为加强中医医疗机构规范化管理，强化依法执业意识，提高管理水平，提升医疗服务质量。2015年，长春市依据《长春市中医医院校验标准》和《长春市中西医结合医院校验标准》，联合长春市卫生监督所、长春市卫生工作者协会对全市16家中医（中西医结合）医院进行年度医疗机构执业许可校验及变更审核。其中12家中医院通过现场审核，对新开设的1家中医院进行现场审核准予执业登记注册，对3家中医（中西医结合）医院增设科室、增设床位进行现场审核。

2015年6月5日，国家中医药管理局分级诊疗中医药政策及调研组到长春市进行调研，国家中医药管理局医政司司长蒋健对长春市中医药事业近年来取得的成绩给予充分的肯定，下一步将探索性地在长春市开展中医分级诊疗工作。

2015年加强对冬病夏治穴位贴敷技术（三伏贴）应用的管理，印发《长春市冬病夏治穴位贴敷技术治疗参考方案（试行）》，组织各单位开展三伏贴应用，长春市2015年三伏贴应用共计11486人次。

四、科研工作

2015年，长春市中医药科研能力进一步提高。2012~2014年吉林省中医药管理局科研课题29个全部通过结题验收；2个制剂研究项目通过吉林省中医药管理局结题验收；长春市12个研究室被吉林省中医药管理局评为中医药研究室，各研究室建设已初步取得成效，有8个研究室完成厅局级以上课题立项任务，其中有1项为吉林省科技厅项目；组织专家对2014~2016年吉林省中医药管理局14个科研课题进行中期评估；长春市6个科研课题被吉林省中医药管理局立项为吉林省2015年中医药专题研究项目。

五、教育工作

部署开展吉林省第二、三批基层卫生服务人员中医药知识与技能培训项目工作。2014年，按照吉林省中医药管理局要求，开展基层卫生服务人员中医药知识与技能培训，为5个县、市、区培训463名基层卫生服务人员。2015年，将此项目第二批次转移至城区，196名基层卫生服务人员完成培训任务并取得证书。第三批次300人的培训工作在长春市9个县、市、区及开发区开展，已完成培训工作，即将进行结业考核工作。

继续推进"西学中"培训工作。按照吉林省中医药管理局要求，为进一步加快长春市中西医结合人才队伍建设，2014年在长春市九台区、农安县举办吉林省第三期"西学中"培训班，经过层层审核，长春市确定122人参加此次为期一年的中医药专业培训。2015年，120人完成临床实习阶段考核，顺利结业。

继续实施基层中医药师承项目。按照吉林省中医药管理局要求，长春市于2014~2015年开展吉林省基层中医药师承教育项目，长春市共有35名指导老师、70名继承人参加此项目，针对继承人开展集中理论培训，已全部完成40个工作日的培训任务，并开展结业考核工作。

按照吉林省中医药管理局要求，积极做好传统医学师承人员登记备案工作，截至2015年底，长春市共有175名传统医学师承人员在长春市中医药管理局登记备案。

六、文化建设

2015年9月19日长春市卫生计生委、长春市中医药管理局组织开展2015年"服务百姓健康行动"全市大型义诊活动。长春中医药大学附属医院等8家中医医院到现场为广大百姓进行常见病、慢性病的咨询、诊断和一般治疗，同时普及医学常识和健康知识。长春市各区级中医院、社区卫生服务中心中医科在医院门前开展形式多样的义诊活动，进行中医体质辨识健康体检和调摄，发放中医防治疾病保健宣传资料，对就诊的患者免收普通门诊挂号费、检查、化验费，开展为期1天的中医非药物疗法免费体验活动及中医养生保健知识系列讲座。长春市各级各类中医医院、社区卫生服务中心中医科共计派出459名医务人员参加活动，义诊服务4514人次，免费为1903人次进行中医体质辨识与调摄，摆放中医药宣传展板102块，发放宣传材料28448份，为群众减免挂号费用10939元，减免检查、化验费8055元，为364人提供免费的中医非药物疗法体验服务，减免费用12379.48元，举办30场次中医药知识讲座，直接受益人群3581人次。

2015年9月24~30日，组织开展"2015年长春市中医药文化科普宣传周"活动。前期印发《2015年长春市中医药文化科普宣传周活动方案》，统一活动主题为"传承中医国粹，传播中医药文化，推进中医药健康服务"，组织全市15个县、市、区及开发区和市属中医医院、部分民营中医医院利用一周时间统一集中开展科普宣传活动。各地、各单位根据自身实际和特色，开展老年人的中医药保健常识、冠心病的中成药治疗讲座、糖尿病中医保健（讲座）、糖尿病患者健康咨询、中医药文化宣传等多种形式的宣传

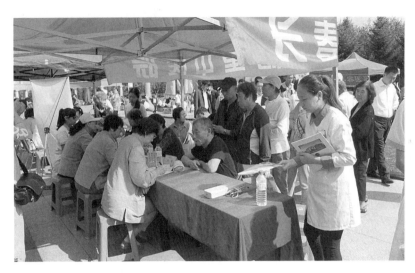

2015年9月19日，长春市举办2015年"服务百姓健康行动"全市大型义诊活动，为百姓提供中医药咨询服务

活动，并组织多名业务骨干、专家参与到活动中去，本次宣传周活动长春市共15个县、市、区、开发区，市属中医医院，部分民营中医医院70多家单位参与，利用一周时间，深入机关、社区、乡村、学校，集中举办展览展示、健康讲座、文艺表演、技能培训、义诊咨询等活动共计120场次，受益人群达到10万余人次，发放各类中医药科普文化宣传单20余万份。做到全方位、宽领域宣传，让广大群众掌握基本的健康生活常识和专科防病知识，赢得现场群众的一致好评。

（何勇健）

【哈尔滨市2015年中医药工作概况】

一、哈尔滨市获得全国基层中医药工作先进单位光荣称号

2015年，对哈尔滨市基层中医药工作发展具有里程碑的意义。自2009年开展创建工作以来，哈尔滨市积极引导各区县充分认识创建工作的目的和意义，从政府层面重视基层中医药服务能力的提升，加大投入和建设力度，严格按照国家要求，不断完善基层卫生服务机构中医诊区建设、设备配备、文化建设、公共卫生中医药服务等相关内容。通过积极推进，截止到2015年下半年，哈尔滨市18个区、县中已有14个获得全国基层中医药工作先进单位光荣称号，符合地市创建先进单位的条件，市政府正式向省和国家局提出全国基层中医药工作先进单位评估申请。对于评估工作，哈尔滨市政府给予高度重视，副市长张显友专门召开中医工作联席会议进行部署，要求以突出工作实效为原则，充分展示哈尔滨市基层中医药工作的提升，总结不足，规划未来发展。2015年11月，迎来了以国家中医药管理局医政司司长蒋健为组长的专家组，对哈尔滨市的创建工作进行了全面评审验收，并

与市政府和区县政府主管领导进行了访谈，蒋健在反馈会上对哈尔滨市基层中医工作给予充分肯定，并结合国家中医药管理局要求，对哈尔滨市下一步工作提出要求和希望。2016年初在全国中医药工作会议上哈尔滨市获得先进单位光荣称号，并接受表彰。

二、基层中医药服务能力全面提升

一是广泛动员，提高基层政府部门的重视。从2013年基层中医药服务能力提升工程开展以来，每年度市政府提升工程领导小组都要召开会议，全市18个区、县（市）主管领导以及卫生、食药监、财政等部门的领导参加会议，总结上年度工作任务完成情况，交流工作经验，部署下年度工作。市政府将提升工程纳入对区县政府考核内容，督促各地区踏实完成工作任务。二是积极推进，认真核实每一项指标的落实情况。按照与各级政府签订的三年责任状要求，每一年度组织专项检查组，就40项工作指标对各区县（市）进行对标考核，杜绝虚报指标现象发生，同时强化对薄弱环节的督导，指导基层如何提升中医服务能力。全市18个区、县（市）全面完成责任目标要求，30%以上的地区超额完成目标。三是认真落实国

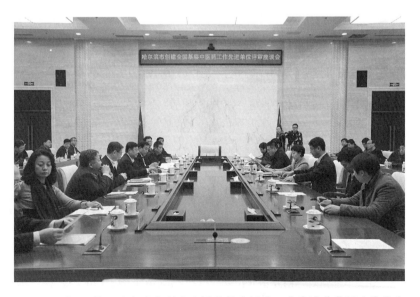

2015年11月，哈尔滨市创建全国基层中医药工作先进单位评审座谈会召开

家、省中医药管理局提升工程建设项目，追踪项目资金发放和使用，确保资金使用的合法与合理，夯实基层中医药服务基础。四是开展中医药基本公共卫生服务项目培训，年度培训全市社区卫生服务中心和乡镇卫生院中医药人员86名，进一步规范中医药基本公共卫生服务操作，持续提升基层中医药健康管理服务能力。

三、落实中医药发展政策措施

认真监督《黑龙江发展中医药条例》落实情况，梳理全市出台的配套政策，分析各区县政策推进优势和不足，查缺补漏，制定工作规划，为进一步推进政策落实提供依据。积极开展围绕《中医药健康服务发展规划（2015～2020）》的调研工作，组织协调有关专家，撰写《开展哈尔滨市中医药预防保健服务研究》的调研提纲，并获得课题立项。对"十二五"中医药发展规划落实情况进行总结，谋划制定"十三五"期间全市中医药发展目标、重点任务及重点项目。按照国家2012～2014年中央财政转移支付中医药专项资金绩效考核工作部署，组织区、县（市）相关人员认真梳理18项中医药建设专项资金到位、实施情况，并进行随机抽查。通过检查推进了中医药专项资金的规范、合理使用，提升了资金使用效率。

四、强化中医医院内涵建设

完善市中医医院脑病、肛肠、康复重点专科建设，接受国家中医药管理局重点专科项目中期评估，探索特色专科引领医院发展模式，做好优势病种的开发和总结，围绕重点专科开展科研工作，研究更加有效便捷的中医药技术手法和中药制剂，总结行之有效的临床诊疗方案，在各级中医医院推广使用。大力推进市中医医院"治未病"中心建设，学习各地先进经验，完善"治未病"中心科室设置、环境建设、设备购置、人员配备、功能定位、服务人群等，并充分发挥其指导与培训的职能，指导二级中医院建设"治未病"科室，培养"治

未病"专业人才，建立市、县、基层三级指导体系，在乡镇卫生院和社区卫生服务中心广泛推广中医"治未病"服务。指导哈尔滨市中医医院、哈尔滨市骨伤医院开展三甲中医医院持续改进及三甲中医医院大型巡查工作，加强中医药特色建设，不断提升中医药服务能力。民营世济中医医院申报二级中医医院等级评审，进一步规范民营中医医院的建设和管理，使其成为哈尔滨市第一所民营二级中医医院。开展"十二五"期间中医护理发展评估，发展中医护理服务项目，提升中医护理服务质量，提高群众满意度，使其成为中医医院中医特色服务重要组成部分。

五、加强中医药人才培养

组织了7期106人参加市、县级中医医院执业医师培训，培训内容涵盖中医内、外、妇、儿、针灸推拿、"治未病"等内容，推广中医药适宜技术。开展2015年全国基层名老中医药专家传承工作室建设，指导2名老中医所在医院建立工作室，组建传承梯队，并在本地区做好宣传。组织7名中药专业人员，参加全国中药特色基础技术传承人才培训选拔，有4人获得培训机会。开展4期"名中医大讲堂"，由省、市名中医主讲，主要讲授临床实用技术，突出实用、高效，共培训基层卫生技术人员596人次，作为哈尔滨市名中医日常考核重要组成部分。组织基层执业医师28人参加全省全科医师转岗培训工作，为基层培养中医全科人才。

（刘世斌）

【南京市2015年中医药工作概况】

一、中医规划

2015年是中医药事业发展"十二五"规划实施的最后一年，也是科学谋划中医药事业发展"十三五"规划的关键之年，具有承上启下的重大意义。"十二五"期间，政府财政投入大幅增加，中医事业跨越式发展。2015年，南京有区级及以上政府办各级中医机构（含中西医结合医院）23个、床位6421张；有卫

生人员9013人，其中卫生技术人员7781人、执业（助理）医师2576人、注册护士3691人。全市每万人口中医床位比"十一五"期末增长增加60.58%。

二、中医药参与医药体制改革

市、区卫生行政部门围绕进一步深化南京市医药卫生体制改革，加强部门沟通协调，争取扶持政策，把中医药改革全面纳入卫生改革总体目标，做到同规划、同布置、同考核。各级公立医院综合改革平稳运行，建立适合中医院的投入补偿机制，提高传统中医药医疗服务项目价格，保留中药饮片加成，中草药不纳入药占比。

发挥中医药院校和三级中医（中西医结合）医院资源丰富的优势，推进校府联动（南京中医药大学与栖霞区、溧水区政府）、院府合作（江苏省中医院、南京市中医院和秦淮区政府、江苏省中西医结合医院和栖霞区政府、江苏省第二中医院与建邺区政府）新型的发展模式，秦淮、玄武、栖霞等区通过医疗联合体的建设与三级中医机构建立"双向转诊"服务机制，畅通门、急诊服务通道，简化就诊流程。对联合体范围内患者做到同互认、同管理。同时引导专家走进社区，开展中医药服务项目，让老百姓看中医专家更方便，同时也加速中医药人员培养，提升中医药服务水平。

三、基层中医药服务能力提升工程

启动市级基层中医药服务能力提升工程总结评估工作。全市城区能够提供中医药服务社区卫生服中心58个，占100%；涉农区（原五县、下同）能够提供中医药服务社区卫生服中心（镇街卫生院）62个，占95.38%。各中心均配备中草药，中草药品种数平均达到250种以上，社区中医药服务已基本覆盖全市社区居民。秦淮区（原秦淮区和白下区）通过全国基层中医药工作先进单位复核。玄武区锁金村等5个社区卫生中心通过江苏省中医药特色社区卫生服务中心专家组现场

考核验收。六合区马集镇卫生院通过省乡镇卫生院示范中医科验收。继续以区中医院和中医药特色社区卫生服务中心为依托，开展中医药适宜技术的培训和推广。继续落实基本公共卫生服务项目中医药健康管理服务项目，不断扩大覆盖面，加强中医药健康管理服务项目绩效考核。

四、中医药内涵建设

南京市中医院、南京市中西医结合医院完成三级中医医院持续改进省级检查评估。完成对江宁区等5所中医院的二级中医医院持续改进督查工作。完成江苏省中医药局2015年度中医药科研课题的遴选上报，全市共上报课题35项，立项22项。南京市中医院药学等"十二五"国家中医药重点专科等通过建设中期检查评估。第二批江苏省老中医药专家学术经验继承工作接受中期评估。江宁区中医院肛肠科被列入江苏省基层医疗机构中医药特色专科建设单位。继续加强综合医院中医科建设，进一步推进综合医院和妇幼保健机构中医临床科室和中药房建设，加强综合医院示范中医科建设。

五、中医药服务参与"医养融合"

根据《国家中医药管理局关于积极发展中医预防保健服务的实施意见》的要求，全市二级以上中医医院在设有"治未病"科的基础上，把中医药整体观和"治未病"理论同健康体检紧密结合，遴选高年资中医师，开设"治未病"中心、冬病夏治门诊。各个社区卫生服务中心积极和民政、残联合作，拿出单独区域、选派业务骨干，开设康复科。在中医体质辨识的基础上对重点人群从情志调摄、饮食调养、起居调摄、运动保健、穴位保健等方面进行相应的中医药保健指导。

积极参与"医养融合"。一是在部分中医药特色明显的社区卫生服务中心增加养老服务，如秦淮区的建中、朝天宫社区卫生服务中心在满足社区群众基本医疗服务的同时，充分发挥社区卫生服务机构六位一体的功能，开设养老病床，解决辖区内因疾病需要功能康复的老人的需求。二是为机构养老和居家养老提供中医药服务，根据老年居民需求，制定"养生保健、中医康复"中医药服务菜单，供居民选择服务。

鼓励社会资本进入养老服务机构，对符合条件的养老服务机构设置医疗机构（中医医疗机构）不受南京市医疗机构设置规划的限制。鼓励社会办中医医疗机构开设老年康复服务。

六、中医药文化宣传

继续开展中医药文化进社区工程，组织开展南京市第五届"中医药就在你身边"中医药文化科普巡讲活动，完成中医药文化巡讲百余场，受益群众近几十万人。南京市卫生计生委协同南京市商务局等部门共同起草南京市中医药服务贸易三年发展规划。协助组织中医药团队赴西班牙考察推广中医药技术文化。

（陈　霞）

【杭州市2015年中医药工作概况】
一、中医药参与医药体制改革工作

认真贯彻落实国家卫生计生委、国家中医药管理局《关于在深化医药卫生制度改革工作中进一步发挥中医药作用的意见》。加强对市、县级公立中医院改革的指导，加快落实医保制度中的中医药政策，强化基层中医药网络建设。落实中医非药物治疗和中医特色诊疗服务项目收费标准提升，对中医医疗服务治疗价格进行调整和提高，以体现中医人才的劳务价值。主要中医服务项目医改后价格较医改前均有所提高，且增长幅度约在30%~40%之间。国家级、省级名中医门诊诊查费用进行调整，大幅提高国家级以及省级名中医的门诊诊查费用。进一步提升卫生行政部门对公立中医院的管理水平，通过智慧医疗建设、绩效管理，促进医院运营管理科学化、规范化、集约化，建立稳定有效的公立中医院运营管理机制，提高管理效率，节约运营成本。加强公立中医院改革的回顾、评估、总结和宣传，提高群众对政府改革的认可度和对改革成果的感知度。支持民营中医医疗机构的规范发展，鼓励、扶持民营中医机构与公立医疗机构共同参与专科（专病）建设、人才培养工作。

二、基层中医药服务能力建设

总结评估基层中医药服务能力提升工程。2015年是基层中医药服务能力提升工程实施的收官年，全面建立以社区卫生服务中心、乡镇卫生院、社区卫生服务站、村卫生室为主体，县级中医院为龙头，综合医院中医科为重要力量，社会资本举办的中医医疗机构为补充的基层中医药服务网络。全市128家社区卫生服务中心、65家乡镇卫生院均建设中医药综合服务区，建设率达到100%，有848家社区卫生服务站能运用中药饮片等4种以上中医药技术方法开展常见病基本医疗和预防保健服务，达总数的82%，有487家村卫生室能运用中药饮片或中医非药物疗法开展常见病基本医疗和预防保健服务，达总数的80.5%。全市已经完成市基层中医药服务提升工程目标责任的要求。

强化中医药适宜技术的推广应用。充分发挥中医药适宜技术示范基地的作用，大力推广中医药新技术、新疗法，分层分类开展基层中医药适宜技术培训。组织举办2015年杭州市基层中医药适宜技术推广骨干培训班、中医护理适宜技术与优势病种临床推广应用培训班、以护士为主导的健康教育在优势病种中应用培训班等各培训班。组织开展杭州市中医药适宜技术优势项目申报工作，临安市中医院等6家单位的刺络放血拔罐治疗中暑技术等6个项目被评选为杭州市中医药适宜技术优势项目。在西湖区、余杭区、富阳区、上城区、桐庐县等各地开展基层中医药适宜技术推广培训及考核，共有3000余名医务人员参加，并将为通过考核者发放适宜技术考核合格证，实行持证上

岗,确保适宜技术在基层应用安全、有效。

继续巩固"全国基层中医药工作先进单位"创建成果。西湖区、下城区、滨江区均高分通过省中医药管理局组织的国家基层中医药工作先进单位复审。

三、中医医疗质量控制管理与改进

加强中医药质量控制管理工作。组织市内三级中医(中西医结合)医院开展杭州市中医药类各质量控制中心挂靠单位申报工作,邀请省内、外中医医疗、护理、药事专家对申请单位的申报资料、可行性报告和现场答辩进行评估。经评估、审议、公示后,成立杭州市中医临床、中医护理、中药药事、中医药适宜技术推广应用以及中医"治未病"质量控制中心,5个中心分别挂靠在杭州市中医院和杭州市红会医院。全市各区、县(市)均成立中医药质控分中心。充分发挥中医药质量控制中心的作用,通过开展检查督导、质量考核等各项工作,强化市中医药的质量管理意识,并规范中医诊疗行为及中药管理。

根据《国家中医药管理局关于印发大型中医医院巡查工作方案(2015~2017年度)的通知》的要求,接受省中医药管理局组织的对杭州市中医院、杭州市红会医院、余杭区中医院等5家三级中医医院开展的大型中医院巡查和持续改进等检查,此次巡查结合等级医院持续质量改进以及急诊、病理、麻醉、放射、院感、设备等质控要求,检查情况总体令人满意。

四、中药饮片处方管理

指导各级各类医疗机构开展中药饮片处方的点评,督促区、县(市)卫生行政部门进一步加强中药饮片处方管理。每季度组织专家对各级各类中医医疗机构的处方进行抽查性点评,形成行业内部通报机制,切实控制中药饮片不合理处方。持续跟踪和督查中药饮片使用情况,对问题较多的医保定点医疗机构中药饮片使用情况实施专项检查。对连续两季贴均费用超标的医疗机构督促整改,或暂停服务协议,情节恶劣的提请人力社保部门取消定点资格;对贴均费用超标且无正当理由的医师提出警告,连续两季贴均费用超标的取消医保医师资格。要求各级医疗机构通过每月一次的中药饮片处方点评,对处方书写的规范性、药物使用的适宜性、味数和费用进行进一步规范。

五、中医药人才队伍建设

抓好名中医培养工作。一是组织开展第六批市级名中医。评选工作由杭州市卫生计生委与杭州市人社局共同组织开展,评选依据公平、公正、公开原则,经过推荐、公示、评选产生29名杭州市级名中医,报市政府批准后命名并颁发证书。二是组织开展市第二批省基层名中医培养项目第一年度考核工作。7名基层中医师被选拔为省第二批基层名中医培养对象,经考核评审,7名培养对象能按照任务书的学习进度完成学习任务,培养对象考核均合格。

加强国家、省级名中医工作室建设及管理。组织县(市)卫生计生局推荐在县级中医院从事中医临床工作的老中医专家建设工作室。经县(市)卫生计生局推荐、杭州市卫生计生委审核,推荐桐庐县中医院的许子春传承工作室、淳安县中医院的严有林传承工作室报省中医药管理局。最终两个工作室均被省中医药管理局推荐作为2015年全国基层名老中医药专家传承工作室建设项目,并上报国家中医药管理局。

六、中医药健康服务发展

一是组织开展专题调研。杭州市卫生计生委分管主任孙雍容亲自带队,深入各区、县(市)进行调研,召集各地发改、卫生、旅游、民政和中医医疗机构、中医药相关企业等,召开中医药健康服务业发展情况调研座谈会,并实地走访,了解相关企业和单位。已完成对上城区、桐庐县、淳安县等各地的调研工作,其他各区县也正在对接过程中。二是组织开展部门对接。为充分整合、利用部门间的优质资源,积极主动与相关部门进行对接,了解部门的相关政策、工作规划,努力推进部门间的信息互通、项目共推、成果共享,多部门联手促进市中医药健康服务业的跨越式发展。已经完成与市旅委、农业局、品牌办、妇联、林水局、健康办、体育局等部门的对接。三是走访重点企业单位。为多层次、多渠道了解企业、单位中医药健康服务业的发展和需求情况,对重点企业和单位进行实地走访。已完成对胡庆余堂、华东医药、杭州市中医院广兴堂、杭州市五云山健康管理中心、杭州市针灸推拿学会、杭州市疗休养行业协会等单位的走访。

七、中医药文化建设

面向医院开展中医药文化知识宣传普及工作。一是为进一步推进市西医类临床医务人员掌握中医药基础理论知识,科学合理规范使用中成药和中草药,推广应用中医药适宜技术,组建"杭州市中医药知识讲师团"。每季度一次定期对全市10家直属(管)医疗机构进行巡回讲座。讲座内容分为:中医药基础理论知识、中成药临床应用指导原则、中药饮片的临床应用、中药药事管理4个模块。自2015年4月27日首场巡讲活动在杭州市第一人民医院学术报告厅拉开帷幕以来,已经开展26期讲座,培训面覆盖全市直属(管)10家医院,培训医务人员达4000余人次。二是为进一步推动医院中医健康文化和全民阅读活动的开展,开展"悦读中医之星"活动评选。杭州市中医院何迎春的《左手中医,右手科普》等两篇文章被评为一等奖。杭州市报送的作品获得浙江省"悦读中医之星"二等奖1个、三等奖5个。二等奖作品也被推送参加全国"悦读中医之星"复赛。

面向社会,充分利用现有的政府和医疗卫生服务平台,整合资源,借势推进"中医中药进社区、进农村、进家庭"活动,传播推广中医药文化知识。一是利用健康城市建设工作平台进行宣传。参与杭州市民健康知识竞赛活动,组织中医药有关专家编制中小学师生应知应会的中医药知识题目，供全市中小学师生竞赛使用；二是组织市级中医药专家参与市健康办、市健教所组织的"中医药文化及养生保健知识巡讲""百场健康素养巡讲"；三是主动协调市健康办将中医药文化和养生保健知识融入健康游步道改造工程中，使之成为展示并传播中医药文化的固定场所。四是举办以"弘扬中医特色护理　服务百姓身体健康"为主题的"杭州市庆祝5·12国际护士节暨中医特色护理市民体验日活动"。全市共16家医疗单位共同参与，杭州电视台、杭州日报等媒体在活动前一周就陆续开始报道并接受市民群众的预约。杭州市政协副主席汪小玫、杭州市卫生计生委副主任孙雍容等领导于活动当日对杭州市红十字会医院等医疗单位进行现场指导。活动现场体验项目有2000余名市民群众参与。

组织市中医传承项目申报非物质文化遗产。为弘扬杭州市中医药文化传承，做好杭州市中医院何氏女科申报非物质文化遗产的启动、沟通协调等准备工作，并协助杭州市中医院何氏女科申报杭州市非物质文化遗产，下发《关于成立杭州市传统医药非物质文化遗产保护领导小组的通知》。

八、中医药科教工作

开展省中医药管理局"2016年科技项目申报"审核工作，共完成154个项目的审核申报。按照《浙江省卫生计生委、浙江省经信委、浙江省食品药品监管局、浙江省中医药管理局关于申报浙江省中药配方颗粒科研专项的通知》的要求，组织做好省中药配方颗粒科研专项申报工作，共有4家中药生产企业参与专项申报工作，1家企业申报成功。

组织开展2015年中医类医师资格考试。组织做好2015年中医类医师资格实践技能考试考官推荐、定岗、发文、培训等考前准备工作。2015年中医类医师资格实践技能考试，报名考生820名，考场设在杭州市红十字会医院。组织全国执业医师资格考试的笔试考务工作。

组织开展中医住院医师规范化

培训考核各项工作。组织实施阶段及结业考试机考，共有256人参加考试。组织实施阶段考试的操作技能考试。组织开展中医住院医师规范化培训结业考试第二模块考核，2015年首次实行异地交叉考试，接受省级及其他地市规培基地共137名学员的考核，送省级基地参考学员共110名。组织中医住院医师规范化培训年度考核。

做好西学中培训班的组织管理工作。一是指导杭州市中西医结合学会加强第12期西学中培训班的教育管理工作，严把结业考试及发证关。第十二期西学中培训班于2015年10月底结业，共有498名学员参加，392名学员毕业并取得结业证书。二是组织第十三期西学中班。有400名学员报名参加第十三期西学中培训班。杭州市已累计举办12期学制两年的西学中培训班，2214名西医专业技术人员通过西学中培训班结业，西学中培训受到广大学员的好评。三是筹备举办首期护理西学中班。为使中医特色护理在优势病种治疗中发挥作用，提升护理人员中医素养，更好服务于临床，委托浙江省中医药大学成教学院举办首期护理西学中班。

（袁北方）

【济南市2015年中医药工作概况】

一、全国基层中医药工作先进单位的创建工作

召开创建全国基层中医药工作先进单位动员大会，明确目标任务，落实责任单位。认真学习创建工作的评审细则，以指导基层创建工作。印发《济南市创建全国基层中医药工作先进单位实施方案》，编印"工作汇报文件汇编""申报材料文件汇编"等材料，起草《济南市基层中医药事业发展规划（2015~2020年）》和《济南市基层中医药事业实施方案（2015~2020年）》。各部门、各单位通力合作，全面完成各项创建任务。2015年11月9~11日，国家中医药管理局医政司副司长陆建伟带领专家组一行6人对济南市创建全国基层中医药工作先进单位进

行评审验收，评审专家组对济南市中医药工作给予高度评价和肯定。

二、中医药体制、机制建设

认真贯彻执行《关于在卫生计生工作中进一步加强中医药工作的意见》，在卫生计生机构改革中，注重加强中医药管理体系建设，济南市中医药管理局由副局级升格为正局级单位，各县（区）级卫生计生部门在机构改革中设置专门的中医药管理部门。

三、中医院内涵建设

全面做好全市二、三级中医医院持续改进活动，按照山东省中医药管理局的要求，组织专家对济南市7家中医医院进行全面督导，对发现的问题进行梳理和督促，指导各单位进行整改。2015年9月，山东省中医药管理局组织专家对济南市7家单位进行检查评估，专家组对济南市中医药工作给予充分肯定。

四、中医药"治未病"

济南市中医药"治未病"项目被列入国家新增建设项目。国家补助资金100万元，其中70万元用于济南市中医医院的中医"治未病"科建设，另外30万元用于济南市中医"治未病"的管理和指导。

中医药管理处组织开展两批面向社会及公立医院的中医养生保健机构业务知识能力培训工作，明确社会办养生保健机构只能提供保健服务，不能进行与医疗相关的疾病诊断和治疗活动，不能进行针刺、瘢痕灸和牵引技术等。建立济南中医公共微信平台，共有450人参加培训，以中医适宜技术灸法为主要内容，聘请省内外知名专家讲座，取得较好的效果。

对全市约85个养生保健服务机构进行调查，对他们的服务项目和内容、机构人员年龄学历现状、接受健康服务人员的亚健康状态等内容进行调查研究。向各服务机构宣传国家《中医养生保健服务机构基本标准》。

五、基层中医药服务能力提升工程

2015年是实施济南市基层中医药服务能力提升工程的收官之年，

济南市中医药管理局通过以下措施完成目标任务。

开展检查评估促提升。按照提升工程的3年目标，对照各项指标进行全市专项调查督导，济南市100%的社区卫生服务中心和乡镇卫生院、91.8%的社区卫生服务站、80%的村卫生室能够提供中医药服务，达到提升工程的预期发展目标。

"国医堂"建设。2015年建设山东省中心卫生院国医堂项目6个，投入47万元；建设第二批市级国医堂10个，投入100万。通过省、市级国医堂建设，基层中医药服务能力显著提升。

中医药人才培养。大力发展中医师承。章丘市中医医院王锋成功申报全国名老中医传承工作室。组织人员参加全省五级中医药师承教育项目继承人培训11次，共138人。拨付薪火传承培养经费113万元、五级师承培养经费49.392万元。发展中医药培训项目。济南市中医医院、章丘市中医医院成功申报中医住院医师规范化培训基地；2015年共组织11个单位的29人参加中医住院医师规范化培训；开展"西学中"培训，培训合格187人；组织人员参加全国中药特色技术传承人才培训项目培训班3期，共368人。

开展对口帮扶。济南市中医医院与平阴、商河、历城、济阳、长清5家中医院建立对口帮扶关系，实现全市二级中医医院帮扶全覆盖，使县级中医医院中医药服务能力显著提升。

六、组织全市中药技能大练兵活动

2015年10月，济南市卫生计生委与济南市总工会联合举办济南市医疗机构中药传统技能竞赛，共有15家医疗机构的45名中药从业人员参赛。章丘代表队获得团体一等奖，济南市中医医院许旻获得个人一等奖并被授予济南市"五一劳动奖章"。经选拔的优秀选手代表济南市参加全省决赛，获得团体二等奖，章丘市中医医院孟德新、郝振华分别获得个人二、三等奖的好成绩。

（韩秀香）

【武汉市2015年中医药工作概况】

一、中医药发展规划

做好武汉市中医药事业"十三五"发展规划。全面总结"十二五"期间全市中医药事业发展状况，认真分析中医药事业发展面临的形势，按照国家、湖北省中医药事业发展"十三五"规划和武汉市卫生计生事业"十三五"规划的总体要求，拟定中医药"十三五"发展规划，明确"十三五"期间全市中医药事业的发展目标、主要任务、重大项目和政策措施。

二、创建全国基层中医药工作先进市

统筹规划，全力推进。在成功创建全国社区中医药服务先进市的基础上，2015年出台《关于印发武汉市创建全国基层中医药工作先进单位实施方案的通知》《武汉市人民政府办公厅关于进一步加快中医药事业发展的意见》和《武汉市人民政府办公厅关于建立市创建全国基层中医药工作先进单位联席会议制度的通知》，保障全市基层中医药工作严谨有序地推进。拟定《武汉市基层中医药工作发展规划（2016~2018年）（草案）》及《武汉市进一步加强基层中医药工作实施方案（2016~2018年）（草案）》。

明确目标，加强培训。为整体推进基层中医药服务能力建设，加强人员培训。2015年3月举办创建全国基层中医药工作先进单位培训班，培训全国基层中医药工作先进单位评审流程及标准、评审中的主要问题及建议、地市评审试行办法等。2015年4月分批组织各区中医药管理人员到西安、成都考察兄弟城市创建经验。

全面动员，齐抓共管。2015年3月，召开2015年全市中医药工作会议暨创建全国基层中医药工作先进单位动员会，要求各区围绕目标，认真准备。分别召开3次推进会，会议分析前期创建工作中存在的问题和不足，听取各区工作中存在的问题，要求各区进行整改。2015年召开3次创建小组成员单位协调会，商议创建相关问题。

建立机制，加强督导。为推动创建工作，武汉市组织两轮督导检查，并对督导情况进行通报，针对存在的问题，进行整改落实。2015年7月分别对2013年之前已获得先进单位荣誉称号的硚口、江汉、江岸、武昌、汉阳、汉南、黄陂、新洲区，按照要求进行复核，均达到先进单位的建设标准。

认真迎检，成绩显著。拍摄武汉市创建全国基层中医药工作先进单位宣传片。在《长江日报》发表创建工作的整版报道。2015年10月18~20日，国家中医药管理局专家组对武汉市进行创建全国基层中医药工作先进单位评审，通过查阅资料、实地考察、座谈讨论，专家组一致认为武汉市达到全国基层中医

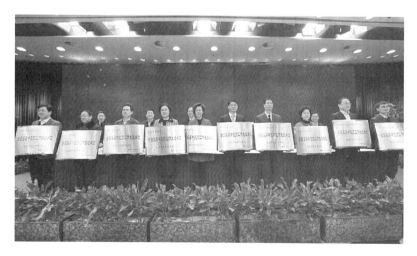

2015年，武汉市荣获全国基层中医药工作先进单位称号

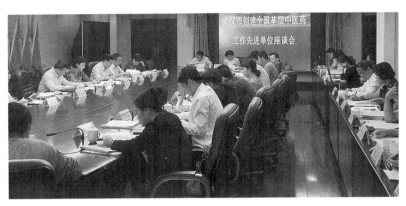

2015年10月20日，国家中医药管理局召开武汉市创建全国基层中医药工作先进单位座谈会

药工作先进市标准，通过专家组现场评审，并得到国家中医药管理局充分肯定。

三、中医药参与医药体制改革

全力推进区级公立中医医院改革。督促已经纳入公立医院改革试点的区级中医医院落实各项医改政策，推进综合改革。作好所有区级中医医院全部纳入公立医院改革的各项准备工作。通过深化公立中医医院改革，破除以药补医机制，进一步深化管理体制、补偿机制、价格机制、人事编制、收入分配、医疗监管等为主要内容的体制、机制综合改革，建立起"维护公益性、调动积极性、保障可持续"的新的运行机制。

加强医改政策研究。推动《全国医疗服务价格项目规范（2012年版）》所列中医医疗服务价格项目、符合条件的中药（含中药饮片、中成药、中药制剂）纳入报销范围，进一步落实"新农合中药饮片和适宜技术报销比例提高5%~10%"等鼓励政策。各区制定相应的鼓励中医药政策。通过组建中医医疗联合体等形式，推动优质中医药资源下沉基层，落实中医医师多点执业，逐步推行分级诊疗。做好中医医院对口支援工作。

做好中医药公共卫生服务项目。将深入开展中医药服务百姓健康推进行动，探索中医预防保健服务体系和服务能力建设纳入《武汉市2015年中医工作要点》，并作为2015年中医重点工作全力推进。

2015年65岁以上老年人体质辨识覆盖率达到59.75%、0~36个月儿童中医调养服务目标人群覆盖率达到64.48%；孕产妇中医健康管理率达到42.84%，高血压中医健康管理率达到50.96%，2型糖尿病中医健康管理率达到41.34%。

鼓励社会资本举办中医机构。完善社会资本举办中医机构的优惠政策，推动社会资本举办中医医疗机构，发展坐堂医。切实保障社会资本举办中医机构在医保定点报销、职称评定、医院等级评审、技术准入、科研立项等方面与公立中医医疗机构享受同等待遇。加强社会资本举办中医机构的内涵建设，加强行业监管，提升服务能力。

四、中医药服务能力建设

加强中医医院基础设施建设。结合国家医疗卫生服务中心建设，广泛筹措资金，推进市、区中医医院基本建设。武汉市中西医结合医院新住院大楼全面启用，建立全省首家医疗救治垂直快速通道；盘龙城院区改扩建项目竣工，设置综合、康复病床200张；汉西院区重新选址安置，探索医养结合办院模式；武汉市中医医院汉阳院区如期投入使用。

提升中医医院的服务能力。继续开展中医医院评审，2015年武汉世纪国医堂中医医院、武汉瑞祥中医骨科医院、武汉仲景东西湖中医医院被湖北省卫生计生委评为第三批二级乙等中医医院。开展大型公立中医医院巡查活动。根据《湖北

省卫生计生委关于开展2015年度大型公立中医医院巡查工作的通知》，湖北省卫生计生委巡查组于2015年10月12日和10月26日分别对武汉市中医医院和武汉市中西医结合医院开展为期一周的现场巡查工作。

加强医疗质量专项督导检查。2015年6月、12月对全市所有二级中医医院（中西医结合医院、中医专科医院）开展"以病人为中心，发挥中医药特色优势，提高中医临床疗效"为主题的持续改进活动情况暨医疗质量进行专项督导检查。对三级中医医院开展进一步改善医疗服务行动计划暨医疗质量专项督导检查。2015年8月对全市64家医疗机构中药饮片质量进行专项督导检查，并对检查结果进行通报。

加强中医重点专科建设。完善市级中医药重点专科管理办法，做好国家、省和市级"十二五"中医重点专科的评估验收工作。武汉市江夏区中医医院骨伤科和武汉市新洲区骨伤专科医院骨伤科被评为第二批湖北省"十二五"中医重点专科。在二级以上中医医院推行中医优势病种诊疗方案和临床路径，培育中医特色专科和优势领域。

加强知名中医宣传工作。薛莎等17位医师被评为"湖北省中青年知名中医"。加强"武汉中医大师""武汉中医名师"和"武汉市中青年知名中医"的宣传表彰工作，采取多种形式宣传他们的先进事迹，为他们建立工作室，配备学术继承人跟师学习，传承其学术思想。

开展综合医院和妇幼保健机构中医药工作专项推进行动。支持综合医院和妇幼保健机构中医科室建设，推广应用中医药技术。做好武汉市妇女儿童医疗保健中心创建全国综合医院中医药工作示范单位、新洲区人民医院和武汉市第九医院创建省级综合医院中医药示范单位工作。

五、基层中医药服务能力提升工程

全面加强基层中医药服务能力建设。各区将基层中医药服务能力提升工程纳入卫生工作目标，签订

责任状，实行目标管理，纳入绩效考核。召开各区卫生计生委分管主任、中医工作负责人专题工作会，全力推进基层中医药服务能力提升工程。全市98.17%的社区卫生服务中心和98.41%的乡镇卫生院标准化中医科建设达标，86.13%的社区卫生服务站、82.97%的村卫生室能够提供中医药服务，中医药服务量达到基层医疗机构总服务量的34.6%，完成国家中医药管理局各项指标。

继续推进"三堂一室"建设。在全市乡镇卫生院和社区卫生服务机构再建设9个标准化国医堂，在所有区级以上中医医院建立中医养生堂、名医堂和知名中医工作室。2015年，武汉市已命名公布的社区卫生服务中心和乡镇卫生院国医堂有183个、名医堂9个、中医养生堂9个，达标率为97.86%。

六、中医药科研教育工作

加强中医药科研工作。重点加强中医药传承、中医药基础理论和中医药临床研究，进一步加强国家和省级中医药科研实验室和重点研究室建设。组织申报2016年度市级科研项目，共收到133项申请，通过专家评审、答辩环节，共计资助65项科研项目，总资金85万。

开展中医住院医师规范化培训工作。加强中医住院医师规范化培训基地建设，申报武汉市中西医结合医院、武汉市中医医院、黄陂区中医医院3所规培基地。2015年在全市范围内招生培训中医住院医师282名，完成中医住院医师规范化培训任务。

做好中医药人才培训项目。积极做好中药特色技术人才培训项目培养对象申报工作，全市共申报传承人才8名。为加强湖北省中西医结合人才培养，武汉市中西医结合医院承办全省中西医结合人才培训班，武汉市医疗机构共选派15人参加。组织2015年中医类执业医师资格考试。武汉地区共计869名考生参加中医类执业医师资格实践技能考试，其中中医类575人、中西医结合类286人、师承8人。

做好中医药师承教育工作。做好国家、省和市级名老中医药专家师带徒工作，建设好国家名老中医工作室、流派传承工作室。开展第五批全国老中医药专家学术经验继承工作和省级老中医药专家学术经验继承工作结业考核。做好全市2015年传统医学师承和确有专长人员考试工作，20人申报2015年传统医学师承考试，2人申报确有专长考试。

七、中医药健康服务业

全面推进全市中医预防保健服务体系建设。贯彻落实《武汉市中医预防保健服务工作方案》，实施中医"治未病"健康工程，加强全市中医医疗机构中医"治未病"科室建设，推进区域中医药预防保健的深入开展。指导中医医院、社区卫生服务中心和乡镇卫生院开展冬病夏治、膏方调理、穴位贴敷和冬令进补等中医药特色服务。

探索中医药与养老服务结合试点。积极探索中医与养老相结合的"医养结合"模式，为老年人提供中医药养生保健服务。黄陂区中医医院与老来乐公寓合作，探索开展中医药医养结合工作。

八、中医药文化建设

加强中医医院文化建设。加强中医药核心价值的宣传，督导各级各类中医医院在办院宗旨、制度规范和外部环境等方面充分体现中医药文化特色。指导社区卫生服务中心和乡镇卫生院加强国医堂建设，在内部装饰和人文内涵等方面具有中医药文化元素。继续开展中医药文化建设示范单位创建工作。

加强中医药科普宣传工作。开展中医药"进机关、进社区、进家庭、进学校、进企业、进农村"活动，宣传中医药知识，传播中医药文化。武汉市中医医院推出"武汉中医养生"微信公众平台，传播中医养生保健知识。拍摄创建全国基层中医药工作先进单位电视片，在长江日报上进行整版宣传，大力弘扬基层中医药特色。开展医疗服务进社区活动。武汉市中西医结合医院、武汉市中医医院参加湖北省"百名中医进社区"义诊活动、"服务百姓健康行动"大型义诊活动。

（罗时珍）

【广州市2015年中医药工作概况】

2015年1月6日，广州市越秀区卫生局（示范创建单位：越秀区中医医院、越秀区妇幼保健院）和荔湾区卫生局（示范创建单位：荔湾区中医医院、荔湾区华林街社区卫生服务中心）被确定为广东省中医药局中医药强省专项中医"治未病"预防保健服务示范单位建设项目单位（县区级）。

2015年1月9日，广州市中医

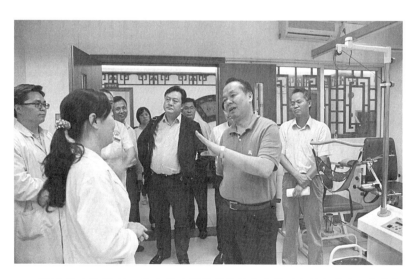

2015年4月22日，广东省中医药局局长徐庆锋到广州市荔湾区华林街社区卫生服务中心调研基层中医药工作

医院针灸科、内分泌科、脑病科，广州市中西医结合医院脑病科，广州市正骨医院小儿骨科，番禺区中医院骨伤科被确定为广东省中医药局中医药强省专项中医临床重点专科建设项目。

2015年1月16日，广州市中医医院黄德弘、罗永佳、叶穗霖、吕永慧、李俐、徐雯、叶绍伟、赵云燕、饶家珍，广州市第一人民医院潘锦瑶，广州市第八人民医院谭行华，广州市中西医结合医院陈朝俊、焦锋，越秀区中医医院黄仕沛、陈国成，荔湾区中医医院刘敏，广州医科大学附属第一医院潘俊辉，广州医科大学附属第二医院陈小忆，广州医科大学附属肿瘤医院苏旭春，共19人被广东省中医药局确定为广东省首批名中医师承项目指导老师。

2015年3月8日，广州市惠爱医院"郁病的中西医结合诊疗进展学习班"等3项中医药继续教育项目被国家中医药管理局中医药继续教育项目委员会确定为2015年度国家级中医药继续教育项目。

2015年3月23日，广州市番禺区、增城市经复审和国家中医药管理局确认，继续被评为全国基层中医药工作先进单位。

2015年3月30日，广州市中医医院"中西医结合诊治脑血管疾病新进展学习班"等15项中医药继续教育项目被广东省中医药继续教育项目委员确定为2015年度广东省中医药继续教育项目。

2015年4月23日，广州市卫生计生委完成2015年广州市中医药和中西医结合科技项目申报、评审工作，确定30项广州市中医药和中西医结合科研立项资助项目、13项广州市中医药和中西医结合科研立项不资助项目。

2015年4月30日，广州市、区属医疗机构共获得广东省中医药局2015年建设中医药强省立项资助科研课题23项、立项不资助科研课题14项。

2015年5月12日，广州市白云区申报创建全国基层中医药工作先进单位工作接受广东省中医药局组织的省级评审。

2015年5月12~14日，广州市中医医院、广州市中西医结合医院、番禺区中医院先后接受广东省中医药局组织的广东省三级中医医院持续改进检查评估。

2015年6月17~18日，广州市白云区接受国家中医药管理局组织的创建全国基层中医药工作先进单位评审。

2015年6月19日，广州市中医医院祝维峰、丘梅清、黄坚红、魏丹蕾、林少贞、林穗芳、梁劲军、李丽霞、田立新、简小兵、郭洁文，广州市第十二人民医院黄笑芝，广州市中西医结合医院邱李华，荔湾区中医医院孟杰，荔湾区骨伤科医院李国准，番禺区何贤纪念医院郑泳霞，广州医科大学附属第一医院邱志楠，广州医科大学附属第三医院冯崇廉，广州医科大学附属肿瘤医院梁傍顺，共19人被广东省中医药局确定为广东省第二批名中医师承项目指导老师。

2015年6月24~26日，广州市越秀区、黄埔区、从化市先后接受全国基层中医药工作先进单位省级复审工作。

2015年6月29日，广州市中医医院"广州市针灸防治中风病临床医学研究与转化中心"项目被确立为广州市科技创新委员会2015年产学研专项科技成果转化与扩散项目，获专项经费资助100万元。

2015年9月7日，按照《广东省中医类别全科医生转岗培训项目实施方案》要求，广州市卫生计生委组织实施的广州市中医类别全科医生转岗培训理论培训班在广州中医药大学开班，全市共168名基层医疗卫生单位的中医类别医师参加为期1年的广州市中医类别全科医生转岗培训。

2015年9月18日，广州市中医医院王小英被国家中医药管理局确定为2015年全国中药特色技术传承人才培训项目培养对象。

2015年9月29日，全市20名学员完成由广州市卫生计生委委托广州中医药大学实施为期3年的广州市第二批优秀中医临床人才研修项目学习并结业，学员在研修期间共发表学术论文73篇（其中SCI论文1篇），获得科研课题立项21项（其中国家自然基金委立项5项），获得广东省科学技术奖三等奖2项、中华中医药学会科学技术奖三等奖1项，并有3名培养对象经国家中医药管理局选拔成为第三批全国优秀中医临床人才研修项目培养对象。

2015年10月12~16日，广州市中医医院接受广东省中医药局组织的大型中医医院巡查。

2015年11月3~4日，广州市中西医结合医院接受国家级第三批重点中西医结合医院建设单位评估验收现场检查。

2015年11月17日~12月3日，根据广东省中医药局《关于做好广东省二级中医医院持续改进检查评估工作的通知》要求，广州市卫生计生委组织专家组分别对荔湾区中医医院、荔湾区骨伤科医院、天河区中医医院、黄埔区中医医院、增城区中医医院、从化区中医医院、广州市正骨医院、越秀区中医医院、南沙区中医医院、萝岗区中医医院和白云区中医医院11家二级甲等中医（专科）医院开展广州市二级中医医院持续改进检查评估。

2015年12月15日，广州市第一人民医院接受全国综合医院中医药工作示范单位复审。

2015年12月16日，广州市白云区人民医院接受创建全国综合医院中医药工作示范单位实地评估。

2015年12月29日，广州市越秀区、黄埔区、从化区经复审和国家中医药管理局确认，继续为全国基层中医药工作先进单位。

2015年12月31日，广州市白云区被国家中医药管理局命名为县级全国基层中医药工作先进单位。

2015年12月31日，按照广东省卫生计生委、广东省中医药局《关于印发中医药一技之长人员纳入乡村医生管理工作的实施方案的通知》，经组织申报、临床考核、农民群众评议和公示、中等中医学专业水平考试、岗前培训、注册执业

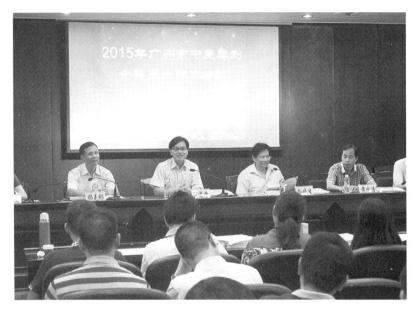

2015年9月7日，广州市中医类别全科医生转岗培训理论培训班在广州中医药大学开班，全市共168名基层医疗卫生单位的中医类别医师参加为期1年的广州市中医类别全科医生转岗培训

和省级备案程序，广州市卫生计生委完成广州市中医药一技之长人员纳入乡村医生管理工作，全市共有2名中医药一技之长人员取得《乡村医生执业证书》并纳入乡村医生管理。

（杨克彬、蒙嘉平）

【成都市2015年中医药工作概况】

一、中医药发展政策机制进一步完善

健全完善中医管理体系。在市政府机构改革中，新组建的成都市卫生和计划生育委员会继续保留"成都市中医管理局"牌子，独立设置中医处，12个区（市）县卫生计生局设置中医科，并配备专职中医管理人员。加强中医执法队伍建设，在市医疗卫生监督大队加挂中医执法牌子，对中医医疗机构和医疗机构中医诊疗活动开展专项执法行动。

继续扩大中医药专家到基层服务的政策支持。探索建立名老中医下基层的长效机制，印发《成都名老中医到基层服务工作方案的通知》（成中发〔2015〕9号），将鼓励中医专家到基层服务的工作推广到全市所有的县级综合医院和妇幼保健院，本市市域范围内副主任医师以上人员均可以通过多点执业的方式到基层医疗机构服务，从而全方位促进区域内中医资源优化配置，增强基层中医药服务能力。

进一步放宽中医药服务领域。鼓励社会资本开办中医、中医专科医院和中医诊所，截至2015年底，全市共有民营中医医疗机构1275家，其中中医医院19家、门诊部25家、中医诊所1231家。全市中医坐堂医诊所378家，中医坐堂医中医师达到398名，其中173名中医师通过"多点执业"到坐堂医坐诊。

推广"全国城乡中医药一体化管理"试点工作。在新都区试点工作基础上，双流县启动"中医药城乡一体化"试点工作，彭州市也积极探索建立涵盖医院、社区、家庭的延伸服务模式，结合完善分级诊疗模式的医改要求，进一步促进中医药优势资源下沉到基层社区。

各级财政专项资金继续支持中医药事业发展。2015年，中央、省财政投入成都市中医药事业专项资金1268.5万元；市本级财政投入专项资金1091.5万元（其中市财政专项资金490万元、基层医疗卫生机构中医设备配置601.5万元），为中医药事业健康发展提供支撑和保障。

二、中医药服务体系进一步健全

中医医疗机构标准化、规范化建设深入开展。成都市中西医结合医院的"成都市传统医学中心"和二期工程建设项目完成并投入使用，新增病床1127张，扩大诊疗面积75989平方米。在中央、省、地方财政支持下，18家县级中医医院中，新都区、彭州市、双流县、金堂县、蒲江县中医医院的迁建或扩建工程顺利完成；崇州市、大邑县、郫县、新津县中医医院扩建工程先后启动。切实开展中医医疗机构持续改进工作，组织专家严格按照省级检查评估实施细则，对成都市二级中医医疗机构进行检查评估，大大提高了医院的管理和服务水平，改善了居民就医条件。

深入推进全市综合医院、妇保院中医药工作专项行动。印发《成都市综合医院（妇幼保健院）中医科中药房规范化建设推进方案》（成卫计发〔2015〕35号），以创建"全国综合（专科）医院、妇保院中医药工作示范单位"为载体，在全市综合医院和妇保院推进中医科、中药房规范化建设，截至2015年底，34家综合医院、15家妇幼保健机构设置中医临床科室和中药房。成都市第七人民医院积极发展中医药特色优势，通过"全国综合医院中医药工作示范单位"复评。

基层中医药服务网络不断夯实。全市108个社区卫生服务中心、213个乡镇卫生院设置标准化中医药综合服务区，均能运用中药饮片等6种以上中医药技术方法，开展常见病、多发病基本医疗和预防保健服务。全市154个社区卫生服务站中，有144个能提供中医药服务，占社区服务站的93.51%；2844个村卫生室中，有2713个能提供中医药服务，占村卫生室的95.39%。97.40%的社区卫生服务站和94.59%的村卫生室配备适宜的中医诊疗设备。基层中医服务质量和技术水平得到极大提升，中医药服务量大幅度提高，2015年达50.43%。

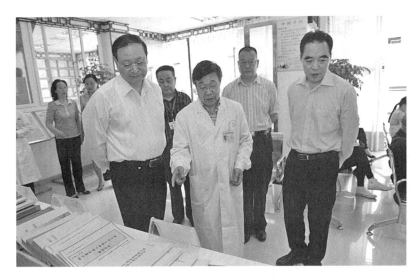

2015年4月17日，国家卫生计生委副主任、国家中医药管理局局长王国强赴成都调研成都市第七人民医院中医药工作

三、进一步彰显中医药特色优势

积极推进中医"治未病"科室建设。26家市、县级中医医疗机构均设置了"治未病"科室，其中6家已建成"治未病"中心，能够广泛开展体质辨识、亚健康干预、健康教育与指导、个人健康信息库和跟踪随访等综合保健干预工作。

加强中医老年病科室建设。新都、郫县、双流、大邑、龙泉驿、新津等6家区（市）县中医医院开展中医老年病科建设，其中新都区中医医院、郫县中医医院承建省级中医老年病专科项目。

推进基本公共卫生服务中医药健康管理项目。按照《国家基本公共卫生服务规范》要求，将65岁以上老年人和0~36个月儿童中医药健康管理纳入基层医疗卫生机构基本公共卫生项目进行考核，并举办专项培训，以提升工作水平。成都市青羊区作为国家中医药管理局中医药基本公共卫生服务项目联系点。

积极发挥中医药在重大疾病和传染病防控中的作用。在中东呼吸综合征疫情防控工作中，成立中东呼吸症疫情防控工作领导小组"中医救治组"，组织实施中医诊治工作，开展中医科研和人员培训等。成都市公共卫生临床医疗中心运用中医多元综合疗法治疗恶性肿瘤放化疗后综合征、糖尿病、高血压、呼吸系统疾病、各种手术后不良反应、老年性消耗性疾病等。

四、中医药人才队伍素质大幅提升

培养造就中医药高层次人才。积极开展四川省第四批拔尖中医师推荐评选工作，成都市17位在中医药工作领域秉承大医精诚宗旨、医德高尚、医技精良的临床工作人员获此殊荣。

继续开展师承教育工作。扎实推进省、成都市中医师承教育和成都市中药临床药学师承教育，完成四川省第四批、成都市第三批112名老中医药专家学术经验继承结业考核工作，启动全省第五批老中医药专家学术经验继承成都片区工作。

加强各类中医药人才培养。2015年，先后开展成都市中医基层特色技术培训、全省基层中医药人员技术培训讲师团项目、中医类别全科医师岗位培训、"西学中"培训、基层中医药健康管理目标项目培训、医院临床用药质量管理培训、中医药管理干部培训等，开展中医药继续教育，全市中医药人员培训覆盖面达到100%，全市中医医疗机构新进医疗岗位的本科以上学历医学生接受住院医师规培率达100%。承办的"全国中药特色技术传承人才培训项目"教学工作受到国家中

医药管理局、省中医药管理局和参训学员的一致好评。

五、加强重点专科、学科建设和科技创新

积极推进各级中医（中西医结合）重点专科建设。2015年县级中医医院新增市级中医重点专科2个，包括崇州中医院康复科、新津中医院肺病科。截至2015年底，成都市已建成和在建中医（中西医结合）重点专科（专病）共124个，其中国家级8个、省级47个、市级65个。19家中医医疗机构建有3个以上中医重点专科，占73.07%。

继续抓好重点学科建设和科研工作。成都市公共卫生临床医疗中心的"国家中医药治疗传染病重点研究室"和"国家级重点学科——中西医结合传染病科"建设及"四川省艾滋病中医药防治中心"建设均进展顺利，在研国家级课题3项、四川省课题3项、成都市课题1项，成都市中西医结合医院完成省级科技成果鉴定1项，获得市医学科技进步二等奖2项。2015年，全市中医学与中药学批准立项的科研课题共25项。

继续开展中药资源普查试点工作。崇州市、彭州市、都江堰市、大邑县作为第一批中药资源普查试点县，已审定完善县级中药产业发展规划，完成自查总结并准备接受国家检查验收。成都市19家中医医疗机构继续参与实施国家商务部中药材溯源体系建设试点工作，通过试点工作的考核验收。

六、加大中医药文化宣传力度

深入开展中医药文化普及"三进"活动。组织开展中医养生保健科普宣传巡讲进机关、社区、学校、军营等活动600余场。通过中医药文化科普知识宣传栏、宣传手册、电视专题节目、群众性中医健身活动以及手机APP、网络等多种形式广泛传播中医药文化和中医药养生知识。全市中医药文化知识普及工作覆盖99.75%行政村、99.72%社区和98.49%以上家庭。

继续开展抢救名老中医医技菁华工作。编辑出版《全域成都·中

医药文化系列丛书》，共完成《传统急救源流与迁变》《黄济川大肠肛门病康复学概述》《詹黄张按摩学概述》《吴棹仙医经精义》《神农本草经》《实用灸学——汉英对照》《青城药功——鉴戒药性十八科要方》《曾彦适医学遗稿》8册图书出版工作。编印基层实用的《医道传薪》和《中医"治未病"养生保健手册》等共计4.8万册，积极配合省局做好编辑、出版《中华中医药史话》工作。

（赵春晓）

【西安市2015年中医药工作概况】
2015年，西安市认真贯彻落实全省中医工作会议精神，围绕中医药工作要点，强化中医药服务能力建设，积极参与医改，完成各项工作任务。西安市中医医院实施整体北迁，开设专病门诊66个，开放病床800张，日门诊2400人次、住院1200人次。全市新建省级重点中医专科3个、农村特色专科2个、市级特色专科10个、"治未病"预防保健服务项目3个、重大疾病中医药创新计划2项、重点中药房建设2个、基层名老中医传承工作室1个、提升4个区（县）及9个乡镇卫生院的中医药适宜技术服务能力，启动西安市中医健康管理服务项目信息管理系统试点。西安市中医医院国科金项目实现零突破，被确定为国家中医药优势特色教育中药培训基地，培训全国中药研修人才47名。完成基层中医药服务能力提升工程目标任务，西安市基层中医药服务体系建设，特别是中医馆模式受到习近平总书记的肯定，为全国中医行业争光。

一、基层中医药服务能力提升工程
基层中医药服务能力提升工程实施3年来，取得较好成效。西安市100%的社区卫生服务中心和92%的乡镇卫生院设立中医科、中药房，至少配置4类以上中医诊疗设备，能够提供6种以上方法开展中医药服务。95%的社区中心和100%的中心卫生院建设有中医药综合服务区。社区卫生服务中心有中医类别医师443名，占医师总数比例为31.8%。乡镇卫生院有中医类别医师259名，占医师总数比例为27.2%。

2015年，随着西安市中医医院新院落成，全市中医机构基本建设进入全面提升阶段。户县中医院迁建项目，占地80亩，建筑面积8.9万平方米，床位1100张（含养老院600张），已获2015年中央预算内投资基层医疗卫生服务体系建设项目立项并资助。高陵区中医院迁建项目，占地50亩，建筑面积3万平方米，床位300张。未央区中医院迁建项目，占地53.5亩，建筑面积5万平方米，床位300张。2个项目获发改委立项正在完善开工前相关手续，进入"十三五"项目库，争取2016年中央投资项目支持。

从加强中医医院评审周期内医院监管和评价入手，全市二级以上中医医院开展"以病人为中心，发挥中医药特色优势提高中医临床疗效"为主题的持续改进活动，在各中医院自查基础上，组织专家对全市15所二级中医、中西医专科医院逐一进行检查并形成评估报告。西安市五院通过国家中医药管理局大型中医院巡查专家组评估检查；针对新批准设置及陕西省中医管理局下放的中医医院，以等级医院评审为抓手，加强中医行业标准与规范的执行力度，全面促进医院整体服务和管理水平的提升。对2所中医专科医院等级评审进行培训督导；在全市综合医院和妇幼保健机构中，开展中医药工作专项推进行动，积极创建综合医院中医药工作示范单位。市属11所综合（含专科）医院开设中医病床474张，占6.25%，户县、临潼、长安3所妇保院已开设中医门诊。西安市结核病院创建为全省综合医院中医药工作示范单位。

二、中医药队伍建设
继续加强中医队伍建设，西安市中医院被确定为国家中医药优势特色教育中药培训基地，培训全国中药研修人才47名。承担国家级中医药教育教育项目4项、省级6项，承办中华中医药学会护理分会第十三次护理学术年会。在县以上中医机构重点开展中医肾病、肝病、脾胃病、肿瘤、骨伤、儿科、针灸推拿共7个专业的临床专科人员培训，培训人员147名；在乡镇卫生院和社区中心继续开展中医类别全科医师转岗培训，培训中医全科医学师资7名、中医全科医师14名；对基层传统医学师承教育15名继承人开展为期一年系统的理论学习培训。针对不同人群开展不同方式的重点培训，全面提高各类中医药人员的服务能力和水平。

完成2015年度传统医学师承及确有专长人员的资格审查和考试考核工作。全市有18人通过考试，合格率40%。56名基层西学中人员通过考试。

三、中医分级诊疗模式
按照《西安市医疗联合体建设工作实施方案》"在城六区主要组建由综合型三级医院牵头的医疗联合体。在郊县区继续推行县、镇、村一体化和区域信息协同模式"整体部署，积极探索中医分级诊疗模式。一是城区医联体模式，西安市中医院与雁塔区中医医院、未央区中医医院及其所属的10家社区卫生中心、莲湖秦华中医医院建立中医医联体，并与西航集团医院、礼泉县中医医院建设达成建设医联体意向。二是托管乡镇卫生院模式，由西安市中医院脑病科托管高陵泾渭镇卫生院。三是建立专业联合体模式，西安市中医院肛肠科已经和省内15家二级中医院的肛肠科建立肛肠专业联合体。中医眼科医联体正在积极筹建。四是组建西安中医医疗联合体，打破地域限制，由西安市中医院牵头，与各区（县）以及周边部分市（县）中医医院共46家医疗机构联合组建成立。通过不同的合作形式，促进中医优质资源下沉，探索符合中医行业诊疗特点与就诊习惯的中医分级诊疗模式。中医医联体的组建呈现出成员单位多、专业门类全、医院类别广等特点，分级诊疗工作初见成效。

四、中医药对外交流

开展中医旅游资源的调研。在西安市临潼区，西安市中医管理局会同旅游、文化、药监等部门共同探索以扁鹊墓、温泉、石榴酒等为主要内容的中医人文及体验式旅游。

接待英国儿科医师参观团、韩国马山大学、日本船桥市医疗代表团参观交流。承担韩国庆熙大学护理专业中医传统护理技能培训。完成援非任务。出访伊朗伊斯法罕和土耳其科尼亚2所友好城市，达成举办传统医学学术研讨会、互派传统医学医生到对方城市学习交流、建立友好医院关系的意向。"中国·西安中伊传统医学论坛"获市政府批准正在积极筹备。依托西安市中医医院组建中医药国际交流中心获得市发改委丝绸之路经济带财政建设项目计划立项及资助。

（刘智敏）

【大连市2015年中医药工作概况】

一、贯彻落实国家、省扶持和促进中医药事业发展的政策和措施

根据国家和辽宁省相关文件精神，大连市卫生计生委自2014年开始着手起草《大连市人民政府关于加快推进中医药事业发展的实施意见》（以下简称《实施意见》）。在起草的过程中，既注重大连市中医药工作实际，同时又借鉴北京、上海、广东、深圳、宁波、青岛等地的经验和做法。2015年，先后采取到基层调研、召开座谈会、面对面沟通等方式，广泛听取基层及相关单位、专家的意见，书面征求大连市发改委、大连市财政局和大连市人社局等15个相关部门意见并达成一致意见，分别召开包括医疗界代表、人大代表、政协委员和无党派人士在内的公众参与座谈会、专家论证会、风险评估会，在大连市卫生计生委网站和全市中医会议期间面向社会公开征求意见。2015年8月31日，《实施意见》经大连市政府第十五届第三十八次常务会议审议通过，以大政发〔2015〕34号文件正式印发实施。2015年10月14日，大连市政府新闻办召开新闻发布会，向社会公布。

积极参与医改，全面推动中医药在深化医改中发挥作用。普兰店市中医医院和庄河市中医医院2所县级公立中医医院均参加综合改革工作，并进行价格调整及测算。督促落实已有的中医药政策，推动社会力量举办中医医疗预防保健机构。

二、医院内涵建设

充分发挥市、县两级中医医院作为中医药服务的"龙头"和"阵地"作用。按照《国家中医药管理局办公室关于做好三级中医医院持续改进检查评估工作的通知》（国中医药办医政发〔2014〕25号）要求，自查自纠，查找不足，持续改进，不断加强医院内涵建设。大连市中医医院、大连市中西医结合医院、金州区中医医院、瓦房店中医医院通过辽宁省三级中医医院持续改进活动专家组的评审验收。

加强全市大型中医医院（含中西医结合医院）的监管工作，做好2015~2017年全市大型中医医院的巡查工作。按照国家中医药管理局《关于印发大型中医医院巡查工作方案2015~2017年度的通知》（国中医药医政发〔2015〕6号）要求，2015年8~12月，对全市大型中医医院认真开展自查工作，对自查中发现的问题立即整改。

加强对国家中医药管理局及省中医药管理局中医重点专科项目建设的日常管理，推进专科病种中医临床路径的推广和应用。继续开展中医医院等级评审工作，经过对庄河市中医医院的市级自评，辽宁省中医药管理局申请参加国家级三级中医医院等级评审。

在大连市中医医院设立中医"治未病"中心，该中心能够提供中医药健康指导建议、中医体质个性化调养建议、中医适宜技术干预方案、中医药保健指导建议等"治未病"服务，还开展中西医健康评估、健康管理、建立病人健康管理数据库、开展健康宣教、随访管理等工作，实现健康评估、干预、追踪管理等一条龙服务。

按照国家中医药管理局《关于开展"十二五"期间中医护理发展评估工作的通知》（国中医药医政医管便函〔2015〕62号）要求，对全市辖区内二、三级中医医院（中西医结合医院）开展"十二五"中医护理发展自我评估工作。

开展综合医院中医药工作专项推进行动。根据国家中医药管理局办公室、国家卫生计生委办公厅、总后卫生部医疗管理局《关于做好2015年全国综合医院、妇幼保健机构中医药工作示范单位申报评估工作的通知》（国中医药办医政函〔2015〕239号）要求，2015年12月21~22日，国家中医药管理局对大连市中心医院全国综合医院中医药工作示范单位进行复审。大连医科大学附属一院、大连市友谊医院、大连市皮肤病医院、大连市妇幼保健院也积极申报新一期全国综合医院、妇幼保健机构中医药工作示范单位。

三、基层中医药服务能力提升工程

积极创建地市级以上地区全国基层中医药工作先进单位。从1997年开始，全市10个区、市、县（除长海县外）已有9个通过国家中医药管理局基层中医药工作先进单位评审，符合创建全国基层中医药工作先进市申报条件。经辽宁省中医药管理局初审推荐，接受国家中医药管理局评审专家组的验收。经过国家中医药管理局网站、中国中医药报公示后，大连市荣获地市级以上地区全国基层中医药工作先进单位荣誉称号。

继续巩固基层中医药服务网络，实施基层中医药服务能力提升工程，按照"保基本、强基层、建机制"的基本原则，加大基层中医药工作力度。全市5所县级中医医院均达到二级甲等以上标准（以城市人口为主的市辖区除外），其中2所为三级中医医院。全市100%的社区卫生服务中心、乡镇卫生院按照规范设置中医科。80%以上的社区卫生服务站和75%以上的村卫生室配备针灸、火罐、刮痧板等基本器具以

及 TDP 神灯等中医诊疗设备。

继续在全市广泛开展中医药服务示范乡镇卫生院（社区卫生服务中心）创建工作。按照辽宁省中医药管理局《关于进一步做好基层中医药工作先进单位创建工作的通知》（辽中医函字〔2015〕34 号）要求，在全市范围内开展创建省中医药服务示范乡镇卫生院（社区卫生服务中心），经大连市卫生计生委专家组初审筛选，最后由辽宁省中医药管理局组织专家评审验收，有 5 家单位被评为 2015 年辽宁省中医药服务示范乡镇卫生院（社区卫生服务中心）。继续在全市范围内开展创建大连市中医药服务示范乡镇卫生院（社区卫生服务中心）活动，经自查、材料审查、专家评审，评选出 9 所市级示范乡镇卫生院（社区卫生服务中心）。

四、中医药人才队伍建设

继续开展全国名老中医药专家传承工作室建设工作。2015 年 3 月，白长川名老中医药专家传承工作室正式挂牌。按照建设计划，工作室基础条件建设已完成；建立健全工作室日常管理、学习培训、跟师带教、资料收集整理、信息资料上传、经费使用管理及监控等方面的制度；出版专著 1 部，在编 3 部；形成系统的诊疗方案 2 套，并推广运用于临床；面向全国开放，已接受 3 名外单位进修、研修人员；开办国家级中医药继续教育项目 1 项。

积极参与全国中药特色技术传承人才项目选拔，经单位推荐、材料审核及考试，大连市中西医结合医院李功妍被选为 2015 年全国中药特色技术传承人才。

协助大连市中医药学会开展国家级继续教育培训项目。2015 年 9 月 4~5 日，在大连市举办两岸名老中医专科专病经方交流培训班，邀请北京中医药大学郝万山教授、台湾中医临床医学会理事长温崇凯教授、国家级名老中医白长川等多位两岸经方名老中医授课。来自全国各地的中医和中西医结合临床专业技术从业人员 150 余人参加培训。

积极申报全国基层名老中医药专家传承工作室建设项目。2015 年 10 月 13 日，在各市遴选推荐的基础上，经国家中医药管理局审核，庄河市中医医院周克义被确定为 2015 年全国基层名老中医药专家传承工作室建设项目专家。

积极配合辽宁省中医药管理局做好"五批师承""三批优才"和中医护理骨干人才的管理及结业考核。"五批师承"继承人 8 人、"三批优才" 1 人已全部通过辽宁省中医药管理局结业考核，中医护理骨干人才按时参加国家培训和游学轮转。对第二批辽宁省名中医学术经验继承人 30 人进行日常管理和考核。

继续开展辽宁省名中医、辽宁省老中医药专家学术经验继承指导老师申报推荐工作。按照《辽宁省名中医评选管理办法》和辽宁省中医药管理局《关于组织开展辽宁省老中医药专家学术经验继承指导老师遴选工作的通知》（辽中医函字〔2015〕21 号）要求，经单位推荐、材料审查及省中医药管理局考核后，大连市中医医院张有民被评为第四批"辽宁省名中医"，大连市中医医院李吉彦、大连市中西医结合医院宋林萱入选辽宁省名老中医药专家传承工作室建设项目。

开展中医住院医师规范化培训。2015 年，大连市中医医院作为全国首批中医住院医师规范化培训基地，对申请培训人员进行审核材料、中医理论笔试、面试，择优录取，遴选出 68 名优秀学员，学员已开始入岗培训。

继续组织实施大连市基层常见病、多发病中医药适宜技术推广工作。2015 年是 2013~2015 年度中医药适宜技术培训工作的收官之年，根据《大连市基层常见病、多发病中医药适宜技术推广项目管理实施方案》要求，对全市 2000 余培训人员进行中医药适宜技术笔试考核和实践技能考核，经过初考和补考，所有培训人员全部达到考核标准。

五、中医药文化和中医药服务贸易工作

继续大力推进中医药"三进"工程。根据国家卫生计生委《"服务百姓健康行动"全国大型义诊活动周实施方案》和国家中医药管理局《服务百姓健康推进行动方案》的精神和要求，积极配合国家中医药管理局开展"中医中药中国行——进乡村·进社区·进家庭"大连站活动。在大连市内及各区、市、县开展义诊活动、健康大讲堂、展览展示和发放科普资料等活动。2015 年 5 月 9~10 日和 9 月 11~12 日，大连市卫生计生委于大连市星海广场开展大型义诊活动，大连市中医院、大连市中西医结合医院等多家中医医疗机构参加，参加活动的中医医护人员 300 余人、中医专家 200 余人，受众人数万余人。

进一步加强中医药文化传承，做好中医药义化科普宣传。积极组

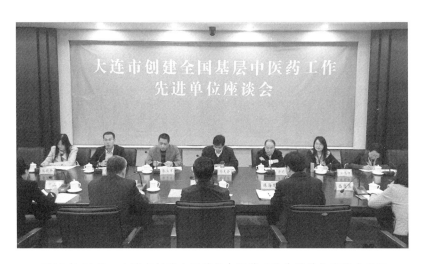

2015 年 11 月，大连市创建全国基层中医药工作先进单位座谈会召开

织人员参加辽宁省中医药文化科普专家培训班。组织大连市科普专家在全市开展中医药文化科普讲座，截至2015年12月初，已在全市范围内开展中医药文化科普讲座10余次，受众人数3000余人。发放科普资料数10种，共计2万余份。

为扩大大连市中医药品牌的影响力，加强高层次媒体的宣传力度，在省级及以上纸媒宣传大连市中医药文化达30余次。

根据《国家中医药管理局办公室关于印发"十二五"中医药文化宣传教育基地建设工作方案和全国中医药文化宣传教育基地建设标准的通知》（国中医药办新发〔2011〕38号），组织全市中医医疗机构积极申报全国中医药文化宣传教育基地。

落实《关于促进中医药服务贸易发展的若干意见》精神，通过发展医疗养生旅游等多元服务，吸引大量境外消费者。加强国家首批中医药服务贸易骨干企业——大连神谷中医医院的对外贸易业务发展，大连神谷中医医院已在旅顺口区获批筹建新的院区。

六、其他工作

通过辽宁省专家组对大连市2014~2015年度国家中医药项目资金的绩效考核，涉及优秀中医临床人才研修项目、全国名老中医药专家传承工作室项目、中医"治未病"服务能力建设项目及中医健康素养促进4个项目。完成2015年全市中医执业医师资格考试和确有专长人员考核的报名、审核、实践技能考核及理论笔试工作，分别受理考生501人和78人。完成上半年辖区内中医执业医师和医疗机构中医相关部分的行政审批工作。

（王金玉）

【宁波市2015年中医药工作概况】
2015年，宁波市中医药工作以改革创新为导向，以加快公立医院改革、提升中医特色优势与强化医疗质量为抓手，进一步加强中医药行政管理，积极落实中医药相关政策，全面推进中医药事业新发展。贯彻落实中医药服务专项补助政策。认真执行市政府《关于扶持和促进中医药事业发展的意见》，将中医药服务专项补助经费的落实情况列为各县、市、区年度卫生工作目标管理考核的重要指标。2015年全市中医类财政补助约1.25亿元，其中仅中医药服务补助一项就超过4100万元。

推进市、县两级中医医院扩容升级。宁波现有中医医疗机构201家，其中19家中医医院拥有中医床位2869张，床位数较"十一五"末增加52.20%。宁波市中医院二期以及余姚、慈溪、奉化、宁海、象山等县级中医院改扩建项目按计划推进中，总投资额高达24.9亿元，建成后将新增床位1380张。

积极参与区域云医院建设。2014年9月，正式启动全国首家区域性云医院——宁波云医院建设。2015年2月，宁波市卫生计生委与东软熙康共同组建宁波云医院运营服务有限公司；3月云医院线上业务启动运营；7月云医院线下实体医院正式开业，标志着宁波云医院"O2O"模式线上线下全线贯通。截至2015年底，云医院已注册云医生近千名，开放高血压、糖尿病、心理咨询等13个云诊室，近万名注册居民可获得云医生在线医疗咨询服务，并通过互联网享受诊疗报告查询、药品配送服务。作为区域中医龙头单位，宁波市中医院选派5位知名中医专家加盟云诊室，提供网上中医药健康咨询服务。

完善中医药行政管理架构。2015年，宁波市完成卫生计生行政部门的机构改革，成立新的宁波市卫生计生委，单独设立中医药管理处，人员编制3名，进一步强化对全市中医药工作的规范管理。

一、医政工作

深入推进公立中医医院综合改革。一是开展三级中医医院持续改进。两家三级中医医院的中医类别执业医师占执业医师总数的71.34%；中药技术人员占药学技术人员总数的61.73%；确定中医优势病种达60个，中医临床路径数38个；实施优势病种中医护理方案33个，开展中医护理技术操作项目30项；门诊中药处方比例为64.97%；中药饮片处方比例为36.69%。二是开展县级中医医院服务能力提升工程。5家县级中医医院全部入选全国首批提升县级医院综合能力的医院名单。2015年5家县级中医医院运行良好，平均住院日均小于12天，入出院诊断符合率均大于97%，床位使用率、开展中医医疗技术种类数量等基本达标。三是做好中医药重点学科建设，提升中医科技创新能力。指导国家临床重点专科——宁波市中医院中西医结合内分泌科按要求完成各项建设任务，并于2015年12月组织完成新一轮市级中医药重点学科评审工作，确定10个市级中医药重点学科和扶持学科。四是规范医药费用控制。严格执行中药贴均费用和中药味数双控政策，落实中药处方点评制度，2015年全市所有医疗机构中药贴均费用平均仅为28.56元，居省内前列。五是强化中医质控检查。以"中医药诊治特色"及"中医质量管理与持续改进"为质控重点，组织召开全市中医质控工作会议，并先后开展中医"治未病"与体质辨识、中医住院病历规范化书写、中医特色病种诊疗规范、中医临床路径实施等专题培训。2015年11月，对市、县两级中医医院进行年度质控检查。

鼓励优质中医资源上联下沉。引导和鼓励市、县两级中医医院通过专科合作、对口支援等多种形式，积极引进优质中医资源下沉基层。各中医医院均设置基层指导科，采取接受进修、巡回医疗、下派培训等形式，对基层医疗卫生机构开展中医药业务指导工作。如宁波市中医院与镇海区、北仑区、宁海县中医医院建立对口帮扶的合作关系，定期派专家到基层指导。2015年12月，宁波市中医院正式托管宁海县中医医院，成立宁波市首个区域中医医联体。北仑区中医院签约加入由浙江省中医院牵头、21家中医院组成的全省中医医联体。奉化市中医医院则牵手上海中医药大学附属曙光医院，定期由上海专家坐诊

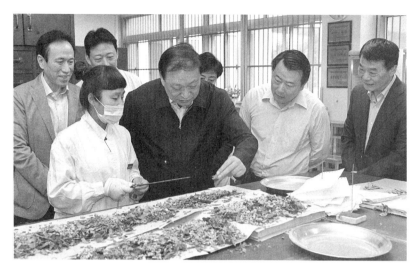

2015 年 5 月 3 日，国家卫生计生委副主任、国家中医药管理局局长王国强视察宁波市中医院

查房。

深化"人民满意医院"创建评议活动。各级中医医院将改善人民群众看病就医感受作为加强医疗服务工作的创新点和突破点，利用信息化手段，优化服务流程，提高医疗质量。采用网上预约、诊间预约、电话预约、自助服务机预约、服务台现场预约、基层转诊预约等多种途径，方便患者预约挂号。宁波市中医院还开展分时段预约挂号，有效缩短候诊时间。升级改造自助服务一体机，全面推行自助挂号、自助查询、自助报告打印、自助缴费等一站式自助服务。宁波市中医院还推出支付宝缴费服务，3 个月惠及 1.8 万余名患者。余姚市组织开展"杏林传芳"中医药特色服务月系列活动，由各级名中医领衔，送中医药服务下乡，参与医务人员达 100 余人次，开展义诊 12 次、讲座 38 场，服务群众超过 3 万人次。

深入实施基层中医药服务能力提升工程。加强基层医疗机构中医科、中药房建设，全市 100% 的社区卫生服务中心和乡镇卫生院、90% 的社区卫生服务站、75% 的村卫生室都能提供中医药服务。其中，95% 的社区卫生服务中心和乡镇卫生院设立中医药综合服务区。2015 年全市基层医疗机构的中医药服务量为 1167.9 万人次，占总服务量的

46.89%，较 2014 年增长 25.54%。依托宁波市中医院牵头的省级中医药适宜技术推广基地，积极开展适宜技术普及培训。2015 年派遣专家到各县、市、区举办专题培训 16 次，受训 890 余人次，共推广中医药适宜技术 15 项，服务患者 1.5 万余例次。

积极落实综合医院中医药工作专项推进行动。全市二级以上公立综合医院、妇幼保健机构 29 家，100% 设立中医科和中药房。2015 年把"启动创建综合性医院、妇幼保健院中医药工作示范单位"列为

市级医院的年度目标综合考核指标。2015 年 12 月，奉化市溪口医院通过全国综合性医院中医药工作示范单位的现场评审。

不断深化中医护理服务内涵。指导各级中医医院贯彻落实国家中医药管理局制订的 52 个病种的中医护理方案，积极发展中医专科护理。组织开展"中医护理健康服务进社区"活动 12 次，为广大群众免费测血压、健康体检、生活指导，并现场提供穴位按摩、刮痧等中医护理技术服务。2015 年 11 月，举办全市中医护理技能比赛，设置中医护理理论知识、临床病例辨证施护、中医技术实践操作等比赛环节，充分展示中医护理人的风采，进一步推动中医适宜技术在护理临床工作中的推广应用。

二、科研工作

规范开展中医药科研管理，确保项目经费按时足额到位，督促项目负责人按计划实施。2015 年 9 月，组织全市中医药科技项目申报专题讲座，各地各单位近 200 名中医药科研骨干参加培训。2015 年共获省中医药科技计划项目 A 类 7 项、B 类 6 项、青年人才项目 1 项，获得省中医药科学技术二等奖 1 项、三等奖 3 项。宁波市中医院主任中医师董幼祺领衔完成的"固本防惊汤预防小儿高热惊厥复发的临床研

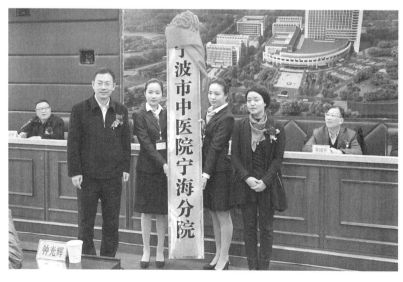

2015 年 5 月，宁波市中医院宁海分院成立

究"荣获中华中医药学会科学技术奖三等奖,是浙江省唯一入选的中医药科技成果,其主编的《董氏儿科》一书荣获中华中医药学会学术著作奖二等奖。此外,积极组织申报并举办各类中医药继续教育项目。2015年共举办国家级中医药继续教育项目3个、省级中医药继续教育项目7个。

三、教育工作

加强中医骨干人才培养。2015年新增全国基层名老中医药专家传承工作室建设项目1个,1名中药专家入选全国中药特色技术传承人才培训项目。继续指导3个国家级、5个省级名中医工作室,按要求推进各项建设任务,加强工作室核心团队的人才培养。先后组织完成第五批全国老中医药专家学术经验继承继承人的结业考核实践技能考核及第二批浙江省基层名中医的年度考核。

加强中医住院医师规范化培训和中医全科医生转岗培训。组织专家对9家浙江省首批中医住院医师规范化临床培训基地进行市级考核,之后通过省级复评,全部列入新一轮省级基地名单。2015年9~10月,先后组织完成99名规范化培训学员的年度考核、54名规范化培训学员的阶段考核、58名规范化培训学员的结业考核。作为浙江省中医全科医师转岗培训点(涵盖宁波、绍兴、舟山),完成首批98名学员的培训。选派近30名中高级职称的中医全科骨干参加省级中医全科医师规范化培训社区实践基地的师资培训,进一步提升基层中医带教水平。

四、文化建设

加大中医药科普宣传力度。依托市中医药学会,积极发挥各级名老中医和中医药科普讲师团的资源优势,通过中医名家大讲堂、中医三进大讲堂等各种形式,开展科普宣传活动,取得积极的社会反响。全市中医药文化知识普及覆盖83.86%的行政村、92.98%的社区、81.26%的家庭。2015年12月,开通"宁波中医"微信公众号,介绍中医名科名医,传播中医健康养生

常识,开辟中医药文化科普新阵地。

积极创建中医药文化养生旅游示范基地。配合旅游部门加强宣传发动,积极培育指导,继2014年慈溪鸣鹤古镇成功获批后,2015年又新增2家浙江省中医药文化养生旅游示范基地。

五、强化反腐,纠风防控

制定下发《关于落实党风廉政建设主体责任和纪委监督责任的实施意见》《关于印发2015年落实党风廉政建设主体责任清单的通知》等文件,层层签订党风廉政建设责任书,举行落实主体责任专题报告会。在全市中医工作会议、中医质控工作会议等各种场合,专题强调反腐纠风和党风廉政建设工作。建立巡查制度,对各级中医医院落实主体责任情况进行专项督查。督查过程中发现,各单位注重夯实思想基础,重视加强制度建设,在机关党风廉政建设和作风效能、卫生行风建设等方面,取得较好效果。

各级中医医院严格执行省委"五个不直接分管"等文件要求,把决策、基建、采购、人事、财务等管理权力纳入重点防控范围,促进医院管理人员规范用权。以医德医风、临床诊疗、临床用药、医用耗材和试剂使用、大型医疗设备检查、医疗收费、统方管理等为重点,充分利用信息技术,实行指标控制,规范诊疗服务行为,防止收受红包回扣、过度检查治疗、乱收费等损害群众利益问题的发生。

(王 涌)

【厦门市2015年中医药工作概况】

一、中医医改

着力推动社会力量举办中医医疗机构。厦门市在区域卫生规划中确定健全和完善由公立三级中医医院、二级中医医院及镇卫生院、社区医疗卫生服务机构为主,以社会力量举办的中医医疗机构为辅组成的中医医疗服务体系的基本方针。2015年全市6个区出台鼓励社会资本在基层开办中医医疗机构的相关政策,明确规定在医疗机构设置规划中,设置中医诊所和中医门诊部

不受规划距离限制,名老中医在基层开设中医诊所不受规划限制等。2015年,厦门市有民营中医门诊部24家、中医诊所199所,规划在建的三级民营独资中医医院1家(厦门齐安中医院,床位500张)。开放中医医院床位总数1580张,综合性医院中医科室床位总数170张,全市有中医类别(含中西医结合)执业及执业助理医师1928人(每万人口平均4.99名中医师)。

积极争取有利于中医药特色优势发挥的投入补偿机制。2013年3月1日起,厦门市实行医药分开、全面取消药品加成(包括中药饮片)改革政策,在工作量补助经费中,给予中医医院较大的倾斜,如普通门诊中医院补9元/人次(综合医院7元/人次),急诊中医院补40元/人次(综合医院38元/人次),住院中医院补385元/人次(综合医院300元/人次)。经协调,厦门市政府专题会议已研究同意恢复中药饮片加成。2014年7月起,厦门市将符合基本需求的322种中药饮片纳入厦门市国家基本药物社会统筹医疗基金支付范围。2015年7月,在基层医疗卫生机构增设每中医药诊疗人次2元"中医辨证论治费"。通过上述调整,达到"老百姓得实惠,愿意选择中医药服务;医疗机构不亏损,积极提供中医药服务"的目标。

二、医院建设

2015年,厦门市着力于中医医院服务能力建设,市财政共投入9203万元专项业务经费,支持市、区中医院建设。

2015年,厦门市中医院、同安区中医院主要业务情况:厦门市中医院全年门诊病人207.24万人次,其中急诊数2.9万人次,出院病人3.87万人次,业务收入8.4亿元,平均住院12.86天。同安区中医院全年门诊人次数30.05万人次,其中急诊7658人次,出院人数5554人次,业务收入7964万元,平均住院8.58天。

三、基层中医药工作

根据《全国基层中医药工作先

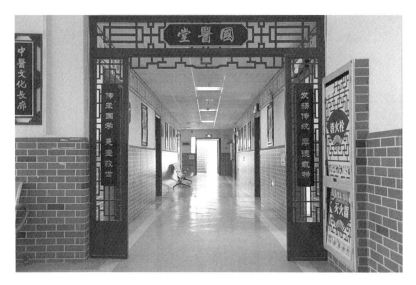

厦门市基层社区卫生服务中心、卫生院均已建设中医药文化氛围浓厚的诊疗场所

进单位建设工作管理办法》具体要求，各区积极投入"创先"工作。继2014年底海沧区通过国家中医药管理局组织的专家评审与集美区通过福建省卫生计生委组织评审验收之后，同安区于2015年5月和8月分别通过省卫生计生委和国家中医药管理局组织的评审验收。

加大对基层中医药服务能力提升工程相关投入，加强基层中医药服务能力提升工程建设力度。对照基层中医药服务提升工程目标责任书内容，在全市范围内开展基层中医药服务能力提升工程督查工作，全市96%的社区卫生服务中心能够提供中医药服务，100%的乡镇卫生院设有中医科，83%的社区卫生服务站，77%村卫生室能够运用中医药适宜技术开展基层医疗和预防保健服务，均达到年度工作目标。

进一步加强市级医院中医专家进社区工作，2015年出台《厦门市中医专家基层师带徒工作实施方案（试行）》，使市级医院中医专家深入基层师带徒，培养更多优秀的基层中医药人才，遴选28名中医进驻13个社区，以师带徒方式培养近百名社区中医后备人才，开展带病人下社区诊疗与带徒工作，发挥中医药在社区卫生服务中的作用，培养基层中医药人才，推广中医药社区适宜技术，深入指导社区开展"预防、

保健、医疗"工作，为发展厦门市具有中医特色的社区卫生保健服务体系提供经验和模式。在医改和分级诊疗工作中，坚持以病人利益和服务需求为导向，中医师在慢性病"三师共管"和家庭医生签约服务中发挥重要作用，进行证候辨识、饮食调养、起居活动等指导，积极传授四季养生、穴位按摩等适合居民自行操作的中医技术，有针对性地提供中医干预方案，充分体现中西医结合的健康管理特色。

厦门市中医药工作以其特色优势在深化医改中发挥重要的先行先试作用，得到国务院医改办、国家卫生计生委、国家中医药管理局和

厦门居民的高度评价，《中国中医药报》2015年6月12日头版头条刊登相关报道。

四、人才建设

2015年完成卢太坤全国名老中医工作室的验收工作。认真开展全国第五批老中医药专家学术经验继承工作、全国名老中医药专家传承工作室建设等各级学术经验继承项目管理工作。组织第四批厦门市优秀中青年中医后备人才项目评审工作，从全市12家医院、18个学习小组、24名中青年中医师中遴选出10名后备人才，给予立项资助，签订培养方案。同时，注重基层中医药人员的管理培训工作，认真做好基层中医药适宜技术培训、推广应用，认真做好传统医学出师考核和确有专长人员、中医药一技之长人员的考核与纳入乡村医生管理等工作。

厦门市中医院继续按照三级医院柔性引进高级人才的"双主任制"政策，聘请北京阜外医院、全国著名的心血管介入专家吴永健任医院心血管科主任，指导参与科室的医教研工作；利用"海纳百川"人才计划的支持，聘请陈可冀院士为院士工作站导师开展工作。

五、学科建设和科技教育工作

在"科教兴卫"总体工作思路框架下，中医学科、专科建设亦卓有成效。厦门市现有中医专业国家临床重点专科建设项目2个，国家中医药管理局"十二五"重点专科

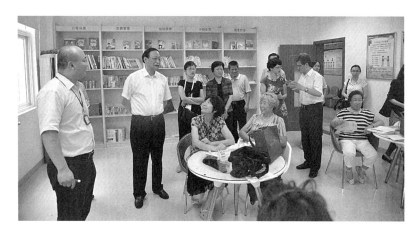

2015年6月13日，国家卫生计生委副主任、国家中医药管理局局长王国强和省、市卫生计生委领导到厦门海沧区调研石塘社区卫生服务中心中医药工作

4个、建设单位2个，国家中医药管理局中医学科建设单位1个，全国综合医院示范中医科建设项目2个，福建省中医重点专科专病6个，福建省农村医疗机构重点专科3个。

2015年，中医医院科研、教学工作有新的发展与进步，如：厦门市中医院发表论文150篇，其中SCI源论文7篇，Medline收录论文1篇，获准国家级立项1项、省部级立项2项、厅市级立项15项，获得科研经费资助103万元。该院是国家中医药管理局首批中医住院医师规范化培训基地、首批中医全科规范化培训及临床培训基地。禾山街道社区卫生中心是国家中医药管理局首批中医类别全科医学社区培训基地，2015年招收中医类别规范化培训学员60名、中医全科规范化培训学员20名、中医全科转岗培训学员10名，共13名医师加入厦门市全科师资队伍。

六、中医药预防保健工作

2015年，厦门市基层医疗机构开展中医药健康管理288204人次、总覆盖率7.57%，其中65岁以上老人接受中医体质辨识人数84465人次、目标人群覆盖率40%，0~36个月儿童接受中医调养人数145010人次、目标人群覆盖率82%。厦门市中医院"治未病"中心继续积极开展中医体质辨识、建立中医体质健康档案及"治未病"健康调养咨询及指导等服务，并提供"三伏贴""三九贴"等病患乐于接受的中医特色服务。

七、中医药文化建设、中医药合作与交流

2015年，厦门市在进一步扩大、深化富有地方特色的苏颂文化、慈济保生文化等中医药文化品牌的基础上，开展综合医院中医药工作专项推进活动，全市各综合医院、妇幼保健院等机构开展中医临床科室、中药房、中医药人才队伍与中医药文化内涵的建设，加强中西医临床协作与联合攻关，促进中医药特色优势在综合医院得到充分发挥。

由国家中医药管理局、厦门市人民政府共同主办的第十届海峡两

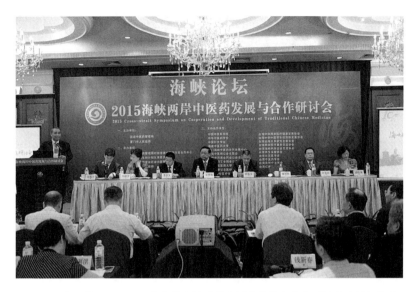

2015年6月12~14日，第十届海峡两岸中医药发展与合作研讨会在厦门举办

岸中医药发展与合作研讨会于2015年6月12~14日在厦门举办。研讨会充分发挥区位优势，积极开展中医药对台交流合作。2015年的主题是"创新社会办医模式　提高医护管理水平"，同期举办中华中医药学会第三次社会办医研讨会、台港澳医疗养老及健康服务模式高级学习班、两岸中医临床实用适宜技术技能及特色手法演示、对台适宜技术培训班等系列交流活动。400多位两岸中医药主管部门官员、专家、学者和中医爱好者参会。与会专家围绕加快公立医院改革、两岸民营医院发展模式、健康养老产业务实合作的前景及具体措施等两岸中医药发展关键问题和共同关注的热点、难点问题作精彩的大会主题演讲。

（朱凌靖）

【青岛市2015年中医药工作概况】
2015年，青岛市以进一步提升中医药服务能力和水平为总目标，认真贯彻落实扶持和促进中医药事业发展的有关政策，扎实推进各项工作，中医药工作迈上新台阶。一是大力提升基层中医药服务能力，开展国医馆建设项目，实施中医药服务百姓健康"20+20"推进行动，推广20项中医药适宜技术，提高全市中医药服务的可及性；二是创新政策环境，争创国家中医药综合改革试

验区，落实在基本医疗保障制度中提高报销比例等鼓励使用中医药的政策，实施门诊中医优势病种纳入统筹支付范围并按病种支付或纳入日间病房管理的支付制度改革；三是改革创新中医药服务模式，探索实施全域统筹、统一规范的"送汤药上门服务"，挖掘民间中医药特色诊疗技术，开展中医专病（专技）特色门诊建设项目，提高全市中医药服务的质量和水平。

一、中医药政策制定

以争创国家中医药综合改革试验区为契机，创新中医药扶持政策。一是推进中医药医保支付方式改革，在全国率先选择7个门诊中医优势病种纳入统筹支付范围并按病种支付，已有285例纳入门诊单病种管理，为病人节约费用76万元；选择3个中医优势病种纳入日间病房管理，医保统筹支付比达69.8%，为1269名患者节约费用达184万元。二是推行特聘中医存案制度，即具有主治医师（含）以上专业技术职务、10年以上临床经验并掌握较高水平中医药技术专长的外地中医类别执业医师经存案后可在青岛市医疗机构服务，扩增中医药人力资源总量。

二、中医药医政工作

实施基层中医药服务能力提升工程，在社区卫生服务中心、镇卫

生院和部分医院建成 80 个国医馆。实施中医药服务百姓健康"20+20"推进行动，新增 145 名掌握中医药适宜技术的卫生技术人员和 106 家能够提供中医药服务的基层医疗机构，为 213 家基层卫生服务机构配备中医特色诊疗设备，李沧区通过全国基层中医药工作先进单位复审，崂山区荣获全国基层中医药工作先进单位。青岛市全国基层中医药工作先进单位达 4 家，全市 100% 的社区卫生服务中心、100% 的镇卫生院、85.2% 的社区卫生服务站、70.2% 的村卫生室能够提供中医药服务，实现基层中医药服务"广覆盖"。该项工作获得青岛市市直机关创新性成果。

推进中医医疗服务模式改革，探索"科室围着疾病转""医生围着病人转"的服务模式，建立 8 个中医综合诊疗中心。改革中医药服务模式，探索实施全域统筹、统一规范的"送汤药上门服务"，遴选 37 家试点单位和快递企业，划分服务片区，覆盖除海岛以外的所有行政辖区，累计送汤药 3000 余单。创新中医药服务模式，挖掘民间中医药特色技术，锤炼中医优势病种，遴选出青岛市中医医院三字经流派小儿推拿门诊等 100 个中医专病（专技）特色门诊建设项目。

开展综合（专科）医院和妇幼保健机构中医药工作专项推进行动，推进综合医院中西医科室横向联合，青岛市中心医院荣获全国综合医院中医药工作示范单位，青岛市全国综合医院中医药工作示范单位达 2 家。实施中医药预防保健及康复服务能力建设项目，加强"治未病"服务体系建设，在青岛市中医医院、山东青岛中西医结合医院建设"治未病"中心，在李沧区等 5 个区市推进"治未病"服务体系建设，改善中医服务模式。新培养 101 名养生保健指导医师，实施"冬病夏治"三伏贴服务，服务群众 20 余万人次。

三、中医药科教工作

开展省、市两级中医药科研项目的申报、推荐和遴选，下达《青

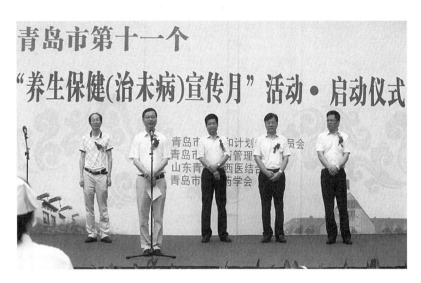

2015 年 7 月 10 日~8 月 9 日，青岛市举办第十一个"养生保健宣传月"活动，2015 年的主题是"治未病与冬病夏治"。图为 7 月 10 日在山东青岛中西医结合医院举办活动启动仪式

岛市 2015~2016 年度中医药科研计划》，42 项课题入选山东省年度中医药科技发展计划项目。开展中医学科的中期评估和新一轮中医重点学科、优秀人才评审选拔工作，遴选 3 个 B 类中医学科建设项目和 3 名中医学科带头人、16 名优秀青年人才培养对象。开展 2015 年度全市卫生计生系统优秀中医药学术论文、中医病历和中医护理文书评选活动，召开全市中医药学术交流大会，对优秀中医药学术论文、中医病历、中医护理文书进行表彰。

建成 1 个中医护理专业国家中医药优势特色教育培训基地，开展 4 期 120 人参加的全国中医护理骨干人才培训项目，系统培训哮病等 3 个优势病种中医护理方案。开展各层级的名中医药专家师承工作，重点培养 82 名学术传人，为第三批省五级师承师徒组织拜师仪式；第三批全国优秀中医临床人才研修项目完成结业考。2 所中医医院被确定为国家中医住院医师规范化培训基地，1 所中医医院被确定为省级基地，启动 93 名学员参加的全市中医住院医

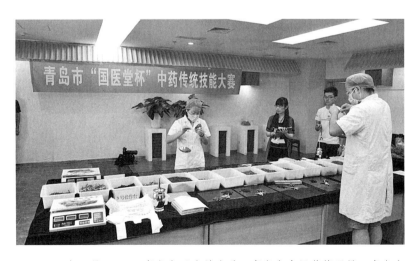

2015 年 8 月 27 日，青岛市卫生计生委、青岛市中医药管理局、青岛市总工会联合举办"国医堂杯"中药传统技能大赛，共有来自青岛市各区、市卫生计生局和委直单位、驻青单位、民营单位 15 个代表队的 47 名选手参加比赛

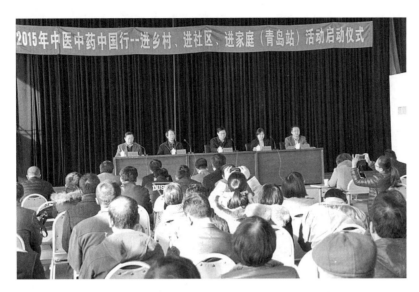

2015年11月19日，青岛举办2015年中医中药中国行——进乡村、进社区、进家庭（青岛站）活动启动仪式

师规范化培训工作。开展"国医堂杯"中药传统技能大赛，举办"名师论坛"系列讲座活动11期。

四、中医药文化建设

推进7个集中华养生文化、中医养生保健宣传于一体的中医药文化宣传基地建设项目，开展面向社会大众和在校学生的开放式宣教活动。开展中药资源大普查试点项目，按照国家标准和规范，科学严谨、扎扎实实推进项目实施，摸清中药资源家底。开展第十一个"养生保健宣传月"和第四届"养生膏方节"活动，积极向群众传播中医药养生保健知识和中医药传统文化。在有关媒体开辟中医文化科普专栏，深化群众对中医药的理解和认识，提升居民中医科普知识知晓率，形成更加有利于中医药事业发展的社会氛围。

（范存亮）

【深圳市2015年中医药工作概况】
2015年，深圳市的中医药工作在国家中医药管理局和广东省中医药局的指导下，围绕深圳市卫生中心工作，以中医"三名"工程建设为核心，加强基层中医药服务内涵建设，中医药服务能力和水平不断提升。截至2015年末，深圳市共有中医医疗机构563家，其中中医、中西医结合医院9家（公立5家、社会办4

家），中医类门诊部11家，中医类诊所406家，中医馆90家，中医坐堂医诊所47家。中医医疗机构数较2010年底的270家增长108%。

一、"名院、名科、名医"工程
名院建设方面，以深圳市中医院为龙头、宝安区中医院、深圳平乐骨伤科医院等三级甲等中医院为骨干，带动区级中医院、社会办医疗机构的发展。一是推进市中医院建设光明院区，着力解决该院发展空间不足的问题。深圳市中医院与广州中医药大学、澳大利亚皇家墨尔本大学联合举办深圳墨尔本生命健康工程学院。二是福田区中医院与广州中医药大学深度合作，成为广州中医药大学深圳医院；宝安区中医院床位增至680张，成立宝安区中医医院集团，与广州中医药大学、康美药业合作把宝安区打造成"中医药创新之都"；龙岗区中医院被认定为三级中医医院，与北京中医药大学东直门医院签署共建北京东直门医院深港澳分院。三是深圳平乐骨伤科医院成功创建为三级甲等中医医院，根据深圳市《关于鼓励社会资本举办三级医院的若干规定》，取得三级乙等和三级甲等资质的，政府分别一次性给予1000万元和2000万元的奖励。深圳平乐骨伤科医院成为全市第一个获得"三甲"

财政奖励的社会办医院。

名科建设方面，一是在梳理特色专科工作开展以来的相关文件的基础上，起草《深圳市中医特色专科管理办法》，建立和完善中医重点（特色）学科建设的评估和绩效管理制度。打破中医特色专科终身制，建立退出机制，着力从制度上加强对特色专科的管理。二是组织开展2015年深圳市中医特色专科（专病）督导，对建设期内深圳市中医特色专科（专病）建设情况、取得的成效、专科经费使用管理等进行督导检查。三是按照特色专科督导的结果下拨特色专科经费，改变以往中医特色专科经费均摊的方式。四是深圳市中医院《警卫圈》《基于"治未病"理念的颈椎病防治360模式构建》以最高分荣获第三届全国医院品管圈大赛一等奖。

名医建设方面，一是制定并印发《关于建设名中医诊疗中心的指导意见》，通过名中医诊疗中心，汇聚国内外各级各类名中医、中西医结合及民族中医药专家，开展中医诊疗等服务的中医医疗机构，为市民提供中医特色诊疗和高端中医医疗服务。二是拟定《深圳市名中医评选办法》，明确深圳市名中医的申报条件及产生程序，为第二批深圳市名中医评选的启动打好基础。

二、基层中医药工作先进单位创建工作
深圳市把创建全国中医药工作先进单位作为推进全市中医药工作的重要抓手，把创建工作与中医药强市、深化医药卫生体制改革、提升中医药服务水平结合起来。2015年10月24~26日，在6个行政区（罗湖、福田、南山、宝安、龙岗、盐田）和光明新区通过创建全国基层中医药工作先进单位国家级评审的基础上，全国基层中医药工作先进单位评审组对深圳市创建基层中医药工作先进单位进行评审。通过资料审查、实地检查、座谈访谈等程序，评审专家组对深圳市基层中医药工作先进单位创建工作给予充分肯定，深圳市通过创建全国基层中医药工作先进单位评审。通过创建全国基层中医药工作先进单位，全市社康中心中医师总数由438人增加到675人，其中中级以上中医师483人，占中医师总数的71.56%；全部社康中心均配备至少1名中医类别的医师或能提供中医药服务的临床类别医师。配备中药房的社康中心比例由创建前的35.03%增加到72.95%，配备针灸、火罐、刮痧板等基本中医诊疗设备的社康中心由63.03%提高到95.27%，社康中心中医处方占处方总数比例为从20.12%提高到48.93%，能开展6项以上中医适宜技术服务的社康中心比例由52.36%提高到91.15%，深圳市中医药服务体系不断完善，基层中医药服务能力显著提升。

三、中医药标准化建设

一是国际标准顺利推进。深圳市卫生计生委申报立项的中药编码规则、中药饮片的编码、中药配方颗粒的编码等6项ISO中医药国际标准顺利推进。二是国家标准获准颁布。国家标准委和国家中医药管理局于2015年10月29日联合发布《中药方剂编码规则及编码》。《中药编码规则及编码》（GB/T 31774-2015）和《中药在供应链管理中的编码与表示》（GB/T 31775-2015）等3项中医药国家标准，标志着全国将实施统一的中药、中药方剂、中药供应链编码体系。

四、中医"治未病"

一是印发《深圳市中医"治未病"服务体系建设实施方案》，明确深圳市中医"治未病"服务体系总体架构、政策支持、建设目标、机构及其功能。二是制定《深圳市中医"治未病"例会工作制度》《深圳市中医"治未病"基层督导工作制度》和《深圳市中医健康管理信息统计工作制度》等制度。三是深圳市中医院的"深圳中医养生'治未病'公共服务平台"获得市发展改革委战略性新兴产业和未来产业发展专项基金资助500万元；四是深圳市卫生计生委是广东省中医药强省建设专项中医"治未病"预防保健服务示范单位建设项目单位，获得广东省中医药强省专项资金200万元立项。

五、中医药文化养生

一是根据《国务院办公厅关于印发中医药健康服务发展规划（2015~2020年）的通知》文件精神，结合深圳市实际，起草《关于促进中医药健康服务发展的实施意见（初稿）》，以充分释放中医药健康服务潜力和活力，充分激发并满足人民群众多层次、多样化中医药健康服务需求。二是龙岗区中医院与安阳市中医药博物馆合作筹建龙岗中医药博物馆。已选定博物馆馆址（占地面积1200平方米），初步确定博物馆展品的种类和数量，明确展品的运输和保存相关事宜。三是抓好龙岗区中医院国际部改造项目的建设，以龙岗区中医院现有的特色建筑、国医文化为载体，大力推广传统中医特色疗法和中医药特色配方，宣传中医药传统文化。四是宝安中医院完成编制全年中药蜡叶标本目录，完成100个中药液浸标本的目录编写，完成30个中药饮片标本需求目录；正在采购中药蜡叶标本、中药液浸标本和中药饮片标本；拟推出健脾祛湿汤等3种基本药汤、补肝益肾酒等5种药酒、利咽茶等6种袋泡茶。

六、中医药科研与继续教育

一是根据广东省中医药局《关于申报2015年度广东省中医药局科研课题的通知》要求，深圳市卫生计生委中医处组织深圳市中医药专家对深圳市申报的156项课题初审后推荐50项课题上报省局，经省中医药局复审，深圳市有34项课题获得立项，并资助经费16万元。二是完成市第二、三批名中医药专家学术经验师承的结业工作。三是举办中医药管理干部培训班，对深圳市各级医院、各级卫生行政部门的中医管理干部进行业务培训。四是举办10期中医专题培训班，共有1000人参加培训。

（武肇玲）

医疗机构篇

【2015 年中医药医疗机构一览表】

机构名称	政府办卫生机构隶属关系	邮编	地址	政府主管部门评定的医院级别	政府主管部门评定的医院等级	编制床位（张）	实有床位（张）	编制人数	在岗职工数	卫生技术人员	执业医师
中国中医科学院广安门医院	中央属	110102	北京市西城区北线阁 5 号	三级	甲等	614	614	1 035	1 497	1 312	508
中国中医科学院望京医院	中央属	110105	北京市朝阳区望京中环南路 6 号	三级	甲等	1 100	743	580	1 225	978	340
中国中医科学院眼科医院	中央属	110107	北京市石景山区鲁谷路 33 号	三级	甲等	800	316	190	523	426	170
中国中医科学院西苑医院	中央属	110108	北京市海淀区西苑操场一号	三级	甲等	525	631	1 011	1 487	1 136	388
北京中医药大学东直门医院	中央属	110101	北京市东城区海运仓 5 号	三级	甲等	574	582	819	1 307	1 046	413
首都医科大学附属北京中医医院	省（自治区、直辖市）属	110101	北京市东城区美术馆后街 23 号	三级	甲等	565	599	1 351	1 584	1 269	531
北京按摩医院	中央属	110102	北京西城区宝产胡同 7 号	二级	甲等	56	44	80	313	244	162
天津市中西医结合医院	省（自治区、直辖市）属	120104	天津市南开区长江道 6 号	三级	甲等	1 000	1 000	986	1 605	1 356	455
天津中医药大学第一附属医院	省（自治区、直辖市）属	120104	天津市南开区鞍山西道 314 号	二级	甲等	2 600	2 495	3 200	3 518	3 267	928
天津中医药大学第二附属医院	省（自治区、直辖市）属	120105	天津市河北区真理道 816 号	三级	甲等	504	504	1 248	1 056	925	334
天津市中医药研究院附属医院	省（自治区、直辖市）属	120106	天津市红桥区北马路 354 号	三级	甲等	600	460	1 218	973	705	224
河北省中医院	省（自治区、直辖市）属	130102	河北省石家庄市中山东路 389 号	三级	甲等	810	810	825	1 165	981	446
山西中医学院第三中医院（山西省针灸研究所）	省（自治区、直辖市）属	140105	山西省太原市小店区平阳路北园街 2 号	三级	甲等	300	340	247	361	313	118
山西省活血化瘀研究所（山西省中西医结合妇科医院）	省（自治区、直辖市）属	140106	山西省太原市解放南路 85 号	二级	甲等	40	40	59	47	39	17
山西省中医药研究院（山西省中医院）	省（自治区、直辖市）属	140106	山西省太原市迎泽区并州西街 46 号	三级	甲等	1 017	1 017	1 403	895	778	377
山西职工医学院附属医院（山西省肛肠医院）	省（自治区、直辖市）属	140106	山西省太原市双塔寺街 22 号	二级	甲等	350	200	130	210	164	37
山西中医学院中西医结合医院（太原铁路中心医院）	省（自治区、直辖市）属	140107	山西省太原市府东街 13 号	三级	甲等	1 000	1 282	1 106	1 391	1 246	381
山西中医学院附属医院	省（自治区、直辖市）属	140109	山西省太原市晋祠路一段 75 号	三级	甲等	500	547	638	868	781	303

执业医师——中医类别	执业助理医师	执业助理医师——中医类别	药师（士）	西药师（士）	中药师（士）	房屋建筑面积（平方米）	万元以上设备总价值（万元）	总收入（万元）	总支出（万元）	总资产（万元）	总诊疗人次数	入院人数	出院人数	法人代表（单位负责人）
447	0	0	189	45	144	71 633	39 133	1 906 990	1 809 756	1 922 737	2 852 014	15 627	15 629	王　阶
233	1	1	62	20	42	67 705	19 579	986 243	909 894	967 484	1 411 364	17 121	17 101	朱立国
97	1	1	39	5	34	18 500	111 43	317 027	318 013	261 366	352 496	8 057	8 055	范吉平
301	0	0	192	34	158	63 803	38 468	1 549 660	1 479 275	1 624 710	2 514 080	17 861	17 631	唐旭东
306	5	3	76	19	57	74 046	25 365	1 375 685	1 375 840	856 246	1 838 537	17 767	17 774	王耀献
461	2	0	126	23	103	54 826	41 700	1 563 018	1 544 275	1 298 640	2 185 467	19 000	18 980	刘清泉
156	0	0	5	1	4	2 926	3 811	97 526	89 302	108 245	795 918	1 044	1 020	赖　伟
137	0	0	58	39	19	117 921	28 647	958 283	930 613	1 650 522	851 439	27 223	27 297	王西墨
739	3	1	172	52	120	246 725	49 578	2 030 261	1 947 069	2 945 659	3 067 661	50 472	50 081	马　融
247	0	0	81	29	52	24 860	9943	714 140	902 327	995 578	1 326 215	13 543	13 613	孙增涛
142	4	2	127	36	91	75 700	11 372	657 231	622 005	470 819	1 370 671	10 902	10 932	范玉强
328	5	2	73	32	41	62 073	12 364	663 990	631 417	1 049 450	659 425	19 950	19 770	孙士江
82	6	5	22	13	9	12 630	2 178	82 373	74 642	79 220	101 465	5 838	5 750	雷　鸣
4	0	0	4	3	1	1 361	401	5 750	6 373	3 261	7 059	1 110	1 110	肖传实
259	7	1	58	8	50	48 117	19 596	808 939	807 533	557 943	1 064 914	23 631	23 365	王晞星
17	0	0	14	9	5	17 486	1 685	35 383	34 840	135 141	10 869	2 688	2 691	杨优帅
107	19	1	57	40	17	51 267	1 611	592 727	485 778	652 290	288 680	26 210	26 240	赵建平
205	8	7	50	10	40	46 500	8 918	233 932	235 905	361 377	343 340	9 861	9 919	李廷荃

机构名称	政府办卫生机构隶属关系	邮编	地址	政府主管部门评定的医院级别	政府主管部门评定的医院等级	编制床位（张）	实有床位（张）	编制人数	在岗职工数	卫生技术人员	执业医师
内蒙古自治区中医医院	省（自治区、直辖市）属	150102	内蒙古呼和浩特市健康街15号	三级	甲等	700	511	667	561	379	171
内蒙古国际蒙医医院	省（自治区、直辖市）属	150105	内蒙古呼和浩特市赛罕区大学东街	三级	甲等	800	1 174	1 003	570	489	343
辽宁中医药大学附属第三医院	省（自治区、直辖市）属	210102	辽宁省沈阳市和平区十一纬路35号	二级	未评	200	300	322	259	187	69
辽宁中医药大学附属第二医院	省（自治区、直辖市）属	210105	辽宁省沈阳市皇姑区黄河北大街60号	三级	甲等	650	857	915	587	468	284
辽宁中医药大学附属医院	省（自治区、直辖市）属	210105	辽宁省沈阳市皇姑区北陵大街33号	三级	甲等	1 600	2 000	2 929	2 454	2 124	752
辽宁中医药大学附属第四医院	省（自治区、直辖市）属	210111	辽宁省沈阳市苏家屯区雪松路9号	三级	甲等	410	392	704	389	335	134
吉林省中医药科学院第一临床医院	省（自治区、直辖市）属	220104	吉林省长春市朝阳区工农大路43号	三级	甲等	542	542	495	398	332	198
长春中医药大学附属医院	省（自治区、直辖市）属	220104	吉林省长春市工农大路1478号	三级	甲等	1 340	1 611	872	1 390	1 207	505
黑龙江中医药大学附属第二医院	省（自治区、直辖市）属	230103	黑龙江省哈尔滨市南岗区果戈里大街411号	三级	甲等	800	1 233	544	925	818	359
黑龙江省中医药科学院	省（自治区、直辖市）属	230110	黑龙江省哈尔滨市香坊区三辅街142号	三级	甲等	1 658	1 658	647	1 534	1 198	424
黑龙江中医药大学附属第一医院	省（自治区、直辖市）属	230110	黑龙江省哈尔滨市香坊区和平路26号	三级	甲等	1 500	1 505	1 006	1 346	1 102	473
黑龙江省中医药学校附属医院	省（自治区、直辖市）属	231222	黑龙江省兰西县兰西镇	二级	乙等	50	50	57	48	40	21
上海中医药大学附属曙光医院	省（自治区、直辖市）属	310101	上海市普安路185号	三级	甲等	1 200	1 261	1 680	1 917	1 602	560
上海中医药大学附属龙华医院	省（自治区、直辖市）属	310104	上海市宛平南路725号	三级	甲等	1 250	1 289	1 622	1 792	1 511	509
上海市中医医院	省（自治区、直辖市）属	310108	上海市芷江中路274号	三级	甲等	450	530	765	960	800	302
上海中医药大学附属岳阳中西医结合医院	省（自治区、直辖市）属	310109	上海市甘河路110号	三级	甲等	900	878	1 268	1 369	1 117	399
江苏省中医院	省（自治区、直辖市）属	320104	江苏省南京市汉中路155号	三级	甲等	2 500	2 415	1 840	2 869	2 580	725
江苏省第二中医院	省（自治区、直辖市）属	320105	江苏省南京市南湖路23号	三级	甲等	600	545	190	596	523	177
江苏省中西医结合医院	省（自治区、直辖市）属	320113	江苏省南京市迈皋桥十字街	三级	甲等	720	720	810	1 286	1 046	315

（续表）

执业医师——中医类别	执业助理医师	执业助理医师——中医类别	药师（士）	西药师（士）	中药师（士）	房屋建筑面积（平方米）	万元以上设备总价值（万元）	总收入（万元）	总支出（万元）	总资产（万元）	总诊疗人次数	入院人数	出院人数	法人代表（单位负责人）
137	0	0	41	3	38	18 065	1 940	246 187	284 961	220 824	286 250	11 923	11 870	杨广源
223	0	0	56	19	37	55 396	23 642	420 085	406 301	676 187	557 319	22 968	22 912	乌 兰
42	0	0	17	2	15	8 614	327	58 700	61 057	80 666	31 390	5 231	5 217	张 燚
228	0	0	36	10	26	34 007	8 497	272 102	261 274	301 117	229 145	18 013	17 995	李国信
634	1	0	176	38	138	129 188	25 993	1 087 501	1 050 162	1 411 755	1 515 680	50 738	50 544	关雪峰
39	4	1	25	21	4	19 744	4 700	104 018	111 500	108 418	110 058	8 813	8 878	许 斌
154	4	0	53	0	53	38 026	8 185	260 785	233 738	218 142	302 186	7 988	7 817	陈心智
415	0	0	95	19	76	131 373	32 891	1 008 763	958 033	1 180 703	2 001 314	38 001	37 968	冷向阳
320	5	3	62	16	46	44 134	1 337	400 173	400 860	473 346	407 976	25 442	25 468	张晓峰
362	5	3	121	47	74	82 087	14 311	616 789	616 433	662 464	635 899	32 328	32 254	王 顺
336	0	0	75	16	59	167 000	3 557	939 756	936 905	990 194	1 018 265	42 639	42 488	孙忠人
6	2	1	3	2	1	802	8	4 606	0	598	20 000	1 100	1 100	陈彦军
335	0	0	146	46	100	137 973	36 797	2 202 722	2 161 599	1 174 918	3 215 813	64 849	64 834	周 华
393	0	0	193	58	135	147 322	34 093	1 899 225	1 876 416	1 613 944	3 191 764	47 781	47 769	肖 臻
251	2	2	99	31	68	43 960	16 783	910 718	905 036	435 761	1 863 733	17 876	17 863	徐 建
267	0	0	112	38	74	63 302	28 524	1 410 688	1 420 360	1 315 105	2 375 527	31 619	31 570	房 敏
428	1	0	196	59	137	200 000	69 246	2 804 914	2 766 902	2 677 099	4 723 625	64 054	64 134	方祝元
105	0	0	40	14	26	48 251	10 210	261 086	264 202	355 410	493 418	12 153	11 800	孙志广
146	1	0	68	22	46	85 595	29 629	704 859	681 524	633 024	966 825	26 440	26 478	于小宁

机构名称	政府办卫生机构隶属关系	邮编	地址	政府主管部门评定的医院级别	政府主管部门评定的医院等级	编制床位（张）	实有床位（张）	编制人数	在岗职工数	卫生技术人员	执业医师
浙江省中医院	省（自治区、直辖市）属	330102	浙江省杭州市上城区邮电路54号	三级	甲等	2 060	1 868	1 374	2 469	2 103	735
浙江省新华医院	省（自治区、直辖市）属	330105	浙江省杭州市潮王路318号	三级	甲等	1 200	897	537	1 074	931	355
浙江省立同德医院	省（自治区、直辖市）属	330106	浙江省杭州市西湖区古翠路234号	三级	甲等	1 800	1 708	866	1 969	1 690	649
浙江中医药大学附属第三医院	省（自治区、直辖市）属	330106	浙江省杭州市莫干山路219号	三级	甲等	460	500	626	817	662	256
安徽中医药大学第二附属医院	省（自治区、直辖市）属	340103	安徽省合肥市寿春路300号	三级	甲等	800	880	371	781	697	230
安徽中医学院第一附属医院	省（自治区、直辖市）属	340104	安徽省合肥市梅山路117号	三级	甲等	1 000	1 952	1 709	1 689	1 489	511
福建中医药大学附属第二人民医院	省（自治区、直辖市）属	350102	福建省福州市鼓楼区湖东支路13号	三级	甲等	432	728	777	1 591	1 373	530
福建中医药大学附属康复医院	省（自治区、直辖市）属	350102	福建省福州市鼓楼区湖东支路13号	三级	甲等	750	306	400	439	371	159
福建中医药大学附属人民医院	省（自治区、直辖市）属	350103	福建省福州市台江区八一七中路602号	三级	甲等	1 200	1 027	1 476	1 751	1 558	556
福建中医药大学附属第三人民医院	省（自治区、直辖市）属	350121	福建省福州市闽侯县上街国宾大道363号	二级	未评	300	230	400	172	132	51
江西中医药大学附属医院	省（自治区、直辖市）属	360102	江西省南昌市八一大道445号	三级	甲等	1 617	1 617	672	1 493	1 234	511
山东中医药大学附属医院	省（自治区、直辖市）属	370102	山东省济南市历下区文化西路42号	三级	甲等	1 700	1 675	1 518	1 256	1 079	615
山东中医药大学第二附属医院	省（自治区、直辖市）属	370103	山东省济南市经八路1号	三级	甲等	601	1 007	1 023	1 595	1 468	418
河南省中医药研究院附属医院	省（自治区、直辖市）属	410105	河南省郑州市城北路7号	三级	甲等	600	590	250	613	474	176
河南中医学院第二附属医院	省（自治区、直辖市）属	410105	河南省郑州市金水区东风路6号	三级	甲等	2 000	1 817	800	2 037	1 739	571
河南中医学院第一附属医院	省（自治区、直辖市）属	410105	河南省郑州市金水区人民路19号	三级	甲等	2 600	2 108	906	2 753	2 268	889
河南省洛阳正骨医院	省（自治区、直辖市）属	410304	河南省洛阳市启明南路1号	三级	甲等	1 150	1 506	500	1 909	1 643	541

（续表）

执业医师——中医类别	执业助理医师	执业助理医师——中医类别	药师（士）	西药师（士）	中药师（士）	房屋建筑面积（平方米）	万元以上设备总价值（万元）	总收入（万元）	总支出（万元）	总资产（万元）	总诊疗人次数	入院人数	出院人数	法人代表（单位负责人）
321	4	2	169	87	82	158 277	45 063	1 897 669	1 873 386	1 965 497	2 509 129	56 845	57 009	吕 宾
120	0	0	69	52	17	61 000	15 592	667 088	644 305	580 703	767 272	18 037	18 079	蔡宛如
193	3	0	136	94	42	129 122	32 482	1 154 430	1 174 511	1 117 067	1 483 436	35 837	35 705	柴可群
166	0	0	67	30	37	26 330	7 526	370 113	344 919	411 427	633 105	10 357	10 299	姚新苗
210	0	0	34	16	18	54 227	2 872	340 356	309 771	459 699	184 774	20 182	20 004	黄学勇
326	0	0	111	52	59	156 753	11 015	999 118	1 007 661	1 280 946	1 344 742	39 706	39 413	杨 骏
299	0	0	147	69	78	57 321	35 411	885 744	850 433	619 941	1 483 585	21 301	21 354	卢明忠
122	2	2	20	10	10	30 083	4 226	126 849	127 323	130 837	142 743	4 131	4 021	刘建忠
335	1	1	115	45	70	81 163	28 230	876 896	863 469	709 142	1 357 669	32 238	32 182	刘建忠
39	0	0	11	5	6	22 012	4 849	41 599	49 963	121 366	151 793	1 390	1 376	陈建洪
371	1	1	105	53	52	67 434	19 339	820 958	801 505	835 082	921 252	39 588	39 632	左铮云
496	0	0	132	16	116	114 076	48 923	1 508 432	1 509 667	1 773 916	1 909 416	39 979	39 721	杨传华
113	19	1	102	80	22	81 314	6 969	551 785	564 496	522 206	749 236	18 719	18 670	徐云生
154	1	0	36	7	29	34 000	9 481	178 543	175 127	269 533	191 860	7 174	7 116	韩颖萍
393	0	0	88	40	48	271 604	19 823	1 067 841	898 735	1 568 176	1 866 097	43 533	43 340	韩丽华
660	16	10	169	59	110	137 018	33 867	1 433 897	1 283 454	1 523 292	1 792 210	54 188	54 276	朱明军
340	27	12	161	76	85	95 318	68 715	913 520	853 060	1 511 626	257 775	30 053	30 043	杜天信

机构名称	政府办卫生机构隶属关系	邮编	地址	政府主管部门评定的医院级别	政府主管部门评定的医院等级	编制床位（张）	实有床位（张）	编制人数	在岗职工数	卫生技术人员	执业医师
湖北省中医医院	省（自治区、直辖市）属	420106	湖北省武汉市武昌区花园山四号	三级	甲等	750	837	1 450	1 334	1 067	412
湖北省中医院（光谷院区）	省（自治区、直辖市）属	420111	湖北省武汉市珞喻路	三级	甲等	1 250	1 244	600	746	644	194
湖南省中医药研究院附属医院	省（自治区、直辖市）属	430104	湖北省长沙市麓山路 58 号	三级	甲等	650	540	810	639	521	197
湖南中医药大学第二附属医院	省（自治区、直辖市）属	430105	湖南省长沙市蔡锷北路 233 号	三级	甲等	1 100	606	710	884	701	291
湖南中医药大学第一附属医院	省（自治区、直辖市）属	430111	湖南省长沙市韶山中路 95 号	三级	甲等	1 800	1 181	1 385	1 654	1 365	509
湖南省中医药高等专科学校附属第一医院	省（自治区、直辖市）属	430203	湖南省株洲市芦淞区人民中路 50 号	三级	甲等	1 200	1 265	1 181	1 623	1 504	437
广东省第二中医院	省（自治区、直辖市）属	440104	广东省广州市恒福路 60 号	三级	甲等	1 000	1 225	361	1 078	1 011	316
广东省中医院	省（自治区、直辖市）属	440104	广东省广州市大德路 111 号	三级	甲等	2 631	2 429	3 815	4 351	4 059	1 392
广州中医药大学附属骨伤科医院	省（自治区、直辖市）属	440105	广东省广州市江南西路青竹大街 17 号	三级	未评	501	501	320	630	506	113
广州中医药大学第一附属医院	省（自治区、直辖市）属	440111	广东省广州市三元里机场路	三级	甲等	2 200	1 581	1 804	2 388	2 027	722
广西中医药大学附属瑞康医院	省（自治区、直辖市）属	450102	广西南宁市华东路 10 号	三级	甲等	1 140	1 945	738	2 370	1 915	667
广西骨伤医院	省（自治区、直辖市）属	450103	广西南宁市新民路 32 号	三级	甲等	303	306	190	342	281	80
广西中医药大学第一附属医院	省（自治区、直辖市）属	450103	广西南宁市东葛路 89-9 号	三级	甲等	1 316	1 385	895	2 841	2 397	793
海南省中医院	省（自治区、直辖市）属	460108	海南省海口市和平北路 47 号	三级	甲等	900	674	387	1 084	961	360
重庆市中医院	省（自治区、直辖市）属	500105	重庆市江北区盘溪七支路 6 号	三级	甲等	1 800	2 203	1 427	2 693	2 279	700
四川省第二中医医院	省（自治区、直辖市）属	510105	四川省成都市青羊区四道街 20 号	三级	甲等	800	420	270	480	391	152
成都中医药大学附属医院	省（自治区、直辖市）属	510106	四川省成都市十二桥路 39-41 号	三级	甲等	2 000	1 525	1 200	2 142	1 598	496
四川省骨科医院	省（自治区、直辖市）属	510107	四川省成都市武侯区一环路西一段 132 号	三级	甲等	600	600	181	681	548	209

（续表）

执业医师——中医类别	执业助理医师	执业助理医师——中医类别	药师（士）	西药师（士）	中药师（士）	房屋建筑面积（平方米）	万元以上设备总价值（万元）	总收入（万元）	总支出（万元）	总资产（万元）	总诊疗人次数	入院人数	出院人数	法人代表（单位负责人）
262	23	17	112	30	82	129 099	4426	737 024	699 241	849 396	929 974	26 632	26 601	赵映前
133	1	1	38	18	20	53 750	2 100	433 143	421 572	497 729	730 975	23 555	23 352	涂远超
113	0	0	65	30	35	51 500	9 071	329 232	302 663	306 643	434 770	16 641	16 316	柏正平
276	0	0	60	26	34	60 546	7 525	336 269	334 013	584 940	339 884	18 883	19 042	熊　辉
367	0	0	110	29	81	124 634	26 495	1 146 408	1 076 779	1 461 578	1 180 258	43 278	43 267	谭元生
227	15	0	108	63	45	148 095	16 738	583 341	582 304	784 510	871 136	42 180	41 931	陈建龙
228	7	5	93	33	60	30 826	15 742	746 667	696 412	688 093	1 041 872	28 807	28 725	曹礼忠
1087	0	0	474	240	234	309 514	161 653	3 860 360	3 825 303	3 963 951	6 596 106	97 099	96 988	陈达灿
84	2	1	46	13	33	46 223	3520	224 204	237 362	753 843	372 195	5518	5334	谢华民
334	2	1	211	91	120	214 857	56 611	1 869 736	1 882 351	1 630 556	3 011 989	51 643	51 478	冼绍祥
275	3	2	96	57	39	105 652	40 497	831 921	760 562	1 378 458	710 088	31 460	31 371	梁　健
36	3	2	19	13	6	21 465	5 942	124 655	122 932	123 086	223 224	5 896	5 889	杨　渊
510	13	8	171	69	102	161 920	43 848	1 269 142	1 211 545	1 250 858	1 641 716	47 079	47 014	黄贵华
133	5	4	82	42	40	53 918	21 045	445 989	488 923	558 572	479 003	16 275	16 735	陈少仕
315	0	0	175	74	101	120 824	32 114	1 769 066	1 656 193	1 563 523	1 876 338	63 899	63 978	左国庆
123	0	0	53	19	34	26 650	1 778	165 714	168 819	147 109	173 003	8 100	8 139	池雷霆
353	0	0	133	43	90	130 095	41 266	1 521 932	1 511 473	1 539 834	1 744 905	47 024	47 145	陆　华
140	1	0	31	12	19	54 865	11 783	462 395	395 374	673 507	456 354	18 493	18 502	虞亚明

机构名称	政府办卫生机构隶属关系	邮编	地址	政府主管部门评定的医院级别	政府主管部门评定的医院等级	编制床位（张）	实有床位（张）	编制人数	在岗职工数	卫生技术人员	执业医师
四川省中西医结合医院	省（自治区、直辖市）属	510107	四川省成都市人民南路四段51号	三级	甲等	800	686	214	702	631	271
泸州医学院附属中医医院	省（自治区、直辖市）属	510502	四川省泸州市龙马潭区春晖路16号	三级	甲等	2 000	1 463	672	1 465	1 212	472
贵阳中医学院第二附属医院	省（自治区、直辖市）属	520103	贵州省贵阳市云岩区飞山街83号	三级	甲等	1 200	1 027	1 800	1 204	997	332
贵阳中医学院第一附属医院	省（自治区、直辖市）属	520103	贵州省贵阳市云岩区宝山北路171号	三级	甲等	1 000	1 041	1 500	1 308	1 052	409
云南省中医医院	省（自治区、直辖市）属	530102	云南省昆明市光华街120号	三级	甲等	742	742	840	1 187	991	350
云南省中西医结合医院（金江路社区卫生服务中心）	省（自治区、直辖市）属	530103	云南省昆明市万华路239号	二级	甲等	202	182	320	264	218	75
西藏自治区藏医院	省（自治区、直辖市）属	540102	西藏拉萨市娘热路	三级	甲等	500	359	517	493	415	231
陕西省中医医院	省（自治区、直辖市）属	610104	陕西省西安市莲湖区西华门2号	三级	甲等	1 200	1 050	780	1 423	1 094	370
陕西中医药大学附属医院	省（自治区、直辖市）属	610402	陕西省咸阳市秦都区渭阳西路副2号	三级	甲等	1200	1 689	608	1 639	1 413	341
陕西中医药大学第二附属医院	省（自治区、直辖市）属	610402	陕西省咸阳市秦都区渭阳西路5号	三级	甲等	656	696	423	1 133	922	295
甘肃中医学院附属医院	省（自治区、直辖市）属	620102	甘肃省兰州市城关区嘉峪关西路732号	三级	甲等	660	821	451	790	681	218
甘肃省中医院	省（自治区、直辖市）属	620103	甘肃省兰州市七里河区瓜州路418号	三级	甲等	1 150	1 393	1 012	915	790	447
青海省藏医院	省（自治区、直辖市）属	630102	青海省西宁市南山路97号	三级	甲等	800	610	200	535	377	158
青海省中医院	省（自治区、直辖市）属	630103	青海省西宁市七一路338号	三级	甲等	606	606	539	987	868	271
宁夏回族自治区中医医院	省（自治区、直辖市）属	640105	宁夏银川市新市区北京西路114号	三级	乙等	500	493	257	614	539	211
新疆维吾尔自治区维吾尔医医院	省（自治区、直辖市）属	650102	新疆乌鲁木齐市延安路36号	三级	甲等	500	537	287	731	586	136
新疆维吾尔自治区中医医院	省（自治区、直辖市）属	650103	新疆乌鲁木齐市黄河路53号	三级	甲等	2 600	2 600	1 236	1 130	961	512

（续表）

执业医师——中医类别	执业助理医师	执业助理医师——中医类别	药师（士）	西药师（士）	中药师（士）	房屋建筑面积（平方米）	万元以上设备总价值（万元）	总收入（万元）	总支出（万元）	总资产（万元）	总诊疗人次数	入院人数	出院人数	法人代表（单位负责人）
171	0	0	37	19	18	22 513	1 469	247 462	236 192	258 365	350 000	12 208	12 037	王　超
285	2	0	98	38	60	87 710	25 085	962 468	909 116	888 395	925 525	51 554	51 056	杨思进
216	0	0	69	33	36	49 326	16 999	685 673	605 628	706 055	522 068	30 325	25 446	张　帆
289	1	1	58	15	43	56 350	18 980	733 367	664 130	857 204	732 254	34 482	34 467	孙　波
239	1	1	121	62	59	44 345	13 707	569 639	546 241	616 060	1 096 715	23 781	23 900	温伟波
23	3	0	17	11	6	20 618	5 430	61 471	60 492	71 515	160 091	4 142	4 116	周树云
31	18	6	51	12	39	59 921	759	318 114	262 540	248 245	337 405	6 752	6 711	占　堆
307	5	4	70	9	61	23 691	5674	547 893	492 843	822 061	735 882	31 222	31 037	刘　力
196	4	3	76	34	42	179 924	18 756	730 242	677 735	645 184	543 516	45 296	45 233	贺丰杰
54	6	0	33	22	11	54 476	9 332	449 464	407 541	472 193	401 642	30 916	30 351	董昌虎
137	2	2	65	22	43	40 616	0	296 478	289 153	479 663	402 398	18 807	18 746	亨应东
329	3	1	71	28	43	185 551	26 114	723 424	707 084	1 383 077	762 117	38 202	38 089	李盛华
128	7	2	46	9	37	67 830	5 688	167 594	141 549	380 708	100 520	9 861	9 976	艾措千
182	7	2	101	35	66	45 976	13 000	361 062	358 221	291 046	458 743	18 765	18 429	陈卫国
111	6	0	71	28	43	31 889	9 913	218 286	226 301	239 292	413 648	12 688	12 591	李　明
42	12	10	98	33	65	73 072	2 065	209 969	184 619	230 681	194 270	14 410	14 408	斯拉甫艾白
504	0	0	72	31	41	174 889	64 426	2 145 855	1 893 599	2 616 980	1 649 887	106 921	106 694	卢　勇

科研机构篇

【2015 年中医药科研机构一览表】

机构名称	地址	邮编	电子信箱	电话	传真	主管单位	内设国家（重点/工程）实验室个数	内设国家工程(研究/技术)研究)中心个数	从业人员（包括招聘人员）
中国中医科学院（院部）	北京市东城区东直门南小街16号	100700	kyglc@mail.cacms.ac.cn	010-64013948	010-64013948	国家中医药管理局	0	0	184
中国中医科学院第二临床医药研究所	北京市宣武区北线阁5号	100053	gamhkyc@126.com	010-88001471	010-63014195	中国中医科学院	0	0	1 497
中国中医科学院针灸研究所	北京市东城区东直门内南小街16号	100700	/	010-64089307	010-64060868	中国中医科学院	0	0	159
中国中医科学院中医基础理论研究所	北京市东城区东直门内南小街16号	100700	jcskjc@163.com	010-64089003	010-64013896	中国中医科学院	0	0	90
中国中医科学院第一临床医药研究所	北京市海淀区西苑操场1号	100091	xiyuanky@263.net	010-62835035	010-62879814	中国中医科学院	1	0	850
中国中医科学院中医临床基础医学研究所	北京市东城区东直门内南小街16号	100700	13681167725@163.com	010-64014411-3307	010-84032881	中国中医科学院	0	0	78
中国中医科学院中药研究所	北京市东城区东直门内南小街16号	100700	zhongyaosuo@163.com	010-64032656	010-64013996	中国中医科学院	1	0	195
中国中医科学院医学实验中心	北京市东城区东直门内南小街16号	100700	syzxkjc@126.com	010-64089570	010-64020477	中国中医科学院	0	0	63
北京市卫生计生委临床药学研究所	北京市西城区新街口水车胡同13号	100035	YYS209@sina.com	010-83284514	010-83227052	北京市卫生计生委（北京市中医管理局）	0	0	47
北京市中医研究所	北京市东城区美术馆后街23号	100010	bjszyyjs@163.com	13520898350	010-52176849	北京市卫生计生委	0	0	39
张家口市中医研究所	河北张家口市桥东区东河沿56号	075000	/	0313-2566088	/	张家口市卫生计生委	0	0	1
河北省中医药研究院	石家庄市建华南大街209号	050031	hbszyykxykjc@163.com	0311-89293899	0311-8536398	河北省教育厅	0	0	89
山西省医药与生命科学研究院	山西省太原市小店区平阳路61号	030006	sxyykyb@163.com	0351-7235529	0351-7235529	山西省食品药品监督管理局	0	0	78

从事科技活动人员	其中：女性	其中：科技管理人员	课题活动人员	科技服务人员	从事生产、经营活动人员	其他人员（医疗、工程设计、教学培训、后勤服务等人员）	外聘的流动学者（编制在其他单位）	招收的非本单位在读研究生	离退休人员总数	从事科技活动人员总数	其中：博士毕业	硕士毕业	本科毕业	大专毕业	其中：高级职称	中级职称	负责人
156	86	156	0	0	0	28	0	0	200	156	25	45	62	17	46	48	张伯礼
656	427	6	590	60	0	841	0	138	534	656	190	189	173	104	287	214	王 阶
154	95	10	80	64	0	5	0	0	233	154	38	39	33	30	69	53	喻晓春
88	49	16	63	9	0	2	0	0	114	88	42	10	24	12	59	22	胡镜清
264	134	6	187	71	0	586	0	64	544	264	86	72	81	25	84	66	唐旭东
78	48	13	65	0	0	0	3	4	0	78	34	8	6	0	39	29	谢雁鸣
176	108	26	139	11	0	19	6	0	191	176	86	33	39	18	101	60	陈士林
63	40	1	54	8	0	0	0	9	0	63	30	19	12	2	32	24	雷 燕
41	27	12	29	0	0	6	0	0	24	41	4	9	27	1	9	8	王大仟
27	22	2	23	2	0	12	0	9	37	27	11	12	2	2	9	9	刘清泉
1	0	1	0	0	0	0	0	0	12	1	0	0	1	0	1	0	王韶军
75	47	11	53	11	0	14	0	2	35	75	1	30	20	19	20	24	裴 林
59	28	7	47	5	14	5	0	2	47	59	3	15	37	4	20	36	王建功

机构名称	地址	邮编	电子信箱	电话	传真	主管单位	内设国家（重点/工程）实验室个数	内设国家工程（研究/技术研究）中心个数	从业人员（包括招聘人员）
山西省中医药研究院	山西省太原市并州西街46号	030012	szykjk@126.com	0351-4668162	0351-4668200	山西省卫生计生委	3	0	131
山西省活血化瘀研究所	山西省太原市解放南路85号	030001	sxshxhyyjs@163.com	0351-4639136	0351-4639137	山西省卫生计生委	0	0	15
山西省针灸研究所	山西省太原市平阳路北园街2号	030006	/	0351-7236352	0351-7236352	山西省卫生计生委	0	0	168
太原市中医医院	山西省太原市杏花岭区坝陵南街2号	030009	tyzy120@126.com	0351-5678565	0351-5678589	太原市卫生计生委	0	0	502
内蒙古自治区医药工业研究所有限责任公司	内蒙古呼和浩特市大学东街99号	010010	xhyyxcf@126.com	13948519670	0471-2336777	无	0	0	16
内蒙古自治区中医药研究所	内蒙古呼和浩特市建康街15号	010020	478945513@qq.com	0471-6920987	0471-6929047	内蒙古自治区卫生计生委	0	0	60
内蒙古阿拉善盟蒙医药研究所	内蒙古阿拉善左旗巴彦浩特镇	750306	/	18604834747	/	内蒙古阿拉善盟卫生计生委	0	0	15
内蒙古通辽市蒙医研究所	内蒙古通辽市和平路北段	028000	/	0475-6388624	0475-8835373	内蒙古通辽市卫生计生委	0	0	65
内蒙古锡林郭勒盟蒙医研究所	内蒙古锡林郭勒盟锡林浩特市	026000	/	18847908858	0479-8279739	内蒙古锡林郭勒盟卫生计生委	0	0	875
内蒙古鄂尔多斯市蒙医研究所	内蒙古鄂尔多斯市康巴什新区康惠路乐康街交汇南侧	017000	/	0477-8390357	0477-833523	内蒙古鄂尔多斯市卫生计生委	0	0	269
内蒙古呼和浩特市中蒙医研究所	内蒙古呼和浩特市回民区文化宫街29号	010030	hszmyy2007 @163.com	0471-6242022	0471-6935635	内蒙古呼和浩特市卫生计生委	0	0	515
辽宁省中医药研究院	辽宁省沈阳市皇姑区黄河北大街60号	110034	yong-ni@163.com	024-86803005	024-86803005	辽宁省卫生计生委	0	0	200
沈阳市中医研究所	沈阳市和平区三好街23号	110004	1660472757 @qq.com	024-23891067	024-23893338	沈阳市卫生计生委	0	0	125

（续表）

从事科技活动人员	其中：女性	其中：科技管理人员	课题活动人员	科技服务人员	从事生产、经营活动人员	其他人员（医疗、工程设计、教学培训、后勤服务等人员）	外聘的流动学者（编制在其他单位）	招收的非本单位在读研究生	离退休人员总数	从事科技活动人员总数	其中：博士毕业	硕士毕业	本科毕业	大专毕业	其中：高级职称	中级职称	负责人
86	29	14	66	6	27	18	3	11	0	86	3	13	42	20	28	27	王晞星
14	9	6	7	1	0	1	0	0	18	14	0	3	9	2	3	2	/
53	23	29	10	14	110	5	0	2	70	53	2	10	4	2	25	20	雷 鸣
485	393	31	428	26	0	17	0	13	14	485	0	71	202	160	58	69	裴伟俭
10	3	2	4	4	4	2	0	0	0	10	0	2	6	2	4	6	杜瑞林
50	25	3	40	7	0	10	0	15	30	50	3	20	25	2	28	19	杨广源
15	8	5	8	2	0	0	0	0	0	15	1	14	0	0	10	5	杨巴嘎纳
53	28	4	44	5	0	12	0	0	45	53	1	6	21	25	30	12	齐双山
767	579	119	617	31	0	108	0	0	97	767	0	43	407	282	115	86	白朝鲁
218	133	22	175	21	0	51	0	0	60	218	2	11	107	80	39	34	布 仁
451	390	36	278	137	4	60	4	3	91	451	3	45	230	173	49	60	莎仁格日勒
200	114	18	106	76	0	0	0	0	286	200	2	54	76	68	71	96	李国信
120	77	6	59	55	0	5	0	0	0	120	5	19	71	20	54	36	李 丹

机构名称	地址	邮编	电子信箱	电话	传真	主管单位	内设国家（重点/工程）实验室个数	内设国家工程（研究/技术）中心个数	从业人员（包括招聘人员）
辽阳市中医中药研究所	辽宁省辽阳市白塔区东六道街40号	111000	/	0419-3952318	0419-3228063	辽阳市卫生计生委	0	0	1
铁岭市中医研究所	辽宁省铁岭市银州区体育馆路23号	112000	zyyjs2818084@163.com	024-72818084	024-72882085	铁岭市卫生计生委	0	0	14
吉林省中医药科学院	吉林省长春市工农大路1745号	130021	kjk9805@163.com	0431-86058605	0431-8595768	吉林省卫生计生委	0	0	693
吉林人参研究院	吉林省通化市龙泉路666号	134001	jlrsyjykyc@163.com	0435-3269806	0435-3269806	吉林省工业和信息化厅	0	1	59
黑龙江省中医药科学院	黑龙江省哈尔滨市香坊区香顺街41号	150036	zyyjybgs@163.com	0451-55653086-6721	0451-55654578	黑龙江省中医药管理局	5	0	1 537
黑龙江中医药大学中医基本理论研究所	黑龙江省哈尔滨市香坊区和平路24号	150040	/	0451-87266836	0451-87266988	黑龙江省教育厅	0	0	60
黑龙江省黑河市医药科学研究所	黑龙江省黑河市海兰街187号	164300	/	0456-8223306	/	黑河市工信委	0	0	17
上海市针灸经络研究所	上海市徐汇区宛平南路650号	200030	/	021-64381106	021-64390339	上海市卫生计生委	0	0	72
上海市气功研究所	上海市徐汇区宛平南路650号	200030	amyshangyanyan@163.com	021-64394141	021-64383936	上海市卫生计生委	0	0	46
苏州市吴门医派研究院	江苏省苏州市沧浪新城杨素路18号	215009	zyzx@sztcm.org.cn	0512-67872506	0512-67872506	苏州市卫生计生委	0	0	67
江苏省中医药研究院	江苏省南京市红山路十字街100号	210028	jsatcm@126.com	025-85637817	025-85502829	江苏省科技厅	0	2	1 335
浙江省中药研究所	浙江省杭州市西溪路553号	310023	81854287@163.com	0571-85241075	057185241901	浙江省科技厅	0	0	55
浙江省中医药研究院	浙江省杭州天目山路132号	310007	zjszyy@dial.zju.edu.cn	0571-89972026	0571-8885319	浙江省卫生计生委	0	0	102
安徽省医学科学研究院	安徽省合肥市永红路15号	230061	ahims@mail.hf.ah.cn	0551-62836393	0551-6282269	安徽省卫生计生委	0	0	48
黄山市新安医学研究中心	安徽省黄山市屯溪区黄山中路28号	245000	hssxayx@21cn.com	0559-2512249	0559-2512249	黄山市卫生计生委	0	0	23
莆田市中医药研究所	福建省莆田市学园路科技中试大楼	351100	/	0594-2692460	/	莆田市科学技术局	0	0	2
泉州市医药研究所	福建省泉州市鲤城区县后街米仓巷	362000	qzyks2007@163.com	0595-22783045	0595-2277357	泉州市卫生计生委	0	0	10

（续表）

从事科技活动人员	其中：女性	其中：科技管理人员	课题活动人员	科技服务人员	从事生产、经营活动人员	其他人员（医疗、工程设计、教学培训、后勤服务等人员）	外聘的流动学者（编制在其他单位）	招收的非本单位在读研究生	离退休人员总数	从事科技活动人员总数	其中：博士毕业	硕士毕业	本科毕业	大专毕业	其中：高级职称	中级职称	负责人
1	0	0	1	0	0	0	0	0	8	1	0	0	0	0	0	0	耿巍
14	9	2	0	12	0	0	0	0	6	14	0	0	9	4	4	6	宋友梅
390	272	6	246	138	0	303	0	2	273	390	23	121	159	70	169	146	陈心智
54	11	4	39	11	0	5	0	0	25	54	1	5	27	18	11	16	蔡树群
1 312	998	131	818	363	0	225	4	216	374	1 312	46	306	652	308	253	267	王顺
54	30	5	45	4	4	2	86	12	32	54	10	15	24	3	32	18	/
9	5	3	4	2	0	8	0	0	28	9	0	0	2	7	1	5	孙宇芳
61	48	7	47	7	0	11	13	21	2	61	23	19	16	3	18	30	房敏
23	11	8	12	3	0	23	0	7	70	23	4	7	9	3	4	15	李洁
67	21	6	61	0	0	0	0	18	1	67	11	12	41	3	59	4	葛惠男
716	374	56	558	102	0	619	0	130	136	716	54	317	287	58	206	122	王小宁
45	18	8	37	0	0	10	4	9	16	45	1	17	25	2	20	8	王志安
90	40	10	58	22	0	12	0	22	98	90	12	37	21	8	38	28	柴可群
43	20	11	24	8	0	5	0	0	64	43	2	21	13	7	13	22	李筱青
15	10	2	5	8	3	5	13	0	0	15	0	0	6	7	3	6	江国庆
2	1	1	1	0	0	0	0	0	0	2	0	0	0	1	0	1	林力强
10	4	2	6	2	0	0	0	0	13	10	0	4	2	2	2	5	苏齐

机构名称	地址	邮编	电子信箱	电话	传真	主管单位	内设国家（重点/工程）实验室个数	内设国家工程（研究/技术研究）中心个数	从业人员（包括招聘人员）
福建省中医药研究院	福建省福州市五四路282号	350003	yjyw@fjtcm.edu.cn	0591-83570943	0591-83570943	福建中医药大学	0	1	108
福建省宁德市医药研究所	福建省宁德市署前路7号	352100	linli420@qq.com	0593-2512050	/	宁德市卫生计生委	0	0	11
江西省中医药研究院	江西省南昌市文教路529号	330046	jxszyyyjyg@sohu.com	0791-88511741	0791-8851192	江西省卫生计生委	0	0	94
山东省中医药研究院	山东省济南市燕子山西路7号	250014	mr866@163.com	0531-82949803	0531-8296847	山东省卫生计生委	0	0	141
青岛市中医研究所	山东省青岛市人民路4号	266033	haicikejiao@163.com	0532-83777061	0532-83777551	青岛市中医管理局	0	0	125
青岛市中西医结合研究所	山东省青岛市市南区嘉祥路3号	266002	qdwykjk@163.com	0532-82619172	0532-82612230	青岛市科技局	0	0	70
河南省中医药研究院	河南省郑州市城北路7号	450004	kykw2006@yahoo.com.cn	0371-66310698	0371-66317058	河南省中医管理局	0	0	62
河南省正骨研究院	河南省洛阳市厘河区启明南路82号	471002	/	0379-63546882	0379-6355210	河南省中医管理局	0	0	20
南阳市中医中药研究所	河南省南阳市工农南路52号	473000	nyszys@163.com	0377-63229775	0377-63252052	南阳市卫生计生委	0	0	11
湖北省农业科学院中药材研究所	湖北省恩施市学院路253号	445000	406572231@qq.com	0718-8414863	0718-8410985	湖北省农业科学院	0	1	23
湖南省中医药研究院	湖南省长沙市河西麓山路58号	410006	hntcmakjc@163.com	0731-88854257	0731-8885425	湖南省科技厅	1	0	706
广东省潮州市医药研究所	广东省潮州市城新西路吉怡路中段	521011	2179248749@qq.com	0768-2296231	0768-2296231	潮州市卫生计生委	0	0	16
广西壮族自治区药用植物园	广西南宁市长堽路189号	530023	zwykyk@126.com	0771-5602461	0771-5602461	广西壮族自治区卫生计生委	1	0	483
广西壮族自治区民族医药研究院	广西南宁市明秀东路234号	530001	mysywk@163.com	0771-3137645	0771-3132303	广西壮族自治区卫生计生委	0	0	253
广西壮族自治区中医药研究院	广西南宁市东葛路20-1号	530022	zyyskjb@163.com	0771-5877473	0771-5867737	广西壮族自治区卫生计生委	0	0	130

（续表）

从事科技活动人员	其中：女性	其中：科技管理人员	课题活动人员	科技服务人员	从事生产、经营活动人员	其他人员（医疗、工程设计、教学培训、后勤服务等人员）	外聘的流动学者（编制在其他单位）	招收的非本单位在读研究生	离退休人员总数	从事科技活动人员总数	其中：博士毕业	硕士毕业	本科毕业	大专毕业	其中：高级职称	中级职称	负责人
81	43	31	43	7	0	27	0	26	101	81	8	29	34	3	23	29	周美兰
9	6	2	7	0	0	2	0	0	0	9	0	0	3	3	0	4	章楚缨
81	41	14	45	22	0	13	0	2	59	81	0	10	49	15	33	21	何国平
80	48	14	62	4	32	29	0	0	64	80	9	32	31	2	35	34	赵渤年
125	65	3	112	10	0	0	0	72	10	125	15	70	40	0	35	50	刘　宏
65	24	2	60	3	0	5	0	0	1	65	1	20	42	2	16	30	丁文龙
57	31	9	38	10	0	5	0	14	123	57	5	7	43	2	40	14	韩颖萍
20	4	3	15	2	0	0	0	0	15	20	6	5	9	0	16	4	杜天信
11	7	1	8	2	0	0	3	0	8	11	0	0	5	6	2	9	廖俊旭
19	5	3	16	0	0	4	2	0	6	19	2	8	7	2	5	11	郭汉玖
546	317	80	413	53	20	140	0	50	240	546	22	142	230	93	148	134	秦裕辉
16	5	6	4	6	0	0	0	0	19	16	0	0	7	8	0	3	陈　涛
221	110	25	112	84	92	170	38	11	242	221	28	60	45	30	40	67	缪剑华
46	24	15	28	3	185	22	0	0	74	46	1	15	19	5	22	12	韦英才
114	50	9	105	0	0	16	0	0	140	114	2	27	58	27	23	37	钟　鸣

机构名称	地址	邮编	电子信箱	电话	传真	主管单位	内设国家（重点/工程）实验室个数	内设国家工程（研究/技术研究）中心个数	从业人员（包括招聘人员）
广西壮族自治区中医骨伤科研究所	广西南宁市新民路32号	530012	308995348@qq.com	0771-2809369	0771-2809369	广西壮族自治区卫生计生委	0	0	344
南宁市针灸研究所	广西南宁市共和路209号	530012	nn7yy@163.com	0771-2621753	0771-2621753	南宁市卫生计生委	0	0	304
中国医学科学院药用植物研究所海南分所	海南省万宁市兴隆	571533	ganbingchun@tom.com	0898-31589000	0898-62552046	中国医学科学院药用植物研究所	0	0	48
重庆市中医研究院	重庆市江北区盘溪七支路6号	400021	cqkjc@126.com	023-67776180	023-67063760	重庆市卫生计生委	1	0	2 693
重庆市药物种植研究所	重庆市南川区三泉镇三泉居委	408435	yisirong123@aliyun.com	023-71480053	023-71480128	重庆市科学技术委员会	0	0	133
重庆市中药研究院	重庆市南岸区黄桷垭南山路34号	400065	kyc@cqacmm.com	023-89029012	023-89029008	重庆市科学技术委员会	0	0	246
四川省中医药科学院中医研究所	四川省成都市四道街20号	610031	13880783358@163.com	028-68890138	028-86634673	四川省中医药管理局	0	0	480
四川省中医药科学院	四川省成都市人民南路四段51号	610041	proapp@163.com	028-85237056	028-85237056	四川省中医药管理局	1	0	1 435
成都市中医药研究所	四川省成都市高新南区繁雄大道万象北路18号	610041	yyykjk@163.com	028-85315215	028-85313722	成都市中医管理局	0	0	84
成都市中草药研究所	四川省成都市新都区新繁镇正西街130号	610501	/	028-82726171	028-82722252	成都市卫生计生委	0	0	12
绵阳市中医药研究所	四川省绵阳市涪城路14号	621000	913151794@qq.com	18781643285	0816-2242452	绵阳市卫生计生委	0	0	9
甘孜藏族自治州藏医药研究所	四川省甘孜藏族自治州康定县炉城南路23号	626000	41661236@qq.com	0836-6889774	0836-2838503	甘孜藏族自治州卫生计生委	0	0	18
贵阳药用植物园	贵州省贵阳市沙冲南路202号	550007	/	0851-3804323	0851-3832053	贵阳市科学技术局	0	0	54
毕节市中药药产业发展办公室（毕节市中药研究所）	贵州省毕节市桂花路8号	551700	/	15338577017	/	毕节市科技局	0	0	14
黔东南苗族侗族自治州民族医药研究院	贵州省凯里市金井路6号	556000	511382066@qq.com	0855-8218793	0855-8218898	黔东南州卫生计生委	0	0	146

（续表）

从事科技活动人员	其中：女性	其中：科技管理人员	课题活动人员	科技服务人员	从事生产、经营活动人员	其他人员（医疗、工程设计、教学培训、后勤服务等人员）	外聘的流动学者（编制在其他单位）	招收的非本单位在读研究生	离退休人员总数	从事科技活动人员总数	其中：博士毕业	硕士毕业	本科毕业	大专毕业	其中：高级职称	中级职称	负责人
233	221	3	130	100	77	34	2	11	138	233	0	45	105	80	40	51	杨 渊
33	18	15	8	10	244	27	0	0	104	33	0	7	22	4	20	13	黄 科
42	13	8	28	6	6	0	0	0	36	42	4	24	8	3	15	13	甘炳春
978	612	101	845	32	0	1 715	1	20	1 007	978	45	290	407	179	301	488	左国庆
107	35	12	76	19	0	26	0	0	90	107	1	11	48	19	22	32	钱齐妮
178	82	33	120	25	33	35	4	7	212	178	12	50	93	23	48	83	杨大坚
145	81	5	140	0	0	335	0	0	116	145	6	61	72	6	55	42	池雷霆
544	363	48	467	29	0	891	0	0	269	544	51	194	269	30	153	218	赵军宁
52	45	2	28	22	18	14	0	0	0	52	2	6	40	4	22	28	徐荣华
0	0	0	0	0	12	0	0	0	16	0	0	0	0	0	0	0	雷建国
7	5	1	5	1	2	0	0	0	6	7	0	2	4	0	2	3	任清良
16	5	2	14	0	2	0	0	0	0	16	0	3	2	11	7	7	白玛卓嘎
45	5	11	23	11	0	9	0	0	0	45	0	7	17	16	1	5	朱 虹
14	4	0	14	0	0	0	0	0	0	14	0	7	7	0	1	7	阮培均
19	10	5	5	9	82	45	0	0	5	19	0	4	13	2	3	4	郭伟伟

机构名称	地址	邮编	电子信箱	电话	传真	主管单位	内设国家（重点/工程）实验室个数	内设国家工程（研究/技术研究）中心个数	从业人员（包括招聘人员）
楚雄州彝族医药研究所	云南省楚雄市鹿城西路327号	675000	cxzzyy1979@126.com	0878-3164436	0878-3164436	楚雄州卫生计生委	0	0	31
普洱市民族传统医药研究所	云南省普洱市思茅区洗马河路55号	665000	562382912@qq.com	0879-2122145	0879-2122145	普洱市卫生计生委	0	0	29
云南省中医中药研究院	云南省昆明市五华区莲花池学府路139号	650223	keguanke2008 @126.com	0871-65128102	0871-6512810	云南省卫生计生委	0	0	82
西双版纳傣族自治州民族医药研究所	云南省景洪市民族南路8号	666100	bndyykyk@163.com	0691-2723109	0691-2723109	西双版纳傣族自治州卫生计生委	0	0	268
中国医学科学院药用植物研究所云南分所	云南省景洪市宣慰大道138号	666100	yzsynfs@163.com	0691-2136981	0691-2122161	中国医学科学院药用植物研究所	0	0	60
陕西省中医药研究院	陕西省西安市西华门2号	710003	/	029-87251692	029-87213096	陕西省卫生计生委	0	0	1 423
陕西中药研究所	陕西省咸阳市毕塬西路16号	712000	keyanke@126.com	029-88316226	029-33213063	陕西省医药控股集团有限责任公司	0	0	135
甘肃省中医药研究院	甘肃省兰州市七里河区瓜州路418号	730050	jessica_lxx@163.com	0931-2687040	0931-2687021	甘肃省卫生计生委	1	0	60
天祝藏族自治县藏医药开发研究所	甘肃省天祝县华藏寺镇祝贡北路8号	733299	tzxzysbg@163.com	0935-3124250	/	天祝藏族自治县卫生计生委	0	0	26
甘南藏族自治州藏医药研究院	甘肃省甘南州合作市人民街44号	747000	/	0941-8212251	0941-8212431	甘南州卫生计生委	0	0	118
宁夏回族自治区中医研究院	宁夏银川市西夏区北京西路114号	750021	13709575543@ 163.com	0951-5600581	0951-2020247	宁夏回族自治区卫生计生委	0	0	607
新疆维吾尔自治区维吾尔医药研究所	新疆乌鲁木齐市延安路776号附1号	830049	bhsrmnf@163.com	0991-2565663	0991-2557730	新疆维吾尔自治区卫生计生委	0	0	27
新疆中药民族药研究所	新疆乌鲁木齐市新民路9号	830002	xjwscg@126.com	0991-82633131	0991-8820158	新疆维吾尔自治区卫生计生委	0	0	33
新疆维吾尔自治区中医药研究院	新疆乌鲁木齐市黄河路116号	830000	xjqzyykj@126.com	0991-5564396	0991-5848747	新疆维吾尔自治区科技厅	0	0	100

（续表）

从事科技活动人员	其中：女性	其中：科技管理人员	课题活动人员	科技服务人员	从事生产、经营活动人员	其他人员（医疗、工程设计、教学培训、后勤服务等人员）	外聘的流动学者（编制在其他单位）	招收的非本单位在读研究生	离退休人员总数	从事科技活动人员总数	其中：博士毕业	硕士毕业	本科毕业	大专毕业	其中：高级职称	中级职称	负责人
26	5	1	25	0	0	5	0	0	0	26	0	2	24	0	9	12	杨本雷
25	5	8	6	11	0	4	0	0	13	25	0	3	16	3	7	3	付开聪
77	49	8	57	12	0	5	0	0	48	77	2	21	40	11	22	30	和丽生
168	108	44	108	16	0	100	0	0	67	168	0	1	102	58	21	39	王肖飞
49	21	7	37	5	5	6	0	0	52	49	7	16	16	7	16	20	马小军
1 265	923	101	1 152	12	0	158	0	0	460	1 265	34	223	374	556	209	172	刘　力
79	40	21	44	14	19	37	1	0	108	79	0	1	39	28	13	28	肖志强
50	21	6	37	7	0	10	16	0	0	50	9	30	9	2	18	17	潘　文
19	12	5	13	1	5	2	0	0	1	19	0	0	16	3	4	7	朵德祥
99	51	7	56	36	6	13	0	0	31	99	2	2	56	39	25	45	杨宏权
176	84	32	119	25	0	431	0	3	47	176	4	36	126	10	95	51	李　明
27	10	9	18	0	0	0	0	0	4	27	4	7	13	3	8	17	斯拉甫·艾
31	13	2	25	4	0	2	0	0	28	31	0	10	20	1	14	13	贾晓光
100	40	7	0	93	0	0	0	4	3	100	25	29	41	5	92	8	卢　勇

院

校

篇

【北京中医药大学】

党委书记：吴建伟
校　长：徐安龙
党委副书记：靳　琦、林志华、翟双庆
副 校 长：谷晓红、乔延江、邬国强、
　　　　　翟双庆、王　伟
纪委书记：林志华
基础医学院院长：刘建平
中药学院院长：林瑞超
针灸推拿学院院长：赵百孝
管理学院院长：赵　静
护理学院院长：郝玉芳

人文学院院长：（暂无）
马克思主义学院院长：王梅红
国际学院院长：唐民科
台港澳中医学部主任：于永杰
继续教育学院院长：傅延龄
远程教育学院长：谷晓红（兼）
地　　　址：北京市朝阳区北三环东路11号（西校区）/北京市朝阳区北四环东路望京中环南路6号（东校区）/北京市房山区良乡高教园区北京中医药

大学（良乡校区）
邮　　编：100029（西校区）/102488（东校区）
电　　话：010-64286426
传　　真：010-64213817
电子信箱：xiaoban@bucm.edu.cn
网　　址：www.bucm.edu.cn

专业统计

　　2015年，学校职工人数1247人。专任教师638人，其中具有正高职称者170人，副高职称者227人，中级职称者195人，初级职称者46人。

专业设置	学制（年）	2015年毕业生数	2015年招生数	在校生数
中医学（五年制）	5	104	127	768
中医学（卓越）	5+3	0	413	1 134
中医学（岐黄）	5+4	0	45	219
中医学（七年制）	7	147	0	214
中医学（台港澳）	5	55	58	294
中医学（留学生本科）	5	123	61	404
药学	4	0	30	86
中药学（时珍国药）	4	127	101	593
中药学（卓越）	4+4	0	25	25
中药学	4+2	0	32	32
制药工程	4	116	0	55
中药制药	4	0	58	168
针灸推拿学（台港澳）	5	2	0	7
针灸推拿学	5	85	88	443
公共事业管理学	4	60	28	197
工商管理学	4	37	28	151
信息管理与信息系统	4	0	27	27
护理学	4	122	126	490
英语（医学）	5	27	0	194
英语（医学）	4	0	18	18
英语（中医药国际传播）	4	0	19	19
法学（医药卫生）	4	43	39	166
护理学（专科）	3	141	120	353
中药学（专科）	3	35	39	106
公共卫生管理（专科）	3	0	50	50
合计	/	**1 224**	**1 532**	**6 213**

　　注：以上统计数据为本专科学生数。

研究生教育

　　在校硕士研究生3064人，2015年招收硕士研究生1217人，毕业974人（其中留学生在校硕士研究生114人，2015年招收留学生硕士研究生64人，留学生硕士研究生毕业20人）。

　　在校博士研究生657人，2015年招收博士研究生201人，毕业202人（其中留学生在校博士研究生20人，2015年招收留学生博士研究生4人，留学生博士研究生毕业10人）。

　　硕士学位专业设置：中医基础理论、中医临床基础、中医医史文献、方剂学、中医诊断学、中医内科学、中医外科学、中医骨伤科学、中医妇科学、中医儿科学、中医五官科学、针灸推拿学、民族医学、中医体质学、中医临床药学、中医皮肤性病学、医药卫生法学、中医药外语、中医药管理、中医养生康复学、中医文化学、健康管理学、中西医结合基础、中西医结合临床、中西医结合内科学、中西医结合外科学、中西医结合骨科学、中西医结合妇科学、中西医结合五官科学、中西医结合肿瘤学、中西医结合循证医学、中西医结合药理学、中西医结合护理学、药物分析学、微生物与生化药学、中药资源学、中药炮制学、中药鉴定学、中药化学、中药分析学、中药药理学、中药药剂学、临床中药学、民族药学、社会医学与卫生事业管理

博士学位专业设置：中医基础理论、中医临床基础、中医医史文献、方剂学、中医诊断学、中医内科学、中医外科学、中医骨伤科学、中医妇科学、中医儿科学、中医五官科学、针灸推拿学、民族医学、中医体质学、中医临床药学、中医皮肤性病学、医药卫生法学、中医药外语、中医药管理、中医养生康复学、中医文化学、中西医结合基础、中西医结合临床、中西医结合内科学、中西医结合外科学、中西医结合骨科学、中西医结合妇科学、中西医结合五官科学、中西医结合肿瘤学、中西医结合循证医学、中西医结合药理学、中西医结合护理学、中药资源学、中药炮制学、中药鉴定学、中药化学、中药分析学、中药药理学、中药药剂学、临床中药学、民族药学、健康管理学

重点学科及学科带头人
国家重点学科
　中医学（一级学科）：（暂缺）
　中药学（一级学科）：（暂缺）
　中医基础理论：王　琦
　中医诊断学：陈家旭
　方剂学：谢　鸣
　中医内科学：姜良铎
　中医临床基础：王庆国
　中医医史文献：（暂缺）
　针灸推拿学：（暂缺）
　中医外科学：（暂缺）

　中医妇科学：（暂缺）
　中医骨伤科学：（暂缺）
　中医儿科学：（暂缺）
　中医五官科学：（暂缺）
　民族医药：（暂缺）
　中西医结合基础：牛建昭
　中药学：乔延江
国家中医药管理局重点学科
　伤寒学：李宇航
　中医基础理论：高思华
　中医脑病学（东直门医院）：高　颖
　中西医结合基础：刘建平
　中药化学：石任兵
　中药分析学：乔延江
　临床中药学：张冰
　中医诊断学：陈家旭
　中药鉴定学：刘春生
　中药药理学：孙建宁
　针灸学：赵百孝
　中西医结合临床（东方医院）：林　谦
　中医肝胆病学：叶永安
　中医妇科学：金　哲
　中医全科医学：唐启盛
　中医肺病学：苏惠萍
　中医内分泌病学：赵进喜
　中医老年病学：田金洲
　中医急诊学：刘清泉
　中医骨伤科学：王庆甫
　中医血液病学：李冬云
　内经学：翟双庆
　金匮要略：贾春华
　古汉语与医古文：王育林
　中医脑病学（东方医院）：张允岭
　中医痹病学：朱跃兰
　中医肛肠病学：刘仍海
　中医乳腺病学：裴晓华
　中医周围血管病学：庞　鹤
　中医男科学：李海松
　中医儿科学：王素梅
　中医眼科学：周　剑
　中医耳鼻喉科学：刘大新
　中医护理学：郝玉芳
　推拿学：于天源
　中西医结合基础（药理）：王　伟
　中西医结合临床（东直门医院）：王　显
　中医药信息学：乔延江

　中医文化学：张其成
　中医神志病学：曲　淼
　中医循证医学：刘建平
　中医体质学：王　琦
　中医药英语：吴　青
　中医国际传播学：张立平
　中医药管理学：程　薇
　医药卫生法学：王梅红
　航天中医药学：郑虎占
　航海中医药学：李　峰
北京市重点学科
　中西医结合（一级学科）：（暂缺）
　护理学（一级学科）：郝玉芳
　中医临床基础：王庆国
　中医医史文献：严季澜
　中医外科学：李曰庆
　中医药管理学：房耘耘
　中西医结合临床：李乃卿
　中医人文学：张其成
　中西医结合基础：刘建平
　护理学：郝玉芳

重点实验室及负责人
教育部工程研究中心
　中药制药与新药开发关键技术工程研究中心：乔延江
　中药材规范化生产工程研究中心：林瑞超
教育部重点实验室
　中医内科学实验室：田金洲
　中医养生学实验室：刘铜华
　证候与方剂基础研究实验室：王庆国
北京市教委重点实验室
　中药基础与新药研究实验室：乔延江
　中医内科学实验室：田金洲
北京市科委重点实验室
　证候与方剂基础研究实验室：王庆国
　中医养生学实验室：刘铜华
　中药生产过程控制与质量评价北京市重点实验室：乔延江
　中药品质评价北京市重点实验室：林瑞超
北京市教委工程研究中心
　中药质量控制技术工程研究中心：石任兵
国家中医药管理局中医药科研三级实验室
　细胞生物化学实验室：郭顺根
　神经免疫实验室：王天芳

病理学实验室：李澎涛

细胞分子生物学实验室：华 茜

微生物与免疫实验室：顾立刚

中药鉴定实验室：刘春生

中药药理实验室：孙建宁

中药制剂实验室：倪 健

中药分析实验室：马长华

中药化学实验室：石任兵

针灸生物学实验室：张露芬

中药药理学实验室（东直门医院）：王蓬文

神经细胞分子生物学实验室（东直门医院）：高 颖

细胞分子技术实验室（东方医院）：张允岭

附属机构及负责人

第一临床医学院（东直门医院）：王耀献

第二临床医学院（东方医院）：张允岭

第三附属医院：刘金民

第四附属医院（枣庄医院）：王成祥

（王丹凤）

【天津中医药大学】

党委书记：李庆和

校 长：张伯礼

常务副校长：高秀梅

党委副书记：刘红军

纪委书记：李永强

副 校 长：于 越、周桂桐、孟昭鹏

中医学院院长：孟静岩

中药学院院长：邱 峰

针灸推拿学院院长：郭 义

护理学院院长：刘彦慧

管理学院院长：何 强

语言文化学院副院长：邢永革

体育健康学院副院长（主持工作）：刘俊荣

研究生院院长：王 怡

国际教育学院院长：应森林

继续教育学院院长：王慧生

中西医结合学院常务副院长：边育红

地 址：天津市南开区鞍山西道312 号

邮 编：300193

电 话：022-59596111

传 真：022-59596110

电子信箱：tcmoffice@163.com

网 址：www.tjutcm.edu.cn

专业统计

2015 年，学校教职工 1244 人。专任教师 855 人，其中教授 177 人，副教授 260 人，讲师 345 人，助教 56 人。

专业设置	学制（年）	2015 年毕业生数	2015 年招生数	在校生数
汉语国际教育	4	28	38	124
汉语言	4	25	37	125
社会体育指导与管理	4	0	30	89
市场营销	4	94	122	492
护理学类专业	4	394	417	1 710
护理学类专业	5	99	0	0
中医学	5	139	122	672
中医学	7	322	0	1 325
中医学	8	0	182	182
中药学	4	100	101	368
中西医临床医学	5	34	49	213
公共事业管理	4	45	60	222
中药资源与开发	4	51	47	188
食品卫生与营养学	4	0	33	33
中药制药	4	45	51	150
康复治疗学	4	30	100	319
针灸推拿学	5	39	60	280
药学	4	51	50	211
临床药学	4	52	81	183
劳动与社会保障	4	49	56	217
药物制剂	4	91	48	261
制药工程	4	41	52	208
应用心理学	4	51	53	221
合计	/	**1 780**	**1 789**	**7 793**

注：以上统计数据为本专科学生数。

研究生教育

在校全日制硕士研究生2599人，2015年招收硕士研究生657人，毕业742人。

在校全日制博士研究生235人，2015年招收博士研究生77人，毕业65人。

硕士学位专业设置（含自主设置专业）：中医基础理论、中医临床基础、中医医史文献、方剂学、中医诊断学、中医内科学、中医外科学、中医骨伤科学、中医妇科学、中医儿科学、中医五官科学、针灸推拿学、民族医学、中医预防医学、临床评价病理学与病理生理学、人体解剖与组织胚胎学、免疫学、病原生物学、放射医学、老年医学、神经病学、影像医学与核医学、肿瘤学、中西医结合基础、中西医结合临床、康复医学、中西医结合护理学、中药学、中药制药工程学、生药学、药物分析学、药理学、药物化学、药剂学、微生物学与生化药学、食品药学、护理学、护理教育学、临床护理学、中国古典文献学、管理科学与工程医疗安全与风险管理、医药产业战略、健康管理、医院管理、生物医学工程、中医工程学、诊疗仪器

博士学位专业设置：中医基础理论、中医临床基础、中医医史、文献方剂学、中医诊断学、中医内科学、中医外科学、中医骨伤科学、中医妇科学、中医儿科学、中医五官科学、针灸推拿学、民族医学、中医预防医学、临床评价、中西医结合基础、中西医结合临床、中医工程学、康复医学、中西医结合、护理学、中药学、中药制药工程学

重点学科及学科带头人

教育部重点学科

针灸推拿学：石学敏
中医内科学：张伯礼

国家中医药管理局重点学科

中医妇科学：宋殿荣
针灸学：石学敏
方剂学：高秀梅
中医心病学：毛静远
中医肺病学：孙增涛
中医肾病学：杨洪涛
中医疮疡病学：张朝晖
中医儿科学：马　融
中药药理学：张艳军
中西医结合基础：边育红
中医药工程学：王益民
温病学：王秀莲
中医各家学说：秦玉龙
中医心病学：杜武勋
中医痹病学：刘　维
中医血液病学：史哲新
中医疮疡病学：王　军
中医护理学：王维宁
推拿病学：王金贵
临床中药：王保和
中医预防学：王泓午
中医"治未病"学：王德惠
中医神志病学：颜　红

天津市重点学科

针灸推拿学：石学敏
中医内科学：张伯礼
中药学：高秀梅
中医基础理论：孟静岩
中西医结合基础：范英昌

重点实验室及负责人

省部共建国家重点实验室培育基地

天津市现代中药实验室：张伯礼

国家级国际联合研究中心

中意中医药联合实验室：张伯礼

教育部重点实验室

方剂学教育部重点实验室（天津中医药大学）：高秀梅

教育部工程研究中心

现代中药发现与制剂技术教育部工程研究中心：高秀梅

教育部创新团队

组分中药基础与应用研究：何　新
针刺治疗脑病：王　舒
中医药防治心血管疾病研究：毛静远

天津市技术工程中心

天津市组分中药技术工程中心：程翼宇
天津市中药外用药技术工程中心（与外单位合作建设）：张伯礼
天津市中医工程及医学虚拟技术工程中心（与外单位合作建设）：陆小左

国家中医药管理局中医药科研三级实验室

中药药理实验室：王　怡
分子生物学实验室：于建春
细胞生物学实验室：王　虹
病理实验室：范英昌
医用化学传感器实验室：郭　义
呼吸功能实验室：孙增涛
中药制剂实验室：崔元璐
中药毒理实验室：胡利民
中药化学实验室：王　涛
中药制剂实验室：李　进
针刺量效关系实验室：樊小农
认知和运动分析实验室：于　涛
肾脏组织生物学实验室：杨洪涛
推拿手法生物效应实验室：王金贵

国家中医药管理局重点研究室

针刺效应重点研究室：王　舒
方剂配伍重点研究室：高秀梅

天津市重点实验室

中药药理重点实验室：胡利民
针灸学重点实验室：樊小农
中药化学与分析重点实验室：王　涛

天津市卫生计生委重点研究室

针刺效应重点研究室：王　舒
方剂配伍重点研究室：高秀梅
心系疾病证治重点研究室：张军平
肺科"治未病"重点研究室：孙增涛
中医药儿科脑病重点研究室：马　融
中医药生殖健康重点研究室：宋殿荣
中药药性重点研究室：张德芹
中医药研究方法与应用重点研究室：王泓午

附属机构及负责人

天津中医药大学第一附属医院：马　融
天津中医药大学第二附属医院：孙增涛
天津中医药大学附属保康医院：郭利平
天津中医药大学第四附属医院：郭利平
天津中医药大学附属武清中医

院：刁殿军
　天津中医药大学附属北辰中医
院：马国海
　天津中医药大学附属南开中医
院：李学军

（张　杰）

【河北中医学院】
党委书记：王　洪
院　　长：孔祥骊
党委副书记：刘超颖
纪委书记：赵同安

副 院 长：高维娟、张祥竞、杜惠兰、
　　　　　王占波
党委常委：孙士江
基础医学院院长：董尚朴
中西医结合医院院长：杜惠兰（兼）
针灸推拿学院院长：贾春生
药学院院长：楚立
护理学院书记：秦爱军（暂无院长）
继续教育学院院长：魏　民
国际教育学院院长：房家毅
研究生学院院长：高维娟（兼）
公共课教学部主任：吴日升

地　　址：河北省石家庄市鹿泉经
　　　　　济开发区杏苑路3号
邮　　编：050200
电　　话：0311-89926666
传　　真：0311-89926666
电子信箱：hbzxxydzb@126.com
网　　址：www.hebtcm.edu.cn

专业统计
　2015年，学校职工人数708
人。专任教师419人，其中教授87
人，副教授120人，讲师139人，
助教15人。

专业设置	学制（年）	2015年毕业生数	2015年招生数	在校生数
护理学	4	31	186	515
中医学	5	237	310	1 209
中药学	4	41	108	338
中西医临床医学	5	160	299	1 080
中药资源与开发	4	0	58	109
医学影像技术	4	0	48	93
康复治疗学	4	0	57	114
针灸推拿学	5	68	109	504
护理学（专接本）	3	121	63	98
针灸推拿学（专接本）	3	0	29	64
中西医临床医学（专接本）	3	0	0	5
中医学（专接本）	3	0	49	68
医学检验技术	3	0	48	98
针灸推拿	3	111	157	499
药学	3	0	95	182
医学影像技术	3	0	49	98
护理	3	708	402	1 355
临床医学	3	194	0	0
合计	/	1 671	2 162	6 429

注：以上统计数据为本专科数据。

研究生教育
　在校硕士研究生204人，2015
年招收硕士研究生50人，毕业
78人。
　在校博士研究生26人，2015年
招收博士研究生9人，毕业7人。
　硕士学位专业设置：中医基础
理论、中医临床基础、中医医史文
献、方剂学、中医诊断学、中医内
科学、中医外科学、中医骨伤科学、
中医妇科学、中医儿科学、中医五
官科学、针灸推拿学、民族医学、

中西医结合临床、中药学、中医内
科学、中医外科学、中医骨伤科学、
中医妇科学、中医儿科学、中医五
官科学、全科医学、中药学
　博士学位专业设置：中医诊断
学、中西医结合临床、中医内科学、
中医外科学、中医骨伤科学、中医
妇科学、中医儿科学、中医五官科
学、针灸推拿学、民族医学、中西
医结合临床

重点学科及学科带头人
　省级重点学科

中西医结合重点学科：杜惠兰
中医诊断重点学科：方朝义
重点实验室及负责人
国家级重点实验室
　中药药理科研二级实验室：
王鑫国
　生理学科研二级实验室：
吉恩生
省级重点实验室
　心脑血管病中医药防治重点实
验室：高维娟
　中西医结合肝肾病证实验室：

杜惠兰

　　浊毒症重点实验室：裴　林

　　中药配方颗粒工程技术研究中心：王鑫国

市级重点研究室

　　中药配方颗粒应用技术研发中心：王鑫国

　　抗体稳定高效表达技术应用技术研发中心：常　宏

　　刺灸法效应特异性重点研究室：贾春生

校级重点实验室

　　中西医结合生殖疾病协同创新中心：杜惠兰

　　病证结合模式中医证候基础研究协同创新中心：方朝义

　　抗体稳定高效表达技术协同创新中心：常　宏

　　全国中医药文化古迹"网络窗口"建设协同创新中心：周计春

附属机构及负责人

　　河北省中医院：孙士江

　　河北省中医药科学院：裴　林

（康　琳）

【山西中医学院】

党委书记：张俊龙

党委副书记、校长：马存根

党委副书记：冯　海

党委委员、纪委书记：郭文平

副　校　长：张永德、冀来喜、王晞星

基础医学院副院长（主持工作）：牛晓军

中医临床学院院长：李廷荃

针灸推拿学院院长：燕　平

中西医结合临床学院院长：门九章

中药学院院长：裴妙荣

护理学院院长：赵殿龙

医药管理学院院长：李安平

傅山学院院长：王晞星（兼）

人文学院院长：李　俊

制药与食品工程学院负责人：张朔生

继续教育学院（职业技术学院）副院长（主持工作）：张红丽

地　　址：山西省晋中市榆次区大学街121号（晋中校区校本部）/山西省太原市晋祠路一段89号（太原校区）

邮　　编：030619（晋中校区校本部）/030024（太原校区）

电　　话：0351-3179818/3179817

传　　真：0351-3179962

网　　址：www.sxtcm.edu.cn

电子信箱：zyxyyb@163.com

专业统计

　　学校职工人数589人。专任教师454人，其中教授83人，副教授175人，讲师206人，助教44人。

专业设置	学制（年）	2015年毕业生数	2015年招生数	在校生数
普通专科				
高中起点专科	/	457	0	0
医学营销	3	29	0	0
针灸推拿学	3	108	0	0
中医骨伤	3	38	0	0
护理学	3	213	0	0
中药学	3	69	0	0
对口招生中职生	/	304	149	530
针灸推拿	3	90	50	219
中医骨伤	3	0	49	131
护理学	3	268	50	145
中药学	3	46	0	35
小计		535	176	688
普通本科				
高中起点本科	/	1 041	2 064	7 863
生物技术	4	0	48	94
生物信息学	4	0	49	49
应用心理学	4	0	48	144
制药工程	4	46	293	715
食品科学与工程	4	0	185	324
生物工程	4	0	91	91

（续表）

专业设置	学制（年）	2015年毕业生数	2015年招生数	在校生数
植物保护	4	0	0	37
中医学	5	141	167	999
针灸推拿学	5	102	81	640
中西医临床医学	5	148	148	976
药学	4	0	50	280
中药学	4	160	183	972
康复治疗学	4	0	96	246
护理学	4	342	243	1 209
信息管理与信息系统	4	35	237	552
市场营销	4	67	145	535
专科起点本科		119	106	235
中医学	3	24	0	3
针灸推拿学	3	19	28	65
中西医临床医学	3	9	0	1
中药学	2	35	28	49
护理学	2	32	50	117
小计		1 160	2 170	8 098
成 人 专 科				
函授	/	159	109	362
高中起点专科	/	159	109	362
临床医学类	3	42	16	72
护理学	3	97	66	228
中药学	3	20	27	62
业余	/	32	24	80
高中起点专科	/	32	24	80
临床医学类	3	23	0	0
中医学	3	0	24	71
针灸推拿学	3	9	0	9
小计	/	191	133	442
成 人 本 科				
业余	/	522	519	1 648
专科起点本科	/	522	519	1 648
中医学	3	99	80	312
针灸推拿学	3	67	20	82
中西医临床医学	3	30	50	193
中药学	3	44	72	193
护理学	3	282	297	868
小计	/	522	519	1 648

注：以上统计数据为本专科学生数。

研究生教育

　　在校硕士研究生500人，2015年招收硕士研究生228人，毕业99人。

　　硕士学位专业设置：中医学、中药学、临床医学、护理学

重点学科及学科带头人

国家局级重点学科

　　中医文献学：陶功定

　　方剂学：周　然

　　针灸学：冀来喜

　　中西医结合临床：冯前进

　　中医肾病学：高继宁

　　中医基础理论：郭　蕾

　　中医脾胃病学：任顺平

　　中西医结合基础：关建红

　　中医儿科学：秦艳虹

　　中医康复学：郝重耀

　　中医药信息学：赵建平

　　中医治疗技术工程学：张俊龙

省级重点学科

　　中医学：张俊龙

　　中西医结合基础：冯前进

　　中药化学：裴妙荣

　　中医内科学：赵莉娟

　　中医肺病学：白　丽

　　中医脑病学：张　捷

重点实验室及负责人

国家级重点实验室

　　中药微乳技术国家地方联合工程实验室：冯前进

　　中药化学实验室：裴妙荣

　　针灸针法实验室：燕　平

　　中医临床基础实验室：贾丽丽

　　中医药基因表达调节技术实验室：冯前进

省级重点实验室

　　脑脏象学实验室：张俊龙

　　中医学基础实验室：裴妙荣

　　针灸学实验室：燕　平

　　中药分析实验室：王　瑞

　　中药生物化学实验室：薛慧清

附属机构及负责人

　　山西中医学院附属医院（山西中医学院第二中医院）：李廷荃

　　山西中医学院第三中医院（山西省针灸研究所、山西省针灸医院）：雷　鸣

　　山西中医学院中西医结合医院（山西省中西医结合医院）：赵建平

　　　　　　（肖亚春、郭宏鹏）

【内蒙古医科大学】

党委书记：包红亮

校　　长：杜茂林

党委副书记：李建

副 校 长：毅和、牛广明、赵云山、阿古拉、刘志跃、刘　斌

纪委书记：马仲奎

基础医学院院长：李志军

药学院院长：包保全

中医学院院长：董秋梅

蒙医药学院副院长（主持工作）：陈英松

公共卫生学院院长：段生云

口腔医学院院长（兼）：孟兴凯

卫生管理学院院长：范艳存

外国语学院院长：奎晓岚

计算机信息学院院长：王呼生

护理学院院长：王春森

思想政治理论教研部：岳冬青

实践教学部主任：王进文

体育教学部主任：高秀和

研究生学院院长：张振涛

国际教育学院院长：孙利明

继续教育学院院长：高莉莉

蒙医药研究院院长：白长喜

图书馆馆长：孙利军

第一临床医学院院长：孟兴凯

第三临床医学院院长：王凌峰

自治区人民医院临床医学院院长：孙德俊

鄂尔多斯临床医学院院长：王志发

赤峰临床医学院院长：孙义

地　　址：内蒙古呼和浩特市金山开发区

邮　　编：010110

电　　话：0471-6653034

传　　真：0471-6653094

电子信箱：nmgykdx@immu.edu.cn

网　　址：www.immu.edu.cn

专业统计

　　2015年学校教职工人数1355人。专任教师905人，其中教授180人，副教授236人，讲师200人，助教260人。

专业设置	学制（年）	2015年毕业生数	2015年招生数	在校生数
公共事业管理	4	59	36	160
英语	4	48	44	182
制药工程	4	39	40	126
中药学	4	34	47	164
中药资源与开发	4	0	40	76
蒙药学	4	38	39	153
法医学	5	64	41	194
中医学	5	78	204	1 045
中医学（中西医结合方向）	5	80	0	0
中医学（养生康复方向）	5	23	0	0
针灸推拿学	5	92	82	371

（续表）

专业设置	学制（年）	2015 年毕业生数	2015 年招生数	在校生数
蒙医学	5	77	204	920
临床医学	5	484	517	2 786
临床医学（骨科方向）	5	26	0	0
口腔医学	5	40	60	244
预防医学	5	83	73	280
药学	4	113	117	384
药学（中外合作办学）	4	129	0	525
麻醉学	5	73	42	232
医学影像学	5	62	78	341
药物制剂	4	18	37	161
临床药学	5	0	40	82
医学检验技术	4	0	87	134
康复治疗学	4	0	45	45
护理学	4	91	221	527
护理学（中外合作办学）	4	111	0	507
护理学（蒙医护理方向）	4	40	45	238
信息管理与信息系统	4	57	40	194
市场营销	4	0	60	60
市场营销（中外合作办学）	4	27	0	240
劳动与社会保障	4	0	42	84
生物技术	4	34	0	0
生物技术（中外合作办学）	4	32	0	94
应用心理学	5	73	41	41
应用心理学（中外合作办学）	4	39	0	113
公共事业管理（专科起点本科）	2	2	4	4
市场营销（专科起点本科）	2	2	0	2
护理学（专科起点本科）	2	4	17	24
药物制剂（专科起点本科）	2	2	3	7
医学影像学（专科起点本科）	3	4	2	9
药学（专科起点本科）	2	3	3	8
临床医学（专科起点本科）	3	11	7	25
临床医学（骨科方向）（专科起点本科）	3	0	0	0
蒙医学（专科起点本科）	3	2	2	6
蒙医学（高中起点专科）	3	36	17	92
眼视光技术（高中起点专科）	3	36	36	90
药学（高中起点专科）	3	54	0	36

（续表）

专业设置	学制（年）	2015年毕业生数	2015年招生数	在校生数
医学检验技术（高中起点专科）	3	79	43	124
药物制剂技术（高中起点专科）	3	53	37	105
医用电子仪器与维护（高中起点专科）	3	35	0	18
医疗保险实务（高中起点专科）	3	30	32	86
医药营销（高中起点专科）	3	36	31	59
临床医学（高中起点专科）	3	84	72	270
护理（高中起点专科）	3	119	82	293
护理（社区方向）（高中起点专科）	3	53	77	186
护理（对口招收中职生）	3	141	41	242
蒙医学（五年制高职转入）	2	0	0	2
护理（五年制高职转入）	2	311	402	853
临床医学（五年制高职转入）	2	29	0	0
合计	/	**3 290**	**3 230**	**13 244**

注：以上统计数据为本专科学生数。

研究生教育

在校硕士研究生1428人，2015年招收研究生489人，毕业427人。

硕士学位专业设置：药剂学、生药学、药物分析学、药物化学、药理学、药学（蒙药学）、中药学、护理学、微生物与生化药学、生理学、人体解剖与组织胚胎学、病原生物学、病理学与病理生理学、免疫学、法医学、内科学、儿科学、神经病学、精神病与精神卫生学、皮肤病与性病学、影像医学与核医学、临床检验诊断学、外科学、妇产科学、眼科学、耳鼻咽喉科学、肿瘤学、运动医学、麻醉学、急诊医学、口腔临床医学、中医基础理论、中医临床基础、中医医史文献、方剂学、中医诊断学、中医内科学、中医外科学、中医骨伤科学、中医五官科学、针灸推拿学、流行病与卫生统计学、民族医学（含：藏医学、蒙医学等）

重点学科及学科带头人

国家临床重点专科

骨外科学：霍洪军、刘万林

神经外科学：窦长武

普通外科学：孟兴凯

重点学科

伤寒学：麻春杰

蒙药学：那生桑

蒙医学：阿古拉

蒙医脾胃病科：图门乌力吉

重点学科

病理学与病理生理学：师永红

眼科学：朱丹

影像医学与核医学：苏秉亮、刘挨师

外科学（普外、骨外）：孟兴凯

民族医学（蒙医学）：阿古拉

优势特色学科

中医学（蒙医学）：阿古拉

重点培育学科

人体解剖与组织胚胎学：吴岩

内科学（血液病）：肖镇、高大

临床医学领先学科

普通外科学：欧阳晓晖、孟兴凯

骨外科学：霍洪军

呼吸内科学：崔丽英、付秀华

胸外科学：郭占林

妇科学：宋静慧

耳鼻咽喉科学：李玲香、崔晓波

麻醉学：龚玉华、于建设

医学影像学：苏秉亮、刘挨师

消化内科学：苏秉忠

神经外科学：武文元、窦长武

产科学：其木格、孟海霞

儿科学：任少敏

放射肿瘤学：郁志龙

临床检验学：张军力、韩艳秋

重点实验室负责人

工程研究中心

新药筛选工程研究中心：常福厚

工程实验室

动物脏器高值化利用生物活性肽工程实验室：苏秀兰

工程技术研究中心

自治区分子与功能影像工程技术研究中心：王雪梅

自治区数字转化医学工程技术研究中心：张元智

自治区重点实验室

医学细胞生物学重点实验室：苏秀兰

分子影像学重点实验室：王雪梅

中蒙药重点实验室：鞠爱华、那生桑

分子病理学重点实验室：肖瑞

分子生物学重点实验室：石艳春

自治区高等学校重点实验室

蒙药重点实验室：那生桑

分子生物学研究中心：石艳春

分子病理学实验室：肖瑞

自治区基础及预防医学重点实验室

蒙药学实验室：那生桑

医学生物工程学实验室：苏秀兰

医学分子生物学实验室：石艳春
病理学实验室：师永红
人体组织胚胎学实验室：吴岩
蒙医疗术学实验室：阿古拉

附属机构及负责人

附属医院：孟兴凯
第二附属医院：霍洪军
附属人民医院：鲁海文
附属蒙中医院：孟根杜希
第三附属医院：王凌峰
第四附属医院：尤兆雄

（张锡民）

【内蒙古民族大学蒙医药学院】

校党委书记：刘志彧
校　　长：陈永胜
副 校 长：巴根那、陈凤玉、任
军、修长百、李文阁
蒙医药学院党总支书记：额尔敦朝鲁
蒙医药学院院长：奥·乌力吉
地　　址：内蒙古通辽市科尔沁区
西拉木伦大街 996 号内
蒙古民族大学西拉木伦

校区蒙医药学院
邮　　编：028000
电　　话：0475-8314242
电子信箱：myy4200@163.com
网　　址：http://www3.imun.edu.cn/
myyxy/myy/index.asp

专业统计

2015 年学院职工人数 50 人。专
任教师 39 人，其中教授 19 人，副教
授 10 人，讲师 8 人，助教 2 人。

专业设置	学制（年）	2015 年招生数	2015 年毕业生数	在校生数
蒙医学专业	5	73	147	863
药物制剂专业	4	40	52	238
蒙药学专业	4	40	57	258
合计	/	153	256	1 359

注：以上统计数据为本专科学生数。

研究生教育

在校硕士研究生 201 人，2015 年
招收硕士研究生 74 人，毕业 58 人。
在校博士研究生 10 人，2015 年
招收博士研究生 5 人。
硕士学位专业设置：民族医学
（专业与学术）、中西医结合临床、
中西医结合基础、中药学（蒙药学）
博士学位专业设置：中药学
（蒙药学）

重点学科及学科带头人

国家中医药管理局重点学科
蒙药学：巴根那
民族医学：奥·乌力吉
国家民委重点学科
蒙西医结合基础：宝龙
自治区级重点学科
蒙西医结合临床：布仁巴图
蒙药学：巴根那

重点实验室及负责人

国家民委 – 教育部共建蒙医药
重点实验室：巴根那
内蒙古科技厅重点实验室内
蒙古自治区蒙医药重点实验室：

奥·乌力吉
内蒙古自治区发改委重点实验
室内蒙古自治区蒙医药研发工程实
验室：奥·乌力吉
内蒙古教育厅重点实验室内蒙
古自治区高校蒙医药研发重点实验
室：巴根那

附属机构及负责人

内蒙古民族大学附属医院：布
仁巴图

（王胡格吉乐图）

【辽宁中医药大学】

党委书记：曾庆捷
校　　长：杨关林
党委副书记：吕晓东
副 校 长：苏杰、石岩、张立德
纪委书记：李芸
副 校 长：徐凯、关雪峰
基础医学院：谷松
药学院：谢明
针灸推拿学院：陈以国
护理学院：于睿
经济管理学院：景浩

信息工程学院：刘建平
外国语学院：曹玉麟
研究生学院：刘春英
国际教育学院：刘景峰
继续教育学院：李海权
医学检验学院：陈雷
第一临床学院：关雪峰
第二临床学院：李国信
第三临床学院：张燚
第四临床学院：许斌
杏林学院：肖景东
创新学院：石岩（兼）
地　　址：辽宁省沈阳市皇姑区崇
山东路 79 号
邮　　编：110847
电　　话：024-31207108
传　　真：024-31207133
电子信箱：lnzyydxdzb@126.com
网　　址：www.lnutcm.edu.cn

专业统计

2015 年，学校职工人数 828
人。专任教师 414 人，其中教授 93
人，副教授 143 人，讲师 143 人，
助教 35 人。

专业	学制（年）	2015年毕业生数	2015年招生数	在校生数
中医学（5+3）	8	0	149	149
中医学（本硕连读）	7	28	0	545
中医学（本硕连读英语班）	7	28	0	57
中医学（本硕连读中西医结合方向）	7	59	0	273
中医学（本硕连读实验班）	7	0	0	107
中医学（英语班）	6	55	0	121
中医学	5	95	179	761
中医学（骨伤方向）	5	35	0	29
中西医临床医学	5	115	90	492
中医学（本硕连读针灸方向）	7	25	0	87
针灸推拿学（英语班）	6	53	0	114
针灸推拿学	5	33	117	530
针灸推拿学（养生康复方向）	5	31	0	30
康复治疗学	4	0	30	90
针灸推拿学（运动医学方向）	5	30	0	30
中药学（英语班）	5	80	0	199
中药学	4	84	78	473
药物制剂	4	85	59	292
制药工程	4	116	30	416
药学	4	90	29	296
食品科学与工程	4	29	29	113
食品质量与安全	4	0	29	80
中草药栽培与鉴定	4	0	30	56
中药学（中药分析方向）	4	27	0	0
中药学（中药制药）	2	30	30	60
护理学	4	93	150	449
护理学（英语班）	4	124	0	150
护理学（日语班）	4	28	0	90
护理学（高级护理）	3	25	30	88
中升本护理学	4	0	337	1 105
市场营销	4	42	28	132
公共事业管理	4	29	29	120
市场营销（中药方向）	2	28	30	61
物流管理	4	28	28	113
信息管理与信息系统	4	24	29	111
医学信息工程	4	22	29	111
英语	4	25	28	112
医学检验学	4	0	30	88
合计	/	**1 596**	**1 627**	**8 130**

注：以上统计数据为本专科学生数。

研究生教育

在校硕士研究生 1622 人，2015 年招收硕士研究生 432 人，毕业 375 人。

在校博士研究生 168 人，2015 年招收博士研究生 57 人，毕业 36 人。

硕士学位专业设置：中医基础理论、中医临床基础、中医医史文献、方剂学、中医诊断学、中医内科学、中医外科学、中医骨伤科学、中医妇科学、中医儿科学、中医五官科学、针灸推拿学、中西医结合基础、中西医结合临床、中西医结合护理（自设）、中药学、生药学、药理学、思想政治教育、护理（专业学位）、公共管理（专业学位）、中药学（专业学位）、临床医学（专业学位）、全科医学（专业学位）

博士学位专业设置：中医基础理论、中医临床基础、中医医史文献、方剂学、中医诊断学、中医内科学、中医外科学、中医骨伤科学、中医妇科学、中医儿科学、中医五官科学、针灸推拿学、中西医结合基础、中西医结合临床、中药学、生药学、临床医学（专业学位）

重点学科及学科带头人

教育部重点学科

中医基础理论：郑洪新

辽宁省教育厅重点学科

中医基础理论：郑洪新

方剂学：范 颖

中医内科学：于世家

针灸推拿学：陈以国

中西医结合临床：杨关林

生药学：康廷国

中药学：康廷国

中医学：石 岩

中西医结合：杨关林

国家中医药管理局重点学科

中医基础理论：郑洪新

方剂学：范 颖

中药鉴定学：翟延君

中药炮制学：贾天柱

伤寒学：谷 松

神志病学：任 路

中西医结合基础：关洪全

中西医结合临床（辽宁中医药大学附属医院，以下简称"附院"）：杨关林

中医儿科学（附院）：王雪峰

中医脾胃病学（附院）：王垂杰

中医内分泌病学（附院）：于世家

中医心病学（附院）：王凤荣

中医肾病学（附院）：何学红

中医痹病学（附院）：高明利

中医血液病学（附院）：刘宝文

中医老年病学（附院）：陈 民

中医耳鼻喉科学（附院）：孙海波

中医络病学（附院）：吕晓东

中医传染病学（附院）：卢秉久

中医预防医学（附院）：马晓燕

中药临床药理学（附院）：王文萍

中医肺病学（辽宁中医药大学附属第二医院，以下简称"附二院"）：乔世举

临床中药学（附二院）：李国信

中医预防医学（附二院）：董波

中医肛肠病学（辽宁中医药大学附属第三医院，以下简称"附三院"）：田振国

中医皮肤病学（附三院）：张燚

辽宁省中医药管理局重点学科

中医基础理论：郑洪新

方剂学：范 颖

内经学：鞠宝兆

针灸推拿学：陈以国

中药鉴定学：翟延君

中药炮制学：贾天柱

中西医结合基础：关洪全

中西医结合临床（附院）：杨关林

中医儿科学（附院）：王雪峰

中医心病学（附院）：王凤荣

中医脑病学（附院）：王 健

中医脾胃病学（附院）：王垂杰

中医肺病学（附院）：吕晓东

中医内分泌学（附院）：于世家

中医肿瘤病学（附院）：殷东风

中医疮疡病学（附院）：吕延伟

中医骨伤科学（附院）：侯德才

中医耳鼻喉科学（附院）：孙海波

中医肺病学（附二院）：乔世举

临床中药学（附二院）：李国信

中医肛肠病学（附三院）：田振国

校级重点学科

中医临床基础：艾 华

中医临床药学：初 杰

中医术语学：王彩霞

中药分析学：张振秋

中药化学：窦德强

中药药理学：杨静娴

针灸康复学：马铁明

中药药事管理：谢 明

中西医结合护理学：田 静

中医医史文献：尚 冰

中医文化学：贺 伟

中医康复学：关雪峰

中医急诊学：姜树民

中医诊断学：魏 红

中医骨伤科学（附二院）：王世轩

中药药剂学：程 岚

中医药信息学：刘建平

卫生管理学：景 浩

外国语言学及应用语言学：曹玉麟

马克思主义理论：陈 界

实验动物学：陈 雷

中西医结合重症医学：陈 岩

中医妇科学：王 昕

中医临床护理学：侯秀欣

中医康复学（附二院）：殷晓丽

中医脑病学（附二院）：焦富英

中医疮疡病学（附三院）：李忠卓

重点实验室及负责人

教育部重点实验室

中医脏象理论及应用：杨关林

国家中医药管理局中医药科研三级实验室

病毒实验室：王雪峰

中药质量分析实验室：康廷国

针灸电生理实验室：陈以国

中药药理实验室：张 宏

分子生物实验室：才丽平

中药分析实验室：尤献民

中药临床药理实验室：李国信

生理实验室：王德山

临床药代动力学实验室：王文萍

分子免疫实验室：杨关林

中药制剂实验室：贾天柱

辽宁省重点实验室

辽宁中医药现代研究实验室：康廷国

中医分子生物重点实验室：郑

洪新

针灸生物学重点实验室：陈以国

病毒重点实验室：王雪峰

辽宁省中药临床药代动力学重点实验室：王文萍

辽宁省现代中药制剂重点实验室：李国信

辽宁省中药鉴定与品质评价重点实验室：康廷国

辽宁省中医分子免疫学重点实验室：杨关林

辽宁省中医临床验方系统评价重点实验室：梁茂新

辽宁省中药活性筛选重点实验室：张宏

辽宁省中医分子生物学重点实验室：郑洪新

辽宁省中医肺病重点实验室：吕晓东

辽宁省中药炮制重点实验室：贾天柱

辽宁省中药有效复方再评价重点实验室：张立德

辽宁临床中药重点实验室：李国信

辽宁省中医风湿免疫诊断重点实验室：牛广华

沈阳市重点实验室

沈阳市中药复方研究重点实验室：孙科峰

沈阳市中医药分子生物学重点实验室：张立德

沈阳心血管康复技术重点实验室建设：宫丽鸿

附属机构及负责人

附属医院（辽宁省中医院）：关雪峰

附属二院（辽宁省中医研究院）：李国信

附属三院（辽宁省肛肠医院）：张燚

附属四院（辽宁省中西医结合医院）：许斌

（李 睿）

【长春中医药大学】

党委书记：秦 磊

校　　长：宋柏林

副 校 长：刘宏岩

纪委书记：周 进

党委副书记：姜彤伟

副 校 长：陈长宝、冷向阳

基础医学院院长：苏 颖

第一临床学院院长：冷向阳

药学院院长：邱智东

针灸推拿学院院长：刘明军（副院长主持工作）

护理学院院长：刘兴山

管理学院院长：都晓春

研究生学院院长：王洪峰

国际教育学院院长：金阿宁

继续教育学院院长：王 乙

地　　址：吉林省长春净月国家高新技术产业开发区博硕路1035号

邮　　编：130117

电　　话：0431-86172513

传　　真：0431-86172345

电子信箱：ccutcm@163.com

网　　址：www.ccucm.edu.cn

专业统计

2015年，学校职工人数1014人。专任教师644人，其中教授116人，副教授200人，讲师243人，助教82人。（此数据不包含附属医院）

专业设置	学制（年）	2015年毕业生数	2015年招生数	在校生数
英语	4	24	38	125
日语	4	25	0	25
生物技术（生物制药）	4	0	0	0
制药工程	4	112	109	447
生物制药	4	36	38	146
临床医学	5	134	99	570
中医学	5	181	294	1 492
中医学（中西医结合）	5	169	0	170
中医学（中医骨伤科学）	5	62	0	117
中医学（健康医学）	5	49	0	49
中医学（全科医学）	5	0	0	0
针灸推拿学	5	109	324	1 484
针灸推拿学（全科医师）	5	0	0	0
针灸推拿学（英语强化）	5	59	0	60
针灸推拿学（康复治疗）	5	105	0	106
针灸推拿学（全科医学）	5	109	0	111
中西医临床医学	5	0	109	368
护理学	4	172	162	695
护理学（英语）	4	54	0	141
护理学（涉外）	4	0	42	42

（续表）

专业设置	学制（年）	2015 年毕业生数	2015 年招生数	在校生数
药学	4	81	128	394
药学（临床药学）	4	41	0	108
中药资源与开发	4	0	38	70
中药学	4	72	88	362
中药学（保健食品）	4	43	39	82
中药制药	4	0	39	86
药物制剂	4	41	40	173
市场营销（药品营销）	4	72	84	308
药事管理	4	0	47	131
公共事业管理（卫生事业管理）	4	34	47	163
公共事业管理（药事管理）	4	38	0	39
公共事业管理（卫生监督）	4	38	0	119
公共事业管理（卫生行政与执法）	4	0	49	49
康复治疗学	4	0	57	114
合计	/	**1 860**	**1 871**	**8 436**

注：以上统计数据为本专科学生数。

研究生教育

在校硕士研究生 1327 人，2015 年招收硕士研究生 473 人，毕业 389 人。

在校博士研究生 72 人，2015 年招收博士研究生 21 人，毕业 20 人。

硕士学位专业设置：中医学一级学科、中西医结合一级学科、药学一级学科、中药学一级学科、护理学二级学科；公共卫生（专业学位）、护理（专业学位）、药学（专业学位）、中药（专业学位）、中医（专业学位）

博士学位专业设置：中医学一级学科、中药学一级学科

重点学科及学科带头人

国家中医药管理局重点学科

中医脑病学：赵建军

中医心病学：邓 悦

中医肺病学：王 檀

中医骨伤科学：赵文海

针灸学：王富春

推拿学：王之虹

药用动物学：张 辉

中药药理学：曲晓波

内经学：苏 颖

中医护理学：刘兴山

中医络病学：朴春丽

中医康复学：宋柏林

中医神志病学：王 健

中医眼病学：魏丽娟

中西医结合临床：王中男

中医全科医学：张守琳

中医预防医学：赵为民

中医耳鼻喉科学：韩 梅

中医儿科学：原晓风

国家中医药管理局"十一五"中医药重点学科建设优秀等次学科

中医脑病学、针灸学、中药药理学

吉林省中医药管理局重点学科

方剂学：王 迪

中药分析学：贡济宇

中医康复学：丛德毓

中西医结合临床：冷向阳

中医儿科学：原晓风

中医内分泌病学：朴春丽

中西医结合基础：张永和

中医肛肠病学：周建华

中医眼科学：魏丽娟

中医护理学：刘兴山

古汉语与医古文：崔 为

中药药剂学：邱智东

中药化学：陈 新

中药鉴定学：姜大成

中医肾病学：张守琳

中医妇科学：李春光

中医养生学：赵为民

中医痹病学：王成武

中医皮肤病学：刘 颖

吉林省教育厅"十二五"优势特色学科

中医学：王之虹

中西医结合：王中男

中药学：曲晓波

重点实验室及负责人

科技部重点实验室

国际科技合作基地：高其品

教育部重点实验室

中药有效成分重点实验室：高其品

国家发改委重点实验室

长白山道地药材产业技术国家地方联合工程研究中心：曲晓波

长春国家生物产业基地医药中试平台：邱智东

国家发改委、国家中医药管理局重点实验室

国家中医临床研究基地：宋柏林

国家食品药品监督管理总局重点实验室

国家药物临床实验机构：冷向阳

国家中医药管理局重点研究室

药用动物可持续利用重点研究室：张 辉

中风病破血化瘀重点研究室：赵建军

清代医疗保健经验重点研究室：冷向阳

国家中医药管理局中医药科研三级实验室

中药动物药实验室：张　辉

中药药理实验室：张大方

中药药理实验室：张永和

中药分析实验室：贡济宇

中药化学实验室：高其品

国家中医药管理局名老中医药专家传承工作室

国医大师任继学传承工作室：任喜杰

刘柏龄名老中医药专家传承工作室：李成刚

杨宗孟名老中医药专家传承工作室：凌　霞

王烈名老中医药传承工作室：孙丽平

胡永盛名老中医药专家传承工作室：王　檀

黄永生名老中医药专家传承工作室：姜丽红

阎洪臣名老中医药专家传承工作室：王　健

南征名老中医药专家传承工作室：朴春丽

陈向明名老中医药专家传承工作室：齐万里

刘柏龄第二届国医大师传承工作室：赵文海

国家中医药管理局天池伤科流派传承工作室：赵文海

国家中医药管理局长白山通经调脏手法流派传承工作室：王之虹

吉林省人民政府重点实验室

吉林省人参科学研究院：刘淑莹

吉林省科技厅重点实验室

吉林省中药生物大分子重点实验室：高其品

中药有效成分研究国际科技合作基地：高其品

中韩传统医药研发国际科技合作基地：邱智东

吉林省人参化学与药理重点实验室：刘淑莹

吉林省现代中药研究院：赵大庆

医药中试工程技术研究中心：邱智东

吉林省中药生物技术重点实验室：王群

吉林省科普基地：王景龙

吉林省林蛙产业技术创新战略联盟：曲晓波

吉林省发改委重点实验室

吉林省现代化中药工程研究中心：高其品

吉林省北药产业化关键技术工程实验室：林　喆

吉林省中药生物转化关键技术工程实验室：邱智东

吉林省中药组学工程实验室：赵雨

吉林省工信厅重点实验室

吉林省现代中药产业发展战略联盟：曲晓波

吉林省教育厅重点实验室

长白山道地药材关键技术工程中心：林　喆

吉林省高等学校人参高端科技创新平台：赵大庆

吉林省高等学校长白山道地药材高端科技创新平台：曲晓波

中药有效成分重点实验室：高其品

药用动物可持续利用重点实验：张辉

长白山现代中药产业重大需求协同创新中心：曲晓波

省级人文社科重点研究基地中医药政策与发展研究中心：都晓春

吉林省中医药事业发展研究智库：秦　磊

长白山现代中药重大需求协同创新中心：宋柏林

手法效应基础重点实验室：宋柏林

中药生物转化重点实验室：邱智东

吉林省卫生计生委重点实验室

中药化学实验室：张　辉

心血管病实验室：黄永生

护理医学实验室：吕淑琴

吉林省中药药理学重点实验室：张大方

中药化学重点实验室：刘永强

吉林省中医药管理局二级实验室

组织胚胎与病理实验室：朴松兰

药理实验室：刘　智

生理实验室：王冰梅

生物化学实验室：孙　聪

微生物与免疫实验室：周　宏

制药工艺技术实验室：王　沛

中药炮制实验室：张啸环

中药药剂实验室：张炜煜

中药方剂实验室：张文风

分子生物实验室：张莲珠

风湿病免疫检测实验室：王成武

推拿实验室：丛德毓

中药分析实验室：于秀华

神经电生理实验室：赵德喜

中西医结合临床基础实验室：王中男

针灸效应基础实验室：王富春

中药有效成分合成与设计实验室：胡冬华

中药毒性研究实验室：李丽静

活性天然产物合成与结构修饰实验室：李艳杰

中药保健食品研发实验室：李宜平

医药信息处理实验室：李秀昌

鼻功能检测实验室：韩　梅

药代动力学分析实验室：杨海淼

肾病实验室：张守琳

中药品种质量鉴定实验室：翁丽丽

吉林省中医药管理局科学研究室

长白山道地中药血清药物化学研究室：孙佳明

大肠肛肠疾病研究室：周建华

代谢性疾病手法治疗研究室：刘明军

儿科哮喘病研究室：孙丽平

肝病中医下法研究室：冷　炎

骨筋伤研究室：李新建

颈椎病手法治疗研究室：齐　伟

慢性阻塞性肺疾病外治研究室：王　檀

心病痰瘀同治研究室：陈　颖

眼病中医特色疗法研究室：魏丽娟

中药临床用药规律研究室：黄

晓巍

中药炮制与药剂研究室：董金香

中药天然药物活性分析研究室：王淑敏

中药新药药效评价研究室：张永和

中医辨证施护研究室：梁伍今

中医方证理论研究室：王迪

中医妇科研究室：李春光

中医急症研究室：房莉

中医免疫研究室：王志宏

中医药古籍文献情报研究室：赵宏岩

中医药政策与发展研究室：都晓春

吉林省中医药管理局重点研究室

药用动物可持续利用重点研究室：张辉

中医内科脑病重点研究室：赵建军

天池骨伤重点研究室：赵文海

中药资源学重点研究室：林喆

中医基础理论重点研究室：苏颖

心病伏邪体系病重点研究室：邓悦

中医药临床评价重点研究室：杨海森

神志病疏肝理气调神重点研究室：王健

针灸基础重点研究室：王洪峰

虚损性肾病益肾通络研究室：张守琳

内分泌重点研究室：朴春丽

中医治疗腺样体疾病重点研究室：韩梅

小儿紫癜病重点研究室：冯晓纯

中药制剂与新型给药系统重点研究室：邱智东

中药心脑血管药理重点研究室：张大方

中药品质资源重点研究室：姜大成

中药活性与质量分析重点研究室：贡济宇

长白山道地药材提取物及综合应用开发重点研究室：陈新

吉林省中医药管理局传承工作室

邓名鲁教授中药三级资源研究工作室：张辉

张文泰名老中医药专家传承工作室：李跃飞

刘铁军名老中医药专家传承工作室：刘彦晶

纪青山名老中医药专家传承工作室：张颖新

于凯成名老中医药专家传承工作室：陈颖

校级重点实验室

中医基础研究所：刘宏岩

中医临床研究所：宋柏林

中医手法研究所：王之虹

中药研究所：曲晓波

文化艺术教育中心：陈海英

附属机构及负责人

长春中医药大学第一附属医院：冷向阳

（田巍）

【黑龙江中医药大学】

党委书记：袁纲

党委副书记、校长：孙忠人

党委副书记：陈亚平、姚凤祯

党委常委、副校长：王喜军

副校长：刘雪松、李冀

党委常委、副校长：郭宏伟

党委常委、纪委书记：尹占军

党委常委、副校长：张晓峰

工会主席：柳鸣

基础医学院院长：姜德友

药学院院长：杨炳友

临床医学院院长：姜德友

针灸推拿学院暨康复医学院院长：唐强

佳木斯学院院长：李建民

继续教育学院院长：梁华

国际教育学院院长：王爱萍

研究生院院长：陈晶

人文与管理学院院长：左军

马克思主义学院院长：周苏娅

地　　址：黑龙江省哈尔滨市香坊区和平路 24 号

邮　　编：150040

电话 / 传真：0451-82110652

网　　址：www.hljucm.net

专业统计

2015 年，学校职工人数 1534 人。专任教师 1008 人，其中教授 223 人，副教授 361 人，讲师 356 人，助教 66 人。

专业设置	学制（年）	2015 年毕业生数	2015 年招生数	在校生数
中医学	5	85	233	799
中西医临床医学	5	530	388	2 658
护理学	4	247	225	931
针灸推拿学	5	137	91	475
康复治疗学	4	43	185	512
中药学	4	60	88	379
药物制剂	4	173	91	475
制药工程	4	181	50	387
中药资源与开发	4	38	49	172
生物技术	4	143	44	302

（续表）

专业设置	学制（年）	2015年毕业生数	2015年招生数	在校生数
药学	4	78	81	277
食品科学与工程	4	35	36	136
中药制药	4	0	149	389
药物分析	4	0	42	78
公共事业管理（卫生）	4	41	32	123
应用心理学	4	38	38	147
古典文献	4	25	0	24
市场营销	4	24	31	113
社会工作	4	0	33	67
医学美容技术	4	47	48	209
中药制药技术	3	57	26	71
中医学	3	334	250	826
针灸推拿	3	135	77	299
护理	3	256	136	560
中药	3	37	48	99
康复治疗技术	3	58	58	183
医疗美容技术	3	91	62	211
合计	/	**2 893**	**2 591**	**10 902**

注：以上统计数据为本专科学生数。

研究生教育

在校硕士研究生1845人，2015年招收硕士研究生637人，毕业616人。

在校博士研究生285人，2015年招收博士研究生86人，毕业66人。

硕士学位专业设置：人体解剖与组织胚胎学、康复医学与理疗学、中医基础理论、中医临床基础、中医医史文献、方剂学、中医诊断学、中医内科学、中医外科学、中医骨伤科学、中医妇科学、中医儿科学、中医五官科学、针灸推拿学、民族医学（含：藏医学、蒙医学等）、中医心理学、中医伦理学、中医康复学、中西医结合基础、中西医结合临床、中西医结合重症医学、中西医结合影像学、药物化学、药剂学、生药学、药物分析学、微生物与生化药学、药理学、中药化学、中药药剂学、中药药理学、中药炮制学、临床中药学、中药资源学、护理学、社会医学与卫生事业管理

博士学位专业设置：中医基础理论、中医临床基础、中医医史文献、方剂学、中医诊断学、中医内科学、中医外科学、中医骨伤科学、中医妇科学、中医儿科学、中医五官科学、针灸推拿学、民族医学（含：藏医学、蒙医学等）、中医康复学、中西医结合基础、中西医结合临床、药物化学、药剂学、生药学、药物分析学、微生物与生化药学、药理学、中药化学、中药药剂学、中药药理学、中药炮制学、临床中药学、中药资源学

重点学科及学科带头人

国家重点学科

中药学：匡海学、王喜军

方剂学：李　冀

中医妇科学：吴效科

中医内科学：周亚滨

黑龙江省重点学科

中药创新药物：匡海学

中药学：匡海学

中医学：李　冀

中西医结合临床：邹　伟

药学：王喜军

中医内科学：周亚滨

中医外科学：王玉玺

中医妇科学：吴效科

中医骨伤科学：张晓峰

针灸推拿学：孙忠人

康复医学及理疗学：唐　强

中医基础理论：谢　宁

中医临床基础：姜德友

中医医史文献：常存库、程　伟

方剂学：段富津、李　冀

国家中医药管理局重点学科

中医基础理论：谢　宁

金匮要略：姜德友

中医史学：常存库

方剂学：李　冀

中医内科心病学：周亚滨

中医内科内分泌学：马　健

中医血液病学：孙　凤

中医老年病学：金　泽

中医皮肤病学：杨素清

中医妇科学：吴效科

中医眼科学：孙　河

中医康复学：唐　强

针灸学：孙忠人

推拿学：李同军

中西医结合临床：邹　伟

中药化学：杨炳友

中药炮制学：王秋红

中药鉴定学：王喜军

临床中药学：刘树民

中医预防医学（培育）：郭文海

中医药工程学（培育）：李永吉

黑龙江省领军人才梯队

中医基础理论：曹洪欣、谢　宁

中医临床基础：姜德友

中医医史文献：常存库

方剂学：段富津、李　冀

中医内科学：周亚滨

中医妇科学：侯丽辉、丛慧芳

中医骨伤科学：张晓峰

针灸推拿学：孙忠人

中医康复学：唐　强

中西医结合基础：周忠光

中西医结合临床：邹　伟

药剂学：李永吉

生药学：王喜军

中药学：匡海学

中医脾胃病学：谢晶日

校级重点学科

中药化学学科：匡海学

药剂学学科：李永吉

中药鉴定学学科：都晓伟

中药药理学：李廷利

药物分析学：孙　晖

临床中药学学科：赵文静

药理学：苏云明

中医诊断学：刘华生

生物化学与分子生物学学科：于英君

中西医结合临床神经内科学学科：邹　伟

中药资源学学科：王振月

中西医结合临床骨伤科学学科：张晓峰

康复医学与理疗学学科：唐　强

中医外科学学科：杨素清

马克思主义理论与思想政治教育学科：佟子林

伤寒论：张友堂

人体解剖组织胚胎学：姜国华

病理学与病理生理学：贾　彦

医学英语：刘　明

药物化学：马英丽

医学影像与核医学：尹志伟

中医护理学：穆　欣

中医络病学：陈　波

中医文化学：袁　纲

中医心理学：关晓光

中医教育学：杨天仁

中医文献学：韩延华、霍丽丽

中医儿科学：王有鹏、张　伟

重点实验室及负责人

教育部重点实验室

北药基础与应用研究重点实验室：匡海学

国家中医药管理局中医药科研三级实验室

方药分析实验室：李　冀

分子生物学实验室：周亚滨

中药药理（妇科）实验室：吴效科

中药质量评价与血清药物化学实验室：王喜军

中药化学实验室：匡海学

中药材质量控制实验室：孙　晖

中药药理（行为）实验室：李廷利

中药制剂实验室：李永吉

细胞分子生物学实验室：姜德友

中药毒理实验室：刘树民

国家中医药管理局重点研究室

中药血清药物化学重点研究室：王喜军

方剂配伍重点研究室：李　冀

不孕症痰瘀证治重点研究室：吴效科

黑龙江省科技厅重点实验室

天然药物药效物质基础研究实验室：匡海学

中药血清药物化学重点实验室：王喜军

针灸临床神经生物学重点实验室：孙忠人

黑龙江省教育厅高校重点实验室

北药基础与应用研究重点实验室：匡海学

中药学实验室：王　栋

针灸临床神经生物学重点实验室：孙忠人

中药材规范化生产及质量标准实验室：孙海峰

中医药基础研究实验室：姜德友

附属机构及负责人

附属第一医院：姜德友

附属第二医院：唐　强

教学实验中心：肖洪彬

图书馆：李宝琴

档案馆：翟　煜

中医药研究院：阎雪莹

杂志社：尤延军

高教研究与评价中心：张　洋

现代教育技术与信息中心：毕克滨

药物安全性评价中心：刘树民

后勤服务中心：薛　勇

（李和伟、王　杰）

【上海中医药大学】

校　　长：徐建光

党委书记：张智强

党委副书记、工会主席：何星海

党委副书记、纪委书记：朱惠蓉

副 校 长：施建蓉、胡鸿毅、张　瑾、季　光

基础医学院院长：陈　晓

中药学院院长：徐宏喜

针推学院院长：沈雪勇

护理学院院长：林　勋

公共健康学院院长：施　榕、王秀兰

康复学院书记：周强峰

地　　址：上海浦东蔡伦路1200号

邮　　编：201203

电　　话：021-51322001

传　　真：021-51322000

电子信箱：zyd.xb@163.com

网　　址：www.shutcm.edu.cn

专业统计

学校职工人数1249人。专任教师745人，其中教授120人，副教授211人，讲师364人，助教44人。

专业设置	学制（年）	2015年毕业生数	2015年招生数	在校生数
医学营养	3	34	0	1
康复治疗技术	3	63	0	0
护理	3	65	55	187
医疗美容技术	3	45	0	29

（续表）

专业设置	学制（年）	2015年毕业生数	2015年招生数	在校生数
中药制药技术	3	50	0	32
听力与言语康复学（授予理学学士学位）	4	0	21	21
中医学	5	229	161	919
中药学（授予理学学士学位）	4	141	111	507
中西医临床医学	5	55	53	322
公共事业管理	4	25	30	116
护理学（授予理学学士学位）	4	174	135	635
食品卫生与营养学（授予理学学士学位）	4	26	44	192
康复治疗学（授予理学学士学位）	4	77	77	368
针灸推拿学	5	35	33	163
药学（授予理学学士学位）	4	65	52	221
生物医学工程（可授工学或理学学士学位）	4	0	20	20
针灸推拿学	3	5	5	13
康复治疗学（授予理学学士学位）	2	14	14	28
食品卫生与营养学（授予理学学士学位）	2	9	10	22
护理学（授予理学学士学位）	2	0	22	50
中药学（授予理学学士学位）	2	13	30	44
中医学	3	3	4	16
合计	/	1 128	877	3 906

注：以上统计数据为本专科学生数。

研究生教育

在校硕士研究生1840人，2015年招收硕士研究生711人，毕业553人。

在校博士研究生487人，2015年招收博士研究生150人，毕业121人。

硕士学位专业设置：中医基础理论、中医临床基础、中医医史文献、方剂学、中医诊断学、中医内科学、中医外科学、中医骨伤科学、中医妇科学、中医儿科学、中医五官科学、针灸推拿学、中医外语、中医保健体育、中医工程学、中医伦理学、中药学、中西医结合基础、中西医结合临床、药剂学、生药学、药理学、中药制药工程、全科医学

博士学位专业设置：中医基础理论、中医临床基础、中医医史文献、方剂学、中医诊断学、中医内科学、中医外科学、中医骨伤科学、中医妇科学、中医儿科学、中医五官科学、针灸推拿学、中西医结合基础、中西医结合临床、中药学

重点学科及学科带头人

国家级重点学科

中医内科学、中医外科学、中医骨伤科学、中药学

国家重点学科（培育）

针灸推拿学、中医医史文献

上海高校Ⅰ类高峰学科

中药学：王峥涛

上海高校Ⅱ类高峰学科

中医学：刘　平

上海高校Ⅰ类高原学科

中西医结合：柯尊记

科学技术史：严世芸

国家中医药管理局重点学科

中医各家学说：朱邦贤

中医诊断学：王忆勤

中医肝胆病学：胡义扬

中医肾病学：何立群

中医肿瘤病学：许　玲

中医肛肠病学：曹永清

中医骨伤科学：王拥军

针灸学：沈雪勇

推拿学：房　敏

药用植物学：王峥涛

中医药工程学：杨华元

中医传染病学：陈建杰

中西医结合临床：张　腾

中医基础理论：方肇勤

内经学：陈　晓

中医史学：陈丽云

中医文献学：张如青

古汉语与医古文：刘庆宇

中医瘅病学：苏　励

中医血液病学：周永明

中医皮肤病学：李　斌

中医疮疡病学：阙华发

中医乳腺病学：刘　胜

中医儿科学：虞坚尔

中医急诊学：方邦江

中医养生学：周英豪

中医康复学：张　宏

中医护理学：周文琴

中医护理学：张雅丽

中医全科医学：彭　文

中西医结合基础：施建蓉

中西医结合临床：李 琦
中西医结合临床：周 嘉
中医药信息学：周 华
中医"治未病"学：张振贤
中医文化学：李其忠
中医神志病学：徐 建
中医复杂科学：苏式兵

重点实验室及负责人

国家中医药管理局重点研究室
传统医药法律保护：宋晓亭
中医医疗服务评估：沈远东
慢性肝病虚损：徐列明
脊柱退变肾骨相关：王拥军
中药新资源与品质评价：王峥涛
针灸免疫效应：吴焕淦
中医传染病学：陈建杰
中医药健康服务模式与应用：
张 磊

教育部重点实验室
中药标准化 王峥涛
肝肾疾病病证：刘 平
筋骨理论与治法：王拥军

教育部工程研究中心
中药现代制剂技术：冯 怡

上海市重点实验室
复方中药：王峥涛
中医临床：刘成海
健康辨识与评估：王忆勤

上海高校研究基地
中医内科学 E- 研究院：刘 平
上海高校中西医结合防治心脑
疾病重点实验室：吕 嵘
上海高校中药创新药物研发工
程研究中心：徐宏喜
上海高校针灸推拿诊疗技术工
程研究中心：沈雪勇
医学科技史研究中心（上海高
校人文社科基地）：陈丽云
上海高校中药药效物质 E- 研究
院：李医明
中医药文化研究与传播中心
（上海高校人文社科基地）：严世芸

附属机构及负责人

上海中药标准化研究中心：
王峥涛
上海市气功研究所：李 洁
上海市中医老年医学研究所：
陈 川
上海市针灸经络研究所：吴
焕淦
上海中医药大学中医文献研究
所：梁尚华
上海中医药大学附属龙华医院：
肖 臻
上海中医药大学附属曙光医院：
周 华
上海中医药大学附属岳阳中西
医结合医院：房 敏

（康 萍）

【南京中医药大学】

党委常委、书记：陈涤平
党委常委、校长：胡 刚
党委常委、副书记、副校长：王长青
党委常委、副书记、纪委书记：
张策华
党委常委、副校长：段金廒、黄桂成
党委常委、副校长、第一附属医院
院长：方祝元
党委常委、第一附属医院党委书记：
翟玉祥
党委常委、副校长：程海波、
程 革、徐桂华、孙志广
副校长：曾 莉
正校级调研员：吴勉华
副校级调研员：马家忠
基础医学院院长：马 健
第一临床医学院院长：汪 悦
第二临床医学院院长：顾一煌
药学院院长：吴启南
经贸管理学院院长：田 侃
护理学院副院长：陈璐（主持工作）
外国语学院院长：姚 欣
信息技术学院院长：胡孔法
心理学院院长：李荐中
翰林学院院长：沈大庆
地 址：江苏省南京市栖霞区仙
林大道 138 号
邮 编：210023
电 话：025-85811001
传 真：025-85811006
电子信箱：xzbox@njucm.edu.cn
网 址：www.njucm.edu.cn

专业统计

学校教职工数 1533 人。专任教师 869 人，其中教授 151 人，副教授 228 人，讲师 376 人，助教 62 人。

专业设置	学制（年）	2015 年毕业生数	2015 年招生数	在校生数
国际经济与贸易	4	84	85	360
英语	4	66	89	349
应用心理学	4	56	30	186
计算机科学与技术	4	116	165	412
制药工程	4	40	34	217
康复治疗学	3	70	25	70
中医学	5	388	206	2 147
中医学	8	0	117	117
中医学	9	0	31	31
针灸推拿学	5	68	97	424
中西医临床医学	5	316	69	959

（续表）

专业设置	学制（年）	2015 年毕业生数	2015 年招生数	在校生数
护理学	4	277	385	1 413
护理学	5	57	0	99
药学	4	110	68	306
中药学	4	243	283	892
市场营销	4	67	82	334
电子商务	4	116	57	236
公共事业管理	4	138	171	817
食品质量与安全	4	0	112	321
生物制药	4	112	109	527
食品卫生与营养学	4	0	0	37
药事管理	4	0	53	221
软件工程	4	0	62	119
劳动与社会保障	4	0	59	59
医学技术	4	49	124	475
合计	/	**2 425**	**2 599**	**11 679**

注：以上统计数据为本专科学生数。

研究生教育

在校硕士研究生 2579 人，2015 年招收硕士研究生 912 人，毕业 733 人。

在校博士研究生 550 人，2015 年招收博士研究生 95 人，毕业 110 人。

硕士学位专业设置：护理学、康复医学与理疗学、社会医学与卫生事业管理、中医学、中医基础理论、中医临床基础、中医医史文献、方剂学、中医诊断学、中医内科学、中医外科学、中医骨伤科学、中医妇科学、中医儿科学、中医五官科学、针灸推拿学、中医学外语、中医康复学、中西医结合基础、中西医结合临床、中西医结合护理、药剂学、生药学、药理学、药物化学、药物分析学、生物与生化药、中药学、中西医结合内科学、中西医结合外科学

博士学位专业设置：中医基础理论、中医临床基础、中医医史文献、方剂学、中医诊断学、中医内科学、中医外科学、中医骨伤科学、中医妇科学、中医儿科学、中医五官科学、针灸推拿学、中医康复学、

中西医结合基础、中西医结合临床、中药学、中药炮制学、中药药理学、中药药剂学、中药资源与鉴定、中药化学与分析

重点学科及学科带头人

国家重点学科

中药学（一级学科）：蔡宝昌

中医医史文献：王旭东

中医儿科学：汪受传

国家重点（培育）学科

中医学（一级学科）：吴勉华

中医内科学：薛博瑜

江苏高校优势学科建设工程二期项目立项学科

中医学（一级学科）：吴勉华

中药学（一级学科）：段金廒

中西医结合（一级学科）：方祝元

护理学（一级学科）：徐桂华

江苏省重点学科

中医学（一级学科）：吴勉华

中医临床基础：马　健

方剂学：孙世发

中医诊断学：吴承玉

中医内科学：薛博瑜

中医外科学：潘立群

中医妇科学：谈　勇

针灸推拿学：王玲玲

国家中医药管理局"十一五"重点学科

方剂学：樊巧玲

温病学：马　健

中医儿科学：韩新民

中医妇科学：谈　勇

中医肝胆病学：薛博瑜

针灸学：徐　斌

药用植物学：吴启南

中药药理学：陆　茵

中药炮制学：吴　皓

中医文献学：王旭东

中医护理学：徐桂华

中医脾胃病学：沈　洪

中医肾病学：孙　伟

中医肛肠病学：金黑鹰

国家中医药管理局"十二五"重点学科

伤寒学：周春祥

中医诊断学：吴承玉

临床中药学：唐德才

中西医结合基础：詹　瑧

中医痹病学：周学平

中医肿瘤病学：吴勉华

中医骨伤科学：黄桂成

中医耳鼻喉科学：严道南

中医养生学：陈涤平

推拿学：顾一煌

中药药剂学：狄留庆

中药化学：李　祥

中药资源化学：段金廒

中医药信息学：虞　舜

中医文化学：张宗明

中医药管理学：申俊龙

中医皮肤病学：闵仲生

中西医结合临床：刘沈林

中医心病学：陈晓虎

江苏省中医药局"十二五"重点学科重点学科

中医肛肠病学：谷云飞

中医肺病学：周贤梅

中医急诊学：芮庆林

中医眼科学：魏　伟

中医肿瘤病学：王瑞平

针灸学：倪光夏

江苏省中医药局"十二五"重点培育学科

中医全科医学：顾　勤

中药分析学：张　丽

校级重点学科

中医眼科学：高卫萍

康复医学与理疗学：王　磊

医学神经生物学：唐宗湘

药学：李　伟

工商管理：汤少梁

医药经济与管理：熊季霞

思想教育政治：张宗明

应用心理学：李荐中

中医教育学：文　庠

计算机科学与技术：胡孔法

中医全科医学：潘　涛

本草学：曹　宜

中医脑病学：盛　蕾

软件工程：王　珍

营养学：施洪飞

外国语言学与应用语言学：姚　欣

重点实验室及负责人

国家地方联合工程研究中心

中药资源产业化与方剂创新药物国家地方联合工程研究中心：段金廒

教育部工程研究中心

中药炮制规范化及标准化教育部工程研究中心：蔡宝昌

教育部重点实验室

省部共建针药结合教育部重点实验室：徐　斌

国家中医药管理局重点研究室

中医瘀热病机重点研究室：吴勉华

中药炮制标准重点研究室：蔡宝昌

名医验方评价与转化重点研究室：程海波

其他江苏省重点科研机构

江苏省海洋药物研究开发中心：吴　皓

江苏省工程研究中心（工程实验室）

江苏省植物药深加工工程研究中心：郭立玮

江苏省理血方剂创新药物工程中心：段金廒

江苏省中药高效给药系统工程技术研究中心：狄留庆

江苏省中医药健康养生技术工程实验室：陈涤平

江苏省抗肿瘤验方研究与产业化工程实验室：程海波

江苏省重点实验室

江苏省中药药效与安全性评价重点实验室：陆　茵

江苏省方剂高技术研究重点实验室：段金廒

江苏省高校重点实验室

江苏省针灸学重点实验室：徐　斌

江苏省方剂研究重点实验室：段金廒

江苏省中药炮制重点实验室：蔡宝昌

江苏省儿童呼吸疾病（中医药）重点实验室：赵　霞

江苏高校哲学社会科学重点研究基地

中医文化研究中心：张宗明

江苏省海洋重点实验室

江苏省海洋药用生物资源研究与开发重点实验室：吴　皓

南京市工程技术研究中心

南京市中药微丸产业化工程技术研究中心：狄留庆

南京市中医药健康养生工程技术研究中心：陈涤平

附属机构及负责人

研究生院：张　旭

继续教育学院：王普霞

国际教育学院（台港澳教育中心）：王中越

人文与政治教育学院：张宗明

中医药文献研究所：陈仁寿

图书馆：李文林

体育部：殷　明

校医院：严　娟

现代教育技术中心网络中心：鲍剑洋

江苏省中医药博物馆：（暂缺）

（樊广花）

【浙江中医药大学】

党委书记：孙秋华

党委副书记：熊耀康、陈　刚

纪委书记：章建生

校　长：方剑乔

副校长：郭　清、李俊伟、张光霁

滨江学院院长：李俊伟（兼）

继续教育学院（成人教育学院）院长：黄建波

国际教育学院副院长：王　颖

第一临床医学院院长：吕　宾

第二临床医学院院长：蔡宛如

第三临床医学院院长：姚新苗

基础医学院院长：郑红斌

口腔医学院副院长（主持工作）：卢海平

药学院院长：李范珠

护理学院院长：何桂娟

医学技术学院院长：应　航

生命科学学院院长：朱君华

人文社会科学学院院长：杨　华

地　址：浙江省杭州市滨江区滨文路548号

邮　编：310053

电　话：0571-86633177/86613501

传　真：0571-86613500

电子信箱：xiaoban@zcmu.edu.cn

网　址：www.zcmu.edu.cn

专业统计

2015年，学校职工人数1332人。专任教师964人，其中教授191人，副教授311人，讲师376人，助教86人。

专业设置	学制（年）	2015年毕业生数	2015年招生数	在校学生
英语	4	144	135	466
生物科学	4	50	70	187
生物技术	4	51	58	178
计算机科学与技术	4	118	132	436
制药工程	4	48	37	206
食品科学与工程	4	51	0	74
生物工程	4	69	75	245
临床医学	5	200	272	1 404
医学检验	4	0	97	295
医学检验	5	65	0	177
医学检验（卫生检验）	5	0	0	67
卫生检验与检疫	4	0	30	81
康复治疗学	4	44	98	254
听力学	4	106	0	127
听力与言语康复学	4	0	122	335
口腔医学	5	63	73	401
中医学	5	185	181	747
中医学	7	93	0	383
中医学	8	0	104	104
中医学（七年制）（针灸推拿）	7	0	0	50
针灸推拿学	5	126	96	538
中西医临床医学	5	0	0	0
护理学	4	281	492	1 450
药学类	4	0	0	0
药学	4	120	154	556
中药学	4	148	98	411
药物制剂	4	13	33	144
市场营销	4	157	152	480
公共事业管理	4	43	118	340
公共事业管理（健康管理）	4	35	0	34
临床医学（医学影像）	5	0	0	115
预防医学	5	0	130	246
中草药栽培与鉴定	4	25	30	116
医学信息工程	4	0	69	179
计算机科学与技术（专升本）	2	65	59	114
临床医学（专升本）	3	0	0	0
药学（专升本）	2	65	94	161
市场营销（专升本）	2	72	74	161
合计	/	2 344	3 093	11 262

注：以上统计数据为本专科学生数。

研究生教育

在校硕士研究生 1795 人，2015 年招收硕士研究生 669 人（其中含七年制 120 人、港澳台留学生 4 人），毕业 512 人。

在校博士研究生 178 人，2015 年招收博士研究生 53 人，毕业 47 人。

硕士学位专业设置：中医基础理论、中医临床基础、中医医史文献、方剂学、中医诊断学、中医内科学、中医外科学、中医骨伤科学、中医妇科学、中医儿科学、中医五官科学、针灸推拿学、民族医学、中医药卫生事业管理（目录外）、中医药信息学（目录外）、中西医结合基础、中西医结合临床、中西医结合预防医学（目录外）、中药学、中医药市场营销（目录外）、医学生物化学与分子生物学（目录外）、内科学、儿科学、老年医学、神经病学、精神病与精神卫生学、皮肤病与性病学、影像医学与核医学、临床检验诊断学、外科学、妇产科学、眼科学、耳鼻咽喉科学、肿瘤学、康复医学与理疗学、运动医学、麻醉学、急诊医学、听力学（目录外）、口腔修复重建医学（目录外）、药物化学、药剂学、生药学、药物分析学、微生物与生化药学、药理学、中医药生物工程学（目录外）、实验动物与比较药理（目录外）、护理学、生物化工

博士学位专业设置：中医基础理论、中医临床基础、中医医史文献、方剂学、中医诊断学、中医内科学、中医外科学、中医骨伤科学、中医妇科学、中医儿科学、中医五官科学、针灸推拿学、民族医学、中医药卫生事业管理（目录外）、中医药信息学（目录外）、中西医结合临床、中药学、中医药市场营销（目录外）、医学生物化学与分子生物学（目录外）

重点学科及学科带头人

国家级重点学科

中医临床基础：范永升

省级重中之重学科

中医临床基础学：范永升

中药学：吕圭源

中西医结合临床：宋　康

针灸推拿学：方剑乔

中医学：范永升

中药学：李大鹏

中西医结合：吕　宾

部局级重点学科

中医内科消化学：吕　宾

中医基础：万海同

中医脾胃病学：吕　宾

金匮要略：范永升

中医诊断学：徐　珊

中药药剂学：李范珠

针灸学：方剑乔

中医血液病学：高瑞兰

中医肿瘤病学：郭　勇

中医痹病学：温成平

中医骨伤科学：童培健

中医肺病学：王　真

中医基础理论：张光霁

中医护理学：孙秋华

中药药理学：吕圭源

中医药信息学＊：江依法

中医药工程学＊：万海同

中医实验动物学＊：陈民利

中医药生物技术学＊：丁志山

中医"治未病"学＊：沈敏鹤

中医皮肤病学：曹　毅

中医外治学＊：宣丽华

中西医结合临床：吕　宾

中医预防医学＊：史晓林

中医全科医学：蔡宛如

中医康复学：姚新苗

推拿学：范炳华

省级重点学科 B 类

中医骨伤科学：肖鲁伟

中西医结合基础：沃兴德

中医诊断学：龚一萍

中药资源学：黄　真

省级重点学科

动物学：陈民利

精神病与精神卫生学：陶　明

影像医学与核医学：许茂盛

妇产科学：吕　玲

口腔基础医学：谷志远

微生物和生化药物：丁志山

护理学：孙秋华

省社科"学科共建"

公共管理：王　悦

省医学重点学科

医学实验动物学：陈民利

省中医药重点学科

中西医结合基础医学（心血

管）：沃兴德

中医药实验动物学：陈民利

中医诊断学：龚一萍

方剂学：连建伟

中药学：吕圭源

中医临床基础：郑小伟

中西医结合基础医学（脑病）：万海同

中药资源工程学：张如松

针灸学：方剑乔

推拿学：范炳华

中西医结合呼吸病学：宋　康

中西医结合血液病学：周郁鸿

中西医结合内分泌学：黄　琦

中医骨伤科学：童培建

中西医结合肿瘤学：郭　勇

中西医结合神经内科学：陈　眉

中西医结合妇科学：蒋学禄

中西医结合外科学：裘华森

中医儿科学：董　勤

中西医结合消化内科学：吕　宾

中西医结合骨伤科学：吴建民

中西医结合风湿免疫病学：范永生

中药药效毒理学：李昌煜

中药药物代谢动力学：万海同

中西医结合比较心血管病学：毛　威

中西医结合整合胃肠病学：孟立娜

中医肿瘤维持治疗学：沈敏鹤

中医代谢病学：倪海祥

中西医结合医学影像学：许茂盛

中西医结合重症医学：江荣林

中西医结合血液免疫学：沈建平

中西医结合急诊内科学：黄小民

中西医结合男科学：吕伯东

中西医结合慢病防治学：黄抒伟

中医老年骨伤学：姚新苗

中西医结合全科医学：李俊伟

中医药信息管理学：熊耀康

中医临床评价方法学：陈　健

省医学支撑学科

转化胃肠病学：吕　宾

重点实验室及负责人

省级重点实验室

浙江省中医风湿免疫病省级重点实验室：范永升

浙江省中药治疗高血压及相关疾病药理研究重点实验室：吕

圭源

省级重点实验室建设单位

　　浙江省骨关节疾病中医药干预技术研究重点实验室：童培建

　　浙江省消化道疾病病理生理研究重点实验室：吕 宾

国家中医药管理局重点研究室

　　风湿脏痹证治研究室：范永升

　　骨痹研究室：肖鲁伟

　　再生障碍性贫血益气养血研究室：高瑞兰

国家中医药管理局中医药科研三级实验室

　　免疫实验室：范永升

　　脂代谢实验室：沃兴德

　　血液细胞分子生物学实验室：高瑞兰

　　骨重建技术实验室：童培建

　　临床病理实验室：宋 康

　　中药药理实验室：吕圭源

　　实验动物实验室：陈民利

　　中药炮制实验室：葛卫红

　　中药制剂实验室：李范珠

　　神经生物学（针灸）实验室：刘 喆

省级专项建设实验室

　　蛋白组学实验室：沃兴德

　　中药药效毒理实验室：吕圭源

　　中医免疫风湿病实验室：范永升

　　中药资源工程学实验室：张如松

　　血液细胞分子生物学实验室：高瑞兰

中药制剂实验室：李范珠

针灸神经生物学实验室：方剑乔

医学动物实验室：陈民利

中药体外代谢实验室：葛卫红

中药标准化研究实验室建设实验室：尹 华

分析测试中心实验室：葛尔宁

中药材种质资源与评价实验室：黄 真

中医脑病实验室：万海同

新型药物传递系统实验室：石森林

中药炮制实验室：张 云

中医骨伤实验室：肖鲁伟

中医免疫风湿病实验室：范永升

中药药效毒理实验室：吕圭源

针灸神经生物学实验室：方剑乔

中医药实验动物学实验室：陈民利

中医心血管病实验室：沃兴德

血液细胞分子生物学实验室：高瑞兰

呼吸功能实验室：宋 康

附属机构及负责人

附属第一医院院长：吕 宾

附属第二医院院长：蔡宛如

附属第三医院院长：姚新苗

（朱宇峰）

【安徽中医药大学】

党委书记：王大鹏

党委副书记、校长：王 键

党委委员、副校长：彭代银、李泽庚、张永群

党委委员、纪委书记：曹 玉

中医临床学院：王 茎

针灸骨伤临床学院：唐 巍

药学院：戴 敏

中西医结合临床学院：黄金玲

护理学院：方正清

医药经济管理学院：魏 骅

医药信息工程学院：阚红星（副院长）

人文学院：周亚东

国际教育交流学院：韩 茹

继续教育学院：王其巨（副院长）

地　　址：安徽省合肥市前江路1号（少荃湖校区）/安徽省合肥市梅山路103号（梅山路校区）/安徽省合肥市史河路45号（史河路校区）

邮　　编：230012（少荃湖校区）/230038（梅山路校区）/230031（史河路校区）

电　　话：0551-68129004/68129026

传　　真：0551-68129028

电子信箱：ahtcm10369@126.com

网　　址：www.ahtcm.edu.cn

专业统计

　　学校教职工人数（不含附属医院）1134人。专任教师785人，其中教授171人，副教授286人，讲师257人，助教71人。

专业设置	学制（年）	2015年毕业生数	2015年招生数	在校学生数
中医学	5	260	465	1 785
针灸推拿学	5	174	179	858
中西医临床医学	5	319	414	1 569
护理学	4	375	462	1 679
药学	4	125	61	240
中药学	4	126	59	210
中药资源与开发	4	0	56	116
药物分析	4	0	60	195
药物制剂	4	62	60	440
生物制药	4	0	30	30
制药工程	4	63	55	291
医学信息工程	4	0	58	58

（续表）

专业设置	学制（年）	2015年毕业生数	2015年招生数	在校学生数
信息管理与信息系统	4	47	56	209
人力资源管理	4	56	58	239
公共事业管理	4	42	56	223
国际经济与贸易	4	118	128	490
应用心理学	4	55	60	234
计算机科学与技术	4	160	205	806
医疗器械工程	4	0	0	57
生物医学工程	4	0	117	240
康复治疗学	4	57	120	521
食品质量与安全	4	0	60	117
对外汉语	4	36	60	170
保险学	4	0	58	178
中西医临床（专升本）	3	89	0	121
药学（专升本）	2	101	121	218
针灸推拿学（专升本）	3	0	56	56
中药学（专升本）	2	0	60	117
医药营销（专）	3	49	51	154
针灸推拿学（专）	3	45	51	145
护理学（专）	3	107	57	279
药学（专）	3	51	0	101
合计	/	**2 517**	**3 333**	**12 146**

注：以上统计数据为本专科学生数。

研究生教育

在校硕士研究生1045人，2015年招收硕士研究生382人，毕业296人。

在校博士研究生15人（含外籍1人），2015年招收博士研究生8人。

硕士学位专业设置：中医基础理论、中医临床基础、中医医史文献、方剂学、中医诊断学、中医内科学、中医外科学、中医骨伤科学、中医妇科学、中医儿科学、中医五官科学、针灸推拿学、中西医结合基础、中西医结合临床、药物化学、药剂学、生药学、中药学、药物分析、微生物与生化药学、药理学、中医护理学、中医文化学、中医药信息学、药物代谢动力学、中医硕士、中药学、药学、工程（制药工程）

博士学位专业设置（一级学科）：中医学、中药学

重点学科及学科带头人

国家中医药管理局重点学科

中医基础理论：王　键

中医肺病学：李泽庚

中医痹病学：刘　健

中医内分泌病学：方朝晖

针灸学：杨　骏

药用植物学：彭代银

中医文化学：王　键

中医疮疡病学：于庆生

中西医结合临床：杨文明

中医老年病学：张念志

中药化学：王　刚

临床中药学：夏伦祝

中医传染病学：张国梁

中医史学：陆　翔

中医养生学：牛淑平

中医"治未病"：肖　伟

中医药信息学：阚红星

省级学科建设重大项目

中医学：王　键

中药学：彭代银

省级B类重点学科

中医基础理论：王　键

中医内科学：刘　健

中药学：戴　敏

针灸推拿学：胡　玲

中西医结合临床：杨文明

中西医结合基础：申国明

中医妇科学：李伟莉

中医诊断学：李泽庚

中医外科学：于庆生

方剂学：方向明

药剂学：桂双英

中药药理学：汪　宁

重点实验室及负责人

国家级重点基地

国家中医临床研究基地安徽中医药大学第一附属医院

国家中药药理临床研究基地安徽中医药大学第一附属医院

国家中药现代化（安徽）基地安徽中医药大学

国家药物临床研究基地安徽中医药大学第二附属医院

国家中医药国际合作基地安徽中医药大学第二附属医院

国家局级重点实验室

慢性阻塞性肺疾病肺气虚证重点研究室：李泽庚

细胞分子生物学（脑病）三级实验室：王健

神经生物学（针灸）三级实验室：胡玲

免疫学三级实验室：刘健

中药药剂三级实验室：夏伦祝

数字化影像技术三级实验室：李传富

省部级重点实验室

教育部新安医学重点实验室：王健

安徽省中药研究与开发重点实验室：王健

安徽道地中药材品质提升协同创新中心：彭代银

现代中药安徽省重点实验室：王德群

针灸基础与技术安徽省重点实验室：胡玲

现代中药安徽省工程技术研究中心：彭代银

现代中医内科应用基础与开发研究安徽省实验室：刘健

安徽省中药临床试验研发服务能力建设科技公共服务平台：李泽庚

安徽省中药制剂工程技术研究中心：桂双英

附属机构及负责人

一附院（安徽省中医院）：杨骏

二附院（安徽省针灸医院）：黄学勇

三附院（安徽省中西医结合医院）：何光远

安徽省中医药科学院：（执行所长）

中医基础理论研究所：王茎

医史文献研究所：陆翔

中医养生康复研究所：唐巍

针灸经络研究所：胡玲

中西医结合研究所：黄金玲

药物化学研究所：李家明

中药药效与安全评价研究所：汪宁

中药资源保护与开发研究所：彭代银

安徽省计算机中医应用研究所：阚红星

中医药糖尿病防治研究所：方朝辉

中医脑病防治研究所：杨文明

神经病学研究所：王训

药物制剂研究所：桂双英

中医药文化研究所：周亚东

中医呼吸病防治研究所：李泽庚

中医外科研究所：于庆生

中医风湿病防治研究所：刘健

针灸临床研究所：储浩然

亳州中医药研究所：方成武

（秦瑜）

【福建中医药大学】

党委书记：黄有霖

校长：陈立典

党委副书记：谭卫星、林羽

副校长：黄子杰、李灿东、刘献祥、郑健

纪委书记：叶虹

海外教育学院院长：张文光

成人教育学院院长：陈莘

研究生院院长：林丹红

中医学院院长：纪立金

中西医结合学院院长：施红

药学院院长：褚克丹

骨伤学院院长：苏友新

针灸学院院长：林燕萍

管理学院院长：王建忠

护理学院院长：赵红佳

康复医学院院长：陶静

地址：福建省福州市闽侯上街邱阳路1号（旗山校区）/福建省福州市五四路282号（屏山校区）

邮编：350122（旗山校区）/350003（屏山校区）

电话：0591-22861989

传真：0591-22861989

电子信箱：yzbgs@fjtcm.edu.cn

网址：www.fjtcm.edu.cn

专业统计

2015年，学校职工人数1307人。专任教师911人，其中教授150人，副教授230人，讲师378人，助教146人。

专业设置	学制（年）	2015年毕业生数	2015年招生数	在校生数
生物医学工程	4	53	0	0
制药工程	4	54	59	119
食品科学与工程	4	58	50	172
临床医学	5	367	475	2 748
医学影像学	4	60	0	43
七年制中医学	7	145	0	1 292
七年制中医学（修园班）	7	0	0	129
中医学	5	278	355	1 437
中医学（"5+3"一体化）	8	0	150	150
针灸推拿学	5	152	209	763
中西医临床医学	5	122	59	295

（续表）

专业设置	学制（年）	2015 年毕业生数	2015 年招生数	在校生数
护理学	4	184	340	1 146
药学	4	114	119	472
中药学	4	58	57	229
药物制剂	4	59	0	104
信息管理与信息系统	4	39	56	143
市场营销（药品营销方向）	4	41	57	205
公共事业管理（卫生管理方向）	4	63	170	411
公共事业管理（医事法律方向）	5	45	0	99
医学实验技术	4	0	0	74
医学影像技术	4	0	49	158
康复治疗学	4	110	98	521
康复治疗学（闽台合作）	4	0	59	59
临床医学（专升本）	3	152	79	218
中药学（专升本）	3	0	63	63
中西医结合（成人业余专科）	3	30	0	0
护理（成人业余专科）	4	274	0	128
药学（成人业余专科）	3	18	0	0
中药（成人业余专科）	3	28	0	0
临床医学（成人业余专升本）	3	22	35	60
中医学（成人业余专升本）	3	26	65	131
针灸推拿学（成人业余专升本）	3	15	47	96
中西医临床医学（成人业余专升本）	3	42	38	120
护理学（成人业余专升本）	3	114	268	592
药学（成人业余专升本）	3	85	283	458
中药学（成人业余专升本）	3	111	509	916
合计	/	2 919	3 749	13 351

注：以上统计数据为本专科学生数。

研究生教育

在校硕士研究生 1334 人，2015 年招收硕士研究生 389 人，毕业 441 人。

在校博士研究生 78 人，2015 年招收博士研究生 19 人，毕业 27 人。

硕士学位专业设置：药剂学、生药学、方剂学、药理学、中药学、护理学、内科学、肿瘤学、儿科学、眼科学、麻醉学、外科学、妇产科学、神经病学、急诊医学、老年医学、运动医学、药物化学、药物分析学、中医内科学、中医外科学、中医妇科学、中医儿科学、中医五官科学、针灸推拿学、中医诊断学、中医基础理论、中医临床基础、中医医史文献、中医骨伤科学、耳鼻咽喉科学、中西医结合基础、中西医结合临床、皮肤病与性病学、临床检验诊断学、影像医学与核医学、微生物与生化药学、康复医学与理疗学、病理学与病理生理学、精神病与精神卫生学、中医康复学、中西医结合康复学、中西医结合护理学、社会发展与药事管理学、药学、妇产科学、运动医学、急诊医学、全科医学、护理学

博士学位专业设置：中医基础理论、中医临床基础、中医医史文献、方剂学、中医诊断学、中医内科学、中医外科学、中医骨伤科学、中医妇科学、中医儿科学、中医五官科学、针灸推拿学、中西医结合基础、中西医结合临床、中医康复学、中西医结合康复学、中西医结合护理学

重点学科及学科带头人

国家中医药管理局重点学科

　中医诊断学：李灿东

　方剂学：阮时宝

　伤寒学：张喜奎

　中医文献学：肖林榕

　中医骨伤科学：张　俐

　中医康复学：陈立典

　中医脾胃病学：纪立金

中医护理学：陈锦秀

针灸学：吴强

中药化学：吴锦忠

中西医结合临床：刘献祥

内经学：纪立金

中医急诊学：文丹

中医养生学：林慧光

推拿学：苏友新

中药分析学：陈丹

临床中药学：邱颂平

中西医结合基础：施红

中医心理学：蔡建鹰

中医预防医学：黄守清

福建省重点学科

中西医结合、护理学、康复医学、临床医学、药学、中药学、中医学（2012年福建省公布省级重点学科及省特色重点学科名单，名单仅公布一级学科名称，并未涉及具体学科带头人）

福建省特色重点学科

中西医结合、临床医学（康复医学方向）（2012年福建省公布省级重点学科及省特色重点学科名单，名单仅公布一级学科名称，并未涉及具体学科带头人）

福建省高校优势学科创新平台培育项目

康复技术与药物研发创新平台：陈立典

重点实验室及负责人

国家发改委与地方联合工程研究中心

康复医疗技术国家地方联合工程研究中心（福建）：陈立典

国家中医药管理局中医药科研三级实验室

病理生理学实验室：黄秀榕

针灸生理实验室：许金森

骨重建生物力学实验室：张俐

中医康复技术实验室：洪振丰

分子生物学实验室：施红

中药药理（细胞结构与功能）实验室：陈文列

中药生药学实验室：吴锦忠

细胞生物学实验室：林久茂

教育部省部共建重点实验室

中医骨伤及运动康复实验室：张俐

国家中医药管理局科研中心

中医药文献检索中心：蔡鸿新

中医康复研究中心：陈立典

省级中药原料质量监测技术服务中心：林羽

省级中药炮制技术传承基地：林羽

省级重点实验室、中心、基地：

福建省高校中西医结合基础重点实验室：林久茂

福建省高校中药学重点实验室：褚克丹

福建省闽台中医文化文献研究中心：蔡鸿新

福建省中药技术工程研究中心：林羽

闽产中药研发科技平台：褚克丹

福建省中药产业技术开发基地：吴水生

福建省中西医结合老年性疾病重点实验室：刘献祥

福建省兔类实验动物技术服务基地：王训立

福建省康复技术重点实验室：刘建忠

福建省高校中医证研究重点实验室：李灿东

闽台中医药科研合作基地：陈立典

福建省中药学重点实验室：褚克丹

福建省中医健康辨识重点实验室：李灿东

福建省中西医结合肾脏病重点实验室：郑健

福建省经络感传重点实验室：许金森

福建省中医睡眠医学重点实验室：黄俊山

省级工程技术研究中心

福建省中药临床前研究与质量控制工程技术研究中心：胡娟

福建省中药制剂与质量控制工程技术研究中心：陈丹

福建省康复技术工程研究中心：陈立典

省级重点研究室

中医健康状态辨识重点研究室：李灿东

中医康复重点研究室：陈立典

经络感传重点研究室：许金森

福建省卫生计生委中医药科研二级实验室

中药药理毒理实验室：吴符火

舌苔脱落细胞实验室：高碧珍

四诊资料标准化采集实验室：林雪娟

证素辨证与数据挖掘技术实验室：甘慧娟

中西医结合基础综合实验室：何才姑

药制剂与质量控制实验室：陈丹

方药分析实验室：马少丹

福建省卫生计生委中医药科研一级实验室

电生理实验室：纪峰

附属机构及负责人

福建省中医药研究院：周美兰

福建中医药大学附属人民医院：刘建忠

福建中医药大学附属第二人民医院：卢明忠

福建中医药大学附属第三人民医院：陈建洪

福建中医药大学附属康复医院：刘建忠（兼）

福建中医药大学附属厦门中医院：耿学斯

福建中医药大学附属厦门第三医院：叶惠龙

福建中医药大学附属三明第二医院：陈少华

福建中医药大学附属三明中西医结合医院：温立新

福建中医药大学附属漳州中医院：陈鲁峰

福建中医药大学附属泉州中医院：刘宪俊

福建中医药大学附属宁德中医院：陈闽瑾

福建中医药大学附属福州中医院：张峻芳

福建中医药大学附属南平人民医院：林文钦

福建中医药大学附属龙岩中医院：陈志强

福建中医药大学附属福鼎医院：李桂心

福建中医药大学附属晋江中医院：庄耀东

福建中医药大学附属十堰太和

医院：罗 杰

福建中医药大学附属温州中医院：黄建平

福建中医药大学附属福州神经精神病防治院：张 忠

福建中医药大学附属泉州正骨医院：徐福东

（郑新兴）

【江西中医药大学】

党委书记：刘红宁

党委副书记、校长：陈明人

党委委员、副校长兼附属医院院长：左铮云

党委委员、副校长：朱卫丰、杨 明

党委委员、纪委书记：刘 青

党委委员、副校长：简 晖、章德林、彭映梅

临床医学院院长：刘中勇

基础医学院院长兼生命科学学院院长：章文春

计算机学院院长：杜建强

经济与管理学院院长：姚东明

人文学院院长：余亚微

护理学院院长：刘建军

针灸学院院长：陈日新

研究生院院长：章新友

岐黄国医书院院长：姚梅龄

继续教育学院院长：游卫平

国际教育学院院长：刘新亚

科技学院院长：乐毅敏

地　　址：江西省南昌市湾里区兴湾大道 818 号

邮　　编：330004

电　　话：0791-87118800

传　　真：0791-87118800

电子信箱：jzyb@jxtcmi.com

网　　址：www.jxutcm.edu.cn

专业统计

学校职工人数 1100 人。专任教师 845 人，其中教授 144 人，副教授 226 人，讲师 320 人，助教 101 人。

专业设置	学制（年）	2015 年毕业生数	2015 年招生数	在校生数
中医学（含国际交流方向、骨伤方向、维吾尔医学方向）	5	488	338	2 251
中西医临床医学	5	352	141	1 084
护理学	4	78	132	494
护理学类（中外合作办学）	4	84	0	176
针灸推拿学（含康复方向）	5	211	198	1 048
中药学（含国际交流方向、维吾尔药学方向）	4	153	187	768
制药工程	4	87	64	320
生物工程（含生物制药方向）	4	78	86	314
环境科学	4	0	41	78
中药资源与开发	4	40	0	79
药学（含医药营销方向）	4	348	317	1 346
药物制剂	4	77	73	301
保险（含健康保险方向）	4	84	75	259
公共事业管理（含法学方向、卫生管理方向）	4	77	75	242
计算机科学与技术（含医药软件开发方向、医药信息方向）	4	52	95	282
生物医学工程（含医疗电子方向）	4	64	126	494
英语	4	26	39	134
应用心理学	4	33	43	154
应用化学	4	38	44	137
音乐学（音乐治疗方向）	4	37	46	158
市场营销	4	39	36	150
工商管理类（中外合作办学）	4	0	83	83
中药制药	4	45	49	269
食品质量与安全	4	0	46	46
中药（专科）	3	51	46	126

（续表）

专业设置	学制（年）	2015年毕业生数	2015年招生数	在校生数
医药营销（专科）	3	38	30	73
护理（专科）	3	105	75	297
药物制剂技术（专科）	3	65	43	128
药学（专科）	3	74	48	158
医疗美容技术（专科）	3	48	49	88
针灸推拿（专科）	3	63	58	180
合计	/	2 808	2 683	11 717

注：以上统计数据为本专科学生数。

研究生教育

在校硕士研究生1120人（不含休学6人），2015年招收硕士研究生398人，毕业346人。

在校博士研究生22人（不含休学1人），2015年招收博士研究生13人。

硕士学位专业设置：计算机应用技术、中医药信息学、中医基础理论、中医临床基础、中医医史文献、方剂学、中医诊断学、中医内科学、中医外科学、中医骨伤科学、中医妇科学、中医儿科学、中医五官科学、针灸推拿学、中医耳鼻喉科学、中医肛肠病学、中医养生学、中医翻译学、中西医结合基础、中西医结合临床、药物化学、药剂学、生药学、药物分析学、药理学、中药药剂学、临床中药学、中药炮制学、中药资源学、中药化学、中药药理学、中药分析学、中药鉴定学、药事管理学、民族药学、社会医学与卫生事业管理

博士学位专业设置：中医学、中药学

重点学科及学科带头人

国家中医药管理局重点学科

中药炮制学：龚千锋
中药药剂学：罗晓健
中西医结合基础：汪建民
中医肺病学：薛汉荣
中医骨伤科学：万小明
针灸学：康明非
伤寒学：蒋小敏
中医诊断学：丁成华
中医心病学：刘中勇
中医疮疡病学：王万春
中医养生学：蒋力生

中医康复学：余航
中医全科医学：廖为民
药用植物学：罗光明
中药化学：罗永明
中药分析学：饶毅
中医药信息学：杜建强
中医心理学：刘红宁

省级重点学科
中药学：刘红宁
中医学：陈日新
药学：杨世林
公共管理：王素珍
中西医结合：汪建民

重点实验室及负责人

国家级重点实验室
中药固体制剂制造技术国家工程研究中心：杨世林
中蒙药丸剂关键技术及工艺国家地方联合工程研究中心：杨明
创新药物与高效节能降耗制药设备国家重点实验室：杨世林

省部级重点实验室
现代中药制剂教育部重点实验室：杨明
江西省实验清洁级大小鼠生产基地：徐彭
循证医学教育部网上合作研究中心分中心：朱卫丰
江西省中药种质资源工程技术研究中心：罗光明
江西省现代中药制剂及质量控制重点实验室：饶毅
江西省中药制药工艺与装备工程技术研究中心：杨明
江中国家工程研究中心博士后工作站：杨世林
国家药物临床试验机构：陈明人

江西省制药工程技术产学研合作示范（培育）基地：王跃生
中药质量控制实验室（国家中医药管理局三级实验室）：刘荣华
中药制剂实验室（国家中医药管理局三级实验室）：廖正根
中药制剂实验室（国家中医药管理局三级实验室）：罗晓健
中药资源评价实验室（国家中医药管理局三级实验室）：罗光明
腧穴热敏实验室（国家中医药管理局三级实验室）：康明非
中药质量分析实验室（国家中医药管理局三级实验室）：饶毅
江西中药产业技术创新战略联盟：刘红宁
热敏灸重点研究室（国家中医药管理局重点研究室）：陈日新
江西创新药物与高效节能制药设备协同创新中心：杨世林
江西省中药药理学重点实验室：余日跃
江西省传统中药炮制重点实验室：龚千锋
江西民族传统药现代科技与产业发展协同创新中心：刘红宁
灸疗研究与临床转化协同创新中心：陈日新
江西省中医病因生物学重点实验室：刘红宁
江西省健康服务业发展软科学研究基地：刘红宁
江西省中西医结合临床医学研究院：左铮云
江西省中医药文化旅游协同创新中心：陈明人
江西省中医肺科学重点实验室：

刘良倚

　　江西省民族药质量标准与评价重点实验室：钟国跃

附属机构及负责人

　　江西中医药大学附属医院（江西省中医院）：左铮云

　　江西中医药大学第二附属医院（南钢医院）：甘　淳

　　江西中医药大学附属中西医结合医院（南昌市中西医结合医院）：魏友平

　　江西中医药大学附属洪都中医院：黄科棣

　　江西中医药大学附属鹰潭中医院：宋卫国

　　江西中医药大学附属丰城中医院：胡国龙

　　江西中医药大学附属宜春中医院：周亚林

　　江西中医药大学附属九江中医院：徐江祥

　　江西中医药大学附属玉山中医院：王　设

　　江西中医药大学附属新余中医院：宋禄林

　　江西中医药大学附属赣州中医

院：刘少华

　　江西江中医药包装厂：谢伏明

　　江西江中安可科技有限公司：谢伏明

　　说明：以上数据未包括江西中医药大学科技学院（独立学院）的数据。

（王海燕）

【山东中医药大学】

党委书记：于富华

党委副书记、校长：武继彪

党委副书记：姜少华

副校长：高　毅、高树中、田立新、张成博

纪委书记：邢桂强

副校长：庄　严

研究生学院党总支书记唐迎雪、院长韩涛

国际教育学院院长：王永志

中医学院党总支书记彭欣、院长王世军

药学院党总支书记曲智勇、院长田景振

针灸推拿学院党总支书记王军、院长杨继国

护理学院党总支书记朱毓梅、院长

陈莉军

信息管理学院党总支书记滕佳林、院长王振国

人文社科学院党总支书记刘勇军、院长崔瑞兰

外国语学院党总支书记张志强、院长李茂峰

理工学院党总支书记于雷、院长曹慧

体育艺术学院党总支书记周东民、院长于华荣

继续教育学院院长：唐炳舜

地　址：山东省济南市长清区大学科技园大学路4655号（长清校区）/山东省济南市历下区经十路16369号（历下校区）

邮　编：250355（长清校区）/250014（历下校区）

电　话：0531-89628012

传　真：0531-89628015

专业统计

　　2015年，学校职工人数929人。专任教师870人，其中教授112人，副教授239人，讲师293人，助教65人。

专业设置	学制（年）	2015年毕业生数	2015年招生数	在校生数
中草药栽培与鉴定	4	39	55	202
食品卫生与营养学	4	60	62	240
康复治疗学	4	59	124	430
针灸推拿学	5	127	288	1 594
药学	4	127	125	501
制药工程	4	340	254	983
生物医学工程	4	52	117	298
应用心理学	4	106	126	458
计算机科学与技术	4	99	121	424
英语	4	95	119	432
运动人体科学	4	43	56	215
法学	4	89	118	416
社会体育指导与管理	4	99	119	470
市场营销	4	160	118	527
中医学	7	355	0	1 703
中医学	5	274	339	1 576
中医学	8	0	149	149
信息管理与信息系统	4	54	117	285

（续表）

专业设置	学制（年）	2015 年毕业生数	2015 年招生数	在校生数
眼视光学	4	48	63	222
中药学	4	316	245	974
中西医临床医学	5	377	297	1 770
公共事业管理	4	53	120	388
护理学	5	270	0	935
护理学	4	0	385	1 081
专升本				
针灸推拿学	2	49	51	102
护理学	2	167	92	186
中药学	2	51	52	106
中医学	2	103	101	201
市场营销	2	37	0	0
专科				
中药	3	159	97	263
针灸推拿	3	98	0	170
护理	3	183	0	191
市场营销	3	102	0	134
营养与食品卫生	3	30	0	20
普通本科生	/	3 649	3 813	16 868
普通专科生	/	572	97	778
合计	**/**	**4224**	**3910**	**17 646**

注：以上统计数据为本专科学生数。

研究生教育

在校硕士研究生 2514 人，2015 年招收硕士研究生 963 人，毕业 869 人。

在校博士研究生 242 人，2015 年招收博士研究生 71 人，毕业 23 人。

硕士学位专业设置：中医学、中西医结合、临床医学、中药学、药学、护理学、生物医学工程、心理学

博士学位专业设置：中医学、中药学、中西医结合

重点学科及学科带头人

国家重点学科

中医基础理论：乔明琦

中医医史文献：王振国

国家重点（培育）学科

中医内科学：尹常健

国家中医药管理局中医药重点学科

中医基础理论：乔明琦

中医文献学：王振国

中医心病学：杨传华

中医脑病学：齐向华

中医肿瘤病学：齐元富

中医妇科学：王东梅

中医儿科学：李燕宁

中医全科医学：姜建国

针灸学：吴富东

中药药剂学：田景振

中西医结合基础：王世军

中西医结合临床：葛 明

中医文化学：欧阳兵

中医外治学：高树中

中医各家学说：张成博

中医康复学：商庆新

中医教育学：石作荣

内经学：王小平

金匮要略：吕翠霞

中医健康管理学：张思超

中医情志病学：张甦颖

中医心理学：张伯华

中医预防医学：高 毅

中西医结合临床：张 伟

中医肝胆病学：李 勇

中医护理学：李 平

中医预防医学：冯建华

中医男科学：孙 伟

中医骨伤科学：徐展望

山东省"十二五"特色重点学科

中医基础理论：乔明琦

中医医史文献：王振国

中医内科学：尹常健

中医妇科学：王东梅

中医儿科学：李燕宁

中医全科医学：姜建国

中西医结合基础：王世军

方剂学：王均宁

中医外科学：宋爱莉

生药学：李 峰

眼科学：毕宏生

中医骨伤科学：徐展望

山东省"十二五"特色重点学科

中药学：田景振

山东省卫生计生委重点学科

针灸学：吴富东

中西医结合医学：王世军

校级重点学科

儿科学：葛 明

方剂学：王均宁

妇产科学：孙 伟

眼科学：毕宏生

药剂学：田景振

中医临床基础：姜建国

中医诊断学：刘家义

伤寒学：丁元庆

温病学：张思超

中医史学：刘桂荣

中医诊断学：商庆新

药用植物学：张永清

中药鉴定学：李 峰

临床中药学：滕佳林

针灸推拿文化学：韩 涛

中医药统计与流行病学：史周华

中医肺病学：张 伟

中医痹病学：刘 英

中医耳鼻咽喉学：王仁忠

推拿学：季 远

中医老年医学：陈泽涛

中西医结合麻醉学：苏 帆

中医骨伤学：徐展望

中医肾病学：高建东

中医脑病学：王兴臣

中医护理学：吴培香

重点实验室及负责部门

教育部重点实验室

中医药经典理论实验室：山东中医药大学

国家中医药管理局中医药科研三级实验室

中药质量分析实验室：药学院

微循环实验室：基础医学院

细胞生物学实验室：基础医学院

中药制剂实验室：临床学院

视觉分析实验室：第二附属医院

辅助生殖技术实验室：第二附属医院

山东省重点实验室

中医药基础研究重点实验室：山东中医药大学

中西医结合眼病防治：眼科研究所

山东省工程实验室

中药药效物质发现与纯化工程实验室：药学院

"十二五"强化建设重点实验室

中西医结合眼病防治技术：附属眼科医院

中药资源学：药学院

"十二五"重点实验室

中西医结合肿瘤防治：基础医学院

中医心血管病：第一附属医院

天然药物：药学院

中药制剂：第一附属医院

附属机构及负责人

附属医院党委书记高毅、院长杨传华

第二附属医院党委书记葛明、院长徐云生

附属眼科医院院长毕宏生

（杨春涛）

【河南中医学院】

党委书记：孙建中

院 长：郑玉玲

副 院 长：许二平、李建生、郭德欣、张小平、徐江雁

第一临床医学院（第一附属医院）

院长：朱明军

第二临床医学院（第二附属医院）

院长：韩丽华

第三临床医学院（第三附属医院）

院长：田 力

基础医学院院长：詹向红

药学院院长：冯卫生

护理学院院长：杨英豪

康复医学院院长：周友龙

人文学院院长：张丽青

外语学院院长：郭先英

信息技术学院（软件职业技术学院）

院长：张佩江

国际教育学院院长：路 玫

继续教育学院院长：翟立武

地 址：河南省郑州市郑东新区龙子湖高校区河南中医学院

邮 编：450046

电 话：0371-65945879

传 真：0371-65944307

网 址：www.hactcm.edu.cn

专业统计

2015年，学院（校本部，不含3个附属医院）职工人数1426人。专任教师989人，其中教授159人，副教授290人，讲师397人，助教143人。

专业设置	学制（年）	2015年毕业生数	2015年招生数	在校生数
普 通 本 科				
英语	4	71	113	354
软件工程	4	0	70	70
计算机科学与技术（注：可授工学或理学学士学位）	4	61	116	353
药学（注：授予理学学士学位）	4	119	102	419
药物制剂（注：授予理学学士学位）	4	64	96	299
医学检验技术（注：授予理学学士学位）	4	0	60	158
制药工程	4	66	97	391
应用心理学（注：可授理学或教育学学士学位）	4	29	48	186
汉语国际教育	4	0	88	263

（续表）

专业设置	学制（年）	2015年毕业生数	2015年招生数	在校生数
市场营销	4	81	161	668
中医学	5	570	392	2 184
生物工程	4	0	57	162
文化产业管理（注：可授管理学或艺术学学士学位）	4	76	54	225
信息管理与信息系统（注：可授管理学或工学学士学位）	4	81	91	595
中药学（注：授予理学学士学位）	4	109	66	272
中西医临床医学	5	762	371	2 341
公共事业管理	4	189	113	517
护理学（注：授予理学学士学位）	4	656	541	1 348
中药资源与开发（注：授予理学学士学位）	4	0	95	304
医学影像技术（注：授予理学学士学位）	4	0	53	173
中药制药（注：可授理学或工学学士学位）	4	48	91	352
预防医学	5	48	77	395
康复治疗学（注：授予理学学士学位）	4	0	115	334
针灸推拿学	5	564	302	1 440
计算机科学与技术（注：可授工学或理学学士学位）	2	37	0	11
针灸推拿学	3	129	272	609
中药学（注：授予理学学士学位）	2	100	61	136
中医学	3	72	267	485
应用心理学（注：可授理学或教育学学士学位）	2	6	0	8
普通专科				
针灸推拿	3	146	124	331
护理	3	73	0	132
计算机信息管理	2	27	40	86
计算机网络技术	2	23	38	38
软件技术	2	17	39	39
计算机应用技术	2	26	39	39
图形图像制作	2	27	35	35
普通本专科合计	/	**4 277**	**4 284**	**15 752**
成人本科				
药学（注：授予理学学士学位）	5	10	47	208
中药学（注：授予理学学士学位）	5	21	27	164
中药学（注：授予理学学士学位）	3	59	58	172
公共事业管理	3	0	5	9
药学（注：授予理学学士学位）	3	38	62	124
药物制剂（注：授予理学学士学位）	3	0	9	24
制药工程	3	0	11	13
计算机科学与技术（注：可授工学或理学学士学位）	3	0	2	5
市场营销	3	0	6	8
中医学	5	0	60	108

（续表）

专业设置	学制（年）	2015年毕业生数	2015年招生数	在校生数
护理学（注：授予理学学士学位）	5	21	102	257
中西医临床医学	5	92	77	550
中西医临床医学	3	193	204	680
护理学（注：授予理学学士学位）	3	132	201	423
中医学类专业	3	32	0	65
预防医学	3	0	10	22
康复治疗学（注：授予理学学士学位）	3	0	49	178
针灸推拿学	3	115	87	435
中医学	3	188	144	563
临床医学类专业	3	202	118	281
中医学	3	53	62	148
中医骨伤	3	6	4	37
医学检验技术	3	0	9	13
针灸推拿	3	30	49	123
康复治疗技术	3	0	13	17
医学影像技术	3	0	10	14
护理	3	162	83	190
制药工程技术	3	0	5	6
药物制剂技术	3	0	10	32
药学	3	13	52	80
中药	3	31	39	140
市场营销	3	0	4	12
成教本专科合计	/	**1 398**	**1 619**	**5 101**

注：以上统计数据为本专科学生数。

研究生教育

在校硕士研究生1439人，2015年招收硕士研究生515人，毕业435人。

在校博士研究生18人，2015年招收博士研究生12人。

硕士学位专业设置：有中医学、中药学、中西医结合、药学、基础医学、临床医学、马克思主义理论7个硕士学位授权一级学科，涵盖55个硕士学位授权学科、专业（含2个自主设置二级学科）；有中医、中药学、护理、工程（制药工程）、翻译5个硕士专业学位授权点，涵盖医学、理学、工学、文学、法学5个学科门类

博士学位专业设置：博士学位授权一级学科（2个）。中医学：涵盖13个二级学科（中医基础理论、中医临床基础、中医医史文献、方剂学、中医诊断学、中医内科学、中医外科学、中医骨伤科学、中医妇科学、中医五官科学、中医儿科学、针灸推拿学、民族医学）。中药学：不设二级学科

重点学科及学科带头人

国家中医药管理局重点学科

中医基础理论：司富春

方剂学：许二平

中医心病学：韩丽华

中医肝胆病学：赵文霞

中医肺病学：李建生

中医儿科学：丁　樱

中药化学：冯卫生

临床中药学：李学林

中医传染病学：李　真

伤寒学：梁华龙

中医各家学说：徐江雁

中医预防医学：申　杰

中药鉴定学：陈随清

中医实验动物学：苗明三

中医脑病学：王新志

中医康复学：冯晓东

中医护理学：秦元梅

中医全科医学：孟　毅

中医妇科学：傅金英

中医养生学：侯江红

中医男科学：孙自学

针灸学：高希言

推拿学：王华兰

中医文化学：郭德欣

省级重点学科

中医学：李建生

中医基础理论：司富春

中医临床基础：王振亮

中医医史文献：李成文

方剂学：许二平

中医诊断学：谢文英

中西医结合基础：杨丽萍

基础医学：朱艳琴

病理与病理生理学：李瑞琴

人体解剖与组织胚胎学：游言文

病原生物学：张小莉

中药学：冯卫生

药学：苗明三

药剂学：贾永艳

药物分析：白雁

药理学：苗明三

中药资源学：董诚明

中药鉴定学：陈随清

中药化学：冯卫生

临床中药学：崔瑛

中药炮制学：张振凌

无机化学：杨怀霞

中医学：李建生

中医内科学：赵文霞

中医外科学：刘佃温

中医儿科学：丁樱

中医五官科学：李莹

中医骨伤科学：李慧英

康复医学与理疗学：晓东

中西医结合：朱明军

中西医结合临床：张耆

临床医学：关怀敏

护理学：秦元梅

中医内科学：王振涛

中医妇科学：傅金英

中医外科学：席作武

中医五官科学：张凤梅

中医骨伤科学：杨豪

中医儿科学：侯江红

临床检验诊断学：李永伟

针灸推拿学：高希言

中医内科学：周立华

中医骨伤科学：李康

公共管理：谢世平

社会医学与卫生事业管理：谢世平

高等教育管理：贾成祥

思想政治教育：李艳

运动医学：翟向阳

校级重点实验室

生物化学与分子生物学：郑晓珂

生理学：高剑峰

有机化学：武雪芬

制药工程：王宪龄

数学：崔红新

中药药剂学：贾永艳

临床检验诊断学：卢依平

中医急诊学：崔应麟

西医外科学：王世东

中医护理学：刘静

工商管理：李君茹

心理学：潘玲

中医哲学：张玉清

计算机应用技术：王晓鹏

成人教育学：谢有良

民族传统体育：孙再玲

英语语言文学：王玖炜

重点实验室及负责人

国家中医药管理局中医药科研三级实验室

艾滋病检测实验室：郭会军

中药制剂实验室：王又红

病理（肾脏）实验室：丁樱

中药药理（呼吸）实验室：李素云

中药质量分析实验室：刘伟

中药药理实验室：白明

河南省重点实验室

中医药防治感染病重点实验室：李真

中药资源与中药化学重点实验室：陈随清

道地药材深加工河南省工程实验室：苗明三

地厅级重点实验室

中药药效评价与中药深加工重点实验室（建设层次：教育部重点实验室培育基地）：苗明三

中医方证信号传导实验室（建设层次：河南省重点实验室培育基地）：司富春

河南省高校中医内科学重点学科开放实验室：李建生

河南省高校中药学重点学科开放实验室：冯卫生

河南省高校药效评价开放实验室：苗明三

郑州市组分中药重点实验室：白明

郑州市针灸临床重点实验室：王民集

郑州市中医药转化医学重点实验室：苗艳艳

附属机构及负责人

河南中医学院第一附属医院：朱明军

河南中医学院第二附属医院：韩丽华

河南中医学院第三附属医院：田力

（刘杰）

【湖北中医药大学】

党委书记：王祚桥

校长：吕文亮

党委副书记：李水清

纪委书记：陈建华

副校长：王平、黄必胜、陈运中、刘松林、马骏、涂远超

党委常委：张子龙

中医临床学院院长：王彦春

临床医学院院长：向楠

针灸骨伤学院院长：彭锐

药学院院长：吴和珍

基础医学院院长：邹小娟

检验学院院长：谢圣高

护理学院院长：胡慧

信息工程学院院长：邓文萍

管理学院院长：官翠玲

人文学院院长：胡真

马克思主义学院院长：胡慧远

国际教育学院院长：段伟

外国语学院院长：刘殿刚

体育系、主任：于勇

继续教育学院院长：刘亚兴

地址：湖北省武汉市洪山区黄家湖西路1号

邮编：430065

电话：027-68890088

传真：027-68890017

电子信箱：Webmaster@hbtcm.edu.cn

网址：www.hbtcm.edu.cn

专业统计

2015年，学校职工人数1175人。专任教师878人，其中教授111人，副教授261人，讲师399人，助教60人。

专业设置	学制（年）	2015 年毕业生数	2015 年招生数	在校生数
高中起点本科				
食品质量与安全	4	0	104	200
药学	4	227	190	915
制药工程	4	132	106	464
应用心理学	4	66	87	321
医学信息工程	4	101	98	361
生物技术	4	50	62	225
英语	4	96	143	475
中医学	5	244	220	1 307
中医学（骨伤方向）	5	124	114	605
中医学（美容与康复方向）	5	71	47	356
中医学（"5+3"）	5	0	48	48
中医学（"5+3"针灸推拿学方向）	5	0	46	46
中医学（"5+3"中西医结合方向）	5	0	48	48
中医学	5	41	0	116
中医学（中医骨伤方向）	5	27	0	39
中医学（中西医结合方向）	5	0	0	196
中医学（针灸推拿学方向）	5	0	0	87
运动康复	4	0	38	89
市场营销	4	91	97	418
市场营销（物流管理方向）	4	53	0	54
市场营销（医药国际贸易方向）	4	0	58	297
物流管理	4	0	77	210
信息管理与信息系统	4	42	58	253
中药学	4	201	105	675
中西医临床医学	5	373	159	1 193
中西医临床医学（全科医学方向）	5	61	90	358
公共事业管理	4	122	82	458
公共事业管理（医事法学方向）	4	62	66	279
公共事业管理（医疗保险方向）	4	95	51	254
护理学（涉外方向）	5	56	0	50
护理学	4	267	278	1 153
中药资源与开发	4	80	77	381
中药制药	4	0	143	143
康复治疗学	4	0	59	59
针灸推拿学	5	133	192	809
针灸推拿学（针刀医学方向）	5	61	85	260
针灸推拿学（涉外方向）	5	112	0	259
卫生检验	4	46	53	235
药物制剂	4	116	92	393

（续表）

专业设置	学制（年）	2015年毕业生数	2015年招生数	在校生数
医学检验技术	4	135	101	570
小计	/	3 285	3 274	14 659
专科起点本科				
药学	2	72	50	125
医学检验技术	2	73	60	135
针灸推拿学	3	68	50	158
护理学	2	26	30	60
中药学	2	12	15	25
市场营销	2	35	17	47
中医学	3	27	40	115
小计	/	313	262	665
专科				
中药制药技术	3	85	0	30
食品营养与检测	3	0	0	29
医药营销	3	101	0	0
针灸推拿	3	118	0	39
护理	3	108	0	62
药学	3	148	0	165
医学检验技术	3	112	0	35
医疗美容技术	3	36	0	0
小计	/	708	0	360
合计	/	**4 306**	**3 536**	**15 684**

注：以上统计数据为本专科学生数。

研究生教育

在校硕士研究生1006人，2015年招收硕士研究生282人，毕业357人。

在校博士研究生186人，2015年招收博士研究生47人，毕业48人。

硕士学位专业设置：中医基础理论、中医临床基础、中医医史文献、方剂学、中医诊断学、中医内科学、中医外科学、中医骨伤科学、中医妇科学、中医儿科学、针灸推拿学、中医五官科学、中西医结合基础、中西医结合临床、药物化学、药剂学、生药学、药物分析学、药理学、微生物与生化药学、中药学、临床检验诊断学、临床医学、中药学、护理学、管理科学与工程

博士学位专业设置：中医基础理论、中医临床基础、中医医史文献、方剂学、中医诊断学、中医内科学、中医外科学、中医骨伤科学、中医妇科学、中医儿科学、针灸推拿学、中医五官科学、中药学、临床医学

重点学科及学科带头人

国家局级重点学科

针灸学：王　华

内经学：王　平

伤寒学：李家庚

中医肝胆病学：盛国光

中医肾病学：王小琴

中医脑病学：丁砚兵

中医药信息学：赵　臻

中医诊断学：邹小娟

临床中药学：周祯祥

中药炮治学：刘艳菊

药用矿物学：黄必胜

中医文化学：胡　真

中医护理学：胡　慧

中医传染病学：陈盛铎

中医老年病学：甘爱萍

"十三五"省属高校优势特色学科群

中医传承与创新学科群：王　华

中药发掘与产业发展学科群：郑国华

省级重点优势学科

中医学：王　华

省级重点特色学科

中药学：郑国华

省级重点培育学科

护理学：胡　慧

校级重点学科

金匮要略：李云海

温病学：刘　林

中医眼科学：李杜军

中医男科学：高文喜
中医儿科学：向希雄
中西医结合临床：李晓东
中医内分泌病学：向 楠
中医骨伤科学：章汉平
推拿学：齐凤军
中西医结合基础：陈泽斌
方剂学：吴建红
中药化学：干国平
中药鉴定学：张秀桥
临床检验诊断学：宁 勇
中医药管理学：黄明安
临床护理学：王再超
管理科学与工程：赵 臻
马克思主义理论：胡 真
中医国际传播学：刘殿刚
民族传统体育学：于 勇

重点实验室及负责人

教育部重点实验室
中药资源与中药复方重点实验室：郑国华
国家中医药管理局中医药科研三级实验室
中药药理科研实验室：谌章和
细胞分子生物学实验室：李瀚旻
中药化学实验室：郑国华
国家中医药管理局重点研究室
老年性痴呆醒脑益智重点研究室：王 平
慢性肝病肝肾论治重点研究室：盛国光
湖北省协同创新中心
针灸"治未病"湖北省协同创新中心：王 华

老年病中药新产品湖北省协同创新中心：王 平
湖北省重点实验室及工程技术研究中心
湖北省中药资源与中药化学重点研究室：刘焱文
湖北省中药标准化工程技术研究中心：郑国华
湖北省中药保健食品工程技术研究中心：陈运中
湖北省中药炮制工程技术研究中心：刘艳菊

（陈 军）

【湖南中医药大学】
党委书记、研究院党委书记：黄惠勇
党委副书记、校长：廖端芳
党委副书记、研究院党委副书记、学校工会主席：秦裕辉
党委委员、副校长、研究院副院长：周小青
党委委员、纪委书记：肖小芹
副 校 长：何清湖
党委委员、副校长：葛金文
党委委员、副校长、第一附属医院院长：谭元生
党委委员、副校长：彭清华、柏正平
中医学院书记刘富林、院长喻嵘
药学院书记张秋雁、院长陈乃宏
中西医结合学院书记肖子曾、院长邓奕辉
针灸推拿学院书记肖四旺、院长李铁浪

医学院院长邓常青
护理学院副院长罗尧岳
人文社科学院书记叶利军、院长毛新志
管理与信息工程学院院长周良荣、副书记钟 艳
湘杏学院书记王云辉、院长李木清
继续教育学院书记蒋文明、院长陈革新
体育艺术学院书记、主任：汪利人
研究生院书记、院长：阳仁达
国际教育学院书记、院长：李江山
第一中医临床学院书记易刚强，大学副校长、院长谭元生
第二中医临床学院书记伍一文，校长助理、院长熊 辉
临床医学院书记龚跃平、院长谭李红
地 址：湖南长沙市岳麓区含浦科教园学士路 300 号（含浦校区、主校区）/ 湖南省长沙市韶山中路 113 号（东塘校区）
邮 编：410208（含浦校区、主校区）/ 410007（东塘校区）
电 话：0731-88458000
传 真：0731-88458111
电子信箱：hnutcm@163.com
网 址：www.hnctcm.edu.cn

专业统计
2015 年，学校职工人数 1876 人。专任教师 1254 人，其中教授 211 人，副教授 302 人，讲师 427 人，助教 170 人。

专业设置	学制（年）	2015 年毕业生数	2015 年招生数	在校生数
市场营销	4	77	114	315
口腔医学	5	98	99	473
中医学	5	321	426	2 012
中医学	7	196	0	1 451
中医学	8	0	150	150
医学影像学	5	146	152	738
生物工程	4	39	50	175
信息管理与信息系统	4	0	55	91
中药学	4	149	121	420

（续表）

专业设置	学制（年）	2015年毕业生数	2015年招生数	在校生数
中西医临床医学	5	155	241	1 060
公共事业管理	4	46	39	153
护理学	4	283	345	1 044
临床医学	5	223	291	1 468
中药资源与开发	4	38	50	173
康复治疗学	4	35	82	290
运动康复	4	0	43	43
针灸推拿学	5	156	247	929
药学	4	156	122	593
药物制剂	4	47	52	205
医学检验	4	59	63	285
食品科学与工程	4	46	50	172
制药工程	4	52	51	207
应用心理学	4	59	121	324
医学信息工程	4	0	54	90
计算机科学与技术	4	25	60	194
英　语	4	43	98	278
针灸推拿（专科）	3	40	0	47
护理（专科）	3	103	0	97
中药（专科）	3	38	0	45
湘杏学院制药工程	4	25	35	108
湘杏学院应用心理学	4	29	28	107
湘杏学院生物工程	4	7	6	38
湘杏学院中药学	4	7	63	161
湘杏学院中医学	5	329	105	987
湘杏学院针灸推拿学	5	91	79	455
湘杏学院中西医临床医学	5	410	94	1 228
湘杏学院药学	4	91	98	409
湘杏学院药物制剂	4	9	18	55
湘杏学院康复治疗学	4	0	36	113
湘杏学院护理学	4	318	263	1 085
湘杏学院市场营销	4	3	21	71
合计	/	3 949	3 779	17 896

注：上表统计数据为本专科学生数。

研究生教育

在校硕士研究生1616人，2015年招收硕士研究生513人，毕业567人。

在校博士研究生227人，2015年招收博士研究生67人，毕业88人。

硕士学位专业设置：中医基础理论、中医临床基础、中医医史文献、方剂学、中医诊断学、中医内科学、中医外科学、中医骨伤科学、中医妇科学、中医儿科学、中医五官科学、针灸推拿学、民族医学、中西医结合基础、中西医结合临床、药理学、药物分析学、药物化学、药剂学、生药学、微生物与生化药学、全科医学、马克思主义中国化、医药经济与管理、中药制药工程、中药生物工程、中西医结合精神病学、中西医结合护理学、中西医结合影像医学、中西医结合康复医学、中药保健食品研究与开发、中西医结合检验医学、中医亚健康、中医肿瘤学、中医药膳学、中医药信息学、中医心理学、临床中药学、中医文化学、中医管理学（临床医学、中医、中药学、口腔医学、护理均具有硕士专业学位授予权）

博士学位专业设置：中医基础理论、中医临床基础、中医医史文献、方剂学、中医诊断学、中医内科学、中医外科学、中医骨伤科学、中医妇科学、中医儿科学、中医五官科学、针灸推拿学、民族医学、中西医结合临床、中医亚健康、中医肿瘤学、中医药膳学、中医药信息学、中医心理学、临床中药学、中医文化学、中医管理学（其中中医学具有博士专业学位授予权）

重点学科及学科带头人

国家级重点学科

中医诊断学：周小青

部级（国家中医管理局）重点学科

中医诊断学：周小青

药用植物学：李顺祥

中药药剂学：夏新华

中西医结合临床（心脑疾病）：葛金文

针灸学：常小荣

方剂学：贺又舜

中医肝胆病学：孙克伟

中医妇科学：雷 磊

中医肿瘤病学：蒋益兰

中医皮肤病学：杨志波

中医眼科学：彭清华

各家学说：黄政德

中药炮制学：蒋孟良

中医药信息学：晏峻峰

中医儿科：王孟清

中医耳鼻喉科：朱镇华

中医肛肠病学：何永恒

中医康复学：张 泓

中医男科学：何清湖

推拿学：常小荣

中医肾病学：黄新艳

中医老年病学：卜献春

中医骨伤科学：仇湘中

省级重点学科

中医诊断学（优势特色重点学科）：周小青

中医内科学（优势特色重点学科）：蔡光先 黄政德

药学：廖端芳

中西医结合基础：葛金文

中药学：李顺祥 郭建生

针灸推拿学：常小荣

中西医结合临床：何清湖

中医外科学：杨志波

中医五官科学：田道法

方剂学：贺又舜

校级重点学科

人体解剖学与组织胚胎学：陈 安

病原生物学：卢芳国

病理学与病理生理学：张 熙

中医基础理论：谭达全

中医临床基础：赵国荣

药物分析学：刘向前

生物工程：鲁耀邦

推拿学：李江山

护理学：陈 燕

马克思主义中国化：叶利军

中医心理学：谢静涛

社会医学与卫生事业管理：宁德斌

中医药信息学：晏峻峰

中医儿科学：王孟清

口腔医学：谭 劲

中西医结合临床（骨伤科学）：卢 敏

中医骨伤科学：肖四旺

肿瘤学：徐基平

中医哲学：毛新志

医药经济与管理：周良荣

重点实验室及负责人

国家科技部重点实验室

省部共建国家重点实验室培育基地湖南省中药粉体与创新药物重点实验室：蔡光先

国家发改委重点研究室

中药粉体关键技术及装备国家地方联合工程实验室：蔡光先

国家中医（肝病）临床研究基地：谭元生

国家教育部重点实验室

中医内科重大疾病防治研究及转化重点实验室：蔡光先

医药粉体技术工程研究中心：张水寒

国家中医管理局重点研究室

中药粉体技术重点研究室：张水寒

经穴－脏腑相关重点研究室：常小荣

国家中医药管理局中医药科研三级实验室

中药药性与药效实验室：鲁耀邦

中药鉴定与资源实验室：刘塔斯

中药药理（心血管）实验室：谭元生

肝脏病理实验室：孙克伟

针灸生物信息实验室：岳增辉

皮肤免疫病理实验室：杨志波

分子病理实验室：雷 磊

病理生理实验室：顾 星

血管生物学实验室：严 杰

中药药理实验室：郑 冰

中药制剂实验室：王实强

国家中医药管理局中医药科研二级实验室

显微形态学实验室：熊艾君

分子生物学实验室：刘群良

病原免疫实验室：伍参荣

骨伤治疗技术实验室：田心义

中药化学实验室：王实强

干细胞中药调控与应用实验室：廖端芳

稀缺中药材种苗基地和中药材炮制技术传承基地：王 炜

湖南省科技厅重点实验室

中医诊断学重点实验室：周小青

中药新药研究与开发重点实验室：张水寒

湖南省中药有毒有害物质快速检测及脱除工程技术研究中心：廖端芳

中药超微技术工程中心：蔡光先

中西医结合心脑疾病防治重点实验室：成绍武

湖南省中药活性物质筛选工程技术研究中心：李顺祥

湖南省特色中药制剂创新服务平台：谭元生

湖南省药食同源功能性食品工

程技术研究中心：黄惠勇

湘产大宗药材品质评价湖南省重点实验室：廖端芳

湖南省发改委重点实验室

中药有毒物质防控技术湖南省工程实验室：廖端芳

特色中药制剂湖南省工程实验室：谭元生

抗肿瘤中药创制技术湖南省工程技术研究中心：黄惠勇

湖南省委宣传部研究基地

湖南省中医药文化研究基地：陈弘

湖南省思想政治工作研究基地：陈弘

湖南省教育厅重点实验室

中医病证实验室：蔡雄

中药现代化研究实验室：郭建生

中医内科学实验室：蔡光先

针灸生物信息分析实验室：顾星

细胞生物学与分子技术实验室：邓奕辉

数字中医药协同创新中心：周小青

湖湘中药资源保护与利用协同创新中心：刘塔斯

中医方证研究转化医学实验室：黄政德

湖南省中医药管理局重点研究室

重型肝炎证治研究室：孙克伟

中医皮肤性病特色疗法研究室：杨志波

肿瘤研究室：蒋益兰

推拿特色技术重点研究室：李铁浪

中医护理特色技术重点研究室：陈燕

附属机构及负责人

湖南中医药大学第一附属医院（直属）党委书记易刚强、院长谭元生

湖南中医药大学第二附属医院（直属）党委书记伍一文、院长熊辉

湖南中医药大学附属中西医结合医院（直属）党委书记陈燕、副院长苏新平

湖南中医药大学附属（人民）医院（非直属）党委书记龚跃平、院长谭李红

湖南中医药大学附属衡阳医院（非直属）党委书记龙双才、院长王诚喜

湖南中医药大学附属常德医院（非直属）院长邵先舫、党委副书记刘志军

湖南中医药大学附属洛阳正骨医院（非直属）党委书记高书图、院长杜天信

湖南中医药大学附属宁乡人民医院（非直属）党委书记文大志、院长刘俊东

湖南中医药大学附属岳阳中医院（非直属）党委书记邓寅风、院长向明波

湖南中医药大学附属第二中西医结合医院（非直属）党委书记盛志新、院长周平

湖南中医药大学附属垫江医院（非直属）党委书记兼院长刘明怀

湖南中医药大学附属福田中医院（非直属）党委书记罗建良、院长张天奉

湖南中医药大学附属长沙市中医医院（非直属）党委书记邓雄飞、院长漆晓坚

湖南中医药大学附属邵阳医院（非直属）党委书记黎孝坚、院长雷庆良

湖南中医药大学附属正大邵阳骨伤医院（非直属）党委书记刘长琪、院长廖怀章

湖南中医药大学第三附属医院（非直属）党委书记陈建龙、院长徐伟辉

（张　超）

【广州中医药大学】

党委书记：黄　斌

校　长：王省良

党委副书记：王省良、陈英华、张建华

副校长：孙晓生、陈蔚文、刘小虹、许能贵、潘华峰、林　彬

第一临床医学院院长：冼绍祥

第二临床医学院（广东省中医院）院长：陈达灿

第三临床医学院院长：谢华民

研究生院院长：邝卫红

国际学院院长：游　江

基础医学院院长：郑　洪

中药学院院长：赖小平

针灸康复临床医学院（原针灸推拿学院）院长：唐纯志

护理学院院长：李伊为

经济与管理学院院长：邱鸿钟

医学信息工程学院（原信息技术学院）院长：张洪来

职业技术学院、继续教育学院院长：黄水清

思想政治学院院长：李悦书

外国语学院院长：苏　红

体育健康学院院长：潘华山

脾胃研究所所长：胡　玲

热带医学研究所所长：符林春

临床药理研究所所长：王　奇

高等教育研究所（中医药发展研究中心）所长、主任：陈建南

中药资源科学与工程研究中心主任：詹若挺

国际中医药转化医学研究所所长：刘中秋

实验动物中心主任：王　萧

广东中医药博物馆馆长：蓝韶清

图书馆馆长：张　正

地　址：广东省广州市番禺区广州大学城外环东路232号（主校区）/广东省广州市白云区机场路12号（三元里校区）

邮　编：510006（主校区）/510405（三元里校区）

电　话：020-39358190

传　真：020-39359999

电子信箱：xwgk@gzucm.edu.cn

网　址：www.gzucm.edu.cn

专业统计

2015年，学校本部教职工人数1042人。专任教师638人，其中教授167人，副教授218人，讲师194人，助教59人。

专业设置	学制（年）	2015年毕业生数	2015年招生数	在校生数
保险学（健康保险）	4	0	32	73
国际经济与贸易	4	174	130	637
体育教育	4	128	142	526
英语	4	111	144	455
应用心理学	4	96	120	354
医学信息工程	4	0	60	163
计算机科学与技术	4	174	92	493
制药工程（中药）	4	171	60	387
中医学	5	590	440	3 908
中医学（中西医结合方向）（2015年停招）	7	91	0	442
中医学（2015年停招）	7	57	0	293
中医学	8	139	130	442
中医学	9	81	20	293
中医学（针灸方向）（2015年停招）	7	57	0	297
针灸推拿学	5	120	130	708
中西医临床医学	5	207	60	826
药学	4	97	130	539
药物制剂	4	83	90	384
中药学	4	152	190	1 022
中药资源与开发	4	55	60	199
中药制药	4	27	60	226
康复治疗学	4	55	120	265
护理学	4	180	153	681
公共事业管理（卫生）	4	115	61	391
生物技术	4	0	59	36
医学检验技术	4	0	60	39
市场营销	4	0	36	40
针灸推拿	3	78	80	279
护理	3	72	180	304
医疗美容技术	3	50	40	133
合计	/	**3 160**	**2 880**	**14 835**

说明：以上统计数据为本专科学生数。七年制只统计前五年本科阶段，后两年计入硕士研究生。

研究生教育

在校硕士研究生3142人，2015年招收硕士研究生1162人，毕业1069人。

在校博士研究生583人，2015年招收博士研究生244人，毕业256人。

硕士学位专业设置：中医妇科学、中医内科学、中医临床基础、针灸推拿学、中医基础理论、中西医结合基础、中西医结合临床、中医骨伤科学、中药学、中医诊断学、中医医史文献、中医五官科学、方剂学、中医儿科学、中医外科学、科学技术哲学、药剂学、社会医学与卫生事业管理、生药学、药物分析学、影像医学与核医学、麻醉学、临床检验诊断学、思想政治教育、内科学、儿科学、老年医学、神经病学、精神病与精神卫生学、皮肤病学与性病学、护理学、外科学、妇产科学、眼科学、耳鼻喉科学、肿瘤学、康复医学与理疗学、运动医学、急诊医学、药物化学、微生物与生化药学、药理学、全科医学（中医学）、中医心理学、中医药信息学、病理诊断学

博士学位专业设置：中医妇科学、中医内科学、中医临床基础、针灸推拿学、中医基础理论、中西

医结合临床、中西医结合基础、中医骨伤科学、中药学、中医诊断学、中医医史文献、中医五官科学、方剂学、中医儿科学、中医外科学、中医心理学、中医肿瘤学、中医养生学、中医康复学

重点学科及学科带头人

国家级重点学科

中医学（一级学科）：许能贵

国家中医药管理局重点学科

伤寒学（第一附属医院）：李赛美

中医妇科学（第一附属医院）：罗颂平

中医骨伤科学（第一附属医院）：何伟

中医脾胃病学（第一附属医院）：刘凤斌

金匮要略（第一附属医院）：林昌松

温病学（第一附属医院）：吴智兵

中医儿科学（第一附属医院）：许华

中医预防医学（第一附属医院）：陈瑞芳

中医心病学（省中医院）：阮新民

中医脑病学（省中医院）：黄燕

中医皮肤病学（省中医院）：范瑞强

中医急诊学（省中医院）：罗翌

中医肛肠病学（第二附属医院）：罗湛滨

中医耳鼻喉科学（第二附属医院）：李云英

中医传染病学（第二附属医院）：张忠德

中医预防医学（第二附属医院）：林嬿钊

中医神志病学（第二附属医院）：李艳

中医养生学（第二附属医院）：杨志敏

中药药剂学（校本部）：刘中秋

中药药理学（校本部）：陈蔚文

中医护理学（校本部）：陈佩仪

中医养生学（校本部）：刘焕兰

中医心理学（校本部）：邱鸿钟

临床中药学（校本部）：吴庆光

中医药信息学（校本部）：张洪来

省级重点学科

中医学（一级学科）：许能贵

中药学（一级学科）：赖小平

中西医结合（一级学科）：陈达灿

重点实验室及负责人

国家级重点实验室

国家中药现代化化工程技术研究中心（合作）：赖小平

新药（中药）安全评价研究重点实验室：王宁生

国家新药（中药）临床试验研究中心：赖世隆

国家中药材种植栽培示范化研究示范基地（GAP）：徐鸿华

国家中药现代化科技产业（广东）基地：王宁生

教育部重点实验室（省部级）

教育部现代中成药工程研究中心：陈英华

岭南中药资源教育部重点实验室：陈蔚文

国家中医药管理局中医药科研三级实验室（省部级）

中药药理实验室：郑广娟

中药药理（消化）实验室：陈蔚文

原虫与病毒实验室：符林春

中药制剂实验室：丘小惠

分子生物学实验室：韩凌

细胞生物学实验室：方永奇

免疫实验室：王培训

中药化学实验室：赖小平

中药药理（药效评价）实验室：吴清和

中药药代动力学实验室：曾星

国家药品监督管理总局重点实验室（省部级）

国家药品临床研究基地（一院）：张惠臣

国家药品临床研究基地（二院）：赖世隆

国家药品临床研究基地（粤海医院）：符林春

国家食品药品监督管理总局药品临床研究培训中心：赖世隆

广东省发改委重点实验室（省部级）

广东省中药新药临床研究服务工程实验室：宋健平、冼绍祥

广东省科技厅重点实验室（省部级）

广东省中医治法与中药创制研究重点实验室：徐志伟

广东省中医针灸重点实验室：许能贵

广东省代谢性疾病中医药防治重点实验室：郭姣

广东省中医证候临床研究重点实验室：罗云坚

新药非临床安全评价中心：王宁生

新药临床实验研究中心：赖世隆

广东省中医急症研究重点实验室：黄培新

广东省海洋药物重点实验室GLP药理毒理实验室（合作）：王宁生

广东省新药筛选重点实验室：赖小平

遗传工程小鼠资源库技术平台（合作）：邹移海

广东省中药新药研发重点实验室（省市共建）：赖小平

广东省中医标准化工程技术研究中心：卢传坚

广东省教育厅重点实验室（厅局级）

中医疑难病证重点实验室：林培政

岭南中药资源省部共建重点实验室：陈蔚文

中药有效性与安全性研究重点实验室：王宁生

中医病机与治法研究重点实验室：徐志伟

中医女性生殖调节与安全性研究：罗颂平

广州市发改委（市级）重点实验室

广州市中药新药创新和公共服务示范平台建设：宋健平

广州市科技局重点实验室（市级）

中药新药研发重点实验室：赖小平

中医药防治肿瘤转化医学研究重点实验室：刘中秋

广州市心肌梗死中医药防治重点实验室：张敏州

附属机构及负责人

第一附属医院：冼绍祥

第二附属医院（广东省中医院）：陈达灿

第三附属医院：谢华民

附属粤海医院：王炳南
附属深圳中医院：李顺民
附属中山中医院：林 棉
附属广州中医院：黄德弘
附属佛山中医院：刘效仿
附属广东第二中医院：曹礼忠
附属南海妇产儿童医院：易锦发
附属茂名中医院：黎治荣
附属湛江第一中医院：蔡 柏
附属湛江第二中医院：肖 波
附属台山中医院：黄长联
附属广州中西医结合中医院：熊传银
附属东莞中医院：郑志文
附属新会中医院：陈小龙
附属广东中西医结合医院：谢 兵
附属汕头中医院：林创坚
附属顺德中医院：宋小宁
附属海南中医院：陈少仕
附属重庆北碚中医院：尹 平
附属清远中医院：冯伟勋
附属三亚中医院：陈小勇
附属深圳宝安中医院：朱美玲
附属海口中医院：方 立
附属深圳平乐骨伤科医院：翟明玉
附属陕西安康中医院：陈文乾

附属内蒙古国际蒙医医院：乌 兰
附属内蒙古中医院：杨广源
　　　　　　（林 辉、徐大量）

【广西中医药大学】
党委书记：尤剑鹏
校　　长：唐 农
党委副书记：董塔健
党委副书记、纪委书记：杨连招
副 校 长：罗伟生、吴琪俊、
　　　　　庞宇舟、冷 静、
　　　　　戴 铭
总会计师：何刚亮
副厅级调研员：李培春
基础医学院：龚名师、林 江
药学院：王 勤、陈 勇
壮医药学院：张 煜、林 辰
瑶医药学院：李 彤
骨伤学院：周红海
针灸推拿学院：蒋闽义、范郁山
研究生学院：吴 林、姜建萍
人文社科学院：李怀泽、韦兆钧
成人教育学院：蒋 林、韦艾凌
高等职业技术学院：邓远美
国际合作与交流学院：蒋基昌
护理学院：冼锦华、吴 彬
第一临床医学院：李敏智、黄贵华

瑞康临床医学院：唐友明、梁 健
第三临床医学院（柳州）：蓝宁生、
　　　　杨建青
桂林临床医学院：刘朝晖、杨 斌
第五临床医学院（玉林）：李飞鹏、
　　　　谭 跃
第六临床医学院（梧州）：罗世东、
　　　　甘秀天
制药工程系：何天富、朱智德
地　　址：广西南宁西乡塘区明秀
　　　　　东路179号（明秀校
　　　　　区）/广西南宁青秀区
　　　　　五合大道13号（仙葫
　　　　　校区）
邮　　编：530001（明秀校区）/
　　　　　530200（仙葫校区）
电　　话：0771-3137577（校办）
传　　真：0771-3137517（校办）
电子信箱：zyd3137577@163.com
　　　　　（校办）
网　　址：www.gxtcmu.edu.cn
专业统计
　　2015年，学校职工人数为6184
人（含附属单位）。专任教师989
人，其中教授144人，副教授427
人，讲师377人，助教110人。

专业名称	学制（年）	2015年毕业生数	2015年招生数	2015年校生数
普通本科生合计	/	**1 325**	**2 000**	**7 902**
高中起点本科	/	1 273	1 847	7 678
食品科学与工程（注：可授工学或农学学士学位）	4	47	31	110
制药工程	4	50	0	109
生物医学工程（注：可授工学或理学学士学位）	4	20	0	0
应用心理学（注：可授理学或教育学学士学位）	4	0	34	110
应用心理学（注：可授理学或教育学学士学位）	5	0	0	24
食品质量与安全	4	0	54	106
药学（注：授予理学学士学位）	4	70	147	517
药学（中职升本）（注：授予理学学士学位）	4	0	63	128
临床药学（注：授予理学学士学位）	4	0	0	44
药物制剂（注：授予理学学士学位）	4	50	0	110
医学检验技术（注：授予理学学士学位）	4	0	40	197

（续表）

专业名称	学制（年）	2015年毕业生数	2015年招生数	2015年校生数
医学检验技术（中职升本）（注：授予理学学士学位）	4	0	0	28
中医学（传统中医方向）	5	31	0	61
中医学（香港传统班）	5	5	27	111
中医学	5	91	370	934
中医学（免费医学定向班）	5	0	0	200
中医学（对外中医方向）	4	32	0	111
中医学（骨伤科学方向）	5	46	0	194
中医学（桂派杏林师承班）	5	0	0	72
中医学（运动医学方向）	5	26	0	24
中医学（壮医学方向）	5	49	0	0
市场营销	4	56	44	190
口腔医学	5	32	30	159
信息管理与信息系统（注：可授管理学或工学学士学位）	4	23	37	65
中药学（注：授予理学学士学位）	4	72	143	421
中西医临床医学	5	99	0	312
公共事业管理	4	68	39	154
护理学（注：授予理学学士学位）	4	93	159	532
护理学（英语方向）（注：授予理学学士学位）	5	64	0	199
护理学（中职升本）（注：授予理学学士学位）	4	0	92	374
壮医学	5	0	57	266
壮医学（桂派杏林师承班）	5	0	0	11
中药资源与开发（注：授予理学学士学位）	4	42	0	58
食品卫生与营养学（注：授予理学学士学位）	4	0	0	34
临床医学	5	89	269	933
康复治疗学（注：授予理学学士学位）	4	38	58	200
针灸推拿学	5	80	119	455
针灸推拿学（桂派杏林师承班）	5	0	0	68
针灸推拿学（中职升本）	5	0	34	57
专科起点本科	/	52	153	224
医学检验技术（注：授予理学学士学位）	2	0	4	4
药物制剂（注：授予理学学士学位）	2	0	1	2
药学（注：授予理学学士学位）	2	8	29	34
针灸推拿学	3	19	18	49
康复治疗学（注：授予理学学士学位）	2	0	4	6
临床医学	3	0	44	43
食品卫生与营养学（注：授予理学学士学位）	2	0	3	3
护理学（注：授予理学学士学位）	2	6	6	9
公共事业管理	2	1	0	1

（续表）

专业名称	学制（年）	2015年毕业生数	2015年招生数	2015年校生数
中药学（注：授予理学学士学位）	2	7	15	26
口腔医学	3	8	14	31
市场营销	2	3	12	13
中医学	3	0	3	3
普通专科生	/	822	1 241	3 682
高中起点专科	/	822	968	2 927
口腔医学	3	153	44	214
药学	3	98	197	532
医疗美容技术	3	58	76	292
医药营销	3	38	57	164
中医骨伤	3	21	0	75
药物制剂技术	3	0		49
中药	3	35	217	419
医学检验技术	3	0	0	50
针灸推拿	3	126	127	414
康复治疗技术	3	0	0	79
护理（口腔护理方向）	3	18	0	0
护理	3	275	250	639
五年制高职转入	/	0	273	755
药学	3	0	0	39
护理	3	0	239	576
针灸推拿	3	0	34	140

注：以上统计数据为本专科学生数。数据统计截止时间为2015年10月31日。

研究生教育

在校硕士研究生1256人，2015年招收硕士研究生444人，毕业370人。

硕士学位专业设置：中医基础理论、中医临床基础、中医医史文献、方剂学、中医诊断学、中医内科学、中医外科学、中医骨伤科学、中医妇科学、中医儿科学、中医五官科学、针灸推拿学、民族医学、中西医结合基础、中西医结合临床、内科学、儿科学、老年病学、神经病学、精神病与精神卫生学、皮肤病与性病学、影像医学与核医学、临床检验诊断学、外科学、妇产科学、眼科学、耳鼻咽喉科学、肿瘤学、康复医学与理疗学、运动医学、麻醉学、急诊医学、全科医学、药物化学、药剂学、生药学、药物分析学、微生物与生化药学、药理学、中药学

重点学科及学科带头人

国家中医药管理局重点学科

中医各家学说：戴　铭

中药药理学：郑作文

临床中药学：秦华珍

推拿学：庞　军

中医骨伤科学：陈　锋

民族医学（壮医学）：庞宇舟

中西医结合临床（第一临床医学院）：唐　农

中西医结合临床（瑞康临床医学院）：梁　健

中医皮肤病学：周　萌

中医儿科学：王力宁

中医耳鼻喉科学：张　勉

中医急诊学：卢健棋

中医老年病学：莫云秋

中医全科医学：张　春

国家中医药管理局重点培育学科

中医传染病学（第一临床医学院）：毛德文

中医传染病学（瑞康临床医学院）：邓　鑫

中医预防医学：农泽宁

海洋中药学：侯小涛

广西优势特色重点学科

中医内科学：唐　农

中药学：邓家刚

壮医学：庞宇舟

中西医结合临床：梁　健

广西重点学科

壮药学：朱　华

中医医史文献：戴　铭

中医骨伤科学：陈　锋

针灸推拿：范郁山

护理学：杨连招

中西医结合基础：罗伟生

校级重点学科

免疫学：冷　静

中药分析学：陈　勇

中药化学：卢汝梅

中医脾胃病学：黄贵华

中医脑病学：胡跃强

中医肾病学：黄国东

重点实验室及负责人

国家中医药管理局中医药科研三级实验室

中（壮）药化学与质量分析实验室：覃洁萍

中药药理实验室：邓家刚

医学分子生物学实验室：韦艾凌

医学分子生物学实验室：周倍伊

广西中医药科学实验中心：唐　农

自治区金源单位

广西中医药大学中药药效筛选研究中心）：邓家刚

自治区省级重点实验室

广西中药药效研究重点实验室：邓家刚

广西中医基础研究重点实验室：唐　农

广西壮瑶药重点实验室：朱　华

广西高校重点实验室

中医临床研究重点实验室：唐　农

中药提取纯化与质量分析重点实验室：覃洁萍

中药药理重点实验室：郑作文

壮医方药基础与应用研究重点实验室：庞宇舟

广西高发传染病中西医结合转化医学重点实验室：梁　健

中药制剂共性技术研发重点实验室：王志萍

广西特色实验动物病证模型重点实验室：冷　静

中医药防治肥胖症重点实验室培育基地：唐红珍

国家中医药管理局中医药科研二级实验室

神经行为学实验室：陈贵海

分子生物学实验室：王　坤

中药药效筛选研究实验室：邓家刚

中药药理学实验室：郑作文

中药提取纯化与质量分析实验室：覃洁萍

中药生药学实验室：辛　宁

分子生物医学实验室：韦艾凌

肝病分子生物学实验室：毛德文

脑病免疫生化实验室：刘　泰

细胞分子生物医学实验室：梁　健

消化内镜与病理实验室：林寿宁

骨伤生物力学实验室：崔　伟

广西"2011协同创新中心"

壮瑶药协同创新中心：朱　华

中医药与养老产业发展研究协同创新中心（培育建设单位）：唐　农

农作物废弃物功能成分研究协同创新中心（培育建设单位）：邓家刚

附属机构及负责人

广西中医药大学第一附属医院：黄贵华、李敏智

广西中医药大学附属瑞康医院：梁　健、唐友明

广西中医药大学第三附属医院：杨建青、蓝宁生

广西中医药大学附属桂林医院：杨　斌、刘朝晖

广西中医药大学第五附属医院：谭　跃、李飞鹏

广西中医药大学第六附属医院：甘秀天、罗世东

广西中医药大学附属骨伤医院：杨　渊、韦浩明

广西中医药大学附属贺州医院：贝光明、张　飚

广西中医药大学附属防城港医院：徐　奎（院长、书记）

广西中医药大学附属北海市中医医院：唐继华、徐辉才

广西中医药大学附属南宁市中医医院：岳　进、商昌友

广西中医药大学制药厂：何天富、朱智德

广西中医药大学附设中医学校：吴　彬、冼锦华

（李朝晖、李　贵）

【海南医学院中医学院】

中医学院院长：杨世忠

中医学院书记：冯　钊

副院长：王家辉、郝宪恩、冯志成

地　址：海南省海口市学院路3号

邮　编：571199

电　话：0898-66890539

传　真：0898-66976083

电子信箱：hnzy88888@163.com

网　址：http://www.hainmc.edu.cn/webapps/zyxy/

专业统计

2015年，学校职工人数64人。专职教师58人，其中教授13人，副教授22人，讲师23人。

专业设置	学制（年）	2015年毕业生数	2015年招生数	在校生数
中医学本科	5	98	113	506
中西医临床医学本科	5	64	48	296
针灸推拿学本科	5	52	54	330
合计	/	**214**	**215**	**1 132**

注：以上统计数据为本专科学生数。

重点学科及学科带头人

国家中医药管理局中医药重点学科中医肝胆病学：杨世忠

（尹德辉）

【重庆医科大学中医药学院】

党委书记：吴小翎

校长、党委副书记：雷　寒

党委副书记：冯跃林

党委副书记、纪委书记：魏光辉

副　校　长：邓世雄、谢　鹏、黄爱龙、杨　竹、田　杰

中医药学院院长：曹文富

中医药学院党总支书记：江杨岗

中医药学院副院长：李　进、王建伟

地　　址：重庆市渝中区医学院路1号

邮　　编：400016

电　　话：023-65712064

传　　真：023-65712061

电子信箱：xiaoban@cqmu.edu.cn

网　　址：www.cqmu.edu.cn

专业统计

2015年，学院职工人数50人。专业教师45人，其中教授9人，副教授24人，讲师12人。

专业设置	学制（年）	2015年毕业生数	2015年招生数	在校生数
中医学	5	233	170	1 046
中药学	4	65	56	238
针灸推拿学	5	75	87	496
中西医临床医学	5	0	76	76
合计	/	**373**	**389**	**1 856**

注：以上统计数据为本专科学生数。

研究生教育

在校硕士研究生61人，2015年招收硕士研究生16人，毕业16人。

硕士学位专业设置：中医学一级学科、中西医结合一级学科、生药学二级学科、植物学（药用植物）二级学科

博士学位专业设置：中医学一级学科

重点学科及学科带头人

国家中医药管理局重点学科

中西医结合临床：曹文富

重庆市重点学科

中医学：曹文富

中西医结合：罗　勇

重庆市卫生计生委重点学科

中医内科学：曹文富

附属机构及负责人

重庆医科大学附属永川中医院（直管）：毛得宏

重庆医科大学附属九龙坡中医院（非直管）：越太迁

重庆医科大学附属垫江中医院

（非直管）：刘明怀

（黎祖敏）

【成都中医药大学】

地　　址：四川省成都市温江区柳台大道1166号

邮　　编：611137

电　　话：028-61800000

传　　真：028-61800013

电子信箱：xb@cdutcm.edu.cn

网　　址：www.cdutcm.edu.cn

专业设置

专业设置	学制（年）	2015年毕业生数	2015年招生数
本　科			
小计	/	**3 136**	**4 765**
高中起点本科	/	3 073	4 765
中医学	5	436	491
卫生检验与检疫（注：授予理学学士学位）	4	72	115
临床医学	5	210	313
针灸推拿学	5	118	185
公共事业管理	4	162	151
护理学（注：授予理学学士学位）	4	0	559
护理学（注：授予理学学士学位）	5	442	0
眼视光医学	4	0	59
市场营销	4	97	135
中医学	4	219	303

（续表）

专业设置	学制（年）	2015年毕业生数	2015年招生数
医学检验技术（注：授予理学学士学位）	4	165	262
汉语国际教育	4	49	56
运动康复（注：可授教育学或理学学士学位）	4	0	77
社会体育指导与管理	4	50	118
工商管理	4	87	154
中西医临床医学	5	227	171
生物科学	4	52	57
英语	4	42	59
藏医学	4	24	45
体育教育	4	109	118
日语	4	0	57
应用心理学（注：可授理学或教育学学士学位）	4	67	84
医学信息工程	4	0	238
生物技术（注：可授理学或工学学士学位）	4	49	55
食品质量与安全	4	51	83
中药资源与开发（注：授予理学学士学位）	4	86	69
食品卫生与营养学（注：授予理学学士学位）	4	0	60
藏医学	5	11	45
制药工程	4	57	62
药学（注：授予理学学士学位）	4	63	180
药物制剂（注：授予理学学士学位）	4	0	63
预防医学	5	0	126
康复治疗学（注：授予理学学士学位）	4	0	119
康复治疗学（注：授予理学学士学位）	5	68	0
临床医学（定向培养）	5	60	96
专科起点本科	/	63	0
食品质量与安全	2	3	0
针灸推拿学	3		
护理学（注：授予理学学士学位）	2	0	0
护理学（注：授予理学学士学位）	3	7	0
生物技术（注：可授理学或工学学士学位）	2	0	0
医学检验技术（注：授予理学学士学位）	2	10	0
药物制剂（注：授予理学学士学位）	2	0	0
药学（注：授予理学学士学位）	2	6	0
日语	2	0	0
社会体育指导与管理	2	4	0
临床医学	3	12	0
康复治疗学（注：授予理学学士学位）	2	0	0
康复治疗学（注：授予理学学士学位）	3	4	0
预防医学	2	0	0

（续表）

专业设置	学制（年）	2015年毕业生数	2015年招生数
公共事业管理	2	3	0
工商管理	2	3	0
卫生检验与检疫（注：授予理学学士学位）	2	4	0
市场营销	2	7	0
专　　科			
小计	/	**1 419**	**171**
高中起点专科	/	985	96
药物制剂技术	3	85	0
医药营销	3	113	0
卫生检验与检疫技术	3	56	0
医学营养	3	67	0
旅游管理	3	55	41
心理咨询	3	0	0
护理	3	281	0
药学	3	98	0
医学检验技术	3	167	55
康复治疗技术	3	26	0
医学生物技术	3	37	0
对口招收中职生	/	54	75
临床医学	3	54	75
五年制高职转入	/	380	0
护理	2	257	0
医药营销	2	27	0
中药制药技术	2	43	0
医学检验技术	2	0	0
中药	2	53	0
康复治疗技术	2	0	0
合计	/	**4 555**	**4 936**

注：以上统计数据为本专科学生数。

研究生教育

在校硕士研究生2132人，2015年招收硕士研究生762人，毕业703人。

在校博士研究生321人，2015年招收博士研究生94人，毕业78人。

硕士学位专业设置：方剂学、中药学、病理学与病理生理学、药物分析学、外科学、中医医史文献、内科学、病原生物学、康复医学与理疗学、中医基础理论、急诊医学、麻醉学、免疫学、耳鼻咽喉科学、影像医学与核医学、人体解剖与组织胚胎学、中西医结合临床、中医儿科学、中医临床基础、中医内科学、中医五官科学、妇产科学、中西医结合基础、民族医学（含：藏医学、蒙医学等）、中医诊断学、中医骨伤科学、护理学、中医妇科学、针灸推拿学、药理学、马克思主义中国化研究、药剂学、药物化学、中医外科学、社会医学与卫生事业管理、临床检验诊断学、生药学

博士学位专业设置：中医外科学、方剂学、中西医结合临床、中医儿科学、临床中药学、中药药理学、中药化学、中药资源学、中药制剂学、中医骨伤科学、中药妇科学、针灸推拿学、中医医史文献、中医基础理论、中药学、中医临床基础、中医内科学、中医五官科学、中西医结合基础、民族医学（含：藏医学、蒙医学等）、中医诊断学

（成都中医药大学）

【贵阳中医学院】

党委书记：方仕平

党委副书记、院长：杨　桂

党委副书记、纪委书记：袁黔华
党委委员、副院长：滕 红（女）
党委副书记：王念屏（女）
党委委员、副院长：刘 文
党委副书记：朱洪波
党委委员、副院长：崔 瑾（女）、
　　　　　　　　　于 浩
基础医学院院长：庄畎田
药学院院长：杜 江
护理学院副院长（主持）：肖政华

骨伤学院院长：陈久毅
针灸推拿学院院长：杨孝芳（女）
医学人文学院院长：陈 瑶（女）
第一临床医学院院长：孙 波（女）
第二临床医学院院长：黄礼明
继续教育学院院长：何 甦
地　　址：贵州省贵阳市贵安新区
　　　　　栋青南路贵阳中医学院
邮　　编：550025
电　　话：0851-88233016/

88233017
传　真：0851-88233019
电子信箱：GYZYXYYB@163.com
网　址：http://www.gyctcm.edu.
cn/index.htm

专业统计

2015年，学校职工人数1101人。专任教师633人，其中教授152人，副教授305人，讲师95人，助教35人。

专业设置	学制（年）	2015年毕业生数	2015年招生数	在校生数
本　科				
药学	4	0	72	181
应用心理学	4	0	72	181
中草药栽培与鉴定	4	0	70	120
中药制药	4	0	72	126
康复治疗学	4	0	78	140
针灸推拿学	5	85	114	522
针灸推拿学（康复治疗方向）	5	0	0	187
制药工程	4	56	78	314
劳动与社会保障	4	0	63	166
药物制剂	4	50	77	339
法学	4	49	91	234
运动康复	4	0	89	89
生物制药	4	0	90	90
中医学	5	63	303	1 124
中医学（全科医学方向）	5	64	0	261
中医学（英语方向）	5	31	0	172
中医学（骨伤方向）	5	86	0	464
中药学	4	114	174	500
中药学（营销方向）	4	52	0	203
中药学（苗药方向）	4	0	0	46
中药学（临床中药学）	4	0	0	174
中药学（职教师资方向）	4	0	0	50
中西医临床医学	5	200	212	989
中西医临床医学（"4.5+1.5"试点班）	6	52	0	128
护理学	4	124	204	623
护理学（英语方向）	5	32	0	159
护理学（职教师资方向）	4	0	0	56
药学	2	0	1	1
药物制剂	2	0	16	16
针灸推拿学	3	4	20	43

（续表）

专业设置	学制（年）	2015 年毕业生数	2015 年招生数	在校生数
护理学	2	39	162	231
中药学	2	11	20	124
中药学（营销方向）	2	0	8	8
中医学	3	3	20	52
应用心理学	2	40	28	28
小计	/	1 155	2 134	8 141
专　科				
护理	3	0	0	81
医药营销	3	39	0	0
中药制药技术	3	37	0	0
小计	/	76	0	81
合计	/	**1 231**	**2 134**	**8 222**

注：以上统计数据为本专科学生数（不含成人教育）。

研究生教育

在校硕士研究生 736 人，2015 年招收硕士研究生 263 人，毕业 215 人。

硕士学位专业设置：中医学、中西医结合、药学、中药学、临床医学、护理、公共管理

重点学科及学科带头人

省级（特色）重点学科

中医基础理论：陈云志

中医内科学：杨柱

中医骨伤科学：（暂缺）

针灸推拿学：崔瑾

民族医学：崔瑾

中西医结合临床：黄礼明

中药生药学：王祥培

中药药剂学：张永萍

中药化学：潘炉台

民族药学：杜江

重点实验室及负责人

国家级重点实验室

苗医苗药治疗慢性疼痛重点研究室：朱光旗

省部级实验室

贵州省中药制剂研究开发中心：张永萍

贵州省生药重点实验室：梁光义

贵州省民族药经皮给药制剂工程技术研究中心：张永萍

国家中医药管理局中药分析实验室：靳凤云

国家中医药管理局中药制剂实

验室：张永萍

国家药物临床试验基地：贺祝英

贵州省中药民族药制剂研究开发中心：张永萍

贵州省中药民族药炮制与制剂工程技术研究中心：张永萍

中医证候实质研究实验室：赵博

中药、民族药产地加工与炮制技术工程中心：张永萍

贵州分子生药学特色重点实验室：周涛

贵州省现代民族药（苗药）协同创新中心：杨柱

中医药（民族医药）产业发展研究中心：朱洪波

贵州省中药民族药院士工作站：杨柱

贵州省中药炮制技术传承基地：李玮

贵州省苗医药重点实验室：杜江

贵州中药、民族药材产地加工与饮片炮制工程研究中心：李玮

苗族医学研究协同创新中心：崔瑾

贵州省普通高等学校中药民族药微生物发酵与生物转化工程中心：田维毅

附属机构及负责人

贵阳中医学院第一附属医院党委书记张培琴、院长孙波

贵阳中医学院第二附属医院党

委书记王乾宇、院长张帆

（韦韬、林静）

【云南中医学院】

党委书记：杨建军

院　　长：李玛琳

党委副书记：王翠岗

副 院 长：李莹、熊磊

纪委书记：杨中梁

副 院 长：李世辉

基础医学院院长：淤泽溥

药学院院长：饶高雄

中药学院院长：张庆芝

临床医学院院长：温伟波

民族医药学院院长：张超

护理学院院长：陈祖琨

针灸推拿学院院长：毕怀梅

人文与管理学院院长：杨鹤清

国际教育学院院长：周青

继续教育学院、职业技术学院院长：卞瑶

思政课教学研究部主任：熊光旭

信息技术学院院长：吕峰

体育部主任：彭利民

地　　址：云南省昆明市呈贡区雨花路 1076 号

邮　　编：650500

电　　话：0871-65919000/ 65919009

传　　真：0871-65919009

电子信箱：yzbgs@ynutcm.edu.cn

网　　址：www.ynutcm.edu.cn

专业统计

2015年，学校职工人数758　人。专任教师591人，其中教授66　助教74人。

人，副教授150人，讲师269人，

专业名称	学制（年）	2015年毕业生数	2015年招生数	在校生数
应用心理学	4	68	44	85
物流管理	4	0	43	82
计算机科学与技术	4	0	47	47
制药工程	4	94	55	266
食品科学与工程	4	46	0	137
食品质量与安全	4	0	55	104
中医学	5	206	399	1 676
针灸推拿学	5	112	225	1 312
中西医临床医学	5	222	345	1 831
药学	4	148	150	527
药物制剂	4	53	47	256
中药学	4	151	171	640
中药资源与开发	4	49	36	180
中草药栽培与鉴定	4	108	0	126
医学实验技术	4	0	45	135
康复治疗学	4	228	184	813
护理学	4	147	215	886
市场营销	4	116	43	223
公共事业管理	4	54	40	163
医学信息工程	4	0	47	47
中医学	2	70	42	130
针灸推拿学	2	93	41	121
傣医学	5	0	29	56
合计	/	**1 965**	**2 303**	**9 843**

注：以上统计数据为本专科学生数。

研究生教育

在校硕士研究生786人，2015年招收硕士研究生279人，毕业246人。

硕士学位专业设置：中医基础理论、中医临床基础、中医医史文献、方剂学、中医诊断学、中医内科学、中医外科学、中医骨伤科学、中医妇科学、中医儿科学、中医五官科学、针灸推拿学、民族医学（含：藏医学院、蒙医学等）、中西医结合基础、中西医结合临床（国家未设二级学科）、药物化学、药剂学、生药学、药物分析学、微生物与生化药学、药理学、中医内科学、中医外科学、中医骨伤科学、中医妇科学、中医儿科学、中医五官科学、针灸推拿学

重点学科及学科带头人

国家中医药管理局重点学科

中医男科学：秦国政

中医瘿病学：彭江云

中医肾病学：吉　勤

临床中药学：照日格图

傣医学：张　超

中医老年病学：万启南

中医儿科学：熊　磊

推拿学：王春林

彝药学：李玛琳

中医耳鼻喉科学：周家璇

傣药学：冯德强

中医心理学：秦　竹

中医管理学——中医药对外合作管理学：周　青

中医文化学：王　寅

中西医结合基础：陈文慧

中医人类学：贺　霆

中医预防医学：何渝煦

云南省重点学科

中医学：秦国政

中药学：钱子刚

中西医结合：彭江云、陈文慧

药学：饶高雄
中西医结合基础：袁嘉丽
民族医学：郑　进
针灸学：王建明
中医内科学：彭江云
中医基础理论：王志红
临床中药学：包照日格图
实用中药学：钱子刚

校级重点学科
基础医学：郑　梅
食品科学与工程：赵声兰
汉语国际教育：周　青
公共管理：熊官旭
应用心理学：秦　竹
护理学：陈祖琨
临床医学：包可
医学技术：李　云
体育：彭利民
图书情报：刘　虹
中医外科学：张春和
中药药理学：林　青
中医诊断学：杨　梅
中西医结合基础：袁嘉丽
思想政治教育：张　丽

重点实验室及负责人

国家中医药管理局中医药科研三级
实验室
中药药理实验室：林　青
中药药理（免疫）实验室：包
照日格图
云南省高校重点实验室
云南省高校民族药现代研究重
点实验室：淤泽溥
云南省高校中医药分子生物学
重点实验室：袁嘉丽
云南省高校工程研究中心
云南省高校中药材优良种苗繁
育工程研究中心：钱子刚
云南省高校重点实验室
云南省高校天然药物活性成分
与功能重点实验室：饶高雄
云南省高校中医药临床科研重
点实验室培育基地：秦国政
云南中医学院重点实验室
分子生物学实验室：段为钢
中药材优良种苗繁育中心：杨
耀文

附属机构及负责人

云南中医学院第一附属医院：
温伟波

（蔡云海）

【西藏藏医学院】

党委书记、副院长：周阳光
学院党委副书记、院长：尼玛次仁
学院党委委员、副院长：拉巴次仁、
　　普　琼、米　玛
学院党委委员、纪委书记：王衍彪
学院党委委员、副院长（援藏）：
　　陶晓华
地　　址：西藏自治区拉萨市城关
　　　　　区当热路 10 号
邮　　编：850000
电　　话：0891-6387272
传　　真：0891-6389296
电子信箱：zyxymsk123@sina.com
网　　址：www.ttmc.edu.cn

专业统计

2015 年，学校职工人数 197 人。
专任教师 127 人，其中教授 7 人，副
教授 41 人，讲师 36 人，助教 50 人。

专业设置	学制（年）	2015 年毕业生数	2015 年招生数	在校生数
藏医学	5	88	110	502
藏医学（国培）	5	0	60	150
藏医学（高护方向）	5	0	0	0
藏医学（高护）	5	0	0	107
藏药学	5	84	70	158
藏药学（临床藏药方向）	5	77	70	104
藏药市场营销方向	5	0	45	45
合计	/	246	310	1 021

注：以上统计数据为本专科学生数。

研究生教育

在校硕士研究生 112 人，2015
年招收硕士研究生 28 人。
在校博士研究生 11 人，2015 年
招收博士研究生 3 人。
硕士学位专业设置：藏医学
博士学位专业设置：民族医学
（藏医学）

重点学科及带头人

国家中医药管理局重点学科
藏药学（生药学）；尼玛次仁

藏药学（方剂学）：多　吉
藏药药理学：尼玛次仁
藏医预防保健：米　玛
藏医药史学：央　嘎
藏药基础理论学：尼玛次仁
藏医护理学：次　仁
藏医诊断学：贡布朗加
西藏自治区重点学科
民族医药学（藏医基础理论）、
中药学（藏药学）

重点实验室及负责人

藏医药与高原生物重点实验室
（科技部）：尼玛次仁
藏医药重点实验室（教育部）：
尼玛次仁
传统藏药炮制及质量控制国家
三级实验室（国家中医药管理局）：
尼玛次仁

附属机构及负责人

西藏藏医学院附属医院：德　吉

（此里白西）

【陕西中医药大学】

党委书记：刘勤社
校长、党委副书记：周永学
党委副书记、副校长：刘 力
党委副书记：蔡国良、康亚国
副 校 长：王瑞辉、刘智斌、郑 刚、
　　　　　许建秦
纪委书记：刘新平
总会计师：李 宇
校级领导：第五太卓
社科部主任：张雪玲
体育部部长、书记：马学文

基础医学院院长：张 红
中医临床医学院院长：崔晓萍
中西医临床医学院院长：侯俊明
临床医学院院长：张文岐
药学院院长：王昌利
针灸推拿学院院长：李永峰
护理学院院长：王瑞莉
医学技术学院院长：权志博
外语学院院长：李永安
人文科学学院院长：李亚军
公共卫生学院院长：史传道
继续教育学院院长：陈亚龙

地　　址：陕西省咸阳市秦都区陈
　　　　　阳寨世纪大道中段
邮　　编：712046
电　　话：029-38185000
传　　真：029-38185333
电子信箱：yb38185000@126.com
网　　址：www.sntcm.edu.cn

专业统计

　　2015年，学校职工人数2402人。专任教师799人，其中教授129人，副教授297人，讲师217人，助教89人。

专业设置	学制（年）	2015年毕业生数	2015年招生数	在校生数
高中起点本科	/	2 204	2 340	10 629
中药学（注：授予理学学士学位）	4	49	54	285
中药学 s（注：授予理学学士学位）	4	58	0	106
针灸推拿学	5	122	249	937
针灸推拿学（国际交流）	5	63	0	129
针灸推拿学 s	5	0	0	71
药学（注：授予理学学士学位）	4	0	51	98
药物制剂（注：授予理学学士学位）	4	54	55	211
医学检验技术（注：授予理学学士学位）	5	120	0	251
医学检验技术（注：授予理学学士学位）	4	0	97	334
制药工程	4	118	53	374
应用心理学（注：可授理学或教育学学士学位）	5	55	0	89
应用心理学（注：可授理学或教育学学士学位）	4	0	106	405
生物技术（注：可授理学或工学学士学位）	4	51	47	192
英语	5	70	0	91
英语	4	0	26	252
汉语言文学	4	44	35	177
市场营销	4	52	33	178
中医学	5	218	354	1 749
中医学 s	5	65	0	182
中医学（中医骨伤科学）	5	40	0	119
中医学 z	5	0	0	29
中西医临床医学	5	242	248	1 452
公共事业管理	4	45	30	173
护理学（注：授予理学学士学位）	4	102	151	655
临床医学	5	380	398	2 159
中药资源与开发（注：授予理学学士学位）	4	0	56	110

（续表）

专业设置	学制（年）	2015年毕业生数	2015年招生数	在校生数
医学影像技术（注：授予理学学士学位）	5	125	98	597
中药制药（注：可授理学或工学学士学位）	4	0	49	99
预防医学	5	57	96	463
康复治疗学（注：授予理学学士学位）	4	54	54	209
专科起点本科	/	132	134	374
中药学（注：授予理学学士学位）	2	13	25	55
康复治疗学（注：授予理学学士学位）	3	43	0	23
康复治疗学（注：授予理学学士学位）	2	0	30	55
护理学（注：授予理学学士学位）	2	23	30	65
中医学	3	53	49	176
合计	/	**2 336**	**2 474**	**11 003**

注：以上统计数据为本专科学生数。

研究生教育

在校硕士研究生1117人，2015年招生硕士研究生393人，毕业356人。

硕士学位专业设置：中医基础理论、中医临床基础、中医医史文献、方剂学、中医诊断学、中医内科学、中医外科学、中医骨伤学、中医妇科学、中医儿科学、中医五官科学、针灸推拿学、中西医结合基础、中西医结合临床、中药学、内科学、外科学、妇产科学、肿瘤学、麻醉学、全科医学、临床检验诊断学、公共卫生学、护理学、应用心理学

重点学科及学科带头人

国家中医药管理局重点学科

中医脑病学：闫咏梅

中医脾胃学：沈舒文

中医妇科学：贺丰杰

中医基础理论：邢玉瑞

中医诊断学：殷 鑫

临床中药学：卫培峰

中药药理学：张恩户

内经学：孙理军

中医康复学：王瑞辉

中药化学：宋小妹

中西医结合基础：张红

中医文化学：李亚军

中医疮疡病学：马拴全

中医耳鼻喉科学：张 雄

中西医结合临床：赵晓平

中医血液病学：董昌虎

中西医结合临床：郑 刚

陕西省教育委员会重点学科

中医临床基础（伤寒论）：李小会

中医基础理论：邢玉瑞

中医骨伤学：杨利学

中药制药：王昌利

陕西省教育厅重点学科

中医药特色文化的传承与发展研究：李亚军

中医学（中医养生学）：史传道

陕西省中医药管理局重点学科

方剂学：周永学

校级重点学科

诊断学科：闫平慧

马列主义：张雪玲

中西结合妇科：贺丰杰

中药生药：胡本祥

中药化学：宋小妹

中医人文学科：李亚军

针灸推拿学科：张卫华

免疫学：席孝贤

中医内科学科：李守朝

温病学科：郑旭锐

方剂学科：周永学

重点实验室及负责人

国家级科研基地

国家药物临床试验机构：雷根平

第一批中医药标准研究推广基地：雷根平

省级科研基地

基层常见病、多发病中医药适宜技术推广升级基地：侯俊明

省级重点实验室

中药基础与新药研究重点实验室：周永学

体质与疾病基础研究重点实验室：郭东艳

省级工程研究中心

中药饮片工程技术研究中心：孙理军

省"13115"科技创新工程技术研究中心

秦岭中草药应用开发工程技术研究中心：王昌利

陕西省风湿与肿瘤类中药制剂工程技术研究中心：王昌利

陕西省天麻山茱萸工程技术研究中心：谢晓林

省级哲学社会科学重点研究基地

中医药文化传承与发展研究中心：田慧玲

国家中医药管理局中医药科研三级实验室

中药药理实验室：李亚军

中药制剂实验室：张恩户

分子生物学实验室：王昌利

国家中医药管理局中医药科研二级实验室

中药鉴定学实验室：王小平

中药制剂实验室：胡本祥

中药药理学实验室：王昌利

分子病理学实验室：张恩户

中医分子生物实验室：王小平

中西医结合免疫实验室：张 红

针灸推拿实验室：席孝贤

血管神经生理学实验室：牛文民

中药化学实验室：张 琪

脏象分子免疫学实验室：宋小妹

血证诊断实验室：李翠娟

中医骨病理与生物力学实验室：何春玲

脾胃病分子免疫实验室：杨利学

省级重点研究室

陕西省胃肠病证方药重点研究室：杜晓泉

陕西省痰瘀论治中医脑病重点研究室：周永学

陕西省2011协同创新中心

陕西中药资源产业化协同创新中心：闫咏梅

省级重点实验室

陕西省中医脑病学重点实验室：周永学

省部级基地

陕西省省级中药原料质量检测技术服务中心：周永学

国家稀缺中药材种苗基地（陕西）：周永学

市级科研平台

咸阳市中药饮片工程技术研究中心：周永学

咸阳市秦岭中草药基础与新药工程技术研究中心：王昌利

咸阳市中药资源综合利用工程技术研究中心：王昌利

咸阳市生物医药科技创业服务平台：唐志书

附属机构及负责人

陕西中医学院附属第一医院院长贺丰杰、党委书记缪峰

陕西中医学院附属第二医院院长董昌虎、党委书记刘继华

（刘　玥）

【甘肃中医药大学】

党委书记：王海燕

校　　长：李金田

党委副书记：杨　声

党委常委、纪委书记：范　康

党委常委、副校长兼附属医院院长：李应东

党委常委、副校长：郑贵森、史正刚

副校长：贾国江、刘铜华

党委常委、副校长：汪永锋、宋　琦

中医临床学院院长：宋　敏

药学院院长：李成义

针灸推拿学院院长：方晓丽

中西医结合学院院长：戴恩来

临床医学院副院长（主持工作）：

万学忠

护理学院副院长（主持工作）：李荣科

基础医学院院长：李长天

公共卫生学院院长：金　华

医学技术学院院长：陈　彻

经贸与管理学院院长：云立新

信息工程学院院长：张晓河

人文与社会科学学院院长：陈利民

藏医学院院长：赵苏静

理科教学部主任：王世钦

外语教学部主任：吴玉泓

体育艺术课部副主任（主持工作）：马玉德

继续教育学院院长：万忠兴

地　址：甘肃省兰州市定西东路35号

邮　编：730000

电　话：0931-8765555

传　真：0931-8627950

电子信箱：yb@gszy.edu.cn

网　址：www.gszy.edu.cn

专业统计

2015年学校职工人数621人。专任教师488人，其中教授81人，副教授149人，讲师204人。

专业设置	学制（年）	2015年毕业生数	2015年招生数	在校生数
中医学	5	312	300	1633(含中医骨伤498人)
藏医学	5	69	70	431
藏药学	4	0	40	119
针灸推拿学	5	121	140	637
康复治疗学	4	0	50	169
中西医临床医学	5	219	190	1 344
临床医学	5	322	300	1 493
临床医学	2	56	41	84
医学影像学	5	109	70	490
医学检验技术	4	0	50	233
预防医学	5	0	50	236
中药学	4	62	50	196
药物制剂	4	58	50	189
中草药栽培与鉴定	4	48	50	177
中药资源与开发	4	0	50	108
护理学	4	194	110	713

（续表）

专业设置	学制（年）	2015 年毕业生数	2015 年招生数	在校生数
护理学	2	22	44	73
应用心理学	4	0	50	116
公共事业管理	4	56	50	189
国际经济与贸易	4	49	50	166
医学信息工程	4	0	50	146
少数民族预科班	1	0	80	79
合计	/	**1 679**	**1 940**	**8 571**

注：以上统计数据为本专科学生数。

研究生教育

2015 年在校硕士研究生 645 人，2015 年招收硕士研究生 255 人，毕业 158 人。

2015 年在校博士研究生 22 人，2015 年招收博士研究生 12 人。

硕士学位专业设置：中医基础理论、中医临床基础、中医医史文献、方剂学、中医诊断学、中医内科学、中医外科学、中医骨伤科学、中医妇科学、中医儿科学、中医五官科学、针灸推拿学、民族医学、中药学、中西医结合临床、中西医结合基础、老年医学、神经病学、精神病与精神卫生学、皮肤病与性病学、影像医学与核医学、临床检验诊断学、外科学、妇产科学、眼科学、耳鼻咽喉科学、肿瘤学、康复医学与理疗学、运动医学、麻醉学、急诊医学、儿科学、内科学

博士学位专业设置：中医学、中药学、中西医结合

重点学科及学科带头人

国家中医药管理局中医药重点学科

伤寒学：李金田

中药鉴定学：李成义

中药化学：郭 玫

中医老年病学：吴红彦

民族医学（敦煌医学）：李应存

中西医结合基础：刘永琦

甘肃省高校省级重点学科

中医学：李金田

中西医结合：李应东

中药学：郭 玫

精神病与精神卫生学：石洲宝

甘肃省医疗卫生重点学科

方剂学：吴红彦

中西医结合基础：刘永琦

中医内科学：金智生

重点实验室及负责人

省部共建教育部重点实验室

敦煌医学与转化实验室：李金田

科技部国家国际科技合作基地

中医药防治慢性病国际科技合作基地：李金田

省级重点实验室

甘肃省中药药理与毒理学重点实验室：任 远

甘肃省中医方药挖掘与创新转化重点实验室（培育基地）：吴红彦

甘肃省中医药防治慢性疾病重点实验室（培育基地）（第二附属医院）：李应东

甘肃省中药质量与标准研究重点实验室（培育基地）：王亚丽

国家中医药管理局中医药科研三级实验室

中药生药实验室：李成义

中药药理实验室：马 骏

中药化学实验室：赵 磊

甘肃省高校重点实验室

中（藏）药化学与质量研究重点实验室：赵 磊

重大疾病分子医学与中医药防治研究实验室：刘永琦

省级工程实验室

甘肃省中药新产品创制工程实验室：吴红彦

甘肃省道地药材质量标准化技术研究与推广工程实验室：赵 磊

甘肃省中医药科研实验室（二级）

生物化学实验室：夏 琦

中药免疫与分子生物学实验室：雒 军

中药制剂实验室：景 明

中药制药实验室：魏舒畅

中西医结合基础实验室：刘永琦

附属机构及负责人

附属第一医院（甘肃省中医院）：李盛华

附属第二医院（甘肃中医药大学附属医院）：李应东

（于兴雷）

【青海大学藏医学院】

院　　长：李先加

地　　址：青海省西宁市昆仑路 16 号

邮　　编：810001

专业统计

2015 年，学校职工人数 25 人。专任教师 23 人，其中教授 4 人，副教授 14 人，讲师 5 人。

专业设置	学制（年）	2015年毕业生数	2015年招生数	在校生数
藏医学	5	63	49	181
藏药学	4	0	0	57
藏西医	5	0	40	246
藏医护理	4	0	0	70
藏医药管理	4	0	0	0
藏医全科	5	0	50	100
合计	/	**63**	**139**	**654**

注：以上统计数据为本专科学生数。

研究生教育

在校硕士研究生30人，2015年招收硕士研究生11人，毕业7人。

在校博士研究生10人，2015年招收博士研究生3人，毕业3人。

硕士学位专业设置：藏医学

博士学位专业设置：藏医药学

重点学科及学科带头人

省级藏医药学重点学科：李先加

重点实验室及负责人

藏医学综合实验室：子巴

（康永胜）

【宁夏医科大学中医学院】

党委书记：马林

校　　长：孙涛

副校长：张建中、李正直、杨银学、牛阳、何仲义

院党总支书记：魏振斌

院　　长：王全年

院党总支副书记：钱月慧

院副院长：徐武清、马玉宝、马英锋

地　　址：宁夏银川市兴庆区胜利街1160号

邮　　编：750004

电　　话：0951-6880501

传　　真：0951-6880501

电子信箱：450657995@qq.com

网　　址：www.zyxy.nxmu.edu.cn

专业统计

2015年，中医学院职工人数61人。专任教师47人，其中教授19人，副教授22人，讲师6人。

专业设置	学制（年）	2015年毕业生数	2015年招生数	在校生数
中医学	5	43	30	217
中西医临床医学	5	39	30	197
针灸推拿学	5	37	31	180
中医学（全科医师）	5	0	40	140
合计	/	**119**	**131**	**734**

注：以上统计数据为本专科学生数。

研究生教育

在校硕士研究生87人，2015年招收硕士研究生26人，毕业28人。

硕士学位专业设置：中医学

重点学科及学科带头人

国家级重点学科

中医脾胃病：朱西杰

温病学：牛阳

中医诊断学：梁岩

推拿学：马惠昇

回医学：牛阳

重点实验室及负责人

省部级重点研究室

回药现代化省部共建教育部重

点实验室：牛阳

附属机构及负责人

宁夏医科大学附属回医中医医院：牛阳

（柳智）

【新疆医科大学中医学院】

党委书记：毛新民

院　　长：安冬青

党委副书记、副院长：曾斌芳

挂职副院长：裴晓华

地　　址：新疆乌鲁木齐市新市区新医路393号

邮　　编：830054

电　　话：0991-4363310

传　　真：0991-4363310

电子信箱：ChineseCollege@mail.xjmu.edu.cn

网　　址：http://www1.xjmu.edu.cn/zyxy/index.asp

专业统计

2015年，学校职工人数76人。专任教师62人，其中教授17人，副教授26人，讲师15人，助教4人。

专业设置	学制（年）	2015 年毕业生数	2015 年招生数	在校生数
中医学	5	83	40	298
中西医临床医学	5	78	30	304
针灸推拿学	5	55	40	260
中医学（运动康复与健康）	5	60	0	0
中药学	4	46	20	154
中医学（免费医学生）	5	0	50	239
合计	/	**322**	**180**	**1 255**

注：以上统计数据为本专科学生数。

研究生教育

在校硕士研究生 338 人，2015 年招收硕士研究生 139 人，毕业 88 人。

在校博士研究生 4 人，2015 年博士研究生毕业 1 人。

硕士学位专业设置：中医学、中西医结合、中药学

博士学位专业设置：中医内科学、中西医结合临床、中医骨伤科学

重点学科及学科带头人

国家中医药管理局"十二五"中医药重点学科建设单位各家学说：张星平

自治区高校重点学科项目中西医结合临床：哈木拉提·吾甫尔

自治区高校重点学科项目方剂学：吕光耀

大学学科建设项目重点特色学科中（维）西医结合临床：哈木拉提·吾甫尔

大学学科建设项目重点学科中医内科学：安冬青

大学学科建设项目支撑学科中药化学：田树革

重点实验室及负责人

自治区级重点实验室新疆名医名方与特色方剂学实验室：安冬青

（高 静）

【**新疆医科大学维吾尔医学院**】

院长、副书记：努尔买买提·艾买提

副书记：李 斌

副院长：库尔班·艾力

地 址：新疆乌鲁木齐市新医路 393 号

邮 编：830011

电话 / 传真：0991-4366551

网 址：http://www1.xjmu.edu.cn/wyx/index.html

专业统计

2015 年，学院职工人数 28 人。专任教师 14 人，其中教授 2 人，副教授 6 人，讲师 2 人，助教 4 人。

专业设置	学制（年）	2015 年毕业生数	2015 年招生数	在校生数
维医学	5	69	70	360
合 计	/	**69**	**70**	**360**

注：以上统计数据为本专科学生数。

研究生教育

在校硕士研究生 54 人，2015 年招收硕士研究生 17 人，毕业 5 人。

硕士学位专业设置：民族医学（含维医学、蒙医学、藏医学等）

博士学位专业设置：民族医学（专业性博士学位）

重点学科及学科带头人

国家级重点学科中维西结合重点学科：哈木拉提·吾甫尔

自治区重点学科中维西结合重点学科：哈木拉提·吾甫尔

校级重点特色学科中维西结合重点学科：哈木拉提·吾甫尔

重点实验室及负责人

乌鲁木齐市重点实验室神经退行性病变维医维药防治重点实验室：努尔买买提·艾买提

（于 洋）

社会组织篇

一、全国性社会组织

【中华中医药学会】

秘 书 长：曹正逵

副秘书长：谢　钟、洪　净（女，
　　　　　2015 年 12 月免职）

地　　址：北京市朝阳区樱花园东
　　　　　街甲四号中华中医药
　　　　　学会

邮　　编：100029

电　　话：010-64218316

传　　真：010-84255568

网　　址：www.cacm.org.cn

电子信箱：cacmbgs@163.com

机构概况：中华中医药学会内设办
　　　　　公室（人事处、期刊管
　　　　　理办公室）、学术部、继
　　　　　续教育与科学普及部、
　　　　　国际交流部、科技评审
　　　　　部、会员发展部、研究
　　　　　与评价办公室（标准化
　　　　　办公室）、信息部、财务
　　　　　部、后勤保卫部。2015
　　　　　年编制 26 人，其中厅级
　　　　　2 人、正处级 8 人、副处
　　　　　级 4 人、科员 12 人（共
　　　　　38 人，包括合同职员）。

2015 年学会工作概况

见直属单位篇。

（厍　宇）

【中国中西医结合学会】

会　　长：陈香美

常务副会长：范吉平

副 会 长：王文健、李显筑、吴以岭、
　　　　　姚树坤、郭　姣、唐旭东、
　　　　　高思华、凌昌全、崔乃强、
　　　　　黄光英、蒋　健

秘 书 长：吕文良

副秘书长：马晓昌、孔令青、冯　哲、
　　　　　黄璐琦、施建蓉

地　　址：北京市东直门内南小街
　　　　　16 号

邮　　编：100700

电　　话：010-64010688/64025672

网　　址：www.caim.org.cn

电子信箱：caim@caim.org.cn

常设机构：中国中西医结合学会秘
　　　　　书处

业务范围：学术交流、科学普及、
　　　　　继续教育、编辑出版、
　　　　　成果推广、咨询服务

期　　刊：《中国中西医结合杂志》
　　　　　《中国中西医结合外科
　　　　　杂志》《中国骨伤》《中
　　　　　国中西医结合急救杂志》
　　　　　《中国中西医结合肾病杂
　　　　　志》《中国中西医结合皮
　　　　　肤性病杂志》《中国中西
　　　　　医结合耳鼻咽喉科杂志》
　　　　　《中国中西医结合影像学
　　　　　杂志》《中西医结合心脑
　　　　　血管病杂志》《中国结合
　　　　　医学杂志（英文）》

2015 年学会工作概况

一、组织工作

中国中西医结合学会第七次全国会员代表大会于 2015 年 1 月 24 日在北京召开。会议审议并通过第六届理事会工作报告和《关于章程修改报告的决议》，批准学会的新章程。会后召开第七届理事会第一次常务理事会议，审议通过学会 2015 年度学术会议计划和继续教育项目计划，研究制定第七届理事会五年工作规划。

坚持民主办会宗旨。学会严格执行重大议题和事项提交常务理事会审议的议事规则，第七届二次常务理事会议暨专业委员会工作会议于 2015 年 5 月 8~9 日在北京召开，会议针对当前学会在发展过程中面临的一些重要问题、认识和思路进行充分的讨论。审议通过《中国中西医结合学会专业委员会管理办法（修订稿）》，主要针对专业委员会人员设置，委员认定及任期等部分内容做补充调整；为贯彻执行《民政部、财政部、人民银行关于加强社会团体分支（代表）机构财务管理的通知》精神，会议审议通过《中国中西医结合学会分支机构（专业委员会）财务管理暂行办法》和《专业委员会学术管理和考核办法》（草案）等文件。

为加强专业委员会的管理，2015 年 5 月 9 日在北京召开各专业委员会主任委员、候任主任委员和秘书长会议，对各专业委员会工作提出要求和工作部署，并传达七届二次常务理事会通过的上述 3 个管理办法。

组织任期届满的虚证与老年医学、微循环、诊断、风湿类疾病、血液学、普通外科、儿科、肾脏疾病、烧伤、传染病、循证医学、时间生物医学、信息等 13 个专业委员会及科研院所、教育 2 个工作委员会进行改选换届，秉持客观、公平、公开、公正的原则，各专业委员会的新任主任委员、副主任委员和秘书长通过专业委员会常委会议民主选举并经组织工作委员会审议通过后，以通信和会议形式征求常务理事意见，保证二级分支机构的新老交替和有效运转。按照七届二次常务理事会的有关会议精神及修订后的专业委员会管理办法，心血管疾病等 16 个专业委员会增补一批热爱中西医结合事业、成绩突出的专家、学者进入专业委员会，不断壮大专业委员会队伍，为推动中西医结合事业不断发展带来新的生机和活力。

通过申请成立眩晕病专业委员会的报告，经组织工作委员会审议后提交常务理事会通过。专业委员会数量由原 57 个增加到 58 个。

成立工作委员会。学会已成立学术工作委员会、组织工作委员会、教育工作委员会、科研院所工作委员会、青年工作委员会、编辑与出版工作委员会、科普与宣传工作委员会、中西医结合临床评价工作委员会、基层工作委员会（其中教育、科研院所和青年工作委员会按专业委员会管理）。

加强服务能力建设。为提高学会服务能力，在会长的领导下，学会工作人员每周举行一次工作会议，及时发现和总结工作中出现的各种问题，及时汇报会长并提出解决方案，会长至少每月组织和参加一次学会工作人员集体办公会议。

二、学术工作

学术交流。2015 年度举办全国性学术会议 57 个，其中包括国际会议 4 个。参加会议的代表共计 26800

余人次，编印会议论文集54种，交流学术论文16850余篇。

2015年度中国中西医结合学会举办继续教育项目40项，包括15项国家中医药管理局批准的继教项目，参加学习和培训12000余人次。

第七届理事会学术工作委员会分别于2015年10月8日及12月15~17日在北京召开，会议就专业委员会考核办法、中西医结合标准化工作指南（送审稿）、学会的学术发展方向及科研基金的设立等问题进行研究、探讨和审议。对本年度专业委员会的学术工作进行年度考核，审议通过2016年度学术活动计划和继续教育项目计划。

普及中西医结合医学知识，提高全民科学素质（科普）。部分专业委员通过不同方式，运用"微信互动""手机报""电子报"等新移动媒体，广泛深入开展群众性、基础性、社会性中西医结合医学科学普及活动，同时加快各专业委员会网站建设，提高信息化服务水平；有条件的专业委员会增设会议管理平台、继教平台、科普宣传平台等；结合医学相关新闻材料搜集情报、学会活动播报等，扩大专业委员会的知晓度。

三、科技奖励

2015年度各有关单位共推荐91项科研成果参选，学会严格执行"公开、公平、公正"原则，科技奖励办公室负责建立和完善评审专家库，评审注重突出中西医结合特色、优势项目的成熟度、社会经济效益，严格控制评奖数量和质量，宁缺毋滥，充分发挥专家作用（从专家库随机抽取），初审和终审专家不同并报常务理事会通过，最终评出43项科技成果，其中一等奖获奖项目5项（含特别贡献奖1项）、二等奖获奖项目13项、三等奖获奖项目21项、科普奖4项，并进行网上公示。2015年科学技术奖的奖励金额大幅提升，其中一等奖奖励金额由2万元提升至5万元、三等奖奖励金额由3千元提升至5千元。配合国家奖励办工作，经努力，从2016年开始，学会可以直接向国家奖励办推荐国家科技奖。

四、编辑出版

认真贯彻国家有关部门的规定和要求，与期刊主管和主办单位密切合作，确保期刊正常运行和不断发展，提高期刊的社会和经济效益。积极做好服务，配合各杂志社做好年审，同时向中国科协推荐优秀精品期刊，2015年由中国中西医结合学会主办的《中西医结合杂志（英文版）》《中国中西医结合杂志（中文版）》《中国骨伤》《中国中西医结合急救杂志》获中国科协优秀精品期刊。

五、财务管理

中国中西医结合学会严格贯彻执行中国科协转发的《民政部、财政部、人民银行关于加强社会团体分支（代表）机构财务管理的通知》（民发〔2014〕259号）精神。财务全部收支纳入社会团体财务统一核算、统一管理、统一支付，工作量大幅提升。为此学会通过各种方法和措施加强与各专业委员会的沟通和协调，提高服务意识，进一步解放思想，明确工作目标，提高工作效能。在各专业委员会和各会议主办方的支持、理解和包容下，完成2015年的财务统管工作。

六、承接政府职能

社会组织承接政府转移职能和委托任务，是全面深化改革的一项重要内容，赋予学术团体新的角色和任务。学会积极参加中国科协部署的两院院士候选人推荐工作。

"一带一路"创新驱动助力工程。为普及、繁荣中医药医学教育，推动中西医结合医学的发展，根据中国科协创新驱动助力工程的要求，学会组织传染病专业委员会部分委员在浙江省贫困山区建德市乾潭中心卫生院开展"一带一路"创新驱动助力工程活动，邀请相关专家定期培养基层医护人员和提供医疗服务，此项活动受到基层卫生院医护人员的热烈欢迎。按科协有关要求，双方签订项目合作协议书，为此项工作的顺利开展奠定基础。此项目获得中国科协5万元经费支持。

（史冬云、孔令青）

【中国针灸学会】

会　　长：刘保延

副 会 长：方剑乔、王　华、王麟鹏、
　　　　　王　舒、王之虹、刘智斌、
　　　　　朱　兵、许能贵、吴富东、
　　　　　张　仁、陈立典、梁繁荣、
　　　　　沈志祥（2015年1月
　　　　　离退）

秘 书 长：杨金生

副秘书长：贾晓健、刘炜宏、刘清国、
　　　　　文碧玲

地　　址：北京东直门内南小街
　　　　　16号

邮　　编：100700

电　　话：010-64030959/64030611/
　　　　　64014411转2274、3065、
　　　　　3063、3062

网　　址：www.caam.cn

电子信箱：caambgs@126.com

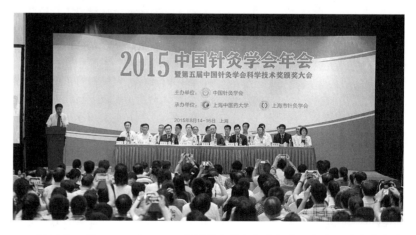

2015年8月14~16日，2015中国针灸学会年会暨第五届中国针灸学会科学技术奖颁奖大会在上海召开

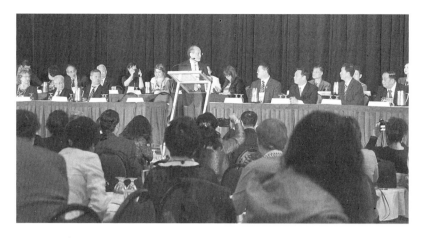

2015 年 9 月 25~27 日，2015 国际针灸学术研讨会在加拿大多伦多召开

常设机构：办公室、学术部、咨询培训部

期　刊：《中国针灸》《针刺研究》《世界针灸杂志》

2015 年学会工作概况

2015 年，学会新发展个人会员 4169 人，召开常务理事会 2 次、全国秘书长工作会议 1 次。新成立穴位贴敷专业委员会、减肥与美容专业委员会和针灸技术评估工作委员会 3 个分支机构，完成针灸器材专业委员会和针推结合专业委员会的换届工作。

发布通知公告、新闻动态、继续教育、学术交流等信息 300 余条。组织继续教育项目培训班、学习班、研修班 30 期，培训学员 1000 余人次。同时，举办各种针灸特色疗法培训班 44 期，培训学员 2727 人次。

完成《循证针灸临床实践指南神经根型颈椎病》等 9 项针灸临床实践指南的统稿、报送修改及发布。积极推进《针灸技术操作规范通则》《针灸异常情况处理》《穴位贴敷用药规范》《针灸门诊基本服务规范》4 项针灸国家标准的报送，联合编撰《针灸国家标准及其应用指南》。协助 ISO/TC249 第六次全体会议召开，完成 WG3 工作范围扩展和名称修改。

《中国针灸》首次荣获"百种中国杰出学术期刊"称号，荣登"2015 年度中文报刊海外发行最受海外读者欢迎 TOP50"榜，获得"中国医药卫生最美期刊奖"。《针刺研究》复合影响因子 1.871，在中国医学类杂志中排名第一。《世界针灸杂志》的期刊复合影响因子 0.463，比 2014 年同期提高 53.3%，被成功收入《中国科学引文数据库（核心库）》。

学会及所属分支机构共组织主办或协办学术交流活动 8 次，参会总人数达到 2400 余人，共编印论文集 3 部，收录学术论文 954 篇，包括 2015 中国针灸学会年会、2015 世界针灸周暨杨继洲纪念活动、首届全国针灸推拿专业建设院长论坛、2015 年针灸高峰研讨会、2015 针灸"治未病"高峰论坛、中医针灸申遗成功 5 周年暨世界针灸周中医针灸传承保护座谈会、2015 俄罗斯伊尔库茨克首届贝加尔湖国际传统医学研讨会、2015 国际针灸学术研讨会。

学会及所属分支机构全年共开展义诊 174 次，直接受众 14650 人次；开展科普讲座 574 次，直接受众 51530 次；组织技术培训 215 次（14953 人次）；举行科普展览 67 次；播放电视广播 64 次（总时长 1749 分钟）；出版科普书籍 24 种；发表科普文章 78 篇；出版科普光盘 2 种；开通新媒体 15 个（总粉丝数达 37 万）。参加"感触科学——2015 年前沿科技魅力主题展"，举办主题为"针灸传扬，与我同行"大型中医针灸随手拍国际摄影比赛，完成 3 个科普基地的挂牌，新审批 2 个科普基地。

学会表彰科技奖获奖单位和个人。推荐刘慧荣为第十一届中国青年女科学家奖候选人；刘存志、曾芳为第十五届中国青年科技奖候选人。

（吴　远）

【中国民间中医医药研究开发协会】

会　　长：陈珞珈

副 会 长：吴英萍、孙光周、张晓彤、郑伟达、黄克勤、尹远平、于更生、陈　浩

秘 书 长：李秀媛

常设机构：学术部、培训部、咨询开发部、国际部、会员部、期刊部、标准建设部、继续教育部、网络部、合作部

地　　址：北京市东城区东中街 22 号西总布胡同 9 号

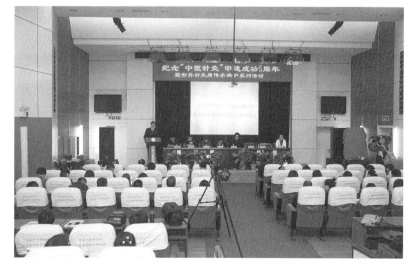

2015 年 11 月 15 日，纪念"中医针灸"申遗成功 5 周年暨世界针灸周传承保护系列活动在北京举办

邮　　编：100005
（中国民间中医医药研究开发协会）

【中国民族医药学会】

会　　长：许志仁

副 会 长：（按姓氏笔画排列）马秀珍（女）、王庆国、牛民、乌兰（女、蒙）、尹强、甘霖、占堆（藏）、田丰年、田华咏（土家）、刘峻杰、刘凯列、阿不都热依木·玉苏甫（维）、杜江、杨龙会、汪洋、张群、昂青才旦（藏）、郑进、黄磊、黄汉儒（壮）、曹洪欣、梁峻、喜乐（藏）、董润生

秘 书 长：梁峻

副秘书长：赵文华

地　　址：北京市东直门内南小街16号

邮　　编：100700

电　　话：010-64089106

网　　址：www.cmam.org.cn

电子信箱：zhbgs843@163.com

常设机构：学会秘书处设综合办公室（联络服务部）、学术培训部、分会会员部、事业发展部。分支机构有藏医药分会、蒙医药分会、维医药分会、傣医药分会、朝医药分会、壮医药分会、彝医药分会、瑶医药分会、苗医药分会、回医药分会、土家医药分会、侗医药分会、畲医药分会、羌医药分会、黎医药分会、国际交流与合作分会、养生保健分会、教育分会、毛发健康分会、疑难病分会、芳香医药分会、蛇伤医药分会、诊疗设备分会、医史文化分会、医药企业分会、医院管理分会、眼科分会、顺势疗法分会、妇科分会、风湿病分会、皮肤科分会、急诊医学分会、肛肠科分会、肿瘤分会、心血管分会、儿科分会、脑病分会、脾胃病分会、康复分会、血液病分会、肾病分会、神志病分会、针灸分会、传染病分会、肝病分会、推拿分会、肺病分会、艾灸分会、药品临床评价分会、健康产业分会、保健按摩分会、护理分会等52个

业务范围：组织民族医药相关课题的研究和考察活动；组织开展多种形式和内容的民族医药学术交流；经政府有关部门批准，组织开展民族医药学术评价、成果评审奖励、表彰优秀科技人才和为学会发展作出贡献的管理工作者；协助政府考核、认定民族医药从业人员资质；组织编辑出版发行民族医药期刊、图书资料和音像制品；牵头制定民族医药学会标准、技术规范和政府决策的咨询论证，向有关部门建言献策，组织开展产品研发、成果转化、适宜技术推广、成就和产品展览；开展民族医药继续教育、专业培训、咨询服务与科普宣传，提高会员学术水平，发现培养人才；密切同国内外相关单位、社团的联系，围绕人类生存环境、健康问题搭建双边或多边平台，开展国际性项目合作、科技交流和文化创意等活动；向党和政府如实反映民族医药工作者的意见和诉求，依法维护会员的合法权益，承办政府部门委托的工作任务

主办期刊：《亚太传统医药杂志》《民族医药报》《中国民族医药杂志》《中国民族民间医药杂志》

2015年学会工作概况

组织开展民族医药多种内容的学术交流和培训为该学会的业务之一。2015年度在学术活动方面，主办召开企业产品论证、分管领导座谈、期刊报社宣传、医院专科建设以及由分支机构成立拉动的蛇伤医药、回医药、畲医药、诊疗设备、侗医药、哈萨克医药、朝医药、苗医药、国际交流合作、医史文化、医药企业、医院管理、眼科、顺势疗法、瑶医药、芳香医药、土家医药、傣医药等学术交流或继续教育培训，颁发继续教育学分证书2731个。国家中医药管理局医政司、法监司等部门立项并资助的民族医药工作专项和民族医药标准体系构建等项目正在实施过程之中。

2015年，中国民族医药学会上

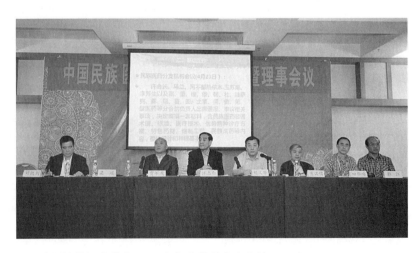

中国民族医药学会2015年年会暨理事会会场

半年分片召开常务理事会，年底在海南海口召开年会、理事会和常务理事会。审议通过学会2015年度工作报告和秘书长述职报告，通过分支机构增建名单和理事增补等事项。另就分支机构建设相关要求和存在问题进行了讨论。会长许志仁主持会议并就今后工作作了安排。

（梁峻、禹雪）

【中国中医药信息研究会】

会　　长：吴　刚

副 会 长：曹洪欣、徐皖生、陈珞珈、
　　　　　杨殿兴、郑　锦、张重刚、
　　　　　吕玉波、李宗友、朱佳卿

秘 书 长：陈珞珈（兼）

常务副秘书长：朱佳卿（兼）

副秘书长：陈　伟、胡建平

地　　址：北京市东城区东直门内
　　　　　南小街16号

邮　　编：100700

电　　话：010-64089950

网　　址：www.ciatcm.org

电子信箱：xxyjh1996@163.com

常设机构：秘书处

2015年学会工作概况

一是学术交流活动再上新台阶。2015年，研究会及各分支机构共举办多场学术研讨及学术交流活动。如中医健康管理创新与发展高级讲习班、首届全国中医药院校大学生程序设计竞赛（TCMPC）、中医药信息数字化专业委员会2015年度学术会议、海峡两岸疾病预测文化学术研讨会暨国学与疾病预测骨干培训班等。

特别是2015年8月举办的第二届中国中医药信息大会，共有全国中医药与信息界的专家、学者及企业代表500余人出席会议。国家卫生计生委副主任、国家中医药管理局局长王国强出席会议、发表重要讲话并全程参加会议，中国工程院院士李国杰和国医大师王琦等专家做主旨演讲。大会以"中医药信息化与全民健康"为主题，紧紧围绕"互联网+中医药"这条主线，设立中医医院信息化、中医药教育信息化、大健康信息化、社区中医药信息化、中医医疗互联网咨询、中医药政策与管理等9个主题论坛，从不同维度探讨互联网给中医药带来的机遇与挑战，会议反映出中医药行业信息化建设下一步的任务与走向。

同时，学会还积极拓展海峡两岸在中医药领域的交流与合作，2015年，海峡两岸中医药交流合作分会先后接待3批台湾专家前来参访，其中包括台湾中国医药大学著名专家林昭庚、张永贤，台湾保健养生协会秘书长李春兴等一批知名学者，并展开双向交流。

二是加强组织建设，规范研究会管理。研究会一贯坚持民主办会，充分发挥理事会、常务理事会对学会重大事项的决策领导作用，利用现场会议、通讯会议、电话咨询、邮箱咨询等形式，广泛征求对分支机构建设、秘书处工作等的意见和建议。

加强对分支机构的指导和管理工作，2015年6月召开秘书长工作会议，听取各分支机构2014年度工作总结和2015年度工作计划，对各分支机构提出加强和改进组织管理工作，不断提升管理层次和水平；转变工作作风，不断提高服务水平；搭建平台，不断丰富研究会工作内涵等工作要求，加强管理。

加强新分支机构建设，严格遵守民政部社团管理部门和国家中医药管理局的相关规定，认真履行相关程序，对新申请成立的分支机构组织专家论证，广泛征求常务理事、理事的意见，认真指导筹备单位或部门，完善成立分支机构的相关申报材料，2015年在条件成熟的申请单位中，审核批准成立中医药政策与管理分会、社区中医药信息分会、中医医疗信息互联网咨询分会3个分会，特色疗法与新技术分会、康复产业分会等7个分会正在征求常务理事意见。

三是切实履行社会责任，开展社会公益活动。如养生分会策划2015年的MV《中医谣》，借助微信朋友圈等新媒体广泛传播，扩大影响力；养生分会扶持会员单位安徽省亳州市元化中医院，为其做统筹指导，邀约专家，调研养生市场，并为其培养人才；6月还邀请养生专家走进北京市西城区什刹海社区为街道居民做公益养生讲座，得到居民的热情欢迎，老百姓得到真正的健康信息服务。

四是积极开展科研活动，献计中医药事业发展。研究会充分发挥专家队伍优势，针对中医药信息化建设的热点、难点问题，积极开展科研活动。2015年以来，研究会承担国家中医药管理局、北京市中医管理局等多项政策研究项目，各分支机构也发挥自身优势，积极开展科研活动，如健康管理与促进专业委员会开发建立"中医健康管理综合服务平台"，并启动《中医医院"治未病"科建设指导手册》的编写工作；海峡两岸中医药交流合作分会与台湾中国医药大学展开科研协作，将联合编写出版《佛医针灸学》。

五是加强内部建设，做好日常服务工作。进一步建立和完善研究会的各项工作制度和管理制度，调整内设机构及相关人员，并积极引入竞争机制。同时鼓励各分支机构加强内部机制建设，按照研究会的整体工作部署，完成好全年工作计划。

定期维护和更新研究会网站，秘书处还设立研究会的微信公众号，及时发布研究会及各分支机构最新工作动态，为会员搭建起学习和交流的平台，增强了研究会的凝聚力和影响力。

（中国中医药信息研究会）

【中国中药协会】

会　　长：房书亭

常务副会长：吴　宪

副 会 长：张世臣、王　瑛、梅　群、
　　　　　闫希军、赵　超、李振江、
　　　　　王志强、修涞贵、李楚源、
　　　　　萧　伟、马兴田、吴相君、
　　　　　秦玉峰、孙耀志、陈军力、
　　　　　邹节明、邹华伟、方同华、
　　　　　胡秀强、赵兴平、熊维政、
　　　　　王　治、唐仁茂、李义海、
　　　　　黄洁敏、韦飞燕、张观福、
　　　　　吴飞驰、李秀林、何　勤、
　　　　　杨方钰、陶德胜、倪忠翔、
　　　　　雷菊芳、刘思川、周俊杰、
　　　　　熊和平、杨　弘、徐镜人、
　　　　　耿福能、张　斌、石才金、
　　　　　刘　娅、黄璐琦、潘　杰、

李振国、陈新泉、宋 坚、
张 聪、江 云、王 锦、
王桂华、李晓恩、陈中国、
姚小青、李 宏
常设机构：办公室、会员部、信息
部、政策研究与对外宣
传部、科技部、分支机
构管理部
地　　址：北京市东城区夕照寺东
玖大厦B座3层
邮　　编：100061
（中国中药协会）

【中国中医药研究促进会】
会　　长：张大宁
副 会 长：岳 路
专职副会长：高 泉
常务副秘书长：连岳寿
副秘书长：祁 莘、周 波、王升安、
袁 平
副秘书长兼办公室（健康基地）主
任：陈建强
常设机构：办公室、会员组织处、
学术事务处、实践合作
处、国际交流处、计划
财务处、研究室、科技
成果转化服务中心、昌
平（国开园）健康中心、
全国中医工委办
地　　址：北京市东城区安定门外
大街55号
邮　　编：100009
电　　话：010-89719172
（中国中医药研究促进会）

【中国医学气功学会】
会　　长：王 伟
副 会 长：刘天君、刘亚非、陈炳旗、
王淑军、黄孝宽、章文春
秘 书 长：刘天君
副秘书长：黄 健、赵百孝、张海波
地　　址：北京市北三环东路11号
北京中医药大学教二楼
409室
邮　　编：100029
电　　话：010-64286906
网　　址：www.cmqg.cn
常设机构：秘书处、办公室
业务范围：理论研究、学术交流、
专业培训、报刊编辑、
国际交流、咨询服务

2015年学会工作概况

中国医学气功学会应邀参加民
政部全国性学术类社会团体秘书长
培训班、国家中医药管理局业务主
管社会组织座谈会和2016年全国中
医药工作会，学习了解国家政策与
中医药发展大局，为学会的全面发
展打下基础。

学会获批并成功组织实施4项
国家级中医药继续教育项目，这是
学会首次以主办单位身份申报国家
级中医药继续教育项目，为医学气
功的人才培养与教育培训开拓新路。

首次启动2015年度科研课题招
标工作，共收到来自全国20余所高
等院校、医疗机构、科研院所等单
位的近50份项目申报书，推进医学
气功科研工作。

制定合作办班管理暂行办法、

基地管理暂行办法、学生会员发展
细则等文件，为学会各项工作有序
推进奠定制度基础。

中国医学气功在第五届三次常
务理事会暨二次理事会上确立2016
年主要计划。

（马 琦）

【中国药膳研究会】
会　　长：杨 锐
副 会 长：焦明耀、张为佳、高思华、
李 浩、张桂英、荆志伟
秘 书 长：王北婴
副秘书长：李宝华、赵国新、祖绍先、
赵子鹤
地　　址：北京市海淀区西苑操场
1号中国中医科学院西
苑医院院内
邮　　编：100091
电　　话：010-62876295
网　　址：www.chinayaoshan.com.cn
电子信箱：jschen201@sina.com
常设机构：办公室
业务范围：开展药膳理论研究，组
织药膳产品开发，进行
药膳国内、外学术交流
以及专业展览、咨询服
务等

2015年学会工作概况

一、完成领导班子届中调整

2015年，根据中央组织部和民
政部的有关文件精神，学会从5月
开始启动届中领导班子调整工作，
经常务理事扩大会议研究推荐，理
事会选举通过，选出会长、副会长、
秘书长，并经国家中医药管理局、民
政部审批，形成12人组成的新的领
导班子。按照集体领导下的分工负
责制的原则，新的领导班子成员进行明
确分工，按照全年工作部署，研究下
半年的工作任务，调动各方面的积
极性，确保领导班子调整期间思想
不散、工作不断，各项工作继续全
面推进、落实并取得成绩。

二、调整充实部分内设机构

2015年，各二级专业委员会分
别召开不同形式会议，进行工作部
署。药膳技术制作专业委员会、民
族药膳专业委员会对领导成员及
组成人员作出调整、充实和完善。

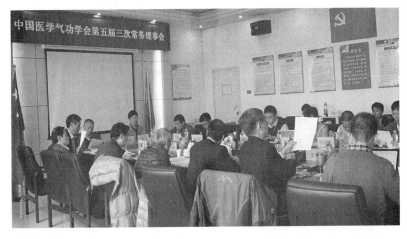
2015年，中国医学气功学会第五届三次常务理事会在北京召开

2015年11月14日，药膳技术制作专业委员会在北京召开改组后的第一次大会，学会领导到会为药膳技术制作专业委员会改组后的新班子成员颁发证书。

三、继续推进药膳标准化建设

为进一步规范药膳的制作、使用技术，2013年国家中医药管理局下达的中医药标准化项目计划《药膳技术标准（第一批）》（任务编号：ZYYS-2013〔0020〕），资助开展常用特色药膳技术标准的研究。通过两年的研究，现已完成第一批常用特色药膳技术标准的制定。

中国药膳研究会通过开展信函征求意见、网上征求意见，多方面调查研究，先后召开多次专家论证、审查会议，在认真汇总有关单位和专家反馈意见基础上，经过充足的讨论研究、论证，并请药膳大师专门从药膳制作等方面把关，最终达成共识。并提请报送通过全国药膳标准化技术委员会（筹）和国家中医药管理局法监司的审查。经2015年9月19日中国药膳研究会会长扩大会议审查批准，中国药膳研究会标准《常用特色药膳技术指南（第一批）》于2015年10月14日发布，2015年11月1日起实施。2015年11月26日，该标准通过新闻发布会向社会公开发布。

此次发布的《常用中医特色药膳技术指南（第一批）》共包含17个药膳品种，每个品种包括9章，分别为范围、规范性引用文件、术语、功效、适用人群、禁忌人群、配方、选择配方材料推荐意见、制作等内容。同时筹备第二批药膳标准的申报工作。

四、药膳职业建设取得突破性进展

2015年，积极与国家人力资源和社会保障部联系、研究探讨关于药膳师职业、职称定性的征求意见方案。2015年7月，经国家人力资源和社会保障部批准，药膳制作师工种正式列入2015版《国家职业大典》。根据人力资源和社会保障部要求，学会着手制定分级《药膳制作师国家职业技能标准》，初稿已经上报国家中医药管理局。

五、发展落实药膳职业资格培训

2015年，药膳师职业资格的培训工作有新的发展，中国药膳研究会与北京市成人教育学会社会教育工作委员会及北京百年华文教育科技有限公司达成合作协议，确定从2016年开始，在大中院校陆续开展药膳养生师培训工作，并不断总结提高，为进一步开展药膳制作师培训做探索性工作。

六、民族药膳研究取得新的进展

民族药膳专业委员会承担首次制定清真药膳标准的任务，按照中国药膳研究会统一部署，认真开展工作。"黄芪羊脖粥""牛肉炖海带"两个清真药膳标准列入《常用特色药膳技术指南（第一批）》发布实施。

在认真做好清真药膳标准课题研究的同时，坚持开展清真药膳理论研究和生产、流通、消费等方面的调研工作，于2015年3月成功召开清真药膳科普工作研讨会。

创建藏餐药膳学组。藏医药是具有系统理论的民族医药，仅次于中医药。民族药膳专业委员会通过对中国藏学研究中心、中国藏医研究所、北京藏医院、晶珠藏药集团、珠穆朗玛宾馆、喜马拉雅饭店等研究机构和企业的访问、调研，在藏族名医、藏餐名厨的参与和支持下，经中国药膳研究会批准，于10月21日在北京成立中国药膳研究会民族药膳专业委员会藏餐药膳学组，并召开首届藏餐药膳研讨会。此外，蒙古族、满族、苗族等少数民族药膳研究也已取得一些可喜成果。

七、继续扩大药膳队伍建设

为加强药膳大赛专业人才培养及会员单位、定点餐厅建设，2015年，学会发展团体会员单位5个、定点单位2个、定点餐厅1个，发展个人会员130人，评选出中国药膳大师5名，进一步扩大药膳队伍。

（陈建生）

【中卫中医药发展研究中心】

地　　址：北京市朝阳区樱花东街甲4号

邮　　编：100029

内设机构：综合业务部、研究开发部、技术推广部、肥胖研究部、药膳研究部、中医美容研究部

（中卫中医药发展研究中心）

【世针针灸交流中心】

主　　任：邓孜

副主任：程凯、张少鹏、孔垂成

地　　址：北京市朝阳区三里屯幸福一村55号国家中医药管理局机关服务局103~109室

邮　　编：100027

电　　话：010-87190518

电子信箱：acuherb@126.com

网　　址：www.szzjjlzx.com

常设机构：综合办公室、外联部、培训部、学术部、技术开发部

业务范围：针灸、推拿等优秀诊疗技术的交流、培训、推广；相关学术、文化交流、信息与服务；相关图书、网络、多媒体的编辑与运作等

（世针针灸交流中心）

【当代中医药发展研究中心】

名誉理事长：顾秀莲

名誉主任：余靖

理事长：张镜源

副理事长：邓铁涛、路志正、姚振华、徐建中

秘书长：徐建中

理　　事：王阶、王孝涛、王琦、邓铁涛、邓耀华、叶永安、孙光荣、朱良春、许润三、刘志明、刘彦龙、张镜源、张代钊、李功韬、李经纬、陆广莘、陈士奎、陈彤云、吴咸中、何伟诚、孟宪民、姚振华、费开扬、施宝华、胡佩珍、郑仁瑞、赵思亮、赵世界、赵勇、唐由之、高思华、郭新志、曹洪欣、谢秉臻、董栋华、路志正

监事长：房书亭

监　　事：程培佳、党翔知

主　　任：张镜源

副 主 任：邓耀华、元哲颖、孙光荣、
　　　　　李功韬、何伟诚、姚振华、
　　　　　孟宪民、郑仁瑞、苑　为、
　　　　　高思华、谢秉臻

地　　址：北京市西城区鼓楼西大
　　　　　街75号

邮　　编：100009

电　　话：010-68427893

传　　真：010-68427893

（当代中医药发展研究中心）

【中和亚健康服务中心】

常务副主任：朱　嵘

副 主 任：吴浩恺、彭　为

常设机构：办公室、财务室、学术
　　　　　部、培训部、项目部、
　　　　　咨询部、编辑部、会展
　　　　　部、国际部、信息技术
　　　　　部、技术开发部

地　　址：北京市朝阳区三里屯幸
　　　　　福一村55号国家中医
　　　　　药管理局机关服务局
　　　　　402室

邮　　编：100027

电　　话：010-64168672/
　　　　　64132645/64130958

传　　真：010-64130087

网　　址：www.zhsh.org.cn

电子信箱：zhsh009@126.com

常设机构：办公室

（中和亚健康服务中心）

【中域药物经济学发展应用中心】

办公室主任：刘　平

地　　址：北京市东城区安定门外
　　　　　大街55号

邮　　编：100009

（中域药物经济学发展应用中心）

【现代中药资源动态监测信息和技术服务中心】

主　　任：李大宁

副 主 任：龙兴超

地　　址：北京市东城区东直门内
　　　　　南小街16号

邮　　编：100700

电　　话：010-84027175（传真）

电子信箱：zyzypc@126.com

常设机构：信息服务部、技术服务

部、办公室

业务范围：信息收集、监测分析、
　　　　　人才培训、宣传推广、
　　　　　技术服务、咨询服务

（张小波）

二、总部设在中国的中医药国际组织

【世界中医药学会联合会】

主　　席：佘　靖

副 主 席：林子强（澳大利亚）、
　　　　　董志林（荷兰）、赵英
　　　　　杰（新加坡）、屠英（美
　　　　　国）、田小明（美国）、
　　　　　麦克（美国）、王超群
　　　　　（加拿大）、乔万那尔弟
　　　　　（意大利）、蔡宝德（葡
　　　　　萄牙）、沈惠军（英国）、
　　　　　卢加宁（俄罗斯）、孙庆
　　　　　涪（南非）、江永生（莫
　　　　　桑比克）、朱勉生（法
　　　　　国）、张毅（南非）、施
　　　　　道丁格尔（德国）、狄波
　　　　　拉·林肯（美国）

秘 书 长：黄建银

副秘书长：徐春波、姜再增、陈立新

地　　址：北京市朝阳区小营路19
　　　　　号财富嘉园A座5-3层

邮　　编：100101

电　　话：010-58239006/58650036

网　　址：www.wfcms.org

电子信箱：wfcms@foxmail.com

常设机构：秘书处

业务范围：制定与中医药有关的国
　　　　　际组织标准，开展标准
　　　　　推广及相关认证工作，
　　　　　推动中医药在世界各国
　　　　　健康有序发展；开展各
　　　　　类学术活动，促进世界
　　　　　各国和地区中医药团体
　　　　　之间的交流与合作，提
　　　　　高中医药学术水平；构
　　　　　建中医药国际交流平
　　　　　台，促进中医药、保健
　　　　　品和医疗器械的产品交
　　　　　流；组织开展各类、各
　　　　　级中医药从业人员的资
　　　　　格（水平）考试，提高

中医药从业人员的素质；
开展各类、各级中医药
医疗、技能、保健培训，
提高中医药医疗、保健
人员的业务能力；提供
人才交流服务，保障中
医药团体的人才需求，
促进中医药团体的发展；
建立门户网站，开展信
息交流，提供咨询服务、
远程培训和网上办公；
出版发行学术刊物，宣
传中医药特色和优势等

期　　刊：《世界中医药》中文刊、
　　　　　《世界中医药》英文刊、
　　　　　《世界睡眠医学杂志》

2015年学会工作概况

一、组织建设

1. 会员发展

截至2015年底，世界中医药学会联合会（简称"世界中联"）已拥有65个国家和地区的团体会员248个，已批准成立97个专业委员会、3个国际联盟。

2. 理事会会议

2015年6月13日，在中国扬州召开世界中联第三届第七次理事会和第六次监事会会议，会议以世界中联助力中国"一带一路"合作倡议作为重要议题研究，讨论《世界中联支撑"一带一路"国际标准化发展规划》《积极推动网络互联互通，助力"一带一路"中医药发展》等规划和措施。

2015年9月26日，在西班牙巴塞罗那召开世界中联第三届会员代表大会第二次会议，会议由世界中联主席佘靖和副主席兼秘书长李振吉共同主持。佘靖作《世界中联工作报告》。大会审议并通过《世界中联分支机构发展情况报告》《建设名老中医学术经验服务系统报告》。听取世界卫生组织官员尼纳德博士关于《疾病和有关健康问题的国际统计分类（ICD-11）》的介绍。

大会按照世界中联章程规定的程序，审议通过李振吉提交的"关于不再担任副主席兼秘书长的申请"。根据李振吉提议，并征得佘靖同意，大会通过黄建银任世界中联秘书长。会议投票增补理事会副主席4人、监事会副主席2人、主席团执行委员9人、常务理事40人、理事28人。增聘工作咨询委员会副主席2人、工作咨询委员会委员3人、高级专家顾问委员会委员2人。

会议讨论决定第十三届世界中医药大会暨"一带一路"中医药文化周于2015年11月在新西兰奥克兰举办。

3. 专业（工作）委员会会长级会议

2015年1月31日，世界中联2015年专业（工作）委员会会长级会议在北京召开，世界中联副主席兼秘书长李振吉主持开幕式。国家中医药管理局副局长于文明出席开幕式并致辞。

国家中医药管理局人事教育司司长卢国慧、国际合作司司长王笑频、中国中医科学院院长张伯礼院士、国医大师王琦、国医大师晁恩祥以及世界中联69个专业委员会会长及秘书长、世界中联各副秘书长及部门主任、副主任等共约230人参加会议。

二、巩固和创新发展三级学术交流平台

1. 举办3个世界性学术会议

首次举办世界中医药大会夏季峰会（中国扬州）。2015年6月13~14日，由世界中联主办的首届世界中医药大会夏季峰会暨"一带一路"中医药发展国际研讨会在扬州召开。会议主题为"发挥国际学术组织作用，助力中国'一带一路'合作倡议"。大会吸引来自美国、英国、西班牙、荷兰、新加坡、加拿大、匈牙利、澳大利亚、马来西亚、菲律宾、新西兰、委内瑞拉、南非、巴西、日本、比利时、泰国、德国、俄罗斯、加蓬、法国、中国香港、中国澳门、中国台湾等24个国家和地区的1200余名代表参加会议。大会开幕式由世界中联副主席兼秘书长李振吉主持。科技部前部长徐冠华、世界中联主席佘靖出席大会开幕式并致辞。中国工程院院士石学

敏、江苏省卫生计生委副主任陈亦江、扬州市副市长姚苏华以及商务部、国家标准委有关领导出席大会。开幕式后，6位专家作大会主题演讲。100多位专家、学者作120余场次学术报告，展示中医药及相关领域学术进展及成果。在大会附设的工作坊，12位中医专家进行中医实用技术和手法演示，吸引众多代表观摩学习交流。大会还开设多个义诊区域，为群众现场诊疗、普及中医药知识、答疑解惑，受到普遍欢迎。

举办第十二届世界中医药大会。2015年9月25~26日，第十二届世界中医药大会暨"一带一路"中医药文化周在西班牙巴塞罗那召开。大会主题是"让来自中国古老的传统医学体系，为现代社会的健康服务作出贡献"。来自35个国家的1000多名专家、学者、会员代表、政府官员和企业代表参会。世界中联主席佘靖、中国国家中医药管理局副局长马建中、世界卫生组织传统和补充医学项目官员张奇、国际标准化组织中医技术委员会主席大卫·格雷厄姆、中国驻巴塞罗那总领事汤恒、巴塞罗那市长代表戴维·马尔穆西等出席大会开幕式并致辞。世界中联副主席兼秘书长李振吉和监事会主席拉蒙共同主持开幕式。开幕式后，进行大会主题演讲。大会设立9个分会场，178位专家围绕大会主题，就中医药标准化、中医药理论与临床研究、中医药国际合作、中医特色诊疗技术

应用、道地药材与濒危珍稀动物的保护、中医药服务贸易发展以及中医药法规建设等作报告。大会设立热敏灸、时空针灸、浮针等7个工作坊，展示中医特色诊疗技术。大会举办的第七届中医药产品与服务贸易展览会，吸引海内外28家文化出版、医药、教育、科技等企业和机构参展。同期举办的"一带一路"中医药文化周活动包括在意大利撒丁岛召开的"一带一路"中医药海外发展新思路研讨会；在葡萄牙里斯本召开的主题为"让世界人民分享中医药"的"一带一路"中葡中医药发展论坛；在法国巴黎召开的"一带一路"中法中医药发展论坛。世界中联主席佘靖、副主席兼秘书长李振吉等主要领导分别出席会议。

举办第四届世界中医药教育大会。2015年11月21日，第四届世界中医药教育大会在中国广州举行。世界中联主席佘靖、国家中医药管理局副局长于文明、中国工程院院士、中国中医科学院院长张伯礼、广东省教育厅副厅长魏中林、广东省中医药局局长徐庆锋、广州中医药大学党委书记黄斌等领导、嘉宾以及来自13个国家和地区的150余名中医药教育专家参加会议。会议以"国际中医药教育标准化与协同发展"为主题，进行为期两天的深入交流。

2. 举办国际区域性会议

2015年5月27日~6月3日，世界中联第四届中欧中医药国际合

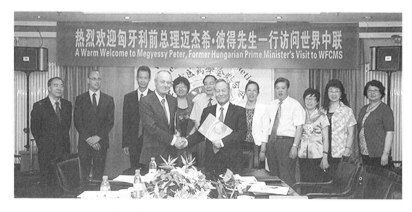

2015年，世界中医药学会联合会与欧洲医疗卫生中国传统医学基金会签署合作框架协议书

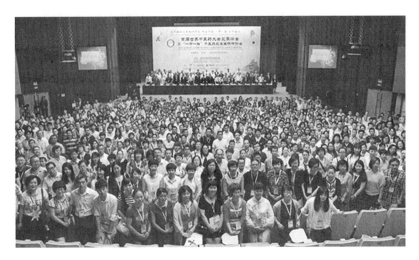

2015年6月13~14日，首届世界中医药大会夏季峰会暨"一带一路"中医药发展国际研讨会在江苏扬州召开

作与发展论坛在德国慕尼黑召开。

2015年6月13~14日，首届中医药服务贸易与健康服务产业发展大会在扬州召开。

2015年9月25~26日，第二届中医药服务贸易与健康服务产业发展大会在西班牙巴塞罗那召开。

3. 举办专业委员会会议

世界中联各专业委员会依托人才优势和专业优势，积极开展国际性学术交流活动，发挥学术引领作用，推动学科发展。各专业委员会2015年共召开学术年会等各类会议103次。

三、积极推进国际标准化工作

研制发布3部世界中联标准：《国际中医药学科体系类目》《中医基本名词术语中匈对照国际标准》《中医药临床科研论文撰写基本要求》。制定发布《世界中联"一带一路"中医药国际标准化发展规划》。成立5个专业技术标准审定委员会，制定专业技术标准1部。参加ISO/TC249第六次年会，组织协调WG5第五次工作会议，推进世界中联2项ISO标准提案：《中药材名词术语》和《煎药操作服务》。

四、举办国内、国际培训

利用资源优势为国际从业人员提供培训服务，先后举办西班牙中医见习班、国际名师带高徒项目、中医药国际标准化人才培训班、伦理审查体系认证指引培训班、薄氏腹针培训班等。

五、成立民办非企业"北京中联中医药项目管理与评价中心"

根据国家深化科技体制改革的有关要求，进一步推进科技项目管理向专业机构化迈进。经北京市民政局批准成立"北京中联中医药项目管理与评价中心"，已承担北京市中医药科技发展资金项目管理和首都发展卫生科研专项项目管理共计700多个项目的管理。

六、启动"中医药伦理审查体系认证"工作

2014年12月29日，国家认监委批准世界中联成为国内首家"中医药研究伦理审查体系"认证机构。为推动标准实施，扩大伦理审查体系认证（CAP认证）影响力，多渠道进行宣传，依法完善认证机构管理体系，培训并组建审核专家队伍。2015年8月启动CAP认证。已有湖北省中医院、广东省中医院、上海中医药大学附属龙华医院、长海医院、西京医院等7家医院通过首批认证。认证机构的设立，为打造CAP认证自主品牌以及下一步拓展业务开辟广阔的空间。为提升认证国际影响，开拓国际合作市场，向WHO递交《关于建议WHO制定传统医学科研伦理审查指南的函》，并在第十二届世界中医药大会期间与WHO官员进行面谈，探讨开展科研伦理领域的合作

事宜。

七、完成多项研究性项目

发挥人才和团队优势，多方积极争取研究项目，2015年申请并承担国家标准委"中医药标准'一带一路'战略研究"；承担国家中医药管理局"中医药政策体系框架规划""中医药参与自贸区谈判战略研究""中医药综合标准化评估指标体系研究""中医药贸易政策审议"等项目研究；承担国家重点研发计划"中医药防治重大疾病与'治未病'方案设计"起草工作；起草"健康中国'十三五'战略规划"等；承担北京市旅游委"会议奖励资金支持项目"等。2015年1月，学会牵头设计并联合6家单位中标并启动北京市旅游委"2015北京中医养生文化旅游开发及推广"项目。

八、期刊出版发行工作

《世界中医药》中文刊。全年出版12期，从两个权威数据库的统计分析结果显示，中文刊核心影响因子为0.773，在同类期刊中上升至第三名，在2383种核心期刊总分排名中为350名。

《世界中医药》英文刊。按照国际规范，顺利创刊并完成3期高质量的同行评审及出版任务，在中医药及相关行业内引起一定的关注。2015年，英文刊获得中国科协等6部门联合组织的中国科技期刊国际影响力提升计划2015年D类项目资助。

《世界睡眠医学》杂志。为国内多家权威数据库收录，已与知网、万方、维普数字化期刊签订合作协议。建立杂志的官方网站，对创刊以来所有文章电子版上线，采取开放性阅读，免费下载。

九、网络信息化建设取得积极进展

积极推动网络信息化建设，通过机构调整，统筹网站、微信和微博的建设，促进实现网上办公、信息共享、互联互通。学会已有20个网站（网页）运行。

十、与WHO建立正式工作关系

2015年1月26日至2月3日，在

日内瓦召开的世卫组织执行委员会第136届会议第14次会议上，执委会正式通过包括世界中联在内的非政府组织与世卫组织建立正式关系的决议。2015年2月12日，世界卫生组织总干事、高级顾问西波斯密斯博士致信李振吉，正式通知世卫组织已决定同意世界中联与世卫组织建立正式关系。秘书处于3月11日举行新闻发布会，世卫组织驻华代表施贺德出席发布会，并代表陈冯富珍总干事祝贺。

（杨抒宁、赵欣怡）

【世界针灸学会联合会】

主　　席：刘保延
副 主 席：李科元（澳大利亚）、惠青（巴西）、沈志祥（中国）、高林（法国）、格尔曼（德国）、曾缙云（印度尼西亚）、李国瑞（意大利）、形井秀一（日本）、申泰镐（韩国）、刘成（荷兰）、巴蒂（新西兰）、考斯兰（挪威）、伊格尔（俄罗斯）、郭忠福（新加坡）、江元璋（南非）、拉蒙（西班牙）、董洪光（瑞士）、劳力行（美国）、刘蕴（美国）、梁慎平（美国）、阮才秋（越南）
秘 书 长：沈志祥
副秘书长：麻颖、陈浩、陈振荣、宋莉、王宏才、杨宇洋
地　　址：北京市东城区夕照寺街东玖大厦B座七层701
邮　　编：100061
电　　话：010-87194973
网　　址：www.wfas.org.cn
电子信箱：office@wfas.org.cn
常设机构：办公室、学术部、信息部、项目部、财务部
业务范围：国际合作、理论研究、学术交流、业务培训、书刊编辑、咨询服务
期　　刊：《世界针灸杂志》（英文版，季刊）（意大利文版，季刊）（葡文版，季刊）

2015年学会工作概况

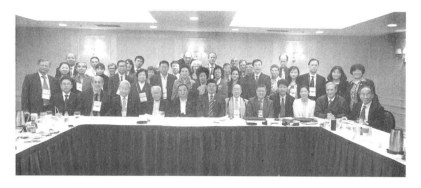

2015年9月27日，世界针灸学会联合会2015国际针灸学术研讨会在加拿大多伦多召开

一、完善组织机构和制度建设

完善《世界针灸学会联合会国际学术会议的组织与管理办法》和《世界针灸学会联合会工作制度汇编》，系统整理世界针灸学会联合会（简称"世界针联"）各个工作委员会的状况，梳理近五年的工作情况。

二、重点活动

世界针联首届俄罗斯贝加尔湖国际传统医学研讨会。俄罗斯、加拿大、哈萨克斯坦、乌克兰等地200余名代表参会，发表论文100多篇。国家中医药管理局、中国中医科学院、中国驻俄伊尔库茨克领馆、上合组织等单位和组织派出代表出席。

第八届执委会第三次会议。执委会讨论有关世界针联发展的工作计划，共通过4个工作报告、8项提案。

2015世界针联国际针灸学术研讨会。本届研讨会共有来自6个大洲26个国家和地区的近300名代表参加，其中中国针灸界学者、代表近50人。开幕式上，世界针联主席刘保延、中国国家中医药管理局副局长闫树江、加拿大安大略省中医管理局主席朱妮索布哈尼、中国驻多伦多领事沈建磊、安大略省卫生部部长代表以及中国中医科学院副院长范吉平等发表致辞和讲话。本次大会得到加拿大总理斯蒂芬·哈珀、中国驻加拿大特命全权大使罗照辉、安大略省省长韦恩、多伦多市市长约翰·托里和驻多伦多总领事薛冰为大会发来亲笔签名的贺信。

协助教育工作委员会工作。2015年5月，世界针灸学会联合会教育工作委员会在湖北中医药大学挂牌。2015年6月，启动"国际针灸教材评估项目"。

三、会员发展与会员网络建设

发展团体会员。2015年共有比利时、芬兰、美国、瑞典、西班牙、韩国、巴西、阿根廷和中国澳门等9个国家或地区的16个学会提出加入世界针联申请，其中12个学会已于2015年完成入会。截至2015年底，

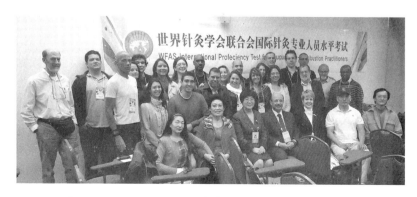

2015年7月10日，巴西国际针灸专业人员水平考试结束

共有53个国家和地区的185个会员团体。

颁发团体会员个人成员证书。为伊朗、巴西、阿根廷、墨西哥、韩国、美国等团体会员颁发团体会员个人成员证书。

四、开展和支持会员活动

2015世界针灸周。组织开展"世界针灸周"暨中医针灸随手拍国际摄影比赛获奖作品展。组织征集"2015年第二个世界针灸周"活动信息，共收集到13个团体会员的活动消息，整理后有8个学会的活动内容，分别在世界针联网站和《世界针灸杂志》上发表。

广泛接触各类国际组织。①参加世卫组织第68届世界卫生大会、世卫组织第137届理事会、世卫组织欧洲区第65届区域委员会、世卫组织西太区第66届区域委员会、世卫组织第138届理事会；提交与世卫组织2013~2015合作总结和2016~2018合作计划。②组织代表团参加ISO/TC249第六次全体会，参与提案表决并协助确定委员会名称。③与上合组织建立初步联系，上合组织委派代表参加俄罗斯学术会议。

接待工作。2015年，共安排接待来自日本、韩国、伊朗、俄罗斯、意大利、英国、加拿大、印尼和马来西亚外宾50余人次。2015年7月，中国国家中医药管理局副局长于文明、政策法规司司长桑滨生、国际合作司司长王笑频到世界针联秘书处进行工作访问。

五、服务工作

继续开展国内外针灸培训，接收来自智利、美国、伊朗、意大利、印度等国的学员，共培训学员近800人次。

六、科研课题

2015年开展科研项目：针灸国际立法研究；针灸"一带一路"发展战略；世界针联成立30周年历史回顾；"针灸治疗网球肘国际多中心临床研究"结题工作。

七、标准化工作

完成针灸针、艾灸、头针、耳穴4个世界针联标准的中英文文本的整理工作，准备结集出版。向

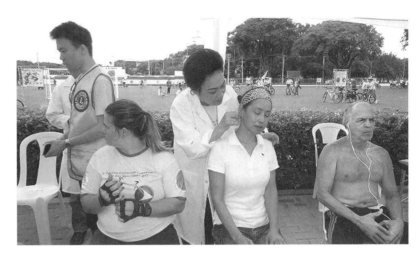

2015年3月3日，巴西传统中医药针灸学会参加2015巴西侨界迎新春活动

世界针联第八届执委会第三次会议提交《关于制定针灸国际行业组织WFAS标准的新项目提案》。

八、世界针灸杂志工作

完成2015年4期杂志出版工作。建立并完善网上投稿系统，提高工作效率，提升杂志的品位。与巴西东方科学研究院中医针灸学院签订葡文版的第二期合作协议。与加拿大多伦多安大略中医学院的北美电子版合作正在协议中。《世界针灸杂志》进入中国科学引文数据库（CSCD）核心库。

（杨宇洋、刘竞元）

【世界医学气功学会】

主　　席：高鹤亭
副主席：龙致贤（中国）、吴道霖（意大利）、带津良一（日本）、王超群（加拿大）、马克思·本卡特（瑞典）、加斯伯尔·戈西亚·洛伯兹（西班牙）、王汉鼎（加拿大）、李启端（德国）、黄志伟（美国）、杨武财（中国台湾）、林中鹏（中国）林建（中国）、许明堂（美国）、早岛妙聴（日本）、罗悠真（中国）、青岛大明（日本）、艾伦·凯尔森（澳大利亚）、伯纳德·沙农（美国）

常务副秘书长：华源（中国）

副秘书长：植松捷之（日本）、王雷（中国）、万苏建（中国）、托马斯·沙娜汉（爱尔兰）、钟清（阿根廷）、路世才（中国）、阿尔伯特·洛曼底（奥地利）、西蒙、陈科文（美国）、陈新华（中国）、严蔚冰（中国）

地　　址：北京朝阳区北三环东路11号
邮　　编：100029
电　　话：010-64286909/64286908
网　　址：http://www.bucm.edu.cn/qgxh
电子信箱：wasmq89@163.com
常设机构：秘书处
期　　刊：世界医学气功学会通讯

2015年学会工作概况

2015年主要工作：准备2016年召开第九届学术交流会议工作，开展提交会议报告、主管审批、通知会员等工作。原第五届理事会决定在瑞典召开第八届学术交流会议，因国际安全形势问题，改在北京召开。通过民政部社团组织审计工作。

（华　源）

【国际标准化组织/中医药技术委员会（ISO/TC249）】

会　长（主席）：David Graham
秘书长：沈远东
地　　址：上海市普安路189号曙

光大厦 7 楼 C 座
邮　　编：200021
电　　话：021-53821365
电子信箱：mscsh2009@gmail.com
网　　址：http://www.iso.org/
iso/home/standards_
development/list_of_iso_
technical_committees/
iso_technical_committee.
htm?commid=598435

（黄虞枫）

三、地方性
社会组织

1. 北京市

【北京中医药学会】
会　　长：赵　静
副 会 长：边宝生、梅　群、杨明会、
　　　　　王　阶、唐旭东、王耀献、
　　　　　靳　琦、张允岭、刘清泉、
　　　　　杨晋翔、陈　勇、黄璐琦、
　　　　　朱立国、张宝军、王麟鹏、
　　　　　邓　娟
秘 书 长：邓　娟
副秘书长：林　谦、王国玮、黄小波、
　　　　　王春生、李秀惠
地　　址：北京市东城区东单三条
　　　　　甲 7 号
邮　　编：100005
电　　话：010-65223477
网　　址：www.bjacm.org
电子信箱：bjzyyxh@163.com

（杨　娜）

【北京中西医结合学会】
会　　长：刘清泉
副 会 长：王笑民、陈　勇、范吉平、
　　　　　冯兴中、胡元会、吉训明、
　　　　　唐旭东、王　阶、王晓民、
　　　　　王耀献、杨晋翔、杨明会、
　　　　　姚树坤、张淑田、张允岭、
　　　　　赵　静、赵锡银、朱立国、
　　　　　唐启盛、阴赪宏
秘 书 长：王笑民（兼）
副秘书长：刘刚（常务）、董彦菊、
　　　　　李　怡、汪红兵
地　　址：北京市东城区东单三条

甲 7 号
邮　　编：100005
电　　话：010-65250460
网　　址：www.bjatw.com

（董彦菊）

【北京针灸学会】
会　　长：王麟鹏
副 会 长：程海英、刘保延、景向红、
　　　　　朱　江、王晓民
秘 书 长：黄　毅
副秘书长：张万龙、王丽平、刘志顺
地　　址：北京市东城区小取灯胡
　　　　　同 5 号
邮　　编：100010
电　　话：010-52176644
网　　址：www.bjaam.org.cn
电子信箱：bjzjxh9495@126.com

（赵　因）

【北京中医协会】
会　　长：谢阳谷
副 会 长：陈　晶
秘 书 长：朱桂荣
副秘书长：程治馨
地　　址：北京市朝阳区安外小关
　　　　　北里 218 号
邮　　编：100029
电　　话：64007339
电子信箱：beijingzyxh@163.com

（程治馨）

【北京中药养生保健协会】
会　　长：（暂无）
副 会 长：王耀献、刘清泉、沙凤桐、
　　　　　赖南沙（兼秘书长）
副秘书长：康　佳、迟　诚、高庆海、
　　　　　崔国静、徐广亮、程惠东
地　　址：北京市东城区西总布胡
　　　　　同 46 号 C 座 4 层
邮　　编：100005
电　　话：010-85293032
电子信箱：lainansha2013@sina.cn

（赖南沙）

2. 天津市

【天津市中医药学会】
会　　长：张大宁
副 会 长：张伯礼、王生田、马　融、
　　　　　范玉强、孙增涛、李　平、

汤立达、郝非非、李金元、
陈宝贵、苗富来
秘 书 长：苗富来（兼）
副秘书长：李树茂
地　　址：天津市和平区南京路 98 号
邮　　编：300040
电　　话：022-23032602
网　　址：www.yyglb.org
电子信箱：tjzyyxh@126.com

（苗富来）

【天津市中西医结合学会】
会　　长：张伯礼
副 会 长：朱广丽、范玉强、张军平、
　　　　　白人骁、张玉环、李志军
秘 书 长：马　薇
地　　址：天津市和平区南京路 98
　　　　　号 301 室
邮　　编：300040
电　　话：022-23032635
电子信箱：zxjhxh@126.com

（马　薇）

【天津市针灸学会】
会　　长：王　舒
副 会 长：李　平、张春红、张智龙、
　　　　　郭　义、郭家奎、熊　杰
秘 书 长：丁惠玲
副秘书长：马　泰、李　岩
地　　址：天津市和平区南京路 98
　　　　　号 301 室
邮　　编：300040
电　　话：022-23120580
电子信箱：tjzj0580@163.com

（丁惠玲）

3. 河北省

【河北省中医药学会】
副 会 长：马玉琛、王亚利、王彦田、
　　　　　王振邦、田振华、刘玉洁、
　　　　　刘亚娴、刘增祥、张　锐、
　　　　　张书臣、张国恩、张明柱、
　　　　　张树峰、李佃贵、陈振山、
　　　　　周海平、武　智、耿束华、
　　　　　高社光、董尚朴、解庆凡、
　　　　　裴　林
秘 书 长：武　智（兼）
副秘书长：陈振山（兼）、王彦刚
地　　址：河北省石家庄市槐安东
　　　　　路 97 号

邮　　编：050021
电　　话：0311-85804846
电子信箱：hbzyyxh@163.com

（于　清）

【河北省中西医结合学会】
会　　长：李佃贵
副 会 长：赵文清、孔祥骊、郭登洲、
　　　　　王艳君、杜惠兰、李　琦、
　　　　　李　勇、陈志强、石仲仁、
　　　　　王立新、吕佩源、杨淑莲、
　　　　　李炳茂、贾振华、胡书芬、
　　　　　胡万宁
秘 书 长：武　智
常务副秘书长：戴明启
副秘书长：高长玉、赵玉斌
地　　址：河北省石家庄市槐安东
　　　　　路 97 号
邮　　编：050021
电　　话：0311-85804846
电子信箱：hbszxyjhxh@126.com

（刘桂香）

【河北省针灸学会】
会　　长：康锁彬
副 会 长：于　岩、王九一、王国明、
　　　　　王艳君、白志杰、李桂林、
　　　　　杨志新、武　智、袁　军、
　　　　　贾春生、崔林华、谢占清
秘 书 长：武　智（兼）
常务副秘书长：刘桂香
副秘书长：张　彬
地　　址：河北省石家庄市槐安东
　　　　　路 97 号
邮　　编：050021
电　　话：0311-85804846
电子信箱：hbszjxh9@126.com

（刘桂香）

4. 山西省
【山西省中医药学会】
理 事 长：周　然
副理事长：文　渊、王晞星、冯前进、
　　　　　白兆芝、乔连厚、齐炳义、
　　　　　张文广、李先荣、杨恩建、
　　　　　徐生旺、柴瑞霭、贾汉章、
　　　　　魏中海
秘 书 长：文　渊（兼）
副秘书长：任光荣、邹本贵
地　　址：山西省太原市东华门 23 号

邮　　编：030013
电　　话：0351-3580330
电子信箱：lj-1973@163.com

（刘　浚）

【山西省中西医结合学会】
理 事 长：王裕颐
副理事长：张　才、李文学、李秀莲、
　　　　　杨　波、赵通理、柴瑞霁、
　　　　　陶功定、冯五金、宋明锁
秘 书 长：宋明锁（兼）
副秘书长：李静萍、赵建平、郭媛媛
地　　址：山西省太原市并州西街
　　　　　46 号
邮　　编：030012
电　　话：0351-4091118

（宋明锁）

【山西省针灸学会】
理 事 长：焦顺发
副理事长：祁　越、李建仲、杨恩来、
　　　　　施土生、郭耀康、冀来喜
秘 书 长：冀来喜（兼）
副秘书长：燕　平、李明磊
地　　址：山西省太原市并州西街
　　　　　46 号
邮　　编：030006
电　　话：0351-7240217

（冀来喜）

5. 内蒙古自治区
【内蒙古自治区蒙医药学会】
会　　长：乌　兰
副 会 长：王玉杰、乌力吉特古斯、
　　　　　毛洪海、巴图得力根、
　　　　　巴根那、巴雅尔、布仁巴
　　　　　图、布仁达来、布仁特古
　　　　　斯、毕力格、毕力格（呼
　　　　　伦贝尔）、伊乐泰、马玲、
　　　　　刘洁晶、刘院君、刘成
　　　　　赋、李少锋、沙丽萍、张
　　　　　黎明、张英军、陈　洁、
　　　　　阿古拉、金文忠、金额尔
　　　　　敦朝鲁、宝音图、杭盖巴
　　　　　特尔、胡达来、相林扎
　　　　　布、赵玉莲、黄永明、黄
　　　　　志刚、斯庆格、斯琴巴特
　　　　　尔、斯琴德力格尔、韩巴
　　　　　根那、奥·乌力吉、毅和
秘 书 长：杭盖巴特尔（兼）

副秘书长：巴雅尔、布仁达来
地　　址：内蒙古呼和浩特市新华
　　　　　大街 63 号 8 号楼
邮　　编：010055
电　　话：0471-6944929
电子信箱：xinrong0913@sohu.com

（高欣荣）

【内蒙古自治区中医药学会】
会　　长：乌　兰
副 会 长：于连云、王　滨、云文清、
　　　　　毛洪海、白玉昊、马　玲、
　　　　　刘成赋、刘洁晶、刘院君、
　　　　　苏根元、李　林、李少锋、
　　　　　沙丽萍、张黎明、张英军、
　　　　　张景玲、陈玉华、陈　洁、
　　　　　杨广源、周保国、相邻扎
　　　　　布、黄永明、赵玉莲、赵
　　　　　清树、董秋梅、斯琴德力
　　　　　格尔、赛西娅
秘 书 长：于连云（兼）
副秘书长：赵清树、陈玉华
地　　址：内蒙古呼和浩特市新华
　　　　　大街 63 号 8 号楼
邮　　编：010055
电　　话：0471-6944929
电子信箱：xinrong0913@sohu.com

（高欣荣）

6. 辽宁省
【辽宁省中医药学会】
会　　长：杨关林
副 会 长：李国信、贺　伟、康廷国、
　　　　　吕晓东、石　岩、赵　午、
　　　　　白长川、关雪峰、张　燚、
　　　　　许　斌、甄路开、王迎春、
　　　　　刘　宁、陆　旭、陈全胜、
　　　　　周　野、赵明拥、逯亚新
秘 书 长：李国信（兼）
副秘书长：杨鹆祥、韩首章
地　　址：辽宁省沈阳市砂阳路
　　　　　266 号
邮　　编：110005
电　　话：024-23397508
网　　址：www.lnatcm.org
电子信箱：syyljdlgx024@126.com/
　　　　　yangguanlin945@163.com/
　　　　　LZH23397508@163.com/

（李敏夫）

【辽宁省中西医结合学会】
会　　长：杨关林
副 会 长：吕晓东、吕德成、关雪峰、
　　　　　许　斌、李国信、李铁男、
　　　　　陈海龙、赵　午、张　君、
　　　　　张　燚
秘 书 长：关雪峰（兼）
副秘书长：沈　海
地　　址：辽宁省沈阳市皇姑区北
　　　　　陵大街 33 号
邮　　编：110032
电　　话：024-31961550
网　　址：www.lnutcm.edu.cn
电子信箱：295892777@qq.com
　　　　　　　　　　　（李　睿）

【辽宁省针灸学会】
会　　长：张立德
副 会 长：马铁明、裴景春、任　路、
　　　　　周鸿飞、王志义、李　铁、
　　　　　汪振宇、成泽东
秘 书 长：马铁明（兼）
副秘书长：樊　旭、王淑娟、董宝强
地　　址：辽宁省沈阳市皇姑区崇
　　　　　山东路 79 号
邮　　编：110847
电　　话：024-30207131
网　　址：http://info.lnutcm.edu.cn/
　　　　　web135625611
电子信箱：inzhenjiu@sohu.com
　　　　　　　　　　　（马铁明）

【辽宁省中药学会】
会　　长：康廷国
副 会 长：谢　明、贾天柱、赵　喆、
　　　　　殷　军、门启鸣、宋玉荣
秘 书 长：高仁杰
副秘书长：王　飞
地　　址：辽宁省沈阳市皇姑区崇
　　　　　山东路 79 号
邮　　编：110847
电　　话：024-31207301
网　　址：www.lnutcm.edu.cn
电子信箱：lngrj@126.com
　　　　　　　　　　　（李　睿）

【辽宁省蒙医药学会】
会　　长：陶淑霞
副 会 长：王焕柱
秘 书 长：李晓波

副秘书长：刘玉红
地　　址：辽宁省阜蒙县城区民族
　　　　　街 1 号
邮　　编：123199
电　　话：0418-8833210
电子信箱：smyyxh-5220@163.com
　　　　　　　　　　　（李晓波）

7. 吉林省
【吉林省中医药学会】
会　　长：邱德亮
常务副会长：宋柏林
副 会 长：王之虹、王　龙、周建民、
　　　　　冷向阳、相世和、田洪赋、
　　　　　全弘奎、李　平、程海涛、
　　　　　鲁沿坪、李一奎、高　陆、
　　　　　于江波、陈心智、朱桂祯
副会长兼秘书长：朱桂祯（兼）
地　　址：吉林省长春市净月经济
　　　　　开发区博硕路 1035 号
　　　　　长春中医药大学办公楼
　　　　　122 室
邮　　编：130117
电　　话：0431-81703249
电子信箱：jlszyyxh2006@sina.com
　　　　　　　（吉林省中医药学会）

【吉林省中西医结合学会】
会　　长：宋柏林
副 会 长：陈明强、田洪赋、高忠礼、
　　　　　周建民、相世和、刘利则、
　　　　　张　越、孙　喆
特聘副会长：琴　钢
秘 书 长：张晓慧
地　　址：吉林省长春市朝阳区工
　　　　　农大路 1478 号长春中医
　　　　　药大学附属医院 10 楼
邮　　编：130021
电　　话：0431-86177373
电子信箱：zxh7635@163.com
　　　　　　（吉林省中西医结合学会）

【吉林省养生保健协会】
会　　长：邱　壮
执行会长：张志远
秘 书 长：郭军武
副秘书长：赵芳君、李　宁、赵宏刚、
　　　　　隽江利
地　　址：吉林省长春市自由大路
　　　　　4755 号鸿石大厦 11 层

电　　话：0431-81806068
　　　　　　　　　　　（郭军武）

【吉林省民营中医医疗机构协会】
会　　长：张海波
常务副会长：朱桂祯
副 会 长：王君济、王照伟、于占权、
　　　　　鲁沿坪、岳士才、王玉山、
　　　　　孙立忠、宋莲凤、高　峰
副会长兼秘书长：朱桂祯
副秘书长：郑笑谦、陈　琦
地　　址：吉林省长春市朝阳区建
　　　　　设街 1227 号长春恒康中
　　　　　医院 6 楼办公室
邮　　编：130061
电　　话：0431-86177879
电子信箱：jlmyzy@163.com
　　　　（吉林省民营中医医疗机构协会）

8. 黑龙江省
【黑龙江省中医药学会】
会　　长：王学军
秘 书 长：杜广洲
地　　址：黑龙江省哈尔滨市香安
　　　　　街 72 号黑龙江省中医药
　　　　　科学院
电　　话：0451-55651561
　　　　　　　　　　　（曲　峰）

【黑龙江省中西医结合学会】
会　　长：李显筑
秘 书 长：靳万庆
地　　址：黑龙江省哈药路 99 号
电　　话：0451-84513382
　　　　　　　　　　　（曲　峰）

【黑龙江省针灸学会】
会　　长：孙忠人
秘 书 长：王　顺
地　　址：黑龙江省哈尔滨市香安
　　　　　街 72 号黑龙江省中医药
　　　　　科学院
电　　话：13633635455
　　　　　　　　　　　（曲　峰）

【黑龙江省中药材种植产业协会】
会　　长：马长春
秘 书 长：燕新洪
地　　址：黑龙江省绥化农垦管理
　　　　　局中药办

电　　话：0455-8763111
（曲　峰）

【黑龙江省中药材流通产业协会】
会　　长：侯凤祥
副 会 长：王伟明、陈笑研、马明丽
秘 书 长：阎雪莹
地　　址：黑龙江省哈尔滨市香坊
　　　　　区赣水路 30 号地王大厦
　　　　　1006
邮　　编：0451-8226335
（曲　峰）

【黑龙江省民族医药学会】
会　　长：侯安会
秘 书 长：孟庆刚
地　　址：黑龙江省哈尔滨市地段
　　　　　街 151 号
电　　话：13904517516
（曲　峰）

9.　上海市
【上海市中医药学会】
常务副会长：胡鸿毅
副 会 长：郑锦、肖臻、周华、
　　　　　房敏、徐建、彭文、
　　　　　花根才、陆金根、沈远东、
　　　　　陈军力、杨弘、凌昌全
秘 书 长：陆金根（兼）
常务副秘书长：谈美蓉
地　　址：上海市北京西路 1623 号
　　　　　205 室
邮　　编：200040
电　　话：021-62532271
网　　址：www.shatcm.org
电子信箱：shatcm@sina.cn
（谈美蓉）

【上海市中西医结合学会】
会　　长：王文健
副 会 长：刘平、凌昌全、房敏、
　　　　　周华、郑锦、虞坚尔、
　　　　　陆金根、李永忠、吴佩颖、
　　　　　朱玉陵
秘 书 长：张友根
副秘书长：李文伟、向延卫
地　　址：上海市静安区北京西路
　　　　　1623 号
邮　　编：200040
电　　话：021-62581714

网　　址：www.shcim.org
电子信箱：shcim81@163.com
（于　芸）

【上海市针灸学会】
会　　长：吴焕淦
副 会 长：沈学勇、丁光宏、东贵荣、
　　　　　王文清
秘 书 长：刘慧荣
地　　址：上海市静安区北京西路
　　　　　1623 号
邮　　编：200040
电　　话：021-62676864
电子信箱：shanghaizhenjiu@163.com
（郭欣欣）

10.　江苏省
【江苏省中医药学会】
会　　长：陈亦江
副 会 长：吴勉华、刘沈林、黄亚博、
　　　　　曾庆琪、葛惠男、陈延年、
　　　　　王心力、萧伟
秘 书 长：黄亚博（兼）
地　　址：江苏省南京汉中路 282 号
邮　　编：210029
电　　话：025-86617283（兼传真）
网　　址：www.jstcm.com（江苏中
　　　　　医药信息网）
电子信箱：jstcm@foxmail.com
（陈　宁）

【江苏省中西医结合学会】
会　　长：陈亦江
副 会 长：张前德、蔡宝昌、黄亚博、
　　　　　王小宁、王水、赵伟、
　　　　　张琪、唐仁茂
秘 书 长：黄亚博（兼）
地　　址：江苏省南京汉中路 282 号
邮　　编：210029
电　　话：025-86617283（兼传真）
网　　址：www.jstcm.com（江苏中
　　　　　医药信息网）
电子信箱：jstcm@foxmail.com
（陈　宁）

【江苏省针灸学会】
会　　长：陈亦江
副 会 长：夏有兵、黄亚博、于勇、
　　　　　施振东、孙建华、仲远明
秘 书 长：黄亚博（兼）

地　　址：江苏省南京汉中路 282 号
邮　　编：210029
电　　话：025-86617283（兼传真）
网　　址：www.jstcm.com（江苏中
　　　　　医药信息网）
电子信箱：jstcm@foxmail.com
（陈　宁）

11.　浙江省
【浙江中医药学会】
会　　长：肖鲁伟
副 会 长：王晓鸣、吕圭源、李明焱、
　　　　　杨勇、范永升、姚新苗、
　　　　　柴可群、徐伟伟、曹毅、
　　　　　崔云、程锦国、蔡宛如、
　　　　　魏明
秘 书 长：王晓鸣
副秘书长：吴建锡
地　　址：浙江省杭州市下城区武
　　　　　林广场 8 号省科协大楼
　　　　　10 楼 1006 室
邮　　编：310003
电　　话：0571-85166805
网　　址：www.zjszyyxh.com
电子信箱：zjszyyxh@126.com
（朱泓雨）

【浙江省中西医结合学会】
会　　长：吴章穆
副 会 长：江南艳、孙秋华、吕宾、
　　　　　何革、何超、严敏、
　　　　　陈勇毅、柴可群、裘云庆、
　　　　　蔡宛如
秘 书 长：陈勇毅（兼）
副秘书长：张文娟
地　　址：浙江省杭州市西湖区古
　　　　　翠路 234 号
邮　　编：310012
电　　话：0571-88849116
网　　址：www.zjtcmwm.com
电子信箱：zjszxyxh@163.com
（张红心）

【浙江省针灸学会】
会　　长：方剑乔
副 会 长：宣丽华、阮步青、金肖青、
　　　　　姚新苗、陈华德
秘 书 长：陈华德（兼）
副秘书长：林咸明
地　　址：浙江省杭州市上城区庆春

路 23 号中医大厦 502 室
邮　编：310009
电　话：0571-87238252
网　址：www.zjszjxh.com
电子信箱：zjszjxh@163.com
　　　　　　　　（王芳芳）

12.　安徽省
【安徽省中医药学会】
理 事 长：王　键
副理事长：彭代银、李泽庚、赵国胜、
　　　　　龚艳玲（女）、杨　骏、
　　　　　侯　勇、肖　锋、李道昌、
　　　　　彭俊宇、刘家珍（女）、
　　　　　朱月信、黄学勇
秘 书 长：肖　锋（兼）
副秘书长：徐经凤、王纪常、刘　健、
　　　　　周美启、何光远、韩　为
地　　址：安徽省合肥市长江西路
　　　　　329 号省卫生计生委青
　　　　　阳路办公区 516 室
邮　编：230031
电　话：0551-62998560
　　　　　　　　（王继学）

【安徽省针灸学会】
理 事 长：杨　骏
副理事长：胡　玲（常务）、储浩然、
　　　　　沈德凯、杜荣昶、彭长林
秘 书 长：储浩然（兼）
副秘书长：彭长林、李鹏飞、沈晓明
地　　址：安徽省合肥市六安路
　　　　　205 号（寿春路 300 号）
邮　编：230061
电　话：0551-62665105
　　　　　　　　（王继学）

13.　福建省
【福建省中医药学会】
会　长：刘建忠
副 会 长：魏世超、陈金水、纪立金、
　　　　　卢明忠、黄俊山、张峻芳、
　　　　　陈进春、陈鲁峰、余天泰、
　　　　　刘建顺
秘 书 长：吴宽裕
副秘书长：蔡昭莲
地　　址：福建省福州市鼓屏路
　　　　　61 号
邮　编：350003
电　话：0591 87818827

电子信箱：fjszyyxh@163.com
　　　　　　（吴宽裕、黄晶晶）

【福建省中西医结合学会】
会　长：朱　琪
副 会 长：彭　军、文　丹、吴成翰、
　　　　　徐国兴、陈传本、李　芹、
　　　　　姜　杰、刘宪俊、林从全
秘 书 长：林淑琴
副秘书长：郭双燕、闵　军
地　　址：福建省福州市鼓楼区鼓
　　　　　屏路 61 号福建省卫生计
　　　　　生委 3 号办公楼 203 室
邮　编：350003
电　话：0591-87835550
电子信箱：zxyjhxh@163.com
　　　　　　　　（孙　静）

【福建省针灸学会】
会　长：吴　强
副 会 长：郑美凤、许金森、苏稼夫、
　　　　　周然宓
秘 书 长：姚志芳
副秘书长：吴明霞、林　源、周文强、
　　　　　郑君圣
地　　址：福建省福州市鼓楼区鼓
　　　　　屏路 61 号
邮　编：350003
电　话：0591-7824528
电子信箱：fjszjxh@163.com
　　　　　　　　（郑淑霞）

【福建省中医药研究促进会】
会　长：刘献祥
常务副会长：杨　琳
副 会 长：赖应辉（常务）、万文蓉、
　　　　　叶国维、朱　琪、李　晔、
　　　　　吴培增、陈　慧、林贤旺、
　　　　　郑东海、郑美凤、郑振财、
　　　　　郭为汀、郭东宇、黄文渊、
　　　　　黄河清、潘丽贞
秘 书 长：赖应辉（兼）
副秘书长：林　强、俞鼎芬（女）、
　　　　　黄国先、黄　海
地　　址：福建省福州市鼓楼区湖
　　　　　东路 276 号同心楼 10 层
邮　编：350003
电　话：0591-88016552
电子信箱：f88016552@126.com
　　　　　　　　（冯熙铭）

14.　江西省
【江西省中医药学会】
地　　址：江西省南昌市文教路
　　　　　529 号
邮　编：330046
电　话：0791-88515485
网　址：www.jxzyyxh.cn
电子信箱：zyxhjx221@21cn.com
　　　　　　　　（郑林华）

【江西省中西医结合学会】
地　　址：江西省南昌市文教路
　　　　　529 号
邮　编：330046
电　话：0791-88511741
电子信箱：wyjin09@126.com
　　　　　　　　（郑林华）

【江西省针灸学会】
会　长：陈日新
副 会 长：康明非、洪恩四、伊　凡、
　　　　　宋南昌、廖道发、涂国卿
秘 书 长：康明非（兼）
副秘书长：迟振海
地　　址：江西省南昌市八一大道
　　　　　445 号
邮　编：330006
电　话：0791-88526872
电子信箱：348916661@qq.com
　　　　　　　　（郑林华）

15.　山东省
【山东中医药学会】
会　长：于淑芳
副 会 长：田景振、杨传华、张成博、
　　　　　吉中强、赵渤年、齐元富、
　　　　　毕宏生、司国民、张立祥、
　　　　　耿　杰
秘 书 长：赵渤年（兼）
副秘书长：韩　莉
地　　址：山东省济南市燕东新路
　　　　　9-1 号
邮　编：250014
电　话：0531-67873166
网　址：www.sdtcm.gov.cn
电子信箱：sdtcma@126.com
　　　　　　　　（韩　莉）

【山东中西医结合学会】
会　长：王新陆

副 会 长：武继彪、曹晓岚、高　毅、
　　　　　李长华、赵家军、冯建华、
　　　　　高海青、吉中强、王者令
秘 书 长：曹晓岚（兼）
地　　址：山东省济南市燕东新路
　　　　　9-1 号
邮　　编：250014
电　　话：0531-67873166
网　　址：www.sdtcm.gov.cn
电子信箱：sdtcma@126.com
　　　　　　　　　　（韩　莉）

【山东针灸学会】
会　　长：高树中
副 会 长：谭奇纹、刘立安、陈少宗、
　　　　　马其江、杜广中、马　胜
秘 书 长：陈少宗
地　　址：山东省济南市燕东新路
　　　　　9-1 号
邮　　编：250014
电　　话：0531-67873166
网　　址：www.sdtcm.gov.cn
电子信箱：sdtcma@126.com
　　　　　　　　　　（韩　莉）

16. 河南省
【河南省中医药学会、河南省中西医
结合学会、河南省针灸学会】
会　　长：夏祖昌
副 会 长：张重刚、韩新峰、郑玉玲、
　　　　　孙耀志、张玉新、王　力、
　　　　　方家选
秘 书 长：王端权
副秘书长：田元生
地　　址：河南省郑州市银通路
　　　　　18 号
邮　　编：450004
电　　话：0371-66353785
网　　址：www.hnacm.org.cn
电子信箱：hnszyyxh@sina.com
　　　　　　　　　　（高　纯）

17. 湖北省
【湖北省中医管理学会】
会　　长：姚　云
副 会 长：刘学安、赵映前、王　华、
　　　　　张荒生、朱宏斌、吕文亮
秘 书 长：刘学安（兼）
地　　址：湖北省武汉市洪山区珞
　　　　　瑜路 856 号（湖北省中

医院光谷院区）
邮　　编：430074
电　　话：027-87172165/87172190
　　　　　（传真）
电子信箱：hbzygl@126.com
　　　　　　　　　　（刘俊峰）

【湖北省中医药学会】
会　　长：王 华
副 会 长：赵映前、刘学安、胡永年、
　　　　　王胜利、金建年、张荒生、
　　　　　朱宏斌
秘 书 长：胡永年（兼）
副秘书长：程桃英、费兰波、薛　莎、
　　　　　黄金元
地　　址：湖北省武汉市武昌区县华
　　　　　林特一号综合楼 307 室
邮　　编：430061
电　　话：027-68889152（兼传真）
网　　址：www.hbzyy.org.cn
　　　　　　　　　　（刘俊峰）

18. 湖南省
【湖南省中医药学会】
会　　长：邵湘宁
副 会 长：黄惠勇、郭子华、谭元生、
　　　　　柏正平、郭争鸣、姚　旭、
　　　　　熊　辉、徐伟辉、曾令贵、
　　　　　邵先舫、王诚喜、林承雄
秘 书 长：陈　斌
副秘书长：肖文明
地　　址：湖南省长沙市开福区湘
　　　　　雅路 30 号
邮　　编：410008
电　　话：0731-84822174
网　　址：www.hacm.org.cn
电子信箱：hnzyyxh@126.com
　　　　　　　　　　（刘振宇）

【湖南省中西医结合学会】
地　　址：湖南省长沙市湘雅路 30 号
邮　　编：410008
电话 / 传真：0731-84822174
网　　址：www.ws120.org
电子信箱：hnzyyxh@126.com
　　　　　　　（胡细庭、陆　灵）

19. 广东省
【广东省中医药学会】
会　　长：吕玉波

副 会 长：王省良、郭　姣、王新华、
　　　　　陈达灿、冼绍祥、曹礼忠、
　　　　　李顺民、吕志平、李楚源、
　　　　　许冬瑾、金世明（法人
　　　　　代表）
秘 书 长：何羿婷
地　　址：广东省广州市越秀区淘
　　　　　金北路 77 号麓湖阁南塔
　　　　　404 室
邮　　编：510095
电　　话：020-83600105
网　　址：www.gdszyyxh.org
电子信箱：gdzyyxh@163.com
　　　　　　　　　　（金世明）

【广东省中西医结合学会】
会　　长：吴伟康
常务副会长：郭　姣
副 会 长：（以姓氏笔画为序）
　　　　　老昌辉、吕志平、刘小虹、
　　　　　余细勇、张荣华、林培政、
　　　　　罗荣城、郑学宝、姚　红
秘 书 长：金世明
常务副秘书长：杨建新
副秘书长：张诗军
地　　址：广东省广州市越秀区淘
　　　　　金北路 77 号麓湖阁南塔
　　　　　404 室
邮　　编：510095
电　　话：020-83600105
网　　址：www.gdszxyjhxh.org
电子信箱：gdszxyjhxh@163.com
　　　　　　　　　　（金世明）

【广东省针灸学会】
会　　长：符文彬
副 会 长：许能贵、杨卓欣、赖新生、
　　　　　老锦雄、李素荷、江钢辉、
　　　　　王升旭
秘 书 长：刘健华
副秘书长：于　涛、孙　健、谢长才
地　　址：广东省广州市越秀区大
　　　　　德路 111 号广东省中医
　　　　　院针灸科
邮　　编：510120
电　　话：020-81887233 转 34230
　　　　　或 34229
网　　址：http：//gdszjxh.blog.163.
　　　　　com/
电子信箱：gdszjxh@163.com
　　　　　　　　　　（于　涛）

20. 广西壮族自治区

【广西中医药学会】

会　　长：唐农

秘书长：黄波夫

副秘书长：李　方、吴胜华、梁启成

地　　址：广西南宁民族大道80号

邮　　编：530022

电　　话：0771-2802519

电子信箱：hbfgxyj@126.com

（李　方）

【广西中西医结合学会】

会　　长：唐农

常务副会长：梁　健

秘书长：李　方

副秘书长：黄李平、邓　鑫

地　　址：广西南宁民族大道80号

邮　　编：530022

电　　话：0771-2802519

电子信箱：lifang8888@163.com

（李　方）

【广西针灸学会】

会　　长：范郁山

副会长：庞　勇、岳　进、李　方、
唐华生、赵彩娇、杜　艳、
吴新贵、郑建宇、陈日兰、
唐红珍、潘小霞、黄伟贞、
朱　英、何列涛、汤昌华

秘书长：赵彩娇（兼）

副秘书长：吴健文、罗　燕、王希琳、
黄卫强、杨镇升、陈　勇、
徐　辉、胡艳影、郑友丽、
陈　红、李珍娟、黄东挺、
刘运珠、乔　赞、伍利民、
李扬帆、黄　玲、欧丹凤、
张红参、王　薆

地　　址：广西南宁明秀东路179
号广西中医药大学针灸
推拿学院

邮　　编：530001

电　　话：0771-3137370

电子信箱：gxzjxh2011@126.com

（广西针灸学会）

【广西民族医药协会】

会　　长：谭明杰

副会长：韦英才

秘书长：王柏灿

副秘书长：容小翔

地　　址：广西南宁明秀东路234
号

邮　　编：530001

电　　话：0771-3936426

电子信箱：gxmzyyxh@126.com

（卓秋玉）

21. 海南省

【海南省中医药学会】

会　　长：陈少仕

副会长：张永杰、蔡　敏、李　丽、
冯　钊、方　立、周文雄、
林炽明、陈小勇、黎运琪、
羊金灵、杨少林、程　班、
阎　彬、吴坤科

秘书长：蔡　敏（兼）

副秘书长：张爱建

地　　址：海南省海口市和平北路
47号海南省中医院7楼

邮　　编：570203

电　　话：0898-66110218

电子信箱：hnsjjjd@163.com

（闫公南）

【海南省中西医结合学会】

会　　长：刘巧

副会长：羊秩驹、蔡　毅、韩　平、
武　伟、洪江游、林炽明、
郑南生、方　立、陈小勇

秘书长：张汉洪

副秘书长：王　玲

地　　址：海南省海口市和平北路
47号

邮　　编：570203

电子信箱：z6205@sina.com

（张汉洪）

【海南省针灸学会】

会　　长：黄东勉

名誉会长：辜孔进

副会长：李健强、罗和平、张晓阳、
宋曼萍

秘书长：罗和平（兼）

副秘书长：张爱建

地　　址：海南省海口市和平北路
47号海南省中医院7楼

邮　　编：570203

电　　话：0898-66110218

电子信箱：hnsjjjd@163.com

（闫公南）

22. 重庆市

【重庆市中医药学会】

会　　长：周天寒

副会长：曾定伦、王辉武、张渝生、
向明成、杨国汉、叶秀英、
曹文富、李延萍、毛得宏、
杨隆奎、杨大坚

秘书长：杨国汉（兼）

副秘书长：漆　敏、李　进、王　俊、
张安富、吴朝华

地　　址：重庆市江北区盘溪七支
路6号

邮　　编：400021

电　　话：023-67063895

网　　址：934405879@qq.com

电子信箱：www.cqacm.org

（漆　敏）

【重庆市中西医结合学会】

会　　长：高　丹

副会长：罗长坤、史若飞、吴志刚、
曹文富、李荣亨

秘书长：马　力

副秘书长：何丽芳、罗　勇

地　　址：重庆市渝中区道门口40号

邮　　编：400011

电　　话：023-63815494

网　　址：wukuan117@126.com

（吴　宽）

【重庆市针灸学会】

会　　长：廖惠萍

副会长：郭剑华（常务副会长）、
王毅刚、王竹行、温木生、
唐成林、虞乐华、刘明怀、
张康战

秘书长：余晓阳

副秘书长：何文先、林贤梅、马善治、
杨进廉

地　　址：重庆市江北区盘溪七支
路6号

邮　　编：400021

电　　话：023-67063895

电子信箱：cqzjxh@126.com

（何文先）

【重庆市中医药行业协会】

会　　长：左国庆

常务副会长：李延萍

副会长：尹　平、毛得宏、陈　犁、

王　华、陈苔青、赵　毅、
曹文富、徐晓玉、李　洪、
唐维礼、刘明怀、杨大坚、
游洪涛、杨金兵、陈　涛、
尤　聪、周静波、万　讯、
冯　坤

秘　书　长：曾定伦

地　　址：重庆市江北区盘溪七路
　　　　　6号（重庆市中医院综
　　　　　合楼3楼）

邮　　编：400021

电　　话：023-63715737/67064066

传　　真：023-63715737

电子信箱：406048941@qq.com

（刘四新）

23. 四川省

【四川省中医药学会】

会　　长：杨殿兴

副 会 长：邓宜恩、徐学民、尹杰霖、
　　　　　余小平、赵军宁、马　建、
　　　　　彭　成、李　培、龚德泉、
　　　　　谢春光、呼永河

秘　书　长：赵军宁

副秘书长：田　理、杨向东

地　　址：四川省成都市人民南路
　　　　　四段51号四川省中医药
　　　　　科学院1楼1017

邮　　编：610041

电　　话：028-85255017

电子信箱：scszyyxh@163.com

（肖　英、张蔚然）

【四川省针灸学会】

会　　长：梁繁荣

副 会 长：余曙光、张安仁、李道丕、
　　　　　周建伟、罗才贵、徐　涛、
　　　　　袁秀丽、虞亚明

秘　书　长：刘旭光

副秘书长：冷静（常务）、李　瑛、
　　　　　唐　勇

地　　址：四川省成都市人民南路
　　　　　四段51号四川省中医药
　　　　　科学院1016室

邮　　编：610041

电　　话：028-85233725

电子信箱：zhenjiu1016@163.com

（冷　静、刘梅梅）

【四川省老年医学学会】

会　　长：邓宜恩

副 会 长（按姓氏笔画排列）：
　　　　　马烈光、邓绍平、王　超、
　　　　　池雷霆、任清良、汤一新、
　　　　　陈蜀军、陈学忠、陆　华、
　　　　　杨思进、杨正春、张美林、
　　　　　李道丕、罗　建、郎锦义、
　　　　　郑和平、孟　炼、呼永河、
　　　　　唐　平、贾天贵、董碧蓉、
　　　　　谢晓龙、熊小明

秘　书　长：邢　萍

副秘书长：杨向东、冷　静

地　　址：四川省成都市人南四段
　　　　　27号（商鼎国际）

电　　话：028-86278655

网　　址：www.scgs.sc.cn

邮　　编：610041

（刘晓蓉）

【四川省中医药信息学会】

会　　长：王　箍

副 会 长：鲜　明、温川飚、池雷霆、
　　　　　王　超、沈其霖、何延政、
　　　　　罗才贵、杨向东、尹如铁、
　　　　　杨　静、黄　勇、陈　刚、
　　　　　程志鹏、纪珍强、廖国龙、
　　　　　刘思川、刘亚蜀、栾远东、
　　　　　熊运华

地　　址：四川省成都市人民南路
　　　　　四段51号

邮　　编：610041

电　　话：028-85221598

电子信箱：3205427790@qq.com

（喻　舸）

24. 贵州省

【贵州省中医药学会】

名誉会长：贺志光

会　　长：赵　松

副 会 长：董湘玉（常务）、刘尚义、
　　　　　沈冯君、邱德文、凌湘力

秘　书　长：凌湘力（兼）

副秘书长：唐仕勇、徐学义、刘学义、
　　　　　周　茜、张光富、庄田畋

地　　址：贵州省贵阳市贵医街28
　　　　　号贵阳医学院附属医院
　　　　　中医科

邮　　编：550004

电　　话：0851-86750715

电子信箱：gzszyyxh@126.com

（凌湘力）

【贵州省中西医结合学会】

会　　长：孔德明

副 会 长：杨　柱、石承先、江　超、
　　　　　张　帆、孙　波、舒　涛

秘　书　长：李志伟

副秘书长：李忠礼、李　燕、郑曙光、
　　　　　黄礼明

地　　址：贵州省贵阳市市东路50
　　　　　号贵阳中医学院内

邮　　编：550002

网　　址：www.gzaim.com

电子信箱：343057076@qq.com

（李志伟）

【贵州省民族医药学会】

会　　长：杜　江

副 会 长：黄维中、张永萍、夏　文、
　　　　　姚厂发、郭伟伟、胡建山、
　　　　　杨小生

秘　书　长：胡成刚

副秘书长：田振华、刘　莉、潘卫东

地　　址：贵州省贵阳市市东路50
　　　　　号贵阳中医学院药学院
　　　　　标本馆

邮　　编：550002

电　　话：13608517667

电子信箱：myyfh2408@qq.com

（胡成刚）

25. 云南省

【云南省中医药学会】

会　　长：郑　进

副 会 长：秦国政、李世辉、赵　勇、
　　　　　朱兆云、许勇刚、彭江云、
　　　　　陈　钢、葛元靖、姜　旭、
　　　　　温伟波

秘　书　长：葛元靖（兼）

副秘书长：苏贵强、李兆福、张小贝

地　　址：云南省昆明市光华街
　　　　　120号

邮　　编：650021

电　　话：0871-63613387

网　　址：http://zy.guoyi163.com/

电子信箱：ynszyyxh@qq.com

（崔　瑾）

【云南省中西医结合学会】
会　　长：熊　磊
副 会 长：宁亚功、李树清、倪　昆、
　　　　　谭　晶、韦　嘉、包　可、
　　　　　叶建州、李　雷、周树云
秘 书 长：葛元靖
副秘书长：吕　琳、李帆冰
地　　址：云南省昆明市光华街120号
邮　　编：650021
电　　话：0871-63613387
网　　址：http：//zy.guoyi163.com/
电子信箱：ynszyyxh@qq.com
（崔　瑾）

【云南省针灸学会】
会　　长：黄禾生
副 会 长：管遵惠、李　琦、柴本福、
　　　　　姜云武、韩励宾、林忆平
秘 书 长：葛元靖
副秘书长：李绍荣、施　静
地　　址：云南省昆明市光华街
　　　　　120号
邮　　编：650021
电　　话：0871-63613387
网　　址：http：//zy.guoyi163.com/
电子信箱：ynszyyxh@qq.com
（崔　瑾）

【云南省民族民间医药学会】
会　　长：张　超
副 会 长：朱兆云、林艳芳、钱子刚、
　　　　　和丽生、杨本雷、刘　毅、
　　　　　王肖飞、姚晓武、王　敏、
　　　　　康云山
秘 书 长：陈　普
副秘书长：吕　允、熊金富、张小贝、
　　　　　周红黎
地　　址：云南省昆明市威远街
　　　　　166号龙园A座2104室
邮　　编：650021
电　　话：0871-67154878/65933939
网　　址：www.guoyi163.com
电子信箱：ynmzyyxh@126.com
（陈　普）

26. 西藏自治区
【西藏自治区藏医药学会】
会　　长：占　堆
副 会 长：尼玛次仁、巴　桑、扎西
　　　　　次仁、丹增平措、米　玛、

贡嘎罗布
秘 书 长：扎　桑
地　　址：西藏拉萨娘热路26号区
　　　　　藏医院
邮　　编：850000
电　　话：0891-6322621/6322351
传　　真：0891-6322621
（刘伟伟）

【西藏自治区藏医药产业发展协会】
会　　长：占　堆
副 会 长：顿　珠、贡嘎罗布、格
　　　　　桑平措、雷菊芳
秘 书 长：顿　珠（兼）
副秘书长：巴　桑、王志强、贡嘎
　　　　　罗布
地　　址：西藏拉萨市北京西路25
　　　　　号
邮　　编：850001
电　　话：0891-6289583
电子信箱：zyyglj@163.com
（刘伟伟）

27. 陕西省
【陕西省中医药学会】
会　　长：周永学
副 会 长：唐俊琪、张德兴、刘　力、
　　　　　于辉瑶、许建秦、李联社、
　　　　　吉海旺、史恒军、赵　锋、
　　　　　宋虎杰、谢晓林
秘 书 长：张德兴（兼）
副秘书长：唐志书、路　波、吴喜利
地　　址：陕西省西安市西华门2号
邮　　编：710003
电　　话：029-87250672/87275672
电子信箱：sxszyyxh@126.com
（张德兴、张玉茜）

【陕西省中西医结合学会】
会　　长：刘绍国
副 会 长：魏少阳、刘勤社、王静怡、
　　　　　王宗仁、王建华、赵步长、
　　　　　董协良
秘 书 长：张德兴
副秘书长：蒋宏伟
地　　址：陕西省西安市西华门2号
邮　　编：710003
电　　话：029-87250672/87275672
电子信箱：sxszyyxh@126.com
（张德兴、张玉茜）

【陕西省针灸学会】
会　　长：苏荣彪
副 会 长：周志杰、吴锡强、贾成文、
　　　　　王长海、刘智斌、黄琳娜、
　　　　　毕宇峰
秘 书 长：张德兴
副秘书长：张卫华
地　　址：陕西省西安市西华门2号
邮　　编：710003
电　　话：029-87250672/87275672
电子信箱：sxszyyxh@126.com
（张德兴、张玉茜）

28. 甘肃省
【甘肃省中医药学会】
会　　长：侯志民
副 会 长：王自立、张士卿、李金田、
　　　　　李盛华、郑贵森、鄢卫东、
　　　　　崔庆荣、毛春燕、舒　劲、
　　　　　薛开华、潘　文、李顺保、
　　　　　赵　斌、赵文鼎、闫云山、
　　　　　毛照海、张晓刚、许　筠、
　　　　　贡布东智
秘 书 长：崔庆荣（兼）
副秘书长：潘　文、史正刚、王　颖、
　　　　　王凤丽、毛　臻
地　　址：甘肃中医学院
邮　　编：730030
网　　址：www.gstcm.com
电子信箱：116545026@qq.com
（刘福文）

【甘肃省中西医结合学会】
会　　长：刘延祯
常务副会长：李应东
副 会 长：李　强、郭天康、李盛华、
　　　　　郑贵森、蒲朝晖、刘国安、
　　　　　戴恩来、张有成、余　勤、
　　　　　李妍怡、雷鹏举、李维义、
　　　　　邱玉梅、程卫东、刘保健
秘 书 长：刘保健
副秘书长：邢喜平
地　　址：甘肃中医学院附属医院
邮　　编：730030
电　　话：13893139305
网　　址：http：//www.zyxyfy.com/
　　　　　Category_860/Index.aspx
（邢喜平）

【甘肃省针灸学会】

会　　长：李　强

常务副会长：何天有

副 会 长：李盛华、杨继良、谢君国、
　　　　　郑　宁、姜德民、杨　兰、
　　　　　张志明、李　军、毛春燕、
　　　　　邱连利、张洪涛、魏玉香、
　　　　　雒成林、方晓丽、孙其斌、
　　　　　魏清琳

秘 书 长：邱连利（兼）

副秘书长：肖　红、王海东、王凤丽、
　　　　　陈国廉、李　军、秦晓光、
　　　　　杨才德

地　　址：甘肃省中医院

邮　　编：730050

电　　话：13893227909

（肖　红）

29. 青海省

【青海省藏医药学会】

名誉会长：尼　玛

会　　长：艾措千

副 会 长：昂青才旦、江　华、
　　　　　多　杰、端　智、李先加
　　　　　（学院）、李先加（医院）、
　　　　　王建新、孙泰俊

秘 书 长：昂青才旦（兼）

副秘书长：万玛拉旦、斗本加、卡
　　　　　着杰

地　　址：青海省西宁市南山东路
　　　　　97号

邮　　编：810007

电　　话：0971-8204657

网　　址：www.tmst.org.cn

电子信箱：1493152388@qq.com

（谢　热）

【青海省中医药学会】

名誉会长：王晓勤

会　　长：陈卫国

副 会 长：江　华、黄立成、张雪飞、
　　　　　顾　群、高春江、燕小霞、
　　　　　李　杰

秘 书 长：李军茹

副秘书长：靳晓红、刘春香、余　静

地　　址：青海省西宁市七一路
　　　　　338号

邮　　编：810000

电　　话：0971-8298507

电子信箱：qhszyxh@126.com

（秦卫春）

30. 宁夏回族自治区

【宁夏中医药学会】

会　　长：王忠和

副 会 长：牛　阳、高如宏、张　武、
　　　　　刘本臣

秘 书 长：高如宏（兼）

副秘书长：刘　瑛、钱月慧

地　　址：宁夏银川市西夏区北京
　　　　　西路114号

邮　　编：750021

电　　话：0951-2024646

电子信箱：gaoruhongnx @ 163.com

（高如宏）

【宁夏中西医结合学会】

会　　长：马秀珍

副 会 长：黄　涌（常委）、俞大鸿、
　　　　　童安荣、王凤莲、谢振华

秘 书 长：童安荣（兼）

副秘书长：李晓龙、赵　军

地　　址：宁夏银川市西夏区北京
　　　　　西路114号

邮　　编：750021

电　　话：0951-2024733

电子信箱：tar72578 @ 163.com

（童安荣）

【宁夏针灸学会】

会　　长：李遇春

副 会 长：牛　阳、高如宏、张　武、
　　　　　胡雨华

秘 书 长：牛　阳（兼）

副秘书长：杨丽美、王宇国、刘　瑛、

地　　址：宁夏银川市兴庆区胜利
　　　　　街1160号（宁夏医科大
　　　　　学中医学院）

邮　　编：750004

电　　话：0951-6880501/6880507

电子信箱：niuyang0227 @ 163.com/
　　　　　yanglm1987 @ sohu.com

（牛　阳）

31. 新疆维吾尔自治区

【新疆维吾尔自治区中医药学会】

会　　长：周铭心

副 会 长：耿　直、卢　勇、王　杰、
　　　　　张永平、王北疆

秘 书 长：王　杰（兼）

副秘书长：柯　岗、冯　东、孟庆才、
　　　　　李崇瑞、安冬青

地　　址：乌鲁木齐市高新区昆明
　　　　　路西一巷127号

邮　　编：830011

电　　话：0991-7856656

电子信箱：xjzyybjb@163.com

（柯　岗）

【新疆维吾尔自治区中西医结合学会】

会　　长：李全智

副 会 长：安冬青、孟庆才、李崇瑞、
　　　　　单丽娟

秘 书 长：刘　健

副秘书长：庞　彬、张洪亮

地　　址：新疆维吾尔自治区乌鲁
　　　　　木齐市黄河路116号

邮　　编：830000

电　　话：0991-5817719

电子信箱：xjzxyxh@163.com

（侯克梅）

【新疆维吾尔自治区药学会】

会　　长：顾政一

副 会 长：帕尔哈提·克力木姜波、
　　　　　徐建国、毛新民、武嘉
　　　　　林、热娜·卡斯木、高
　　　　　晓黎、于爱平、高　彬、
　　　　　郑立明、王建华、叶尔
　　　　　肯·多森拜克

秘 书 长：徐建国（兼）

副秘书长：贾晓光、王本富、金小越、
　　　　　张军艳、刘洪海、刘君琳

地　　址：新疆乌鲁木齐市新华南
　　　　　路140号

邮　　编：830011

电　　话：0991-2812311

网　　址：www.xjyxh.com

电子信箱：xjliujunlin@126.com

（刘君琳）

【新疆维吾尔自治区民族医药学会】

会　　长：哈木拉提·吾甫尔

副 会 长：博拉提、吐尔洪·艾买
　　　　　尔、阿日甫·买提尼亚
　　　　　孜、斯拉甫·艾白、阿
　　　　　布都热依木·卡德尔、
　　　　　茹仙古丽·沙吾尔、贡
　　　　　明格布、肖盖提、伊河
　　　　　山·伊明

秘 书 长：伊河山·伊明（兼）

副秘书长：亚尔买买提·斯拉义、

阿布都热依木·玉苏甫、
卡德尔江
地　　址：新疆乌鲁木齐市延安路
776 号附 1 号
邮　　编：830049
电　　话：0991-2565663
电子信箱：xjmzyyxh@163.com
（米热尼沙）

32. 长春市
【长春市中医学会】
理 事 长：于乃博
副理事长：曲　生、陈明强、李玉泉、
孙艳静、孟晓东
秘 书 长：何艳华
副秘书长：付　强
地　　址：吉林省长春市西安大路
4197 号
邮　　编：130062
电　　话：0431-82773567
电子信箱：fuqiang04551@163.com
（付　强）

33. 哈尔滨市
【哈尔滨市中医药学会】
会　　长：刘　楠
副 会 长：刘世斌、洪　明、张淑清、
苏恩亮、王立军
秘 书 长：刘世斌（兼）
副秘书长：朱如冰、陈　刚、胡宁南、
马晓峰、庞淑弘、王新本、
金昌凤、张连喜、孙　勇、
刘　兵
地　　址：黑龙江省哈尔滨市道里
区友谊路 346 号
邮　　编：150001
电子信箱：hrbzhongyichu@126.com
（刘世斌）

34. 南京市
【南京中医药学会】
理 事 长：刘玉成
常务副理事长：陈延年
副 会 长：张　骠、张钟爱、汪　悦、
王旭东、王佩娟、刘万里、
刘　玉
秘 书 长：赵小寅
副秘书长：黄　洁
地　　址：江苏省南京市金陵路 1 号
邮　　编：210001

电　　话：025-52276531
网　　址：www.njzyyxh.cn
（黄　洁、赵小寅）

【南京中西医结合学会】
理 事 长：刘万里
副理事长：王连生、王佩娟、王　旭、
田　侃、龙明智、陈冬宁、
林　建、章亚成、彭宇竹、
虞鹤鸣
秘 书 长：王　旭
副秘书长：许妍妍、童　华
地　　址：江苏省南京市玄武区孝
陵卫 179 号
邮　　编：210014
电　　话：025-85370821/85370996
网　　址：www.njzxyxh.com
（杨　璞）

【南京针灸学会】
理 事 长：陈延年
常务副理事长：陆　瑾
副理事长：张建斌、仲远明、周华龙、
陈朝明、薛　亮
秘 书 长：何青谷
地　　址：江苏省南京市金陵路 1 号
邮　　编：210001
电　　话：025-52276119
（何青谷）

35. 杭州市
【杭州市中医药协会】
会　　长：杨　勇（兼法人）
副 会 长：李自明、郭怡彪、邵征洋、
傅华洲、朱彩凤、张永华、
徐　红
秘 书 长：徐　红（兼）
地　　址：浙江省杭州市体育场路
453 号
邮　　编：310007
电　　话：0571-85827937
网　　址：www.zghzzyy.com
电子信箱：hzszyyxh@yahoo.com.cn
（杭州市中医药协会）

【杭州市中西医结合学会】
理 事 长（兼法人）：何　革
副理事长：马胜林、韦　翊、张永华、
邵征洋、徐　侃

秘 书 长：虞玉凤
副秘书长：王　峻、洪鸣鸣、李　珍
地　　址：浙江省杭州市环城东路
208 号
邮　　编：310003
电　　话：0571-56109510
电子信箱：810903956@qq.com
（虞玉凤）

【杭州市针灸推拿学会】
会　　长：詹　强（兼法人）
副 会 长：朱月伟（常务副会长）、
冯伟民、金亚蓓、周志华
秘 书 长：王　健
副秘书长：倪克锋、孙占玲
地　　址：浙江省杭州市新华路
86 号 / 浙江省杭州市双
眼井巷 2 号（广兴堂国
医馆）
邮　　编：310003
电　　话：0571-87221387
网　　址：www.hzztxh.net
电子信箱：hzztxh@126.com
（王　健）

36. 武汉市
【武汉市中医药学会】
会　　长：金建年
副 会 长：张荒生、崔金涛、胡永年、
王　平、巴元明、邓小川、
陈国华、薛　莎、林幸华、
沈　霖、陆付尔、鄂素琪、
纪青松
秘 书 长：崔金涛（兼）
副秘书长：谢沛霖、姜　明、黄金元
地　　址：湖北省武汉市江岸区胜
利街 155 号
邮　　编：430015
电　　话：027-82835616
电子信箱：whtcmyw@sina.com
（黄金元）

37. 广州市
【广州市中医药学会】
会　　长：林鹏翔
副 会 长：吴维城、祝维峰、冯崇廉、
郝建军
秘 书 长：祝维峰（兼）
地　　址：广东省广州市文德南路
厂后街 14 号 2—3 楼

邮　　编：510115
通讯地址：广州市珠玑路 16 号广州
　　　　　市中医医院科教科
邮　　编：510130
电　　话：020-81226220
电子信箱：zysgz@163.com
（林鹏翔）

38. 成都市

【成都市中医药学会】
会　　长：赵　文
副 会 长：余曙光、虞亚明、张　毅、
　　　　　王　超、陆　华、谢春光、
　　　　　徐荣华、杨向东、肖泽国、
　　　　　陈小维、陈天然
秘 书 长：龚怀宇
副秘书长：朱自彬、池雷霆、李　青、
　　　　　刘　耀、朱天民、夏　军、
　　　　　田　伟、夏隆江
地　　址：四川省成都市青羊区贝
　　　　　森南路 18 号
邮　　编：610091
电　　话：028-81710269
网　　址：www.cdsyxxxs.org.cn
电子信箱：cdzyyxh369@163.com
（龚怀宇、王忠洪）

39. 大连市

【大连市中医药学会】
会　　长：白长川
常务副会长：王保民、石志超、
　　　　　　李　铁、吴　刚、
　　　　　　张有民
副 会 长：王　凡、王　冰、王　虹、
　　　　　李　戈、李吉彦、宋林萱、
　　　　　解建国
秘 书 长：张有民（兼）
副秘书长：李吉彦（兼）、解建国
　　　　　（兼）
地　　址：辽宁省大连市中山区解
　　　　　放路 321 号
电　　话：0411-82681738-2015
邮　　编：116013
电子信箱：dlzykjk@163.com
（王冬阳）

40. 宁波市

【宁波市中医药学会】
会　　长：王　晖
副 会 长：洪善贻、叶　海、黄志强、

王明如、沈树恩、王建康、
沈晓敏、崔　云、董幼祺、
项志秋
秘 书 长：沈树恩（兼）
副秘书长：柯春海、沈　力、余　静、
　　　　　张可可
地　　址：浙江省宁波市丽园北路
　　　　　819 号
邮　　编：315010
电　　话：0574-87242750
电子信箱：nbszyy@yahoo.cn
（张可可）

【宁波市中西医结合学会】
会　　长：周文华
副 会 长：陈晓敏、陆传统、徐海东、
　　　　　胡耀仁、叶　孟、史尧胜、
　　　　　钟光辉
秘 书 长：陆传统（兼）
副秘书长：朱　波
地　　址：浙江省宁波市海曙区西
　　　　　北街 42 号
邮　　编：315010
电　　话：0574-87345976
电子信箱：chenchen19741@126.com
（朱　波）

【宁波市针灸学会】
会　　长：沈晓敏
副 会 长：曹秀娟、陈　雷、张　奕、
　　　　　张　艺
秘 书 长：陈　雷（兼）
副秘书长：施曼华、秦　军
地　　址：浙江省宁波市丽园北路
　　　　　819 号
邮　　编：315010
电　　话：0574-87242750
电子信箱：nbszjxh@163.com
（陈　雷）

41. 青岛市

【青岛市中医药学会】
会　　长：张　华
副 会 长：吉中强、王者令、赵国磊、
　　　　　丁文龙、于俊生、李富玉、
　　　　　赵振爱、谢旭善
秘 书 长：赵国磊（兼）
副秘书长：唐　明、汪运富、朱维平、
　　　　　范存亮、王　莉、毕元兑
地　　址：山东省青岛市闽江路 7 号

邮　　编：266071
电　　话：0532-85912536
网　　址：http://qdzyy.qingdao.gov.cn/
电子信箱：qingdaozhongyichu@163.com
（范存亮）

【青岛市中西医结合学会】
会　　长：吉中强
副 会 长：刘　宏、王者令、赵国磊、
　　　　　丁文龙、王万春、唐　明、
　　　　　王晓光
秘 书 长：王　莉
地　　址：山东省青岛市人民路 4 号
邮　　编：266033
电　　话：0532-83777576
电子信箱：wangli70@126.com
（范存亮）

【青岛市针灸学会】
会　　长：刘　宏
副 会 长：孙顺昌、刘立安、汪运富、
　　　　　裴海涛、刘红石、祝明浩
秘 书 长：刘立安（兼）
副秘书长：戚其华
地　　址：山东省青岛市人民路 4 号
邮　　编：266033
电　　话：0532-83777576
电子信箱：wangli70@126.com
（范存亮）

【青岛市药膳研究会】
会　　长：于俊生
副 会 长：赵振爱、郭旭先、孙金芳、
　　　　　王国忠、王静风、宋扬
秘 书 长：杨　红
副秘书长：魏陵博、刘玉娟
地　　址：山东省青岛市人民路 4 号
邮　　编：266033
电　　话：0532-83777123
电子信箱：yanghong916@163.com
（范存亮）

42. 深圳市

【深圳市中医药学会】
会　　长：李顺民
副 会 长：朱美玲、张天奉、李惠林、
　　　　　胡世平、曾庆明、翟明玉、
　　　　　周大桥、黄剑虹
秘 书 长：李惠林（兼）
副秘书长：彭立生、皮　敏、刘若缨

李忠新

地 址：广东省深圳市福华路1
号深圳市中医院学会办
公室

邮 编：518033

电 话：0755-88359666 转 3336

网 址：www.szzyyxh.cn

电子信箱：sztcmh@163.com

（李忠新）

【深圳市中西医结合学会】

会 长：蔡志明

副 会 长：王 雄、叶秀峰、孙 伟、
刘立昌、杨大国、李佑生、
肖 平、吴其恺、吴正治、
汪和平、易铁钢、姚吉龙、
黄 彬、武肇玲、翟明玉

秘 书 长：刘立昌（兼）

副秘书长：朱 炎、邓旭光、张永锋、
贾秀琴、金 宇

地 址：广东省深圳市振华东路
"深圳市第二人民医院中
西医结合分院"内

邮 编：518031

电 话：0755-83216003/13600173101

电子信箱：szzxyfy@163.com

（朱 炎）

【深圳市针灸学会】

会 长：杨卓欣

副 会 长：孙外主、史鉴欧、骆仲达、
金远林、陈少辉、廖澍华、
骆钧梵、朱进贵

秘 书 长：于海波

副秘书长：皮 敏、罗 燕

地 址：广东省深圳市福华路1
号深圳市中医院内

邮 编：518033

电 话：0755-88359666-2806

网 址：http://www.szzyyxh.cn/ctma

电子信箱：szzjxh@163.com

（皮 敏）

43. 厦门市

【厦门市中医药学会】

会 长：陈进春

副 会 长：高树彬、陈国良、伍德娜、
林钦钦、王彦晖

副秘书长：黄木林、张瑞良、陈少玟

地 址：福建省厦门市思明区同
安路2号天鹭大厦B幢
401室

邮 编：361003

电 话：0592-2058094

电子信箱：y2058094@126.com

（朱凌靖、郑惠新）

【厦门市中西医结合学会】

会 长：高树彬

副 会 长：钱林超、李卫华、牛建军、
黄亦琦、于 杰、许树根

秘 书 长：谢剑灵

副秘书长：谢永丹、陈 健

地 址：福建省厦门市思明区同
安路2号天鹭大厦B幢
401室

邮 编：361003

电 话：0592-2058094

电子信箱：y2058094@126.com

（朱凌靖、郑惠新）

【厦门市针灸学会】

会 长：周然宓

副 会 长：谢俊杰、赵银龙、万文蓉、
钱小燕、李 月

秘 书 长：张 卫

副秘书长：郑君圣、洪文新、林松青

地 址：福建省厦门市思明区同
安路2号天鹭大厦B幢
401室

邮 编：361003

电 话：0592-2058094

电子信箱：y2058094@126.com

（朱凌靖、郑惠新）

大事记篇

【2015 年中医药大事记】

1月1日 由国家中医药管理局主管、中国中医药报社主办的《中医健康养生》杂志创刊。

1月12日 全国中医药行业高等教育"十三五"规划教材建设工作启动。此次启动的教材由国家中医药管理局教材办公室和中国中医药出版社组织实施,率先启动的第一批教材涵盖中医学、中药学专业、针灸推拿学、中西医临床医学及护理学5个专业,共109种。

1月27~29日 香山科学会议第521次学术讨论会在北京举办。会议由中国中医科学院院长张伯礼院士、空军航空医学研究所俞梦孙院士、世界中医药学会联合会副主席兼秘书长李振吉、中国中医科学院常务副院长刘保延担任执行主席。以"中医健康工程发展的瓶颈与对策"主题,与会的50多位来自政、产、学、研、金等领域的国内外学者,围绕中医功能状态测评的特点、工程实现和产业模式3个中心议题进行研讨,针对中医功能状态测评这一创新概念,与会专家达成如下共识:需要国家食品药品监督管理局建立全新的中医设备性能检测平台和审批程序;需要国家中医药管理局设立专项基金并引导社会资金投入;需要国家教育部设立中医工程学科培养专门人才;将中国中医科学院作为理事长单位,建立中医功能状态测评产业创新战略联盟。

1月31日 世界中医药学会联合会2015年专业(工作)委员会会长级会议在北京召开。国家中医药管理局副局长于文明出席并讲话。国家中医药管理局人事教育司司长卢国慧、国际合作司司长王笑频、中国中医科学院院长张伯礼院士,国医大师晁恩祥等出席。世界中联69个专业(工作)委员会会长、副会长、秘书长等相关人员230余人参会。会议同期,《世界中医药杂志》(英文版)创刊,世界中联专业委员会管理网络平台开通上线。

2月5日 国家中医药管理局召开中医药基本公共卫生服务项目推进工作视频会议。会议总结了中医药基本公共卫生服务项目实施工作,交流了上海、四川、湖南、石家庄等地实施过程中好的经验和做法,并对下一步工作提出要求。国家中医药管理局副局长马建中出席会议并讲话。会议由国家中医药管理局医政司副司长杨龙会主持,国家中医药管理局办公室主任查德忠、人事教育司司长金二澄、规划财务司、医政司以及各省、市、县中医药管理部门相关负责同志共6000余人参加了北京主会场和省、市级分会场会议。

2月7日 中华中医药学会在北京召开编制"十三五"发展规划专家座谈会。国家卫生计生委副主任、国家中医药管理局局长、中华中医药学会会长王国强出席会议并讲话。会议由国家中医药管理局副局长、中华中医药学会副会长马建中主持,中国科协学会学术部部长宋军、中华中医药学会副会长徐安龙、屠志涛、王阶,中华中医药学会顾问谢阳谷、国家中医药管理局各司办领导及直属单位主要负责人、学会常务理事及中医、医疗、科研、产业等领域120余位专家参与座谈。会议还举行了中国科协"全国优秀科技工作者"称号颁奖仪式。

2月10日 中医药古籍保护与利用工作座谈会暨中国古医籍整理丛书出版发布会在国家中医药管理局召开,国家卫生计生委副主任、国家中医药管理局局长王国强出席并讲话。国家中医药管理局副局长王志勇,国家中医药管理局办公室主任查德忠、科技司司长曹洪欣出席会议。

2月12日 国家中医药管理局中医药改革发展专家咨询委员会在北京召开专题咨询会议,通报中医药工作有关情况,并就中医药发展战略规划进行专题咨询。全国人大常委会副委员长、专家咨询委员会顾问陈竺出席会议并讲话。国家卫生计生委副主任、国家中医药管理局局长、专家咨询委员会主任委员王国强通报中医药工作有关情况,局政策法规与监督司汇报中医药发展战略规划起草情况。国家中医药

管理局副局长于文明、马建中、王志勇、闫树江,全国政协常委、山东省政协副主席、山东中医药大学名誉校长王新陆等10位专家委员以及国家中医药管理局各司办主要负责同志参会。

2月15日 中共中央总书记、国家主席习近平在陕西西安调研,来到雁塔区电子城街道二〇五所社区中医馆。总书记与医护人员和患者亲切交谈、仔细询问,肯定和赞许了中医馆的模式,谈了他对中医的一些看法,并称"我自己也很喜欢看中医""走过很多社区,但像这样在社区里办中医馆的,我还是头一次见"。

2月16日 国家中医药管理局深化改革领导小组第四次会议召开,国家卫生计生委副主任、国家中医药管理局局长王国强主持会议。会议研究了局深化改革领导小组成员调整事宜,审议通过2014年深化中医药改革工作总结报告和局深化改革领导小组2015年工作要点,同时提出要把抓改革作为重大任务、重大责任扛在肩上。国家中医药管理局副局长于文明、马建中、王志勇、闫树江及各司办主要负责同志参加会议。

3月6日 国务院侨务办公室和国家中医药管理局在北京签署《关于推进中医药海外惠侨计划的战略合作协议》。国务院侨务办公室主任裘援平和国家卫生计生委副主任、国家中医药管理局局长王国强出席签约仪式并作为双方代表签署协议。国务院侨务办公室副主任谭天星、国家中医药管理局副局长于文明和来自27个国家共38位列席全国政协会议的侨领出席签约仪式。

3月11日 世界中医药学会联合会在北京召开新闻发布会,宣布世界中联与世界卫生组织建立官方正式合作关系。

3月19~20日 2015年全国中医药教育管理工作会议在浙江杭州召开,国家中医药管理局党组成员、副局长王志勇出席会议并讲话。来自各省(区、市)卫生计生委、中医药管理局,新疆生产建设兵团卫

生局及中国中医科学院的教育管理工作负责人，共40余人参加会议。

3月19~20日 国家中医药发展会议（珠江会议）第十七届学术研讨会在广东广州召开。陈可冀、陈凯先、李振吉、孙塑伦、王省良和刘保延担任本次会议的执行主席。来自科技部、国家中医药管理局、有关高校、科研机构、医疗单位等100多名专家、学者出席参加研讨会。本届会议以"'十三五'中医药现代化推进方略"为主题。

3月20日 2015中医针灸随手拍国际摄影比赛在新浪网拉开帷幕。比赛由世界针灸学会联合会、中国针灸学会主办，世界针灸杂志社、无锡佳健医疗有限公司支持。

3月26日 国家中医药管理局在北京召开2015年全国中医医政工作会议，国家卫生计生委副主任、国家中医药管理局局长王国强出席并讲话。会议由国家中医药管理局副局长马建中主持。国家卫生计生委妇幼健康服务司司长秦耕、医政医管局副局长郭燕红、疾控局副局长张勇和体改司、基层卫生司等相关司局负责人以及国家中医药管理局机关各部门负责人、各省级中医药管理局负责人等参加会议。

3月27日 由国家中医药管理局主办，中国民族医药学会国际交流与合作分会承办，中国北京同仁堂集团协办的2015博鳌亚洲经济论坛年会"面向未来：中医药的国际化"专场活动在海南举行，标志着在国家级论坛上，中医药行业首次取得话语权。外交部原部长、中国民族医药学会国际交流与合作分会名誉会长李肇星，国家卫生计生委副主任、国家中医药管理局局长王国强，中国工程院院士、中国中医科学院院长张伯礼，中国北京同仁堂（集团）有限责任公司副总经理丁永铃，外交大使、国际交流与合作分会副会长黄桂芳等多位外交家、中医药主管领导参会。

4月2日 中国和坦桑尼亚卫生部门官员在达累斯萨拉姆签署两份医疗卫生领域合作谅解备忘录，加强两国在传统医药领域的合作。

国家卫生计生委副主任、国家中医药管理局局长王国强和坦桑尼亚卫生与社会福利部部长赛义夫·拉希迪出席签字仪式。

4月9日 国家苗药工程技术研究中心启动仪式在贵州贵阳举行。

4月10~11日 由中国中医药报社主办、天津中医药大学第一附属医院等单位承办的全国中医院院长高级管理研习班第四站在天津中医药大学第一附属医院开班。研习班以"特色强院 品牌立院"为主题，来自天津和省外30余家中医医院院长齐聚天津交流管理经验。

4月11日 主题为"中医中药走向世界"的两岸四地中医中药发展（香港）论坛在香港浸会大学开幕，这是两岸四地中医中药论坛的首次高级别会议，旨在推动中医药交流互动与合作共赢。国家卫生计生委副主任、国家中医药管理局局长王国强出席开幕式并致辞。论坛由国家中医药管理局对台港澳中医药交流合作中心主任杨金生主持，中国中医科学院常务副院长刘保延、广东省中医院名誉院长吕玉波等25位专家围绕"中医药发展与合作""中医药标准与人类健康""中医药与慢性疾病治疗"等专题展开研讨。论坛由国家中医药管理局对台港澳中医药交流合作中心、九龙总商会、香港浸会大学中医药学院共同主办，中华中医药学会、中国针灸学会、台湾中医师公会全联会、台湾中药商工会全联会、澳门国际中医药学会以及香港九龙总商会所属14家中医药社团等单位共同协办。

4月11日 第二届中国妇幼健康与中医药发展大会在广东广州召开。会议由全国妇幼健康研究会、中国中医药科技开发交流中心共同主办，广州市妇女儿童医疗中心承办。十二届全国人大农业与农村委员会副主任委员、全国妇幼健康研究会会长江帆出席会议并讲话，全国妇幼健康研究会常务副会长张世琨主持会议，国家卫生计生委妇幼司副司长王巧梅、国家中医药管理局医政司副司长杨龙会、广东省卫

生计生委副主任刘银燕出席会议并致辞。来自全国各省、自治区、直辖市省级、地市级和部分县级妇幼保健院负责人，12个部委级重点实验室的省级计划生育科研院所负责同志以及从事妇儿中医药专业工作的同志、相关专家共约300人出席会议。

4月12日 国家卫生计生委副主任、国家中医药管理局局长王国强出席香港中文大学荣誉教授聘任仪式，并履行荣誉教授职责。

4月15日 国家中医药管理局深化改革领导小组办公室召开2015年第二次会议，传达学习刘延东副总理对国家中医药综合改革试验区建设工作的重要批示精神，总结第一季度深化改革工作，对下一步改革工作作出部署。

4月16日 中华中医药学会第六届常务理事会第一次会议在北京举行。国家卫生计生委副主任、国家中医药管理局局长、中华中医药学会会长王国强出席并作总结讲话。会议举行了中华中医药学会2014年度新任职主任委员就职仪式。会议由国家中医药管理局副局长、中华中医药学会副会长马建中主持，副会长兼秘书长曹正逵及副秘书长洪净、谢钟作工作汇报。

4月23日 中华中医药学会2015年全国中医药学会工作会议在重庆召开。国家中医药管理局副局长、中华中医药学会副会长马建中出席并讲话。中华中医药学会副会长兼秘书长曹正逵及副秘书长谢钟、洪净出席会议。

4月24日 全国中医药规划财务工作会议在四川成都召开。国家卫生计生委副主任、国家中医药管理局局长王国强，国家中医药管理局副局长闫树江，四川省副省长陈文华等领导出席会议，云南省卫生计生委副主任、云南省中医管理局局长郑进参加会议。国家中医药管理局各司室领导，局直属单位，各省中医管理局局长和规划财务负责人参加会议。

4月25~26日 中医药健康服务发展北京论坛在北京召开。本届

论坛由中国医药教育协会中医药与大健康工作委员会主办，以"弘扬传承、创新发展"为主题，以发展中医药健康服务产业，搭建中医药健康服务业产、学、研、用大平台为宗旨，其主要内容包括专家讲座、学术研讨、技术交流等。

4月29日　国家中医药管理局召开2015年第一轮巡视工作动员培训会议，启动2015年巡视工作。国家中医药管理局将利用3年时间，把直属（直管）单位巡视一遍，实现全覆盖。2015年开展两轮巡视。会议由国家中医药管理局党组成员、副局长闫树江主持。首轮巡视的两个巡视组组长作表态发言。会前，国家中医药管理局还对局机关和直属（直管）单位2014年党风廉政建设责任制及惩防体系建设检查考核情况进行了通报。

5月8日　第二届诺贝尔奖获得者医学峰会暨院士论坛在北京举行。国家卫生计生委副主任、国家中医药管理局局长、中华中医药学会会长王国强出席并讲话。全国人大常委会副委员长、中华医学会会长陈竺发来贺信。峰会由中华中医药学会、诺贝尔奖得主国际科学交流协会、哈佛大学医学院MGH肿瘤中心共同主办。

5月9日　中国中西医结合学会第七届二次常务理事会及专业委员会工作会议在北京召开。中国中西医结合学会会长陈香美传达中西医结合学会第七次全国代表大会的会议精神，并部署2015年各专业委员会工作重点。会议还审议通过第七届工作委员会管理办法，传达《专业委员会管理办法（修订草案）》以及财务管理和学术管理等方面的规定。

5月10日　我国和白俄罗斯共和国在明斯克发表《中华人民共和国和白俄罗斯共和国关于进一步发展和深化全面战略伙伴关系的联合声明》。联合声明中称，双方愿研究在白俄罗斯建立中医中心问题。

5月11日　国家中医药管理局中药资源管理人才研修班在北京开班。国家卫生计生委副主任、国家中医药管理局局长王国强出席开班仪式并讲话。

5月15日　中国中医药研究促进会2015年工作会议在北京召开，国家中医药管理局副局长闫树江出席并讲话。会议表彰了2014年度20个先进分支机构、28个先进个人和13个秘书处先进工作者，并向晁恩祥、金世元等国医大师颁发终身大专家顾问证书。

5月18日　国家中医药管理局在北京召开"三严三实"专题党课暨动员部署会。国家卫生计生委副主任、国家中医药管理局党组书记、局长王国强为局直属机关的党员干部上党课，并对国家中医药管理局开展"三严三实"专题教育进行部署。

5月19日　国家中医药管理局科技司、规划财务司组织召开2015年中医药行业科研专项工作会，部署2015年中医药行业科研专项管理工作。国家中医药管理局规划财务司司长苏钢强出席并讲话。

5月24~25日　首届贝加尔湖国际传统医学研讨会在俄罗斯伊尔库茨克市召开。研讨会由世界针灸学会联合会和中国中医科学院共同主办，俄罗斯伊尔库茨克国家学历后教育医学科学院承办。中国针灸学会、伊尔库茨克反射疗法和传统医疗技术创新中心以及俄罗斯东西伯利亚区域Railwa医疗支援局为会议协办单位。世界针联主席、中国中医科学院常务副院长刘保延，国家中医药管理局国际合作司司长王笑频，中国驻俄伊尔库茨克州总领事郭志军，上海合作组织秘书处专家安德烈·普鲁茨基赫等出席大会并致辞。

5月30日　由中国工程院医药卫生学部、中华中医药学会、中国中西医结合学会、世界中医药学会联合会、中国农村卫生协会和石家庄市人民政府共同主办的"第十一届国际络病学大会暨石家庄生物医药院士工作站启动仪式"在石家庄以岭健康城举行。河北省委常委、石家庄市市委书记孙瑞彬，石家庄市市长王亮，以及钟南山、樊代明、张伯

礼等近20位两院院士出席大会开幕式。国家卫生计生委副主任、国家中医药管理局局长、中华中医药学会会长王国强出席开幕式并讲话。

5月31日　国家中医药管理局联合中共中央直属机关党校在北京举办中医药管理干部提升治理能力培训班。国家卫生计生委副主任、国家中医药管理局局长王国强出席开班式并讲话。中直工委委员、中共中央直属机关党校常务副校长周维现，国家中医药管理局副局长于文明、马建中、王志勇、闫树江出席开班式。各省、自治区、直辖市卫生计生委和新疆生产建设兵团卫生局分管中医药工作的负责人、中医药管理局局长，副省级城市中医药管理部门负责人；国家中医药管理局机关副司级以上干部，直属单位领导班子成员，中国中医科学院二级院所主要负责人等100余人参加培训。

6月1日　国际标准化组织中医药技术委员会（简称ISO/TC249）第六次全体会议在北京召开。来自中国、澳大利亚、加拿大、德国、日本、韩国等12个成员国及ISO总部、世界中医药学会联合会和世界针灸学会联合会的269位代表出席本次大会，会议规模为历年之最。2015年中方向ISO/TC249提交新项目提案14项，ISO/TC249其他成员国家提出提案9项。

6月6日　2015首届两岸四地中医药循证高峰论坛在北京举办。论坛由海峡两岸医药卫生交流协会主办、海峡两岸医药卫生交流协会中医药专家委员会承办，多位中西医院士共同牵头召开，钟南山院士担任大会主席。论坛以"中医循证·走向世界"为主题。

6月10日　国家中医药管理局召开首批中医药国际合作专项项目启动会。会议由国家中医药管理局副局长于文明主持，国家卫生和计划生育委员会副主任、国家中医药管理局局长王国强出席会议并讲话。

6月12~14日　2015年全国职业院校技能大赛——"康缘杯"中药传统技能大赛举办，全国28个省

（区、市）46支中、高职代表队的177名选手参加大赛，在中药性状鉴别、中药真伪鉴别、中药调剂及中药炮制4个赛项展开角逐。国家中医药管理局副局长王志勇出席开幕式并讲话。

6月13~14日　作为第七届"海峡论坛"同期举办的重要活动之一，第十届海峡两岸中医药发展与合作研讨会在福建厦门召开。本届研讨会以"创新社会办医模式，提高医护管理水平"为主题。两岸中医药界400余名代表就加快公立医院改革、两岸民营医院发展模式及健康养老产业务实合作的前景及具体措施进行探讨。其中来自台湾的参会嘉宾达170余人。国家卫生计生委副主任、国家中医药管理局局长王国强出席会议开幕式。会议由国家中医药管理局和厦门市人民政府共同主办，福建省政协副主席郭振家、国务院台湾事务办公室交流局副局长李京文、福建省卫生计生委主任朱淑芳、厦门市人民政府副市长国桂荣、台湾秀传医疗体系副总裁叶永祥等出席开幕式。中华中医药学会第三次社会办医研讨会、台港澳医疗养老及健康服务模式高级学习班、两岸中医临床实用适宜技术技能及特色手法演示等交流活动同期举办。

6月16日　首届中国－中东欧国家卫生部长论坛在捷克共和国首都布拉格举行。各国专家围绕"卫生相关2015年后可持续发展目标和全民健康覆盖——传统与创新：中欧医学融合"进行讨论，分享在上述领域的最新成就，中方表示愿与中东欧国家分享发展传统医药的经验。国务院副总理刘延东和捷克总理索博特卡、世界卫生组织总干事陈冯富珍等出席开幕式并致辞。开幕式后，刘延东和索博特卡、陈冯富珍等共同参观中国、中东欧国家医药卫生成就展，医药行业展和中国传统医药展。论坛由国家卫生计生委、捷克共和国卫生部以及捷中友好协会共同主办，分为卫生体制与公共卫生、临床医学与教育、传统医学、健康服务业4个分论坛，

50余位来自中国和中东欧国家的顶尖学者和企业家发表演讲。论坛期间还举办中国卫生事业成就巡礼、中国医药产业展、中国传统医药展示体验以及捷克医药卫生展。

6月17日　第十届中新中医药合作委员会会议在北京召开。国家卫生计生委副主任、国家中医药管理局局长王国强出席会议并会见新加坡卫生部医药总监王建忠等。国家中医药管理局国际合作司副司长吴振斗及局医政司、局中医师资格认证中心有关人员陪同参加会议。新加坡卫生部代表团在华期间，还将访问中国中医科学院、广安门医院、北京中医药大学等机构。

6月18日　中捷中医中心在捷克赫拉德茨－克拉洛维州立医院正式成立，这是中东欧地区首家由两国政府支持的中医机构。中心由赫－克州立医院与上海中医药大学附属曙光医院合作，中方负责为中医中心提供人员和技术支持，捷方则负责提供运营场地和政策法规支持。国务院副总理刘延东出席中心揭幕仪式并并致辞。

6月18日　国家中医药管理局直属机关党委召开"三严三实"专题教育工作座谈会。国家中医药管理局机关党委常务副书记张为佳传达国务委员、中央国家机关工委书记杨晶，中央国家机关工委常务副书记李智勇等领导在中央国家机关部门机关党委培训班上的讲话精神，局机关各部门和局各直属单位汇报交流开展"三严三实"专题教育工作情况，局直属机关党委办公室陈梦生主任部署局开展"三严三实"专题教育具体工作安排。局机关各部门、各直属单位党组织主要负责人参会。

6月27日　全国各地200多位乡村医生聚集在全国政协礼堂，参加纪念毛主席"6·26"指示发表50周年座谈会暨第四届名老中医临床经验交流会开幕式。

6月27日　浙江中医药大学在北京召开新闻发布会，宣布我国具有自主知识产权的抗癌中药注射液康莱特已获美国食品药品监督管理局（FDA）认可，成为首个在美国

进入三期临床的中药注射剂产品。

6月30日　首届粤澳合作中医药科技产业园·传统医药国际合作论坛在澳门举行。粤澳合作中医药科技产业园国际交流合作中心同期揭牌。

7月3日　国家中医药管理局召开深化改革领导小组第五次会议，宣布成立推进职能转变领导小组及其办公室。会议听取局改革办2015年上半年深化改革工作进展汇报，审议《关于将部分改革任务交由国家中医药综合改革试验区先行先试的工作方案》及《国家中医药管理局关于加强中医药改革发展研究的意见稿》，国家卫生计生委副主任、国家中医药管理局局长王国强主持会议。国家中医药管理局副局长于文明、马建中、王志勇、闫树江以及局各司办主要负责人参加会议。

7月5日　首届"互联网＋中医药"创新论坛在北京召开。来自互联网界、中医药界与投资界的权威人士共同探究互联网给中医药带来的机遇与挑战。国家中医药管理局副局长、中华中医药学会副会长马建中出席会议并讲话。活动由中华中医药学会、阿里研究院、中国商业文化研究会共同主办。

7月9~10日　由中国中医科学院研究生院主办的2015年全国中医药博士生创新发展学术论坛在北京举行。

7月14日　国家中医药管理局召开2015年暑期办公会议暨第二次局务（扩大）会议。会议集中研讨如何落实《中医药健康服务发展规划（2015~2020年）》，深入研究中医药改革发展有关重点问题，并对2015年下半年重点工作进行部署。国家卫生计生委副主任、国家中医药管理局局长王国强出席并讲话。国家中医药管理局副局长于文明、马建中、王志勇、闫树江出席会议。

7月17日　由全国中医药职业教育教学指导委员会和全国中医药职业技术教育学会主办、河南南阳医学高等专科学校承办的2015年全国中医药职业教育技能大赛——"天塠杯"中医护理技能大赛在河南南

阳举行。14 支高职院校代表队及 11 支中职院校代表队的 100 位参赛选手参赛。国家中医药管理局副局长王志勇出席开幕式并讲话。大赛评出个人单项高职组获奖者 68 名，中职组获奖者 52 名，个人全能高职组获奖者 34 名，中职组获奖者 26 名，高职组团体奖 9 名，中职组团体 7 名，优秀组织奖 1 名。

7 月 18 日 国家中医药发展会议（珠江会议）第十八届学术研讨会在广东广州召开。会议聚焦"十三五"中医药发展规划。世界中医药学会联合会副主席兼秘书长李振吉、世界针灸联合会主席、中国针灸学会会长刘保延及 130 余位来自中医界的业内人士参会讨论。

7 月 18 日 以"落实国家战略，发展健康服务"为主题的第三届岐黄论坛在北京举办。国家中医药管理局副局长、中华中医药学会副会长马建中出席并讲话。中华中医药学会正式公布《关于设立中华中医药学会学术委员会的决定》。中国科协党组成员、书记处书记王春法以及国家科学技术奖励工作办公室主任邹大挺在会上发表重要讲话，中华中医药学会副会长、中国工程院院士张伯礼等专家在主论坛做大会报告。

8 月 1 日 第二届中国中医药信息大会在北京会议中心召开，全国中医药与信息界的专家、学者及企业 500 余人出席会议。大会主题是"中医药信息化与全民健康"。国家卫生计生委副主任、国家中医药管理局局长王国强出席会议并讲话。

8 月 3 日 中国中药协会国际交流合作中心成立大会暨 2015 "一带一路"建设与中药产业走出去研讨会在北京召开。

8 月 6 日 中医药"一带一路"发展战略研究论证会在国家中医药管理局召开。国际合作司司长王笑频主持会议。世界中医药学会联合会主席团执行委员、加拿大极康中医院院长卓同年，国家卫计委卫生发展研究中心助理研究员曹桂、中国中医药出版社社长王国辰，世界针灸学会联合会主席刘保延等行业专家出席论证会。国家中医药管理局国际合作司副司长吴振斗、办公室副主任余海洋、政策法规与监督司副司长麻颖、科技司副司长周杰，以及中医药"一带一路"发展战略研究课题组成员等 20 余人出席会议。

8 月 6 日 中加国际健康管理中心和中西医院士工作站启用暨 2015 医疗健康服务产业（日照）论坛在山东日照召开。国家卫生计生委副主任、国家中医药管理局局长王国强出席会议并讲话。

8 月 9 日 50 家全国各地三级以上中医院抱团成立"大医院网全国联盟"。联盟由中国中医药研究促进会和中国中医药出版社联合组织筹建，北京高全科技有限公司负责建设线上公众医疗服务平台"大医院网"，全国 50 家三级以上医院形成联盟，首批成员单位包括中国中医科学院广安门医院、广东省中医院、江苏省中医药研究院、三亚市中医院等。

8 月 13~15 日 第 14 届国际现代化中医药及健康产品展览会暨会议（ICMCM）在香港会议展览中心举行，此次展览会由香港贸发局（HKTDC）和现代化中医药国际协会（MCMIA）主办、国家中医药管理局对台港澳中医药交流合作中心协办。国家中医药管理局副局长于文明率团出席展会开幕典礼，并观看中医药展览。

8 月 15~16 日 2015 中国针灸学会年会在上海举行。本届年会以"发挥针灸优势，推动健康服务业发展"为主题，共吸引来自全国 20 个省市，香港、台湾地区及日本、韩国的 1500 余位针灸工作者参会。

8 月 18 日 国家中医药管理局联合澳门特别行政区政府，与世界卫生组织共同协办国际传统医学论坛，来自 27 个国家和地区的卫生部长、传统医学官员以及专家、学者近 300 人出席论坛。世界卫生组织总干事陈冯富珍、澳门特别行政区代理行政长官黄少泽、国家卫生计生委副主任、国家中医药管理局局长王国强到会祝贺并讲话。

8 月 20 日 为纪念泰国中医合法化 15 周年、庆祝中泰建交 40 周年，由泰国卫生部、泰中友好协会、泰国中医师总会和泰国皇太后大学联合主办的"2015 年首届东盟（曼谷）中医药高峰论坛"在曼谷举行。论坛主题是"东盟中医大团结，携手迈进中医药国际化新纪元"。论坛通过"8·20 宣言"。泰国前副总理、泰中友好协会会长功·塔帕朗西、泰国卫生部替代医学厅长他列、中国驻泰国大使馆文化参赞陈疆等嘉宾出席论坛开幕式并发表讲话。印尼、新加坡、菲律宾、缅甸等国派代表出席。泰国中医师及泰国庄甲盛大学中医系学生等 300 余人参加活动。

8 月 21 日 中医药参与"一带一路"工作座谈会在北京举行。国家中医药管理局副局长于文明出席座谈会，国家中医药管理局国际合作司与局各直属单位、世界针灸学会联合会及世界中医药学会联合会代表共计 20 余人参加座谈，国际合作司司长王笑频主持座谈会。

8 月 22 日 全国中医药高等教育学会校务工作研究会第一届一次理事会议在广西南宁召开。来自全国 28 所高等中医院校代表参会，围绕"适应新常态，推进中医药院校改革与发展"为主题，探讨中医药院校的改革与发展。

8 月 24 日 2015 健康中国与中医药发展高峰论坛在北京召开，论坛由国家中医药管理局指导、康美药业与新华社《经济参考报》联合主办，中国战略与管理研究会协办。国家卫计委副主任、国家中医药管理局局长王国强出席论坛并做主旨演讲。

8 月 25~28 日 全国中西医结合教育研讨会在湖南长沙召开，会议由中国中西医结合学会主办、中西医结合学会教育工作委员会和湖南中医药大学承办。来自全国 140 余名从事中西医结合教育事业专家出席会议。研讨会围绕中西医结合人才培养及创新教育、专业建设、课程和教材建设等 10 个专题进行交流。

8月29日　由世界中医药学会联合会、中华中医药学会、石家庄市政府等主办的首届中华健康节在河北石家庄市以岭健康城举行。医药商业论坛、零售及电商论坛、健康旅游论坛3场分论坛同期举办。来自世界中医药学会联合会、中国医药保健品进出口商会、国家中医药管理局港澳台交流中心等单位的多位专家，围绕中医药健康产业发展的若干关键问题，做了专题讲座和学术交流。

9月6~7日　国家中医药管理局在江苏南京召开2015年度联系推进国家综合医改试点省中医药改革工作研讨会。国家卫生计生委副主任、国家中医药管理局局长王国强出席会议并讲话。国家中医药管理局副局长马建中主持会议。4个国家综合医改试点省卫生计生委分管副主任和中医药管理局局长，部分城市公立医院综合改革试点城市卫生计生委主任，江苏省部分城市公立中医医院院长，以及国家中医药管理局机关各部门主要负责人及部分医改专家参加会议。

9月9~10日　第五届中国中医药发展大会在安徽亳州召开，会议以"战略　改革　发展"为主题，围绕"中医之道，绿色药都，健康中国，世界共享"进行研讨。2015年国际（亳州）中医药博览会暨第31届全国（亳州）中药材交易会同期举行。国家中医药管理局副局长马建中出席会议并作主旨演讲。7位专家在大会高峰论坛分别就中医药发展的机遇与任务、中药道地药材、中药材现代物流体系等话题作主题报告。大会设"中药材保护与绿色发展""中医院与健康服务""互联网＋中医药的跨界融合""'一带一路'与中医药国际化"4个分论坛。

9月11日　中国－阿拉伯国家卫生合作论坛在宁夏银川召开。国家卫生计生委主任李斌出席并讲话。论坛上，中国和阿拉伯国家的卫生官员讨论并发布"银川宣言"。该论坛是2015中国－阿拉伯国家博览会框架下6项会议论坛类活动之一，由国家卫生计生委、阿拉伯国家联盟秘书处等共同主办，来自16个阿拉伯国家和阿拉伯国家联盟以及中国国内各有关部门共约400名代表出席。

9月18日　国家中医药管理局召开2015年第二次新闻宣传工作协调会。国家中医药管理局副局长马建中出席并讲话。

9月21~22日　由中国农工民主党河北省委员会、河北省卫生计生委、河北省中医药管理局、河北省台湾同胞联谊会、河北海外联谊会、河北省黄埔军校同学会、河北省政协港澳台侨和外事委员会共同主办的第三届冀港澳台中华传统医药文化发展大会在河北石家庄举行。来自香港、澳门、台湾以及河北省有关高校、中医院、科研单位的中医药专家、学者、企业界人士等200多名代表共聚一堂，交流、探讨祖国传统医学发展大计。

9月22日　国家中医药现代化科技产业创新联盟在广东珠海成立。科技部副部长张来武、珠海市市委书记李嘉出席成立会议并讲话。科技部社会发展司、国际合作司、中国生物技术发展中心以及联盟成员单位代表70余人参加会议。

9月23~24日　来自中国、印度、南非等21个国家的260余位传统医学领域的院士、专家、学者齐聚北京，参加首届传统医学探索国际研讨会，交流探讨各国传统医学发展经验。会议由IAMP（国际医学科学院组织）、中国工程院主办，中国中医科学院承办。由78个国家的医学科学院、科学院或工程院医学学部组成的IAMP，旨在以科学视角讨论全球性卫生问题，并于2014年设立"传统医学评估"项目，在国际医学科学界搭建起首个传统医药交流推广平台——传统医学探索国际研讨会。国家中医药管理局副局长于文明出席会议并讲话。

9月24~26日　第十二届世界中医药大会在西班牙巴塞罗那举办，来自30多个国家和地区的1000多名中医药工作者参加。大会设立分会场、专题论坛、工作坊和展览等活动。

10月8日　国家卫生计生委、国家中医药管理局、国家食品药品监督管理总局联合召开祝贺屠呦呦荣获2015年诺贝尔生理学或医学奖座谈会。全国人大常委会副委员长陈竺，国家卫生计生委副主任、国家中医药管理局局长王国强，国家卫生计生委副主任刘谦，国家食品药品监督管理总局副局长孙咸泽出席会议。屠呦呦亲临现场，畅谈科研经验，交流获奖感受。座谈会由王国强主持。

10月9日　国家中医药管理局召开第三次局务（扩大）会议，总结2015年前三季度重点工作进展和深化改革工作方案落实情况，研究部署第四季度重点工作。国家卫生计生委副主任、国家中医药管理局局长王国强主持会议并讲话。全体局领导、局机关各部门及直属单位主要负责人参会。

10月10日　全国人大常委会副委员长、全国妇联主席沈跃跃，全国妇联党组书记、副主席、书记处第一书记宋秀岩，国家卫生计生委副主任、国家中医药管理局局长王国强看望2015年诺贝尔生理学或医学奖获得者、中国中医科学院屠呦呦，并代表全国妇联对她表示祝贺和敬意。国家中医药管理局副局长闫树江陪同看望。

10月10日　国家中医药管理局职业技能鉴定指导中心在北京召开国家职业技能标准第四大类即健康服务类职业标准编制启动会议。国家医药管理局政策法规司司长桑滨生、人力资源和社会保障部职业技能鉴定中心标准处处长陈蕾、有关专家、鉴定中心领导近30人参加会议。会议由鉴定中心常务副主任周杰主持。

10月17日　2015国际中医药肿瘤联盟专家论坛在辽宁大连召开，来自中国、美国、澳大利亚、韩国、新加坡等国近百名专家、学者出席论坛。会议期间，举办了国际中医药肿瘤联盟和首批中医药国际合作专项建设单位的揭牌仪式，国家中医药管理局副局长于文明到会并发表讲话。

10月21日 国家中医药管理局与全国老龄工作委员会办公室在北京签署《关于推进中医药健康养老服务发展的合作协议》。国家卫生计生委副主任、国家中医药管理局局长王国强与全国老龄工作委员会常务副主任王建军出席并代表双方签署合作协议。

10月25日 由深圳市中医药学会、世界中医药学会联合会医案专业委员会、香港注册中医学会及香港大学中医药学院联合主办的世界中联医案专业委员会第二届学术年会暨纪念世界传统医药日深港中医药高峰论坛在香港大学李嘉诚医学院举行。大会邀请国医大师、天津市中医肾病研究所所长张大宁为主讲嘉宾。与会嘉宾围绕医案的临床应用与标准化建设展开讨论。

10月25~26日 中药资源与大健康产业峰会——首届西部中医药论坛暨中华中医药学会中药资源学分会成立大会在贵州贵阳召开。国家卫生计生委副主任、国家中医药管理局局长、中华中医药学会会长王国强出席并讲话。来自全国各地的600多位中医药专家、学者、行业精英参会。峰会举行了中药资源学分会成立选举大会、中药资源与大健康产业院士论坛、中药资源与大健康产学研协同创新发展论坛、药植创新体系建设——所长圆桌论坛、中药资源与大健康发展论坛、贵州中药大品种二次开发论坛、2015药植论坛等活动。

10月31日 中医国际传播暨"一带一路"国家中医合作研讨会在"药王故里"陕西铜川开幕。来自世界各地15个国家的中医学者共聚铜川新区。世界中医药学会联合会中医国际传播委员会会长、北京中医药大学校长徐安龙,西安市市委书记郭大为,西安市市长杨长亚,北京市中医管理局副局长罗增刚,世界中医药学会联合会副秘书长姜再增,北京中医药大学副校长谷晓红,塔吉克斯坦共和国投资与国有资产管理委员会国际合作局局长扎娃,西安市副市长曹远勃,北京中医药大学校长助理刘铜华等出席开幕式。

北京中医药大学副校长王伟主持研讨会。

10月31日 由农工党中央和国家中医药管理局共同主办的第二届中医科学大会在北京举行。全国政协副主席、农工党中央常务副主席刘晓峰,国家卫生计生委副主任、国家中医药管理局局长王国强等出席会议,并发表支持中医发展的主旨演讲。

11月9日 中国－法国(巴黎)中医药中心在法国巴黎玛丽·居里大学(巴黎第六大学)教学医院、巴黎公立医院集团下属的皮切·萨尔贝蒂耶－夏尔富瓦医院集团院内揭牌。这是国家中医药管理局首批中医药国际合作专项项目设立以来的首家中心揭牌。国家中医药管理局副局长王志勇、中国驻法国使馆公使关键、中法中医药合作委员会法方主席基诺等共同为中心揭牌。

11月9日 中法中医药合作委员会第七次会议在法国巴黎召开。国家中医药管理局副局长王志勇、驻法国使馆公参陈明出席会议,来自中国外交部、科学院、中医科学院和法国外交部、卫生部、工程院、科学院、巴黎公立医院集团、法国驻华使馆等机构代表参加会议。

11月10日 中国·南阳第十二届张仲景医药文化节开幕,国家中医药管理局副局长马建中出席开幕式并讲话。河南省副省长王艳玲,南阳市市委书记穆为民、市长程志明等出席开幕式。

11月10~14日 国家中医药管理局新闻办邀请中央媒体赴上海进行采访报道。新华社、中国改革报、经济日报、光明日报等十余家媒体人,先后走访上海中医药大学、上海道生医疗科技有限公司、益大本草园、龙华医院、长宁区"治未病中心"等地,深入了解上海近年来中医药工作取得的新成绩。

11月19~20日 由商务部和香港贸易发展局支持,国家中医药管理局主办,国家中医药管理局传统医药国际交流中心承办的第八届中国(香港)国际服务贸易洽谈会中

医药与健康服务研讨会在香港会议展览中心举行。国家中医药管理局国际合作司副司长吴振斗、国家中医药管理局传统医药国际交流中心主任黄振辉、中国服务贸易协会副秘书长顾文忠、香港贸易发展局北京代表李亚东等相关领导出席会议并致辞。

11月19~21日 由中国医师协会中西医结合医师分会主办的2015中国医师协会中西医结合医师大会在北京召开。大会以"优势互补兼善天下"为主题,由中国医师协会会长张雁灵任名誉主席,陈可冀院士任大会主席。来自全国的600余名中西医结合医师参会。

11月20日 中国县级中医院发展高峰论坛在江苏江阴举办,由《中国县域卫生》杂志社和30家优秀县级中医院联合发起的"中国县级中医院发展联盟"成立。来自上海、安徽、江苏、重庆等地的中医医院院长在论坛上分享了建设医院经验,全国100多家中医医院院长出席。活动由国家中医药管理局中国中医药科技开发交流中心和《中国县域卫生》杂志联合举办。

11月20日 贵阳中医学院建校50周年,贵州省省委书记陈敏尔,贵州省省委副书记、代省长孙志刚分别作出重要批示。

11月24日 中医药服务贸易工作座谈会在北京召开。来自商务部、科技部、外交部、国家税务总局、海关总署、国家外汇管理局、国家知识产权局、国家质量监督检验检疫总局等十余部委,以及中医药服务贸易骨干企业(机构)和重点区域的相关负责人参加座谈会。

11月26日 中医药团体标准新闻发布会在北京召开。中华中医药学会联合中国中药协会、中国针灸学会、中国民族医药学会和中国药膳研究会发布《中医临床诊疗指南编制通则》等109项中医药团体标准,进一步规范中医药临床诊疗、基本术语及评价方法。

11月27日 国务院总理李克强在北京与来华出席第四次中国－中东欧国家领导人会晤,并与对华

进行正式访问的捷克共和国总理索博特卡举行会谈。国家卫生计生委主任李斌参加并签署中国传统医学在捷发展的联合声明等合作协议。

12月1日 广西壮族自治区人民政府与国家中医药管理局签署协议共建广西中医药大学。国家卫生计生委副主任、国家中医药管理局局长王国强，广西壮族自治区党委常委、政府副主席李康分别代表双方签约。国家中医药管理局副局长王志勇、广西壮族自治区政府副秘书长吴建新等出席签约仪式。

12月2日 中国中医科学院中药资源中心重庆分中心正式揭牌，成为中医科学院中药资源中心在全国的首个省级分中心。

12月3~4日 国家中医药发展会议（珠江会议）第十九届学术研讨会在广东珠海召开。国医大师、中国中医科学院陈可冀院士，中国中医科学院常务副院长黄璐琦，世界中医药学会联合会创会副主席兼秘书长李振吉担任会议执行主席。会议由科技部、国家中医药管理局、广东省政府主办，广东省科技厅、广东省中医药局、广东省中医药科学院、广东省中医院、横琴新区管理委员会承办。

12月5日 国家中医药管理局中医药改革发展专家咨询委员会第二次全体会议在上海召开，国家卫生计生委副主任、国家中医药管理局局长、中医药改革发展专家咨询委员会主任委员王国强出席会议并发表讲话。会议通报"十二五"期间中医药改革发展情况，与会专家对中医药事业发展"十三五"规划进行了咨询论证。

12月5日 第四届国家中医药改革发展上海论坛在上海举行。国家卫生计生委副主任、国家中医药管理局局长王国强出席会议并讲话。本届论坛以"改革机制，推动创新，提升服务"为主题。上海市副市长翁铁慧出席论坛并致辞，吉林省原省长洪虎，科技部原副部长程津培，国家中医药管理局副局长马建中、王志勇，上海市政府副秘书长宗明，

上海市卫生计生委主任沈晓初等领导，各省（市、区）中医药管理部门负责同志，国家中医药管理局机关各部门负责同志出席会议。中国中医科学院院长、中国工程院院士张伯礼，中国科学院院士陈凯先等专家发表主题报告。

12月10日 中华中医药学会第五次科技成果高峰论坛暨2015年度科技成果、优秀人才奖励大会在广东药学院大学城校区举行，72项中医药研究成果获中华中医药学会科学技术奖，其中一等奖8项、二等奖24项、三等奖40项。国家中医药管理局副局长马建中出席并讲话。

12月18~19日 由国家旅游局、国家中医药管理局和广西壮族自治区人民政府共同主办的巴马论坛——2015中国–东盟传统医药健康旅游国际论坛在广西举办。广西壮族自治区人民政府副主席黄日波，国医大师、北京中医药大学教授王琦等出席论坛并发言。

12月20日 国家中医药管理局2015年第二期新闻媒体中医药素养培训班在山东聊城开班，来自人民日报、新华社、健康报、中国人口报、工人日报、中国日报等26家媒体的40余位记者参加培训。此次培训班由国家中医药管理局新闻办公室主办，中国中医药报社承办，山东东阿阿胶股份有限公司协办。

12月20日 首届国际瑶医药·传统医学学术大会在北京召开。国家"十二五"规划创新教材、全国高等学校瑶医药专业教材首发仪式同期举办。全国人大常委会原副委员长周铁农、泰国国家前副总理功·塔帕朗西、中国民族医药学会会长许志仁等专家、学者参会。

12月21日 首届中国中医药新媒体传播峰会暨"互联网＋中医药"战略研讨会在云南昆明召开，由近百家中医药医疗机构、院校等单位参加的全国中医药新媒体联盟正式成立。国家中医药管理局副局

长马建中出席并讲话。大会执行主席、中国中医药网执行总编高新军在论坛上首次发布《2015全国中医药机构微信分析报告》。

12月22日 中国中医科学院举行成立60周年纪念大会。中共中央政治局委员、国务院副总理刘延东在会上宣读了习近平的贺信和李克强的批示并讲话。中国中医科学院院长张伯礼、中国医学科学院院长曹雪涛、中国中医科学院研究员屠呦呦、中国中医科学院中药研究所所长陈士林在会上先后发言。国家中医药管理局办公室巡视员赵明，云南省卫生计生委副主任、省中医药管理局局长郑进，云南中医学院院长李玛琳等出席会议。会上表彰了第五届、第六届中国中医科学院唐氏中医药发展奖获奖者，发布"中国中医科学院2005~2014年最具影响力优秀学术论文（中文）"并表彰了获奖作者，还表彰了中国中医科学院第二批70名"中青年名中医"。教育部、科技部、国家卫生计生委、国家食品药品监督管理总局、国家中医药管理局等部、委、局相关负责人以及行业内外的近300名代表出席大会。

12月25日 国家中医药管理局召开全国中医药系统视频会议，传达学习贯彻落实中央领导同志对中国中医科学院成立60周年的重要指示精神。国家中医药管理局副局长王志勇传达习近平总书记的贺信、李克强总理的重要批示和刘延东副总理的重要讲话精神。中国中医科学院党委书记王炼就贯彻落实中央领导同志重要指示精神、推进中医科学院改革创新发展发言。国家卫生计生委副主任、国家中医药管理局局长王国强出席并讲话。

12月25日 经过国际天文委员会所属的小行星命名委员会讨论通过，国际小行星中心发布第97568号公报通知国际社会，第31230号小行星永久命名为"屠呦呦星"。

12月27日 中医药健康大数据产业技术创新战略联盟在北京成立。

数 据 篇

一、中医资源

2015 年全国卫生机构、中医机构的机构、人员情况

	机构数（个）	职工总数（人）	其中：				
			卫生技术人员	内：			
				中医执业医师	中医执业助理医师	中药师（士）	见习中医师
全国卫生机构	**983 528**	**10 683 881**	**7 997 537**	**383 145**	**69 045**	**113 820**	**14 412**
其中：中医机构	46 541	1 044 242	887 483	169 161	10 996	41 557	7 353
中医机构 / 全国卫生机构（%）	4.73	9.77	11.10	44.15	15.93	36.51	51.02
卫生部门卫生机构	**145 394**	**7 010 795**	**5 729 382**	**238 680**	**36 777**	**82 239**	**10 979**
其中：中医机构	2 582	834 447	706 935	114 200	5 693	29 398	6 136
中医机构 / 卫生部门卫生机构（%）	1.78	11.90	12.34	47.85	15.48	35.75	55.89

注：全国中医药人员总数为 580 422 人，占全国卫生技术人员总数的 7.26%；全国中医机构中医药人员总数为 229 067 人，占全国中医药人员总数的 39.47%；中医机构包含中医、中西医结合、民族医三类机构。

2015 年按类别分全国诊所、卫生所、医务室基本情况

	机构数（个）	在岗职工数（人）	其中：	
			中医类执业医师	中医类执业助理医师
总计	**195 290**	**454 510**	**33 829**	**3 347**
其中：普通	89 085	208 542	—	—
中医	32 968	60 344	29 331	2 812
中西医结合	7 386	18 185	4 167	504
民族医	534	785	331	31
口腔	26 891	67 132	—	—
其他	37 293	96 325	—	—

注：自 2015 年起总计数不包含门诊部数。

2015 年全国村卫生室机构、人员情况

	机构数（个）	执业（助理）医师（人）	乡村医生数（人）		卫生员（人）
			总人数	其中：以中医、中西医结合或民族医为主的人数	
总计	**640 536**	**145 567**	**962 514**	**126 341**	**69 011**
按行医方式分					
西医为主	389 464	85 636	567 657	36 298	43 587
中医为主	25 662	6 538	31 664	11 322	2 534
中西医结合	225 179	53 393	363 193	78 721	22 890

2015 年全国村卫生室收支、服务情况

	总收入 （千元）	总支出 （千元）	诊疗人次数 （人次）	其中： 出诊人次数
总计	**43 758 885**	**39 469 078**	**1 894 069 013**	**173 577 510**
按行医方式分				
西医为主	25 825 759	23 212 255	1 121 207 174	104 461 305
中医为主	1 335 881	1 203 012	61 629 250	6 131 068
中西医结合	16 597 245	15 053 811	711 232 589	62 985 137

2015 年全国卫生机构中医药人员增减情况

单位：人

	2014 年	2015 年	增减数	增减（%）
全国卫生机构卫技人员数	**7 579 790**	**7 997 537**	**417 747**	**5.51**
其中：中医药人员数	545 250	580 422	35 172	6.45
内：中医执业医师	354 973	383 145	28 172	7.94
中医执业助理医师	63 600	69 045	5 445	8.56
见习中医师	14 686	14 412	−274	−1.87
中药师（士）	111 991	113 820	1 829	1.63

2015 年全国中医机构中医药人员增减情况

单位：人

	2014 年	2015 年	增减数	增减（%）
全国中医机构卫技人员数	**817 624**	**887 483**	**69 859**	**8.54**
其中：中医药人员数	211 534	229 067	17 533	8.29
内：中医执业医师	153 746	169 161	15 415	10.03
中医执业助理医师	10 543	10 996	453	4.30
见习中医师	7 531	7 353	−178	−2.36
中药师（士）	39 714	41 557	1 843	4.64

全国中医、中药人员历年基本情况

单位：人

	2008 年	2009 年	2010 年	2011 年	2012 年	2013 年	2014 年	2015 年
全国卫生技术人员数	**5 030 038**	**5 396 941**	**5 866 158**	**6 192 858**	**6 668 549**	**7 200 578**	**7 579 790**	**7 997 537**
其中：中医执业 （助理）医师数	253 233	272 579	294 104	309 272	356 779	381 682	418 573	452 190
见习中医师	10 790	11 958	13 168	10 941	12 473	13 992	14 686	14 412
中药师（士）	88 673	93 178	97 100	100 116	107 630	110 243	111 991	113 820

2015 年全国中医医疗机构的机构、床位、人员数

	机构数 （个）	实有床位数 （张）	在岗职工数 （人）	其中： 卫生技术人员数
总计	46 494	819 997	1 041 135	885 761
中医类医院	3 966	819 412	940 387	791 532
中医类门诊部	1 640	585	21 434	17 157
中医类诊所	40 888	0	79 314	77 072

2015 年全国中医医疗机构卫生技术人员数（一）

单位：人

	卫生技术人员	执业医师	其中： 中医类别	执业助理医师	其中： 中医类别
总计	885 761	314 093	168 470	29 515	10 979
中医类医院	791 532	260 100	127 645	23 393	7 231
中医类门诊部	17 157	9 109	6 996	665	401
中医类诊所	77 072	44 884	33 829	5 457	3 347

2015 年全国中医医疗机构卫生技术人员数（二）

单位：人

	注册护士	其中： 助产士	药师（士）	其中： 西药师（士）	中药师（士）
总计	350 263	6 738	71 169	29 734	41 435
中医类医院	332 966	6 634	60 689	28 053	32 636
中医类门诊部	3 616	17	2 119	484	1 635
中医类诊所	13 681	87	8 361	1 197	7 164

2015 年全国中医医疗机构卫生技术人员数（三）

单位：人

	检验技师（士）	影像技师（士）	其他卫生 技术人员	其中： 见习医师	内：中医
总计	27 145	15 419	78 157	29 296	7 353
中医类医院	26 533	15 208	72 643	28 252	6 980
中医类门诊部	499	153	996	250	150
中医类诊所	113	58	4 518	794	223

2015 年全国中医医疗机构收入支出情况

	总收入 （千元）	总支出 （千元）	收入支出差额 （千元）	收入收益率 （%）
总计	325 934 603	314 379 796	11 554 807	3.55
中医类医院	316 091 271	305 971 944	10 119 327	3.20
中医类门诊部	4 962 378	4 385 624	576 754	11.62
中医类诊所	4 880 954	4 022 228	858 726	17.59

2015 年分市、县中医类医院机构、床位数

	机构数（个）	编制床位（张）	实有床位（张）	其中：特需服务床位	负压病房床位
总计	3 966	813 793	819 412	5 981	1 811
市	2 244	515 195	516 727	4 504	1 028
县	1 722	298 598	302 685	1 477	783

2015 年分市、县中医类医院人员数

单位：人

	在岗职工数	其中：卫生技术人员	其他技术人员	管理人员	工勤技能人员
总计	940 387	791 532	36 742	39 907	72 206
市	623 951	523 821	25 179	28 205	46 746
县	316 436	267 711	11 563	11 702	25 460

2015 年分市、县中医类医院卫生技术人员数（一）

单位：人

	卫生技术人员	执业医师	其中：中医类别	执业助理医师	其中：中医类别
总计	791 532	260 100	127 645	23 393	7 231
市	523 821	180 380	93 907	9 982	3 339
县	267 711	79 720	33 738	13 411	3 892

2015 年分市、县中医类医院卫生技术人员数（二）

单位：人

	注册护士	其中：助产士	药师（士）	其中：西药师（士）	中药师（士）
总计	332 966	6 634	60 689	28 053	32 636
市	224 299	3 682	40 708	18 322	22 386
县	108 667	2 952	19 981	9 731	10 250

2015 年分市、县中医类医院卫生技术人员数（三）

单位：人

	检验技师（士）	影像技师（士）	其他卫生技术人员	其中：见习医师	内：中医
总计	26 533	15 208	72 643	28 252	6 980
市	17 080	8 789	42 583	15 894	4 084
县	9 453	6 419	30 060	12 358	2 896

2015 年分市、县中医类医院年内培训情况

单位：人

	参加政府举办的岗位培训人次数	接受继续医学教育人数	进修半年以上人数
总计	**302 561**	**588 630**	**17 426**
市	238 977	427 972	10 496
县	63 584	160 658	6 930

2015 年分市、县中医类医院机构、床位增减情况

	机构数（个）				床位数（张）			
	2014 年	2015 年	增减数	增减（%）	2014 年	2015 年	增减数	增减（%）
总计	**3 732**	**3 966**	**234**	**6.27**	**755 050**	**819 412**	**64 362**	**8.52**
市	2 041	2 244	203	9.95	470 925	516 727	45 802	9.73
县	1 691	1 722	31	1.83	284 125	302 685	18 560	6.53

2015 年分市、县中医类医院人员增减情况

单位：人

	2014 年	2015 年	增减数	增减（%）
总计	**869 714**	**940 387**	**70 673**	**8.13**
市	571 781	623 951	52 170	9.12
县	297 933	316 436	18 503	6.21

2015 年分市、县中医类医院房屋建筑面积情况

	年末房屋建筑面积（m²）	其中：业务用房面积	业务用房中危房面积（m²）	年末租房面积（m²）	其中：业务用房面积（m²）	本年房屋租金（万元）
总计	**54 316 824**	**45 510 015**	**693 754**	**3 356 318**	**2 713 577**	**1 709 064**
市	36 327 268	30 191 973	352 219	2 631 704	2 127 258	1 264 906
县	17 989 556	15 318 042	341 535	724 614	586 319	444 158

2015 年分市、县中医类医院年内基本建设投资情况（一）

	本年批准基建项目（个）	批准基建项目建筑面积（m²）	本年完成实际投资额（万元）	其中：		
				财政性投资	单位自有资金	银行贷款
总计	**538**	**9 453 231**	**42 196 854**	**39 488 294**	**2 203 833**	**355 603**
市	315	4 392 450	1 038 625	338 079	407 454	220 651
县	223	5 060 781	41 158 229	39 150 215	1 796 379	134 952

2015 年分市、县中医类医院年内基本建设投资情况（二）

	本年房屋竣工面积（m²）	本年新增固定资产（万元）	本年因新扩建增加床位（张）
总计	**4 857 561**	**1 131 173**	**25 277**
市	1 883 187	802 512	16 015
县	2 974 374	328 661	9 262

2015 年分市、县中医类医院万元以上设备拥有情况

	万元以上设备总价值（万元）	万元以上设备台数（台/套）			
		合计	10 万元—<50 万元	50 万元—<100 万元	100 万元以上
总计	**9 561 082**	**572 253**	**105 830**	**16 196**	**14 187**
市	7 041 415	416 566	77 767	11 578	10 451
县	2 519 667	155 687	28 063	4 618	3 736

2015 年分市、县中医类医院收入与费用情况

	总收入（千元）	总费用/支出（千元）	收入支出差额（千元）	收入收益率（%）
总计	**316 091 271**	**305 971 944**	**10 119 327**	**3.20**
市	242 446 498	234 779 609	7 666 889	3.16
县	73 644 773	71 192 335	2 452 438	3.33

2015 年分市、县中医类医院收入情况

单位：千元

	总收入	其中：			
		医疗收入	财政补助收入	科教项目收入	其他收入
总计	**316 091 271**	**276 902 337**	**32 208 772**	**1 203 809**	**5 776 353**
市	242 446 498	214 710 659	22 203 678	1 152 224	4 379 937
县	73 644 773	62 191 678	10 005 094	51 585	1 396 416

2015 年分市、县中医类医院总收入中保险收入情况

单位：千元

	城镇职工基本医疗保险	城镇居民基本医疗保险	新型农村合作医疗补偿收入
总计	**57 314 951**	**15 883 227**	**23 158 912**
市	51 367 237	12 080 233	9 421 072
县	5 947 714	3 802 994	13 737 840

2015 年分市、县中医类医院总费用情况

单位：千元

	总费用 / 支出	其中：				
		医疗业务成本	财政项目补助支出	科教项目支出	管理费用	其他支出
总计	**305 971 944**	**249 274 926**	**13 672 073**	**1 081 115**	**37 227 187**	**4 716 643**
市	234 779 609	192 326 664	10 110 264	1 051 934	28 052 425	3 238 322
县	71 192 335	56 948 262	3 561 809	29 181	9 174 762	1 478 321

2015 年分市、县中医类医院资产情况

单位：千元

	总资产	流动资产	非流动资产	其中：		
				固定资产	在建工程	无形资产
总计	**362 782 301**	**159 620 608**	**203 161 693**	**135 277 397**	**57 913 562**	**4 467 450**
市	266 084 301	121 429 411	144 654 890	94 975 975	42 631 048	3 294 028
县	96 698 000	38 191 197	58 506 803	40 301 422	15 282 514	1 173 422

2015 年分市、县中医类医院负债与净资产情况

单位：千元

	负债	流动负债	非流动负债	净资产	其中：	
					事业基金	专用基金
总计	**179 224 352**	**134 563 673**	**44 660 679**	**183 557 949**	**95 609 828**	**21 214 824**
市	130 274 510	99 779 683	30 494 827	135 809 791	72 934 962	15 447 714
县	48 949 842	34 783 990	14 165 852	47 748 158	22 674 866	5 767 110

2015 年全国中医类医院机构、床位数

	机构数（个）	编制床位（张）	实有床位（张）	其中：	
				特需服务床位	负压病房床位
总计	**3 966**	**813 793**	**819 412**	**5 981**	**1 811**
中医医院	3 267	714 497	715 393	4 948	1 353
中西医结合医院	446	72 306	78 611	724	206
民族医医院	253	26 990	25 408	309	252

2015 年全国中医类医院人员数

单位：人

	在岗职工数	其中：			
		卫生技术人员	其他技术人员	管理人员	工勤技能人员
总计	**940 387**	**791 532**	**36 742**	**39 907**	**72 206**
中医医院	824 022	694 827	31 783	34 111	63 301
中西医结合医院	93 209	77 830	3 687	4 583	7 109
民族医医院	23 156	18 875	1 272	1 213	1 796

2015 年全国中医类医院卫生技术人员数（一）

单位：人

	卫生技术人员	执业医师	其中： 中医类别	执业助理医师	其中： 中医类别
总计	**791 532**	**260 100**	**127 645**	**23 393**	**7 231**
中医医院	694 827	227 793	115 134	20 234	5 997
中西医结合医院	77 830	25 891	8 547	1 938	509
民族医医院	18 875	6 416	3 964	1 221	725

2015 年全国中医类医院卫生技术人员数（二）

单位：人

	注册护士	其中： 助产士	药师（士）	其中：西药师（士）	中药师（士）
总计	**332 966**	**6 634**	**60 689**	**28 053**	**32 636**
中医医院	292 609	5 636	53 953	24 555	29 398
中西医结合医院	34 548	844	4 799	2 931	1 868
民族医医院	5 809	154	1 937	567	1 370

2015 年全国中医类医院卫生技术人员数（三）

单位：人

	检验技师（士）	影像技师（士）	其他卫生 技术人员	其中：见习医师	内：中医
总计	**26 533**	**15 208**	**72 643**	**28 252**	**6 980**
中医医院	23 318	13 523	63 397	25 224	6 305
中西医结合医院	2 678	1 359	6 617	2 217	421
民族医医院	537	326	2 629	811	254

2015 年全国中医类医院年内培训情况

单位：人

	参加政府举办的 岗位培训人次数	接受继续医学教育人数	进修半年以上人数
总计	**302 561**	**588 630**	**17 426**
中医医院	242 012	512 458	15 481
中西医结合医院	51 339	63 704	1 025
民族医医院	9 210	12 468	920

2015 年全国中医类医院的机构、床位增减情况

	机构数（个）				床位数（张）			
	2014 年	2015 年	增减数	增减（%）	2014 年	2015 年	增减数	增减（%）
总计	**3 732**	**3 966**	**234**	**6.27**	**755 050**	**819 412**	**64 362**	**8.52**
中医医院	3 115	3 267	152	4.88	665 005	715 393	50 388	7.58
中西医结合医院	384	446	62	16.15	67 277	78 611	11 334	16.85
民族医医院	233	253	20	8.58	22 768	25 408	2 640	11.60

2015 年全国中医类医院人员增减情况

单位：人

	2014 年	2015 年	增减数	增减（%）
总计	**869 714**	**940 387**	**70 673**	**8.13**
中医医院	769 166	824 022	54 856	7.13
中西医结合医院	81 144	93 209	12 065	14.87
民族医医院	19 404	23 156	3 752	19.34

2015 年全国中医类医院房屋建筑面积情况

	年末房屋建筑面积（m²）	其中：业务用房面积	业务用房中危房面积（m²）	年末租房面积（m²）	其中：业务用房面积	本年房屋租金（万元）
总计	**54 316 824**	**45 510 015**	**693 754**	**3 356 318**	**2 713 577**	**1 709 064**
中医医院	47 171 315	39 593 824	625 731	2 501 231	1 990 939	1 099 945
中西医结合医院	5 143 284	4 387 519	22 309	764 219	646 920	607 929
民族医医院	2 002 225	1 528 672	45 714	90 868	75 718	1 190

2015 年全国中医类医院年内基本建设投资情况（一）

	本年批准基建项目（个）	批准基建项目建筑面积（m²）	本年完成实际投资额（万元）	其中：		
				财政性投资	单位自有资金	银行贷款
总计	**538**	**9 453 231**	**42 196 854**	**39 488 294**	**2 203 833**	**355 603**
中医医院	397	8 212 005	41 945 710	39 391 592	2 133 059	288 805
中西医结合医院	38	622 255	174 809	41 757	56 441	66 098
民族医医院	103	618 971	76 335	54 945	14 333	700

2015 年全国中医类医院年内基本建设投资情况（二）

	本年房屋竣工面积（m²）	本年新增固定资产（万元）	本年因新扩建增加床位（张）
总计	**4 857 561**	**1 131 173**	**25 277**
中医医院	4 673 580	1 010 774	21 478
中西医结合医院	140 622	94 049	2 969
民族医医院	43 359	26 350	830

2015 年全国中医类医院万元以上设备拥有情况

	万元以上设备总价值（万元）	万元以上设备台数（台/套）			
		合计	10 万元—<50 万元	50 万元—<100 万元	100 万元以上
总计	9 561 082	572 253	105 830	16 196	14 187
中医医院	8 127 020	501 675	91 500	13 891	12 379
中西医结合医院	1 221 254	60 634	12 336	1 910	1 546
民族医医院	212 808	9 944	1 994	395	262

2015 年全国中医类医院收入与费用情况

	总收入（千元）	总费用/支出（千元）	收入支出差额（千元）	收入收益率（%）
总计	316 091 271	305 971 944	10 119 327	3.20
中医医院	273 283 071	265 063 765	8 219 306	3.01
中西医结合医院	36 596 376	35 275 286	1 321 090	3.61
民族医医院	6 211 824	5 632 893	578 931	9.32

2015 年全国中医类医院收入情况

单位：千元

	总收入	其中：			
		医疗收入	财政补助收入	科教项目收入	其他收入
总计	316 091 271	276 902 337	32 208 772	1 203 809	5 776 353
中医医院	273 283 071	240 743 919	26 553 766	974 202	5 011 184
中西医结合医院	36 596 376	32 180 024	3 557 362	205 981	653 009
民族医医院	6 211 824	3 978 394	2 097 644	23 626	112 160

2015 年全国中医类医院总收入中保险收入情况

单位：千元

	城镇职工基本医疗保险	城镇居民基本医疗保险	新型农村合作医疗补偿收入
总计	57 314 951	15 883 227	23 158 912
中医医院	49 495 775	14 413 315	21 686 665
中西医结合医院	7 417 920	1 386 862	945 476
民族医医院	401 256	83 050	526 771

2015 年全国中医类医院总费用情况

单位：千元

	总费用/支出	其中：				
		医疗业务成本	财政项目补助支出	科教项目支出	管理费用	其他支出
总计	305 971 944	249 274 926	13 672 073	1 081 115	37 227 187	4 716 643
中医医院	265 063 765	216 886 666	11 287 323	888 341	32 222 210	3 779 225
中西医结合医院	35 275 286	28 453 191	1 754 247	177 571	4 128 778	761 499
民族医医院	5 632 893	3 935 069	630 503	15 203	876 199	175 919

2015 年全国中医类医院资产情况

单位：千元

	总资产	流动资产	非流动资产	其中：		
				固定资产	在建工程	无形资产
总计	362 782 301	159 620 608	203 161 693	135 277 397	57 913 562	4 467 450
中医医院	311 650 093	137 962 492	173 687 601	115 406 211	50 472 153	3 882 661
中西医结合医院	37 951 468	17 811 000	20 140 468	12 402 741	6 056 151	515 548
民族医医院	13 180 740	3 847 116	9 333 624	7 468 445	1 385 258	69 241

2015 年全国中医类医院负债与净资产情况

单位：千元

	负债	流动负债	非流动负债	净资产	其中：	
					事业基金	专用基金
总计	179 224 352	134 563 673	44 660 679	183 557 949	95 609 828	21 214 824
中医医院	158 210 731	117 176 192	41 034 539	153 439 362	82 388 020	18 669 490
中西医结合医院	17 413 946	14 262 568	3 151 378	20 537 522	11 016 923	1 878 805
民族医医院	3 599 675	3 124 913	474 762	9 581 065	2 204 885	666 529

2015 年全国中医医院机构、床位数

	机构数（个）	编制床位（张）	实有床位（张）	其中：	
				特需服务床位	负压病房床位
总计	3 267	714 497	715 393	4 948	1 353
中医综合医院	2 752	672 524	672 158	4 472	1 215
中医专科医院	515	41 973	43 235	476	138
肛肠医院	65	4 544	4 477	133	0
骨伤医院	200	22 328	23 935	137	10
针灸医院	14	1 517	1 552	5	0
按摩医院	24	1 506	1 357	20	0
其他中医专科医院	212	12 078	11 914	181	128

2015 年全国中医医院人员数

单位：人

	在岗职工数	其中：			
		卫生技术人员	其他技术人员	管理人员	工勤技能人员
总计	824 022	694 827	31 783	34 111	63 301
中医综合医院	781 741	660 920	29 886	31 398	59 537
中医专科医院	42 281	33 907	1 897	2 713	3 764
肛肠医院	3 978	3 077	175	304	422
骨伤医院	23 445	19 210	946	1 323	1 966
针灸医院	1 658	1 364	105	88	101
按摩医院	1 702	1 184	211	134	173
其他中医专科医院	11 498	9 072	460	864	1 102

2015 年全国中医医院卫生技术人员数（一）

单位：人

	卫生技术人员	执业医师	其中：中医类别	执业助理医师	其中：中医类别
总计	694 827	227 793	115 134	20 234	5 997
中医综合医院	660 920	217 304	109 416	18 567	5 360
中医专科医院	33 907	10 489	5 718	1 667	637
肛肠医院	3 077	878	341	132	36
骨伤医院	19 210	5 637	2 981	998	314
针灸医院	1 364	514	410	18	14
按摩医院	1 184	470	351	64	47
其他中医专科医院	9 072	2 990	1 635	455	226

2015 年全国中医医院卫生技术人员数（二）

单位：人

	注册护士	其中：助产士	药师（士）	其中：	
				西药师（士）	中药师（士）
总计	292 609	5 636	53 953	24 555	29 398
中医综合医院	278 557	5 582	51 610	23 463	28 147
中医专科医院	14 052	54	2 343	1 092	1 251
肛肠医院	1 487	2	195	97	98
骨伤医院	8 258	24	1 287	646	641
针灸医院	614	0	104	40	64
按摩医院	272	11	44	21	23
其他中医专科医院	3 421	17	713	288	425

2015 年全国中医医院卫生技术人员数（三）

单位：人

	检验技师（士）	影像技师（士）	其他卫生技术人员	其中：见习医师	内：中医
总计	23 318	13 523	63 397	25 224	6 305
中医综合医院	22 227	12 694	59 961	24 013	6 002
中医专科医院	1 091	829	3 436	1 211	303
肛肠医院	136	39	210	97	21
骨伤医院	548	515	1 967	743	171
针灸医院	42	30	42	12	3
按摩医院	21	19	294	35	34
其他中医专科医院	344	226	923	324	74

2015 年全国中医医院年内培训情况

单位：人

	参加政府举办的岗位培训人次数	接受继续医学教育人数	进修半年以上人数
总计	242 012	512 458	15 481
中医综合医院	217 341	496 134	15 092
中医专科医院	24 671	16 324	389
肛肠医院	723	1 642	14
骨伤医院	2 917	9 899	167
针灸医院	19 701	1 285	17
按摩医院	141	482	4
其他中医专科医院	1 189	3 016	187

2015 年全国中医医院的机构、床位增减情况

	机构数（个）				床位数（张）			
	2014 年	2015 年	增减数	增减（%）	2014 年	2015 年	增减数	增减（%）
总计	3 115	3 267	152	4.88	665 005	715 393	50 388	7.58
中医综合医院	2 649	2 752	103	3.89	628 787	672 158	43 371	6.90
中医专科医院	466	515	49	10.52	36 218	43 235	7 017	19.37
肛肠医院	57	65	8	14.04	3 621	4 477	856	23.64
骨伤医院	186	200	14	7.53	20 128	23 935	3 807	18.91
针灸医院	13	14	1	7.69	1 429	1 552	123	8.61
按摩医院	25	24	−1	−4.00	1 332	1 357	25	1.88
其他中医专科医院	185	212	27	14.59	9 708	11 914	2 206	22.72

2015 年全国中医医院人员增减情况

单位：人

	2014 年	2015 年	增减数	增减（%）
总计	805 325	824 022	18 697	2.32
中医综合医院	733 007	781 741	48 734	6.65
中医专科医院	36 159	42 281	6 122	16.93
肛肠医院	3 242	3 978	736	22.70
骨伤医院	19 832	23 445	3 613	18.22
针灸医院	1 591	1 658	67	4.21
按摩医院	1 707	1 702	−5	−0.29
其他中医专科医院	9 787	11 498	1 711	17.48

2015 年全国中医医院房屋建筑面积情况

	年末房屋建筑面积（m²）	其中：业务用房面积	业务用房中危房面积（m²）	年末租房面积（m²）	其中：业务用房面积	本年房屋租金（万元）
总计	47 171 315	39 593 824	625 731	2 501 231	1 990 939	1 099 945
中医综合医院	44 493 568	37 414 936	612 530	1 961 659	1 540 651	684 121
中医专科医院	2 677 747	2 178 888	13 201	539 572	450 288	415 824
肛肠医院	186 857	161 038	0	92 633	77 311	2 019
骨伤医院	1 567 018	1 249 556	12 169	156 434	120 684	403 695
针灸医院	78 373	66 521	0	17 083	14 982	668
按摩医院	136 651	107 179	0	8 379	6 724	245
其他中医专科医院	708 848	594 594	1 032	265 043	230 587	9 197

2015 年全国中医医院年内基本建设投资情况（一）

	本年批准基建项目（个）	批准基建项目建筑面积（m²）	本年完成实际投资额（万元）	其中：财政性投资	单位自有资金	银行贷款
总计	397	8 212 005	41 945 710	39 391 592	2 133 059	288 805
中医综合医院	378	7 907 949	41 872 353	39 387 432	2 079 900	274 135
中医专科医院	19	304 056	73 357	4 160	53 159	14 670
肛肠医院	1	1 500	535	0	220	0
骨伤医院	12	254 116	52 480	1 900	41 170	9 330
针灸医院	0	0	0	0	0	0
按摩医院	0	0	0	0	0	0
其他中医专科医院	6	48 440	20 342	2 260	11 769	5 340

2015 年全国中医医院年内基本建设投资情况（二）

	本年房屋竣工面积（m²）	本年新增固定资产（万元）	本年因新扩建增加床位（张）
总计	**4 673 580**	**1 010 774**	**21 478**
中医综合医院	**4 630 432**	964 236	20 832
中医专科医院	**43 148**	46 538	646
肛肠医院	1 500	681	32
骨伤医院	33 585	27 878	253
针灸医院	0	2 245	0
按摩医院	0	425	0
其他中医专科医院	8 063	15 309	361

2015 年全国中医医院万元以上设备拥有情况

	万元以上设备总价值（万元）	万元以上设备台数（台/套）			
		合计	10万元—<50万元	50万元—<100万元	100万元以上
总计	**8 127 020**	**501 675**	**91 500**	**13 891**	**12 379**
中医综合医院	**7 687 386**	**467 918**	87 680	13 249	11 897
中医专科医院	**439 634**	**33 757**	3 820	642	482
肛肠医院	14 123	1 529	205	27	15
骨伤医院	263 104	26 100	2 410	439	347
针灸医院	14 773	908	140	11	21
按摩医院	7 976	688	144	20	7
其他中医专科医院	139 658	4 532	921	145	92

2015 年全国中医医院收入与费用情况

	总收入（千元）	总费用/支出（千元）	收入支出差额（千元）	收入收益率（%）
总计	**273 283 071**	**265 063 765**	**8 219 306**	**3.01**
中医综合医院	**260 828 348**	**253 257 429**	7 570 919	2.90
中医专科医院	**12 454 723**	**11 806 336**	648 387	5.21
肛肠医院	780 862	758 690	22 172	2.84
骨伤医院	8 057 301	7 569 697	487 604	6.05
针灸医院	890 864	812 431	78 433	8.80
按摩医院	349 919	323 921	25 998	7.43
其他中医专科医院	2 375 777	2 341 597	34 180	1.44

2015 年全国中医医院收入情况

单位：千元

	总收入	其中：			
		医疗收入	财政补助收入	科教项目收入	其他收入
总计	273 283 071	240 743 919	26 553 766	974 202	5 011 184
中医综合医院	260 828 348	229 283 941	25 874 577	945 735	4 724 095
中医专科医院	12 454 723	11 459 978	679 189	28 467	287 089
肛肠医院	780 862	712 903	46 630	587	20 742
骨伤医院	8 057 301	7 511 855	336 198	7 072	202 176
针灸医院	890 864	772 597	98 207	1 928	18 132
按摩医院	349 919	235 962	107 651	540	5 766
其他中医专科医院	2 375 777	2 226 661	90 503	18 340	40 273

2015 年全国中医医院总收入中保险收入情况

单位：千元

	城镇职工基本医疗保险	城镇居民基本医疗保险	新型农村合作医疗补偿收入
总计	49 495 775	14 413 315	21 686 665
中医综合医院	48 016 566	14 013 747	21 234 394
中医专科医院	1 479 209	399 568	452 271
肛肠医院	113 485	35 768	45 596
骨伤医院	836 539	295 523	323 506
针灸医院	278 770	421	1 871
按摩医院	17 794	784	1 785
其他中医专科医院	232 621	67 072	79 513

2015 年全国中医医院总费用情况

单位：千元

	总费用/支出	其中：				
		医疗业务成本	财政项目补助支出	科教项目支出	管理费用	其他支出
总计	265 063 765	216 886 666	11 287 323	888 341	32 222 210	3 779 225
中医综合医院	253 257 429	207 957 457	10 999 312	869 632	30 300 867	3 130 161
中医专科医院	11 806 336	8 929 209	288 011	18 709	1 921 343	649 064
肛肠医院	758 690	503 959	22 109	1 300	161 860	69 462
骨伤医院	7 569 697	6 041 537	134 241	6 788	1 144 105	243 026
针灸医院	812 431	633 580	40 375	2 398	120 879	15 199
按摩医院	323 921	142 954	48 758	614	56 782	74 813
其他中医专科医院	2 341 597	1 607 179	42 528	7 609	437 717	246 564

2015 年全国中医医院资产情况

单位：千元

	总资产	流动资产	非流动资产	其中：		
				固定资产	在建工程	无形资产
总计	311 650 093	137 962 492	173 687 601	115 406 211	50 472 153	3 882 661
中医综合医院	294 268 469	129 503 311	164 765 158	109 301 566	48 558 255	3 370 205
中医专科医院	17 381 624	8 459 181	8 922 443	6 104 645	1 913 898	512 456
肛肠医院	754 684	292 833	461 851	281 387	106 132	15 667
骨伤医院	10 701 855	4 990 171	5 711 684	3 514 698	1 657 820	238 939
针灸医院	758 989	432 772	326 217	306 488	17 338	2 336
按摩医院	346 176	195 489	150 687	116 242	21 910	1 054
其他中医专科医院	4 819 920	2 547 916	2 272 004	1 885 830	110 698	254 460

2015 年全国中医医院负债与净资产情况

单位：千元

	负债	流动负债	非流动负债	净资产	其中：	
					事业基金	专用基金
总计	158 210 731	117 176 192	41 034 539	153 439 362	82 388 020	18 669 490
中医综合医院	148 559 159	109 359 575	39 199 584	145 709 310	77 947 966	17 429 886
中医专科医院	9 651 572	7 816 617	1 834 955	7 730 052	4 440 054	1 239 604
肛肠医院	387 096	354 345	32 751	367 588	214 264	34 578
骨伤医院	5 067 168	3 592 331	1 474 837	5 634 687	3 294 910	685 415
针灸医院	341 584	239 473	102 111	417 405	203 731	93 211
按摩医院	57 733	52 911	4 822	288 443	86 285	35 518
其他中医专科医院	3 797 991	3 577 557	220 434	1 021 929	640 864	390 882

2015 年民族医医院机构、床位数

	机构数（个）	编制床位（张）	实有床位（张）	其中：	
				特需服务床位	负压病房床位
总计	253	26 990	25 408	309	252
蒙医医院	69	9 248	8 498	108	46
藏医医院	96	7 520	6 159	99	152
维医医院	41	6 256	7 409	102	54
傣医医院	1	300	214	0	0
其他民族医医院	46	3 666	3 128	0	0

2015 年民族医医院人员数

单位：人

	在岗职工数	其中：			
		卫生技术人员	其他技术人员	管理人员	工勤技能人员
总计	23 156	18 875	1 272	1 213	1 796
蒙医医院	8 889	7 489	256	531	613
藏医医院	5 033	3 846	361	291	535
维医医院	6 148	5 069	479	159	441
傣医医院	272	207	3	39	23
其他民族医医院	2 814	2 264	173	193	184

2015 年民族医医院卫生技术人员数（一）

单位：人

	卫生技术人员	执业医师	其中：中医类别	执业助理医师	其中：中医类别
总计	18 875	6 416	3 964	1 221	725
蒙医医院	7 489	2 955	1 980	245	162
藏医医院	3 846	1 570	1 023	337	213
维医医院	5 069	1 178	670	512	307
傣医医院	207	40	30	9	8
其他民族医医院	2 264	673	261	118	35

2015 年民族医医院卫生技术人员数（二）

单位：人

	注册护士	其中：助产士	药师（士）	其中：	
				西药师（士）	中药师（士）
总计	5 809	154	1 937	567	1 370
蒙医医院	2 418	55	705	174	531
藏医医院	881	10	352	80	272
维医医院	1 577	46	686	198	488
傣医医院	100	0	7	3	4
其他民族医医院	833	43	187	112	75

2015 年民族医医院卫生技术人员数（三）

单位：人

| | 检验技师（士） | 影像技师（士） | 其他卫生技术人员 | 其中： | |
				见习医师	内：中医
总计	**537**	**326**	**2 629**	**811**	**254**
蒙医医院	188	101	877	216	62
藏医医院	101	74	531	159	56
维医医院	169	102	845	288	107
傣医医院	4	3	44	0	0
其他民族医医院	75	46	332	148	29

2015 年民族医医院年内培训情况

单位：人

	参加政府举办的岗位培训人次数	接受继续医学教育人数	进修半年以上人数
总计	**9 210**	**12 468**	**920**
蒙医医院	1 390	5 514	402
藏医医院	6 861	1 423	142
维医医院	546	4 510	260
傣医医院	2	105	4
其他民族医医院	411	916	112

2015 年民族医医院机构、床位增减情况

| | 机构数（个） | | | | 床位数（张） | | | |
	2014 年	2015 年	增减数	增减（%）	2014 年	2015 年	增减数	增减（%）
总计	**233**	**253**	**20**	**8.58**	**22 768**	**25 408**	**2 640**	**11.60**
蒙医医院	66	69	3	4.55	6 962	8 498	1 536	22.06
藏医医院	88	96	8	9.09	5 438	6 159	721	13.26
维医医院	40	41	1	2.50	7 293	7 409	116	1.59
傣医医院	1	1	0	0.00	222	214	−8	−3.60
其他民族医医院	38	46	8	21.05	2 853	3 128	275	9.64

2015 年民族医医院人员增减情况

单位：人

	2014 年	2015 年	增减数	增减（％）
总计	**19 404**	**23 156**	**3 752**	**19.34**
蒙医医院	6 473	8 889	2 416	37.32
藏医医院	4 618	5 033	415	8.99
维医医院	5 678	6 148	470	8.28
傣医医院	158	272	114	72.15
其他民族医医院	2 477	2 814	337	13.61

2015 年民族医医院房屋建筑面积情况

	年末房屋建筑面积（㎡）	其中：业务用房面积	业务用房中危房面积（㎡）	年末租房面积（㎡）	其中：业务用房面积	本年房屋租金（万元）
总计	**2 002 225**	**1 528 672**	**45 714**	**90 868**	**75 718**	**1 190**
蒙医医院	596 317	548 454	19 549	49 440	44 622	348
藏医医院	664 957	533 208	13 743	15 876	7 908	172
维医医院	610 335	335 799	5 477	6 272	6 107	3
傣医医院	4 938	4 938	0	0	0	0
其他民族医医院	125 678	106 273	6 945	19 280	17 081	667

2015 年民族医医院年内基本建设投资情况（一）

	本年批准基建项目（个）	批准基建项目建筑面积（㎡）	本年完成实际投资额（万元）	其中：财政性投资	单位自有资金	银行贷款
总计	**103**	**618 971**	**76 335**	**54 945**	**14 333**	**700**
蒙医医院	11	342 443	61 374	48 311	11 453	200
藏医医院	19	75 168	7 332	4 402	1 801	500
维医医院	68	24 855	2 105	1 227	0	0
傣医医院	0	0	0	0	0	0
其他民族医医院	5	176 505	5 524	1 005	1 079	0

2015 年民族医医院年内基本建设投资情况（二）

	本年房屋竣工面积（㎡）	本年新增固定资产（万元）	本年因新扩建增加床位（张）
总计	**43 359**	**26 350**	**830**
蒙医医院	10 278	9 564	52
藏医医院	26 906	5 587	531
维医医院	4 900	8 254	165
傣医医院	0	0	0
其他民族医医院	1 275	2 945	82

2015 年民族医医院万元以上设备拥有情况

单位：台（套）

	万元以上设备总价值（万元）	万元以上设备台数			
		合计	10 万元—<50 万元	50 万元—<100 万元	100 万元以上
总计	**212 808**	**9 944**	**1 994**	**395**	**262**
蒙医医院	80 217	4 937	901	156	134
藏医医院	57 438	1 751	431	96	49
维医医院	37 093	1 517	286	83	30
傣医医院	2 269	205	62	11	6
其他民族医医院	35 791	1 534	314	49	43

2015 年民族医医院收入与费用情况

	总收入（千元）	总费用／支出（千元）	收入支出差额（千元）	收入收益率（％）
总计	**6 211 824**	**5 632 893**	**578 931**	**9.32**
蒙医医院	2 691 155	2 540 554	150 601	5.60
藏医医院	1 572 033	1 285 922	286 111	18.20
维医医院	1 350 137	1 266 106	84 031	6.22
傣医医院	57 069	50 236	6 833	11.97
其他民族医医院	541 430	490 075	51 355	9.49

2015 年民族医医院收入情况

单位：千元

	总收入	其中：			
		医疗收入	财政补助收入	科教项目收入	其他收入
总计	**6 211 824**	**3 978 394**	**2 097 644**	**23 626**	**112 160**
蒙医医院	2 691 155	1 851 668	794 134	2 645	42 708
藏医医院	1 572 033	801 349	732 652	16 603	21 429
维医医院	1 350 137	886 688	422 141	1 996	39 312
傣医医院	57 069	45 013	9 910	160	1 986
其他民族医医院	541 430	393 676	138 807	2 222	6 725

2015 年民族医医院总收入中保险收入情况

单位：千元

	城镇职工基本医疗保险	城镇居民基本医疗保险	新型农村合作医疗补偿收入
总计	**401 256**	**83 050**	**526 771**
蒙医医院	192 618	33 982	213 972
藏医医院	71 283	12 851	32 517
维医医院	81 853	25 855	150 694
傣医医院	12 871	1 808	42 390
其他民族医医院	42 631	8 554	87 198

2015 年民族医医院总费用情况

单位：千元

	总费用／支出	其中：				
		医疗业务成本	财政项目补助支出	科教项目支出	管理费用	其他支出
总计	5 632 893	3 935 069	630 503	15 203	876 199	175 919
蒙医医院	2 540 554	1 888 432	265 812	5 164	341 779	39 367
藏医医院	1 285 922	755 376	218 549	3 790	240 275	67 932
维医医院	1 266 106	941 990	83 162	2 834	200 726	37 394
傣医医院	50 236	35 212	4 407	1 400	8 784	433
其他民族医医院	490 075	314 059	58 573	2 015	84 635	30 793

2015 年民族医医院资产情况

单位：千元

	总资产	流动资产	非流动资产	其中：		
				固定资产	在建工程	无形资产
总计	13 180 740	3 847 116	9 333 624	7 468 445	1 385 258	69 241
蒙医医院	3 747 130	1 314 579	2 432 551	1 686 393	623 080	37 323
藏医医院	6 168 787	1 183 659	4 985 128	4 558 945	176 279	20 585
维医医院	1 793 833	586 177	1 207 656	834 367	305 341	6 599
傣医医院	50 093	25 184	24 909	24 600	0	309
其他民族医医院	1 420 897	737 517	683 380	364 140	280 558	4 425

2015 年民族医医院负债与净资产情况

单位：千元

	负债	流动负债	非流动负债	净资产	其中：	
					事业基金	专用基金
总计	3 599 675	3 124 913	474 762	9 581 065	2 204 885	666 529
蒙医医院	1 232 596	984 182	248 414	2 514 534	712 413	238 170
藏医医院	957 680	794 635	163 045	5 211 107	746 505	239 881
维医医院	445 276	413 958	31 318	1 348 557	492 726	124 362
傣医医院	13 740	13 740	0	36 353	16 688	6 546
其他民族医医院	950 383	918 398	31 985	470 514	236 553	57 570

2015 年各地区中医类医院机构、床位数

	机构数 （个）	编制床位 （张）	实有床位 （张）	其中：	
				特需服务床位	负压病房床位
全国总计	**3 966**	**813 793**	**819 412**	**5 981**	**1 811**
北京市	174	22 140	19 810	275	1
天津市	51	8 937	8 769	221	10
河北省	227	32 136	38 046	125	207
山西省	212	18 906	17 493	275	76
内蒙古自治区	164	21 092	19 997	175	159
辽宁省	126	24 500	25 566	831	362
吉林省	91	15 383	15 787	150	261
黑龙江省	145	22 113	22 536	762	5
上海市	26	9 110	9 468	144	1
江苏省	129	44 528	46 874	252	74
浙江省	175	40 140	39 184	532	199
安徽省	115	30 328	29 318	102	1
福建省	88	19 799	20 427	133	0
江西省	109	26 627	25 236	91	24
山东省	208	51 471	56 427	242	59
河南省	258	68 911	57 078	415	20
湖北省	129	42 165	39 870	88	9
湖南省	169	46 515	48 208	157	80
广东省	164	49 439	45 404	123	23
广西壮族自治区	109	21 820	27 272	119	2
海南省	22	4 445	4 040	5	0
重庆市	68	17 402	20 713	41	0
四川省	260	56 761	57 023	205	13
贵州省	116	18 444	20 757	27	1
云南省	157	25 343	25 640	19	0
西藏自治区	29	1 931	1 747	42	25
陕西省	163	25 374	27 271	92	3
甘肃省	103	23 401	22 031	72	130
青海省	47	5 509	5 444	70	7
宁夏回族自治区	24	3 994	4 192	1	0
新疆维吾尔自治区	108	15 129	17 784	195	59

2015 年各地区中医类医院人员数

单位：人

	在岗职工数	其中：			
		卫生技术人员	其他技术人员	管理人员	工勤技能人员
全国总计	940 387	791 532	36 742	39 907	72 206
北京市	35 503	28 351	1 494	2 203	3 455
天津市	13 991	11 940	368	914	769
河北省	44 285	36 883	2 539	1 474	3 389
山西省	18 406	15 543	826	728	1 309
内蒙古自治区	22 361	18 753	987	1 106	1 515
辽宁省	25 441	20 921	1 063	1 400	2 057
吉林省	19 476	15 919	729	1 342	1 486
黑龙江省	25 584	20 783	736	1 662	2 403
上海市	15 027	12 669	1 003	649	706
江苏省	59 148	50 756	1 882	2 222	4 288
浙江省	53 727	45 480	1 974	1 983	4 290
安徽省	31 396	26 952	1 303	1 097	2 044
福建省	24 743	21 177	864	759	1 943
江西省	27 411	23 678	1 039	901	1 793
山东省	66 123	56 969	3 644	1 791	3 719
河南省	66 459	54 545	3 287	2 876	5 751
湖北省	40 313	34 849	1 455	1 751	2 258
湖南省	50 457	42 684	1 920	2 088	3 765
广东省	63 771	53 608	1 862	2 519	5 782
广西壮族自治区	37 157	31 023	827	1 542	3 765
海南省	5 461	4 547	132	221	561
重庆市	20 565	17 189	560	993	1 823
四川省	59 106	49 546	1 995	2 609	4 956
贵州省	19 704	16 806	869	873	1 156
云南省	22 806	19 389	935	702	1 780
西藏自治区	1 606	1 233	63	95	215
陕西省	32 049	27 122	390	2 135	2 402
甘肃省	14 679	12 610	505	459	1 105
青海省	4 222	3 549	250	143	280
宁夏回族自治区	3 881	3 353	119	100	309
新疆维吾尔自治区	15 529	12 705	1 122	570	1 132

2015 年各地区中医类医院卫生技术人员数（一）

单位：人

	卫生技术人员	执业医师	其中： 中医类别	执业助理医师	其中： 中医类别
全国总计	**791 532**	**260 100**	**127 645**	**23 393**	**7 231**
北京市	28 351	11 084	6 989	412	180
天津市	11 940	4 382	2 659	141	32
河北省	36 883	13 255	5 772	2 049	624
山西省	15 543	5 971	2 870	642	211
内蒙古自治区	18 753	6 682	3 525	634	252
辽宁省	20 921	7 744	3 791	598	177
吉林省	15 919	5 905	3 218	470	129
黑龙江省	20 783	7 394	3 532	622	154
上海市	12 669	4 662	2 484	20	11
江苏省	50 756	17 375	7 417	515	82
浙江省	45 480	15 776	6 750	645	156
安徽省	26 952	8 355	4 201	606	141
福建省	21 177	6 607	3 630	685	115
江西省	23 678	7 761	3 528	570	176
山东省	56 969	19 881	8 093	1 662	479
河南省	54 545	16 598	8 780	3 405	1 115
湖北省	34 849	10 736	4 792	957	279
湖南省	42 684	13 074	6 601	1 815	529
广东省	53 608	16 693	8 805	1 286	351
广西壮族自治区	31 023	9 011	4 489	637	216
海南省	4 547	1 350	620	95	27
重庆市	17 189	5 010	2 267	421	161
四川省	49 546	15 948	7 877	965	388
贵州省	16 806	4 688	2 446	601	201
云南省	19 389	5 889	2 898	565	166
西藏自治区	1 233	594	338	125	72
陕西省	27 122	6 769	3 015	801	142
甘肃省	12 610	4 886	2 685	512	180
青海省	3 549	1 169	679	147	83
宁夏回族自治区	3 353	1 176	600	91	23
新疆维吾尔自治区	12 705	3 675	2 294	699	379

2015 年各地区中医类医院卫生技术人员数（二）

单位：人

	注册护士	其中：助产士	药师（士）	其中：西药师（士）	中药师（士）
全国总计	332 966	6 634	60 689	28 053	32 636
北京市	11 108	77	2 417	806	1 611
天津市	3 954	23	887	358	529
河北省	13 505	425	2 261	1 139	1 122
山西省	5 823	143	1 108	458	650
内蒙古自治区	6 785	103	1 608	577	1 031
辽宁省	8 296	97	1 779	641	1 138
吉林省	6 116	29	1 169	498	671
黑龙江省	7 553	93	1 857	755	1 102
上海市	5 535	46	1 175	481	694
江苏省	23 266	376	3 662	1 816	1 846
浙江省	19 388	440	3 833	2 020	1 813
安徽省	12 384	256	1 852	887	965
福建省	9 393	754	1 738	916	822
江西省	10 343	394	2 026	1 068	958
山东省	24 041	376	3 864	1 853	2 011
河南省	22 625	396	3 995	1 729	2 266
湖北省	16 238	246	2 727	1 146	1 581
湖南省	19 582	443	3 359	1 426	1 933
广东省	22 494	250	4 878	2 461	2 417
广西壮族自治区	13 975	425	2 292	1 297	995
海南省	2 047	98	395	238	157
重庆市	8 104	54	1 185	599	586
四川省	22 348	260	3 390	1 737	1 653
贵州省	7 309	336	1 010	481	529
云南省	7 834	80	1 330	657	673
西藏自治区	255	0	138	29	109
陕西省	11 407	135	1 911	819	1 092
甘肃省	4 239	122	862	388	474
青海省	1 158	13	364	118	246
宁夏回族自治区	1 225	37	354	172	182
新疆维吾尔自治区	4 636	107	1 263	483	780

2015 年各地区中医类医院卫生技术人员数（三）

单位：人

	检验技师（士）	影像技师（士）	其他卫生技术人员	其中：	
				见习医师	内：中医
全国总计	**26 533**	**15 208**	**72 643**	**28 252**	**6 980**
北京市	878	446	2 006	659	402
天津市	371	109	2 096	277	24
河北省	1 275	822	3 716	936	310
山西省	588	331	1 080	302	76
内蒙古自治区	605	381	2 058	797	220
辽宁省	736	379	1 389	418	130
吉林省	472	314	1 473	505	90
黑龙江省	781	497	2 079	576	128
上海市	477	200	600	12	5
江苏省	1 578	611	3 749	2 144	293
浙江省	1 575	554	3 709	1 676	362
安徽省	913	582	2 260	1 195	263
福建省	707	367	1 680	618	201
江西省	998	603	1 377	530	182
山东省	1 673	989	4 859	1 617	274
河南省	1 730	1 576	4 616	1 665	483
湖北省	1 217	685	2 289	970	190
湖南省	1 440	1 047	2 367	845	270
广东省	1 642	719	5 896	1 714	168
广西壮族自治区	1 091	486	3 531	1 623	609
海南省	161	74	425	202	49
重庆市	563	215	1 691	836	114
四川省	1 708	816	4 371	1 960	510
贵州省	559	445	2 194	1 485	528
云南省	629	393	2 749	1 273	437
西藏自治区	25	22	74	18	7
陕西省	1 054	784	4 396	1 970	146
甘肃省	403	326	1 382	577	207
青海省	131	94	486	252	92
宁夏回族自治区	106	76	325	96	30
新疆维吾尔自治区	447	265	1 720	504	180

2015 年各地区中医类医院的机构、床位增减情况

	机构数（个）				床位数（张）			
	2014 年	2015 年	增减数	增减（%）	2014 年	2015 年	增减数	增减（%）
全国总计	3 732	3 966	234	6.27	755 050	819 412	64 362	8.52
北京市	165	174	9	5.45	18 780	19 810	1 030	5.48
天津市	44	51	7	15.91	7 496	8 769	1 273	16.98
河北省	210	227	17	8.10	35 365	38 046	2 681	7.58
山西省	202	212	10	4.95	16 873	17 493	620	3.67
内蒙古自治区	147	164	17	11.56	17 283	19 997	2 714	15.70
辽宁省	115	126	11	9.57	23 548	25 566	2 018	8.57
吉林省	80	91	11	13.75	14 127	15 787	1 660	11.75
黑龙江省	144	145	1	0.69	20 596	22 536	1 940	9.42
上海市	26	26	0	0	9 224	9 468	244	2.65
江苏省	125	129	4	3.20	45 050	46 874	1 824	4.05
浙江省	158	175	17	10.76	35 335	39 184	3 849	10.89
安徽省	111	115	4	3.60	27 235	29 318	2 083	7.65
福建省	89	88	−1	−1.12	19 745	20 427	682	3.45
江西省	108	109	1	0.93	23 650	25 236	1 586	6.71
山东省	197	208	11	5.58	52 851	56 427	3 576	6.77
河南省	249	258	9	3.61	52 774	57 078	4 304	8.16
湖北省	119	129	10	8.40	34 857	39 870	5 013	14.38
湖南省	156	169	13	8.33	44 085	48 208	4 123	9.35
广东省	159	164	5	3.14	40 801	45 404	4 603	11.28
广西壮族自治区	104	109	5	4.81	24 698	27 272	2 574	10.42
海南省	21	22	1	4.76	3 685	4 040	355	9.63
重庆市	57	68	11	19.30	18 510	20 713	2 203	11.90
四川省	234	260	26	11.11	53 102	57 023	3 921	7.38
贵州省	108	116	8	7.41	19 448	20 757	1 309	6.73
云南省	155	157	2	1.29	23 970	25 640	1 670	6.97
西藏自治区	21	29	8	38.10	1 348	1 747	399	29.60
陕西省	152	163	11	7.24	25 018	27 271	2 253	9.01
甘肃省	98	103	5	5.10	19 723	22 031	2 308	11.70
青海省	50	47	−3	−6.00	5 099	5 444	345	6.77
宁夏回族自治区	24	24	0	0.00	4 068	4 192	124	3.05
新疆维吾尔自治区	104	108	4	3.85	16 706	17 784	1 078	6.45

2015 年各地区中医类医院人员增减情况

单位：人

	2014 年	2015 年	增减数	增减（%）
全国总计	869 714	940 387	70 673	8.13
北京市	32 042	35 503	3 461	10.80
天津市	12 148	13 991	1 843	15.17
河北省	40 047	44 285	4 238	10.58
山西省	17 954	18 406	452	2.52
内蒙古自治区	18 996	22 361	3 365	17.71
辽宁省	23 958	25 441	1 483	6.19
吉林省	18 101	19 476	1 375	7.60
黑龙江省	24 167	25 584	1 417	5.86
上海市	14 854	15 027	173	1.16
江苏省	55 744	59 148	3 404	6.11
浙江省	49 289	53 727	4 438	9.00
安徽省	29 138	31 396	2 258	7.75
福建省	24 011	24 743	732	3.05
江西省	25 582	27 411	1 829	7.15
山东省	61 907	66 123	4 216	6.81
河南省	61 710	66 459	4 749	7.70
湖北省	36 592	40 313	3 721	10.17
湖南省	47 352	50 457	3 105	6.56
广东省	59 716	63 771	4 055	6.79
广西壮族自治区	34 285	37 157	2 872	8.38
海南省	4 906	5 461	555	11.31
重庆市	18 898	20 565	1 667	8.82
四川省	54 148	59 106	4 958	9.16
贵州省	17 773	19 704	1 931	10.86
云南省	20 250	22 806	2 556	12.62
西藏自治区	1 359	1 606	247	18.18
陕西省	30 029	32 049	2 020	6.73
甘肃省	12 881	14 679	1 798	13.96
青海省	3 841	4 222	381	9.92
宁夏回族自治区	3 740	3 881	141	3.77
新疆维吾尔自治区	14 296	15 529	1 233	8.62

2015 年各地区中医医院机构、床位数

	机构数（个）	编制床位（张）	实有床位（张）	其中：	
				特需服务床位	负压病房床位
全国总计	**3 267**	**714 497**	**715 393**	**4 948**	**1 353**
北京市	149	15 311	13 276	184	1
天津市	48	7 777	7 609	221	10
河北省	193	27 567	32 091	120	207
山西省	194	17 174	15 415	255	76
内蒙古自治区	95	12 079	11 713	78	92
辽宁省	115	22 569	23 581	753	362
吉林省	79	12 960	13 169	150	261
黑龙江省	132	21 017	21 407	762	5
上海市	18	5 758	5 966	32	0
江苏省	104	39 228	40 828	232	72
浙江省	144	33 120	32 635	411	55
安徽省	97	28 523	27 398	79	1
福建省	78	17 389	17 606	93	0
江西省	101	25 358	24 114	91	24
山东省	189	49 342	53 373	240	26
河南省	238	67 269	55 059	361	20
湖北省	109	36 880	35 356	86	9
湖南省	138	44 404	46 018	121	78
广东省	149	45 827	42 174	119	22
广西壮族自治区	91	17 983	22 293	113	2
海南省	17	4 010	3 630	0	0
重庆市	56	15 673	18 735	38	0
四川省	198	48 010	48 190	132	13
贵州省	87	16 658	18 765	26	1
云南省	124	23 172	23 394	19	0
西藏自治区	0	0	0	0	0
陕西省	154	24 214	26 071	68	1
甘肃省	81	21 317	19 935	70	10
青海省	13	2 301	2 421	0	0
宁夏回族自治区	19	3 695	3 923	1	0
新疆维吾尔自治区	57	7 912	9 248	93	5

2015 年各地区中医医院人员数

单位：人

	在岗职工数	其中：			
		卫生技术人员	其他技术人员	管理人员	工勤技能人员
全国总计	**824 022**	**694 827**	**31 783**	**34 111**	**63 301**
北京市	26 555	21 191	1 067	1 751	2 546
天津市	12 355	10 564	301	777	713
河北省	37 191	30 737	2 211	1 288	2 955
山西省	16 109	13 564	764	636	1 145
内蒙古自治区	13 769	11 501	751	610	907
辽宁省	23 349	19 211	971	1 287	1 880
吉林省	16 659	13 581	607	1 154	1 317
黑龙江省	24 777	20 084	709	1 633	2 351
上海市	9 511	7 964	649	395	503
江苏省	51 233	44 104	1 580	1 894	3 655
浙江省	45 434	38 498	1 614	1 588	3 734
安徽省	29 360	25 292	1 218	915	1 935
福建省	21 402	18 274	770	655	1 703
江西省	25 839	22 409	1 007	749	1 674
山东省	62 596	53 855	3 475	1 710	3 556
河南省	64 249	52 783	3 177	2 758	5 531
湖北省	35 455	30 699	1 382	1 392	1 982
湖南省	48 465	41 099	1 798	1 951	3 617
广东省	58 843	49 690	1 580	2 383	5 190
广西壮族自治区	30 339	25 465	660	1 142	3 072
海南省	4 812	4 059	118	185	450
重庆市	18 917	15 911	520	883	1 603
四川省	50 370	42 218	1 663	2 194	4 295
贵州省	17 877	15 310	785	737	1 045
云南省	20 556	17 531	815	577	1 633
西藏自治区	0	0	0	0	0
陕西省	30 552	25 876	341	2 006	2 329
甘肃省	13 068	11 218	438	393	1 019
青海省	2 396	2 145	110	46	95
宁夏回族自治区	3 680	3 199	107	85	289
新疆维吾尔自治区	8 304	6 795	595	337	577

2015 年各地区中医医院卫生技术人员数（一）

单位：人

	卫生技术人员	执业医师	其中： 中医类别	执业助理医师	其中： 中医类别
全国总计	694 827	227 793	115 134	20 234	5 997
北京市	21 191	8 458	5 934	299	149
天津市	10 564	3 918	2 513	141	32
河北省	30 737	11 133	4 956	1 833	536
山西省	13 564	5 349	2 688	592	197
内蒙古自治区	11 501	3 809	1 637	389	103
辽宁省	19 211	7 106	3 554	547	157
吉林省	13 581	5 018	2 736	440	123
黑龙江省	20 084	7 096	3 471	588	148
上海市	7 964	2 974	1 862	17	11
江苏省	44 104	15 125	6 920	394	76
浙江省	38 498	13 347	6 065	561	145
安徽省	25 292	7 772	3 976	555	126
福建省	18 274	5 708	3 387	634	106
江西省	22 409	7 328	3 398	551	174
山东省	53 855	18 765	7 692	1 580	461
河南省	52 783	16 088	8 567	3 127	1 026
湖北省	30 699	9 399	4 449	899	268
湖南省	41 099	12 618	6 445	1 623	494
广东省	49 690	15 525	8 325	1 228	339
广西壮族自治区	25 465	7 262	3 877	535	172
海南省	4 059	1 238	599	75	20
重庆市	15 911	4 638	2 149	370	139
四川省	42 218	13 509	6 970	791	316
贵州省	15 310	4 347	2 336	500	171
云南省	17 531	5 326	2 749	491	142
西藏自治区	0	0	0	0	0
陕西省	25 876	6 392	2 940	781	139
甘肃省	11 218	4 395	2 480	438	143
青海省	2 145	693	320	44	10
宁夏回族自治区	3 199	1 138	589	79	21
新疆维吾尔自治区	6 795	2 319	1 550	132	53

2015 年各地区中医医院卫生技术人员数（二）

	注册护士	其中：助产士	药师（士）	其中：西药师（士）	中药师（士）
全国总计	**292 609**	**5 636**	**53 953**	**24 555**	**29 398**
北京市	7 983	12	1 978	583	1 395
天津市	3 425	18	829	319	510
河北省	11 138	371	1 954	945	1 009
山西省	4 891	113	1 011	391	620
内蒙古自治区	4 410	49	935	389	546
辽宁省	7 577	91	1 643	577	1 066
吉林省	5 115	26	994	435	559
黑龙江省	7 357	76	1 805	727	1 078
上海市	3 320	15	818	308	510
江苏省	20 158	335	3 265	1 558	1 707
浙江省	16 294	365	3 302	1 664	1 638
安徽省	11 619	220	1 757	835	922
福建省	7 947	675	1 563	791	772
江西省	9 749	363	1 925	1 002	923
山东省	22 858	354	3 633	1 683	1 950
河南省	22 003	377	3 914	1 684	2 230
湖北省	14 111	227	2 521	1 016	1 505
湖南省	19 008	428	3 249	1 366	1 883
广东省	20 793	211	4 579	2 296	2 283
广西壮族自治区	11 454	329	1 931	1 043	888
海南省	1 823	79	363	214	149
重庆市	7 525	52	1 118	558	560
四川省	18 949	183	3 015	1 538	1 477
贵州省	6 678	302	922	426	496
云南省	7 102	63	1 242	589	653
西藏自治区	0	0	0	0	0
陕西省	10 830	115	1 853	779	1 074
甘肃省	3 813	86	755	325	430
青海省	787	9	210	91	119
宁夏回族自治区	1 166	33	337	162	175
新疆维吾尔自治区	2 726	59	532	261	271

2015 年各地区中医医院卫生技术人员数（三）

单位：人

	检验技师（士）	影像技师（士）	其他卫生技术人员	其中：	
				见习医师	内：中医
全国总计	**23 318**	**13 523**	**63 397**	**25 224**	**6 305**
北京市	667	354	1 452	476	317
天津市	326	92	1 833	277	24
河北省	1 080	679	2 920	819	275
山西省	503	303	915	234	55
内蒙古自治区	427	278	1 253	588	167
辽宁省	671	332	1 335	415	130
吉林省	413	278	1 323	419	63
黑龙江省	745	486	2 007	570	124
上海市	297	108	430	11	5
江苏省	1 335	512	3 315	1 868	262
浙江省	1 318	463	3 213	1 568	356
安徽省	856	550	2 183	1 166	245
福建省	621	327	1 474	540	200
江西省	942	576	1 338	527	181
山东省	1 588	955	4 476	1 571	274
河南省	1 672	1 528	4 451	1 584	474
湖北省	1 035	610	2 124	927	186
湖南省	1 377	989	2 235	795	256
广东省	1 509	653	5 403	1 533	157
广西壮族自治区	915	408	2 960	1 404	517
海南省	145	66	349	163	49
重庆市	518	202	1 540	760	90
四川省	1 476	694	3 784	1 722	466
贵州省	512	398	1 953	1 333	520
云南省	572	354	2 444	1 192	433
西藏自治区	0	0	0	0	0
陕西省	1 005	760	4 255	1 906	144
甘肃省	352	283	1 182	488	194
青海省	89	69	253	132	58
宁夏回族自治区	99	71	309	93	30
新疆维吾尔自治区	253	145	688	143	53

2015 年各地区中医医院的机构、床位增减情况

	机构数（个）				床位数（张）			
	2014 年	2015 年	增减数	增减（％）	2014 年	2015 年	增减数	增减（％）
全国总计	**3 115**	**3 267**	**152**	**4.88**	**665 005**	**715 393**	**50 388**	**7.58**
北京市	144	149	5	3.47	13 150	13 276	126	0.96
天津市	40	48	8	20.00	5 836	7 609	1 773	30.38
河北省	179	193	14	7.82	30 105	32 091	1 986	6.60
山西省	188	194	6	3.19	14 914	15 415	501	3.36
内蒙古自治区	79	95	16	20.25	10 319	11 713	1 394	13.51
辽宁省	106	115	9	8.49	21 848	23 581	1 733	7.93
吉林省	73	79	6	8.22	12 540	13 169	629	5.02
黑龙江省	130	132	2	1.54	19 476	21 407	1 931	9.91
上海市	18	18	0	0	5 829	5 966	137	2.35
江苏省	102	104	2	1.96	39 247	40 828	1 581	4.03
浙江省	132	144	12	9.09	30 594	32 635	2 041	6.67
安徽省	96	97	1	1.04	25 653	27 398	1 745	6.80
福建省	78	78	0	0.00	16 872	17 606	734	4.35
江西省	100	101	1	1.00	22 692	24 114	1 422	6.27
山东省	179	189	10	5.59	49 907	53 373	3 466	6.94
河南省	233	238	5	2.15	51 264	55 059	3 795	7.40
湖北省	102	109	7	6.86	31 217	35 356	4 139	13.26
湖南省	135	138	3	2.22	42 403	46 018	3 615	8.53
广东省	148	149	1	0.68	38 816	42 174	3 358	8.65
广西壮族自治区	90	91	1	1.11	21 450	22 293	843	3.93
海南省	16	17	1	6.25	3 325	3 630	305	9.17
重庆市	48	56	8	16.67	17 028	18 735	1 707	10.02
四川省	189	198	9	4.76	45 478	48 190	2 712	5.96
贵州省	83	87	4	4.82	17 490	18 765	1 275	7.29
云南省	120	124	4	3.33	21 694	23 394	1 700	7.84
西藏自治区	0	0	0	—	0	0	0	—
陕西省	144	154	10	6.94	23 702	26 071	2 369	9.99
甘肃省	76	81	5	6.58	17 661	19 935	2 274	12.88
青海省	13	13	0	0.00	2 302	2 421	119	5.17
宁夏回族自治区	19	19	0	0.00	3 825	3 923	98	2.56
新疆维吾尔自治区	55	57	2	3.64	8 368	9 248	880	10.52

2015 年各地区中医医院人员增减情况

单位：人

	2014 年	2015 年	增减数	增减（％）
全国总计	769 166	824 022	54 856	7.13
北京市	24 984	26 555	1 571	6.29
天津市	9 634	12 355	2 721	28.24
河北省	33 936	37 191	3 255	9.59
山西省	15 876	16 109	233	1.47
内蒙古自治区	12 428	13 769	1 341	10.79
辽宁省	22 327	23 349	1 022	4.58
吉林省	16 228	16 659	431	2.66
黑龙江省	23 296	24 777	1 481	6.36
上海市	9 488	9 511	23	0.24
江苏省	48 201	51 233	3 032	6.29
浙江省	43 355	45 434	2 079	4.80
安徽省	27 550	29 360	1 810	6.57
福建省	20 657	21 402	745	3.61
江西省	24 150	25 839	1 689	6.99
山东省	58 328	62 596	4 268	7.32
河南省	60 192	64 249	4 057	6.74
湖北省	32 531	35 455	2 924	8.99
湖南省	45 702	48 465	2 763	6.05
广东省	55 990	58 843	2 853	5.10
广西壮族自治区	28 847	30 339	1 492	5.17
海南省	4 313	4 812	499	11.57
重庆市	17 394	18 917	1 523	8.76
四川省	46 310	50 370	4 060	8.77
贵州省	16 187	17 877	1 690	10.44
云南省	18 100	20 556	2 456	13.57
西藏自治区	0	0	0	0
陕西省	28 604	30 552	1 948	6.81
甘肃省	11 355	13 068	1 713	15.09
青海省	2 041	2 396	355	17.39
宁夏回族自治区	3 527	3 680	153	4.34
新疆维吾尔自治区	7 635	8 304	669	8.76

2015 年各地区中西医结合医院机构、床位数

	机构数 （个）	编制床位 （张）	实有床位 （张）	其中：	
				特需服务床位	负压病房床位
全国总计	**446**	**72 306**	**78 611**	**724**	**206**
北京市	22	6 629	6 287	91	0
天津市	3	1 160	1 160	0	0
河北省	34	4 569	5 955	5	0
山西省	18	1 732	2 078	20	0
内蒙古自治区	10	797	844	10	21
辽宁省	10	1 631	1 685	62	0
吉林省	9	2 202	2 481	0	0
黑龙江省	8	814	847	0	0
上海市	8	3 352	3 502	112	1
江苏省	25	5 300	6 046	20	2
浙江省	31	7 020	6 549	121	144
安徽省	18	1 805	1 920	23	0
福建省	9	2 330	2 761	40	0
江西省	8	1 269	1 122	0	0
山东省	15	1 925	2 850	2	33
河南省	20	1 642	2 019	54	0
湖北省	17	4 285	3 654	2	0
湖南省	28	1 999	2 084	36	2
广东省	15	3 612	3 230	4	1
广西壮族自治区	14	3 467	4 544	6	0
海南省	5	435	410	5	0
重庆市	12	1 729	1 978	3	0
四川省	26	6 419	7 682	71	0
贵州省	22	1 211	1 507	1	0
云南省	30	1 771	1 892	0	0
西藏自治区	1	50	50	10	0
陕西省	9	1 160	1 200	24	2
甘肃省	10	1 143	1 336	2	0
青海省	1	60	60	0	0
宁夏回族自治区	3	259	229	0	0
新疆维吾尔自治区	5	529	649	0	0

2015 年各地区中西医结合医院人员数（一）

单位：人

	在岗职工数	其中：			
		卫生技术人员	其他技术人员	管理人员	工勤技能人员
全国总计	93 209	77 830	3 687	4 583	7 109
北京市	8 425	6 869	339	411	806
天津市	1 636	1 376	67	137	56
河北省	7 094	6 146	328	186	434
山西省	2 297	1 979	62	92	164
内蒙古自治区	564	473	21	27	43
辽宁省	1 839	1 500	91	75	173
吉林省	2 654	2 198	116	172	168
黑龙江省	632	560	19	20	33
上海市	5 516	4 705	354	254	203
江苏省	7 915	6 652	302	328	633
浙江省	8 293	6 982	360	395	556
安徽省	2 036	1 660	85	182	109
福建省	3 299	2 866	94	101	238
江西省	1 572	1 269	32	152	119
山东省	3 389	3 009	155	62	163
河南省	2 210	1 762	110	118	220
湖北省	4 293	3 682	44	329	238
湖南省	1 933	1 543	114	132	144
广东省	4 928	3 918	282	136	592
广西壮族自治区	6 197	5 052	136	373	636
海南省	649	488	14	36	111
重庆市	1 648	1 278	40	110	220
四川省	7 554	6 361	250	340	603
贵州省	1 321	1 091	37	91	102
云南省	1 872	1 562	115	84	111
西藏自治区	12	12	0	0	0
陕西省	1 497	1 246	49	129	73
甘肃省	1 045	904	42	42	57
青海省	70	57	3	8	2
宁夏回族自治区	177	134	12	13	18
新疆维吾尔自治区	642	496	14	48	84

2015 年各地区中西医结合医院卫生技术人员数（二）

	卫生技术人员	执业医师	其中： 中医类别	执业助理医师	其中： 中医类别
全国总计	**77 830**	**25 891**	**8 547**	**1 938**	**509**
北京市	6 869	2 532	1 008	102	28
天津市	1 376	464	146	0	0
河北省	6 146	2 122	816	216	88
山西省	1 979	622	182	50	14
内蒙古自治区	473	137	40	42	10
辽宁省	1 500	571	182	39	11
吉林省	2 198	830	446	29	6
黑龙江省	560	247	51	27	5
上海市	4 705	1 688	622	3	0
江苏省	6 652	2 250	497	121	6
浙江省	6 982	2 429	685	84	11
安徽省	1 660	583	225	51	15
福建省	2 866	890	240	46	9
江西省	1 269	433	130	19	2
山东省	3 009	1 066	393	79	18
河南省	1 762	510	213	278	89
湖北省	3 682	1 197	314	34	6
湖南省	1 543	440	148	188	34
广东省	3 918	1 168	480	58	12
广西壮族自治区	5 052	1 621	549	79	30
海南省	488	112	21	20	7
重庆市	1 278	372	118	51	22
四川省	6 361	2 093	699	74	24
贵州省	1 091	251	74	89	29
云南省	1 562	469	92	57	14
西藏自治区	12	5	2	1	0
陕西省	1 246	377	75	20	3
甘肃省	904	283	69	29	6
青海省	57	15	5	9	3
宁夏回族自治区	134	32	7	11	1
新疆维吾尔自治区	496	82	18	32	6

2015年各地区中西医结合医院卫生技术人员数（三）

单位：人

	注册护士	其中：助产士	药师（士）	其中：西药师（士）	中药师（士）
全国总计	34 548	844	4 799	2 931	1 868
北京市	3 005	65	419	214	205
天津市	529	5	58	39	19
河北省	2 367	54	307	194	113
山西省	932	30	97	67	30
内蒙古自治区	204	1	43	35	8
辽宁省	651	6	100	59	41
吉林省	959	3	153	48	105
黑龙江省	146	17	39	18	21
上海市	2 215	31	357	173	184
江苏省	3 108	41	397	258	139
浙江省	3 094	75	531	356	175
安徽省	765	36	95	52	43
福建省	1 430	74	173	124	49
江西省	594	31	101	66	35
山东省	1 153	22	219	162	57
河南省	622	19	81	45	36
湖北省	1 919	6	179	117	62
湖南省	565	15	104	58	46
广东省	1 701	39	299	165	134
广西壮族自治区	2 350	91	304	211	93
海南省	224	19	32	24	8
重庆市	579	2	67	41	26
四川省	3 179	73	329	182	147
贵州省	470	32	64	42	22
云南省	612	17	80	64	16
西藏自治区	3	0	0	0	0
陕西省	577	20	58	40	18
甘肃省	321	16	77	53	24
青海省	16	0	4	2	2
宁夏回族自治区	55	4	11	7	4
新疆维吾尔自治区	203	0	21	15	6

2015 年各地区中西医结合医院卫生技术人员数（四）

单位：人

	检验技师（士）	影像技师（士）	其他卫生技术人员	其中：	
				见习医师	内：中医
全国总计	**2 678**	**1 359**	**6 617**	**2 217**	**421**
北京市	201	85	525	180	84
天津市	45	17	263	0	0
河北省	195	143	796	117	35
山西省	85	28	165	68	21
内蒙古自治区	18	14	15	11	4
辽宁省	58	46	35	3	0
吉林省	55	32	140	79	25
黑龙江省	27	7	67	6	4
上海市	180	92	170	1	0
江苏省	243	99	434	276	31
浙江省	257	91	496	108	6
安徽省	57	32	77	29	18
福建省	85	39	203	78	1
江西省	56	27	39	3	1
山东省	82	32	378	46	0
河南省	58	48	165	81	9
湖北省	165	68	120	12	4
湖南省	61	57	128	49	14
广东省	133	66	493	181	11
广西壮族自治区	157	71	470	186	73
海南省	16	8	76	39	0
重庆市	45	13	151	76	24
四川省	201	95	390	207	27
贵州省	37	39	141	93	4
云南省	52	35	257	81	4
西藏自治区	1	1	1	0	0
陕西省	49	24	141	64	2
甘肃省	37	33	124	81	12
青海省	3	3	7	4	0
宁夏回族自治区	6	3	16	3	0
新疆维吾尔自治区	13	11	134	55	7

2015 年各地区中西医结合医院的机构、床位增减情况

	机构数（个）				床位数（张）			
	2014 年	2015 年	增减数	增减（%）	2014 年	2015 年	增减数	增减（%）
全国总计	**384**	**446**	**62**	**16.15**	**67 277**	**78 611**	**11 334**	**16.85**
北京市	18	22	4	22.22	5 453	6 287	834	15.29
天津市	4	3	−1	−25.00	1 660	1 160	−500	−30.12
河北省	31	34	3	9.68	5 260	5 955	695	13.21
山西省	14	18	4	28.57	1 959	2 078	119	6.07
内蒙古自治区	13	10	−3	−23.08	1 066	844	−222	−20.83
辽宁省	8	10	2	25.00	1 400	1 685	285	20.36
吉林省	5	9	4	80.00	1 505	2 481	976	64.85
黑龙江省	9	8	−1	−11.11	848	847	−1	−0.12
上海市	8	8	0	0	3 395	3 502	107	3.15
江苏省	23	25	2	8.70	5 803	6 046	243	4.19
浙江省	26	31	5	19.23	4 741	6 549	1 808	38.14
安徽省	15	18	3	20.00	1 582	1 920	338	21.37
福建省	9	9	0	0	2 793	2 761	−32	−1.15
江西省	8	8	0	0	958	1 122	164	17.12
山东省	15	15	0	0	2 745	2 850	105	3.83
河南省	16	20	4	25.00	1 510	2 019	509	33.71
湖北省	14	17	3	21.43	2 771	3 654	883	31.87
湖南省	18	28	10	55.56	1 576	2 084	508	32.23
广东省	11	15	4	36.36	1 985	3 230	1 245	62.72
广西壮族自治区	10	14	4	40.00	2 893	4 544	1 651	57.07
海南省	5	5	0	0	360	410	50	13.89
重庆市	9	12	3	33.33	1 482	1 978	496	33.47
四川省	22	26	4	18.18	6 846	7 682	836	12.21
贵州省	16	22	6	37.50	1 437	1 507	70	4.87
云南省	32	30	−2	−6.25	1 914	1 892	−22	−1.15
西藏自治区	1	1	0	0	50	50	0	0.00
陕西省	8	9	1	12.50	1 316	1 200	−116	−8.81
甘肃省	9	10	1	11.11	1 244	1 336	92	7.40
青海省	1	1	0	0	30	60	30	100.00
宁夏回族自治区	2	3	1	50.00	128	229	101	78.91
新疆维吾尔自治区	4	5	1	25.00	567	649	82	14.46

2015 年各地区中西医结合医院人员增减情况

单位：人

	2014 年	2015 年	增减数	增减（％）
全国总计	**81 144**	**93 209**	**12 065**	**14.87**
北京市	6 595	8 425	1 830	27.75
天津市	2 514	1 636	−878	−34.92
河北省	6 111	7 094	983	16.09
山西省	2 078	2 297	219	10.54
内蒙古自治区	851	564	−287	−33.73
辽宁省	1 478	1 839	361	24.42
吉林省	1 734	2 654	920	53.06
黑龙江省	675	632	−43	−6.37
上海市	5 366	5 516	150	2.80
江苏省	7 543	7 915	372	4.93
浙江省	5 934	8 293	2 359	39.75
安徽省	1 331	2 036	705	52.97
福建省	3 273	3 299	26	0.79
江西省	1 432	1 572	140	9.78
山东省	3 452	3 389	−63	−1.83
河南省	1 518	2 210	692	45.59
湖北省	3 523	4 293	770	21.86
湖南省	1 582	1 933	351	22.19
广东省	3 726	4 928	1 202	32.26
广西壮族自治区	4 909	6 197	1 288	26.24
海南省	593	649	56	9.44
重庆市	1 504	1 648	144	9.57
四川省	7 139	7 554	415	5.81
贵州省	1 043	1 321	278	26.65
云南省	1 567	1 872	305	19.46
西藏自治区	12	12	0	0
陕西省	1 425	1 497	72	5.05
甘肃省	877	1 045	168	19.16
青海省	33	70	37	112.12
宁夏回族自治区	157	177	20	12.74
新疆维吾尔自治区	585	642	57	9.74

2015 年各地区民族医医院机构、床位数

	机构数（个）	编制床位（张）	实有床位（张）	其中：	
				特需服务床位	负压病房床位
全国总计	253	26 990	25 408	309	252
北京市	3	200	247	0	0
内蒙古自治区	59	8 216	7 440	87	46
辽宁省	1	300	300	16	0
吉林省	3	221	137	0	0
黑龙江省	5	282	282	0	0
福建省	1	80	60	0	0
山东省	4	204	204	0	0
湖北省	3	1 000	860	0	0
湖南省	3	112	106	0	0
广西壮族自治区	4	370	435	0	0
四川省	36	2 332	1 151	2	0
贵州省	7	575	485	0	0
云南省	3	400	354	0	0
西藏自治区	28	1 881	1 697	32	25
甘肃省	12	941	760	0	120
青海省	33	3 148	2 963	70	7
宁夏回族自治区	2	40	40	0	0
新疆维吾尔自治区	46	6 688	7 887	102	54

2015 年各地区民族医医院人员数

单位：人

	在岗职工数	其中：			
		卫生技术人员	其他技术人员	管理人员	工勤技能人员
全国总计	23 156	18 875	1 272	1 213	1 796
北京市	523	291	88	41	103
内蒙古自治区	8 028	6 779	215	469	565
辽宁省	253	210	1	38	4
吉林省	163	140	6	16	1
黑龙江省	175	139	8	9	19
福建省	42	37	0	3	2
山东省	138	105	14	19	0
湖北省	565	468	29	30	38
湖南省	59	42	8	5	4
广西壮族自治区	621	506	31	27	57
四川省	1 182	967	82	75	58
贵州省	506	405	47	45	9
云南省	378	296	5	41	36
西藏自治区	1 594	1 221	63	95	215

（续表）

	在岗职工数	其中： 卫生技术人员	其他技术人员	管理人员	工勤技能人员
甘肃省	566	488	25	24	29
青海省	1 756	1 347	137	89	183
宁夏回族自治区	24	20	0	2	2
新疆维吾尔自治区	6 583	5 414	513	185	471

2015 年各地区民族医医院卫生技术人员数（一）

单位：人

	卫生技术人员	执业医师	其中： 中医类别	执业助理医师	其中： 中医类别
全国总计	**18 875**	**6 416**	**3 964**	**1 221**	**725**
北京市	291	94	47	11	3
内蒙古自治区	6 779	2 736	1 848	203	139
辽宁省	210	67	55	12	9
吉林省	140	57	36	1	0
黑龙江省	139	51	10	7	1
福建省	37	9	3	5	0
山东省	105	50	8	3	0
湖北省	468	140	29	24	5
湖南省	42	16	8	4	1
广西壮族自治区	506	128	63	23	14
四川省	967	346	208	100	48
贵州省	405	90	36	12	1
云南省	296	94	57	17	10
西藏自治区	1 221	589	336	124	72
甘肃省	488	208	136	45	31
青海省	1 347	461	354	94	70
宁夏回族自治区	20	6	4	1	1
新疆维吾尔自治区	5 414	1 274	726	535	320

2015 年各地区民族医医院卫生技术人员数（二）

单位：人

	注册护士	其中： 助产士	药师（士）	其中： 西药师（士）	中药师（士）
全国总计	**5 809**	**154**	**1 937**	**567**	**1 370**
北京市	120	0	20	9	11
内蒙古自治区	2 171	53	630	153	477
辽宁省	68	0	36	5	31
吉林省	42	0	22	15	7
黑龙江省	50	0	13	10	3
福建省	16	5	2	1	1
山东省	30	0	12	8	4
湖北省	208	13	27	13	14

（续表）

	注册护士	其中：助产士	药师（士）	其中：西药师（士）	中药师（士）
湖南省	9	0	6	2	4
广西壮族自治区	171	5	57	43	14
四川省	220	4	46	17	29
贵州省	161	2	24	13	11
云南省	120	0	8	4	4
西藏自治区	252	0	138	29	109
甘肃省	105	20	30	10	20
青海省	355	4	150	25	125
宁夏回族自治区	4	0	6	3	3
新疆维吾尔自治区	1 707	48	710	207	503

2015 年各地区民族医医院卫生技术人员数（三）

单位：人

	检验技师（士）	影像技师（士）	其他卫生技术人员	其中：见习医师	内：中医
全国总计	**537**	**326**	**2 629**	**811**	**254**
北京市	10	7	29	3	1
内蒙古自治区	160	89	790	198	49
辽宁省	7	1	19	0	0
吉林省	4	4	10	7	2
黑龙江省	9	4	5	0	0
福建省	1	1	3	0	0
山东省	3	2	5	0	0
湖北省	17	7	45	31	0
湖南省	2	1	4	1	0
广西壮族自治区	19	7	101	33	19
四川省	31	27	197	31	17
贵州省	10	8	100	59	4
云南省	5	4	48	0	0
西藏自治区	24	21	73	18	7
甘肃省	14	10	76	8	1
青海省	39	22	226	116	34
宁夏回族自治区	1	2	0	0	0
新疆维吾尔自治区	181	109	898	306	120

2015 年各地区民族医医院的机构、床位增减情况

	机构数（个）				床位数（张）			
	2014 年	2015 年	增减数	增减（%）	2014 年	2015 年	增减数	增减（%）
全国总计	**233**	**253**	**20**	**8.58**	**22 768**	**25 408**	**2 640**	**11.60**
北京市	3	3	0	0.00	177	247	70	39.55

（续表）

	机构数（个）				床位数（张）			
	2014 年	2015 年	增减数	增减（%）	2014 年	2015 年	增减数	增减（%）
内蒙古自治区	55	59	4	7.27	5 898	7 440	1 542	26.14
辽宁省	1	1	0	0.00	300	300	0	0.00
吉林省	2	3	1	50.00	82	137	55	67.07
黑龙江省	5	5	0	0.00	272	282	10	3.68
福建省	2	1	−1	−50.00	80	60	−20	−25.00
山东省	3	4	1	33.33	199	204	5	2.51
湖北省	3	3	0	0.00	869	860	−9	−1.04
湖南省	3	3	0	0.00	106	106	0	0.00
广西壮族自治区	4	4	0	0.00	355	435	80	22.54
四川省	23	36	13	56.52	778	1 151	373	47.94
贵州省	9	7	−2	−22.22	521	485	−36	−6.91
云南省	3	3	0	0.00	362	354	−8	−2.21
西藏自治区	20	28	8	40.00	1 298	1 697	399	30.74
甘肃省	13	12	−1	−7.69	818	760	−58	−7.09
青海省	36	33	−3	−8.33	2 767	2 963	196	7.08
宁夏回族自治区	3	2	−1	−33.33	115	40	−75	−65.22
新疆维吾尔自治区	45	46	1	2.22	7 771	7 887	116	1.49

2015 年各地区民族医医院人员增减情况

单位：人

	2014 年	2015 年	增减数	增减（%）
全国总计	**19 404**	**23 156**	**3 752**	**19.34**
北京市	463	523	60	12.96
内蒙古自治区	5 717	8 028	2 311	40.42
辽宁省	153	253	100	65.36
吉林省	139	163	24	17.27
黑龙江省	196	175	−21	−10.71
福建省	81	42	−39	−48.15
山东省	127	138	11	8.66
湖北省	538	565	27	5.02
湖南省	68	59	−9	−13.24
广西壮族自治区	529	621	92	17.39
四川省	699	1 182	483	69.10
贵州省	543	506	−37	−6.81
云南省	256	378	122	47.66
西藏自治区	1 347	1 594	247	18.34
甘肃省	649	566	−83	−12.79
青海省	1 767	1 756	−11	−0.62
宁夏回族自治区	56	24	−32	−57.14
新疆维吾尔自治区	6 076	6 583	507	8.34

2015 年按床位数分组的中医类医院数情况

单位：张

	总计	0~49	50~99	100~199	200~299
总计	**3 966**	**1 032**	**694**	**846**	**474**
中医医院	3 267	769	511	717	439
中西医结合医院	446	158	121	67	26
民族医医院	253	100	62	62	9

	300~399	400~499	500~799	800 及以上
总计	**274**	**234**	**277**	**135**
中医医院	247	215	250	116
中西医结合医院	16	18	21	18
民族医医院	11	1	6	1

2015 年按等级分组的中医类医院数情况

单位：个

	合计	中医医院	中西医结合医院	民族医医院
总计	**3 966**	**3 267**	**446**	**253**
三级	**465**	**399**	**52**	**14**
三级甲等	362	307	47	8
三级乙等	90	82	3	5
三级丙等	0	0	0	0
未评等次	13	10	2	1
二级	**1 963**	**1 756**	**86**	**121**
二级甲等	1 383	1 271	43	69
二级乙等	333	283	16	34
二级丙等	16	12	1	3
未评等次	231	190	26	15
一级	**694**	**513**	**130**	**51**
一级甲等	85	60	16	9
一级乙等	34	21	10	3
一级丙等	70	59	7	4
未评等次	505	373	97	35
其他	**844**	**599**	**178**	**67**

2015 年中医医院等级情况

单位：个

	合计	中医综合医院	中医专科医院	其中：				
				肛肠医院	骨伤医院	针灸医院	按摩医院	其他中医专科医院
总计	**3 267**	**2 752**	**515**	**65**	**200**	**14**	**24**	**212**
三级	**399**	**377**	**22**	**3**	**14**	**2**	**0**	**3**
三级甲等	307	290	17	2	10	2	0	3
三级乙等	82	79	3	1	2	0	0	0
三级丙等	0	0	0	0	0	0	0	0
未评等次	10	8	2	0	2	0	0	0
二级	**1 756**	**1 663**	**93**	**16**	**46**	**0**	**5**	**26**
二级甲等	1 271	1 222	49	5	32	0	3	9
二级乙等	283	270	13	1	8	0	2	2
二级丙等	12	10	2	1	0	0	0	1
未评等次	190	161	29	9	6	0	0	14
一级	**513**	**364**	**149**	**28**	**55**	**4**	**8**	**54**
一级甲等	60	44	16	3	8	0	1	4
一级乙等	21	15	6	2	0	0	0	4
一级丙等	59	51	8	0	6	1	0	1
未评等次	373	254	119	23	41	3	7	45
其他	**599**	**348**	**251**	**18**	**85**	**8**	**11**	**129**

2015 年民族医医院等级情况

单位：个

	合计	蒙医医院	藏医医院	维医医院	傣医医院	其他民族医医院
总计	**253**	**69**	**96**	**41**	**1**	**46**
三级	**14**	**8**	**5**	**1**	**0**	**0**
三级甲等	8	5	2	1	0	0
三级乙等	5	3	2	0	0	0
三级丙等	0	0	0	0	0	0
未评等次	1	0	1	0	0	0
二级	**121**	**42**	**41**	**24**	**1**	**13**
二级甲等	69	22	27	10	1	9
二级乙等	34	15	11	6	0	2
二级丙等	3	2	1	0	0	0
未评等次	15	3	2	8	0	2
一级	**51**	**11**	**18**	**12**	**0**	**10**
一级甲等	9	2	4	2	0	1
一级乙等	3	0	0	1	0	2
一级丙等	4	0	2	0	0	2
未评等次	35	9	12	9	0	5
其他	**67**	**8**	**32**	**4**	**0**	**23**

2015年各地区万人口中医类医院床位数及
万人口全国中医执业（助理）医师数

地区	人口（万人）	床位数（张）	床位数/万人口（张）	全国位次	中医执业（助理）医师数（人）	中医执业（助理）医师数/万人口（人）	全国位次
全国总计	137 462	819 412	5.96	—	452 190	3.29	—
北京市	2 171	19 810	9.12	2	15 947	7.35	1
天津市	1 547	8 769	5.67	21	6 863	4.44	5
河北省	7 452	38 046	5.11	26	25 162	3.38	11
山西省	3 664	17 493	4.77	27	14 203	3.88	9
内蒙古自治区	2 511	19 997	7.96	4	12 926	5.15	3
辽宁省	4 382	25 566	5.83	17	12 136	2.77	22
吉林省	2 753	15 787	5.73	18	9 185	3.34	13
黑龙江省	3 812	22 536	5.91	14	10 009	2.63	26
上海市	2 415	9 468	3.92	31	7 450	3.08	16
江苏省	7 976	46 874	5.88	16	21 472	2.69	24
浙江省	5 539	39 184	7.07	8	22 874	4.13	8
安徽省	6 144	29 318	4.77	28	11 837	1.93	31
福建省	3 839	20 427	5.32	25	12 901	3.36	12
江西省	4 566	25 236	5.53	22	11 053	2.42	28
山东省	9 847	56 427	5.73	19	31 235	3.17	14
河南省	9 480	57 078	6.02	13	29 702	3.13	15
湖北省	5 852	39 870	6.81	11	15 963	2.73	23
湖南省	6 783	48 208	7.11	7	20 744	3.06	18
广东省	10 849	45 404	4.19	30	33 401	3.08	17
广西壮族自治区	4 796	27 272	5.69	20	12 874	2.68	25
海南省	911	4 040	4.43	29	1 893	2.08	30
重庆市	3 017	20 713	6.87	10	12 794	4.24	6
四川省	8 204	57 023	6.95	9	45 132	5.50	2
贵州省	3 530	20 757	5.88	15	8 549	2.42	27
云南省	4 742	25 640	5.41	23	9 973	2.10	29
西藏自治区	324	1 747	5.39	24	1 169	3.61	10
陕西省	3 793	27 271	7.19	6	11 533	3.04	19
甘肃省	2 600	22 031	8.47	3	12 039	4.63	4
青海省	588	5 444	9.26	1	2 448	4.16	7
宁夏回族自治区	668	4 192	6.28	12	1 994	2.99	20
新疆维吾尔自治区	2 360	17 784	7.54	5	6 729	2.85	21

2015 年中医类医疗机构资源及服务占全国医疗资源及服务的比例

	中医类机构		中医执业（助理）医师		实有床位		诊疗量		出院人数	
	机构数（个）	占比（%）	人员数（人）	占比（%）	床位数（张）	占比（%）	人数（万人次）	占比（%）	人数（万人）	占比（%）
总计	**46 494**	**19.69**	**179 449**	**9.08**	**819 997**	**15.36**	**68 414.2**	**18.18**	**2 351.2**	**14.66**
中医类医院	3 966	14.38	134 876	7.97	819 412	15.37	54 870.9	17.79	2 349.3	14.67
中医类门诊部	1 640	12.35	7 397	11.11	585	7.58	1 761.9	18.76	1.9	9.31
中医类诊所	40 888	20.94	37 176	22.84	—	—	11 781.4	20.14	—	—

注：占比系中医类医院、门诊部、诊所分别占全国医院、门诊部、诊所的资源量及服务量的比例。

二、中医医疗机构运营与服务

2015 年医疗卫生机构分科床位、门急诊人次及出院人数

科室名称	实有床位（张）	门急诊人次（人次）	出院人数（人）	构成（%）		
				实有床位	门急诊人次	出院人数
总计	**7 015 217**	**4 990 047 970**	**209 549 487**	**100.00**	**100.00**	**100.00**
中医合计	**947 619**	**765 536 690**	**26 724 243**	**13.51**	**15.34**	**12.75**
中医科	827 788	693 975 443	23 677 572	11.80	13.91	11.30
民族医学科	21 933	7 747 964	512 130	0.31	0.16	0.24
中西医结合科	97 898	63 813 283	2 534 541	1.40	1.28	1.21

2015 年全国医院、中医类医院门诊服务情况（一）

	机构数（个）	总诊疗人次数（人次）					家庭卫生服务人次数
		总计	其中：门急诊人次数				
			合计	门诊人次数	急诊人次数		
					小计	死亡数	
总计	27 587	3 083 640 862	3 016 549 832	2 746 336 591	270 213 241	218 691	4 247 488
中医类医院	3 966	548 708 600	535 571 241	499 622 390	35 948 851	22 216	1 045 794
中医医院	3 267	485 026 411	474 006 513	442 812 448	31 194 065	18 574	501 381
中西医结合医院	446	54 013 691	52 528 072	48 088 450	4 439 622	3 348	437 671
民族医医院	253	9 668 498	9 036 656	8 721 492	315 164	294	106 742

2015 年全国医院、中医类医院门诊服务情况（二）

	观察室留观病例		健康检查人次数（人次）	总诊疗人次中：预约诊疗人次数（人次）	急诊死亡率（%）	观察室病死率（%）	预约诊疗人次占总诊疗人次百分比（%）
	例数（例）	死亡人数（人）					
总计	30 256 800	35 424	159 328 055	270 656 482	0.08	0.12	8.78
中医类医院	4 111 758	4 116	22 796 826	38 512 868	0.06	0.10	7.02
中医医院	3 675 037	3 933	19 793 581	34 249 861	0.06	0.11	7.06
中西医结合医院	406 703	177	2 626 748	4 164 810	0.08	0.04	7.71
民族医医院	30 018	6	376 497	98 197	0.09	0.02	1.02

2015 年全国医院、中医类医院住院服务情况（一）

单位：人

	入院人数	出院人数		转往基层医疗卫生机构
		总计	死亡人数	
总计	160 868 382	160 138 975	749 821	506 100
中医类医院	23 613 612	23 493 099	96 791	94 665
中医医院	21 018 156	20 915 263	80 809	88 214
中西医结合医院	2 033 370	2 020 219	14 756	5 158
民族医医院	562 086	557 617	1 226	1 293

2015 年全国医院、中医类医院住院服务情况（二）

	住院病人手术人次数（人次）	每百门急诊的入院人数（人）	死亡率（%）	医院向基层医疗卫生机构转诊率（%）
总计	43 025 081	5.33	0.47	0.32
中医类医院	5 036 082	4.41	0.41	0.40
中医医院	4 418 428	4.43	0.39	0.42
中西医结合医院	573 255	3.87	0.73	0.26
民族医医院	44 399	6.22	0.22	0.23

2015 年全国医院、中医类医院处方使用情况

	门诊处方（张）				
	总计	使用抗菌药物处方		中医处方数	
		小计	比例（%）	小计	比例（%）
总计	—	—	14.71	—	19.24
中医类医院	517 875 511	55 256 755	10.67	252 915 653	48.84
中医医院	459 238 019	47 954 470	10.44	230 057 855	50.10
中西医结合医院	51 598 850	6 794 688	13.17	19 476 899	37.75
民族医医院	7 038 642	507 597	7.21	3 380 899	48.03

2015 年全国医院、中医类医院病床使用情况（一）

	实有床位数 （张）	实际开放总床 日数 （日）	平均开放病床数 （张）	实际占用总床 日数 （日）	出院者占用总床 日数 （日）
总计	5 326 790	1 859 097 179	5 093 417	1 586 907 227	1 536 513 406
中医类医院	819 412	286 603 912	785 216	240 869 716	234 976 720
中医医院	715 393	251 315 143	688 535	212 934 856	208 065 290
中西医结合医院	78 611	27 031 125	74 058	22 036 122	21 085 633
民族医医院	25 408	8 257 644	22 624	5 898 738	5 825 797

2015 年全国医院、中医类医院病床使用情况（二）

	观察床数 （张）	全年开设家 庭病床总数 （张）	病床周转 次数 （次）	病床工作日 （日）	病床使用率 （%）	出院者平均 住院日 （日）
总计	272 149	480 728	31.44	311.56	85.36	9.59
中医类医院	38 836	136 065	29.92	306.76	84.04	10.00
中医医院	34 710	127 819	30.38	309.26	84.73	9.95
中西医结合医院	2 952	6 127	27.28	297.55	81.52	10.44
民族医医院	1 174	2 119	24.65	260.73	71.43	10.45

2015 年全国医院、中医类医院医师工作效率

	医师人均全年担负		医师人均每日担负		医师人均 年业务收入 （元）
	诊疗人次 （人次）	住院床日 （日）	诊疗人次 （人次）	住院床日 （日）	
总计	1 822.91	938.11	7.29	2.57	1 236 719.35
中医类医院	1 935.43	849.54	7.74	2.33	996 931.82
中医医院	1 955.56	858.59	7.82	2.35	990 866.44
中西医结合医院	1 940.91	791.84	7.76	2.17	1 179 813.61
民族医医院	1 261.34	766.03	5.05	2.10	527 486.58

2015 年分市、县中医类医院门诊服务情况（一）

	机构数 （个）	总诊疗人次数（人次）					家庭卫生 服务 人次数
		总计	其中：门急诊人次数				
			合计	门诊人次数	急诊人次数		
					小计	死亡数	
总计	3 966	548 708 600	535 571 241	499 622 390	35 948 851	22 216	1 045 794
市	2 244	401 128 345	392 524 494	366 405 455	26 119 039	16 818	945 501
县	1 722	147 580 255	143 046 747	133 216 935	9 829 812	5 398	100 293

2015 年分市、县中医类医院门诊服务情况（二）

	门急诊人次占总诊疗人次（%）	观察室		观察室病死率（%）	健康检查人次数（人次）	总诊疗人次中：预约诊疗人次数（人次）
		留观病例数	死亡人数			
总计	**97.61**	**4 111 758**	**4 116**	**0.10**	**22 796 826**	**38 512 868**
市	97.86	2 659 461	3 278	0.10	15 997 131	36 644 358
县	96.93	1 452 297	838	0.06	6 799 695	1 868 510

2015 年分市、县中医类医院住院服务情况

	入院人数（人）	出院人数（人）				住院病人手术人次数（人次）	每百门急诊的入院人数（人）
		总计	转往基层医疗卫生机构	死亡	病死率（%）		
总计	**23 613 612**	**23 493 099**	**94 665**	**96 791**	**0.41**	**5 036 082**	**4.30**
市	13 791 371	13 728 234	58 393	75 299	0.55	3 348 380	3.51
县	9 822 241	9 764 865	36 272	21 492	0.22	1 687 702	6.87

2015 年分市、县中医类医院处方使用情况

	门诊处方（张）					
	总计	使用抗菌药物处方数		中医处方数		
		小计	比例（%）	小计	比例（%）	
总计	**517 875 511**	**55 256 755**	**10.67**	**252 915 653**	**48.84**	
市	394 934 343	36 940 014	9.35	201 599 887	51.05	
县	122 941 168	18 316 741	14.90	51 315 766	41.74	

2015 年分市、县中医类医院病床使用情况（一）

	编制床位（张）	实有床位数（张）	其中：		实际开放总床日数（日）	平均开放病床数（张）
			特需服务床位	负压病房床位		
总计	**813 793**	**819 412**	**5 981**	**1 811**	**286 603 914**	**785 216**
市	515 195	516 727	4 504	1 028	181 029 192	495 970
县	298 598	302 685	1 477	783	105 574 722	289 246

2015 年分市、县中医类医院病床使用情况（二）

	实际占用总床日数（日）	出院者占用总床日数（日）	观察床数（张）	全年开设家庭病床总数（张）
总计	**240 869 716**	**234 976 720**	**38 836**	**136 065**
市	156 170 885	152 431 182	14 671	60 578
县	84 698 831	82 545 538	24 165	75 487

2015 年分市、县中医类医院病床使用情况（三）

	病床周转次数（次）	病床工作日（日）	病床使用率（%）	出院者平均住院日（日）
总计	**29.92**	**306.76**	**84.04**	**10.00**
市	27.68	314.88	86.27	11.10
县	33.76	292.83	80.23	8.45

2015 年分市、县中医类医院医师工作效率

	医师人均全年担负		医师人均每日担负	
	诊疗人次（人次）	住院床日（日）	诊疗人次（人次）	住院床日（日）
总计	**1 935.43**	**849.54**	**7.74**	**2.33**
市	2 106.97	820.20	8.43	2.25
县	1 584.80	909.52	6.34	2.49

2015 年全国卫生计生部门综合医院、政府办中医综合医院院均总收支情况

	机构数（个）	总收入（千元）	总支出（千元）
综合医院合计	**4 519**	**312 228.25**	**303 175.15**
部属	25	3 850 264.76	3 728 283.60
省属	223	1 461 543.27	1 413 981.06
地级市属	953	513 122.86	498 868.62
县级市属	1 496	178 259.11	174 086.57
县属	1 822	127 934.68	123 857.48
中医综合医院合计	**2 136**	**116 896.18**	**113 522.60**
部属	4	1 454 644.50	1 393 691.25
省属	57	924 169.23	897 086.26
地级市属	315	232 535.96	225 780.40
县级市属	578	94 288.56	92 108.17
县属	1 182	53 677.16	51 959.59

2015 年全国卫生计生部门综合医院、政府办中医综合医院
院均总收入情况

单位：千元

	总收入	其中：			
		医疗收入	财政补助收入	科教项目收入	其他收入
综合医院合计	**312 228.25**	**279 641.96**	**25 663.83**	**1 261.19**	**5 661.27**
部属	3 850 264.76	3 490 608.92	157 181.32	87 893.88	114 580.64
省属	1 461 543.27	1 323 586.54	98 754.48	10 104.01	29 098.24
地级市属	513 122.86	461 909.58	42 697.86	964.69	7 550.71
县级市属	178 259.11	158 212.38	16 517.43	104.50	3 424.80
县属	127 934.68	112 179.71	13 513.68	95.00	2 146.28
中医综合医院合计	**116 896.18**	**102 304.16**	**12 019.38**	**431.77**	**2 140.87**
部属	1 454 644.50	1 308 292.25	74 442.00	44 886.25	27 024.00
省属	924 169.23	825 715.86	72 154.16	10 406.44	15 892.77
地级市属	232 535.96	204 358.46	23 692.73	347.10	4 137.67
县级市属	94 288.56	83 449.23	8 992.49	36.94	1 809.90
县属	53 677.16	45 360.52	7 277.48	15.96	1 023.20

2015 年全国卫生计生部门综合医院、政府办中医综合医院
院均医疗收入情况

单位：千元

	医疗收入	其中：	
		门诊收入	住院收入
综合医院合计	**279 641.96**	**91 337.51**	**188 304.45**
部属	3 490 608.92	1 259 872.16	2 230 736.76
省属	1 686 627.42	412 712.84	910 873.70
地级市属	461 909.58	146 474.32	315 435.26
县级市属	158 212.38	57 304.95	100 907.43
县属	112 179.71	35 073.66	77 106.05
中医综合医院合计	**102 304.16**	**42 925.19**	**59 378.97**
部属	1 308 292.25	955 660.00	352 632.25
省属	825 715.86	392 980.30	432 735.56
地级市属	204 358.46	86 363.75	117 994.71
县级市属	83 449.23	34 135.26	49 313.97
县属	45 360.52	15 677.60	29 682.92

2015 年全国卫生计生部门综合医院、政府办中医综合医院
院均门诊收入情况（一）

单位：千元

	门诊收入	内：			
		挂号收入	诊察收入	检查收入	化验收入
综合医院合计	**91 337.51**	**628.47**	**2 255.59**	**19 265.69**	**10 100.12**
部属	1 259 872.16	13 285.52	23 993.52	199 522.76	147 638.04
省属	412 712.84	3 441.98	10 856.99	73 994.23	44 848.54
地级市属	146 474.32	799.53	3 122.65	30 817.56	15 910.04
县级市属	57 304.95	329.95	1 728.96	12 668.38	6 605.09
县属	35 073.66	266.08	883.46	9 468.62	3 790.76
中医综合医院合计	**42 925.19**	**416.34**	**1 066.51**	**6 201.15**	**3 020.26**
部属	955 660.00	13 163.50	20 384.00	57 893.00	50 699.25
省属	392 980.30	5 913.05	8 626.02	35 041.58	25 517.42
地级市属	86 363.75	671.13	2 061.37	11 711.32	6 000.61
县级市属	34 135.26	244.68	989.07	5 796.41	2 554.84
县属	15 677.60	124.18	409.33	3 364.90	1 207.36

2015 年全国卫生计生部门综合医院、政府办中医综合医院
院均门诊收入情况（二）

单位：千元

	内：				
	治疗收入	手术收入	卫生材料收入	药品收入	药事服务费收入
综合医院合计	**8 414.77**	**1 801.29**	**3 033.34**	**42 003.02**	**72.79**
部属	101 059.88	26 560.64	43 311.40	670 233.88	0
省属	36 947.01	10 204.97	13 976.60	200 058.67	91.69
地级市属	13 548.14	2 699.99	4 844.85	68 999.01	77.47
县级市属	5 589.48	1 017.58	1 950.50	24 686.27	68.97
县属	3 286.17	606.42	1 082.89	14 136.11	72.17
中医综合医院合计	**4 200.16**	**480.78**	**825.45**	**25 256.58**	**70.88**
部属	38 378.25	2 781.25	15 818.25	743 328.50	0
省属	34 981.21	3 339.04	5 182.02	265 150.07	320.91
地级市属	8 964.57	855.40	1 726.00	51 609.50	78.86
县级市属	3 871.17	462.63	775.86	17 842.01	117.42
县属	1 491.31	244.20	348.88	7 860.84	34.18

2015 年全国卫生计生部门综合医院、政府办中医综合医院
院均住院收入情况（一）

单位：千元

	住院收入	内：				
		床位收入	诊察收入	检查收入	化验收入	治疗收入
综合医院合计	**188 304.45**	**6 710.44**	**1 664.92**	**16 311.50**	**20 318.17**	**22 025.18**
部属	2 230 736.76	63 885.84	8 382.36	157 256.32	183 248.20	196 821.32
省属	910 873.70	25 177.75	5 155.74	73 636.11	83 963.57	86 955.27
地级市属	315 435.26	10 499.97	2 227.89	29 276.04	34 567.37	38 180.13
县级市属	100 907.43	4 389.29	1 298.92	8 926.83	12 335.24	12 768.34
县属	77 106.05	3 589.38	1 151.56	6 643.68	9 394.36	10 830.49
中医综合医院合计	**59 378.97**	**2 578.69**	**737.96**	**4 687.11**	**6 275.56**	**10 036.00**
部属	352 632.25	9 189.50	1 592.00	28 690.00	45 034.50	31 501.50
省属	432 735.56	15 572.88	2 635.33	35 185.98	47 509.07	75 572.02
地级市属	117 994.71	5 056.08	1 125.43	9 482.62	12 274.08	21 001.25
县级市属	49 313.97	2 284.17	732.97	3 832.31	5 234.00	7 729.62
县属	29 682.92	1 413.50	542.75	2 275.13	3 066.71	5 008.60

2015 年全国卫生计生部门综合医院、政府办中医综合医院
院均住院收入情况（二）

单位：千元

	内：				
	手术收入	护理收入	卫生材料收入	药品收入	药事服务费收入
综合医院合计	**11 561.76**	**4 259.79**	**33 193.05**	**68 701.65**	**91.42**
部属	148 336.92	22 297.28	625 502.68	797 774.04	0
省属	55 506.09	13 169.38	219 231.40	330 110.82	14.74
地级市属	17 851.15	6 128.51	53 990.67	117 450.09	165.24
县级市属	6 714.54	2 995.28	13 052.74	36 483.87	45.46
县属	4 996.82	2 982.65	7 954.56	27 658.56	101.19
中医综合医院合计	**3 190.79**	**1 540.24**	**6 085.45**	**22 907.17**	**76.19**
部属	6 541.75	1 744.75	80 570.25	140 294.00	0
省属	15 585.33	5 957.07	48 462.81	177 762.54	277.98
地级市属	5 822.23	2 191.34	13 591.64	45 001.08	160.80
县级市属	3 092.93	1 538.01	5 052.06	18 693.56	35.10
县属	1 928.32	1 154.13	2 294.75	11 214.78	64.26

2015 年全国卫生计生部门综合医院、政府办中医综合医院
院均药品收入情况（一）

单位：千元

	药品收入合计	门诊收入中的药品收入	其中：		
			西药收入	中草药收入	中成药收入
综合医院合计	**110 704.67**	**42 003.02**	**32 853.17**	**1 688.45**	**7 461.41**
部属	1 468 007.92	670 233.88	541 581.96	29 326.36	99 325.56
省属	530 169.49	200 058.67	157 420.31	4 503.31	38 135.04
地级市属	186 449.10	68 999.01	52 665.37	2 742.32	13 591.32
县级市属	61 170.13	24 686.27	19 792.32	1 349.93	3 544.02
县属	41 794.67	14 136.11	10 987.80	691.42	2 456.89
中医综合医院合计	**48 163.76**	**25 256.58**	**9 595.88**	**9 062.98**	**6 597.72**
部属	883 622.50	743 328.50	154 180.50	337 933.75	251 214.25
省属	442 912.61	265 150.07	78 673.48	106 722.55	75 182.48
地级市属	96 610.57	51 609.50	18 590.18	18 077.01	13 664.05
县级市属	36 535.56	17 842.01	8 362.63	5 291.23	3 914.58
县属	19 075.62	7 860.84	3 691.13	2 407.42	1 689.81

2015 年全国卫生计生部门综合医院、政府办中医综合医院
院均药品收入情况（二）

单位：千元

	住院收入中的药品收入	其中：			门诊和住院药品收入中：基本药物收入
		西药收入	中草药收入	中成药收入	
综合医院合计	**68 701.65**	**64 396.23**	**389.71**	**3 915.71**	**30 113.54**
部属	797 774.04	755 155.84	3 006.68	39 611.52	92 202.64
省属	330 110.82	312 125.94	887.36	17 097.52	66 491.74
地级市属	117 450.09	109 287.56	694.02	7 468.52	54 450.45
县级市属	36 483.87	34 118.40	303.38	2 062.09	22 356.57
县属	27 658.56	25 977.73	204.61	1 476.23	18 448.77
中医综合医院合计	**22 907.17**	**17 369.50**	**1 863.95**	**3 673.73**	**15 309.55**
部属	140 294.00	97 512.75	9 465.50	33 315.75	213 335.75
省属	177 762.54	129 988.21	16 680.88	31 093.46	54 217.33
地级市属	45 001.08	33 210.88	3 580.13	8 210.06	31 233.47
县级市属	18 693.56	14 782.26	1 420.62	2 490.68	13 548.30
县属	11 214.78	8 710.91	883.13	1 620.74	9 380.71

2015 年全国卫生计生部门综合医院、政府办中医综合医院
院均财政补助收入情况

单位：千元

	财政补助收入	其中：		
		基本支出	项目支出	
			小计	基本建设资金
综合医院合计	25 663.83	14 527.63	11 136.20	3 054.79
部属	157 181.32	86 537.40	70 643.92	16 008.00
省属	98 754.48	46 454.60	52 299.88	8 681.80
地级市属	42 697.86	21 315.84	21 382.03	6 915.84
县级市属	16 517.43	10 370.88	6 146.55	1 683.77
县属	13 513.68	9 494.36	4 019.32	1 294.53
中医综合医院合计	12 019.38	6 571.86	5 447.52	1 493.33
部属	74 442.00	42 810.25	31 631.75	15 870.00
省属	72 154.16	30 962.96	41 191.19	3 759.37
地级市属	23 692.73	12 965.72	10 727.00	2 051.55
县级市属	8 992.49	5 621.51	3 370.97	1 050.45
县属	7 277.48	4 033.78	3 243.70	1 403.21

2015 年全国卫生计生部门综合医院、政府办中医综合医院
院均总支出情况（一）

单位：千元

	总费用／支出	其中：				
		医疗业务成本	财政项目补助支出	科教项目支出	管理费用	其他支出
综合医院合计	303 175.15	255 421.70	10 518.02	951.87	33 616.03	2 667.53
部属	3 728 283.60	3 211 388.24	95 528.60	64 543.04	318 715.08	38 108.64
省属	1 413 981.06	1 219 263.04	47 393.23	7 893.53	128 221.84	11 209.40
地级市属	498 868.62	418 455.26	19 425.94	629.48	56 518.79	3 839.16
县级市属	174 086.57	145 711.34	6 084.13	156.92	20 573.26	1 560.92
县属	123 857.48	101 700.48	3 819.55	51.07	16 854.82	1 431.57
中医综合医院合计	113 522.60	93 443.80	5 104.56	392.31	13 470.97	1 110.97
部属	1 393 691.25	1 211 542.50	28 700.25	30 258.25	119 283.75	3 906.50
省属	897 086.26	746 295.28	48 416.58	8 339.68	88 514.53	5 520.19
地级市属	225 780.40	186 241.63	9 321.14	313.03	28 120.58	1 784.03
县级市属	92 108.17	76 380.24	3 500.97	213.12	11 226.17	787.68
县属	51 959.59	41 791.08	2 596.51	16.74	6 687.66	867.61

2015 年全国卫生计生部门综合医院、政府办中医综合医院
院均总支出情况（二）

单位：千元

	总费用/支出	总费用/支出中：		药品费	
		人员经费	卫生材料费	小计	基本药物支出
综合医院合计	**303 175.15**	**91 708.35**	**50 455.66**	**100 382.38**	**20 306.87**
部属	3 728 283.60	1 044 624.12	786 601.52	1 286 357.60	77 672.76
省属	1 413 981.06	403 227.69	284 928.54	474 579.82	62 596.11
地级市属	498 868.62	149 705.20	83 091.50	166 295.63	31 472.15
县级市属	174 086.57	56 133.58	24 610.33	56 911.86	15 820.37
县属	123 857.48	39 379.66	15 807.78	39 526.81	12 187.57
中医综合医院合计	**113 522.60**	**35 597.99**	**12 127.59**	**41 551.05**	**9 610.07**
部属	1 393 691.25	341 724.75	144 938.25	746 183.75	173 469.75
省属	897 086.26	252 614.44	97 784.26	366 442.91	41 752.32
地级市属	225 780.40	72 104.80	25 779.61	81 938.22	15 654.88
县级市属	92 108.17	30 096.15	10 036.08	32 491.20	8 939.80
县属	51 959.59	17 058.20	4 932.02	17 166.33	6 222.38

2015 年全国卫生计生部门综合医院、政府办中医综合医院
门诊患者负担情况

单位：元

	门诊病人次均诊疗费用	内：			
		挂号费	药费	检查费	治疗费
综合医院合计	**237.58**	**1.63**	**109.25**	**50.11**	**21.89**
部属	441.08	4.65	234.65	69.85	35.38
省属	332.60	2.77	161.22	59.63	29.77
地级市属	246.78	1.35	116.25	51.92	22.83
县级市属	191.02	1.10	82.29	42.23	18.63
县属	170.52	1.29	68.72	46.03	15.98
中医综合医院合计	**206.39**	**2.00**	**121.44**	**29.82**	**20.19**
部属	443.67	6.11	345.09	26.88	17.82
省属	306.10	4.61	206.53	27.29	27.25
地级市属	217.57	1.69	130.02	29.50	22.58
县级市属	179.31	1.29	93.72	30.45	20.34
县属	145.47	1.15	72.94	31.22	13.84

2015 年全国卫生计生部门综合医院、政府办中医综合医院
住院患者负担情况

单位: 元

	住院病人人均住院费用	内:					出院者日均住院费用
		床位费	药费	检查费	治疗费	手术费	
综合医院合计	**8 953.35**	**319.06**	**3 266.57**	**775.57**	**1 047.24**	**549.73**	**1 009.70**
部属	21 544.81	617.02	7 705.03	1 518.81	1 900.93	1 432.66	2 370.80
省属	16 709.43	461.87	6 055.68	1 350.81	1 595.14	1 018.23	1 701.40
地级市属	10 972.92	365.26	4 085.69	1 018.41	1 328.16	620.98	1 087.43
县级市属	6 641.15	288.88	2 401.16	587.51	840.34	441.91	780.14
县属	4 656.31	216.76	1 670.26	401.20	654.04	301.75	611.04
中医综合医院合计	**6 609.74**	**287.05**	**2 549.90**	**521.74**	**1 117.15**	**355.18**	**667.80**
部属	20 701.97	539.49	8 236.24	1 684.30	1 849.36	384.05	1 568.56
省属	13 256.87	477.08	5 445.76	1 077.92	2 315.15	477.46	1 052.50
地级市属	8 902.25	381.46	3 395.16	715.43	1 584.46	439.26	742.12
县级市属	6 008.89	278.32	2 277.80	466.97	941.85	376.87	636.16
县属	4 206.15	200.30	1 589.16	322.39	709.73	273.25	496.24

2015 年全国卫生计生部门综合医院、政府办中医综合医院
医师工作效率

	医师人均全年担负		医师人均每日担负		医师人均年业务收入 (元)
	诊疗人次 (人次)	住院床日 (日)	诊疗人次 (人次)	住院床日 (日)	
综合医院合计	**1 954.58**	**962.52**	**7.82**	**2.64**	**1 450 512.67**
部属	2 551.87	848.14	10.21	2.32	3 220 874.78
省属	2 157.28	938.47	8.63	2.57	2 351 651.63
地级市属	1 913.28	949.39	7.65	2.60	1 513 307.23
县级市属	2 031.69	889.69	8.13	2.44	1 094 689.39
县属	1 734.57	1 084.03	6.94	2.97	964 093.10
中医综合医院合计	**2 000.28**	**873.01**	**8.00**	**2.39**	**1 004 509.73**
部属	5 206.04	564.88	20.82	1.55	3 227 350.45
省属	2 927.22	944.89	11.71	2.59	1 918 944.44
地级市属	2 160.53	886.02	8.64	2.43	1 134 834.57
县级市属	1 911.86	793.81	7.65	2.17	856 250.43
县属	1 592.05	904.47	6.37	2.48	685 208.15

2015 年中医类医院分科床位、门急诊人次、出院人数

科室名称	实有床位（张）	门急诊人次（人次）	出院人数（人）	构成（%）		
				实有床位	门急诊人次	出院人数
总计	**819 412**	**535 571 241**	**23 493 099**	**100.00**	**100.00**	**100.00**
预防保健科	628	5 340 657	11 831	0.08	1.00	0.05
内科	271 736	169 398 856	8 211 259	33.16	31.63	34.95
外科	121 545	35 744 125	3 411 941	14.83	6.67	14.52
儿科	36 728	38 111 427	1 554 646	4.48	7.12	6.62
妇产科	64 146	46 677 985	2 325 067	7.83	8.72	9.90
眼科	10 380	10 983 435	370 414	1.27	2.05	1.58
耳鼻咽喉科	8 848	12 995 484	296 807	1.08	2.43	1.26
口腔科	1 281	11 419 797	22 786	0.16	2.13	0.10
皮肤科	6 904	22 333 899	159 970	0.84	4.17	0.68
肿瘤科	22 399	5 568 487	556 138	2.73	1.04	2.37
急诊医学科	11 249	30 665 915	346 306	1.37	5.73	1.47
康复医学科	28 010	7 890 400	546 876	3.42	1.47	2.33
骨伤科	112 208	39 493 635	2 781 482	13.69	7.37	11.84
肛肠科	26 686	6 111 083	689 945	3.26	1.14	2.94
针灸科	36 521	24 141 342	889 290	4.46	4.51	3.79
推拿科	11 471	10 077 745	267 943	1.40	1.88	1.14
蒙医学科	2 361	1 413 604	44 460	0.29	0.26	0.19
藏医学科	1 757	877 298	27 349	0.21	0.16	0.12
维吾尔医学科	1 260	101 403	18 039	0.15	0.02	0.08
傣医学科	25	5 223	838	0	0	0
彝医学科	0	25 819	0	0	0	0
其他民族医学科	2 294	1 411 344	47 460	0.28	0.26	0.20
中西医结合科	11 254	9 461 726	240 695	1.37	1.77	1.02
老年病科	11 245	3 804 905	271 657	1.37	0.71	1.16
其他	18 476	41 515 647	399 900	2.25	7.75	1.70

2015 年中医医院分科床位、门急诊人次、出院人数

科室名称	实有床位（张）	门急诊人次（人次）	出院人数（人）	构成（%）		
				实有床位	门急诊人次	出院人数
总计	715 393	474 006 513	20 915 263	100.00	100.00	100.00
预防保健科	414	4 661 408	9 327	0.06	0.98	0.04
内科	237 587	150 562 969	7 285 665	33.21	31.76	34.83
外科	104 172	30 057 166	2 992 938	14.56	6.34	14.31
儿科	33 622	34 405 573	1 446 699	4.70	7.26	6.92
妇产科	55 204	41 542 558	2 049 625	7.72	8.76	9.80
眼科	9 143	9 591 306	326 703	1.28	2.02	1.56
耳鼻咽喉科	7 716	11 558 570	265 638	1.08	2.44	1.27
口腔科	1 091	9 790 740	18 575	0.15	2.07	0.09
皮肤科	5 398	19 742 020	124 632	0.75	4.16	0.60
肿瘤科	19 442	5 175 153	497 140	2.72	1.09	2.38
急诊医学科	10 040	28 224 054	309 226	1.40	5.95	1.48
康复医学科	24 508	6 916 042	479 602	3.43	1.46	2.29
骨伤科	104 179	36 694 165	2 589 389	14.56	7.74	12.38
肛肠科	24 551	5 552 882	628 773	3.43	1.17	3.01
针灸科	34 808	22 904 894	856 888	4.87	4.83	4.10
推拿科	10 863	9 496 948	255 591	1.52	2.00	1.22
蒙医学科	249	118 163	3 732	0.03	0.02	0.02
藏医学科	2	14 282	0	0	0	0
维吾尔医学科	36	21 253	1 255	0.01	0	0.01
傣医学科	0	2 837	0	0	0	0
彝医学科	0	25 819	0	0	0.01	0
其他民族医学科	1 312	706 668	32 412	0.18	0.15	0.15
中西医结合科	8 465	7 980 820	196 006	1.18	1.68	0.94
老年病科	9 680	3 516 743	249 051	1.35	0.74	1.19
其他	12 911	34 743 480	296 396	1.80	7.33	1.42

2015 年中西医结合医院分科床位、门急诊人次、出院人数

科室名称	实有床位（张）	门急诊人次（人次）	出院人数（人）	构成（%）		
				实有床位	门急诊人次	出院人数
总计	**78 611**	**52 528 072**	**2 020 219**	**100.00**	**100.00**	**100.00**
预防保健科	115	609 363	1 414	0.15	1.16	0.07
内科	26 914	16 133 801	742 964	34.24	30.71	36.78
外科	14 318	5 097 015	349 393	18.21	9.70	17.29
儿科	2 674	3 544 309	101 319	3.40	6.75	5.02
妇产科	6 429	4 560 958	206 846	8.18	8.68	10.24
眼科	1 096	1 277 840	40 743	1.39	2.43	2.02
耳鼻咽喉科	1 061	1 382 289	30 137	1.35	2.63	1.49
口腔科	163	1 489 776	4 118	0.21	2.84	0.20
皮肤科	436	2 286 191	9 989	0.55	4.35	0.49
肿瘤科	2 783	340 755	54 408	3.54	0.65	2.69
急诊医学科	638	2 100 084	21 109	0.81	4.00	1.04
康复医学科	2 700	833 870	46 013	3.43	1.59	2.28
骨伤科	6 853	2 553 962	170 038	8.72	4.86	8.42
肛肠科	1 883	519 238	56 028	2.40	0.99	2.77
针灸科	1038	1 002 128	20 419	1.32	1.91	1.01
推拿科	366	517 160	9 532	0.47	0.98	0.47
蒙医学科	0	0	0	0	0	0
藏医学科	0	1 369	0	0	0	0
维吾尔医学科	0	0	0	0	0	0
傣医学科	0	0	0	0	0	0
彝医学科	0	0	0	0	0	0
其他民族医学科	65	158 980	1 349	0.08	0.30	0.07
中西医结合科	2 577	1 395 869	41 340	3.28	2.66	2.05
老年病科	1 458	273 329	20 342	1.85	0.52	1.01
其他	5 044	6 449 786	92 718	6.42	12.28	4.59

2015 年民族医医院分科床位、门急诊人次、出院人数

科室名称	实有床位（张）	门急诊人次（人次）	出院人数（人）	构成（%）		
				实有床位	门急诊人次	出院人数
总计	25 408	9 036 656	557 617	100.00	100.00	100.00
预防保健科	99	69 886	1 090	0.39	0.77	0.20
内科	7 235	2 702 086	182 630	28.48	29.90	32.75
外科	3 055	589 944	69 610	12.02	6.53	12.48
儿科	432	161 545	6 628	1.70	1.79	1.19
妇产科	2 513	574 469	68 596	9.89	6.36	12.30
眼科	141	114 289	2 968	0.55	1.26	0.53
耳鼻咽喉科	71	54 625	1 032	0.28	0.60	0.19
口腔科	27	139 281	93	0.11	1.54	0.02
皮肤科	1 070	305 688	25 349	4.21	3.38	4.55
肿瘤科	174	52 579	4 590	0.68	0.58	0.82
急诊医学科	571	341 777	15 971	2.25	3.78	2.86
康复医学科	802	140 488	21 261	3.16	1.55	3.81
骨伤科	1 176	245 508	22 055	4.63	2.72	3.96
肛肠科	252	38 963	5 144	0.99	0.43	0.92
针灸科	675	234 320	11 983	2.66	2.59	2.15
推拿科	242	63 637	2 820	0.95	0.70	0.51
蒙医学科	2 112	1 295 441	40 728	8.31	14.34	7.30
藏医学科	1 755	861 647	27 349	6.91	9.54	4.90
维吾尔医学科	1 224	80 150	16 784	4.82	0.89	3.01
傣医学科	25	2 386	838	0.10	0.03	0.15
彝医学科	0	0	0	0	0	0
其他民族医学科	917	545 696	13 699	3.61	6.04	2.46
中西医结合科	212	85 037	3 349	0.83	0.94	0.60
老年病科	107	14 833	2 264	0.42	0.16	0.41
其他	521	322 381	10 786	2.05	3.57	1.93

2015 年政府办中医类医院按地区分院均总收支情况

地区	机构数 （个）	总收入 （千元）	总支出 （千元）
全国总计	**2 537**	**115 792.73**	**112 175.41**
北京市	32	544 906.50	523 031.25
天津市	20	331 843.05	331 316.25
河北省	150	64 643.40	63 075.21
山西省	120	35 032.48	34 567.96
内蒙古自治区	109	47 587.92	46 964.71
辽宁省	71	85 014.85	84 469.79
吉林省	65	73 808.31	71 434.28
黑龙江省	94	66 303.77	65 415.84
上海市	22	542 786.95	543 661.23
江苏省	85	298 332.15	294 295.91
浙江省	90	245 952.59	241 294.63
安徽省	81	104 957.70	101 787.15
福建省	68	120 817.37	115 946.56
江西省	90	79 301.22	75 563.80
山东省	122	152 066.77	149 176.43
河南省	149	87 896.87	83 261.58
湖北省	86	127 389.05	121 306.42
湖南省	116	105 961.27	104 746.66
广东省	123	219 822.45	214 453.37
广西壮族自治区	96	99 804.02	96 730.67
海南省	16	91 145.81	94 953.31
重庆市	44	169 788.05	160 188.20
四川省	188	96 798.89	91 443.90
贵州省	66	82 040.15	75 865.48
云南省	99	64 105.48	59 764.08
西藏自治区	20	28 947.15	21 490.30
陕西省	112	63 569.41	60 819.58
甘肃省	81	54 771.73	51 052.89
青海省	38	35 192.32	31 593.68
宁夏回族自治区	18	63 068.00	62 682.72
新疆维吾尔自治区	66	79 363.05	73 401.30

2015 年政府办中医类医院按地区分院均总收入情况（一）

地区	总收入（千元）	其中：			
		医疗收入	财政补助收入	科教项目收入	其他收入
全国总计	115 792.73	100 638.42	12 542.89	458.48	2 152.94
北京市	544 906.50	466 525.41	63 511.38	7 115.09	7 754.63
天津市	331 843.05	299 567.85	28 787.05	1 791.60	1 696.55
河北省	64 643.40	58 304.82	5 801.04	49.39	488.15
山西省	35 032.48	27 169.35	7 511.67	35.59	315.88
内蒙古自治区	47 587.92	32 652.18	13 979.17	17.92	938.64
辽宁省	85 014.85	78 882.58	5 093.24	293.52	745.51
吉林省	73 808.31	54 752.71	17 477.03	548.34	1 030.23
黑龙江省	66 303.77	53 798.41	11 728.35	228.10	548.90
上海市	542 786.95	452 577.45	54 500.41	14 331.05	21 378.05
江苏省	298 332.15	272 752.82	17 257.48	345.86	7 975.99
浙江省	245 952.59	217 408.31	21 970.11	191.18	6 382.99
安徽省	104 957.70	92 659.53	8 345.19	65.94	3 887.05
福建省	120 817.37	104 279.35	14 323.97	386.10	1 827.94
江西省	79 301.22	71 505.59	6 879.66	33.11	882.87
山东省	152 066.77	139 666.11	10 373.92	91.69	1 935.05
河南省	87 896.87	78 858.34	7 313.19	523.57	1 201.77
湖北省	127 389.05	113 853.28	11 163.81	35.47	2 336.49
湖南省	105 961.27	97 920.27	6 228.31	157.38	1 655.31
广东省	219 822.45	194 890.10	19 984.00	1 106.51	3 841.84
广西壮族自治区	99 804.02	86 363.56	11 005.27	303.83	2 131.35
海南省	91 145.81	69 060.75	21 335.88	66.94	682.25
重庆市	169 788.05	150 162.30	15 937.36	152.73	3 535.66
四川省	96 798.89	85 206.66	9 786.42	139.26	1 666.55
贵州省	82 040.15	67 677.53	13 102.17	29.56	1 230.89
云南省	64 105.48	50 821.11	12 101.79	77.88	1 104.71
西藏自治区	28 947.15	12 863.10	15 380.60	477.35	226.10
陕西省	63 569.41	51 516.79	10 548.71	622.21	881.71
甘肃省	54 771.73	42 918.58	10 795.57	69.59	987.99
青海省	35 192.32	22 284.76	11 677.37	72.08	1 158.11
宁夏回族自治区	63 068.00	48 544.56	13 410.56	8.83	1 104.06
新疆维吾尔自治区	79 363.05	63 993.32	13 017.32	67.39	2 285.02

2015 年政府办中医类医院按地区分院均总收入情况（二）

地区	总收入（千元）	总收入中：		
		城镇职工 基本医疗保险	城镇居民 基本医疗保险	新型农村 合作医疗补偿收入
全国总计	**115 792.73**	**21 226.49**	**5 914.00**	**8 692.46**
北京市	544 906.50	214 133.91	9 747.25	8 590.69
天津市	331 843.05	88 431.40	11 028.55	0
河北省	64 643.40	2 543.18	573.23	4 572.95
山西省	35 032.48	4 843.28	408.97	2 007.18
内蒙古自治区	47 587.92	3 516.35	912.92	3 217.61
辽宁省	85 014.85	22 242.99	2 093.83	8 944.34
吉林省	73 808.31	8 119.28	2 678.18	5 559.29
黑龙江省	66 303.77	11 767.37	2 413.87	5 606.76
上海市	542 786.95	201 645.00	10 252.86	4 773.68
江苏省	298 332.15	59 225.11	13 363.89	16 976.84
浙江省	245 952.59	53 168.49	24 061.56	10 684.70
安徽省	104 957.70	9 936.65	2 307.52	15 717.28
福建省	120 817.37	27 143.90	3 642.19	8 453.15
江西省	79 301.22	8 458.82	3 146.36	9 494.33
山东省	152 066.77	15 857.24	18 638.72	3 151.42
河南省	87 896.87	9 298.42	1 934.55	15 881.06
湖北省	127 389.05	13 048.64	4 390.29	17 997.51
湖南省	105 961.27	15 112.17	6 364.28	15 036.51
广东省	219 822.45	55 982.06	19 321.55	4 513.46
广西壮族自治区	99 804.02	8 164.05	1 207.85	10 143.59
海南省	91 145.81	3 933.63	1 212.25	5 629.31
重庆市	169 788.05	46 424.36	21 816.09	5 004.09
四川省	96 798.89	15 830.59	7 698.15	9 858.08
贵州省	82 040.15	4 814.89	761.88	11 063.18
云南省	64 105.48	10 009.30	2 642.85	13 826.21
西藏自治区	28 947.15	861.45	64.80	189.55
陕西省	63 569.41	6 417.00	1 515.73	8 663.71
甘肃省	54 771.73	3 588.79	1 295.11	6 723.43
青海省	35 192.32	4 567.82	876.45	3 732.53
宁夏回族自治区	63 068.00	8 654.11	8 897.56	0
新疆维吾尔自治区	79 363.05	21 105.35	968.47	4 091.35

2015 年政府办中医类医院按地区分院均医疗收入情况

地区	医疗收入（千元）	其中：		门诊和住院药品收入中：基本药物收入（千元）
		门诊收入	住院收入	
全国总计	**100 638.42**	**41 867.29**	**58 771.14**	**14 815.57**
北京市	466 525.41	335 076.44	131 448.97	89 382.78
天津市	299 567.85	175 513.40	124 054.45	42 476.90
河北省	58 304.82	20 957.49	37 347.33	10 321.86
山西省	27 169.35	11 045.33	16 124.02	5 328.44
内蒙古自治区	32 652.18	14 182.92	18 469.27	5 750.66
辽宁省	78 882.58	30 753.18	48 129.39	11 628.13
吉林省	54 752.71	25 839.29	28 913.42	5 470.62
黑龙江省	53 798.41	23 881.87	29 916.54	4 595.15
上海市	452 577.45	276 621.05	175 956.41	78 768.86
江苏省	272 752.82	119 956.18	152 796.65	35 893.40
浙江省	217 408.31	111 117.66	106 290.66	36 550.09
安徽省	92 659.53	30 542.59	62 116.94	18 071.78
福建省	104 279.35	46 652.59	57 626.76	8 552.19
江西省	71 505.59	22 474.94	49 030.64	12 565.31
山东省	139 666.11	45 439.98	94 226.14	17 473.34
河南省	78 858.34	27 305.99	51 552.35	13 915.38
湖北省	113 853.28	41 795.62	72 057.66	16 236.38
湖南省	97 920.27	28 315.74	69 604.53	12 714.59
广东省	194 890.10	86 162.77	108 727.33	29 107.67
广西壮族自治区	86 363.56	27 646.02	58 717.54	9 378.58
海南省	69 060.75	24 974.00	44 086.75	5 469.88
重庆市	150 162.30	56 576.48	93 585.82	20 459.77
四川省	85 206.66	26 939.99	58 266.66	13 618.78
贵州省	67 677.53	20 900.62	46 776.91	5 915.77
云南省	50 821.11	17 729.12	33 091.99	6 588.21
西藏自治区	12 863.10	5 607.65	7 255.45	1 758.80
陕西省	51 516.79	17 240.04	34 276.75	7 481.63
甘肃省	42 918.58	13 400.05	29 518.53	7 670.47
青海省	22 284.76	7 713.89	14 570.87	2 855.95
宁夏回族自治区	48 544.56	22 155.44	26 389.11	8 232.33
新疆维吾尔自治区	63 993.32	19 061.42	44 931.89	4 564.23

2015 年政府办中医类医院按地区分院均财政补助收入情况

地区	财政补助收入（千元）	其中：		
		基本支出	项目支出	
			小计	其中：基本建设资金
全国总计	**12 542.89**	**6 833.95**	**5 708.93**	**1 618.88**
北京市	63 511.38	38 561.66	24 949.72	7 069.84
天津市	28 787.05	15 465.50	13 321.55	100.00
河北省	5 801.04	2 353.89	3 447.15	649.91
山西省	7 511.67	4 588.68	2 922.99	199.13
内蒙古自治区	13 979.17	9 113.47	4 865.71	1 645.43
辽宁省	5 093.24	2 633.54	2 459.70	135.49
吉林省	17 477.03	11 256.28	6 220.75	798.09
黑龙江省	11 728.35	7 254.07	4 474.28	2 198.56
上海市	54 500.41	28 641.86	25 858.55	9 730.55
江苏省	17 257.48	6 787.27	10 470.21	1 382.60
浙江省	21 970.11	11 231.73	10 738.38	4 296.43
安徽省	8 345.19	5 564.78	2 780.41	795.20
福建省	14 323.97	4 915.65	9 408.32	2 809.41
江西省	6 879.66	4 754.62	2 125.03	253.89
山东省	10 373.92	5 826.80	4 547.11	1 639.98
河南省	7 313.19	3 459.41	3 853.79	1 399.70
湖北省	11 163.81	5 800.45	5 363.36	1 046.01
湖南省	6 228.31	2 896.30	3 332.01	1 162.00
广东省	19 984.00	9 941.22	10 042.78	1 263.69
广西壮族自治区	11 005.27	4 115.90	6 889.38	2 604.66
海南省	21 335.88	7 141.38	14 194.50	5 178.75
重庆市	15 937.36	7 225.34	8 712.02	1 944.66
四川省	9 786.42	4 381.15	5 405.27	1 809.06
贵州省	13 102.17	8 021.53	5 080.64	2 007.91
云南省	12 101.79	6 786.19	5 315.60	2 520.89
西藏自治区	15 380.60	9 505.40	5 875.20	2 465.00
陕西省	10 548.71	7 286.33	3 262.38	905.39
甘肃省	10 795.57	7 511.02	3 284.54	1 100.37
青海省	11 677.37	9 046.61	2 630.76	716.05
宁夏回族自治区	13 410.56	8 922.83	4 487.72	262.50
新疆维吾尔自治区	13 017.32	9 256.89	3 760.42	1 699.20

2015 年政府办中医类医院按地区分院均门诊收入情况

地区	门诊收入（千元）	内：			
		检查收入	化验收入	药品收入	药事服务费收入
全国总计	**41 867.29**	**6 036.19**	**2 964.63**	**24 468.08**	**62.95**
北京市	335 076.44	23 553.00	20 443.25	248 155.47	0
天津市	175 513.40	7 612.10	8 615.70	125 422.45	50.80
河北省	20 957.49	4 409.61	1 679.50	11 124.75	5.49
山西省	11 045.33	1 576.84	659.79	6 984.89	42.63
内蒙古自治区	14 182.92	2 463.80	1 159.48	7 641.49	61.87
辽宁省	30 753.18	4 503.17	1 645.82	19 765.93	60.34
吉林省	25 839.29	4 655.82	1 552.34	13 241.14	10.75
黑龙江省	23 881.87	4 010.51	1 471.49	14 146.57	7.68
上海市	276 621.05	17 361.86	21 730.59	185 190.64	0
江苏省	119 956.18	15 855.88	8 763.41	66 796.02	479.39
浙江省	111 117.66	10 931.17	9 395.36	66 861.97	94.53
安徽省	30 542.59	6 284.60	2 164.11	15 877.67	17.98
福建省	46 652.59	8 863.09	4 964.49	23 231.13	27.68
江西省	22 474.94	4 658.34	1 583.90	12 634.08	16.89
山东省	45 439.98	9 456.66	3 301.24	24 876.05	15.24
河南省	27 305.99	5 343.41	1 859.15	14 896.50	25.58
湖北省	41 795.62	5 783.78	2 578.80	24 433.86	18.03
湖南省	28 315.74	5 714.84	1 669.30	14 835.06	35.48
广东省	86 162.77	12 377.75	6 749.76	48 208.11	44.46
广西壮族自治区	27 646.02	4 985.09	2 105.78	14 213.39	15.23
海南省	24 974.00	4 577.19	2 084.44	13 912.63	101.19
重庆市	56 576.48	8 295.30	3 050.95	30 413.82	556.73
四川省	26 939.99	5 695.67	1 963.49	12 635.32	15.08
贵州省	20 900.62	4 232.68	1 233.14	8 858.64	429.02
云南省	17 729.12	2 856.73	1 147.10	10 435.99	31.92
西藏自治区	5 607.65	317.40	170.45	4 263.25	6.00
陕西省	17 240.04	3 374.28	1 118.54	9 327.69	9.96
甘肃省	13 400.05	2 577.69	767.52	7 076.58	27.99
青海省	7 713.89	825.63	450.63	4 901.89	21.05
宁夏回族自治区	22 155.44	3 099.83	1 110.50	13 605.39	140.44
新疆维吾尔自治区	19 061.42	2 759.97	1 061.00	13 045.38	9.85

2015 年政府办中医类医院按地区分院均住院收入情况

地区	住院收入（千元）	内：床位收入	检查收入	化验收入	手术收入	药品收入	药事服务费收入
全国总计	**58 771.14**	**2 529.58**	**4 614.54**	**6 148.60**	**3 139.01**	**22 461.99**	**66.79**
北京市	131 448.97	3 942.84	11 970.13	16 895.31	2 488.47	52 171.63	0.00
天津市	124 054.45	6 178.95	5 439.85	15 013.95	2 470.50	57 191.95	40.50
河北省	37 347.33	1 563.20	3 245.21	3 698.40	1 694.28	16 450.76	4.10
山西省	16 124.02	529.12	1 500.94	1 645.92	626.40	7 002.14	19.58
内蒙古自治区	18 469.27	1 130.80	1 377.72	1 591.80	595.06	8 636.96	86.26
辽宁省	48 129.39	2 102.75	4 451.93	5 924.56	1 871.37	20 328.69	18.68
吉林省	28 913.42	1 454.57	2 093.31	2 523.97	1 320.15	12 463.02	10.85
黑龙江省	29 916.54	1 446.80	1 661.67	2 110.37	781.54	15 915.49	3.27
上海市	175 956.41	7 893.05	9 811.86	27 977.45	9 055.59	78 288.68	0
江苏省	152 796.65	6 785.85	10 676.22	16 069.15	7 444.31	65 554.40	20.65
浙江省	106 290.66	5 045.14	5 868.73	12 588.94	6 510.97	40 240.61	10.63
安徽省	62 116.94	3 394.49	4 813.46	5 883.60	3 456.27	23 414.99	26.69
福建省	57 626.76	2 570.18	4 749.82	5 351.51	4 214.99	19 130.90	16.21
江西省	49 030.64	1 942.87	3 239.03	4 506.78	4 301.17	21 770.79	9.30
山东省	94 226.14	4 372.94	6 733.25	7 798.27	5 650.41	38 507.53	37.25
河南省	51 552.35	1 988.94	4 239.19	4 288.40	3 161.81	19 580.47	25.96
湖北省	72 057.66	3 125.67	5 796.95	8 305.43	4 819.94	25 648.51	22.17
湖南省	69 604.53	2 914.65	5 347.20	7 423.99	4 162.40	26 275.97	47.03
广东省	108 727.33	5 016.68	9 366.03	11 572.66	7 202.97	32 055.49	9.94
广西壮族自治区	58 717.54	1 710.95	5 231.17	7 562.08	2 620.39	19 813.65	33.14
海南省	44 086.75	1 930.75	3 462.06	5 508.50	1 651.00	16 589.19	57.56
重庆市	93 585.82	3 903.98	8 186.18	9 331.93	3 539.66	36 157.55	1 605.23
四川省	58 266.66	2 407.34	5 228.85	5 723.85	2 997.55	19 387.22	19.99
贵州省	46 776.91	1 670.94	4 242.42	4 180.70	2 317.86	13 720.83	523.21
云南省	33 091.99	1 526.91	2 967.00	3 535.10	1 337.42	11 414.90	18.67
西藏自治区	7 255.45	783.30	539.35	332.25	189.30	3 159.45	0
陕西省	34 276.75	1 628.04	3 067.40	3 454.06	2 341.04	13 199.63	30.55
甘肃省	29 518.53	1 012.54	2 141.32	2 999.19	1 849.00	11 577.38	60.78
青海省	14 570.87	542.42	962.76	2 454.74	387.89	6 658.92	40.37
宁夏回族自治区	26 389.11	984.17	1 896.94	2 837.67	799.17	11 297.78	182.06
新疆维吾尔自治区	44 931.89	1 280.82	5 105.17	5 939.82	1 596.32	13 852.58	31.62

2015 年政府办中医类医院按地区分院均药品收入情况（一）

地区	门诊收入中的药品收入（千元）	其中：		
		西药收入	中草药收入	中成药收入
全国总计	**24 468.08**	**9 658.44**	**8 326.58**	**6 483.06**
北京市	248 155.47	74 789.88	85 746.34	87 619.25
天津市	125 422.45	50 716.10	34 155.65	40 550.70
河北省	11 124.75	4 569.65	3 974.71	2 580.40
山西省	6 984.89	2 225.40	3 249.50	1 509.99
内蒙古自治区	7 641.49	3 118.71	2 722.84	1 799.94
辽宁省	19 765.93	5 290.20	6 897.07	7 578.66
吉林省	13 241.14	3 997.94	5 793.75	3 449.45
黑龙江省	14 146.57	3 305.51	7 451.31	3 389.76
上海市	185 190.64	61 608.36	72 800.27	50 782.00
江苏省	66 796.02	31 191.28	18 729.52	16 875.22
浙江省	66 861.97	30 135.23	25 267.37	11 459.37
安徽省	15 877.67	7 386.77	5 087.63	3 403.27
福建省	23 231.13	13 737.16	5 175.24	4 318.74
江西省	12 634.08	5 267.97	4 308.04	3 058.07
山东省	24 876.05	11 056.98	8 212.98	5 606.09
河南省	14 896.50	4 806.54	5 866.59	4 223.38
湖北省	24 433.86	9 464.52	9 111.41	5 857.93
湖南省	14 835.06	4 955.97	5 786.39	4 092.71
广东省	48 208.11	22 187.36	12 262.75	13 758.00
广西壮族自治区	14 213.39	6 224.48	4 345.83	3 643.07
海南省	13 912.63	6 498.69	4 116.25	3 297.69
重庆市	30 413.82	12 244.84	9 481.82	8 687.16
四川省	12 635.32	4 548.70	4 711.54	3 375.07
贵州省	8 858.64	4 141.76	3 051.44	1 665.44
云南省	10 435.99	4 466.29	3 476.04	2 493.66
西藏自治区	4 263.25	297.90	2 285.50	1 679.85
陕西省	9 327.69	3 528.79	3 515.25	2 283.65
甘肃省	7 076.58	3 100.02	2 180.79	1 795.77
青海省	4 901.89	1 432.39	1 827.71	1 641.79
宁夏回族自治区	13 605.39	4 552.83	5 244.67	3 807.89
新疆维吾尔自治区	13 045.38	5 291.09	4 208.82	3 545.47

2015 年政府办中医类医院按地区分院均药品收入情况（二）

地区	住院收入中的药品收入（千元）	其中：西药收入	中草药收入	中成药收入
全国总计	**22 461.99**	**17 118.16**	**1 751.00**	**3 592.83**
北京市	52 171.63	38 461.41	4 231.69	9 478.53
天津市	57 191.95	42 921.80	8 266.85	6 003.30
河北省	16 450.76	13 376.41	901.36	2 172.99
山西省	7 002.14	5 068.03	590.27	1 343.84
内蒙古自治区	8 636.96	6 236.22	753.34	1 647.40
辽宁省	20 328.69	14 091.49	2 125.68	4 111.52
吉林省	12 463.02	8 121.32	1 427.92	2 913.77
黑龙江省	15 915.49	11 548.02	1 198.19	3 169.28
上海市	78 288.68	57 601.91	2 316.86	18 369.91
江苏省	65 554.40	54 026.21	2 775.71	8 752.48
浙江省	40 240.61	35 384.92	2 577.06	2 278.63
安徽省	23 414.99	18 297.72	1 858.51	3 258.77
福建省	19 130.90	16 230.19	629.53	2 271.18
江西省	21 770.79	16 692.61	2 051.09	3 027.09
山东省	38 507.53	30 308.69	2 642.58	5 556.26
河南省	19 580.47	13 846.26	2 028.20	3 706.01
湖北省	25 648.51	20 058.74	2 249.29	3 340.48
湖南省	26 275.97	19 495.79	3 015.24	3 764.94
广东省	32 055.49	23 689.02	2 241.82	6 124.64
广西壮族自治区	19 813.65	14 393.96	1 879.57	3 540.11
海南省	16 589.19	12 761.38	1 098.00	2 729.81
重庆市	36 157.55	28 757.09	1 784.09	5 616.36
四川省	19 387.22	13 292.19	1 715.46	4 379.57
贵州省	13 720.83	11 101.56	1 087.12	1 532.15
云南省	11 414.90	8 254.84	914.69	2 245.37
西藏自治区	3 159.45	2 088.30	197.40	873.75
陕西省	13 199.63	10 662.43	706.63	1 830.57
甘肃省	11 577.38	8 422.94	845.69	2 308.75
青海省	6 658.92	4 400.29	691.37	1 567.26
宁夏回族自治区	11 297.78	7 205.56	1 083.72	3 008.50
新疆维吾尔自治区	13 852.58	7 919.85	2 999.95	2 932.77

2015 年政府办中医类医院按地区分院均总支出情况（一）

地区	总费用/支出（千元）	其中：				
		医疗业务成本	财政项目补助支出	科教项目支出	管理费用	其他支出
全国总计	**112 175.41**	**91 969.94**	**5 313.55**	**403.54**	**13 349.24**	**1 139.13**
北京市	523 031.25	437 493.25	19 953.09	5 143.09	58 425.19	2 016.63
天津市	331 316.25	278 746.25	20 595.70	2 262.20	29 328.50	383.60
河北省	63 075.21	53 092.26	2 766.84	61.33	6 652.85	501.93
山西省	34 567.96	26 332.33	4 188.89	13.87	3 708.15	324.72
内蒙古自治区	46 964.71	35 497.61	4 793.12	60.49	6 080.28	533.20
辽宁省	84 469.79	71 987.69	2 927.38	191.06	8 901.76	461.90
吉林省	71 434.28	51 719.85	5 962.26	479.69	12 876.28	396.20
黑龙江省	65 415.84	52 077.67	2 811.12	239.63	9 887.04	400.38
上海市	543 661.23	457 008.82	29 676.50	10 728.36	36 674.68	9 572.86
江苏省	294 295.91	248 794.01	9 328.59	216.49	31 187.36	4 769.45
浙江省	241 294.63	205 490.60	11 007.34	236.62	22 300.61	2 259.46
安徽省	101 787.15	86 860.49	2 823.15	90.89	10 452.07	1 560.54
福建省	115 946.56	97 001.56	8 526.85	205.47	9 563.79	648.88
江西省	75 563.80	63 279.94	2 416.18	84.62	9 344.76	438.30
山东省	149 176.43	126 654.19	3 386.98	86.08	17 871.60	1 177.59
河南省	83 261.58	69 646.71	2 465.09	360.92	9 549.72	1 239.13
湖北省	121 306.42	98 179.45	4 529.97	96.57	17 714.81	785.62
湖南省	104 746.66	82 905.02	2 342.21	118.26	18 321.34	1 059.84
广东省	214 453.37	175 516.87	10 670.00	1 745.86	25 395.90	1 124.74
广西壮族自治区	96 730.67	74 961.48	6 271.52	122.35	13 799.19	1 576.13
海南省	94 953.31	66 086.50	18 145.25	36.50	9 186.38	1 498.69
重庆市	160 188.20	130 948.77	7 910.89	66.32	20 544.11	718.11
四川省	91 443.90	74 958.48	4 792.31	76.59	10 363.45	1 253.07
贵州省	75 865.48	57 198.77	4 405.82	123.00	13 046.94	1 090.95
云南省	59 764.08	46 639.38	4 223.03	37.36	8 167.27	697.03
西藏自治区	21 490.30	11 346.85	3 987.85	23.15	5 066.30	1 066.15
陕西省	60 819.58	48 558.75	2 756.79	570.59	8 464.13	469.32
甘肃省	51 052.89	39 748.93	3 204.70	89.96	6 965.43	1 043.86
青海省	31 593.68	22 479.47	2 927.55	40.92	5 367.92	777.82
宁夏回族自治区	62 682.72	47 759.56	5 290.61	3.11	9 463.11	166.33
新疆维吾尔自治区	73 401.30	57 450.65	3 163.64	133.23	11 316.35	1 337.44

2015 年政府办中医类医院按地区分院均总支出情况（二）

地区	总费用／支出（千元）	总费用／支出中：		药品费	
		人员经费	卫生材料费	小计	基本药物支出
全国总计	**112 175.41**	**35 173.27**	**12 539.49**	**40 491.09**	**9 374.93**
北京市	523 031.25	141 536.38	50 966.25	255 037.88	71 280.31
天津市	331 316.25	94 515.80	24 720.30	148 733.30	16 261.10
河北省	63 075.21	16 164.65	5 970.83	22 393.86	4 796.53
山西省	34 567.96	9 918.68	2 795.41	11 586.92	3 609.44
内蒙古自治区	46 964.71	16 106.92	3 371.41	13 957.70	3 431.14
辽宁省	84 469.79	25 929.48	8 210.06	33 484.23	7 660.66
吉林省	71 434.28	24 970.57	4 782.42	21 306.77	1 745.55
黑龙江省	65 415.84	18 264.09	4 290.65	25 209.44	2 126.29
上海市	543 661.23	170 231.45	51 907.59	223 804.50	21 758.09
江苏省	294 295.91	84 217.41	38 511.29	118 083.73	19 240.31
浙江省	241 294.63	81 708.37	28 518.72	92 259.58	19 428.72
安徽省	101 787.15	31 894.99	11 312.83	36 339.54	12 863.57
福建省	115 946.56	35 691.50	17 506.54	39 066.18	4 545.03
江西省	75 563.80	22 949.96	9 904.79	28 045.24	7 510.30
山东省	149 176.43	46 021.40	18 063.53	54 758.14	12 303.74
河南省	83 261.58	24 165.44	10 077.87	30 203.21	9 474.08
湖北省	121 306.42	40 073.37	11 832.50	43 443.71	10 766.09
湖南省	104 746.66	33 096.97	11 148.34	33 191.03	7 004.10
广东省	214 453.37	70 315.21	30 664.63	72 028.91	25 044.26
广西壮族自治区	96 730.67	34 136.99	12 032.30	29 971.66	6 238.90
海南省	94 953.31	29 809.81	8 159.38	26 718.31	3 505.00
重庆市	160 188.20	52 924.61	15 473.39	59 906.09	18 458.20
四川省	91 443.90	29 956.54	12 114.56	28 978.51	9 779.71
贵州省	75 865.48	25 989.20	7 488.73	15 140.52	3 539.42
云南省	59 764.08	20 304.99	5 354.25	19 562.71	4 725.40
西藏自治区	21 490.30	9 734.55	490.40	4 765.35	897.25
陕西省	60 819.58	20 916.07	5 739.34	20 008.60	4 422.10
甘肃省	51 052.89	17 005.84	4 441.85	15 696.32	4 819.90
青海省	31 593.68	10 089.61	2 586.87	9 189.45	1 793.95
宁夏回族自治区	62 682.72	20 513.44	3 524.11	22 604.44	6 392.67
新疆维吾尔自治区	73 401.30	25 351.17	8 803.02	22 483.02	1 196.92

2015 年政府办中医类医院按地区分院均总支出情况（三）

地区	人员经费（千元）	其中：			
		基本工资	津贴补贴	奖金	绩效工资
全国总计	**35 173.27**	**5 811.93**	**2 928.20**	**4 282.12**	**8 975.99**
北京市	141 536.38	12 730.81	9 181.63	8 508.13	45 551.47
天津市	94 515.80	9 029.95	5 023.60	2 240.55	41 132.50
河北省	16 164.65	4 775.07	734.67	1 086.15	3 799.27
山西省	9 918.68	2 426.03	564.93	978.22	2 715.98
内蒙古自治区	16 106.92	3 254.31	3 028.39	1 569.91	3 151.70
辽宁省	25 929.48	6 792.13	4 030.62	324.32	4 506.11
吉林省	24 970.57	7 113.51	2 395.31	545.54	5 666.92
黑龙江省	18 264.09	5 262.88	3 735.84	733.83	1 597.84
上海市	170 231.45	19 949.00	7 982.18	68 543.23	8 718.00
江苏省	84 217.41	9 760.55	4 410.19	6 673.28	32 936.58
浙江省	81 708.37	7 307.72	650.84	8 690.99	31 167.97
安徽省	31 894.99	6 837.10	3 712.88	6 628.44	4 921.04
福建省	35 691.50	5 137.25	4 004.12	9 055.71	2 312.90
江西省	22 949.96	4 713.39	1 602.28	2 595.44	5 965.86
山东省	46 021.40	9 104.39	7 008.88	1 360.39	7 836.52
河南省	24 165.44	6 938.81	1 480.44	2 265.32	5 508.37
湖北省	40 073.37	7 074.43	2 536.42	2 526.35	15 816.97
湖南省	33 096.97	5 625.23	3 177.54	5 427.23	7 861.53
广东省	70 315.21	6 948.41	7 790.01	12 796.82	12 040.57
广西壮族自治区	34 136.99	6 652.95	2 644.20	6 066.57	5 637.21
海南省	29 809.81	5 680.88	5 644.13	3 094.88	6 015.00
重庆市	52 924.61	6 157.95	963.50	14 349.30	13 883.39
四川省	29 956.54	4 677.37	860.73	3 433.20	11 300.34
贵州省	25 989.20	5 566.58	2 495.73	4 260.45	6 356.70
云南省	20 304.99	3 887.28	1 037.54	298.68	6 440.92
西藏自治区	9 734.55	965.55	4 282.30	100.40	344.90
陕西省	20 916.07	4 924.31	1 714.76	2 682.68	5 432.74
甘肃省	17 005.84	3 219.79	3 300.48	630.74	3 888.38
青海省	10 089.61	2 035.13	3 043.08	706.95	931.61
宁夏回族自治区	20 513.44	3 823.44	1 918.00	1 773.61	3 941.61
新疆维吾尔自治区	25 351.17	3 511.94	4 175.52	2 545.05	8 000.68

2015 年政府办中医类医院按地区分院均医疗业务成本及管理费用情况

地区	医疗业务成本（千元）	其中：			管理费用（千元）	
		临床服务成本	医疗技术成本	医疗辅助成本	小计	离退休费
全国总计	**91 969.94**	**49 096.29**	**19 420.15**	**7 112.33**	**13 349.24**	**2 228.36**
北京市	437 493.25	245 851.59	111 830.38	48 732.78	58 425.19	15 694.78
天津市	278 746.25	144 231.30	52 816.05	12 713.40	29 328.50	10 153.80
河北省	53 092.26	25 717.00	7 118.84	3 593.24	6 652.85	144.98
山西省	26 332.33	8 888.06	2 704.34	1 516.83	3 708.15	770.79
内蒙古自治区	35 497.61	18 648.56	8 235.37	3 062.58	6 080.28	1 284.24
辽宁省	71 987.69	37 948.24	10 743.17	3 192.30	8 901.76	1 223.35
吉林省	51 719.85	18 124.35	7 105.15	4 134.11	12 876.28	4 052.25
黑龙江省	52 077.67	27 394.35	12 496.34	4 683.55	9 887.04	2 156.02
上海市	457 008.82	221 385.27	193 873.05	21 477.91	36 674.68	972.55
江苏省	248 794.01	136 115.55	57 867.64	14 429.32	31 187.36	2 669.94
浙江省	205 490.60	117 909.19	48 861.62	14 312.14	22 300.61	3 372.12
安徽省	86 860.49	46 687.63	13 216.40	6 940.65	10 452.07	1 995.72
福建省	97 001.56	42 499.54	31 823.54	3 855.44	9 563.79	1 078.40
江西省	63 279.94	31 599.54	12 183.64	6 972.31	9 344.76	2 092.38
山东省	126 654.19	74 515.97	20 262.57	9 677.02	17 871.60	1 533.30
河南省	69 646.71	32 290.93	13 321.63	3 550.42	9 549.72	1 343.28
湖北省	98 179.45	60 082.31	18 944.20	8 808.99	17 714.81	3 445.87
湖南省	82 905.02	46 747.99	17 586.90	7 497.77	18 321.34	2 460.33
广东省	175 516.87	98 599.37	25 696.07	13 254.66	25 395.90	4 375.82
广西壮族自治区	74 961.48	40 104.69	13 881.20	5 449.65	13 799.19	2 577.48
海南省	66 086.50	38 372.06	7 611.56	2 673.69	9 186.38	49.31
重庆市	130 948.77	81 930.11	21 776.95	20 096.61	20 544.11	4 183.48
四川省	74 958.48	43 885.77	22 652.56	8 420.15	10 363.45	2 077.61
贵州省	57 198.77	18 794.26	6 773.53	5 591.39	13 046.94	2 234.47
云南省	46 639.38	27 466.61	7 195.36	2 898.12	8 167.27	1 730.83
西藏自治区	11 346.85	5 237.65	4 192.50	680.35	5 066.30	1 557.80
陕西省	48 558.75	25 308.82	9 586.52	3 923.97	8 464.13	1 225.08
甘肃省	39 748.93	21 290.69	4 851.80	3 311.89	6 965.43	1 602.99
青海省	22 479.47	12 361.11	3 413.37	2 296.00	5 367.92	1 237.16
宁夏回族自治区	47 759.56	27 401.89	9 257.50	3 006.72	9 463.11	2 232.89
新疆维吾尔自治区	57 450.65	19 812.24	16 179.52	4 268.67	11 316.35	1 992.00

2015 年政府办中医类医院按地区分门诊患者负担情况

地区	门诊病人次均诊疗费用（元）	内：挂号费	药费	检查费	治疗费
全国总计	**209.41**	**2.07**	**122.38**	**30.19**	**20.91**
北京市	379.09	2.94	280.75	26.65	22.06
天津市	287.41	3.80	205.38	12.46	23.40
河北省	179.87	1.06	95.48	37.85	16.67
山西省	204.21	1.03	129.14	29.15	15.75
内蒙古自治区	174.73	1.41	94.14	30.35	18.41
辽宁省	235.85	1.23	151.59	34.54	23.68
吉林省	204.35	2.28	104.72	36.82	28.74
黑龙江省	248.02	1.99	146.92	41.65	24.95
上海市	275.07	14.64	184.15	17.26	19.61
江苏省	239.95	0.93	133.62	31.72	22.30
浙江省	204.53	1.09	123.07	20.12	16.17
安徽省	175.26	1.90	91.11	36.06	16.45
福建省	190.06	0.23	94.64	36.11	19.72
江西省	174.71	1.84	98.21	36.21	14.65
山东省	213.60	1.13	116.94	44.45	20.20
河南省	152.08	0.77	82.97	29.76	18.71
湖北省	188.42	1.25	110.15	26.07	23.69
湖南省	207.61	2.35	108.77	41.90	19.69
广东省	201.04	1.63	112.48	28.88	27.96
广西壮族自治区	146.70	0.43	75.42	26.45	20.82
海南省	167.84	2.89	93.50	30.76	14.78
重庆市	229.47	1.29	123.36	33.65	30.69
四川省	173.64	2.40	81.44	36.71	20.97
贵州省	206.22	1.47	87.41	41.76	35.26
云南省	131.31	0.37	77.30	21.16	15.35
西藏自治区	113.31	3.50	86.14	6.41	7.96
陕西省	179.74	2.14	97.25	35.18	21.10
甘肃省	129.28	2.12	68.27	24.87	11.51
青海省	153.98	1.34	97.85	16.48	14.46
宁夏回族自治区	137.77	0.75	84.60	19.28	15.54
新疆维吾尔自治区	220.63	0.93	150.99	31.95	15.81

2015 年政府办中医类医院按地区分住院患者负担情况

地区	住院病人人均住院费用（元）	内：床位费	药费	检查费	治疗费	手术费	出院者日均住院费用（元）
全国总计	**6 929.72**	**298.26**	**2 648.50**	**544.10**	**1 151.38**	**370.12**	**688.83**
北京市	16 194.90	485.77	6 427.70	1 474.75	2 072.32	306.59	1 135.93
天津市	13 662.84	680.52	6 298.88	599.12	1 713.27	272.09	1 162.87
河北省	5 530.32	231.48	2 435.99	480.54	815.00	250.89	602.21
山西省	6 678.39	219.15	2 900.21	621.67	1 207.79	259.45	585.80
内蒙古自治区	5 480.63	335.56	2 562.96	408.83	735.80	176.58	533.58
辽宁省	7 097.01	310.06	2 997.60	656.47	1 124.29	275.95	610.12
吉林省	5 717.12	287.62	2 464.34	413.91	1 002.61	261.04	517.95
黑龙江省	6 172.92	298.53	3 283.97	342.87	862.19	161.26	537.55
上海市	11 905.77	534.07	5 297.26	663.90	827.50	612.73	1 180.70
江苏省	9 428.97	418.75	4 045.31	658.82	931.27	459.38	976.71
浙江省	9 699.50	460.39	3 672.14	535.55	1 245.21	594.15	914.87
安徽省	5 522.77	301.80	2 081.81	427.96	875.38	307.29	588.01
福建省	7 451.82	332.35	2 473.85	614.21	1 002.66	545.05	797.50
江西省	5 706.32	226.12	2 533.75	376.97	788.78	500.58	599.89
山东省	7 509.33	348.50	3 068.85	536.61	1 155.23	450.31	743.26
河南省	5 766.59	222.48	2 190.25	474.19	1 049.86	353.68	540.97
湖北省	5 379.03	233.33	1 914.64	432.74	1 053.88	359.80	537.56
湖南省	5 668.01	237.34	2 139.69	435.43	903.45	338.95	608.20
广东省	10 256.78	473.25	3 023.95	883.54	2 231.59	679.49	1 064.31
广西壮族自治区	6 505.72	189.57	2 195.29	579.60	1 404.36	290.33	708.61
海南省	7 375.68	323.01	2 775.36	579.20	1 480.42	276.21	779.74
重庆市	6 754.22	281.76	2 609.54	590.81	1 356.05	255.46	680.98
四川省	6 783.42	280.26	2 257.07	608.74	1 305.23	348.98	642.11
贵州省	5 005.94	178.82	1 468.37	454.01	1 361.56	248.05	556.69
云南省	4 740.18	218.72	1 635.10	425.00	1 069.05	191.58	493.89
西藏自治区	5 477.05	591.30	2 385.03	407.15	916.66	142.90	413.23
陕西省	5 371.76	255.14	2 068.61	480.72	955.54	366.88	527.09
甘肃省	4 205.67	144.26	1 649.49	305.09	803.21	263.44	412.85
青海省	5 391.78	200.72	2 464.06	356.26	631.70	143.54	523.45
宁夏回族自治区	4 343.45	161.99	1 859.53	312.22	991.72	131.54	436.99
新疆维吾尔自治区	6 168.84	175.85	1 901.86	700.90	1 484.83	219.16	573.36

2015年政府办中医类医院按地区分医院医师工作效率

地区	医师人均担负年诊疗人次（人次）	医师人均担负年住院床日（日）	医师人均每日担负诊疗人次（人次）	医师人均每日担负住院床日（日）
全国总计	**1 989.24**	**867.03**	**7.96**	**2.38**
北京市	3 877.83	546.67	15.51	1.50
天津市	3 164.14	564.08	12.66	1.55
河北省	1 299.39	702.11	5.20	1.92
山西省	1 128.79	611.20	4.52	1.67
内蒙古自治区	1 381.44	610.51	5.53	1.67
辽宁省	1 320.86	828.61	5.28	2.27
吉林省	1 363.73	624.63	5.45	1.71
黑龙江省	1 243.82	742.80	4.98	2.04
上海市	4 853.92	715.37	19.42	1.96
江苏省	2 567.06	809.95	10.27	2.22
浙江省	3 297.27	707.90	13.19	1.94
安徽省	1 686.88	1 037.95	6.75	2.84
福建省	2 470.21	732.37	9.88	2.01
江西省	1 520.79	986.24	6.08	2.70
山东省	1 309.46	793.23	5.24	2.17
河南省	1 580.56	870.31	6.32	2.38
湖北省	1 756.47	1 079.86	7.03	2.96
湖南省	1 130.40	981.22	4.52	2.69
广东省	3 117.07	751.84	12.47	2.06
广西壮族自治区	1 905.18	852.94	7.62	2.34
海南省	1 763.50	692.32	7.05	1.90
重庆市	2 112.19	1 230.71	8.45	3.37
四川省	1 885.61	1 125.75	7.54	3.08
贵州省	1 410.61	1 193.87	5.64	3.27
云南省	2 373.72	1 198.66	9.49	3.28
西藏自治区	1 532.21	566.54	6.13	1.55
陕西省	1 555.53	1 075.74	6.22	2.95
甘肃省	1 658.25	1 139.69	6.63	3.12
青海省	1 540.19	895.90	6.16	2.45
宁夏回族自治区	2 406.16	907.30	9.62	2.49
新疆维吾尔自治区	1 479.94	1 347.27	5.92	3.69

2015 年全国中医类医院中医特色指标

	机构数（个）	年内中医"治未病"服务人次数（人次）	院均年末开展中医医疗技术数（个）	年末中药制剂室面积（m²）	院均年末中药制剂品种数（种）	年末 5 000 元以上中医诊疗设备台数（台）
中医类医院	**3 966**	**16 056 643**	**37**	**784 320**	**59**	**133 328**
中医医院	3 267	14 452 735	39	635 979	48	119 708
中西医结合医院	446	1 077 241	28	40 369	113	8 722
民族医医院	253	526 667	23	107 972	109	4 898

2015 年全国中医类医院中医诊疗设备统计

单位：台／套

	电针治疗设备台数	中药熏洗设备台数	中医电疗设备台数	中医磁疗设备台数	中医康复训练设备台数	煎药机台（套）数
中医类医院	**15 688**	**11 388**	**27 152**	**11 114**	**23 696**	**13 645**
中医医院	14 163	10 040	24 366	10 000	21 364	12 530
中西医结合医院	834	772	2 012	780	1 708	796
民族医医院	691	576	774	334	624	319

2015 年全国中医医院中医特色指标

	机构数（个）	年内中医"治未病"服务人次数（人次）	院均年末开展中医医疗技术数（个）	年末中药制剂室面积（m²）	院均年末中药制剂品种数（种）	年末 5 000 元以上中医诊疗设备台数（台）
总计	**3 267**	**14 452 735**	**39**	**635 979**	**48**	**119 708**
中医综合医院	**2 752**	**13 541 337**	**41**	**587 958**	**50**	**113 268**
中医专科医院	**515**	**911 398**	**20**	**48 021**	**33**	**6 440**
肛肠医院	65	36 210	15	2 991	36	401
骨伤医院	200	441 096	24	30 693	18	3 371
针灸医院	14	127 281	51	197	19	411
按摩医院	24	115 833	33	268	2	268
其他中医专科医院	212	190 978	14	13 872	53	1 989

2015 年全国中医医院中医诊疗设备统计

单位：台／套

	电针治疗设备台数	中药熏洗设备台数	中医电疗设备台数	中医磁疗设备台数	中医康复训练设备台数	煎药机台（套）数
总计	**14 163**	**10 040**	**24 366**	**10 000**	**21 364**	**12 530**
中医综合医院	**13 466**	**9 195**	**22 980**	**9 519**	**20 080**	**11 880**
中医专科医院	**697**	**845**	**1 386**	**481**	**1 284**	**650**
肛肠医院	70	153	76	15	8	43
骨伤医院	364	428	755	293	670	235
针灸医院	18	10	100	36	67	38
按摩医院	31	31	83	26	65	6
其他中医专科医院	214	223	372	111	474	328

2015 年全国民族医医院中医特色指标

	机构数	年内中医治未病服务人次数（人次）	院均年末开展中医医疗技术数（个）	年末中药制剂室面积（m²）	院均年末中药制剂品种数（种）	年末 5 000 元以上中医诊疗设备台数（台）
总计	**253**	**526 667**	**23**	**107 972**	**109**	**4 898**
蒙医医院	69	194 738	22	30 816	130	1 366
藏医医院	96	169 705	19	46 247	144	1 080
维医医院	41	80 056	31	27 311	73	1 696
傣医医院	1	774	57	753	21	59
其他民族医医院	46	81 394	25	2 845	53	697

2015 年全国民族医医院中医诊疗设备统计

单位：台／套

	电针治疗设备台数	中药熏洗设备台数	中医电疗设备台数	中医磁疗设备台数	中医康复训练设备台数	煎药机台（套）数
总计	**691**	**576**	**774**	**334**	**624**	**319**
蒙医医院	269	186	222	115	253	74
藏医医院	170	131	154	57	65	74
维医医院	120	167	271	72	160	108
傣医医院	0	15	18	1	4	1
其他民族医医院	132	77	109	89	142	62

2015 年全国中医类门诊部、所服务提供情况

	机构数（个）	本年诊疗人次数（人次）	其中：出诊人次数	年末床位数（张）	本年出院人数（人）
合计	**42 528**	**135 432 619**	**3 506 464**	**585**	**19 150**
中医类门诊部	**1 640**	**17 618 772**	**1 583 477**	**585**	**19 150**
中医门诊部	1 304	15 673 857	1 377 607	370	16 340
中西医结合门诊部	320	1 920 716	205 690	197	2 810
民族医门诊部	16	24 199	180	18	0
中医类诊所	**40 888**	**117 813 847**	**1 922 987**	**0**	**0**
中医诊所	32 968	92 158 180	1 226 366	0	0
中西医结合诊所	7 386	24 467 335	654 860	0	0
民族医诊所	534	1 188 332	41 761	0	0

2015 年全国中医类门诊部、所收入支出情况

	总收入（千元）			总支出（千元）		
	总额	其中：		总额	其中：	
		医疗收入	其中：药品收入		人员经费	药品支出
合计	9 843 332	8 800 026	6 060 410	8 407 852	3 125 261	4 389 114
中医类门诊部	4 962 378	4 675 069	3 557 037	4 385 624	1 211 250	2 604 328
中医门诊部	4 664 075	4 429 537	3 414 727	4 104 192	1 099 170	2 488 702
中西医结合门诊部	292 356	239 949	138 187	277 142	110 507	112 955
民族医门诊部	5 947	5 583	4 123	4 290	1 573	2 671
中医类诊所	4 880 954	4 124 957	2 503 373	4 022 228	1 914 011	1 784 786
中医诊所	3 845 089	3 272 039	1 998 868	3 167 876	1 499 990	1 406 786
中西医结合诊所	974 259	806 627	473 305	811 727	395 447	356 811
民族医诊所	61 606	46 291	31 200	42 625	18 574	21 189

2015 年其他医疗卫生机构中医类医疗资源及服务量

	设有中医类临床科室的机构数（个）*	中医类临床科室床位数（张）	中医类执业（助理）医师数（人）	中药师（士）(人)	中医类临床科室门急诊人次数（万人次）	出院人数（万人）
总计	28 678	137 526	247 542	72 283	22 498.35	340.24
综合医院	3 948	75 482	83 197	29 638	10 069.19	195.52
专科医院	182	11 953	14 373	4 361	563.55	22.07
社区卫生服务中心	3 013	6 456	25 691	7 540	4 677.75	10.95
社区卫生服务站	2 382	939	10 913	1 559	893.88	1.13
乡镇卫生院	11 886	41 293	68 753	21 220	5 662.92	108.71
专科疾病防治院（所、站）	29	202	1 001	466	16.25	0.27
妇幼保健院（所、站）	277	415	4 640	1 684	282.26	0.90
其他机构**	6 961	786	38 974	5 815	332.55	0.68

注：中医类临床科室包括中医科各专业、中西医结合科、民族医学科；下表同。

* 本指标综合医院、专科医院统计范围为二级以上公立医院；社区卫生服务中心、社区卫生服务站、乡镇卫生院机构数不含分支机构；下表同。

** 其他机构不含村卫生室；下表同。

2015 年其他医疗卫生机构中医类医疗资源及服务量占同类机构资源及服务量百分比

	设有中医类临床科室的机构数占比（%）	中医类临床科室床位数占比（%）	中医类执业（助理）医师数占比（%）	中药师（士）占比（%）	中医类临床科室门急诊人次数占比（%）	出院人数占比（%）
总计	**9.43**	**2.20**	**9.72**	**20.56**	**4.30**	**1.81**
综合医院	82.34	2.03	6.78	16.63	4.46	1.59
专科医院	19.91	1.57	7.97	16.05	2.03	1.61
社区卫生服务中心	51.08	3.62	18.55	26.60	8.37	3.61
社区卫生服务站	24.94	4.16	25.29	28.04	6.06	6.87
乡镇卫生院	33.43	3.45	15.59	28.43	5.37	2.97
专科疾病防治院（所、站）	2.66	0.50	6.18	16.99	0.72	0.54
妇幼保健院（所、站）	9.54	0.21	4.38	13.41	1.20	0.11
其他机构	—	—	—	—	—	—

2015 年提供中医药服务基层医疗卫生机构及人员数

	机构总数（个）	提供中医药服务的基层医疗卫生机构		中医类执业（助理）医师		中药师（士）	
		机构数（个）	占比（%）	人数（人）	占比（%）	人数（人）	占比（%）
总计	**51 003**	**46 491**	**91.15**	**105 357**	**—**	**30 319**	**—**
社区卫生服务中心	5 899	5 715	96.88	25 691	18.55	7 540	26.60
社区卫生服务站	9 552	7 724	80.86	10 913	25.29	1 559	28.04
乡镇卫生院	35 552	33 052	92.97	68 753	15.59	21 220	28.43

注：本表不含分支机构；

2015 年起按配备中医类别执业（助理）医师、有中草药收入、中医处方、开展中医医疗技术和中医药健康管理的社区卫生服务中心（站）、乡镇卫生院数统计；

中医类执业（助理）数占比、中药师（士）占比指占同类机构医师及药师数比例。

2015 年提供中医药服务的村卫生室及人员数

	机构数（个）	提供中医类医疗服务村卫生室*		行医方式为中医、中西医结合或民族医的村卫生室数（个）	执业（助理）医师数（人）	中医类执业（助理）数（人）	乡村医生数（人）	以中医为主或能中会西的乡村医生	
		机构数（个）	占比（%）					人数（人）	占比（%）
村卫生室	587 472	354 113	60.28	250 841	145 567	24 623	962 514	126 341	13.13

注：村卫生室数不含分支机构；

*2015 年起按以中医、中西医结合、民族医为主、有中药柜、开展中医医疗技术和中医药健康管理的村卫生室统计。

三、中医教育

2015 年全国高等中医药院校数及开设中医药专业的
高等西医药院校、高等非医药院校机构数

单位：所

	高等中医药院校	设置中医药专业的高等西医药院校	设置中医药专业的高等非医药院校
总计	**42**	**102**	**136**
普通高等学校	**42**	**102**	**136**
其中：大学	19	23	75
学院	6	24	24
独立学院	8	5	4
高等专科学校	8	26	2
高等职业学校	1	24	31

2015 年全国高等中医药院校统招研究生、本科、专科
毕业、招生、在校学生数

	院校数（所）	毕业生数（人）	招生数（人）	在校学生数（人）	预计毕业生数（人）
高等中医药院校总计	—	**146 959**	**186 066**	**631 068**	**169 290**
博士生	19	1 156	1 291	4 509	1 850
硕士生	24	11 477	13 125	37 136	12 715
普通本科、专科生	42	86 133	93 781	384 117	91 359
成人本科、专科生	33	43 756	73 239	191 178	63 366
网络本科、专科生	1	4 437	4 630	14 128	—
其中：民族医医院校	—	**954**	**1 453**	**4 522**	**979**
博士生	1	5	3	13	6
硕士生	1	16	28	89	32
普通本科、专科生	2	600	939	3 448	721
成人本科、专科生	2	333	483	972	220

2015 年全国高等中医药院校在职人员攻读硕士学位
分专业（领域）学生数

单位：人

专业名称	授予学位数	招生数	在校学生数			
			合计	一年级	二年级	三年级及以上
攻读硕士学位人员	**468**	**349**	**2 730**	**476**	**624**	**1 630**
学术型学位	**368**	**347**	**2 602**	**474**	**603**	**1 525**
方剂学	2	3	11	3	6	2
民族医学（含：藏医学、蒙医学等	0	0	1	1	0	0
针灸推拿学	24	51	298	55	82	161
中西医结合基础	9	10	54	14	11	29
中西医结合临床	104	62	682	117	142	423
中西医结合学科	57	21	41	41	0	0
中药学学科	61	47	317	62	38	217
中医儿科学	2	3	16	7	2	7
中医妇科学	2	9	41	12	7	22
中医骨伤科学	6	8	88	11	29	48
中医基础理论	2	2	22	4	7	11
中医临床基础	3	4	49	5	9	35
中医内科学	14	40	154	43	30	81
中医外科学	6	6	54	6	9	39
中医五官科学	2	1	13	2	2	9
中医学学科	23	1	348	7	101	240
中医医史文献	31	0	15	0	11	4
中医诊断学	1	1	11	2	1	8
病理学与病理生理学	0	0	1	0	0	1
护理学学科	0	8	118	8	64	46
计算机应用技术	0	4	4	4	0	0
生物医学工程学科	0	3	5	3	2	0
生药学	1	1	7	4	1	2
药剂学	1	14	68	14	17	37
药理学	4	13	35	14	6	15
药物分析学	0	1	20	1	10	9
药物化学	1	1	5	1	0	4
药学学科	0	0	1	0	0	1
影像医学与核医学	0	1	4	1	2	1
社会医学与卫生事业管理	12	32	115	32	13	70
应用心理学	0	0	4	0	1	3
专业型学位	**100**	**2**	**128**	**2**	**21**	**105**
临床医学	100	2	117	2	21	94
中药学	0	0	11	0	0	11

2015 年全国高等中医药院校其他学生情况

	院校数 （所）	结业生数 （人）	注册学生数 （人）
高等中医药院校总计	—	**20 707**	**21 446**
自考助学班	5	612	5 773
研究生课程进修班	6	718	586
普通预科生	12	0	853
进修及培训	14	19 377	14 234
其中：资格证书培训	8	7 138	7 078
岗位证书培训	7	7 867	4 524
其中：民族医医院校	—	**42**	**8**
进修及培训	1	42	8

2015 年全国高等西医药院校中医药专业
研究生、本科、专科毕业、招生、在校学生数

	院校数 （所）	毕业生数 （人）	招生数 （人）	在校学生数 （人）	预计毕业 生数（人）
设置中医药专业的高等西 医药院校总计	—	**17 800**	**23 102**	**73 633**	**19 239**
博士生	10	59	67	263	111
硕士生	33	744	772	2 466	825
普通本科、专科生	92	13 810	16 623	57 831	14 688
成人本、专科生	36	3 187	5 640	13 073	3 615

2015 年全国高等非医药院校中医药专业
研究生、本科、专科毕业、招生、在校学生数

	机构数 （所）	毕业生数 （人）	招生数 （人）	在校学生数 （人）	预计毕业生数 （人）
设置中医药专业的高等非 医药院校、研究院所总计	—	**11 141**	**14 044**	**46 997**	**12 071**
博士生	16	69	97	325	139
硕士生	51	500	601	1 586	530
普通本科、专科生	103	7 549	9 278	34 723	8 137
成人本、专科生	35	3 023	4 068	10 363	3 265

2015 年全国高等中医药院校攻读博士学位
分专业毕业、招生、在校学生数

单位：人

专业名称	毕业生数		招生数	在校学生数	预计毕业生数
	小计	其中：授学位			
攻读博士学位人员总计	1 156	1 147	1 291	4 509	1 850
学术型学位	989	975	1 101	3 914	1 647
针灸推拿学	147	150	137	476	189
中西医结合基础	55	59	62	235	103
中西医结合临床	128	122	130	485	225
中西医结合学科	0	0	15	22	2
中药学学科	151	138	245	814	334
中医儿科学	10	11	10	33	11
中医妇科学	33	33	29	133	58
中医骨伤科学	31	28	25	97	39
中医基础理论	57	52	43	172	81
中医临床基础	52	49	57	233	105
中医内科学	171	168	143	556	231
中医外科学	14	18	21	75	34
中医五官科学	5	5	10	27	13
中医学学科	38	38	59	138	41
中医医史文献	32	36	37	149	70
中医诊断学	17	19	17	67	30
民族医学（含：藏医学、蒙医学等）	13	12	12	44	17
方剂学	28	30	36	121	51
生药学	6	6	9	26	9
药物分析学	1	1	1	5	3
药物化学	0	0	1	1	0
药理学	0	0	1	1	0
临床医学学科	0	0	1	4	1
专业学位博士	167	172	190	595	203
临床医学	167	172	190	592	201
中药学	0	0	0	3	2

2015 年全国高等中医药院校攻读硕士学位
分专业毕业、招生、在校学生数

单位：人

专业名称	毕业生数		招生数	在校学生数	预计毕业生数
	小计	其中：授学位			
攻读硕士学位人员总计	**11 477**	**11 238**	**13 125**	**37 136**	**12 715**
学术型学位	**4 901**	**4 858**	**4 923**	**15 184**	**5 247**
针灸推拿学	462	476	391	1 271	472
中国古典文献学	3	3	0	14	4
中西医结合基础	173	163	221	661	216
中西医结合临床	284	311	349	983	306
中西医结合学科	11	2	72	139	21
中药学学科	967	934	1 047	2 957	941
中医儿科学	37	41	34	136	48
中医妇科学	87	92	51	220	81
中医骨伤科学	107	108	74	249	82
中医临床基础	201	191	204	631	230
中医内科学	415	440	283	1 073	390
中医外科学	60	68	48	188	56
中医五官科学	20	22	28	77	24
中医学学科	372	346	279	878	397
中医医史文献	78	84	88	282	99
中医诊断学	63	58	88	261	84
民族医学（含：藏医学、蒙医学等）	21	19	34	112	40
方剂学	92	90	106	316	103
肿瘤学	4	3	9	22	4
病理学与病理生理学	1	1	6	16	4
病原生物学	0	0	5	12	3
儿科学	1	1	1	7	2
耳鼻咽喉科学	1	1	2	8	2
口腔医学学科	0	0	0	2	0
发展与教育心理学	0	0	1	5	2
妇产科学	14	14	9	36	13
公共卫生与预防医学学科	0	0	2	2	0
管理科学与工程学科	8	8	12	42	14
护理学学科	116	114	115	408	139
基础医学学科	3	3	2	6	0
急诊医学	2	2	0	7	3

（续表）

专业名称	毕业生数		招生数	在校学生数	预计毕业生数
	小计	其中：授学位			
计算机科学与技术学科	2	2	2	3	0
计算机应用技术	0	0	1	3	1
精神病与精神卫生学	1	1	0	2	1
康复医学与理疗学	31	31	24	84	33
科学技术哲学	6	6	3	11	5
老年医学	3	3	5	13	2
临床检验诊断学	11	11	40	79	19
临床医学学科	0	0	4	13	6
麻醉学	6	6	10	18	4
马克思主义基本原理	0	0	2	4	1
马克思主义中国化研究	12	12	8	28	10
免疫学	6	6	3	11	4
内科学	21	21	19	69	30
皮肤病与性病学	2	2	1	4	2
人体解剖与组织胚胎学	3	3	7	16	3
社会医学与卫生事业管理	119	97	131	430	151
神经病学	8	8	9	26	8
生物化工	8	8	0	10	7
生物医学工程学科	7	7	2	17	8
生药学	107	107	102	343	132
思想政治教育	22	22	17	50	21
外科学	29	29	26	86	31
微生物与生化药学	49	49	39	111	29
眼科学	11	11	0	7	2
药剂学	280	286	224	775	305
药理学	122	116	151	424	144
药物分析学	160	158	160	496	179
药物化学	111	105	121	372	125
药学学科	10	10	76	124	23
影像医学与核医学	22	22	25	60	16
应用心理学	3	3	5	8	0
心理学学科	0	0	1	1	0
运动医学	1	1	6	16	4
专业学位硕士	**6 576**	**6 380**	**8 202**	**21 952**	**7 468**
翻译	0	0	9	9	0

（续表）

专业名称	毕业生数		招生数	在校学生数	预计毕业生数
	小计	其中：授学位			
工程管理	0	0	2	5	2
公共管理	0	0	3	3	0
公共卫生	0	0	15	15	0
汉语国际教育	0	0	8	8	0
护理	0	0	128	128	0
口腔医学	0	0	19	19	0
临床医学	6 091	5 900	7 593	20 438	7 034
药学	19	19	37	86	22
应用心理	0	0	5	5	0
中药学	466	461	383	1 236	410

2015 年全国高等中医药院校普通本科分专业
毕业、招生、在校学生数

单位：人

专业名称	年制	毕业生数		招生数	在校学生数	预计毕业生数
		小计	其中：授学位			
本科总计	—	**61 046**	**59 794**	**69 017**	**303 749**	**64 996**
针灸推拿学	2	142	142	0	223	131
	3	304	302	0	1 225	320
	5	4 295	4 208	5 179	24 716	4 512
	6	53	48	0	114	32
中草药栽培与鉴定	4	220	216	212	830	164
中西医临床医学	2	0	0	0	27	27
	3	191	182	0	313	143
	5	6 654	6 467	6 733	32 423	6 545
	6	52	51	0	128	57
中药学类专业	4	116	108	0	55	55
中药制药	4	232	228	921	2 481	304
中药学	2	322	322	0	947	458
	4	3 503	3 407	3 348	13 780	3 405
	5	80	79	0	198	84
中药资源与开发	4	583	557	824	2 954	551
中医学	2	173	171	0	331	188
	3	223	222	0	1 092	321
	4	219	214	303	1 079	214
	5	12 520	12 304	12 768	71 089	13 701
	6	95	92	0	319	83

（续表）

专业名称	年制	毕业生数		招生数	在校学生数	预计毕业生数
		小计	其中：授学位			
壮医学	5	0	0	57	277	41
傣医学	5	0	0	29	56	0
藏药学	4	0	0	40	119	0
	5	77	75	70	379	84
藏医学	4	24	24	45	180	45
	5	144	136	293	1 373	209
公共卫生与预防医学类专业	4	46	45	53	235	54
护理学	2	370	368	0	983	429
	3	153	153	0	194	37
	4	6 494	6 394	8 363	31 024	6 834
	5	896	891	0	1 822	1 095
护理学类专业	4	660	653	567	2 532	733
	5	156	156	0	99	58
康复治疗学	2	34	34	0	155	69
	3	47	47	0	27	27
	4	651	637	2 372	7 052	1 099
	5	68	68	0	64	64
口腔医学	3	8	8	0	31	8
	5	193	193	200	1 032	201
口腔医学技术	4	0	0	63	63	0
临床药学	4	52	52	81	227	0
临床医学	2	68	68	0	127	42
	3	164	164	0	277	61
	5	2 000	1 987	2 605	13 276	2 145
食品卫生与营养学	2	9	9	0	25	12
	4	86	85	259	892	146
听力与言语康复学	4	44	39	142	411	53
卫生检验与检疫	2	4	4	0	6	3
	4	72	72	145	471	57
眼视光医学	4	0	0	59	59	0
眼视光学	4	78	78	112	337	74
植物保护	4	0	0	0	37	0
药事管理	4	0	0	95	277	0
药物分析	4	0	0	102	273	0
药物制剂	2	1	1	0	25	1
	4	1 376	1 335	1 173	5 544	1 639

（续表）

专业名称	年制	毕业生数		招生数	在校学生数	预计毕业生数
		小计	其中：授学位			
药学类专业	4	0	0	26	26	0
制药工程	2	0	0	0	38	1
	4	2 023	1 981	1 689	7 291	1 957
药学	2	268	260	0	598	267
	4	2 687	2 583	3 010	11 736	2 757
医学技术类专业	2	0	0	0	2	2
	4	62	58	0	74	74
医学检验技术	2	83	82	0	168	87
	4	359	356	1 341	4 284	578
	5	120	120	0	251	124
医学实验技术	2	0	0	0	2	2
	4	47	47	93	418	44
医学影像技术	4	0	0	337	611	0
	5	234	232	176	1 095	226
医学影像学	4	60	60	0	43	43
	5	146	146	152	738	130
医学信息工程	4	123	123	721	1 749	294
预防医学	2	0	0	0	2	2
	5	105	101	479	1 719	249
经济与贸易类专业	4	84	83	85	360	94
国际经济与贸易	2	33	32	0	58	21
	4	429	411	357	1 568	475
仪器类专业	4	0	0	0	57	57
计算机科学与技术	2	102	99	0	125	66
	4	827	793	923	3 308	827
公共事业管理	2	4	4	0	3	3
	4	1 999	1 956	1 964	7 801	2 064
	5	45	45	0	99	48
保险学	4	115	113	163	740	168
工商管理	4	426	425	283	1 255	353
	2	0	0	0	4	2
生物技术	2	0	0	0	4	2
	4	348	347	371	1 286	316
生物科学	4	102	102	127	391	86
生物工程	4	215	210	364	1 027	194

（续表）

专业名称	年制	毕业生数		招生数	在校学生数	预计毕业生数
		小计	其中：授学位			
生物工程类专业	4	56	56	78	314	63
生物医学工程	4	226	213	433	1 242	204
生物制药	4	159	153	267	793	159
生物信息学	4	0	0	49	49	0
食品科学与工程	4	312	309	381	1 239	264
食品质量与安全	2	3	3	0	6	2
	4	51	51	588	1 304	86
市场营销	2	182	179	0	295	146
	4	1 489	1 467	1 941	7 034	1 761
电子商务	4	116	112	57	236	71
法学	4	181	179	248	816	177
古典文献学	4	25	25	0	24	0
汉语国际教育	4	113	113	242	772	163
汉语言	4	25	25	37	125	27
汉语言文学	4	44	44	35	177	48
环境科学	4	0	0	41	78	37
劳动与社会保障	4	49	49	178	442	55
人力资源管理	4	56	56	58	239	59
软件工程	4	0	0	132	189	0
日语	2	0	0	0	2	2
	4	33	30	57	222	68
社会工作	4	0	0	33	67	0
社会体育指导与管理	2	4	4	0	2	2
体育教育	4	243	233	259	1 058	310
文化产业管理	4	76	72	54	225	47
物流管理	4	28	28	148	405	28
信息管理与信息系统	4	475	458	863	2 743	600
音乐学	4	34	32	46	158	29
应用化学	4	38	35	67	161	37
英语	4	806	801	1 131	3 901	892
	5	97	92	0	285	153
运动人体科学	4	43	43	56	215	50
运动康复	4	0	0	204	357	0
应用心理学	2	46	46	28	36	8
	4	831	820	1 165	4 178	880
	5	55	54	0	113	113

2015 年全国高等中医药院校普通专科分专业
毕业、招生、在校学生数

单位：人

专业名称	年制	毕业生数	招生数	在校学生数	预计毕业生数
专科总计	—	**25 087**	**24 764**	**80 368**	**26 363**
中草药栽培技术	3	139	44	54	10
生物制药技术	3	55	0	0	0
中药制药技术	2	43	0	172	84
	3	587	325	966	374
药物制剂技术	3	450	287	1 017	379
健康管理	3	0	5	5	0
药品质量检测技术	3	123	121	366	118
药品经营与管理	3	159	151	431	126
医用电子仪器与维护	3	21	32	69	20
计算机应用技术	2	26	39	39	0
计算机信息管理	2	27	40	86	46
软件技术	2	17	39	39	0
图形图像制作	2	27	35	35	0
食品营养与检测	3	0	0	29	9
营养与食品卫生	3	30	0	20	20
护理类专业	3	107	57	279	108
市场营销	3	140	0	134	134
医药营销	2	27	0	77	35
	3	377	243	679	208
临床医学	3	1 338	1 445	4 459	1 591
口腔医学	3	330	342	1 001	330
中医学	2	282	0	805	805
	3	2 639	3 812	10 473	3 146
藏医学	3	0	40	40	0
维医学	3	0	0	169	72
	4	249	243	835	215
针灸推拿	2	317	0	279	279
	3	2 551	3 345	9 615	3 086
中医骨伤	3	297	516	1 475	464

（续表）

专业名称	年制	毕业生数	招生数	在校学生数	预计毕业生数
护理	2	1 241	0	4 052	926
	3	7 204	6 579	21 305	7 190
	4	41	106	272	39
助产	2	0	0	302	122
	3	435	528	1 623	520
涉外护理	3	0	0	98	53
药学	2	56	0	219	74
	3	1 168	1 292	3 548	1 017
中药	2	152	0	301	82
	3	1 100	1 535	3 833	1 134
维药学	3	0	0	112	65
	4	59	103	346	63
医学检验技术	2	0	0	192	101
	3	570	592	1 995	751
	4	28	70	163	28
医学生物技术	3	37	0	0	0
医学影像技术	3	350	510	1 454	413
康复治疗技术	2	0	0	255	85
	3	803	904	2 589	802
	4	0	58	89	0
口腔医学技术	3	333	41	141	63
医学营养	3	143	32	142	45
医疗美容技术	3	764	980	2 852	949
卫生检验与检疫技术	3	56	72	372	63
公共卫生管理	3	64	97	152	16
旅游管理	3	55	41	159	58
社区康复	3	0	0	0	0
心理咨询	3	0	0	19	19
老年服务与管理	3	0	25	25	0
计算机网络技术	2	23	38	38	0
食品药品管理类专业	3	39	0	0	0
食品药品监督管理	3	0	0	65	26
药剂设备制造与维护	3	8	0	7	0

2015 年全国高等西医药院校攻读中医类博士学位
分专业毕业、招生、在校学生数

单位：人

专业名称	毕业生数		招生数	在校学生数	预计毕业生数
	小计	其中：授学位			
攻读博士学位人员总计	**59**	**56**	**67**	**263**	**111**
学术型学位	**59**	**56**	**67**	**263**	**111**
中医诊断学	3	2	2	9	4
中西医结合基础	8	5	15	64	32
中西医结合临床	21	21	21	72	29
中西医结合学科	3	2	0	14	9
中药学学科	24	26	27	102	37
基础医学学科	0	0	2	2	0

2015 年全国高等西医药院校攻读中医类硕士学位
分专业毕业、招生、在校学生数

单位：人

专业名称	毕业生数		招生数	在校学生数	预计毕业生数
	小计	其中：授学位			
攻读硕士学位人员总计	**744**	**711**	**772**	**2 466**	**825**
学术型学位	**439**	**419**	**532**	**1 537**	**496**
中医基础理论	4	4	5	12	3
中医临床基础	32	30	14	45	16
中医内科学	34	33	40	136	51
中医外科学	2	2	4	6	1
中医五官科学	0	0	0	1	1
中医医史文献	3	3	3	9	3
中医诊断学	4	3	3	12	4
中医妇科学	1	1	3	8	2
针灸推拿学	26	22	28	87	30
中医骨伤科学	4	3	3	8	3
中西医结合基础	33	32	46	125	36
中西医结合临床	94	91	110	319	102
中西医结合学科	0	0	7	22	7
民族医学（含：藏医学、蒙医学等）	25	19	31	104	42
方剂学	3	3	4	15	6
中药学学科	174	173	229	607	185
临床医学学科	0	0	2	21	4
专业学位	**305**	**292**	**240**	**929**	**329**
临床医学	68	59	85	198	44
中药学	237	233	155	731	285

2015 年全国高等西医药院校普通本科中医药专业
毕业、招生、在校学生数

单位：人

专业名称	年制	毕业生数		招生数	在校学生数	预计毕业生数
		小计	其中：授学位			
本科总计	—	5 883	5 711	5 974	29 031	6 108
中医学	3	19	19	0	38	16
	5	1 688	1 629	1 692	8 459	1 628
中药学	2	51	51	0	98	52
	4	1 680	1 638	1 625	7 045	1 745
	5	57	55	31	282	62
中药制药	4	172	172	188	792	163
中草药栽培与鉴定	4	0	0	59	59	0
中药资源与开发	4	174	163	168	933	225
针灸推拿学	2	10	10	0	20	10
	3	11	11	0	23	11
	5	539	518	632	3 143	539
中西医临床医学	3	37	37	0	57	18
	5	992	969	1 236	6 080	1 214
维医学	2	10	11	0	20	10
	5	59	75	49	392	54
蒙医学	3	2	2	0	6	2
	5	159	157	187	947	158
蒙药学	4	37	30	40	156	40
哈医学	5	0	0	29	78	0
临床医学类专业	5	127	122	0	185	88
护理学	4	59	42	38	218	73

2015 年全国高等西医药院校普通专科中医药分专业
毕业、招生、在校学生数

单位：人

专业名称	年制	毕业生数	招生数	在校学生数	预计毕业生数
专科总计	—	7 927	10 649	28 800	8 580
中医学	2	282	0	151	151
	3	1 850	2 576	6 750	1 903

（续表）

专业名称	年制	毕业生数	招生数	在校学生数	预计毕业生数
中医骨伤	2	53	0	38	38
	3	279	301	968	356
中医保健康复技术	3	27	129	326	78
中药鉴定与质量检测技术	3	51	9	117	47
针灸推拿	2	18	0	26	21
	3	1 228	2 008	5 316	1 462
中药	2	390	0	472	148
	3	2 568	4 495	10 941	2 866
中药制药技术	2	74	103	447	316
	3	583	694	2 003	707
现代中药技术	3	211	63	426	159
蒙医学	2	2	0	0	0
	3	96	32	150	101
中草药栽培技术	3	31	0	39	39
公共服务类专业	3	0	25	25	0
医疗美容技术	3	184	214	591	174
康复治疗技术	3	0	0	14	14

2015 年全国高等非医药类院校攻读博士学位
中医药分专业毕业、招生、在校学生数

单位：人

专业名称	毕业生数		招生数	在校学生数	预计毕业生数
	小计	其中：授学位			
攻读博士学位人员总计	**69**	**62**	**97**	**325**	**139**
学术型学位	**61**	**55**	**94**	**318**	**136**
民族医学（含：藏医学、蒙医学等）	2	2	3	12	5
中西医结合基础	4	3	10	29	7
中西医结合临床	32	30	42	141	64
中西医结合学科	7	8	6	19	10
中药学学科	16	12	33	117	50
专业学位	**8**	**7**	**3**	**7**	**3**
临床医学	8	7	3	7	3

2015 年全国高等非医药类院校攻读硕士学位
中医药分专业毕业、招生、在校学生数

单位：人

专业名称	毕业生数		招生数	在校学生数	预计毕业生数
	小计	其中：授学位			
攻读硕士学位人员总计	500	524	601	1 586	530
学术型学位	360	384	405	1 178	393
中医基础理论	1	0	0	0	0
中医临床基础	0	0	1	5	3
中医内科学	9	10	8	39	19
中医骨伤科学	3	3	0	11	9
中医妇科学	1	1	2	4	0
针灸推拿学	3	3	3	19	12
民族医学（含：藏医学、蒙医学等）	17	17	27	61	16
中西医结合基础	15	13	20	53	12
中西医结合临床	82	83	78	232	79
中西医结合学科	2	5	16	23	2
中药学学科	199	219	222	654	219
中医学学科	28	30	25	73	21
方剂学	0	0	0	1	1
护理学学科	0	0	3	3	0
专业学位	140	140	196	408	137
临床医学	27	27	43	110	32
中药学	113	113	153	298	105

2015 年全国高等非医药院校普通本科中医药专业
毕业、招生、在校学生数

单位：人

专业名称	年制	毕业生数		招生数	在校学生数	预计毕业生数
		小计	其中：授学位			
本科总计	—	3 745	3 655	4 817	20 393	4 061
中医学	3	81	76	0	267	39
	5	939	914	1 033	5 329	962
中药学	2	45	44	0	169	95
	4	1 286	1 257	1 709	6 202	1 418
中药学类专业	4	0	0	206	650	0
中药制药	4	0	0	40	40	0
中药资源与开发	4	359	353	347	1 510	382

（续表）

专业名称	年制	毕业生数		招生数	在校学生数	预计毕业生数
		小计	其中：授学位			
中草药栽培与鉴定	2	0	0	0	17	0
	4	293	282	382	1 234	265
中西医临床医学	2	0	0	0	19	19
	5	246	244	397	1 792	317
针灸推拿学	3	12	12	0	120	52
	5	222	218	381	1 365	191
蒙医学	3	0	0	0	9	3
	5	146	141	109	711	147
蒙药学	4	57	55	40	214	33
藏医学	4	0	0	0	57	0
	5	59	59	138	526	103
藏药学	4	0	0	35	92	0
护理学	4	0	0	0	70	35

2015 年全国高等非医药院校普通专科中医药分专业毕业、招生、在校学生数

单位：人

专业名称	年制	毕业生数	招生数	在校学生数	预计毕业生数
专科总计	—	**3 804**	**4 461**	**14 330**	**4 076**
中医学	3	1 054	1 166	4 419	1 267
蒙医学	3	11	79	99	0
蒙药学	3	11	7	43	18
傣医学	3	31	43	99	24
针灸推拿	2	137	0	214	85
	3	589	755	2 603	630
中医骨伤	3	94	119	386	92
护理	3	22	0	45	34
中医保健康复技术	2	12	0	0	0
	3	0	140	140	0
现代中药技术	3	111	61	264	139
中药鉴定与质量检测技术	3	0	115	330	52
中药	2	193	186	685	241
	3	1 539	1 763	4 790	1 482
医疗美容技术	3	0	27	58	0
康复治疗技术	2	0	0	32	12
	3	0	0	123	0

2015 年全国高等中医药院校留学生基本情况

单位：人

项目	毕（结）业生数	授予学位数	招生数	在校学生数
总计	**2 067**	**1 134**	**1 657**	**5 510**
其中：女	1 052	525	778	2 634
分层次统计：				
博士	90	97	105	414
硕士	212	219	314	898
本科	841	818	825	3 789
专科	5	0	10	30
培训	919	0	403	379
分大洲统计：				
亚洲	1 457	972	1 268	4 379
非洲	41	11	132	363
欧洲	306	45	98	306
北美洲	123	49	87	304
南美洲	64	5	42	76
大洋洲	76	52	30	82
分资助类型统计：				
国际组织资助	3	0	3	3
中国政府资助	127	83	158	505
本国政府资助	2	2	2	65
学校间交换	26	0	2	2
自费	1 909	1 049	1 492	4 935

2015 年全国高等中医药院校教职工数

单位：人

	教职工数									另有其他人员				
		校本部教职工				科研机构人员	校办企业职工	其他附设机构人员			其中：			
	合计	小计	专任教师	行政人员	教辅人员	工勤人员				合计	聘请校外教师	离退休人员	附属中小学幼儿园教职工	集体所有制人员
总计	45 170	37 716	27 588	4 831	3 350	1 947	453	413	6 588	23 178	9 370	13 765	2	41
其中：女	24 532	19 760	15 039	2 316	2 012	393	224	154	4 394	11 763	4 266	7 482	2	13
聘任制	9 958	6 937	5 050	908	597	382	18	143	2 860	0	0	0	0	0
其中：女	5 925	3 563	2 599	512	358	94	15	60	2 287	0	0	0	0	0

2015 年全国高等中医药院校教职工数（分职称）

单位：人

	教职工数								
	合计	校本部教职工					科研机构人员	校办企业职工	其他附设机构人员
		小计	专任教师	行政人员	教辅人员	工勤人员			
总计	45 170	37 716	27 588	4 831	3 350	1 947	453	413	6 588
正高级	5 466	5 042	4 704	237	93	8	74	10	340
副高级	10 441	9 590	8 464	602	486	38	93	19	739
中级	14 936	12 876	9 881	1 670	1 272	53	173	61	1 826
初级	8 585	5 605	3 374	1 150	932	149	67	50	2 863
无职称	5 742	4 603	1 165	1 172	567	1 699	46	273	820

2015 年全国高等中医药院校聘任制教职工数（分职称）

单位：人

	合计	校本部教职工					科研机构人员	校办企业职工	其他附设机构人员
		小计	专任教师	行政人员	教辅人员	工勤人员			
总计	9 958	6 937	5 050	908	597	382	18	143	2 860
正高级	894	893	865	20	8	0	0	0	1
副高级	1 396	1 386	1 326	35	25	0	1	0	9
中级	2 462	2 056	1 693	211	147	5	2	17	387
初级	3 261	1 376	881	283	211	1	10	24	1 851
无职称	1 945	1 226	285	359	206	376	5	102	612

2015 年全国高等中医药院校授课专任、聘请校外教师岗位分类情况

单位：人

	本年授课专任教师				本学年授课聘请校外教师			
	合计	公共课基础课	专业课		合计	公共课基础课	专业课	
			小计	其中：双师型			小计	其中：双师型
总计	26 848	7 186	19 662	3 766	9 370	1 513	7 857	948
其中：女	14 660	3 894	10 766	2 066	4 266	659	3 607	419
正高级	4 605	685	3 920	877	2 567	288	2 279	376
副高级	8 259	1 836	6 423	1 467	3 587	600	2 987	348
中级	9 659	3 245	6 414	1 422	2 651	434	2 217	224
初级	3 269	1 081	2 188	0	450	130	320	0
无职称	1 056	339	717	0	115	61	54	0

2015 年全国高等中医药院校未授课专任教师情况

单位：人

	合计	进修	科研	病休	其他
总计	**740**	**215**	**173**	**18**	**334**
其中：女	379	113	91	14	161
正高级	99	18	46	1	34
副高级	205	70	88	7	40
中级	222	98	27	8	89
初级	105	29	11	2	63
无职称	109	0	1	0	108

2015 年全国高等中医药院校专任教师学历情况

单位：人

	总计	博士研究生	硕士研究生	本科	专科及以下
专任教师	**27 588**	**5 960**	**10 965**	**10 155**	**508**
其中：女	15 039	3 032	6 421	5 298	288
正高级	4 704	1 596	959	2 075	74
副高级	8 464	2 261	2 395	3 707	101
中级	9 881	1 833	4 793	3 091	164
初级	3 374	54	2 131	1 063	126
未定职级	1 165	216	687	219	43

2015 年全国高等中医药院校聘请校外教师学历情况

单位：人

	总计	博士研究生	硕士研究生	本科	专科及以下
聘请校外教师总计	**9 370**	**1 076**	**2 779**	**4 751**	**764**
其中：女	**4 266**	**395**	**1 179**	**2 202**	**490**
正高级	2 567	432	785	1 313	37
副高级	3 587	378	958	1 907	344
中级	2 651	251	814	1 251	335
初级	450	11	163	230	46
未定职级	115	4	59	50	2
聘请校外教师中：外教	**48**	**9**	**17**	**22**	**0**
其他高校	**1 044**	**311**	**440**	**288**	**5**

2015 年全国高等中医药院校专任教师按职称分年龄情况

单位：人

	合计	29 岁及以下	30~39 岁	40~49 岁	50~59 岁	60 岁及以上
总计	27 588	3 512	11 626	7 608	4 406	436
其中：女	15 039	2 365	6 816	3 804	1 921	133
正高级	4 704	0	135	1 742	2 470	357
副高级	8 464	12	2 526	4 269	1 585	72
中级	9 881	902	7 168	1 503	301	7
初级	3 374	1 769	1 514	63	28	0
未定职级	1 165	829	283	31	22	0

2015 年全国高等中医药院校专任教师按学历分年龄情况

单位：人

	合计	29 岁及以下	30~39 岁	40~49 岁	50~59 岁	60 岁及以上
总计	27 588	3 512	11 626	7 608	4 406	436
博士研究生	5 960	317	2 774	2 056	771	42
硕士研究生	10 965	2 162	5 763	2 144	807	89
本科	10 155	1 009	2 997	3 260	2 622	267
专科及以下	508	24	92	148	206	38

2015 年全国高等中医药院校专任教师所教专业情况

单位：人

	总计	哲学	经济学	法学	教育学	文学	历史学	理学	工学	农学	医学	管理学	艺术学
总计	27 588	555	303	683	1 384	1 521	125	1 569	965	77	19 627	716	63
正高级	4 704	55	30	42	65	61	15	204	54	17	4 112	49	0
副高级	8 464	172	108	159	303	344	48	453	249	14	6 445	161	8
中级	9 881	196	111	319	627	758	44	632	488	22	6 321	331	32
初级	3 374	104	37	129	302	276	12	185	133	16	2 028	134	18
无职称	1 165	28	17	34	87	82	6	95	41	8	721	41	5

2015 年全国高等中医药院校专任教师变动情况

单位：人

	上学年初报表专任教师数	本学年初报表专任教师数	减少教师数			
			合计	自然减员	调离教师岗位	其他
专任教师总计	26 441	27 588	944	421	209	314
其中：女	14 200	15 039	391	173	85	133

	增加教师数							
		录用毕业生			外单位教师调入		校内外非教师调入	
	合计	小计	其中：研究生		小计	其中：高校调入	小计	其中：本校调整
			小计	本校毕业				
专任教师总计	2 091	1 007	785	207	473	181	611	460
其中：女	1 230	646	499	117	215	91	369	303

2015 年全国高等中医药院校研究生指导教师情况（一）

单位：人

		合计	29 岁及以下	30~34 岁	35~39 岁	40~44 岁
总计		**13 254**	**1**	**184**	**1 119**	**2 520**
其中：女		5 149	0	90	526	1 111
分职称	正高级	7 622	0	8	97	677
	副高级	5 498	0	160	996	1 809
	中级	134	1	16	26	34
分指导关系	博士生导师	646	0	1	6	31
	硕士生导师	11 135	1	179	1 097	2 408
	博士生、硕士生导师	1 473	0	4	16	81

2015 年全国高等中医药院校研究生指导教师情况（二）

单位：人

		45~49 岁	50~54 岁	55~59 岁	60~64 岁	65 岁及以上
总计		**3 260**	**3 775**	**1 640**	**518**	**237**
其中：女		1 285	1 420	531	146	40
分职称	正高级	1 886	2 922	1 333	470	229
	副高级	1 361	815	301	48	8
	中级	13	38	6	0	0
分指导关系	博士生导师	107	189	154	95	63
	硕士生导师	2 853	3 063	1 216	260	58
	博士生、硕士生导师	300	523	270	163	116

2015 年全国高等中医药院校资产情况（一）

	占地面积（平方米）			图书（万册）		计算机数（台）	
	合计	其中：绿化用地面积	运动场地面积	合计	当年新增	合计	教学用计算机数
学校产权	25 721 347	7 192 920	1 874 096	3 313.33	153.95	109 121	79 705
非学校产权	4 388 756	433 961	181 525	139.93	7.90	1 174	1 144
1. 独立使用	4 045 748	388 961	163 525	38.67	2.00	774	744
2. 共同使用	343 008	45 000	18 000	101.26	5.90	400	400

2015 年全国高等中医药院校资产情况（二）

	教室（间）		固定资产总值（万元）				
	合计	其中：网络多媒体教室	合计	其中：教学、科研仪器设备资产		其中：信息化设备资产	
				小计	当年新增	小计	其中软件
学校产权	5 932	4 156	2 300 315.67	651 809.37	113 655.76	114 296.16	21 949.42
非学校产权	952	500	88 706.49	12 198.76	1 251.00	0.00	0.00
1. 独立使用	902	465	81 939.23	11 270.76	1 251.00	0.00	0.00
2. 共同使用	50	35	6 767.26	928.00	0.00	0.00	0.00

2015 年全国高等中医药院校信息化建设情况

	网络信息点数（个）		上网课程数（门）	电子邮件系统用户数（个）
	合计	其中：无线接入		
合计	302 345	24 255	11 581	73 381

管理信息系统数据总量（GB）	数字资源量（GB）		信息化培训人次（人次）	信息化工作人员数（人）
	小计	其中：电子图书		
26 507.03	4 405 318.90	2 887 636	9 848	523

2015 年全国高等中医药院校房屋面积情况

单位：平方米

	学校产权建筑面积				正在施工面积	非学校产权建筑面积		
	合计	其中：				小计	独立使用	共同使用
		危房	当年新增	被外单位借用				
总计	**12 254 452**	**38 598**	**898 830**	**15 502**	**1 549 551**	**1 642 124**	**1 389 845**	**252 279**
一、教学科研及辅助用房	5 354 834	22 008	359 550	5 519	806 025	889 229	682 428	206 801
其中：教室	1 805 085	7 378	112 345	0	206 636	275 916	239 479	36 437
图书馆	742 394	0	93 405	0	96 643	78 539	68 539	10 000
实验室、实习场所	1 968 616	13 228	100 206	5 519	388 361	475 663	322 974	152 689
专用科研用房	305 044	0	20 515	0	74 718	27 440	24 202	3 238
体育馆	352 247	0	22 196	0	39 667	24 001	20 801	3 200
会堂	181 447	1 402	10 884	0	0	7 669	6 432	1 237
二、行政办公用房	698 096	9 918	33 767	0	91 386	62 137	60 137	2 000
三、生活用房	4 461 466	2 759	491 174	9 983	537 467	680 940	637 462	43 478
其中：学生宿舍（公寓）	3 541 433	0	397 245	9 983	409 357	625 268	587 951	37 317
学生食堂	453 123	0	43 456	0	51 004	40 147	33 986	6 161
教工宿舍（公寓）	163 141	0	13 589	0	33 866	5 190	5 190	0
教工食堂	21 156	0	0	0	0	1 850	1 850	0
生活福利及附属用房	282 612	2 759	36 884	0	43 241	8 485	8 485	0
四、教工住宅	1 295 988	3 913	14 340	0	109 276	0	0	0
五、其他用房	444 068	0	0	0	5 397	9 818	9 818	0

2015年全国中等中医药院校数及开设中医药专业的中等西医药院校、中等非医药院校机构数

单位：所

	中等中医药院校	设置中医药专业的中等西医药院校	设置中医药专业的中等非医药院校
总计	**42**	**117**	**160**
其中：调整后中等职业学校	4	19	20
中等技术学校	20	69	32
成人中等专业学校	3	6	8
职业高中学校	5	7	57
附设中职班	10	15	38
其他机构	0	1	5

2015年全国中等中医药学校按学生类别分毕业、招生、在校学生数

	学校数（所）	毕业生数（人）	招生数（人）	在校学生数（人）	预计毕业生数（人）
中等中医药学校总计	—	**37 499**	**39 757**	**126 791**	**40 366**
其中：民族医学校	3	857	477	1 166	346
调整后中职全日制学生	4	1 946	3 391	10 629	3 293
普通中专学生	30	34 929	35 011	112 381	35 911
成人中专全日制学生	4	116	265	964	424
成人中专非全日制学生	1	0	460	890	0
职业高中学生	5	508	630	1 927	738

2015年全国中等中医药学校分专业毕业、招生、在校学生数

单位：人

专业名称	毕业生数	招生数	在校学生数					预计毕业生数
			小计	一年级	二年级	三年级	四年级及以上	
总计	**37 499**	**39 757**	**126 791**	**39 764**	**42 650**	**41 517**	**2 860**	**40 366**
藏医医疗与藏药	56	160	324	160	79	85	0	85
发电厂及变电站电气设备	0	0	400	0	168	232	0	232
建筑工程施工	0	0	95	0	28	67	0	67
工艺美术	20	30	76	30	16	30	0	30
焊接技术应用	2	0	0	0	0	0	0	0
护理	15 869	16 525	53 660	16 531	17 156	17 898	2 075	17 372

（续表）

专业名称	毕业生数	招生数	在校学生数					预计毕业生数
			小计	一年级	二年级	三年级	四年级及以上	
会计	663	574	1 946	574	647	725	0	725
计算机网络技术	0	2	7	2	2	3	0	3
计算机应用	246	307	895	307	319	269	0	269
计算机与数码产品维修	38	60	60	60	0	0	0	17
卫生信息管理	0	12	12	12	0	0	0	0
康复技术	239	441	1 301	441	338	382	140	500
口腔修复工艺	116	86	316	86	118	112	0	79
美容美体	258	302	717	302	273	142	0	140
蒙医医疗与蒙药	0	42	64	42	0	22	0	22
农村医学	1 017	1 564	5 367	1 564	2 212	1 470	121	1 367
水利水电工程施工	0	0	297	0	132	165	0	165
汽车运用与维修	29	0	0	0	0	0	0	0
生物技术制药	19	5	13	5	5	3	0	3
数控技术应用	252	256	800	256	271	273	0	273
维医医疗与维药	203	110	267	110	157	0	0	0
学前教育	369	471	1 296	471	423	402	0	402
眼视光与配镜	12	22	53	22	16	15	0	15
药剂	3 239	3 994	11 631	3 994	4 028	3 609	0	3 213
药品食品检验	54	45	152	45	46	61	0	61
医学检验技术	448	602	1 594	602	508	484	0	510
医学影像技术	254	460	1 372	460	512	400	0	406
医药卫生类专业	117	1 062	2 822	1 062	977	783	0	783
营养与保健	0	21	21	21	0	0	0	0
老年人服务与管理	0	12	12	12	0	0	0	0
制药技术	84	229	414	229	95	90	0	90
中药	1 098	1 853	5 056	1 854	1 593	1 519	90	1 464
中药制药	329	452	1 203	452	372	379	0	379
中医	4 809	5 107	15 795	5 107	5 277	5 071	340	5 104
中医护理	5 164	1 347	9 250	1 347	3 974	3 929	0	3 929
中医康复保健	1 090	2 158	4 718	2 158	1 293	1 267	0	1 243
助产	1 405	1 446	4 785	1 446	1 615	1 630	94	1 418

2015 年全国中等西医药学校中医药专业按学生类别分
毕业、招生、在校学生数

	学校数 （所）	毕业生数 （人）	招生数 （人）	在校学生数 （人）	预计毕业生数 （人）
设置中医药专业的中等西医 药学校总计	—	9 874	12 798	32 008	9 627
调整后中职全日制学生	22	2 448	2 371	6 974	2 538
调整后中职非全日制学生	2	58	0	91	70
普通中专学生	85	5 184	7 667	19 274	4 681
成人中专全日制学生	4	678	826	2 365	782
成人中专非全日制学生	4	665	956	978	778
职业高中学生	7	841	978	2 326	778

2015 年全国中等西医药学校中医药专业分专业
毕业、招生、在校学生数

单位：人

专业名称	毕业 生数	招生数	在校学生数					预计毕 业生数
			小计	一年级	二年级	三年级	四年级 及以上	
总计	9 874	12 798	32 008	12 801	10 280	8 484	443	9 627
中医	1 502	2 294	5 323	2 294	1 707	1 267	55	1 322
中医护理	995	915	3 150	915	1 049	1 144	42	1 136
中医康复保健	1 338	3 152	6 957	3 152	2 060	1 680	65	2 063
中药	4 441	4 144	11 416	4 147	3 577	3 468	224	4 087
中药制药	1 280	2 043	4 654	2 043	1 798	813	0	850
藏医医疗与藏药	37	40	81	40	0	41	0	41
蒙医医疗与蒙药	15	76	107	76	15	16	0	16
医药卫生类专业	266	134	320	134	74	55	57	112

2015 年全国中等非医药学校中医药专业按学生类别分
毕业、招生、在校学生数

	学校数 （所）	毕业生数 （人）	招生数 （人）	在校学生数 （人）	预计毕业生数 （人）
设置中医药专业的中等非医 药学校总计	—	8 173	8 298	22 861	6 143
调整后中职全日制学生	22	742	985	2 641	683
调整后中职非全日制学生	1	1	0	0	0
普通中专学生	60	2 531	3 275	8 950	2 349
成人中专全日制学生	9	425	894	1 820	218
成人中专非全日制学生	9	713	306	1 361	419
职业高中学生	66	3 761	2 838	8 089	2 474

2015 年全国中等非医药学校中医药专业分专业
毕业、招生、在校学生数

单位：人

专业名称	毕业生数	招生数	在校学生数					预计毕业生数
			小计	一年级	二年级	三年级	四年级及以上	
总计	8 173	8 298	22 861	8 303	8 288	6 228	42	6 143
中医	765	1 030	2 795	1 030	991	774	0	759
中医护理	511	368	878	368	455	55	0	55
中医康复保健	1 478	1 537	4 583	1 536	1 816	1 231	0	1 300
中药	1 894	2 034	5 194	2 040	2 000	1 154	0	1 164
中药制药	2 472	2 272	6 466	2 272	2 059	2 135	0	2 135
藏医医疗与藏药	1 010	999	2 757	999	867	849	42	700
蒙医医疗与蒙药	13	58	102	58	38	6	0	6
医药卫生类专业	30	0	86	0	62	24	0	24

2015 年全国中等中医药学校培训学生情况

单位：人

	总计	其中：少数民族	一周至一个月以下	一个月至半年以下	半年以上	总计中：		总计中：		
						资格证书培训	岗位证书培训	第一产业培训	第二产业培训	第三产业培训
结业生数	20 803	796	4 404	13 526	2 873	10 610	10 193	4 832	4 350	11 621
注册学生数	23 947	1 519	4 404	19 444	99	16 207	7 740	4 832	4 350	14 765

2015 年全国中等中医药学校教职工数

单位：人

	教职工数								聘请校外教师
	合计	校本部教职工					校办企业职工	其他附设机构人员	
		小计	专任教师	行政人员	教辅人员	工勤人员			
总计	4 049	4 015	2 933	491	195	396	7	27	1 773
其中：女	2 171	2 156	1 703	208	104	141	4	11	941
聘任制	803	800	662	89	19	30	3	0	0
其中：女	396	393	327	50	7	9	3	0	0

2015 年全国中等中医药学校教职工数（分职称）

单位：人

	教职工数						校办企业职工	其他附设机构人员	聘请校外教师
	合计	校本部教职工							
		小计	专任教师	行政人员	教辅人员	工勤人员			
总计	4 049	4 015	2 933	491	195	396	7	27	1 773
正高级	80	80	56	19	1	4	0	0	456
副高级	898	898	800	77	21	0	0	0	328
中级	1 287	1 287	1 071	151	60	5	0	0	614
初级	1 070	1 070	816	126	87	41	0	0	347
无职称	714	680	190	118	26	346	7	27	28

2015 年全国中等中医药学校聘任制教职工数（分职称）

单位：人

	教职工数						校办企业职工	其他附设机构人员	聘请校外教师
	合计	校本部教职工							
		小计	专任教师	行政人员	教辅人员	工勤人员			
总计	803	800	662	89	19	30	3	0	0
正高级	2	2	2	0	0	0	0	0	0
副高级	145	145	142	3	0	0	0	0	0
中级	255	255	238	9	8	0	0	0	0
初级	276	276	225	36	11	4	0	0	0
无职称	125	122	55	41	0	26	3	0	0

2015 年全国中等中医药学校不同职称专任教师的学历构成

单位：%

	合计	博士	硕士	本科	专科及以下
总计	100.00	0.31	11.66	79.65	8.39
正高级	100.00	7.14	19.64	67.86	5.36
副高级	100.00	0.38	13.25	83.50	2.88
中级	100.00	0.19	12.14	81.51	6.16
初级	100.00	0	8.21	78.68	13.11
无职称	100.00	0	14.74	60.53	24.74
其中：实习指导课教师	100.00	0	10.88	80.27	8.84

2015 年全国中等中医药学校不同职称专任教师的年龄构成

单位：%

	合　计	29 岁及以下	30~39 岁	40~49 岁	50~59 岁	60 岁及以上
总计	**100.00**	**20.49**	**38.36**	**29.56**	**11.56**	**0.03**
正高级	100.00	0	0	33.93	66.07	0
副高级	100.00	0.13	10.00	61.25	28.50	0.13
中级	100.00	5.60	60.04	28.10	6.26	0
初级	100.00	50.37	43.38	5.51	0.74	0
无职称	100.00	67.89	25.26	6.32	0.53	0

2015 年全国中等中医药学校资产情况（一）

	占地面积（平方米）			图书（册）	
	合计	其中：绿化用地面积	其中：运动场地面积	合计	当年新增
学校产权	**2 140 930**	**482 065**	**319 638**	**2 428 274**	**151 924**
非学校产权	**899 843**	**133 733**	**64 432**	**128 852**	**9 747**
1. 独立使用	152 810	63 469	24 120	1 000	0
2. 共同使用	747 033	70 264	40 312	127 852	9 747

2015 年全国中等中医药学校资产情况（二）

	计算机数（台）		固定资产总值（万元）		
				其中：教学、实习仪器设备资产值	
	合计	教学用	合计	小计	当年新增
学校产权	**12 364**	**10 704**	**162 512**	**27 964**	**2 311**
非学校产权	**704**	**699**	**7 463**	**1 257**	**0**
1. 独立使用	20	15	3 466	458	0
2. 共同使用	684	684	3 997	799	0

2015 年全国中等中医药学校信息化建设情况

	网络信息点数（个）		上网课程数（门）	数字资源量（GB）		接受过信息技术相关培训的专任教师（人次）	信息化工作人员数（人）
	合计	其中：无线接入		小计	其中：电子图书		
合计	8 023	1 262	164	8 949	5 598	1 249	143

2015 年全国中等中医药学校房屋面积情况

单位：平方米

	学校产权建筑面积				正在施工面积	非学校产权建筑面积		
	合计	其中：				小计	独立使用	共同使用
		危房	当年新增	被外单位借用				
总计	**1 234 618**	**1 442**	**21 132**	**0**	**4 282**	**248 575**	**109 627**	**138 948**
一、教学及辅助用房	631 347	0	16 264	0	1 482	121 176	46 055	75 121
其中：教室	329 592	0	5 808	0	0	73 049	18 647	54 402
图书馆	54 848	0	195	0	0	15 703	11 110	4 593
实验室、实习场所	205 862	0	9 468	0	1 089	23 209	12 026	11 183
体育馆	26 252	0	400	0	0	8 200	3 752	4 448
会堂	14 793	0	393	0	393	1 015	520	495
二、行政办公用房	64 941	0	1 359	0	0	4 917	3 802	1 115
三、生活用房	449 624	0	3 261	0	0	113 677	50 965	62 712
其中：学生宿舍（公寓）	299 230	0	1 200	0	0	87 739	39 707	48 032
学生食堂	86 642	0	750	0	0	16 630	8 221	8 409
教工宿舍（公寓）	24 332	0	358	0	0	1 349	1 228	121
教工食堂	7 640	0	150	0	0	1 063	1 063	0
生活福利及附属用房	31 780	0	803	0	0	6 896	746	6 150
四、教工住宅	74 930	0	0	0	0	0	0	0
五、其他用房	13 777	1 442	248	0	2 800	8 805	8 805	0

四、中医药科研

（一）科学研究与技术开发机构

2015 年科学研究与技术开发机构人员情况

单位：人

	机构数（个）	从业人员	从业人员按工作性质分类			外聘的流动学者	招收的非本单位在读研究生	离退休人员总数
			从事科技活动人员	从事生产、经营活动人员	其他人员			
全国	**88**	**21 998**	**13 620**	**1 006**	**7 372**	**203**	**1 121**	**8 026**
其中：								
中医部委属科研机构	11	3 483	1 985	11	1 487	9	407	2 139
中医省属科研机构	44	14 668	8 658	617	5 393	174	608	5 231
中医地、市属科研机构	33	3 847	2 977	378	492	20	106	656

2015 年科学研究与技术开发机构从事科技活动人员情况

单位：人

	从事科技活动人员	其中：女性	其中：		
			科技管理人员	课题活动人员	科技服务人员
全国	**13 620**	**8 587**	**1 589**	**9 975**	**2 056**
其中：					
中医部委属科研机构	1 985	1 153	293	1 416	276
中医省属科研机构	8 658	5 396	941	6 376	1 341
中医地、市属科研机构	2 977	2 038	355	2 183	439

2015 年科学研究与技术开发机构从事科技活动人员按学历统计

单位：人

	合计	其中：			
		博士毕业	硕士毕业	本科毕业	大专毕业
全国	**13 620**	**1 203**	**3 221**	**5 669**	**2 896**
其中：					
中医部委属科研机构	1 985	679	486	492	239
中医省属科研机构	8 658	481	2 376	3 662	1 734
中医地、市属科研机构	2 977	43	359	1 515	923

2015 年科学研究与技术开发机构从事科技活动人员按职称统计

单位：人

	合计	其中：			
		高级职称	中级职称	初级职称	其他
全国	**13 620**	**3 912**	**3 775**	**4 847**	**1 086**
其中：					
中医部委属科研机构	1 985	856	645	291	193
专业技术人员分类比重（%）	100.00	43.12	32.49	14.66	9.72
中医省属科研机构	8 658	2 456	2 532	2 949	721
专业技术人员分类比重（%）	100.00	28.37	29.24	34.06	8.33
中医地、市属科研机构	2 977	600	598	1 607	172
专业技术人员分类比重（%）	100.00	20.15	20.09	53.98	5.78

2015年科学研究与技术开发机构人员流动情况（一）

单位：人

	本年新增人员	应届高校毕业生	招聘的其他人员	招聘的其他人员主要来源							其他新增人员
				其中：							
				来自研究院所	来自企业		来自高等学校	来自国外	来自政府部门		
					人数	其中：外资或合资企业					
全国	1 802	969	386	28	30	1	178	2	0		447
其中：											
中医部委属科研机构	172	144	27	11	3	1	4	0	0		1
中医省属科研机构	1 157	557	236	17	24	0	58	2	0		364
中医地、市属科研机构	473	268	123	0	3	0	116	0	0		82

2015年科学研究与技术开发机构人员流动情况（二）

单位：人

| | 本年减少人员 | 离退休人员 | 离开本单位的人员 | 离开本单位的人员中： | | | | | | 其他减少人员 | 本年不在岗人员 |
| | | | | 流向研究院所 | 流向企业 | | 流向高等学校 | 出国 | 流向政府部门 | | |
					人数	其中：外资或合资企业					
全国	716	317	337	50	28	3	19	4	9	62	89
其中：											
中医部委属科研机构	118	62	54	15	7	1	6	2	2	2	54
中医省属科研机构	491	198	268	33	15	2	11	2	5	25	7
中医地、市属科研机构	107	57	15	2	6	0	2	0	2	35	28

2015年科学研究与技术开发机构经常费收入情况（一）

单位：千元

| | 本年收入总额* | 科技活动收入 | | | 生产、经营活动收入 | 其他收入 | | 用于科技活动的借贷款 |
| | | 合计 | 其中： | | | 合计 | 其中：用于离退休人员的政府拨款 | |
			政府资金	非政府资金				
全国	11 040 762	2 213 909	2 042 901	171 008	1 246 923	7 579 930	381 960	2 850
其中：								
中医部委属科研机构	4 246 563	801 274	745 586	55 688	3 501	3 441 788	135 126	0
中医省属科研机构	5 995 839	1 188 533	1 073 269	115 264	926 651	3 880 655	220 624	2 850
中医地、市属科研机构	798 360	224 102	224 046	56	316 771	257 487	26 210	0

注：不含代管经费和转拨外单位经费。

2015 年科学研究与技术开发机构经常费收入情况（二）

单位：千元

	政府资金				非政府资金			
		其中：			全部政府资金中：来自地方政府的资金		其中：		
							技术性收入		
	合计	财政拨款	承担政府科研项目收入	其他		合计	合计	其中：来自企业	国外资金
全国	**2 042 901**	**1 627 820**	**409 613**	**5 468**	**414 091**	**171 008**	**153 396**	**85 308**	**468**
其中：									
中医部委属科研机构	745 586	538 625	206 961	0	12 427	55 688	52 122	39 667	407
中医省属科研机构	1 073 269	876 691	191 810	4 768	248 137	115 264	101 244	45 641	61
中医地、市属科研机构	224 046	212 504	10 842	700	153 527	56	30	0	0

2015 年科学研究与技术开发机构经常费支出情况（一）

单位：千元

	本年内部支出	内部支出按支出的活动性质分						其他支出 *
		科技活动支出				生产经营活动支出		
		合计	其中：			合计	其中经营税金	
			人员劳务费	设备购置费	其他日常支出			
全国	**10 522 958**	**3 209 354**	**1 294 319**	**364 742**	**1 550 293**	**493 384**	**542**	**6 820 220**
其中：								
中医部委属科研机构	4 060 284	900 949	366 707	88 358	445 884	2 554	81	3 156 781
中医省属科研机构	5 707 825	1 850 695	707 272	227 940	915 483	373 350	435	3 483 780
中医地、市属科研机构	754 849	457 710	220 340	48 444	188 926	117 480	26	179 659

注：其他支出含医疗、工程设计、教学培训等活动支出。

2015 年科学研究与技术开发机构经常费支出情况（二）

单位：千元

	本年内部支出	内部支出按支出的经济性质和具体用途分				本年外部支出	
		工资福利支出	对个人和家庭补助	商品和服务支出	其他	合计	其中：科技活动经费外部支出
全国	**10 522 958**	**2 682 553**	**789 141**	**5 065 775**	**1 969 471**	**52 035**	**39 043**
其中：							
中医部委属科研机构	4 060 284	785 617	295 614	1 534 857	1 444 196	26 597	14 729
中医省属科研机构	5 707 825	1 576 321	443 152	3 306 015	366 319	20 069	18 945
中医地、市属科研机构	754 849	320 615	50 375	224 903	158 956	5 369	5 369

2015 年科学研究与技术开发机构基本建设情况（一）

单位：千元

	基本建设投资实际完成额				
	合计	按用途分			
		科研仪器设备	科研土建工程	生产经营土建与设备	生活土建与设备
全国	564 638	78 530	97 911	33 538	354 659
其中：					
中医部委属科研机构	398 927	1 317	67 610	0	330 000
中医省属科研机构	158 169	73 032	27 070	33 408	24 659
中医地、市属科研机构	7 542	4 181	3 231	130	0

2015 年科学研究与技术开发机构基本建设情况（二）

单位：千元

	科研基建				
	合计	按来源分			
		政府资金	企业资金	事业单位资金	其他资金
全国	176 441	131 426	0	44 478	537
其中：					
中医部委属科研机构	68 927	68 692	0	235	0
中医省属科研机构	100 102	59 599	0	40 503	0
中医地、市属科研机构	7 412	3 135	0	3 740	537

2015 年科学研究与技术开发机构固定资产情况

单位：千元

	年末固定资产原价	其中：		
		科研房屋建筑物	科研仪器设备	
			合计	其中：进口
全国	7 585 114	1 845 921	2 813 123	775 808
其中：				
中医部委属科研机构	2 813 583	210 046	1 133 058	458 022
中医省属科研机构	3 458 286	847 232	1 319 730	286 289
中医地、市属科研机构	1 313 245	788 643	360 335	31 497

2015 年科学研究与技术开发机构在研课题情况（一）

单位：个

	课题数合计	其中：		基础研究	其中：		应用研究	其中：	
		当年开题	当年完成		当年开题	当年完成		当年开题	当年完成
全国	**3 358**	**1 106**	**1 113**	**588**	**201**	**182**	**1 531**	**499**	**398**
其中：									
中医部委属科研机构	1 006	310	438	244	78	98	415	137	158
中医省属科研机构	2 172	719	631	334	115	82	1 024	319	221
中医地、市属科研机构	180	77	44	10	8	2	92	43	19

2015 年科学研究与技术开发机构在研课题情况（二）

单位：个

	试验发展	其中：		研究与发展成果应用	其中：		科技服务	其中：	
		当年开题	当年完成		当年开题	当年完成		当年开题	当年完成
全国	**881**	**272**	**365**	**156**	**53**	**72**	**202**	**81**	**96**
其中：									
中医部委属科研机构	232	61	114	36	6	20	79	28	48
中医省属科研机构	598	192	239	108	44	50	108	49	39
中医地、市属科研机构	51	19	12	12	3	2	15	4	9

2015 年科学研究与技术开发机构课题经费内部支出情况

单位：千元

	合计	基础研究	应用研究	试验发展	研究与试验发展成果应用	科技服务
全国	**1 016 703**	**143 940**	**369 448**	**375 123**	**63 017**	**65 175**
其中：						
中医部委属科研机构	480 462	91 675	128 896	205 111	32 684	22 097
中医省属科研机构	493 881	51 001	219 932	153 795	27 469	41 684
中医地、市属科研机构	42 361	1 264	20 621	16 217	2 865	1 394

2015 年科学研究与技术开发机构课题折合工作量统计

单位：人年

	合计	基础研究	应用研究	试验发展	研究与试验发展成果应用	科技服务
全国	**5 589**	**887**	**2 434**	**1 661**	**293**	**314**
其中：						
中医部委属科研机构	1 379	365	519	350	43	103
中医省属科研机构	3 718	482	1 721	1 131	209	176
中医地、市属科研机构	492	41	194	181	41	35

2015 年科学研究与技术开发机构 **R&D** 课题来源

单位：个

	合计	国家科技项目	地方科技项目	企业委托科技项目	自选科技项目	国际合作科技项目	其他科技项目
全国	**3 000**	**822**	**1 702**	**31**	**196**	**4**	**245**
其中：							
中医部委属科研机构	891	581	169	5	78	2	56
中医省属科研机构	1 956	234	1 409	26	105	2	180
中医地、市属科研机构	153	7	124	0	13	0	9

2015 年科学研究与技术开发机构 **R&D** 人员情况

单位：人

	R&D 人员合计	其中：女性	按学历分				按工作量分	
			博士毕业	硕士毕业	本科毕业	其他	R&D 全时人员	R&D 非全时人员
全国	**7 982**	**4 317**	**1 038**	**2 458**	**3 450**	**1 036**	**4 441**	**3 541**
其中：								
中医部委属科研机构	1 736	945	583	401	508	244	1 280	456
中医省属科研机构	5 532	3 050	423	1 862	2 519	728	2 714	2 818
中医地、市属科研机构	714	322	32	195	423	64	447	267

2015 年科学研究与技术开发机构 **R&D** 工作量情况

单位：人年

	R&D 人员折合全时工作量	R&D 人员折合全时工作量按人员工作岗位性质分		
		研究人员	技术人员	其他辅助人员
全国	**5 941**	**3 297**	**1 775**	**869**
其中：				
中医部委属科研机构	1 378	869	399	110
中医省属科研机构	4 022	2 121	1 227	674
中医地、市属科研机构	541	307	149	85

2015 年科学研究与技术开发机构 **R&D** 经费

单位：千元

	R&D 经费内部支出			R&D 经费外部支出				
	合计	R&D 经常费支出	R&D 基本建设费	合计	其中：			
					对国内科研机构支出	对国内高等学校支出	对国内企业支出	对境外机构支出
全国	**1 520 169**	**1 406 418**	**113 751**	**23 834**	**21 184**	**1 735**	**915**	**0**
其中：								
中医部委属科研机构	640 922	600 040	40 882	13 216	13 216	0	0	0
中医省属科研机构	819 620	748 546	71 074	10 618	7 968	1 735	915	0
中医地、市属科研机构	59 627	57 832	1 795	0	0	0	0	0

2015 年科学研究与技术开发机构 R&D 经常费支出明细（一）

单位：千元

	合计	按费用类别分			按活动类型分		
		人员费用（含工资）	设备购置费	其他	基础研究	应用研究	试验发展
全国	1 406 418	663 490	166 076	576 852	213 408	582 858	610 152
其中：							
中医部委属科研机构	600 040	229 817	51 233	318 990	121 728	182 111	296 201
中医省属科研机构	748 546	399 875	109 665	239 006	89 292	371 544	287 710
中医地、市属科研机构	57 832	33 798	5 178	18 856	2 388	29 203	26 241

2015 年科学研究与技术开发机构 R&D 经常费支出明细（二）

单位：千元

	按经费来源分				
	政府资金	企业资金	事业单位资金	国外资金	其他资金
全国	1 132 449	86 874	140 277	417	46 401
其中：					
中医部委属科研机构	483 038	19 544	79 651	0	17 807
中医省属科研机构	607 287	67 330	47 344	417	26 168
中医地、市属科研机构	42 124	0	13 282	0	2 426

2015 年科学研究与技术开发机构 R&D 基本建设费明细

单位：千元

	合计	按费用类别分		按经费来源分				
		仪器设备费	土建费	政府资金	企业资金	事业单位资金	国外资金	其他资金
全国	113 751	53 067	60 684	82 779	0	30 814	0	158
其中：								
中医部委属科研机构	40 882	675	40 207	40 821	0	61	0	0
中医省属科研机构	71 074	51 940	19 134	40 670	0	30 404	0	0
中医地、市属科研机构	1 795	452	1 343	1 288	0	349	0	158

2015 年科学研究与技术开发机构科技成果情况（一）

	科技论文与科技著作		
	发表科技论文（篇）		出版科技著作（种）
	合计	其中：国外发表	
全国	6 082	836	318
其中：			
中医部委属科研机构	2 685	626	94
中医省属科研机构	2 899	188	169
中医地、市属科研机构	498	22	55

2015年科学研究与技术开发机构科技成果情况（二）

	专利							
	专利申请受理数（件）		专利授权数（件）			有效发明专利数（件）	专利所有权转让及许可数（件）	专利所有权转让与许可收入（千元）
	件数	其中：发明专利	件数	其中：发明专利	其中：国外授权			
全国	466	334	190	122	3	658	8	170
其中：								
中医部委属科研机构	99	90	49	46	0	183	0	0
中医省属科研机构	325	232	125	74	3	452	4	170
中医地、市属科研机构	42	12	16	2	0	23	4	0

2015年科学研究与技术开发机构科技成果情况（三）

	其他产出				
	形成国家或行业标准数（项）	集成电路布图设计登记数（件）	植物新品种权授予数（项）	软件著作权数（件）	新药证书数（件）
全国	15	0	9	4	1
其中：					
中医部委属科研机构	4	0	6	1	0
中医省属科研机构	11	0	3	3	1
中医地、市属科研机构	0	0	0	0	0

2015年科学研究与技术开发机构对外科技服务活动情况

单位：人年

	工作量合计	科技成果的示范性推广工作	为用户提供可行性报告、技术方案、建议及进行技术论证等技术咨询工作	为社会和公众提供的测试、标准化、计量、计算、质量和专利服务	科技信息文献服务	其他科技服务活动	科技培训工作
全国	1 863	212	215	134	163	406	728
其中：							
中医部委属科研机构	834	12	67	17	39	130	569
中医省属科研机构	956	183	142	117	116	269	124
中医地、市属科研机构	73	17	6	0	8	7	35

2015 年科学研究与技术开发机构重点发展学科情况

单位：个

	重点学科数合计	其中：						
		基础医学其他学科	内科学	药物化学	中医学	中西医结合医学	中药学	中医学与中药学其他学科
全国	171	2	2	4	49	8	80	5
其中：								
中医部委属科研机构	42	1	0	1	21	1	15	0
中医省属科研机构	121	1	2	3	22	7	65	5
中医地、市属科研机构	8	0	0	0	6	0	0	0

（二）科学技术信息和文献机构

2015 年科学技术信息和文献机构人员情况

单位：人

机构数	从业人员	从业人员按工作性质分类			外聘的流动学者	招收的非本单位在读研究生	离退休人员总数
		从事科技活动人员	从事生产、经营活动人员	其他人员			
2	139	139	0	0	0	16	129

2015 年科学技术信息和文献机构从事科技活动人员情况

单位：人

从事科技活动人员	其中：女性	其中：		
		科技管理人员	课题活动人员	科技服务人员
139	94	4	132	3

2015 年科学技术信息和文献机构从事科技活动人员按学历统计

单位：人

合计	博士毕业	硕士毕业	本科毕业	大专毕业
139	48	58	25	7

2015 年科学技术信息和文献机构从事科技活动人员
专业技术职称情况

单位：人

合计	高级职称	中级职称	初级职称	其他
139	63	52	19	5

2015年科学技术信息和文献机构人员流动情况（一）

单位：人

本年新增人员	应届高校毕业生	招聘的其他人员	招聘的其他人员主要来源							其他新增人员
			其中：							
			来自研究院所	来自企业		来自高等学校	来自国外	来自政府部门		
				人数	其中：外资或合资企业					
9	6	2	2	0	0	0	0	0		1

2015年科学技术信息和文献机构人员流动情况（二）

单位：人

本年减少人员	离退休人员	离开本单位的人员	离开本单位的人员							其他减少人员	本年不在岗人员
			其中：								
			流向研究院所	流向企业		流向高等学校	出国	流向政府部门			
				人数	其中：外资或合资企业						
9	4	5	2	1	0	2	0	0		0	0

2015年科学技术信息和文献机构经常费收入情况（一）

单位：千元

本年收入总额	科技活动收入			生产、经营活动收入	其他收入		用于科技活动的借贷款
	合计	其中：			合计	其中：	
		政府资金	非政府资金			用于离退休人员的政府拨款	
75 662	63 150	53 820	9 330	0	12 512	9 398	0

2015年科学技术信息和文献机构经常费收入情况（二）

单位：千元

政府资金				全部政府资金中：来自地方政府的资金	非政府资金			国外资金
合计	其中：		其他		合计	其中：		
	财政拨款	承担政府科研项目收入				技术性收入		
						合计	其中：来自企业	
53 820	47 760	6 060	0	0	9 330	5 078	4 155	0

2015年科学技术信息和文献机构经常费支出情况（一）

单位：千元

本年内部支出	内部支出按支出的活动性质分						其他支出
	科技活动支出				生产、经营活动支出		
	合计	其中：			合计	其中：经营税金	
		人员费用	设备购置费	其他日常支出			
68 287	56 186	13 753	8 999	33 434	0	0	12 101

2015 年科学技术信息和文献机构经常费支出情况（二）

单位：千元

本年内部支出	内部支出按支出的经济性质和具体用途分				本年外部支出	
	工资福利支出	对个人和家庭补助	商品和服务支出	其他	合计	其中：科技活动经费外部支出
68 287	13 753	14 967	26 975	12 592	0	0

2015 年科学技术信息和文献机构基本建设情况

单位：千元

基本建设投资实际完成额					科研基建				
	按用途分					按来源分			
合计	科研仪器设备	科研土建工程	生产经营土建与设备	生活土建与设备	合计	政府资金	企业资金	事业单位资金	其他资金
0	0	0	0	0	0	0	0	0	0

2015 年科学技术信息和文献机构固定资产情况

单位：千元

年末固定资产原价			
合计	其中：		
	科研房屋建筑物	科研仪器设备	
		合计	其中：进口
89 945	29 087	54 314	0

2015 年科学技术信息和文献机构在研课题情况（一）

单位：个

课题数合计	其中：		基础研究	其中：		应用研究	其中：	
	当年开题	当年完成		当年开题	当年完成		当年开题	当年完成
124	58	68	4	2	1	6	2	2

2015 年科学技术信息和文献机构在研课题情况（二）

单位：个

试验发展	其中：		研究与试验发展成果应用	其中：		科技服务	其中：	
	当年开题	当年完成		当年开题	当年完成		当年开题	当年完成
47	26	18	3	0	3	64	28	44

2015 年科学技术信息和文献机构课题经费内部支出情况

单位：千元

合计	基础研究	应用研究	试验发展	研究与试验发展成果应用	科技服务
23 455.80	2 002.10	632.70	9 147.40	448.60	11 225.00

2015 年科学技术信息和文献机构课题折合工作量统计

单位：人年

合计	基础研究	应用研究	试验发展	研究与试验发展成果应用	科技服务
107.30	8.90	5.10	43.60	1.70	48.00

2015 年科学技术信息和文献机构 R&D 课题来源

单位：个

合计数	国家科技项目	地方科技项目	企业委托科技项目	自选科技项目	国际合作科技项目	其他科技项目
57	19	2	0	7	0	29

2015 年科学技术信息和文献机构 R&D 人员情况

单位：人

R&D 人员合计	其中：	按学历分				按工作量分	
	女性	博士毕业	硕士毕业	本科毕业	其他	R&D 全时人员	R&D 非全时人员
87	61	34	36	14	3	35	52

2015 年科学技术信息和文献机构 R&D 工作量情况

单位：人年

R&D 人员折合全时工作量	R&D 人员折合全时工作量按人员工作岗位性质分		
	研究人员	技术人员	其他辅助人员
70	57	10	3

2015 年科学技术信息和文献机构 R&D 经费

单位：千元

R&D 经费内部支出			R&D 经费外部支出				
合计	R&D 经常费支出	R&D 基本建设费	合计	其中：			
				对国内科研机构支出	对国内高等学校支出	对国内企业支出	对境外机构支出
25 789	25 789	0	0	0	0	0	0

2015 年科学技术信息和文献机构 R&D 经常费支出明细

单位：千元

R&D 经常费支出											
合计	按费用类别分			按经费来源分					按活动类型分		
	人员费用	设备购置费	其他	政府资金	企业资金	事业单位资金	国外资金	其他资金	基础研究	应用研究	试验发展
25 789	6 221	3 543	16 025	25 789	0	0	0	0	3 699	1 498	20 592

2015 年科学技术信息和文献机构 **R&D** 基本建设费明细

单位：千元

合计	R&D 基本建设费						
	按费用类别分		按经费来源分				
	仪器设备费	土建费	政府资金	企业资金	事业单位资金	国外资金	其他资金
0	0	0	0	0	0	0	0

2015 年科学技术信息和文献机构科技成果情况（一）

科技论文与科技著作		
发表科技论文（篇）		出版科技著作（种）
篇数	其中：国外发表	
118	3	10

2015 年科学技术信息和文献机构科技成果情况（二）

专利							
专利申请受理数（件）		专利授权数（件）			有效发明专利数（件）	专利所有权转让及许可数（件）	专利所有权转让与许可收入（千元）
件数	其中：发明专利	件数	其中：发明专利	其中：国外授权			
0	0	0	0	0	0	0	0

2015 年科学技术信息和文献机构科技成果情况（三）

其他产出				
形成国家或行业标准数（项）	集成电路布图设计登记数（件）	植物新品种权授予数（项）	软件著作权数（件）	新药证书数（件）
2	0	0	13	0

2015 年科学技术信息和文献机构对外科技服务活动情况

单位：人年

合计	科技成果的示范性推广工作	为用户提供可行性报告、技术方案、建议及进行技术论证等技术咨询工作	地形、地质和水文考察、天文、气象和地震的日常观察	为社会和公众提供的测试、标准化、计量、计算、质量和专利服务	科技信息文献服务	其他科技服务活动	科技培训工作
31	0	0	0	0	30	0	1

2015 年科学技术信息和文献机构馆藏累计情况

图书、资料（册）	其中：		期刊（种）	其中：	缩微制品（张）	音像制品（张）	电子期刊（种）
	外文会议录	外文科技报告		外文原版期刊			
352 956	0	0	2 080	937	220	450	0

2015 年科学技术信息和文献机构引进国外数据库情况

书目文摘型			全文文献型			数值型			多媒体型		
数量（个）	数据记录量总量（万条）	数据记录量当年更新量（万条）	数量（个）	数据记录量总量（万条）	数据记录量当年更新量（万条）	数量（个）	数据记录量总量（万条）	数据记录量当年更新量（万条）	数量（个）	数据记录量总量（万条）	数据记录量当年更新量（万条）
1	0	0	3	0	0	1	0	0	0	0	0

2015 年科学技术信息和文献机构引进国内数据库情况

书目文摘型			全文文献型			数值型			多媒体型		
数量（个）	数据记录量总量（万条）	数据记录量当年更新量（万条）	数量（个）	数据记录量总量（万条）	数据记录量当年更新量（万条）	数量（个）	数据记录量总量（万条）	数据记录量当年更新量（万条）	数量（个）	数据记录量总量（万条）	数据记录量当年更新量（万条）
3	0	0	7	808	80	0	0	0	0	0	0

2015 年科学技术信息和文献机构自建数据库情况

书目文摘型			全文文献型			数值型			多媒体型		
数量（个）	数据记录量总量（万条）	数据记录量当年更新量（万条）	数量（个）	数据记录量总量（万条）	数据记录量当年更新量（万条）	数量（个）	数据记录量总量（万条）	数据记录量当年更新量（万条）	数量（个）	数据记录量总量（万条）	数据记录量当年更新量（万条）
1	11 393	11 393	0	0	0	0	0	0	1	30	3

2015 年科学技术信息和文献机构计算机有关设备情况

单位：台

计算机有关设备	其中：					复印机	摄、录像机	印刷设备
	大、中型机	小型机	微机	终端	扫描设备			
787	0	18	694	0	45	11	7	0

2015 年科学技术信息和文献机构网络情况

自建网络（个）		对外联网网上用户数（个）			
网络数	网上用户数	DIALOG	STN	OCLC	INTERNET
2	1 128	0	0	0	1 112

2015 年科学技术信息和文献机构信息服务情况

阅览（人次）	外借		资料复制（千页）	读者咨询（人次）	缩微制作（张）	课题检索（个）	查新（项）	专题咨询服务（次）	信息分析研究报告（篇）
	人次	册次							
1 460	1 033	1 240	0	160	52	65	165	0	24

2015 年科学技术信息和文献机构文献服务情况

文献信息加工		声像制作（部）	翻译（万字）		出版印刷			
文摘（篇）	数据库数据加工（条）		中译外	外译中	图书、资料（万字）	连续出版物（万字）	其中：电子版（种）	科技报告（种）
99 014	26 158	25	0	4	0	638	578	0

2015 年科学技术信息和文献机构电子信息利用情况（一）

数据库检索			网络信息检索			电子期刊利用		
次数（次）	机时（小时）	信息量（兆字节）	次数（次）	机时（小时）	信息量（兆字节）	次数（次）	机时（小时）	信息量（兆字节）
594 632	15 352	16 748	11 700	2 080	149 760 000	0	0	0

2015 年科学技术信息和文献机构电子信息利用情况（二）

从网上获得信息			向网上发布信息		
次数（次）	机时（小时）	信息量（兆字节）	次数（次）	机时（小时）	信息量（兆字节）
11 700	2 080	149 760 000	80	8 760	150 000

（三）R&D 活动单位

2015 年 R&D 活动单位人员概况（一）

单位：人

机构数（个）	年末从业人员数	从事科技活动人员					
		合计	其中：女性	其中：博士毕业	硕士毕业	本科毕业	其他学历
23	1 317	657	310	71	125	291	170

2015 年 R&D 活动单位人员概况（二）

单位：人

从事科技活动人员	其中：		从事生产、经营活动人员	其他人员
	高级职称	中级职称		
657	109	171	440	220

2015 年 R&D 活动单位经费情况（一）

单位：千元

本年总收入	其中：			用于科技活动的借贷款
	科技活动收入	生产、经营活动收入	其他收入	
1 023 288	79 673	938 594	5 021	63

2015 年 R&D 活动单位经费情况（二）

单位：千元

科技活动收入	其中：		企业资金	国外资金	其他资金	其他收入	其中：用于离退休人员的政府拨款
	政府资金	内：承担政府科研项目收入					
79 673	41 089	20 688	36 861	0	1 723	5 021	315

2015 年 R&D 活动单位经费支出与固定资产（一）

单位：千元

本年内部支出总额	其中：人员劳务费	其中：			本年外部支出	其中：科技经费外部支出	年末固定资产原价	其中：科研仪器设备
		科技经费内部支出	生产、经营活动支出	其他支出				
464 021	132 252	99 899	362 532	1 590	24 112	24 112	202 416	85 517

2015 年 R&D 活动单位经费支出与固定资产（二）

单位：千元

科技经费内部支出	其中：科技活动经常费支出	内：		
		人员劳务费	设备购置费	其他日常支出
99 899	97 664	41 993	16 533	39 138

2015 年 R&D 活动单位经费支出与固定资产（三）

单位：千元

科技活动基本建设费	其中1：科研土建费	其中2：			
		政府资金	企业资金	国外资金	其他资金
2 235	1 940	0	1 588	0	647

2015 年 R&D 活动单位 R&D 活动情况（一）

单位：人

R&D 人员合计	其中1：女性	其中2：高中级职称	按学历分				按工作量分	
			博士毕业	硕士毕业	本科毕业	其他	R&D 全时人员	R&D 非全时人员
377	182	161	50	84	196	47	219	158

2015 年 R&D 活动单位 R&D 活动情况（二）

R&D 人员折合全时工作量（人年）	按人员工作岗位性质分（人年）			R&D 经费内部支出（千元）	其中：R&D 基本建设费（千元）	其中：土建费（千元）
	研究人员	技术人员	其他辅助人员			
298	111	162	25	63 098	600	1 940

2015 年 R&D 活动单位 R&D 活动情况（三）

单位：千元

R&D 经费内部支出按来源分					R&D 经费外部支出	其中：			
政府资金	企业资金	事业单位资金	国外资金	其他资金		对国外科研机构支出	对国内高等学校支出	对国内企业支出	对境外机构支出
17 239	36 466	7 974	0	1 419	21 992	301	5 141	15 706	844

2015 年 R&D 活动单位论文与专利情况（一）

科技论文与科技著作		
发表科技论文（篇）		出版科技著作（种）
篇数	其中：国外发表	
91	4	14

2015 年 R&D 活动单位论文与专利情况（二）

专利						
专利申请受理数（件）		专利授权数（件）			有效发明专利数（件）	专利所有权转让及许可数（件）	专利所有权转让与许可收入（千元）
件数	其中：发明专利	件数	其中：发明专利	其中：国外授权			
39	32	27	16	1	113	0	0

2015 年 R&D 活动单位论文与专利情况（三）

其他产出				
形成国家或行业标准数（项）	集成电路布图设计登记数（件）	植物新品种权授予数（项）	软件著作权数（件）	新药证书数（件）
3	0	0	0	0

（四）县属研究与开发机构

2015 年县属研究与开发机构组织工作及人员情况（一）

机构数（个）	当年举办各类技术培训班		已创办各类农村科技协作组织个数	从业人员（人）	其中：专业技术人员（人）	按工作性质分			
	班次	人次				从事科技活动人员	其中1：科技管理人员	课题活动人员	科技服务人员
17	71	4 374	5	785	665	278	46	177	55

2015年县属研究与开发机构组织工作及人员情况（二）

单位：人

按工作性质分									离退休人员总数
其中2：				其中3：		从事生产、经营活动人员	其他人员（生活、后勤服务等）		
博士毕业	硕士毕业	本科毕业	大专毕业	高级职称	中级职称				
3	11	94	98	43	121	223	284		216

2015年县属研究与开发机构经费收入情况（一）

单位：千元

本年总收入	科技活动收入	生产经营收入	其他收入	
			合计	其中：用于离退休人员的政府拨款
174 232	26 178	143 664	4 390	521

2015年县属研究与开发机构经费收入情况（二）

单位：千元

科技活动收入	科技活动收入来源								用于科技活动的借贷款
	政府资金			技术性收入		国外资金	其他资金		
	合计	其中：财政拨款	其中：承担政府科研项目收入	合计	其中：来自企业				
26 178	20 246	12 228	450	4 379	3 790	100	1 453		0

2015年县属研究与开发机构经费支出与固定资产情况（一）

单位：千元

本年内部支出总额	按支出的活动性质分						其他支出
	科技活动支出				经营活动支出		
	合计	其中：			合计	其中：经营税金	
		人员费用	设备购置费	其他日常支出			
155 152	27 007	18 960	1 397	6 650	120 759	0	7 386

2015年县属研究与开发机构经费支出与固定资产情况（二）

单位：千元

本年内部支出总额	按支出的经济性质和具体用途分				本年外部支出总额		固定资产情况	
	工资福利支出	对个人和家庭补助	商品和服务支出	其他	合计	其中：科技活动经费外部支出	年末固定资产原价	
							合计	其中：科研仪器设备
155 152	51 708	5 533	84 756	13 155	35	35	109 480	17 277

2015 年县属研究与开发机构基本建设情况

单位：千元

基本建设投资实际完成额	按用途分				科研基建	按来源分			
	科研仪器设备	科研土建工程	生产经营土建与设备	生活土建与设备		政府拨款	企业资金	事业单位资金	其他资金
13 060	35	25	13 000	0	60	0	0	35	25

2015 年县属研究与开发机构课题综合情况

课题类型	课题数合计（个）	经费内部支出（千元）		课题人员折合全时工作量合计（人年）	
		合计	其中：政府资金	合计	其中：研究人员
合计	**19**	**8 018.50**	**3 377.00**	**108.00**	**37.20**
试验发展	15	4 907.00	777.00	70.00	27.20
研究与试验发展成果应用	2	2 599.00	2 599.00	18.00	4.00
科技服务	2	512.50	1.00	20.00	6.00

五、中医财政拨款

2015 年国家财政支出及卫生计生部门医疗卫生财政拨款情况

单位：亿元

项目	绝对数	占国家财政支出比重（%）
国家财政支出	**175 767.80**	**100.00**
其中：医疗卫生	11 916.10	6.78
卫生计生部门财政拨款	6 089.61	3.46
其中：医疗卫生	5 470.51	3.11
中医机构财政拨款	358.20	0.20
其中：医疗卫生	302.87	0.17

2015 年卫生计生部门财政拨款按功能分类情况

单位：万元

项目	医疗卫生机构财政拨款	中医机构财政拨款	中医机构所占比例（%）
合计	**60 896 087.78**	**3 582 023.09**	**5.88**
一般公共服务	88 938.64	7 889.85	8.87
公共安全	1 465.82	81.00	5.53
教育	717 099.82	48 427.32	6.75
科学技术	634 486.40	91 217.94	14.38
文化体育与传媒	6 615.55	14.81	0.22
社会保障和就业	2 678 271.83	236 142.75	8.82
社会保险基金支出	280 926.51	1 111.72	0.40
医疗卫生	54 705 148.65	3 028 679.12	5.54
城乡社区事务	413 008.40	82 186.56	19.90
其他支出	450 909.15	29 701.18	6.59

2015 年卫生计生部门医疗卫生财政拨款按功能分类情况

单位：万元

项目	医疗卫生机构财政拨款	中医机构财政拨款	中医机构所占比例（%）
医疗卫生	**54 705 148.65**	**3 028 679.12**	**5.54**
医疗卫生管理事务	3 491 578.92	14 274.82	0.41
公立医院	15 643 764.17	2 605 188.73	16.65
基层医疗卫生机构	11 481 114.69	47 763.47	0.42
公共卫生	12 465 154.01	84 714.04	0.68
医疗保障	2 917 734.81	45 302.99	1.55
中医药	247 029.83	140 909.28	57.04
食品和药品监督管理事务	58 503.81	125.42	0.21
其他医疗卫生支出	1 861 821.13	89 509.28	4.81

2015 年卫生计生部门医疗卫生财政拨款分省一览表

单位：万元

地区	医疗卫生机构财政拨款	中医机构财政拨款	中医机构所占比例（％）
卫计委汇总	**54 705 148.65**	**3 028 679.12**	**5.54**
北京市	2 124 562.51	122 390.26	5.76
天津市	960 924.51	64 311.89	6.69
河北省	2 366 881.80	121 328.41	5.13
山西省	1 626 686.33	94 803.04	5.83
内蒙古自治区	1 366 310.88	143 217.65	10.48
辽宁省	1 102 531.45	41 136.89	3.73
吉林省	1 274 038.07	110 762.74	8.69
黑龙江省	1 340 908.80	106 052.47	7.91
上海市	2 189 482.66	82 438.49	3.77
江苏省	3 199 374.87	162 037.89	5.06
浙江省	2 709 002.46	178 205.62	6.58
安徽省	1 549 353.09	57 997.09	3.74
福建省	1 615 817.15	79 355.65	4.91
江西省	1 279 801.98	69 219.32	5.41
山东省	3 009 177.98	133 251.64	4.43
河南省	2 551 162.95	114 977.77	4.51
湖北省	1 593 495.74	80 990.61	5.08
湖南省	1 977 608.06	74 184.15	3.75
广东省	4 132 874.01	219 798.85	5.32
广西壮族自治区	1 707 513.13	107 612.58	6.30
海南省	502 875.51	29 491.72	5.86
重庆市	1 134 819.87	51 217.72	4.51
四川省	2 991 987.63	148 534.83	4.96
贵州省	1 908 010.86	83 979.13	4.40
云南省	1 776 273.01	107 945.93	6.08
西藏自治区	435 236.21	37 593.13	8.64
陕西省	1 786 371.68	122 516.67	6.86
甘肃省	1 243 845.28	87 080.96	7.00
青海省	501 938.55	48 713.09	9.70
宁夏回族自治区	406 292.31	24 720.10	6.08
新疆维吾尔自治区	1 543 385.03	90 859.69	5.89
新疆生产建设兵团	211 554.80	384.58	0.18
卫计委直属单位	553 480.89	0	—
国家中医药管理局	31 568.56	31 568.56	100.00

2015 年中医机构医疗卫生财政拨款按功能分类分省一览表

单位：万元

地区	医疗卫生合计	医疗卫生管理事务	公立医院	基层医疗卫生机构	公共卫生
卫计委汇总	**3 028 679.12**	**14 274.82**	**2 605 188.73**	**47 763.47**	**84 714.04**
北京市	122 390.26	160.99	102 755.05	1 135.22	976.11
天津市	64 311.89	0	55 332.81	2 947.73	1 982.73
河北省	121 328.41	1 011.95	113 446.32	75.87	3 198.78
山西省	94 803.04	1 690.24	76 702.92	715.89	6 628.11
内蒙古自治区	143 217.65	80.67	133 927.62	1 597.55	3 706.40
辽宁省	41 136.89	174.13	31 972.75	494.87	917.30
吉林省	110 762.74	1 147.25	98 789.32	1 742.95	3 176.54
黑龙江省	106 052.47	190.80	102 858.07	826.23	854.78
上海市	82 438.49	114.30	76 639.39	0	556.00
江苏省	162 037.89	296.16	123 521.72	5 485.58	3 072.18
浙江省	178 205.62	1 004.66	146 269.08	3 569.97	6 095.54
安徽省	57 997.09	20.16	54 469.83	18.62	2 190.08
福建省	79 355.65	45.39	61 404.70	9 943.51	1 037.88
江西省	69 219.32	81.43	59 615.12	655.48	3 745.22
山东省	133 251.64	324.50	119 657.88	907.38	3 918.52
河南省	114 977.77	858.32	106 237.82	203.01	1 700.42
湖北省	80 990.61	3.00	67 880.39	593.96	2 744.19
湖南省	74 184.15	400.31	65 244.40	404.90	2 916.20
广东省	219 798.85	918.05	195 926.08	799.10	695.16
广西壮族自治区	107 612.58	29.48	84 071.61	2 040.31	7 761.35
海南省	29 491.72	0	27 651.53	56.75	1 269.85
重庆市	51 217.72	575.09	36 505.17	2 038.97	6 294.40
四川省	148 534.83	1 194.56	105 880.46	1 013.27	2 804.14
贵州省	83 979.13	33.20	77 612.39	20.80	399.06
云南省	107 945.93	82.31	92 578.00	2 569.31	4 477.83
西藏自治区	37 593.13	0	29 718.74	0	1 190.10
陕西省	122 516.67	124.95	110 863.14	4 347.55	5 317.97
甘肃省	87 080.96	35.75	74 776.28	1 582.72	1 941.62
青海省	48 713.09	1 349.82	41 757.65	1 083.76	767.73
宁夏回族自治区	24 720.10	40.00	22 601.98	60.20	857.20
新疆维吾尔自治区	90 859.69	0	84 676.42	832.01	1 520.63
新疆生产建设兵团	384.58	0	384.58	0	0
国家中医药管理局	31 568.56	2 287.34	23 459.52	0	0

2015 年中医机构医疗卫生财政拨款按功能分类分省一览表（二）

单位：万元

地区	医疗保障	中医药	其中：		食品和药品监督管理事务	其他医疗卫生支出
			中医（民族医）药专项	其他中医药支出		
卫计委汇总	**45 302.99**	**140 909.28**	**115 924.45**	**24 984.83**	**125.42**	**89 509.28**
北京市	4 966.55	8 908.59	8 230.65	677.94	0	3 439.23
天津市	2 473.78	1 488.65	1 403.95	84.70	0	86.20
河北省	631.82	1 755.41	1 106.91	648.50	0	1 098.26
山西省	3 959.23	4 021.90	3 955.17	66.73	0	1 061.00
内蒙古自治区	1 776.53	1 759.98	1 091.01	668.97	0.90	367.99
辽宁省	402.76	996.26	946.26	50.00	0	6 178.82
吉林省	1 996.55	1 658.89	1 658.89	0	0	2 233.09
黑龙江省	931.33	231.97	188.90	43.07	0	159.30
上海市	744.43	4 281.84	285.00	3 996.84	0	102.53
江苏省	2 195.84	14 553.64	13 362.85	1 190.79	2.50	12 910.27
浙江省	5 994.08	7 498.97	6 948.55	550.42	0.74	7 722.26
安徽省	205.62	891.27	703.21	188.06	0	201.51
福建省	1 785.79	3 030.67	3 005.67	25.00	0	2 104.83
江西省	517.28	4 478.69	3 137.13	1 341.56	0	126.10
山东省	1 787.59	3 058.40	3 014.68	43.72	0	3 594.80
河南省	316.08	5 591.17	5 591.17	0	0	50.95
湖北省	751.90	4 971.79	4 935.29	36.50	0	4 020.13
湖南省	67.13	4 802.37	4 222.21	580.16	80.00	268.84
广东省	2 120.14	9 594.78	7 713.70	1 881.09	0	9 369.75
广西壮族自治区	627.82	12 207.06	10 236.40	1 970.66	0.12	790.25
海南省	184.87	328.71	328.71	0	0	0
重庆市	1 504.77	3 287.91	2 027.91	1 260.00	0	982.26
四川省	2 284.77	12 978.95	9 408.72	3 570.23	40.17	22 338.52
贵州省	3 031.13	161.50	161.50	0	0	2 676.02
云南省	2 302.26	4 730.45	4 581.62	148.83	1.00	1 204.77
西藏自治区	0.00	6 669.29	6 639.29	30.00	0	0
陕西省	27.97	1 414.51	40.00	1 374.51	0	420.58
甘肃省	530.77	2 955.67	756.26	2 199.41	0	5 244.14
青海省	105.71	2 927.09	2 927.09	0	0	720.33
宁夏回族自治区	319.11	791.94	696.70	95.24	0	24.56
新疆维吾尔自治区	759.37	3 059.27	3 033.33	25.94	0	12.00
新疆生产建设兵团	0	0	0	0	0	0
国家中医药管理局	0	5 821.70	3 585.72	2 235.98	0	0

六、中医药期刊

【中医药期刊一览表】

名称	主管单位	主办单位	编委会主任	主编/副主编	编辑部主任/社长	创刊	出刊周期	刊号	
								ISSN	CN
中华中医药杂志	中国科学技术协会	中华中医药学会	佘 靖	佘 靖	闫志安	1986-7	月刊	1673-1727	11-5334/R
中医杂志	国家中医药管理局	中华中医药学会、中国中医科学院		张伯礼	刘国正	1955-1	半月刊	1001-1668	11-2166/R
世界中西医结合杂志	中国科学技术协会	中华中医药学会	路志正	路志正	刘润兰	2006-7	月刊	1673-6613	11-5511/R
中国中西医结合杂志	中国科学技术协会	中国中西医结合学会、中国中医科学院	陈可冀	陈可冀	李焕荣	1981	月刊	1003-5370	11-2787/R
中国结合医学杂志（英文版）	国家中医药管理局	中国中西医结合学会、中国中医科学院	陈可冀	陈可冀	徐 浩	1996	月刊	1672-0415	11-4928/R
中华医史杂志	中国科学技术协会	中华医学会		李经纬	王振瑞	1947-3	双月	0255-7053	11-2155/R
中国中药杂志	中国科学技术协会	中国药学会		张伯礼	李 禾	1955-7	半月刊	1001-5302	11-2272/R
中国实验方剂学杂志	国家中医药管理局	中国中医科学院中药研究所、中国中西医结合学会中药专业委员会	陈士林	吴以岭		1995-10	半月刊	1005-9903	11-3495/R
中国针灸	中国科学技术协会	中国针灸学会、中国中医科学院针灸研究所	刘保延	刘保延	齐淑兰	1981	月刊	0255-2930	11-2024/R
国外医学·中医中药分册	国家卫生计生委	中国中医科学院中医药信息研究所		张志军	樊红雨	1978	双月	1001-1145	11-2382/R
中医教育	教育部	北京中医药大学	高思华	乔旺忠	付春梅	1982-11	双月	1003-305X	11-1349/R
中国骨伤	国家中医药管理局	中国中医科学院、中国中西医结合学会		董福慧	李为农	1978	月刊	1003-0034	11-2483/R
中国中医眼科杂志	国家中医药管理局	中国中医科学院	唐由之	唐由之	杨 薇	1991-11	双月	1002-4379	11-2849/R
北京中医药大学学报	教育部	北京中医药大学		王永炎	梁吉春	1959	月刊	1006-2157	11-3574/R

单价（元）	开本	页数	地址	邮编	E-mail	电话	传真	核心期刊
50.0	大 16 开	320	北京市朝阳区和平街北口樱花路甲 4 号	100029	64216650@vip.163.com	010–64216650	010–64216650	是
15.0	大 16 开	96	北京市东直门内南小街 16 号	100700	jtcmcn@188.com	010–64035632	010–64050205	是
12.0	大 16 开	116	北京市北四环东路 115 号院 6 号楼 109 室	100101	sjzxyjh@126.com	010–64822253	010–64822253	是
25.0	大 16 开	128	北京市海淀区西苑操场 1 号	100091	cjim@cjim.cn	010–62886827	010–62874291	是
40.0	大 16 开	80	北京市海淀区西苑操场 1 号	100091	cjim@cjim.cn	010–62886827	010–62874291	是
10.0	大 16 开	64	北京市东直门内南小街 16 号	100700	zhonghuayishi@yahoo.com.cn	010–64014411–3217	010–84015484	否
50.0	大 16 开	208	北京市东直门内南小街 16 号中国中药杂志社	100700	cjcmm2006@188.com	010–64087661	010–64087926	是
35.0	大 16 开	234	北京市东直门内南小街 16 号	100700	ytong@icmm.ac.cn	010–84076882	010–84076882	是
18.0	大 16 开	112	北京市东直门内南小街 16 号	100700	zhenjiubj@vip.sina.com	010–84014607	010–84046331	是
12.0	大 16 开	64	北京市东直门内南小街 16 号	100700	guowaiyixue@yahoo.com.cn	010–64014411–3225	无	是
10.0	大 16 开	88	北京市北三环东路 11 号《中医教育》编辑部	100029	ecm1982@sina.com.cn	010–64286602	010–64286848	否
25.0	大 16 开	96	北京市东直门内南小街甲 16 号	100700	zggszz@vip.sina.com	010–84020925	010–84036581	是
12.0	大 16 开	64	北京市石景山区鲁谷路 33 号	100040	zyophthal@163.com	010–68668940	010–68684148	是
10.0	大 16 开	72	北京市北三环东路 11 号	100029	jbutcm@163.com	010–64287405	010–64286848	是

（续表）

名称	主管单位	主办单位	编委会主任	主编/副主编	编辑部主任/社长	创刊	出刊周期	刊号 ISSN	刊号 CN
北京中医药	北京市中医管理局	北京中医药学会、北京中西医结合学会		赵　静	张　琨	1982	月刊	1674-1307	11-5635/R
中医药管理杂志	国家中医药管理局	国家中医药管理局		佘　靖	苏庆明	1991-2	双月	1007-9203	11-3070/R
中国中医基础医学杂志	国家中医药管理局	中国中医科学院基础理论研究所		孟庆云	胡镜清	1995-1	月刊	1006-3250	11-3554/R
中国民间疗法	国家中医药管理局	中国中医药出版社、中国民间中医医药研究开发协会		王国辰	芮立新	1993	月刊	1007-5798	11-3555/R
光明中医	国家中医药管理局	中华中医药学会	邓铁涛	杨建宇	范竹雯	1985-5	月刊	1003-8914	11-1592/R
中国医学文摘·中医	国家中医药管理局	中国中医科学院中医药信息研究所		崔　蒙	魏　民	1977	双月	0254-9042	11-2371/R
国际中医中药杂志	国家卫生计生委	中华医学会、中国中医科学院中医药信息研究所		曹洪欣	樊红雨	1978-10	月刊	1673-4246	11-5398/R
家庭中医药	国家中医药管理局	中国中医科学院中药研究所	王滨生	张瑞贤	李国坤	1993-12	月刊	1005-3743	11-3379/R
中国中医药图书情报杂志	国家中医药管理局	中国中医科学院中医药信息研究所	崔　蒙	崔　蒙	魏　民	1960	双月	2095-5707	10-1113/R
中国中医药信息杂志	国家中医药管理局	中国中医科学院中医药信息研究所	崔　蒙	叶祖光	华　强	1994-6	月刊	1005-5304	11-3519/R
针刺研究	国家中医药管理局	中国中医科学院针灸研究所、中国针灸学会		朱　兵	韩焱晶	1976-10	双月	1000-0607	11-2274/R
世界针灸杂志	国家中医药管理局	世界针灸学会联合会、中国中医科学院针灸研究所、中国针灸学会	邓良月	黄龙翔	刘炜宏	1991	季刊	1003-5257	11-2892/R
中华养生保健	国家中医药管理局	中华中医药学会		郑守曾	龙志贤	1983	月刊	1009-8011	11-4536/R
中国现代中药	国家中医药管理局	中国中药协会、中国医药集团总公司、中国药材集团公司	李光甫	张敏国		2006	月刊	1673-4890	11-5442/R

（续表）

单价（元）	开本	页数	地址	邮编	E-mail	电话	传真	核心期刊
10.0	大16开	80	北京市东单三条甲7号	100005	bjzy1589@126.com	010-65231589	010-65251589	是
20.0	大16开	64	北京市朝阳区樱花东街甲4号	100029	zyyg@chinajournal.net.cn	010-64062098	010-64285191	否
10.0	大16开	120	北京市东直门内南小街16号	100700	zhongyijichu@126.com	010-64036232	无	是
12.0	大16开	97	北京市北三环东路28号易亨大厦	100027	zgmjlf@163.com	010-64405732	010-64405719	否
10.0	大16开	180	北京西城区三里河南一巷11号院2号楼401室（北京105信箱）	100036	gmzyzy@sina.com	010-68580939	010-68580939	否
20.0	大16开	92	北京市东直门内南小街16号	100700	lwz@mail.cintcm.ac.cn	010-64014411-3212	010-64013995	否
12.0	大16开	96	北京市东直门内南小街16号	100700	guowaiyixue@aliyun.com	010-64089579	010-64089579	是
10.0	大16开	80	北京市东直门内南小街16号	100700	jtzyy@126.com	010-64052170	010-64014411-2985	否
20.0	大16开	62	北京市东直门内南小街16号	100700	tsqb@mail.cintcm.ac.cn	010-64089577	无	否
20.0	大16开	136	北京市东直门内南小街16号	100700	lxx@mail.cintcm.ac.cn	010-64089637	010-64089644	是
25.0	大16开	96	北京市东直门内南小街16号	100700	zcyj2468@sina.com	010-64089344	010-84046331	是
20.0	大6开	72	北京市东直门内南小街16号	100700	ujam1991@sina.com	13716997561	无	是
4.6	大16开	56	北京市朝阳区北三环东路11号科研楼116号	100029	globalfanshion@163.com	010-64286904	010-64220034	否
10.0	大16开	64	北京市宣武区广安门外大街248号机械大厦12层	100055	zybjb@163.com	010-63314605	010-63314278	否

（续表）

名称	主管单位	主办单位	编委会主任	主编/副主编	编辑部主任/社长	创刊	出刊周期	刊号 ISSN	刊号 CN
中国中西医结合急救杂志	中国科学技术协会	中国中西医结合学会、中国中医科学院、天津市第一中心医院、天津中医药大学	张伯礼	张伯礼	李银平	1994-11	双月	1008-9691	12-1312/R
中国中西医结合外科杂志	中国科学技术协会	中国中西医结合学会	吴咸中	吴咸中	屈振亮	1994	双月	1007-6948	12-1249/R
中国中医药现代远程教育	国家中医药管理局	世中联（北京）远程教育科技发展中心	佘靖	杨建宇	郭明明	2003-5	月刊	1672-2779	11-5024/R
中草药	国家食品药品监督管理总局	天津药物研究院、中国药学会	汤立达	汤立达	刘东博	1970-1	月刊	0253-2670	12-1108/R
中草药（英文版）	国家食品药品监督管理总局	天津药物研究院、中国医学科学院药用植物研究所	汤立达	刘易孝	陈常青	2009	季刊	1674-6384	12-1410/R
药物评价研究	国家食品药品监督管理总局	天津药物研究院、中国药学会	刘昌孝	汤立达	汤立达	2009	双月	1674-6376	12-1409/R
天津中医药大学学报	天津市教委	天津中医药大学	张伯礼	张伯礼	于春泉	1982-12	季刊	1673-9043	12-1391/R
天津中医药	天津市卫生计生委	天津中医药大学、天津中医药学会、天津中西医结合学会	张伯礼	张伯礼	于春泉	1984-10	月刊	1672-1519	12-1349/R
河北中医	河北省卫生计生委、河北省中医药管理局	河北省医学情报研究所、河北省中医药学会	孙万珍	李立	李立	1979-10	月刊	1002-2619	13-1067/R
现代中西医结合杂志	河北省科学技术协会	中国中西医结合学会、中华中医药学会		戴砚田	高亚非	1992-10	旬刊	1008-8849	13-1283/R
河北中医药学报	河北省教育厅	河北中医学院	孔祥骊	高维娟	王文智	1986-9	季刊	1007-5615	13-1214/R
现代养生	河北省卫生计生委	河北省医疗气功医院		徐大年	刘波	2001	月刊	1671-0223	13-1305/R
中西医结合心脑血管病杂志	山西省卫生计生委	山西医科大学第一医院	陈可冀	王斌全 吕吉元	韩世范	2003	月刊	1672-1349	14-1312/R
中医外治杂志	山西省卫生计生委	山西省中医药学会		赵尚华	朱庆文	1991-7	双月	1006-978X	14-1195/R

（续表）

单价（元）	开本	页数	地址	邮编	E-mail	电话	传真	核心期刊
26.0	大 16 开	112	天津市和平区睦南道 122 号	300050	cccm@em120.com	022-23306917	022-23306917	是
16.0	大 16 开	104	天津市南开区三纬路 122 号	300100	zxyjhwk@hotmail.com	022-27420471	022-27420471	是
10.0	大 16 开	196	北京市复兴门南大街甲 2 号知医堂 101 室	100031	tougao@zyyycjy.com	010-57289308	010-87363190	否
30.0	大 16 开	120	天津市南开区鞍山西道 308 号	300193	zcy@tiprpress.com	022-27474913	022-23006821	是
30.0	大 16 开	80	天津市南开区鞍山西道 308 号	300193	chm@tipepress.com	022-23006901	022-23006821	是
15.0	大 16 开	80	天津市南开区鞍山西道 308 号	300193	der@tiprpress.com	022-23006822	022-23006822	否
6.0	大 16 开	64	天津市南开区鞍山西道 312 号	300193	xuebaotxd@126.com	022-59596310	022-59596595	是
6.0	大 16 开	64	天津市南开区鞍山西道 312 号	300193	xuebaobj@126.com	022-59596310	022-59596595	是
10.0	大 16 开	160	河北省石家庄市和平西路 299 号 412 室	050071	hbzhy18@126.com	031-85989628	0311-85989628	是
10.0	大 16 开	112	河北省石家庄市北城路 35 号 D8-1-201	050061	xdjh126@126.com	0311-87738668	0311-87738668	是
5.0	大 16 开	64	河北省石家庄市新石南路 326 号中医学院内	050091	hbzyyxb7@hebmu.edu.cn	0311-86265053	无	是
10.0	大 16 开	80	河北省北戴河海滨东经路 198 号	06199	xdyszzs@sina.com	0335-4041257	0335-4034209	否
15.0	大 16 开	96	山西省太原市解放南路 85 号	030001	zxyjhxnxgbzz@vip.163.com	0351-4639124	0351-4032852	是
6.0	大 16 开	64	山西省晋城市南大街周元巷	048000	zywzzz@163.net	0356-2630030	0356-2630030	否

（续表）

名称	主管单位	主办单位	编委会主任	主编/副主编	编辑部主任/社长	创刊	出刊周期	刊号 ISSN	刊号 CN
山西中医	山西省卫生计生委	山西省中医药学会、山西省中医药研究院	赵震寰	王晞星	王福岗	1985	月刊	1000-7156	14-1110/R
中国民族医药杂志	国家中医药管理局	全国中医药图书情报工作委员会、内蒙古中蒙医研究所	乌 兰	苏根元	陈玉华	1995-5	月刊	1006-6810	15-1175/R
内蒙古中医药	内蒙古自治区卫生计生委	内蒙古自治区中医药学会、内蒙古自治区中蒙医研究所	郝 富	苏根元 塞西娅	陈玉华	1982-2	旬刊	1006-0979	15-1101/R
中华中医药学刊	国家中医药管理局	中华中医药学会、辽宁中医药大学	杨关林	杨关林	覃 芳	1982-9	月刊	1673-7717	21-1546/R
辽宁中医杂志	辽宁省卫生计生委	辽宁中医药大学、辽宁省中医药学会	杨关林	杨关林	覃 芳	1958-10	月刊	1000-1719	21-1128/R
辽宁中医药大学学报	辽宁省教育厅	辽宁中医药大学	杨关林	杨关林	覃 芳	1984	月刊	1673-842X	21-1543/R
吉林中医药	吉林省教育厅	长春中医药大学	宋柏林	刘宏岩	阎 琪	1979	月刊	1003-5699	22-1119/R
长春中医药大学学报	吉林省教育厅	长春中医药大学	宋柏林	刘宏岩	阎 琪	1985	双月	2095-6258	22-1375/R
中国中医药科技杂志	国家中医药管理局	中华中医药学会	陈可冀	陈可冀		1994-1	双月	1005-7072	23-1353/R
中医药学报	黑龙江省教育厅	黑龙江中医药大学、中国中医药学会中医编辑学会		匡海学		1973-1	双月	1002-2392	23-1193/R
中医药信息	黑龙江省教育厅	黑龙江中医药大学、中国科学技术情报学会		匡海学		1984-4	双月	1002-2406	23-1194/R
针灸临床杂志	黑龙江省教育厅	黑龙江中医药大学、中国针灸学会临床分会、中华中医药学会		孙申田		1984	月刊	1005-0779	23-1354/R
黑龙江中医药	黑龙江省中医管理局	黑龙江省中医研究院		王学军	王学军	1958-1	双月	1000-9906	23-1221/R
中成药	上海市卫生计生委	国家食品药品监督管理总局信息中心中成药信息站、上海中药行业协会	任德权	陶建生	唐青华	1978-8	月刊	1001-1528	31-1368/R
中医文献杂志	上海市卫生计生委	上海市中医文献馆、中华中医药学会	严世芸	杨悦娅	郑宜南	1983	双月	1006-4737	31-1682/R

（续表）

单价（元）	开本	页数	地址	邮编	E-mail	电话	传真	核心期刊
5.0	大16开	64	山西省太原市并州西街46号	030012	sxzyj@163.com	0351-4173499	0351-4150230	是
8.0	大16开	80	内蒙古自治区呼和浩特市健康路11号	010020	zgmzyyzz@126.com	0471-6920167	0471-6933673	否
6.0	大16开	180	内蒙古自治区呼和浩特市健康路11号	010020	nmgzyyhhh@126.com	0471-6920167	0471-6933673	否
10.0	大16开	256	辽宁省沈阳市皇姑区崇山东路79号	110032	zhzyyxk@vip.163.com	024-31207045	024-31207045	是
10.0	大16开	224	辽宁省沈阳市皇姑区崇山东路79号	110032	lnzy@vip.163.com	024-31207233	024-31207045	是
10.0	大16开	224	辽宁省沈阳市皇姑区崇山东路79号	110847	zyxb@vip.163.com	024-31207232	024-31207231	是
10.0	大16开	112	吉林省长春市净月开发区博硕路1035号	130117	jlzyybjb@126.com	0431-86172608	0431-86172606	是
15.0	大16开	220	吉林省长春市净月开发区博硕路1035号	130117	jlzyybjb@126.com	0431-86172608	0431-86172606	是
10.0	大16开	80	黑龙江省哈尔滨市南岗区阿什河街122号	150001	jtcmst@163.com	0451-53671501	0451-85971128	是
3.0	大16开	58	黑龙江省哈尔滨市和平路24号	150040	zyyxbhl@sina.com	0451-82117809	0451-82117809	是
3.0	大16开	66	黑龙江省哈尔滨市和平路24号	150040	zyyxxbjb@sina.com	0451-82117809	0451-82117809	否
3.6	大16开	54	黑龙江省哈尔滨市和平路24号	150040	zjlczz@sina.com	0451-82117809	0451-82117809	是
5.0	大16开	64	黑龙江省哈尔滨市香坊区三辅街142号	150036	hljzyy@163.com	0451-55643615	0451-55643615	否
32.0	大16开	180-250	上海市黄浦区福州路107号2楼	200002	zcy.med@foxmail.com	021-36213275	021-63213363	是
16.0	大16开	68	上海市瑞金二路156号	200020	shtcmliter@163.com	021-54669083	021-64721418	否

（续表）

名称	主管单位	主办单位	编委会主任	主编/副主编	编辑部主任/社长	创刊	出刊周期	刊号 ISSN	刊号 CN
上海针灸杂志	上海市卫生计生委	上海市针灸经络研究所	陈汉平	黄琴峰	马晓芃	1982-1	月刊	1005-0957	31-1317/R
针灸推拿医学	上海市卫生计生委	上海市针灸经络研究所	陈汉平	陈汉平	马晓芃	2003	半月	1672-3597	31-1908/R
中医药文化	上海市教育委员会	上海中医药大学、中华中医药学会	段逸山	张智强	华卫国	2005	双月	1673-6281	31-1971/R
上海中医药杂志	上海市教育委员会	上海中医药大学、上海市中医药学会	陈凯先	谢建群	华卫国	1955-6	月刊	1007-1334	31-1276/R
上海中医药大学学报	上海市教育委员会	上海中医药大学	陈凯先	谢建群	华卫国	1987-6	月刊	1008-861X	31-1788/R
江苏中医药	江苏省卫生计生委	江苏省中医药学会、江苏省中西医结合学会、江苏省针灸学会	张继泽	黄亚博	黄亚博	1956-10	月刊	1672-397X	32-1630/R
南京中医药大学学报	江苏省教育厅	南京中医药大学	项 平	范欣生	范欣生	1959-6	月刊	1000-5005	32-1247/R
养生月刊	浙江省中医药管理局	浙江省中医药研究院	吴章穆	柴可群	陈永灿	1980-12	月刊	1671-1734	33-1265/R
浙江中医杂志	浙江省中医药管理局	浙江省中医药研究院	吴章穆	柴可群	陈永灿	1956-12	月刊	0411-8421	33-1083/R
浙江中医药大学学报	浙江省教育厅	浙江中医药大学	肖鲁伟	肖鲁伟	朱君华	1977	双月	1005-5509	33-1077/R
浙江中西医结合杂志	浙江省卫生计生委	浙江省中西医结合学会、浙江省中西医结合医院	何 革	何 革	李晓玲	1991	月刊	1005-4561	33-1177/R
现代中药研究与实践	安徽省卫生计生委	安徽中医药高等专科学校、中华中医药学会中药鉴定委员会	赵国胜	赵国胜	王道玉	1987-1	双月	1673-6427	34-1267/R
安徽中医药大学学报	安徽省教育厅	安徽中医药大学	王 健	周美启	姚实林	1981	双月	2095-7246	34-1234/R
中医药临床杂志	安徽省卫生计生委	中华中医药学会	王 健	王 健	汪新安	1988	月刊	1672-7134	34-1268/R
中国中西医结合耳鼻咽喉科杂志	中国科学技术协会	中国中西医结合学会	唐有法	唐有法 迟放鲁		1993-11	双月	1007-4856	34-1159/R

（续表）

单价（元）	开本	页数	地址	邮编	E-mail	电话	传真	核心期刊
10.0	大16开	96	上海市宛平南路650号	200030	zhenjiush@126.com	021-64382181	021-64382181	否
80.0	大16开	66	上海市宛平南路650号	200030	zjtnyx@126.com	021-64382181	021-64382181	否
6.8	大16开	56	上海市浦东新区蔡伦路1200号	201203	zyywh@126.com	021-51323038	021-51322541	是
8.0	大16开	80	上海市浦东新区蔡伦路1200号	201203	shzyyzz@126.com	021-51322541	021-51322541	是
8.0	大16开	92	上海市浦东新区蔡伦路1200号	201203	shzyyxb@126.com	021-51322540	021-51322541	是
8.0	大16开	80	江苏省南京市汉中路282号	210029	jstcm@vip.163.com	025-86617285	025-86556817	是
12.0	大16开	100	南京市仙林大学城仙林大道138号《南京中医药大学学报》编辑部	210023	njzyydxxbtg@163.com	025-86798051	025-86798051	是
4.5	大32开	96	浙江省杭州市天目山路132号	310007	ysyk1980@163.com	0571-88849074	0571-88845196	否
8.0	大16开	80	浙江省杭州市天目山路132号	310007	zjzyzz1956@163.com	0571-88849074	0571-88845196	是
5.0	大16开	140	浙江省杭州市滨江区滨文路548号	310053	zjzyxb@163.com	0571-86613692	0571-86613717	是
8.0	大16开	74	浙江省杭州市环城东路208号	310003	zj85186890@126.com	0571-85186890	0571-85186890	否
10.0	大16开	88	安徽省芜湖市乌霞山西路18号	241002	jzzy@chinajournal.net.cn	0553-4836136	0553-4836136	是
10.0	大16开	96	安徽省合肥市梅山路103号安徽中医药大学华佗楼433、435室	230038	ahxbbjb@163.com	0551-5169048	无	是
6.0	大16开	96	安徽省合肥市永红路15号	230061	cjtcm@163.com	0551-62821750	0551-62821570	是
12.0	大16开	80	安徽省安庆市孝肃路42号	246003	ent93@163.com	0556-5519852	0556-5545966	是

（续表）

名称	主管单位	主办单位	编委会主任	主编/副主编	编辑部主任/社长	创刊	出刊周期	刊号	
								ISSN	CN
福建中医药	福建中医药大学	福建中医药大学	陈立典	李灿东	陈成东	1956-7	双月	1000-338X	35-1073/R
福建中医药大学学报	福建中医药大学	福建中医药大学	陈立典	陈立典	陈成东	1991	双月	1004-5627	35-1308/R
江西中医药	江西省新闻出版广电局	江西中医学院、江西省中医药学会	刘红宁	刘红宁	薛铁瑛	1951-4	月刊	0411-9584	36-1095/R
江西中医学院学报	江西省新闻出版广电局	江西中医学院	刘红宁	刘红宁	薛铁瑛	1988-10	双月	1005-9431	36-1192/R
山东中医药大学学报	山东省教育厅	山东中医药大学	邹枳隆	皋永利	皋永利	1977-2	双月	1007-659X	37-1279/R
山东中医杂志	山东省卫生计生委	山东中医药学会、山东中医药大学	王新陆	皋永利	皋永利	1981-10	月刊	0257-358X	37-1164/R
中医研究	河南省卫生计生委	中华中医药学会、河南省中医药研究院		韩颖萍	宋红湘	1988-1	月刊	1001-6910	41-1124/R
国医论坛	河南省中医管理局	中华中医药学会、南阳医学高等专科学校	李俊德夏祖昌	方家选	赵体浩	1986-1	双月	1002-1078	41-1110/R
中医正骨	国家中医药管理局	河南省正骨研究院、中华中医药学会	郭维淮	郭维淮	王智勇	1989-12	月刊	1001-6015	41-1162/R
河南中医	河南中医学院	中国中医药学会河南分会、河南中医学院	李振华	郑玉玲	蒋士卿	1976-6	月刊	1003-5028	41-1114/R
中医学报	中国科学技术协会	中华中医药学会、河南中医学院	李俊德	郑玉玲	蒋士卿		月刊	1674-8999	41-1411/R
中西医结合肝病杂志	湖北省教育厅	中国中西医结合学会、湖北中医药大学	王伯祥	王伯祥	黄育华	1991-6	双月	1005-0264	42-1322/R
中国中西医结合消化杂志	教育部	华中科技大学同济医学院、中国中西医结合学会消化系统疾病专业委员会、中华中医药学会脾胃病分会		危北海	张 豫	1993-10	月刊	1671-038X	42-1612/R
时珍国医国药	湖北省黄石市卫生计生委	时珍国医国药杂志社	肖培根	肖 璃	肖 璃	1990-10	月刊	1008-0805	42-1436/R

（续表）

单价（元）	开本	页数	地址	邮编	E-mail	电话	传真	核心期刊
4.5	大16开	64	福建省福州市闽侯上街华佗路1号	350122	xbbjb@fjtcm.edu.cn	0591-22861612	0591-22861612	否
5.0	大16开	72	福建省福州市闽侯上街华佗路1号	350122	xbbjb@fjtcm.edu.cn	0591-22861612	0591-22861612	否
4.8	大16开	80	江西省南昌市阳明路56号	330006	jxzybjb@vip.sina.com	0791-7119831	0791-7119829	是
5.0	大16开	100	江西省南昌市阳明路56号	330006	jxzybjb@vip.sina.com	0791-7119831	0791-7119829	否
5.0	大16开	80	山东省济南市长清大学科技园山东中医药大学	250355	xuebao@sdutcm.edu.cn	0531-89628059	0531-89628060	是
4.5	大16开	72	山东省济南市长清大学科技园山东中医药大学	250355	zazhi@sdutcm.edu.cn	0531-89628059	0531-89628060	是
6.0	大16开	80	河南省郑州市城北路7号	450004	zgzyyj@126.com	0371-66322705	0371-66331608	否
6.0	大16开	72	河南省南阳市卧龙路1439号（南阳医专院内）	473061	gylt1986@126.com	0377-63529058	0377-63529598	否
8.0	大16开	80	河南省洛阳市启明南路82号	471002	zyzg1989@126.com	0379-63551943	0379-63552102	是
6.0	大16开	128	河南省郑州市金水路1号	450008	hnzy@hactcm.edu.cn	0371-65676805 0371-65676877	0371-65962977	是
10.0	大16开	128	河南省郑州市金水路1号	450008	ctcm@hactcm.edu.cn	0371-65676818	0371-65962977	是
8.0	大16开	64	湖北省武汉市花园山4号	430061	zxygbzz@163.com	027-88854726	027-88854726	是
10.0	大16开	64	湖北省武汉市解放大道1277号协和医院杂志社	430022	zxyjhxhzz@qq.com	027-8572988	027-8572988	是
15.0	大16开	256	湖北省黄石市黄石大道874号	435000	shizhenchina@163.com	0714-6247076	0714-6232466	是

（续表）

名称	主管单位	主办单位	编委会主任	主编/副主编	编辑部主任/社长	创刊	出刊周期	ISSN	CN
中国中医骨伤科杂志	中国科学技术协会	中华中医药学会、湖北中医药研究院	孙树椿	李同生	方苏亭	1993-2	月刊	1005-0205	42-1340/R
湖北民族学院学报·医学版	湖北省教委	湖北民族学院		谭志松	雷翔	1982	季刊	1008-8164	42-1590/R
湖北中医杂志	湖北省教育厅	湖北中医药大学	王华	冀振华	任婕	1979-7	月刊	1000-0704	42-1189/R
湖北中医药大学学报	湖北省教育厅	湖北中医药大学	王华	冀振华	熊斌	1979-7	双月	1008-987X	42-1844R
湖南中医杂志	湖南省卫生计生委	湖南省中医药研究院	黄惠勇	谭达全	张尚华	1985	月刊	1003-7705	43-1105/R
中医药导报	湖南省卫生计生委	湖南省中医药学会、湖南中医管理局	邵湘宁		郭子华	1994-4	月刊	1672-951X	43-1446/R
湖南中医药大学学报	湖南省教育厅	湖南中医药大学	黄惠勇	黄惠勇	蒋俊和	1994-4	月刊	1674-070X	43-1472/R
东方药膳	湖南中医药大学	湖南中医药大学	黄惠勇	谭兴贵	周小青	/	月刊	1671-3591	43-1461/R
新中医	国家中医药管理局	广州中医药大学、中华中医药学会	王省良	郭桃美	郭桃美	1969-12	月刊	0256-7415	44-1231/R
中药新药与临床药理	国家食品药品监督管理总局	广州中医药大学	王宁生	王宁生	邓响潮	1990-6	双月	1003-9783	44-1308/R
广州中医药大学学报	广东省教育厅	广州中医药大学	王省良	陈蔚文	陈彩英	1984-11	双月	1007-3213	44-1425/R
中药材	国家食品药品监督管理总局	国家食品药品监督管理总局中药材信息中心站	任德全	元四辉	元四辉	1978-1	月刊	1001-4454	44-1286/R
按摩与康复医学	广东省中医药局	广东省第二中医院		孙冬梅	杜建平	1985	月刊	1008-1879	44-1667/R
深圳中西医结合杂志	深圳市卫生计生委	深圳市中西医结合临床研究所	王成友	吴正治	李晓萍	1991	双月	1007-0893	44-1419/R
广西中医药	广西中医药大学	广西中医药学会、广西中医药大学	朱华	唐农	蓝毓营	1978-8	双月	1003-0719	45-1123/R
广西中医药大学学报	广西中医药大学	广西中医药大学	朱华	唐农	蓝毓营	1998	季刊	2095-4441	45-1391/R

（续表）

单价（元）	开本	页数	地址	邮编	E-mail	电话	传真	核心期刊
12.0	大 16 开	72	湖北省武汉市洪山区珞喻路 856 号	430074	zgzygszz@163.com	027-87409653	027-87409641	是
6.0	大 16 开	64	湖北省恩施市	445000	e3myxbbjb@public.es.hb.cn、fbmz@chinajournal.net.cn	0718-8430535	0718-8431581	否
8.0	大 16 开	80	湖北省武汉市洪山区黄家湖西路 1 号	430065	hbtcm@vip.163.com	027-68890234	无	否
10.0	大 16 开	128	湖北省武汉市洪山区黄家湖西路 1 号	430065	hbzy@vip.163.com	027-68890234	无	是
8.0	大 16 开	120	湖南省长沙市麓山路 58 号	410006	hnzy188@sohu.com	0731-8888572	0731-8888572	否
6.0	大 16 开	114	湖南省长沙市马王堆南路 80 号省安监局办公楼 513 房	410016	hnzyydb@163.net	0731-82234727	无	是
10.0	大 16 开	112	湖南省长沙市韶山中路 113 号	410007	xuebaotcm@126.com	0731-88458947	无	是
6.0	大 16 开	72	湖南省长沙市韶山中路 113 号	410007	dfx0845@163.com	0731-85546807	0731-85540052	否
18.0	大 16 开	250	广东省广州市番禺区大学城外环东路 232 号	510006	139002863@qq.com	020-39359588	020-39359588	否
10.0	大 16 开	80	广东省广州市机场路 12 号大院	510405	zz@adr.com.cn	020-36585613	020-36590367	是
8.0	大 16 开	144	广东省广州市番禺区大学城外环东路 232 号光走中医药大学办公楼 629 室	510006	gzzyxb@gzhtcm.edu.cn	020-39358220	020-39354845	是
25.0	大 16 开	200-240	广东省广州市中山二路 24 号中粤大厦 10 楼	510080	81888465@163.com	020-87665465	020-87665465	是
20.0	大 16 开	256	广东省广州市恒福路 60 号	510095	let@vip.163.com	186464639554	4008892163-128369	否
8.0	大 16 开	64	深圳市笋岗西路深圳市第二人民医院内	518035	szzxyjhzz@yahoo.com.cn	0755-83228956	0755-83228956	是
4.5	大 16 开	82	广西壮族自治区南宁市明秀东路 179 号广西中医药大学内	530001	Gxzy@chinajournal.net.cn	0771-3137545	无	否
6.0	大 16 开	128	广西壮族自治区南宁市明秀东路 179 号广西中医药大学内	530001	gszb@chinajournal.net.cn	0771-3137545	无	否

（续表）

名称	主管单位	主办单位	编委会主任	主编/副主编	编辑部主任/社长	创刊	出刊周期	刊号 ISSN	刊号 CN
中国中医急症	国家中医药管理局	中华中医药学会		晁恩祥	江洪	1977-8	月刊	1004-745X	50-1102/R
实用中医药杂志	重庆市教育委员会	重庆医科大学中医学院	刘路明	吴昌培	罗荣汉	1978-3	月刊	1004-2814	50-1056/R
中药药理与临床	四川省中医药管理局	中国药理学会、四川省中药研究所	王建华	邓文龙	邓文龙	1985-10	双月	1001-859X	51-1188/R
成都中医药大学学报	四川省教育厅	成都中医药大学	梁繁荣	梁繁荣	薛红	1985	季刊	1004-0668	51-1501/R
四川中医	四川省卫生计生委	四川省中医学会		方连举	方连举	1982-10	月刊	1000-3649	51-1186/R
贵阳中医学院学报	贵阳中医学院	贵阳中医学院	梁光义	梁光义	李良栋	1979-7	双月	1002-1108	52-5011/G2
中国民族民间医药	云南省科学技术协会	云南省民族民间医药研究会	郑进 黄传贵	郑进 黄传贵	黄传贵	1992-8	半月	1007-8517	53-1102/R
云南中医学院学报	云南省教育厅	云南中医学院	熊磊	吴永贵	徐建平	1978-3	双月	1000-2723	53-1048/R
云南中医中药杂志	云南省卫生计生委	云南省中医药研究所、云南省中医药学会、云南省针灸学会、云南省中西医结合学会		詹文涛	曹惠芬	1980-2	双月	1007-2349	53-1120/R
陕西中医学院学报	陕西省教育厅	陕西中医学院	周永学	张喜德	邢玉瑞	1978-1	双月	1002-168X	61-1083/R
现代中医药	陕西省教育厅	陕西中医学院	周永学	张喜德	邢玉瑞	2002-3	双月	1672-0571	61-1397/R
陕西中医	陕西省中医管理局	陕西省中医药学会	范兵	杨世兴	张德兴	1980	月刊	1000-7369	61-1105/R
中医儿科杂志	甘肃省教育厅	甘肃中医学院、中华中医药学会	李金田	张士卿	高慧琴	2005-8	双月	1673-4297	61-1176/R
甘肃中医学院学报	甘肃省教育厅	甘肃中医学院	李金田	李金田	高慧琴	1984-7	双月	1003-8450	62-1062/R
西部中医药	甘肃省卫生计生委	甘肃省中医药研究院、中华中医药学会	王自立	潘文	康开彪	1988	月刊	1004-6852	62-1204/R
新疆中医药	新疆维吾尔自治区卫生计生委	新疆维吾尔自治区中医药学会	牟全胜	牟全胜	柯岗	1981-1	双月	1009-3931	65-1067/R

（续表）

单价（元）	开本	页数	地址	邮编	E-mail	电话	传真	核心期刊
10.0	大16开	184	重庆市江北区盘溪七支路6号	400021	zgzyjz@yahoo.com.cn	023-67064128	023-63521390	是
4.0	大16开	64	重庆市渝中区山城巷82号	400010	ZYAO@chinajournal.net.cn	023-63846413	023-63846413	否
20.0	大16开	64	四川省成都市人民南路四段51号	610041	zyyl707@163.com	028-85234707	028-85234707	是
5.0	大16开	128	四川省成都市十二桥路37号	610075	CDZY-xb@163.net	028-87779907	028-87763471	是
5.0	大16开	112	四川省成都市文庙西街80号	610041	schzhy@sina.com	028-86159421	028-86159421	是
5.0	大16开	120	贵州省贵阳市市东路50号	550002	gyzyxyxb@126.com	0851-5652096	0851-5652096	是
16.0	大16开	168/198	云南省昆明市关通路57号黄家医大楼5号	650200	zgyy1992@163.com	0871-5349183	0871-5339255	是
10.0	大16开	100	云南省昆明市呈贡区雨花路1076号	650500	ynzyxyxb@126.com	0871-65918211	0871-65918211	否
5.0	大16开	64	云南省昆明市学府路139号	650223	yzyy@chinajournal.net.cn	0871-5183005	0871-5183005	否
5.0	大16开	80	陕西省咸阳市世纪大道中段	712046	shxzhzs@163.com	029-38185250	029-38185238	否
5.0	大16开	80	陕西省咸阳市世纪大道中段	712046	shxzhzs@163.com	029-38185250	029-38185238	否
10.0	大16开	128	陕西省西安市西华门4号	710003	shanxihongyixue@sohu.com	029-87257807	029-87286383	是
5.0	大16开	64	甘肃省兰州市定西东路35号	730000	zyekzz@163.com	0931-8765573	0931-8765520	否
5.0	大16开	80	甘肃省兰州市定西东路35号	730000	gszyxyxb@163.com	0931-8765458	0931-8765458	否
8.0	大16开	144	甘肃省兰州市七里河区瓜州路418号	730050	gszyyk@126.com	0931-2337364	0931-2337364	是
7.0	大16开	86	新疆维吾尔自治区乌鲁木齐市天山区龙泉街191号	830004	xjzyybjb@163.com	0991-8561035	0991-8551838	否

荣 誉 篇

【**2015年度中医药、民族医药行业全国劳动模范和先进工作者受表彰**】 2015年4月28日，2015年庆祝"五一"国际劳动节暨表彰全国劳动模范和先进工作者大会在北京举行。会上，共有2968名全国劳动模范和全国先进工作者接受表彰，其中包括中国中医科学院望京医院院长、主任医师朱立国，内蒙古民族大学蒙医药学院院长、教授奥乌力吉等40余名来自中医药、民族医药行业的劳动者。

（周蔓仪）

【**2015国家科技进步奖（中医药系统）**】 2015年1月8日，2015年度国家科学技术奖励大会在北京召开，187个项目获国家科学技术进步奖。其中，中医药成果"人工麝香研制及其产业化"获国家科技进步一等奖，8项中医药成果获二等奖。

国家科技进步一等奖

人工麝香研制及其产业化——于德泉、朱秀媛、柳雪枚、李世芬、姚乾元、严崇萍、刘厚起、高益民、王文杰、程桂芳、沈祥龙、肖宣、郭经、庾石山、章菽

国家科技进步二等奖

1. 以桂枝茯苓胶囊为示范的中成药功效相关质量控制体系创立及应用——萧伟、徐筱杰、朱靖博、段金廒、王永华、王振中、丁岗、毕宇安、曹亮、李家春

2. 基于活性成分中药质量控制新技术及在药材和红花注射液等中的应用——屠鹏飞、姜勇、李军、赵炳祥、刘胜华、谈英、史社坡、朱雅宁、赵明波、宋月林

3. 慢性阻塞性肺疾病中医诊疗关键技术的创新及应用——李建生、李素云、王明航、余学庆、王至婉、谢洋、张海龙、余海滨、白云苹、王海峰

4. 藏药现代化与独一味新药创制、资源保护及产业化示范——贾正平、李茂星、阙文斌、张汝学、张兆琳、陈万生、樊鹏程、马慧萍、石晓峰、陈世武

5. 冠心病"瘀毒"病因病机创新的系统研究——陈可冀、史大卓、徐浩、殷惠军、张京春、蒋跃绒、王承龙、高铸烨、薛梅、尚青华

6. 中药及天然药物活性成分分离新技术研究与应用——孔令义、罗俊、王小兵、罗建光、汪俊松、杨鸣华、杨蕾、李意、柳仁民、姚舜

7. 补肾益精法防治原发性骨质疏松症的疗效机制和推广应用——王拥军、谢雁鸣、王永炎、施杞、陈棣、唐德志、梁倩倩、王燕平、支英杰、卞琴

8. 热敏灸技术的创立及推广应用——陈日新、陈明人、康明非、刘中勇、伊鸣、周美启、苏同生、迟振海、熊俊、谢丁一

（周蔓仪）

【**第七届国家卫生计生突出贡献中青年专家（中医药系统）**】 根据《国家卫生计生突出贡献中青年专家选拔管理办法》（国卫人发〔2015〕47号），国家卫生计生委组织选拔了第七届国家卫生计生突出贡献中青年专家。（见下表）

序号	姓名	单位	专业
1	牛阳	宁夏医科大学附属回医中医医院	中医内科学
2	孙忠人	黑龙江中医药大学附属第一医院	中医针灸学
3	孙增涛	天津中医药大学第二附属医院	中医内科学
4	李应东	甘肃中医学院附属医院	中西医结合内科学
5	李素云	河南中医学院第一附属医院	中医内科学
6	杨洪军	中国中医科学院中药研究所	中药药理学
7	张恒云	河北省邯郸市中医院	中医骨伤学
8	冼绍祥	广州中医药大学第一附属医院	中医内科学
9	赵军宁	四川省中医药科学院	中药药理学
10	段俊国	成都中医药大学附属医院	中医眼科学
11	贾振华	河北以岭医院	中医内科学
12	郭姣	广东药学院	中西医结合内科学
13	唐农	广西中医药大学	中医内科学
14	童安荣	宁夏回族自治区中医医院	中医内科学
15	缪剑华	广西药用植物园	中药资源学

（高欣）

【埃博拉出血热疫情防控先进集体先进个人名单（中医药系统）】

2015年11月25日，埃博拉出血热疫情防控工作表彰大会在北京举行。中共中央总书记、国家主席、中央军委主席习近平作出重要指示。习近平指出，西非部分国家暴发埃博拉出血热疫情以来，党中央、国务院从中非友好大局出发立即作出决定，全力援助非洲疫区国家抗击疫情。相关部门、地方和军队坚决贯彻中央决策部署，军地医务人员发扬"不畏艰苦、甘于奉献、救死扶伤、大爱无疆"的崇高精神，同受援国人民并肩奋战，帮助疫区国家控制了疫情，成功实现"打胜仗、零感染"目标。同时，有关方面及时启动联防联控工作机制，有效防止疫情输入，保障了我国广大人民群众生命安全和经济社会发展。习近平希望军地各方面始终把广大人民群众健康安全摆在首要位置，总结经验，常抓不懈，切实做好传染病防控和突发公共卫生事件应对工作，为建设健康中国、实现中华民族伟大复兴的中国梦作出新的更大的贡献。60个先进集体和280个先进个人受到表彰。

埃博拉出血热疫情防控先进集体名单（中医药系统）

国家中医药管理局医政司（中西医结合与民族医药司）医疗管理处

埃博拉出血热疫情防控先进个人名单（中医药系统）

林 海 首都医科大学附属北京友谊医院中医科副主任医师

（高 欣）

【中医药研究成果获全国妇幼健康科技一等奖】

2015年，由全国妇幼健康研究会、中国妇女发展基金会共同主办的第一届中国妇幼健康科技大会暨"首届妇幼健康科学技术奖"颁奖典礼在北京举行，山东中医药大学附属医院中西医结合生殖与遗传中心主任连方及其团队的研究成果"中医药在辅助生殖技术中的基础与临床转化研究"获得全国妇幼健康科技奖科技成果一等奖，是获

此殊荣的唯一一项中医药研究成果。国家卫生计生委副主任、国家中医药管理局局长王国强等领导出席颁奖典礼，并为获奖代表颁发证书。妇幼健康科学技术奖由国家卫生计生委、国家科学技术奖励工作办公室批准同意，每两年评选一次，旨在激励妇幼卫生领域的科技创新，促进科研成果及适宜技术的转化。

（林晓斐）

【2013~2015年创建周期全国基层中医药工作先进单位】

为切实推动基层中医药事业发展，充分发挥典型示范带动作用，营造全社会共同参与和支持基层中医药事业发展的良好氛围，经国家表彰奖励办公室批准，国家中医药管理局开展了全国基层中医药工作先进单位（以下简称"先进单位"）建设工作。根据2013~2015创建周期总体工作安排，经创建单位自评、省级中医药管理部门初评推荐和国家中医药管理局组织专家现场检查、社会公示等程序，国家中医药管理局决定将河北省石家庄市长安区等209个地区命名为县级全国基层中医药工作先进单位，将内蒙古自治区赤峰市等20个地区命名为地市级以上地区全国基层中医药工作先进单位。

县级全国基层中医药工作先进单位（209个）

河北省石家庄市长安区、河北省新乐市、河北省永年县、河北省馆陶县、河北省武安市、河北省邯郸市峰峰矿区、河北省灵寿县、河北省石家庄市新华区、河北省石家庄市藁城区、山西省晋中市榆次区、山西省运城市盐湖区、山西省万荣县、山西省永济市、山西省介休市、山西省垣曲县、山西省长子县、山西省壶关县、内蒙古自治区巴林左旗、内蒙古自治区巴林右旗、内蒙古自治区赤峰市松山区、内蒙古自治区克什克腾旗、内蒙古自治区翁牛特旗、内蒙古自治区宁城县、内蒙古自治区霍林郭勒市、内蒙古自治区扎鲁特旗、内蒙古自治区赤峰市元宝山区、内蒙古自治区阿鲁科尔沁旗、内蒙古自治区敖汉旗、内

蒙古自治区鄂托克前旗、辽宁省凤城市、辽宁省大连市旅顺口区、辽宁省瓦房店市、辽宁省普兰店市、辽宁省凌源市、辽宁省义县、辽宁省沈阳市沈北新区、辽宁省沈阳市于洪区、辽宁省铁岭市银州区、辽宁省东港市、辽宁省营口市站前区、辽宁省辽阳市文圣区、辽宁省北票市、辽宁省阜蒙县、辽宁省黑山县、吉林省长春市二道区、吉林省吉林市昌邑区、吉林省吉林市丰满区、吉林省吉林市龙潭区、吉林省乾安县、吉林省长岭县、吉林省四平市铁西区、吉林省松原市宁江区、吉林省四平市铁东区、吉林省伊通满族自治县、吉林省通化市东昌区、吉林省安图县、黑龙江省哈尔滨市平房区、黑龙江省木兰县、黑龙江省五常市、黑龙江省依兰县、黑龙江省方正县、黑龙江省延寿县、上海市黄浦区、上海市金山区、上海市崇明县、江苏省徐州市铜山区、江苏省睢宁县、江苏省常州市钟楼区、江苏省金坛市、江苏省宝应县、江苏省无锡市崇安区、江苏省兴化市、江苏省建湖县、江苏省张家港市、江苏省海门市、江苏省启东市、江苏省溧阳市、江苏省常州市新北区、江苏省扬中市、江苏省丰县、江苏省沛县、江苏省响水县、浙江省杭州市萧山区、浙江省建德市、浙江省海盐县、浙江省绍兴市柯桥区、浙江省德清县、浙江省湖州市南浔区、浙江省新昌县、福建省厦门市海沧区、福建省福州市台江区、福建省厦门市同安区、福建省福州市鼓楼区、江西省上栗县、江西省上高县、山东省禹城市、山东省齐河县、山东省乐陵市、山东省宁津县、山东省临沂市临沂经济开发区、山东省昌乐县、山东省潍坊市寒亭区、山东省寿光市、山东省临朐县、山东省青岛市崂山区、山东省莱芜市莱城区、山东省临沭县、山东省潍坊市高新区、山东省阳谷县、山东省武城县、山东省单县、山东省东明县、河南省郑州市管城区、河南省郑州市二七区、河南省郑州市中原区、河南省郑州市惠济区、河南省中牟县、河南省新郑市、河南

省新密市、河南省登封市、河南省巩义市、河南省南阳市卧龙区、河南省南阳市宛城区、河南省方城县、河南省沁阳市、河南省焦作市中站区、河南省博爱县、河南省焦作市马村区、河南省平顶山市卫东区、河南省内黄县、湖北省武汉市蔡甸区、湖北省武汉市东西湖区、湖北省武汉市江夏区、湖北省十堰市茅箭区、湖南省湘潭市岳塘区、湖南省桂阳县、湖南省江华瑶族自治县、湖南省宁远县、湖南省宁乡县、湖南省桃江县、湖南省汉寿县、湖南省津市市、湖南省桃源县、湖南省郴州市苏仙区、湖南省衡阳市石鼓区、湖南省岳阳市岳阳楼区、广东省深圳市福田区、广东省深圳市光明新区、广东省深圳市宝安区、广东省深圳市南山区、广东省深圳市龙岗区、广东省广州市白云区、广西壮族自治区南宁市邕宁区、广西壮族自治区南宁市西乡塘区、广西壮族自治区武宣县、广西壮族自治区柳州市鱼峰区、广西壮族自治区钟山县、广西壮族自治区苍梧县、广西壮族自治区钦州市钦北区、广西壮族自治区罗城仫佬族自治县、广西壮族自治区宾阳县、广西壮族自治区扶绥县、广西壮族自治区浦北县、广西壮族自治区柳州市柳北区、广西壮族自治区蒙山县、广西壮族自治区梧州市长洲区、广西壮族自治区梧州市万秀区、广西壮族自治区南宁市兴宁区、重庆市大渡口区、重庆市南岸区、重庆市奉节县、重庆市梁平县、重庆市綦江区、四川省西充县、四川省北川羌族自治县、四川省合江县、四川省宜宾市翠屏区、四川省达州市通川区、四川省平昌县、四川省眉山市东坡区、四川省南充市高坪区、四川省开江县、四川省南部县、四川省自贡市自流井区、四川省广元市利州区、四川省广元市昭化区、四川省宜宾县、四川省广元市朝天区、四川省万源市、四川省阆中市、四川省渠县、贵州省绥阳县、贵州省桐梓县、贵州省习水县、贵州省正安县、陕西省洛南县、陕西省丹凤县、陕西省彬县、陕西省紫阳县、甘肃

省定西市安定区、甘肃省通渭县、甘肃省泾川县、甘肃省兰州市西固区、宁夏回族自治区银川市西夏区、宁夏回族自治区永宁县、宁夏回族自治区海原县、宁夏回族自治区石嘴山市惠农区、宁夏回族自治区石嘴山市大武口区、新疆维吾尔自治区昌吉市。

地市级以上地区全国基层中医药工作先进单位（20个）

内蒙古自治区赤峰市、内蒙古自治区通辽市、辽宁省沈阳市、辽宁省大连市、吉林省松原市、吉林省四平市、黑龙江省哈尔滨市、山东省济南市、山东省潍坊市、河南省郑州市、湖北省武汉市、湖南省常德市、广东省深圳市、广西壮族自治区梧州市、四川省绵阳市、四川省达州市、四川省广元市、宁夏回族自治区银川市、宁夏回族自治区石嘴山市、宁夏回族自治区中卫市。

（高 欣）

【76个基层中医药工作先进单位通过复审】 2015年，国家中医药管理局公布命名满5年的77个全国基层中医药工作先进单位复审结果。国家中医药管理局组织专家对复审材料和结果进行审核，并对江苏、湖北、广西3个省（区）的复审工作进行抽查，认为77个县（市、区）的复审材料齐全，复审程序符合要求，其中76个县（市、区）达到合格要求，1个县（市、区）需整改后复查。其中，国家中医药管理局确认北京市海淀区等76个县（市、区）继续为先进单位，2018年再次接受复审；山东省莱芜市莱城区、海南省海口市美兰区未提出复审申请，根据《全国基层中医药工作先进单位评审命名管理办法》"无特殊原因不参加复审的地区，撤销先进单位荣誉称号"的规定，撤销其先进单位荣誉称号；暂缓确认广东省从化市为先进单位。从化市要按照《全国基层中医药工作先进单位建设标准》要求查找差距，扎实改进，6个月内由广东省中医药局组织再次复审，视复审结果决定是否予以确认。

（周蔓仪）

【69家单位成为中医药工作示范单位】 2015年，69家单位确定为全国综合医院、妇幼保健机构中医药工作示范单位，妇幼保健机构首次单独制定标准、单独申报和评审。2014年国家卫生计生委、国家中医药管理局、总后勤部卫生部继续开展全国综合医院和妇幼保健机构中医药工作示范单位创建活动，经专家审查，确定北京肿瘤医院、复旦大学附属妇产科医院等58家综合医院、11家妇幼保健机构为中医药工作示范单位，有效期5年。

全国综合医院、妇幼保健机构中医药工作示范单位名单：

北京：北京肿瘤医院、北京市大兴区红星医院

天津：天津市静海县医院

山西：山西大医院、太原市中心医院、平顺县人民医院、万荣县人民医院

吉林：吉林市人民医院、双辽市妇幼保健院、辉南县妇幼保健院

辽宁：沈阳市第十人民医院

黑龙江：哈尔滨医科大学附属第一医院、哈尔滨市传染病院、绥化市第一医院、佳木斯市中心医院、齐齐哈尔市富裕县妇幼保健院

上海：上海交通大学医学院附属新华医院、上海市浦东医院、上海市胸科医院、上海市浦东新区浦南医院、复旦大学附属妇产科医院

浙江：绍兴市人民医院、绍兴第二医院、东阳市妇幼保健院

安徽：合肥市第二人民医院、淮南市第一人民医院、安庆市立医院、太和县人民医院、安徽省妇幼保健院

福建：龙岩市第二医院

江西：赣州市人民医院、景德镇市第二人民医院、吉安市中心人民医院、新建县人民医院

山东：青岛市中心医院、东营市第二人民医院、泰安市第一人民医院、荣成市人民医院、安丘市妇幼保健院

河南：郑州大学附属郑州市中心医院、郑州市第六人民医院

湖南：长沙市第一医院、湘潭市第一人民医院

广东：深圳市南山区人民医院、深圳市宝安区沙井人民医院、佛山市顺德区均安医院、东莞市第三人民医院、阳东县人民医院、徐闻县人民医院、广东省妇幼保健院、佛山市南海区妇幼保健院

广西：右江民族医学院附属医院、玉林市第一人民医院、钦州市第二人民医院、宜州市人民医院

海南：海口市第三人民医院、临高县人民医院、澄迈县人民医院

贵州：黔南州福泉市第一人民医院、黔南州荔波县人民医院、遵义市凤岗县妇幼保健院

陕西：陕西省第四人民医院、宝鸡市人民医院、商洛市中心医院

甘肃：华亭县人民医院、武威市古浪县人民医院、平凉市庄浪县人民医院、民乐县妇幼保健院

宁夏：石嘴山市惠农区人民医院

（高　欣）

【中华中医药学会设"岐黄国际奖"】 2015年，中华中医药学会设立"岐黄国际奖"，奖励在中医药科研领域取得重大成果的外籍专家或长期在海外工作的中国籍专家。该奖项每年评选一次，每次授奖不超过3人（项），由中华中医药学会颁发证书和奖金，首届评选工作于2015年启动。中华中医药学会设有中华中医药学会科学技术奖和李时珍医药创新奖。截至2014年，科学技术奖共评出优秀科研成果954项，李时珍医药创新奖共评出优秀科技人才22位。

（周蔓仪）

【2015年度中华中医药学会科技成果、优秀人才奖励名单】
2015年度"康缘杯"中华中医药学会科学技术奖
一等奖8项
1. 中药整体质量控制标准体系构建及其应用

完成单位：中国科学院上海药物研究所、上海诗丹德生物技术有限公司

完成人员：

果德安　吴婉莹　侯晋军　笪　娟
钱　勇　谢天培　姜宝红　杨　敏
刘　璇　姚　帅　龙华丽　蔡录影
屈　华　王秋蓉　冯瑞红

2. 通络药物防治急性心肌梗死再灌注后心肌无再流的作用和机制

完成单位：中国医学科学院阜外心血管病医院

完成人员：

杨跃进　赵京林　李向东　张海涛
尤士杰　胡奉环　金　辰　程宇彤
段　炼　康　晟　罗富良

3. 基于临床系统生物学的糖尿病肾病中医辨治研究与应用

完成单位：中日友好医院、清华大学、崔月犁传统医药研究中心

完成人员：

李　平　罗国安　梁琼麟　张浩军
肖　诚　冯建春　赵婷婷　严美花
王义明　范雪梅　董　晞　付桂香
路晓光　杨丽平　赵　铁

4. 熊胆粉特有药用价值及熊胆粉产业化关键技术研究

完成单位：黑龙江中医药大学、黑龙江黑宝药业股份有限公司

完成人员：

王喜军　吴修红　孙　晖　靳　哲
朴成玉　辛　笛　张爱华　闫广利
孙　畅　李杏花　张　宁　李丽静
郭冷秋　孙文军　韩　莹

5. 中医肿瘤癌毒病机理论体系创建与应用

完成单位：南京中医药大学

完成人员：

程海波　吴勉华　周仲瑛　沈卫星
周红光　孙东东　李　柳　陈海彬
李　黎　李沐涵　卢　伟　李　博
王明艳　许惠琴　朱华旭

6. 密蒙花提取物治疗干眼症的基础研究

完成单位：湖南中医药大学

完成人员：

彭清华　姚小磊　王　方　李怀凤
彭　俊　王　芬　陈佳文　李海中
吴权龙　谭涵宇

7. 中药大品种丹红注射液药效物质基础、作用机制、质量控制及产业化

完成单位：山东丹红制药有限公司、天津中医药大学、河南中医

学院第一附属医院、中国人民解放军总医院、南开大学

完成人员：

赵步长　王跃飞　朱明军　韩际宏
樊官伟　陈韵岱　李学林　王益民
黄衍民　王少峡　王　晶　姜苗苗
赵　菁　王丹丹　贾力夫

8. 针灸的血管调控作用及刺井疗法治疗缺血性脑病的临床应用

完成单位：中国中医科学院针灸研究所、天津中医药大学、中国人民解放军总医院、安徽中医药大学

完成人员：

张　栋　郭　义　石　现　张庆萍
罗明富　潘兴芳　韩　为　李　飞
李顺月　周智梁　王　频　左　芳
宋晓晶　周　丹　王淑友

二等奖（24项）
1. 程莘农针灸理法方穴术辨证思想集萃与临床应用研究

完成单位：中国中医科学院针灸研究所、北京中医药大学针灸推拿学院

完成人员：

王莹莹　杨金生　程　凯　王宏才
杨金洪　杨　莉　高金柱　王　亮
陈滢如　徐青燕

2. 常见脾胃病中医诊疗专家共识意见

完成单位：中华中医药学会脾胃病分会、首都医科大学附属北京中医医院

完成人员：

张声生　沈　洪　唐旭东　王垂杰
黄穗平　赵文霞　魏　玮　王宪波
李慧臻　时昭红

3. 名贵中药资源分子系统学及其药材的分子鉴别研究

完成单位：中国中医科学院中药研究所、中国科学院植物研究所、贵阳中医学院　安徽中医药大学、北京中医药大学

完成人员：

袁　媛　黄璐琦　金效华　彭华胜
蒋　超　周　涛　崔光红　李旻辉
杨　健　王学勇

4. 复方叶下珠防治乙肝相关肝癌的癌前病变临床与实验研究

完成单位：深圳市中医院

完成人员：

童光东　周大桥　魏春山　邢宇锋
张　希　贺劲松　唐海鸿　肖春玲
郑颖俊　周小舟

5. 慢性阻塞性肺疾病系统相关及证治规律的研究

完成单位：山东中医药大学附属医院

完成人员：

张　伟　邵雨萌　张心月　朱　雪
卢绪香　阎小燕　臧国栋　韩　佳
贾新华　何　荣

6. 中药临床药代动力学关键技术与研究体系

完成单位：南京中医药大学附属医院（江苏省中医院）

完成人员：

居文政　熊宁宁　蒋　萌　张　军
刘　芳　吴　婷　刘史佳　储继红
许美娟　邹　冲

7. 超临界 CO_2 萃取为核心的成套技术与装备及其在天然药物中的应用

完成单位：中药提取分离过程现代化国家工程研究中心（广州白云山汉方现代药业有限公司）、航天科工集团贵州航天乌江机电设备有限责任公司、广州白云山医药集团股份有限公司、中山大学

完成人员：

葛发欢　刘菊妍　李楚源　李金华
潘江波　李　菁　袁　诚　黄　翔
刘培庆　黄　民

8. 清肝活血方治疗酒精性肝病（肝纤维化）的方证病理学研究

完成单位：上海中医药大学附属龙华医院

完成人员：

邢练军　陈珺明　吴　涛　王　淼
安德明　郑培永　张　莉　季　光

9. 语义网环境下中医药信息标准化方法

完成单位：中国中医科学院中医药信息研究所

完成人员：

崔　蒙　李海燕　贾李蓉　杨　硕
刘　静　董　燕　朱　玲　李敬华
高　博　于　彤

10. 符合中药特点的增溶性药用辅料的筛选与评价

完成单位：江西中医药大学、中国人民解放军三〇二医院、南京威尔化工有限公司、北京中医药大学、成都中医药大学、中国医学科学院药用植物研究所

完成人员：

杨　明　张　萍　张海燕　张　锐
高正松　史新元　廖永红　宋民宪
马鸿雁　齐　云

11. 中药抗抑郁新策略及效应机制研究

完成单位：中国人民解放军总医院

完成人员：

刘　屏　胡　园　董宪喆　穆丽华
周小江　郭代红　孙　艳　刘　旭
崔　红　段冬梅

12. 抗肿瘤中药微粒多途径传递系统核心技术创研

完成单位：江苏省中医药研究院

完成人员：

陈　彦　瞿　鼎　王小宁　张振海
刘聪燕　贾晓斌　周　静　范晨怡

13. 张大宁教授治疗慢性肾脏病临床经验、学术思想研究

完成单位：天津市中医药研究院、天津市公安医院、南开大学、河北医科大学

完成人员：

张大宁　张勉之　谭小月　张敏英
赵　松　李树茂　左春霞　徐　英
贾胜琴　张文柱

14. 心力衰竭中医分期辨治方案建立及疗效评价方法研究

完成单位：天津中医药大学第一附属医院

完成人员：

毛静远　王贤良　赵英强　牛天福
袁如玉　王永刚　崔晋荣　施　乐
贾秀丽　樊瑞红

15. 中医药治疗乙型肝炎－肝硬化－肝癌系列研究及应用

完成单位：广西中医药大学附属瑞康医院

完成人员：

邓　鑫　梁　健　练祖平　白广德
赵晓芳　张亚萍　侯恩存　涂燕云
刘旭东

16. 基于"痰滞脑神"理论的精神分裂症临床治疗及氧化应激损伤干预机制研究

完成单位：黑龙江神志医院

完成人员：

赵永厚　柴剑波　于　明　曲秀杰
高　潇　赵玉萍　张　浩　李　明
张春娟　白　冰

17. 脑卒中针康治疗体系的建立及应用

完成单位：黑龙江中医药大学附属第二医院、黑龙江中医药大学

完成人员：

唐　强　王　艳　颜培宇　邢艳丽
朱路文　张　立　刘　波　李　季
关　莹

18. 健脾疏肝法治疗非酒精性脂肪性肝病的研究

完成单位：北京中医药大学、首都医科大学附属北京中医医院、中国中医科学院广安门医院

完成人员：

李军祥　王允亮　余轶群　谢春娥
韩海啸　胡立明　刘　敏　徐春军
刘绍能　朱陵群

19. 痰瘀论治冠心病的基础与临床研究

完成单位：辽宁中医药大学

完成人员：

杨关林　张　哲　贾连群　陈　民
张会永　关雪峰　李国信　于　睿
姜钧文　王　洋

20. 结直肠吻合重建技术的临床应用与推广

完成单位：成都肛肠专科医院、中山大学附属第一医院、中山大学附属第六医院、青岛市市立医院

完成人员：

杨向东　魏　雨　龚文敬　贺　平
韩方海　任东林　张　桢　赵希忠
吴凌云　安　辉

21. 强心通脉颗粒防治慢性心衰的临床疗效和循证示范疗效评价研究

完成单位：辽宁中医药大学

完成人员：

朱爱松　张　艳　宫丽鸿　卢秉久
鞠宝兆　郑海鹰　汲　泓　庞　敏
张凤芹　李亚秋

22. 创新中医睡眠调控技术治疗失眠的临床规范化与疗效评价

研究

完成单位：中国中医科学院广安门医院

完成人员：

汪卫东　郭蓉娟　洪兰　王芳
林颖娜　闫雪　李涛　赵阳
刘艳骄　吕学玉

23. 著名中医学家刘渡舟学术思想和临床经验的传承创新研究

完成单位：北京中医药大学

完成人员：

王庆国　闫军堂　郑丰杰　刘敏
王雪茜　刘晓倩　赵琰　孙晓光
李宇航　梁永宣

24.《癌症只是慢性病》

完成单位：上海中医药大学

完成人员：何裕民

三等奖（40项）

1. 基于临床的"双固一通"针灸法效应及其机制研究

完成单位：湖北中医药大学

完成人员：

王华　梁凤霞　陈泽斌　吴松
李佳　刘建民　洪亚群　尤行宏

2. 补肾温阳化瘀法治疗子宫内膜异位症的临床与基础研究

完成单位：河北中医学院、河北省中医院、石家庄市第四医院

完成人员：

杜惠兰　陈景伟　边文会　刘京芳
李清雪　杨剑　贾云波　贺明

3. 脐疗治疗原发性痛经的临床与基础研究

完成单位：山东中医药大学、首都医科大学附属北京中医医院、山东大学齐鲁医院

完成人员：

高树中　马玉侠　刘存志　郭刚
杜冬青　鞠红梅　于岩瀑

4. 肾虚衰老理论指导下的老年性痴呆防治研究

完成单位：上海中医药大学附属龙华医院

完成人员：

安红梅　胡兵　顾超　谢燕
许丽雯　史云峰　靳淼　张占鹏

5. 活血化瘀法之"生新"层面理论重构及其机制、应用

完成单位：河南中医学院、中国中医科学院广安门医院

完成人员：

张金生　田力　李社芳　王建彬
何庆勇　张宝霞　胡超群　赵桂芳

6. 基于精室理论创制前列腺炎Ⅰ号的临床及抗炎机制研究

完成单位：江苏建康职业学院

完成人员：

曾庆琪　刘嘉　朱勇　曾明月
王劲松　冯俊志　杨海军　杨凯

7. 中医药治疗变应性鼻炎基础和临床研究

完成单位：广州中医药大学第一附属医院

完成人员：

阮岩　王士贞　邱宝珊　刘蓬
何伟平　王培源　徐慧贤　张肇宇

8. 益气活血法减少全髋关节置换术后深静脉血栓形成的基础与临床研究

完成单位：河南省洛阳正骨医院、河南省骨科医院、中国中医科学院望京医院、河南省中医院

完成人员：

刘又文　沈素红　陈献韬　王庆丰
陈卫衡　王上增　贾宇东　张颖

9. 王烈教授防治小儿哮喘病理论体系与系列方药临床应用评价

完成单位：长春中医药大学

完成人员：

孙丽平　冯晓纯　王延博　丁利忠
段晓征　李静　王烈

10. 针刺对高血压脑出血脑保护作用及临床研究

完成单位：黑龙江中医药大学附属第一医院

完成人员：

邹伟　匡洪宇　孙晓伟　王珑
于学平　滕伟　刘芳　戴晓红

11. 调曲整脊法治疗腰椎管狭窄症

完成单位：北京昌平区光明骨伤医院、广西壮族自治区民族医院、广东省潮州市中心医院、湘潭市岳塘区中西医结合医院、广西平南县同安骨伤医院

完成人员：

王秀光　韦以宗　潘东华　韦春德
谭树生　林廷章　戴国文　吴宁

12. 痹痛灵最优处方确定及免疫机制影响探讨

完成单位：南京中医药大学

完成人员：

汪悦　郭海英　吴素玲　耿元卿
李广清　丁蓉　覃仕化　景嵘月

13. 固本防惊汤预防小儿高热惊厥复发的临床研究

完成单位：宁波市中医院

完成人员：

董幼祺　董继业　夏明　郑含笑
凌春瀛　罗巧二　丁瑾

14. 中医异病同治绝经综合征、经前期综合征规范研究及应用

完成单位：广州中医药大学第二附属医院、湖北省中医院、成都中医药大学附属医院、天津中医药大学附属保康医院、上海中医药大学附属龙华医院

完成人员：

王小云　杨洪艳　聂广宁　温泽淮
刘建　黄旭春　姜惠中　魏绍斌

15. 益气解毒活血通络类中药治疗糖尿病肾病的作用机制研究

完成单位：深圳市中医院

完成人员：

李顺民　孙惠力　曾又佳　戈娜
邵牧民　易铁钢　卢建东

16. 中药及其活性提取物的免疫调控关键技术与抗肿瘤作用

完成单位：山东省医学科学院基础医学研究所

完成人员：

姜国胜　姚成芳　李霞　宋冠华
段文娟　任霞　李翠玲

17. 朱红膏治疗慢性皮肤溃疡疗效机制、安全性评价及应用

完成单位：首都医科大学附属北京中医医院、中国中医科学院中药研究所、北京市宣武中医医院

完成人员：

吕培文　徐旭英　董建勋　王乐平
林含　杨焕杰　李建荣　霍凤

18. 从肝论治失眠新药白草香解郁安神胶囊研制

完成单位：山西省中医药研究院、广西百琪药业有限公司

完成人员：

冯玛莉　李培毅　贾力莉　牛艳艳
武玉鹏　陈治伟　仝立国　宋美卿

19. 尤昭玲教授中医妇科学术思想及临证经验传承研究

完成单位：湖南中医药大学、广西中医药大学、长春中医药大学附属医院

完成人员：

刘丹卓　赵新广　尤昭玲　李卫红
凌　霞　郭晓虹　李长艳

20. 银翘散活性成分对流感病毒多靶点作用机制研究

完成单位：辽宁中医药大学、大连市儿童医院

完成人员：

王雪峰　吴振起　崔振泽　李亚秋
赵　雪　郝欧美　刘光华　王思源

21. 中医药提高腹透患者生存质量、防治腹膜纤维化相关研究

完成单位：天津中医药大学第一附属医院

完成人员：

杨洪涛　林　燕　杨　波　姜　晨
范淑芳　武士锋　窦一田　王艳松

22. 五运六气理论科学性研究——北京地区气象变动、疫病发病规律以及与干支运气的吻合性研究

完成单位：北京中医药大学

完成人员：

贺　娟　高思华　翟双庆　张　轩
华　静　汤巧玲　刘宏伟　付帮泽

23. 刘祖贻学术临证精华暨效验方转化应用之系列研究

完成单位：湖南省中医药研究院

完成人员：

刘　芳　刘祖贻　杨维华　朱　璐
尹天雷　卜献春　宁泽璞　刘春华

24. 浮小麦活性成分及质量控制研究

完成单位：山西中医学院、香港科技大学中药研发中心

完成人员：

裴妙荣　董婷霞　孟　霜　詹华强
李慧峰　毕　丹　裴香萍　张　莉

25. 从能量代谢角度探讨艾滋病阳虚证的特征及中药干预研究

完成单位：中国中医科学院、北京中医药大学基础医学院、首都医科大学附属北京地坛医院、首都医科大学附属北京佑安医院、中国中医科学院中医基础理论研究所

完成人员：

刘　颖　邹　雯　李洪娟　王　健

李　鑫　胡建华　孙　萌　张　伟

26. 复方芪丹颗粒防治急性心梗后心室重构的系统研究

完成单位：中国中医科学院西苑医院、吉林康乃尔药业有限公司

完成人员：

史大卓　刘剑刚　董国菊　马鲁波
张　蕾　汪晓芳　闫小平　伊博文

27. 方剂配伍雷公藤对其所致肝脏、骨髓毒性的减毒作用及机制研究

完成单位：山西中医学院

完成人员：

周　然　闫润红　王永辉　高　丽
柴　智　李艳彦　聂中标　周文静

28. 小儿常压型脑积水中医综合治疗方案

完成单位：西安中医脑病医院（陕西中医学院附属西安脑病医院）

完成人员：

宋虎杰　苏同生　韩祖成　张　玲
何丽云　李奇玉　陈　霄　刘玉堂

29. 艾灸温补脾胃的生物学效应机制研究与临床应用

完成单位：湖南中医药大学

完成人员：

常小荣　刘　密　杨宗保　岳增辉
刘未艾　彭　亮　彭　艳　张国山

30. 制大黄-川芎药对防治对比剂肾病的机制及临床应用

完成单位：上海市中医医院

完成人员：

龚学忠　汤晓春　王　骞　王跃荣
王国华　周家俊　任　飞　徐　欢

31. 中药消胀贴膏敷脐治疗肝硬化腹水的疗效评价与作用机制研究

完成单位：上海中医药大学附属曙光医院、上海中医药大学

完成人员：

刘成海　邢　枫　冯年平　陶艳艳
张雅丽　蔡俊萍

32. 中医药临床疗效评价循证证据的产生与方法学规范研究

完成单位：北京中医药大学、中医杂志社、北京中医药大学东方医院

完成人员：

刘建平　费宇彤　韩　梅　曹卉娟
王思成　陈　薇　刘国正　刘兆兰

33. 中医金针拨障术切口外滤过术治疗难治性青光眼的机理研究及临床应用

完成单位：中国中医科学院广安门医院

完成人员：

吴　烈　桑子瑾　杨迎新　周浩川
苏　航　康　玮　张国亮　武丹蕾

34. 基于帕金森病血脉瘀滞、筋急风动病机的抗震止痉胶囊临床应用及作用机理研究

完成单位：安徽中医药大学第一附属医院

完成人员：

鲍远程　杨文明　张　波　谢道俊
陈怀珍　汪　瀚　王艳昕　汪美霞

35. 中药配方颗粒研究的技术指导原则

完成单位：广东省第二中医院（广东省中医药工程技术研究院）、广东省食品药品检验所、广东一方制药有限公司

完成人员：

程学仁　孙冬梅　陈浩桉　谭登平
陈玉兴　毕晓黎　张建军　罗文汇

36. 中药指纹图谱总量统计矩（相似度）法的创立与运用研究

完成单位：湖南中医药大学

完成人员：

贺福元　杨岩涛　邓凯文　石继连
周　晋　刘文龙　刘平安　唐　宇

37. 慢性荨麻疹中医证治规律研究

完成单位：河南省中医院、焦作市第二人民医院、河南大学淮河医院、郑州人民医院

完成人员：

刘爱民　张步鑫　张　冰　王　坤
代淑芳　徐俊涛　李雪莉　屠远辉

38. 肿瘤患者就诊指南系列《专家帮您解读癌症》丛书

完成单位：中国中医科学院西苑医院、人民卫生出版社

完成人员：

杨宇飞　吴　煜　朱尧武　吴显文
曹文兰　郭中宁　郭　全　许　云

39.《湖南省中医养生保健手册》

完成单位：湖南省中医药管理局、湖南省中医药研究院、湖南中医药大学

完成人员：

邵湘宁　姚　勤　蔡铁如　何清湖

40.《自然会健康》

完成单位：福建中医药大学

完成人员：李灿东

2015年度"亚宝杯"李时珍医药创新奖获奖者名单

1. 上海中医药大学附属曙光医院　李琦

完成项目：大肠癌脾虚湿热证治理论构建与应用研究

完成单位：上海中医药大学附属曙光医院、复旦大学附属肿瘤医院、上海中医药大学附属龙华医院、上海市中医医院、华东理工大学

完成人员：

李　琦　蔡国响　刘建文　侯风刚

王　炎　刘宁宁　任建琳　隋　华

周利红　刘　宣　季　青　付晓伶

张彦博　韩植芬　柴　妮

2. 南京中医药大学：谈　勇

完成项目：滋阴补阳方序贯对多囊卵巢综合征周期重建的治疗作用

完成单位：南京中医药大学

完成人员：

谈　勇　任青玲　聂晓伟　邹奕洁

周　阁　郭银华　殷燕云　胡荣魁

赵　娟

3. 山东中医药大学：王振国

完成项目：中医学术流派研究与评价体系的建立及应用

完成单位：山东中医药大学

完成人员：

王振国　刘更生　宋咏梅　张效霞

张丰聪　王　鹏　刘桂荣　田思胜

朱毓梅　米　鹂　赵　颖　黎　立

李　静　董利利　李绍林

4. 深圳市卫生和计划生育委员会：廖利平

完成项目：《中药编码规则及编码》国家标准的研究与制定

完成单位：深圳市卫生和计划生育委员会、深圳市中医院、中国中医科学院、深圳市标准技术研究院、深圳市罗湖区中医院、深圳市中医药企业标准联盟、世界中医药学会联合会、中国食品药品检定研究院、中国中药公司、广州中医药大学

完成人员：

廖利平　吕爱平　曾庆明　徐美渠

吴培凯　易炳学　李顺民　周　哲

徐甘霖　李　静　包文虎　兰青山

马双成　李海燕　郭兰萍

2015年度"亚宝杯"中华中医药学会政策研究奖获奖项目名单

1. 中医药名词术语规范研制与推广的管理

完成单位：中国中医科学院中国医史文献研究所、中国中医科学院

完成人员：

王永炎　朱建平　张志斌　蔡景峰

曹洪欣　吴文清　甄　艳　黄　涛

王致谱　蔡永敏　梁菊生　夏祖昌

赵　艳　邱　功　洪　梅

2. 三级中医医院托管区（县）中医院模式对基层服务能力提升的实践与探索

完成单位：首都医科大学附属北京中医医院、北京中医医院顺义医院

完成人员：

刘清泉　王　洪　刘东国　李　彬

汪红兵　魏　青　王继东　邱新萍

张　勇　刘存志

3. 中医住院医师规范化培训政策研究

完成单位：上海中医药大学

完成人员：

唐靖一　黄　平　张怀琼　施建蓉

施晓芬　郑　锦　肖　臻　周　华

房　敏　马　杰

4. 中央转移支付中医药项目经费预算执行监控通报平台研究

完成单位：湖北中医药大学

完成人员：

沈绍武　王振宇　肖　勇　田双桂

陈　伟　赵显辉　常　凯　张　玉

赵　娜　刘　晶　付　强　李　京

2015年度"康缘杯"中青年创新人才及优秀管理人才奖获奖者名单

中青年创新人才

湖南中医药大学：喻　嵘

中国中医科学院中药资源中心：袁　媛

长春中医药大学：岳冬辉

广东省中医院：陈秀华

优秀管理人才

首都医科大学附属北京中医医院：刘清泉

安徽中医药大学第一附属医院：杨　骏

中国中医科学院中药研究所：陈士林

泸州医学院附属中医医院：杨思进

上海中医药大学附属龙华医院：肖　臻

2015年度"康缘杯"中华中医药学会岐黄国际奖获奖者名单

天士力控股集团有限公司：孙鹤（美国）

香港大学中医药学院：劳力行（美国）

2015年度"杏林杯"中华中医药学会学术著作奖获奖著作名单

一等奖6部

《实用中风病康复学》：王永炎、谢雁鸣、邹忆怀、赵建军、高凡珠

《高级中医药学丛书·中药学》：高学敏、钟赣生、李钟文、张俊荣、周民权

《今日中医外科（第2版）》：王　沛、张耀圣、王　军、刘仍海、瞿　幸

《中医藏象辨证论治学》：严世芸、李其忠

《全国中医妇科流派研究》：胡国华、罗颂平

《消化系统西医难治病种中西医结合诊疗方略》：魏　玮、唐艳萍、柯美云、唐旭东、史海霞

二等奖10部

《最新国际标准针灸穴位挂图》：郭长青、刘乃刚、胡　波、黄建军、李少华

《中医"治未病"》：孙　涛、何清湖

《实用针刀医学治疗学》：任月林、任旭飞

《中医消化科主治医生382问》：张声生、沈　洪、黄穗平、朱培一、周　强

《儿科疾病中医药临床研究技术要点》：马　融、胡思源、钟成梁、王　卉、倪天庆

《膏方临床应用指南》：庞国明、朱恪材、周　端、杨志敏、周丽霞

《董氏儿科》：董幼祺、董继业

《心力衰竭中西医结合研究基础与临床》：冼绍祥、杨忠奇、汪朝晖、刘小虹、李小兵

《实用中药临床调剂技术》：翟华强、王燕平、郭桂明、李红燕、金世元

《中药饮片用量标准研究》：杨洪军、黄璐琦、唐仕欢

三等奖 25 部

《吕留良医论医案集》：杨东方、刘平

《脉学类聚》：盛增秀、陈勇毅、竹剑平、王英、江凌圳

《〈本草图经〉研究》：苏颖、粟栗、苏鑫、王喜臣、魏晓光

《湖湘中医文化》：何清湖、易法银、周兴、刘朝圣、陈小平、葛晓舒、阳春林

《针灸关键概念术语考论》：赵京生、杨峰、李素云、张树剑、张建斌

《中西医结合风湿免疫病学》：刘维、张磊、吴沅皞、王熠、刘滨

《榕峤医谭——福州历代中医特色》：肖诏玮、黄秋云、李君君、林端宜、孙坦村

《出入命门——中医文化探津》：李良松、郭洪涛

《常见肿瘤的饮食治疗》：张梅、胡世莲、李平

《伤寒论汤证论治》《金匮要略汤证论治》：李文瑞、李秋贵、赵展荣、张军、吴翥镗

《图解南少林理筋整脊康复疗法》：王诗忠、王和鸣、陈金水、蔡树河、仲卫红

《现代中医临证》：邬波

《中西医结合糖尿病学》：方朝晖、倪英群、方向明、赵进东、王丽娜

《推拿优势病种诊疗技术》：范炳华、许丽、吕立江、谢远军

《胃癌前状态性疾病》：王垂杰

《中医临证修养》：吴深涛

《骨伤科微创技术》：李盛华、王承祥、李红专

《赵和平临床经验集》：孟彪、高立珍

《中风偏瘫康复术详图解》：潘畅

《颈肩腰腿痛特效手法治疗图解——叶希贤验证精华》：王平、古恩鹏、张君涛、李远栋、王为民

《名老中医心血管病治疗经验集》：刘红旭、王振裕、许心如、魏执真、黄丽娟

《易混淆中药辨别与临床应用》：傅正良、孔增科、王丽芳、熊南燕、周海平

《广东地产药材研究》：梅全喜、房志坚、成金乐、谢智良、黄冬

《桂药化学成分全录》：邓家刚、侯小涛、杜成智、刘布鸣、周江煜

《中医骨伤药物配对集萃》：张虹、杜志军、肖振杰

（姜洁冰）

【中华中医药学会获优秀科技社团一类项目】 2015年，中国科协公布2015~2017年学会创新和服务能力提升工程优秀科技社团项目建设名单。其中，中华中医药学会获评一类项目建设单位，连续3年每年获得奖建经费300万元；中国针灸学会获评三类项目建设单位，连续3年每年度获得奖建经费100万元。该评选旨在进一步提升全国学会的创新和服务能力，按照"以建代奖、以建促改、建奖结合、重在建设"的原则，发挥优秀学会群的"火车头"牵引带动作用。经自愿申报、专家函评、社会公示、评审答辩等程序，中国科协从111个申报学会中评选出50个学会，列入学会创新和服务能力提升工程优秀科技社团项目建设单位，其中一类项目10个、二类项目15个、三类项目25个。获评一类项目后，中华中医药学会研究制订了3年900万共11项的奖补资金使用计划，特别明确了2015年度项目实施的目标任务、进度安排、年度考核指标以及资金奖建内容。2012~2014年，中国科协联合财政部首次设立学会能力提升专项，该轮评选中，中华中医药学会获评二类项目，而此次公布的内容为该专项的第二轮评奖。

（周蓂仪）

【《走好中医科普路》获"世界华人科普奖"】 2015年，世界华人科普作家协会第二届世界华人科普奖组委会公布获奖名单，由马有度、马烈光等人主编、中国中医药出版社出版的《走好中医科普路》书获得图书类佳作奖，是唯一获奖的中医科普作品。大型中医科普著作《走好中医科普路》展示了近10年中医科普取得的成果，凝聚了28位长期活跃在中医科普第一线的专家群体，在中医药科普领域的真才实学、真知灼见和真情实感，权威、生动、实用。"世界华人科普奖"由世界华人科普作家协会设立，系全球华语科普创作的最高奖，每两年评选一次。

（海霞）

【《中国中医药年鉴（行政卷）》获四奖项】 2015年，《中国中医药年鉴（行政卷）》（2012年卷）在第五届年鉴编纂出版质量评比活动中获综合一等奖、框架设计二等奖、条目编写特等奖、装帧设计二等奖。第五届年鉴编纂出版质量评比活动由中国出版协会主办，中国出版协会年鉴工作委员会承办。中国出版协会是中央规定有权主办全国性文艺新闻出版评奖的9个单位之一。年鉴编纂出版质量评比每五年举办一次。

（高欣）

【屠呦呦获华伦·阿尔波特奖】 2015年，哈佛大学医学院官方网站公布2015年度华伦·阿尔波特基金会的授奖信息。中国中医科学院中药研究所屠呦呦研究员因其在抗疟领域的突出贡献而荣获此奖。这是该奖自设立以来，首次颁发给中国学者。屠呦呦是中国中医科学院"523"工程的带头人，该项工程由中国政府设立，旨在寻找有效的抗疟药物。她和她的团队成功研制出青蒿素药物，至今该类药物仍然是世界范围内最主要的抗疟药物，成功挽救了数百万人的生命。华伦·阿尔波特基金会于1987年由美国慈善家华伦·阿尔波特设立。迄今为止，该奖已经授予51位学者，

其中 7 人后又获得诺贝尔奖。该奖于 2015 年 10 月 1 日在哈佛医学院举办的专场研讨会上向获奖人颁发。

（冯　磊）

【黄璐琦当选中国工程院院士】
2015 年 12 月 7 日，中国工程院公布 2015 年院士增选结果，经过各学部初选和全体院士终选等程序，共选举产生 70 位新当选院士，中国中医科学院常务副院长、首席研究员黄璐琦当选，成为本届最年轻院士。中国工程院 2015 年院士增选工作于 1 月正式启动，通过中国科协组织学术团体提名和院士提名两条途径，共提名 521 名有效候选人。经过各学部初选和全体院士终选等程序，共选举产生 70 位新当选院士，其中医药卫生学部 7 人。本次增选后，中国工程院院士总数达到 852 人（其中资深院士 322 人）。党的十八届三中全会做出了"改革院士遴选和管理体制，优化学科布局，提高中青年人才比例，实行院士退休和退出制度"的决定。2014 年，两院对院士章程进行修订，本次是两院修订章程后首次增选。

（胡　彬）

【中国中医科学院 3 人获聘欧亚科学院院士】　2015 年 4 月 25 日召开的国际欧亚科学院中国院士第十八次全体代表大会上，该中心为中国中医科学院广安门医院院长王阶、中国中医科学院副院长黄璐琦、中国中医科学院中药研究所所长陈士林颁发院士证书。中国中医科学院已有包含常务副院长刘保延在内的 4 位国际欧亚科学院院士。

（冯　磊）

【柴嵩岩获宋庆龄樟树奖】　2015 年 12 月 8 日，中国福利会第十七届宋庆龄樟树奖颁奖大会在上海举行，首都医科大学附属北京中医医院妇科主任医师、教授、博士生导师柴嵩岩获奖，成为该奖项设立以来中医行业获奖第一人。柴嵩岩一生以中医妇科事业发展为己任，擅治女性闭经、不孕症、妊娠病及女童性早熟等疑难病症，中医理论造诣深厚，形成"柴嵩岩中医妇科学术思想及技术经验知识体系"。她 65 年如一日为妇女儿童解除病痛，并将自己积累一生的学术经验无私传授给后人才。她倡导服务社会，耄耋之年仍积极建言献策，对北京地区中医发展和树立行业形象作出重要贡献。宋庆龄樟树奖是中国福利会设立的全国性专项奖，表彰鼓励我国长期从事妇幼保健卫生和儿童文化教育事业并作出卓越贡献的人士。

（高　欣）

【杨建成获 2015"寻找·最美援外医生"提名奖】　2015 年 3 月 24 日，由国家卫生计生委和中国人民对外友好协会联合解放军总后勤部卫生部主办的 2015"大爱无疆－寻找'最美援外医生'颁奖典礼在北京举行，表彰奋战在抗击埃博拉疫情一线的中国援外医生，共评出 10 位"最美援外医生"，10 位提名奖、1 位特别奖和 1 项国际健康促进奖。1 名中医药工作者获得提名奖。此次活动聚焦那些奋战在一线的援外医生。其中，来自山西省长治市中医医院的外科医生杨建成获得提名奖，现年 54 岁的他参加了 2004~2006 年和 2012~2014 年两批援喀麦隆医疗队，执行援外任务中，他用中医正骨手法赢得当地患者认可，甚至有喀麦隆"粉丝"追随杨建成来中国求医。

（丁　洋、红　娟）

【夏桂成等 4 名中医（民族医）获评"最美医生"】　2015 年，中央电视台"寻找最美医生"大型公益活动举办，揭晓"最美医生"名单，包括 4 名中医（民族医）在内的 10 名个人获评"最美医生"，包括 1 名中医在内的 10 名个人和团队获评"特别关注医生"。获评"最美医生"的 4 名中医（民族医）分别为：江苏省中医院著名妇科学家、国医大师夏桂成，西藏自治区那曲地区聂荣县查当乡卫生院藏医次仁班觉（藏族），上海闸北区彭浦镇社区卫生服务中心严正，新疆生产建设兵团农十二师一〇四团牧二场哈萨克医驳克乃·开肯（哈萨克族）。获评"特别关注医生"的中医为福建省福州市第一医院中西医结合肿瘤科潘明继。此次活动通过媒体寻找、社会推荐、个人自荐 3 个渠道广泛征集。全国政协常委、教科文卫体委员会副主任黄洁夫，中国工程院院士钟南山，中国工程院院士张伯礼等担任评委。

（丁　洋）

管理干部篇

【国家中医药管理局领导】

国家卫生计生委党组成员、副主任，国家中医药管理局
党组书记、局长：王国强

副局长：于文明

党组成员、副局长：马建中

党组成员、副局长，中国中医科学院党委书记：王志勇
（2015 年 5 月不再担任中国中医科学院党委书记职务）

党组成员、副局长：闫树江

【国家中医药管理局部门负责人】

◆办公室

主任：查德忠

巡视员：赵　明（2015 年 6 月任职，不再担任副主任
职务）

副主任：余海洋

副巡视员、信访办公室（综合处）主任（处长）：陈　伟

◆人事教育司

司　长：卢国慧

副司长：金二澄

巡视员：马继红（2015 年 6 月任职，不再担任离退办主
任职务）

副巡视员：崔丽君（2015 年 6 月任职）

◆规划财务司

司　长：苏钢强

副司长：武　东（2015 年 6 月不再担任）

◆政策法规与监督司

司　长：桑滨生

副司长：麻　颖（副局级）

副司长：杨荣臣

副巡视员、监督处处长：刘文武

◆医政司（中西医结合与民族医药司）

司　长：蒋　健

副司长：杨龙会

副司长：陆建伟

◆科技司

司　长：曹洪欣（正局级）

副司长：李　昱

副司长：周　杰

◆国际合作司（港澳台办公室）

司　长：王笑频

副司长：吴振斗

副司长：朱海东

◆机关党委

常务副书记：张为佳

副巡视员、机关党委办公室主任：陈梦生

副巡视员、机关纪委副书记：朱　桂（2015 年 6 月任副
巡视员）

【国家中医药管理局直属单位正、副职领导】

◆国家中医药管理局机关服务中心

主任：张秀英（2015 年 7 月免职退休）

副主任（副局级）：刘伯尧

副主任：关树华

副主任：张印生

◆中国中医科学院

党委书记：王志勇（2015 年 5 月不再担任）

党委书记、副院长：王　炼（2015 年 8 月任党委书记）

院长、中国中医科学院研究生院院长：张伯礼

常务副院长（正局级）：刘保延（2015 年 5 月免职退休）

常务副院长（正局级）：黄璐琦（2015 年 8 月任职）

副院长、中国中医科学院眼科医院院长：范吉平

副院长：王申和

党委副书记、纪委书记：武　东（2015 年 6 月任职）

◆中华中医药学会

秘书长：曹正逵

副秘书长：谢　钟

副秘书长：洪　净（2015 年 12 月免职）

◆中国中医药报社

社长、总编辑：王淑军

常务副社长（正局级）、副总编辑：濮传文

副总编辑：胡京京（2015 年 12 月免职退休）

副社长：陆　静

◆中国中医药出版社

社　长、副总编辑：王国辰

副社长：林超岱

副社长：李秀明

◆中国中医药科技开发交流中心

主任：黄　晖

副主任：杨德昌

副主任：魏　伟

◆国家中医药管理局传统医药国际交流中心

主　任：黄振辉

◆国家中医药管理局对台港澳中医药交流合作中心

主　任：杨金生

副主任：赵 莉
副主任：崔朝阳（2015年7月任职）

◆国家中医药管理局中医师资格认证中心
主 任：杨金生（2015年5月兼职）
副主任：李亚宁
副主任：周 杰（2015年5月挂职）

【各省、自治区、直辖市、新疆生产建设兵团、计划单列市、副省级城市主管中医负责人】

◆北京市
北京市中医管理局局长：屠志涛
北京市中医管理局副局长：罗增刚
北京市中医管理局副局长：禹 震

◆天津市
天津市卫生计划委副主任：申长虹

◆河北省
河北省卫生计生委党组成员、河北省中医药管理局局长：段云波
河北省中医药管理局副局长：胡永平
河北省中医药管理局副局长：刘彦红（女）

◆山西省
山西省卫生计生委副主任：李书凯
山西省中医药管理局局长：冀孝如
山西省中医药管理局副局长：刘 浚

◆内蒙古自治区
内蒙古自治区卫生计生委党组成员、内蒙古自治区蒙中医药管理局局长：乌 兰（女）
内蒙古自治区蒙中医药管理局副局长：于连云（女）
内蒙古自治区蒙中医药管理局副局长：杨志华

◆辽宁省
辽宁省卫生计生委副主任、辽宁省中医药管理局局长：陈金玉
辽宁省中医药管理局副局长：曹建波

◆吉林省
吉林省卫生计生委副主任、吉林省中医药管理局局长：邱德亮
吉林省中医药管理局副局长：毕明深
吉林省中医药管理局副巡视员：李芳生
吉林省中医药管理局副巡视员：罗 庚

◆黑龙江省
黑龙江省卫生计生委副主任、黑龙江省中医药管理局局

长：王学军

◆上海市
上海市卫生计生委副主任、上海市中医药发展办公室主任：郑 锦（女）

◆江苏省
江苏省卫生计生委副主任、江苏省中医药局局长：陈亦江

◆浙江省
浙江省卫生计生委副主任：徐润龙
浙江省中医药管理局局长：徐伟伟
浙江省中医药管理局副局长：江南艳（女）
浙江省中医药管理局副局长：吴建锡

◆安徽省
安徽省卫生计生委主任、安徽省中医药管理局局长：于德志
安徽省卫生计生委副主任、安徽省中医药管理局副局长：董明培

◆福建省
福建省卫生计生委副主任、福建省计划生育协会常务专职副会长（正厅级）：阮诗玮

◆江西省
江西省卫生计划委副主任：程关华
江西省中医药管理局局长：周秋生
江西省中医药管理局副局长：刘希伟

◆山东省
山东省卫生和计划生育委员会副巡视员（分管）：刘绍绪
山东省中医药管理局副局长：贾青顺

◆河南省
河南省卫生计生委副主任、河南省中医管理局局长：张重刚
河南省中医管理局副局长：韩新峰
河南省中医管理局副局长：张健锋

◆湖北省
湖北省卫生计生委副主任：姚 云
湖北省中医药管理局局长：刘学安
湖北省卫生计生监察专员：郭承初
湖北省中医药管理局副局长：李 平
湖北省中医药管理局副局长：罗晓琴（女）

◆湖南省
湖南省卫生计生委副主任、湖南省中医药管理局局长：

邵湘宁
湖南省中医药管理局副局长：李国忠
湖南省中医药管理局副局长：毛泽禾

◆广东省
广东省卫生计生委党组成员、广东省中医药局局长：徐庆锋
广东省中医药局副局长：李梓廉
广东省中医药局副局长：柯　忠
广东省中医药局副巡视员：华　建（女）

◆广西壮族自治区
广西壮族自治区卫生计生委副主任、广西壮族自治区中医药管理局局长：王　勇
广西壮族自治区卫生计生委副巡视员、副局长：彭跃钢

◆海南省
海南省卫生计生委副主任、海南省中医药管理局局长：吴　明
海南省中医药管理局副局长：徐清宁

◆重庆市
重庆市卫生计生委副主任、重庆市中医管理局副局长：方明金

◆四川省
四川省卫生计生委党组成员、四川省中医药管理局党组书记、局长：田兴军
四川省中医药管理局副局长：罗　建
四川省中医药管理局副局长：鲜　明
四川省中医药管理局机关党委书记：张大鸣
四川省中医药管理局副巡视员：冯兴奎（2015 年 12 月退休）
四川省中医管理局副厅级干部：杨殿兴（2015 年 7 月退休）

◆贵州省
贵州省卫生计生委副主任、贵州省中医药管理局局长：杨　洪
贵州省中医药管理局副局长：黄维中
贵州省中医药管理局副局长：汪　浩

◆云南省
云南省卫生计生委党组副书记、副主任，云南省中医药管理局局长：郑　进
云南省中医药管理局常务副局长：姜　旭

◆西藏自治区
西藏自治区卫生计生委副主任：白玛桑布

西藏自治区藏医药管理局局长：白玛央珍（女）
西藏自治区藏医药管理局副局长：巴　桑
西藏自治区藏医药管理局副局长：德　吉（女）
西藏自治区藏医药管理局副局长：宋丽娟（女）

◆陕西省
陕西省卫生计生委党组成员、陕西省中医药管理局局长：苏荣彪

◆甘肃省
甘肃省卫生计生委党组成员、甘肃省中医药管理局局长：甘培尚
甘肃省中医药管理局副局长：崔庆荣
甘肃省中医药管理局副局长：李清霞

◆青海省
青海省卫生计生委副主任：王晓勤
青海省中藏医药管理局局长：江　华
青海省中藏医药管理局副局长：端　智

◆宁夏回族自治区
宁夏回族自治区卫生计生委副主任、宁夏回族自治区中医药回医药管理局局长：田丰年
宁夏回族自治区中医药回医药管理局副局长：王筱宏
宁夏回族自治区中医药回医药管理局副局长：陈海波

◆新疆维吾尔自治区
新疆维吾尔自治区卫生计生委党组成员、副主任，新疆维吾尔自治区中医民族医药管理局局长：阿不都热依木·玉苏甫
新疆维吾尔自治区中医民族医药管理局副局长：庞爱民（女）
新疆维吾尔自治区中医民族医药管理局副局长：赵新建

◆新疆生产建设兵团
新疆生产建设兵团卫生局局长：朱东兵
新疆生产建设兵团卫生局副局长：何　红（女）

◆大连市
大连市卫生计生委副主任：陈海龙

◆宁波市
宁波市卫生计生委主任：王仁元
宁波市卫生计生委主任副主任：章国平

◆厦门市
厦门市卫生计生委副主任：王挹青（女）

◆青岛市
青岛市卫生计生委党委书记、主任，青岛市中医药管理局局长：杨锡祥

青岛市中医药管理局专职副局长：赵国磊

◆深圳市

深圳市卫生计生委副主任：常巨平

◆沈阳市

沈阳市卫生计生委副主任：裴庆双

沈阳市中医管理局局长：赵　锋

沈阳市中医管理局副局长：张大伟

◆长春市

长春市卫生计生委主任、长春市中医药管理局局长：马　平

◆哈尔滨市

哈尔滨市卫生计生委副主任：刘　楠

◆南京市

南京市卫生局局长：孙家兴

南京市卫生局副局长：潘淮宁

◆杭州市

杭州市卫生计生委副主任（副局长）：孙雍容（女）

◆济南市

济南市卫生计生委主任兼济南市中医药管理局局长：贾堂宏

济南市卫生和计划生育委员会巡视员：高　萍（女）

济南市中医药管理局专职副局长：米宽庆

◆武汉市

武汉市卫生计生委副主任：张红星

◆广州市

广州市卫生计生委党组成员、巡视员：刘忠奇

◆成都市

成都市中医药管理局局长：谢　强

成都市中医药管理局副局长：张　鹰（女）

◆西安市

西安市卫生计生委副主任：王红艳（女）

西安市中医药管理局副局长：刘　英（女）

机构名录篇

【国家中医药管理局】

2015年，国家中医药管理局机关行政编制98名。其中，两委人员编制1名，援派机动编制2名，离退休干部工作人员编制3名。

◆**办公室**

行政编制15名，其中：正副司长职数3名，秘书一处4名，秘书二处2名，新闻办公室（文化建设处）3名，信访办（综合处）3名。

◆**人事教育司**

行政编制13名，其中：正副司长职数3名，干部处3名，人事处2名，综合协调处2名，师承继教处3名。

◆**规划财务司**

行政编制9名，其中：正副司长职数2名，规划投资处4名，预算财务处3名。

◆**政策法规与监督司**

行政编制11名，其中：正副司长职数2名，政策研究室2名，法规与标准处（行政复议办公室）4名，监督处3名。

◆**医政司（中西医结合与民族医药司）**

行政编制13名，其中：正副司长职数3名，综合处2名，医疗管理处4名，基层服务管理处2名，中西医结合与民族医药处2名。

◆**科技司**

行政编制10名，其中：正副司长职数2名，综合处2名，中医科技处3名，中药科技处3名。

◆**国际合作司（港澳台办公室）**

行政编制11名，其中：正副司长职数2名，亚美多边处3名，欧大非洲处4名，港澳台处2名。

◆**机关党委**

行政编制5名，其中：机关党委专职副书记1名，机关党委办公室（纪检监察室）4名。

另，离退休干部办公室由人事教育司代管，行政编制3名。

【国家中医药管理局直属单位】

◆**国家中医药管理局机关服务中心**

地　　址：北京市东城区工体西路1号
邮　　编：100027
电　　话：010-59957742
传　　真：010-59957745
机构概况：内设办公室、财务处、物业处（保卫处）、节能处、资产管理处、外事项目处、监测与信息处。中心领导班子人数4人（主任1名，副主任3名）；处级机构设置7个；实有职工37人，其中党员20人，硕士研究生4人，大学学历18人。

◆**中国中医科学院（中国中医药国际合作中心）**

地　　址：北京市东城区东直门内南小街16号
邮　　编：100700

电　　话：010-64014356
传　　真：010-64007743
电子信箱：yzbgs@mail.cacms.ac.cn
网　　址：www.cacms.ac.cn
机构概况：2015年底有职工5857人，其中正式职工3668人。专业技术人员3519人，其中正高级职称511人、副高级职称759人、中级职称1425人、初级职称691人、其他133人；管理人员638人，其中技术人员519。有博士生导师220人、硕士生导师332人。

◆**中华中医药学会**

地　　址：北京市朝阳区樱花园东街甲四号中华中医药学会
邮　　编：100029
电　　话：010-64218316
传　　真：010-84255568
电子信箱：cacmbgs@163.com
网　　址：www.cacm.org.cn
机构概况：中华中医药学会内设办公室（人事处、期刊管理办公室）、学术部、继续教育与科学普及部、国际交流部、科技评审部、研究与评价办公室（标准化办公室）、信息部、会员服务部、财务部、后勤保卫部。2015年编制26人，其中正厅级2人、正处级8人、副处级4人、科员12人（共38人，包括合同职员）。

◆**中国中医药报社**

地　　址：北京市朝阳区北沙滩甲4号
邮　　编：100192
电　　话：010-64854537
传　　真：010-64854537
电子信箱：cntcm@263.net.cn
网　　址：www.cntcm.com.cn
机构概况：内设办公室、财务部、通联发行部、新闻部、专刊部、新媒体部、照排中心、中医健康养生杂志社、经营中心、新闻研究室。

◆**中国中医药出版社**

地　　址：北京市北三环东路28号易亨大厦16层
邮　　编：100013
电　　话：010-64405719
传　　真：010-64405719
机构概况：内设办公室（党办、人事处）、计财处、总编室、第一编辑室、第二编辑室、第三编辑室、第四编辑室、中国民间疗法杂志编辑部、中国中医药年鉴编辑部、出版部、发行部、全媒体事业部。有非常设机构：国家中医药管理局中医药文化建设与科学普及专家委员会办公室、国家中医药管理局教材办公室、全国高等中医药教材建设研究会秘书处。2015年有职工108人，其中局管干部3人，中层干部15人；具有正高职称9人、副高职称18人、中级职称28人；有中医药专业编辑48人，其中博士7人、硕士34人、本科7人。

◆ **中国中医药科技开发交流中心（国家中医药管理局人才交流中心）**

地　　址：北京市朝阳区幸福一村55号

邮　　编：100027

电　　话：010-64176171/64176172

传　　真：010-64176169

电子信箱：zhbgs216@126.com

网　　址：www.tcm.cn

机构概况：内设综合办公室、健康产业处、成果推广处、技术评价处（民族医药处）、医疗事务处、创新转化处、网络信息处、技术培训处。

◆ **国家中医药管理局传统医药国际交流中心**

地　　址：北京市朝阳区幸福一村55号

邮　　编：100027

电　　话：010-64175335

传　　真：010-64175335

电子信箱：xinxi@ciectcm.cn

网　　址：www.ciectcm.org

机构概况：内设综合人事处、项目合作处、项目联络处、项目推广处、项目管理处。

◆ **国家中医药管理局对台港澳中医药交流合作中心**

地　　址：北京市朝阳区幸福一村55号

邮　　编：100027

电　　话：010-64160440

传　　真：010-64176014

电子信箱：tgazx@126.com

网　　址：www.tgatcm.com

机构概况：内设办公室、交流处、合作处、医疗处。下辖：北京广安中医门诊部（台胞健康服务北京中心）、北京广安医药联合中心。中心编制15人，现有职工20人，其中博士3人、硕士4人，具有副高以上职称5人。

◆ **国家中医药管理局中医师资格认证中心（国家中医药管理局职业技能鉴定指导中心）**

地　　址：北京市西城区北三环中路3号1幢2层

邮　　编：100029

电　　话：010-62062243

传　　真：010-62062877

电子信箱：tcmtest@126.com

网　　址：www.tcmtest.com.cn

机构概况：内设综合处、信息统计处、医师资格考试处

一处、医师资格考试处二处、技术资格考试处、职业技能鉴定一处、职业技能鉴定二处。

【地方中医药管理部门】

◆ **北京市中医管理局**

地　　址：北京市西城区枣林前街70号

邮　　编：100053

网　　址：www.bjtcm.gov.cn

机构概况：内设医政处（基层卫生处）、科教处、办公室、规划财务处，由市编办批准的正式编制名额29人，局长由北京市卫生计生委党委委员屠志涛担任。2015年，设副厅级1人，正处级8人，副处级8人（含非领导职务），主任科员12人。

◆ **天津市卫生和计划生育委员会（天津市中医药管理局）**

地　　址：天津市和平区贵州路94号

邮　　编：300070

电　　话：022-23337688/23337686

传　　真：022-23337688

电子信箱：tianjinzhongyichu@163.com/wjwzyc2016@163.com

网　　址：www.tjwsj.gov.cn

机构概况：内设中医一处、中医二处。由市编办批准的正式编制名额共8人，由天津市卫生计生委副主任申长虹分管中医药工作。2015年，设正处级人员2人，副处级调研员1人，主任科员1人，科员3人。

◆ **河北省中医药管理局**

地　　址：河北省石家庄市合作路42号

邮　　编：050051

电　　话：0311-66165525

传　　真：0311-66165527

电子信箱：zhongyijuzonghe@hebwst.gov.cn

网　　址：http://www.hebwst.gov.cn/index.do?templet=cs_zyj

机构概况：内设综合处、中医处、中药处。由省编办批准的正式编制名额21人。2015年，设局长（副厅级）1人，副局长（正处级）2人，正处级5人，副处级6人，正副主任科员7人。

◆ **山西省中医药管理局**

地　　址：山西省太原市建设北路99号

邮　　编：030013

电　　话：0351-3580207/3580330

传　　真：0351-3580207

电子信箱：gjw148411@163.com

机构概况：由省编办批准的正式编制名额5人。2015年，设局长1人，副局长1人，正处调研员1人，主任科员1人，副主任科员1人。

◆ **内蒙古自治区蒙中医药管理局**

地　　址：内蒙古呼和浩特市新华大街 63 号 8 号楼

邮　　编：010055

电　　话：0471-6944929

传　　真：0471-6944929

电子信箱：yuehj1001@sohu.com

网　　址：www.nmwst.gov.cn

机构概况：内设蒙中医药管理局一处、蒙中医药管理局二处、蒙中医药管理局三处。由自治区编办批准正式编制，局长由分管蒙医药中医药的党组成员（副厅级）担任。2015 年设副厅级 1 人，正处级副局长 2 人，正处长 1 人，副处长 2 人。

◆ **辽宁省中医药管理局**

地　　址：辽宁省沈阳市和平区和平南大街 82 号

邮　　编：110005

电　　话：024-23391315

传　　真：024-23391315

电子信箱：lnzhongyiju@163.com

网　　址：www.lndoh.gov.cn

机构概况：内设中医医疗服务处、中医药健康服务处。由省编办批准的正式编制名额 10 人，局长由辽宁省卫生计生委主管中医药工作副主任陈金玉担任。2015 年，设副厅级 1 人（不含主管副主任），正处级 3 人，副处级 2 人，主任科员 2 人，副主任科员 2 人。

◆ **吉林省中医药管理局**

地　　址：吉林省长春市人民大街 1551A 号省政府 6 号综合楼

邮　　编：130051

电　　话：0431-88904079

传　　真：0431-88904093

电子信箱：jlzyyxc@163.com

机构概况：内设办公室（规划财务处）、法监处（行政审批办）、医政处（中西医结合与民族医药处）、科技处、机关党委。由省编办批准的正式编制名额 31 人，局长由吉林省卫生计生委副主任邱德亮担任。2015 年，设副厅级 2 人，正处级 6 人，副处级 7 人，主任科员 8 人，副主任科员 6 人。

◆ **黑龙江省中医药管理局**

地　　址：黑龙江省哈尔滨市赣水路 36 号

邮　　编：150090

电　　话：0451-85971122

传　　真：0451-85971106

机构概况：内设计划财务综合处、医政处、科教处（与医政处合署）。2015 年全局公务员 10 人。

◆ **上海市中医药发展办公室**

地　　址：上海市浦东新区世博村路 300 号 4 号楼

邮　　编：200125

电　　话：021-23111111

传　　真：021-83090073

电子信箱：shzyyglc@163.com

机构概况：内设中医药服务监管处、中医药传承发展处（综合协调处）。正式编制名额 14 人，主任由上海市卫生计生委副主任郑锦担任。2015 年，设副局级 1 人，正处级 4 人，副处级 3 人，主任科员 6 人。

◆ **江苏省中医药局**

地　　址：江苏省南京市中央路 42 号

邮　　编：210008

电　　话：025-83620532

网　　址：www.jstcm.gov.cn

机构概况：内设中医综合处、中医医政处、中医科教处。2015 年，设副厅级领导 1 人，局长由江苏省卫生计生委主管中医药工作副主任陈亦江担任；有正处长 1 人，调研员 1 人，副处长 1 人，主任科员 6 人，副主任科员 1 人，干部 1 人。

◆ **浙江省中医药管理局**

地　　址：浙江省杭州市西湖区省府路省行政中心 2 号楼

邮　　编：310025

电　　话：0571-87052426

传　　真：0571-87052417

电子信箱：zjzyj87709079@163.com

网　　址：www.zjtcm.gov.cn

机构概况：浙江省中医药管理局由浙江省卫生计生委领导和管理，正式编制名额 8 人。分管副主任徐润龙，局长徐伟伟（副厅级）。2015 年，设副厅级 1 人，正处级 1 人，副处级 2 人，主任科员 1 人，副主任科员 2 人。

◆ **安徽省中医药管理局**

地　　址：安徽省合肥市长江西路 329 号省卫生计生委青阳路办公区五楼

邮　　编：230031

电　　话：0551-62998547

传　　真：0551-62998563

电子信箱：5945@sina.com

网　　址：www.ahtcm.ahwjw.gov.cn

机构概况：安徽省卫生计生委加挂安徽省中医药管理局牌子。局长由卫生计生委主任兼任，1 名副主任兼副局长。安徽省卫生计生委内设中医药发展处和中医药服务管理处，编制 11 人。

◆福建省卫生和计划生育委员会中医药管理处（福建省中医药管理局）

地　　址：福建省福州市鼓楼区鼓屏路61号

邮　　编：350003

电　　话：0591-87833674/87824293/87851001/87274537/87821363

传　　真：0591-87859750

电子信箱：fjswstzyc@126.com

网　　址：www.fjhfpc.gov.cn

机构概况：分管委领导阮诗玮，任福建省卫生计生委副主任、福建省计划生育协会常务专职副会长（正厅级）。处室编制为6人。2015年，设正处级1人，副处级1人，主任科员1人，副主任科员1人，科员1人。

◆江西省中医药管理局

地　　址：江西省南昌市省政府大院西二路6号

邮　　编：330046

电　　话：0791-86207827

传　　真：0791-86266281

电子信箱：jxzgj2012@163.com

网　　址：www.jxwst.gov.cn

机构概况：江西省卫生计生委加挂江西省中医药管理局牌子。2015年，设正处级1人，副处级1人，主任科员2人，副主任科员1人。

◆山东省中医药管理局

地　　址：山东省济南市燕东新路9号

邮　　编：250014

电　　话：0531-67876489

机构概况：内设机构中医药综合处、中医药业务处。由省编办批准的正式编制名额11人，工作由山东省卫生计生委副巡视员刘绍绪负责。2015年，设副厅级1人，正处级2人，副处级4人，正科级1人，副科级3人。

◆河南省中医管理局

地　　址：河南省郑州市黄河路19号省医科教大厦

邮　　编：450003

电　　话：0371-65897817

传　　真：0371-65897817

电子信箱：zyjzhc@126.com

网　　址：www.tcm.gov.cn

机构概况：内设办公室（财务处）、医政处、科研教育处。由省编办批准的正式编制名额23人，局长由河南省卫生计生委主管中医工作副主任张重刚担任。2015年，设副厅级1人，正处级4人，副处级1人，主任科员2人，副主任科员及以下职级人员7人。

◆湖北省中医药管理局

地　　址：湖北省武汉市洪山区卓刀泉北路2号

邮　　编：430079

电　　话：027-87824786

传　　真：027-87366423

电子信箱：wstzyc@163.com

网　　址：www.hbws.gov.cn

机构概况：2015年编制7人，在职工作人员6人，全部公务员编制。

◆湖南省中医药管理局

地　　址：湖南省长沙市湘雅路30号

邮　　编：410008

电　　话：0731-84828512

传　　真：0731-84822039

电子信箱：hnszyygljzhc@126.com

网　　址：www.hntcm.gov.cn

机构概况：内设规划综合处、医政医管处、科技教育处。由省编办批准的正式编制名额15人，局长由湖南省卫生计生委主管中医药工作副主任邵湘宁担任。2015年，设副厅级1人，正处级4人，副处级4人，主任科员3人，副主任科员2人。

◆广东省中医药局

地　　址：广东省广州市东风中路483号粤财大厦24层

邮　　编：510045

电　　话：020-83848486

传　　真：020-83814580

电子信箱：gdszyyj001@126.com

网　　址：www.gdszyyj.gov.cn

机构概况：内设办公室（直属机关党委办）、规财（人事）处、医政处、科教处。由省编办批准的正式编制30人，局长由广东省卫生计生委党组成员徐庆锋担任。2015年，设副厅级1人，正处级10人，副处级7人，主任科员5人，副主任科员2人。

◆广西壮族自治区中医药管理局

地　　址：广西南宁桃源路35号

邮　　编：530021

电　　话：0771-2801309

传　　真：0771-2825931

电子信箱：gxwstzyc@163.com

网　　址：www.gxhfpc.gov.cn

机构概况：内设中医药民族医药发展处、中医民族医医疗处。由自治区编办批准的正式编制10人，局长由广西卫生计生委副主任王勇兼任，副局长由广西卫生计生委副巡视员彭跃钢兼任。2015年，设正处级4人，副处级3人，主任科员 1 人，副主任科员 2 人。

◆ **海南省中医药管理局**

地　　址：海南省海口市海府路 42 号海南省卫生和计划
　　　　　生育委员会

邮　　编：570203

电　　话：0898-65388309/65390709/66246570

传　　真：0898-65388337

电子信箱：lijianqiang667@163.com

网　　址：www.wst.hainan.gov.cn

机构概况：有省编委批准的正式编制名额 7 人，局长由
　　　　　海南省卫生计生委主管中医药工作副主任吴
　　　　　明担任。

◆ **重庆市卫生和计划生育委员会（重庆市中医管理局）**

地　　址：重庆市渝北区旗龙路 6 号

邮　　编：401147

电　　话：023-67706809

传　　真：023-67706809

电子信箱：67706807@163.com

网　　址：www.cqwsj.gov.cn

机构概况：内设中医综合处、中医医政处。中医综合处
　　　　　行政编制 5 人（主管全市中医综合、中医科
　　　　　研教育、国际交流合作等工作），中医医政处
　　　　　行政编制 6 人（主管全市中医医政工作）。

◆ **四川省中医药管理局**

地　　址：四川省成都市锦江区永兴巷 15 号

邮　　编：610012

电　　话：028-86623427

传　　真：028-86625761

电子信箱：sczyjbgs@163.com

网　　址：www.sctcm.gov.cn

机构概况：内设办公室（政策法规与监督处、行政审批
　　　　　处）、规划财务处、医政处（民族医药与基
　　　　　层中医处）、科技处、人事教育处（国际合
　　　　　作处）。由省编办批准的正式编制名额 35 人。
　　　　　2015 年，设副厅级 2 人，正处级 12 人，副
　　　　　处级 8 人，主任科员及以下职级人员 13 人。

◆ **贵州省中医药管理局**

地　　址：贵州省贵阳市云岩区中华北路 242 号省政府
　　　　　大院 5 号楼 10 楼贵州省中医药管理局

邮　　编：550004

电　　话：0851-86832983

传　　真：0851-86832983

机构概况：内设中医综合处、中医医政处、中医科教处
　　　　　3 个正处级处，编制与贵州省卫生计生委统
　　　　　筹使用，现有 9 人。

◆ **云南省中医药管理**

地　　址：云南省昆明市关上国贸路 85 号政通大厦

邮　　编：650200

电　　话：0871-67195136

传　　真：0871-67195137

电子信箱：ynwstzyc@126.com

网　　址：www.pbh.yn.gov.cn

机构概况：内设中医传承发展处、中医服务监督管理处、
　　　　　民族医药处。由省编办批准的正式编制名额
　　　　　13 人（不含局长），局长由云南省卫生计生
　　　　　委主管中医药工作副主任郑进担任。2015 年，
　　　　　设副厅级 1 人，正处级 4 人，副处级 3 人，
　　　　　主任科员 2 人，科员 1 人。

◆ **西藏自治区藏医药管理局**

地　　址：西藏拉萨市北京西路 25 号

邮　　编：850000

电　　话：0891-6289583

传　　真：0891-6289583

网　　址：zyyglj@163.com

机构概况：由自治区编办批准的正式编制名额 6 人，局
　　　　　长由白玛央珍担任。2015 年，设正处级 2 人，
　　　　　副处级 2 人，主任科员 3 人。

◆ **陕西省中医药管理局**

地　　址：陕西省西安市莲湖路 112 号

邮　　编：710003

电　　话：029-89620688

传　　真：029-87345442

机构概况：内设综合处、医疗科研处。由省编办批准的
　　　　　正式编制 19 名，局长为省卫生计生委党组成
　　　　　员。2015 年，设副厅级 1 人，正处级 3 人，
　　　　　副处级 5 人，主任科员及以下职级人员 10 人。

◆ **甘肃省中医药管理局**

地　　址：甘肃省兰州市白银路 220 号

邮　　编：730030

电　　话：0931-4818125

传　　真：0931-4818125

网　　址：www.gsws.gov.cn

机构概况：由省编办批准的正式编制名额 11 人，局长
　　　　　由甘肃省卫生计生委党组成员甘培尚担任。
　　　　　2015 年，设副厅级 1 人，正处级 1 人，副处
　　　　　级 4 个，主任科员 4 个，副主任科员 1 个。

◆ **青海省中藏医药管理局**

地　　址：青海省西宁市西大街 12 号

邮　　编：810000

电　　话：0971-8244247

传　　真：0971-8239212

电子信箱：qhszzyyglj@126.com
网　　址：www.qhwst.gov.cn
机构概况：2015年有行政编制5人。

◆宁夏回族自治区中医药回医药管理局
地　　址：宁夏银川市解放西街101号
邮　　编：750001
电　　话：0951-5022124
传　　真：0951-5022124
电子信箱：nx_zyyj@sina.com
网　　址：http://www.nxws.gov.cn/chushi/zyyg/zyindex.do
机构概况：内设综合科（办公室）、中医科、回医科。由
　　　　　自治区编委批准正式编制名额10人，局长
　　　　　由自治区卫生计生委主管中医药工作副主任
　　　　　田丰年担任。2015年，设副厅级1人，正处
　　　　　级2人，副处级2人，副主任科员4人。

◆新疆维吾尔自治区中医民族医药管理局
地　　址：新疆乌鲁木齐市龙泉街191号
邮　　编：830004
电　　话：0991-8565132
传　　真：0991-8565132
电子信箱：xinjiangzyj@163.com
网　　址：www.xjwst.gov.com.cn
机构概况：内设办公室、医政处、科教处（自治区中药
　　　　　民族药产业化促进办公室）。由自治区编办批
　　　　　准的正式编制20名。2015年，设局长1名
　　　　　（副厅级），副局长2名，内设机构领导职数
　　　　　6名。

◆新疆生产建设兵团卫生局
地　　址：新疆乌鲁木齐市光明路196号
邮　　编：830002
电　　话：0991-2896909
传　　真：0991-2890326
电子信箱：xjbtyzc@163.com
网　　址：wsj.xjbt.gov.cn
机构概况：内设办公室（科技教育处、规划财务处、监
　　　　　察处）、食品安全与卫生监督处、医政处（药
　　　　　物政策与基本药物制度处、中医药管理处）、
　　　　　疾病预防控制处（兵团爱国卫生运动委员会
　　　　　办公室、兵团卫生应急办公室）、妇幼保健与
　　　　　社区卫生处（基层卫生处）、兵团保健委员会
　　　　　办公室。2015年行政编制26名。

◆大连市卫生和计划生育委员会
地　　址：辽宁省大连市中山区人民路75号政府2号楼
　　　　　1805房间
邮　　编：116000
电　　话：0411-39052227

传　　真：0411-39052227
电子信箱：dlzhongyichu@163.com
机构概况：2015年大连市卫生和计划生育委员会三定方
　　　　　案未确定。

◆宁波市卫生和计划生育委员会
地　　址：浙江省宁波市海曙区西北街22号
邮　　编：315010
电　　话：0574-87363585
传　　真：0574-87363936
电子信箱：nbws@nbws.gov.cn
网　　址：www.nbws.gov.cn

◆厦门市卫生和计划生育委员会
地　　址：福建省厦门市思明区同安路2号天鹭大厦B
　　　　　幢606室
邮　　编：361003
电　　话：0592-2057612
传　　真：0592-2051535
电子信箱：xmkjzyc@126.com
网　　址：www.jsw.xm.gov.cn
机构概况：内设中医药管理处（加挂科技教育处）。由市
　　　　　编办批准的正式编制名额3人；2015年，设
　　　　　处长1人，主任科员2人；处长由陈洪涛担
　　　　　任。厦门市卫生计生委副主任王挹青主管中
　　　　　医工作。

◆青岛市中医药管理局
地　　址：山东省青岛市闽江路7号
邮　　编：266071
电　　话：0532-85912536
传　　真：0532-85912356
电子信箱：qingdaozhongyichu@163.com
网　　址：http://qdzyy.qingdao.gov.cn/
机构概况：2015年，正式编制名额4人，局长由青岛
　　　　　市卫生计生委党委书记、主任杨锡祥担任。
　　　　　2015年，设专职副局长1人，处长1人，处
　　　　　长助理1人，主任科员1人。

◆深圳市卫生和计划生育委员会
地　　址：广东省深圳市罗湖区田贝一路21号大院
邮　　编：518020
电　　话：0755-25621859
传　　真：0755-25600980
电子信箱：szwsj@szhealth.gov.cn
网　　址：www.szhfpc.gov.cn
机构概况：内设秘书处（医改办、宣传教育处、市委卫
　　　　　生工委办公室）、人事处、政策法规处、财务
　　　　　处、规划和信息处、科技教育处（交流合作
　　　　　处）、医政处、公共卫生管理处、计划生育综

合管理处（流动人口管理办公室）、计划生育家庭发展和妇幼健康处、基层卫生服务指导处（药物政策与基本药物制度处）、中医处、卫生应急办公室。中医处编制 5 人。

◆沈阳市中医管理局

地　　址：辽宁省沈阳市和平区北七马路 13 号
邮　　编：110001
电　　话：024-23412357
传　　真：024-23418319
电子信箱：syzyglj@126.com
机构概况：由市编委办批准市卫计委内设处级单位，正式编制名额 5 人。

◆长春市中医药管理局

地　　址：吉林省长春市东南湖大路 1281 号
邮　　编：130033
电　　话：0431-84692058
传　　真：0431-84692058
电子信箱：ccswsjzyc@163.com
机构概况：由市编办批准在长春市卫生计生委加挂牌子，局长由长春市卫生计生委主任马平兼任。2015 年设副厅级 1 人，正处级 2 人（空编 1 人），副处级 1 人，副主任科员 1 人。

◆哈尔滨市卫生和计划生育委员会

地　　址：黑龙江省哈尔滨市松北区世纪大道 1 号
邮　　编：150021
电　　话：0451-84664507
传　　真：0451-84664507
电子信箱：hrbzhongyichu@126.com
机构概况：哈尔滨市卫生计生委中医处是由市编办批准的正式编制名额 2 人。哈尔滨市卫生计生委副主任刘楠主管中医处工作。2015 年，设正处级 1 人，主任科员 1 人。

◆南京市卫生局

地　　址：江苏省南京市双龙巷 22 号
邮　　编：210008
电　　话：025-57714771
传　　真：025-57714771
网　　址：www.njh.gov.cn
机构概况：内设中医处管理中医药工作。

◆杭州市卫生和计划生育委员会

地　　址：浙江省杭州市孝女路 2 号
邮　　编：310006
电　　话：0571-87068568
传　　真：0571-87032130
电子信箱：wsj@hz.gov.cn

网　　址：www.hzwsjsw.gov.cn
机构概况：内设办公室、组织人事处、机关党委、监察室、政策法规处、财务与审计处、疾病预防控制处、医政医管处、中医处、基层卫生与妇幼保健处、综合监督处、计划生育基层指导处、计划生育家庭发展处、宣传处、科技教育处、保健处、爱国卫生管理处。

◆济南市中医药管理局

地　　址：山东省济南市历下区龙洞路龙奥大厦 12 楼
邮　　编：250099
电　　话：0531-66601663
传　　真：0531-66601663
电子信箱：jnzyyglc@163.com
网　　址：http：//www.jnhfpc.gov.cn/home/index.htm
机构概况：济南市中医药管理局 2014 年升格为正局级单位，局长由济南市卫生计生委主任贾堂宏兼任。2015 年，设副厅级 2 人，专职副局长 1 人，正处长 1 人，副处长 1 人，主任科员 1 人。

◆武汉市卫生和计划生育委员会

地　　址：湖北省武汉市江汉北路 20 号
邮　　编：430014
电　　话：027-85697910
传　　真：027-85690941
电子信箱：whswsjzyc@126.com
网　　址：www.whwsjs.gov.cn
机构概况：武汉市卫生计生委中医处由市编办批准的正式编制名额 3 人。2015 年，设正处级 1 人，副处级 1 人，主任科员 1 人。

◆广州市卫生和计划生育委员会

地　　址：广东省广州市东风西路 182 号
邮　　编：510180
电　　话：020-81081186
传　　真：020-81085166
电子信箱：mengjp@gzmed.gov.cn
网　　址：www.gzmed.gov.cn
机构概况：内设办公室（与保卫处合署）、规划财务处、审计与基建监督处、信息与统计处、审批管理处、政策法规与体制改革处、卫生应急办公室、疾病预防控制处（与食品安全风险监测评估处合署）、医政处、基层卫生处、妇幼健康服务处（与基层计划生育服务管理处合署）、综合监督处、药物政策与基本药物制度处、中医药管理处、考核评价处、流动人口计划生育服务管理处、宣传处、科技教育处、组织人事处、干部保健局（市委保健委员会办公室）等职能处（室）。

◆成都市卫生和计划生育委员会（成都市中医管理局）

地　　址：四川省成都市高新区锦城大道366号
　　　　　2-10-21035
邮　　编：610041
电　　话：028-61881941
传　　真：028-61881942
电子信箱：zyc61881941@126.com
网　　址：www.cdwjw.gov.cn

◆西安市中医药管理局

地　　址：陕西省西安市北郊凤城八路109号
邮　　编：710007
电　　话：029-86787943
传　　真：029-86787934
电子信箱：xawsjzyc@126.com

港澳台地区篇

【香港筹办中药检测中心】 根据香港特区行政长官梁振英 2015 年施政报告内容，特区政府正在筹划一所由卫生署管理的中药检测中心，专门负责中药检测，为中药安全、品质及检测方法建立参考标准。香港卫生署会在国际专家组成的委员会带领下，通过中药检测中心研究和厘定香港中药材标准，并开展关于中药的科学研究，以加强中药的品质控制及对其鉴别的能力，建立世界级中药标本馆。以当归为例，在不同土壤生长其铁元素含量均不同，但可通过研究发现含多少铁元素才能达到其应有的药效，若达到相关标准即可获得香港中药材标准认证。香港特区政府期望通过该中药检测中心为中药安全、品质及检测方法建立参考标准，令香港成为高品质的药材中心。

（魏春宇）

【香港修订《香港注册中医专业守则》及《表列中医守则》】 香港中医药管理委员会中医组曾分别于 2008 年及 2010 年修订中医守则中有关业务宣传及中医药可向公众人士展示的学历及资历的条文，并收录于 2011 年重新印刷的中医守则内。中医组再次修改中医守则，规定中医如在香港或其他地方犯有可判入狱的违法行为（无论是否被判入狱），或曾被裁定有中医或其他专业上失当行为，即使正就事件提出上诉，均须于被定罪或被判犯有专业失当行为的 28 天内向中医组报告。

（魏春宇）

【香港启动癌症治疗新型中药研究】 香港浸会大学等机构合作开展的"樟芝菌丝体付三萜组分的制备、安全性及防治肝癌功效研究"通过审核并获香港特别行政区政府创新科技署资金扶持。该研究项目是香港首个也是目前唯一获得特区政府资助的有关樟芝对癌症治疗的科研项目。项目负责人表示，此研究将更清晰地确定樟芝抗癌成分与机理，为研发癌症治疗新型中药及突破现有疗法提供依据。随着项目的进展，相信以樟芝提取物为主要成分的癌症治疗新型中药将很快面市，癌症患者有望用到一种有效防复发、抗转移的新型中药制剂。

（魏春宇）

【世界卫生组织传统医药合作中心在澳门成立】 2015 年 8 月 18 日，世界卫生组织传统医药合作中心成立典礼在澳门举行，世界卫生组织总干事陈冯富珍、澳门特区代理行政长官黄少泽、国家卫生计生委副主任、国家中医药管理局局长王国强等为该中心揭牌。陈冯富珍在中心成立典礼上指出，传统医药正在获得世界各国政府的广泛关注，世卫组织于 2009 年通过了传统医学决议，并在《传统医学战略 2014~2023》中明确了全球范围内的传统医学和补充医学发展战略目标。世卫组织传统医药合作中心落户澳门，将成为国家和地区之间进行传统和补充医学政策分享与研究的宝贵场所。澳门特区代理行政长官黄少泽表示，中医药作为优秀的传统文化精华，在澳门有着悠久的使用历史，并同现代医学一起，融入澳门的卫生保健系统。除重视中医药在卫生体系中发挥的作用，澳门特区政府还将中医药产业化作为促进经济适度多元发展的重要手段。未来，特区政府将继续深化与世界卫生组织以及国家中医药管理局等有关各方的合作，在培训传统医药人才以及促进国际交流和合作方面继续开拓进取，推进国际传统医药的发展。

（魏春宇）

【澳门中医药健康产业展亮相第二十届澳门 MIF】 2015 年 10 月 22~25 日，第二十届澳门国际贸易投资展览会（MIF）中医药健康产业展在澳门举行。活动由澳门贸易投资促进局主办，澳门特区行政长官崔世安出席开幕式，澳门经济财政司司长梁维特致开幕词。"中医药健康产业展"作为本届展览会的重要组成部分，共 25 家机构参展，展品类别包括中成药、生物制药、中药饮片、中药制、保健品、医疗器械、传统医疗技术、科研成果推广、投资合作项目等，参展单位来自北京、上海、河南、河北、浙江、辽宁、吉林、甘肃、广西、澳门等地区。与 2014 年相比，参展机构数量、展品种类均有所增加，科技含量大幅提高，成为本届展览会一大亮点，受到澳门各家新闻媒体的广泛关注。

（魏春宇）

国外篇

【日本发布《关于指导针师与灸师培训中心的指南》】 日本厚生劳动省大臣（部长）2015 年 3 月 31 日发布公文（公文文号：医政发 0331 第 34 号），宣布修订《按摩指压师、针师与灸师相关的法律》（1948 年法律第 217 号），自 2015 年 4 月 1 日起，认定和监督针师和灸师培训中心的权限，交予都道府县知事执行。

（徐俊译自日本厚生劳动省网站，2015 年 3 月 31 日）

【马来西亚卫生部开展中医师试点培训】 据马来西亚《南洋商报》载，马来西亚卫生部副总监（医药）占耶印德南指出，中医能给予西医适当辅助，因为中医知识经历了数千年积累，造就了医师们的专业。占耶印德南为中医师提升课程主持开幕时指出，这项由卫生部与中医师提升课程委员会联办的课程于 2015 年 9 月 19 日起在拉曼大学双溪龙分院举办，课程共 23 天，至 2016 年 3 月 12 日结束。培训旨在培训无中医学士文凭的中医师，以在 2013 年传统与辅助医药法令实施后符合注册条件的中医师参加。这是个试点课程，所有的反馈将用于改进该课程，完善的课程将用于马来西亚将来参加此课程的未持有中医学士学位的中医师；其他传统医学也将参照此课程进行提升培训。

（中国侨网，2015 年 10 月 16 日）

【马来西亚传统辅助医药法令将执行】 据马来西亚《光明日报》报道，大马已有 13000 名传统与辅助医药医师向卫生部登记，当中 8000 人是华裔中医师。卫生部副总监（医药）再也英德兰呼吁仍未登记的医师尽快在传统与辅助医药法令执行前登记，以免面对相应惩罚。医师向卫生部登记后，还得接受培训课程，然后才能获得证书，成为受认证及符合资格提供治疗的医师，保守估计需要 2 年时间完成。再也英德兰表示，政府需视登记的医师人数安排培训，若人多，就需要更长的时间进行。因此他无法给予正式执法的明确日期。此次培训 35 岁以上的医师需要接受实践性课程，包括理论、临床及法令学习，130 个小时的课程预计需约半年时间完成；50 岁以上的医师则是非实践性课程，即只需接受了解法令的课程即可，完成整个课程约 13 个小时。一旦落实执法，执法员将展开突击检查，查看提供传统与辅助医药治疗者是否有登记以及持有证书，不符合规定者将面临 3 万令吉以下罚款或坐牢两年的刑罚。

（中国侨网，2015 年 11 月 17 日）

【泰国执业中医师已近 800 名】 2015 年是中医在泰国合法化的第 15 个年头，"泰国中医开办诊所（医院）法令"也于 2015 年生效。2012 年 11 月 30 日，泰国中医师总会经泰国内务部核准，泰国卫生部中医执业管理委员会认可成立，在泰国平均每年有 100 名中医师领到执业证书成为合法中医师，泰国中医师总会正式会员也上升到 792 名。在中医教育方面，以前只有华侨崇圣大学设有中医系（学院），现在增加到 6 所。

（中国中医药报，2015 年 11 月 12 日）

【针刺首次纳入美国过敏性鼻炎指南】 2015 年，美国头颈外科杂志全文发表 2015 年版过敏性鼻炎临床指南，首次将针刺疗法作为可选择的方案之一进行推荐。指南由美国耳鼻喉头颈外科协会组织专家制定，是领域内权威性临床指南，指南的发布标志着针刺疗法治疗过敏性鼻炎已经被西方主流医学所认可。2015 年版过敏性鼻炎临床指南涉及过敏性鼻炎的病史和查体、变态反应检测、影像学检查等 14 条推荐意见。指南指出，推荐针刺疗法治疗过敏性鼻炎，是基于一定局限性的随机对照试验，以及效应一致的观察性研究结果，其证据体的质量为 B 级。关于证据的可信度判断为低，其原因在于随机对照试验中未能将针灸疗法与常规的药物疗法做对照，并且还存在着一些方法学的缺陷。针刺治疗该病的优势在于提供了除药物治疗之外的有效的替代治疗方法，能够减轻症状，提高生活质量，减少药物的使用及其副作用，更加符合患者的意愿。

（古方中医网，2015 年 3 月 27 日）

【美国纽约州拟允许注册针灸师开方】 据美国《星岛日报》报道，2015 年纽约州参议院法规委员会主席劳斯里奥（Michael Nozzolio）、州众议院卫生委员会主席葛辉（Richard Gottfried）联手提出《纽约针灸公共安全法》，允许注册针灸师向病人开草药方，提出使用中、韩传统复合草本或饮食建议，并与其他医护及保健人员一样，必须举报可疑的虐童个案。法案一旦通过成法，将影响众多的华裔、韩裔经营的针灸馆。根据州参众议会讨论的《纽约针灸公共安全法》，州议会将通过修改法例教育法及社会服务法，允许针灸师开草药方，其中包括根据病人的情况，提供服用传统疗法、保养的草本处方，以及根据中、韩、日等东方传统或改革的方法建议炮制药材。劳斯里奥及葛辉本月再次推动提案，但州众议院仅有 15 名议员愿意共同提案，其中包括代表法拉盛选区的金兑锡，而州参议院支持度就更少，议案仍在修订。

纽约针灸协会指出，提案同时带来其他教育配套措施，包括让访问指导员在无须获得州牌照的情况下进行教学示范，而州教育局也将要求持执照的针灸师继续进修。新法的目标仅在于规范注册针灸师使用草本药方，并不影响中、日、韩及西方的草药师（Herbal Practitioner），而法案也为针灸师提供了一定的弹性，将东亚草本列为研究选项，一些无意开药方的针灸师，仍可继续原有的工作。

纽约针灸协会也指出，纽约州教育局为确保公众安全，使用复合草药为药方须受到管制，有意向病人开草药的执照针灸师，必须通过额外的考试，而该项考试也将不等同于国家针灸与东方医药认证委员会（NCCAOM）文凭。

现时的规定对针灸师没有持续进修的要求，但通过法案后，如针灸师没有任何进修记录，州政府将可能要求他们上课或参与进修活动，纽约针灸协会指，提案参照了国家针灸与东方医药认证委员会认证标准，要求每年12个学分，又或3年内取得36个持续进修的学分。而和其他医疗保健人员一样，在提案建议下，纽约州将规定注册针灸师举报可疑的虐童个案，整个培训约为3小时。

（中国侨网，2015年6月16日）

【巴西传统中医药大会在里约举行】据巴西南美侨报网报道，2015年度巴西传统中医药大会在里约举行，世界针灸学会联合会副主席、巴西传统中医药针灸学会会长惠青在大会上代表世针联致辞。出席大会的还有里约州州长、里约卫生部部长、世界针联代表及中国驻里约副总领事李艳君等。此次会议受到巴西中央政府及里约州政府的重视。大会收到巴西总统府内务部长贺词，祝愿大会圆满召开，希望通过学术研讨和交流，提高中医药从业人员的技术水平，更好地推动中医药在巴西的普及和发展，为造福巴西民众作出新的贡献。大会日程共3天。其间，巴西传统中医药针灸学会成功举办世界针灸水平考试。参加考试者有35人，多为巴西考生。2015年6月27~28日，巴西传统中医药针灸学会在圣保罗举办世界针灸第二轮考试。

（中国侨网，2015年6月29日）

【首例中草药产品获英国官方批准】据英国《每日邮报》报道，2015年英国创新生物医药产品企业"凡诺华"（Phynova）宣布，其凡诺华缓解关节肌肉疼痛片（Phynova Jointand Muscle Relief Tablets）成为首个获英国药品及保健品管理署（MHRA）批准发售的中药产品，该药品于2015年4月上市销售。凡诺华成立于2002年，位于牛津大学科技园，致力于研发植物药物，后来业务扩大到消费者医疗保健和食品行业。2013年英国首相卡梅伦访华时，随访的英国企业代表团的132家中就有凡诺华。据《中国医药生物技术》2009年4期报道，凡诺华曾与天士力集团旗下的天士力现代中药资源签署过合作协议。凡诺华缓解关节肌肉疼痛片的活性成分为豨莶，

这种在中国被称为"猪膏草"的植物，味苦性寒，在临床中主要用于治疗包括类风湿关节炎引起的疼痛。

中药在英国道路坎坷。中药因为安全质量问题在英国已多次遭到警告和封杀。2004年，欧盟颁布《传统植物药注册程序指令》，这个指令被业内人士称作2004/24EC指令。指令规定，药企若能够在申请日之前提供至少30年的药用历史，其中包括在欧盟地区至少15年的使用历史的，才可以通过简易注册后以药品身份正式登陆欧盟市场。

英国从2011年开始实施欧盟规定，中成药产品必须要拿到产品的注册执照才能上市，没有注册执照的中成药库存销完、保质期结束后不能再进货。2013年，英国药品及保健品管理署宣布，为了进一步帮助人们购买和使用安全的草药制品，从2014年4月30日起将全面禁售未注册的草药制品。

许多草药制品为了获得授权，花了数以百万计的成本来证明其成分安全性。但至2015年，唯一获得批准的中草药产品只有凡诺华缓解关节肌肉疼痛片。

（新浪财经网，2015年3月4日）

【匈牙利中医药立法实施细则出台】据匈牙利《新导报》报道，经过28年近两代中医药同行们的努力，2014年12月17日匈牙利国会终于立法，使中医药行医合法化。2015年9月18日，匈牙利国家人力资源部又在该法律的基础上制定了42/2015（IX.18.）号实施细则，该法令对中医药行医从业人员许可证发放进行了规定。

规定主要有如下几条：①申请人需要向国家医疗注册培训中心递交至少5年的中医药高等教育文凭、至少5年中医药专业经历，并掌握专业语言，才有资格向有关当局递交申请。②法令中详细规定行医地点的设施和卫生环境要求。③许可证有效期为5年，到期可以延期。但至少在过去的5年时间内有三分之二的时间从事本行业的工作，才有资格申请延期。④学历证书须出示公证资料以证明在其学校所学的

课程及课时数，在必要的时候该中心有权要求申请人面释所提交的资料。⑤申请人必须证明在祖籍国最后一个长期行医的工作单位，没有被取消过行医资格，同时无刑事犯罪记录。

在新法律第4条a款的修改中规定，在中医领域，持有至少5年高等教育文凭的人，才有资格向有关当局递交申请，并限定行医地点和期限。申请人必须证明在祖籍国，最后一个长期行医的工作单位，没有被取消过行医资格，并无刑事犯罪记录。申请人的毕业证书无须当地文凭认证机构认证，卫生行政部门须要将申请人的个人资料、毕业证书号码等有关信息存档备查。

（中国侨网，2015年10月14日）

【匈牙利政府首次召开"中医药"专题研讨会】2015年10月29日，以"古老的知识，崭新的征途"为主题的中医药的继承和创新研讨会在美丽的布达佩斯多瑙河畔"艺术宫玻璃厅"开幕。匈牙利历史上首次由政府组织召开了以"中医药"为主题的研讨会。大会由匈牙利国家人力资源部主办，来自匈牙利政府的多位部长及大学校长和数百名专家、学者进行了深入广泛的交流。中欧中医药学会、陈博士药房以及佩奇大学中医孔子学院作为协办方，为大学代表展示了立体多彩的中医药学精华——药膳、药茶、养生汤、药酒、中药精品、书法表演，同时还介绍了中医药学最新研究成果、针灸经络基因研究进展、中医药糖尿病研究最新配方成分发现。匈牙利国家人力资源部副部长、国务秘书雷特瓦力·本茨博士为大会揭幕，匈牙利国家人力资源主管医疗卫生政策副部长、副国务秘书贝内塔·阿提拉博士，中国驻匈牙利大使馆临时代办陈小君，匈牙利国家经济部主管旅游事务副国务秘书卢新科·亚当博士，匈牙利外交及外经贸部中国司司长马尔顿，匈牙利国家经济部主管旅游卫生总顾问、副国务秘书阿格尼斯博士，匈牙利国会议员、原十五区区长拉斯洛·托马斯等分别作了主旨演讲。

（中国侨网，2015年11月1日）

附 录 篇

一、2015 年国家中医药管理局联合印发文件

【2015 年国家中医药管理局部分联合印发文件一览表】

文号	文件名	发文日期
国卫医发〔2015〕2 号	关于印发进一步改善医疗服务行动计划的通知	1 月 2 日
国卫办药政发〔2015〕3 号	关于做好急（抢）救药品采购供应工作的通知	1 月 6 日
国卫疾控发〔2015〕6 号	关于印发肿瘤登记管理办法的通知	1 月 27 日
国卫药政发〔2015〕52 号	关于印发国家基本药物目录管理办法的通知	2 月 13 日
国卫办医发〔2015〕15 号	关于进一步深化优质护理、改善护理服务的通知	3 月 12 日
国中医药办医政发〔2015〕9 号	国家卫生计生委办公厅、国家中医药管理局办公室关于中医类别医师从事精神障碍疾病诊断与治疗有关问题的通知	3 月 17 日
国卫办监督发〔2015〕22 号	关于印发开展打击代孕专项行动工作方案的通知	4 月 3 日
教高函〔2015〕3 号	教育部、国家中医药管理局关于批准卓越医生（中医）教育培养计划改革试点高校的通知	4 月 7 日
国中医药办医政发〔2015〕8 号	关于公布 2015 年全国综合医院、妇幼保健机构中医药工作示范单位名单的通知	4 月 16 日
国卫纠发〔2015〕1 号	关于进一步加强卫生计生系统行风建设的实施意见	5 月 12 日
教高〔2015〕6 号	教育部等 6 部门关于进一步做好农村订单定向医学生免费培养工作的意见	5 月 18 日
国中医药办发〔2015〕15 号	关于印发《中医药工作国家秘密范围的规定》的通知	5 月 21 日
国卫办医发〔2015〕33 号	关于印发进一步改善医疗服务行动计划实施方案（2015~2017 年）的通知	5 月 29 日
国卫基层发〔2015〕67 号	关于做好 2015 年国家基本公共卫生服务项目工作的通知	6 月 4 日
国卫办监督函〔2015〕515 号	关于开展中医药条例监督检查工作情况的通报	6 月 4 日
国卫财务函〔2015〕299 号	关于加快落实预算管理医院等预算单位总会计师制度的通知	6 月 9 日
国卫医发〔2015〕68 号	关于进一步加强血液管理工作的意见	6 月 9 日
财社〔2015〕83 号	财政部、国家卫生计生委、国家中医药局关于下达公立医院补助资金的通知	6 月 12 日
国卫办基层发〔2015〕35 号	关于印发国家基本公共卫生服务项目绩效考核指导方案的通知	6 月 15 日
工商广字〔2015〕106 号	工商总局等九部门关于印发《整治虚假违法广告部际联席会议工作制度》的通知	6 月 30 日
国卫人发〔2015〕72 号	关于授予于炎冰等 108 位同志第七届"国家卫生计生突出贡献中青年专家"称号的决定	7 月 3 日
国卫办财务发〔2015〕39 号	关于印发县级公立医院成本核算操作办法的通知	7 月 28 日
国中医药办医政发〔2015〕29 号	关于在医师资格证书和医师执业证书编码中增加哈萨克医识别码的通知	7 月 30 日
国卫医发〔2015〕84 号	关于深入开展创建"平安医院"活动依法维护医疗秩序的意见	8 月 12 日
国卫办财务发〔2015〕47 号	关于印发新形势下推进民族地区卫生计生事业科学发展实施方案的通知	8 月 13 日

（续表）

文号	文件名	发文日期
国卫办医函〔2015〕750号	关于开展2015年"服务百姓健康行动"全国大型义诊活动周的通知	8月31日
工信厅联消费〔2015〕122号	工业和信息化部办公厅、国家中医药管理局办公室关于印发中药材保护和发展规划（2015~2020年）分工方案的通知	9月17日
国卫办发〔2015〕86号	关于印发医疗机构消防安全管理九项规定的通知	10月10日
国卫体改发〔2015〕89号	关于印发控制公立医院医疗费用不合理增长的若干意见的通知	10月27日
国中医药办医政发〔2015〕34号	关于印发《国家中医药管理局和全国老龄工作委员会办公室关于推进中医药健康养老服务发展的合作协议》的通知	10月27日
国卫办医函〔2015〕936号	关于加强医疗机构和医师注册联网管理系统维护使用工作的通知	10月31日
国卫监督发〔2015〕91号	关于进一步加强卫生计生综合监督行政执法工作的意见	11月12日
国卫办基层函〔2015〕1021号	关于开展社区卫生服务提升工程的通知	11月16日
旅发〔2015〕244号	国家旅游局、国家中医药管理局关于促进中医药健康旅游发展的指导意见	11月17日
国中医药医政发〔2015〕32号	关于推进社会办医发展中医药服务的通知	11月19日
国中医药医政发〔2015〕33号	关于同步推进公立中医医院综合改革的实施意见	11月24日
财社〔2015〕256号	财政部、卫生计生委、国家中医药局关于印发《公立医院补助资金管理暂行办法》的通知	11月24日
卫科训〔2015〕69号	印发《关于全面推动医学科技军民深度融合发展的指导意见》的通知	11月26日
国中医药报〔2015〕21号	关于加强中药材（饮片）质量监管有关情况的报告	12月9日
财社〔2015〕263号	财政部、国家卫生计生委、国家中医药局关于加强公立医院财务和预算管理的指导意见	12月15日

二、2015年国家中医药管理局印发文件

【2015年国家中医药管理局部分印发文件一览表】

文号	文件名	发文日期
国中医药办发〔2015〕1号	国家中医药管理局关于印发2015年中医药工作要点的通知	1月14日
国中医药办发〔2015〕2号	国家中医药管理局关于进一步加强督促检查工作的实施意见	1月14日
国中医药办发〔2015〕3号	国家中医药管理局关于进一步加强节约型机关建设的意见	1月19日
国中医药办发〔2015〕4号	关于印发《国家中医药管理局政府信息公开办法》的通知	1月21日
国中医药人教发〔2015〕5号	关于印发《国家中医药优势特色教育培训基地管理办法（试行）》的通知	1月21日
国中医药医政发〔2015〕6号	国家中医药管理局关于印发大型中医医院巡查工作方案（2015~2017年度）的通知	2月9日
国中医药办新发〔2015〕2号	国家中医药管理局办公室关于进一步加强对中医养生类节目指导的通知	2月13日

（续表）

文号	文件名	发文日期
国中医药办秘发〔2015〕3号	国家中医药管理局办公室关于2015年中医药重点工作任务及其分工的通知	2月25日
国中医药办发〔2015〕7号	国家中医药管理局关于印发《国家中医药管理局深化改革领导小组2015年工作要点及任务分工》的通知	2月28日
国中医药办新发〔2015〕4号	国家中医药管理局办公室关于印发《2015年中医药新闻宣传工作要点》的通知	3月12日
国中医药办医政发〔2015〕8号	国家中医药管理局办公室关于印发2015年中医医政工作要点的通知	3月17日
国中医药办医政发〔2015〕6号	国家中医药管理局办公室关于2014年全国基层中医药工作先进单位复审结果的通报	3月23日
国中医药法监发〔2015〕8号	关于印发《国家中医药管理局行政复议与行政应诉管理办法》的通知	3月24日
国中医药办规财发〔2015〕7号	国家中医药管理局办公室关于成立国家中医药管理局价格改革协调小组的通知	3月30日
国中医药办科技发〔2015〕10号	国家中医药管理局办公室关于印发2015年国家中医临床研究基地建设工作要点的通知	4月16日
国中医药办科技发〔2015〕11号	国家中医药管理局办公室关于印发2015年中药资源普查试点工作要点的通知	4月16日
国中医药办信发〔2015〕12号	关于印发《国家中医药管理局档案工作突发事件应急处置预案》的通知	4月21日
国中医药法监发〔2015〕9号	国家中医药管理局关于全面推进中医药法治建设的指导意见	4月22日
国中医药办人教发〔2015〕14号	国家中医药管理局办公室关于印发第三批全国优秀中医临床人才研修项目结业考核实施办法的通知	4月29日
国中医药办医政发〔2015〕15号	国家中医药管理局办公室关于印发《大型中医医院、中医专科医院巡查细则》的通知	5月4日
国中医药办人教发〔2015〕16号	国家中医药管理局办公室关于印发第五批全国老中医药专家学术经验继承工作结业考核及专业学位授予实施办法的通知	5月5日
国中医药办人教发〔2015〕18号	关于印发《国家中医药管理局领导干部因私出国（境）管理办法（试行）》的通知	5月20日
国中医药国际发〔2015〕16号	关于印发国家中医药管理局因公临时赴台湾地区管理办法的通知	5月29日
国中医药国际发〔2015〕17号	关于印发国家中医药管理局因公临时赴港澳地区管理办法的通知	5月29日
国中医药国际发〔2015〕18号	关于印发国家中医药管理局因公临时出国管理办法的通知	5月29日
国中医药办秘发〔2015〕19号	国家中医药管理局办公室关于进一步加强干部离京审批工作的通知	6月18日
国中医药法监发〔2015〕19号	关于印发《国家中医药管理局规范性文件合法性审查规定》的通知	6月25日
国中医药办医政发〔2015〕20号	国家中医药管理局办公室关于进一步做好中医药健康管理服务项目实施工作的通知	7月1日
国中医药办医政发〔2015〕21号	国家中医药管理局办公室关于印发大型中西医结合医院和民族医院巡查细则的通知	7月8日
国中医药办医政发〔2015〕23号	国家中医药管理局办公室关于印发《中医骨伤医院基本标准（试行）》和《中医肛肠医院基本标准（试行）》的通知	7月10日

（续表）

文号	文件名	发文日期
国中医药规财发〔2015〕20号	国家中医药管理局关于印发2015年中医药全国性专款预算细化方案的通知	7月27日
国中医药规财发〔2015〕21号	国家中医药管理局关于进一步做好2015年中医药部门公共卫生服务补助资金项目实施和预算执行的通知	7月28日
国中医药办人教发〔2015〕24号	国家中医药管理局办公室关于印发第二届国医大师传承工作室建设项目实施方案的通知	7月28日
国中医药办人教发〔2015〕25号	国家中医药管理局办公室关于印发2015年全国基层名老中医药专家传承工作室建设项目实施方案的通知	7月28日
国中医药规财发〔2015〕22号	国家中医药管理局关于印发贯彻落实中医药健康服务发展规划（2015~2020年）重点工作分工实施方案的通知	7月29日
国中医药办人教发〔2015〕27号	国家中医药管理局办公室关于印发国家中医药优势特色教育培训基地（中药）建设方案的通知	8月10日
国中医药国际发〔2015〕23号	关于印发《国家中医药管理局中医药国际合作专项项目评估评审准则与督查办法（试行）》的通知	8月18日
国中医药国际发〔2015〕24号	关于印发《国家中医药管理局中医药国际合作专项管理办法（试行）》的通知	8月18日
国中医药国际发〔2015〕25号	关于印发《国家中医药管理局中医药国际合作专项经费管理办法（试行）》的通知	8月18日
国中医药办发〔2015〕26号	国家中医药管理局关于加强节庆活动管理的通知	9月2日
国中医药办医政发〔2015〕30号	国家中医药管理局办公室关于印发城市三级中医医院对口支援县中医医院考核指标体系的通知	9月7日
国中医药办新发〔2015〕31号	关于进一步加强国家中医药管理局信息发布工作的通知	9月8日
国中医药办函〔2015〕167号	国家中医药管理局办公室关于确定河南中医学院、大宋中医药博物馆为全国中医药文化宣传教育基地的通知	9月18日
国中医药办秘发〔2015〕33号	国家中医药管理局办公室关于加强中医药服务监督管理的实施方案	9月25日
国中医药办发〔2015〕27号	国家中医药管理局关于贯彻落实李克强总理重要批示精神和向屠呦呦同志学习的通知	10月14日
国中医药医政发〔2015〕29号	国家中医药管理局关于进一步加强中药饮片处方质量管理强化合理使用的通知	10月20日
国中医药法监发〔2015〕30号	国家中医药管理局关于印发《完善中医药政策体系建设规划（2015~2020年）》的通知	11月5日
国中医药办人教发〔2015〕35号	国家中医药管理局办公室关于印发《国家中医药管理局机关接收实习生管理规定》的通知	11月30日
国中医药办法监发〔2015〕36号	关于印发《国家中医药管理局办公室关于贯彻落实〈中共中央关于全面推进依法治国若干重大问题的决定〉具体分工方案》的通知	12月2日
国中医药办信发〔2015〕38号	国家中医药管理局办公室关于进一步做好直属单位档案工作的通知	12月24日
国中医药办医政发〔2015〕39号	国家中医药管理局办公室关于2015年全国基层中医药工作先进单位复审结果的通报	12月29日
国中医药医政发〔2015〕34号	国家中医药管理局关于命名河北省石家庄市长安区等229个地区为全国基层中医药工作先进单位的决定	12月31日